目次

【注】ハンセン病活動以外の外国訪問は、目的と日程のみを記した。◉人物の肩書（役職）、年齢、およびハンセン病の患者数等の数字は、訪問時点のもの。

◉複数回訪問した国の経緯を把握するには、巻末の「主要訪問国インデックス」を参照されたい。

信念の人——笹川陽平氏のハンセン病との闘い

坂元茂樹（公財）人権教育啓発推進センター理事長

本書は日本財団会長で、世界保健機関（WHO）のハンセン病制圧大使である笹川陽平氏の長年にわたるハンセン病撲滅とハンセン病差別撤廃に向けた闘いの記録である。ひとりの人間が自らの人生をかけて、自分の信念の実現に向けて努力する姿の記録である。また、この本は単なる活動の記録ではなく、地球を駆けてみずからの思想と信念の実現のために活動した、笹川氏のあふれる情熱と想いを伝える貴重な回顧録である。そして傘寿を過ぎた今もその活動は終わっていない。

私は、二〇〇八年から国連の人権理事会諮問委員会の委員を務め、日本政府が国連人権理事会に二〇〇八年六月に提案し、可決された「ハンセン病患者・回復者およびその家族に対する差別撤廃」決議に附属する「原則とガイドライン」の作成責任者として笹川氏とともに仕事をさせていただいた。

この本の第一章にあるように、ハンセン病の生む偏見と差別の問題を人権問題としてとらえて初めて国連人権高等弁務官事務所に訴えたのは笹川陽平氏である。それは二〇〇三年七月のことだったが、それまでこのハンセン病の問題が人権問題として国連人権高等弁務官事務所の話題にのぼることはなかったし、ましてや各国代表からなる国連人権委員会（現在の国連人権理事会の前身）をおいてはなおさらである。

戦前戦後の時代に政治家、篤志家、人道活動の先駆者として多大な貢献をされた父笹川良一氏が生前に果たせなかった夢、すなわち、世界からのハンセン病の撲滅と病気によるいわれなき差別に苦しむ人々の救済を自らのライフワークとした笹川陽平氏は、日本財団の理事長、会長、そしてWHOのハンセン病制圧大使、日本政府のハンセン病人権啓発大使として常に強い責任感と、革新的なアイデアと実行力をもってこの不可能ともいえる仕事に挑んできた。

この本を読んで、改めて思うのは、笹川氏の虐げられた人々に対する想いの深さと、長い間人類を苦しめてきたハンセン病の問題に対する深い洞察と考え抜かれた戦略、戦術を推進する力である。

笹川氏の大きな仕事としてまず特筆したいのは、一九九四年の果敢な決断により、五年間にわたって治療薬MDTを全世界の患者に無料で提供するという前例のない日本財団の事業を実施したことである。これにより数百万人の患者が重大な障害を起こす前に治癒している。これは、ハンセン病は治る病気であるという重要なメッセージを広く国際社会に発信することになったし、それまで治療薬の存在は知っていても効果的な薬を手に入れることができなかった貧しい人々の光明となった。そしてその後、治療薬MDTは製薬会社ノバルティスによって継続的に無料で全世界に配布されている。

笹川氏はハンセン病の世界的な制圧のために、人口一万人につき患者一人未満になれば公衆衛生上の問題としての病気の制圧達成という数値目標を全世界の関係者に浸透させ、これを共通の目標として各国政府、国際機関、医療関係者、民間財団、NGO、回復者組織などをネットワーク化することで大きな国際的な協力関係を築き、その活動の旗振り役として先頭を歩んできた。この国際的な協働により、一九八〇年代に一二〇カ国を超えていた蔓延国は二〇二〇年にはわずか一カ国を残すのみとなった。この人類史上類まれな病気との闘いの成功の裏に笹川氏の目に見えぬ努力がある。

ハンセン病患者、回復者とその家族に対する社会的偏見といわれなき差別の問題をとりあげ、国際場裡《じょうり》に解決を求めて乗り込んだのも笹川氏である。笹川氏は、まずジュネーブの国連人権高等弁務官事務所を単身で訪問し、人権高等弁務官代理にハンセン病の人権問題を強く訴えた。それまでハンセン病を人権問題としてとりあげてこなかった国連人権高等弁務官事務所は全面的に笹川氏の訴えに賛同し、その後の国連人権委員会と国連人権理事会での問題提起と決議の提案につながる協力を惜しまなかった。二〇一〇年に最終的に国連総会で「ハンセン病患者・回復者およびその家族に対する差別撤廃」決議が附属する「原則とガイドライン」とともに全会一致で承認されたわけだが、そこに至る過程で笹川氏が果たされた役割は非常に大きなものであった。常にあきらめず、戦略的に活動の計画をたて、ロビー活動を地道に行った成果がここに現れた。そして決議が採択された後も、この「原則とガイドライン」を蔓延国の政府、国際機関、民間機関などに実践させるための啓発活動を行い、世界5地域における人権シンポジウムの開催の実現や国連ハンセン病特別報告者の任命に尽力した。また、ノーベル平和賞受賞者など世界の著名なリーダーや国際組織などの賛同を得て毎年差別撤廃をうたう「グローバル・アピール」を発出するのも笹川氏のアイデアの発露でありその幅広い人脈の賜物である。巻末の膨大な各国指導者との面談記録を見れば、ハンセン病撲滅と差別撤廃に向けた情熱のなせる業と評するほかない驚嘆すべき個人的人脈の形成である。

そして、他の人間ではできなかった笹川氏の大きな貢献は、それまで社会の片隅に疎外され顧みられることのなかったハンセン病患者、回復者そしてその家族を表舞台に引き上げ、自分たちの権利のために立ち上がるきっかけを与えてその活動を支援してきたことである。この本にもあるように、世界中の蔓延国で患者、回復者を訪ね、彼らの手をとり、話をし、食事をともにして、彼らの生活向上のための手助けをし、権利獲得のための活動をけん引する仕事を笹川氏は一手に引き受けてこられた。その結果、多くの力ある回復者組織が世界各国に出現している。笹川氏の特筆すべき貢献は、これまで無視されていた人々に自らの権利を声に出して主張し、権利を獲得するすべを与えたことである。ハンセン病患者、回復者に政治的な交渉力を与え前面に押し出すという作業は、笹川氏だからこそできたと考える。

このような活動は決して思いつきでできるものではなく、笹川氏の緻密な情勢分析と、正確な状況の理解の上に築かれた短期、長期の戦略、戦術の賜物である。この本はその意味で、大きな国際的課題を解決するときに、どのようなアプローチが必要なのか、なにをどのように考え優先順位をつけて実践してゆくべきかを教えてくれる絶好の参考書である。そしてこの本は、それ以上に人生いかに生きるべきかを読者に考えさせる書物でもある。しかし、本書は、決して教訓臭くない。

なにがそのような笹川氏の活動の原動力となったのか。私は、笹川氏の幼少期の過酷な体験から育まれた、虐げられ見捨てられた人を想うやさしさ、慈愛の情を本書から強く感じる。この本を読む中でも、たびたび笹川氏がハンセン病患者、回復者の現状を憂えて自らの限界を想い涙する場面に遭遇する。この謙虚で自分に厳しい姿勢と人に対する熱い想いこそが世界的な人道活動家である笹川陽平氏の活動の源泉なのである。こうした活動を可能にしているのは、笹川陽平という人物が無類の人間好きであるからだ。

笹川氏は快適なオフィス、恵まれた環境にいて話をする単なる口舌の徒ではない。本人がよく言われるとおり、問題点と答えは現場にあるとの知行合一の精神に基づいて延べ四〇年以上海外の現場で自ら活動してきた有言実行の人である。

私は、人生の一時、このような人と一緒に身近で活動できたことを誇りに思うとともに一生の宝と考えている。

笹川氏はこれまで一〇〇マイルの道を九九マイルまで到達した、あと一マイルがもっとも長い道のりである、そして自分は今その道を歩んでいるといわれる。まだ笹川氏の闘いは続く。

本書が多くの人々、特に将来を担う若い人々に読まれ、国際的活動の教科書として、あるいは人を想う気持ちを養う読み物として読まれることを期待する。そして、人はその信念によって社会を変えてゆくことができるという事実をこの本からぜひ知ってもらいたい。

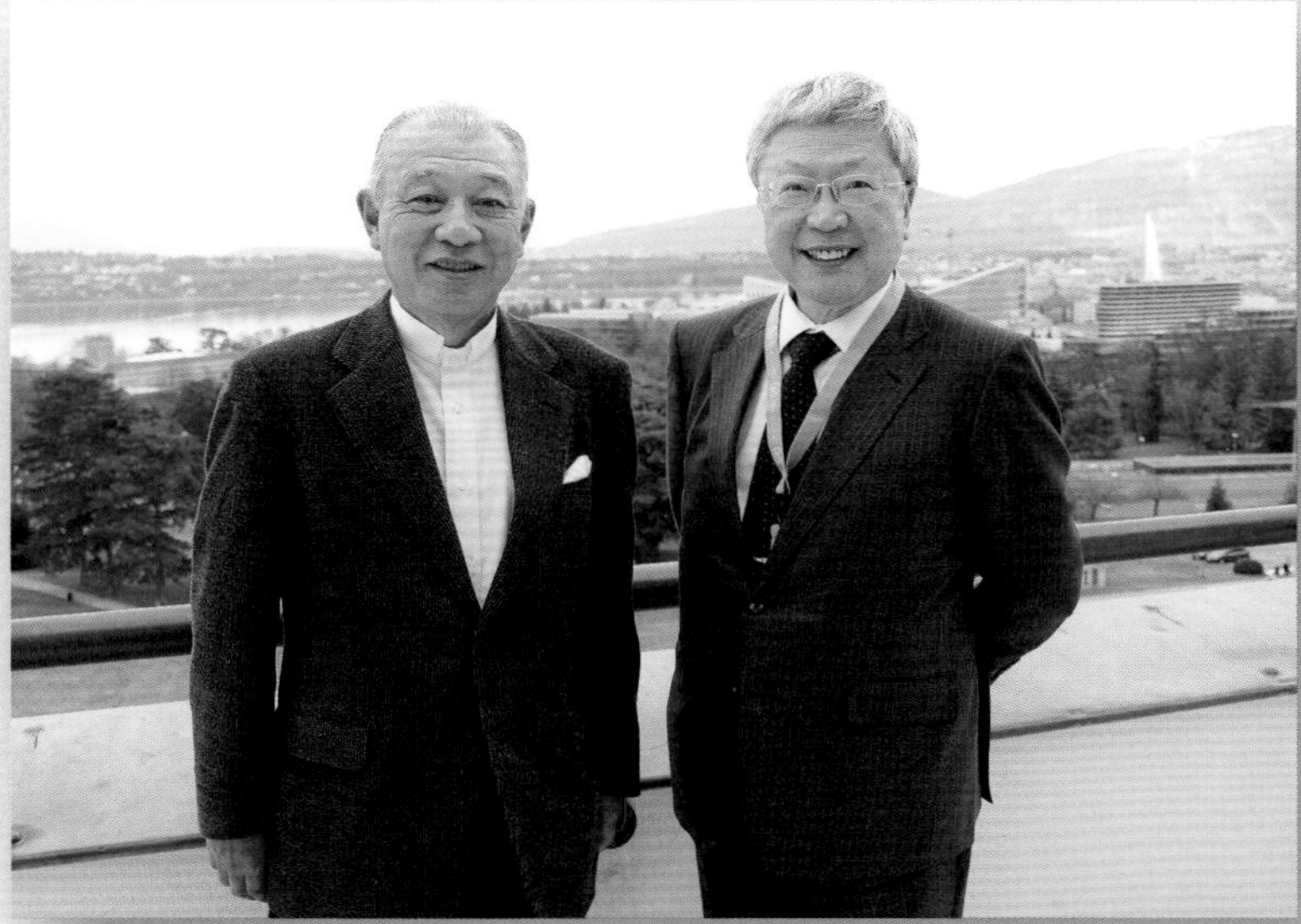

人権理事会諮問委員会メンバーとの会合にて、
坂元茂樹氏（右）と笹川陽平（ジュネーブ、2015年2月）

旅の途中で

はじめに

私は一九三九年生まれ、今年で八二歳になった。二〇一九年（令和元年）は一年間に二七回、海外で様々な人道支援活動を行った。四五年にわたって私の秘書を務めてくれている星野妙子が記録を取り始めた一九八二年から二〇一九年までの三七年間の海外出張は、五四五回、一二二の国と地域になる。日数は三三五四日、つまり延べ一〇年近く日本を離れていたことになる。もちろんこれには本書のテーマであるハンセン病以外の活動も含まれている。本書では、私のWHO（世界保健機関）ハンセン病制圧大使としての活動を中心的に取り上げたが、二〇〇一年から始まったその活動のための海外出張は、現在まで二〇〇回以上、約七〇カ国におよぶ。そのほとんどが環境の劣悪な僻地である。冷暖房のある快適な執務室で報告書を読むだけでも私の仕事は全うできる。しかし、私の人生哲学は「現場には問題点も解決策もある」であり、陽明学の「知行合一」こそが理想で、口舌の徒にはなりたくない。人生の終焉まで現場で働きたいとの熱情から、このような海外活動になったわけで、いわば私自身の人生への満足感を得たいとの心情からの行動である。

私のハンセン病との闘いの長い旅は、亡父、笹川良一の青年時代の次のような体験と想いが起点になっている。「近所に美しい娘さんが住んでいたが、突然いなくなってしまった。噂によると〈ハンセン病〉だったらしい。その時分から大きくなったら、ハンセン病をやっつけなければいけないと思っていた」。

笹川良一は、一九六二年に日本財団の前身である「日本船舶振興会」を設立した。地方自治体が主催するボートレースの収益金の約三％を受け入れ、社会貢献活動を行う団体である。父は一円の収入も得ない全くのボランティアで、今日のモデルをつくり上げた。その収益金は、当初は戦後荒廃した日本の造船・海運業界の復興、福祉施設の充実などに使われたが、その後の活動は健康や保健衛生、消防や防災、海洋問題への取り組み、さらには世界の飢餓や疫病との闘いへとフィールドを拡大していく。そして笹川良一のかねてよりの念願だった、ハンセン病患者の救済、ハンセン病撲滅のための活動を開始する。一九六七年、インドのアグラにあるハンセン病病院に新しい施設を建設することになり、ハンセン病をめぐる活動を本格的にスタートさせた。とりわけ一九七四年にハンセン病対策の専門組織「笹川記念保健協力財団」（現：笹川保健財団）を設立してからは、ハンセン病への取り組みはよりダイナミックなものとなった。

一九七四年九月、私は父に同行し、韓国に支援建設したハンセン病病院の開所式に参加した。それまでにも父とともに療養所を訪れたことはあったが、私自身が施設の中に入るのはそれが初めてだった。そこで私は、人生を変えるほどの大きな衝撃を受けたのである。患者たちは、まるで蝋人形のようで、まったく表情がない。病室にはハンセン病独特の膿の臭いが漂っていた。父は膿の染み出した患者たちの身体に平然と触れ、抱きしめて声をかけ、激励していた。私は立ちすくみ、遠くから呆然と患者たちの表情を見ているだけだった。父の抱擁にも何の反応も示さない患者たちは、それでも生きているのである。ハンセン病は死病ではない。確かにその患者たちは「生き続ける」ことはできる。私は、「生きる」ということの意味を想った。このときハンセン病は、私にとって生涯を通じての大きなテーマとなったのである。

ハンセン病と人類

医学的には、ハンセン病は「らい菌*Mycobacterium leprae*」による感染症である。らい菌は、一八七三年にノルウエーのアルマウェル・ハンセン博士によって発見された。ハンセン病の名は、この発見者の名にちなんだものである。感染症ではあるが、九五%以上の人が免疫を持っているため、感染したとしても、発症はごく稀である。私はこれまで何千人の患者と抱き合い、素手でハンセン病の後遺症で膿んだ患部を触ってきたが、いまだに感染していない。初期症状として皮膚に「パッチ」と呼ばれる斑紋が現れる。パッチには痛み、触感、温冷感などの感覚がない。この段階で治療すれば何の障害も残らない。しかし放置すると、末梢神経が侵されるため、不潔な傷口が化膿し、さらには身体の一部の変形や欠損など、ハンセン病の特徴とされている外見の変化がもたらされる。視力を失うケースも少なくない。この外見の変化により、古くから患者たちは不当な差別を受け続けてきた。

かつての日本ではハンセン病は「らい(癩)」と呼ばれていた。英語では「レプロシー(leprosy)」であり学会名は、「世界レプロシー学会」となっている。ブラジルと日本では「ハンセン病」と呼称しており、近年では世界的にハンセン病に統一しようとの動きもある。

古代インドの医学資料『Sushruta Samhita』(三~四世紀に成立)や我が国の『日本書紀』にもハンセン病と思われる記述があり、アジア起源の病気だとする説もあったが、近年のらい菌遺伝子の解析によると、東アフリカが「原産地」であることがわかってきた。ただしハンセン病は、アジアやアフリカだけの病気ではない。ほぼ全世界に存在した病気である。中世には西ヨーロッパ全土に蔓延した。その後、ヨーロッパ内陸部では流行は治まるが、その消退の原因はいまも特定されていない。

日本における患者数も決して少なくはなかった。明治期の統計では、約二〇万人というデータもあり、当時の人口比率では、一万人あたり三〇人以上の患者が存在していたことになる。笹川保健財団の初代理事長の石館守三氏（東京大学初代薬学部長、ハンセン病の治療薬プロミンの合成に日本で初めて成功）は、学生時代（一九二〇年前後）の次のような記憶を語っている。「御茶ノ水の橋の上には、ハンセン病患者がずらりと並んでおり、物乞いをしている。浅草観音でも同じ状況で、それはいたるところで見られる光景だった」。

当時は有効な治療法もなく、病状は進行するに任せるしかなかった。また業病や遺伝病であるとの誤解も根強かったが、ハンセン病が感染症であることが広く認知されると、今度はうつる病として患者の強制隔離が始まり、社会から隠され、患者はさらに苛酷な環境に追いやられる。しかも遺伝病のイメージは残り続け、患者を出した家族や親族までが差別と排除の対象とされた。日本では一九三一年の「癩予防法」の成立により患者は強制隔離され、外部との接触は絶たれ、子どもをもうけることも禁止される。隔離をめぐっては、ハンセン病を発症し、ハワイにあるモロカイ島のカラウパパに収容された女性が、次のような証言をしている。「私がまだ小さかった頃、犬のような生活をしている男の人がいました。その人はハンセン病だったのです。……そばにある彼の家族の家は大きく立派でしたが、彼の家は小屋でした。彼はめったに外には出ず、汚い身体を丸めてじっとしていたのです。……そして残念なことに、私の家族も彼の家族と同じ態度をとったのです。療養所から陰性と診断されて無罪放免となった後は、帰宅することも可能でした。でも家族は『帰ってきて欲しくない』『家のまわりをうろうろしないように』と言いました。『家族と一緒に暮らそうとは思わないでくれ』とも」。世界の隔離施設で同様の悲劇は、数限りなく繰り返された。

治療法の確立

一九四一年にアメリカで「プロミン」による治療法が開発されるまで、ハンセン病の治療には、「大風子油」が使われていた。イイギリ科の植物から得られる「薬」で、古代より東南アジアやインドの民間療法で用いられていたが、一九世紀末から欧米でも使われ始め、二〇世紀には注射薬としても普及する。しかしその効果は、たとえあっても一時的なものであり、ほとんどのケースでは目立った効果は見られなかった。

「プロミン」の登場で、ハンセン病は治る病気になった。ただしプロミンは注射のみの使用に限られ、また副作用も少なくなかった。その後、経口投与が可能な「ダプソン（DDS）」が開発されたが、耐性菌の発生により新たな治療法が模索された。一九七七年、DDSとともにハンセン病治療に高い効果があるとされていた治療薬「クロファジミン」と「リファンピシン」の併用により耐性菌の発生を抑えられることがわかり、一九八一年、治療薬MDTによる治療（Multidrug Therapy：多剤併用療法）が確立する。ただし、MDT構成薬のうち、リファンピシンは肝障害、腎障害、貧血、併用薬の減弱、ダプソンはDDS症候群、溶血性貧血、頭痛、食欲不振、肝障害、クロファジミンは腸閉塞や下痢、皮膚着色や乾燥などの副作用があることは注意が必要である。またハンセン病の治療中、あるいは治療後、体内で死んだらい菌に体内の免疫システムが反応し、急激な炎症を起こすことがある。こうした症状は「らい反応」と呼ばれ、腫れ、痛みや神経の炎症を引き起こし、手足の知覚麻痺などの障害につながることがある。「らい反応」の治療にはステロイド、クロファジミン、サリドマイドなどが有効で、ここでも早期診断、早期治療が障害を予防するための重要な鍵を握っている。

制圧活動の進展

ハンセン病との闘いを大きく変容させたのは、治療薬の開発であり、とりわけMDTの効果は絶大だった。このMDTの開発を受け、WHO（世界保健機関）は一九九一年に、公衆衛生上の問題としてのハンセン病の世界制圧、すなわち一国（人口一〇〇万人以上）の患者数を人口一万人あたり一人未満とすることを、二〇〇〇年までに達成すると宣言した。しかし当初、WHOからは目標達成のための具体的方策は提示されなかった。資金不足から制圧活動の展開には限界があったのである。また、世界の総人口の三割は一日一ドル以下の生活をしている状況で、医者を探し、薬を買うお金を手に入れるのは、ほとんどの患者にとって不可能に近いことだった。

私は、日本財団による薬の無償提供というアイデアを検討し、一九九四年にベトナム、ハノイで開催された世界初の「ハンセン病制圧会議」で、一九九五年からの五年間に五〇〇〇万ドル(当時のレートで五〇億円以上)の資金を提供し、治療薬MDTを世界中に無償配布することを発表した。会場からはどよめきが起こり、やがてそれは大きな拍手に変わった。このとき私は、自分自身がハンセン病との闘いの最前線に立ち続けることを、あらためて覚悟したのである。

その結果、一九九五年から一九九九年までに、約五〇〇万人の患者が治癒したと想定されている。残念ながら二〇〇〇年の制圧目標は達成されなかったが、一九八五年時点で一二二カ国あった未達成国は、二〇〇〇年には一一カ国となり、二〇一一年にはブラジル一国を残すまでになった。二〇〇〇年以降、治療薬MDT無償提供は製薬会社のノバルティス財団によって引き継がれ、一九八〇年代から現在までに、世界の患者数を九五%以上減少させることに成功している。WHOのデータでは、二〇一八年の一年間の世界の新規登録患者数は、二〇万八〇〇〇人ほどである。

WHOハンセン病制圧大使と「三つのメッセージ」

一九九九年、未達成国政府、WHO、ILEP(International Federation of Anti-Leprosy Associations:国際ハンセン病団体連合)などが結集、協力して制圧を達成するために、「グローバル・アライアンス」という国際同盟が結成された。二〇〇一年には、インドのデリーで第一回「ハンセン病制圧グローバル・アライアンス会議」が開催されたが、ステークホルダー間の活動方針の違いが浮彫りとなり、WHOのアメリカ地域代表などが、状況打開のために私を「WHOハンセン病制圧グローバル・アライアンス大使」に任命したいと提案し、可決された。大使の役割は、世界中から見える存在であること、各国の政治指導者のコミットメント（実効性のある発言と関わり）を強化すること、そして様々なステークホルダーの仲介役であることだった。私は、仲介役であるとともに先導者であるという、大きな責任を負うことになった。二〇〇三年にはグローバル・アライアンスが解散したため、WHOはあらためて私を「WHOハンセン病制圧大使」に任命した。

私は、WHOハンセン病制圧大使の受託にあたり三つの重要な任務があると考えた。第一は、各国の大統領、首相、保健大臣と会談してハンセン病対策への協力を得ること。二つ目の任務は、あらゆるメディア等を通じて、ハンセン病に関する正しい知識と情報をできるだけ多くの人々に伝えること。そして三つ目は、草の根レベルの活動に触れ、現場で活動する関係者や患者とその家族を激励し、彼らの声を政治・行政指導者に反映していくことであった。

また、私は様々な会議や講演、そしてマスコミに対する記者会見などで、必ず「三つのメッセージ」を伝えることにしている。本書にも何度も登場するが、「ハンセン病は治る病気である」、「薬は世界のどこでも無料で提供される」、「差別は不当である」の三つである。簡単なメッセージだが、とりわけ三つ目の「差別は不当である」ことは、頭では理解できても生活に染みついた慣習や迷信に阻まれてなかなか実行できない。医学的な病気は薬で治療できても、社会が持っている偏見や差別を正すのは、並み大抵のことではないのである。

WHOでは当然のことながら、医学的に公衆衛生上の問題としてハンセン病を制圧することが目的の中心だった。私自身、ハンセン病をめぐる差別とスティグマ（社会的烙印）について強く意識するようになったのは、二〇〇〇年前後のことだった。それまでは病気がなくなれば、差別も解消すると考えていたのである。しかし事態はそれほど単純ではなかった（詳細は第一章を参照）。そこで私は、二〇〇三年に国連の人権委員会（二〇〇六年に人権理事会に改組）に働きかけた。長い時間を要したが、二〇一〇年九月に「ハンセン病に基づく差別撤廃とそれに関する原則とガイドライン」(以下「原則とガイドライン」)が人権理事会で採択され、さらに同年一二月に国連総会で、日本政府が上程した「ハンセン病差別撤廃決議」が加盟一九三カ国の全会一致で採択され、国連加盟国や関連機関が「原則とガイドライン」を尊重し実施するように求めることになった。この決議を得るために、私と日本財団の田南立也、笹川保健財団の紀伊國献三、横田洋三中央大学教授、坂元茂樹神戸大学教授(当時)は、協同して強力なロビー活動を行った。「在ジュネーブ国際機関日本政府代表部」による国連人権理事会への働きかけも大きな力となった。

また、私一人では非力でもあるため、世界の影響力のある個人や組織・団体の力を借り、ハンセン病の人権問題の啓発活動の一環として、二〇〇六年から、毎年一月最終日曜日の「世界ハンセン病の日」にあわせて、ハンセン病と差別の問題を世界に訴える「グローバル・アピール」をスタートさせ、毎年各界の賛同を得てメッセージを発出している。

ちなみに私が機会ある度に伝えている「三つのメッセージ」や、オートバイの前輪を病気の制圧、その後輪を差別の撤廃に喩え、その両輪を同時に動かさなければ真の解決はないとする「モーターサイクル・メタファー」、そして中国の古典『戦国策』から引いた「百里(マイル)を行く者は九九里(マイル)を半ばとす」とするハンセン病問題への取り組みの心構えは、いつの間にかWHOをはじめとする関係者の間でも盛んに使われるようになっていった。

ハンセン病を考えることは、人間を考えること。

現代の日本ではハンセン病の新規患者はほとんどいない。ハンセン病について全く知らない、という人も少なくないだろう。しかし世界では、いまも毎年二〇万人ほどの患者が見つかり、隠れた患者も相当数存在する現在進行形の感染症である。確かにその数だけを見れば、マラリア、エイズ、結核などに比べると少数ではある。しかしひとたび発症すると、いまだに根強く残るいわれなき偏見と差別によって、患者たちには苛酷な運命が待ち受けている。それは治癒した後も、死ぬまで続く。差別の理由としては、症状の進行によっては外見が著しく変化することが挙げられるが(ハンセン病そのものではなく、末梢神経が侵された結果、主に手足に障害が残ることが多い)、宗教がハンセン病を「罪の病」、「穢れた病」とみなしたことも、差別を助長し固定してきた。

また、交通手段や情報の伝達手段が限られていた時代から、ハンセン病患者は世界各地で孤島に遺棄されてきた。ネルソン・マンデラが収容されていた南アフリカのロベン島、ハワイのカラウパパ、フィリピンのクリオン島、マレーシアのジェレジャック島、フィジーのマコガイ島、そして地中海のいくつかの島々もそうした「患者の島」だった。日本にも、沖縄愛楽園、香川の大島青松園、岡山長島の邑久光明園・長島愛生園などがある。

差別は世界中全ての国や地域で、いまもなお続いている。そして自身や家族がハンセン病の発症に気づいても、差別を怖れるあまり治療を受けることを躊躇しているうちに、そのまま病状が進行し障害が残ったり、あるいは人目に触れない場所に遺棄されたりすることも起こっている。実際、ネパールでは家族の一人がハンセン病を発症したため、家族全員が村はずれの公衆便所での生活を強いられていたという報道もあり、インドネシアでは家族から捨てられて山の中で蛇や鼠を食べて生活していた患者が発見されたとの新聞記事もあった。世界中にはいまなおこのような悲劇が存在するのである。差別が治療の壁となり、障害が新たな差別を生むという悪循環を断ち切らなくてはならない。

私は、ハンセン病はあらゆる差別、さらには異なる民族や宗教に対する不寛容について考える際の大きなヒントになると思っている。ハンセン病の歴史は、単なる人類の負の歴史ではない。ハンセン病とその偏見と差別の中で生きる人々の勇気と希望の歴史でもあるのだ。ハンセン病を考えることは、人間を考えることにほかならないのである。

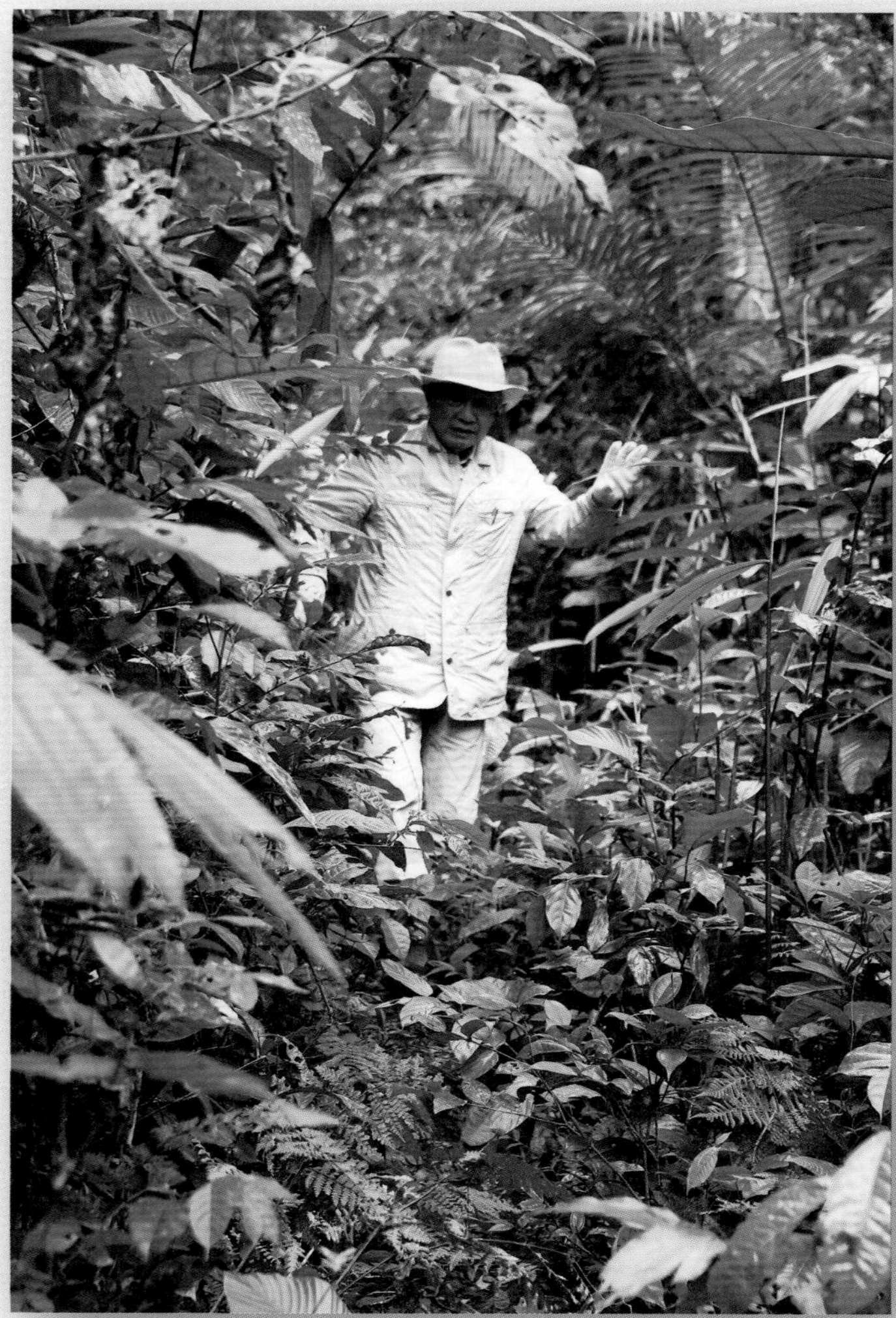

ジャングルの奥地でピグミーの患者と
接触を試みる著者（カメルーン、2016年8月）

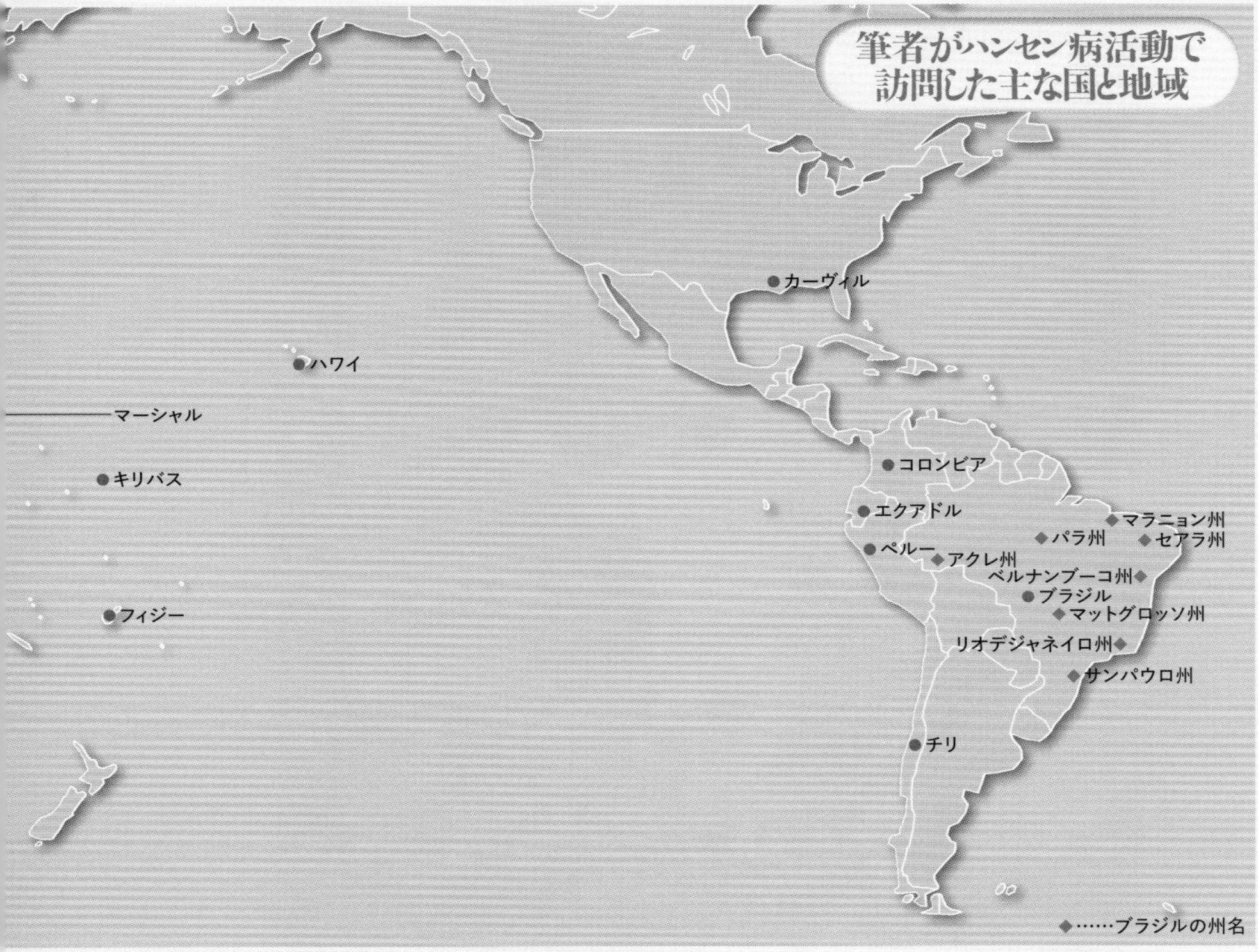

筆者がハンセン病活動で
訪問した主な国と地域
カーヴィル
ハワイ
マーシャル
キリバス
コロンビア
エクアドル
ペルー
アクレ州
パラ州
マラニョン州
セアラ州
ペルナンブーコ州
ブラジル
マットグロッソ州
リオデジャネイロ州
サンパウロ州
フィジー
チリ
◆……ブラジルの州名

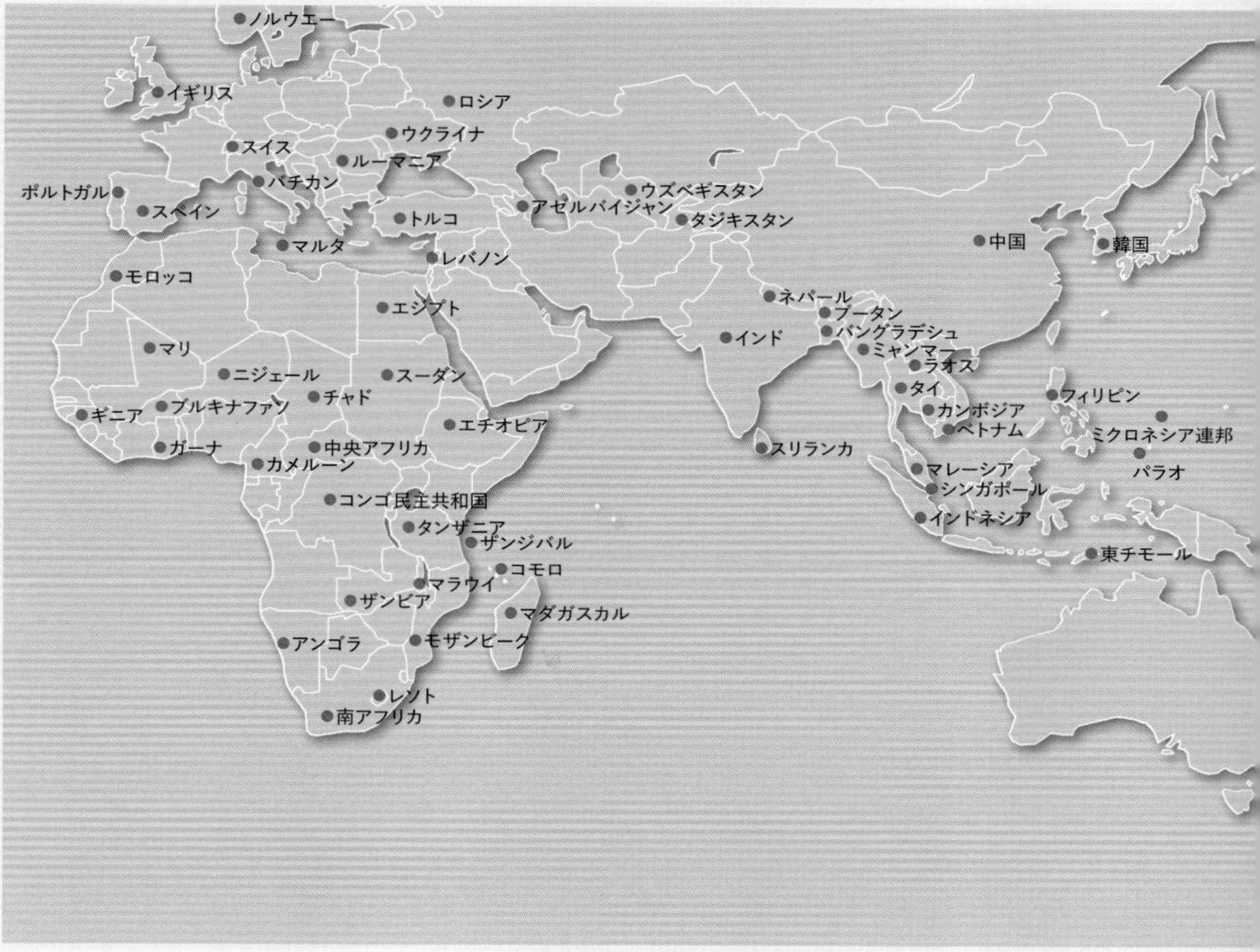
ノルウエー
イギリス
ロシア
ウクライナ
スイス
ルーマニア
ポルトガル
バチカン
スペイン
ウズベキスタン
アゼルバイジャン
タジキスタン
トルコ
マルタ
レバノン
中国
韓国
モロッコ
エジプト
ネパール
ブータン
バングラデシュ
インド
マリ
ミャンマー
ニジェール
スーダン
ラオス
タイ
チャド
ブルキナファソ
ギニア
カンボジア
フィリピン
エチオピア
ベトナム
ガーナ
中央アフリカ
ミクロネシア連邦
スリランカ
カメルーン
マレーシア
パラオ
コンゴ民主共和国
シンガポール
インドネシア
タンザニア
ザンジバル
東チモール
コモロ
マラウイ
ザンビア
マダガスカル
アンゴラ
モザンビーク
レソト
南アフリカ

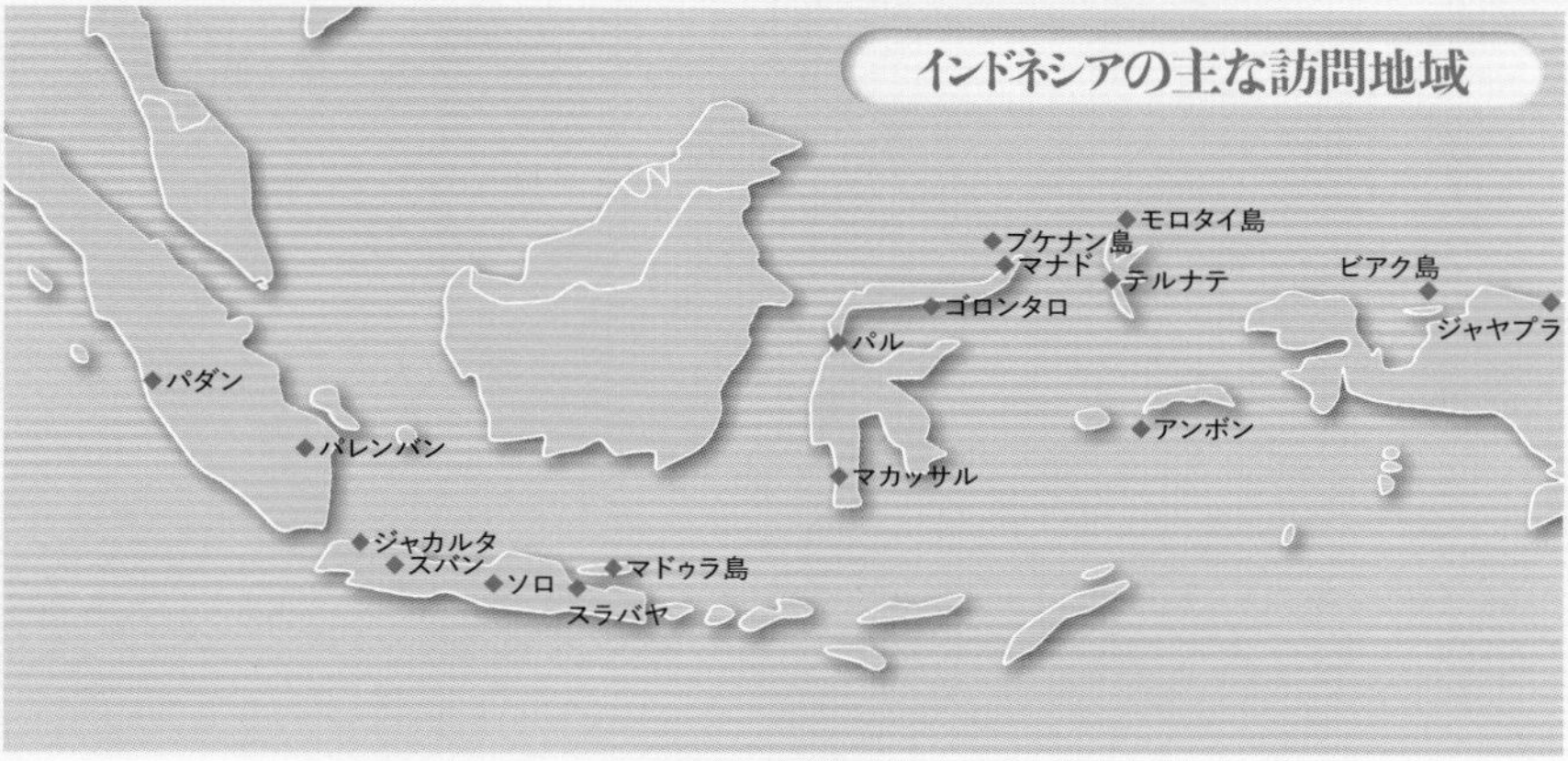
インドネシアの主な訪問地域
モロタイ島
ブケナン島
マナド
テルナテ
ビアク島
ゴロンタロ
ジャヤプラ
パル
パダン
アンボン
パレンバン
マカッサル
ジャカルタ
スバン
マドゥラ島
ソロ
スラバヤ

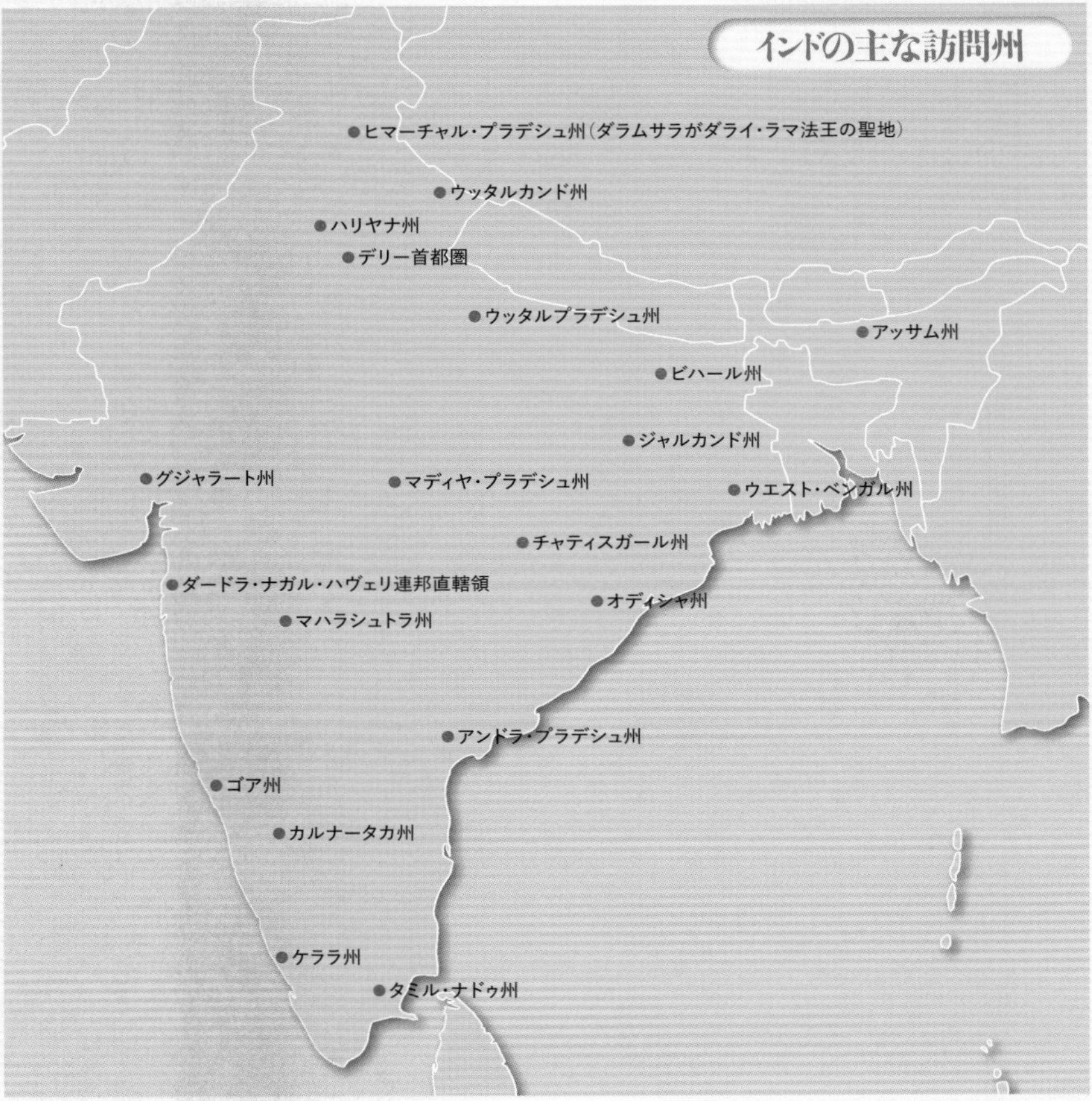
インドの主な訪問州
ヒマーチャル・プラデシュ州（ダラムサラがダライ・ラマ法王の聖地）
ウッタルカンド州
ハリヤナ州
デリー首都圏
ウッタルプラデシュ州
アッサム州
ビハール州
ジャルカンド州
グジャラート州
マディヤ・プラデシュ州
ウエスト・ベンガル州
チャティスガール州
ダードラ・ナガル・ハヴェリ連邦直轄領
オディシャ州
マハラシュトラ州
アンドラ・プラデシュ州
ゴア州
カルナータカ州
ケララ州
タミル・ナドゥ州

1章

もう一つの現場から

――国連決議とその実践に向けて

ハンセン病と人権

私は、「現場には問題点も解決策もある」と考えている。実際、世界中の現場を訪れ、多くの男性、女性、子どもたちのハンセン病患者や回復者と会って、直接話を聞き、彼らの人生を見てきた。

二〇〇〇年を前後して、私はハンセン病の問題が医療面だけでなく人権の問題でもあることを強く意識しはじめ、患者、回復者そしてその家族が置かれている状況が、国際社会によって人権の問題として認識されなければならないと考えるようになった。そのためには、国連（国際連合）に働きかけることが有効であると判断し、国連が私の「もう一つの活動現場」になった。

二〇一八年時点で、世界には年間約二〇万人のハンセン病新規患者が発見され、一九八〇年代以降では、治療薬MDTで回復した患者は約一六〇〇万人に達しており、その家族を含めると数千万人が不当な差別に苦しんでいると考えられる。MDTで完治するにもかかわらず、患者、回復者は教育、結婚、就職の機会もなく、本人の死後も、家族が差別の対象となっている。私はWHOハンセン病制圧大使（制圧：人口一万人あたりの患者数一人未満）の立場で、ハンセン病の人権問題を解決するためには、国連が、偏見や差別をなくすための行動指針を作成し、各国に必要な措置をとるよう要請することが重要であると考え、国連人権委員会（現理事会）への働きかけを開始した。

とはいえ私のような民間人がどうすればこの問題を国連で取り上げてもらえるのか、当初はまったく方策が思い浮かばなかった。周囲からもそれは「針の穴に駱駝を通す」ようなものだと言われた。それでもまずは行動するというのが、私の信条である。

国連では一度も提起されたことがなかったハンセン病の人権問題――二〇〇三年～二〇〇四年

二〇〇三年七月、私はスイス・ジュネーブで国連人権高等弁務官事務所にバートランド・ラムチャラン人権高等弁務官代理を訪ね、ハンセン病を取り巻く偏見や差別の悲惨な現状を訴えた。人権高等弁務官のセルジオ・デメロ氏は五月にイラク担当事務総長特別代表として転任されたばかりで、ラムチャラン氏が高等弁務官事務所の実質的な最高責任者だった。ラムチャラン氏は「これほど大きな人権問題が存在することを初めて知った。これまで一度も人権問題として提起されたことがなかった」と告白し、「ハンセン病患者、回復者の差別と社会的スティグマは、人権という観点から取り上げるべき問題である」ことについて合意してくれた。

このときラムチャラン氏からは三つの助言をいただいた。一つ目は一カ月後の国連人権促進・保護小委員会の会議の折に、サイドイベントの会議を実施して、この問題を伝える機会とすること、二つ目は国連人権委員会の「健康への権利」問題の特別報告者でイギリスのエセックス大学の教授であるポール・ハント氏に会って協力を求めること、そして三つ目は国連人権高等弁務官事務所の職員に対する説明の機会をつくることであった。

まず一カ月後の八月に国連欧州本部のあるジュネーブのパレ・デ・ナシオン（国際連合ビル）の会議場において開催された第五五回国連人権促進・保護小委員会本会議の折に、日本財団主催で各国の回復者やハンセン病関係者の参加による急ごしらえのサイドイベント・セミナーを実施した。エチオピア、米国、インド、フィリピンの回復者や専門家が患者、回復者、家族が直面する社会的差別の問題を国連の場で訴える機会を初めて得たのである。同時に、日本財団写真記録担当でもある富永夏子が撮った優れた写真パネル一八枚を、特別の許可を得て会議場のロビーを借りて展示することができた。しかし、会場に人を集めるには苦労した。多忙な各国の代表者たちには、我々のような民間人のセミナーを聞く時間はとれそうもない。どうしたら人が集まるか知恵を絞った結果、ランチタイムに一人ひとり「つかまえ」て会議の主旨と昼食の用意のあることを説明し、一人でも多く参加してもらう努力をした。まず会議室の前に軽食と飲み物を並べ、食事を餌に報告を聞いてもらおうという作戦だ。昼の休憩のために本会議場を出てくる参加者に、富永をはじめとする日本財団のスタッフがパンフレットを手渡し、会議室前の軽食カウンターへと誘導する、一種のキャッチセールスである。しかし、定員五〇人の会議室にやって来たのはNGO関係者、メディアなどの十数名にすぎず、肝心の小委員会委員は誰も来てくれなかった。それでも、参加者からは積極的な質問が多く出され、初めて知る差別の実態に驚きの声があがった。セミナーが終わった後には、傍聴者の中から回復者に握手を求める人も見受けられ、ハンセン病患者等が受ける人権侵害を、身近な問題として真剣に考えてもらう契機となったのではないかと思う。

私の信条は、溢れる情熱、どんな困難にも耐え忍ぶこと、成果が出るまで継続する努力の三つである。したがって参加者の少なさに落胆することなく、これを皮切りに以後七年間にわたって試行錯誤を繰り返し、人権委員会や人権促進・保護小委員会の会合が開催されるたびに同様のサイドイベントを実施して、懸命な努力を続けた。

このジュネーブでのサイドイベントの後、イギリスのエセックスを訪れてエセックス大学人権研究センターのポール・ハント教授に協力を願った。教授は人権委員会の重要なマンデート（研究委託課題）である「健康への権利」の特別報告者であり、このハンセン病と人権の問題をすぐに重要な問題と認識してくださり、いくつか助言をいただくことができた。その一つは、翌年二〇〇四年の三、四月に行われる第六〇回国連人権委員会本会議の折にサイドイベントとして、日本財団がハンセン病のスティグマと差別の問題に関するパネルを組み参加者に問題提起することであった。ハント教授はまた、ハンセン病患者およびその家族への差別・スティグマ（社会的烙印）の

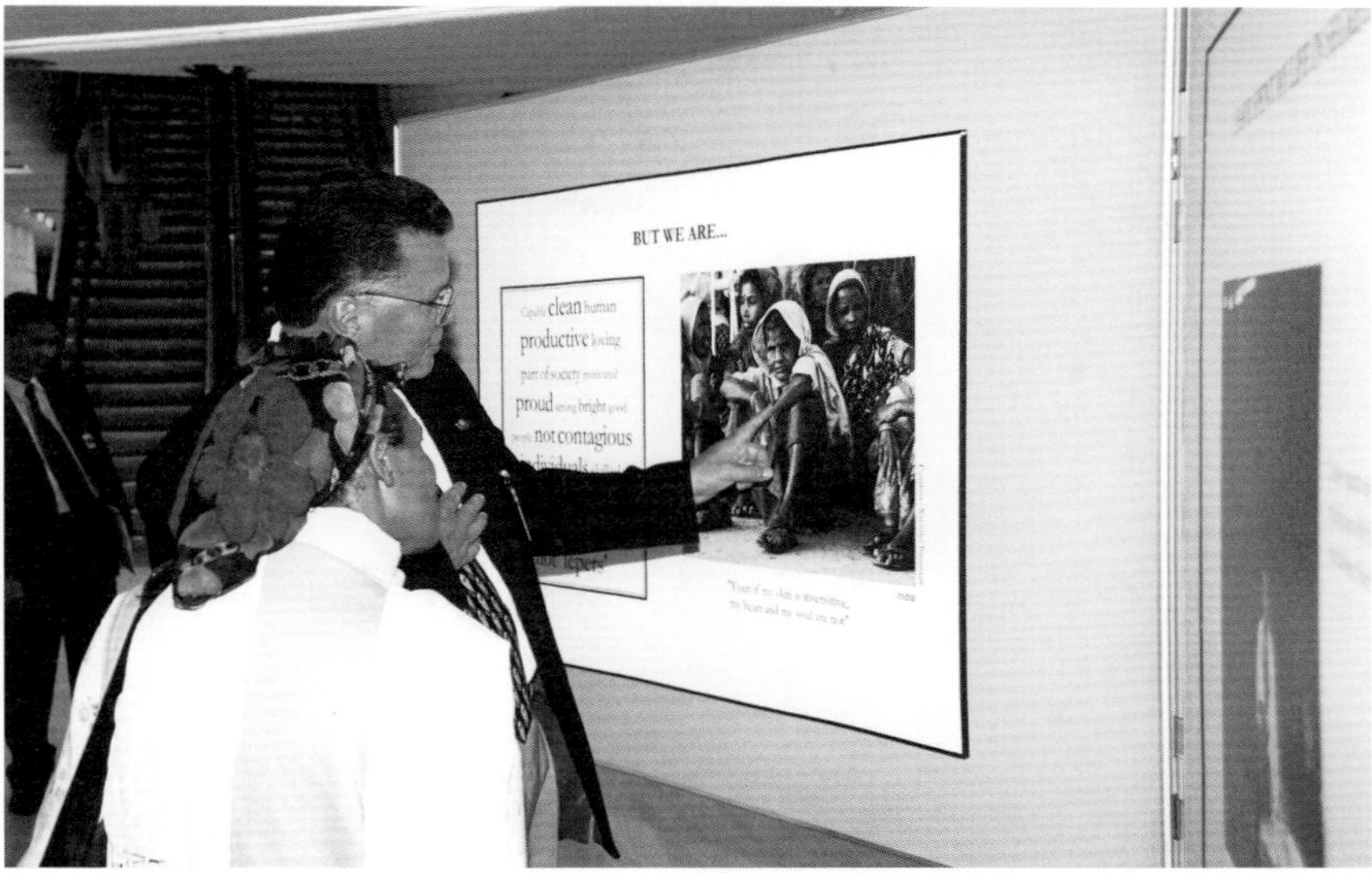

ハンセン病の写真展に興味深く見入るセミナー出席者(ジュネーブ、2003年8月)

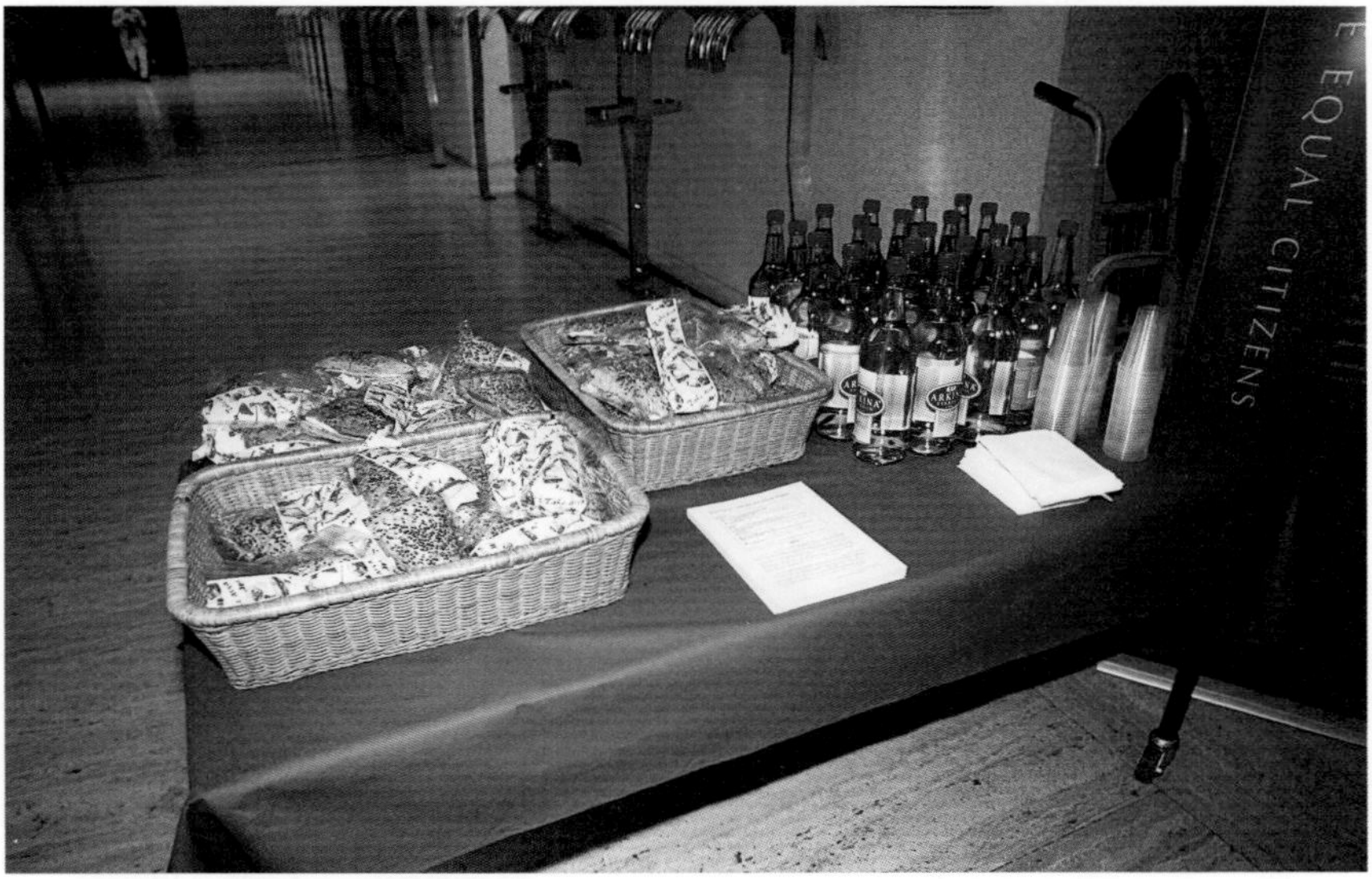

会議用に軽食を用意して案内したが、持ち去るだけの人が多かった(ジュネーブ、2003年8月)

問題を「健康への権利」の問題として位置付けたいという考えであった。ハンセン病の問題を独立した課題として一つだけ取り上げることで、かえってスティグマや差別が強くなってしまうのではないかという懸念も表明された。私はハンセン病の問題は医療サービスを差別なく受けることができるという「健康への権利」の範疇に入れることには反対で、独立した人権課題として取り扱ってほしいと訴えた。この問題はその後も人権促進・保護小委員会などの議論で繰り返し取り上げられた。

二〇〇四年三月、ハント教授の薦めを受けて、国連欧州本部で行われた第六〇回国連人権委員会本会議の期間中に、日本財団主催のサイドイベント「ハンセン病と人権」セミナーを開催し、インド、ブラジル、米国の回復者組織代表、ポール・ハント教授、WHO（世界保健機関）健康と人権担当アドバイザー・ヘレナ・ニグレン－クルグ氏などによるプレゼンテーションを行った。このときも残念ながら出席者は大きな会議場に一〇人前後という少なさだった。

しかし本会議で、私に与えられた時間はたったの二分だったが、NGOの代表として五三カ国の各国代表の前で、国連人権委員会（現理事会）創設以来初めて「ハンセン病と人権」について、オーラル・ステートメントを発表することができた。これは歴史的な出来事であったと自負している。その記念すべきスピーチは、以下の通りである。


議長、本日ここでハンセン病と人権の問題について、お話させていただきます。

ハンセン病は、有効な治療をしないでいると身体に大きな障害を発生させる病気です。

したがって、大昔から人びとはハンセン病に対する恐怖心と嫌悪の情を持ち続けてきました。

そのため患者は隔離されてきました。そして隔離は差別を生んできました。

その差別はハンセン病の患者を社会ののけ者としてきました。

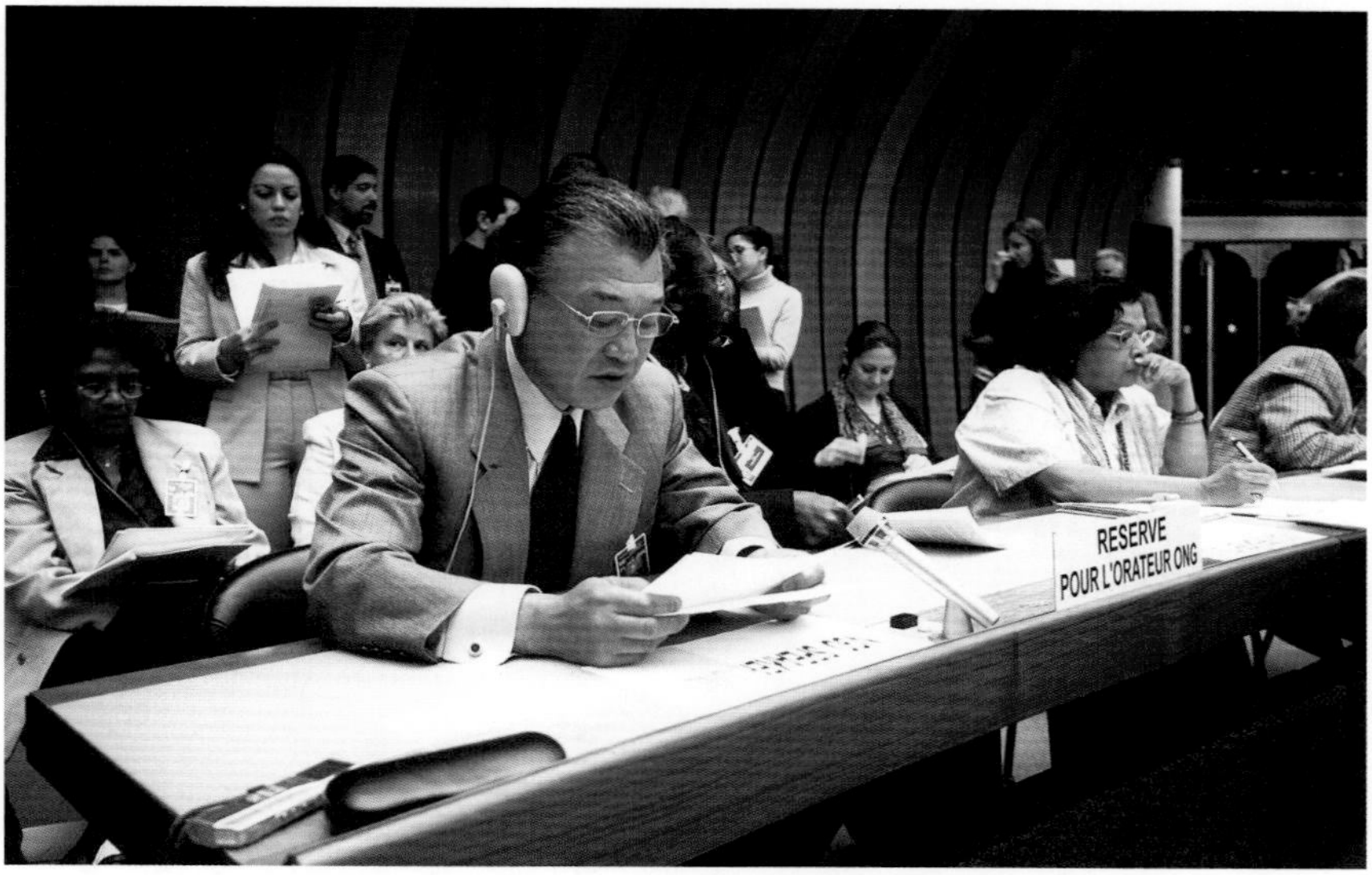

歴史上初めて、ハンセン病について国連人権委員会でスピーチの機会を得た（ジュネーブ、2004年3月）

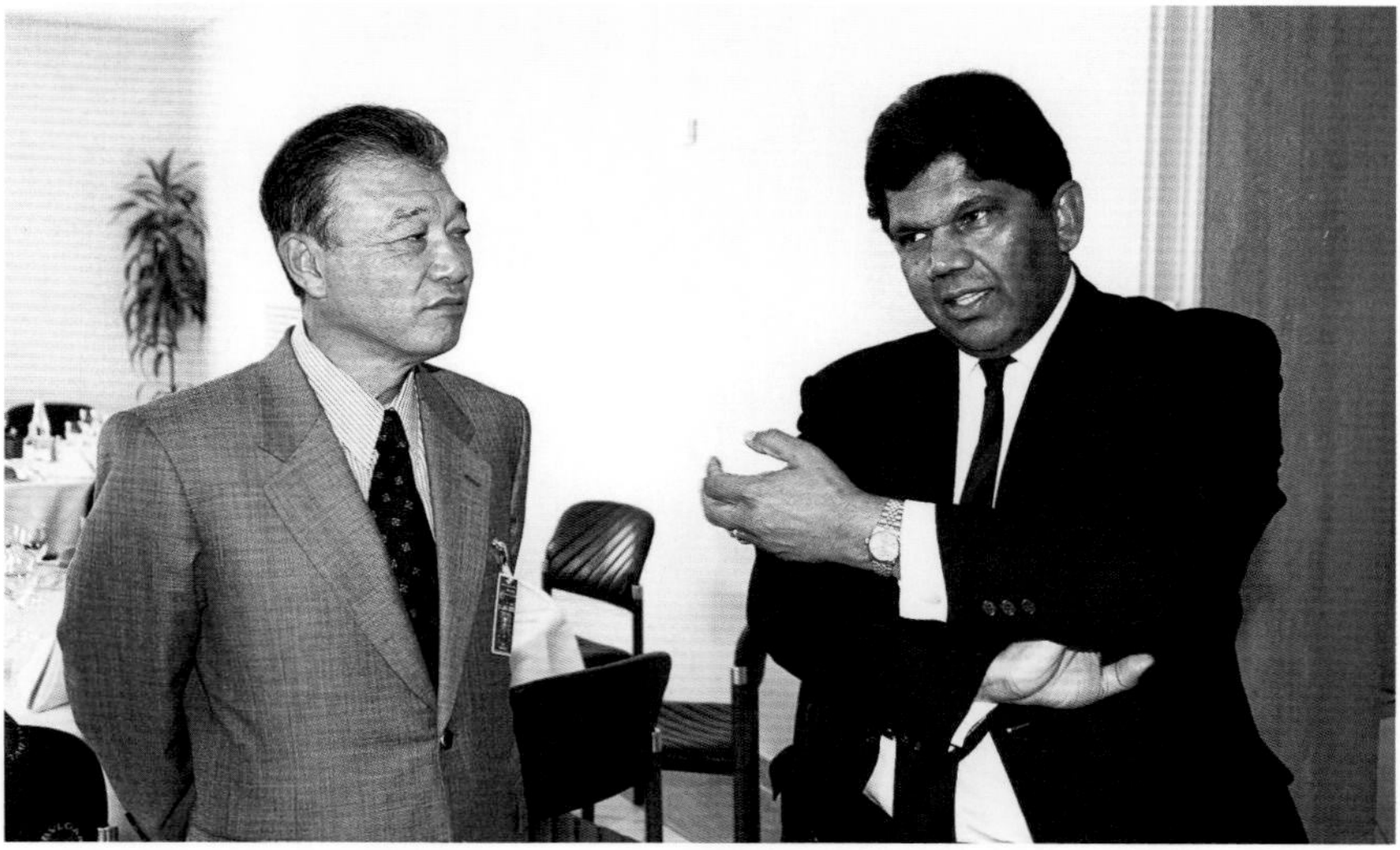

国連人権委員会での活動について助言をくださったラムチャラン国連人権高等弁務官代理と筆者（ジュネーブ、2004年7月）

ハンセン病患者は死ぬことよりつらい生を生きることになります。

家族はその一員に患者がいることを世間に知られることを恐れました。

患者たちは隠れた存在とされてきました。そして見捨てられたのです。

現在、ハンセン病は治る病気になりました。一九八〇年代初期以降、一二〇〇万人の人が治癒しています。

一一六カ国で制圧が達成されました。現在、世界の新たな患者数は六〇万人弱です。

しかし、議長、問題は残ります。差別はいまだに社会に根強く残っています。

回復者はいまだに結婚することもできず、仕事も得られず、教育を受けることもできないでいます。

いまだに社会ののけ者として扱われます。問題は巨大で、世界的規模であります。

ハンセン病が危険な病気や遺伝する病気であると多くの人が思っています。

いまでも多くの人が（ハンセン病は）天から与えられた罰だと考えています。

ですからいまもなお数百万人が隔離状態で生活しています。

患者は家に戻ることができません。家族には（患者は）存在しない者とされています。

昨年、私はWHOハンセン病制圧大使として、一二五日間、二七カ国を訪問しました。

私はこの目で差別を見てきました。

議長、何故ハンセン病は今日まで人権問題として取り上げられなかったのでしょうか？

その理由は、ハンセン病患者が見捨てられた人たちだからです。

名前も身分も剥奪された人たちなのです。自分の人権を取り戻すための声すらあげられないのです。

ただ黙ることしかできません。

ですから、私はいまみなさんの前で訴えています。

声をあげることができない人たちに対して注目をしてもらうためなのです。

議長、ハンセン病は人権問題です。

（国連人権）委員会メンバーにこの問題をなくすことに積極的に取り組んでいただきたい。

世界で調査を行い、解決法を考えていただきたい。

そして、ハンセン病に関わる人たちのために、差別のない世界の実現に向けて指針を提示していただきたいと思います。

二〇〇三年夏から二〇〇四年春までの間には、国連人権促進・保護小委員会の委員であった横田洋三中央大学教授に何度かお会いして相談した。横田教授は、国際基督教大学教授、東京大学教授、世界銀行法律顧問、国際労働機関（ILO）条約勧告適用専門家委員会委員長、人権教育啓発推進センター理事長などを務められた国際法、国際人権法の世界的権威で、この後、二〇一九年に急逝されるまで、我々とともにハンセン病と人権の問題について積極的に活動され大きな貢献をされた。横田教授からは、国連人権委員会にこの「ハンセン病と人権」の問題を取り上げてもらうために、「まず、人権委員会が小委員会に命じて研究を促すような動きをつくり、それを受けて、小委員会が専門家を集め、研究ワークショップを何回か開催して研究を進め、そして、その結果を人権委員会に上程し、原則とガイドラインづくりへとつなげていくという流れをつくってはどうか」という助言を得た。これには各国のサポートが必要となるので、人権委員会の会期中に関心のありそうな国の代表を集めて昼食会や夕食会を開き、アイデアを集めることを提案された。また、小委員会で正式に取り上げられ、調査を担う特別報告者を選任する流れをつくる必要があるとのアドバイスも受けた。

山が動き始めた――二〇〇四年

二〇〇四年の五月にはWHO総会に出席するためジュネーブを訪れた際、ラムチャラン氏の三番目の助言にしたがい、国連人権高等弁務官事務所の職員向けに、入念に準備をして説明のための会合を行った。ラムチャラン氏自身も出席された会議だったが、職員の参加者はわずかに五人という寂しい結果だった。本家本元の人権高等弁務官事務所の関心がこの程度であることに驚き落胆したが、ここからが勝負であり、あきらめるわけにはいかなかった。

翌月の六月、ハンセン病制圧会議に参加するためにブラジルを訪問した機会に、横田教授の紹介で国連人権促進・保護小委員会の委員であるサンパウロ大学教授パウロ・ピンヘイロ氏と面談した。ピンヘイロ氏から突然、日本財団との関係についての話があり、私を驚かせた。氏はミャンマー問題担当の特別報告者でもあり、あるときミャンマーの地方都市で原因不明の病気にかかり、病院へ運ばれた。その際の救急車に日本財団と書いてあったので、日本財団に命を救われたことになった。「だからあなたに感謝している」と、感慨深げに私を見つめて話された。また同氏は、「ブラジルでちょうど上映中の革命家チェ・ゲバラの日記を題材にした映画(「モーターサイクル・ダイアリーズ」)にハンセン病のコロニーのシーンがあり、患者を助ける医療担当者などが非常に感動的に描かれている。ハンセン病に対する認識を新たにしたばかりだ」と偶然を喜ばれ、「今後は、小委員会で、ハンセン病の問題を検討課題として研究するという決議を採択することが重要で、その場合、研究を小委員会のメンバーの誰か、あるいは特別報告者の誰かに委嘱することになる。もっとも効果的なのは、会期の早い段階で、小委員会のメンバーを招待してワーキング・ランチを行うことだ。自分はもちろん出席するし、他のメンバーも誘うようにする。また、横田教授や友人であるチリのホセ・ベンゴア委員とも協議をして、「決議を自分が提案してもよい。全力をつくそう」というありがたい言葉をいただいた。帰国して横田教授とも相談し、次の小委員会の会期の早い時期に昼食会を設定することにした。

一カ月後の七月二九日、第五六回国連人権促進・保護小委員会の会期初頭に、日本財団主催の昼食懇談会を開き、ピンヘイロ氏や横田教授の呼びかけもあって、小委員会メンバー二六人のうち二二人が参加してくれた。私と紀伊国献三笹川記念保健協力財団（現：笹川保健財団、以下現在の名称を使用）理事長より、ハンセン病と人権の問題についての説明を行い、小委員会としての行動をお願いした。ラムチャラン氏も出席してくれた。この席で、国連人権促進・保護小委員会議長であったソリ・ソラブジー元インド検事総長は、「ハンセン病の問題が深刻なインドを代表している自分として、この問題をぜひ小委員会として取り上げ、何らかの決議を出して先に進めたい」と決意を語られた。出席した委員から強い賛同の声が上がった。

続く八月九日、国連人権促進・保護小委員会は、委員全員のコンセンサスを得て、「ハンセン病の犠牲者とその家族に対する差別の問題」に関する調査を横田教授に委嘱し、予備調査報告書を次年度の第五七回小委員会に提出するという決議を採択した。予備調査とはいえ本格的な動きが始まった。山が動いたのである。

歴史上初の国連における回復者による発言——二〇〇五年

二〇〇五年八月の第五七回国連人権促進・保護小委員会では、昨年の決議で特別報告者に任命された横田教授による報告を受け、「ハンセン病と人権」に関する新たな決議（差別撤廃決議）が採択された。横田教授は、過去一年にわたる精力的なインド、ブラジル、アフリカなどでの回復者への聞き取り調査をもとに、差別の現状、法制度と社会的スティグマの問題を具体的に明らかにし、その末尾では、各国政府、国連機関などに対する、現状改善のための勧告案が提起された。これに対し委員の中からは、他の病気を取り上げずハンセン病だけに絞って特有の人権問題として対処するのは、不公平になりかねないのでは、との意見も出たが、結果的に八月一一日付けで採択された決議には、すべての政府が、①ハンセン病患者を強制的に隔離収容してきた法律を廃止すること、②強制的に施設に収容されてきた患者、回復者、その家族に対して適切な救済措置をとること、③あらゆる種類の差別を直ちに禁止すること、④学校教育にハンセン病についての正確な情報を提供するカリキュラムを組み込むこと、という勧告が盛り込まれ、小委員会として横田教授を引き続き特別報告者に任命し、この決定を国連人権委員会が承認し、国連人権高等弁務官と国連事務総長が、その調査活動を支援することを求めた。

日本財団は、この国連人権促進・保護小委員会の第五七回会議に、次のような外国からの参加者を招聘した。ハンセン病の映画「失われた尊厳を取り戻す」の製作者ウジワル・チョードリー教授(インド)、同じくブラジルにおけるハンセン病患者・回復者の証言を集めた映画「我等の生涯の最良の日々」の製作者アンドレア・パスキーニ氏(ブラジル)、国際回復者組織IDEA(International Association for Integration, Dignity and Economic Advancement)インド会長P・K・ゴパール博士、回復者で鉄道省に勤務するネヴィス・マリー氏(インド)、回復者で教師を務めるコフィ・ニャルコ氏(ガーナ)、回復者で学校を経営するアマール・ティマルシナ氏(ネパール)。

八月五日、私は人権小委員会の本会議の場において、委員、政府機関、国連機関、NGOなどの会議出席者に対し、世界のハンセン病患者たちに対する偏見や差別の現状と、この非人道的な行為をなくす必要性を訴えた。そのステートメントは以下の通りである。

議長、昨年、この小委員会は、ハンセン病患者、回復者に対する差別を調査した報告書を要請する決議を採択しました。何千年もの時間を経て、はじめてこの病気が、人権の問題として取り上げられました。

なぜここまで至るのに、こんなに時間がかかってしまったのでしょう?

実際のところ、ハンセン病患者、回復者は目に見えていなかったのです。彼らは名前やアイデンティティを剥奪されてきました。病気だけが彼らの唯一のアイデンティティであり、「ハンセン病患者」または患者・回復者に対して侮蔑的な表現である「レパー(lepers)」と呼ばれてきました。このような人びとは、自らに何も権利がないと信じ込まされてきました。それはただハンセン病を患ったというだけで。

彼らは沈黙に押しやられてきました。

そのスティグマのため、また積み重ねられてきた迷信のため、多くの人びとは真実について知りません。はい、それは伝染病です。そうです、もしそれが治療されなければ、体に変形をきたします。しかし、最も重要な事実は、議長、ハンセン病は治る病気だということです。

それにもかかわらず、このスティグマは極めて強く、回復した人びとまでも社会から追放されてしまいます。今日でも、彼らは追いやられ、無理やり集められ、数千もの隔離されたハンセン病コロニーに押し込められたままでいます。

この隔離が、差別の最も恐ろしい面です。患者を出した家族は必要のない恥に怯えています。ハンセン病にかかった愛する家族を見捨てるしかないのです。

しかし、議長、重ねて申し上げますが、ハンセン病は今日では治療できる病気となっているのです。一九八〇年代初頭から、私はハンセン病との闘いの最前線で働いています。これまでに一四〇〇万人のハンセン病患者が治癒されました。この仕事は、私のライフワークであり、私にとっても何よりも重要なものであります。

しかし、差別が残っているかぎり、一六〇〇万人が治療されたという事実はほとんど無意味です。

それは、彼らが喪失した人生と尊厳を取り戻していないからです。治っても、いまだに彼らは「回復者」と呼ばれています。

議長、それはなぜでしょう？　我々は結核でこれほどの差別を見るでしょうか。マラリアではどうでしょうか。

いいえ、議長、そのようなことはありません。

ハンセン病を患った者たちだけが、「回復者」と称され続けるのです。

問題は、極めて膨大です。家族も含めるのであれば、数千万人もの人びとが苦しんでいます。

議長、彼らの尊厳を回復する期限はとうに過ぎています。

私は、敬意を持って、ハンセン病患者、回復者に対するすべての差別を撤廃するためのアクションをこの小委員会に要請し、このステートメントを終らせていただきます。


私はスピーチを終えると、予定外の行動をとった。インド、ネパール、ガーナからの四人の回復者たちに、「今日はあなたたちが主役です。一人三〇秒ずつ発言してください」と告げると、彼らは驚きと緊張で震え出した。さらに会場に向けて「これから回復者の方たちに発言してもらう」旨を告げると、会場の様子が一変した。それまで静粛だった総会場がどよめいた。中には立ち上がって回復者の顔を見ようとする人もいた。異様な雰囲気だった。

回復者たちは、緊張しながらも毅然とした態度で、自分たちが受けてきた差別を堂々と語り切った。制限時間をオーバーしても、誰も彼らの話を止めることはなかった。ハンセン病回復者が、世界の舞台で主役になった瞬間だった。本会議場での彼らの発言は、歴史上初の出来事だった。それは、世界中の多くの回復者たちに勇気と力を与えることになった。

八月四日と五日にはまた、国連欧州本部の会議室で、日本財団主催による「ハンセン病と人権」と題する特別報告会も開催した。四日は、ハンセン病の差別をテーマとしたインドとブラジルのドキュメンタリー映画を上映し、その映画の監督らとともにパネルディスカッションを行った。言葉で差別の問題を訴えかけるより、映像を通じて訴えたほうがわかりやすく、説得力があった。また、報告会には、本会議で発言もしたインド、ネパール、ガーナの回復者や家族が出席し、偏見、社会的差別の深刻さについて各国の現状を訴えた。人権問題の専門家である参加者からは、初めて知る偏見と差別の実態に驚きの声があがった。また報告会に参加できない人々のために、富永夏子によるハンセン病患者や回復者の写真と彼ら自身の言葉を一二枚のパネルにし、八月二日から五日まで国連欧州本部の本会議場前に展示した。このときは、日本からパネルを持ち込んだが、国連本部の中にバスで乗り込むことは許されず、日本財団職員の菅原悟志など同行したスタッフが手分けしてゲートから会議場までの三〇〇メートルほどの距離を頭にパネルを載せて汗みどろで運搬したものだった。彼らの努力のおかげで、多くの参加者の目にハンセン病と差別のイメージを焼きつけることができたと思う。

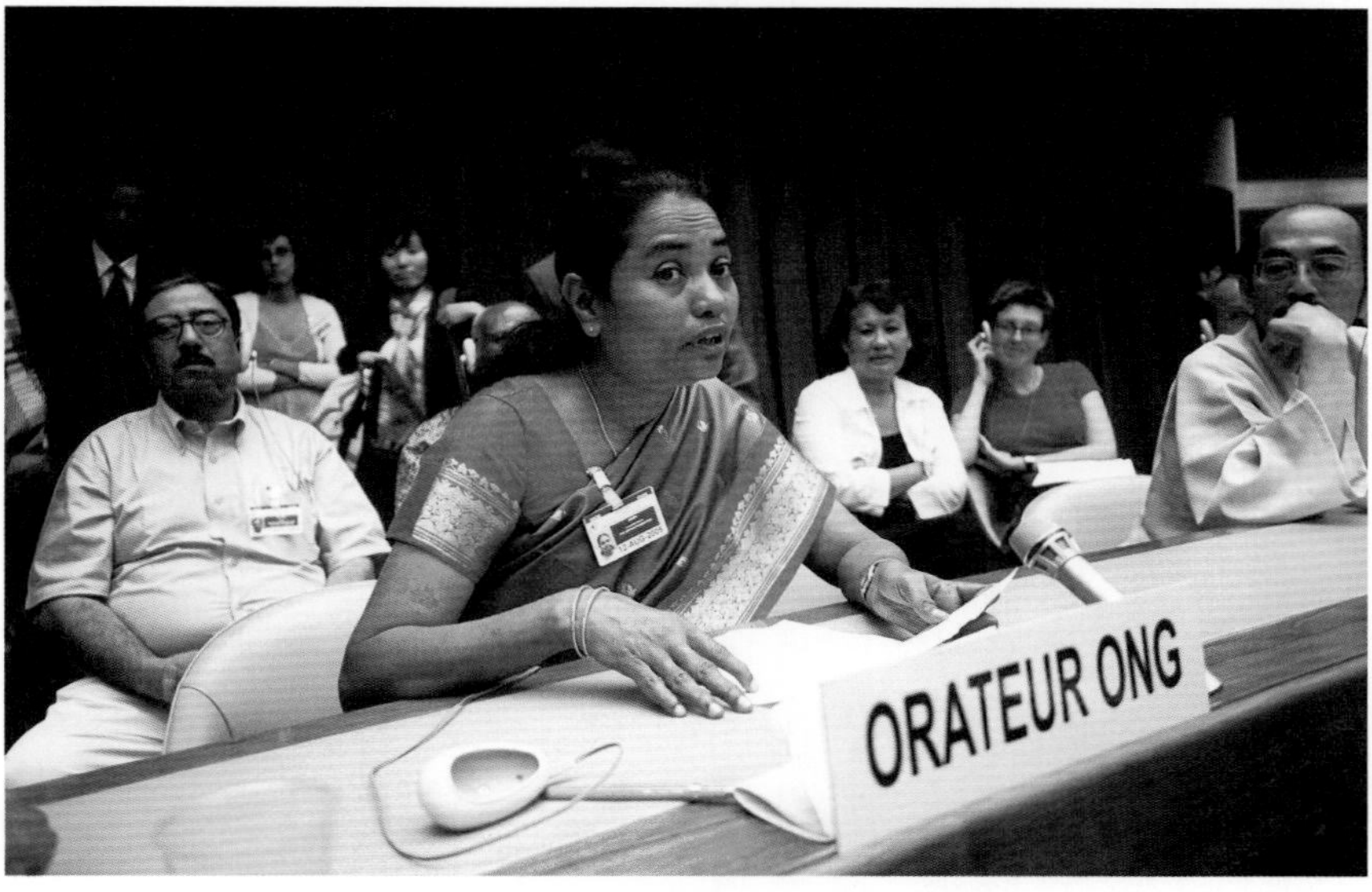

突然の発言許可に応じて、しっかりと自らの体験を語ったインドのネヴィス・マリー氏（ジュネーブ、2005年8月）

国連人権委員会から国連人権理事会へ——二〇〇七年

二〇〇七年九月、ジュネーブで第六回国連人権理事会が開催された。理事会は、人権委員会が発展的解消をして二〇〇六年に組織されたもので、理事メンバーは日本を含む四七カ国。ハンセン病と人権の問題は、前身の人権委員会の下部組織である人権促進・保護小委員会で二〇〇四年以来議論されており、横田洋三教授に「ハンセン病の犠牲者とその家族に対する差別の問題」に関する国際的な調査を委嘱し、その報告書を同小委員会に対して定期的に提出するという決議を採択していた。ところが理事会への改組に伴い人権小委員会は解散し、横田教授がこれまで積み上げてきた実地調査の成果が宙に浮いた形になり、せっかくの努力が振り出しに戻ってしまった。そこで私は、新装された国連人権理事会でハンセン病と人権の問題を引き継いで協議してもらうために、ジュネーブに乗り込んだ。

国連人権理事会は基本的には各国政府代表による議論の場だが、日本財団は民間の非営利組織（いわゆるNGO）でありながら「国連協議資格」を持つ団体なので、意見を表明する権利が与えられている。私は、今回の理事会にハンセン病と人権の問題を取り上げるよう要望書を提出し、全体会議の場でも発言を求めた。この発言は、国際回復者組織IDEA（International Association for Integration, Dignity and Economic Advancement）の会長、ゴパール博士に代読してもらった。また、会議場の正面スペースに、日本財団の富永夏子の写真パネルを設置して関連パンフレットを配布した。さらに、笹川保健財団との共催で「ハンセン病と人権」をテーマとしたセミナーを実施。笹川保健財団の紀伊國献三理事長の司会で、かつて世界最大規模のハンセン病患者収容施設だったフィリピンのクリオン島のクナナン医師にハンセン病差別の構造や差別撤廃への道筋について、ゴパール博士にインドにおける差別の実態について、そしてブラジルのハンセン病当事者組織MORHAN（Movimento de Reintegração das Pessoas Atingidas pela Hanseníase）のアルトゥール氏とラビニア博士にブラジルのハンセン病の状況およびMORHANの活動実績について、それぞれ発表してもらった。横田教授はビデオ・メッセージで、人権理事会でのハンセン病問題の採択の必要性を強く訴えた。

日本政府も我々の活動を評価し、外交の柱の一つとしてハンセン病の差別の解消を国際社会に対して強く訴えることを方針として掲げた（我々のジュネーブ訪問の直前の九月二二日、私は町村信孝外務大臣から日本政府の「ハンセン病人権啓発大使」に任命された）。ハンセン病の人権問題が外務省の正式な政策となったことを受け、在ジュネーブ日本政府代表部の藤崎一郎大使は、今回の人権理事会の全体会議で、当該問題が人権理事会で取り上げられるように要請するなど、ハンセン病の人権問題について積極的な発言をしてくれた。

九月二五日夕方には、日本政府代表部で藤崎大使の協力を得て「ハンセン病と人権」をテーマとするレセプションを開いた。一四〇人を超える各国政府代表部、WHO、NGOの代表が集まり、ルイーズ・アルブール国連人権高等弁務官の挨拶でスタートした。参加した多くの人権問題の専門家にも、我々が制作したハンセン病の映像が上映されるまで問題を認識している人はほとんどいなかったが、映写後、問題の深刻さを理解したと語り、協力を約束してくれた。人権理事会を動かしてハンセン病と人権の問題を実際に取り上げてもらうには、理事メンバー国の多くの賛同が必要だが、このレセプションにより、日本政府がそのコミットメントを対外的に強力にアピールすることになった。

史上初、差別撤廃を全会一致で決議――二〇〇八年

二一世紀の国際社会では、「人権」は普遍的な概念となっている。しかし人権問題の解決は、簡単なことではない。当事者の利害関係や政治的立場が複雑に関係してくるからだ。幸いハンセン病は、政治、思想、人種、国境を超えた問題であり、他の人権問題に比べるとそうした利害関係の影響を受けにくいテーマであり、多くの国が日本

政府の決議案に賛同をしてくれるだろうという期待もあった。しかし、どんなに意義のある提案でも、政治的な力関係を読み違えると、通すことができない。そこで私は、二〇〇八年の五月と六月の二度、国連人権理事会の主要メンバー国である二七カ国のジュネーブ代表部への説明と説得のためスイスを訪れた。

この「説得行脚」で思い出深いのは、キューバと中国である。両国は、日本政府が提案する案件には常に反対すると言われていた。行くだけ無駄だとも言われたが、対話のないところに理解はない。キューバ代表部では、青年期のチェ・ゲバラがハンセン病に深い関心をもっていたことや、フィデル・カストロ元大統領の指導によるキューバの世界医療への貢献やWHO設立五〇周年でカストロ大統領と私が表彰されたことなどを語ったところ、キューバ大使の目が潤んできた。私に握手を求め、「この件に関しては、私が責任をもってやる。あなたは何も心配するな」と、繰り返し言ってくれた。また中国代表部では、父の笹川良一が鄧小平氏と会談し意気投合したエピソードを伝え、病気は、政治も思想も宗教も関係ない人類共通の悩みであることを説明し、協力を要請したが、「本国に連絡をとる」と役人らしい消極的な反応だった。

二〇〇八年六月一八日、ジュネーブの国連欧州本部・大会議場で開催された国連人権理事会に、日本政府による「ハンセン病の患者、回復者、その家族に対する差別の撤廃」決議案が、驚いたことに五九カ国の共同提案として上程された。議長が、採択を参加者に問いかけると、異論を唱える国はなかった。何とこの提案は、全会一致で承認・可決されることとなったのだ。議長の振り下ろした木槌の音は、まさに大きな歴史的一打として、響きわたった。

この共同提案国には、驚いたことにキューバと中国も含まれていた。単に「賛成票を投じた」のではなく、共同提案国に名前を連ねてくれたのである。

またこれは、何を議題にしてもかならず反対意見が出るといわれてきた人権問題について、初めて世界が一つにまとまった瞬間でもあった。なにしろ、HIV／エイズに関する議決でさえ、反対があったくらいなのだ。

この決議の中で人権理事会は自らのシンクタンクともいえる人権理事会諮問委員会に「ハンセン病患者・回復者およびその家族に対する差別撤廃のための原則とガイドライン」の草案作成を要請した。この要請を受けて二〇〇八年八月に開催された第一回諮問委員会において、坂元茂樹神戸大学教授（当時）が草案作成の報告者に指名された。以前、特別報告者として調査報告を出された横田教授の後を受けて、坂元教授が、原則とガイドラインの作成を引き受けてくださった。坂元教授は、現在同志社大学法学部教授だが、横田教授と並ぶ国際法、国際人権法の世界的権威で国際法学会代表理事、国際人権法学会理事長、日本海洋法研究会会長などを歴任され、二〇一九年からは、急逝された横田教授の後を受けて人権教育啓発推進センター理事長も務められている。横田、坂元両教授の多大な貢献なしには、この問題の進展はなかった、お二人には深く感謝申し上げる。

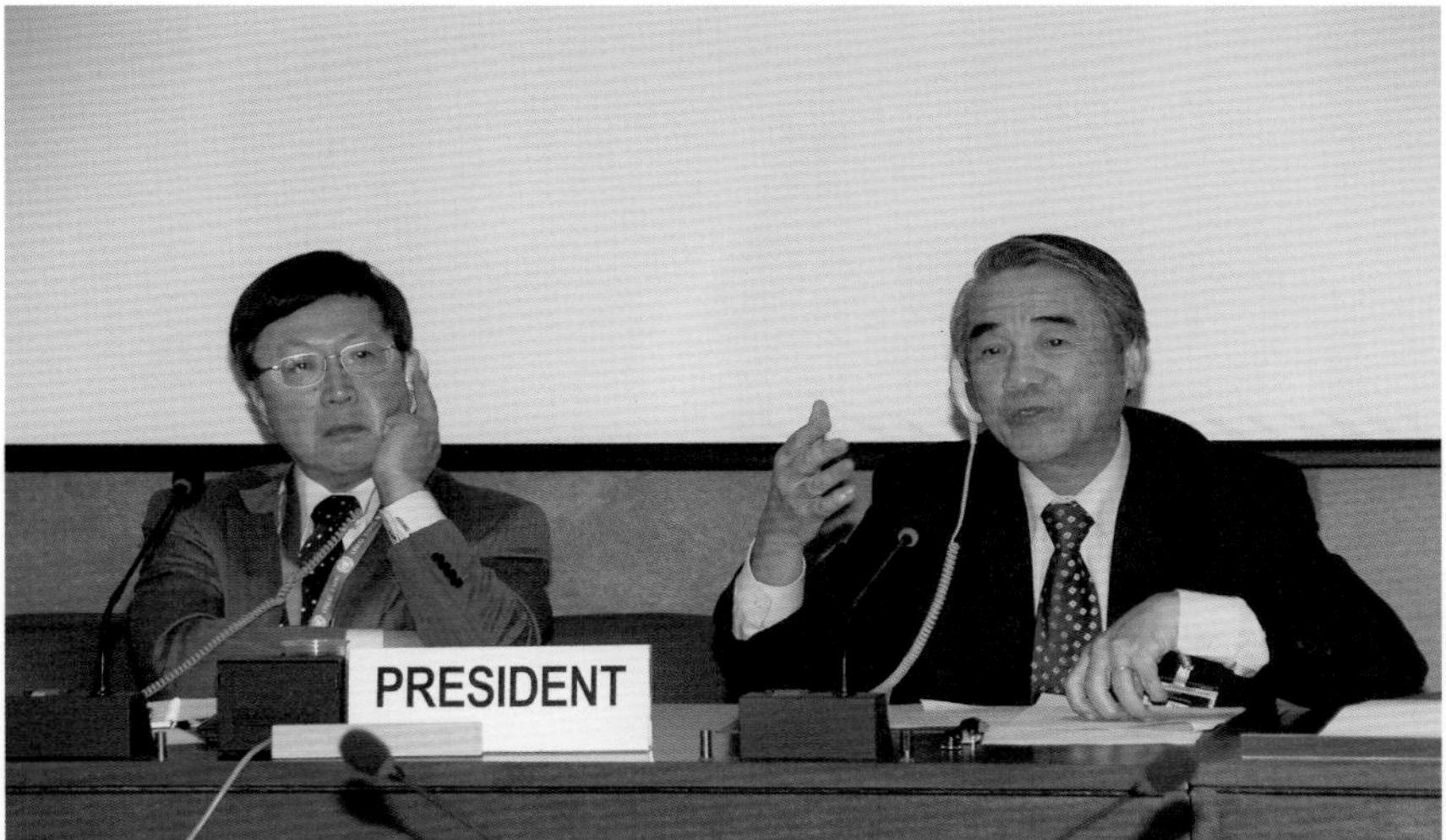

国連人権理事会で大活躍された坂元茂樹神戸大学教授（左）と横田洋三中央大学教授（ジュネーブ、2009年1月）

国連初の「ハンセン病と人権」の国際会議――二〇〇九年

二〇〇九年一月、国連欧州本部でハンセン病と人権問題の国際会議が開催された。

二〇〇八年六月の「ハンセン病の患者、回復者、その家族に対する差別の撤廃」決議は、国連人権高等弁務官事務所に対して、各国の差別の実態とその撤廃のために採られている措置を調査し、さらに関係者による意見交換会を開催するよう求めている。この要請を受けて開催されたのが今回の会議である。ハンセン病と人権の問題を国連の場で取り上げてもらうため、私が初めて国連人権高等弁務官事務所の戸を叩いたのが二〇〇三年七月で、その後毎年、何回も訪問を繰り返し、すでに五年以上のときが経過していた。ハンセン病と人権を主要議題とする公式会議を国連が主催するのは、今回が初めてである。

会議には、各国政府代表部、国連の人権専門家、国際機関、NGO代表、そしてハンセン病回復者など、八〇人以上が参加。開会に当たり、国連人権高等弁務官事務所のワニ社会経済開発局長が「世界人権宣言」に触れ、「病気によって人権が阻害されてはならない。公的な側面と個人的な側面の両面から人権侵害がないかを検討する必要がある」と述べた。続く第一セッションでは国際障害者連盟のステファン・トロメル氏、ブラジルから参加したハンセン病回復者であるジルダ・ボルジス氏が登壇し、「国際法の下における非差別」をテーマに意見交換を行った。第二セッションではWHOの熱帯病担当官デニス・ドメリー氏、UNAIDS(Joint United Nations Programme on HIV/AIDS：国連合同エイズ計画)のスーザン・ティンバーレーク氏、元国連人権促進・保護小委員会委員で特別報告者だった横田教授らが、「健康と関連した差別と人権問題」をテーマに発表し、白熱した議論が展開された。最後の第三セッションでは、ブラジルの回復者を中心とするNGOのMORHAN(Movimento de Reintegração das Pessoas Atingidas pela Hanseníase)からベルデノーラ・ロドリゲス氏、エチオピアの回復者全国組織ENAPAL(Ethiopian National Association of Persons affected by Leprosy)からレルセグド・ベルハネ氏、フィリピンのクリオン島にあるハン

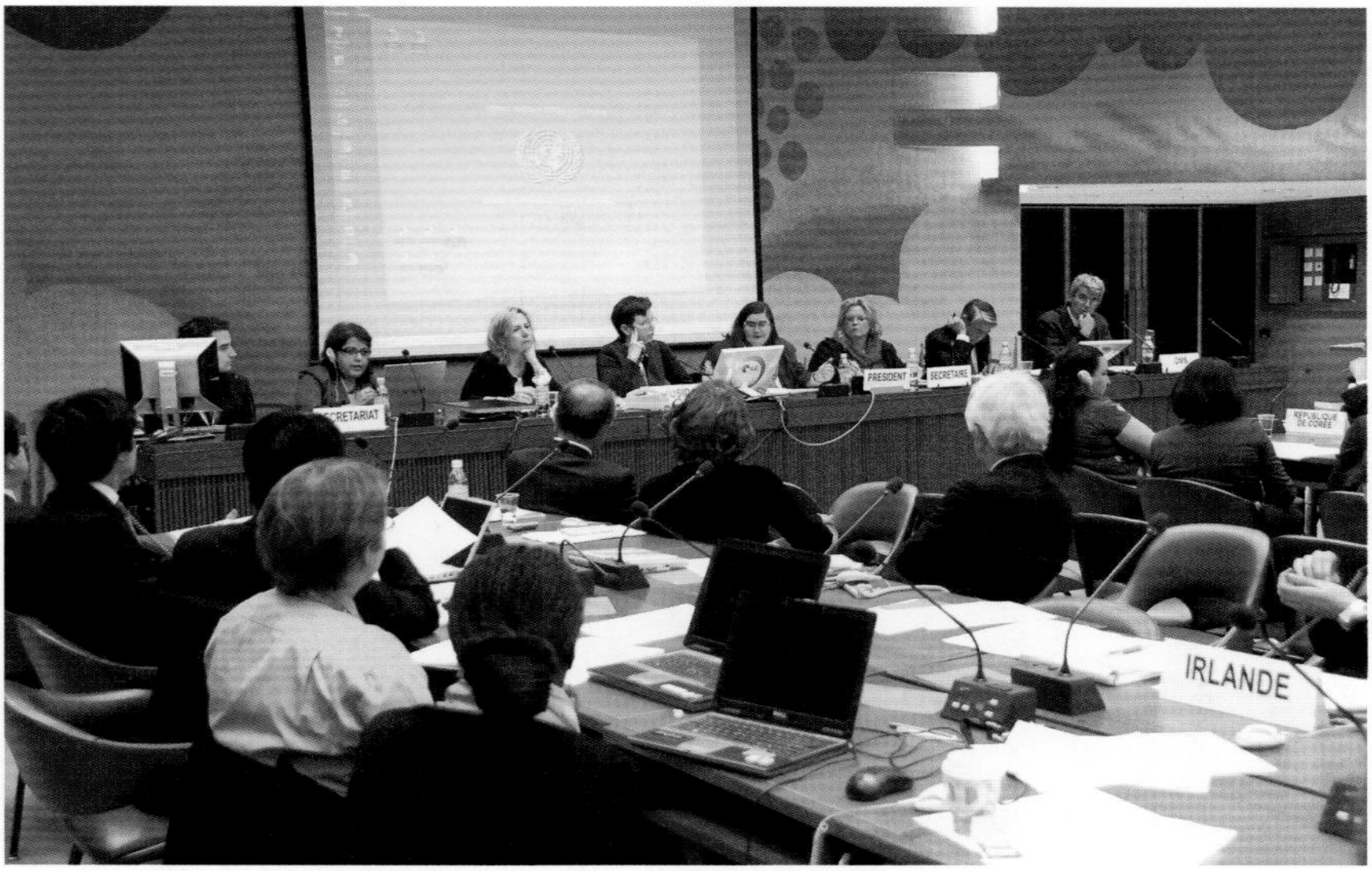

国連欧州本部でのハンセン病と人権問題の国際会議（ジュネーブ、2009年1月）

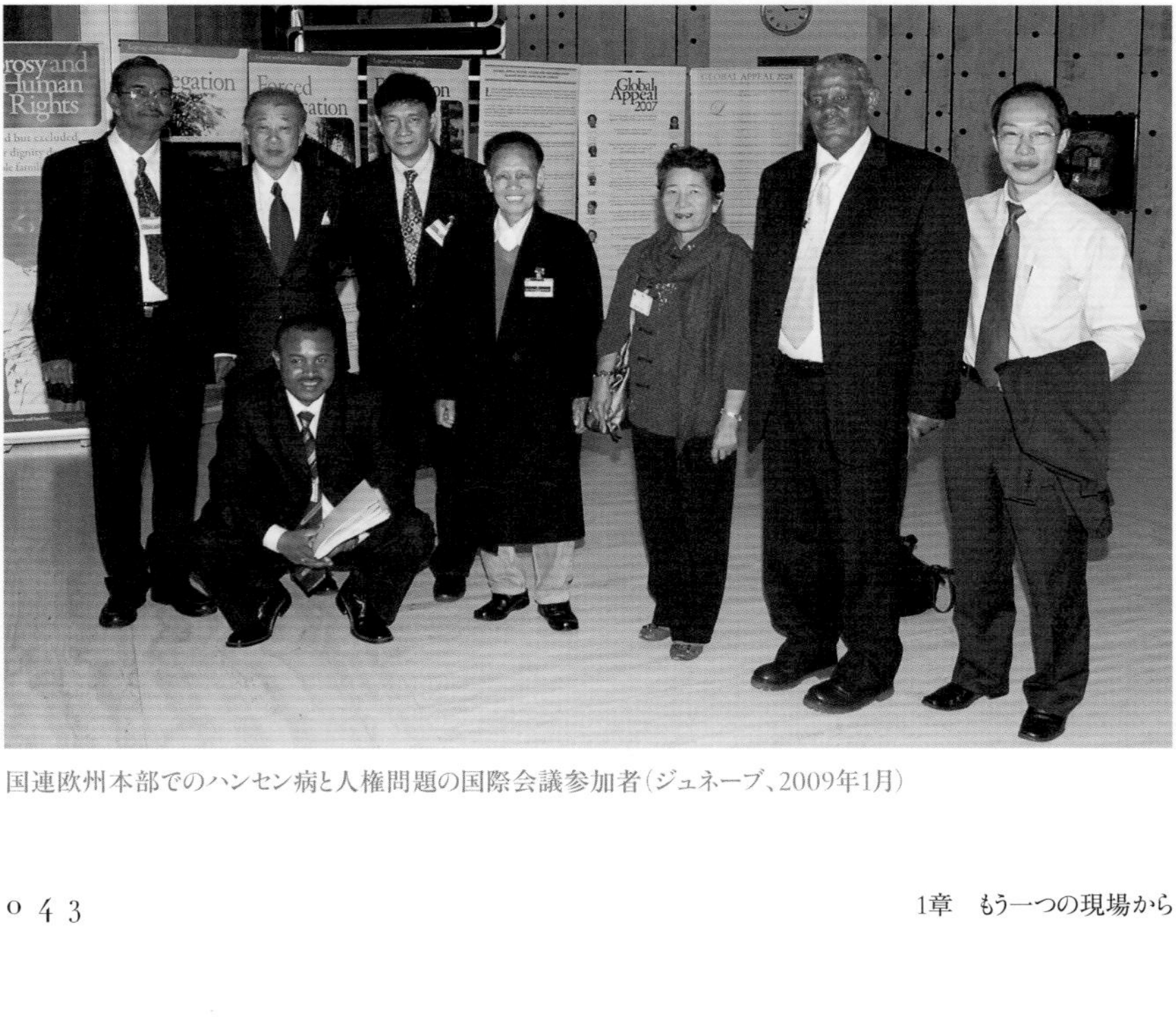

国連欧州本部でのハンセン病と人権問題の国際会議参加者（ジュネーブ、2009年1月）

セン病施設の医師、アルトゥロ・クナナン氏、インドの回復者全国組織ナショナル・フォーラム代表ゴパール博士、ILEP(International Federation of Anti-Leprosy Associations：国際ハンセン病団体連合)代表のダグラス・スーター氏などから、各国における差別の現状についての発表があった。

翌一六日には、ハンセン病に起因する差別の実態についてさらに掘り下げ、差別撤廃のためのガイドラインの内容についてより具体的な議論を行なうことを目的として、前日の会議参加者を招いての補完的な会合を、笹川保健財団と日本財団の共催で開催した。近年、障害者支援の分野で当事者主権、当事者主導という動きが広がっているが、ハンセン病の問題も例外ではない。国連の人権専門家と各国政府の代表部の人々に、ハンセン病回復者自身の言葉に耳を傾けてもらうために、この会合を設けたのである。今回は、ブラジル、エチオピア、インド、フィリピン、中国、ガーナ、韓国から回復者が参加したが、中には自身の体験を話すうちに感極まって言葉を詰まらせる場面もあり、一人ひとりがくぐり抜けてきた差別の壮絶さをあらためて実感した。

ハンセン病と人権の問題について、私が危惧していたのは、すべての人が平等に医療を受け健康でいられる権利、いわゆる「健康への権利」問題の中に位置づけられることだった。言うまでもなく、全世界どこでも診断を受け、適切な治療を受けられる状況をつくることは必要である。しかし、病気が治癒した後もなお差別される病気は、私が知る限りハンセン病以外にはない。病気に起因し、社会的レッテルを貼られ、それが教育や就職、結婚にいたるまで日常生活のあらゆる場面での障壁になることは、健康権の範囲を大きく超えた人権問題である。ハンセン病と人権の問題が、健康権の一部として位置づけられるか、または個別の人権侵害として位置づけられるかは、重要な違いである。結果的には私の願い通り、「ハンセン病と人権」は独立した問題とされた。

今回の会議では、ハンセン病患者・回復者およびその家族に対する差別をなくすための「原則とガイドライン」案を諮問委員会が策定し、二〇〇九年九月までに国連人権理事会に提出することになった。諮問委員会のメンバーである神戸大学の坂元茂樹教授が担当委員として、今後の取りまとめ作業を行うことになった。

引き続き同月に行われた第二回人権理事会諮問委員会で、坂元教授が「ハンセン病患者・回復者およびその家族に対する差別撤廃のための原則およびガイドラインに関するワーキング・ペーパー」を提出、各国政府が差別撤廃のために取り組むべき行動を明示するという基本方針が提示されて、委員会の支持を得た。この基本方針の中には患者・回復者に対する侮蔑的な用語である「レパー（leper）」の使用禁止をガイドラインに盛り込むことが提案された。その後二〇〇九年八月に行われた第三回諮問委員会で坂元教授から「原則とガイドライン草案」が上程され、採択されたのだが、「隔離」を強制する法律は撤廃するという条文案に対して有力委員の一部から、やはりハンセン病は感染症であるので、必要な場合は「隔離」することが重要であろうとの議論があり条文が修正された。これに対しては関係団体から強い反対の意思が表明され、それを受けて二〇一〇年一月に開かれた第四回諮問委員会ではこの「隔離」に関する条文は再修正され、八月の第五回諮問委員会で、意思に反するまたは強制的な隔離は禁止し、治療期間中の隔離は一時的なものとするという条文となり、同じ月に行われた第一五回人権理事会で一部修正した「原則とガイドライン」が最終的に採択されたのである。このように経過だけを書くと簡単なようだが、「隔離」という文言の修正は、坂元教授の粘り強い精力的な努力なくしては不可能だったと思う。

続いて一一月には第六五回国連総会第三委員会で日本が主要提案国となり、八四カ国の共同提案国を得て、「ハンセン病患者・回復者およびその家族に対する差別撤廃のための決議」が全会一致で採択され、その一カ月後の一二月二一日、ニューヨークの国連総会本会議でこの決議は全会一致で採択されたのである。この決議では、各国政府が「原則とガイドライン」に十分に考慮を払うことを周知させることが盛り込まれた。坂元教授によれば、この意義は、第一に、ハンセン病患者・回復者に対する人権の国際基準が確立したことであり、第二にハンセン病患者・回復者が国際法上の人権の享有主体であることが明確にされたことにあるという。これにより、ようやくハンセン病患者・回復者の権利擁護と社会復帰のための強力な支援ツールができたのである。

このニューヨークの国連総会で、決議案と「原則とガイドライン」が、国連参加一九三カ国全会一致で承認可決された日、私は、タイのチェンマイに出張中に現地で知った。師走も押し詰まっての朗報である。七年間にわたる各国代表への説得やサイドイベントの苦労などが走馬灯のように頭の中を去来し、私はチェンマイのホテルの一室でしばし感慨に耽った。

これは日本が主導した国際社会での闘いの大きな成果である。人権後進国と言われることもある日本の民間と政府が一丸となって活動してきた画期的な成果であることを、多くの人々に知ってもらいたいものである。

「原則とガイドライン」を実践するために——二〇一二年～二〇一七年

二〇〇三年にはじめて国連のドアを叩いて以来、国連人権理事会(当時は委員会)のハンセン病に対する無理解の中、毎年理事会総会に出席し、会議場のロビーやサロンで各国代表に地道に説得を繰り返し、七年の歳月をかけて採択を実現した背景には、日本財団や笹川保健財団職員の懸命な努力があった。その努力の一つひとつが私の脳裏にははっきりと刻まれている。

せっかくの決議を有名無実にしないために私は二つの仕掛をつくった。

一つは、国連決議が形骸化しないようにアジア、アフリカ、中東、アメリカ、ヨーロッパの世界の五地域で「ハンセン病と人権」を主題とする国際シンポジウムを連続的に開催したことである。その第一回は二〇一二年一月、世界医師会をパートナーとする「グローバル・アピール」発表式典を行ったブラジルのリオデジャネイロで開催した。会議には世界中から人権機関の代表、国際NGOの代表、国連機関の代表、ハンセン病患者・回復者代表など多くが参集した。もう一つの仕掛は、その第一回国際シンポジウムで決議・結成された国際ワーキング・グループである。これについては後述する。

以後、五年間にわたってこの国際シンポジウムを開催。二回目は二〇一二年一〇月にインドのデリーで開催した。インド国家人権委員会の委員長や国会議員の代表も参加して、ハンセン病と闘う議員フォーラムの結成を宣言する一幕もあった。第三回目はアフリカのエチオピアで開催。ハイレマリアム・デサレン首相も出席して、アフリカ連合全加盟国にハンセン病と人権の問題を訴える重要な機会となった。

第四回目は、モロッコ政府の全面的な協力を得てモロッコの首都ラバトで開催された。回復者を代表して参加したナイマ・アスージさんは、九歳の時にハンセン病と診断され施設に入所、外の社会と遮断されて生きてきたが、彼女が中心となってモロッコ初の回復者の全国組織を結成し、まさに活動が始まったばかりであることを報告してくれた。彼女の情熱はモロッコを中心にこの地域に新しい風を吹かせてくれるものと確信している。

そして最終回の第五回のシンポジウムは二〇一五年にジュネーブで行った。この会議でも回復者の参加が目覚ましく、ブラジル、中国、コロンビア、エチオピア、ガーナ、インド、インドネシア、モロッコそしてフィリピンからの出席があった。

もう一つの仕掛けは、横田洋三教授と、諮問委員会委員で「原則とガイドライン」の作成者である坂元茂樹教授の二人を中心にすえた「原則とガイドライン」実践のための方策を考え、提言する専門家グループの結成である。

このワーキング・グループは、世界各国の人権問題専門家とハンセン病回復者計一四人が構成員となって形成され、二〇一二年から二〇一四年にかけて調査活動と意見交換のための会議を何度も開き、最終的に報告書をまとめて国連に提出した。

その報告書では、まず「国家」が責任をもって行うこととして、差別的な法律や慣習の廃止を上げ、各国中央および地方政府、司法、立法、行政の三権が「原則とガイドライン」に沿った活動を行うこと、そしてそれぞれの国の状況に合わせたアクション・プランを策定し実行することを勧告した。同時に報告書では、民間の活動ではハンセン病回復者が主役となるべきとされた。

また、宗教者の果たす役割についても報告書は強く訴えている。とくに差別語である「leper」という言葉を一般社会が使わないように宗教指導者が教え導くことを求めている。

そして、この国際ワーキング・グループの勧告の中で特に重要なのは、「国連人権理事会諮問委員会に対してフォローアップのメカニズムを国際的レベルで策定すること」を求めたことである。この勧告を受けて日本政府の起案により、二〇一五年に国連人権理事会は、報告者を任命して、二年間を期間として各国における差別撤廃の進行状況の調査と、「原則とガイドライン」のさらなる実現に向けての報告書を求める決議が全会一致で採択された。

この決議を受けて諮問委員会は、委員の一人であるエチオピアのイメル・タラマッド・イゲツ氏を報告者に任命した。イゲツ氏は国際法学者で、特に環境法、水資源の権利にかかわる法律などの専門家だが、自らの国、エチオピアのハンセン病患者の直面する諸問題を知り、報告者としての仕事に強い関心を寄せてくださった。報告書ドラフト委員会の委員長は、日本からの諮問委員の名古屋大学の小畑郁先生が務めることになった。

イゲツ氏は、ハンセン病蔓延各国に対して「原則とガイドライン」がどのように実践されているかの調査を実施、その結果、各国政府がスティグマと差別をなくすための政策やアクション・プランを包括的に進めてはおらず、「原則とガイドライン」も社会に広く浸透してはいないことが確認された。そして差別的な法律や慣習は、多くの国で依然として残されていることも確認された。そして国際レベルでのモニタリングやフォローアップのメカニズムも存在しないことが問題となった。

これらの情報の分析をもとに、イゲツ氏は報告書で、「原則とガイドライン」の実践のために、国連人権理事会が、各国政府に対して発言力、影響力をもつ特別報告者を任命することが不可欠であることを強く提案した。

この報告書が二〇一七年六月の国連人権理事会に提出されると、日本政府は賛同国獲得のために全力を傾注し、特別報告者任命の決議案を提出した。

正直に言って、私はこのような早い展開で国連人権理事会、あるいは国連高等弁務官事務所が、特別報告者の任命まで動いてくれるとは考えていなかった。外務省には多大なご協力をいただいたが、特に人権人道課長を務められた方々にはお世話になった。この特別報告者の任命決議については、外務省人権人道課長を経て、二〇一六年までジュネーブ代表部の人権担当大使を務められた嘉治美佐子氏の後を受け、志野光子氏が仕事にあたられることとなった。同氏は、外務省人権人道課長として二〇〇八年の国連決議の採択にも大きな貢献をされたが、今回も、志野氏のたぐいまれな外交力と時間を惜しまぬ説得努力で、ブラジル、エチ

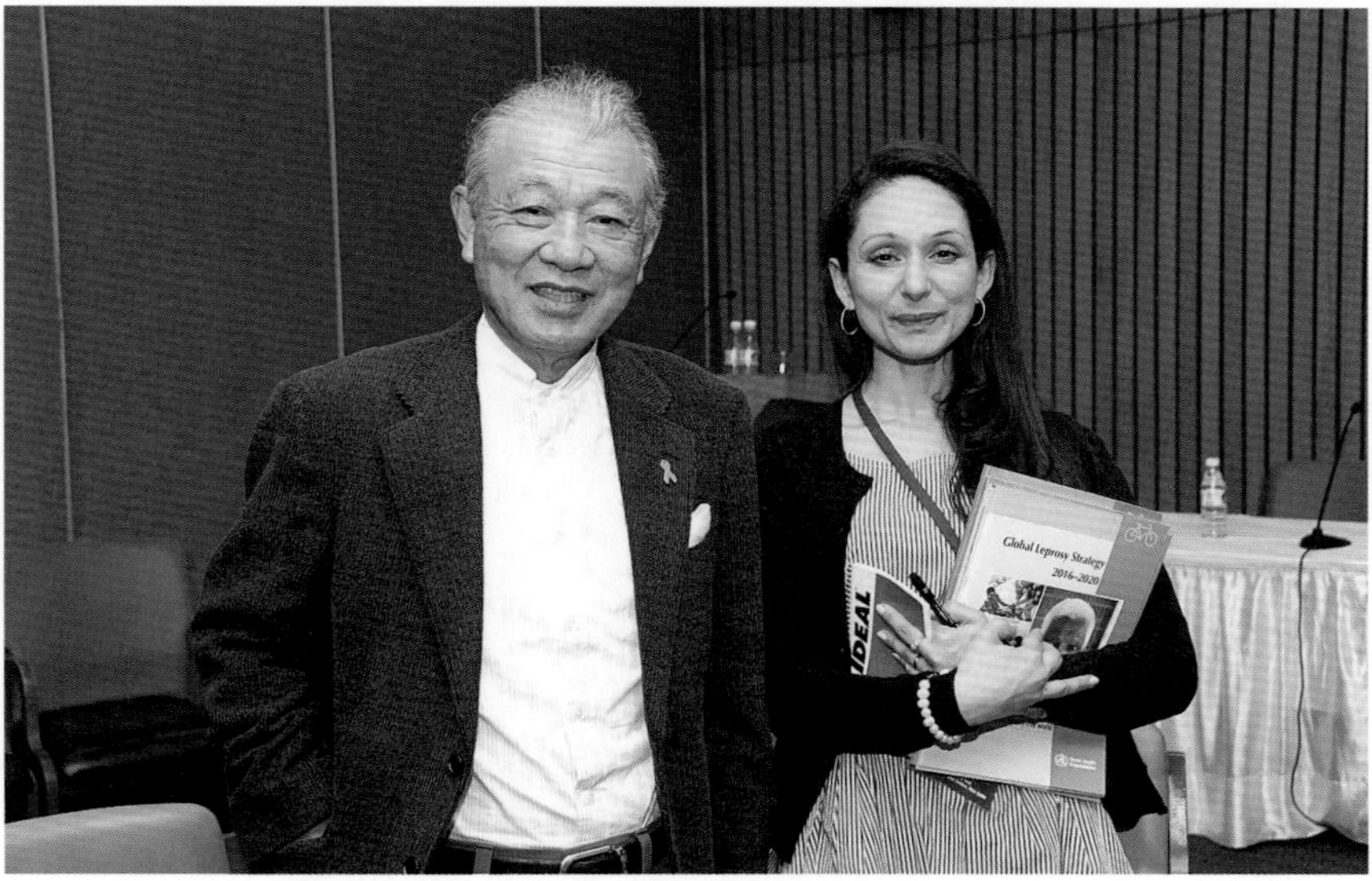

国連人権理事会のハンセン病特別報告者のクルス博士と(インド、2018年1月)

オピア、ベトナム、ガーナ、エジプトなど四三カ国を決議案の共同提案国として得ることができたことを、感謝の気持ちとともに記しておきたい。

このような努力が実って四三カ国が共同提案国となった決議案は、第三五回人権理事会で全会一致で通り、特別報告者の任命が可能になったのである。

この二〇一七年六月の決議を受けて、即座に特別報告者候補の募集が行われ、世界中の優れた応募者の中からポルトガル出身のアリス・クルス博士が九月の人権理事会で承認された。クルス氏はブラジルの回復者組織であるMORHAN（Movimento de Reintegração das Pessoas Atingidas pela Hanseníase）の活動をボランティアとして支えた経験があり、その活動を通じて私も人となりをよく知る信頼のおける専門家で、彼女が特別報告者になったのは、私にとっては大きな喜びである。彼女は現在エクアドルの大学の法学部で教鞭をとっているが、そもそもは医療人類学が専門で、ハンセン病の政治・社会面の研究で学位をとられた。まさに適役である。なぜこの仕事に応募したのか聞かれた彼女は、「私がしなければならない仕事という思いが強かった。何年も草の根の活動家としてハンセン病患者、回復者の支援をしてきたが、その間に彼らがいまもなお直面している構造的な障壁があることを強く感じた。この障壁が彼らの個人生活も肉体も、そしてアイデンティティさえもないがしろにしている。そして、この壁を取り除くのがいかに困難かも知った。でもこのような困難に直面しているvulnerableな（傷つきやすい）人たちには時間がない、いますぐに行動を起こす必要がある。私ができることをして現状を変えたいと強く望んだのだ」と決意を話してくれた。

彼女のような人材を得て、我々の差別撤廃の動きには大きな勢いがついた。彼女の言うように長く苦しんできた患者、回復者に残された時間はわずかなのだ。彼らの生きているうちに社会を変えなければならない。私に残された時間にも限りがある。我々の仕事は時間との競争でもあるのだ。

2章

不可能への挑戦【2001▶2005】

世界の半分の国でハンセン病は未制圧だった

一九九一年五月、WHOは「西暦二〇〇〇年までに、公衆衛生上の問題としてのハンセン病を制圧する」ことを決議した。ここで言う「制圧」とは、国レベルで人口一万人あたりのハンセン病有病率を一人未満とすることを意味していた。この目標が達成できれば、ハンセン病はきわめて発症力が低いので、各国の通常の保健業務で対応できるようになる。また具体的な目標を設定することで、活動の方向が定めやすくなる。とはいえ、当時はハンセン病の撲滅はもとより、制圧についても多くの人にとっては夢物語であり、その実現は不可能であると考えられていた。一九九〇年の時点で、人口が一〇〇万人以上の国のうち八九カ国、つまり世界のほぼ半数の国で、ハンセン病は未制圧だったのである。

一九九四年には、WHOと笹川保健財団の共催で、ベトナムのハノイにおいて第一回「ハンセン病制圧国際会議」（ハノイ会議）が開催され、ハンセン病の問題を抱える二八カ国の代表とNGO、専門家が参加し、WHOの制圧目標を再確認し、未制圧国の決意を促した。私は、この会議の席上で二〇〇〇年までに、ハンセン病制圧のために不可欠である有効な治療薬、MDTの無償提供実施のため、年間一〇〇〇万ドル分を五年間、計五〇〇〇万ドルを日本財団からWHOに供与することを発表した。治療薬MDTの無料配布には、大きな副次的な効果もある。各国政府はMDT購入という資金的負担から解放され、その予算を患者探しのためのヘルスワーカー、ソーシャルワーカーの人件費などに割り当てることができるようになる。また、ハンセン病の救済活動を行っているNGOは、患者にとって必要な整形治療、義足製作などにも予算が回せるようになるのだ。

一九九九年一一月、コートジボアールのアビジャンで第三回「国際ハンセン病会議」が開催され、二〇〇〇年までの制圧が困難だと思われる国を特定し、具体的な対策が協議され、未制圧国政府、WHO、NGOなどからなる国際同盟「グローバル・アライアンス」が結成された。また日本財団が二〇〇五年までにさらに二四〇〇万ドルを支援し、その後、治療薬MDTの無償供与はノバルティスが引き継ぐことになった。

二〇〇一年一月にインドのデリーで開催された第一回の「グローバル・アライアンス会議」では、「二〇〇五年までに全ての国でハンセン病制圧を達成する」との宣言(デリー宣言)が採択された。

ここで一九九四年のハノイ会議以降の主な制圧国とその制圧年を紹介しておこう。一九八五年に一二二あった未制圧国は一九九五年には六八、二〇〇〇年に一一、そして二〇一〇年以降はブラジル一国のみとなっている。

一九九四年▼エジプト、メキシコ
一九九五年▼タイ、スリランカ、ベトナム
一九九六年▼コロンビア
一九九七年▼トーゴ、ベニン、ベネズエラ、チャド
一九九八年▼ガーナ、ナイジェリア、バングラデシュ、カンボジア、フィリピン
一九九九年▼スーダン
二〇〇〇年▼エチオピア、中国、マレーシア、インドネシア、パプアニューギニア
二〇〇一年▼マリ、コートジボワール
二〇〇二年▼ニジェール
二〇〇三年▼ミャンマー
二〇〇五年▼アンゴラ、インド

二〇〇六年▼タンザニア、マダガスカル、ギニア
二〇〇七年▼コンゴ民主共和国、モザンビーク
二〇〇九年▼ネパール
二〇一〇年▼東チモール

二〇〇一年の訪問国

✣一月　インド
◆四月　オーストリア〔日本財団支援ザルツブルグ音楽祭〕
✣五月　スイス
◆五月　イギリス〔日本音楽財団コンサート〕
◆五月　ロシア〔モスクワ・チェルノブイリ会議〕
◆五月　セルビア〔ベオグラード大学SYLFF事業および難民問題〕
✣六月　ガーナ
✣六月　ウガンダ
◆六月　タンザニア〔「SG2000」事業現地調査〕
◆八月　マレーシア〔要人面談〕
◆九月　インド〔ミレニアム・ガンジー賞授賞式〕
◆九月　フィンランド〔スカンジナビア・ニッポン ササカワ財団理事会〕
✣一〇月　チェコ〔フォーラム２０００国際会議〕
◆一〇月　スイス〔要人面談〕
◆一〇月　フィンランド〔ヘルシンキ大学SYLFF一〇周年〕
◆一一月　ミャンマー〔国軍との交流、ハンセン病施設訪問〕
◆一一月　中国〔中国医学生・同学会〕

✣は、本書に活動記録を収録
●「SYLFF〔Sasakawa Young Leaders Fellowship Fund〕」＝ササカワ・ヤングリーダー奨学金制度●「SG2000〔ササカワ・グローバル２０００〕」＝アフリカ貧農支援のための農業プロジェクト●「フォーラム２０００」＝ビロード革命のハベル元チェコ大統領、ホロコーストを生きぬいたノーベル平和賞受賞者、アメリカのエリー・ヴィーゼルと私の三人で、チェコの古都・プラハで一九九七年に立ち上げた国際知的対話の国際会議

第一回〈ハンセン病制圧〉グローバル・アライアンス会議」――インド（デリー）［一月］

二〇〇一年の一月、インドのデリーで開催された第一回「ハンセン病制圧」グローバル・アライアンス（GAEL：Global Alliance for Elimination of Leprosy）会議に出席した。

グローバル・アライアンスはハンセン病の人口一万人に対して感染者一人未満という制圧目標を二〇〇〇年度までに達成することが困難になった状況を受けて、一九九九年、コートジボアールのアビジャンにおける第三回国際ハンセン病会議において提唱された新しい国際的な同盟である。新たに二〇〇五年を目標にハンセン病を制圧することを目的としており、メンバーは、ハンセン病制圧に至っていない各国政府、WHO、ILEP（International Federation of Anti-Leprosy Associations：国際ハンセン病団体連合）、日本財団・笹川保健財団、ノバルティス財団であり、このほか、DANIDA（Danish International Development Assistance：デンマーク政府国際開発機関）、世界銀行なども参加した。

この会議には、ハンセン病制圧に至っていない蔓延国政府として、アンゴラ、ブラジル、中央アフリカ、コンゴ民主共和国、ギニア、インド、インドネシア、マダガスカル、モザンビーク、ミャンマー、ネパール、ニジェールが出席した。

私は開会の挨拶で、「いまわれわれは一〇〇マイルの道の最後の一マイルを歩いているが、一〇〇マイルの道は九九マイルをもってその半ばとする、まだ道程は半分である」と表明した。その後、多くの関係者がこの言葉を引用するようになった。ホスト国インドは、保健大臣みずから、ハンセン病、小児麻痺、フィラリアを制圧するべき三つの重要感染症として位置づけ、治療薬MDTの配給システムを改良し、政府として地方分権を積極的に進めて行くことを支援すると明言した。

会議では、「デリー宣言」の原案が採択された。その宣言の要旨は、世界に残るすべてのハンセン病を二〇〇五年までに制圧するという「ファイナル・プッシュ（最後の一押し）」のため、一九九九年一一月にグローバル・アライアンスが結成されたが、大きな進歩があったにもかかわらず、ハンセン病の診断と治療が実施されていない地域が、ほとんどの蔓延国ではまだ極めて多く、病気や感染者に対する恐れと偏見が強く残っている。「ファイナル・プッシュ」戦略を大きな範囲ですぐに実行することに努力を集中する必要がある。グローバル・アライアンスのメンバーが真のパートナーシップの精神に乗っ取り、二〇〇五年までにハンセン病を公衆衛生の問題として制圧するために協力してあたるなどであった。

二日目のラウンドテーブル会議のセッションでは、各国のプランとその全体としてのコーディネーションの問題が議論され、その中でILEPに代表されるNGOとWHOとの間の信頼関係に水をさすような発言がWHOの一部からなされたことが問題となり、両者の間で意見の相違が鮮明になった。そして、この会議の終了前にWHOのアメリカ地域事務所代表などから、私をグローバル・アライアンスの特別大使に任命したいという提案がなされ、可決された。提案はこれに続く最終セッションで全員の起立と拍手によって承認された。特別大使の役割については、皆から見える存在であること、政治のコミットメントを強化すること、関係者の仲介役であることなどが提案された。この役割はグローバル・アライアンスが意見の相違から解消される二〇〇二年まで続き、二〇〇三年には新たに、私はWHOのハンセン病制圧大使に任命され、現在に至っている。

ハンセン病制圧特別セッション――スイス連邦［五月］

二〇〇一年五月、WHOの年次総会出席のためスイスのジュネーブを訪問した。

滞在期間中に、ハンセン病制圧特別セッションが開催され、スピーチをする機会を得た。パネルメンバーは、WHOのブルントラント事務総長、インドのタクール保健大臣、ブラジルのジョセ・セラ保健大臣、マダガスカ

WHOのブルントラント事務総長(元ノルウエー首相)と(ジュネーブ、2001年5月)

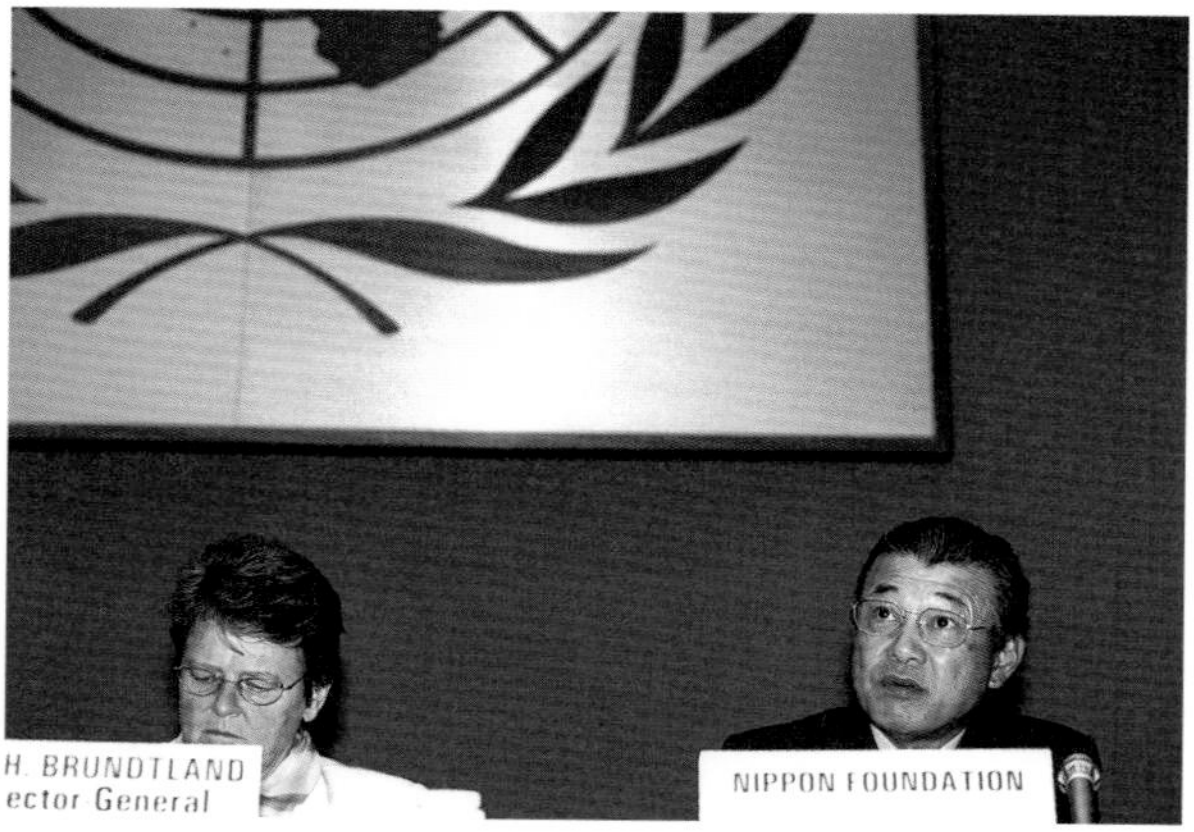

1998年のWHOヘルス・フォーオール金賞は、キューバのフィデル・カストロ首相、ヒラリー・クリントン氏、および筆者の3人が受賞し、カストロ首相(写真右)やクリントン氏(写真下)としばし言葉を交わした(ジュネーブ、1998年5月)

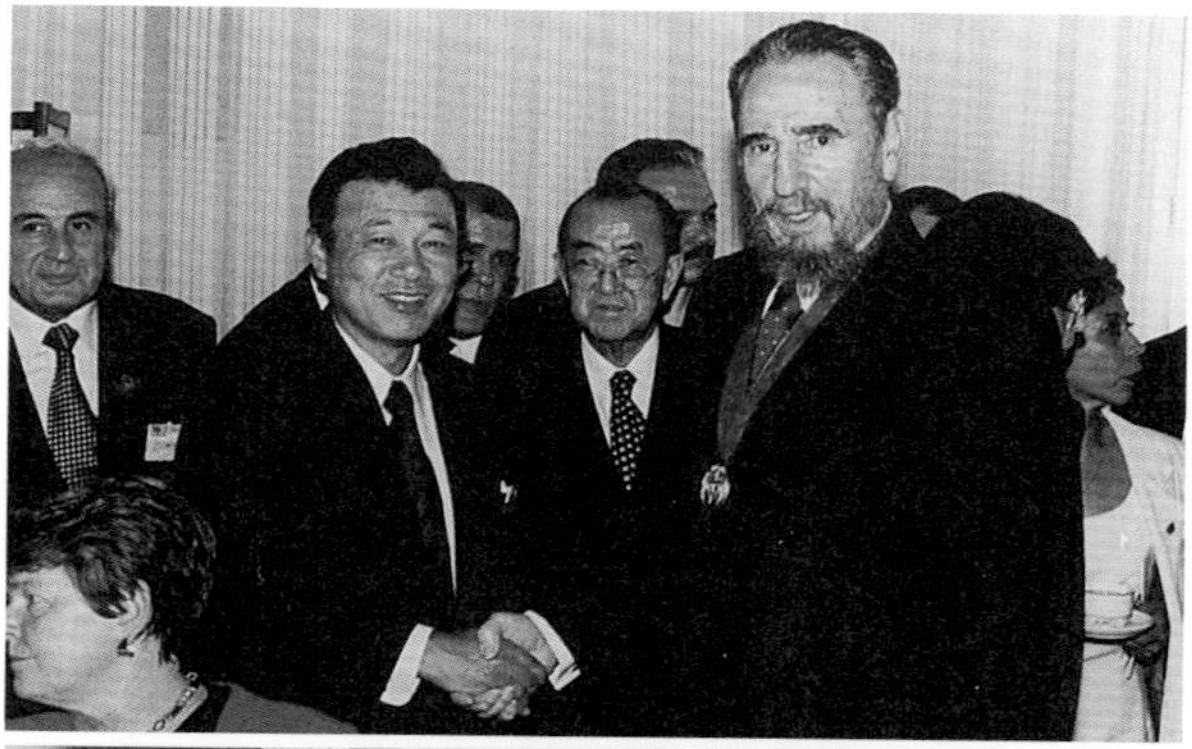

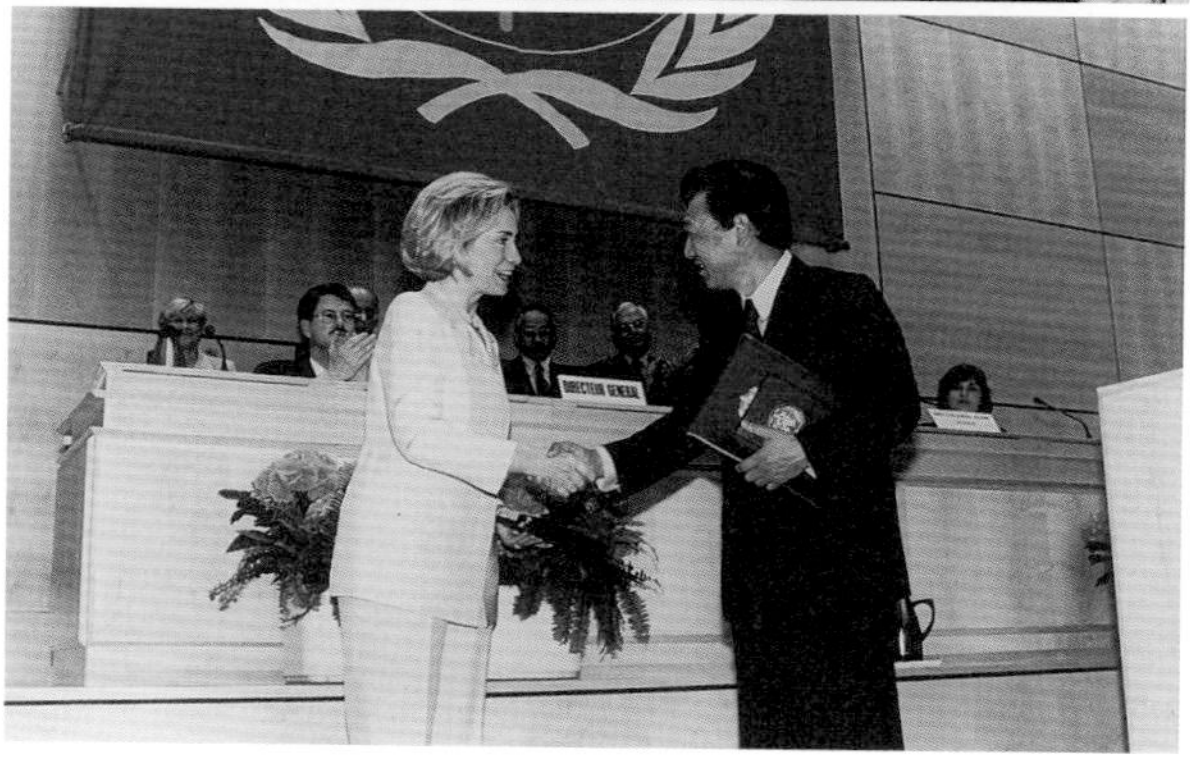

ルのラハンタララオ保健大臣、ＩＬＥＰ（International Federation of Anti-Leprosy Associations：国際ハンセン病団体連合）のテリー・バシー会長、ノバルティス財団のクラウス・ライジンガー専務理事というそうそうたるメンバーだった。

ブルントラント事務総長は、その開会挨拶の中で日本財団および笹川保健財団をＷＨＯの古くからの重要なパートナーと位置付け、そのハンセン病制圧に向けての過去二〇年以上の貢献と活動の継続をたたえると同時に、私がＷＨＯのハンセン病制圧大使に任命されたと発表した。同氏はまた、「私は心からご就任をお祝いします。そして、笹川氏の献身的な働きと、その強い責任感は私たちにとって大いなる励みを与えてくれるものです」と発言された。

総会期間中にはミャンマー、ネパール、アンゴラ、モザンビーク、ガーナなどの保健大臣とも会談し、プライマリーヘルスケアの優れた事例を顕彰するＷＨＯ笹川健康賞の授与式にも出席した。この年はブラジルで貧困家庭の乳幼児のための母乳バンクを実施しているジョアオ・アルメイダ氏が受賞した。

二人の大統領と――ガーナ共和国［六月］

六月はまず、ガーナで活動した。ガーナは、イギリス連邦加盟国であり、初代大統領エンクルマは、アフリカ統一運動を推進したことで知られる。カカオ豆の産地としても有名だ。ハンセン病の制圧は、一九九八年に達成している。今回の活動の目的は複数あり、一つは、ハンセン病制圧活動の現況の調査、二つ目は重い皮膚疾患を起こすブルーリ潰瘍の皮膚移植による治療可能性についての調査、そして、三つ目はアフリカの貧農に食糧増産を指導する「SG2000（ササカワ・グローバル２０００）」事業の現地調査だった。ジョン・クフォー・ガーナ大統領とは、当日が日曜日だったこともあり大統領の質素な自宅での会談となった。「ハンセン病については社会的な理解がまだだが、政府としてその解決にとりかかっている。政府は患者のリハビリテーションを始め、差別に苦しむ人々

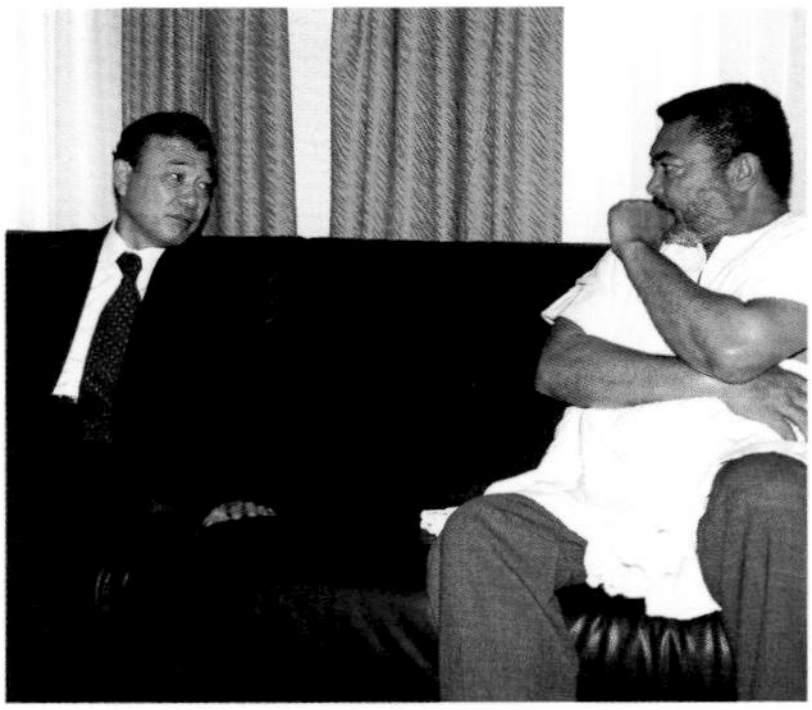

ローリングス前大統領と筆者（ガーナ、2001年6月）

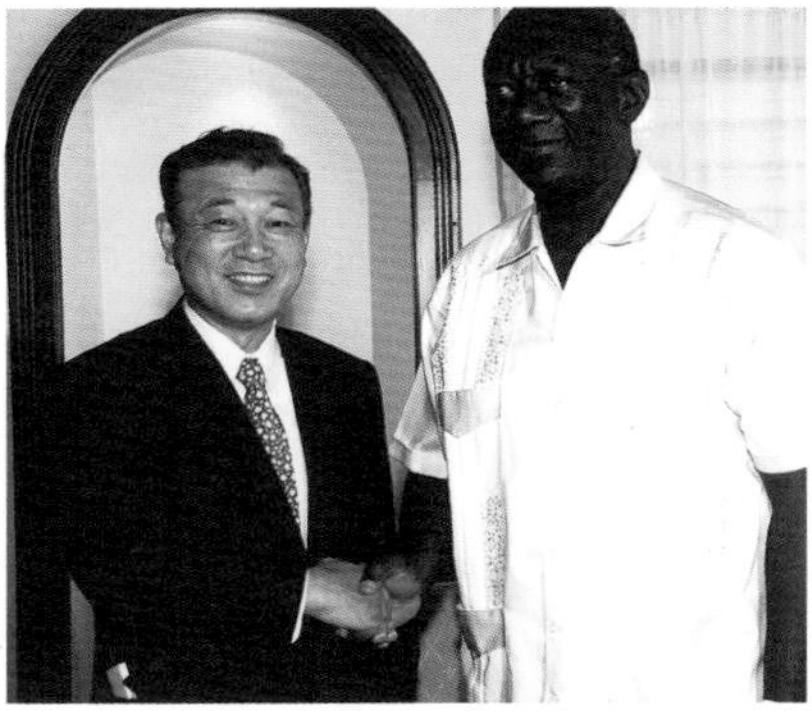

クフォー大統領の自宅にて（ガーナ、2001年6月）

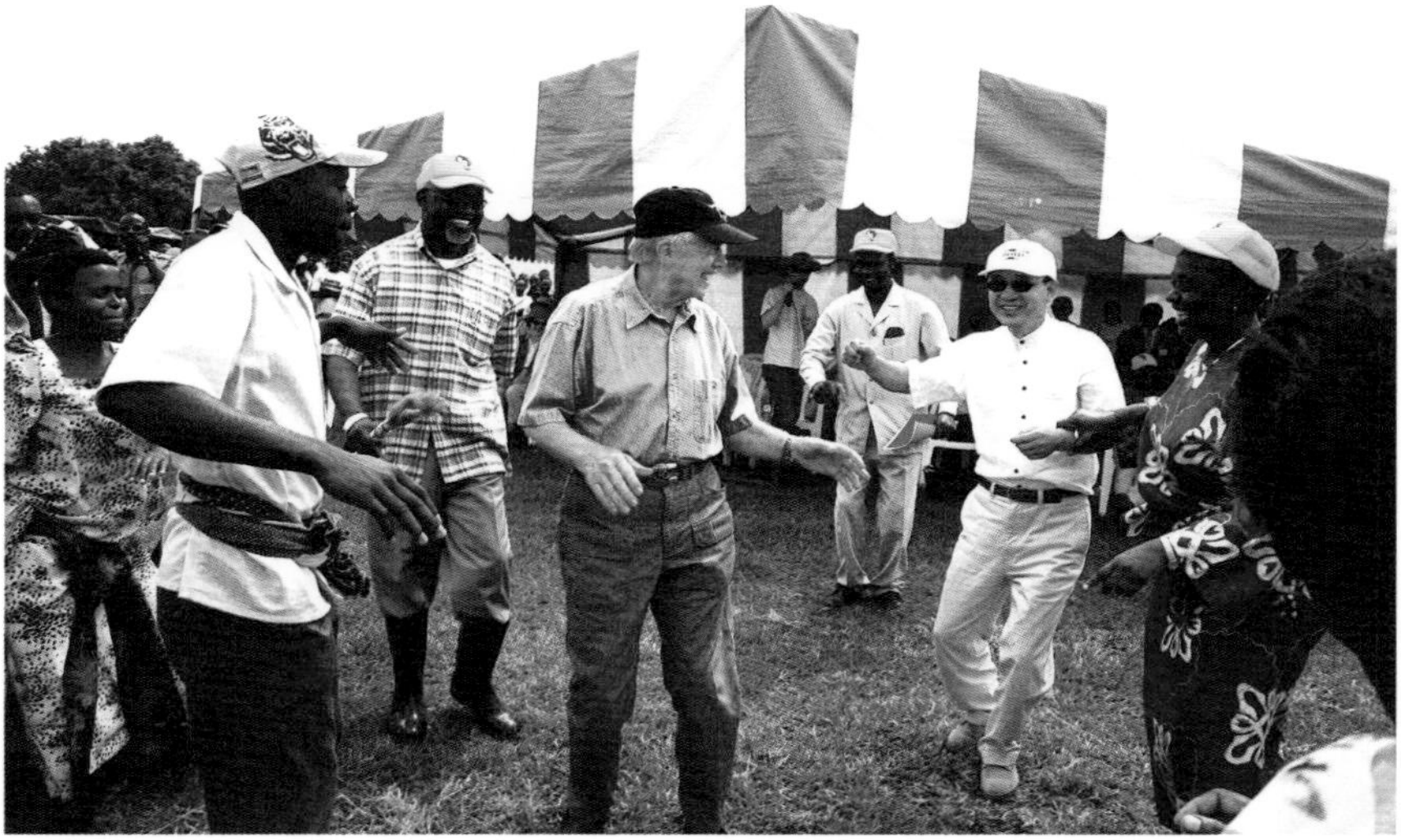

収穫祭に参加し、カーター元大統領（中央）と一緒に踊る筆者（右から2人目）（ウガンダ、2001年6月）

に手を差し伸べている。制圧から撲滅に向うよう自分もガーナ政府も力を尽くす」と明言された。また、以前から親交のあるローリングス前大統領とも会談した。ハンセン病や農業など、一番必要とされた分野で私の父と私がしてくれたことに感謝していると評価され、「特に農業分野でのクオリティ・プロテイン・メイズ（QPM：高たんぱくトウモロコシ）の開発は大きな貢献であり、食べることと健康とは大きな関係がある。自分は国連の事務総長によって、Eminent Person for Volunteersに任命されたが、ボランティアの仕事は良心がなくてはできない。もっとこのような団体が世界に増えることを望む」と語られた。

大統領の誤解――ウガンダ共和国［六月］

ガーナを後に、農業プロジェクト「SG2000（ササカワ・グローバル2000）」ワークショップ出席のためにウガンダに入った。この会議には米国からジミー・カーター元アメリカ大統領も参加された。この「SG2000」の事業は、一九八四年のエチオピアの大飢饉に際し、父笹川良一がアフリカの貧農に食糧増産を指導したいと考え、カーター大統領とノーマン・ボーローグ博士（農業学者、ノーベル平和賞受賞者）の協力を得て始めたものである。ウガンダのムセベニ大統領からは、「我が国にハンセン病があるなど聞いたこともなかった。昔ビクトリア湖の島に患者を移したということは聞いたことがある。もちろん、我が国にハンセン病があるなら、制圧と社会的差別の撤廃のためにあらゆる努力をする」と言われた。アフリカの国家元首には、なかなかハンセン病の実態について報告がなされないことがわかった。その後に行われた保健省との会合では、「ウガンダの子どもの三五％が栄養失調の状況にある。ハンセン病については現在統合的なケアをしている。いまは患者を隔離状態から解放し、手厚いケアをするようこころがけている。ウガンダはWHOの制圧目標を三年前にクリアしたが、まだ北部の五地区では、紛争のためにきちんとした調査ができていない。今後、安定すればこの地区でも制圧可能だ。薬がどこの村にも

「SG2000」ワークショップでのムセベニ大統領のスピーチ（ウガンダ、2001年6月）

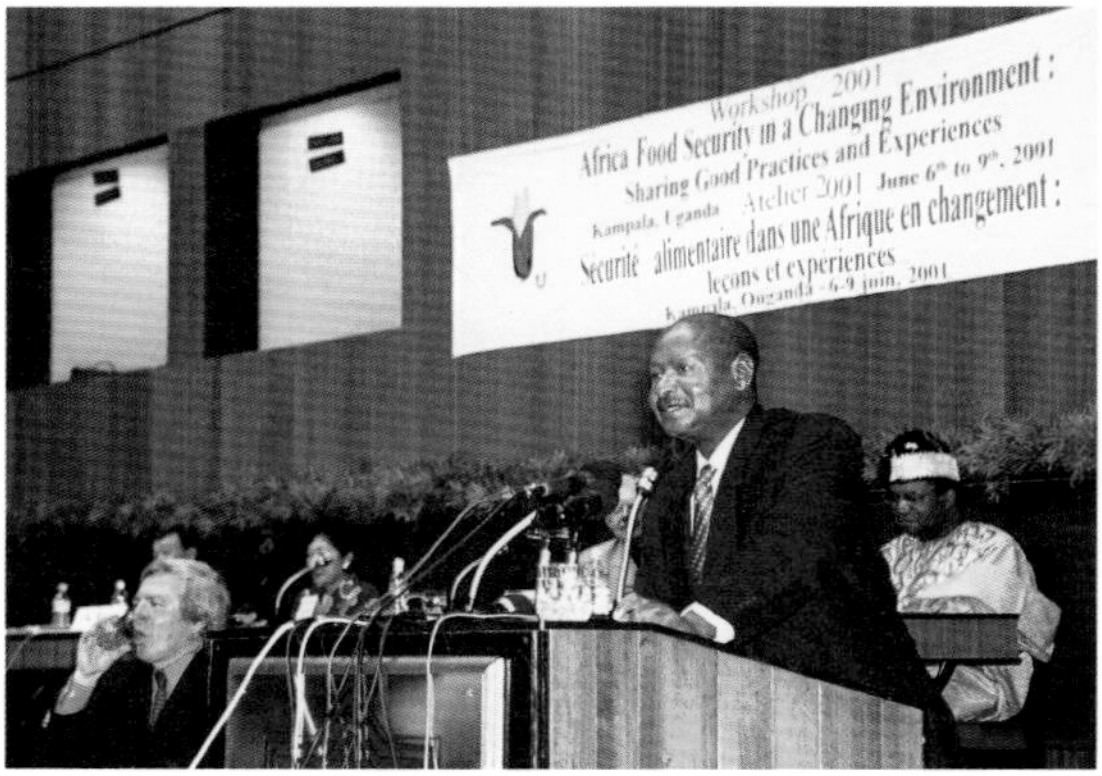
Workshop 2001
Africa Food Security in a Changing Environment :
Sharing Good Practices and Experiences
Kampala, Uganda June 6th to 9th, 2001
Atelier 2001
Sécurité alimentaire dans une Afrique en changement :
leçons et expériences
Kampala, Ouganda - 6-9 juin, 2001

ムセベニ大統領と筆者（2013年のアフリカ開発会議（TICAD）で再会した時）

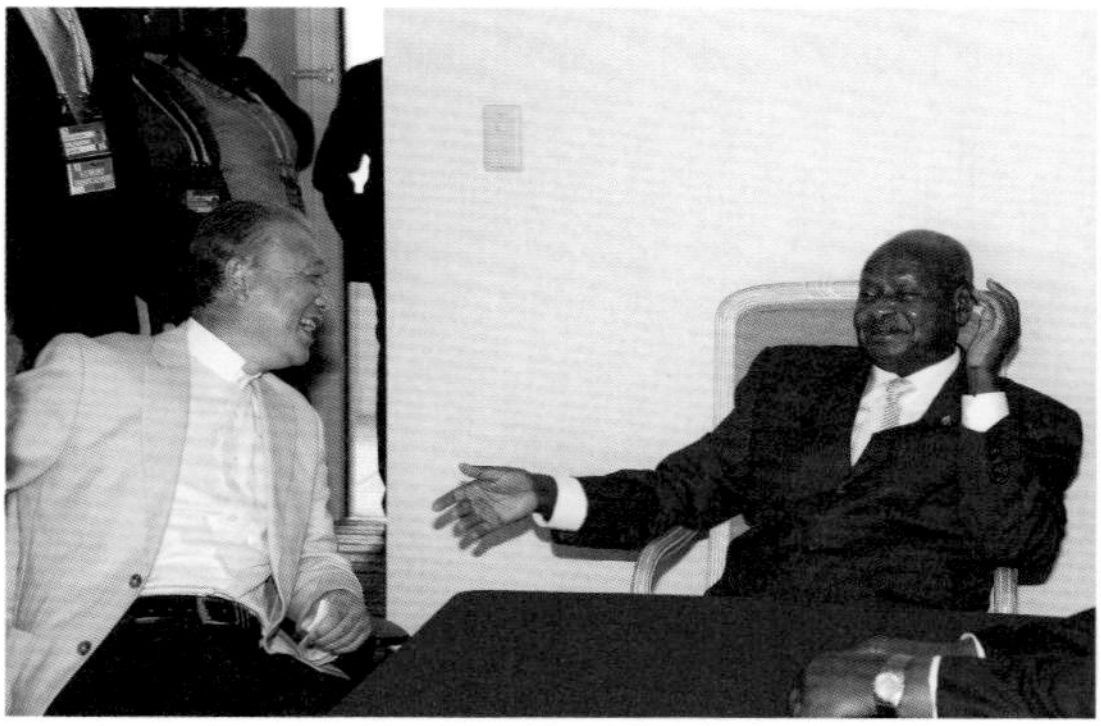

ハンセン病病院（St. Francis Leprosy Center）で看護にあたるシスターと（ウガンダ、2001年6月）

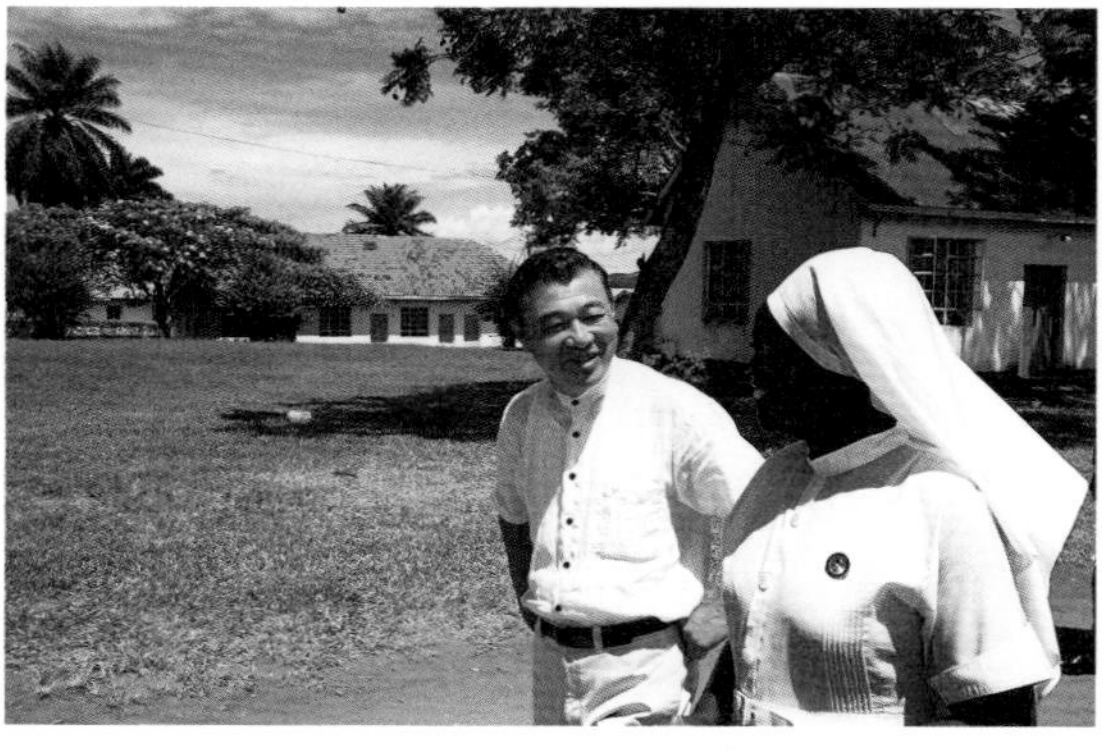

行き渡っていることが大きい」との報告があった。会合の後、首都から七〇マイル離れたブラバにあるハンセン病病院(St. Francis Leprosy Center)を視察した。一九二一年にできたミッション系の施設で現在は結核も扱っている。三〇人の患者を収容しており、新規患者は毎年五〇から六〇人ということだった。

「ハンセン病と人権」問題について初めて国際舞台で講演——チェコ共和国[一〇月]

「フォーラム2000」は、一九九七年から恒例になっている年一回チェコの首都プラハで開催される国際会議である。チベット仏教の最高指導者で、ノーベル平和賞受賞者であるダライ・ラマ法王と私との交流もこの会議から始まったが、我々をつないでくれたのは詩人・劇作家でもあり、自由のために闘い続けた世界的知識人で、チェコにおける共産主義体制を打破した「ビロード革命」の中心人物、ヴァーツラフ・ハヴェル大統領だった。アウシュビッツの生き残りで、ノーベル平和賞受賞作家であるエリ・ウィーゼル氏とともに、世界平和への道を探るための国際的な知識人たちの対話のプラットフォーム「フォーラム2000」の設立を発案された。私にもその発起人にならないかという相談があり、我々三人で、この壮大な事業を立ち上げたのである。このフォーラムは毎年一回、チェコのプラハ城を舞台にして、世界各国で活躍する政治指導者、ビジネス界やジャーナリズム界の指導者、学者、哲学者、作家、労働組合や、NGO、財団などの代表、宗教指導者、反体制活動家など様々な背景の知的リーダーを集め、グローバル化の時代における民族問題、宗教間抗争、地域紛争、人口問題、環境問題等、人類共通の課題について、対話を通じて解決方法を模索し、新たな世界秩序の構築を図ることを目的として、開催されてきた。

会議には、ビル・クリントン(アメリカ前大統領)、ネルソン・マンデラ(南アフリカ前大統領)、シモン・ペレス(イスラエル大統領)、リヒアルト・ワイツゼッカー(ドイツ元大統領)、ウィリアム・デ・クラーク(南アフリカ元大統領)、ヨルダンのハッサン王子、ヘンリー・キッシンジャー（アメリカ、国際政治学者）、メアリー・ロビンソン（アイルランド元大統領）、ソニア・ガンディー（インド、政治家）、オスカー・アリアス（ノーベル平和賞受賞者）、レフ・ヴァエンサ（ポーランド元大統領、ノーベル平和賞受賞者）、フランシス・フクヤマ（アメリカ、政治学者）、ピーター・ガブリエル（イギリス、ミュージシャン）、ジェフリー・サックス（アメリカ、経済学者）、ダライ・ラマ法王、デスモンド・ツツ大司教（南アフリカ）などが名を連ねている。私は発起人ということもあり、一九九七年からハヴェル氏が亡くなった二〇一一年までの一五年間、ほぼ毎年参加してきた。

二〇〇一年の一〇月に開催された第五回「フォーラム2000」では、三日間にわたり「人権——グローバルな責任を探求する（Human Rights—Search for Global Responsibility）」のテーマのもとで、さまざまな角度から人権問題について議論された。私は二日目の一〇月一五日に、「人権と健康（Human Rights to Health）」セッションの基調講演「ハンセン病と人権」で、ハンセン病の医学的問題と社会的問題を取り上げて、ハンセン病の歴史と実例をあげつつ、この病気に人権問題から光をあてた。医学的問題としてのハンセン病は制圧が近いが、人権問題は根深く残る。このことに社会は長い間気づかないままだったが、人権を語る際には、このような社会的弱者に対する偏見をいかに取り除き、彼らを社会に受容するかという大命題を考えるべきであるという考えを示した。講演のあとのパネル・ディスカッションでは、ソマリア出身のスーパーモデルであるワリス・ディリー（女性器切除撲滅国連特別大使）氏、国際回復者組織IDEA（International Association for Integration, Dignity and Economic Advancement）のアンウェイ・ロウ氏などが発言した。

私がこのテーマで国際的な舞台で初めて行った講演は、大きな衝撃をもって参加者に受け止められ、東チモールのラモス・ホルタ外務大臣（ノーベル平和賞受賞者）は、ハンセン病の問題に言及し、私のスピーチに感動したこと、帰国してすぐ同国におけるハンセン病患者の状況を調査することを約束してくれた。「フォーラム2000」はその後も繰り返しこの問題を取り上げてセッションを構成し、後述するように、ダライ・ラマ法王をはじめとする有志が賛同して、世界に向けてハンセン病患者・回復者とその家族に対する差別の撤廃を訴えるメッセージを発信してくれている。私の講演の内容要旨は次の通りである。

私は三〇年以上にわたってハンセン病制圧の仕事にかかわってきた。なぜ、今ハンセン病が問題なのか、不思議に思われる方も多いと思う。ハンセン病の問題は二つに分けられる。感染症としての医学的問題と、もう一つは社会的問題、すなわち病気が治っても残る身体的障害などからくる偏見による差別の問題である。医学的にはハンセン病は細菌によっておこる慢性的な感染症で、皮膚や末梢神経が冒される。四肢や顔面などにときとして著しい変形をきたすこともある病気である。偶然に選ばれたかのように、ある人々に病状が容赦なく進行するが、死に至るものではない。しかし、その特徴からこの病気は人々に恐れられ、すさまじいスティグマ（汚名、社会的烙印）の対象となった。これは、患者たちに死よりも深い苦痛をあたえるものだった。我々は、WHOとともに長いハンセン病の歴史に幕が

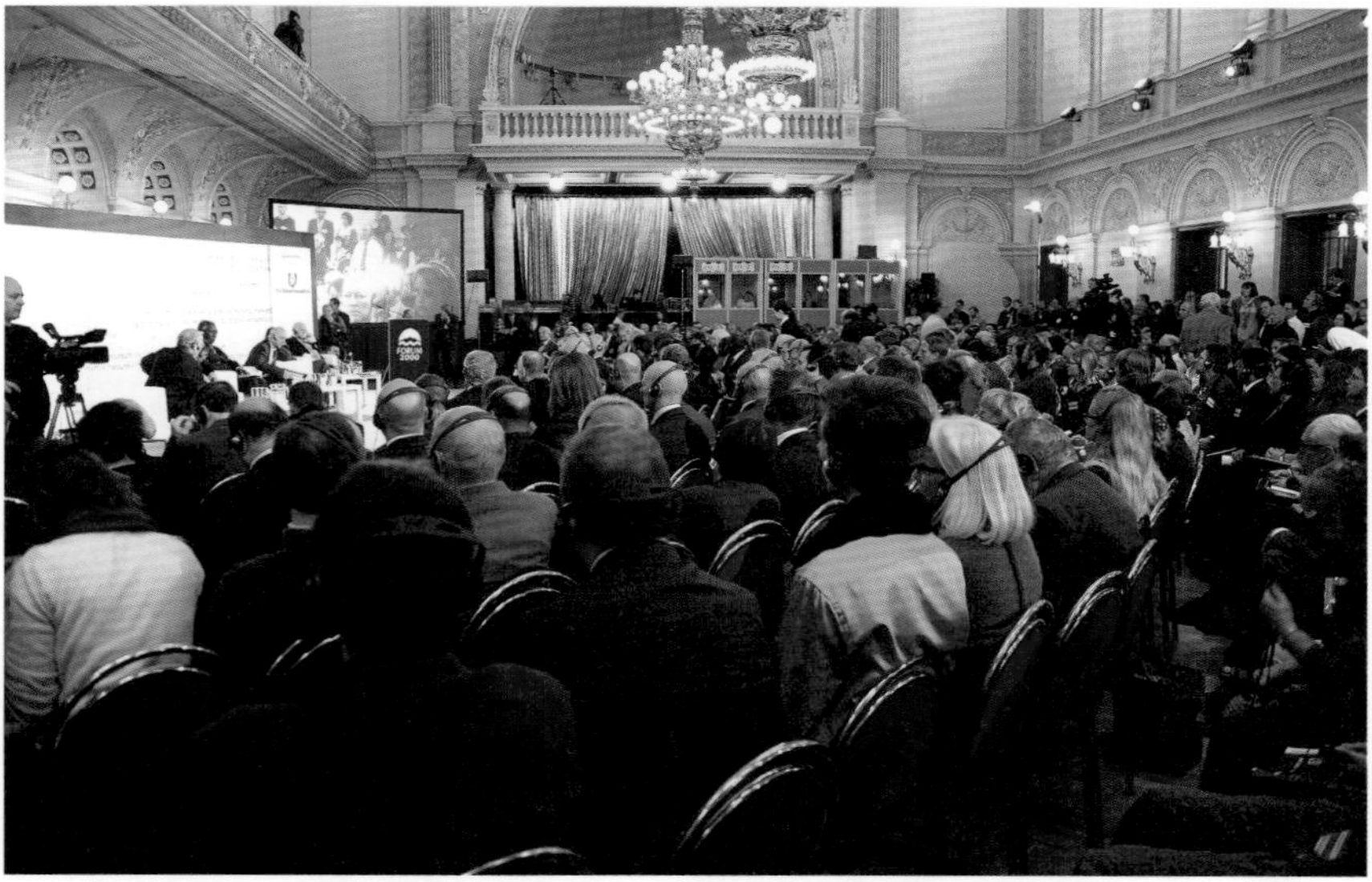

「フォーラム2000」の会場（チェコ、2001年10月）

降りる日を二〇〇五年と定め、最後の努力をしているところである。今日この病気は治療薬MDTにより、一年以内に完治する病気となった。この五年間、私が所属する日本財団は全世界で必要とされる治療薬MDTのすべてを無料配布してきた。WHOでは人口一万人に一人未満をもって公衆衛生の見地からの制圧としているが、一九八五年以来一一六カ国で制圧され、制圧未達成国は、インド、ブラジル、ミャンマー、ネパール、モザンビーク、マダガスカルの六カ国まで激減した。WHOのハンセン病制圧大使として私に課せられた仕事は、残るこれらの国々において、いかに迅速に効果的に制圧の活動を進めるか、当該政府やNGOの努力を後押しすることである。

このように公衆衛生上の問題としてのハンセン病は、ようやく制圧の見通しがついてきた。今、我々の前に立ちはだかるのは、もう一つのハンセン病に伴なう困難な社会的問題、すなわち偏見による差別の問題である。社会はハンセン病患者にどのように対応してきただろうか。ハンセン病と人権とはどのような関係があるのだろうか。その答えはすでに歴史が明らかにしている。有史以前から数々の文書にハンセン病についての記載がある。新・旧約聖書、中国の古文書、紀元前六世紀のインドの古書にも記述がある。また、ハンセン病患者にかかわる数多くの絵画も残されている。このような古い時代から、ハンセン病は、人々の心深くにある異なるものへの恐怖感を象徴する標的となってきた。この病気に対する社会の反応のなかに、時代を問わず、国を問わず、宗教を問わず、文化を問わず、共通した「排除」の思想を読み取れることには、驚かされる。ハンセン病は人類の歴史上、もっとも忌み嫌われた病気であり、患者は社会の究極のアウトカーストとされ、人間としての存在を否定されて生きざるを得なかった。

古くからどの社会でもハンセン病患者は、前世に罪を犯した者、穢れた者として扱われ、追放され隔離されてきた。一九世紀半ばにダミアン神父が奉仕したハワイ・モロカイ島のカラウパパ療養所は、蔓延するハンセン病への危機感から、患者たちを隔絶された絶海の地に「放逐した」例である。南アフリカ共和国のロベン島は、ネルソン・マンデラ前大統領が長く幽閉された島として知られているが、その前身はハンセン病患者の隔離島だった。エーゲ海に浮かぶ島々、アジア諸国の島々をはじめ、数知れない隔離の島が世界に存在した。そしてその中では、多くの患者たちが、人としての権利を奪われて生きていたのである。

ひとたびハンセン病を発症すると、家族からも排除され、親族の名誉のために自らの名前を消し去り、社会に存在しない者となった。患者たちは強制的に与えられた識別のための番号以外、自らのアイデンティティを完全に喪失したのである。アメリカでも、ルイジアナ州カービルにあった国立ハンセン病センターでは、一九四〇年代まで患者たちには、参政権さえも許されなかったのである。

インドネシアの療養所を訪ねたときに、私は八五歳になるという回復者に出会った。彼女は家族と別れて一二歳のときから療養所で暮らしてきたという。病気が完治したのだから家族のもとに帰らないのか、という私の問いに彼女は、「帰れば家族に迷惑がかかるし、家族も喜ばない。私はここで一人で淋しく死んでゆく」と答えた。同様の話は世界中に数限りなく存在する。ハンセン病を病んだ人たちは一生を終わっても家族のもとへは帰れない。家族はその関係を否定し、遺骨の引き取りさえ拒んできたのである。

このように、いちばん身近な家族からさえ見捨てられる運命にあったハンセン病の患者・回復者たちの問題が、これまで人権問題のリストに含まれることも、議論されることもほとんどなかった。

ハンセン病にまつわる数々の悲劇は、決して過去の記憶の中に葬り去ってよいものではない。ハンセン病の問題は、次に述べる二つの意味で二一世紀のいまも、今日的な課題であり続けているのだ。

第一に、アジア、アフリカの開発途上国を中心に、ハンセン病は依然として公衆衛生上の問題であり、年間六〇万人あまりが新たにハンセン病と診断されている。有効な治療法がある現在、変形や障害の発生を未然に防ぎ、過酷な差別と排除の歴史から訣別するためには、患者の早期発見と速やかな治療は、未来の世代に対する、世界の共通の責務である。

第二に、ハンセン病の患者・回復者たちの尊厳と社会的認知の問題に、我々がいかに真剣に取り組むかが問われている。日本ではつい五年前まで、ハンセン病患者の隔離を正当化する法律が存在していた。社会から排除された回復者たちが、法によって奪われた人権の補償を求める国家賠償訴訟を起こし、二〇〇一年五月に勝訴した。原告が勝利し、政府が率直に誤りを認め控訴を断念したことは、世界的なニュースになった。「人権とは空気のようなものだ。私は今日初めて、自由に息が出来る気がする」。これは、原告団の一人の回復者が、勝利の判決直後に、自分の気持ちを表現した言葉だ。

ハンセン病が不治の病として恐れられていた一九二〇年代の暗黒の中で、ハンセン病を病みながらも自らの人間性を高くかかげて生きた日本の歌人、明石海人は次の言葉を残している。「深海に生きる魚族のように、自らが燃えなければ、どこにも光はない」。いままで社会的存在を否定され、声を上げることもできなかったハンセン病を生きた人々が、自ら光を放ち声を上げる場所が、いまこそ必要であることはいうまでもない。

これに答える動きとして、国際的には、世界ではじめて、ハンセン病回復者による回復者のための支援ネットワークが形成された。これは、IDEAと呼ばれ、回復者自らの能力や業績、知見をもとにハンセン病のイメージを積極的によい方向へ向けるために互いが力を出し合い、声を上げ、社会に向けて活動する組織である。我々は、このいまはまだ小さな組織の発信する、はかりしれない大きなメッセージを重く受けとめ、支援を継続している。先ほどインドネシアの老婦人の話をしたが、「われわれは死んで火葬場の煙になって初めて故郷に帰るのだ」という日本の回復者たちの言葉もある。ハンセン病の歴史は、一つの病気が、一人の人間の、そして家族の、全人生を決定してしまうということを、如実に物語る歴史でもあった。

二〇世紀を通じ、医学は多くの進歩を記録した。科学はときとして神の領域にまで達しようとしている。二一世紀を迎え、その目覚しい進歩の陰にともすれば見落とされがちな人間の尊厳と権利を、しっかりと見据えていく必要のあることを訴えたい。人類共通の負の遺産ともいえるハンセン病問題を、反面教師として、今日。あらためて見なおすことを、私は提唱したい。その結果は、学校教育やメディアなどを通した啓発活動に反映させることが重要である。それこそが、二一世紀が、人間の尊厳・権利が尊重され、かつ多様な文化、多様な民族、多様な個性が認められ、ともに生きる社会を構築する時代となるための重要な鍵であることを、私は強く訴えるものである。

二〇〇二年の訪問国

◆一月　メキシコ［メキシコ自治大学SYLFF事業］
◆一月　ホンジュラス［サモラノ農業大学］
✣一月　ブラジル
◆二月　中国［日中安全保障交流］
◆五月　韓国［ハンセン病施設小鹿島訪問］
✣五月　ラトビア
✣五月　スイス
◆六月　シンガポール［マラッカ海峡航行安全会議］
✣六月　マレーシア
◆七月　イギリス［グレイトブリテン・ササカワ財団年次総会］
✣九月　モザンビーク
✣一〇月　バチカン
◆一〇月　中国［日本音楽財団演奏会］
◆一〇月　チェコ［フォーラム2000国際会議］
✣一一月　パプアニューギニア
✣一一月　フィリピン
✣一二月　バングラデシュ
✣一二月　インド［SYLFF贈呈式］

✣は、本書に活動記録を収録
●「SYLFF［Sasakawa Young Leaders Fellowship Fund］」＝ササカワ・ヤングリーダー奨学金制度●「フォーラム2000」＝ビロード革命のハベル元チェコ大統領、ホロコーストを生きぬいたノーベル平和賞受賞者、アメリカのエリー・ヴィーゼルと私の三人で、チェコの古都・プラハで一九九七年に立ち上げた国際知的対話の国際会議

第二回「グローバル・アライアンス会議」——ブラジル連邦共和国［一月］

二〇〇二年は一月のブラジル訪問から始まった。前年の二〇〇一年にインドで行われた第一回の「グローバル・アライアンス（GAEL：Global Alliance for Elimination of Leprosy）会議」で、私はグローバル・アライアンス特別大使に任命されたが、このブラジル訪問はその第二回会議出席を目的としたものだった。

第二回の「グローバル・アライアンス会議」（於ブラジリア）には、私のほかに紀伊國献三笹川保健財団理事長、湯浅洋同財団常務理事（後に世界ハンセン病学会会長）が出席。中嶋宏前WHO事務総長も笹川保健財団の招きで出席された。第一回の会議はハンセン病患者数が最大の国インドで開かれたが、第二回は、次に患者数の多いブラジルでWHO、WHO米州地域事務局（PAHO＝汎米保健機構）、およびブラジル保健省の共催で行われた。この会議の目的は、グローバル・アライアンスのメンバーである主要蔓延国の保健省代表、日本財団、笹川保健財団、ノバルティス、WHOなどが、それぞれのハンセン病制圧へ向けての最後の努力に向けてのこの一年の経過報告と今後の活動についての決意を表明することにあった。二〇〇一年は、上記のメンバーのほかに世界銀行、DANIDA（Danish International Development Assistance：デンマーク政府国際開発機関）そして民間NGOの連合体であるILEP（International Federation of Anti-Leprosy Associations）の代表が入っていたが、今年はILEPが参加を見送り、NGOはブラジル国内のものも含めて数団体参加しただけだった。このILEPのグローバル・アライアンスからの排除については、詳しくは触れないが、相当根の深い問題で、WHOが意図的にILEPをグローバル・アライアンスから排除したもので、ILEPの存在が円滑なグローバル・アライアンスの活動の足を引っ張ると判断しているところにあったようだ。

会議は、型どおり、ホストであるブラジル保健省代表の挨拶に始まり、前年の主催国インドの保健省代表の挨拶、そして、WHOを代表してマリア・ネイラ感染症対策部長、そして私が挨拶した。その後のセッションでは具体的な各国の活動報告や、ブラジル国内における制圧活動の報告があり、ブラジル政府の政治的コミットメントが表明され、今後のグローバル・アライアンスの方向性についての具体的な意見交換が行われた。

会議期間中、ミャンマーの保健副大臣からは、二〇〇三年一月の私のミャンマー訪問を提案され、次回のグローバル・アライアンスの会議をミャンマーで開くよう各国に根回しすることを依頼された。

WHOのハンセン病制圧担当者ドウメリー氏は、「ファイナル・プッシュ」の戦略として、調和した努力、無償の治療、オーナーシップと平等性、完全な統合のための戦略的決定、ハンセン病に対するパブリック・ヘルスの努力を上げ、また、制圧が現実のものとなりつつあり、治療薬MDTがどこでも入手可能であり、既に一一〇〇万人以上が治療を終わっており、四〇〇万の障害を防ぐことができ、ハンセン病の否定的なイメージがなくなりつつあるという報告を行った。二〇〇二年の活動の焦点として同氏は、新たな政治的コミットメント、より広がりをもったパートナーシップ、ハンセン病制圧活動の統合、ハンセン病登録者の統計のアップデートなどの必要性を上げた。

会議が行われた首都ブラジリアは、無味乾燥、無機質な街という印象であり、人が歩いている姿がまれで、住宅は、樹木より高くならないように六階建てに制限されている。目的によって街の区分がはっきり分かれており、背の高い建物はホテルや事務所、官庁など、いずれも六〇年代初頭のモダン建築の名残りで、まるで社会主義国のようだった。神のお告げによって遷都を決めたという噂もあり、莫大な金を遷都に使ったことがいまのブラジルの貧困、特に十分な教育を受けた人材の不足という現状を招いたという知識人もいた。

国連本部の設計をしたオスカー・ニーマイヤー氏が設計者であり、一九八七年には早々と世界文化遺産に指定された都市だが、つくり主であるクビチェク大統領は資金調達のために紙幣を増刷してインフレを起こした。その後軍政に移行し一九八五年まで政権は軍にあった。民政に移っても経済はよくならなかったが、一九九四年に就任した社会学者宰相カルドソ大統領がレアルとドルをリンクさせ為替を固定化したことでインフレが収束した。

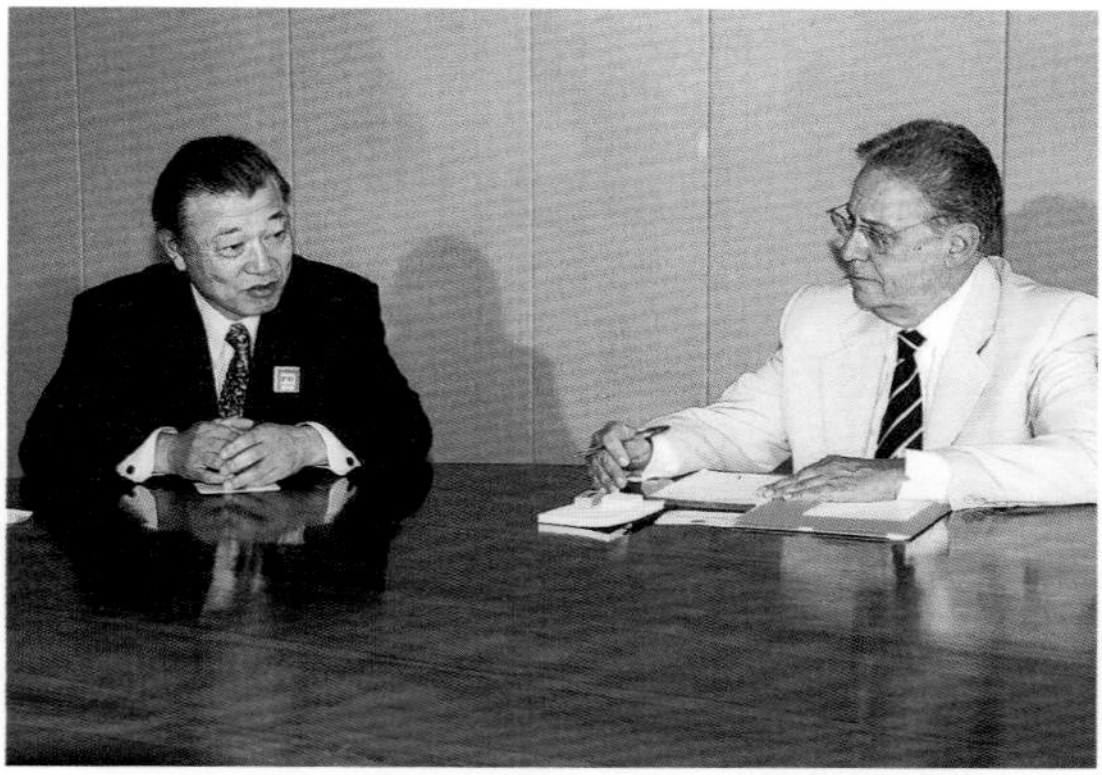

カルドソ大統領とハンセン病について
会談(ブラジル、2002年1月)

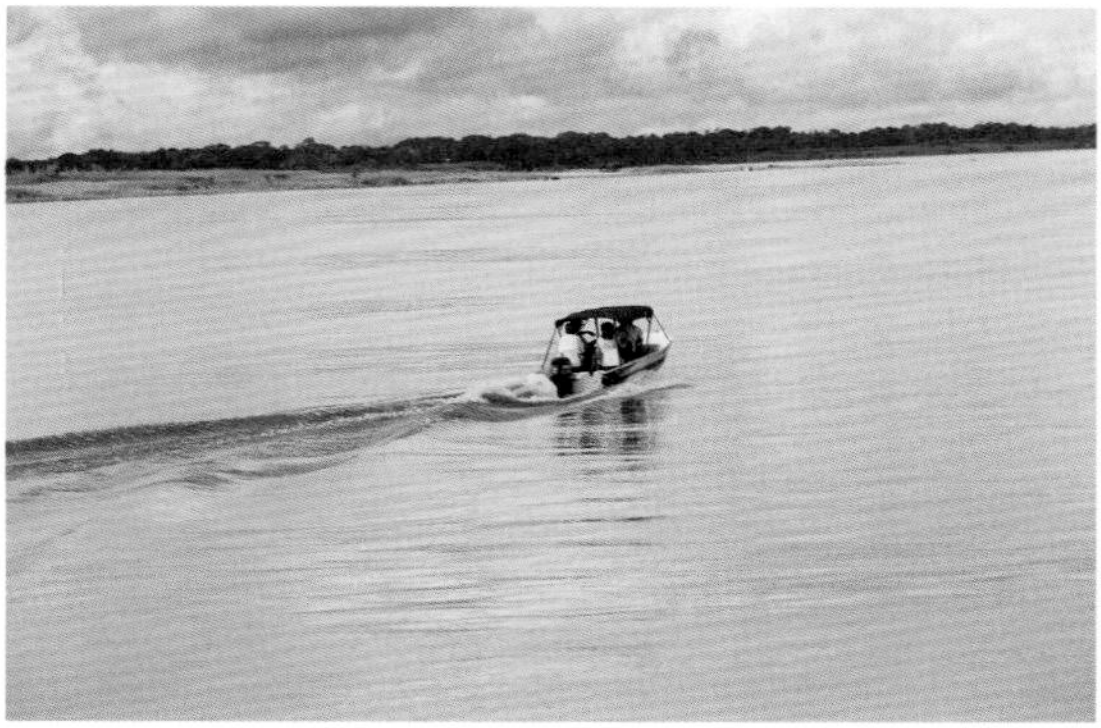

アマゾンの中州に住む患者を訪ねて
(ブラジル、2002年1月)

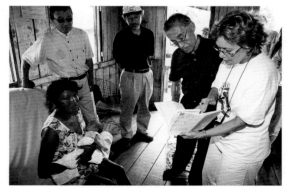

ハンセン病を発症した母親の診察風景
(ブラジル、2002年1月)

いまもカルドソ大統領の人気は高いが、二期八年を努めてこの秋に退任予定であり、既に後任争いが始まり、有力議員の暗殺事件なども発生している。貧困層を中心にポピュリズムの復活がみられるが、万が一野党の労働党が政権をとると、経済はますます悪化の道をたどると心ある人々は心配している。

そのカルドソ大統領との会談で、大統領は開口一番、「日本財団についてはよく理解している。ハンセン病の制圧についても理解している。二〇〇五年までの制圧を心から願う。このような活動には、アライアンスのようなNGO、政府、一般の人々による共同事業という方法が力をもつ。ブラジルではHIVに対して、NGOが大活躍をして患者に治療を受けさせている。ハンセン病にもこのやり方は当てはまるだろう」と一気に語られ、続けて、ブラジルは「大量の貧困者を抱えた富める国である。ただ国民の収入増をはかるだけでなく、教育や保健衛生の面で国民がアクセスしやすいような施策を現在策定中である。たとえば保健面では、一二万五〇〇〇人のヘルス・コミュニティ・エージェントという人々からなるシステムをつくり出した。また、キューバの例を真似て一万一〇〇〇グループのヘルス・エージェントとファミリー・ドクターの制度も作った。九〇〇〇万人のブラジル人がこれらのヘルス・エージェントかファミリードクターにアクセスできるようになった。ハンセン病制圧の活動もこの一部である」と説明を加えた。

一月三一日は、アマゾン流域の大都市マナウスに空路で移動。マナウスは一九世紀から二〇世紀初頭、ゴムの通商で栄え、一〇〇のイタリア系家族がほとんど商売を独占し大金持ちとなった。パリのものを模したオペラハウスにイタリアから本場のオペラを呼ぶなどという贅沢がはやったという。ある宣教師の奥さんがこっそり持ち出したゴムの苗をマレーシアで栽培し、同国にゴム産業を開いたという逸話もある。

朝七時に宿泊先のホテルを出発、八時に船着場からフェリーで対岸へ渡る。対岸の船着場から車で約一時間、マナカプルという町へ到着した。人口は七万四〇〇〇人で、若い女性が多く、男性はほとんど上半身裸だった。この町のハンセン患者は六二人、五〇〇人が既に治癒しており、昨年は一八人の新患が見つかったが、六五％の患者がMDTによる治療を終えているという。

マナカプル市の保健局では局長をはじめ、HIV担当の女医、救急医療ワーカー、アマゾン州の性病・熱帯性皮膚病担当局の局長などから、この地域の保健問題についての情報を得た。

翌朝、マナウスの保健局の船でCosta da Pesquidroという中洲の村を訪問。中型船で川を下り、途中から四人乗りのモーターボートで現地へ向かった。高床式の粗末な小屋に暮らす三人家族の四八歳の父親が、ハンセン患者だった。家財道具は鏡、ラジオ、携帯コンロとぴかぴかのなべが三つ。貧しいながら父母を中心にしっかりまとまった明るい家庭だった。もう一軒訪ねた家もやはり川沿いの高床式の家だったが、この家にはソファも小さなテレビも発電機もあった。息子は対岸で働いており、稼ぎもある程度あるようだ。息子の嫁がハンセン病患者で、生後二カ月の赤子を抱いており、義理の両親や姪が皆でこの嫁の面倒を手厚く見ていた。医療ワーカーと家族の努力が支える僻地医療の現場を見た。

マナウスの町は、電気もないこの対岸の村とは大違いで、多くの近代的なアパート群が立ち並び、経済的にも潤っている。巨大な貧困を抱えた富める国の矛盾した姿がここにあった。ブラジルは、人口の一〇%の人々が五〇%の富を独占する国なのである。

「グローバル・アライアンス会議」と各国保健大臣との意見交換——ラトビア共和国、スイス連邦［五月］

二〇〇二年五月はバルト三国の一つラトビア共和国と、スイスのジュネーブを訪れた。

ラトビアには五月一二日から一四日まで滞在。目的はラトビア大学におけるSYLFF（Sasakawa Young Leaders Fellowship Fund：ササカワ・ヤングリーダー奨学基金）の贈呈式出席のためだった。五月一三日は、ラトビア大学のラーティス学長、ラトビアの文部科学省の副大臣、内田富夫在ラトビア日本大使（駐スウェーデン大使兼任）の挨拶があり、最後に学生によるミニ・コンサートが催された。ラトビア大学は一九一九年の創立、学生総数三万三〇〇〇人、一三の学部がある。自然科学の分野の専門大学だったが、一九九〇年のラトビア独立以来社会科学人文科学分野も充実させた。リガ滞在期間中には、ヴァイラ・ヴァイクフライバーグ・ラトビア大統領とアンドリス・バージンズ首相を表敬し、お二人から、リガと神戸が姉妹都市であること、神戸地震のお見舞いに象を贈ったこと、EUに参加する予定だが人材育成が急務であること、IT分野の技術者教育に力をいれていること、世界レベルのナビゲーション・海上交通制御のシステムをもった港が自由港としてあることなどを紹介された。

続いて一四日から一七日までは、ジュネーブで「ハンセン病制圧のためのグローバル・アライアンス（GAEL：Global Alliance for Elimination of Leprosy）」の会合、WHO総会・笹川健康賞授与式に出席した。

グローバル・アライアンスの会合には、従来はWHO、ノバルティス、ILEP（International Federation of Anti-Leprosy Associations：国際ハンセン病団体連合）、各国代表、日本財団、笹川保健財団が参加しているが、今回からハンセン病の制圧に携わっている、あるいは関心のあるNGOに積極的に参加してもらうために門戸を開いた。その結果、今回の会合には障害者支援を世界的に展開しているハンディキャップ・インターナショナルをはじめ、ブラジルのハンセン病当事者組織MORHAN（Movimento de Reintegração das Pessoas Atingidas pela Hanseníase）等のNGO、国際赤十字連盟、JICA（国際協力機構）なども参加した。しかし残念ながら今回もILEPメンバーの参加はなかった。議長国であるブラジルのクラウディオ・ドゥアルテ保健省代表に続いて、副議長を務めるミャンマーのマウン・マウン・ウィン副大臣が挨拶の中で、ミャンマーが二〇〇三年のグローバル・アライアンスのホスト国となることを表明、その後、インドにおけるBBCワールド・サービスが実施した周知啓発キャンペーンや、ブラジルで今後放映される周知啓発CMなどを例に「ハンセン病のイメージ」について議論、キャンペーンの成功には、地方の政治リーダーを巻き込むことが重要であることが確認された。マダガスカルでも昨年、ノバルテ

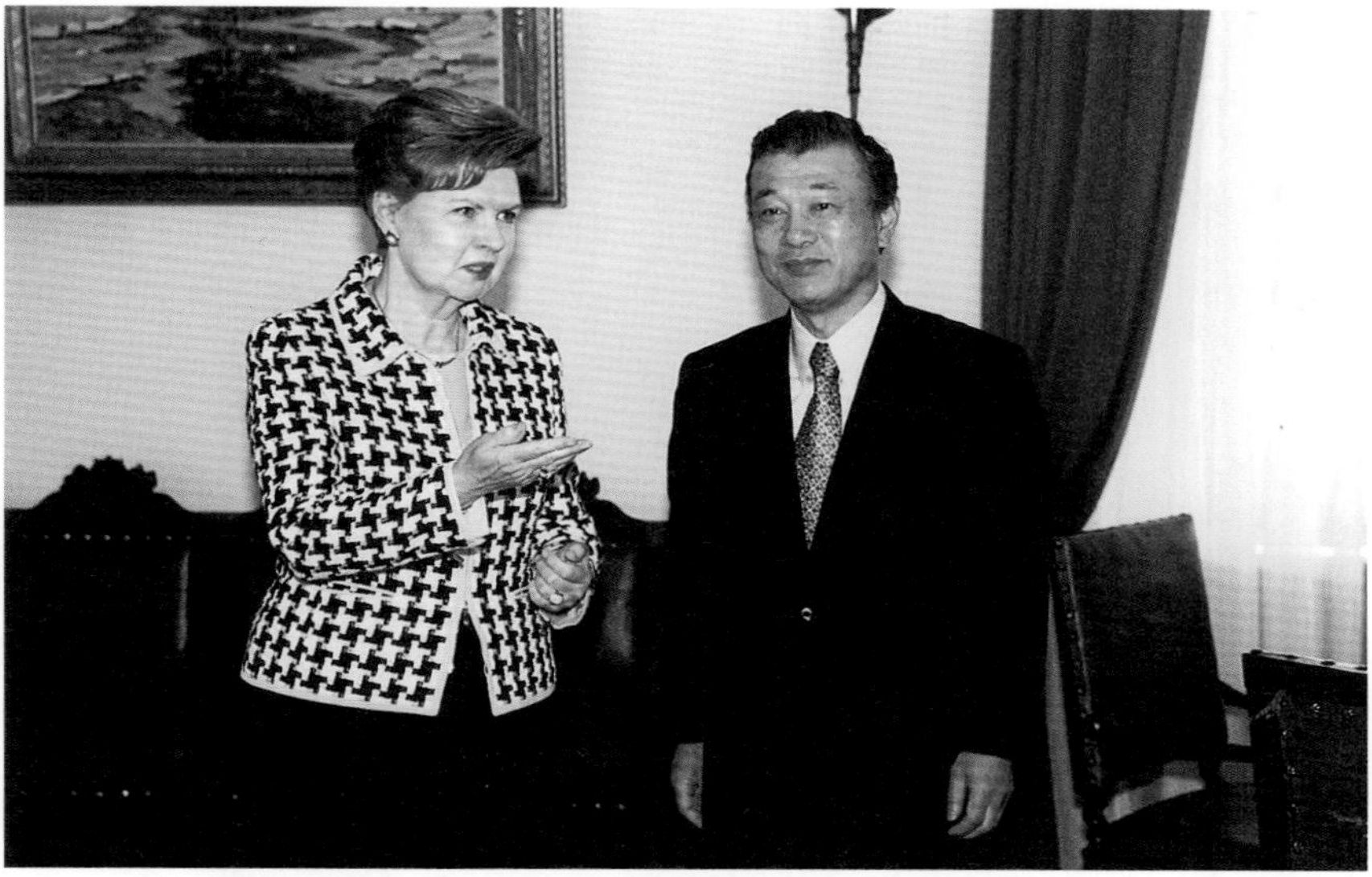

ラトビアのヴァイクフライバーグ大統領と会談（ラトビア、2002年5月）

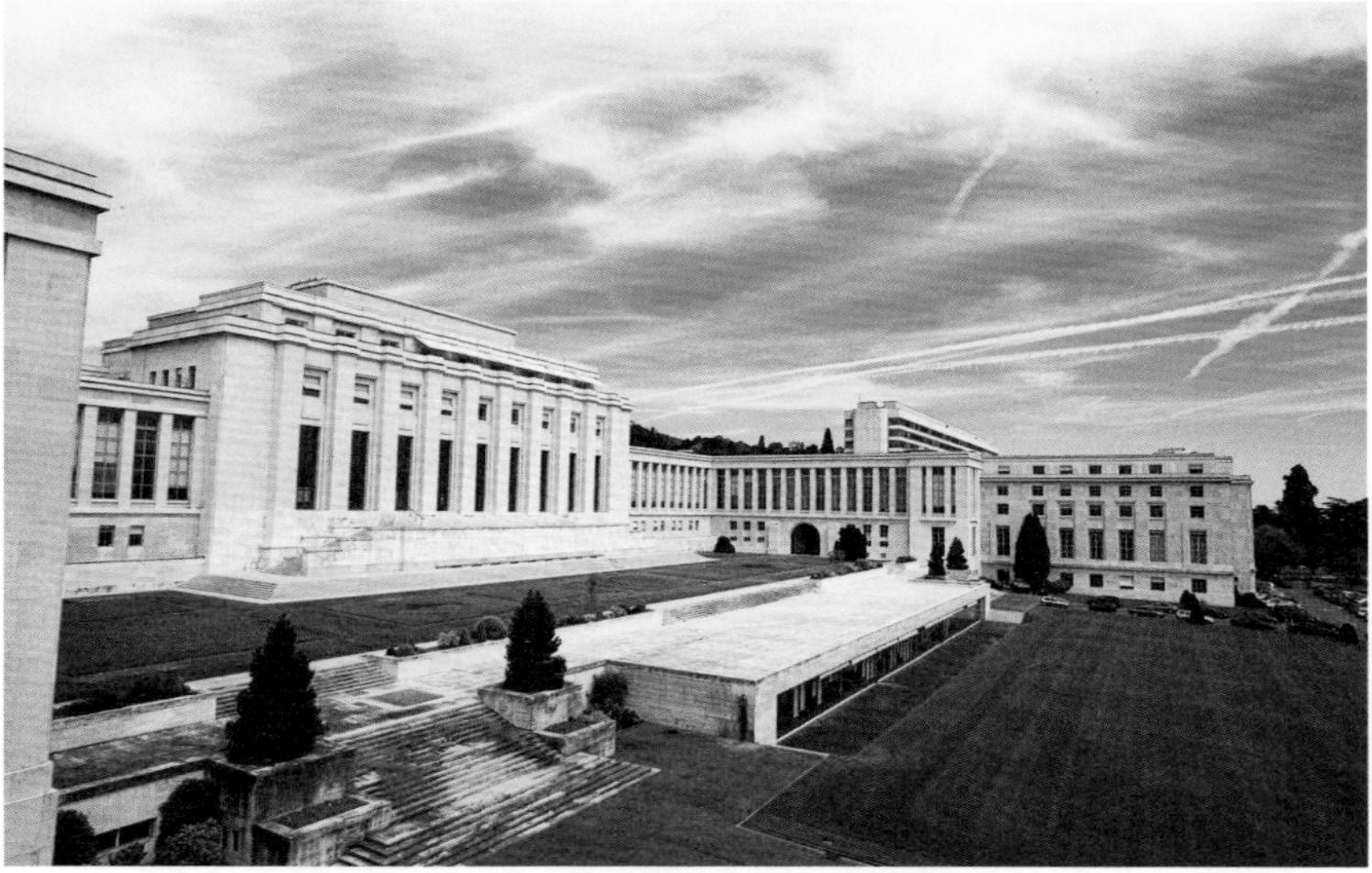

パレ・デ・ナシオン（国際連合欧州本部）（ジュネーブ、2002年5月）

イスの援助でコミュニティレベルのコミュニケーション・プログラムを成功させている。ネガティブなイメージを前面に出したメディア・キャンペーンは避けるべきであること、リハビリをしても社会が職業機会を用意しないと意味がないなどの意見が出されたが、今回の会議は、確固とした議題も、重要な意思決定もないまま、顔合わせと近況報告を中心としたインフォーマルな会議で終わった。

五月一六日の夕方、パレ・デ・ナシオン（国際連合欧州本部）のWHO総会場で笹川健康賞授与式が開催された。笹川健康賞は保健衛生の分野で大きく貢献した個人・団体を表彰するWHOで最も権威のある賞とされており、賞金（団体四万ドル、個人三万ドル）は活動に使用する条件となっている。本年度はチリで貧しい女性の歯の治療に取り組んできた団体「働く貧しい女性のための歯科治療推進プログラム」が受賞し、チリ保健省の担当者ミリアム・サンチェス氏が賞を受けた。チリの貧しい地域では、悪い水質と栄養失調のため歯が弱い女性や歯を失った女性が多い。彼女たちは家族を支えるために仕事をしなければならないが、歯の欠損があると、人前に出ることができなくなり就職もできない。女性が働かないと家族も貧しさから脱却できない、という悪循環となっている。そのため、同団体は、年間約一万四〇〇〇人の女性の歯を治療し、彼女たちの自立を支援してきた。

今回のジュネーブ訪問の主たる目的は、WHO関係のものだったが、日本財団の助成先機関も訪れた。まずは、国連難民高等弁務官事務所（UNHCR）で、緒方貞子氏の後任となったランド・ラバー氏と会談。また、毎年、災害防止に貢献した個人もしくは団体を表彰する「国連笹川災害防止賞」を運営しているISDR（United Nations International Strategy for Disaster Reduction：国連国際防災戦略事務局）事務所を訪問し、局長のサルヴァノ・ブリセノ氏と面談した。同機関の最近の活動、また笹川災害防止賞関連の準備や活動に関する説明を受けた。

また、滞在期間中には、私が毎年恒例にしているハンセン病制圧のための各国保健大臣と情報交換を行った。ミャンマー保健大臣ケット・セイン氏とは、二〇〇三年一月のグローバル・アライアンスの年次総会についてホスト国として協力を要請、保健大臣の強い同意をいただき、「ミャンマーではハンセン病の制圧目標を二〇〇三年においている」とのことだった。

ブラジルのオクタヴィオ・メルカダンテ副保健大臣には、現在、草の根レベルの保健職員、ヘルスボランティアを対象とした『アトラス（ハンセン病患者、発見・診断・治療マニュアル）』を笹川保健財団でポルトガル語に翻訳中であり、必要な部数を送るので是非とも活用していただきたいとお願いした。

ネパール保健大臣バンダリ氏からはテロリスト・グループであるネパール共産党毛沢東主義派（通称マオイスト）の問題について説明を受けた。大臣によれば、「現在も戦闘状態は続いているが、カトマンズは安全である。安全保障と経済体制の再構築を図っており、国際的な援助が必要なので、日本の協力、特に公衆衛生センターへの援助を望みたい」と要請された。

インド保健大臣タクール氏には、二〇〇二年六月三日に保健省関係者とインド北部の七州の保健局長を招待して東京で開催する会議に出席するとの確約をいただいた。

モザンビーク保健大臣ソンガネ氏からは、今年の九月にモザンビークを訪問するよう招待を受け、快諾した。

ガーナ保健大臣アフリエ氏とWHOブルーリー・アルサー担当のキングスレイ氏とは主に皮膚疾患であるブルーリー潰瘍の問題を話し合い、我々がガーナの医者にトレーニングの機会を与えていることを、高く評価してくれた。

スンガイ・ブロー訪問——マレーシア［六月］

［**ルート**］成田↓シンガポール（飛行時間六時間五〇分）—一泊（マラッカ海峡視察）—シンガポール↓マレーシア・クアラルンプール（バス移動四時間半）—二泊—クアラルンプール↓成田（飛行時間七時間）

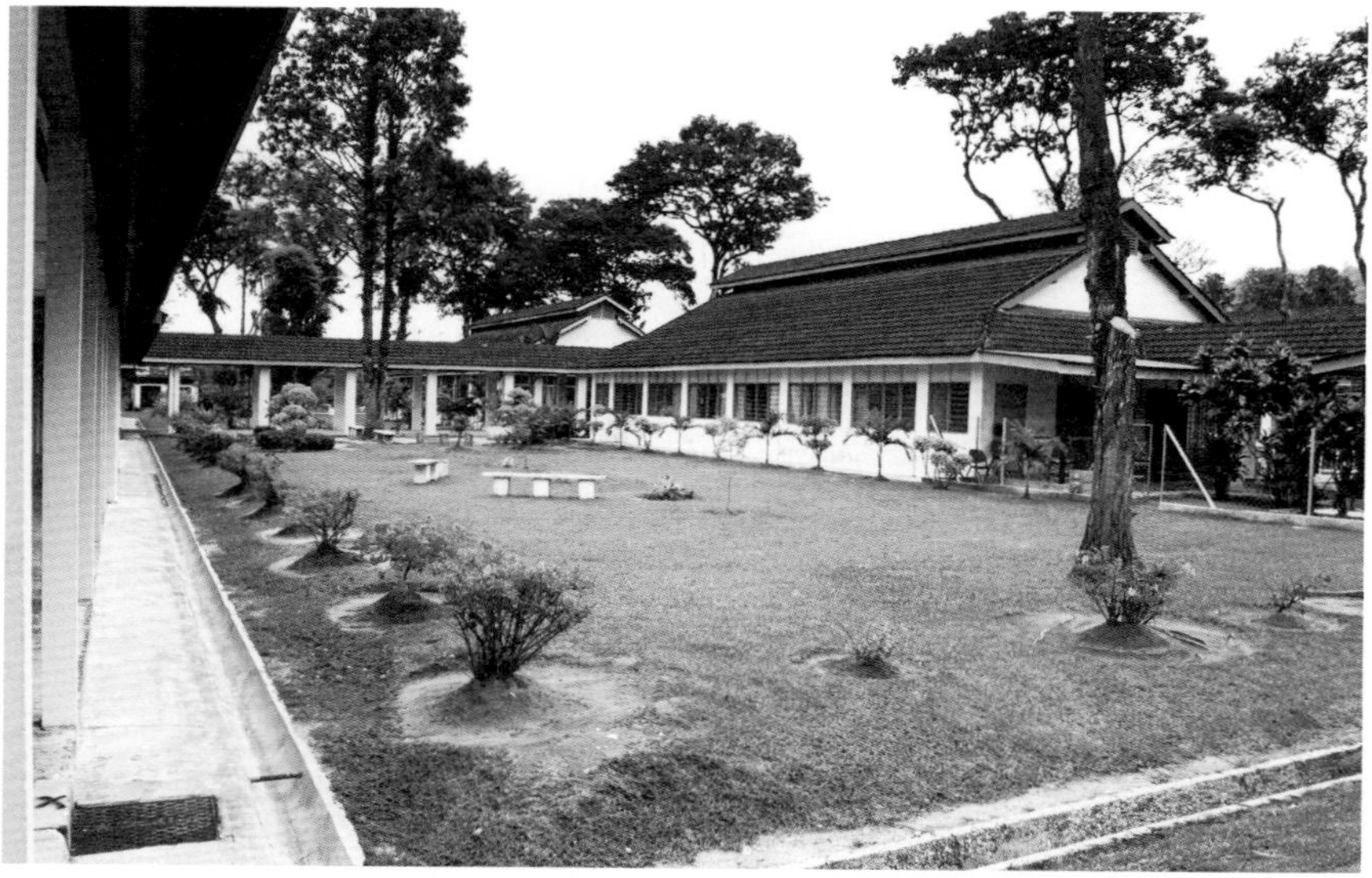

スンガイ・ブロー・ハンセン病療養所（マレーシア、2002年6月）

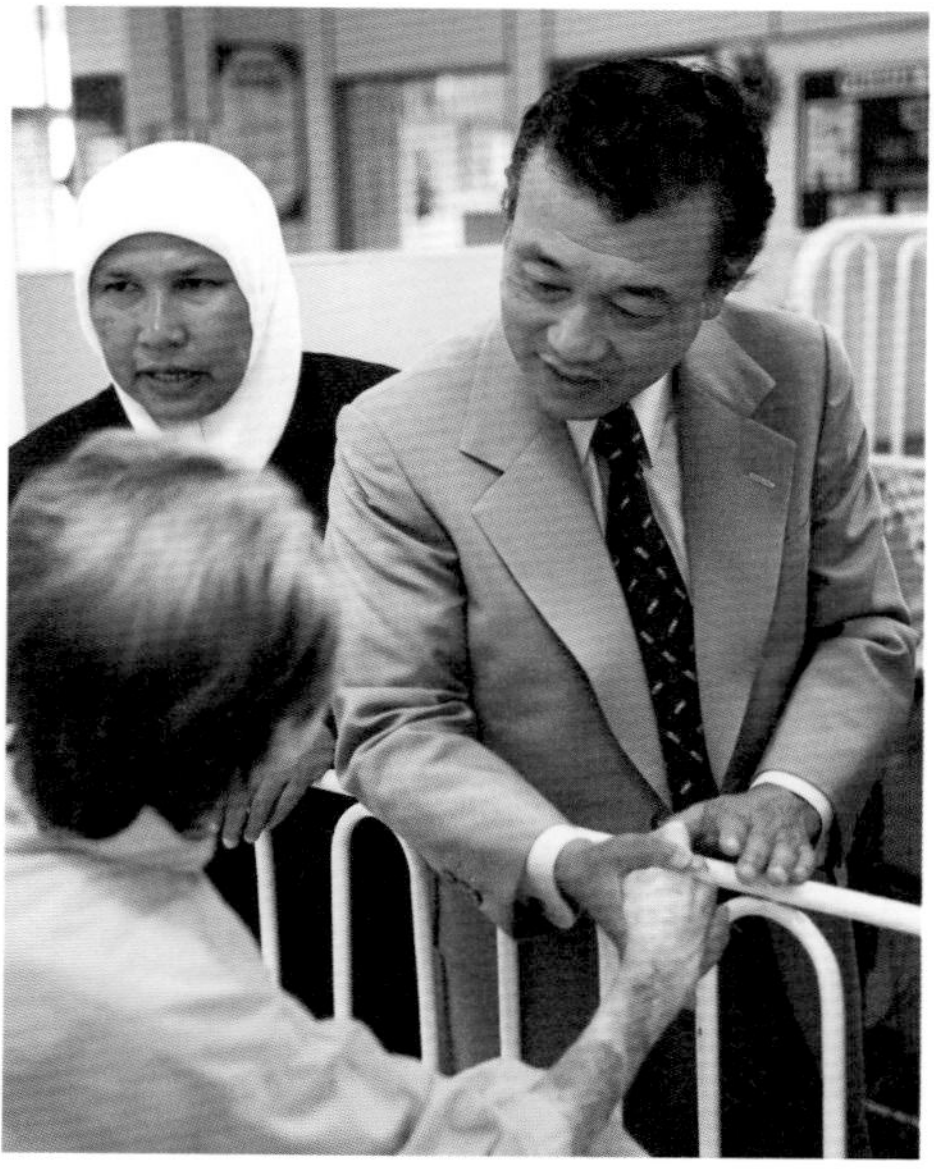

スンガイ・ブロー・ハンセン病療養所に入院している患者の慰問（マレーシア、2002年6月）

二〇〇二年六月には、マレーシアを訪れた。マレーシアは、一九九四年に制圧を達成している。この国のハンセン病「コロニー」の最も古い記録は、一八五〇年に二一人のハンセン病患者によって始まったマラッカ沖のセリンブン島である。その後一八七一年にペナン島の離れにあるジェレジャック島にコロニーが設置された。一八七四年にはハンセン病患者隔離法を制定、各州にハンセン病センターが設立された。各センターでは、毎年一〇〇人の新患を見つけていたが、多くのセンターが患者をジェレジャック島へと移送し、各センターに収容されていたのは二〇人程度だった。一九二六年に制定されたハンセン病法案により、イギリス植民地下のマレー半島全土のハンセン病患者がクアラルンプールから二五キロ離れたスンガイ・ブロー(「希望の谷」という意味)に集められ、一九三〇年には、スンガイ・ブローに「ハンセン病病院」が開所する。

第二次世界大戦は、ハンセン病の治療にも大きな影響を与えた。ハンセン病病院の数は減り、患者は自宅に戻された。それでも病院に残った人々は、タピオカやカタツムリを食べて飢えをしのいだ。死亡率は三〇%に上り、最終的にスンガイ・ブローには六四〇人、ジェレジャック島には三六〇人が残ったと記録されている。建国六年後の一九六九年、ハンセン病コントロール・プログラムが始まる。その結果、スンガイ・ブローが再度「ハンセン病コントロール・センター」として指定され、全国各地のハンセン病関連施設は閉鎖された。

今回、私はそのスンガイ・ブローを訪れた。現在、ここには大きなハンセン病回復者のコロニーがあり、二〇〇家族が暮らし、自助努力で野菜づくりや花づくりをしており、首都クアラルンプール市民が野菜や花を買いにやってくる有名な場所になっている。ハンセン病に伴うスティグマが自然に消えていくという好例である。

患者発見率三人に一人の国——モザンビーク共和国［九月］

［**ルート**］成田→シンガポール(飛行時間七時間半・トランジット三時間)→南アフリカ・ヨハネスブルグ(飛行時間一〇時間・

トランジット七時間）→モザンビーク・マプト（飛行時間一時間）—二泊—マプト→ナンプーラ（飛行時間三時間）—一泊—ナンプーラ→ペンバ（飛行時間一時間）—一泊—ペンバ→マプト（飛行時間三時間半）—一泊—マプト→ヨハネスブルグ（飛行時間一時間・トランジット二時間半）→イギリス・ロンドン（飛行時間一三時間・トランジット五時間）→成田（飛行時間一二時間）

二〇〇二年の九月は、この時点でのハンセン病の制圧未達成国六カ国の一つであるモザンビーク共和国を訪れた。モザンビークは、アフリカ大陸の東に位置し、面積は日本の約二倍、人口は一八〇〇万人である。日本から南アフリカ経由で首都マプトまで三〇時間の旅である。日本にはあまりなじみのない国かもしれないが、一九九二年に二〇年におよんだ内戦が終結し、政治も安定して社会は平穏を取り戻しつつあるものの、依然として世界の最貧国の一つである。一七世紀から一九七五年までポルトガルの植民地だったことから、ラジオから流れる音楽も首都マプトの雰囲気も、どことなくポルトガルの影響が感じられ、同じく元ポルトガル領であった南米ブラジルと似た雰囲気がある。

ハンセン病制圧に向けて政府要人との面談、ＩＬＥＰ（International Federation of Anti-Leprosy Associations：国際ハンセン病団体連合）主催のハンセン病制圧会議出席、ハンセン病蔓延率のもっとも高い北部ナンプーラ県におけるハンセン病対策キャンペーンの開始式、ハンセン病施設訪問、および一九九五年より同国で活動している「SG2000（ササカワ・グローバル2000）」プロジェクトの現況について政府要人との面談、担当者との協議、農地現場の視察、農業省の主催による農業普及員全国会議への出席など、充実した訪問となった。

訪問中、マヌエル・モクンビ首相、ヘルダード・ドスサントス・ムティア農業・地方開発大臣、フランシスコ・ソンガネ保健大臣、ナンプーラ県アブドゥル・ラザク・ノアマホメッド知事、カボデルガド県ホセ・パチェコ知事らと会談し、ハンセン病対策の地方視察には、アベルチノ・バレト保健省保健衛生局長、ベアトリス・カオ・エパＷＨＯモザンビーク事務所長が同行してくれた。

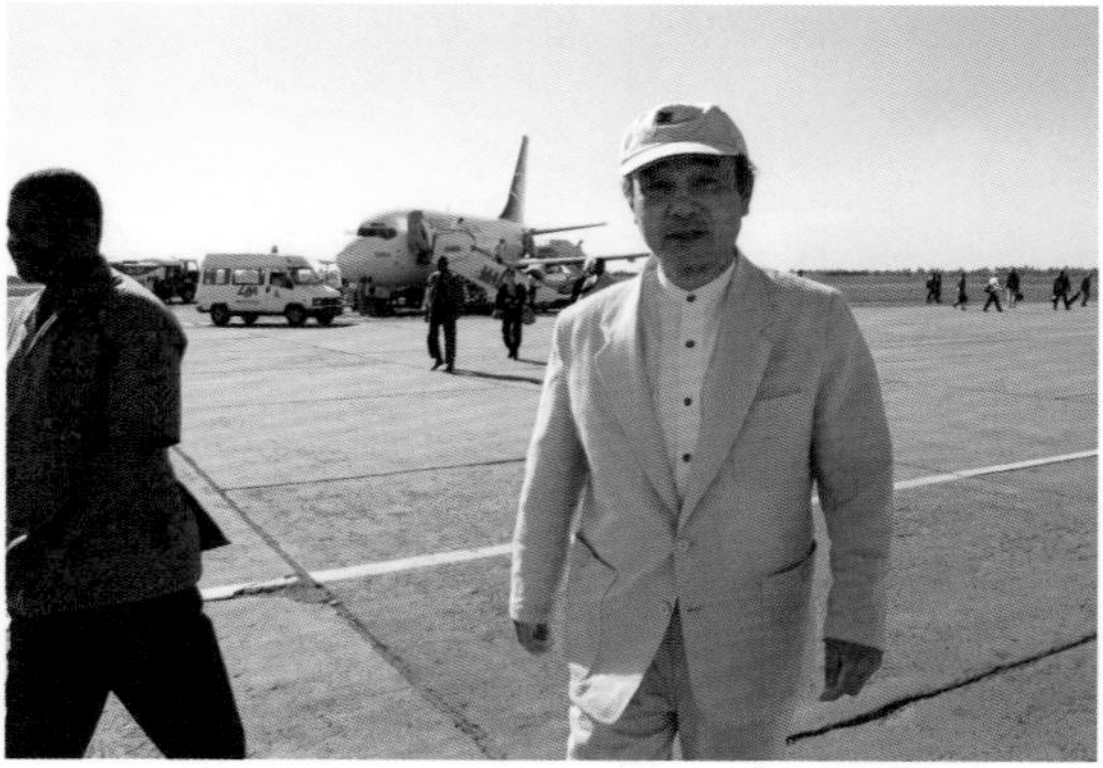

東京から30時間。ようやくモザンビークの首都マプトに到着（モザンビーク、2002年9月）

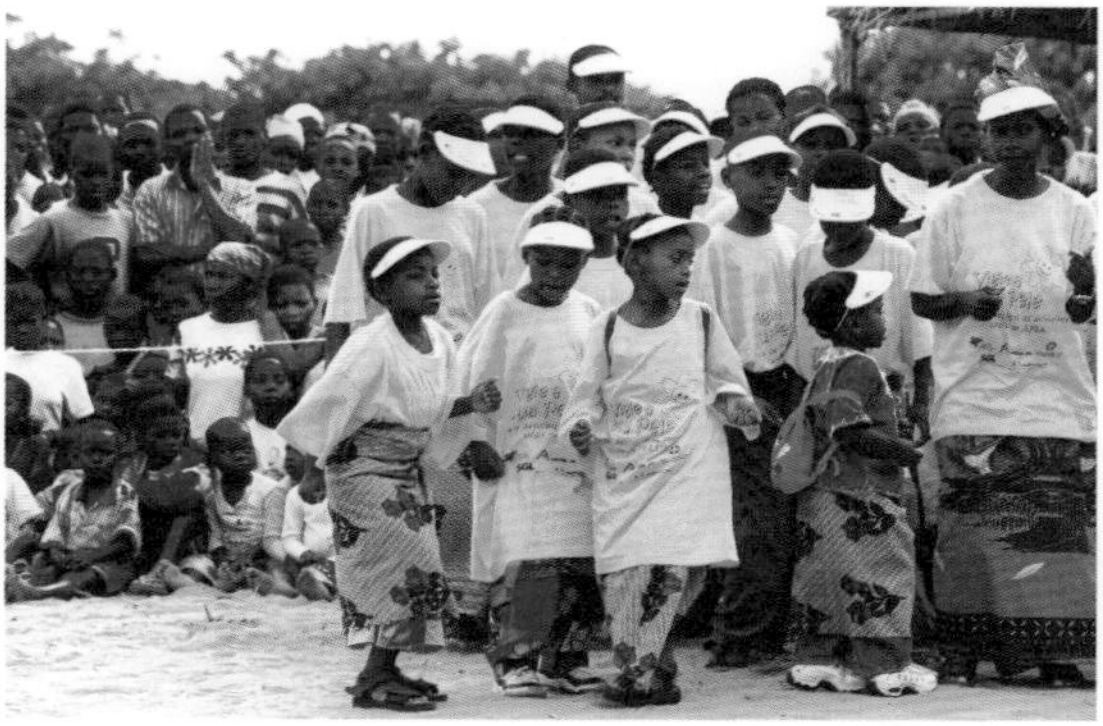

黄色いシャツを着て、ハンセン病啓蒙活動に出発する子どもたち（モザンビーク、2002年9月）

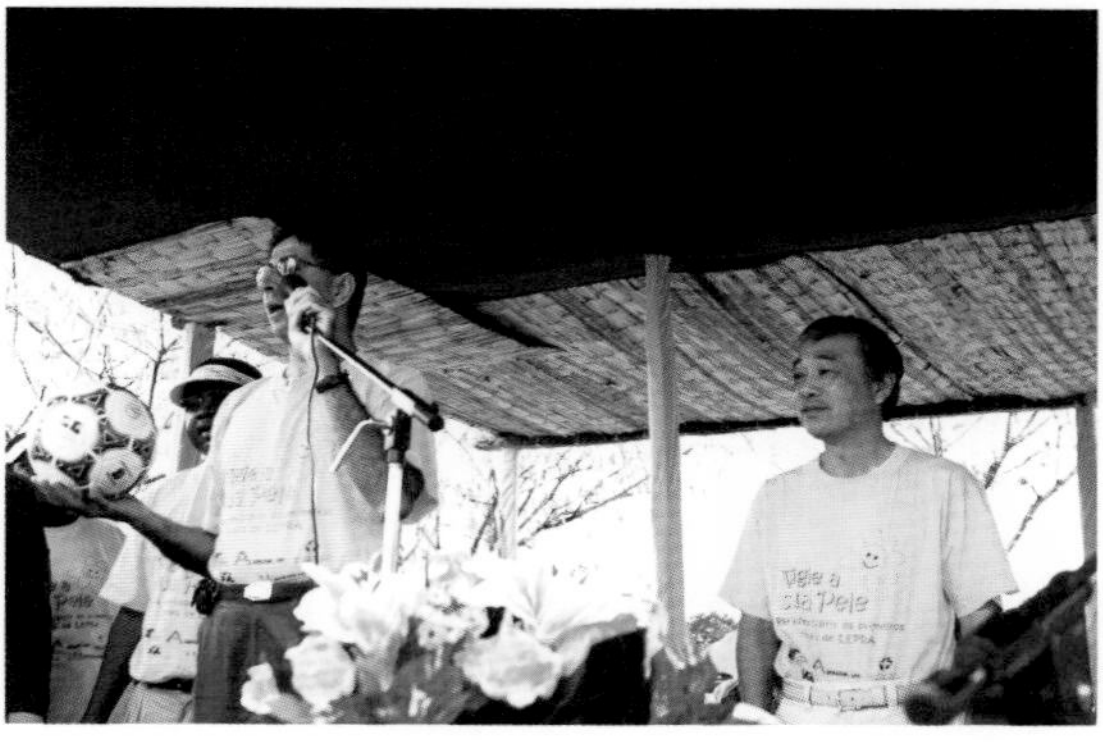

貧しい子どもたちにサッカーボールをプレゼント（モザンビーク、2002年9月）

首都マプトで開かれたILEPセミナー「モザンビークにおけるハンセン病―その現状と今後の展望」では、特に中部地域と北部四県の有病率が高く、全国平均の一万人あたり三・九人に対して、ナンプーラ地域は一二・九三人(二〇〇〇年末)という高い数字が出ていることが報告された。特にナンプーラ県など北部の計四県は、医療サービスを受けられる人口は全体の三〇%以下であり、ヘルスセンターやヘルスポストにおいてハンセン病の診断をできる医師やパラメディカル・スタッフも圧倒的に不足しており、治療薬MDTの配布ポイントまで五キロ以上という村がほとんどで、治療をあきらめるケースも多く、これら四県での患者発見率も三人に一人という状況である。このような状況の改善のために、ハンセン病を一般医療サービスの中に組み入れることが進められ、MDTの配布ボランティアの数を増加させ、コミュニティのレベルで新患の発見を奨励する運動が開始されることになっているというが、実際には、想像以上にひどい状況である。これが、モザンビークへの度重なる訪問の始まりだった。

フランシスコ・ソンガネ保健大臣とはジュネーブのWHO総会で旧知の間柄であり、非常に率直かつ前向きな大臣である。同席した笹川保健財団の山口和子氏から、回復者のリハビリテーションについてさらなる協力を要請した。私から昨日回復者が水を販売する自助活動に参加しているのを見て感銘を受けたと伝えたところ、保健大臣は、「これがモザンビークの精神である。障害を持っているものも何かの役に立てる、学校教育も受けるように指導している。障害者同士の連繋もあり、ナンプーラには、ADEMO(Associação dos Deficientes Moçambicanos:モザンビーク障害者協会)が靴工場を経営し、ハンセン病患者のための特殊な靴を製造している」と話された。マヌエル・モクンビ首相は、一九八〇年代前半まだ一介の医師であったときにWHOの会議で父笹川良一に会った経験があると語り、「SG2000」についても、ハンセン病制圧の活動についても十分な知識をお持ちだった。

翌日午後、保健大臣とともに飛行機で三時間離れた問題の蔓延地域、北部ナンプーラへ移動。その翌日早朝、ナンプーラ市から四〇キロ離れたナマイタ村へ、保健大臣、知事らと車を連ねて移動し、ハンセン病患者・回復者の集まりに参加した。WHOが提唱してモザンビークで実験的に始めるハンセン病患者早期発見のためのコミュニティ・プログラム（COMBI：Communication for behavioural impact）である。「毎日、君の肌をチェックしよう（Check Your Skin Always―CYSA）」という標語がプリントされた黄色いTシャツを着たボランティアが村々を回り、ハンセン病の早期発見を推進する。この事業は、教育省もかかわり、学校教育の中にも取り入れられ、五〇万人の子どもたちが、毎日自分や家族の肌をチェックし、学校に報告することを義務付けられている。きちんとできた子にはボールペンがご褒美。六〇〇〇人のボランティアがこの活動に加わり自転車部隊で村々を訪問し、メディア、特にラジオをつかったキャンペーンも大々的に行われる予定だ。これによって二万人の新患の発見を目標としている。

村人ら数百人を集め、部族の踊りと軍楽隊の演奏で始まった開始式では、知事、WHO事務所長、保健大臣が挨拶、子どもたちによる寸劇なども ある盛大な催しとなった。中でも保健大臣は延々四〇分近く演説、内容はポルトガル語と現地語のためよく理解できなかったが、村人に対して日本から来た客人を紹介し、日本を知っているかどうか皆に訊ねて盛り上げていた。ハンセン病を早く発見し、制圧することでこのナンプーラをモデルとしようと何度も繰り返してアピールして、「ナンプーラ万歳、モザンビーク万歳」で終了した。式典後、飛行機で三〇分の北部カボデルガド県ペンバ市に移動した。

ペンバ到着後、すぐにカボデルガド県のホセ・パチェコ知事と会談した。知事は、最近ワシントンで行われた「SG2000」会議の出席者であり、「SG2000」については非常に詳しく、人材育成、インフラ整備、投資の誘致などが当面の課題という積極開発派の政治家ではあったが、残念ながらハンセン病についての知識はなかった。会談後、インド洋に面した美しい知事公邸にて夕食会。保健省局長、WHO事務所長、FAO（Food and Agriculture Organization of the United Nations：国連食糧農業機関）のモザンビーク代表も参加し、短時間ではあったが、充実した会話を楽しんだ。帰路はペンバ空港からマプトへの約四時間の飛行だったが、二五人乗りのプロペラ機に搭乗するのに苦労をした。受け入れ側からの注意もなかったので飛行機の予約確認をしなかったところ、予約が消されていることを当日の午前に発見。ウエイティングにしてもらってとにかく空港へ早めに行き、カウンターで交渉。最終的に全員が滑り込んだが、現地の関係者は乗れなかった。この日の飛行機を逃すと翌日は予約でいっぱいとのことで、危うく帰国が二日遅れるところだった。

ヨハネ・パウロ二世との再会——バチカン市国［一〇月］

この年の秋に招かれたバチカンでの体験は、感慨深いものとなった。ローマ教皇ヨハネ・パウロ二世の接見を受けたのだが、実は一九八三年以来の二度目の接見だった。最初のときは、亡父、笹川良一が特別接見を受けた際に随伴してのものだった。

一九八三年五月九日、父と私は、ローマ教皇ヨハネ・パウロ二世から教皇執務室でねぎらいの言葉とメダルをいただいた。我々のハンセン病との闘いに対してのものである。教皇は、父を抱きしめ、「あなたは平和のため、また特に天然痘を撲滅して、人類に大きな貢献をされた。さらにハンセン病対策に努力されている。その上、病苦と不平等を人類から取り除くために努力されていることに対し、感謝します。今後もなおいっそうの努力をしてください」と励まされた。当時の想いを父は、「幼い頃、父親に抱かれたときのような感じがした」と話していた。

今回接見を受けた一〇月一六日には、教皇選出二五周年を祝う特別ミサが行われ、サンピエトロ広場は、世界各地から集まった一万五〇〇〇人の信者で溢れていた。私はキリスト教徒ではないが、壇上に導かれ、「まもなく父が約束したハンセン病制圧が現実のものとなる」ことをお伝えした。事前に側近から私自身についてとハンセン病制圧活動について書面で知らされていた教皇は、無言でうなずかれ、包み込むように私の手を握りしめてくださった。

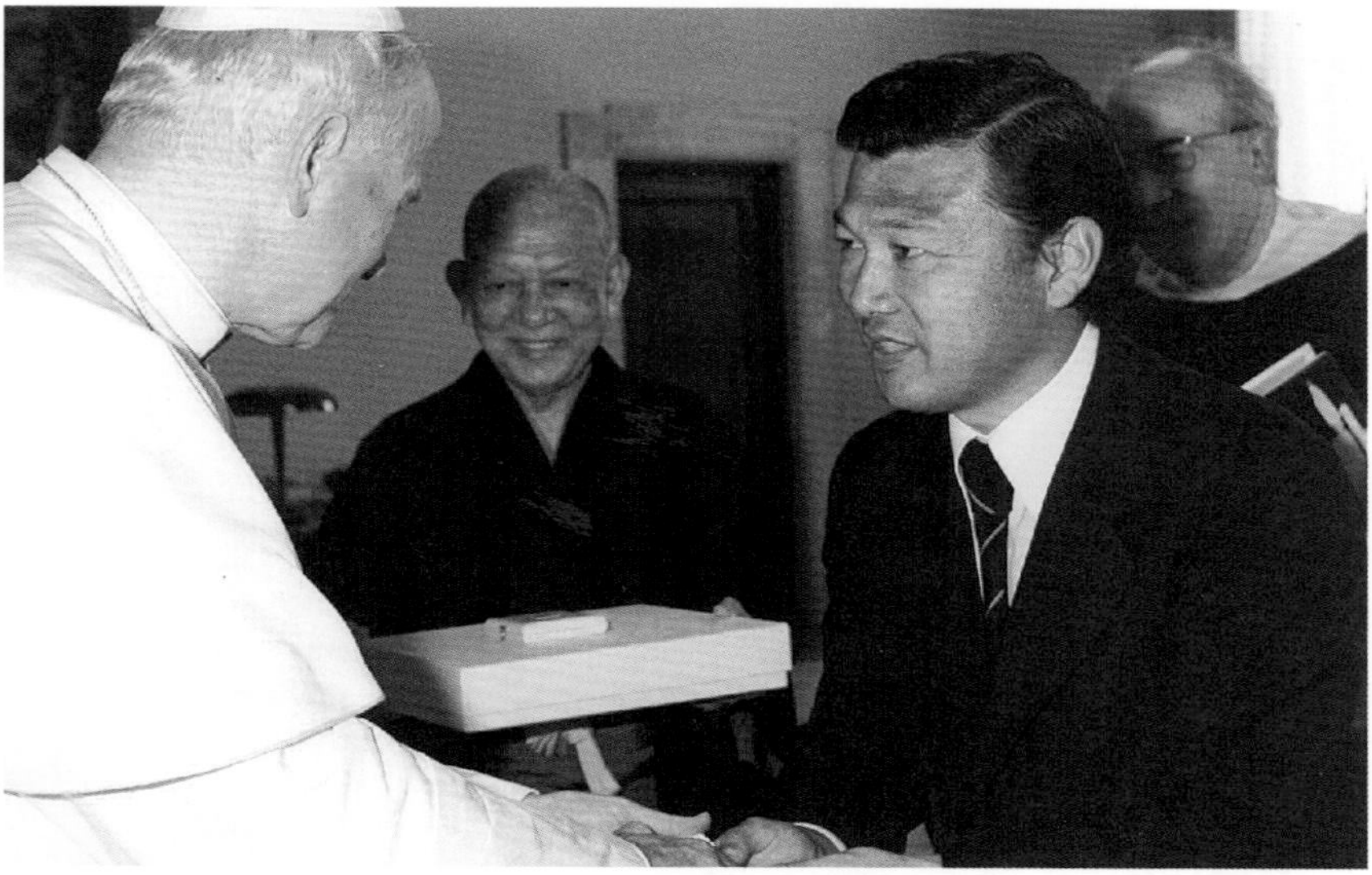

教皇から父良一(中央)とともにメダルを授与される(バチカン、1983年5月)

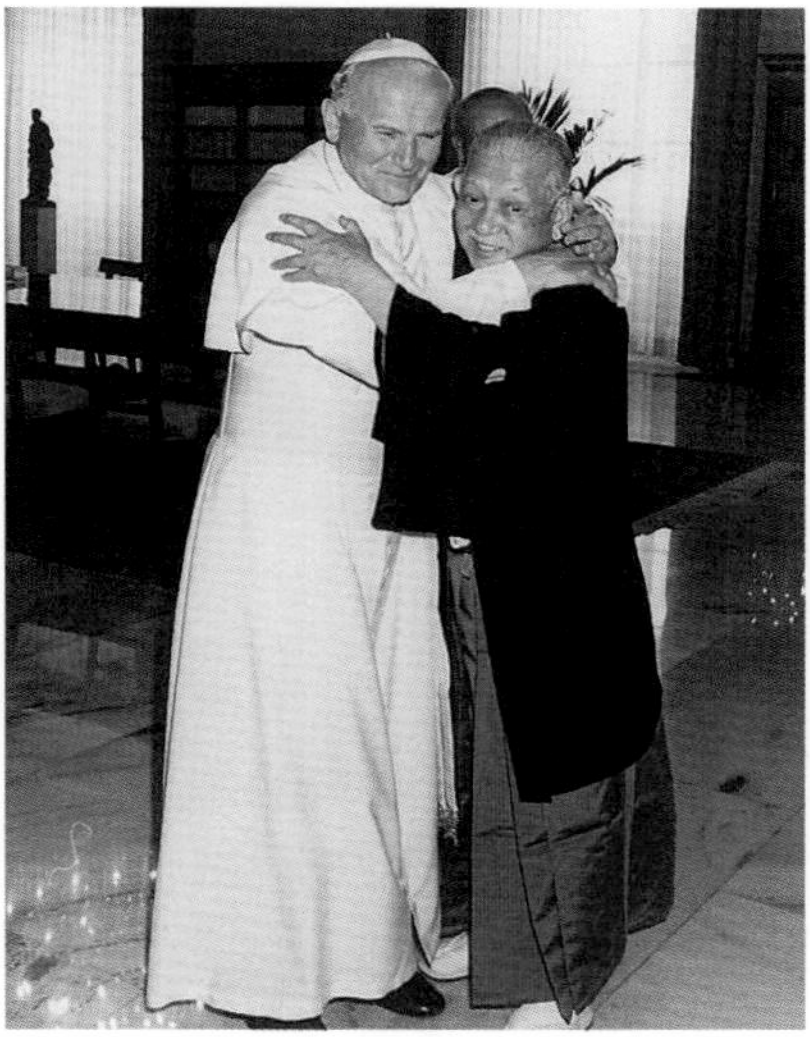

ローマ教皇と抱擁する笹川良一(バチカン、1983年5月)

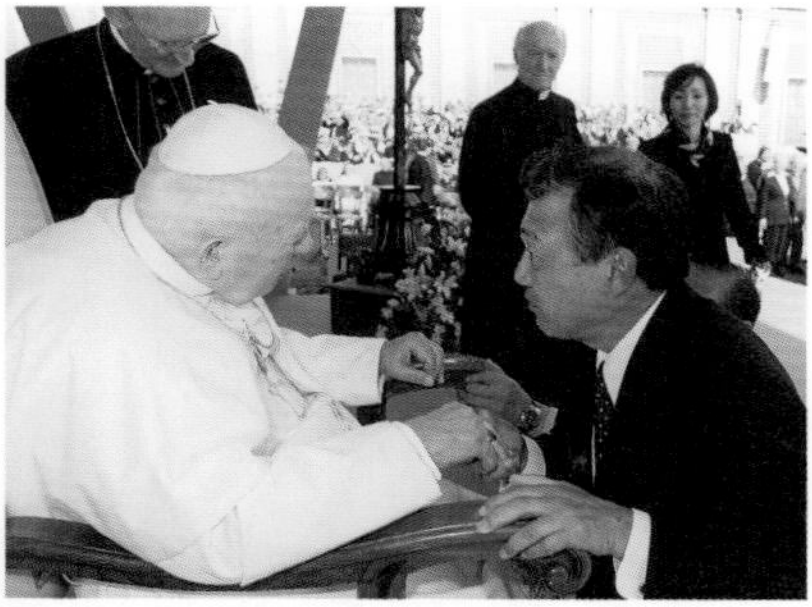

教皇にハンセン病について報告(バチカン、2002年10月)

制圧達成後も続く活動——パプアニューギニア独立国、フィリピン共和国［一一月］

［ルート］成田→パプアニューギニア・ポートモレスビー（飛行時間八時間）**—三泊—ポートモレスビー→フィリピン・マニラ**（飛行時間五時間）**—三泊—マニラ→クリオン島**（マニラからブサンガまで飛行機で一時間、ブサンガから車で一時間でコロン港、港から船で一時間でクリオン島に到着）**—一泊—クリオン島→マニラ—一泊—マニラ→セブ島**（飛行時間一時間）**—三泊—セブ→成田**（飛行時間五時間）

一一月にはパプアニューギニアで久し振りにソマレ首相に会った。首相は若いときに英国で学ばれ、パプアニューギニア初代首相となった。父、良一によるパプアニューギニアでの太平洋戦争の日本軍犠牲者の遺骨収集にも協力してくれ、ことのほか父を尊敬し、長男の名をリョウイチとしたほどである。パプアのリョウイチ氏は、長身でもの静かな紳士である。パプアニューギニアは鮪の漁場があり、首相は、鮪の刺身をパプアニューギニアでも東京でもご馳走してくれた。彼は「サシミ」ではなく「スシミ」と発音するのが常だった。

パプアニューギニアは、南太平洋にあるニューギニア島の東半分および周辺の島々からなる立憲君主制国家であり、ASEAN（東南アジア諸国連合）の特別オブザーバーだが、地理的にはオセアニアに属している。一九七五年にオーストラリアから独立した。その際、平和的に独立を成し遂げた独立の父としてソマレ首相は、「チーフ」と呼ばれて崇められている。

パプアニューギニアのハンセン病病院を訪問した後、フィリピンでは、マニラのホセ・ロドリゲス記念病院を訪れたが、回復者が輸出用の人形づくりの仕事をして社会復帰に励んでいる姿を見ることができた。また、足を延ばしてハンセン病患者の隔離島であったクリオン島も訪問した。このクリオン島は一九〇七年から一九六四年の間に延べ五万人のハンセン病患者が隔離されて生活していた。現在の島の人口は一万六〇〇〇人であり、患者、

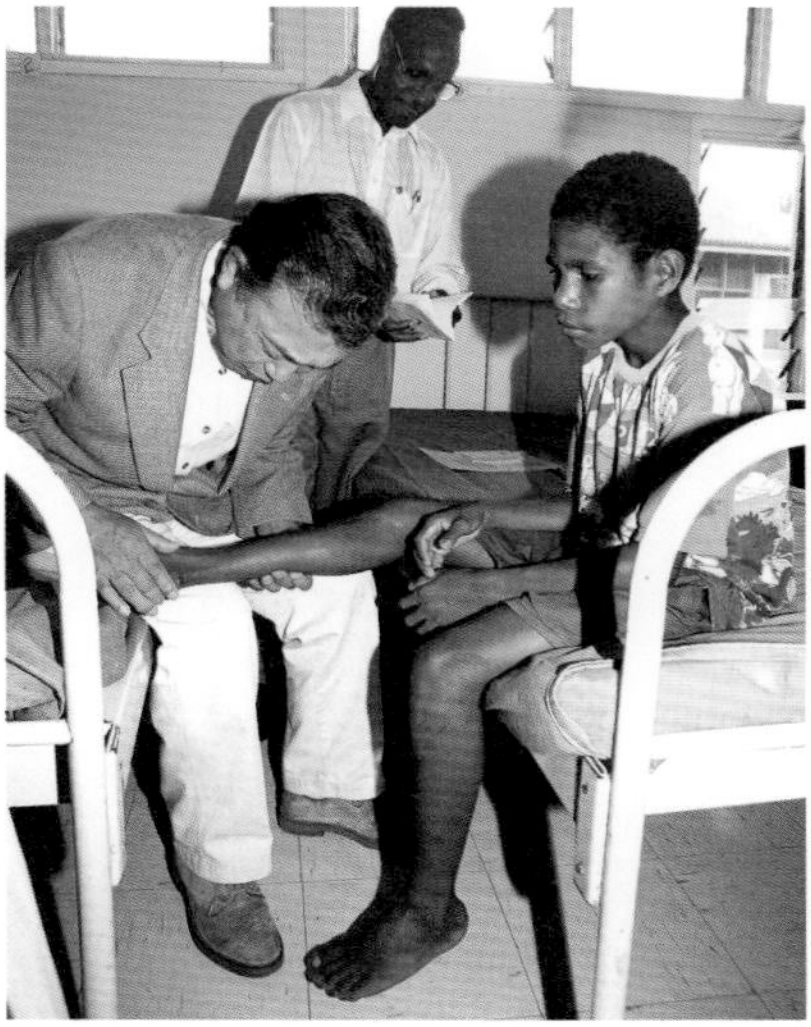

初期症状の子どもの患部を見る(パプアニューギニア、2002年11月)

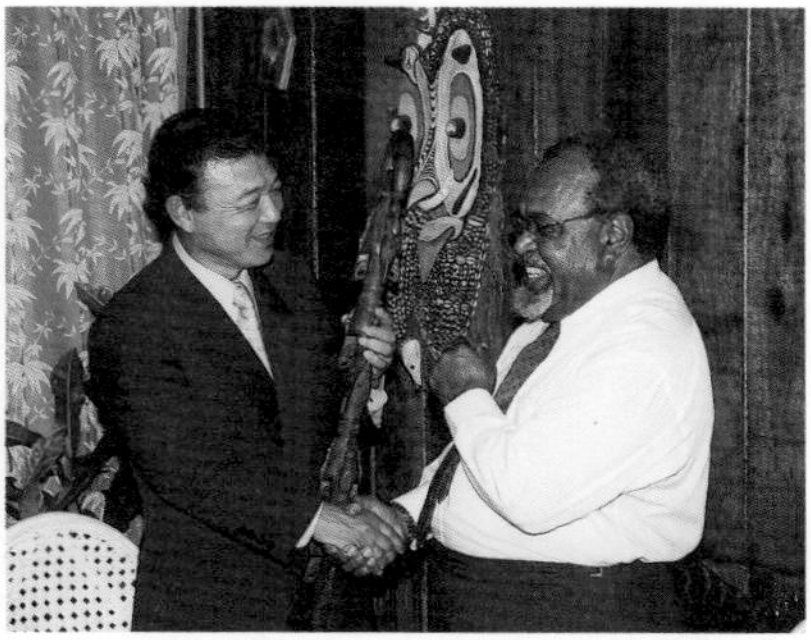

今や国父と呼ばれるソマレ首相と久しぶりに会談。ちなみに首相の長男の名前は私の父の名前をつけてリョウイチです(パプアニューギニア、2002年11月)

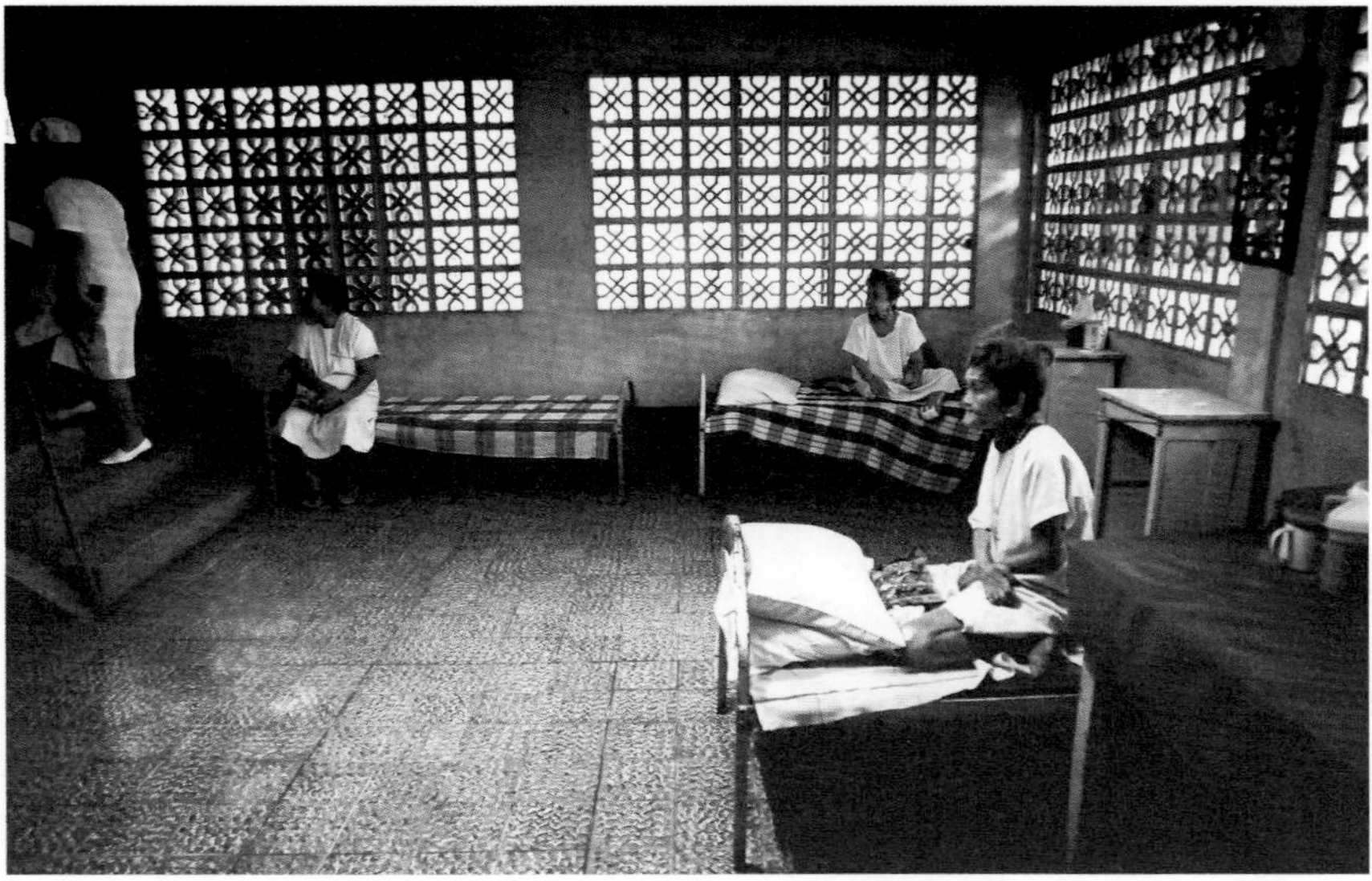

セブ島のハンセン病施設(フィリピン、2002年11月)

回復者とその家族および医療関係者などが一緒に暮らしている。フィリピンでは、セブ島も訪れた。セブ島のレオナルド・ウッド記念研究室とエバースレイ・チャイルド病院は、治療薬のMDTの開発と普及に大きな貢献をしたハンセン病制圧の歴史上重要な場所である。開発後一五年間のフォローアップで、再発した人の数は、全体の三%といわれる。将来、らい菌が治療薬MDTへの耐性を持つ可能性を考えると、MDTに代わる治療薬より予防薬の開発が最重要課題であり、レオナルド・ウッド記念研究室の成果に大いに期待したいところである。

ハンセン病、ヒ素、そしてワクチン——バングラデシュ人民共和国[一二月]

二〇〇二年も押し詰まった一二月は、インドで二回、そしてバングラデシュで活動した。

一回目のインド(一二月五〜九日)(ラクナウでのコロニー訪問等) **[ルート]** **成田→デリー**(飛行時間八時間三〇分)**—一泊—デリー→ウッタールプラデシュ州ラクナウ着**(飛行時間一時間)**—一泊—ラクナウ→デリー**(飛行時間一時間)**—一泊—デリー→成田**(飛行時間八時間)

二回目のインド(一二月一九日〜二〇日) **[ルート]** **成田→シンガポール**(飛行時間六時間・トランジット二時間)**→バングラデシュ・ダッカ**(飛行時間四時間)**—二泊—ダッカ→インド・ウエスト・ベンガル州コルカタ**(飛行時間一時間)**—一泊—コルカタ→パトナ**(霧のためラクナウ経由となり飛行時間一時間の予定が四時間と大幅に延びる)**—二泊—パトナ→デリー**(飛行時間一時間半)**→シンガポール**(飛行時間四時間半・トランジット四時間)**→成田**(六時間)

バングラデシュの国土は日本の四割ほどだが、人口は一億五〇〇〇万人と、世界で七番目に多い。一九四七年のインド独立の際に、イスラム教地域としてパキスタンとして独立し、七一年にウルドゥー語圏である西パキスタンからベンガル語圏である東パキスタンがバングラデシュとして分離独立した。国民は隣接するインドのウエスト・ベンガル州の人々と同じベンガル語を話し、九割がイスラム教徒である。近年は、繊維産業を中心に経済発展している。国民の半数は農業に従事しているが、ノーベル平和賞受賞者の故ノーマン・ボーログ博士が先導した食糧増産プロジェクト「緑の革命」を実践し、米を中心に農産物が豊富な国でもある。ハンセン病は一九九八年に制圧されている。

バングラデシュでは、首都ダッカ到着翌朝の朝九時に宿泊先のホテルを出発、まずカンダカル・ホセイン保健大臣の自宅へ向う。この日が休日の金曜日ということで自宅での面談となった。保健大臣は、「保健医療面では、制圧達成で既に一定程度の成功はしたが、まだやることは多くある。特に人口問題、貧困問題が大きい。これらの面ではいっそうの国際協力を必要としている。ハンセン病については、社会的な差別の問題は次第によい方向へと向かっている。病気は治るということが周知されつつあり、社会も回復者やその家族を受け入れ始めている。回復者のネットワークもつくられているが、ハンセン病が人権問題であるという見方に賛成であり、回復者がグループを構成し、人々の理解を増進するという考え方は素晴らしい」と発言された。

しかし、保健大臣からは続けて、「バングラデシュでは政府が公衆衛生のために使える金額は一年に一人あたり六ドルである。民間による負担が一年に七ドルである。したがって国民一人あたり一年に一三ドルしか公衆衛生・医療費に使えないという現状である。教育については、学校教育の中に保健を取り入れている。行動や慣習をあらためるためのプログラムも包括的に実施しており、その中にはハンセン病に関するものも含まれる。もう一つの大きな問題は砒素であり、浅い井戸の水が汚染されている。世界のデルタ地帯はみな同じような問題に直面している。さらにワクチン接種の問題がある。まずポリオが問題だったが、この二年間は症例もなくようやく制圧段階に来ている。B型肝炎のワクチンもグローバル・アライアンス（GAVI）の支援により都市部で供給中だが、国全体にはまだ行き渡っていない。結核のケースも非常に多く世界五位である」とさまざまな問題が上げ

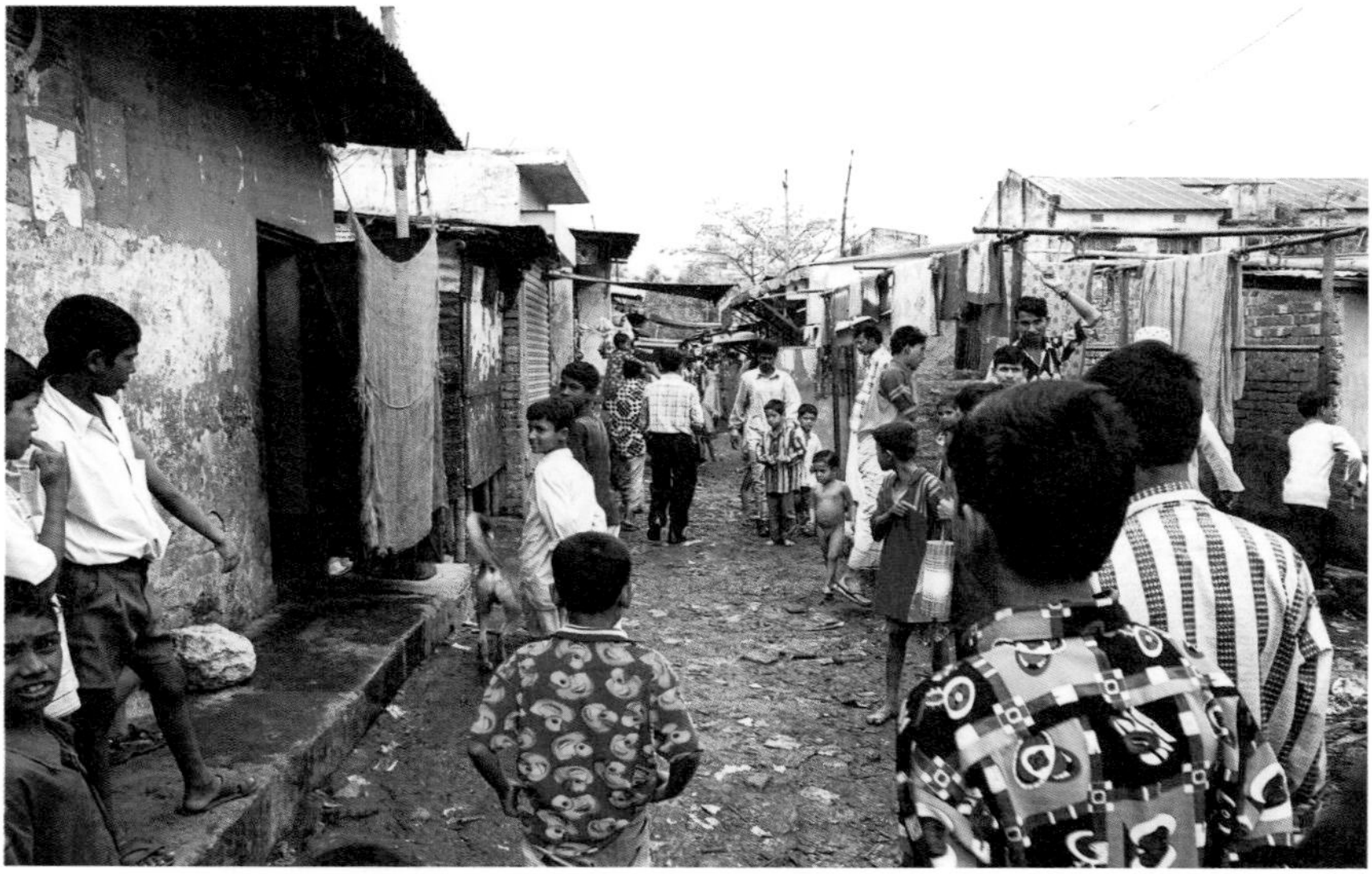

スラムの内部（バングラデシュ、2002年12月）

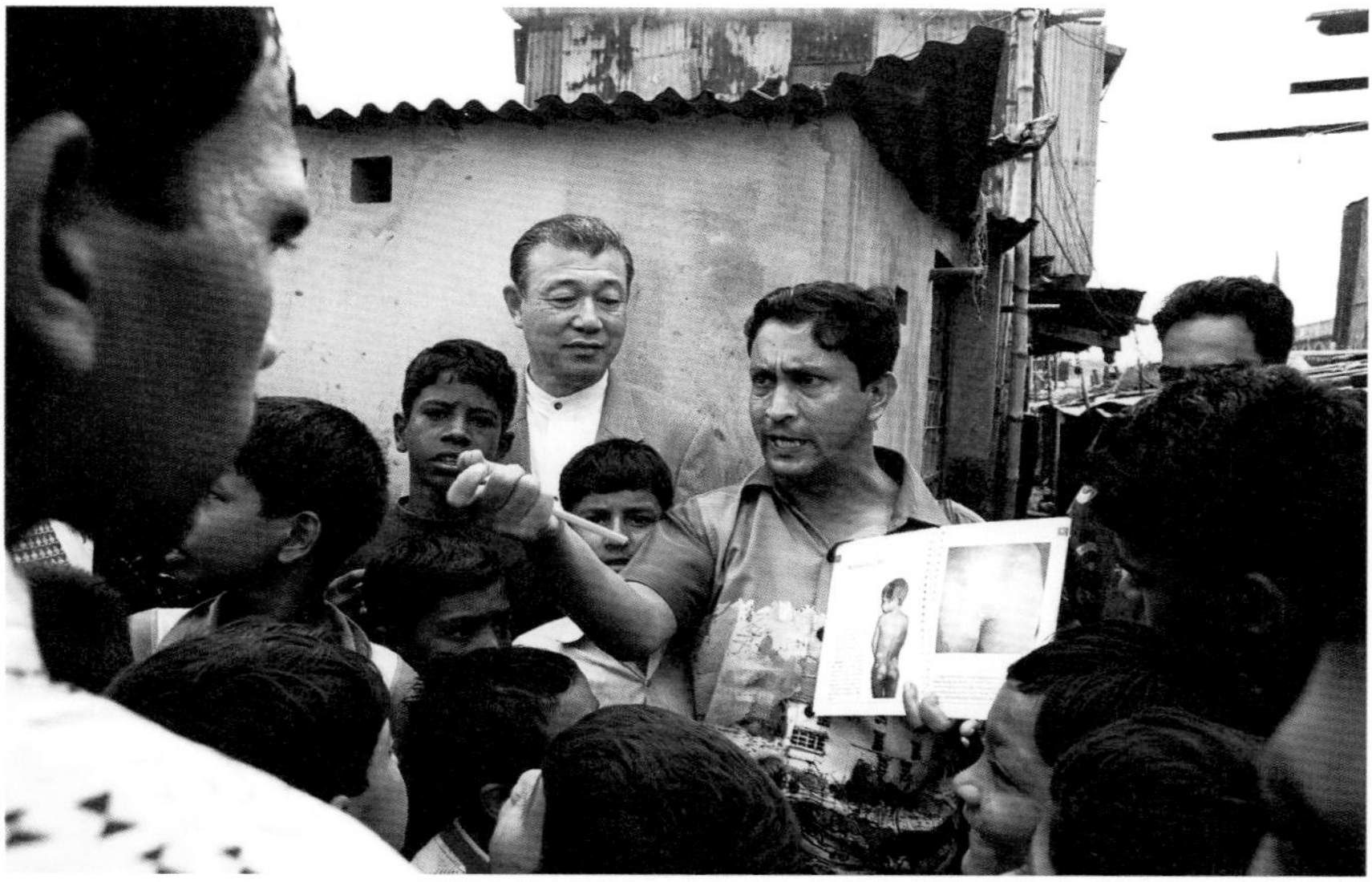

スラムの中でハンセン病の啓発活動をする男性（バングラデシュ、2002年12月）

られた。私は、バングラデシュについての支援は今後もWHOを通じて続けてゆくことを伝え、休日に時間を取ってくれたことに感謝して、別れを告げた。

市内のモハメドプール地区にあるアルファラ・クリニックを訪れたが、ここはTLM(The Leprosy Mission：英国ハンセン病ミッション)がダッカに展開するいくつかの小規模クリニックの一つで、政府、NGOが、女性と子どものハンセン病患者の発見と治療を焦点にその運営に協力している。ハンセン病のみでなく多くの外来患者(ほとんどが女性と子ども)が狭い通路に待っていた。ここでは、女性患者対象にいわゆるマイクロ・クレジットの手法で小規模な資金貸付の事業も行っており、社会・経済・人権的な総合的なアプローチがなされていた。クリニック視察の後、近くのスラムを歩いてみた。ここには東パキスタンからの難民(そもそもはインド・ビハール州のイスラム教徒だろう、東よりも西のパキスタンのイスラムに近かったためにバングラデシュ独立の際に孤立してしまった集団である)がそのまま居着いてコミュニティを形成しているが、ハンセン病患者と健常者が混在して住んでいる。スラムなので貧しく汚いが、子どもたちの表情は明るい。学校にもスラムから通っていて、将来医師になりたいという女児もいた。物乞いは見られなかった。

国際下痢症疾病研究センターも訪れたが、このセンターには日本財団から過去三回にわたって施設整備などのために計九〇万ドルの支援を行ってきた。現在の活動内容を聞くとともに、笹川トレーニングホールなど関連施設を見学した。

その後、バングラデシュ・スカラシップ・カウンシルの奨学金授与式会場に向かった。主賓の一人はラーマン外務大臣だった。この奨学金制度は貧しい大学生のために日本財団が始めたもので、この日は集まった三〇〇人の受給者の一人一人に小切手で八〇〇〇タカ(約二万四〇〇〇円)の奨学金を渡した。大学の授業料は月額で二〇〇から三〇〇タカなのでかなりの学費が奨学金でまかなえる。バングラデシュの明日を担う若者の成長の一助になっていると思うと嬉しい。

ビハール州での制圧活動の遅れ——インド（ウエスト・ベンガル州、ビハール州）［一二月］

バングラデシュから直接インドに向かった。一二月二一日午前八時一五分ダッカ発の飛行機は、霧のためおよそ三時間遅れで出発。ウエスト・ベンガル州コルカタに到着し、保健省でのミーティングに出席。東京会議に出席したバーマン保健局長の説明によると、保健省のハンセン病担当スタッフはWHOとも協力して献身的な努力をしている。自分も東京会議で私と会ったことで、個人的なコミットメントが物事を早く動かす力となることを確信したとのこと。また、現在は、コルカタ（カルカッタ）やハウラーといった地方自治体がハンセン病制圧に乗り出しており、それぞれ市長がコミットしている。このような国、地方自治体、NGOなどが連携した取り組みは、おそらく世界で初めてだろう。ハンセン病に対する社会的な差別は、キャンペーンのおかげでかなり減り始めている。NGOの関与も深まっており、MD（多菌性）のケースがどんどん減り、PB（少菌性）の比率が増えているのもよい傾向だろう。患者を隠すケースも九〇％以上減った（つまり昔は地方では一〇〇％隠していたのがいまは一〇％しか隠さなくなった）のも、啓発活動の成果である。特にメディアを使ったキャンペーンが効果を挙げていると、良いことづくめの報告だった。これはどこの国でもあることで、私は真剣に説明を聞くが、その話を頭から信じているわけではない。

その後、記者会見を開催。二〇人ほどのメディア関係者が集合。私から世界のハンセン病制圧状況、インドの現状を説明し、保健省担当者からは、この州で女性のケースが増えていることが指摘された。これは若い女性たちが保健所や病院で診察を受けるようになったからである。状況を変えるためには、新聞のようなメディアのいっそうの協力が必要であるが、総じて途上国の新聞記者はハンセン病の知識や現状については残念ながら関心が薄く、いくら援助金を出してくれるのか、これまでいくら援助したかといった、金銭的な質問が多く、メディアへの啓蒙の重要性をあらためて認識させられた。

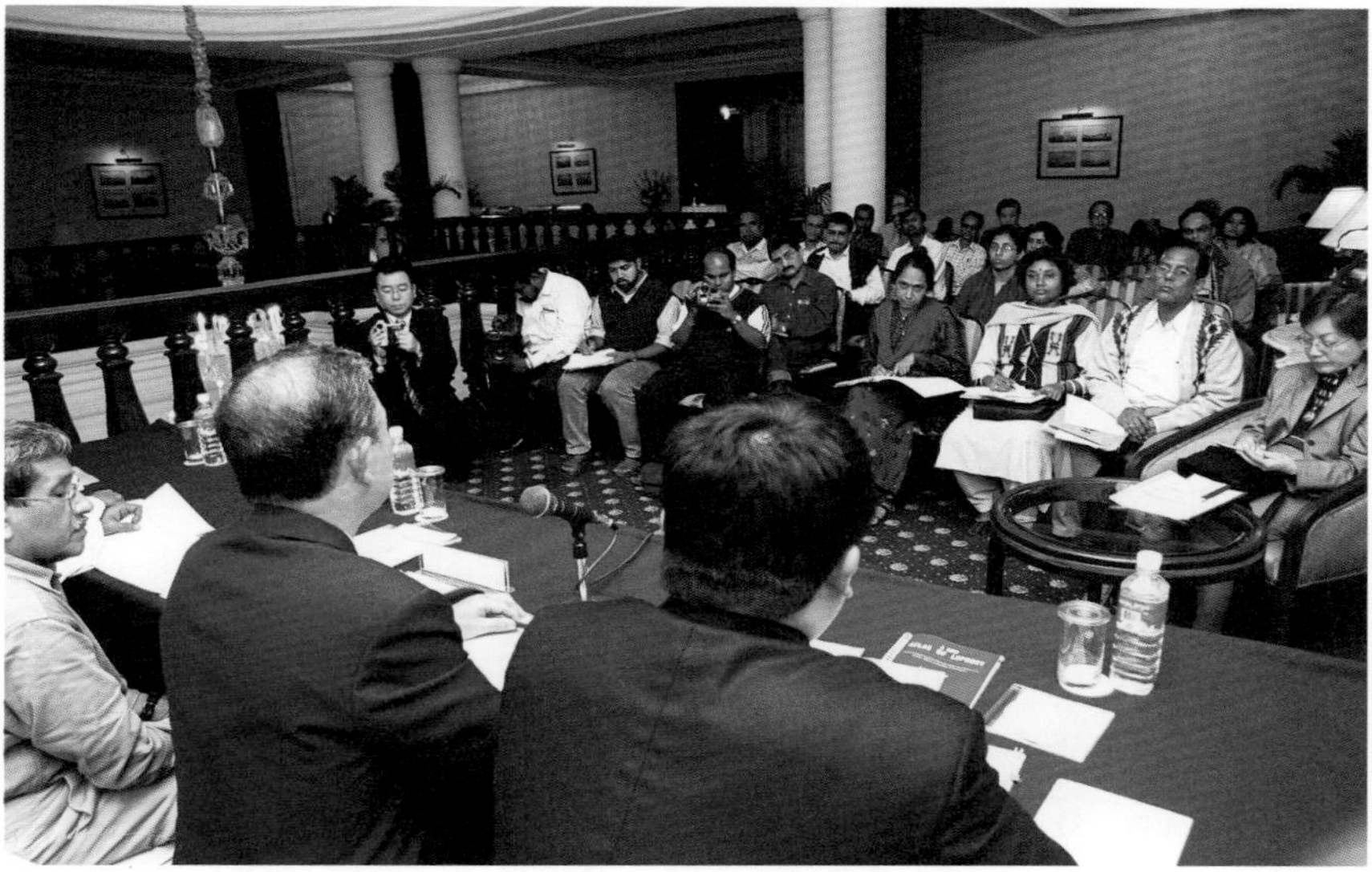

記者会見（インド、ウエスト・ベンガル州、2002年12月）

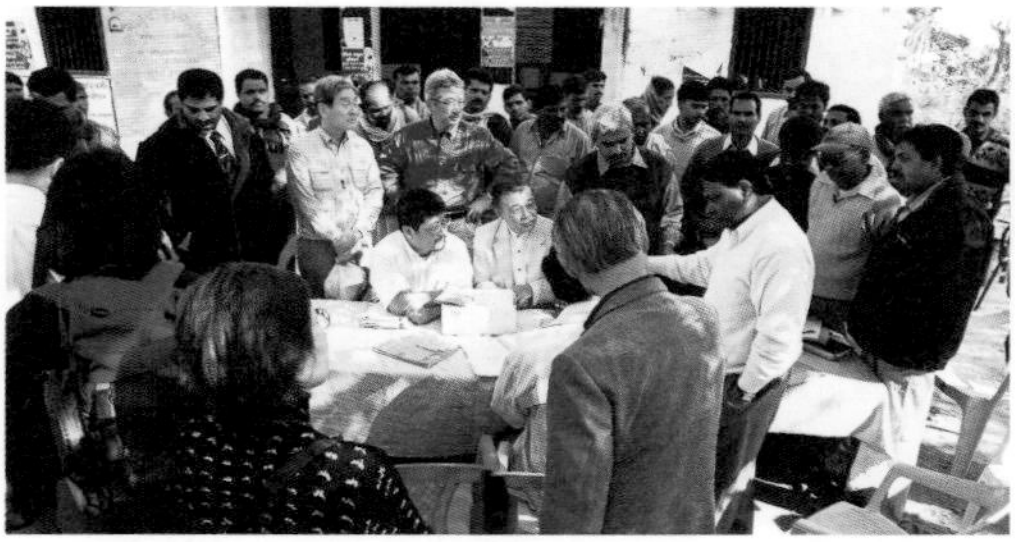

保健所での現場視察（インド、ビハール州、2002年12月）

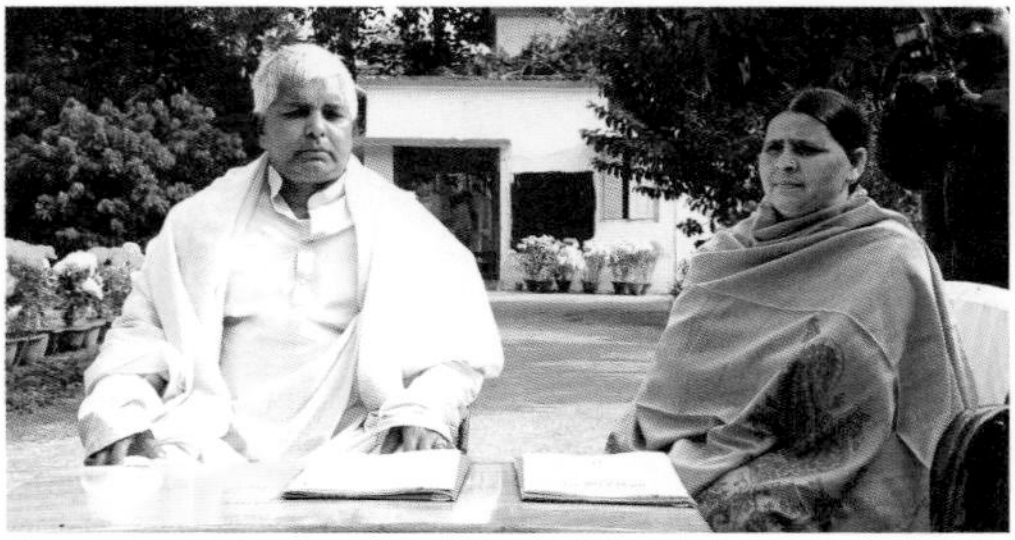

ビハール州の実力者ラルー・プラサッド元首相（左）と妻のラブリ・デヴィ現州首相（インド、ビハール州、2002年12月）

一二月二二日朝、コルカタ空港で、パトナ行きの飛行機は霧のためキャンセルだと聞かされる。陸路などの可能性を検討しているうちに飛ぶことが判明。少々遅れて出発。パトナに午後一時に到着、さっそく州保健省の説明を受ける。ビハール州はインドの患者数の一七％を有する（当時）。二〇〇一年に比べて二〇〇二年はすべての数字が減少傾向。二〇〇〇年には、一万人に五人以下が四地域、五人から一〇人が一五地域、一〇人から一五人が一二地域、一五人以上が六地域あったが、二〇〇二年一一月段階では、五人以下が八地域、五人から一〇人が二六地域、一〇人から一五人が三地域、一五人以上はなし、と変化してきた。ただし、女性の新患率が三八・五％、児童の新患率が一六・一三％はそれぞれアップしている。問題点として地域ヘルスセンターの数が十分でなく、現在九〇〇〇近くあるものの、まだ六〇〇〇ほど不足している。都市にある中規模のヘルスセンターのスタッフも四六％の不足。また識字率が五二・五％と低く、プリント・メディアやテレビはあまり役にたたない。

ビハール州では「チェック・ユア・スキン」活動が行われており、ビハール州の福祉局に所属する五〇〇〇人の女性のソーシャル・ワーカー（Anganwadi Workers：Anganwadiとはヒンディー語で子どもの遊び場を意味する）たちも協力している。この人たちは主に児童の開発プロジェクトを中心として活動しているが、ここにハンセン病制圧も統合されている。学校教育の面では、九歳から一四歳までの四〇万人の児童が参加して、一人ひとりが三枚のワークシートを家に持って帰り、一枚は自分の家に、あとの二枚は近所の家庭で子どもがいないところに配って、肌の異常をチェックする。一二〇万世帯がカバーされているので、約六〇〇万人が参加していることになる。確かに成果はあり、各地で以前に比べて新患発見数は上昇しているという。この学童によるスキン・チェックは、モザンビークでも、インドのウッタルプラデシュ州でも行われていて、大きな効果がある。WHOのビハール州代表からは、「ハンセン病の制圧についてビハール州では、制圧活動の開始が遅れ（一九九六年）、治療薬MDTの配布が遅れた（一九九七年）が、いまは制圧活動に全力をあげている。有病率は一万人に二四人から六・六人まで下がった。インドは二〇〇五年を制圧の目標としているが、この州では難しい」と、説明が抽象論で説得力がない。

私は「二〇〇五年に制圧達成するために我々が何をしたらよいのかを教えて欲しい」と注文をつけた。実際、ビハール州が制圧されなければインドは制圧できないのであるから、皆で責任を分かち合って是非二〇〇五年までの制圧達成への努力を強く要請した。一二月二三日の記者会見には約四〇人ほどの地元メディアが集合。保健大臣も同席した。ほとんどの記者はハンセン病の実態を知らず、世界の中でもインドが最悪でそのまた最悪な州がビハールだということを知って驚き、その理由や対策を保健省に質問していた。翌日の新聞記事にもそれが反映され、「タイムズ・オブ・インディア」パトナ版に、「世界の五五万人の患者のうち四四万人がインドに集中し、その中でもビハール州が最悪である」という英文記事が載った。保健大臣の今後の活動強化発言も報道された。その他ヒンディー語紙四紙に記事が掲載された。

パトナを去る前には、州政府首相のラブリ・デヴィ氏と面談した。夫の元首相は下層カーストの出身だが、二〇年にわたって首相職に君臨してきた影響力の強い人物で、汚職容疑のため辞職、その代わりに妻を議員にし、あげくは首相にして、自分は裏で影響力を行使する、実質的な人事権をもつ影の首相である。この元首相は特に下層階級の一般市民に人気が高い。私との会見は首相公邸の庭で行われ、保健大臣、その他の大臣、そして多くの政府関係者がいたが、話したのは元首相一人だった。元首相は首相を代弁する形で、ハンセン病制圧のためにマス・ムーブメントを起こしてゆくことを約束、二〇万人規模の人々を集めて、ハンセン病が治療可能であり、薬が無料であることを知らしめてゆくと約束してくれた。そしてNGOについては、「NGOは金をとるだけで実際の仕事はしない。自分たちだけのために仕事をしている」と批判的で、基本的にハンセン病制圧は政府の仕事であり、マス・ムーブメントを創出すれば制圧は可能だと公言した。元首相は機嫌よく広大な屋敷の庭を案内してくれ、その庭にはインドを象徴する蓮の池もあり、蓮の花を指差し、「蓮は泥の中から咲く聖なる花である。私は混沌のインドから咲く蓮の花のようになりたい」と呟いた。白馬も飼われていたが、塀を一歩出ると極貧者が暮らす小屋が並んでいた。誠にインドらしい対照的な光景だった。

二〇〇三年の訪問国

◆一月 中国［日中医学生・同学会］
✣二月 ミャンマー［グローバル・アライアンス会議］
◆二月 アメリカ［アトランタ・カーターセンター］
◆二月 ホンジュラス［サモラノ農業大学］
◆二月 ニカラグア［SG2000］
◆二月 中国［北京・日中佐官級軍人交流］
✣三月 インド
◆四月 ミャンマー［要人面談］
◆六月 アメリカ［ロチェスター大学］
◆六月 ポルトガル［コインブラ大学でのササカワ奨学生訪問・ハンセン病施設訪問］
◆六月 スウェーデン［WMU二〇周年］
◆六月 スイス［国連人権小委員会］
✣七月 インド
✣七月 アンゴラ
◆七月 イギリス［エセックス大学］
◆八月 スイス［国連人権小委員会］
◆八月 イギリス［ハンセン病会議］
✣九月 マダガスカル
◆九月 中国［笹川日中友好基金運営委員会］
◆一〇月 モンゴル［モンゴル経営アカデミー］
◆一〇月 チェコ［フォーラム2000国際会議］
◆一〇月 アメリカ［米日財団理事会］
◆一〇月 フランス［笹川日仏財団理事会］
✣一一月 インド
✣一二月 カンボジア［小学校一〇〇校完成式典］
◆一二月 インドネシア［APIワークショップ］

✣は、本書に活動記録を収録

●「SG2000［ササカワ・グローバル2000］」＝アフリカ貧農支援のための農業プロジェクト●「WMU［World Maritime University］」＝世界海事大学●「フォーラム2000」＝ビロード革命のハベル元チェコ大統領、ホロコーストを生きぬいたノーベル平和賞受賞者、アメリカのエリー・ヴィーゼルと私の三人で、チェコの古都・プラハで一九九七年に立ち上げた国際知的対話の国際会議●「API［Asian Public Intellectuals］」＝アジア公的知識人奨学金

第三回「グローバル・アライアンス会議」――ミャンマー連邦共和国［二月］

［ルート］ 成田→タイ・バンコク（飛行時間六時間・トランジット三時間）→ミャンマー・ヤンゴン（飛行時間一時間）―五泊―ヤンゴン→ヘーホー（飛行時間一時間二〇分）―一泊―ヘーホー→ヤンゴン（飛行時間一時間二〇分・トランジット一時間三〇分）→バンコク（飛行時間一時間・トランジット二時間）→成田（飛行時間六時間）

二〇〇三年二月は、第三回「グローバル・アライアンス（GAEL：Global Alliance for Elimination of Leprosy）会議」出席と、シャン州における小学校開校式典出席のためにミャンマーを訪問した。

グローバル・アライアンス会議は、ヤンゴンのセドナ・ホテルで大々的に開催された。初日の六日はキン・ニュン第一書記が挨拶のため出席され、ミャンマーが一カ月前に制圧目標を達成したことが発表された。その後チョー・ミン新保健大臣の歓迎挨拶、ウ・トンWHO南東アジア地域事務局（SEARO）代表、GAEL大使である私の挨拶、ディヴィッド・ヘイマンWHO感染症局長の挨拶と続き、ブラジルからミャンマーへグローバル・アライアンスの議長国の委譲が行われた。その後私から制圧大使としての二〇〇二年度活動報告を行った。反響は非常に良好で、報告後、印刷した報告書を配布した。

各国別の報告を経て、最後に「ヤンゴン宣言」の討議と採択があったが、「ヤンゴン宣言」については、様々な曲折を経て宣言が決議された。曲折の最大のものは、文中にブラジルとインドの二カ国の名前を明示して、二〇〇五年までの制圧目標達成に疑義を表明したことにあり、これに両国が強く反発、この文章そのものが除かれる結果となった。宣言の要点をいくつかあげると、一九八五年に一二二カ国あった蔓延国は現在一二カ国までに減っており、達成不可能な国があるかもしれないが、二〇〇五年までの制圧達成を全加盟国の共通目標とすること、ミャンマーが制圧を達成したことを皆で祝福すること、制圧大使に制圧へのファイナル・プッシュの動きを加速

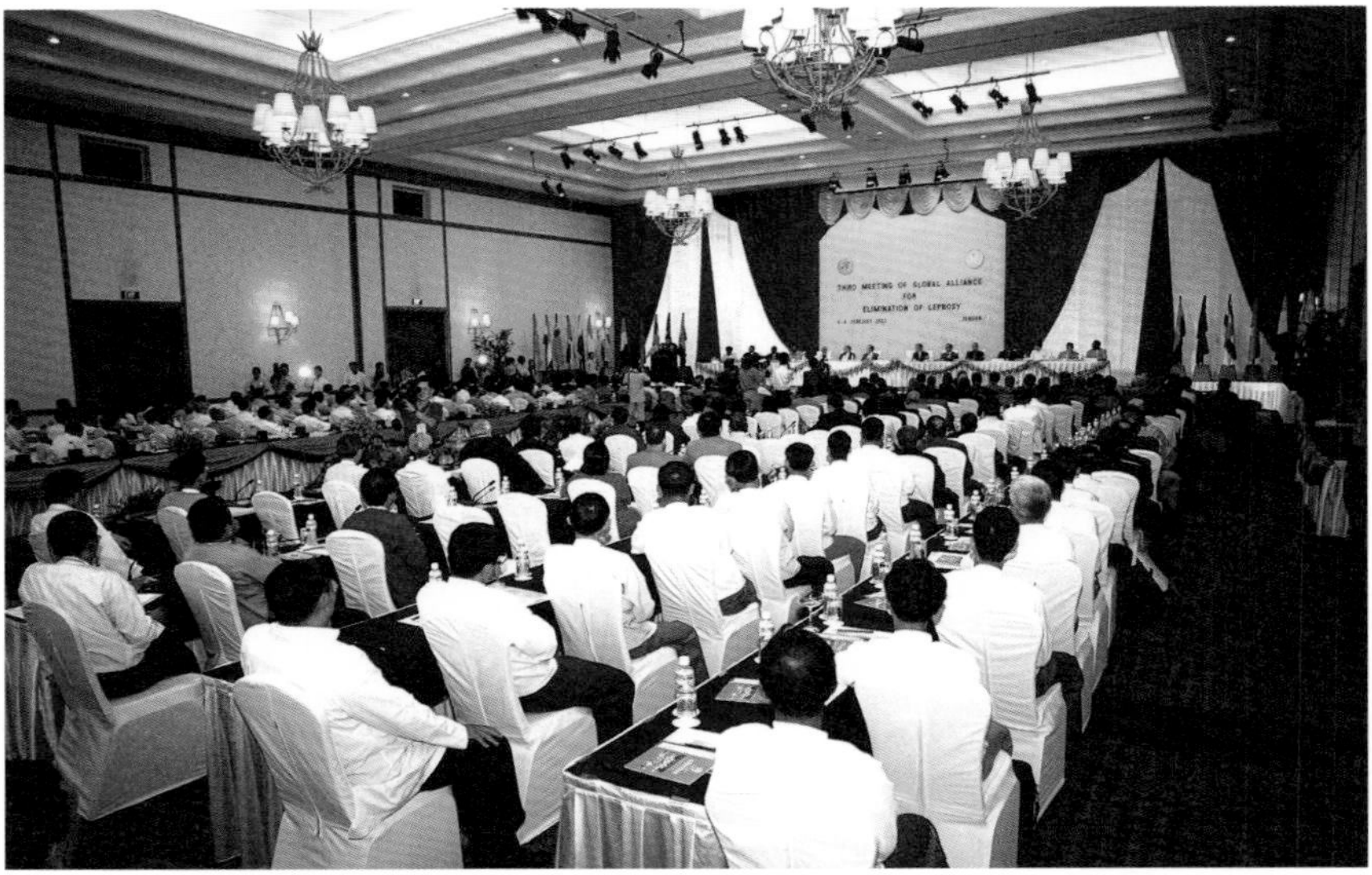

第3回「グローバル・アライアンス会議」ではミャンマーの制圧宣言も行われた（ミャンマー、2003年2月）

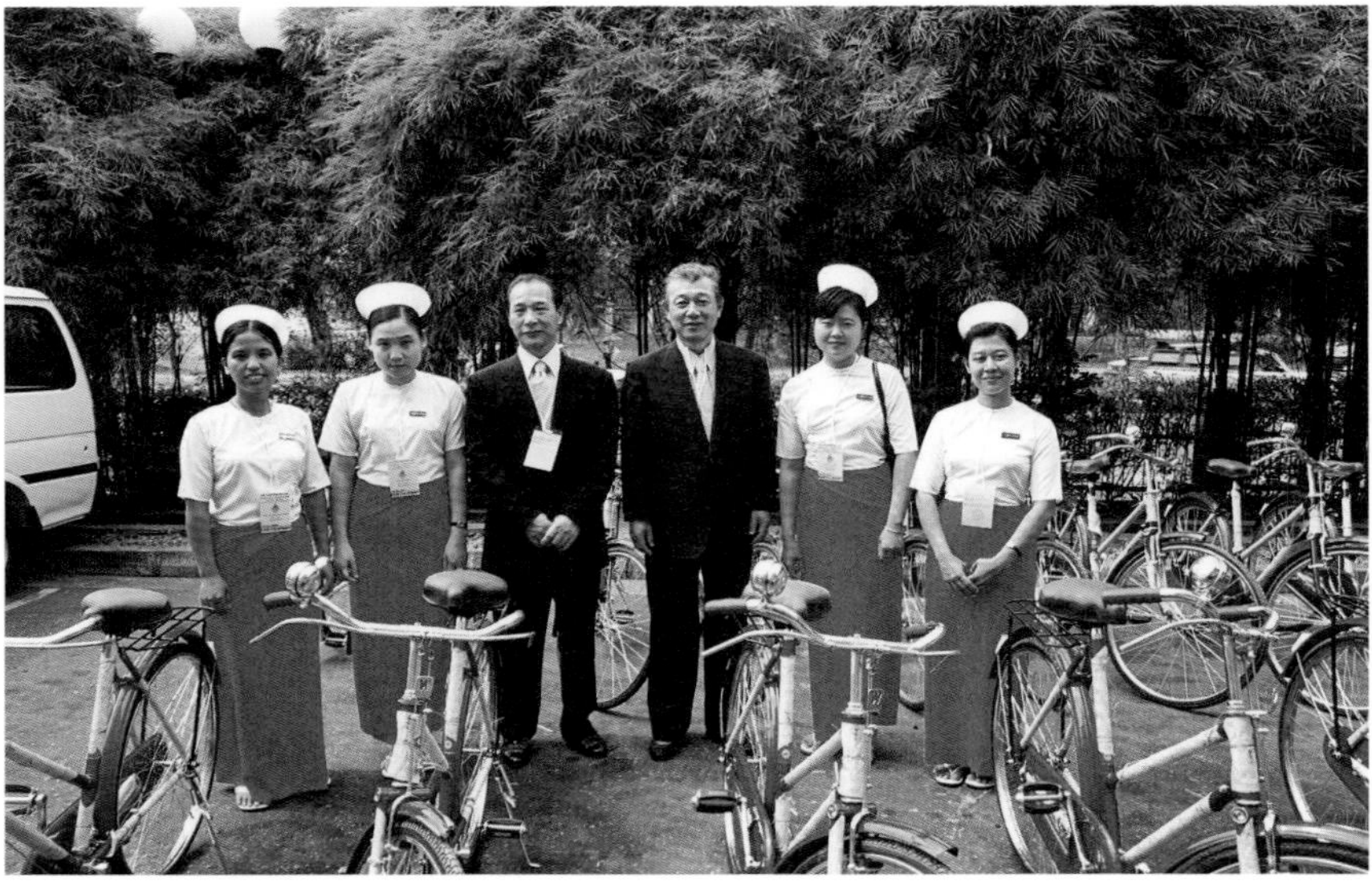

ハンセン病制圧に大活躍したレッドエンジェルスと笹川保健財団が寄贈した赤い自転車（ミャンマー、2003年2月）

させる活動に邁進してくれていることへの感謝、そして、二〇〇五年の制圧達成に向けて全メンバーの決意を新たにすることで結ばれていた。

残念ながら、これ以後、グローバル・アライアンスの活動は様々な理由により頓挫してしまった。

ウエスト・ベンガル州とジャルカンド州の決意――インド(ウエスト・ベンガル州、ジャルカンド州)[三月]

[ルート]成田→タイ・バンコク(飛行時間六時間・トランジット四時間)→インド・ウエスト・ベンガル州コルカタ(飛行時間二時間三〇分)―三泊―コルカタ→ジャルカンド州ランチ(飛行時間五〇分)―二泊―ランチ→デリー(飛行時間二時間三〇分)―一泊―デリー→バンコク(飛行時間四時間・トランジット二時間)→成田(飛行時間六時間)

ウエスト・ベンガル州は人口約八八〇〇万人、二〇〇三年一月現在の患者数は二万四九六五人で、人口一万人あたりの有病率は三・〇六である。一九九四年には一六・九八だった。インド全体の患者数は二〇〇二年三月段階で四四万人、平均有病率は四・二である。同時点でインドでもっとも高い有病率を示す州はジャルカンド州の一二・九五であり、ビハール州の一一・〇三、チャティスガール州の一〇・八五と続く。

三月六日の夜コルカタ空港に到着、一泊してから翌朝六時、ハウラー駅より急行列車でアサンソルに向い、午前九時にデヌア・プライマリー・ヘルス・センターを訪れた。管轄する約一万八〇〇〇平方キロの地域には、一万二二七〇人の人々、一三の村落、一一の小学校がある。ハンセン病患者は計三六人で、子どもから大人まで数人の軽度の患者に面会したが、三五歳の女性は、もう少しで夫から離婚されるところだったと言う。軽度の症状がある六歳くらいの子どもは、学校での検査で発見されていた。

もう一つののプライマリー・ヘルス・センターでは地域グループの人々と会合し、市当局、鉱山局などの代表からハンセン病対策の説明を受けた。

いまはハンセン病は治る病気であるというキャンペーンによって一定の成果を収めている。鉱山局も二つの病院を持ち、ヘルスワーカーのネットワークも整備されている。保健局とボランティア組織の協力を得て、鉱山労働者の居住地区の人々のケアを進めているところだった。私からは、世界とインドのハンセン病の現況に触れたあと、北部七州の制圧活動の評価を伝えた。政治の指導力とメディアによる啓蒙活動の重要性を特に強調、ウエスト・ベンガル州では女性の患者発見が進んでいることと、病気の後遺症によって体が変形する前の早期発見が進んでいることを高く評価した。その後も各地のプライマリー・ヘルス・センターや病院を訪れた。一般病棟にハンセン病患者が区別なく入院しており、統合が進んでいることを確認できた。その後、ホテルで六つの地域の現状についての説明を受けた。地域によってはまだまだ強いスティグマがあること、外部からの移住者の有病率が高いこと、有病率が一三という高い地域があること、都市部にはインフラがなくNGOに頼らざるを得ないこと、スラムが注視点であることなどが報告された。

三月八日には、コルカタの隣のハウラー地域へ戻り、公立クリニックを訪れた。現在は七人の患者が通っており、一人の男性患者が診察に来ていた。クリニックの隣には患者居住区があり、私の訪問を歌で歓迎してくれた。この歌は副市長が作詞したハンセン病の歌だそうである。

ハウラーからコルカタに戻って、コルカタ市のムカルジー市長と会談した。私は、一九八〇年にマザー・テレサに面会した体験を話し、現在の状況は彼女の想像を越えるもので、さらにファイナル・プッシュに向けた市長の指導力を発揮して欲しいと注文した。コルカタのハウラー駅よりアサンソルへの列車移動には、銃を持った警護官が同乗してくれた。初めての経験である。列車の速度が遅く、鉄路のカーブではさらに低速になり、強盗が乗り込んでくる可能性があるからだそうだ。

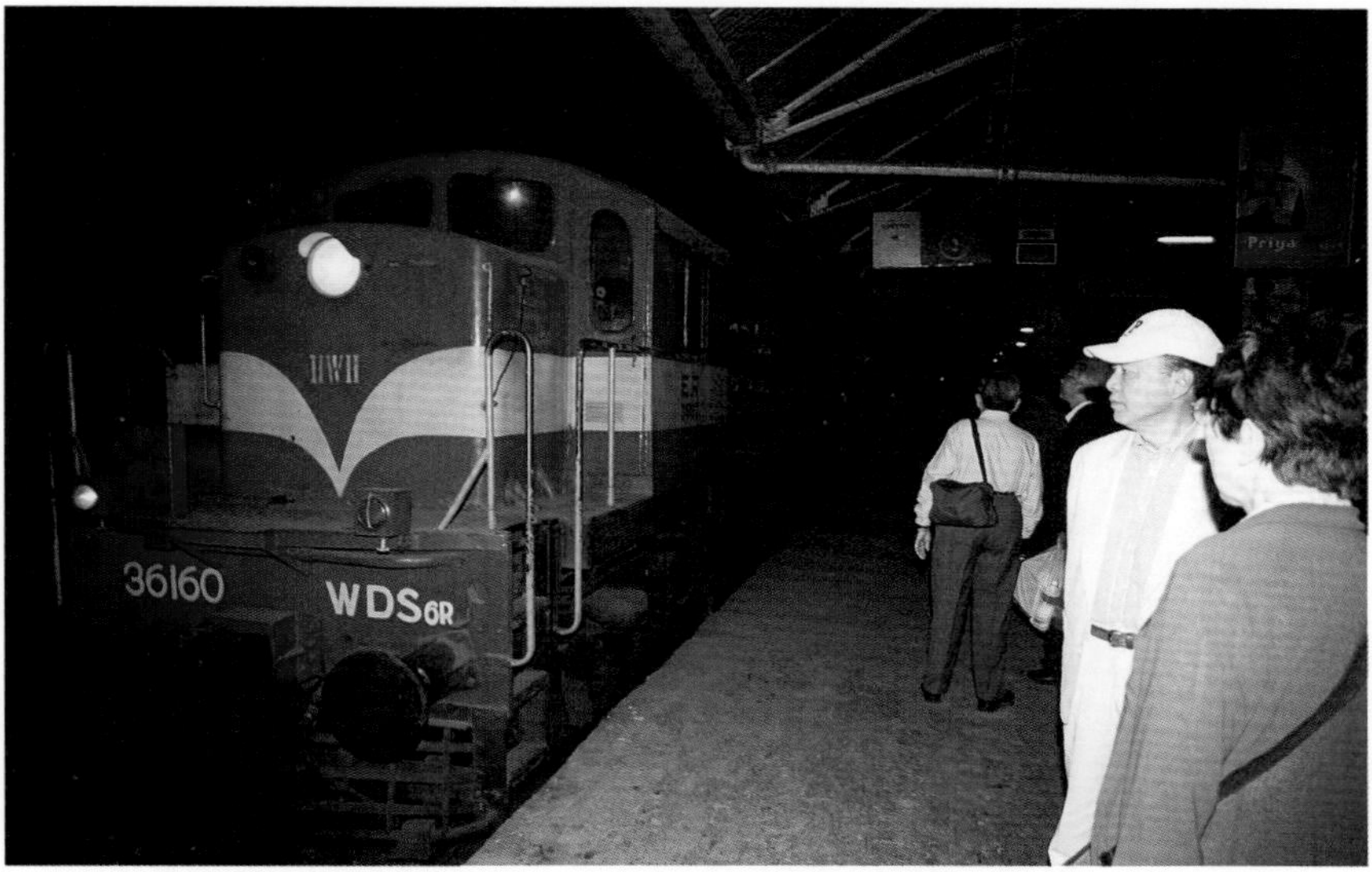
36160
WDS6R

早朝、強盗に備えて護衛と一緒に乗った列車（インド、ウエスト・ベンガル州、2003年3月）

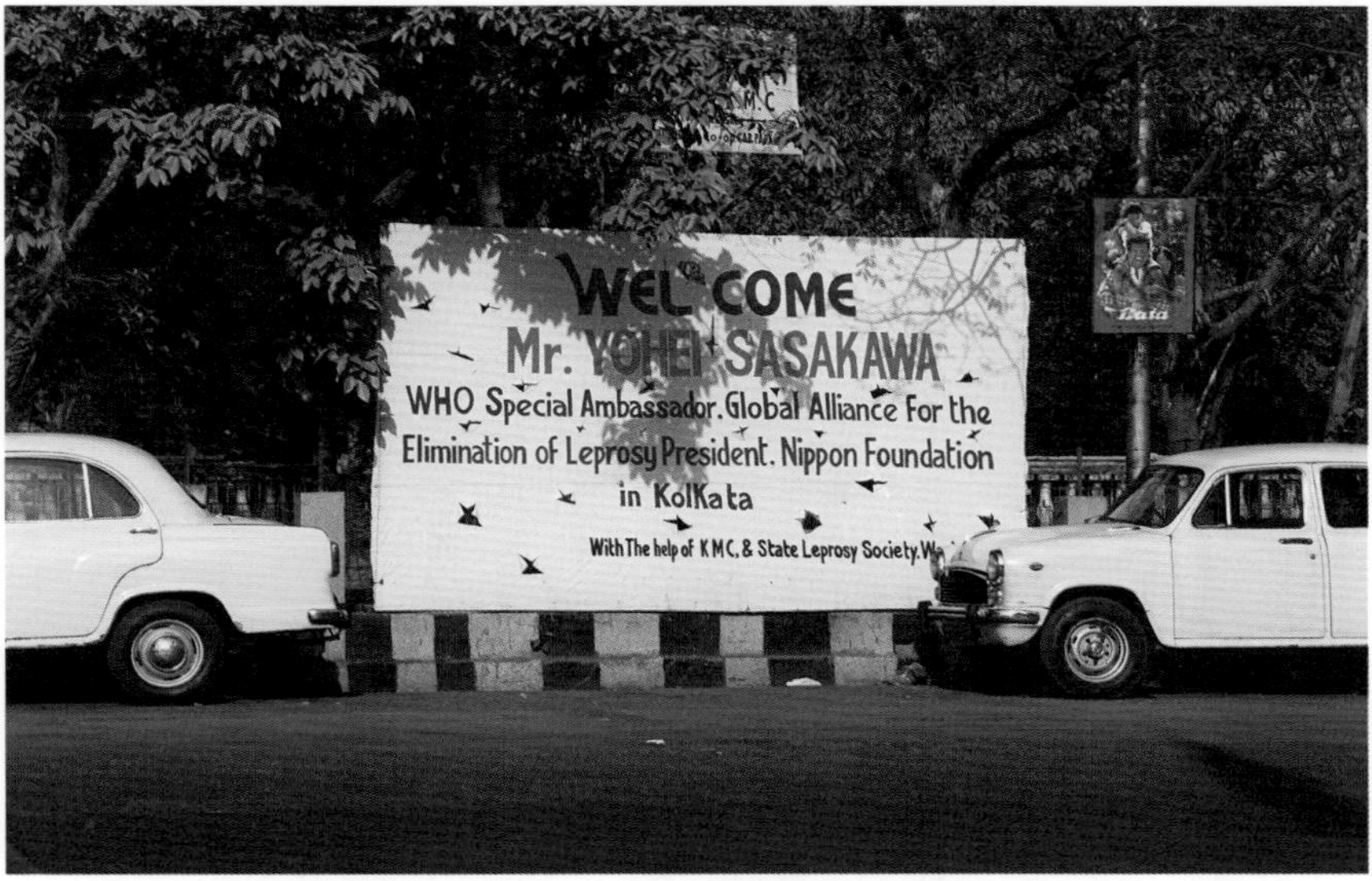
WEL COME
Mr. YOHEI SASAKAWA
WHO Special Ambassador. Global Alliance For the
Elimination of Leprosy President. Nippon Foundation
in KolKata
With The help of K M C, & State Leprosy Society.

街中にあった歓迎の看板（インド、ウエスト・ベンガル州、2003年3月）

続いて訪問したジャルカンド州の人口は二七五〇万人、二〇〇二年三月時点での登録患者数は三万五五八七人で、有病率は一三だった。今回の訪問時の報告では、有病率一〇・五というものと、八・九一ものと人によって食い違いがあったが、八・九一が正しい数字のようだった。

三月九日、コルカタからジャルカンド州のランチに到着、早速ホテルで現地のハンセン病制圧状況について説明を受けた。その後、サランギ保健大臣との会談では、「日本財団とWHOの訪問を歓迎する。これはジャルカンド州にとって歴史的な瞬間である。高い有病率を示すインドの中でもこの州は特に高い。ビハール州から分割されたときには一八だった。現在は一〇・五となっており、今後首相、自分そして保健省関係者の努力をもって必ず二〇〇五年までに制圧を達成する。現在は保健サービスも縦から横に広がり、毎日一般のプライマリー・ヘルス・センターで患者の診療、治療が行われている。治療薬MDTはすべてのプライマリー・ヘルス・センターとサブ・ヘルス・センターレベルまで用意されている」との説明を受けた。私は、「ミャンマーでサランギ大臣からのご招待を受け、早い機会に訪問でき、政治的コミットメントをうかがえて嬉しい」と挨拶。サランギ大臣からは、翌日訪問するバランギー病院をリハビリテーション病院として改築して、新たな活動を続けてゆくための支援が欲しいと要請された。また、「この地域では、前世に悪いことをしたためにハンセン病にかかるという迷信がいまだ強い、社会全体にそのような迷信とスティグマがなくなるようなトレーニングの必要がある。これから村落レベルまでそのようなトレーニングを進めてゆく」という決意表明があった。

この州の登録患者数は全インドの六・二%を占めている。有病率は正確には八・九一、一番低いところで三・一二、高いところで二〇である。現在一般保健サービスに、ハンセン病を取り込んでおり、一般の保健サービススタッフが一日三時間から四時間のトレーニングを受け、ハンセン病に対応している。全地域の八二%が農村であり、識字率も低く、印刷物などによる広報は役に立たない。特に問題は女性で、女性の健康は家族に無視され、六一%の女性が文盲で社会的な制約も強い。また、子どもたちの病気発見も難しい状況にある。さらに部族集団が人口の三〇％を占め、山岳部や丘陵地帯にいることで、患者発見とその治療を困難にしている。特に彼らの間には黒魔術や伝統的なヒーラーに頼る慣習が根強く残っている。私は、「制圧達成のためにはいまのやり方だけでは不十分であり、患者を待っているだけでは、自主的に出てきたときには既に病気が進行してしまっている場合が多い。制圧活動を社会運動としてとらえ、短いメッセージを通じて広く伝えてゆくことが重要だ。女性の識字率が低いからメッセージを伝えにくいというのも疑問がある。自分の役に立つメッセージなら何百キロを越えても伝わるものだ。届かない人に届くようにReaching the unreachable（到達不能に到達する）ということが重要だ」と述べた。保健大臣は、これから「Reaching the unreachable」をスローガンとして使って行きたいと目を大きく見開いて応じてくれた。

夕方の記者会見では、私からメディアの協力を要請。サランギ保健大臣は「to reach the unreachable」と言う新たなスローガンを紹介した。記者からは、他の州と比較してジャルカンド州はどのような状況にあるのか、これまでの制圧の成果はどうか、二〇〇五年の制圧は可能なのか、家庭や学校での認知度をどのように高めるのか、きちんとした医療インフラがあるのか、日本財団はどのくらい資金を拠出しているのか、などの質問があった。

その夜に会談した州大臣のマランディ氏は、二〇〇五年の制圧を確約すると述べ、今次の予算議会で全州の公的セクターがハンセン病制圧に全力を尽くすべきだという決議を出すことにすると表明された。

六月はポルトガルにある唯一のハンセン病専門病院兼療養所として一九四七年に設立されたロヴィスコ・パイス・ハンセン病療養所を訪問。療養所には三五人の回復者が住んでおり、最後の入所者という四四歳の男性が畑仕事をしており、笑顔がチャーミングだった。

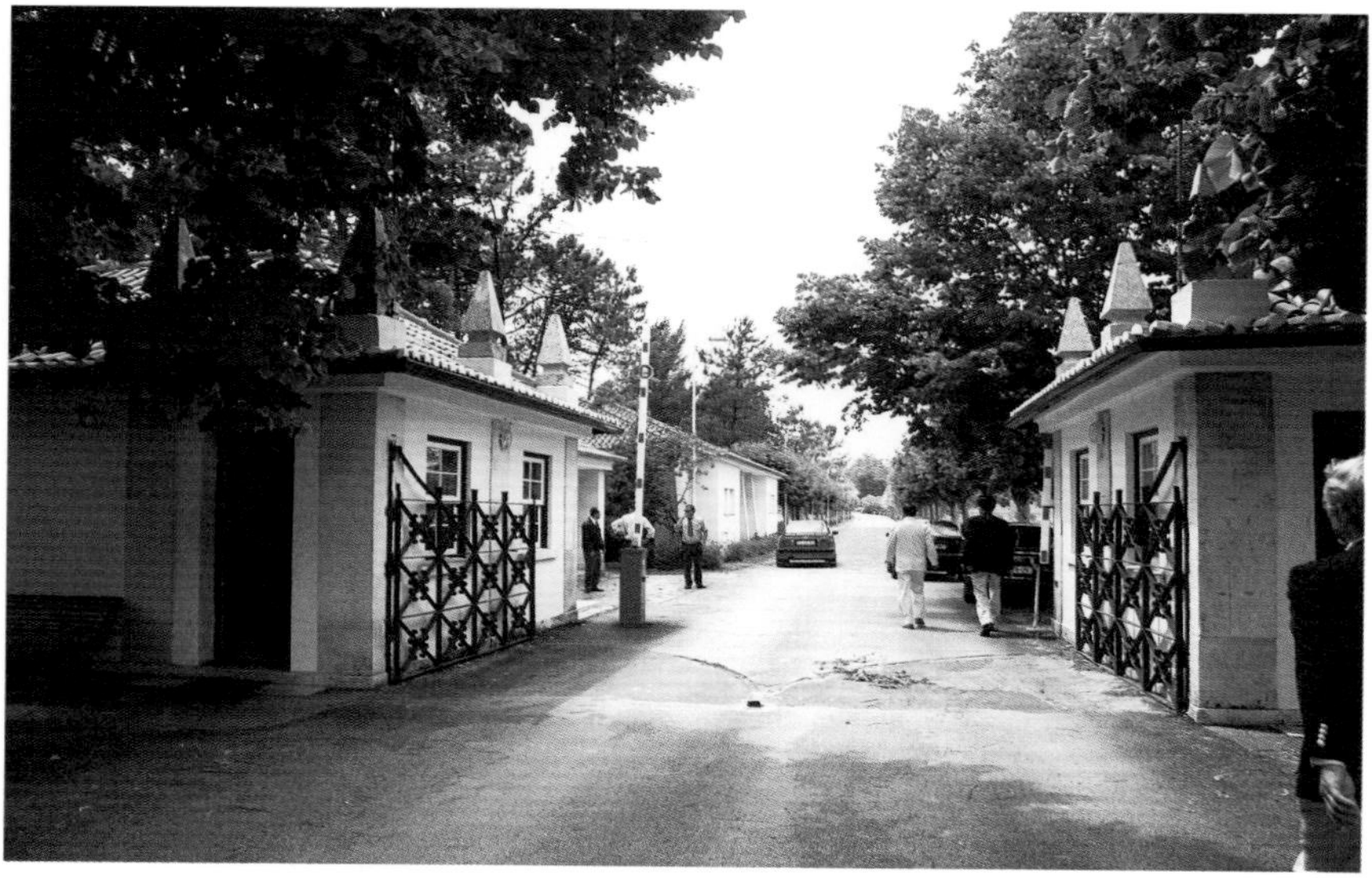

ロヴィスコ・パイス・ハンセン病療養所（ポルトガル、2003年6月）

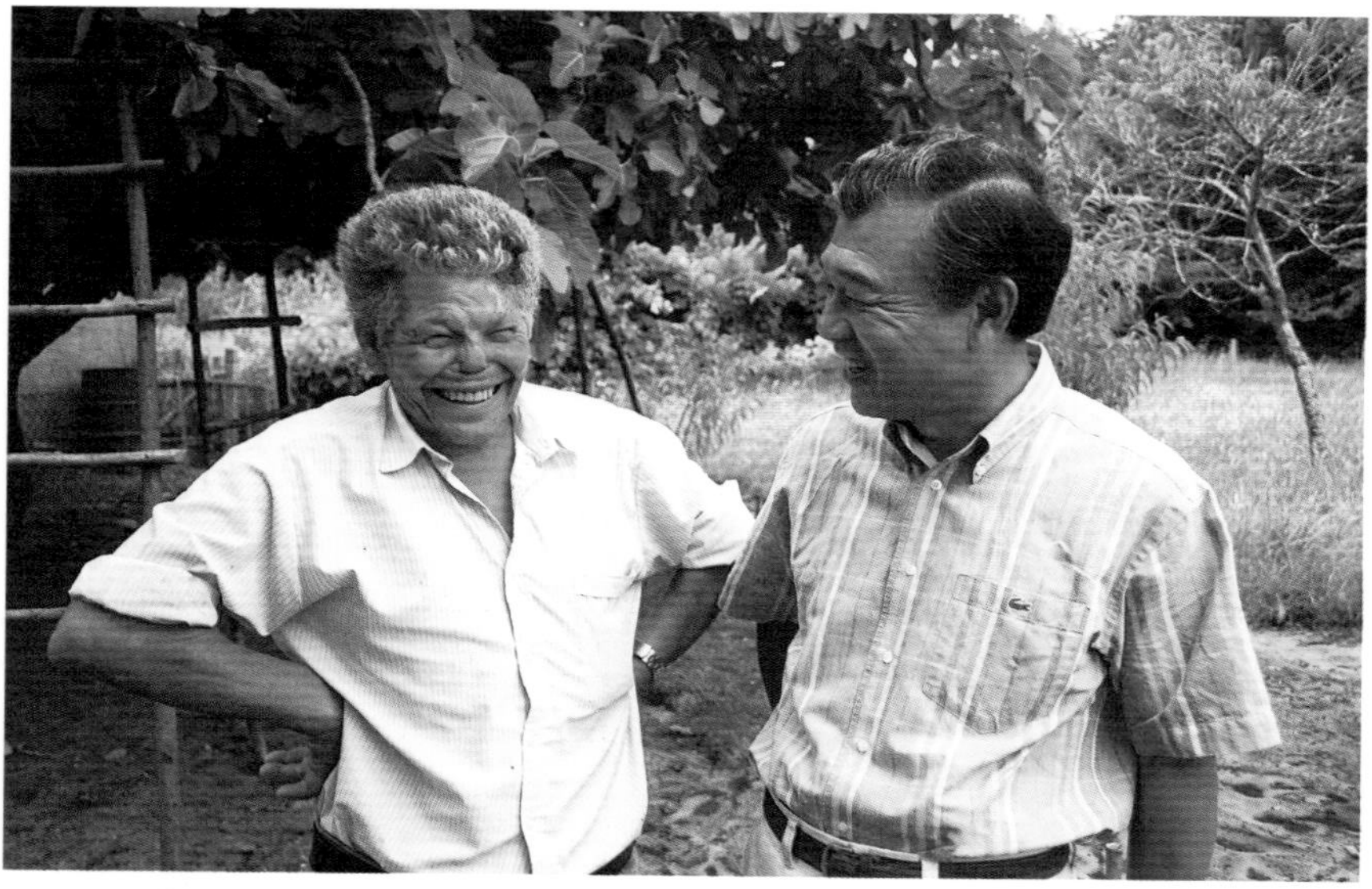

ヨーロッパ最後のハンセン病患者とされる男性と（ポルトガル、ロヴィスコ・パイス・ハンセン病療養所、2003年6月）

インドで二番目に有病率の高い州——インド（オディシャ州）［七月］

［ルート］成田↓インド・デリー（飛行時間八時間半）—一泊—デリー↓オディシャ州ブバネシュワール（飛行時間二時間）—三泊—ブバネシュワール↓デリー（飛行時間二時間・トランジット六時間）↓成田（飛行時間七時間半）

七月は、インド北東部のオディシャ州を訪れた。オディシャ州は有病率が一万人に七・三人と、ビハール州に次いでインドで二番目に高い州である。三〇ある行政地域のうち九つの地域で有病率一〇以上だが、州政府をはじめ政治的リーダーのコミットメントは非常に強く、医療統合も進み、治療薬MDTも十分に配布されている。にもかかわらず過去一〇年間にわたって大きな変化がなかったのは、人口の一三％を占める都市部のスラム住人の問題に加え、三一四の地域ブロックうちの三四が州境にあり、州境を越える患者の移動が激しく、人口の二二％を占める辺境の地の部族にハンセン病についての正しい情報が届きにくいことなどが上げられる。これらの人々には、対人コミュニケーションをより充実させないと情報が届かない。このような悪条件のもとで、現在、M・M・ラジェンドラン州知事のリーダーシップで、制圧のための計画が策定され、二〇〇五年末までを四段階に分け段階的に制圧を達成してゆく努力がなされている。知事自らが先頭に立ってこの計画を進めてゆくという他の州には見られない意気込みが感じられた。

オディシャ州では、カタ―バック・ハンセン病ホーム＆ホスピタルを訪れた。マハトマ・ガンジーが一九二五年と一九二七年の二回にわたって訪れたことのある歴史的な場所である。約二〇〇人の入所者の中には既に治癒している若い女性や子どももいたが、このような隔離が不必要な人々が病院に住んでいるのは、この地の社会的スティグマの強さを示すものである。制圧活動とは別に、社会参画を積極的に進める施策が強く求められる。

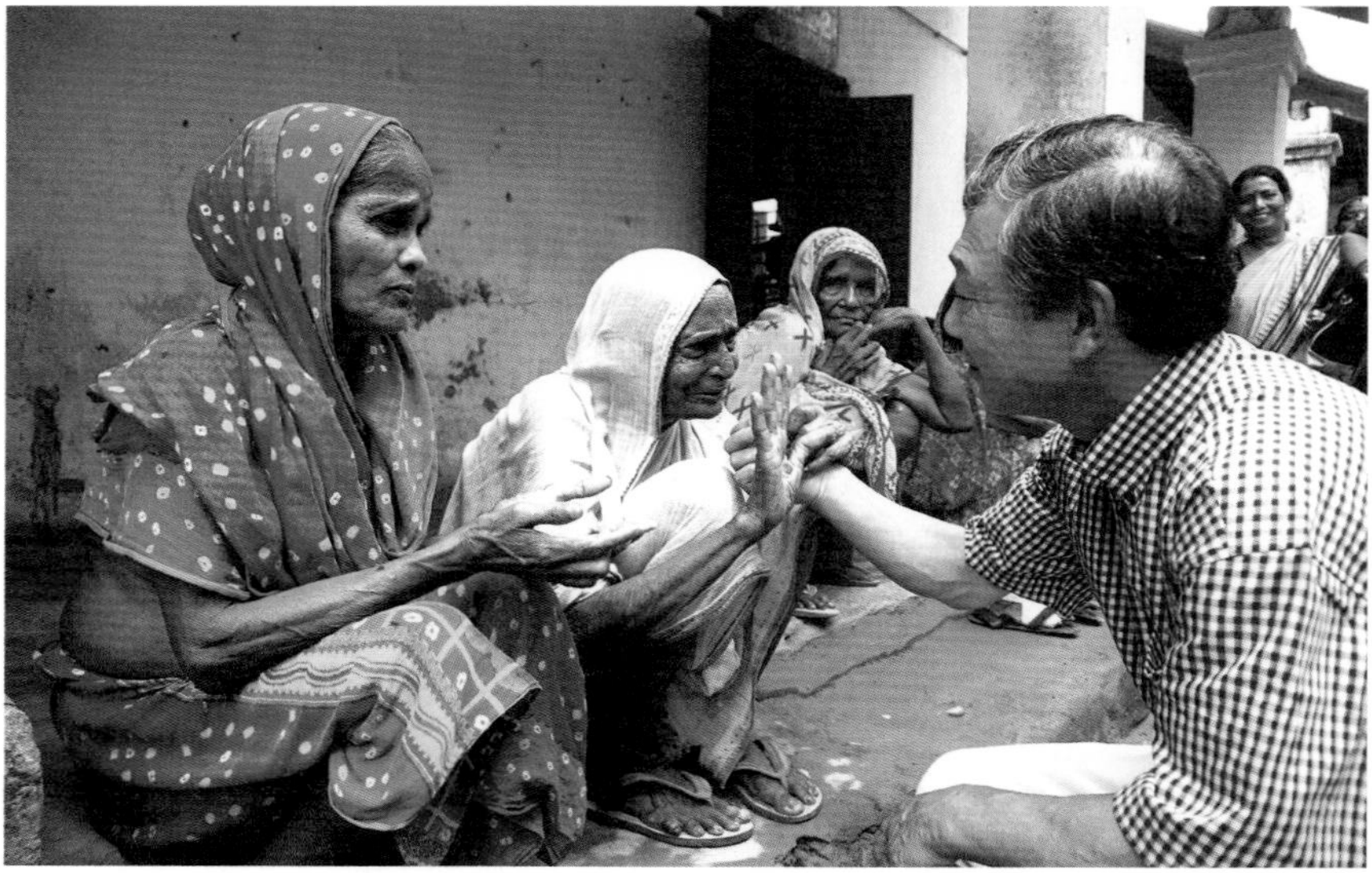

回復者を慰問をする（インド、オディシャ州、2003年7月）

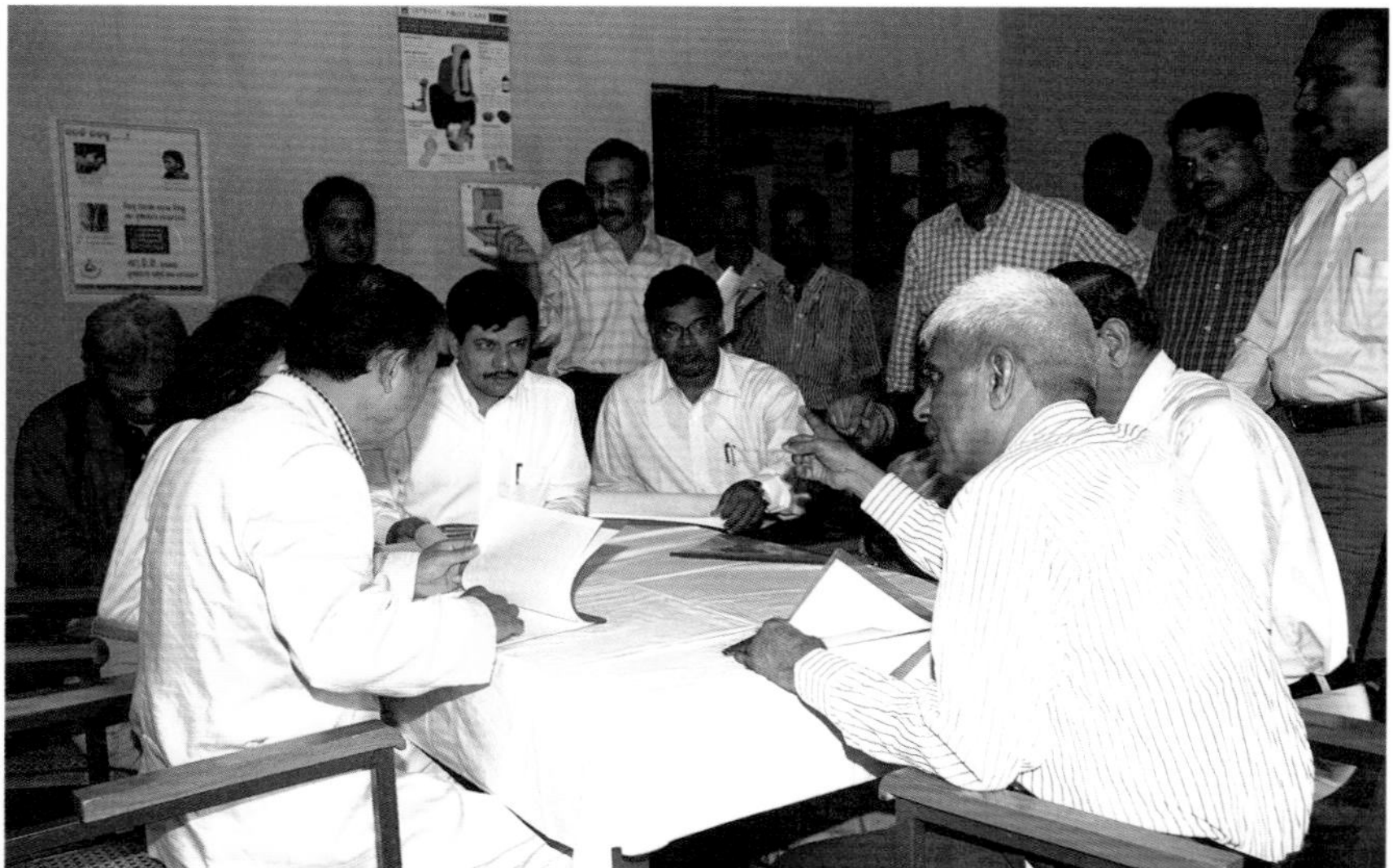

保健所で現状について話を聞く（インド、オディシャ州、2003年7月）

紛争の余塵の中で――アンゴラ共和国［七月］

［ルート］成田→フランス・パリ（飛行時間一二時間・トランジット六時間）**パリ→アンゴラ・ルワンダ**（飛行時間八時間三〇分）**―四泊―ルワンダ→イギリス・ロンドン**（飛行時間九時間・トランジット二時間二〇分）**ロンドン→スイス・ジュネーブ**（飛行時間二時間）**―二泊**（国連人権小委員会ブリーフィング、ラムチャラン高等弁務官代理）**―ジュネーブ→ロンドン**（飛行時間二時間）**―一泊**（エセックス大学にてポールハント教授と面会）**―ロンドン→成田**（飛行時間一一時間三〇分）

アフリカ南西部に位置するアンゴラ共和国は、一九六一年から独立戦争を戦い一九七五年に宗主国ポルトガルからの独立を達成した。しかし、独立後も一九七五年から二〇〇二年まで内戦が続き、国土には一〇〇〇万以上の地雷が残されているという。内戦終結後は石油やダイヤモンドなどの豊富な資源を背景に急激な経済発展を続けており、首都のルワンダは物価が世界一高いことでも知られている。

七月、成田からパリへ飛び、空港で六時間待機した後、深夜便で八時間半、アンゴラの首都ルワンダに入った。内戦後のルワンダで外国人は国連職員のみで、我々のような東洋人はさぞ目立ったことだろう。また、治安も悪く、政府は私のために警備員をつけてくれた。ホテルから移動しようと車に乗ると、同行者がなかなか乗ってこない。聞くと、小型ビデオで街の様子を撮影している際に「俺を撮ったな！」と警察官らしき男性にクレームをつけられ、少額を渡してその場は収まった、というハプニングもあった。

今回はルワンダからさらに空路で約一時間半（ルワンダから約六〇〇キロ）ほどの、ビエ県での活動となった。一四人乗りの小型プロペラ機で移動。ここは内戦が最も激しかった地域で、去年まで三〇年続いた内戦で人口の二〇％が亡くなったという。ハンセン病患者の多い県の一つでもあり、二〇〇二年末の有病率は五・八三人（人口一万人あたりの登録患者数）と報告されている。県の中心都市のクイトでは、ポルトガル植民地時代のコロニアル風

内戦のひどかったビエ県にはところどころに戦車が放置されていた(アンゴラ、2003年7月)

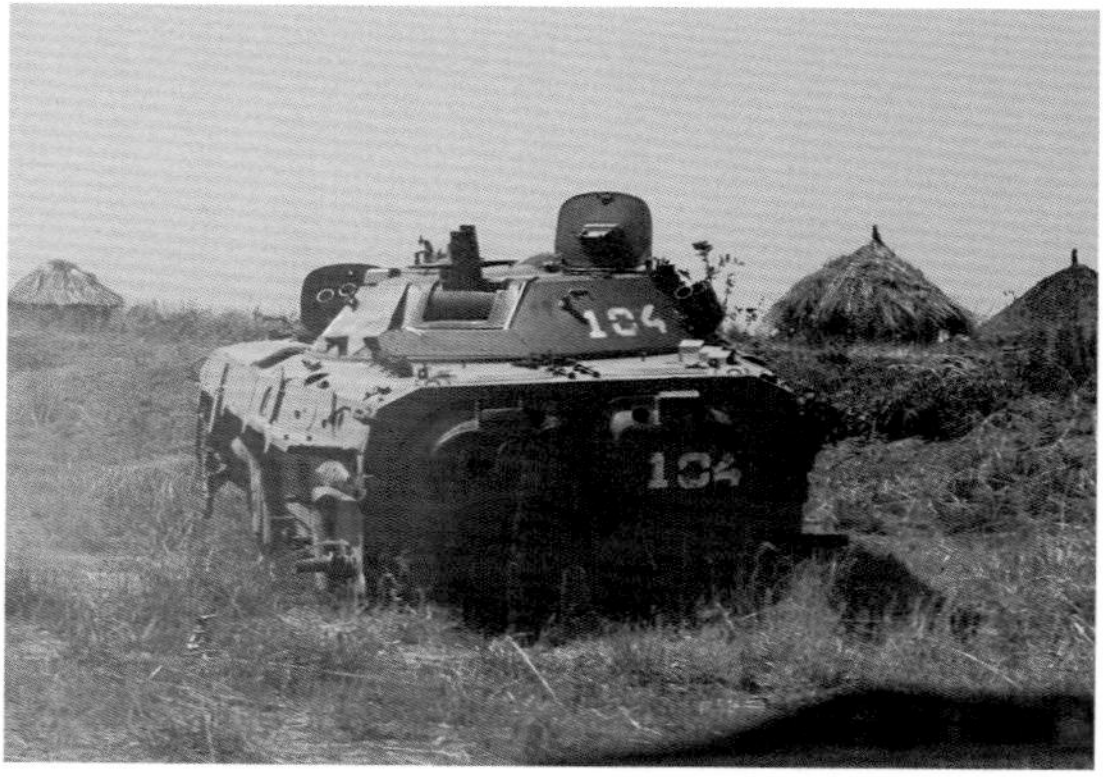

悪路を通って現場に急ぐ(アンゴラ、2003年7月)

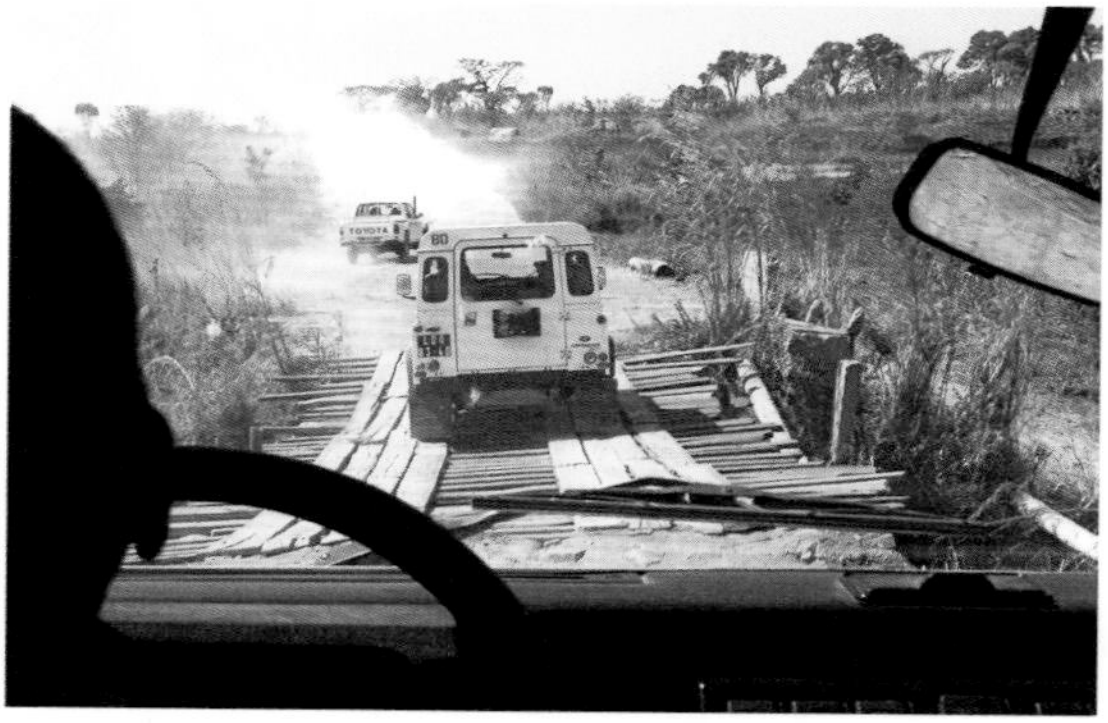

内戦の銃弾が生々しく残る現場で(アンゴラ、2003年7月)

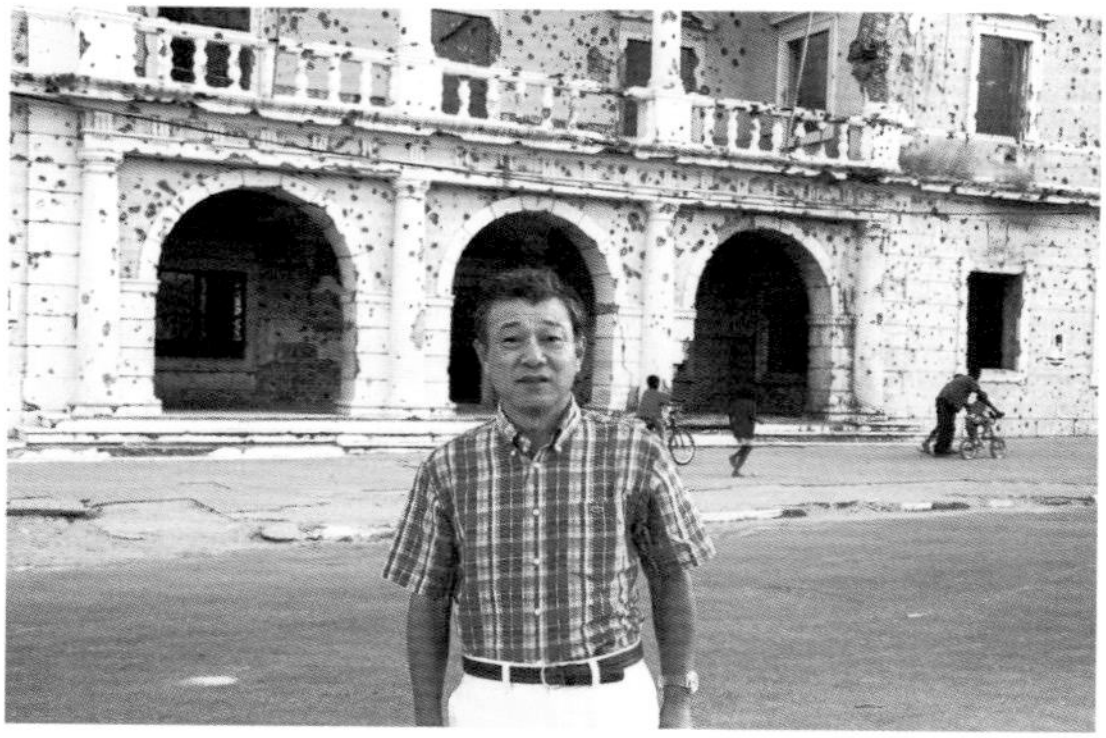

の建物が内戦による破壊によって無残な姿を晒していた。クイトからさらに八〇キロほど離れたカマクパという町の病院を訪ねたが、未舗装の道には大きな穴がいたるところにあり、車で約三時間の移動は困難を極めた。同行者の中には軽いむち打ち症になった人もいたほどである。荒れ地には内戦で破壊された戦車が無残な姿で放置されていた。クイトの市長は、「紛争が終って一年を経過したが、川の反対側の市制区域にはいまだに入れない。周辺の畑には数多くの地雷が残され、農民も農作業ができない状態だ」と顔を曇らせる。ハンセン病対策では、治療薬MDTの配布も不十分な中、海外の若いボランティア医師が現地スタッフとともに奮闘しており、頭の下がる思いだった。

ルワンダでは、私の訪問に合わせて、アンゴラ政府が保健大臣の出席のもと、ハンセン病対策が始まって以来初めてのパートナー会議を開催した。会議は、パートナーとして回復者の代表が、政府やWHO、NGOと並んで同等の立場で出席していた。これは、ハンセン病問題を医療面からだけでなく偏見や差別という社会的な側面からも取り組もうとするアンゴラ政府の姿勢を示すもので、その後少しずつ回復者が行政側と同じテーブルにつくことが世界各国で実現していった。

苦難の中の光明――マダガスカル共和国［九月］

［**ルート**］成田→フランス・パリ（飛行時間一三時間・トランジット六時間）パリ→マダガスカル・アンタナナリボ（飛行時間一〇時間）―二泊―アンタナナリボ→トアマシナ（飛行時間五〇分）―一泊―トアマシナ→アンタナナリボ（飛行時間四五分）―二泊―アンタナナリボ→パリ（飛行時間一〇時間・トランジット五時間）パリ→中国・北京（飛行時間一〇時間五〇分）―一泊（笹川日中友好基金委員会）―北京→成田（飛行時間三時間三〇分）

九月に訪れたマダガスカル共和国は、アフリカ大陸の東南に位置するインド洋に浮かぶ島国で、総面積五八万七〇〇〇平方キロ(日本の一・六倍)、一六〇〇万人が住んでいる。古生代に存在したゴンドワナ大陸から分かれたマダガスカルは長い孤立の時代を経て、キツネザルをはじめとして珍しい動植物種が分布している。そして、マダガスカル人の祖先はいまから二〇〇〇年ほど前にアジアからインド洋を渡ってきた人たちで、現在のインドネシアやマレーシアと同じ祖先をもっている。だから、マダガスカルで会う人々の多くの顔はアフリカ人というよりアジア人に似ており親しみやすい。また、稲作農業が盛んで、水田の風景もどこか東南アジアによく似ている。

成田からパリへ一三時間、空港で六時間待機した後、パリからアンタナリボまで一〇時間の行程である。ちなみにマダガスカルの食事は、主食の米、キャッサバ、トウモロコシに少量の豆や肉などをのせるのが一般的だが、フランス植民地時代の名残りだろう、フランス料理も意外に美味しく、夕食に出されたフォアグラの大きさには驚かされた。

有病率は一九九七年には八・三一人と高かったが、二〇〇三年時点では四・〇人まで改善していた。ただし地域によっては八人、一〇人という蔓延地域も多く、制圧活動は苦難のただ中にあった。

制圧活動の障害は、ハンセン病に対する根強い偏見と差別、末端の保健センターでのワーカーの能力不足、人口の四割が各地域の保健センターから一〇キロ以上離れた遠隔地に居住しておりアクセスが困難であることなどが上げられる。マダガスカルのマーク・ラヴァルマナナ大統領は、酪農ビジネスで成功した人物で、毎朝誰よりも早く大統領府で仕事を始める。腹心の官房長官は神戸大学を卒業し流暢な日本語を話し、大統領自身も熱心な親日家だった。

今回の訪問で、大統領、首相、外務大臣、保健大臣など同国の政治指導者と会談したが、皆がハンセン病についての深い知識をもち、制圧に向けて努力を惜しまないと強い政治的コミットメントを示してくれた。大統領は面談の折に「マダガスカルは最貧国の一つで、マラリア、結核など公衆衛生上の問題も沢山ある。しかし、ハン

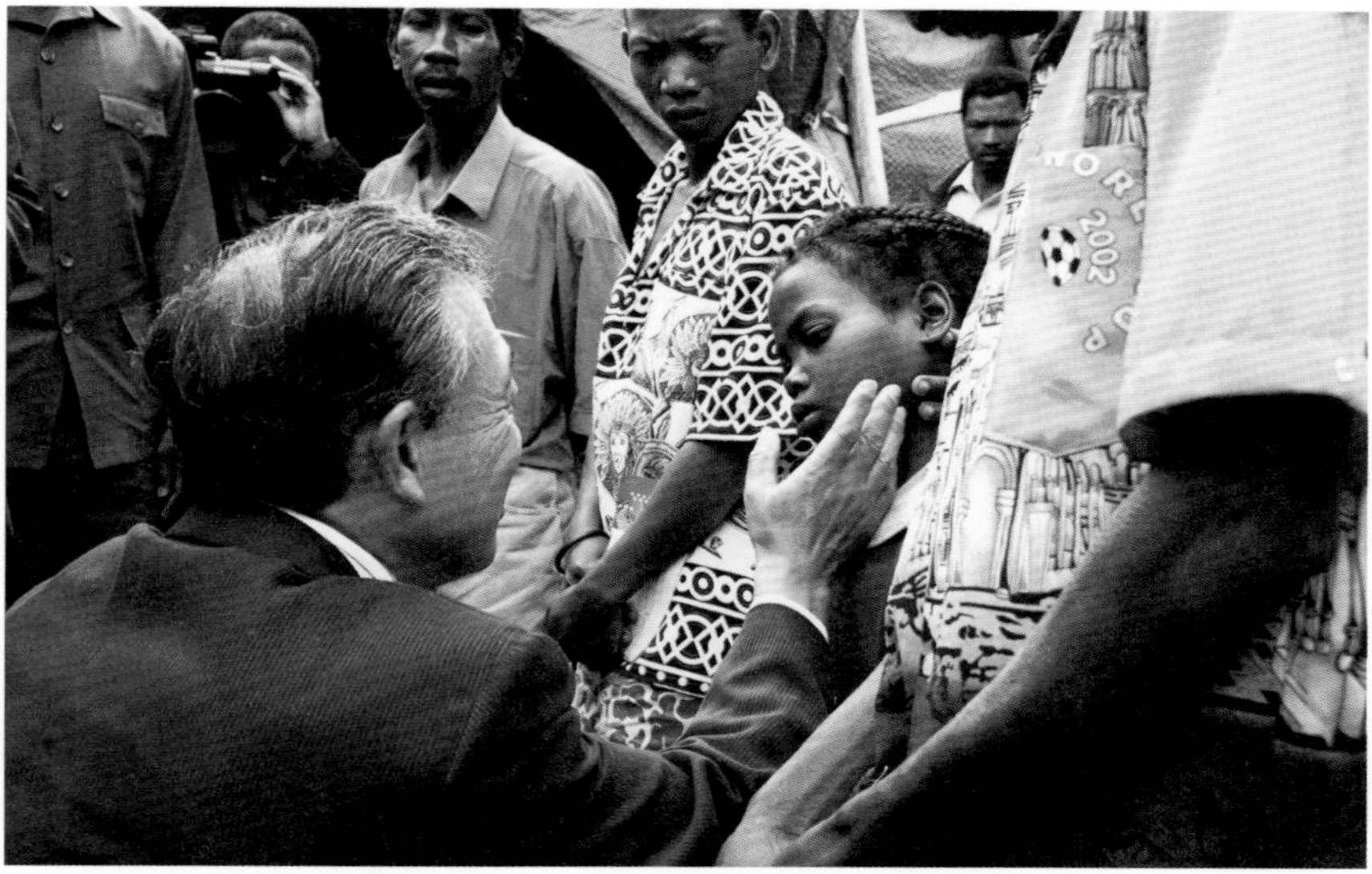

ハンセン病を発症した少女と(マダガスカル、2003年9月)

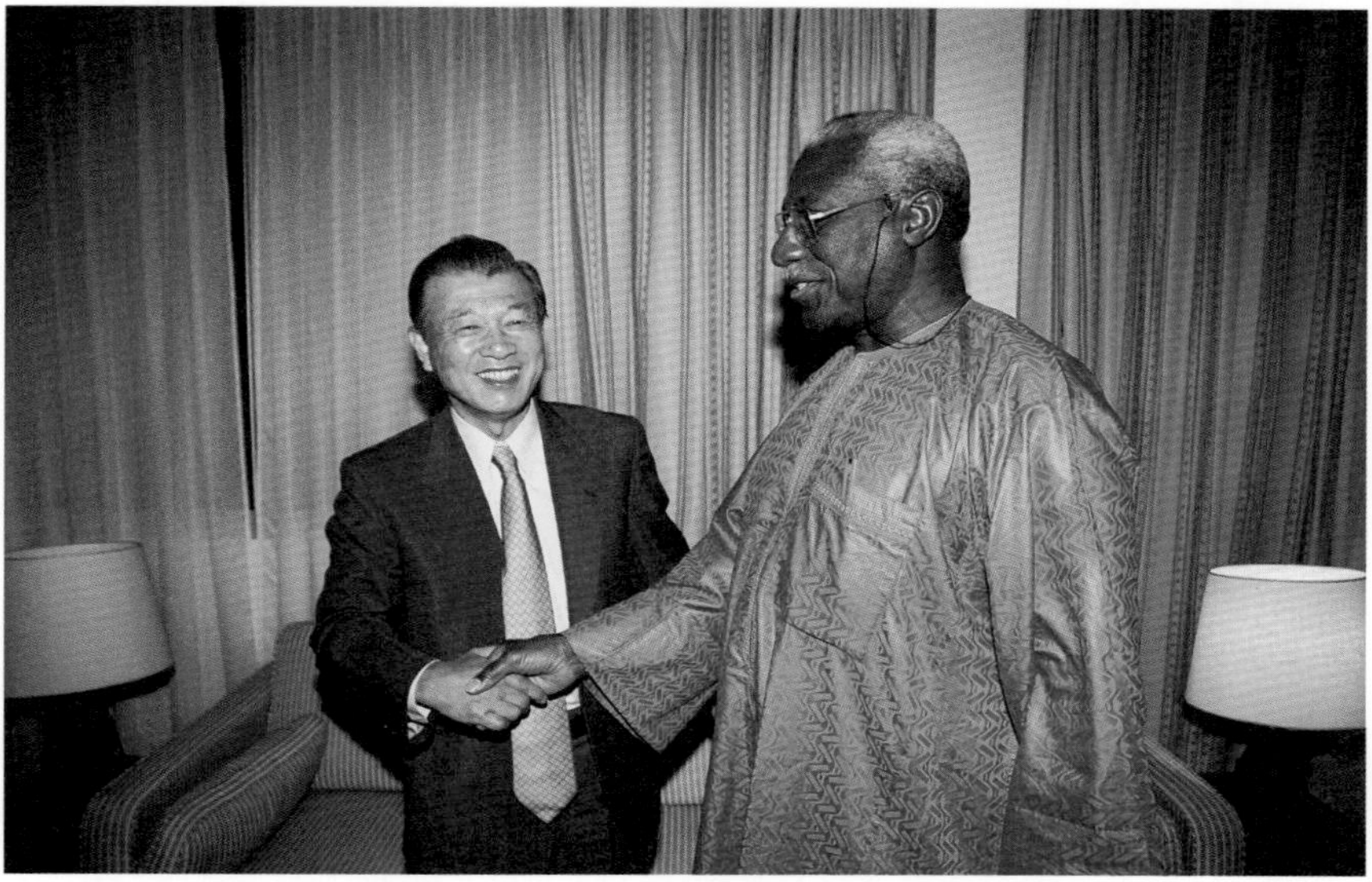

盟友とも言える、WHOアフリカ地域事務局長のサンバ博士と(マダガスカル、2003年9月)

セン病は大きな問題なので来年までには制圧したいと考えている。そのためには、国民を啓発する動きをつくりたい。国民が動きに参加することが重要だ。ハンセン病患者も社会の一員であるということを、私自身が患者に会いに行くことで示したい。隠れた患者が出て来るよう、キャンペーンを強く進めるよう保健大臣に指示をする」と話された。またテレビ、新聞も大きく報道して、ハンセン病制圧に真剣に取り組んでいる政府の考えを伝えた。

私は常々、ハンセン病の制圧には、強い政治的コミットメントが必要だと説明してきたが、マダガスカルには、すでにこれが存在し、基本的な政策と活動戦略もできあがっており、この国には二〇〇五年の制圧達成の可能性を感じた。

ガンジーゆかりの地で——インド（ウエスト・ベンガル州、デリー、マハラシュトラ州）［一一月］

［ルート］成田→シンガポール（飛行時間六時間・トランジット三時間）**→インド・ウエスト・ベンガル州コルカタ**（飛行時間二時間半）**—二泊—コルカタ→デリー**（飛行時間二時間）**—二泊—デリー→マハラシュトラ州ナグプール**（飛行時間三時間）**—一泊—ナグプール→ムンバイ**（飛行時間一時間）**—三泊—ムンバイ→シンガポール**（飛行時間六時間・トランジット一時間三〇分）**→成田**（飛行時間六時間）

かつて、インドといえばハンセン病の国と呼ばれ、実際いまも患者数は世界の六割以上を占めている。建国の父、マハトマ・ガンジーも、建国のマニフェストの一七番目にハンセン病の撲滅を掲げた。インドでのハンセン病の制圧こそ、私の最大の活動目標であり、最終的にはハンセン病回復者の物乞いをゼロにすることが私の人生の悲願である。私はその実現のために、多い年には、年間七回この国で活動してきた。二〇〇三年には三月と七月に続いて一一月は、コルカタ、デリー、ワルダー、ムンバイの四カ所を訪れた。ウエスト・ベンガル州のコルカタ

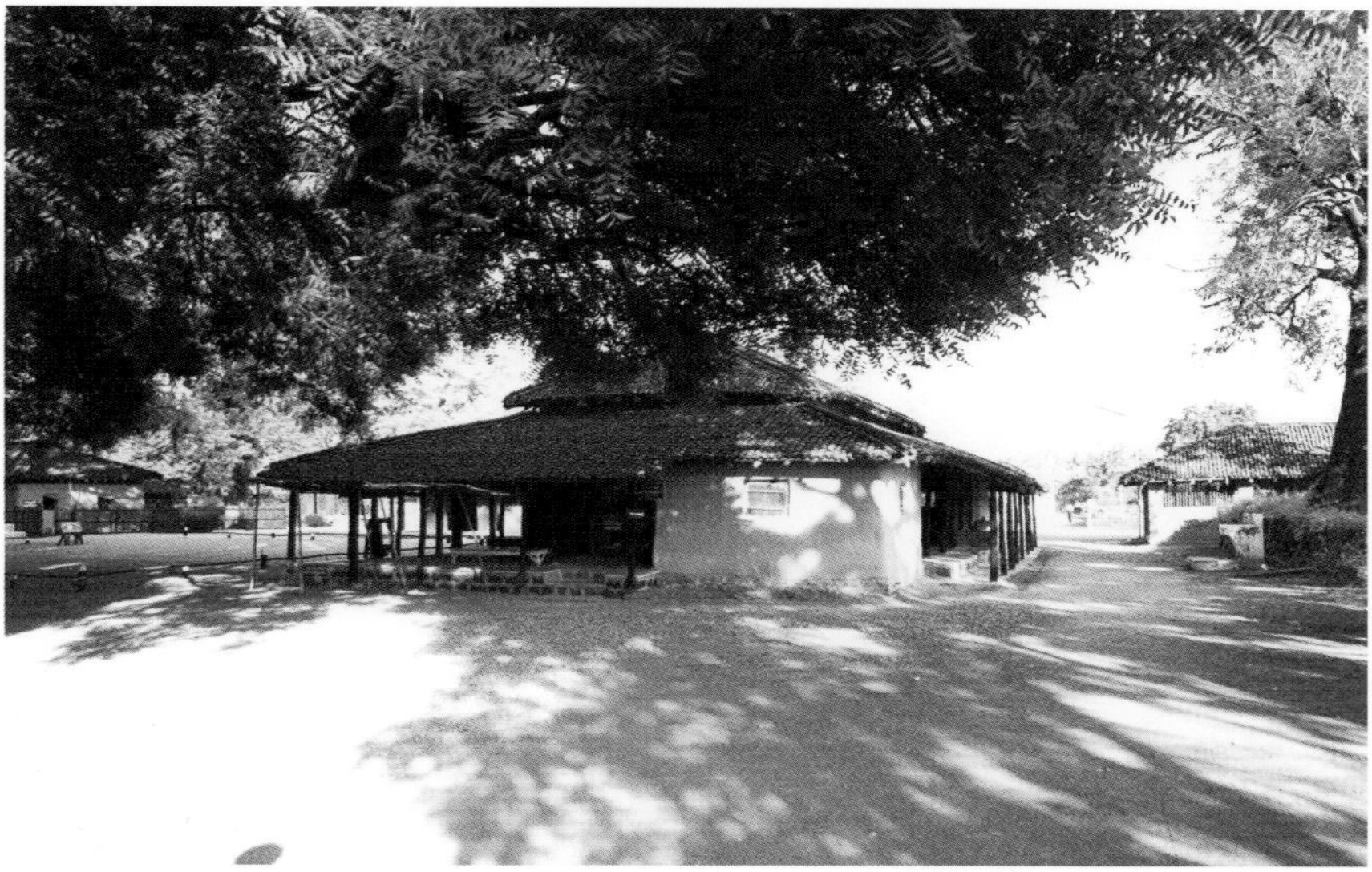

独立運動を指導したマハトマ・ガンジーの修道場、セワグラム・アシュラム（インド、マハラシュトラ州、2003年11月）

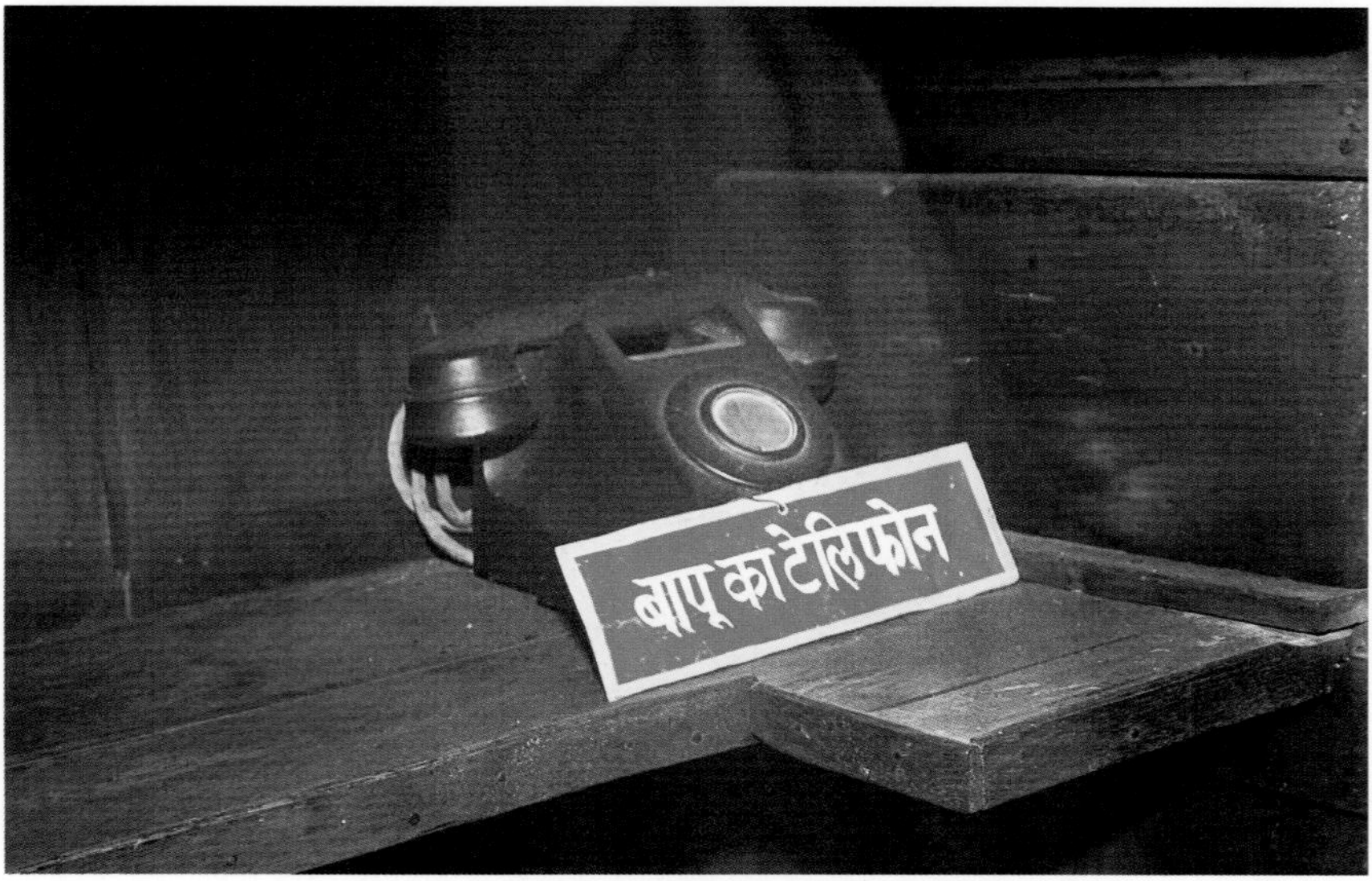

セワグラム・アシュラムでマハトマ・ガンジーが使用していたとされる電話（インド、マハラシュトラ州、2003年11月）

では、ガーデン・リーチという都市スラムを訪問。三〇万人が居住しており、一平方キロの土地に三万人が密集して暮らしていた。スラムのクリニックには、過去二六年間の八〇〇〇人のハンセン病患者の記録がきちんと整理されており、関係者の長期にわたる努力に頭が下がる。このクリニックはNGOの事務所も兼ねており、ハンセン病の患者や回復者が小規模な商売ができるように、少額融資も行っていた。患者を治すだけではなく、自立のための支援も同時に行っていたわけである。回復者の社会参加のためのプログラムとして大いに参考にできる試みだった。ウエスト・ベンガル州のハンセン病制圧活動はおおむね良好に進んでいたが、若干の問題もある。一つは治療薬MDTの管理が不十分で、ヘルス・センターのストックにバラツキがあり、子ども用のMDTが足りないので、デリーに行ったら責任者に伝えて欲しいとの依頼もあった。二つ目は、登録されたまま、治療の対象から外れてしまう患者がいたことである。コルカタでは一般医療との統合で患者が州政府の管理下に移行されたが、その結果、治療を受けるクリニックが変わるなどして、治療対象リストから外れてしまう患者が多くいるという。政府はまだ患者に治療の機会を提供することに慣れておらず、患者の再調査をする必要もある。

インドでは一月三〇日が「ハンセン病の日」に制定されている。一九四八年のこの日、インド独立の父、マハトマ・ガンジーが暗殺された。ハンセン病患者救済に心血を注ぎ、「ハンセン病患者の救済なくして、国としてのインドの生命的躍動はない」と説いたガンジーにちなんだ記念の日である。

ハンセン病制圧に携わる者として、一度は行きたいと願っていた場所があった。インド中央部、マハラシュトラ州のワルダーにあるガンジーの修道場セワグラム・アシュラムである。今回、ようやくこの修道場を訪ねることができた。ここは一九三六年からガンジーが度々居住し思索瞑想した場所で、史跡として当時のまま保存されていた。家屋群は瓦屋根に土壁という質素なつくりで、ガンジーの部屋も寝台とあの有名な糸繰り車以外、何もない。ただ一隅に場違いな電話室があった。英国植民地政府が動向チェックのために設置したともされているが、ガンジーはこの電話を使い、辺境の地から独立運動を指導したとも言われている。ガンジーはこの場所から、武器を使わず非暴力で自由を獲得すること、進んで貧困の中に入ることにより貧者の自尊を再構築すること、そして、普通の人となること、そのような自分たちの中にある良質なものが生きるための力となることを望んだ。そしてまた、どのような状況にも対応できる建設的なプログラムを教え、普遍的な平等を教えた。そして、目的と方法は双方ともその質が重要であることを教え、自分を捨てて社会に奉仕する労働者を育てた。一九四一年に初刷されたガンジーの『建設的計画(Constructive Programme)』は、インド独立に向けたマニフェストで、セワグラム・アシュラムにいた協力者たちとの会話の結実とされている。非暴力、非服従で自治を獲得する方法をうたっており、内容は「宗教の団結」、「不可触性の廃止」、「基礎教育」など一八の項目からなり、その一七番目の項目は「ハンセン病患者」である。ここで、ガンジーは顧みられず放置されているハンセン病患者たちを救済することを国家の建設的努力の一つとしたのである。

このガンジーゆかりの土地にマハトマ・ガンジー記念健康財団(Mahatma Gandhi Memorial Health Foundation)

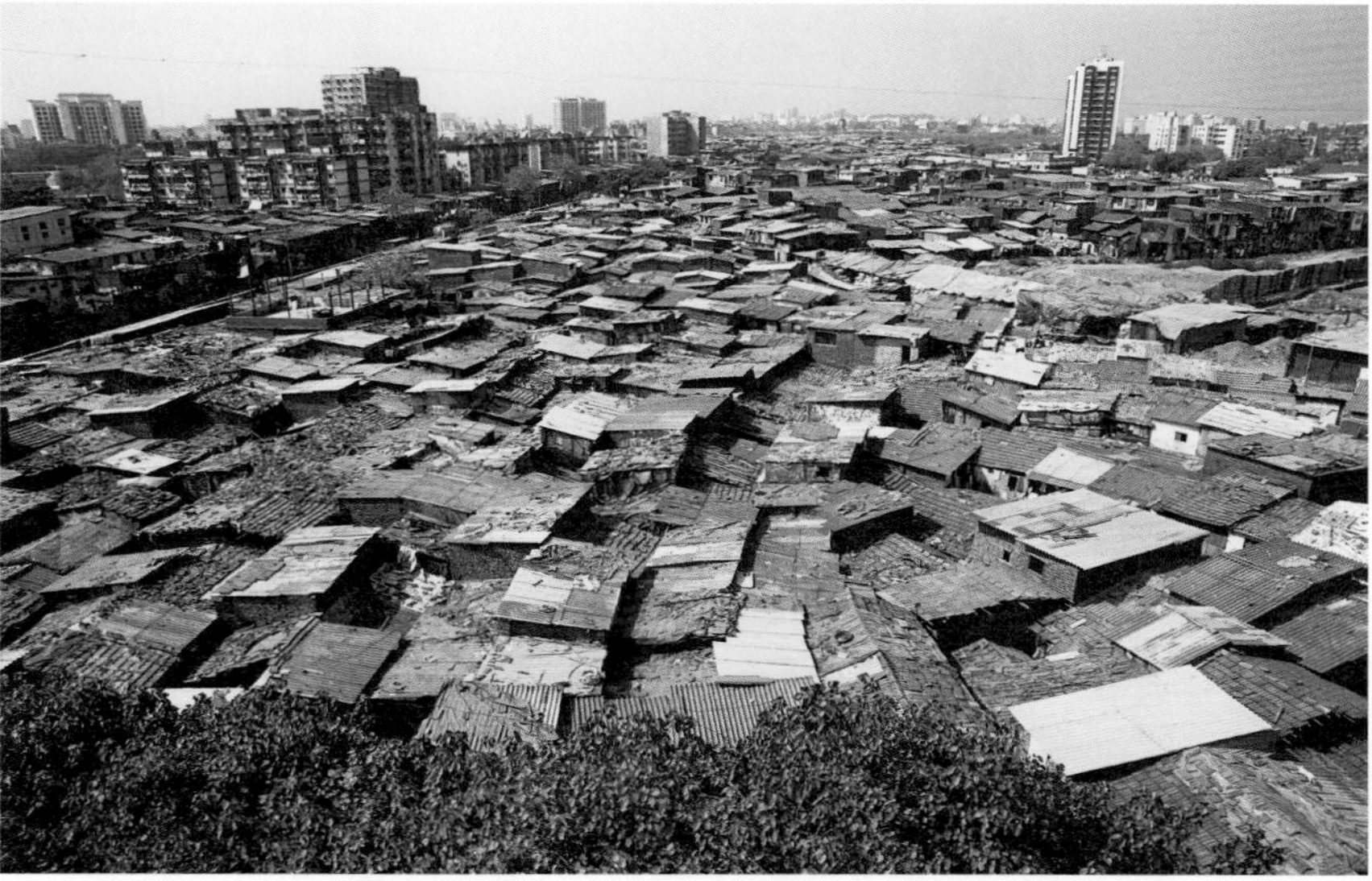

今や100万人とも言われるアジア最大の都市スラム、ダラビー(インド、マハラシュトラ州、2003年11月)

がある。一九五一年から活動を続けている同財団は、現在マハラシュトラ州、ウエスト・ベンガル州、アンドラ・プラデシュ州の三つの州の特に有病率の高い地域を中心に、啓蒙活動やヘルスワーカーのトレーニング・プログラムを実施している。この財団が活動を始めた時のワルダーの有病率は、一万人あたり二三三人という高さだったが、治療薬MDTの導入によって現在は三・四まで下がっている。

一九七八年にセワグラム・アシュラムを訪れたメキシコの著名な思想家イワン・イリッチは、ここに滞在することを通じて、人間の尊厳は、自給自足の社会にいて初めて獲得できるものであると説いた。すなわち、人間の幸福とは、物質的な満足や利便性を得ることによるものではなく、自給自足によるシンプルな生活にあるのだ。富裕な者、持てる者が、貧者、持たざる者に勝るということはない。世界の価値観を、自分が必要なものだけを望むという価値観に変えてゆかねばならない。そのためには、自給自足という言葉がキーワードとなる。

掃き清められた修道場は静謐《せいひつ》で、沙羅《さら》の巨木が日陰をつくっていた。しかしこのアシュラムの門を一歩出れば、インドの混沌が存在する。常軌を逸した運転で道路を行き交う車、貧者の群れ、まさに喧騒の町である。

マハラシュトラ州は、一億を超す人口の四二%が都市に集中しており、残りは四万を超える村落に住んでいて、医療とのアクセスが困難なケースも多い。マハラシュトラ州の平均有病率は一九八一年は六二・四人だったが、二〇〇三年には二・七五人まで減少した。課題は、医療サービスが届きにくい部族地域や遠隔の村々の存在、都市部の人口の六五%がスラム居住者であること、そして州境の人の移動が大きく把握が難しいことなどである。

州都のムンバイにはアジア最大の都市スラムと呼ばれるダラビーがあり、インド各地から移住して来た貧者で溢れ、六〇万とも一〇〇万ともいわれる人々が約一七五ヘクタールの土地にひしめき合って、不衛生な環境でたくましく生活していた。このスラムで一九七九年以来ハンセン病制圧活動を進めてきたのが、ボンベイ・ハンセン病プロジェクト(Bombay Leprosy Project)である。一九八三年には、二二・四人だったスラムの有病率は、二〇〇二年の八月には〇・七人まで減少したが、その背後には、このボンベイ・ハンセン病プロジェクトの人々の献身的な努力がある。この団体はまた、患者の発見と治療だけでなく、地元の民間企業の協力を得て完治した回復者に職業訓練の機会を提供している。その関係者が、迷路と雑踏の中を的確に患者の家に案内してくれたのには、驚かされた。不可触民である彼らの生活は貧しいが、ここには物乞いはおらず、低賃金の縫製や食品加工、清掃などの仕事に就いている。一見、混沌そのものだが、郵便物も配達され、一定の秩序は保たれているようだ。

外科手術による社会復帰——カンボジア王国［一二月］

［**ルート**］成田→タイ・バンコク（飛行時間六時間・トランジット一時間三〇分）→カンボジア・プノンペン（飛行時間二時間—三泊—プノンペン→シンガポール（飛行時間四時間・トランジット三時間）→インドネシア・バリ・デンパサール（飛行時間二時間二〇分）—三泊—デンパサール→インドネシア・ジャカルタ（飛行時間一時間四五分・トランジット二時間）→成田（飛行時間七時間三〇分）

一二月は、プノンペンで、保健大臣のマン・ブンヘン博士と会談した。カンボジアは一九八八年に制圧目標を達成し、現在の有病率は〇・四七人だが、開発が進んでいない山岳地帯には制圧活動が届きにくい現状があるため、現在も監視システムを強化し地道な活動を継続しているという。

また、Klien Khleang Ciomal Centerという総合リハビリテーション・センターでは、ハンセン病患者も対象とする一般障害者施設で、外科手術とリハビリテーションを行っていた。四〇人近くのハンセン病患者と面会したが、後遺症は比較的重く、外科手術が必要な患者がほとんどだった。いずれもマルタの騎士団（CIOMAL：Comite International de l'Ordre de Malte）のグリフィス医師の適切な治療を受け、早い時期の社会復帰を目指していた。

制圧後の持続的な活動と、患者の社会復帰は二〇〇五年以降も続く重要な課題である。

Klien Khaleang Ciomal Center を慰問(カンボジア、2003年12月)

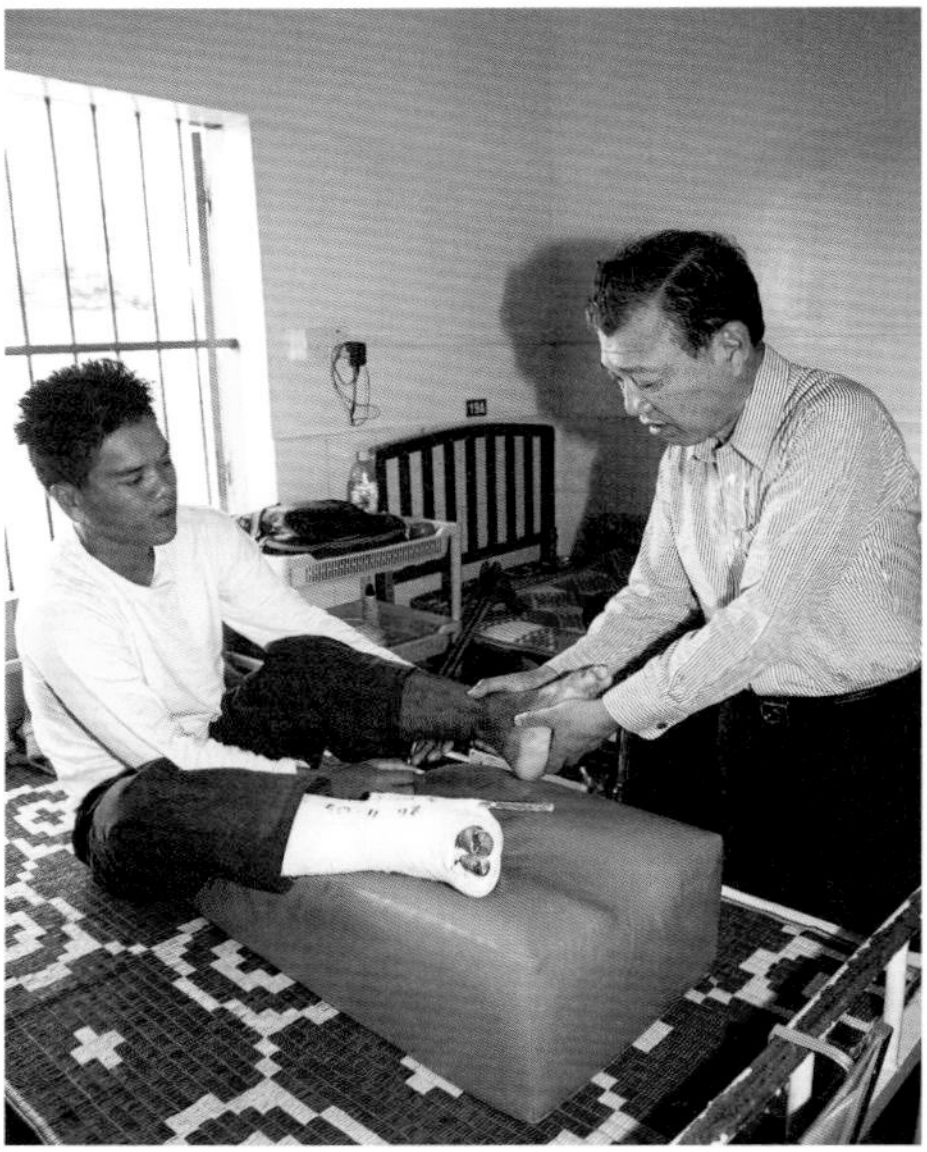

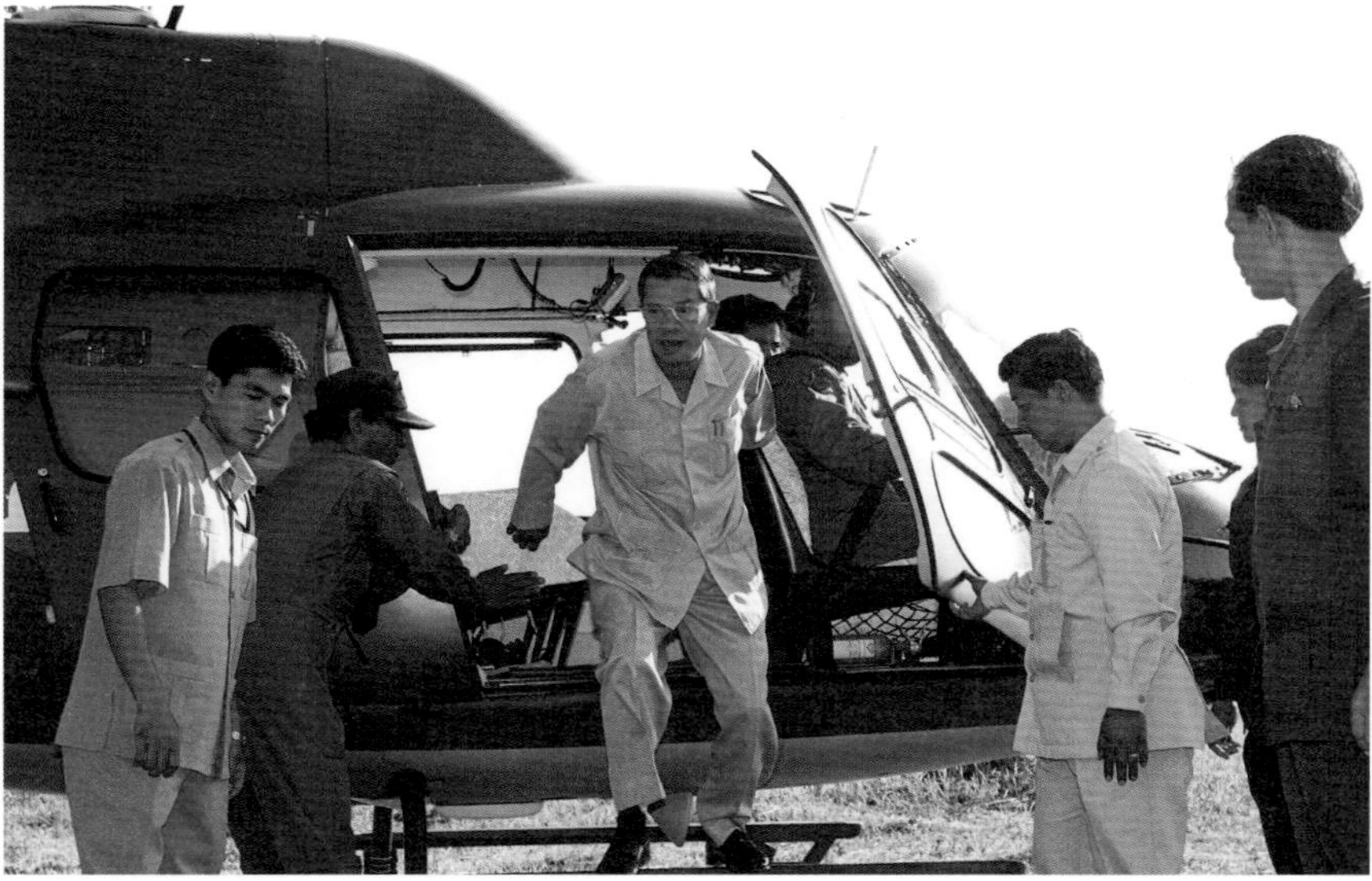

日本財団が建設した小学校100校式典にヘリコプターで駆けつけたフン・セン首相(カンボジア、2003年12月)

二〇〇四年の訪問国

✣一月　インド
◆三月　中国［日中佐官級軍人交流］
✣三月　マルタ
◆三月　スイス［国連人権小委員会でのオーラルステートメント］
◆三月　フランス［笹川日仏財団］
✣四月　ネパール
◆五月　ヨルダン［ヨルダン大学SYLFF事業］
◆五月　スイス［国連人権委員会、WHO総会］
◆六月　インドネシア［ガジャマダ大学SYLFF事業］
◆六月　中国［北京大学］
◆六月　アメリカ［要人面談］
✣六月　インド
✣六月　ブータン
✣六月　チリ［チリ大学SYLFF事業］
✣六月　ブラジル［サンパウロ大学SYLFF事業］
◆七月　スイス［国連人権小委員会］
✣八月　インド
◆九月　ロシア［「宣教師ニコライの日記」アレクシイ二世総主教との献本式］
◆九月　中国［大学図書寄贈式］
✣九月　インド
◆一〇月スウェーデン［マルメ・世界海事大学］
◆一〇月イギリス［カーディフ大学訪問］
◆一一月　中国［WMU笹川フェロー・上海フォーラム］
◆一一月　モンゴル［国立ガバナンスアカデミーSYLFF一〇周年式典］
✣一二月　フィリピン
✣一二月インド

✣は、本書に活動記録を収録
●「SYLFF［Sasakawa Young Leaders Fellowship Fund］」＝ササカワ・ヤングリーダー奨学金制度●「WMU［World Maritime University］」＝世界海事大学

カーストから排除される病気——インド(チャティスガール州)[一月]

[**ルート**]成田→シンガポール(飛行時間六時間三〇分・トランジット二時間三〇分)→インド・マハラシュトラ州ムンバイ(飛行時間五時間半・トランジット一泊)→チャティスガール州ライプール(飛行時間一時間半)—三泊—ライプール→デリー(飛行時間一時間三〇分・トランジット七時間)→台北(飛行時間五時間三〇分・トランジット二時間)→成田(飛行時間四時間)

二〇〇四年一月、この年最初の訪問地は、インド、チャティスガール州の州都ライプールだった。チャティスガール州の有病率は五・〇八人で、インドで三番目に高い州であり、部族人口が三四%以上を占め、地理的に隔絶された遠隔地に住む人々も多く、貧困層が多い。

滞在中、ILU(International Leprosy Union:国際ハンセン病連合)、インド政府、チャティスガール州政府などの共催による「ハンセン病制圧インド国民会議」に参加した。インドのアブドゥル・カラム大統領をはじめ、参加者は五〇〇人を越え、多くのメディアも積極的に取材していた。大統領は開会式のスピーチで、制圧のためにはよりいっそうの協働作業への努力と戦略が必要であることと、回復者たちのためのリハビリテーションの必要性を訴えた。

一月二八日の本会議で、私はハンセン病制圧大使として、インド諸州の政治指導者にハンセン病制圧のプライオリティを高めてもらうための活動について、基調講演を行った。

翌日訪ねたライプール市街から約三〇キロ離れた村の保健所で活動する二〇人ほどの女性のヘルスワーカーは、各家庭を訪問して、ハンセン病だけでなく母子保健や結核対策など広い分野の保健活動を担当するユニークな存在で、インドではアシャー(ASHA:Accredited Social Health Activists)と呼ばれている。この日は、翌日から開始されるハンセン病制圧キャンペーンの準備のために集まっていた。ヘルスワーカーは、通常バイクや自転車で患者

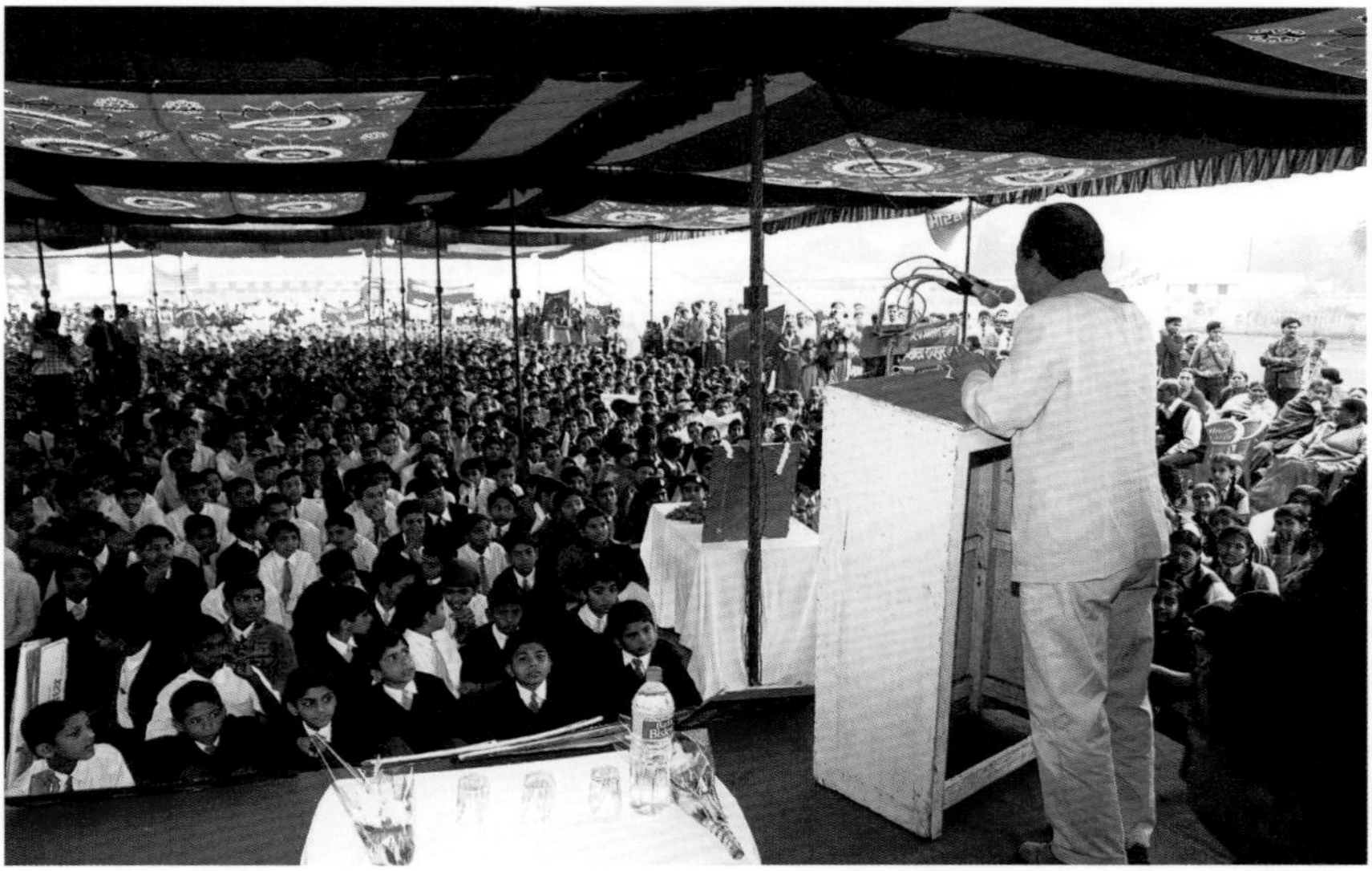

子どもたちにハンセン病について優しく説明する（インド、チャティスガール州、2004年1月）

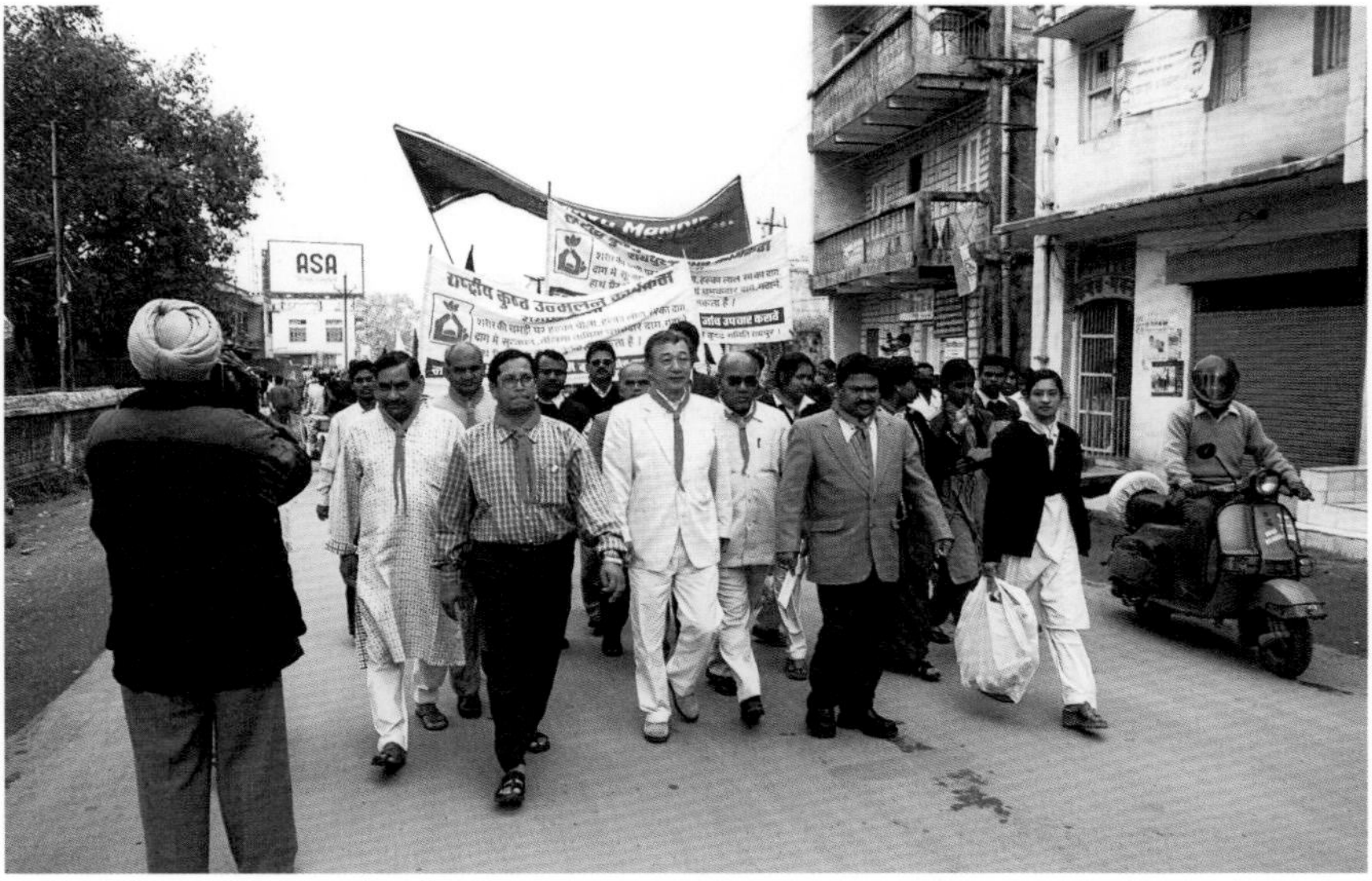

ハンセン病制圧キャンペーンの市内行進で保健大臣たちとともに先頭を歩く（インド、チャティスガール州、2004年1月）

の家を訪問するが、一人約五〇〇〇人を担当し、しかも患者たちは広い地域に拡散しているので、かなりのハードワークになる。それでも彼女らは使命感に燃え、希望に満ちた表情で、二〇〇五年までの制圧に向けての決意を示してくれた。「上位カーストのバラモン（ブラフミン）の人がハンセン病を発症したが治療薬のMDTで完治し、私に感謝してくれた」と誇らし気に語るアシャーもいた。ハンセン病を発症すると、いまもなおどのカーストからも排除され、アウトカーストにされるのである。

三〇日は、マハトマ・ガンジーが暗殺された追悼記念日であり、同時にインドにおける「ハンセン病制圧の日」でもある。この日、州都ライプール中心部の広場に数千人の少年少女が集まり、ハンセン病制圧のキャンペーンの式典と市内行進が行われ、保健大臣と私を先頭に、政治指導者、政府関係者、少年少女の長い列が、街中を行進し、ビラを配り、一般市民にハンセン病の制圧を訴えた。

地中海に浮かぶ小さな島の記憶——マルタ共和国［三月］

［ルート］成田→**イギリス・ロンドン**（飛行時間一二時間・トランジット二時間）→**マルタ**（飛行時間三時間）—**二泊**—**マルタ**→**ドイツ・チューリッヒ**（飛行時間二時間・トランジット一時間三〇分）→**スイス・ジュネーブ**（飛行時間四五分）—**五泊**（国連人権小委員会、ラムチャラン面談）—**ジュネーブ**→**パリ**（飛行時間一時間・トランジット二時間）→**成田**（飛行時間一二時間）

三月下旬、ハンセン病の生き字引である笹川保健財団の山口和子氏と、青い空と美しい海に囲まれたマルタ共和国を訪れた。気温一〇度と少々涼しかった。マルタは、イタリア半島最南端の先、シチリア島のさらに先に浮かぶ人口四〇万人弱の島国である。総面積は淡路島の三分の二ほどで、地中海のほぼ中心に位置するところから、七〇〇〇年にわたって多彩な民族の往来があり、地中海＝ヨーロッパ文明の盛衰の痕跡が残る国であり、三つの世界遺産がある。一五三〇年にこの地を与えられた聖ヨハネ騎士団（後のマルタ騎士団）が、この地に強固な城塞都市を築きあげ、オスマントルコと壮絶な戦いを繰り広げたことはよく知られている。マルタ騎士団は一七八九年にナポレオン軍に追われてこの地を去るが、二年後にナポレオン軍は大英帝国に追われ、一八〇〇年から一六〇年余の間、マルタは英国の支配下に置かれた。二度の世界大戦を経て一九六四年に独立を果たし、一九七四年マルタ共和国として英連邦の一員となった。ちなみに、第一次世界大戦時には、日本海軍の第二特務艦隊が、地中海縦断航路の護衛を担当するため、マルタ島に派遣された。マルタ島には、その特務艦隊戦死者の慰霊碑が建立されている。

私は、以前からマルタのハンセン病への対処の歴史に強い関心があった。今日、世界で広く展開しているハンセン病の治療薬MDT（多剤併用療法）によるハンセン病制圧活動に先駆けて、マルタ型MDTとでも言うべき処方により、ハンセン病を撲滅したこの国のその後の経過に興味があったのである。

マルタ島東南部、ヴァレッタ（現在の首都）の港の真

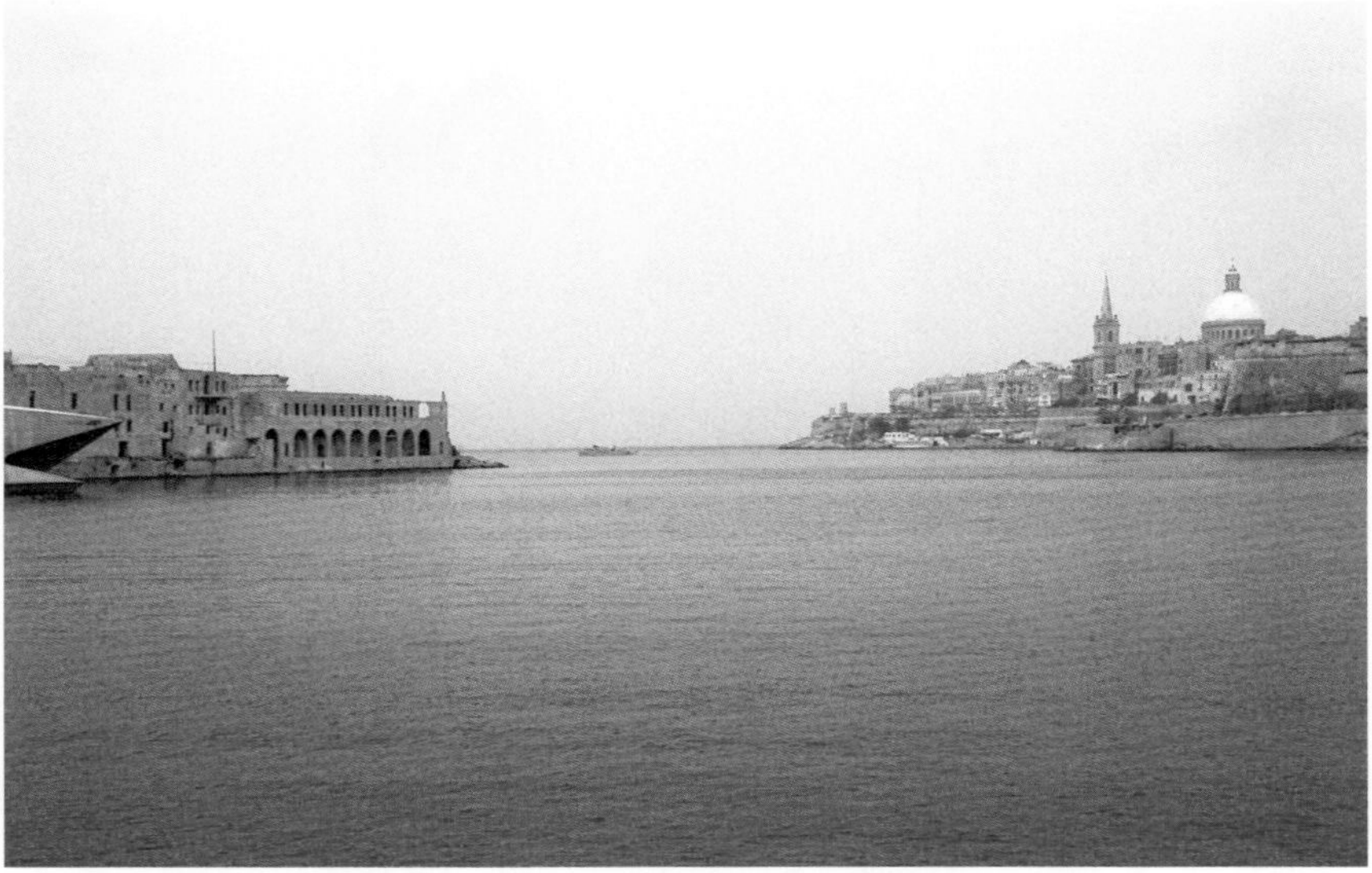

世界最古の検疫所（ラザレット・左の建物）（マルタ、2004年3月）

ん中にあるマヌエル島に、一六四三年に開設された検疫所「ラザレット」がある。地中海の要衝だったマルタには、海運で運ばれる人、物、動物とともに様々な疫病がもたらされた。「ラザレット」(通常はハンセン病の隔離施設を意味する)といっても、ここはハンセン病患者だけの隔離施設だったわけではない。ラザレットにはハンセン病病院、隔離病院以外に検疫所という意味もあるのだ。

この国には、一時期、二〇〇人を超える患者登録があった。一八七八年のロシア・トルコ戦争に関連して、当時の英国が六〇〇〇人のインド軍をマルタに駐在させたことが、マルタでのハンセン病の蔓延に拍車をかけた。これは植民地を中心に、世界各地でハンセン病患者の増加が問題となり始めた時期とも重なる。当時マルタを統治していた大英帝国は、ほかの英領諸国と同様に、対策が必要だと考え、一八九三年に法令を公布し、隔離施設の確保に乗り出す。一八九九年に内陸部のイムギェレットにあった「救貧施設」に隣接して男性の収容施設が開設され、一九一二年には女性用施設が完成、ここにマルタのハンセン病隔離の形が整う。一九一八年の統計では、有病率は一万人あたり四・七二人と、現在の制圧基準の五倍近くの数値だった。

滞在できるのはたった一日だけだったので、この島のハンセン病について知る機会は限られていた。幸いなことに、かつてこの国のハンセン病対策委員会のメンバーだったヴィクトル・グリフィス教授(マルタ大学医学部名誉教授)と会い、資料と教授の記憶を辿りつつ、マルタのハンセン病についての話を聞くことができた。

隔離施設はマルタ島のほかに、一九三七年に北に隣接するゴゾ島にもつくられ、前者は後に聖バーソロミュウ病院、後者は聖心病院と名称を変えて存続した。一九四〇年代以降のハンセン病治療薬の開発と世界の動向を反映して、一九五三年には隔離を定めた法律を原則的に廃止。その後ハンセン病は外来治療が主流となり、いずれの隔離施設も一九七〇年代に閉鎖された。最初の隔離施設があった「救貧施設」は、いまでは聖ビンセント・デ・ポールと呼ばれる高齢者の介護施設となり、一〇〇〇人近い高齢者が入所している。同施設の敷地内にあったハンセン病隔離病棟は、すでに撤去され跡形もなかった。

一九五七年の統計では、当時の人口三一万四三六九人に対して患者数一五二人だった。当時、治療薬はDDS(ダプソン)のみで、長期の治療が必要だった。また各地で薬剤抵抗の例が報告され、新しい化学療法の模索が続けられていた。その一つの試みとしてマルタ方式のハンセン病撲滅計画があった。一九七二年、マルタ政府保健省の主導のもと、マルタ騎士団とGLRA(German Leprosy and Relief Association：ドイツ・ハンセン病協会)、ドイツのボルステル研究所の支援で行われた撲滅計画は、DDSにリファンピシン、イソニアジッド、プロチオナミドの三種の抗結核薬を組み合わせた「イソプロディアンRMP」と名づけられた複合療法だった。当時マルタ保健省に登録されていた患者二〇一人とその後診断された患者を含め、合計二六一人が六カ月から最高七年間、それぞれの症状に応じて服用し、全員が治癒している。この計画はその後二七年間にわたり追跡調査され、一九九九年一二月に終結した。マルタ側でこの撲滅計画の中心となったデパスクアーレ医師は、前述したグリフィス教授の弟子の一人で、教授は私との会談に先立って、電話でその後の経過を確認し

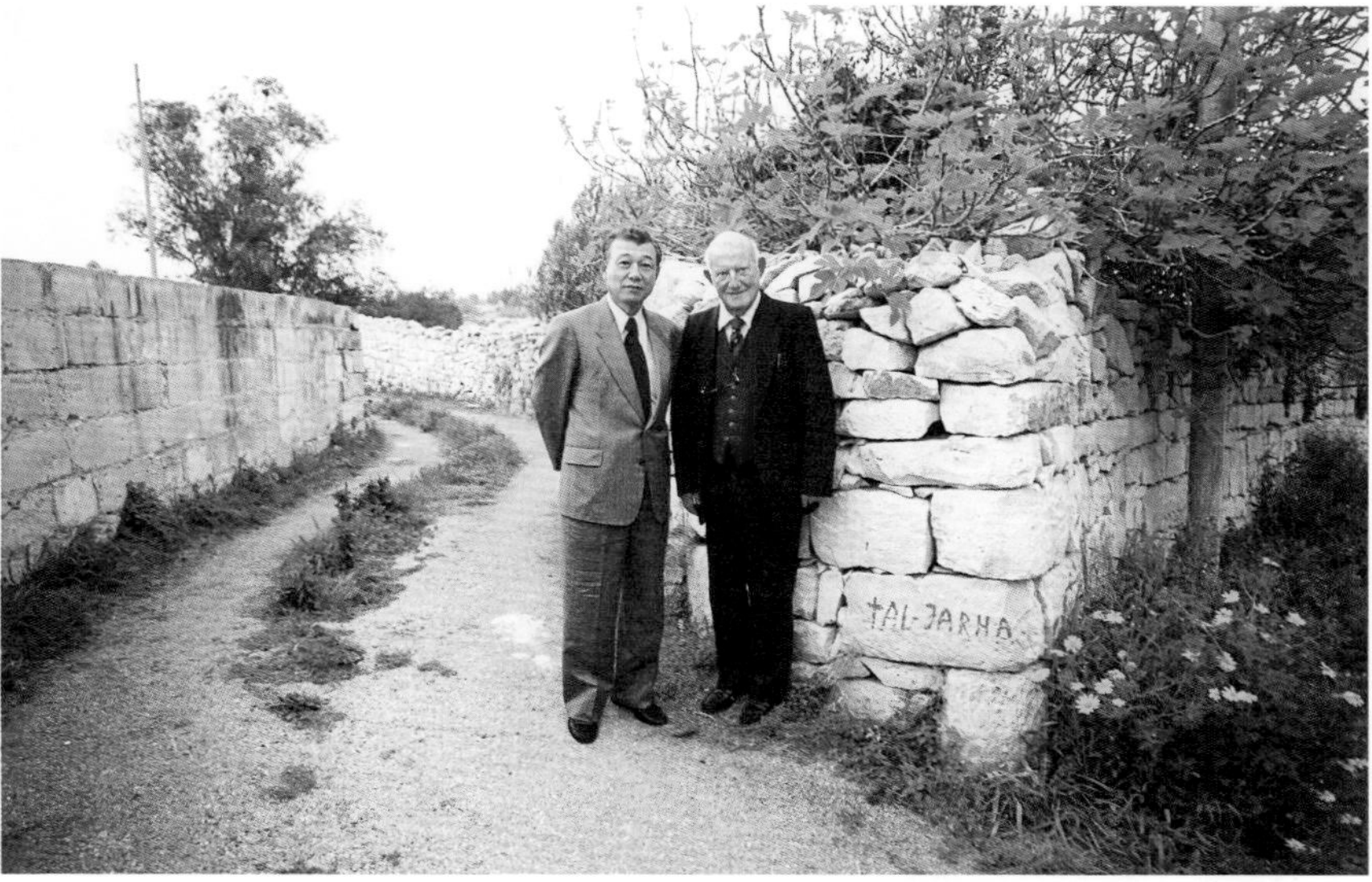

タル・ファルハの道路標識の前でグリフィス教授と(マルタ、2004年3月)

てくれていた。今日マルタのハンセン病の記録に残っているのはほぼ一〇〇人前後、全て治療は完了しており、新規患者は一九九八年の一人を最後に皆無だとのこと。登録されていた人が、現在どのような状況にあるのかは確かめることはできなかった。

一九七四年に、マルタ島とゴゾ島の隔離施設がそれぞれ閉鎖されたとき、帰る場所のない二二人が、タル・ファルハ・エステートと呼ばれる、マルタ島内陸部にある陸軍兵営地の中に移転し、この地にそれぞれの住居と耕作地、そして年金と医療へのアクセスを得て暮らしていたと聞いていたが、保健省に問い合わせても、マルタ騎士団のマルタ支部に照会しても、的確な返答を得られなかった。私の要望を聞いて、グリフィス教授は、「すでに三〇年も経っているので、どのような状況かはわからないが、昔何度か訪れたことがあるので一緒に行ってみましょう」と同行を承諾してくれた。

車で二〇分近く走り、タル・ファルハという道路標識を見つけた。さらに進むと、曲がりくねった狭い道の両側に茶色の石垣が続く一画に出た。家屋らしきものはどこにもない。崩れた石や廃材のほかは、潅木と雑草に覆われている。気がつくと、細い道に面した石垣の下段に、タル・ファルハ・エステートという文字が見えた。グリフィス教授の記憶は正しかったのである。私は結局、タル・ファルハ・エステートがもはや存在しないことを確認することになった。マルタのハンセン病の歴史はその「最終章」が書かれることなく、人々の記憶から忘れ去られてゆくのだろうか。

初めて訪れた父のゆかりの地で——ネパール王国［四月］

［**ルート**］成田→タイ・バンコク（飛行時間六時間三〇分・トランジット一泊）→ネパール・カトマンズ（飛行時間三時間三〇分）—三泊—カトマンズ→バンコク（飛行時間三時間・トランジット五時間三〇分）→成田（飛行時間六時間）

三月のマルタに続いて四月はネパールを訪れた。ネパールは、日本ではヒマラヤ登山の玄関口として知られる。一八世紀中頃のネパール王国成立以降も、国情は不安定であり、二〇世紀中頃からは国王を中心とする間接民主主義「パンチャーヤト制」が敷かれたが、一九九〇年前後から民主化運動が盛り上がり、さらにはネパール共産党毛沢東主義派（通称マオイスト）勢力が伸張して、一九九六年以降は内戦状態になった。二〇〇八年五月には王制は廃止されるが、その後も混乱が続き、制憲議会により憲法が公布されたのは、二〇一五年のことだった。

ネパールは私にとっては思い入れの深い国の一つである。一九八三年、亡父、笹川良一がコカナのハンセン病施設を訪れた際、ハンセン病の後遺症で変形した老婦人の手を自らの両手で握り締め「なぜあなたがこのような辛い目にあわなければならないのか」と、号泣したことがある。その姿は、グラミー賞受賞カメラマン、ディック・ヤング氏の映像を通じて全世界に配信された。最愛の母の死や兄弟の死でも涙一滴流さなかった父、終生「つらい、悲しい、困った、どうしよう」等々、弱気な言葉を一度も吐かなかった剛気な男の涙だった。私は現場に立ち会えなかったが、その映像は私にとって大きなショックであり、また父の持つ弱者に対する限りなくやさしい愛情と惻隠の情を再確認する機会を与えてくれた。

二〇〇四年四月、この時点で人口二四八〇万人強、保健省の報告によれば、三月中旬現在、有病率は二・四人。約一五年前には有病率が七〇人だったことを考えれば、着実にハンセン病の制圧に近づいている。一九八二年に治療薬のMDTを導入し、一九八七年にハンセン病医療を一般保健医療サービスシステムへ統合、一九九六年にはMDT配布が全国七五地域でカバーされた。しかし、七五地区のうち三一地区で制圧が達成されているものの、西部山岳地帯や、東南部のインドとの国境沿いの地域では、有病率が五人を超えるエリアもあり、制圧に向けてさらなる努力が必要だった。

今回は、近年のマオイストの反政府活動活発化に伴う政情不安があり、地方のハンセン病蔓延地域への視察は実現できず、活動は首都カトマンズ市内、および近郊に限定せざるを得なかった。

カトマンズでは、スリヤ・バハドゥール・タパ首相、ベク・バハトゥール・タパ外務大臣と会談し、制圧に向けての政府の努力の必要性と我々に協力の用意があることを説明した。首相はハンセン病対策に高い優先順位をおいており、WHOが設定した二〇〇五年までの制圧という目標達成のための最大限の努力と、ハンセン病を学校教育のカリキュラムに取り入れ、メディアを活用して知識を広めていくことの重要性を強調された。私は、ハンセン病制圧を大きな社会運動にする必要性を述べ、地方で活躍するNGOとの連携強化についても話し合った。保健省保健政策アドバイザーのリタ・タパ博士は、保健大臣夫人でもあり、保健戦略ではハンセン病を最優先課題としており、差別の解消が重要であることも理解されており、強力な助言者の存在が私を大いに勇気づけた。

その後、ロックマン・シン・カルキ保健長官やチャタウト保健局長とも会談。私が、インドのウッタルプラデシュ州の学校におけるスキンチェックの宿題を通した家庭への啓蒙活動の例を説明すると、ハンセン病担当官のビマラ・オジャ氏から、ネパールではコミュニティでの啓発教育プログラムを強化しており、小学校の教科書にはハンセン病についての説明があることを教えられた。教科書そのものを確認することはできなかったが、事実であるならベトナムに次ぐ二番目の例である。社会福祉協議会のガネシュ・ガルング副議長およびプラバハ・バスネット書記長によると、同組織は、ネパールで活動するNGOを統括する役割を担っている。私は、「ハンセン病は治る病気である」、「薬は世界のどこでも無料で提供される」、「差別は不当である」という「三つのメッセージ」を、社会全体に伝えることへの協力を要請した。

カトマンズで「啓発会議」を開催したところ、保健省、社会福祉協議会、ハンセン病関連NGO、WHO、メディア関係者等が出席してくれた。ハンセン病にかかわる多様な分野の人々と交流することは、私の活動の手法の一つである。マッチ一本の火は弱いが、多くの場所に点火することで、いずれ炎は一体となって燃え上がると考えているからだ。

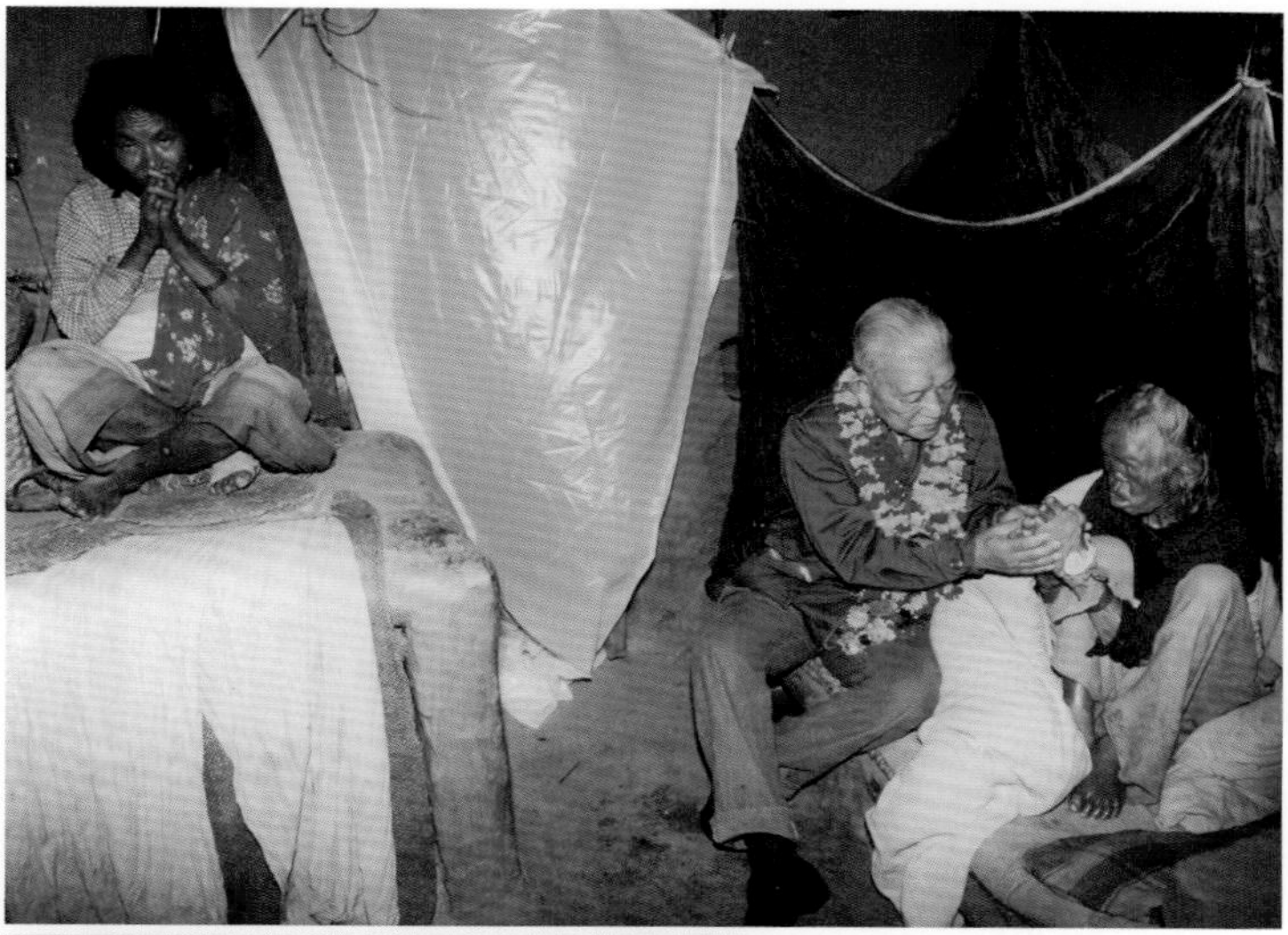

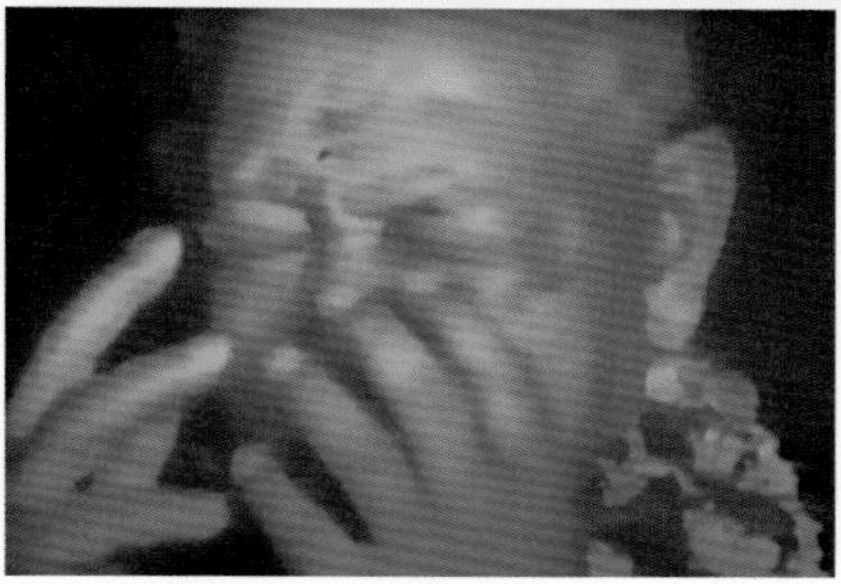

患者を慰問し、号泣する笹川良一（ネパール、1983年）

カトマンズ近郊のNELRA（Nepal Leprosy Relief Association：ネパール・ハンセン病協会）が運営するコカナ療養所、およびTLM（The Leprosy Mission：英国ハンセン病ミッション）の運営するアナンダバン病院は、亡父、笹川良一と深いつながりのあった施設で、亡父の活動を引き継いだ私にとって感慨深い場所であった。

コカナ療養所があるコカナ村は、カトマンズから車で四〇分ほどのバグマティ川の河川敷にあり、敷地内には、診療所、旧療養施設、看護ホーム、職業訓練センター、患者の生活施設などがある。NELRAは、療養所、看護ホーム、回復者のケア等を管轄し、治療は保健省ハンセン病対策局の管轄になっていた。クリニックでは、老齢で潰瘍ができてしまった患者が、常駐しているアシスタント・ヘルスワーカーから消毒と包帯交換の処置を受けていた。週一回はカトマンズ市内の民間ドクターが診療に訪れることになっており、クリニックを政府と民間医師がケアし、衣食住をNELRAがケアしている。民間医療スタッフの看護師の一人は、療養所に住む回復者の家族だった。療養所内では、二〇〇人ほどの回復者とその家族が生活していて、カトマンズ市内にあるNELRAが運営する学生寮に入り、学校へ通っている子どももいた。

アナンダバン・ハンセン病病院は、一九五七年に英国ハンセン病協会が設立し、現在も運営している。カトマンズから一六キロ南の山間、ラリットプール地区にあるネパール最大のハンセン病病院であり、スタッフ一二一人、ベッド数一一五という規模で、早期発見と治療、障害予防と整形、回復者のリハビリ、ネパール国内のハンセン病制圧キャンペーン等、多岐に渡る活動を展開している重要拠点である。この病院は、後に笹川保健財団の常務理事になった湯浅洋医師（その後、世界ハンセン病学会会長）が、一九七〇年代に院長として勤務した場所でもある。インドから来た患者もいて、話を聞くと、施設や活動が充実しているのではるばるやって来たとのこと。病院側による外国人に対する自国民同様の丁寧な対応に、医師や関係者の高い倫理感を感じた。

ネパール最大の課題は、ネパール共産党毛沢東主義派（通称マオイスト）の活動による政情不安であり、ハンセン病制圧キャンペーン等の活動実施は、七五地域中二五地域に限られている。さらに、NGOと、政府関係者との

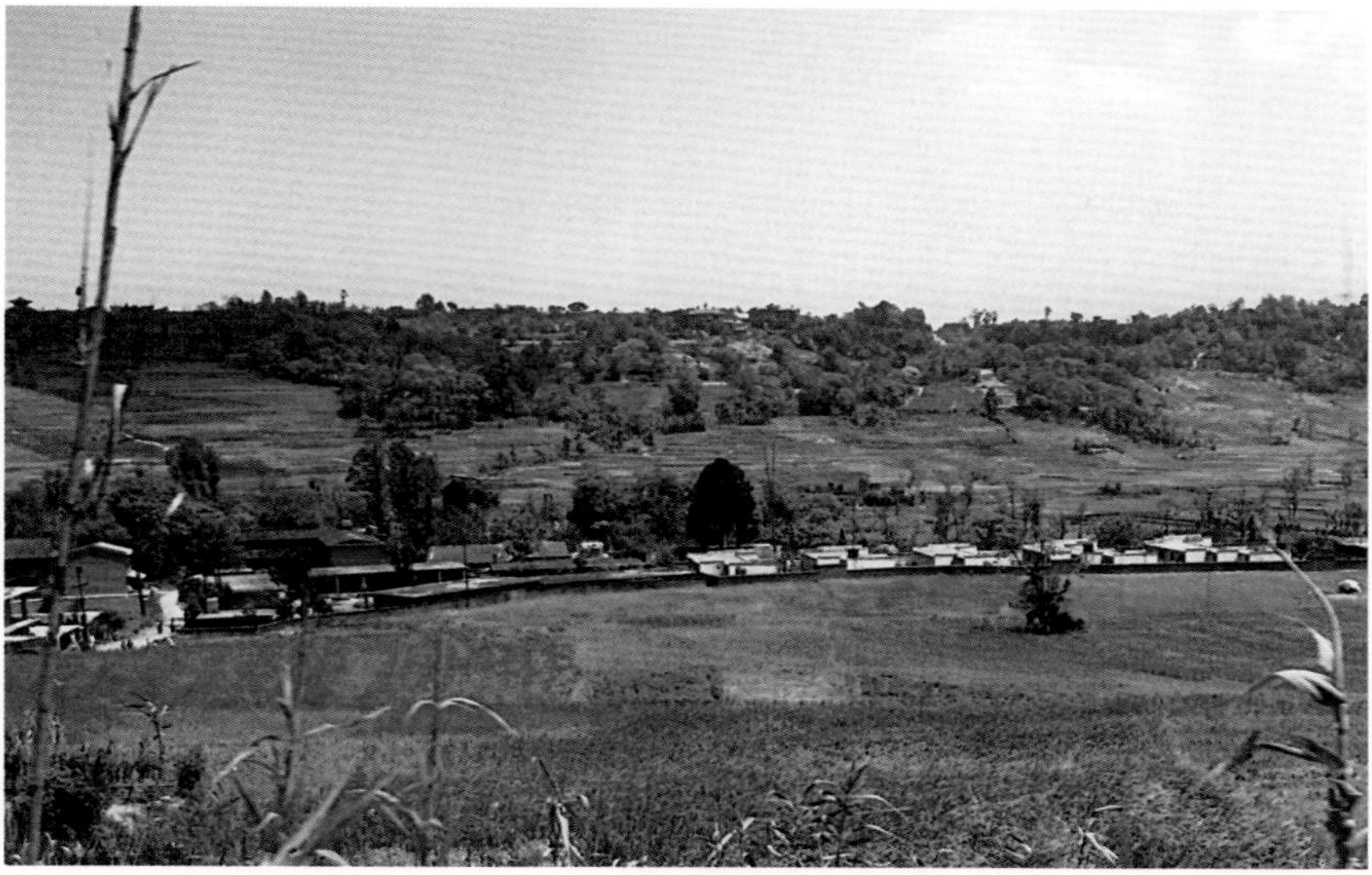

山間に建設されたコカナ療養所（ネパール、2004年4月）

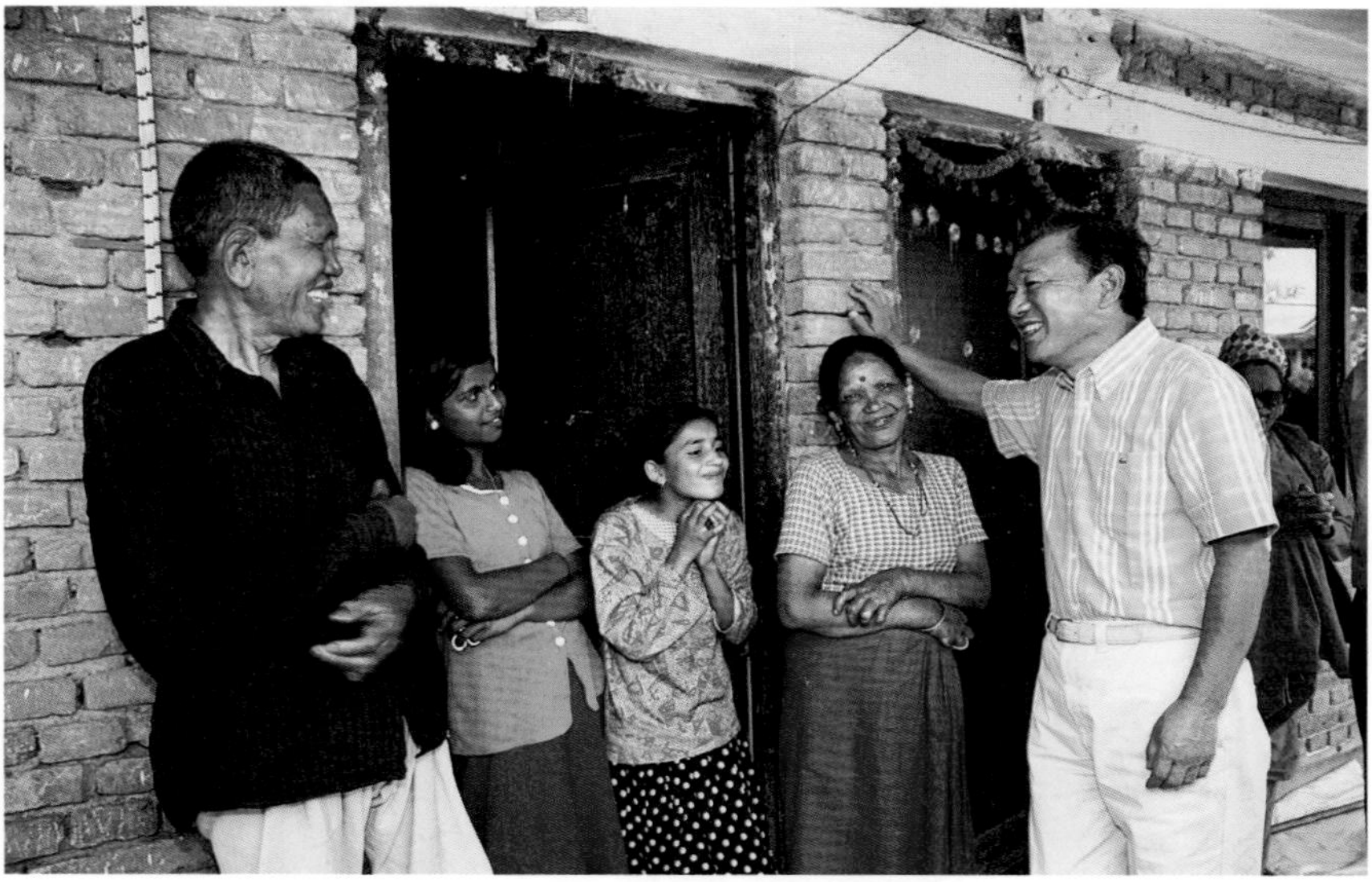

かつて父も訪問したコカナ療養所で回復者と談笑（ネパール、2004年4月）

間の協力体制が限定的であることも大きな課題であることもわかった。

五月はまた、スイスのジュネーブにおいて、国連人権委員会とWHO総会に出席した。

メディア、そして回復者の役割――インド（デリー）［六月］

［ルート］成田→インドネシア・ジャカルタ（飛行時間七時間三〇分）**―二泊**（ガジャマダ大学でササカワ・ヤングリーダー奨学基金贈呈式）**―ジャカルタ→タイ・バンコク**（三時間三〇分・トランジット三時間三〇分）**→デリー**（飛行時間四時間三〇分）**―二泊**

二〇〇四年六月四日と五日の両日、デリーでILU（International Leprosy Union：国際ハンセン病連合）主催のワークショップ「ハンセン病制圧促進のための啓発戦略会議」が開かれ、保健省、NGO、新聞社や放送局の代表、そして回復者も出席した。私は、ハンセン病について読者や視聴者が興味を持つ情報は何かを考え、回復者が積極的に活動できる機会を提供してほしい、ほかの疾病との医療統合が進む中、ハンセン病の正しい知識を広げる啓蒙活動も統合すべきこと、今後は患者、回復者、家族の尊厳回復と社会復帰のため人権問題として扱っていく必要性を訴えた。

参加者はグループに分かれ、NGOの役割、メディアの有効な活用方法、自立における回復者自身の役割等のテーマについて意見が交わされた。患者や回復者が社会に復帰し、尊厳を回復し、差別を受けないようにするためには、行政組織はもちろん、NGO、企業、労働組合、教育機関、社会活動を行う団体等の全ての組織を融合させる国民的な運動が必要である。とりわけメディアの役割が重要になる。辺境地域に住む貧困層にまでメッセージを浸透させるには、伝統芸能や歌、踊り、人形劇等の方法を利用することが有効である。また、患者や回復

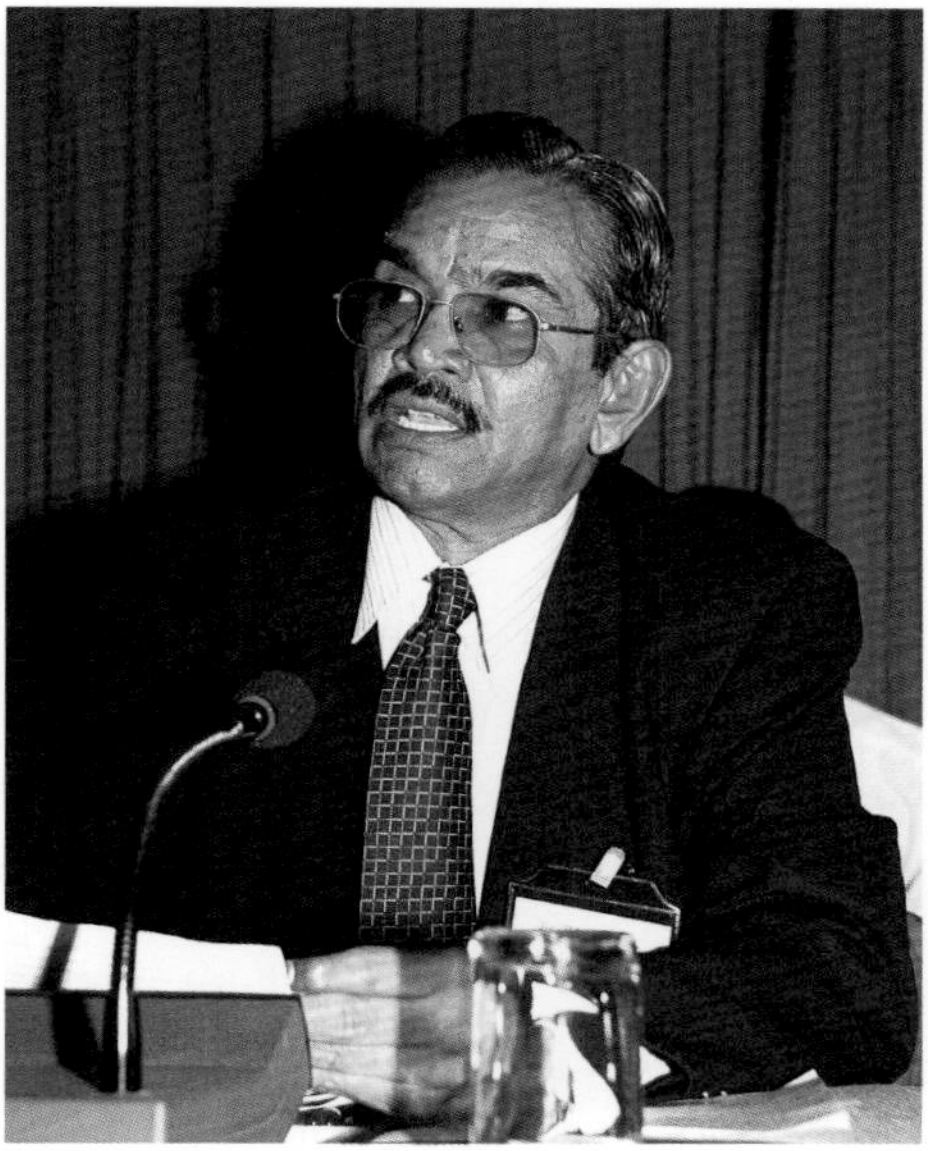

インドを代表する回復者のゴパール博士も活発に発言した（インド、デリー、2004年6月）

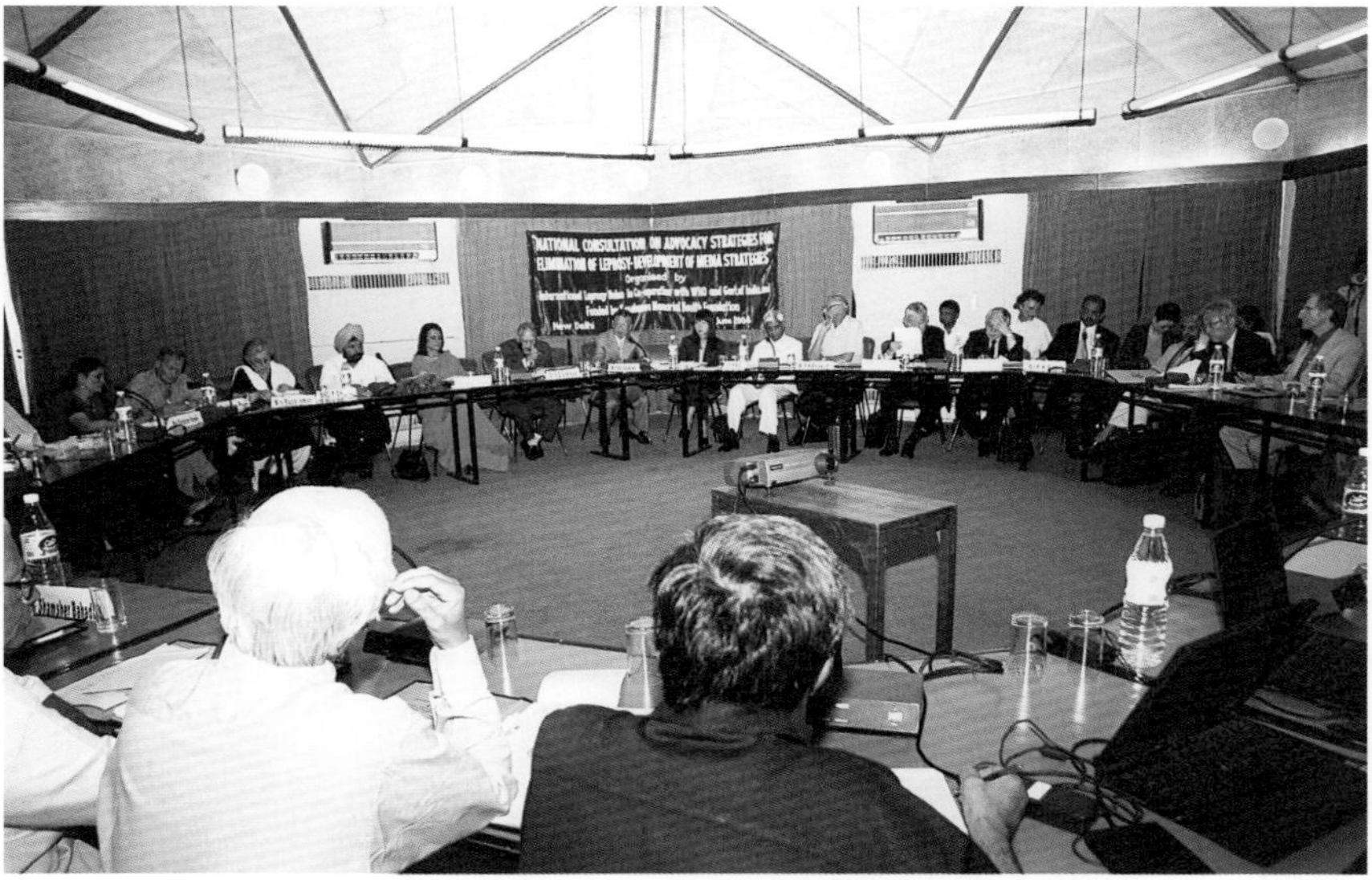

「ハンセン病制圧促進のための啓発戦略会議」（インド、デリー、2004年6月）

者が自ら社会復帰に向かうようにするためには、すでに経済的、社会的活動を行っている回復者が名乗りをあげ、回復者リーダーとしてほかの患者や回復者に働きかける必要もある。

ワークショップでは、今後の課題として三つのポイントが上げられた。一つ目は、有病率の高い五州で州内の政府官僚、メディア、回復者を集め、制圧に向けての意識を高めること。二つ目は、メディアがハンセン病について報道する場合に、利用可能な情報を提供するハンセン病専門のリソースセンターの開設の可能性を検討すること、およびジャーナリスト自身のハンセン病に関する知見を高めること。三つ目は、社会的にある程度成功し、自立した生活を送る回復者に、患者の早期発見と回復者の尊厳回復のために活動してもらうこと。この三つの課題には、迅速かつ真剣に取り組んでいかなくてはならない。会議は、思い思いに熱弁をふるい、同時に二人が立ち上がって話し出すなど、インドらしい活気に満ちたものだった。

「幸福の国」のハンセン病——ブータン王国［六月］

［ルート］インド・デリー→ウエスト・ベンガル州コルカタ（飛行時間二時間・トランジット一泊）→ブータン（飛行時間一時間三〇分）—二泊—ブータン→タイ・バンコク（飛行時間四時間・トランジット一〇時間）→成田（飛行時間六時間）

インドでの活動を終えてブータンに移動した。ブータンは、ヒマラヤ山脈の二、三〇〇〇メートル級の山々の中に位置する小国で、昔ながらの伝統を守る自然豊かな国である。人口は約七〇万人。一九九七年にハンセン病制圧を達成した。

ブータンの空の玄関口は、標高約二三〇〇メートルの山間部のわずかな空間の滑走路である。離着陸には相当な技術が必要とされ、着陸時は急降下で山間から一挙に滑走路を目指した。飛行場から首都ティンプーまでは狭い谷間の道で、片側は深い谷。曲がりくねった狭い道を対向車が来るたびにひやっとさせられながらの約一時間のドライブだった。宿泊先のホテルの前の広場では二、三〇頭の野犬の群に遭遇したが、狂犬病の心配はないのだろうか。国王からの民族文化を大切にせよとする指示のためか、男女とも皆、民族衣装を身に着けており、ジーパン姿などの若者はいなかった。どのような意味を持っているのか聞くチャンスはなかったが、農家の玄関には、両側に巨大な男性のシンボルが鮮やかな色彩で描かれていたのには驚かされた。標高が二〇〇〇メートルを超えているため、同行した若い職員に軽い高山病の症状が出たが、同様の訪問者も多いのだろう、ホテルの各部屋には酸素ボンベが置いてあった。

ギダコム病院は、一九六六年にハンセン病専門病院として設立され、一九八一年まで制圧活動の中心だった。現在は総合病院としてハンセン病以外の患者も受け入れ、ブータンに三つしかない病院の一つとして運営されている。小規模のハンセン病コロニーが隣接し、政府から提供された住居で回復者が生活をしていた。一つの屋根の下で二組の夫婦が共同生活を営み、簡単な工芸品などの収入で生計を立てており、自立して暮らす彼らに不安の表情はなく、思いのほか明るい雰囲気だった。

ブータンでは、一九六〇年代に政府の制圧活動が開始され、一九六二年には王室がTLM（The Leprosy Mission：英国ハンセン病ミッション）を招聘し、二〇〇〇年までTLMをはじめとするNGOが軸になって活動を続けてきた。一九六〇年代以前は、患者はコミュニティの隅で小さなコロニーを作って暮らし、インドのウエスト・ベンガル州まで行くか、もしくは同州から医者が来ない限りは、ほとんど治療は不可能だった。政府の制圧活動が開始された時点で約四〇〇〇人いた患者は、一九八二年に導入された治療薬MDTの効果もあり、現在は有病率が〇・五人、新患数も二〇〇三年には一八人にまで減っていた。ハンセン病専門スタッフは一〇人ほどが特定の地域で働いているが、政府の対策プログラム自体はほかの疾病対策プログラムと統合され、ハンセン病の撲滅を目指した活動を継続し、回復者の社会復帰の促進、新患数の再度の増加を防ぐために、啓蒙活動にも力を入れているところだった。

ブータンの制圧成功は、一九五〇年代以降、国民に深く慕われているジグミ・シンゲ・ワンチュク国王と王室が、活動を積極的にサポートしてきたことによるもので、ブータン政府は国王の主導で国民を重視した政治を行い、英明な国王として国民の信頼は絶大だった。

制圧には成功したが、ブータンにも問題がないわけではない。患者の発見の遅れのために障害が残る率が高いのである。ヒマラヤの山岳僻地に点在する村々から病院へのアクセスは、想像を絶する困難を伴うためだ。早期発見を妨げているもう一つの理由は、ここでも偏見と差別であり、隠れた患者が発見されたときにはすでに障害を持っているケースが多いのである。

ブータンでは、国王の方針により教育や医療などの社会福祉が全て無料で提供されており、医療サービスも一九六一年の制度開始以来無料である。医療機関の設置には、地理的な要素と人口の分布が配慮され、現在約四、五〇〇〇人につき一カ所ずつベーシック・ヘルスユニットが設置されているが、まだ医療機関まで徒歩で一週間かかるような地域もあり、ブータン全土で、自国民の医者が約一〇〇人、外国人医師が約三〇人しかおらず、十分なサービスが提供されているわけではない。近年増加している疾病は、心臓病、糖尿病、高血圧、精神病等で、MRIやCTスキャン検査のニーズがあるものの、これらの検査を受けるにはインドに行くしかない。また、妊婦死亡率を下げることも優先課題の一つである。

ブータンでは、近代医療とともに伝統医療も積極的に活用されている。保健大臣の案内で、保健省管轄の国立伝統医療研究所を訪れたが、ここでは、植物、動物、鉱物等から、伝統的な薬が生産され、国内の各医療機関に配布されていた。ブータンでは、全ての医療機関で西洋の近代医療とブータンの伝統医療が提供され、患者は治療法を選択でき、どちらも無料である。薬の中には、輸出されて国の収入源となるものもあるが、今後はアロマテラピーや化粧品等の分野の輸出拡大のため、マーケティングや研究開発に力を入れるという。私は、栄養補助

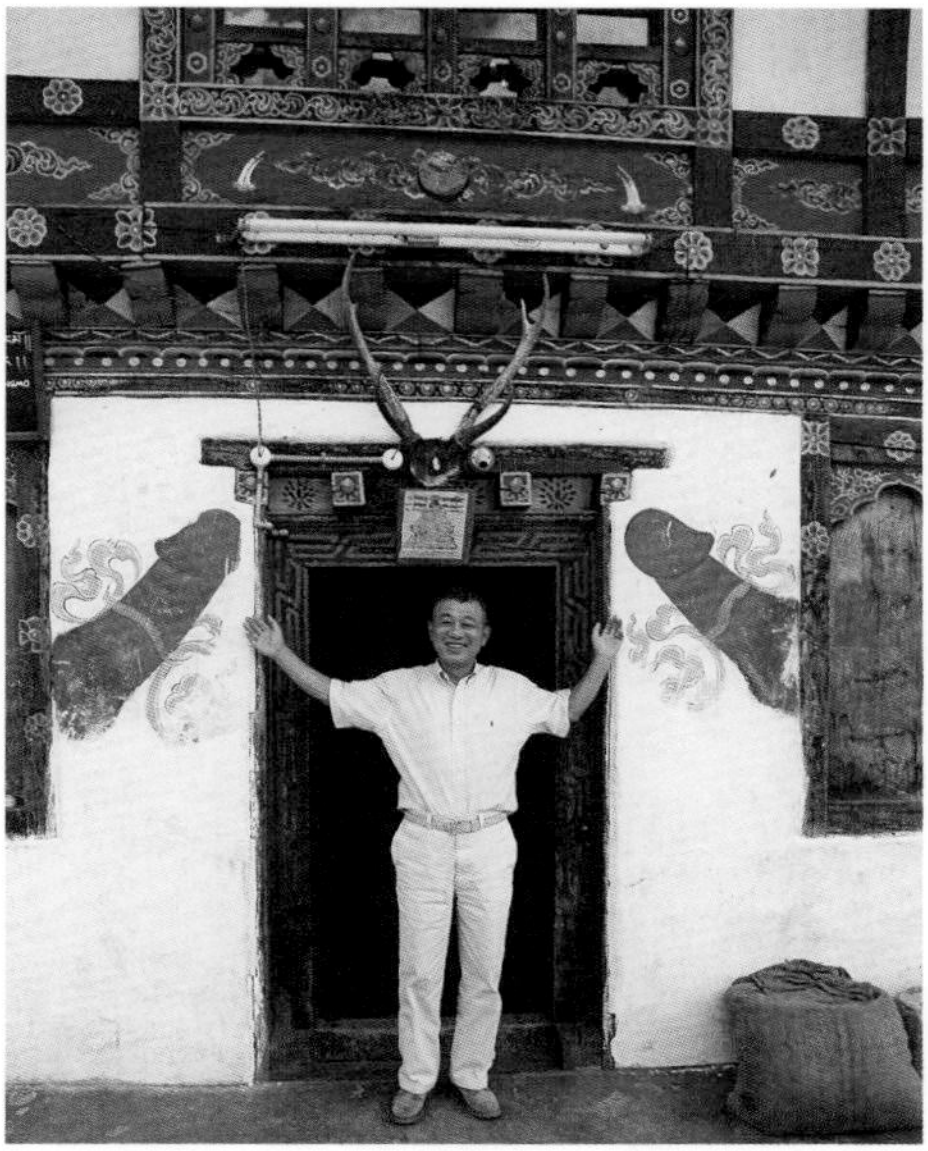

ブータン農家の刺激的な玄関の絵の前で（ブータン、2004年6月）

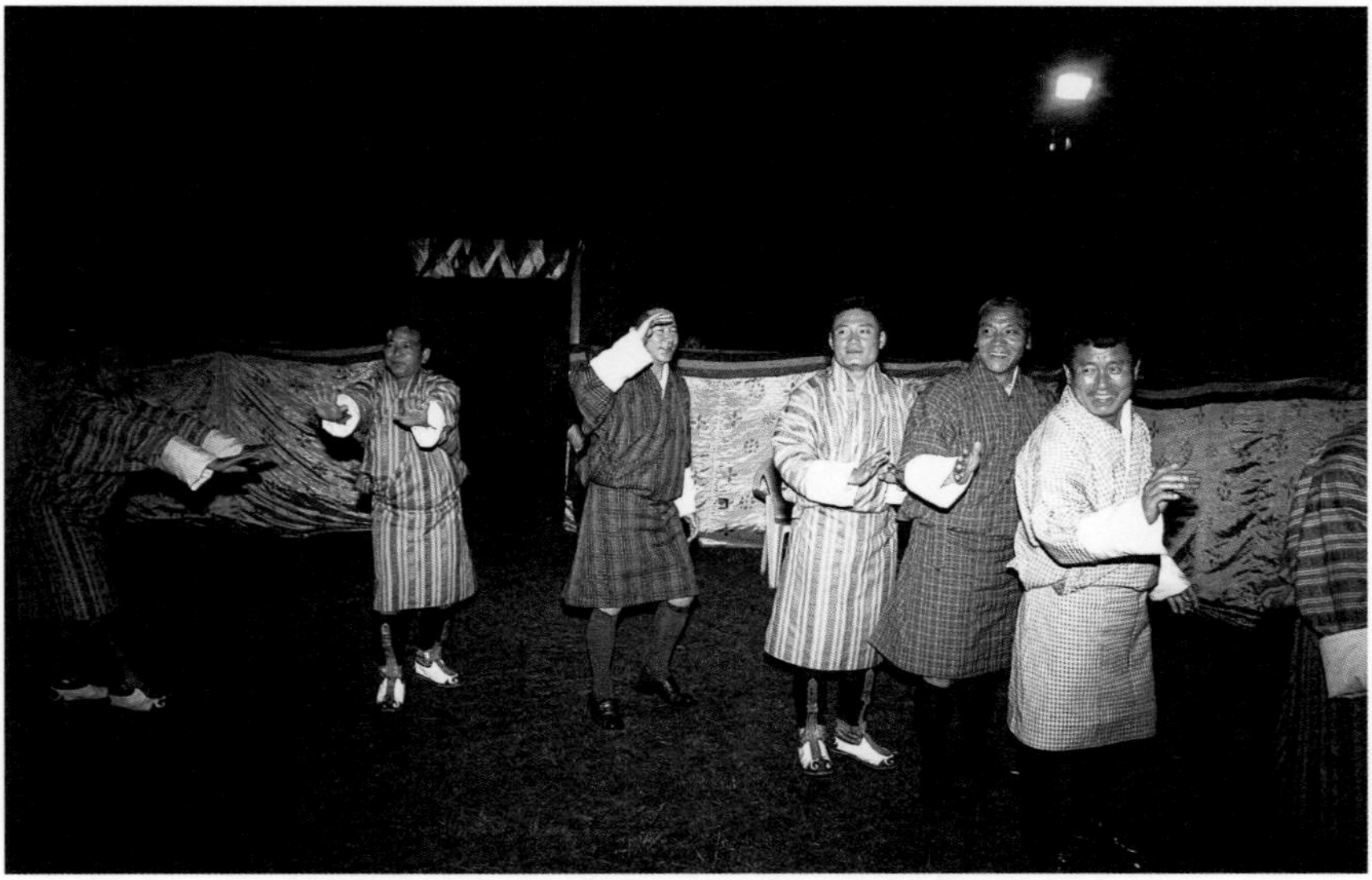

ブータンの大臣たちと月夜に踊る（ブータン、2004年6月）

食品として売り出せば、日本のようにサプリメント市場が拡大している国で成功するのではないかと提案してみた。一九九七年には、ブータンがWHOの「笹川健康賞」（保健衛生分野で革新的な個人または団体に与えられる）を受賞している。

またこの国では、国際的に経済発展の指標として利用されている国民総生産（GNP：Gross National Product）の代わりに、国民総幸福度（GNH：Gross National Happiness）という概念を中心に国の発展を図っている。GNHは数値としてあらわせるものではないが、国の発展を目指す上で物質的な充実だけではなく、伝統を維持し、社会福祉が平等に提供され、精神的な安定が得られるとされる政策を実施するための指針となっている。GNHの概念は四つの柱からなる。一つ目は、経済的社会的発展が平等に国民に与えられ、かつ持続可能なものであること。二つ目は、ヒマラヤ山脈のデリケートな生態系と環境を保護すること。三つ目は、よい文化や伝統を維持し、捨て去るべきものは捨て、海外から入ってくるものについては厳しく精査すること。四つ目は、良好な政治情勢を保つよう民主的な政治制度へ段階的に移行し、立憲君主制を確立すること。これらの四つの柱を通じてGNHを高めることが、物質面、精神面においてバランスのとれた発展につながるというものだ。各国の所得格差が急速に拡大している現在、この国民総幸福度という概念は、大いに検討に値するのではないだろうか。

滞在最後の晩は、財務大臣、保健大臣などの閣僚たちと月明かりの下での野外パーティとなり、現地の歌に合わせ円陣になって盆踊りのような踊りを披露してくれた。私もお返しに炭坑節を歌い、踊りの輪をつくった。

ブータンの人々は街中を伝統的な衣装を着て歩き、また伝統的な造りの住居に住んでいるので、一見他国よりも貧しく遅れているようにも見えるが、実は誇り高く生活している。最近、テレビや携帯電話の普及が始まったこともあり、今後は若い年代の中で近代的なものを追い求める傾向も出てくるだろうが、ぜひ国民総幸福度を向上させる発展路線を進んでいってもらいたいものだ。当然のことではあるが、国家の発展が、いかに政治の安定と国民の一体感にかかっているかを実感できる訪問でもあった。ハンセン病制圧にも政治の安定と国民の一体感が必要なのである。

隣同士の国なのに——チリ共和国、ブラジル連邦共和国［六月〜七月］

［**ルート**］成田→アメリカ・ロサンゼルス（飛行時間一二時間・トランジット三時間）→チリ・サンティアゴ（飛行時間一一時間）—三泊—サンティアゴ→ブエノスアイレス（飛行時間四時間・トランジット一時間三〇分）→ブラジル・ブラジリア（飛行時間五時間三〇分）—二泊—ブラジリア→リオデジャネイロ（飛行時間一時間三〇分）—一泊—リオデジャネイロ→ブラジリア（飛行時間一時間三〇分）—一泊—ブラジリア→サンパウロ（飛行時間一時間三〇分）—一泊—サンパウロ→ニューヨーク（飛行時間九時間三〇分）—一泊—ニューヨーク→成田（飛行時間一四時間）

六月から七月にかけては、チリとブラジルで活動した。

成田を立ちロサンゼルスで飛行機を乗り継いで、チリ共和国の首都サンティアゴを訪れた。気温は八〜一五度と涼しいが、日差しはけっこう強くサングラスが必要だった。

同じ南米でもハンセン病の現状は、チリとブラジルには雲泥の差がある。チリでは、本土にはハンセン病の患者についての記録はほとんどなく、主に患者が存在したのは、四〇〇〇キロ離れた太平洋上のイースター島だった。モアイ像で知られるイースター島には近年までハンセン病の病院があり、少数の患者もいたことが記録されている。五年前にも三〇〇〇人の全島調査で、三人の患者が発見されている。チリの本土にも近隣国からの移民の中に少数の患者がいたが、土着の人々にはほとんどいなかった。その理由として皮膚病学者のホアン・ハニーマン博士は、温暖な気候、チリの国土の特殊な地形（縦に細長く、太平洋とアンデス山脈で隔離されている島国のような地形）、BCGの接種などで免疫ができた、などと説明してくれたが、どれもあまり説得力はなく、人種的に特殊な遺伝子をもっている可能性まで囁かれていた。なぜチリにハンセン病患者がいなかったのかは、いまだに残る謎である。

一方、ブラジル連邦共和国は、ハンセン病の蔓延国であり、第一位のインドに次いで二番目に患者が多い。統計では全国五五〇〇の市町村の六〇％、三五二一の市町村にハンセン病患者が存在し、約八万人の患者がおり、有病率は四・五二人である。特に北部のアマゾン川の流域など医療サービスの供給が難しい地域などに、高い有病率が見られる。

ブラジルでは一九三〇年代に、軽症者を含む全患者を強制的に隔離収容する法律が制定されて、一九四九年には、この隔離政策に加えて患者の子どもたちを親から離す制度が強化され、患者は自分の子どもを施設に連れていくことが許されず、多くの子どもが孤児院に引き取られ、親と生き別れになった。法律は一九六二年に廃止された（サンパウロ州のみ一九六七年まで継続）が、実質的には強制隔離は一九八〇年まで継続した。

ブラジルのハンセン病当事者組織MORHAN（Movi-

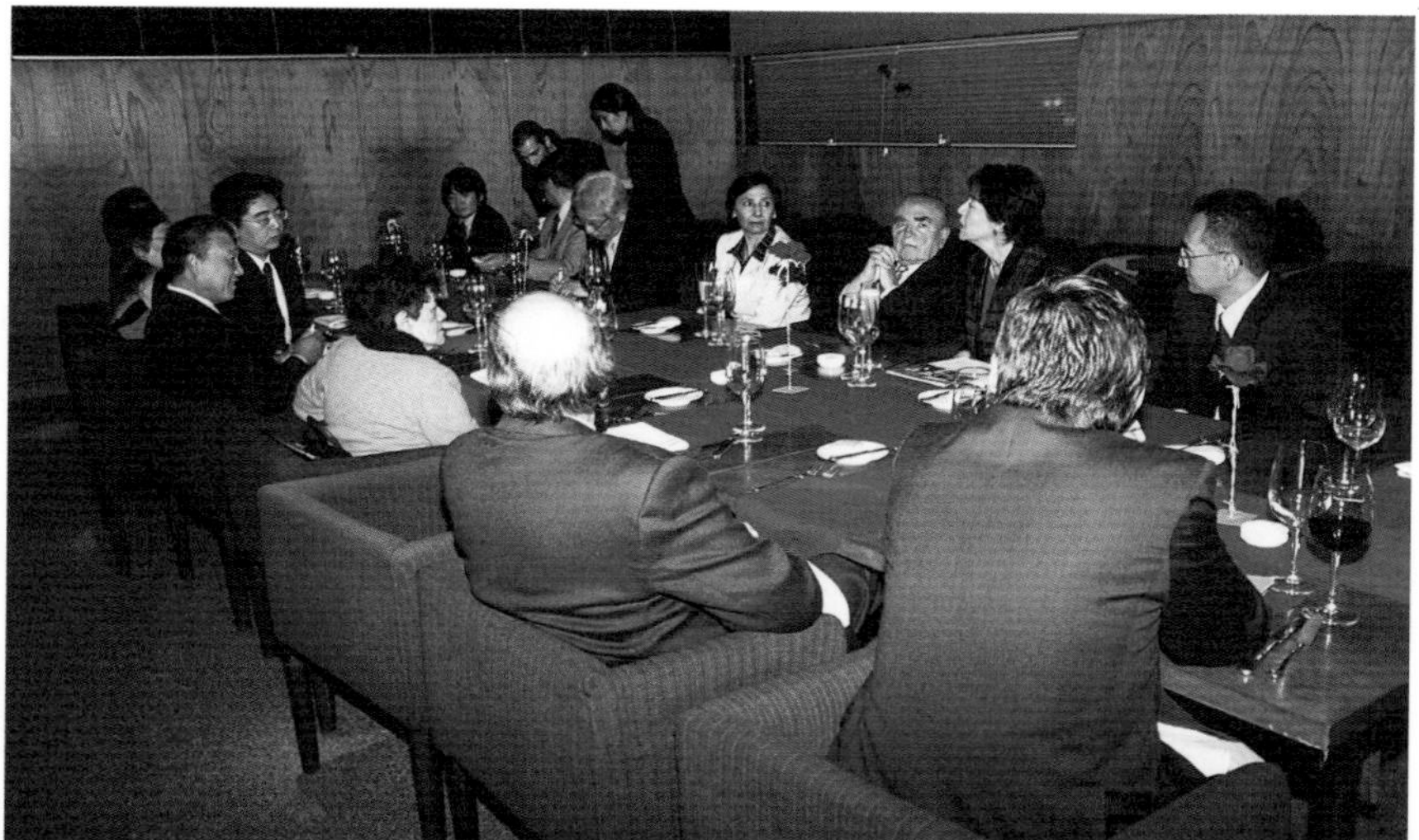

最近有名になったチリのワインを飲みながら、「この国にハンセン病がない」不思議な話を聞く（チリ、2004年6月）

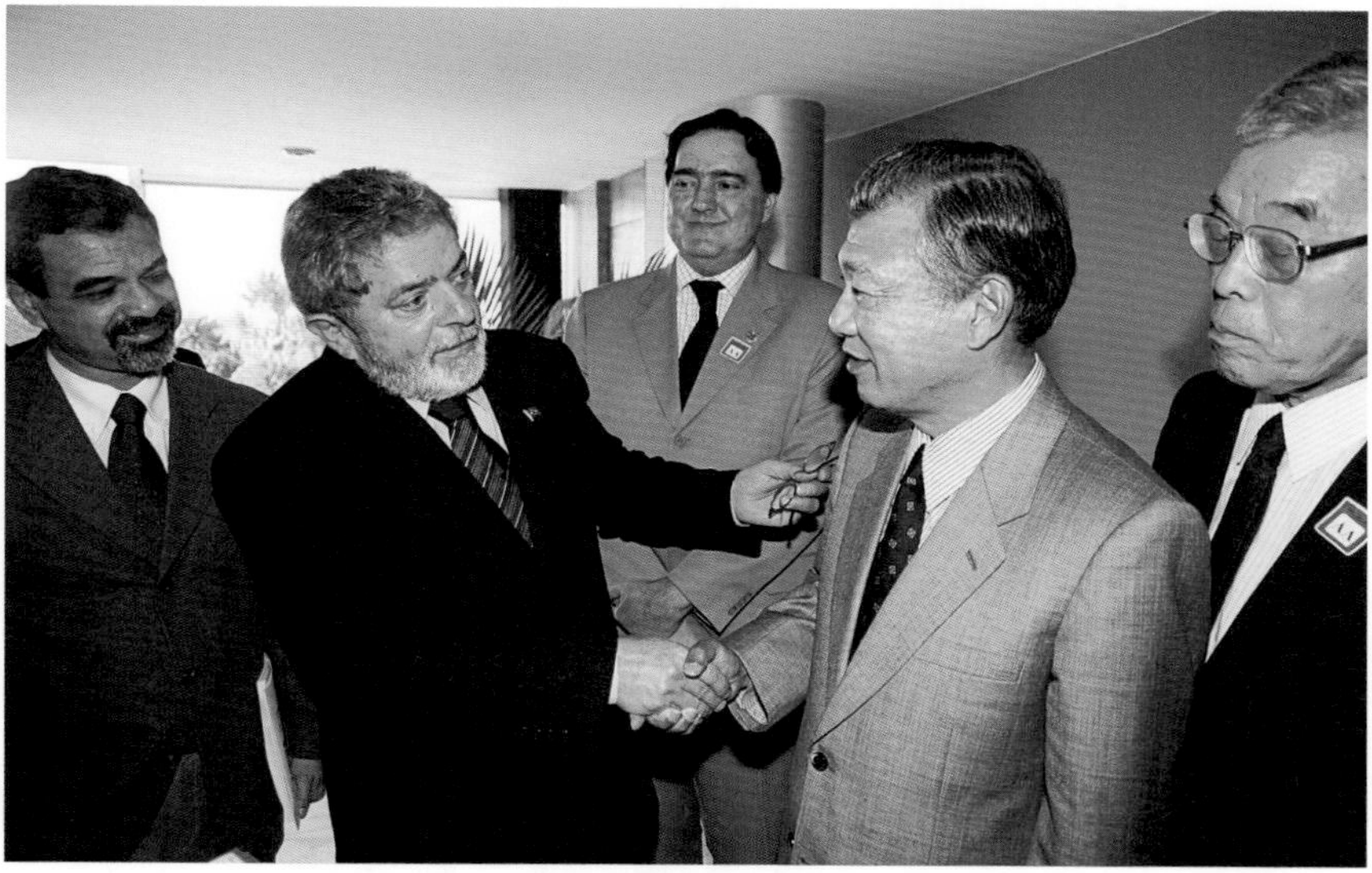

ルラ大統領とハンセン病について話が弾む（ブラジル、2004年7月）

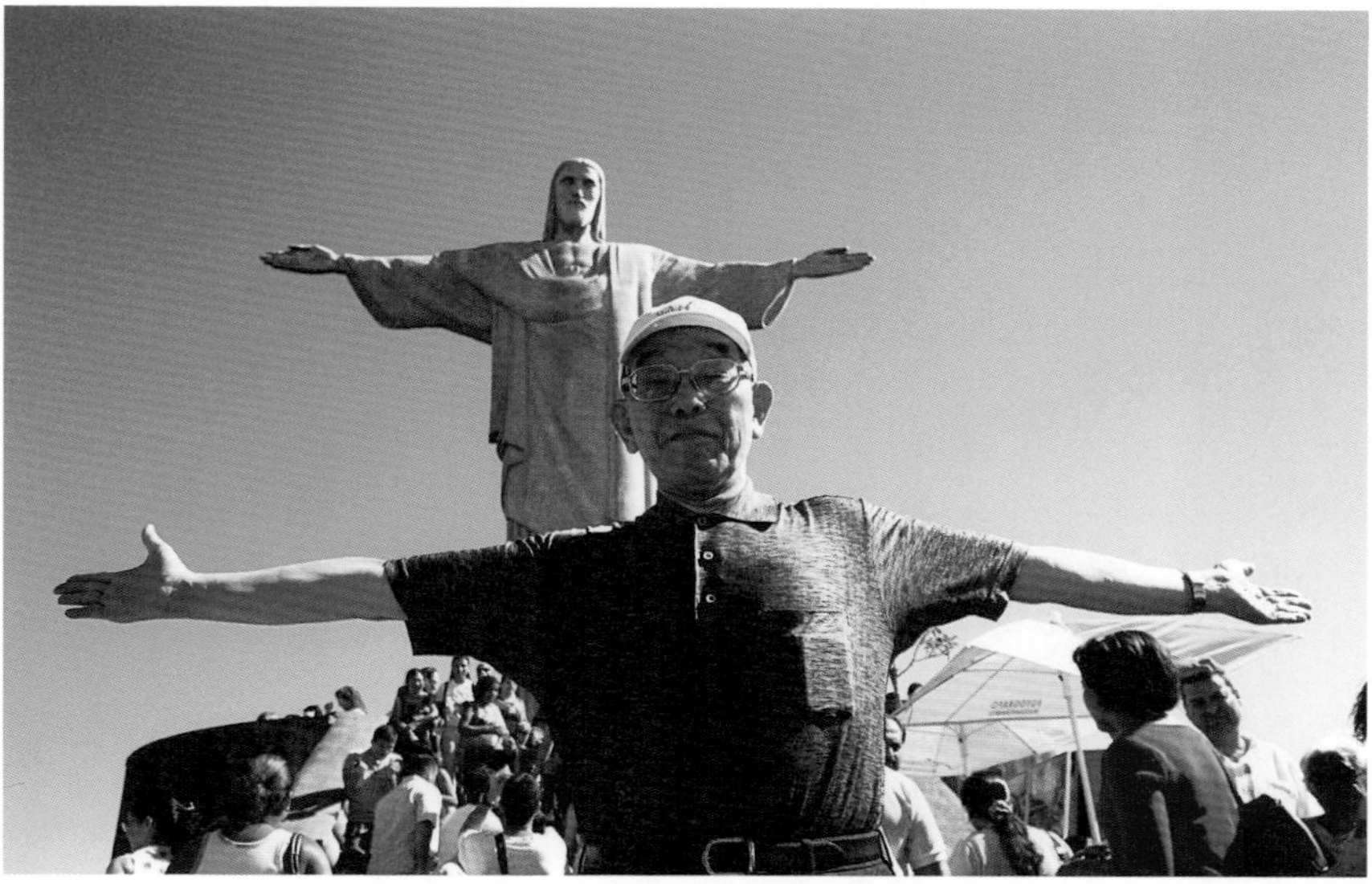

ハンセン病制圧に尽力されたクリスチャンの紀伊國献三笹川保健財団会長（ブラジル、2004年7月）

mento de Reintegração das Pessoas Atingidas pela Hanseníase)は、一九八一年に設立されたNGOで、当初は政府の非人道的な隔離政策に対して補償を求め、生活改善を訴えていた。その運動を受け、ルラ大統領が、隔離政策で被害にあった回復者への補償法案に署名したのは、二〇〇七年のこと。遅すぎるという印象だが、ブラジルは世界でも稀な、国側からその責任を認めて謝罪し、補償を行った国でもある。

二〇〇三年に選出された革新政権のルラ大統領は、社会的正義の追求と経済格差の解消に政策の高いプライオリティを置いている。ハンセン病の制圧にも熱心で、大統領としてほぼ一世紀ぶりにハンセン病施設を訪問して患者を見舞い、「私たちはもっと早くハンセン病の問題を解決できたはずだ。失われた時間を取り戻さなければならない」との決意を表明している。今回の大統領との会談で、世界の状況を説明し政府のさらなる努力を要請したところ、ブラジルの対策の遅れを理解された様子で、きっぱりと活動の強化を表明された。

多くの関係者の話では、前政権はハンセン病の制圧に向けた系統だった活動はしていなかった。患者数や有病率が過去六年間ほとんど変化がなく、統計値にも食い違いが多く、信用できないことを、現在の保健省の担当者自身が認めている。政府が出す数字が実体を正確に反映していないのでは、制圧に支障をきたす。新政権は、二二年間もそのポストに安住し何もしてこなかったハンセン病制圧の専門家三〇人近くを更迭するという荒療治までした。「私たちは眠っていた」というのが保健省の高官の自己批判を込めた言葉だった。新大統領と保健大臣の指導の下、新たなハンセン病制圧対策が模索されつつあり、二〇〇五年の国レベル、二〇一〇年の市町村レベルでの制圧達成に向けた、政府機関の努力に期待したいところである。

ブラジルでは、NGOやボランティアの活動には目を見張るものがある。回復者フランシスコ・ニューネス（通称バクラオ）氏によって二三年前に設立されたハンセン病当事者組織、MORHANは、全国に約一〇〇の支部を持つNGOであり、近年、日本財団の支援で「テレハンセン」というハンセン病の無料電話相談を全国レベルで実施し、多い年では年間一万件以上の問い合わせに答えている。うち四七％がハンセン病の患者や回復者からの問い

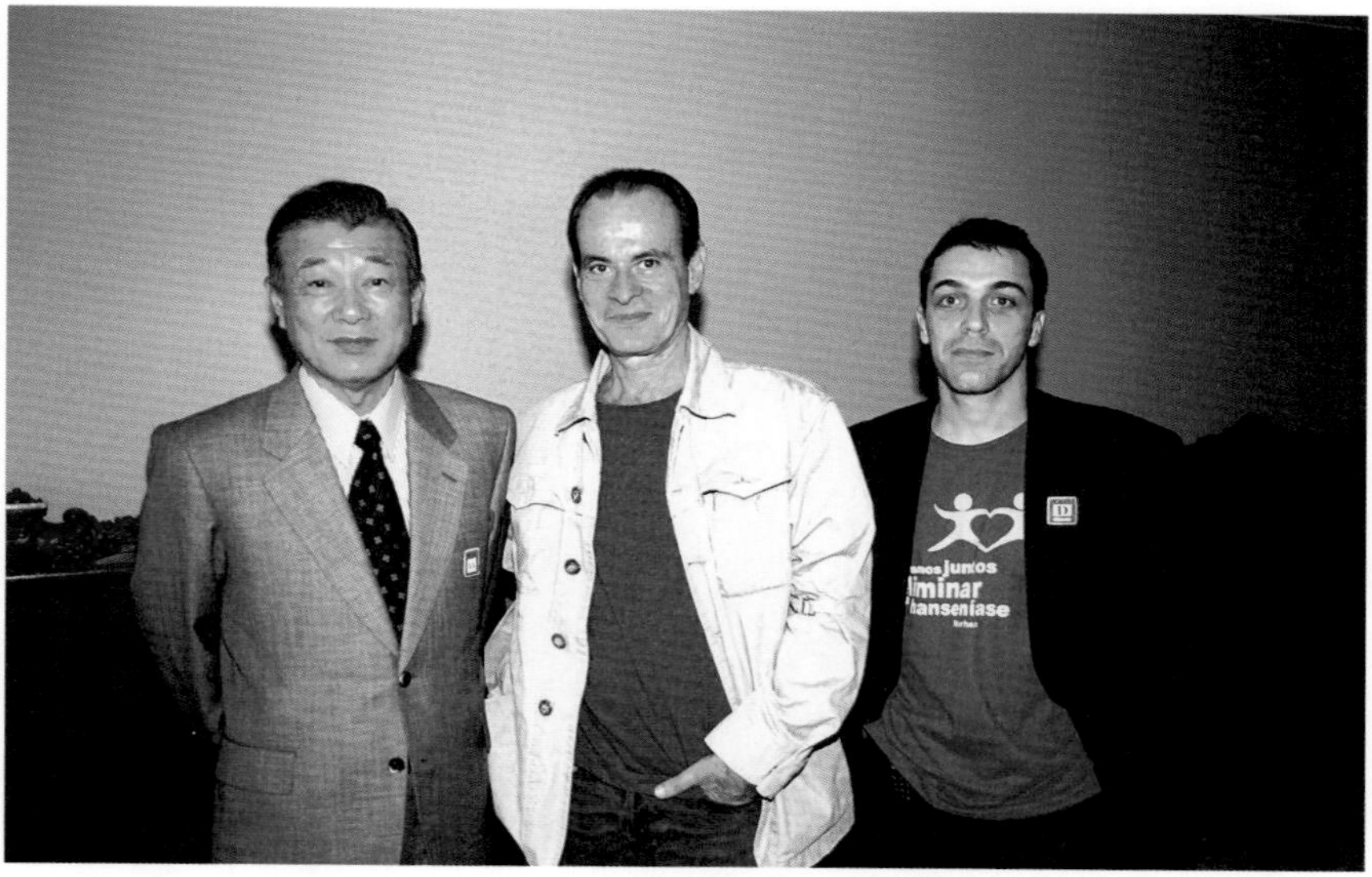

国民的歌手ネイ・マットグロッソ氏（中央）とMORHAN代表アルトゥール氏（右）（ブラジル、2004年7月）

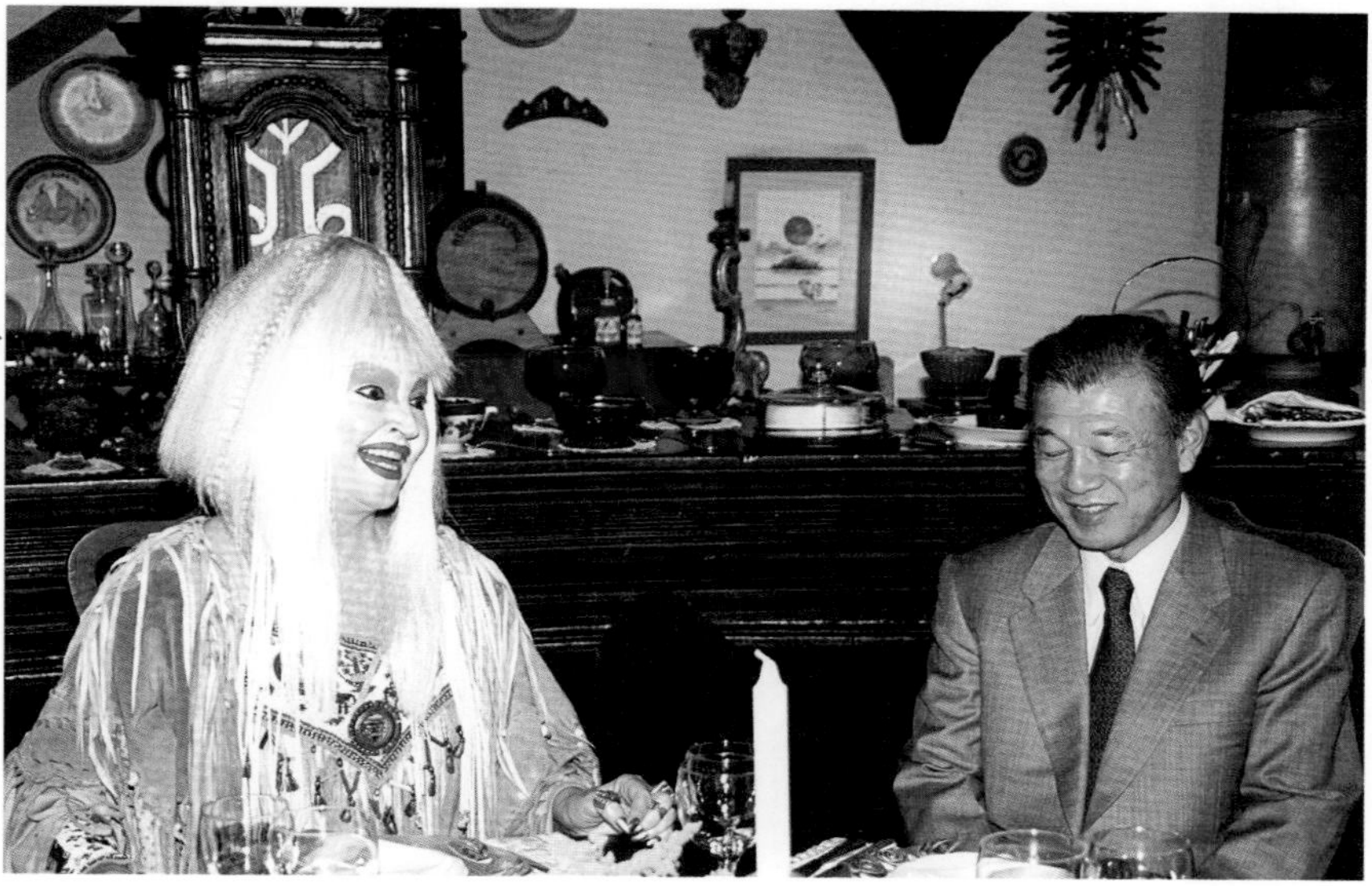

国民的女優で歌手でもあるエルケ・マラビーヤさん（ブラジル、ブラジリア、2004年7月）

合わせで、診断の方法、薬の入手などの質問が多い。ブラジルの地方のほとんどのヘルスセンターには医師が常駐しておらず、巡回診療が中心で、患者が名乗り出ても医師がいないことを理由に、診断や治療を断られる。NGOのMORHANに診断方法や治療の方法についての問い合わせが多いというのもうなずける。偏見や差別についての相談も多く、病院の杜撰《ずさん》な診断のため息子の病気が再発し、「二度目」だという理由で政府の補助金を切られたという相談や、嫁が患者なので、父方の母親が孫の親権を剥奪しようとしているという相談もある。自分の知人や友人がハンセン病で、と話を切り出し、テレハンセンとの信頼関係ができると、自分が患者であることを告白するケースが多いという。

MORHANは、政府に対しても強い発言力を持っており、先の保健省のハンセン病担当者の更迭人事にも、MORHANの圧力が大きく作用したらしい。

MORHANには、現役の有名歌手や俳優が、ボランティアでハンセン病患者のケアや制圧キャンペーンにかかわっている。私が会ったブラジルの国民的女優で歌手でもあるエルケ・マラビーヤさんは、一五年前からハンセン病患者を慰問し続けている。彼女も数奇な一生の持ち主で、ロシア生まれで、祖母はモンゴル人、祖父はアゼルバイジャン人、ロシア人の父とドイツ人の母とともに第二次大戦後ブラジルへ逃れてきた。前のご主人にハンセン病の患者とキスしたのかと聞かれて、もちろんと答えて夫婦仲が悪くなり、ご主人を捨てたとおおらかに話してくれた。いまはハンセン病の人々だけでなく、刑務所の受刑者や売春婦たちからも、ゴッドマザーとして慕われている。国民的歌手であるネイ・マトグロッソ氏も、制圧キャンペーンの大きな協力者である。テレビでのハンセン病啓発キャンペーンも、彼が出演することで二〇年ぶりに復活した。

七月は、ブラジルの後、スイスのジュネーブで国連人権小委員会に出席した。

制圧の鍵を握る女性たち——インド（ビハール州）［八月］

［ルート］成田→シンガポール（飛行時間六時間三〇分・トランジット一時間二〇分）→インド・デリー（飛行時間六時間）——一泊——デリー→ビハール州パトナ（飛行時間二時間三〇分）——三泊——パトナ→デリー（飛行時間二時間三〇分・トランジット四時間）→成田（飛行時間七時間三〇分）

八月は、インドで最も貧しくハンセン病患者の多い北東部のビハール州に向かった。ビハール州での活動は、二〇〇二年一二月以来の二度目である。二〇〇五年末までのハンセン病制圧に向け、私はインドで有病率の特に高い八州（ウッタールプラデシュ、ウッタランチャル［現ウッタルカンド］、マディヤ・プラデシュ、チャティスガール、ジャルカンド、オディシャ、ウエスト・ベンガル、ビハール）に重点をおいて制圧活動を展開している。ビハール州保健省の報告によれば、前回の訪問時には、有病率は人口一万人あたり一一人だったが、今回は、四・九七人にまで下がっていた。下降傾向にあるとはいえ、ビハール州はこの時点でインド全体の一七％の患者を有している。

州都パトナでは、二つの会議に出席した。一つは、ハンセン病制圧に向けて、医療関係者、メディアやNGOなどの役割を考える「ワークショップ」、もう一つは直接ハンセン病の制圧活動にかかわらない幅広い社会的組織にどのように運動に参加してもらうかを考える「啓発会議」である。

ワークショップは、マハラシュトラ州に本部を持つＩＬＵ（International Leprosy Union：国際ハンセン病連合）代表、Ｓ・Ｄ・ゴカレ氏の主催によるものだった。ゴカレ氏のＩＬＵはプーネに本部があり、インド全土でハンセン病の啓発活動を積極的に行っており、私も彼の開催する会議にはほとんど参加して、人脈づくりに精を出した。目的は、回復者が啓発活動の先頭に立つことを通して、国民の誤った考えを正すこと、患者たちが治療を受けやすい環境をつくることである。ワークショップは、州レベルと地区レベルで三日間にわたって行われ、国際回復者組織IDEA(International Association for Integration, Dignity and Economic Advancement)インド代表のP・K・ゴパール氏が議長を務め、参加した約三〇人の回復者全員が自己紹介をした。若いMBA(経営学修士)の学生が、将来は企業に勤め、結婚がしたいと希望を語ったのに続いて、主婦、建設労働者、床屋、文房具屋、小売店主、ミルク売り、自転車修理業、コンピューター技術者など、様々な職業の回復者たちが思いを語った。その一人は自ら宗教活動をして、各地でハンセン病についての説法をしているという。

「社会組織の役割を考える」啓発会議は、企業、銀行、産業組合、NGOなどを対象とし、約六〇人が集まった。ビハール州シャクニ・チョウドリ保健大臣やA・K・チャウドリ事務次官、WHOインド代表のS・J・ハバイエブ氏、WHO南東アジア地域事務局(SEARO)のデレック・ロボ氏、インド政府保健省ハンセン病担当のD・P・S・ディロン氏らが出席した。ロボ氏からは、ハンセン病コミュニティの中で回復者の職を見つけるという従来のやり方をあらため、社会の中で職探しをサポートすることが大切であるとの指摘があった。

パトナ滞在中には、会議出席のほか、いくつかのメディアの取材を受け、パトナ市内のミッション系女子大学(パトナ・ウィメンズ・カレッジ)で講演もした。この大学はビハール州初の女性のための高等教育機関として一九四〇年に設立された、三〇〇〇人規模の大学である。インドにおけるハンセン病制圧活動の鍵を握るのは、各家庭や村を中心とした啓発であり、その中心となるのは若い女性たちである。講演には約五〇〇人の学生が集まってくれた。ハンセン病は、偏見や差別という社会的側面を抱える病気であり、病気の制圧と患者・回復者の人権について自分自身の問題として考え、ビハールのハンセン病制圧のために行動するよう話したところ、学生たちはおそらく初めて聞くハンセン病の話に熱心に耳を傾けてくれ、ハンセン病は治る病気であり、差別してはいけないと語ると、全員がいっせいに首を横に振りインド流の「イエス」の意思表示をしてくれた。

現地視察では、まずパトナ地区へ。ここにある保健所の本部は、二〇万人を対象とし、傘下に二つの保健所と二六のサブセンターがある。保健担当者やアンガンワディ・ワーカーという女性のソーシャルワーカーが新規患

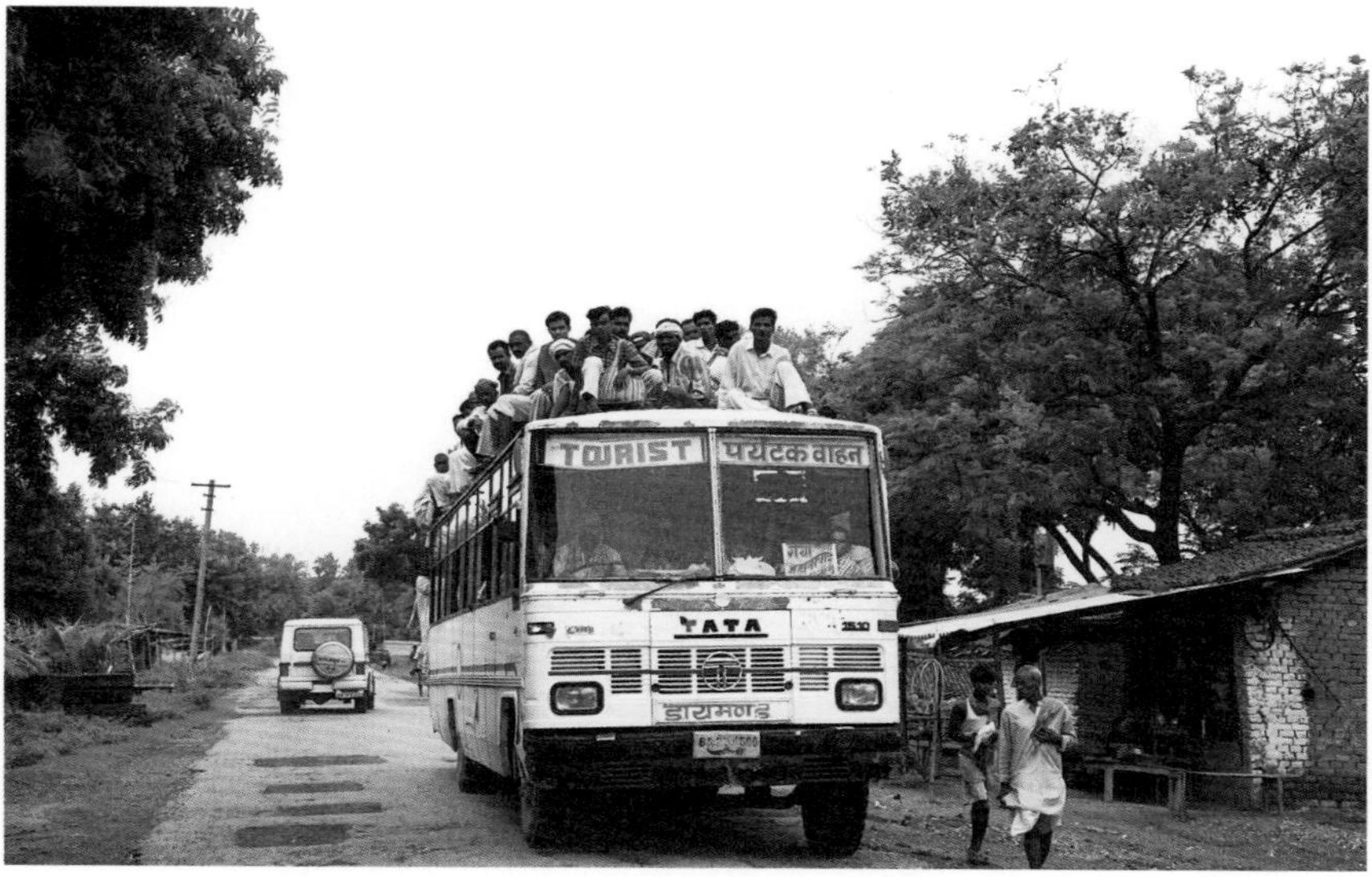

都心に向かうバス(インド、ビハール州、2004年8月)

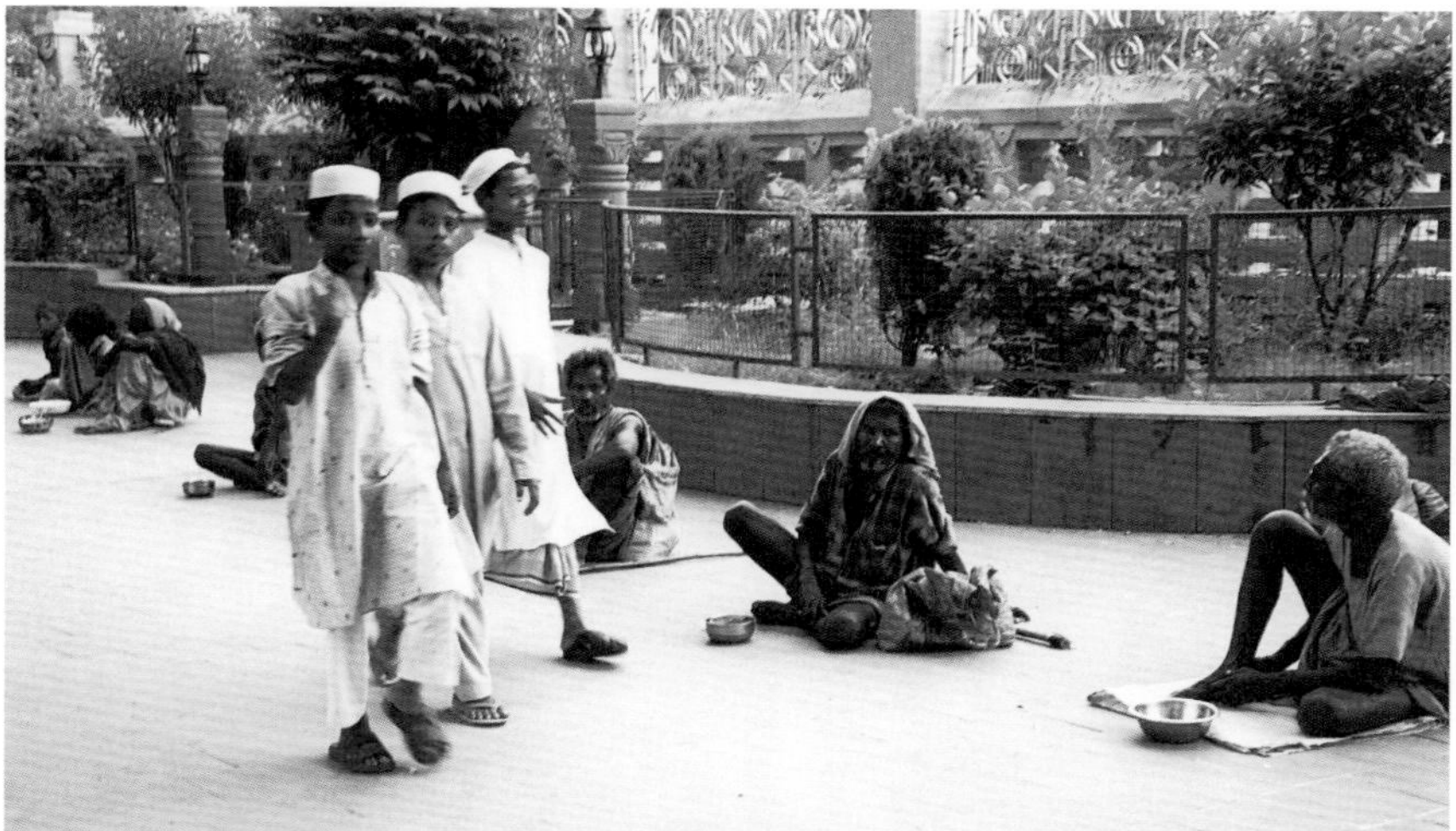

仏教の聖地ブッダガヤを歩くイスラム教の少年と物乞いたち(インド、ビハール州、2004年8月)

者を見つけてマサウリ保健所へ診察・治療に連れてくるのだが、各サブセンターでは週一〇〜一五人もの患者が確認されていた。早期発見の患者がほとんどで、幸いなことにここでは障害を伴うケースはほとんどなかった。

次に車で一時間ほどのガヤ地区へ移動、といってもインドの交通事情は極めて悪く、道路は大型トラック、乗用車、馬車、自転車が行き交い、クラクションの音が鳴り響き、その間を聖なる牛が悠然と闊歩している。低速の大型トラックを追い越す際には、対向車も減速しないので、すれ違う時にはいつも身の縮む思いがする。道端には横転した車両も時々見受けられる。まさにインドの現地視察は命がけである。ガヤ地区のブッダガヤ保健所には、ガヤ地区知事、病院医務局長、ガヤ地区内の地域レベルでの保健職員など、保健医療の第一線で活動している三〇人ほどが集まっていた。この保健所の傘下には二一のサブセンターがあり、患者は全部で九五人いたが、早期発見と治療薬MDTにより新患で障害を伴う人は少なかった。ただし良好な面だけを見せたがるのは、世界中どこでも同じであり、実態は見せてくれなかったのかもしれない。

ビハール滞在の最後に、前回の訪問でも面会したビハール州元首相で現在はインド中央政府の鉄道大臣のラルー・プラサッド氏、およびプラサッド氏の夫人でもあるビハール州のラブリ・デビ首相の自宅を訪れた。

庭先に椅子を並べ保健省幹部はすでに席についていた。私が、二年前の会談時に約束したハンセン病制圧についての二〇万人集会の実現をせまると、ラルー大臣から、逆にビハール州で二つの集会を開催することを提案された。一つは患者の集会、もう一つは回復者の集会である。双方の会合ともパトナに数万人単位の人々を集め、ハンセン病制圧と今後の回復者の社会参加を考える場をつくるためのもので、ビハール州からインド全体へとムーブメントを拡げてゆく核になるものである。まず回復者を州内から集めた啓発集会を一〇月二日のガンジーの誕生日に行うという提案があり、私は先約の国際会議を欠席しても参加すると即答した。しかし残念なことに、この大規模集会は物理的な理由で、その後頓挫してしまった。実現すれば、インド全土に啓蒙活動の大きなインパクトを与えたはずなのに、誠に残念だった。

二〇〇四年の秋は、九月にロシア（モスクワでロシア正教会アレクシイ二世総主教との昼食会および「宣教師ニコライの日記」献本式）と中国（UNEP笹川環境賞二〇周年記念シンポジウム式典等）を訪れ、その後インドへ移動。

ゴアの療養施設で――インド（ゴア州）［九月］

［ルート］北京→シンガポール（飛行時間六時間・トランジット四時間）**→インド・デリー**（飛行時間五時間三〇分）**―一泊―デリー→ゴア州パナジ**（飛行時間二時間）**―三泊―パナジ→マハラシュトラ州ムンバイ**（飛行時間一時間・トランジット七時間）**→シンガポール**（飛行時間六時間・トランジット一時間二〇分）**→成田**（飛行時間七時間）

ビハール州訪問のあと、九月に中国から直接インドに入り、WHO主催でインド各州の保健次官を集めた「ハンセン病制圧会議」に参加するためにゴア州を訪れた。この会議では、一五のハンセン病蔓延州のうち一一の州から保健担当者が集まり二〇〇五年までの全土での制圧達成へ向けての戦略が議論された。インド中央政府のラオ保健次官をはじめ、多くの主要な保健行政担当者が集まる画期的な会議だった。制圧達成の目標まであと一年足らずで、トップ・リーダーがその決意を表すこの上ない機会となった。特に参集した蔓延州の保健行政担当者の大きな刺激となったはずである。他の州がどのように対処しているか互いに学び合うことで、今後の道が開けるのだ。

ゴア州で私は二人のハンセン病患者の少年に会った。一人は、母親がハンセン病についての多少の知識があったので、皮膚にできた白い斑紋が早期に見つけられ治療薬MDTの服用を始めたという。その後彼のいとこも感染していることが判明したそうだ。もう一人は、皮膚が黒ずむため治療薬MDTの服用を嫌がっていた。私は、

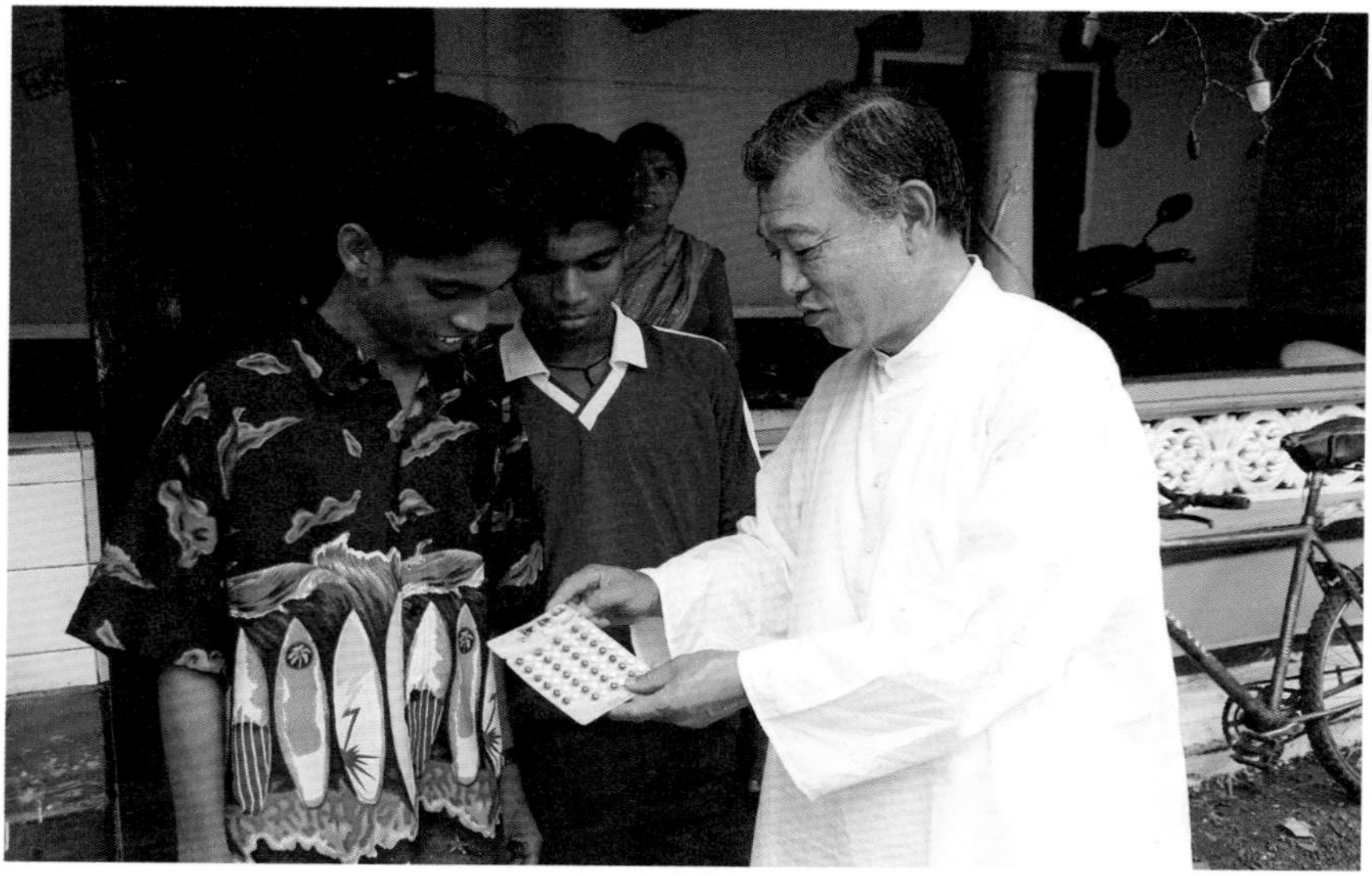

患者の青年に治療薬MDTについて説明する（インド、ゴア州、2004年9月）

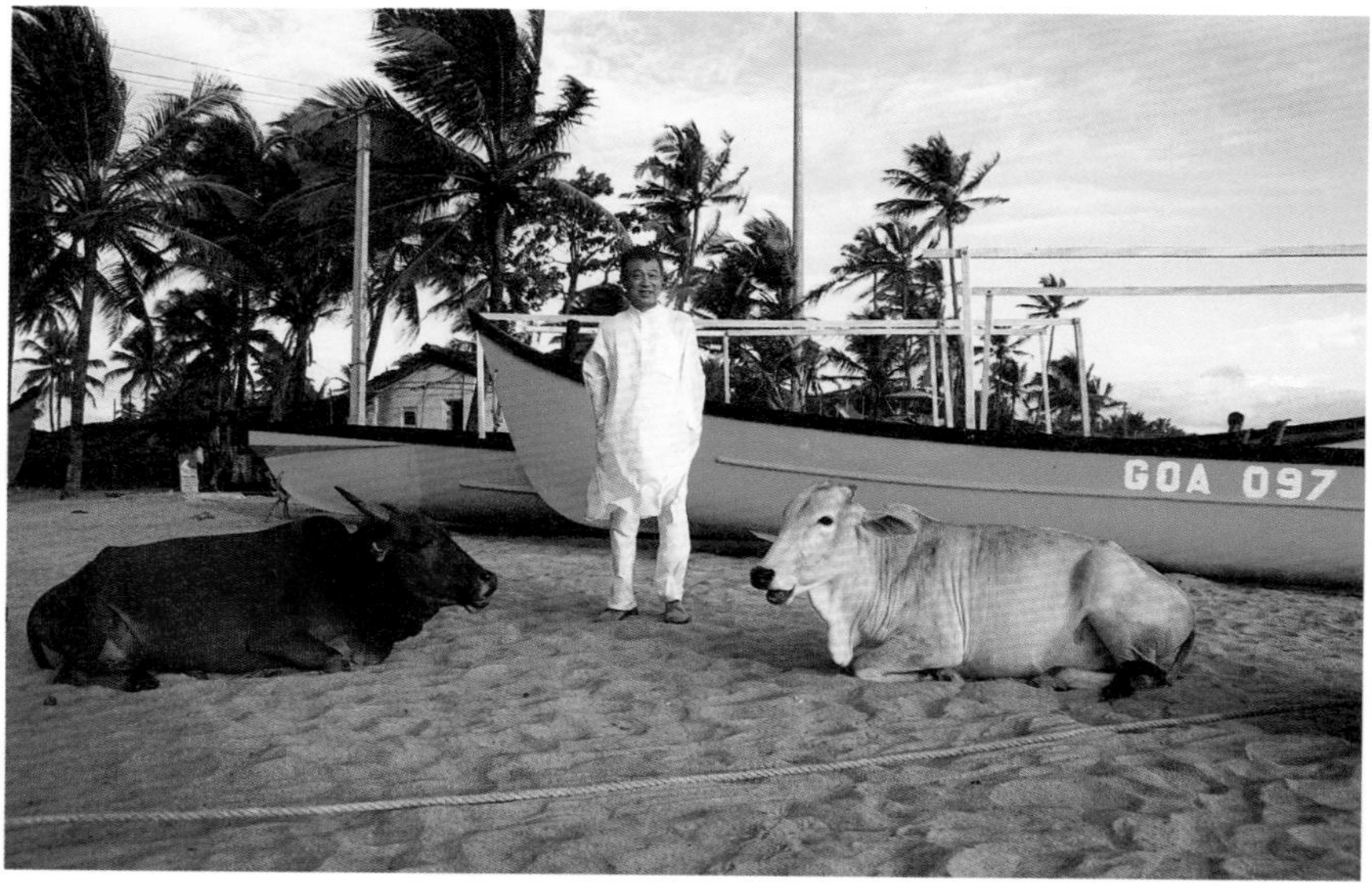

日本にキリスト教を最初に伝道したフランシスコ・ザビエルが亡くなったゴアの海岸で（インド、ゴア州、2004年9月）

それは一時的なもので治療が終わればもとに戻るから大丈夫と伝えた。治療法と副作用について患者に説明することは重要である。

また、州が運営するハンセン病の療養施設を訪れた。フロイラノ・デ・メロ医師の説明によれば、ポルトガルの植民地時代の一九三四年にできたそうである。六〇エーカーの敷地にココナツ、ジャックフルーツ、マンゴなどの木々が生い茂る素晴らしい環境だった。一時は二八〇人の患者がいたそうだが、いまは一八人で、そのうち一一人が女性だった。平均年齢は七〇代から八〇代と高い。二年前から患者の受け入れを中止しており、いずれはHIV／エイズなど他の疾病の病院に転換するそうだ。きれいに整えられた病棟で、七人の看護師が働いており、患者たちは電気製品の修理や、塗装など、制服を着て仕事に励んでいた。病院の説明では彼らは満足しているとのことだったが、表情はなんとなく寂しそうだった。ある老女は一二歳のときからここで暮らしているということだった。ゴアのように美しいところに住みながら、病気が治ってからも社会から隔絶されて暮らすのは、受け入れがたいことである。

一〇月はスウェーデン（マルメ・世界海事大学）、一一月は中国（世界海事大学上海分校、および日中佐官級軍人交流＝日本財団主催の自衛隊の中国訪問）を訪問した。

ハンセン病制圧後の戦略に関する共同会議――フィリピン共和国［一二月］

［**ルート**］羽田→福岡（APＩ＝日本財団アジア・フェローシップのワークショップ）→台湾・台北（飛行時間二時間三〇分・トランジット一時間三〇分）→フィリピン・マニラ（飛行時間二時間）――二泊

今年最後の活動は、一二月のフィリピンとインドだった。フィリピン共和国は一九九八年にハンセン病制圧を達成しているが、二〇一八年の報告では新規患者数は二一七六人、東南アジアではインドネシアに次ぎ、患者数が二番目に多い。フィリピンには、一時七〇〇〇人もの患者が隔離されていた世界最大のハンセン病療養施設であるクリオン島がある。世界各国のハンセン病政策に多大な影響を与えた島だ。首都マニラの南西約三〇〇キロ、パラワン群島の北端に位置し、現在の人口は約二万人である。

一九〇六年五月二七日、セブ島からクリオン島に送り込まれた三七〇人の最初の患者を迎え入れたのは、数名の医療関係者、牧師と修道女たちだった。以来、年間五〇〇人から一五〇〇人がフィリピン全土から連れて来られた。「絶望の島」そして「生ける死者の地」として恐れられたクリオン島は当初、劣悪な環境下にあり、人員や薬品等も不足し、多い時期では年間一二〇〇人以上の患者が亡くなった。一九一〇年には島内での結婚が認められ、一九一六年には保育施設が設立された。フィリピン独立後も、保健省の管轄下で療養所の島とされていたが、一九九五年、ようやくその歴史に終止符が打たれ、一地方自治体として認められた。

マニラで開催されたWHOの南東アジア地域と西太平洋地域の二つの事務局による「ハンセン病制圧後の戦略に関する共同会議」に出席した。この時期は台風の季節で、私の滞在中も学校が休校になるほどの台風が来た。台風被害の対応で、アロヨ大統領との会談はキャンセルになった。しかし予定通り会議が開催されただけでも幸運だった。

私は、制圧後もハンセン病に対する意識が薄れることがないよう、注視し続けることが重要であることは言うまでもないこと、同時に、病気の治癒と偏見や差別という社会の病気を治すことの二つを統合する活動の必要性を強く訴えた。会議では、ハンセン病制圧の達成後、その状況をいかに持続していくか、制圧後の監視体制の構築をはじめ、ハンセン病を一般医療に統合し、患者の早期発見と早期治療を続けていくための基本的な戦略に焦点が当てられた。

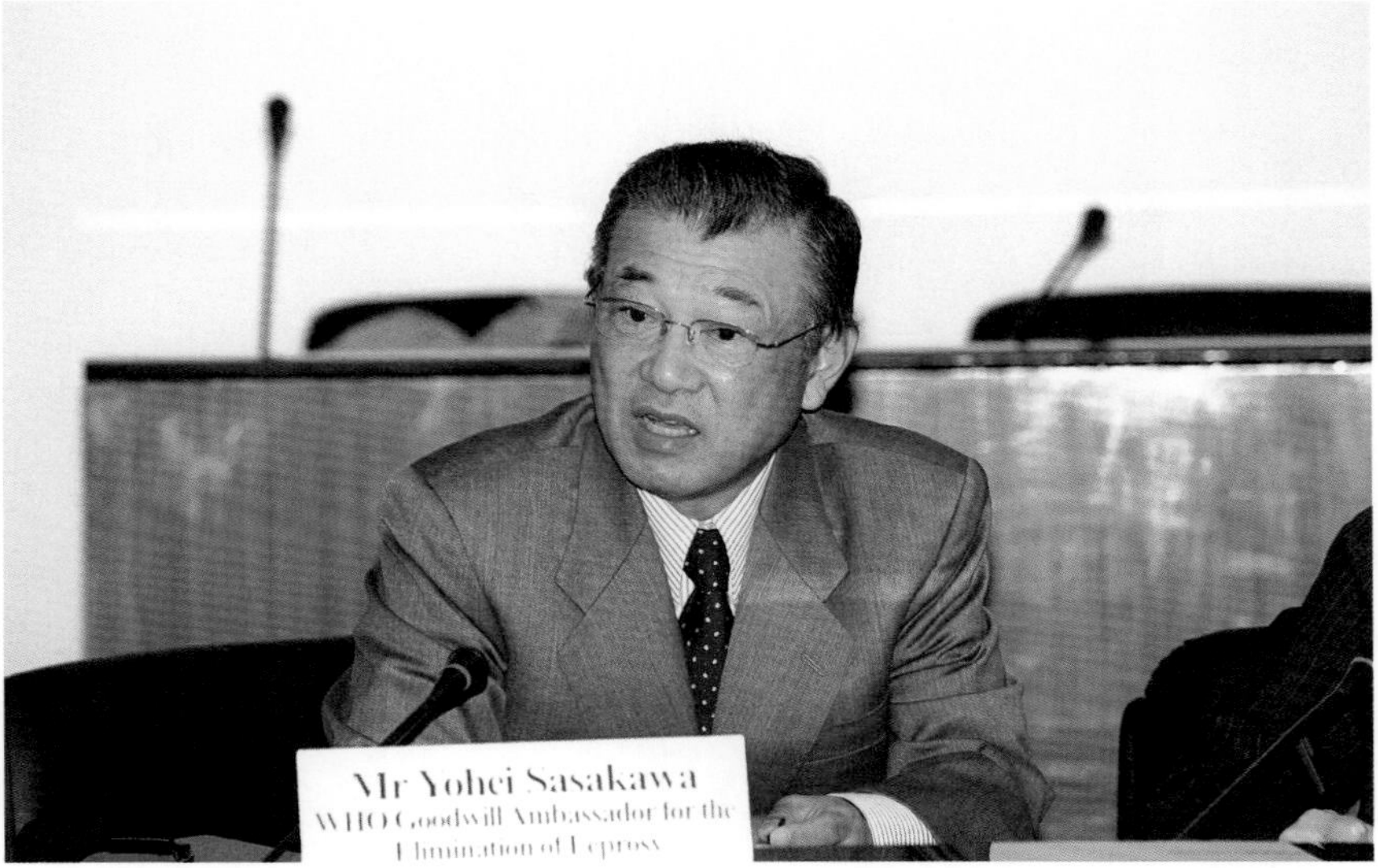

ハンセン病国際会議で挨拶（フィリピン、2004年12月）

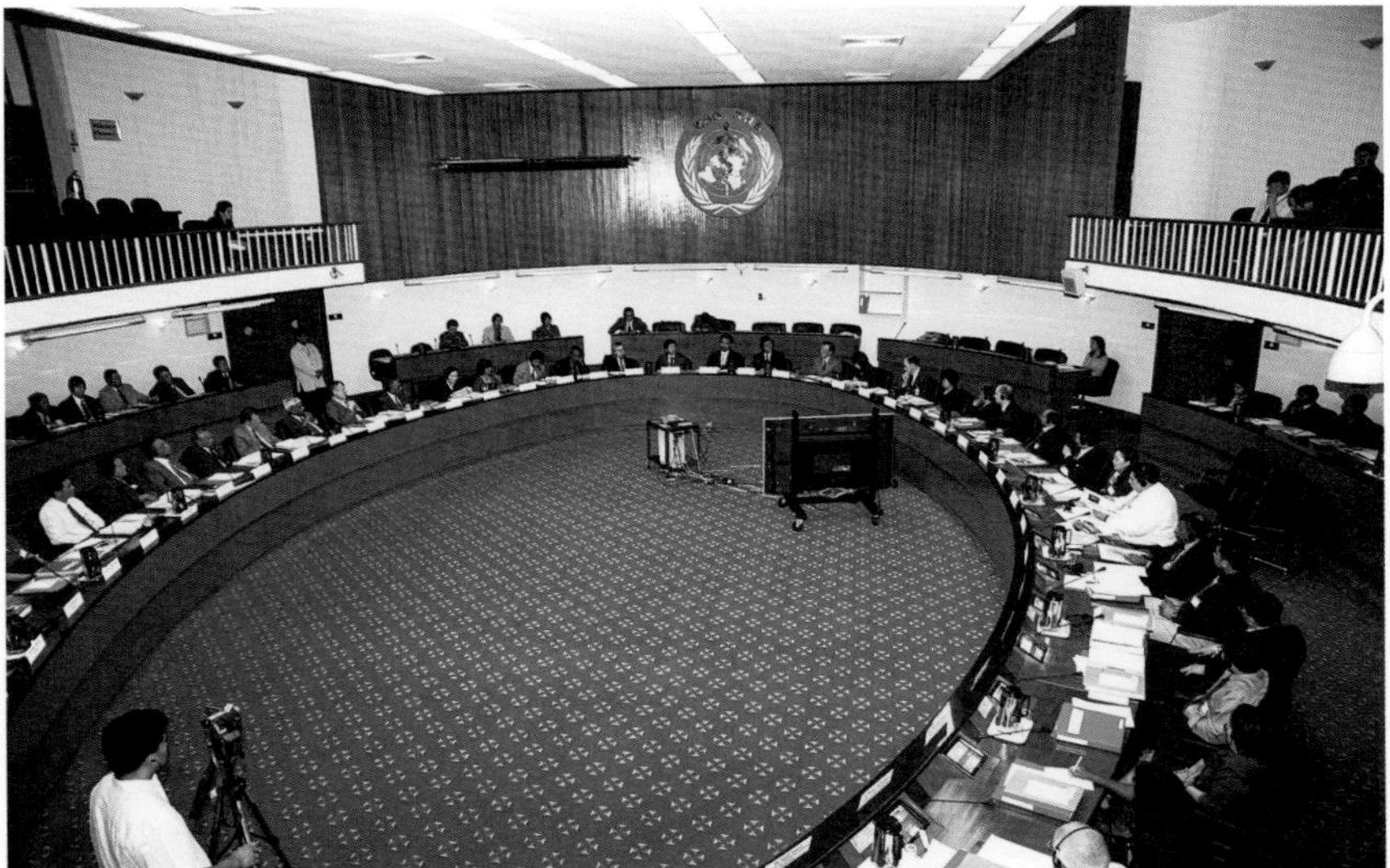

ハンセン病国際会議（フィリピン、2004年12月）

野心を無私の奉仕に変える仕事――インド（マディヤ・プラデシュ州、アンドラ・プラデシュ州）［一二月］

［ルート］フィリピン・マニラ→タイ・バンコク（飛行時間三時間・トランジット一時間二〇分）**バンコク→デリー**（飛行時間四時間三〇分）**―一泊―デリー→マディヤ・プラデシュ州ボパール**（飛行時間三時間）**―二泊―ボパール→ムンバイ**（飛行時間二時間・トランジット一泊）**→アンドラ・プラデシュ州ハイデラバード**（飛行時間一時間一〇分）**―二泊―ハイデラバード→デリー**（飛行時間二時間）**→成田**（飛行時間八時間）

マニラからインドに入り、マディヤ・プラデシュ州とアンドラ・プラデシュ州で活動した。インドに到着した翌日、早朝の三時に起床、五時すぎのデリー発の小型プロペラ機でマディヤ・プラデシュ州の州都のボパールへ。ふと機内から窓の外を見ると、我々の荷物が地面に残されたままだ。慌てて日本財団の職員が確認したが、オーバーウェイトで載せられないとけんもほろろだったそうだ。一〇個の荷物のうち九個を残したまま飛び立った。荷物だけで済んだ我々はまだよい方で、数人はオーバーブッキングとされ座席が足りずに降ろされていた。私の活動では様々な問題が出来《しゅったい》するが、慣れているので、さほど驚きはしない。

マディヤ・プラデシュ州は、その名（「マディヤ」は「中央の」という意味）の通り、インドの中部に位置し、面積はインド最大である。ボパールはもともとイスラム教の街で、インド最大といわれるモスクをはじめ二〇〇ものモスクがある。

到着の翌日、ボパールから北東へ五〇キロほどの村へ移動。例によってクラクションが鳴り続ける騒音と雑踏の中、聖なる牛を避けつつ、アショーカ王の仏塔で有名なサンチ村で開催されていた回復者の後遺症予防のキャンプに参加した。キャンプは、近隣の村から五〇人ほどの回復者が集まって五日間にわたって行われ、学校の一隅に寝泊りし、学校の前の空き地に張ったテントの下、たらいの水で足をマッサージをしたり、ストレッチや簡

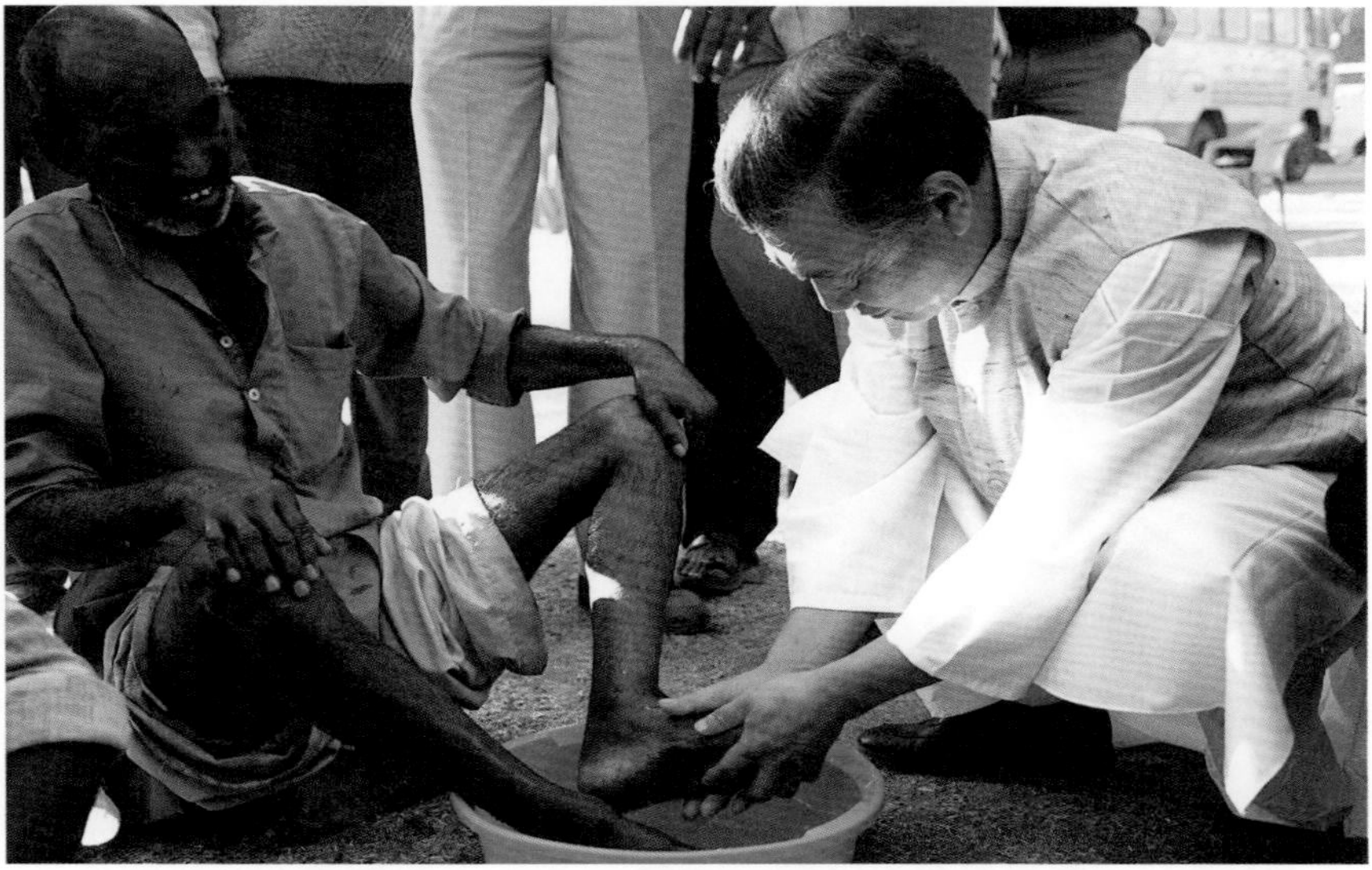

キャンプに参加した回復者の足を洗う（インド、マディヤ・プラデシュ州、2004年12月）

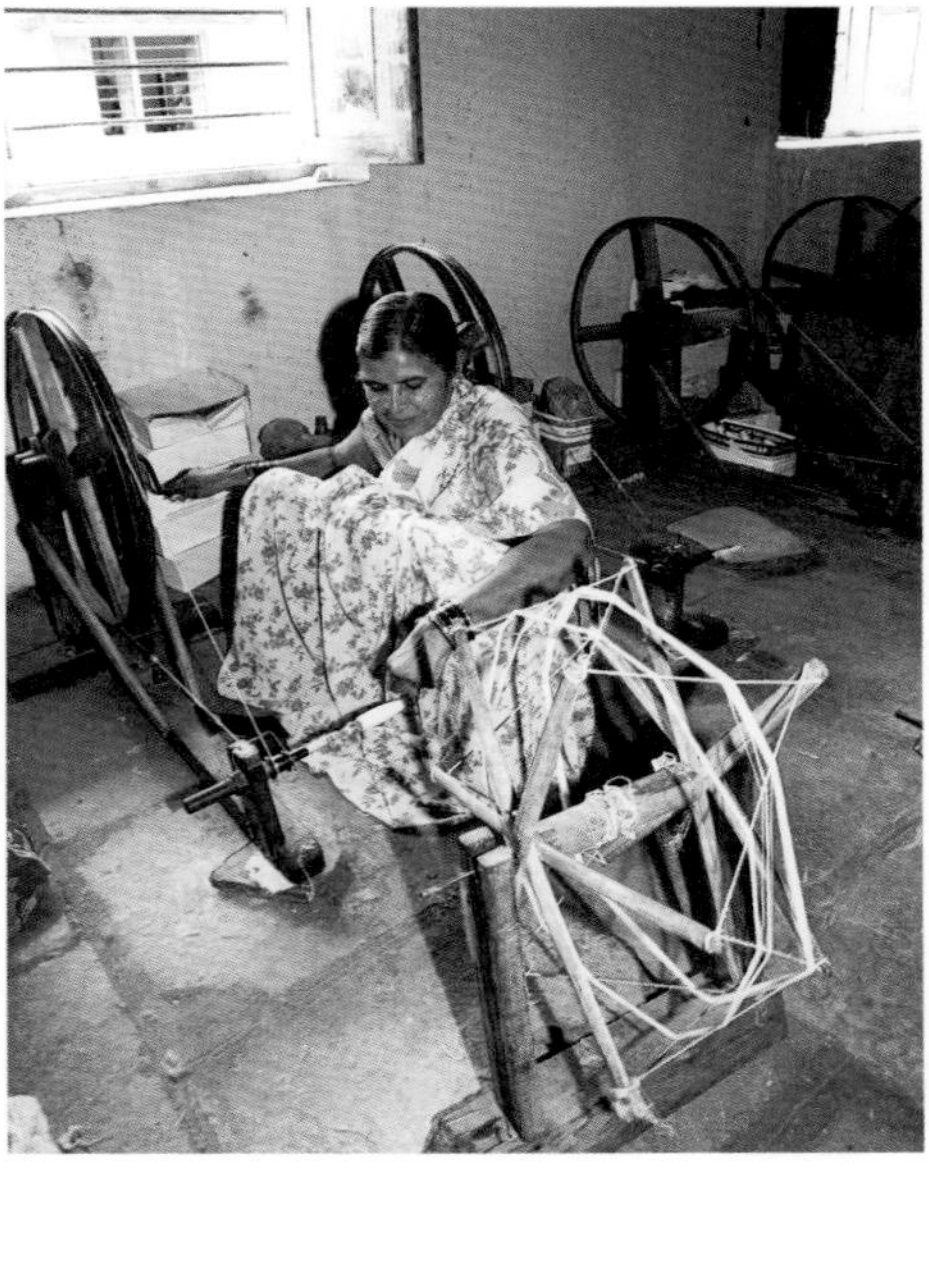

ガンジーにちなむ糸車を回す老婦人（インド、アンドラ・プラデシュ州、2004年12月）

単な運動を行ったり、足の怪我の手当てをしていた。キャンプ当初は互いに馴染めなくても、最後には涙を流して別れを惜しむようになるという。私が、何人かの汚れた傷のある足を素手で洗うと、「ケアしてもらえて、とても嬉しい」と笑顔で応じてくれた。ただ、彼らの足のあまりの汚さに驚いたことも、正直に告白しておく。

このキャンプは、薬での治療だけでなく、心の痛みを和らげる効果もある。学校の生徒、近隣の人たちとの交流で、ハンセン病に対する偏見や差別をなくすという意図もあり、最初のうちは好奇の目で遠巻きにしていた生徒たちも、何日かすると普通に接するようになるという。

ボパールでは、回復者の一人、五六歳のマラック・シン・シュリヴァスタヴ氏との忘れがたい出会いがあった。小さな村で農業を営む彼は、二年前にハンセン病と診断された。彼の住む地域では、昔からハンセン病ともう一つの皮膚病をまとめてコッドと呼んでいる。コッドは『マハーバーラータ』(古代インドの叙事詩)では、息子を殺された神が呪いによって発症させる病気とされている。コッドになった人は、村や社会から排除されると聞いていたシュリヴァスタヴ氏は、自分の発症を知り自殺を考えた。そんな彼を心配した家族や村人が一五日間、昼夜を問わず彼を励まし続け、奥さんは政府のハンセン病担当官から教えられた「薬は保健所で手に入り、簡単に治る、病気になっても誰も差別しない」ことを伝え、懸命に説得したという。治療の結果、重い後遺症もなく、現在では自ら先頭に立って、ハンセン病による身体的・精神的な苦痛をなくすためのケア・アンド・コンサーン・キャンプを自費で開催するようにまでなった。

ほかの患者や回復者に手を差し伸べている彼の姿を見て、回復者の言動には、私の発言とは較べものにならない重みと説得力があることを感じた。私は、シュリヴァスタヴ氏の話を聞きながら、マハトマ・ガンジーの言葉、「ハンセン病の仕事は、単なる医療による救済ではない。それは、人生における苦悩を献身の喜びに、そして、野心を無私の奉仕へ変えることである」を思い出していた。

ボパールを後に、南インド内陸部のアンドラ・プラデシュ州の州都、ハイデラバードに移動し、ランガ・レディ地区の保健所とシヴァナンダ・リハビリテーション・ホームを訪れた。保健所には、ハンセン病患者二十数人が集まっており、ヤショダ看護学校とカミネニ看護学校の女学生四〇人ほども来てくれた。看護女学生や保健所の職員が見守る中、患者一人ひとりに薬を手渡し、飲み方を指導していた。日常生活で薬を飲む機会のない患者は、指で錠剤を喉の奥に押し込み、苦労して飲み込んでいた。私は、看護女学生たちに、病院でハンセン病患者に出会ったときは、今日のことを思い出し、普通の病気として治療にあたるようお願いした。

同じランガ・レディ地区にあるシヴァナンダ・リハビリテーション・ホームは、一九五八年に開設され、現在は広大な敷地内に約五〇〇人の回復者が、男性、女性、家族に分かれて暮らしている。簡単な形成外科やリハビリを行う病院、糸紡ぎや機織の作業場などもあり、回復者の平均年齢は七〇歳前後、最高齢は八〇歳で、糸紡ぎの作業をしている様子が、マハトマ・ガンジーの姿を連想させた。苦難に満ちた人生の中でようやく安らぎの場を得た老人たちの姿に、静かなときの流れを感じた。

二〇〇五年の訪問国

✣一月　インド
✣一月　南アフリカ
✣二月　マダガスカル
✣二月　ブラジル
✣三月　インド
✣三月　カンボジア
✣四月　モザンビーク
✣四月　タンザニア
✣五月　インド
◆五月　スイス〔WHO総会〕
◆六月　中国〔日中防衛交流〕
◆六月　イギリス〔IMO（世界海事機関）訪問〕
◆八月　ノルウェー〔スカンジナビア・ニッポン ササカワ財団 理事会〕
◆八月　スイス〔国連人権委員会〕
✣八月　コンゴ民主共和国
✣九月　東チモール
✣九月　インド
✣一〇月 チェコ〔フォーラム2000国際会議〕
◆一〇月 中国〔笹川日中友好基金運営委員会〕
✣一〇月 インド
◆一〇月 イギリス〔笹川アフリカ協会（現財団）理事会〕
◆一一月 中国〔図書寄贈式〕
✣一一月 マレーシア
✣一二月 インドネシア
✣一二月 インド
◆一二月 インド〔ハンセン病会議〕
✣一二月 ミャンマー〔辺境省、ハンセン病回復者との会合〕

✣は、本書に活動記録を収録
●「フォーラム2000」＝ビロード革命のハベル元チェコ大統領、ホロコーストを生きぬいたノーベル平和賞受賞者、アメリカのエリー・ヴィーゼルと私の三人で、チェコの古都・プラハで一九九七年に立ち上げた国際知的対話の国際会議

手品の力――インド（デリー）［一月］

［ルート］成田→タイ・バンコク（飛行時間六時間半・トランジット一時間三〇分）→デリー（四時間三〇分）――三泊

一月、デリーで開かれた「ハンセン病制圧会議」は、専門的な議論のためではなく、制圧活動に向け回復者たちの協力を得るための決起大会として、ILU（International Leprosy Union：国際ハンセン病連合）のS・D・ゴカレ理事長の呼びかけに応じ、WHO、国際ハンセン病学会、ハンセン病関連NGO等が共同開催した。一月三〇日はガンジーが暗殺された記念日であり、「ハンセン病の日」でもある。今回の会議の日程もこれを意識したものだが、開催場所として、ガンジーが暗殺された旧ビルラ家の庭（現在は、記念館として一般公開されている）が選ばれた。ガンジーは、あるハンセン病療養所の開所式に招かれた際、「私は欠席する。しかし患者がいなくなり病院が閉鎖される日には喜んで出席する」という有名な言葉を残している。

会議には、ヴェンカタラマン元インド大統領のほか、WHOインド代表のハバイェブ博士、ガンジー記念館会長K・D・ガングレード博士、国際ハンセン病学会会長ノーディーン博士、精神科医で活動家でもある俳優のモハン・アガシェ博士等が参加し、それぞれ制圧に向けた関係者への激励と決意表明を行った。

今回の会議の最大の成果は、インド各地の回復者たちがハンセン病制圧のために協力することになったことで、約二〇〇人の参加者のうち一三四人が、九つの州から参加した回復者だった。現在のインドでは、回復者を名乗ることは大きな勇気を必要とするが、彼らの多くは社会に復帰し、それぞれの分野で活発に働いていた。彼らは、国民に対する啓蒙活動に積極的に参加しており、その中の三一人が指導者として、今回の会議で「回復者大使」に任命された。

デリーの有病率は、二〇〇四年の時点で三・九二と高く、ほかの様々な疾病対策においても、より貧しいタミ

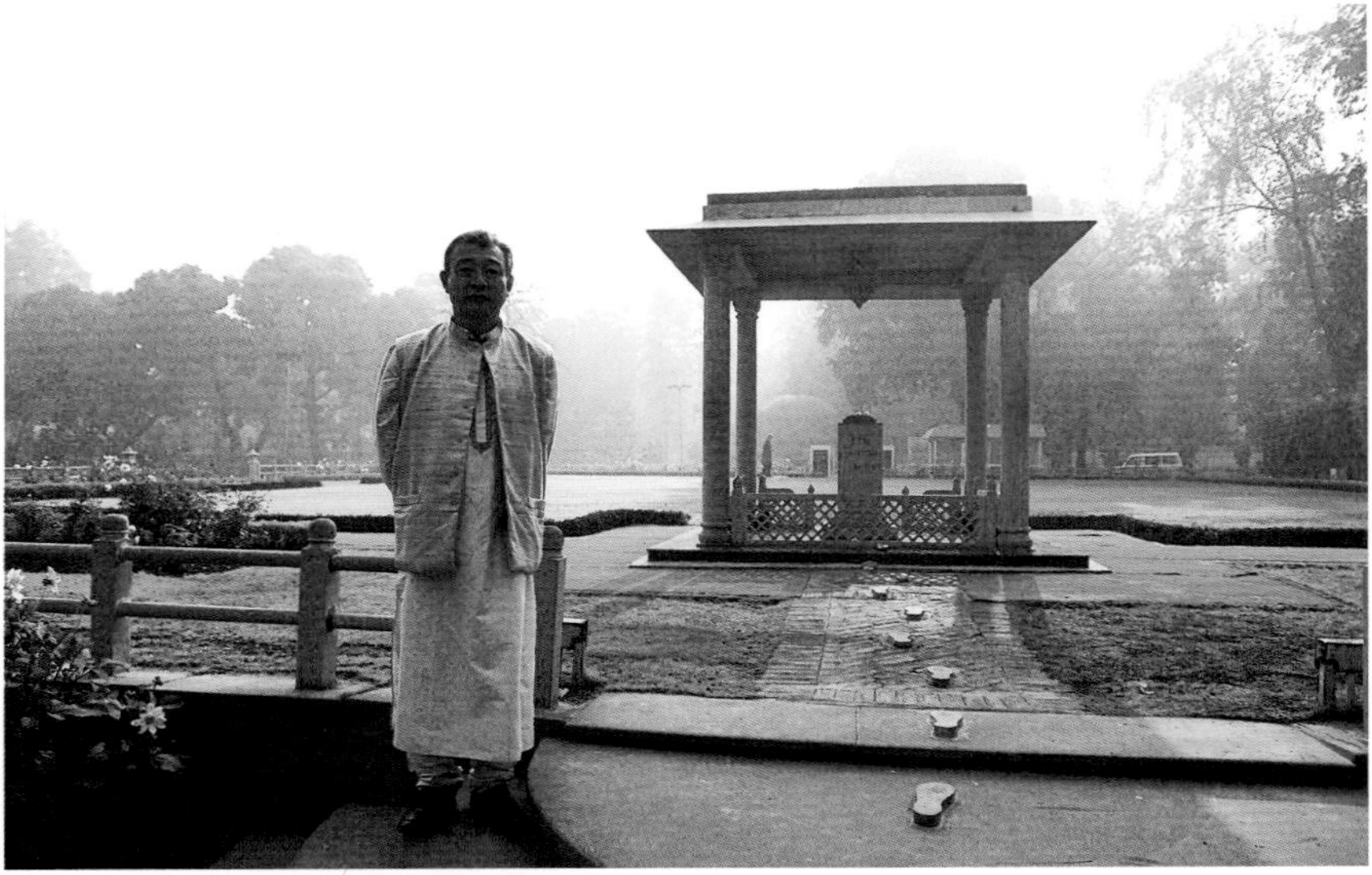

マハトマ・ガンジーが暗殺された記念碑の前で（インド、デリー、2005年1月）

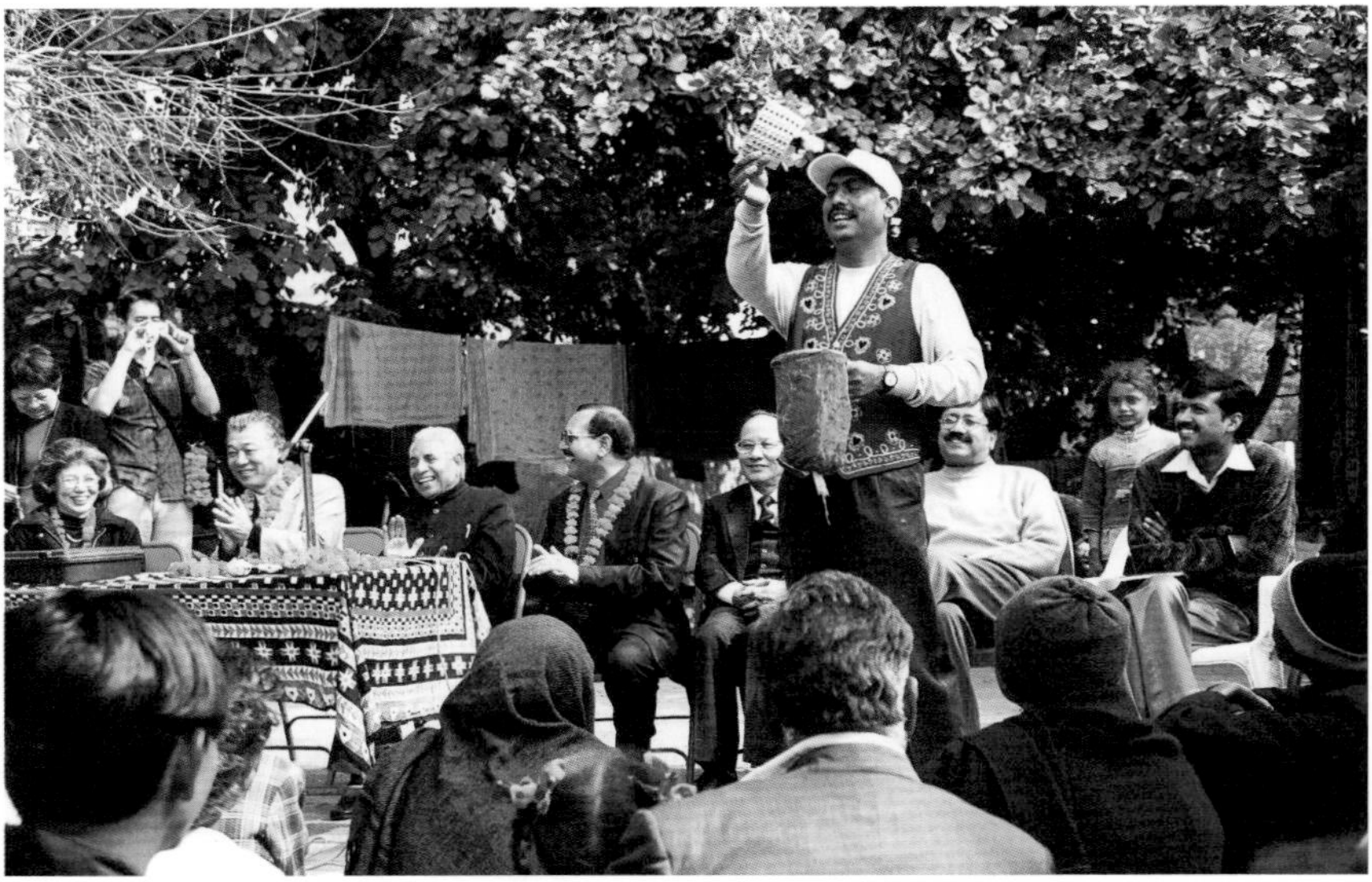

治療薬MDTを使った手品を披露する活動家（インド、デリー、2005年1月）

ル・ナドゥ州、ケララ州、ビハール州等よりも成果が劣っている。その要因は人口の変動、特に近隣州との間での住民の流出入である。新たに発見される患者は流入する地方者に多いが、そのほとんどは行政の目の届きにくい都市スラムで暮らしている。患者が流動的で把握しにくいため、政府の活動も困難を極めているが、アガーワル保健次官は制圧に向けての強い決意を表明した。

デリー市内では、活動家がハンセン病についての手品をやっていた。手品用の袋を「病院」に見立て、患者に見立てた水玉模様のハンカチと治療薬MDTを一緒に袋に入れると、ハンカチが真っ白になって出てくるという仕掛けで、子どもにもわかりやすく、そして楽しく伝えられるこの手品は、メディアが届かない、また娯楽のない貧しい人々の間では効果的で、特に山間僻地で暮らすヒンディー語さえ通じない少数民族には、歌や踊り、芝居や手品が大きな効果があることは、東チモールやネパールでも同様だった。

「ハンセン病学会」とロベン島の歴史――南アフリカ共和国［一月］

［ルート］インド・デリー→イギリス・ロンドン（飛行時間九時間・トランジット三時間）→南アフリカ・ヨハネスブルグ（飛行時間一一時間）―三泊―ヨハネスブルグ→ケープタウン―二泊（ロベン島）―ケープタウン→ヨハネスブルグ―一泊

一月は、インドを後にしてロンドン経由で南アフリカに向かった。デリーの前は実はタイのバンコクに立ち寄っているので、四カ国目となる。

南アフリカは、人種差別政策「アパルトヘイト」の国というイメージが強い。アパルトヘイト廃止のために闘ったネルソン・マンデラ氏の名もよく知られている。しかし、そのマンデラ氏が政治犯として収容されていたロベン島が、かつてハンセン病患者の隔離の島だったことを知る人は少ない。南アフリカはすでにハンセン病の制圧に成功しているが、患者や回復者への偏見の根深さ、社会復帰のための基盤の脆弱さは他国と同様である。黒人に対する差別も様々な形で根強く残っている。

一月三一日からの四日間、ヨハネスブルグで国際らい学会の主催による「アフリカハンセン病会議」が開催され、そこでの講演のため、インドから直行したのである。国際ハンセン病学会は、医者、学者、専門家等、ハンセン病のあらゆる問題に関わる個人や団体を会員とし、一九三一年に設立され、五年おきに学会を世界各国で開催しているが、今回の会議は二〇〇二年にブラジルで開催された第一六回「国際ハンセン病学会」に続くもので、主なテーマはアフリカにおけるハンセン病制圧活動である。

開会式には、南アフリカ保健大臣のマント・ツァバララシマン氏が出席したが、彼女は開会の直前、私との会談で、「これまでの六年間の在任中、一度もハンセン病についての報告はなかった」と保健省のハンセン病対策がないに等しいことを話された。南アフリカのハンセン病有病率は一万人あたり〇・〇三人と低いが、偏見や差別もあり、患者のリハビリテーションや社会復帰が大きな課題であることを説明し、ハンセン病についてより多くの国民に知ってもらうには、メディアによる啓発活動が重要であると指摘したところ、大臣は、担当者に「メディアは何社参加しているか」を問い、まだどこも来ていないことを知ると、「メディアの到着まで開会はしない」と断言された。開会は一時間以上遅れたが、大臣のおかげでメディアによるカバーは十分なものとなった。

私は、開会式で、今回の会議の歴史的意義に言及した。それは国際ハンセン病会議としては初めて、「ハンセン病とその人権問題」をテーマとしたセッションが設定されたことである。二七三人の会議参加者のうち二九人がハンセン病回復者であり、今回の会議が、ハンセン病の「医学的な」制圧に向けた議論の場だけでなく、「社会的」な偏見や差別との闘いを目指すための決起大会としての役割も果たすことを物語っていた。国連も様々な人権問題に取り組んできたが、私が二〇〇四年五月に国連人権委員会で発言するまで、ハンセン病の人権問題にはまったく手がつけられておらず、話題にもなっていなかった。人権セッションでは、IDEA(International Association

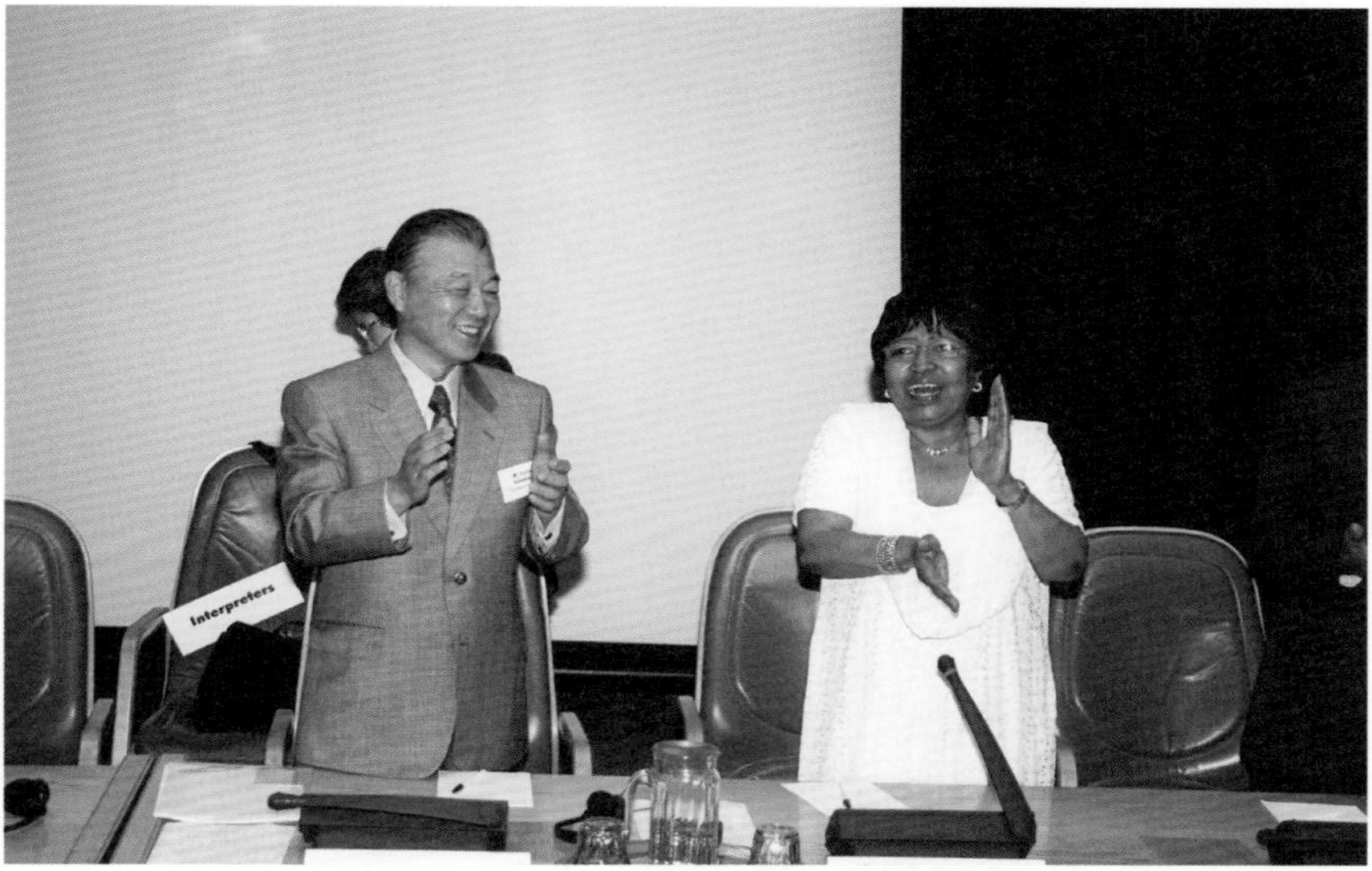

「アフリカハンセン病会議」開会式に出席し、会議を盛り上げたツァバララシマン保健大臣（南アフリカ、2005年2月）

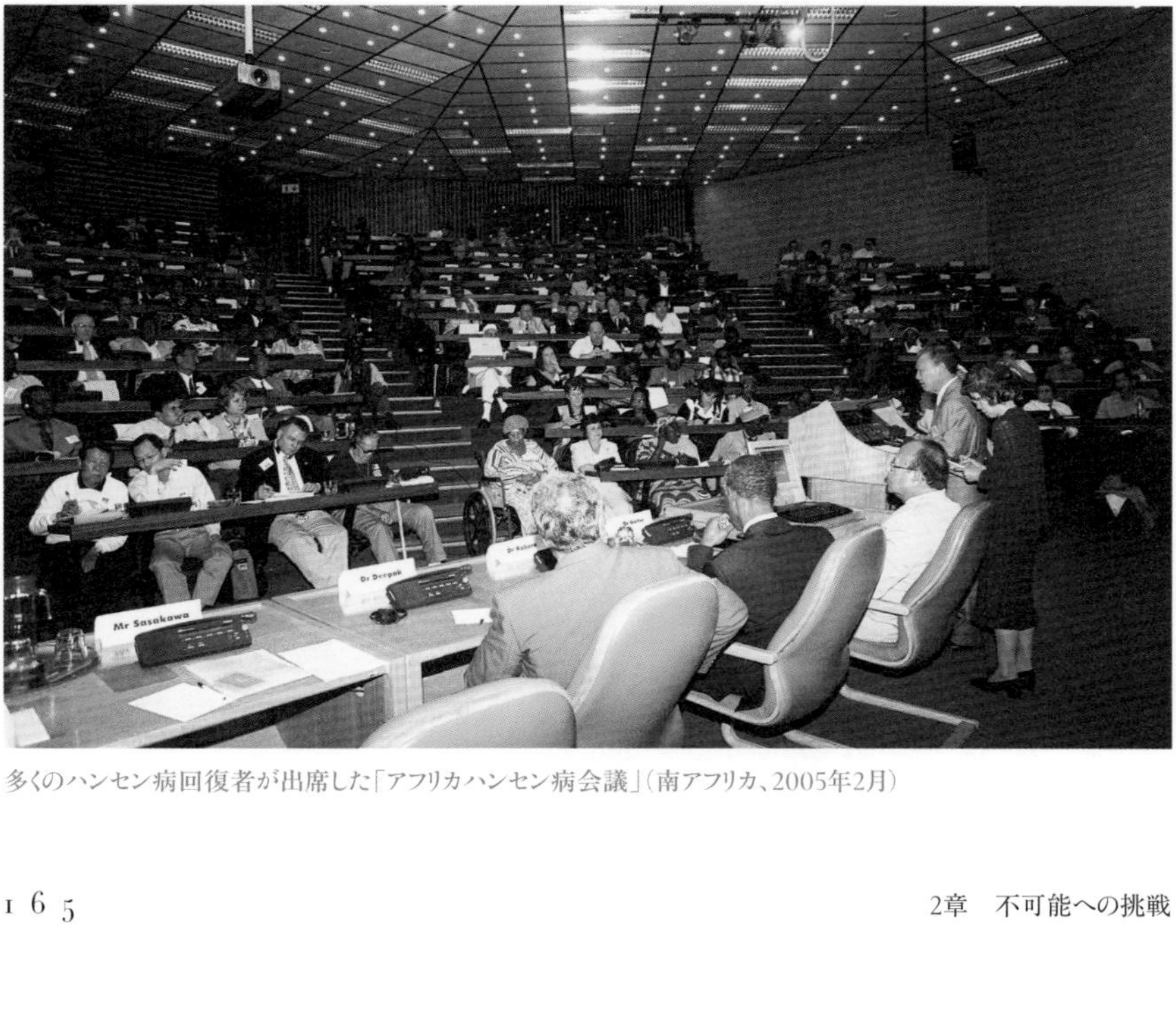

多くのハンセン病回復者が出席した「アフリカハンセン病会議」（南アフリカ、2005年2月）

for Integration, Dignity and Economic Advancement）インド会長のP・K・ゴパール氏をはじめとする回復者が壇上に立ち、現在の回復者の生活環境が劣悪であることを訴えた。

会議中に、アフリカのハンセン病有病率の高い六カ国、アンゴラ、マダガスカル、モザンビーク、タンザニア、コンゴ民主共和国、中央アフリカのハンセン病対策担当者と個別会談を行い、それぞれの国の実状を聞いた。患者の二重登録の整理などの技術的な問題のほか、アフリカでは紛争、難民、汚職等の問題も加わり、正直なところ彼らの報告ほどには制圧活動が順調とは思えなかった。最高責任者である大統領・首相への直接陳情の必要性を強く感じた。

二月二日にヨハネスブルグからケープタウンに移動。ケープタウンから約一一キロ離れたロベン島に船で渡った。とにかく暑い。日差しが強く、どんどん顔が日焼けしていくのが自分でもわかるほどだ。幅三・五キロ、長さ一二キロの小さな島は、アパルトヘイト政策のもと、人種差別撤廃を求めた政治犯が何百人も収監された刑務所である。一九九四年に初の黒人大統領となったネルソン・マンデラも、二七年間の服役のうち実に一八年間をこのロベン島の独房で過ごしている。私はマンデラが過ごした独房の中でしばし瞑想にふけった。率直に言って二七年も独房で過す精神力はない。自由の身である私は、活動をさらに強化する必要があると、強く反省させられた。島の中をたくさんのペンギンが歩いていたのが、何とも不思議な光景だった。島全体が博物館として指定された一九九七年以降は、年間約三〇万人の観光客がこの「アパルトヘイト撤廃の聖地」を訪れており、一九九九年にはユネスコの世界遺産に指定された。

ロベン島の歴史は、一七世紀にオランダ植民地政府が流刑地としたことに始まるが、隔離され幽閉されたのは、犯罪者だけではない。一八四六年から一九三一年までの八五年間は、ハンセン病患者を隔離するための療養所として運営されていた。最初の島民となった六〇人ほどの患者は、本土にあるキリスト教会系のハンセン病療養所でわずかな土地を耕し家畜を得て暮らしていたが、強制的に島に連行された。その後、ハンセン病患者や精神病

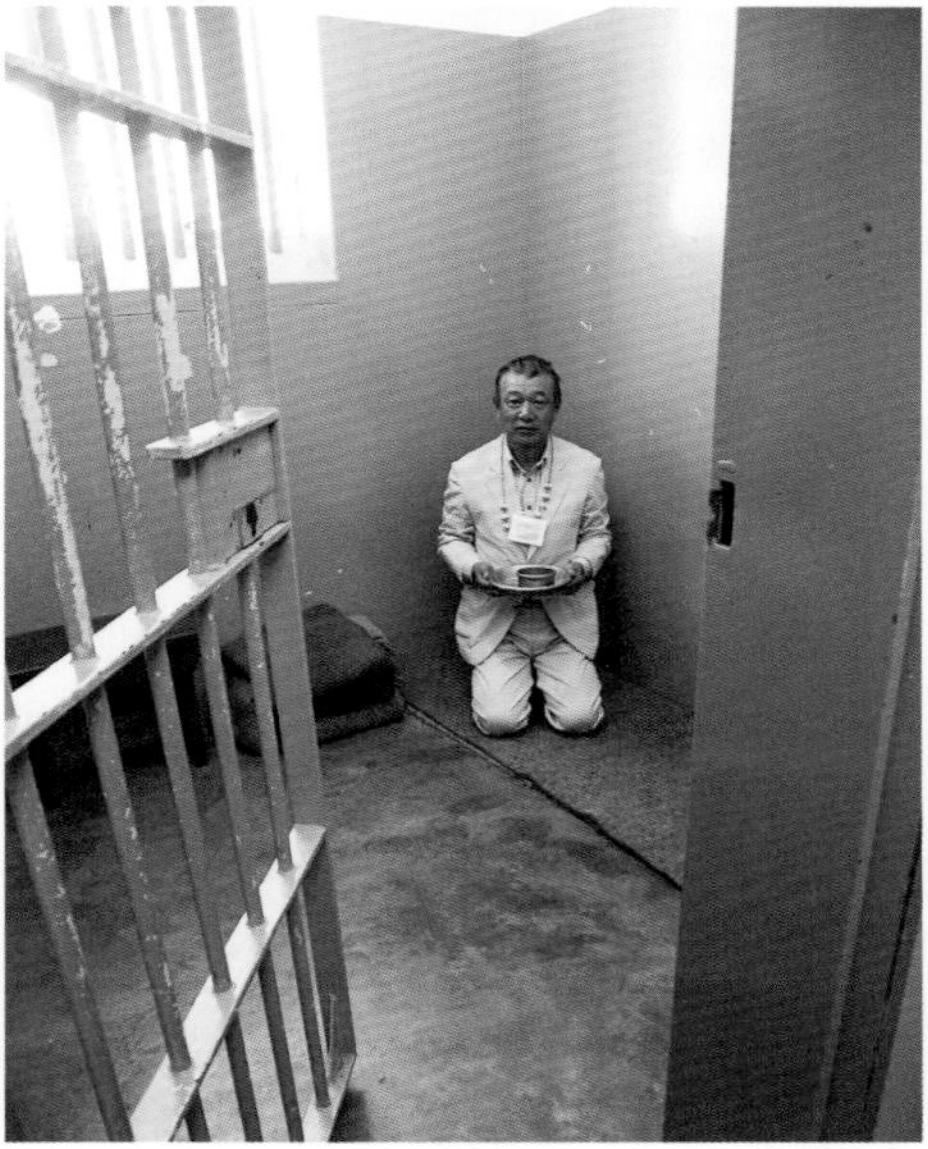

マンデラ大統領が18年間投獄されていたロベン島の独房で（南アフリカ、2005年2月）

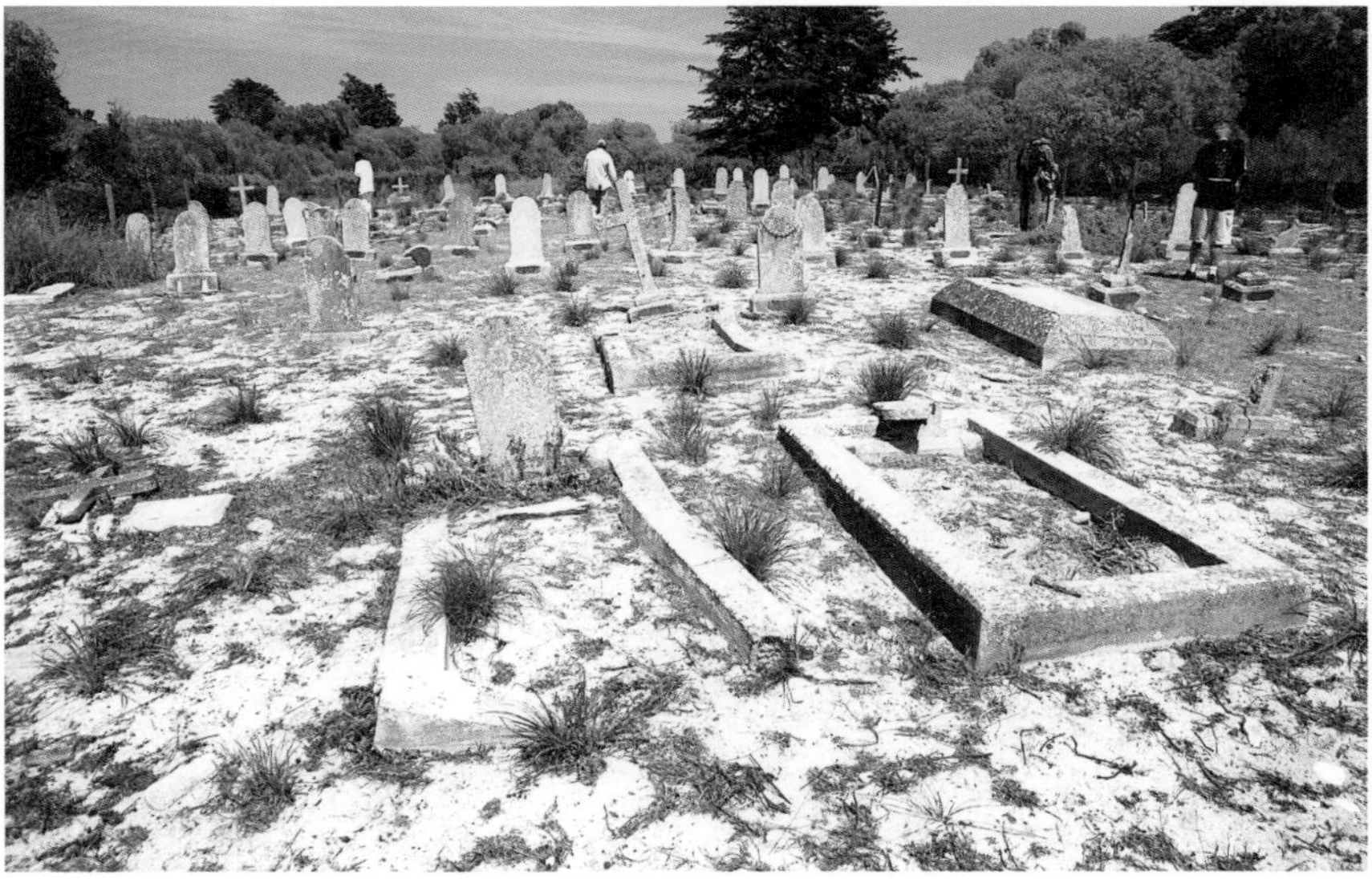

ハンセン病患者が眠るロベン島の墓地（南アフリカ、2005年2月）

者の多くがロベン島へ流されるようになる。一八九一年にハンセン病隔離法が施行されると、数年の間に八〇〇人を超えるハンセン病患者が収容され、一八九〇年代は平均五〇〇人以上の患者が入所していた。患者は性別や人種に基づく差別も受け、管理当局に反抗するものには罰が加えられた。そして患者たちの反乱のたびに、イギリス政府は管理を強めていったのである。一九二一年以降は、新しい患者が島に移送されなくなり、一九三一年に療養所は閉鎖された。残っていた一〇八人の入所者は、本土の三カ所のハンセン病療養所に移送され、感染を恐れた島の当局は、一つの教会だけを残して全ての建築物を破壊した。現在はアパルトヘイト政策時代の監獄が残されているが、ハンセン病の歴史をうかがわせるものは、一つの教会と患者たちの小さな墓地だけだった。

ロベン島からの最後の患者が送られた本土療養所の一つが、プレトリア郊外にあるフォート・ウエスト療養所である。ロベン島を訪れた前日の二月一日に、会議の合間をぬってこのフォート・ウエスト旧療養所跡を、TLM(The Leprosy Mission：英国ハンセン病ミッション)のオキ・クルーガー博士の案内で訪れた。フォート(砦)とあるように、一九世紀にはプレトリア周辺地域に四方向に向けて砦が築かれており、その西側の砦付近に、一八九八年にロベン島療養所をモデルとしてフォート・ウエスト・ハンセン病療養所が設立された。設立当初は一四五〇人もの患者が入所し、一九〇〇年代に入ってからも毎年平均二五〇人から三〇〇人の入所者がいた。療養所は一つの町のように運営され、敷地内には郵便局、クリニック、薬局、教会、雑貨店等があった。普通の町と違うのは、二人の保安員がゲートを監視し、出入りする者をチェックしていたことである。雑貨や食料等の配達のときも、患者と外の人間が直接顔を合わせないよう管理されていた。また、家族との面会は二週間に一回、それもガラス越しに顔を合わせるものだった。

一九四八年以降、患者の境遇は、アパルトヘイト政策の施行によってさらに厳しくなる。患者たちは白人、アジア系等の有色人種、そして黒人の三グループに分けられ、管理されるようになった。それまでも男女の棟は分けられていたが、アパルトヘイト政策が、療養所内まで浸透したのである。南アフリカのハンセン病隔離法は、

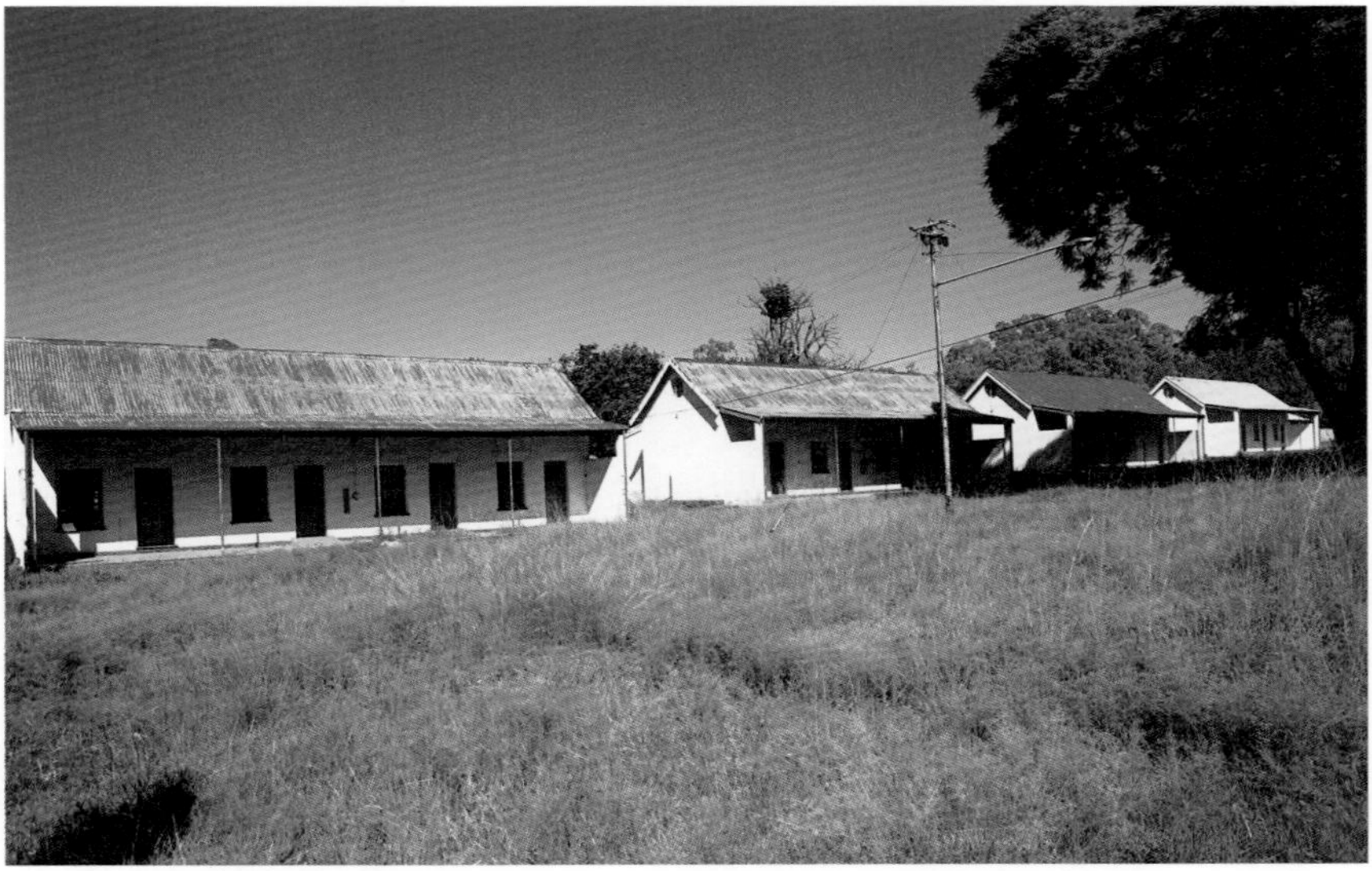

フォート・ウエスト療養所跡（南アフリカ、2005年2月）

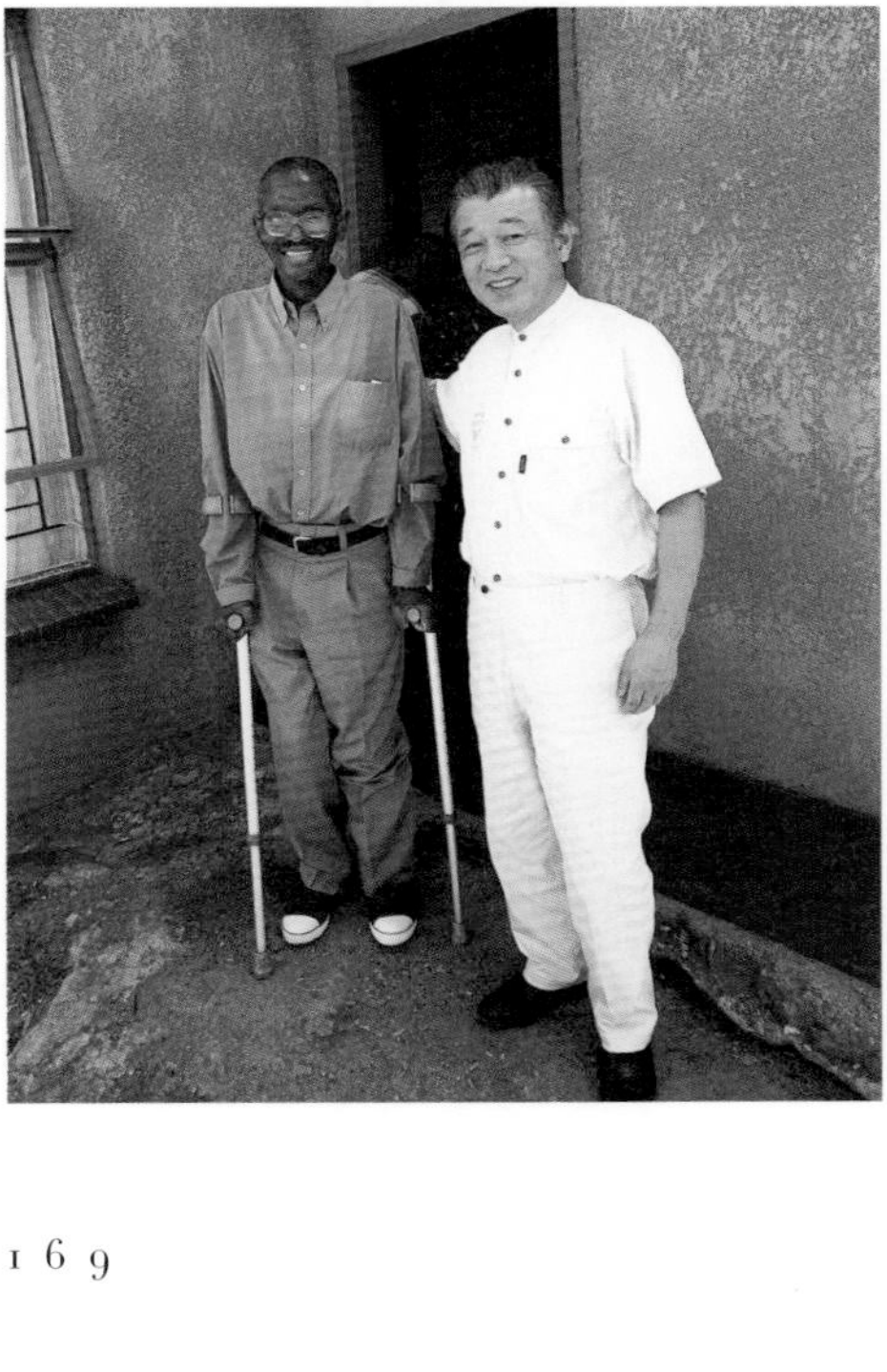

ヨハネスブルグ郊外に暮らす回復者のヨハンさんと（南アフリカ、2005年2月）

一九八〇年代まで残っていたが、七〇年代から形骸化が進み、患者も少しずつ療養所を離れ、一九九〇年代には入所者数は四〇人ほどにまで減り、一九九八年の閉鎖時には十数人になっていた。南アフリカ最後の療養所であるフォート・ウエストの閉鎖で、南アフリカにおけるハンセン病隔離の歴史は幕を閉じることになる。

現在のフォート・ウエストには、患者たちの小さな家々、クリニック、教会、そして管理棟が敷地内に残るのみだが、近隣に一八、一九世紀からの土着民族の史跡が点在しており、TLMは、療養所跡地を博物館として保存することを計画している。しかし政府が保存に興味を示さず、資金が思うように集まらないため、計画は難航していると、クルーガー博士は顔を曇らせた。

フォート・ウエストの後、プレトリアに住む五五歳の回復者、ヨハンさんの自宅を予告なしに訪ねたが、快く迎え入れてくれた。ヨハネスブルグ郊外のレンガづくりの小さな洒落た家で、妻、娘、孫娘二人と一緒に暮らしていた。ハンセン病と診断される前は、鉄鋼関連の職人だったが、治療薬MDTの服用を中断してしまったため、右目や手足に後遺症が残り、現在は定職につけず政府から支給される月一万五〇〇〇円ほどの身体障害保険に頼っている。発症前に結婚し、夫人は、彼がフォート・ウエストで治療を受けている間、家族を女手一つで養いながら夫の帰りを待っていたと、笑顔で夫をかばうように話してくれた。現在は、暖かい家族に恵まれてはいるが、近所付き合いは一切なく、月一度の病院での検査も、ほかの患者とは別室での診断を強いられている。彼は、社会での自分の居場所がないと感じており、フォート・ウエストに戻りたいと思うこともあるという。貧しいながらも幸せそうな家庭だと思ったが、ヨハンさんの心のうちにはいまだ強い孤独感が存在しているようだった。

大きな成果、そして大きな問題点——マダガスカル共和国［二月］

［ルート］南アフリカ・ヨハネスブルグ→マダガスカル・アンタナナリボ（飛行時間三時間）—一泊—アンタナナリボ

→チュレアール（飛行時間一時間）――一泊―チュレアール→アンタナナリボ（飛行時間一時間）――一泊―アンタナナリボ→マナンザーリ（飛行時間一時間）――一泊―ファラファンガナ→アンタナナリボ（飛行時間二時間・トランジット七時間）→パリ（飛行時間一〇時間・トランジット三時間）→成田（飛行時間一二時間）

南アフリカからマダガスカル共和国に入ったときには、月が変わって二月になっていた。ケープタウンからヨハネスブルグを経由し、マダガスカルの首都アンタナナリボへ入るというルートだった。二〇〇三年九月以来二度目の訪問で、二年間の状況変化の視察と活動強化の激励のための旅である。前回の訪問時の有病率は四人だったが、二〇〇四年の時点では二・九三人と多少減少していた。激しい雨期やインフラ等の悪条件もあって国土の六〇%がアクセス困難なこの国における制圧活動には想像を絶する困難がある。

「世界ハンセン病の日」の式典は、首相や保健大臣の出席のもと、南西部の海岸沿いに位置する地方都市、チュレアールで開催された。アンタナナリボよりもだいぶ気温が高く、三五度はゆうに超える暑さで日差しが強い。式典は、音楽、ダンス、芝居、映画等、地域住民のための娯楽を提供することを通じ、ハンセン病の正しい知識を伝える効果的な機会である。

式典後、有病率の高いマナンジャリ、マナカラ、ファラファンガナという三つの東海岸沿いのインド洋に面した町を訪れた。保健医療制度の末端にあたるベーシック・ヘルスセンターは人口約五〇〇〇から六〇〇〇人ごとに一つ設置され、国内に約二五〇〇カ所存在する。センターを拠点として働いているヘルスワーカーは、ハンセン病についての知識を地域住民に伝え、患者の早期発見と治療につなげていく重要な仕事を担っているが、マダガスカルでは、インドのように各家庭を訪問してスキンチェックを行うシステムは制度化されておらず、社会的差別のために家から出られない患者が多い地方では、ヘルスワーカーが訪問しない限り患者は発見されない。末端で活躍するヘルスワーカーの活動は、最も重要な要素であり、彼女たちのモチベーションを上げる待遇改善こその問題解決の一つの鍵である。

各町の保健所の運営状況は、残念ながら、患者の登録簿や治療薬MDTの在庫もまちまちで、末端の保健所では必ずしも患者や薬の配布状況を把握できていないようだった。特にMDTの在庫管理に関しては、地域病院から保健所までの配布システムが確立しておらず、一方の保健所にはMDTの在庫が十分すぎるほどあるのに対し、他方では不足していた。このような各地の状況を直接首相や保健大臣に伝えて改善してもらうことも、私の大切な役割である。

私は、世界各国を訪れるたびに、なるべく多くの患者や回復者と直接対話することにしているが、今回は、チュレアールのマロババヒ民間ハンセン病・結核センター、アンバトアボ民間ハンセン病・結核センター、聖ヴィンセント病院等で、その機会を得た。これらの病院は、過去に多くの患者が入院していた専門病院だが、いまはハンセン病の患者は、重度の症状が出た場合や遠方に住んでいる場合を除いて入院の必要はなく、基本的には通院と薬の処方のみで治療を受けている。ただ、患者たちの表情は暗く、そのうなだれている姿から、いまも激しい差別の対象になっていることが一目瞭然であり、いつものことながら気が重くなるが、彼らのために何とかしなくてはという、新たな情熱が湧き上がってくる。

マラリア蔓延国であるのにもかかわらず、宿舎の窓は隙間だらけで、新聞紙で塞いでも蚊がブンブン飛んでおり、顔、両手両足に薬をべったりと塗り、ベッドの周りにいくつも蚊取り線香を焚いて、眠りに入る始末だった。私の食事は常に現地食で、日本料理や中華料理を食べることはまずない。少しでも現地の文化に触れるためにも必要なことだと思っている。ヨハネスブルグのワインは安くて旨かったが、マダガスカルのフォアグラは極端に大きく、フランスと異なるのはフォアグラの一品料理があることかもしれない。かつてタンザニアでの夕食の折、サラダの中に大きな芋虫がいて、一瞬これは食べ物かと驚かされたことがあった。私は食べ物に好き嫌いはないので、世界中どこでも何でも食べられるのが特技でもあるのだが、僻地では往々にして不衛生な状況下で食事す

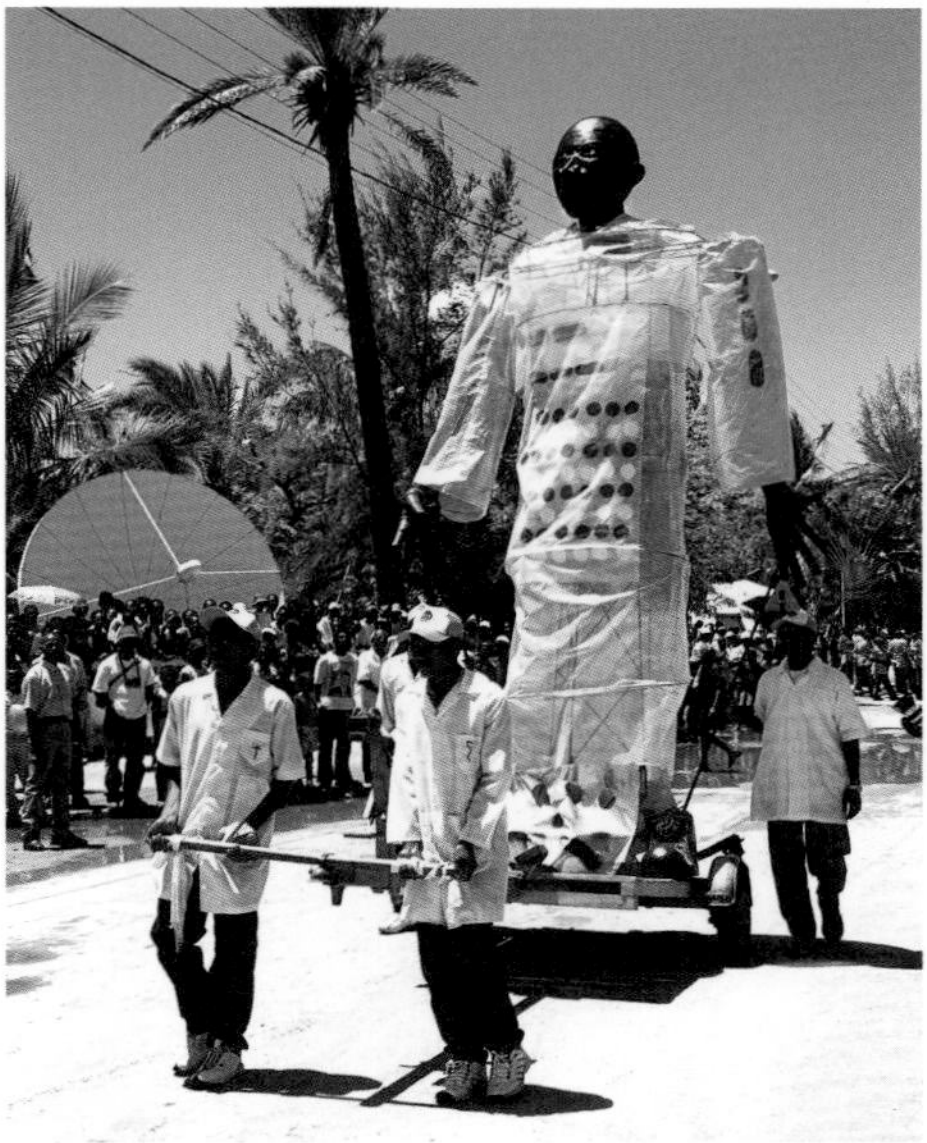

「世界ハンセン病の日」のイベント（マダガスカル、2005年2月）

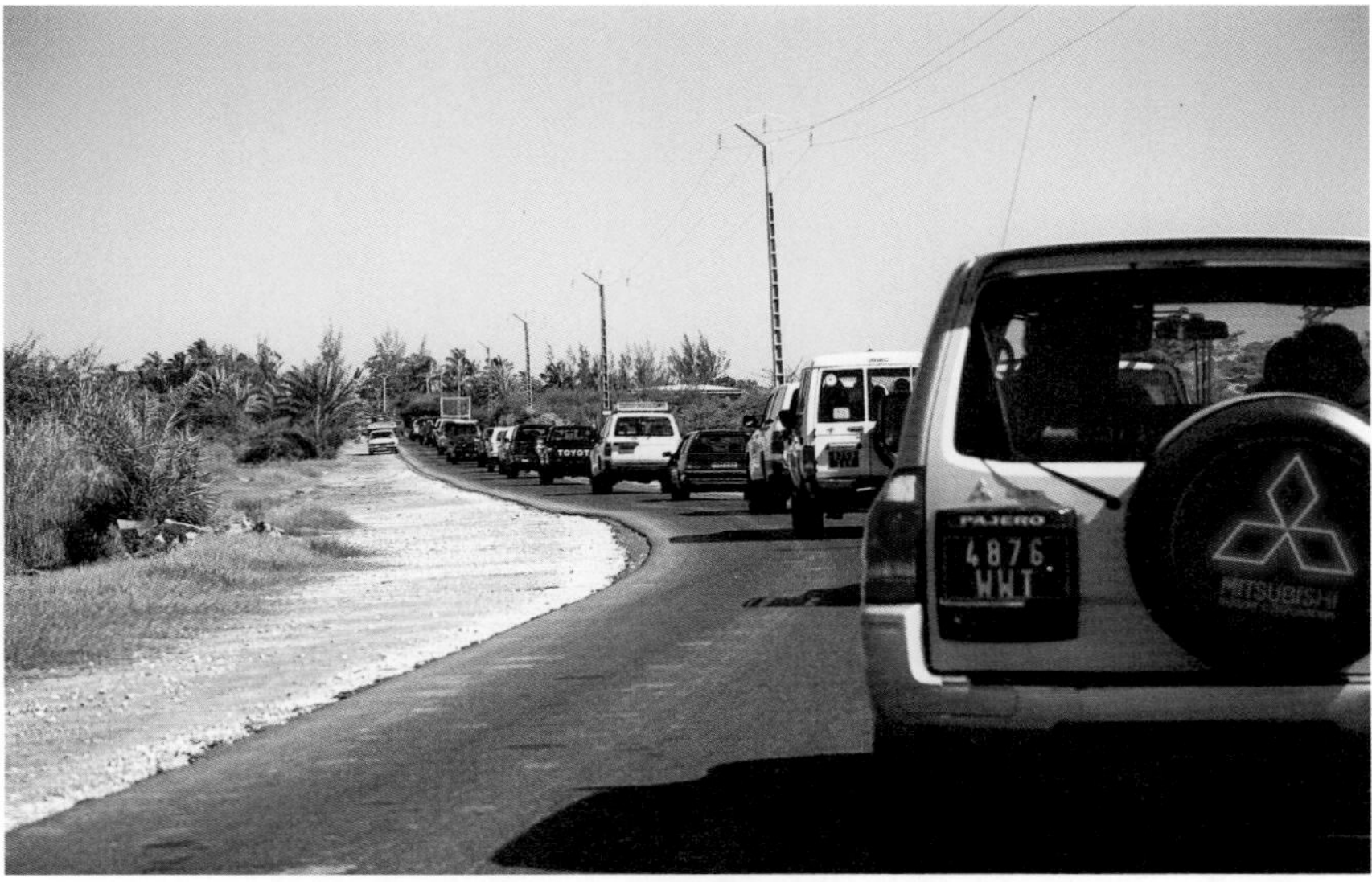

マダガスカルの地方訪問への一行の車列（マダガスカル、2005年2月）

ることもある。しかし長年の活動で下痢をしたのは二度だけ。インドから旧ソ連のチェルノブイリに行き原子力発電所事故の救援活動をした際には一一日間スープだけで過したことが、懐かしく思いだされる。

「モーターサイクル・ダイアリーズ」と「ブラジル会議」——ブラジル連邦共和国［二月］

［ルート］成田→ドイツ・フランクフルト（飛行時間一二時間・トランジット二時間四〇分）**→ブラジル・リオデジャネイロ**（飛行時間一一時間四〇分）**—二泊—リオデジャネイロ→ニューヨーク**（飛行時間九時間三〇分・トランジット五時間）**→成田**（飛行時間一二時間四五分・リオから機内二泊）

マダガスカルから帰国して落ち着く間もなく、ブラジルのリオデジャネイロにおいて、日本財団主催で「ハンセン病と人権」をテーマとする国際会議を実施した。フランクフルトでトランジット三時間、機内泊二回を経て到着したリオの空港から会議場に直行し、会議後の夕食会が終ったのは深夜、日付が変わる頃で、やっとベッドに入ったのは午前一時をすぎていた。五四時間ぶりのベッドだった。

通常私は、移動時間は読書か睡眠にあてることにしており、機械が苦手な私は、機内のテレビの利用の仕方も知らないので、見たこともない。余談ではあるが、私は腕時計も持ったことがない。運転免許もない。スマートフォンも使えない。テレビは見ない。一人で買い物ができない。実に不器用な人間である。今回は、同行した写真担当の富永夏子がセットしてくれたおかげで、機内で一本の映画を鑑賞した。二〇〇四年に公開された「モーターサイクル・ダイアリーズ」である。アルゼンチン出身でキューバ革命を指導したチェ・ゲバラは、医学生だった青年期に友人のアルベルト・グラナードとモーターバイクによる南米縦断旅行を試みた。モーターバイクは途中で壊れ、主にヒッチハイクと密航により、アルゼンチンのコルドバからベネズエラのカラカスまで辿り着くことになる。その顛末は、ゲバラ自身の手記『モーターサイクル・ダイアリーズ』に記録されているが、ゲバラとアルベルト、この二人の医学生の関心の中心は、革命でも社会主義でもなく、ハンセン病とその患者たちにあった。旅の途中、彼らはいたるところで、ハンセン病施設に立ち寄り、ときにはそこに滞在して、患者たちとの交流を深めている。相棒のアルベルトは、旅の最終地点カラカスのハンセン病患者の村に留まり、ゲバラはアルゼンチンに帰国して医学部を卒業してからアルベルトに合流することを決意した。結局、ハンセン病医師チェ・ゲバラが誕生することはなかったのだが、その手記が同名のタイトルで映画化されていたのである。この作品を見て、私は「ハンセン病との闘いは彼らの乗ったオートバイだ。前輪は病気を治すこと、後輪は社会的差別からの解放だ。この両輪が等しく回転しないと前進しないのだ」と思いつき、モーターサイクルのメタファーを使うようになった。

二〇〇四年八月に開かれた国連人権促進・保護小委員会第五六回会議は、ハンセン病と人権の問題について調査することを決議し、委員の一人である横田洋三中央大学教授を特別報告者に任命した。この決議によって、横田教授は、二〇〇五年八月の同小委員会第五七回会議に調査報告書を提出することになっている。ブラジルでの会議は、この報告書作成に向けた調査活動のため、横田教授をはじめとする同小委員会の委員が、患者や回復者から直接意見を聴取し、ハンセン病病院や隔離施設などを訪問して、その社会的差別の実態について検証することを目的としたものである。横田教授は、この会議の前に南アフリカで行われた「アフリカ・ハンセン病会議」にも参加してくれた。次はインドで開催予定の同趣旨の会議にも出席して情報を収集し、患者や回復者との面談を重ね、報告書を提出する予定である。今回の「ブラジル会議」では、小委員会委員の一人でもあるサンパウロ大学暴力研究所教授のパウロ・ピンヘイロ氏の協力により、同研究所がブラジル側の事務局となり、ブラジル保健省とハンセン病当事者組織のMORHAN (Movimento de Reintegração das Pessoas Atingidas pela Hanseníase) が共同して会議の内容構成と運営を行った。彼は、第一章でも触れたように、ちょっとした逸話の持ち主である。国連の特別報告者としてミャンマーの人権調査のため首都ヤンゴンで活動中、心臓発作で救急車で病院に運ばれ、九死に一生を得た。その時の救急車が、日本財団から寄贈されたもので、「笹川さんは私の恩人だ」とジュネーブで懐かしそうに話してくれたことがあった。閑話休題、小委員会から横田洋三教授のほか、ホセ・ベンゴア（チリ）、イウリア・モトック（ルーマニア）、エル・ハジ・ギッセ（セネガル）の各委員が参加、ブラジル側からは、保健省、人権保護局、法曹界、NGOなどの代表者のほか、多くの回復者も出席し、活発な意見交換がなされた。

ベンゴア氏の司会で始まった開会挨拶で、私は、ハンセン病の人権問題を正式に国連機関が取り上げた経緯を説明し、今回の会議の意義と成果に対する期待を伝えた。横田教授は、「ハンセン病の問題が人権問題としていままで正式に国連人権委員会で取り上げられなかったのは、恥ずべきことだ」と語り、南アフリカの回復者の証言を紹介した。ブラジル保健省ハンセン病担当局長のロサ・カスタリア氏は、昨年六月の私のブラジル訪問以来、ハンセン病の問題がブラジル政府の公衆衛生上の重要課題に位置づけられ、大きな進展があったことを報告し、政府の決意を明らかにした。ブラジル人権局のマリオ・マメーデ局長は、「ハンセン病への取り組みは国家の責任である。ブラジルでは長い間、ハンセン病に対して目をつむってきた。ブラジルのハンセン病のコロニーはまだ、汚名が刻印されたままだ」と率直に述べられた。

回復者で、ブラジルのハンセン病コロニー委員会の委員長やハンセン病サッカー協会の会長を務め、オリンピック聖火ランナーの一人となった、クリスチャーノ・トーレス氏は、「レプロシー（欧米で一般的に使われているハンセン病の呼称）とハンセン病を区別することは重要で、レプロシーは『苦しみ』と同義語である。ハンセン病を『苦しみ』で汚染したくない」と語った。

人権小委員会のギッセ委員は、「無知や恐れのために人々が問題を無視し、差別が生まれた。この状況は、アフリカでも同じであり、このセミナーのような会合をアフリカでも開きたい」と述べた上で、ハンセン病の予防ワクチンの開発の可能性についても問題を提起した。一本のマッチには大きな炎になる可能性がある。以前にも

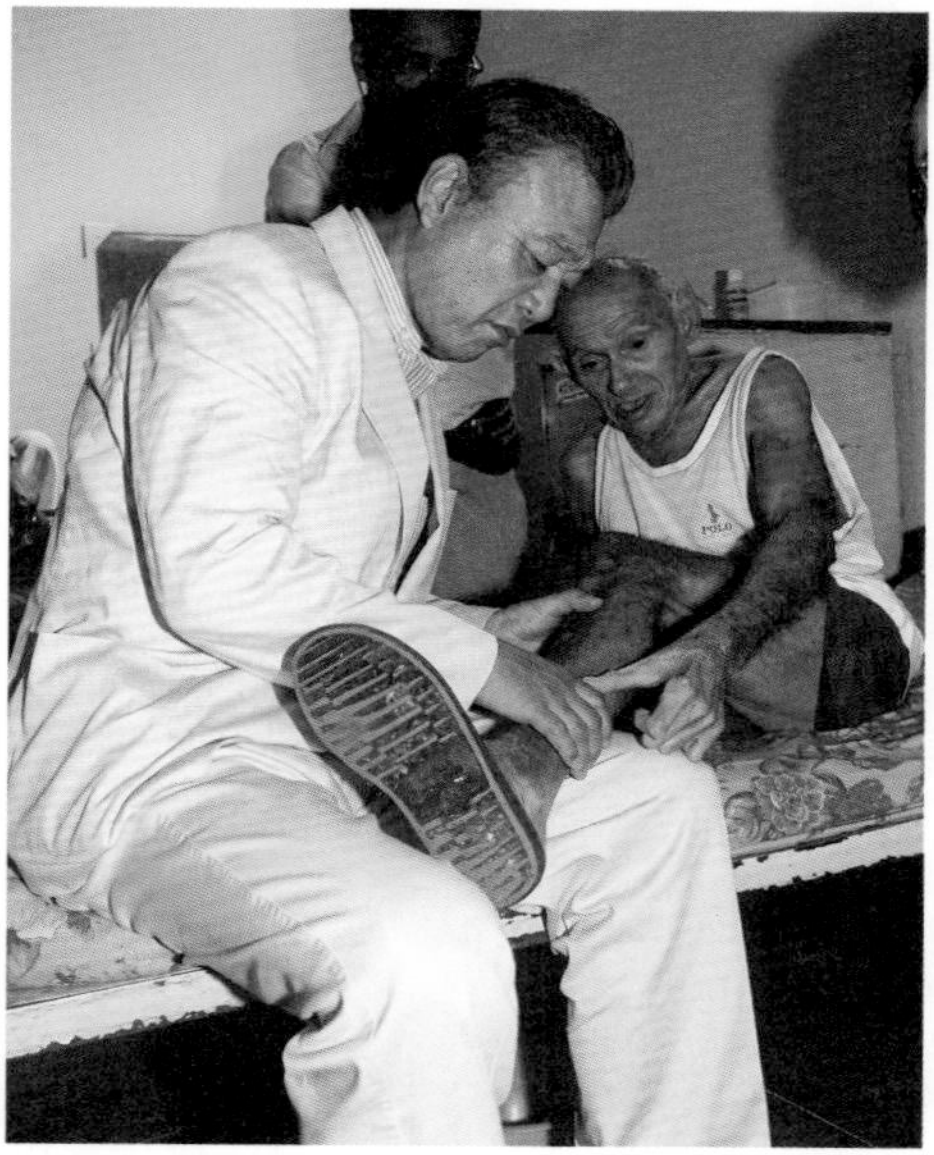

会議の合間に療養所で患者を見舞う（ブラジル、2005年2月）

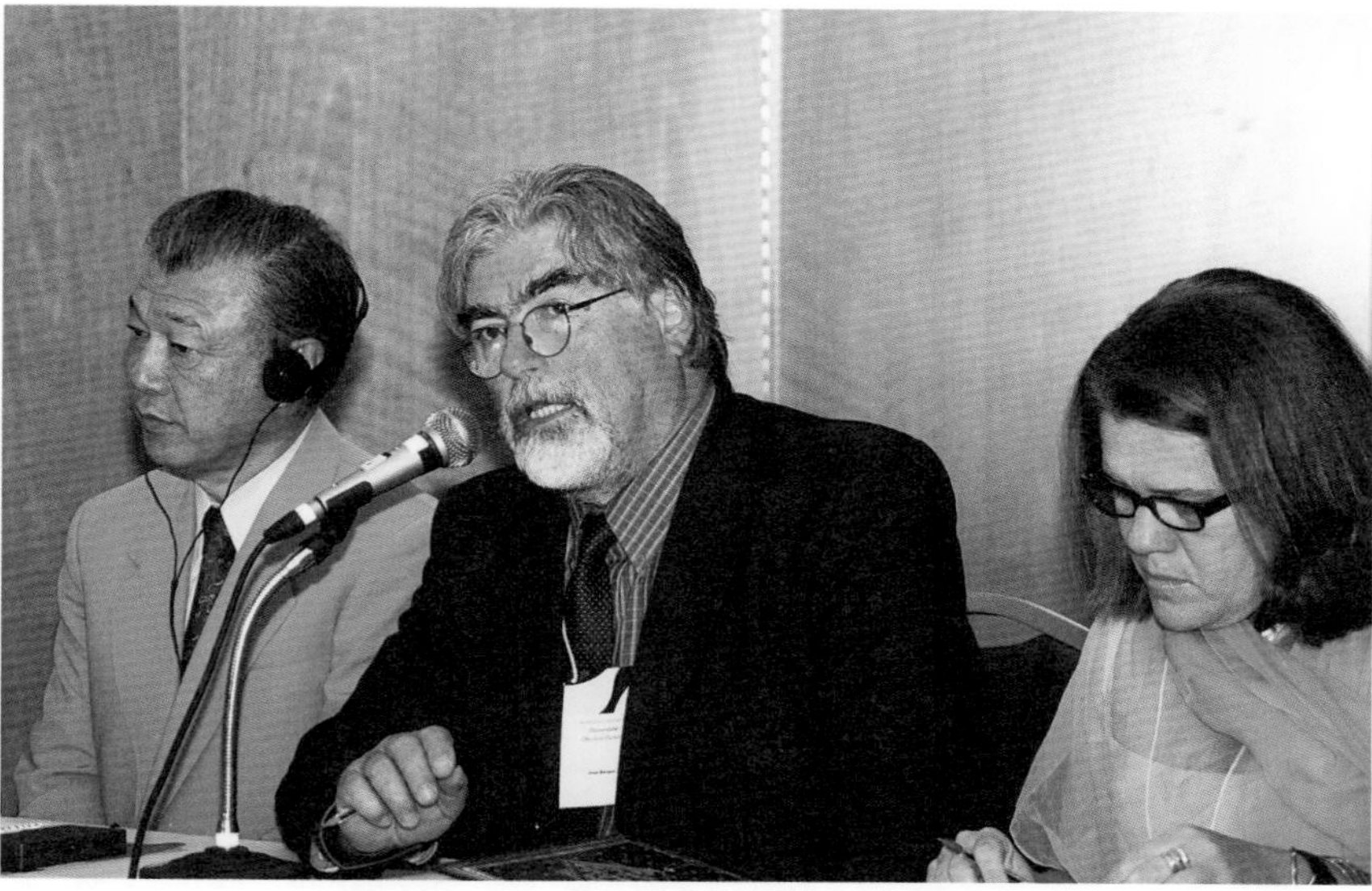

会議の議長を務めた、国連人権小委員会のホセ・ベンゴア教授（中央・チリ）（ブラジル、2005年2月）

書いたが、私は世界中いたるところで「ハンセン病制圧と偏見、差別の撤廃」というマッチに火をつけて活動している。いずれ大きな炎となって、この夢が実現するものと確信している。私の存命中に実現するか否かはわからないが、生きている限り、世界中を飛び回り、その実現に人生を賭ける覚悟である。

　開会式後のセッションでは、まずハンセン病当事者組織MORHANのアルトゥール氏が、「ハンセン病の問題は、生活の質や文化の問題ともかかわっている。ブラジルでも、貧困度が高い地域が有病率が高い。ハンセン病は政治的な声のない病気だったが、いまこそ回復者が大きな声を上げるときだ」と発言。「昔はハンセン病患者を運ぶ車は黒塗り(霊柩車)だった。コロニーは、人の価値観を変えさせる場所であり、イエズス会が建てたブラジル最古のコロニーには、『全ての望みを捨てれば、ここに希望が生まれる』と記されていた」ことを紹介した。

　また、六五年の生涯のうち四八年をコロニーで暮らした回復者のトーレス氏は、「コロニーはハンセン病患者を捨てる場所としか考えられておらず、尊厳など存在しなかった。しかし、いまやコロニーは、回復者が人間として社会復帰するための施設になり始めている」と述べた。

　もう一人の回復者であるテレジーナ氏は、「発病して、健常者の娘と引き離されてコロニーに入ったが、そこを出たときには娘がストリート・チルドレンになりかけていた」という経験を語った。彼女はまた、老人ホームで妻と暮らしていた老人が発病し、妻と引き離されてコロニーに収容され、残った妻も差別を受け、最後は二人ともうつ病で亡くなったという悲惨な例も紹介した。ほかの回復者からも、堰を切ったように様々な差別の実例があげられた。身分証明書にハンセン病患者と記載されていたために差別された例、刑務所の中での発病と隔離と差別、また投薬治療による様々な副作用の苦しみなども紹介された。

　次のセッションの冒頭の報告者は、健康に対する人権問題の告発を受理する立場にある人権対策委員会のエレノア・メネクッチ専門委員だった。同氏は公衆衛生の専門家でもあるが、主に保健サービスへのアクセスの問題を追及している。ハンセン病の患者が病院の公共スペースに入ることを拒否され、強制的に隔離病棟に収容され

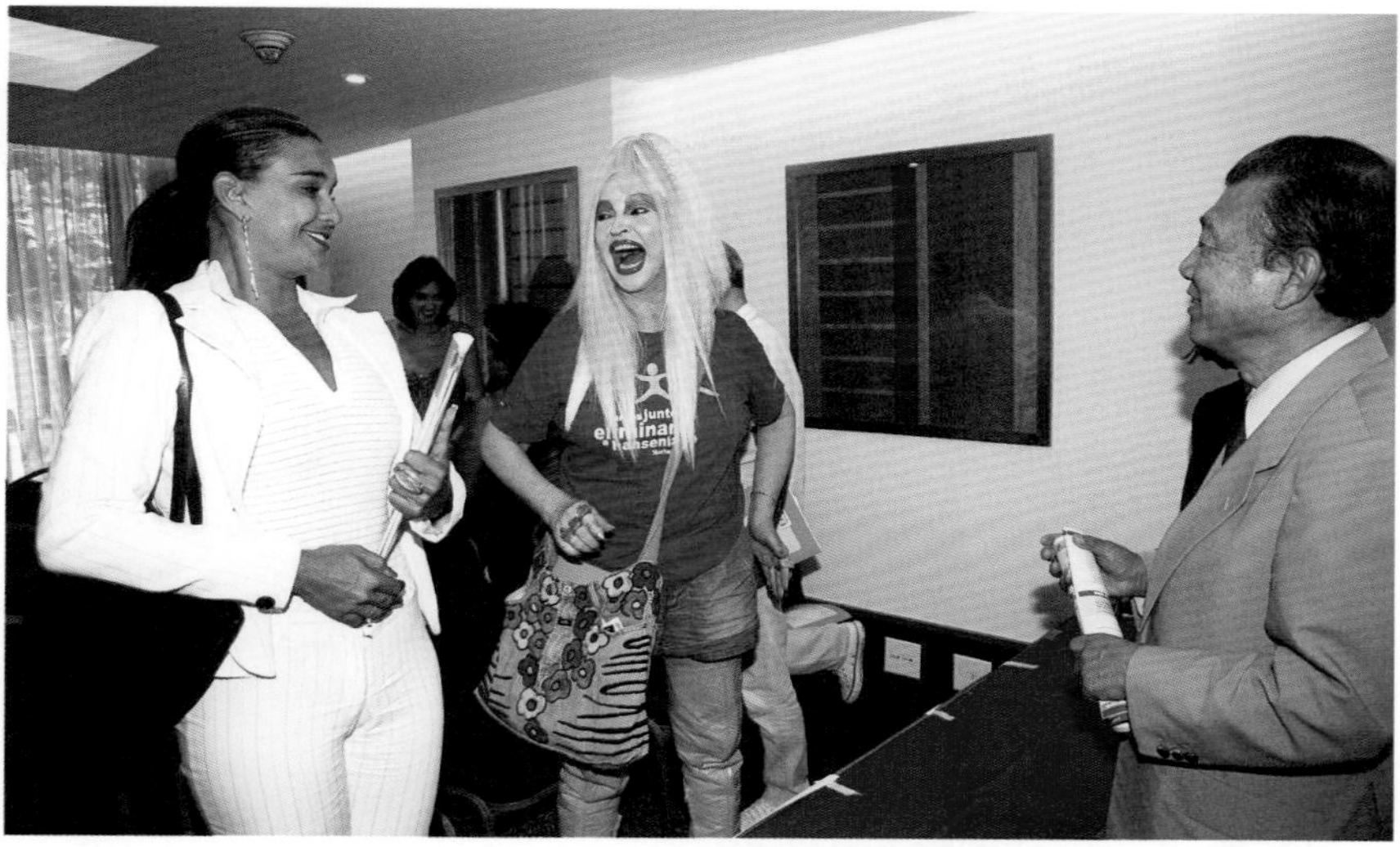

ハンセン病の制圧に協力的な有名女優のエルケ・マラビーヤ氏（中央）と母親がハンセン病だったと発表した女優、ソランジェ・クウト氏（左）（ブラジル、2005年2月）

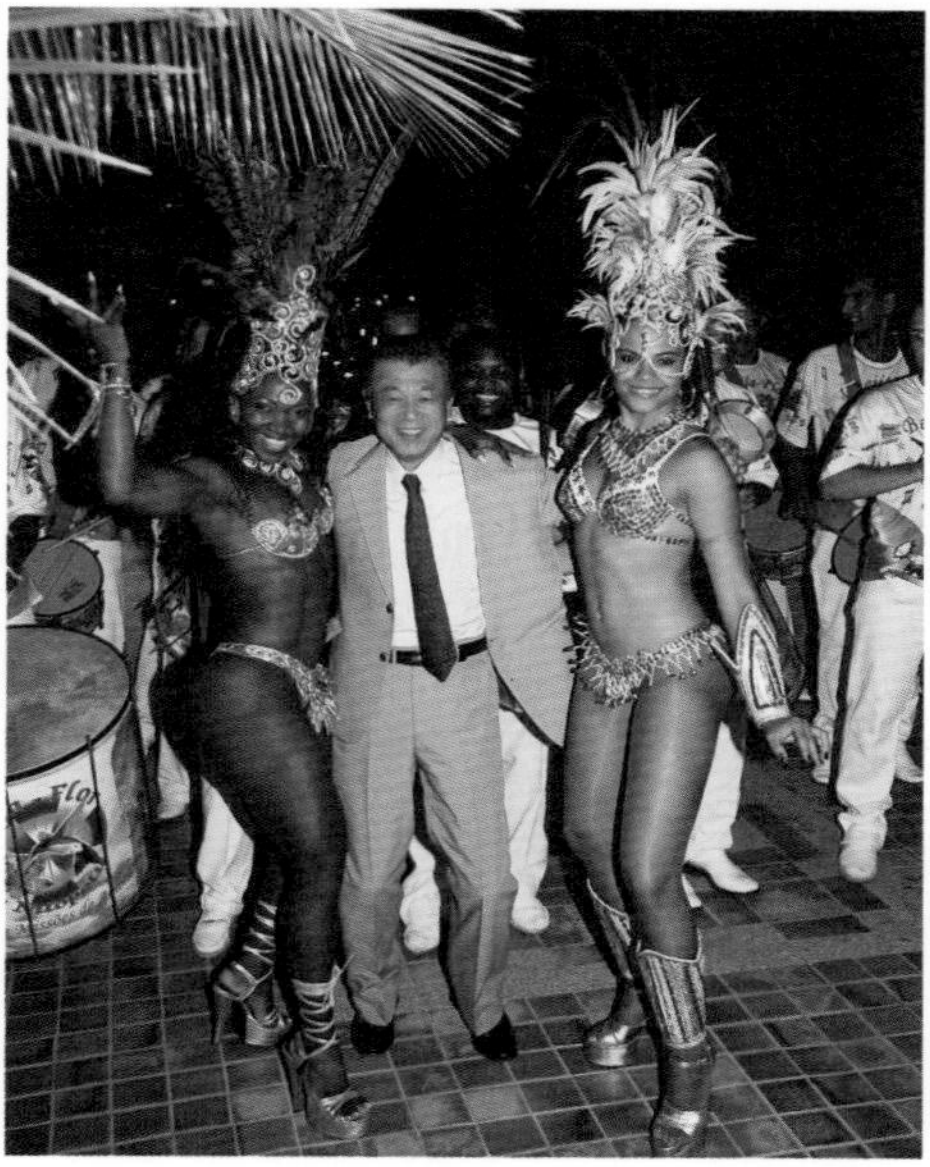

リオのカーニバル優勝チームメンバーと（ブラジル、2005年2月）

ることを憂慮し、今後の政府の保健政策はより透明度を高くして、情報公開することが重要だと訴えた。

横田教授は、学校教育におけるハンセン病の重要性を指摘し、「国連人権教育の一〇年」が二〇〇三年に終わり、あらたに三年間の「世界人権教育プログラム」が進められているこの時機こそ、ハンセン病が各国の教科書や授業で取り上げられるべきであると述べた。

会議の二日目には、昨年の二〇〇四年一一月にブラジル保健省がMORHANの協力を得て行った、全国三三のハンセン病コロニー病院の調査についての報告があった。私がブラジルを訪ねた昨年六月には、保健省の代表者が、「私たちは眠っていた」と行政の怠慢を告白したが、以降のブラジル保健省の動きは迅速だった。保健省のハンセン病担当局長であるロサ・カスタリア氏によれば、昨年以来、統計の見直しが行われ、その結果、ブラジルは今年一月末の時点で、有病率が以前の四・五人から一・七人にまで下がり、患者数も七万人以上から三万人程度にまで減少した。

コロニー調査では、地域行政の人々、施設に居住する患者や回復者へのインタビュー、アンケートを通じて、施設で働く保健医療サービス関係者の数や質、施設の状態、土地建物などの不動産の帰属、税金の支払いなど、多岐にわたる内容が調査された。一般的に施設の状態は悪く、廃墟に近い場所もあり、そこで働くサービス関係者の数は不十分で、質もばらつきがある。基本的な保健情報がないという欠陥だけでなく、患者に対する配慮にも欠けていることが報告された。続く議論では、コロニーを整備し、そこに集積された資料や文献などとともに歴史的文化遺産として保存することの必要性、コロニー住民たちにより多くの雇用の機会が提供されるべきこと、そのために職業訓練の機会を充実させることなどが、提起された。コロニーの回復者の大きな懸念は、施設から追い出されたときの不安であり、居住権、所有権、子どもたちへの権利譲渡の問題なども議論された。

横田教授は、これらの問題を重視し、できるだけ報告書に反映させることを確約し、国連人権高等弁務官事務所に基金を設置して、患者と回復者がジュネーブで差別の実態を証言するための旅費にすることを提案した。

記者会見には、前回の訪問でも会った女優のエルケ・マラビーヤさん、国民的歌手であるネイ・マトグロッソ氏、国民的女優のソランジェ・クウトさんも参加。これらの著名人がハンセン病制圧キャンペーンにボランティアで立ち上がっていることは心強い。しかし彼らによると、ブラジルのメディアの反応はまだまだ弱いとのことだった。

午後には、アンドレア・パスキニ氏が二〇〇三年に制作した、回復者たちの証言を集めた映画「われらが人生の最良の日々(The Best Years of Lives)」が上映された。一時間ほどの映画は、高齢になった回復者がその苛酷な人生を回顧する内容で、患者や回復者の社会的差別について世界に訴える強いメッセージ性がある。私は、この映画を、八月にジュネーブで開かれる人権小委員会で上映することにした。

三月一日には、リオデジャネイロ近郊のノバ・イグアス郡の地域保健所とクルパイチ・コロニー・ホスピタルを訪れた。ノバ・イグアスはリオ州で最も有病率の高い郡で、有病率は五人とされているが、改築工事で保健所が一九九七年から二年間閉鎖され、登録患者の四〇%が治療を中断していた。再開された保健所では、総力をあげてハンセン病患者の追跡調査と治療を行っており、特に多い眼の疾患の治療に力を入れていた。郡保健局長の話によると、彼の就任はつい二カ月前のことで、それ以前は、この郡では基本的な保健サービスがまったく機能していなかった。過去二年の間、治療薬のMDTが供給されておらず、薬の管理面でも大きな問題があったが、現在は解決済とのことだった。MORHANが政府に強力なプレッシャーをかけたことが、解決の大きな要因になっている。また、保健所の使途不明金の問題が明らかになって、薬の横流しも判明し、保健局長は、様々な脅迫を受けながらも命がけで改善のために努力していると、力説していた。

その後、訪ねたコロニー・ホスピタルは、山の上の大きな村のような施設で、病院以外に、回復者と家族が住む居住地区が五つあり、回復者だけでなく健常者も混住して約一四〇〇人が暮らしていた。施設は古く築五〇年以上経っていたが、住民は貧しいながらも陽気で明るく、自立して生活をしている様子が見てとれた。帰路は、リオデジャネイロからニューヨークへ、五時間待機して成田へ向かった。機内二泊だった。

国連の「無関心」——インド（マハラシュトラ州、デリー）［三月］

［ルート］成田→インド・デリー（飛行時間八時間）—一泊—デリー→プーネ（飛行時間二時間）—二泊—プーネ→デリー（飛行時間二時間）—三泊

三月は、今年二度目のインドでの活動を行った。デリーから空路でマハラシュトラ州第二の都市プーネに移動。気温は三六度と暑いが、湿度がなくからっとしており、いつものインドの気候とは違っていた。ここで一八日と一九日の両日にわたり国連人権委員会の「ハンセン病にかかわる人権と差別」についての会議が、国連の特別報告者である横田洋三中央大学教授の参加のもとに開催された。この会議は、日本財団と、笹川保健財団、ILU（International Leprosy Union：国際ハンセン病連合）および国際回復者組織のIDEA（International Association for Integration, Dignity and Economic Advancement）の共催で実施された。会議の目的は、ハンセン病と人権および社会差別の問題に焦点を当て、インドにおける差別の状況を、保健サービス、教育、住居、結婚、家族、相続、障害予防、社会からの隔離、スティグマ、法律など、幅広いテーマから明らかにし、回復者がどのような差別を受けているか直接話を聞くことだった。ハンセン病の専門家はもちろん、法曹界、NGO、人権保護団体など様々な分野の代表者に加え、IDEAの呼びかけにより多くの回復者が参加した。この会議の基調は、ハンセン病にヒューマン・フェイスを与えるというところにあった。すなわち、新たな問題として現れてきた差別との闘いに際し、人間的な側面からハンセン病を捉えなおすという試みであった。

印象的だったのは、参加者の一人からの「なぜいまになって人権問題に取り組むのか」という質問だった。シンプルでありながら、的を射た問いである。横田教授は、「我々はこれまで無知であった。このような大きな人権問題が存在することを国連は認識していなかった」と正直に答えられた。私自身、ハンセン病制圧に三五年もの間取り組んできたが、病気の制圧に力を注ぐあまり、人権問題への配慮が少なかったことを、大いに反省させられた。

IDEA代表で、社会学者でもあるP・K・ゴパール博士は、インドでは一〇〇〇万人がハンセン病を克服したが、多くの市民がこの病気をいまだに誤解しており、現在でも国内に五〇〇カ所以上（この時点での推定値）のコロニー（回復者やその家族が集団で生活している場所）が存在していることを報告し、社会には依然として大きな壁があることを指摘した。私は最近、インドが少し変わってきたと感じている。それはゴパール博士のような回復者が、各地域で声を上げ始めたからだ。そうしたことは、人々のハンセン病についての正しい理解を促すことに貢献するはずである。

プーネから車で三〇分ほどのハンセン病のコロニーは、国道から泥道を数百メートル入ったところにあり、レンガの壁に簡単なトタン屋根を乗せた家々、というよりバラック小屋が並んでいた。壁は白やピンクに塗られ、珍しく清潔な印象だった。コロニーでは四人の女性が民族衣装で出迎えてくれ、銀のプレートに銀の小皿を乗せて待っていた。先頭の女性が私の口に、大きなスプーンで砂糖を放り込んだ。口いっぱいの砂糖を吐き出すわけにもいかず困惑していると、皆が一斉に笑い出した。初めて体験する珍しい歓迎だ。おそらく、貧しい人々にとって砂糖が貴重品だった頃の名残りだろう。賓客に対する最高の歓迎である。ピンク、黄色、緑などの色とりどりの服で、四歳くらいから一〇歳くらいまでの二〇人ほどの子どもたちが、踊りと歌を披露してくれた。お礼に用意していたキャンディをプレゼントすると、笑顔で元気よく「サンキュー」と声をそろえた。

コロニーのすぐそばの病院では、一五〇人の患者が生活し、珍しく清潔で和やかな雰囲気が感じられた。ただ、患者の中に一三歳の少女がいた。症状はほとんどなく、もし彼女の地元にハンセン病に対する正確な知識をもっ

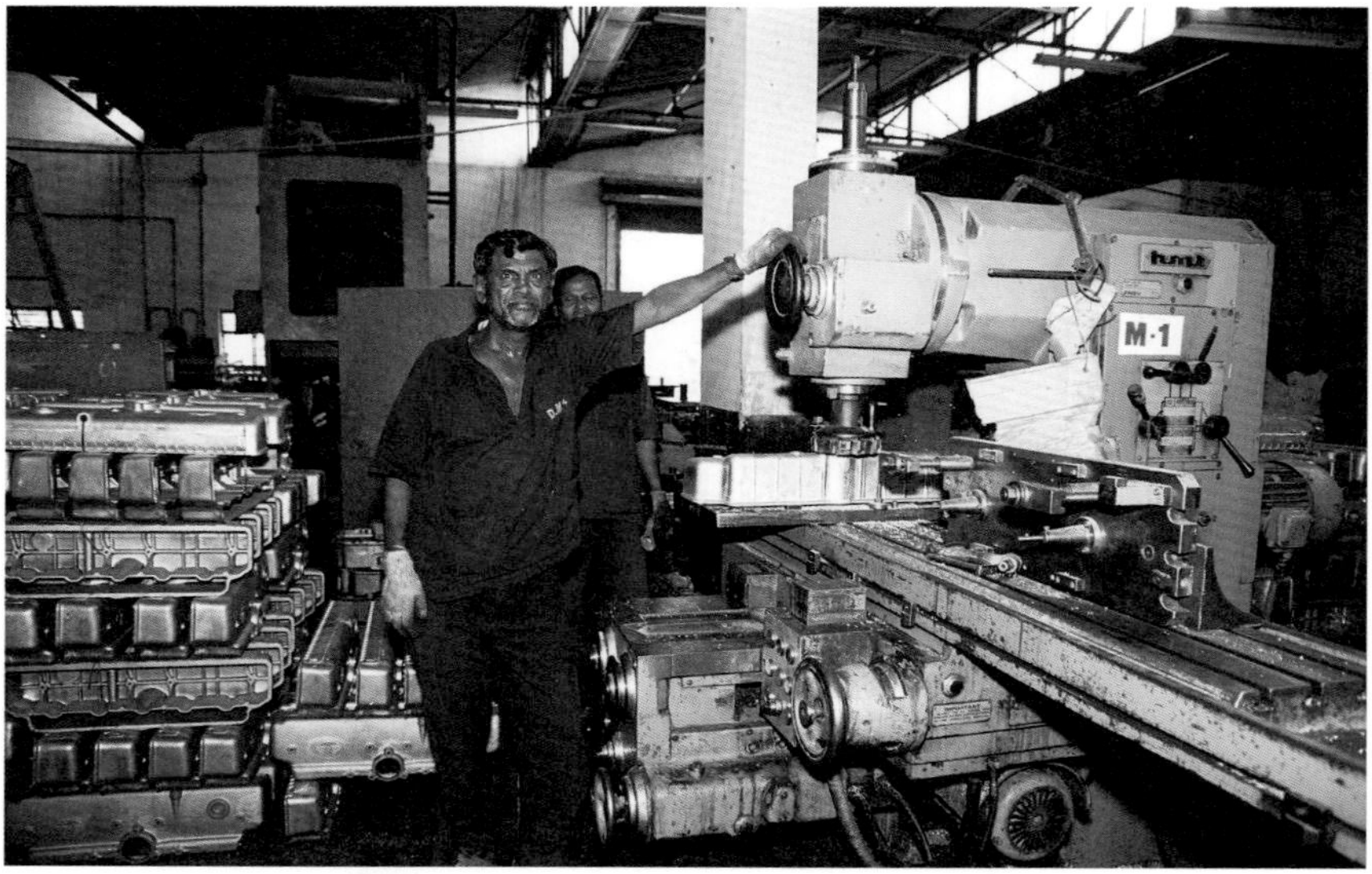

TATAの下請け工場で働く回復者たち(インド、マハラシュトラ州、2005年3月)

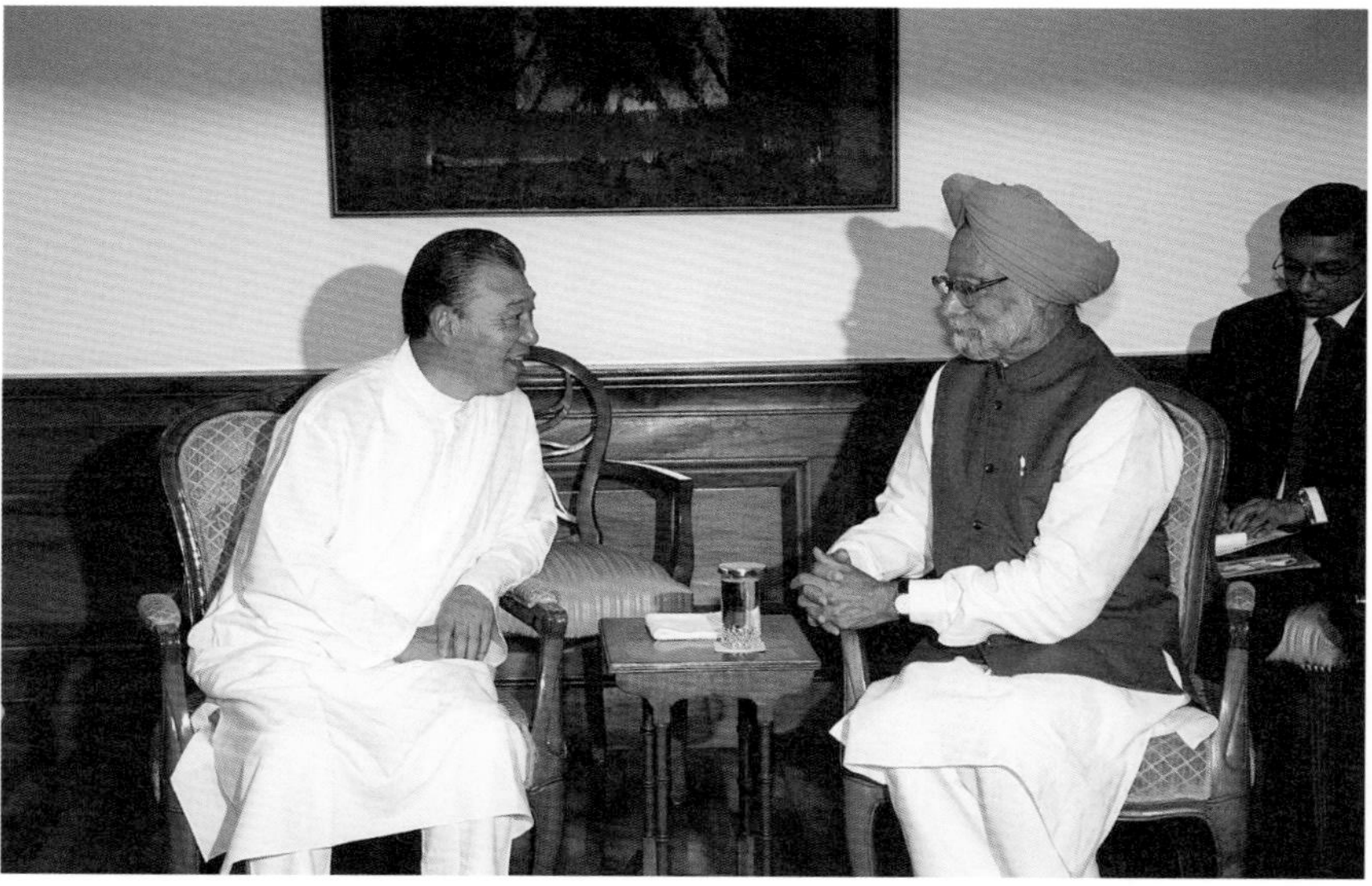

マンモハン・シン首相と(インド、ニューデリー、2005年3月)

た医師がいれば、施設に入らず家庭で治療できたはずだ。ここに入所したことによって彼女の人生が差別の対象にされないことを祈るばかりである。

この施設と同じエリアに、回復者が運営している町工場があった。インド最大の自動車製造会社（TATA）から受注し、車のエンジン部品やバンパーなどを生産していた。社員はハンセン病回復者など八〇人、敷地面積二五〇〇平方メートルの工場内に切断、溶接、塗装などに使用する機械や道具が所狭しと並んでいる。それぞれの作業は単純だが、一五人の回復者女性は、丁寧に塗装や溶接後の仕上げ作業などを担当していた。回復者の工場長の話によれば、この工場は回復者に仕事を提供することを目的に設立され、一九八七年に労働組合もつくられた。いままでに何度も倒産の危機があったが、社員全員が給料を返上し資金を工面するなど、一丸となって工場を支え、いまでは経営も軌道にのり、社員の賃金レベルもインドの平均的労働者を上回るほどとのこと。回復者には働く意欲も能力もある。ないのは働くチャンスであり場所である。回復者が物乞いをやめ、このような働く歓びを感じる場所をつくることこそ、私に与えられた大きな使命の一つである。

三月二一日には、ニューデリーでインドのマンモハン・シン首相と会談した。首相官邸の警備は、米国のホワイトハウス以上に厳重だったが、首相の部屋は思いのほか質素で、首相は、インドにおけるハンセン病の状況と我々の制圧活動についてよくご存知で、「笹川さんの仕事は大変高貴な仕事です、あなたはインドに希望をもたらしてくれました」と身に余る言葉をかけてくださった。私が、首相に、三つのメッセージ「ハンセン病は治る病気である」、「薬は無料で手に入る」、「差別は許されない」を改めて伝えると、首相は自らこのメッセージを何回も声に出して、「この病気の制圧のために自分も全力を尽くす。そして、三番目のメッセージの患者・回復者・家族の人権の問題についても現状の改善に努力します」と静かに話された。

今回の訪問で、インドのラマドス保健大臣も、「インドにおけるハンセン病の制圧は、あともう一息の段階にあります。今年末には世界に向けて制圧を宣言できるでしょう。差別の問題についても全力をあげて行きます。

これはマハトマ・ガンジーが始めた運動の基本でもありますから。」と医学的な制圧のみならず、差別をなくす社会的な病気の制圧についても真剣な取り組みを約束された。

幼い患者の眼差し――カンボジア王国［三月］

［ルート］デリー→タイ・バンコク（飛行時間四時間二〇分・トランジット二時間）→カンボジア・プノンペン（一時間）―四泊―プノンペン→バンコク（飛行時間一時間・トランジット一泊）→成田（六時間三〇分）

インドに続いて、カンボジア王国を訪れた。日本財団は、東南アジア地域における障害者の生活向上支援を重点事業の一つとしているが、カンボジアにおける視覚障害者の支援（現在約一四万人、人口の一・二%が視覚障害者である）のために、プノンペンにあるカンボジア視覚障害者協会の本部建物を寄贈し、今回はその竣工式に出席した。また、小、中学校の教師を目指す学生四六〇人に、毎月一五〇〇円の奨学金を提供する式典にも参加した。

私はどこの国に行っても、その訪問の主目的ではなくても、時間が許すかぎりハンセン病の現場を訪れることにしている。今回はプログラムの合間をぬって、プノンペン北東のトレング村にある、ハンセン病のコロニーを慰問した。コロニーはプノンペンから車で二時間ほどの草原の中にあった。カンボジアは、一九九八年にハンセン病の制圧に成功したが、回復者の多くはこのトレング村での生活を余儀なくされている。

この時期のカンボジアは蒸し暑く、少し動いただけで汗ばむ。村の人口は一一〇七人、そのうちハンセン病患者は現在七人、回復者は九五人、残りの多くは二世代目、三世代目である。病棟にはベッドが八床あり、それぞれの患者と握手を交わし、激励した。村で暮らす限り、生活は苦しくても世間の目をさほど気にすることなく結婚や子育てができる。しかし、私は、社会の隅で細々と生活するだけでなく、回復者自らが団結し、自立のため

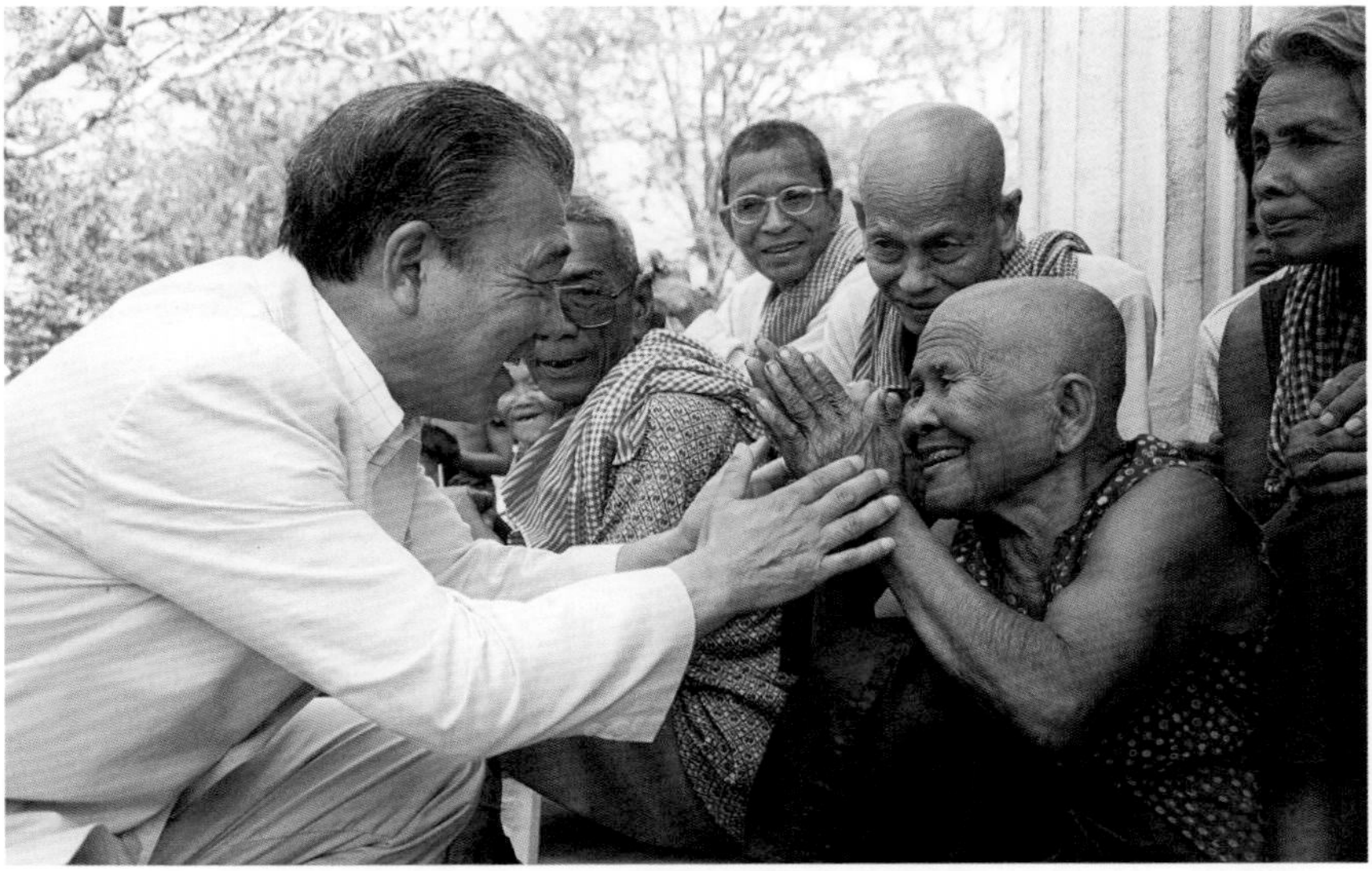
老婦人と冗談を交わす（カンボジア、2005年3月）

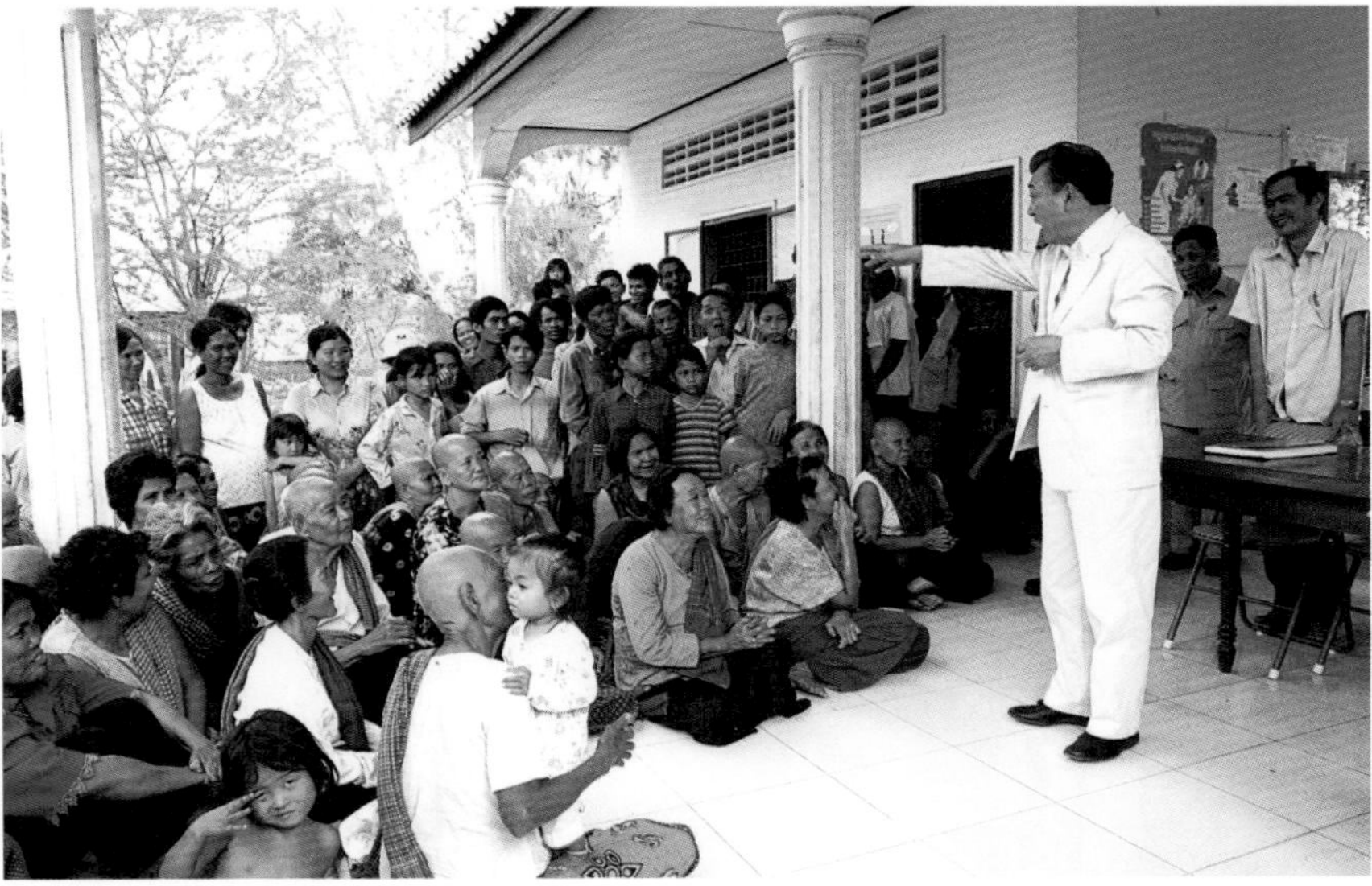
強く生きて欲しい、と回復者の皆さんを激励（カンボジア、2005年3月）

の声を上げることを望んでいる。

カンボジアでは、いまでも地域によっては厳しい差別を恐れてハンセン病を隠したがり、患者が自主的に病院に来ることは稀である。医師が村々を回って患者を見つけるには資金が不足しており、患者が来るのを待つのが現状である。情報不足で無料で治療を受けられることを知らず、残念ながら病気が悪化し身体に障害をきたすまで隠すケースが多い。トレング村には病気が完治し新たに養豚を始め、「事業は順調、最近、オートバイを購入した」と、日焼けした顔で喜びを話してくれた中年夫婦もいた。回復者の自立した活動を見ることは、私の旅の疲れをとってくれる小さな喜びでもある。カンボジアの後、ラオスのビエンチャンとバンコクで障害者関係の活動をして帰国の途についた。

制圧活動のユニークな取り組み——モザンビーク共和国［四月］

［ルート］成田→香港（飛行時間五時間・トランジット四五分）**→南アフリカ・ヨハネスブルグ**（飛行時間一二時間三〇分・トランジット一時間四〇分）**→モザンビーク・マプト**（飛行時間一時間）**—一泊—マプト→ナンプーラ**（ペンバ経由、飛行時間三時間三〇分）**—二泊→マプト**（飛行時間二時間）

四月は、ハンセン病未制圧国の一つであるアフリカ南東部のモザンビークで活動した。二〇〇二年の八月に一度訪問したが、その際には、マヌエル・モクンビ首相とフランシスコ・ソンガネ保健大臣との会談と、最も有病率の高いナンプーラ州とカーボ・デルガード州の実態調査を行った。今回は、その後の変化状況の視察だった。

二〇〇四年一二月に大統領・国民議会選挙が実施され、大統領や首相、そして閣僚の顔ぶれに大きな変化があり、保健大臣には、イヴォ・ガリド氏が就任していた。マプトの中央病院の外科部長だったガリド氏は、大臣就任とともに提供される閣僚宿舎と車を「こんなものは必要ない」と断ったというエピソードの持ち主で、初対面だったが、誠実で思慮深く、ハンセン病についての知識も豊富で、「ハンセン病の問題は患者の数が多いか少ないかではなく、尊厳の問題だ」と言い切った。

WHOモザンビーク事務所代表のボカール・トーレ氏、保健省ハンセン病・結核対策局長のアルフレッド・マッカーサー氏、保健省ハンセン病対策アドバイザーのアルシノ・エンデベ氏からは、制圧状況に関する説明を受けたが、新内閣発足後間もないため具体的な政策は立案されていなかった。ただしハンセン病制圧が保健省のプログラムでも優先順位が高いことは、前政権から変わっていないとのことだった。しかし、マラリア、結核、エイズの三大疾病が保健省の最重要課題であることも事実で、なかなかハンセン病対策のためにリソースを割けないとの正直な発言もあった。モザンビークのハンセン病患者の六〇％が北部と中部に集中しているが、これらの地域は医療サービスが住民の約三〇％にまでしか浸透しておらず、医療施設では、ハンセン病の診断と治療を的確にできるスタッフが絶対的に不足している。そもそも救急車が一台もないという国である。

有病率は、二〇〇四年末時点で二・五人と着実に減ってはいるが、制圧達成までの対策を立てるため、WHOアフリカ地域事務局長サンボ氏と調整に入った。前にも触れたが制圧活動には他国のプログラムでは見られないユニークな活動もある。COMBI（Communication for behavioural impact）と呼ばれる、ハンセン病患者の早期発見のためのコミュニティ・プログラムで、黄色いTシャツを着たボランティアが村々を回りハンセン病の早期発見を推進する啓蒙キャンペーンである。学校教育にも取り入れられ、子どもたちが、自分や家族の肌をチェックし、学校に結果を報告するというものだ。また、モザンビークで考案されたスキン・チェックを行うための人体図は、私が各国を訪問する際に必ず政府関係者に見せ、参考にしてもらっている。

二〇〇二年の訪問時は、ナンプーラ州は一万人あたり一〇人以上、場所によっては二〇人以上という高い有病率を示していた。患者数は、北部四州でモザンビークの約七〇％を占めていた。

ナンプーラ市から約四〇キロ離れたナマイタ村も再訪してみた。啓蒙活動の一環として、村民を集め、ハンセン病をテーマにした踊りや寸劇が行われ、回復者グループも参加して、ビートのきいた音楽を披露してくれた。集まった三〇〇〇人ほどに「ジャパン」を知っているかと問うと、二人だけが手を挙げた。しかし日本人もアフリカの地図を見てモザンビークがどこにあるのか、即座に指せる人はそう多くはないだろう。

アフリカ大陸にはテレビや新聞はもちろん、ラジオもないところもあり、識字率も低い。モザンビークも例外ではない。したがって、「ハンセン病は治る」、「治療薬は無料」、「差別をしてはいけない」という「三つのメッセージ」を伝えるには、歌や踊りが大切な手段となる。またモザンビークでは、障害者協会のADEMO(Associação dos Deficientes Moçambicanos)と、ハンセン病回復者組織のALEMO(Mozambique Association of Persons with Leprosy)が回復者の自助努力に力を入れており、ナンプーラ州ではまだ例外的なものではあるが、靴工場や農場の経営等を通じ、回復者たちが自立している姿を見ることができた。

ナマイタ村のヘルスセンターでは、治療薬MDTの飲み方を指導していた。先進国では薬の飲み方は、幼少期に覚えてしまうが、途上国の人々は薬を飲んだ経験もなく、薬の飲み方の指導から必要なのである。ヘルスセンターには、地域を自転車で巡回しハンセン病の啓蒙活動、新患の発見、患者のケア等をする地域ボランティアがおり、彼らの活動支援に、自転車一五〇台を贈呈した。

ガリド保健大臣とは、モザンビーク到着直後と旅程終了直前の二回にわたって会談したが、私のナンプーラ州訪問の報告や、今後の制圧活動についての懸念に、真剣に聞き入り、北部の蔓延州三州に専門家を派遣し実状を調査し、州知事を集め期限を切った制圧戦略を立案して、大統領にも真剣な対応を依頼することを約束してくれた。モザンビークでは、初診の段階で障害を持っている患者が、全体数の約一〇%にも上っており、これは患者が保健センターを訪れるのが遅すぎることを意味し、世界平均からしても高い数値である。保健大臣は、二〇〇五年中の制圧達成は不可能だが、五年以内の達成を目指すと明言したが、自信はなさそうだった。

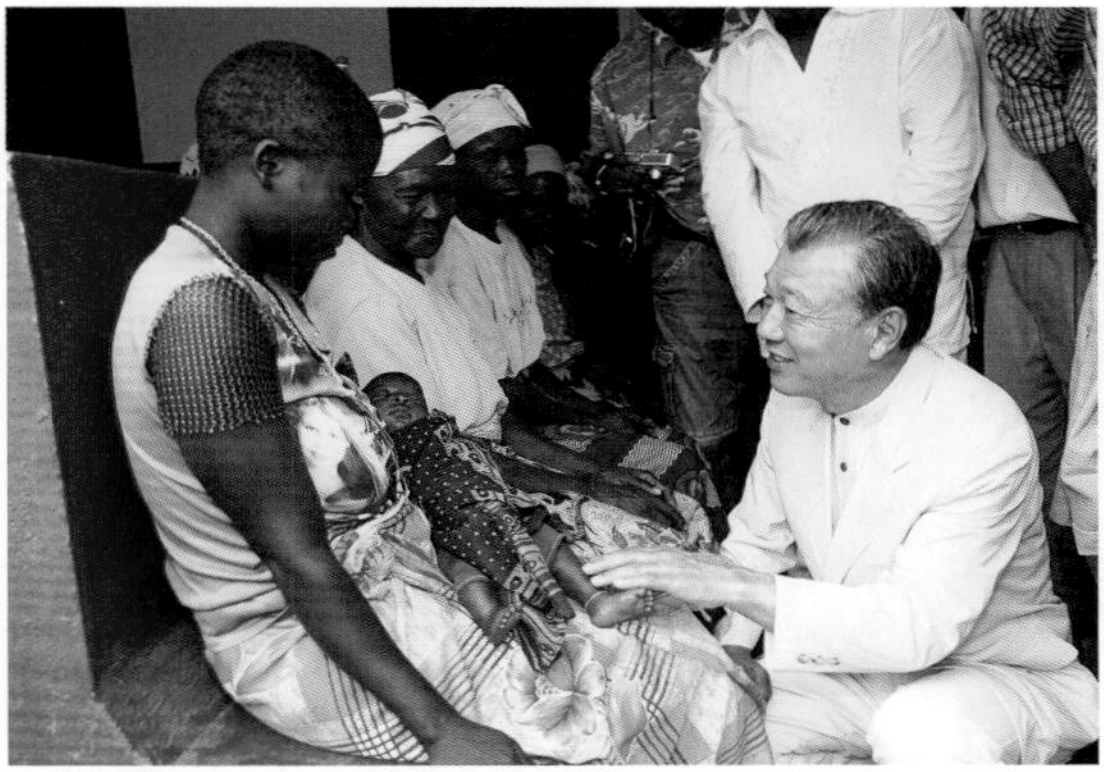

母親がハンセン病の親子と(モザンビーク、2005年4月)

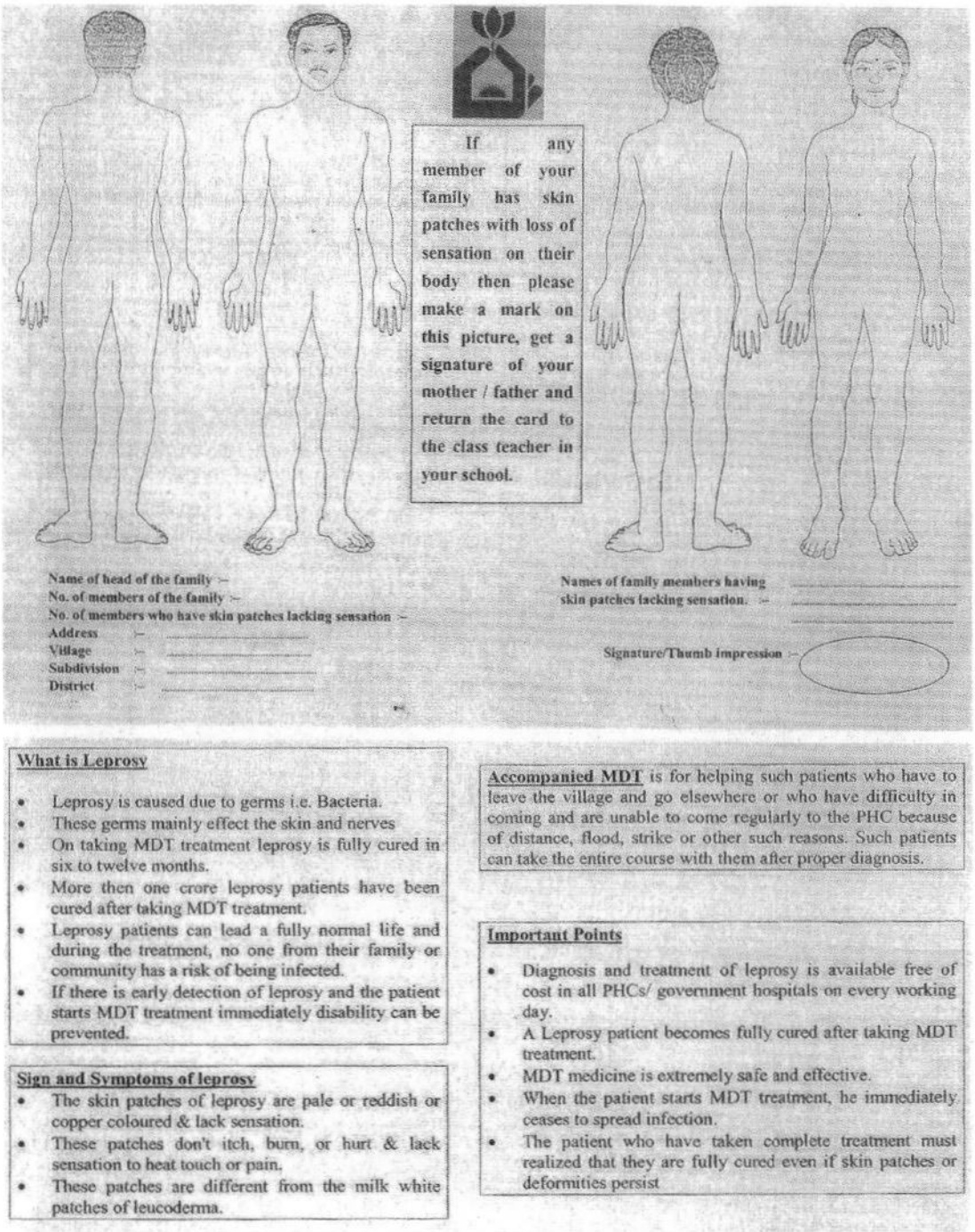

If any member of your family has skin patches with loss of sensation on their body then please make a mark on this picture, get a signature of your mother / father and return the card to the class teacher in your school.

Name of head of the family :-
No. of members of the family :-
No. of members who have skin patches lacking sensation :-
Address :-
Village :-
Subdivision :-
District :-

Names of family members having skin patches lacking sensation. :-

Signature/Thumb impression :-

What is Leprosy

- Leprosy is caused due to germs i.e. Bacteria.
- These germs mainly effect the skin and nerves
- On taking MDT treatment leprosy is fully cured in six to twelve months.
- More then one crore leprosy patients have been cured after taking MDT treatment.
- Leprosy patients can lead a fully normal life and during the treatment, no one from their family or community has a risk of being infected.
- If there is early detection of leprosy and the patient starts MDT treatment immediately disability can be prevented.

Sign and Symptoms of leprosy

- The skin patches of leprosy are pale or reddish or copper coloured & lack sensation.
- These patches don't itch, burn, or hurt & lack sensation to heat touch or pain.
- These patches are different from the milk white patches of leucoderma.

Accompanied MDT is for helping such patients who have to leave the village and go elsewhere or who have difficulty in coming and are unable to come regularly to the PHC because of distance, flood, strike or other such reasons. Such patients can take the entire course with them after proper diagnosis.

Important Points

- Diagnosis and treatment of leprosy is available free of cost in all PHCs/ government hospitals on every working day.
- A Leprosy patient becomes fully cured after taking MDT treatment.
- MDT medicine is extremely safe and effective.
- When the patient starts MDT treatment, he immediately ceases to spread infection.
- The patient who have taken complete treatment must realized that they are fully cured even if skin patches or deformities persist

インドでも使用されているスキン・チェックをするための人体図

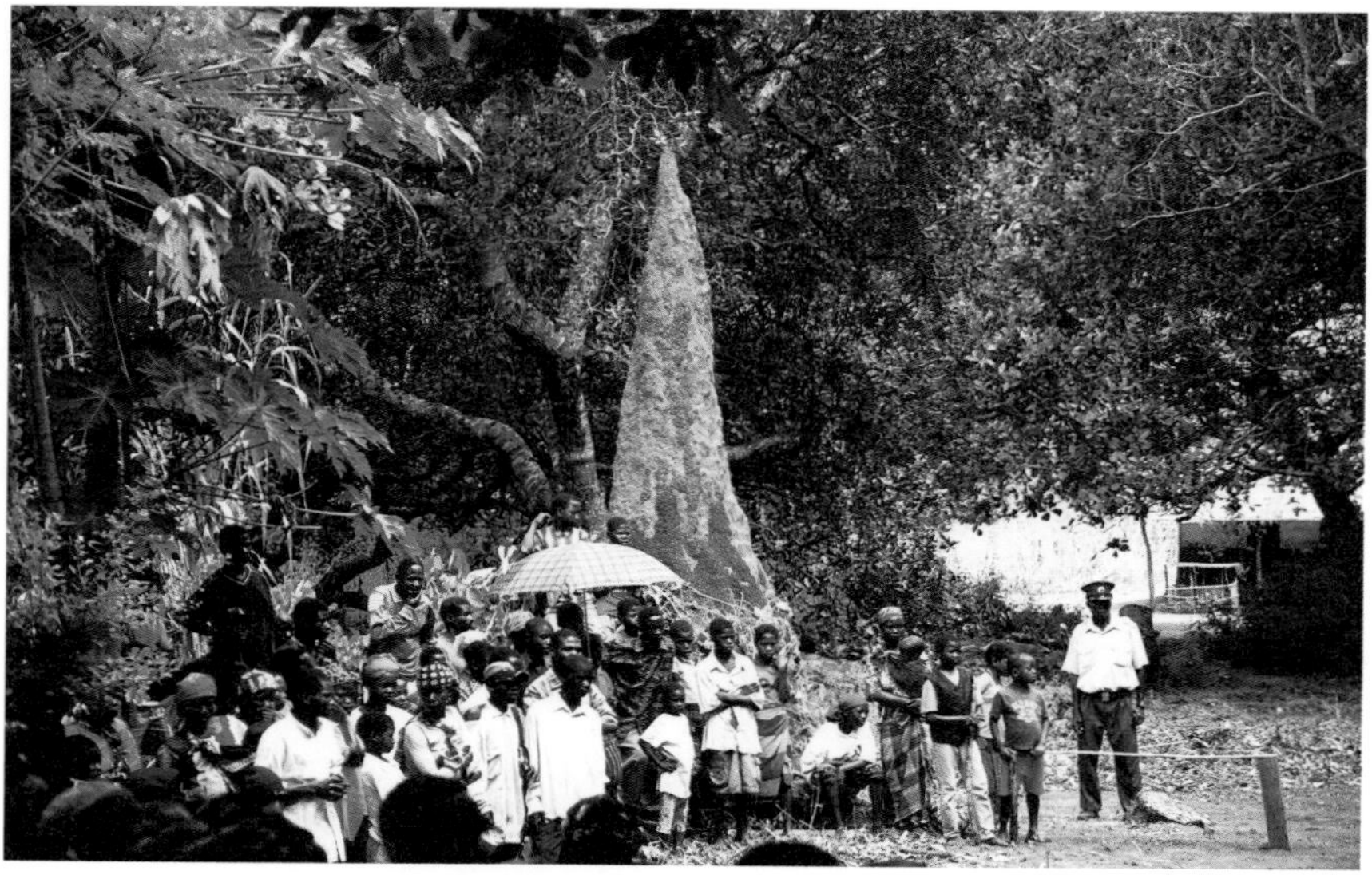

人々の後ろの茶色い土の塔が巨大な蟻塚である（モザンビーク、2005年4月）

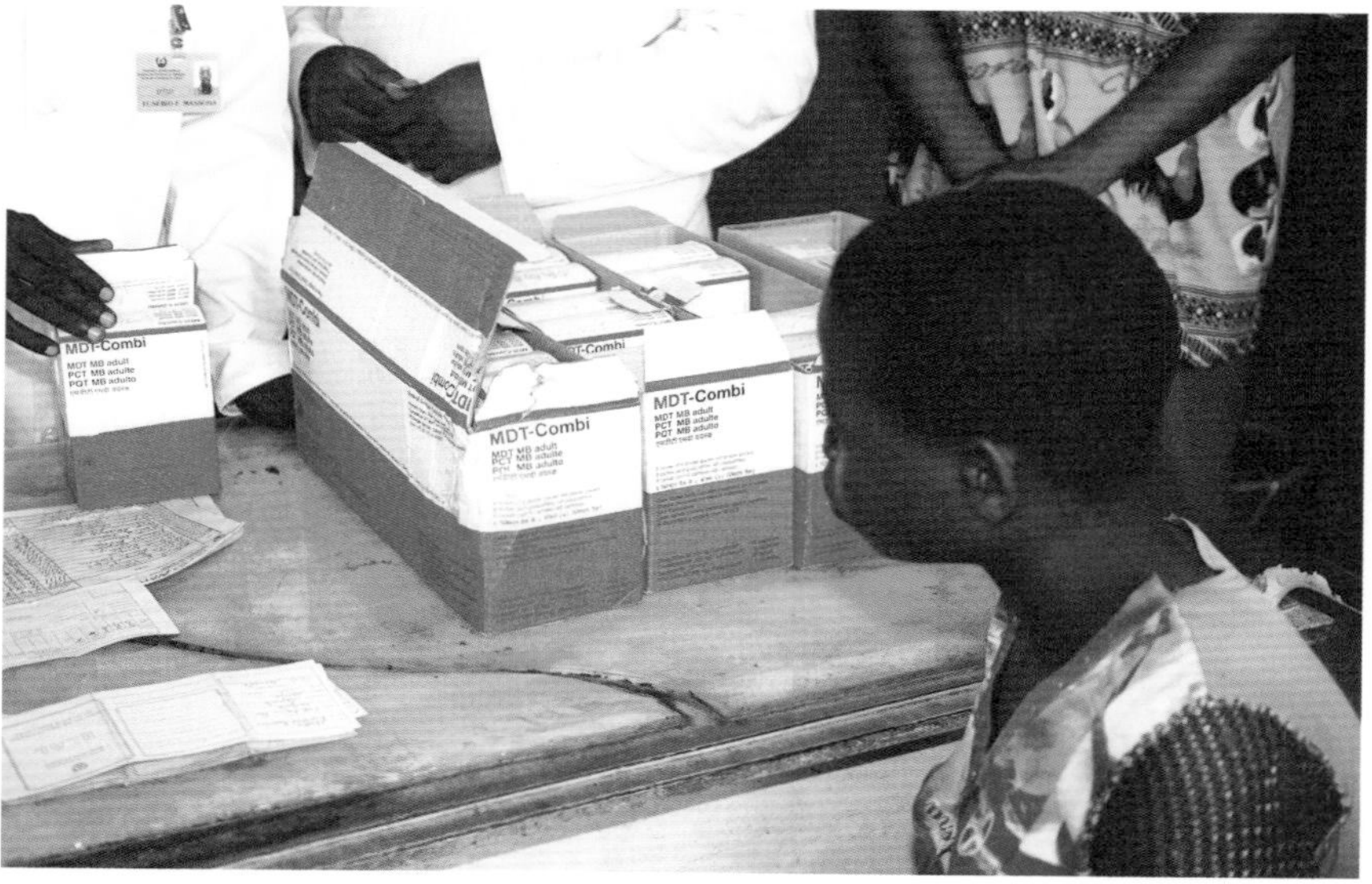

治療薬のMDTの在庫を確認する（モザンビーク、2005年4月）

大臣の父はハンセン病患者だった――タンザニア連合共和国［四月］

［ルート］モザンビーク・マプト→南アフリカ・ヨハネスブルグ（飛行時間一時間・トランジット一時間三〇分）→タンザニア・ダルエスサラーム（飛行時間三時間二〇分）―五泊―ダルエスサラーム→ヨハネスブルグ（飛行時間三時間二〇分・トランジット三時間）→香港（飛行時間一二時間三〇分・トランジット二時間三〇分）→成田（飛行時間五時間）

モザンビークのマプトからいったんヨハネスブルグに戻り、やはりハンセン病蔓延国の一つであるタンザニア連合共和国のダルエスサラームに入った。タンザニアは、アフリカ大陸の東側に位置し、国土は日本の約二・五倍。アフリカ最高峰の山キリマンジャロがあり、野生動物の宝庫で、昔、サファリで一日にサイをはじめとする二七種類もの珍しい動物を見て、案内人にあなたはラッキーだと言われたことがある。いずれこの地でバルーンに乗って空から動物を見たいと思っている。首都はドドマに移されたが、実質的な首都機能は、インド洋に面したダルエスサラームに集中している。主食はウガリと呼ばれるとうもろこしの粉である。

タンザニアは一九七七年以来ハンセン病対策に取り組んできたが、保健省でハンセン病対策が結核対策と統合され、結核対策の方に重点がおかれたため、なかなかハンセン病対策が進展しなかった。しかし今回の訪問においては、タンザニアのハンセン病対策は制圧に向けて成果を上げつつある印象を受けた。保健大臣、保健省関係者、GLRA（German Leprosy and Relief Association：ドイツ・ハンセン病協会）をはじめとする制圧に関わる政府、WHO、NGOの多くの人々が真剣に対策に取り組んでいた。到着した四月二四日は日曜日だったにもかかわらず、空港では、アンナ・アブダラ保健大臣、WHOタンザニア事務所代表のマンガヌ博士や関係者が出迎えてくれた。着いた途端にスコールに見舞われたが、保健大臣からは、アフリカでは雨が降るのはいいことで、笹川さんは幸運を持って来たと歓迎してくれた。大臣は、日本財団がタンザニアでカーター大統領とノーベル平和賞受賞者である農業学者ノーマン・ボーログ博士と共同で、貧農に食糧の増産を教えるプロジェクト、「SG2000（ササカワ・グローバル2000）」の事業を開始したときに農業大臣だったので、久し振りの再会だった。いつもにこやかで気丈夫な人で、まさか保健大臣になっているとは思ってもいなかった。

大臣のハンセン病に対する理解の深さは、特別だった。その日の夜、保健大臣が催してくれた歓迎夕食会の挨拶の中で「自分の父はハンセン病患者だった」と語り、出席者を驚かせた。大臣の父は学校の先生だったが、ハンセン病と診断され遠い療養所に送られ、幼かった自分がなぜ父親と離れて暮らさねばならないのか理解できなかったという。「父が存命なら、自分とともにハンセン病制圧のために力を貸してもらえたのに」とも話された。この事実は保健大臣として「世界ハンセン病の日」（一月）の式典で初めて公にしたとのことで、その際には弟から電話があり、「父がハンセン病患者だと言ってしまったのは、本当か？」と問い詰められたという。ハンセン病に対する偏見と差別が厳しいタンザニアで、保健大臣自らこのような発言をするのは、非常に勇気がいることであり、また大きな影響力もある。「ハンセン病制圧を達成し、いちばんの問題である差別をなくしたい」という大臣の言葉には実感がこもっていた。

WHOタンザニア代表のマンガヌ博士によると、タンザニアでは一九八三年に約三万五〇〇〇人いた患者が二〇〇四年には約五六〇〇人まで減少し、有病率も一二人から一・三人にまで抑えられた。これは主に、一九九八年に開始した制圧キャンペーンの成果によるもので、NGOとの関係も良好で、アフリカ地域でも模範的な活動をしていると、WHOがお墨付きを出すほどである。しかし、多くの問題があることも事実で、初診の段階ですでに障害を持っている患者が、全体の約一〇％にも上っている。これは偏見や差別を恐れ、患者がヘルスセンターを訪れることができないからである。回復者の子弟も教育の機会を奪われており、保健大臣も、回復者に対して子どもたちを家に閉じこもらせず、学校に通わせるよう強く訴えていた。

患者や回復者がどのような状況にあるのかを知るために、ダルエスサラームの郊外、テメケ地区のンバガラ保健センターを見学、六人の患者と面会した。その後、車とフェリーで約一時間のヌンゲ回復者村も訪ね、約四〇人の回復者を含む一六一人の障害者と会った。この施設は、一八九七年にキパラという場所に設立され、一九七〇年にここヌンゲ村に移転された。現在は障害者や回復者が、四一棟の家に家族ごとに暮らしている。残念ながら生活は政府に依存している部分も多く、完全に自立した生活ができているわけではなかった。

ダルエスサラームからさらに足を延ばし、六〇〇キロ離れた首都ドドマのウィリアム・ムカパ大統領を訪ねた。タンザニアの首都は、一九九六年に東海岸沿いのダルエスサラームから、中央部のドドマに移転した。ドドマを訪れた四月二六日は、四一年前にタンガニーカとザンジバルが統一されタンザニア連邦国家ができた「連合の日」の記念日でもあり、私はジャムフリ・スタジアムで開催された記念式典に招待されていた。大統領の前を通過する兵隊の行進は真剣そのものではあったが足並みがそろわず、失礼ながら思わずくすりと笑ってしまった。大統領のゲストハウスは厳重な警備はなく、こじんまりしたものだったが、自然の巨石を利用したモダンな建物で、大統領と会談した部屋にも大統領と私のソファーの間に自然の巨石があり、政府側の陪席者はおらず大統領一人だった。開口いちばん、大統領は「笹川さんが来るというので、昨夜、私は大統領になって初めてハンセン病について報告を受けたよ。我がタンザニアにハンセン病があるなんて、知らなかった。いつも国民に働かない怠け者はハンセン病になるぞ！　と演説していたんだ。今日からは絶対に言わないよ」と大きな体をゆすって悪戯っぽく笑った。そういえば二〇〇一年に訪れたウガンダでは、ムセベニ大統領から「我が国にはハンセン病患者はいない。私が子どもの頃、ビクトリア湖の島に移したと聞いている」と言われた。アフリカでの保健衛生問題におけるハンセン病対策の優先順位は低く、為政者たちの多くは、ハンセン病について、知識も関心もなかったようである。ムカパ大統領は、現状を知り率直に考えをあらためて、「三つのメッセージ」を、国民に直接伝えることを約束してくれた。実はこの日、私は珍しく体調不良で風邪で熱があり、一日中何も口にしないまま、大統領との会談を終えると、ホテルに直行してベッドにもぐり込んでしまった。

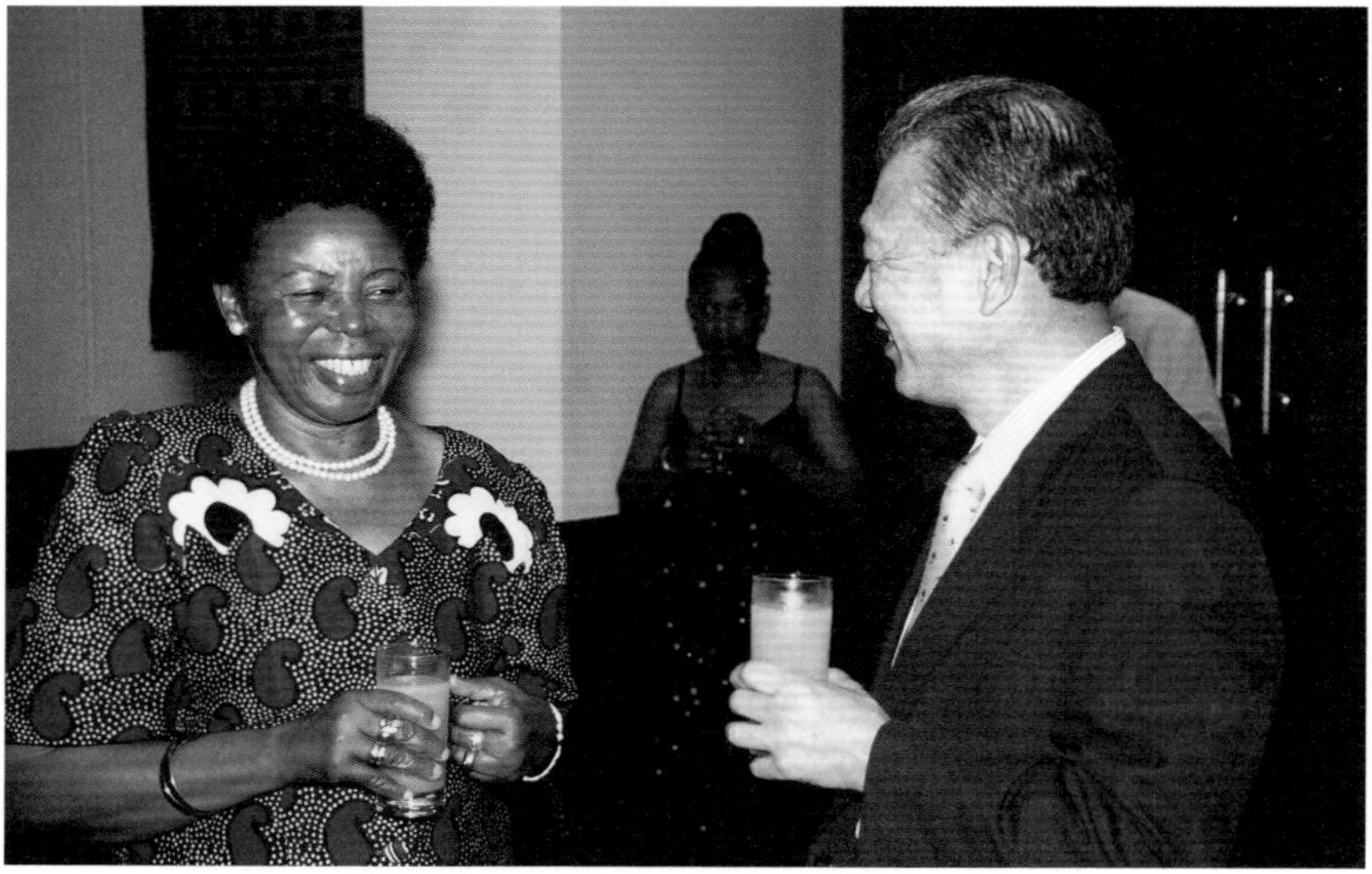

父親がハンセン病だったことを発表したアンナ・アブダラ保健大臣（タンザニア、2005年4月）

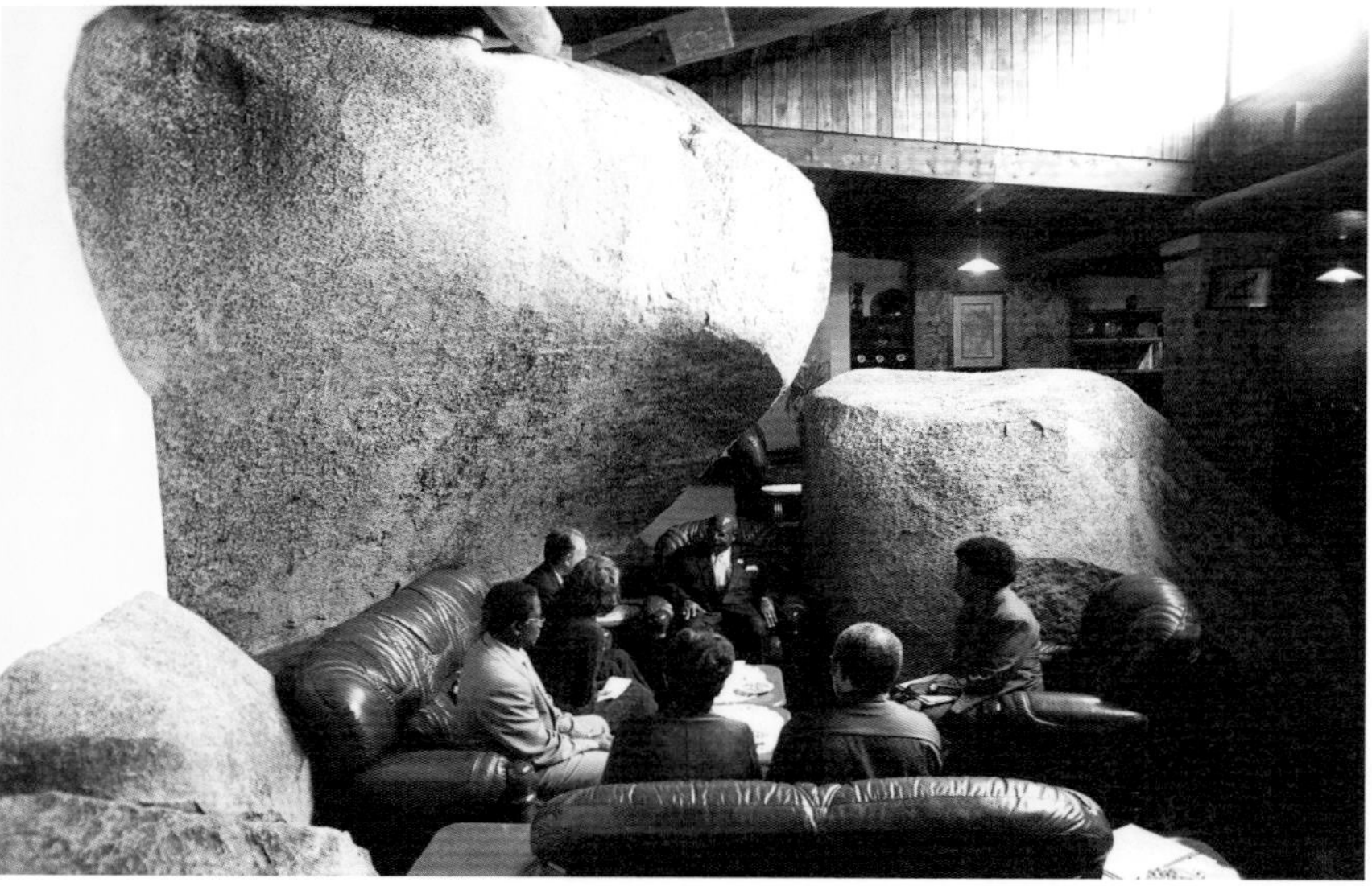

自然の巨石に囲まれた大統領官邸の一室でムカパ大統領（正面）と会談（タンザニア、2005年4月）

ドドマからダルエスサラームへの帰途には、一人年間に千回も蚊に刺されるというマラリア蔓延地域のモロゴロ州のチャジに立ち寄った。ここのハンセン病の旧療養所では東京の聖路加病院の日本人医師が働いており、「昨日は私の運転手がマラリアで死亡した」と言われた。我々の活動で最も注意すべきことは、いかにマラリアにかからないようにするか、である。幸いなことに現在まで同行者を含め感染者はいない。マラリアには予防薬があるが、私のようにアフリカに年間何度も出掛ける人には、飲むと肝臓をやられるとのことなので、飲まないことにしている。それだけにマラリアを媒介するハマダラカが活動する時間帯の夕刻からの野外パーティーには、顔も手足も蚊除けの塗り薬でべたべたの状態で出席せざるをえない。また僻地の宿泊所の部屋はたいてい網戸が破れていたり扉や窓が隙間だらけだったりするので、古新聞で塞ぎ、ベッドの周囲に蚊取り線香を五、六個置いた上で、素肌が出ないように靴下や手袋をし、顔を覆って寝ることになる。

旧療養所には、現在約四〇人の回復者が暮らしているが、集まってくれた人たちの表情は暗く、部屋は電気もなく湿度が高く陰気だった。いつものように、自信をもって生きてほしいと激励の言葉を伝え、保健大臣が女性であり、また父親が回復者であったことを知らせると、驚いたような奇妙な声で反応が返ってきた。自分たちの境遇を理解してくれる保健大臣を初めて知ったからだろう。この日のドドマからダルエスサラームまでは車で一〇時間を超えるロング・ドライブで、早朝に出発したのに到着時には日没を迎えていた。我々は日没以降の活動は、原則的にしないようにしている。主に保安上の問題であり、また悪路の移動では交通事故が多いことも考慮してのことである。

日本への帰途は、ダルエスサラームからヨハネスブルグ、香港経由で三七時間、今回のモザンビークとタンザニアで活動した一〇日間のうち八日も飛行に乗った旅だった。

神が会いに来てくれた町——インド（ウエスト・ベンガル州、タミル・ナドゥ州）［五月］

［ルート］羽田→伊丹（トランジット一泊）→関空→タイ・バンコク（飛行時間五時間三〇分・トランジット二時間）→ウエスト・ベンガル州コルカタ（飛行時間二時間三〇分）—二泊—コルカタ→タミル・ナドゥ州チェンナイ（飛行時間二時間）—三泊—チェンナイ→ドイツ・フランクフルト（飛行時間九時間三〇分・トランジット一時間四〇分）→スイス・ジュネーブ（飛行時間一時間）—二泊（笹川健康賞、各国保健大臣面談）—ジュネーブ→チューリッヒ（ノバルティス社訪問）（飛行時間一時間・トランジット一時間二〇分）→成田（飛行時間一一時間五〇分）

五月は、二〇〇五年三度目のインド訪問で、二つの都市で活動した。まずは、ウエスト・ベンガル州の州都、コルカタである。ちなみに高齢の日本人に馴染みの深い植民地時代の都市名、カルカッタはコルカタに、マドラスはチェンナイに、ボンベイはムンバイに改称されている。コルカタはデリーに次ぐインド第二の都市で、近代的なビルが林立し、高速道路が縦横に走るという発展の一方で、富裕層と貧困層の格差が極端にはっきり分かれている、インド社会の縮図のような街だ。最初に行ったときには、コルカタの飛行場からホテルに向かう途中、シャッターの下りた店先で何十人もの家のない人々が野宿する異様な光景に驚かされたものだが、いつの間にか慣れてしまった。ここは、日本人にもなじみ深い哲学者で詩人のタゴールやインド植民地解放運動の中心人物の一人であるチャンドラ・ボースの出身州であり、マザー・テレサの修道会「神の愛の宣教者会」があることでも知られている。

コルカタでは、すでにデリー、ビハール、プーネなど、インド各地で行われてきた、「ハンセン病制圧のためのアドボカシー戦略とメディアの役割」というＩＬＵ（International Leprosy Union：国際ハンセン病連合）主催の会議に出席した。このコルカタ会議にも多くの回復者が集まり、自らが経験した社会的差別の実態について証言した。

私は、「一〇〇〇万人以上のインドの回復者を社会に復帰させる方法を考える必要がある。そのためにも、国連人権委員会に働きかけ、国レベルで社会差別をなくす活動を進めることと、草の根レベルから社会を変えてゆく活動を同時に進めなければならない。いずれのフェイズでも回復者の声が大きな力となる」ことを提起した。また、バッタチャルジー州首相とミスラ州保健大臣と、州レベルでの制圧達成に向けて意見を交換した。

ちなみに我々一行のドライバーを務めてくれた男性が医師に手の斑紋を見せたところ、ハンセン病と判明した。まだまだインドではこの病気が身近であることを実感させられた。

一五分であわただしい昼食を済ませ（我々の旅では昼食がとれただけでも感謝しなくてはならない）、コルカタ空港から南部タミル・ナドウ州の州都チェンナイ（旧称マドラス）に向う。IDEA（International Association for Integration, Dignity and Economic Advancement）、ILU、TLMTI（The Leprosy Mission Trust India：インドハンセン病ミッション）タミル・ナドゥ支部の三者共催による、「ハンセン病制圧地域会議」に出席するためである。この三団体ともチェンナイに本部があり、会議には、インド南部の四州（ケララ、カルナータカ、アンドラ・プラデシュ、タミル・ナドウ）から各州の保健省担当者、医療関係者、NGO代表、回復者代表、法律家などが参加した。南部四州は一時期インドでもっとも有病率の高い地域だったが、全て制圧に成功している。スンダラム州保健大臣は、「一九八三年に治療薬のMDTが導入されるまで八〇万人と推定された患者数が、五五〇〇人まで激減した。これからも気を抜くことなく制圧活動を継続してゆく」と述べられた。

会議では、特に差別の問題が大きく取り上げられた。人権問題を専門とする弁護士たちの報告では、インドには現在もなおハンセン病に関する差別的法律が残されている。たとえば公共交通機関や公共の場所への立ち入りを禁止していること、保険会社がハンセン病患者を対象としないこと、様々な「婚姻法」に配偶者がハンセン病を発症した場合には離婚することができるという条項がまだ残っていることなどが指摘された。そもそもインドの法律のほとんどは、英国植民地時代のものを継承している。またインドでは映画の影響力が大きいのだが、一九六〇年代にヒットし、近年再上映された「黒い涙（Blood Tear）」には、主人公が最後にハンセン病を発症して涙を流すシーンがあり、多くの女性を弄んだ因果であるとして描かれている。もちろんフィクションだが、メディアがつくり出す偏見が、広く一般に伝わる悪い例でもある。

今回は、現地のメディアとの広い結びつきをもつ専門家に仲介を依頼したこともあり、コルカタでもチェンナイでも、地元の多くのメディアから取材を受け、それぞれ二〇紙ほどの新聞に記事が掲載された。地方語であるベンガル語やタミル語の新聞も含まれていた。

チェンナイでは、チングルプットを訪れた。マハトマ・ガンジーがマドラスに行く途中、寺院参拝のためチングルプットの鉄道駅に降り立ったとき、ガンジーを一目見ようと多くのハンセン病患者が駅頭で迎えたが、「no talking day」という沈黙を守る日だったため、ガンジーは、黙って手を振って去った。後になってガンジーは、「神に会うために行ったが、チングルプットで神の方から私に会いに来てくれた」と語ったという有名なエピソードが残っている。

チングルプットにはインド最古のハンセン病専門の研究養成機関、ハンセン病中央研究所がある。一九二四年に設立され、一九三〇年代には治療薬ダプソン（DDS）の研究と開発が進められた施設でもある。現在も年間六二人の医師と九二人の看護師がトレーニングを受けているが、ハンセン病の患者数の減少に伴い、この研究所の存続も見直されようとしている。その近くのハンセン病患者・回復者が自助努力で建てた老人ホームでは、日本の国立療養所、奄美和光園の謙新雄、政子夫妻が私に託した寄付金による建物の工事が進んでいた。これまでこの老人たちは石のベッドに寝ていたが、近いうちに石の寝床から解放される。その新築記念碑の除幕式に、両氏の代理で出席させてもらったのだ。インド元大統領ヴェンカタラマン氏の娘さんが中心になって回復者の絵画教室も開かれており、優れた作品も多い。この施設は笹川保健財団が支援しており、支援金がうまく活用されていることも確認できた。この時期、午前中にすでに気温は四〇度を超え、少し動くだけで服は汗でびっしょりに

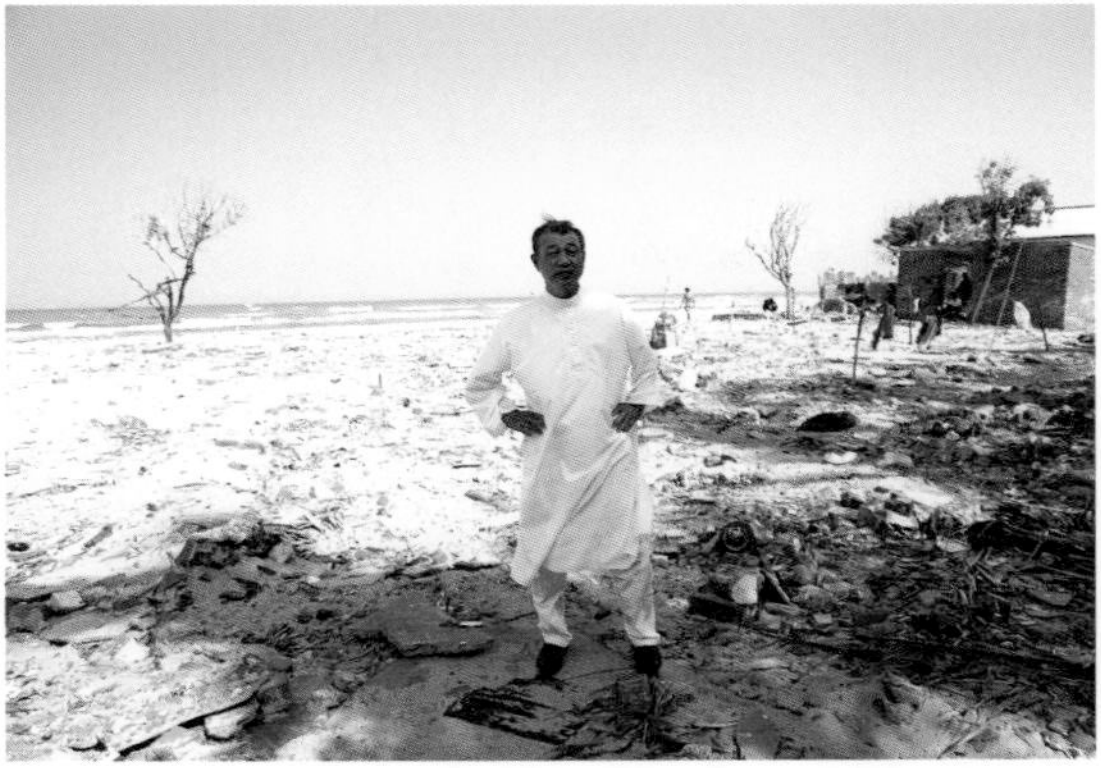

タミル・ナドウ州では我々の訪問直前に地震・津波が発生。津波で家屋が破壊されゴミが散乱する海岸を訪れた（インド、タミル・ナドウ州、2005年5月）

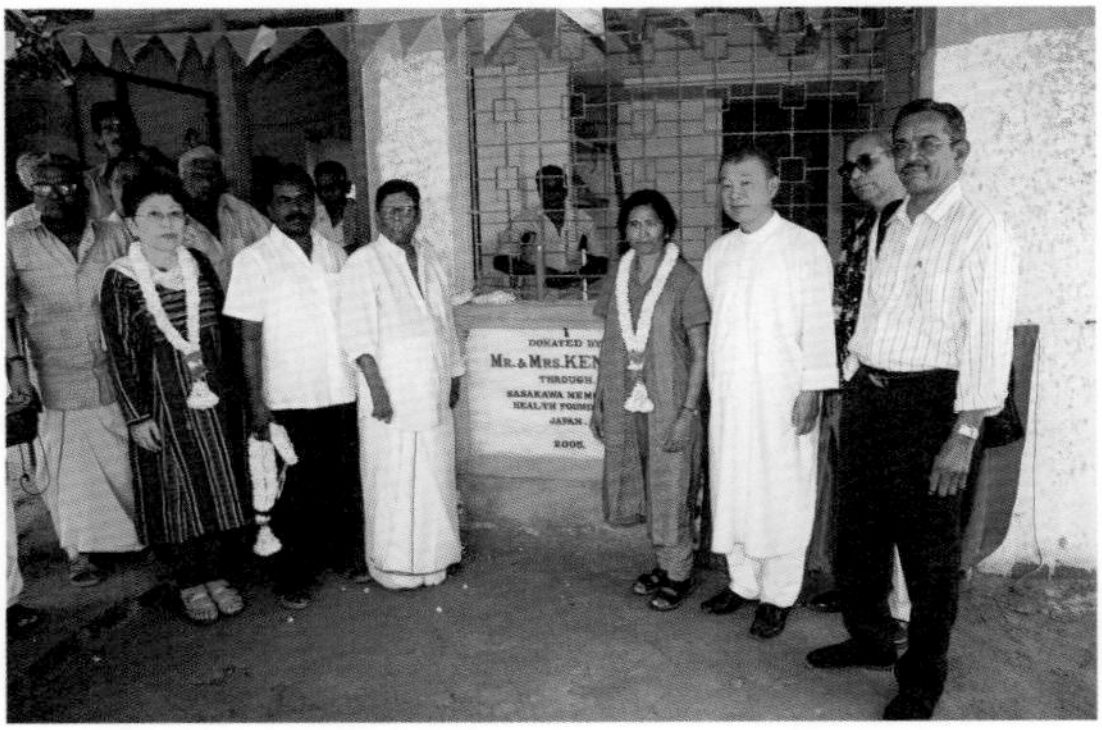

奄美大島の国立療養所「奄美和光園」の謙夫妻からの寄付金で設立した建物（インド、タミル・ナドウ州、2005年5月）

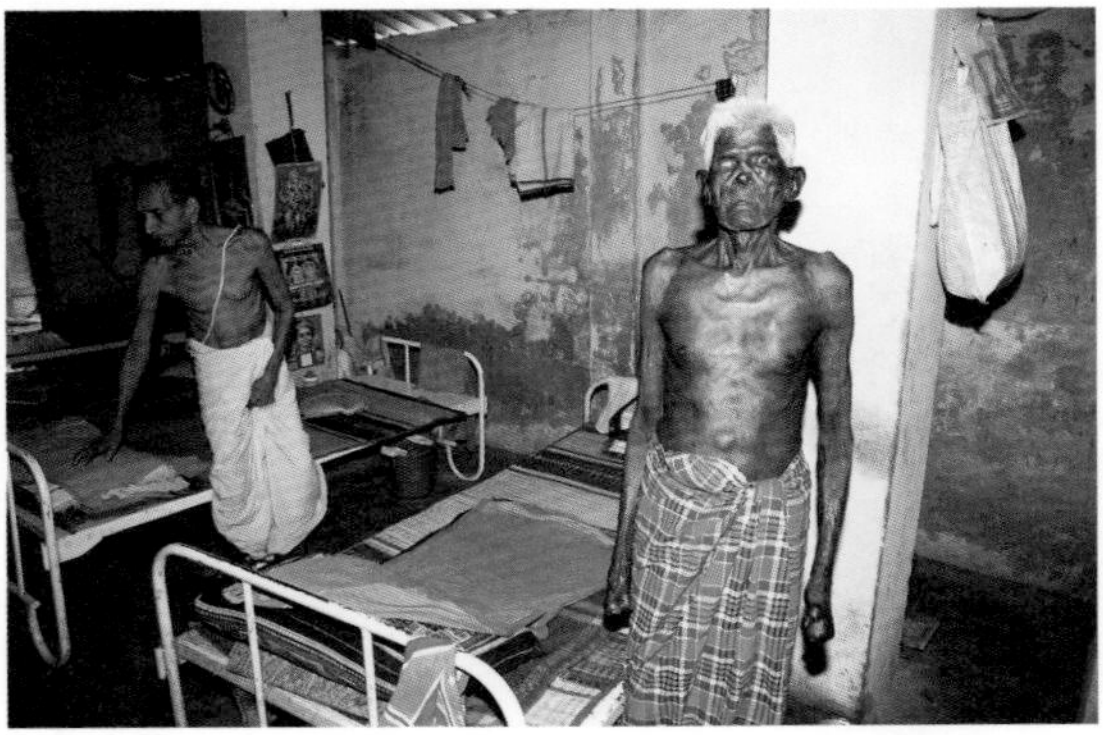

タミル・ナドウの療養所を慰問（インド、タミル・ナドウ州、2005年5月）

なり、徒歩での移動は極端に体力を消耗する。しかし、私は同行者にも「疲れた」、「時差で眠れなかった」は言わないことを実行してもらっている。食事はすべて現地食で、「不味い」も禁句である。

最後に訪れたチェンナイ郊外のヴィリヴァカム・コロニーでは、ちょうどタミル・ナドウ州のコロニー・リーダーが集まる月例集会が催されていた。コロニーでは、一一〇家族、三五〇人が生活しているが、嬉しいことに、近年一般住民も住むようになり、境界はなくなっていた。ハンセン病コロニーの壁が消滅して社会に統合されることは、私の夢の一つである。

私は、インドでの制圧達成を前に、国内のハンセン病コロニーの指導者を集めた全国会議を催すことを提案した。その結果、IDEAのゴパール博士が中心となって、全国のコロニーの現状調査を行い、各コロニーの代表者を特定して、「全国コロニー指導者会議」をこの年の一二月に開催することになった。同時に、この会議に合せてハンセン病回復者、メディア、NGO、産業界を結ぶ新たなネットワークを構築することも提案された。これは世界でも初めての試みであり、是非とも成功させたいと願っている。

翌日、といってもその日の深夜すぎだが、チェンナイの空港からフランクフルト経由で、WHO総会出席のためジュネーブへ向かった。気温四〇度のインドから八度のスイスへの旅だった。私の旅では、冬服と夏服の両方が旅行バッグに入っているのは、珍しいことではない。今回もこのケースだった。

「火を与える人」――コンゴ民主共和国［八月］

［ルート］成田→フランス・パリ（飛行時間一二時間・トランジット一時間）→スイス・ジュネーブ（飛行時間一時間）―三泊（国連人権委員会出席）―ジュネーブ→パリ（飛行時間一時間・トランジット二時間）→コンゴ民主共和国・キンシャサ（飛行時間七時間四〇分）―五泊―キンシャサ→パリ（飛行時間七時間三〇分・トランジット五時間三〇分）→成田（飛行時間一二時間）

二〇〇五年七月、私は日本財団の会長に就任した。もちろん会長になったからといって、制圧活動の現場から離れるつもりはない。八月には、ジュネーブの国連欧州本部での人権委員会に出席した後、パリを経由して……といってもパリのドゴール空港で七時間待機した上で、アフリカ大陸中央部のコンゴ民主共和国を初訪問した。

アフリカには二つのコンゴがある。コンゴ川を挟んで西側がコンゴ共和国で、東側がコンゴ民主共和国である。コンゴ民主共和国の面積は日本の約六倍、鉱物資源が豊富で、フランス語圏だ。かつてはベルギー領の植民地で、一九六〇年に独立した。「ザイール」と呼ばれた時代もあり、長年周辺国との紛争と内戦に苦しんできた。民族紛争、鉱物資源をめぐる利権争い、周辺国の軍事介入等が原因で、アフリカにおける初めての世界戦争とも言われるほどの激しい闘いが続いた。二〇〇一年に就任したジョゼフ・カビラ大統領が国内和平へ向けた暫定政府を樹立させ、新憲法の草案をつくり、二〇〇四年に連立政府を発足させた。安定の兆しは見せているものの、東部ではルワンダ解放民主勢力の武装闘争が続き、さらにはエボラ出血熱流行の不安が残る。コンゴの人に叱られるかもしれないが、まさに病気のデパートである。

八月六日の夜、パリ経由で首都キンシャサに到着、空港は出迎えの人々で混雑しており、あちこちでハグしている姿が見られ、中には男同士でおでこを合わせるコンゴ流の挨拶をしている人たちもいた。例によって日本で積み込んだ段ボールが一つ届かない。中身は蚊帳と蚊取り線香など。マラリア蔓延国なので、念のため全員で予防薬「マラロン」を服用することにしたが、私は飲まなかった。理由はすでに述べたが、頻繁にアフリカで活動するので、そのたびに予防薬を乱用していてはかえって体のダメージになると考えているからだ。

翌朝、ミニバスでバコンゴ州（低地コンゴ）のキブブ病院に向かった。道路事情は予想外によく、四時間で到着した。多くの日本人にはなかなか理解しがたいだろうが、この国には航空機を除いて鉄道や長距離バスなどの公共交通機関はない。遠距離移動はもっぱら車が頼りとなる。「わかくさ保育園」と書かれた日本の中古ミニバスも活躍していた。

キブブ病院は、元ハンセン病病院でいまは地域のヘルスセンターとなっているが、ハンセン病以外の病気は近くのキンペセ市で簡単に受診できるため、実際に治療を受けているのはハンセン病関連の神経炎、らい反応（ハンセン病の治療中や治療後に、体内で死んだらい菌に免疫システムが反応するアレルギー反応の一種）、目の合併症等があるハンセン病患者や回復者だけである。入院患者一人ひとりを慰問した後に向かった近くの回復者の定着村では、農業や裁縫で収入を得てかろうじて生活していた。当然のことながら貧困下での生活の疲れがどの人の顔にも出ており、住居も風雨をかろうじてしのげる程度だった。どの家も意外なことに洗濯物が多く、何本もの紐にぶら下がっていた。多分、子どもが多いからだろう。人懐っこい子どもたちの笑顔は、世界共通であり、教育の機会さえあれば、この子たちの将来の夢も実現するだろうにと思うと、胸が痛む。

このような広大な国は国自体が一つの大陸のようなものであり、病気も、結核、マラリア、エイズは当然として、エボラや多くの風土病も存在する。当然、ハンセン病制圧活動は困難な状況下にある。とりわけ地方での活動は病院施設、人材を含めてあらゆる点で困難を極めており、北部や東部の紛争地帯には政府の力がおよばない地域もある。しかし、少しずつではあるが成果の出ている場所もあり、医療スタッフや地域ボランティアに対するトレーニングによって、患者の早期発見等も可能になっている地域もある。ただし、二〇〇五年末までの制圧は不可能だろうとの見解は一致していた。そのような状況を踏まえた上で、制圧達成を断念するのではなく、近年中の制圧のためにどのような対処が可能かを考えることが重要で、関係者が制圧に向けての意気込みと情熱を絶やさぬよう、私自身も協力の覚悟はできている。しかしどの国でも同じだが、何より政府のトップレベルの積極的な協力がなければ、飛躍的な効果は望めない。私は、保健大臣、大統領府の官房長官、そして副大統領に状況を説明し、ことの重大性を理解してもらうよう努めた。発展途上国の指導者を説得する際には、決して相手や相手国のプライドを傷つけないように、慎重に言葉を選んで発言しなくてはならない。直截に過ぎる発言は厳に

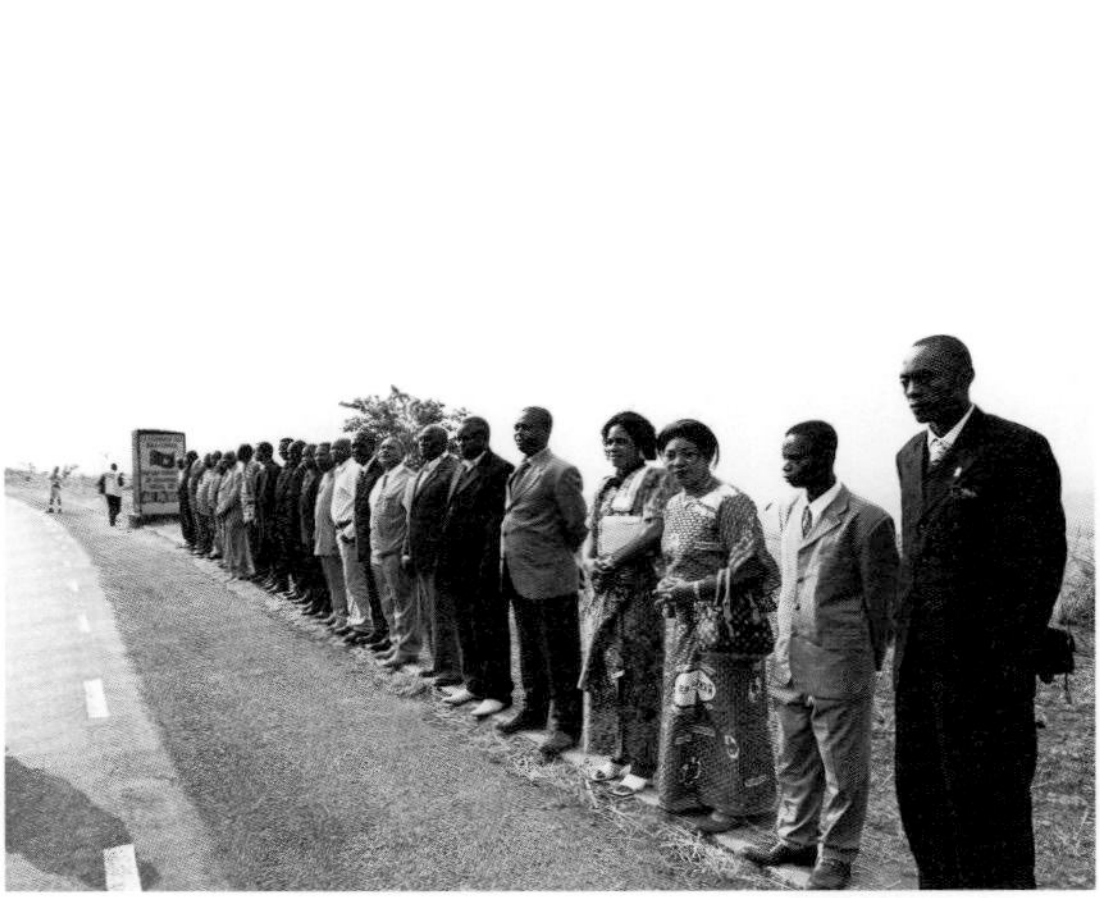

地方における出迎えのプロトコールを受ける。一人ひとりと握手したが、名前は一人も覚えられなかった(コンゴ民主共和国、2005年8月)

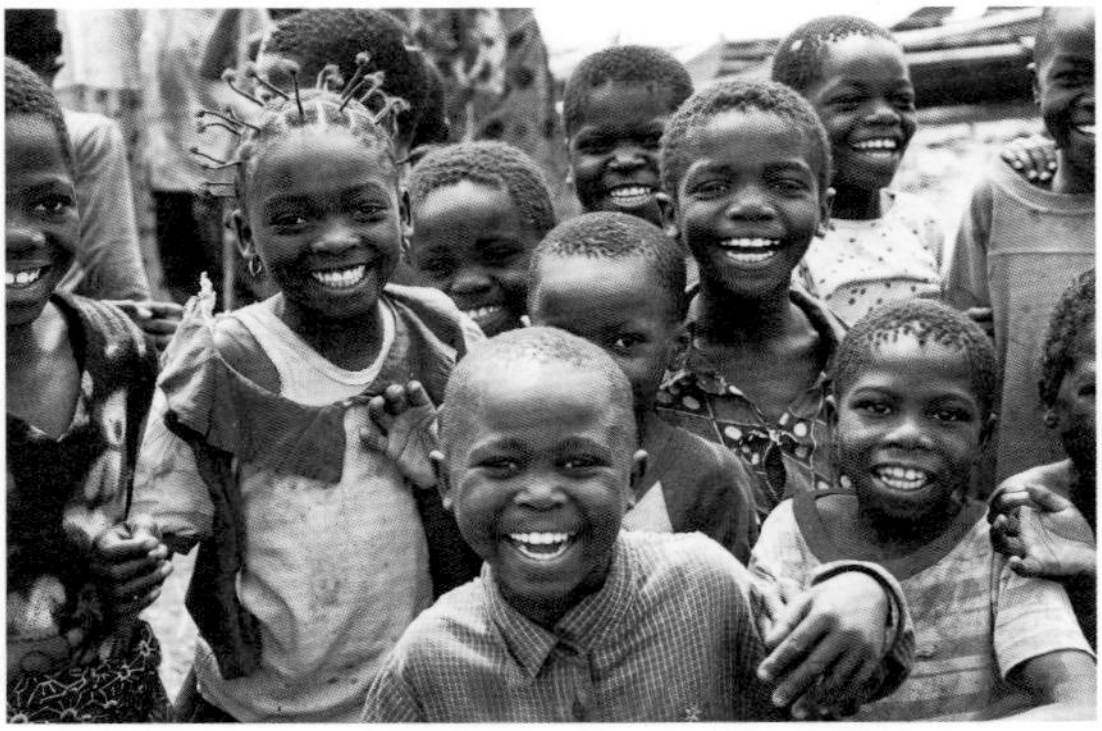

この元気な子たちの中にも、もしかしてハンセン病患者がいるかもしれない(コンゴ民主共和国、2005年8月)

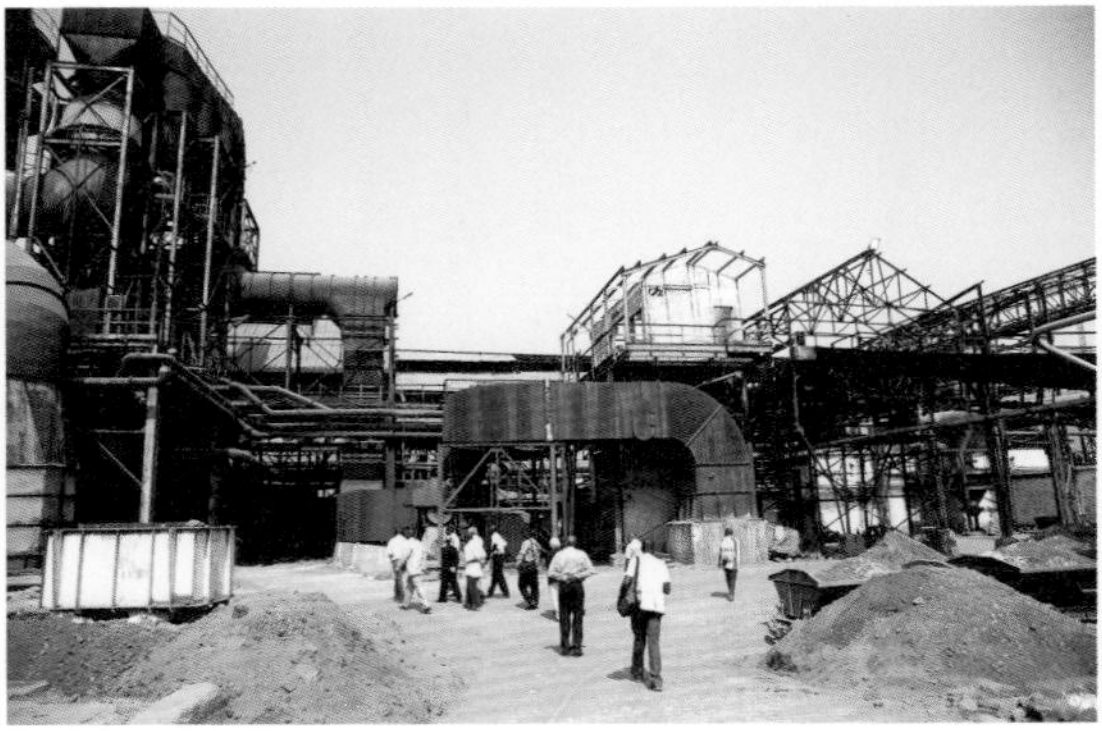

日本の鉱山会社が撤退した後の建物(コンゴ民主共和国、2005年8月)

慎む必要がある。保健大臣は、これまで活用できていなかった様々なNGOからの支援をより効果的に活かすために、WHO、NGO、政府の三者で会議を行い、実際的な戦略を練りたいと、拳を握り私の目を見つめて話された。

キンシャサのWHO事務所では、保健大臣、保健省幹部、NGO、メディア関係者約一〇〇人を招いて合同会議を開催した。私は記者会見で、ハンセン病の制圧には正しい知識をすべての国民に理解してもらうことが大切で、メディアの役割は大きいことを伝え、「三つのメッセージ」をできるだけ多くの人に届けてくれるよう、メディア関係者に協力をお願いした。翌日から、主要メディアを中心にハンセン病と私の訪問について大きく報じてくれた。新聞やテレビの普及率が低くとも、正しい知識を発信することで、そこから情報が広がっていくことを期待したい。

キンシャサでの日程が終わり、保健大臣、大統領顧問らと、カタンガ州の州都ルブンバシへ向かった。飛行機は一目見て三〇年以上は使用されているオンボロ機で、ここではハイジャックされ北朝鮮への亡命に使用された日本航空の「よど号」も使われていたという。日頃は陽気なコンゴ人の乗客も、明らかに不安そうであり、機内は静かだったが、ルブンバシの空港に着陸した途端、大きな喚声と拍手が起こり、陽気なコンゴ人に戻っていた。ザンビアとの国境まで二〇〇キロほどのルブンバシは、コンゴ第二の都市である。国連のPKOの本部があり、迷彩服の兵士の姿もあちこちで見受けられた。ダイヤモンド、銅、コバルト、ウランなどが豊富な地帯で、カタンガ産のウランは、かつてベルギー経由でアメリカに輸出され、広島と長崎に投下された原子爆弾に使われた。カタンガ州知事のウルベイン・キスラ・ノイ氏は、カタンガ州のハンセン病有病率が高く、対策が順調に進んでいないことをよく承知しており、私の訪問の意味も十分に理解されているようだった。

会談後には、知事の執務室に隣接した会議室で、保健大臣、州知事とともに記者会見を開き、五〇人ほどの地元メディアにハンセン病制圧活動への理解と協力を求め、保健大臣自らが、二人の伯父がハンセン病であったこ

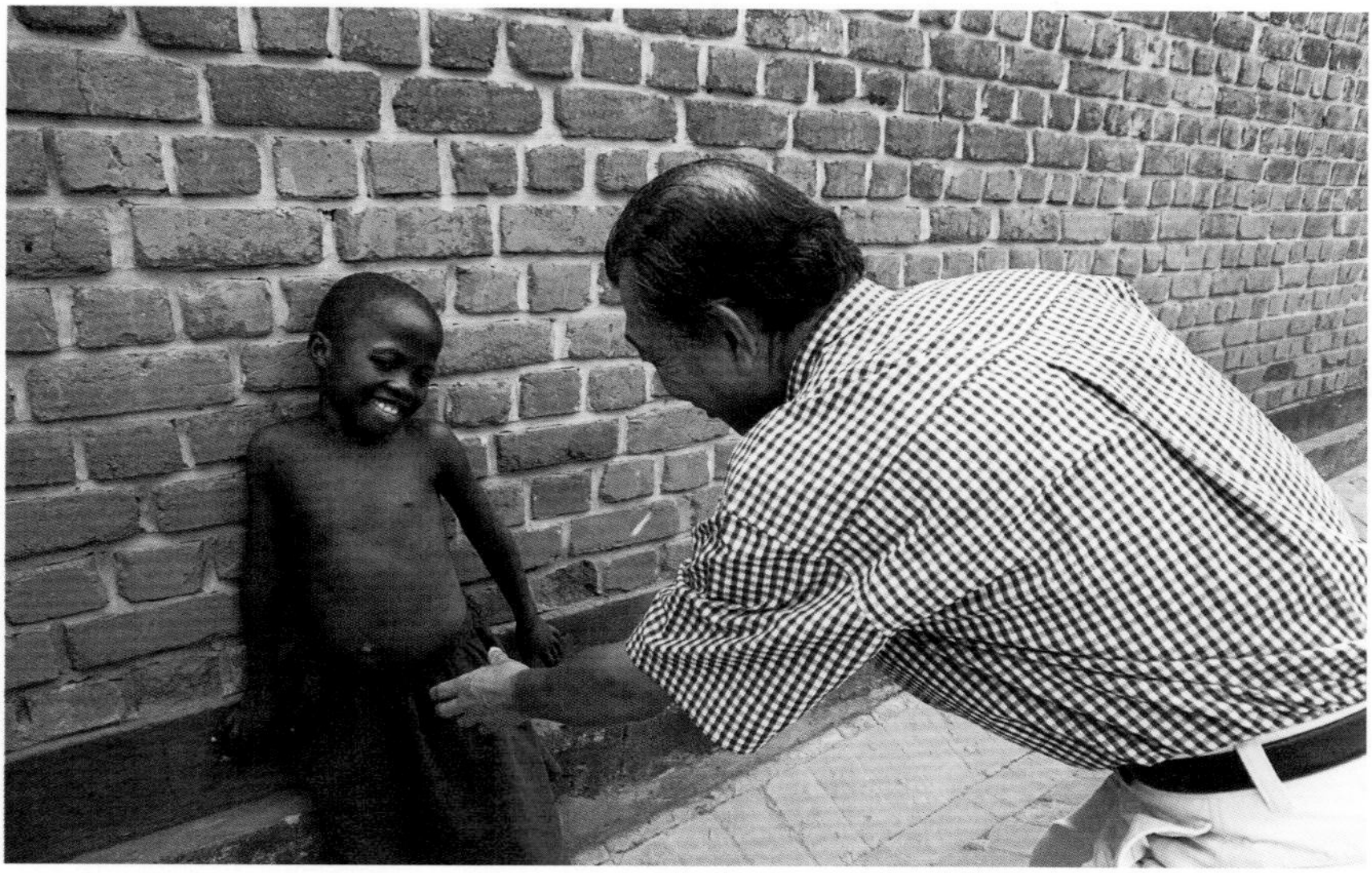

どこでも誰にでも、ヒューマンタッチ(コンゴ民主共和国、2005年8月)

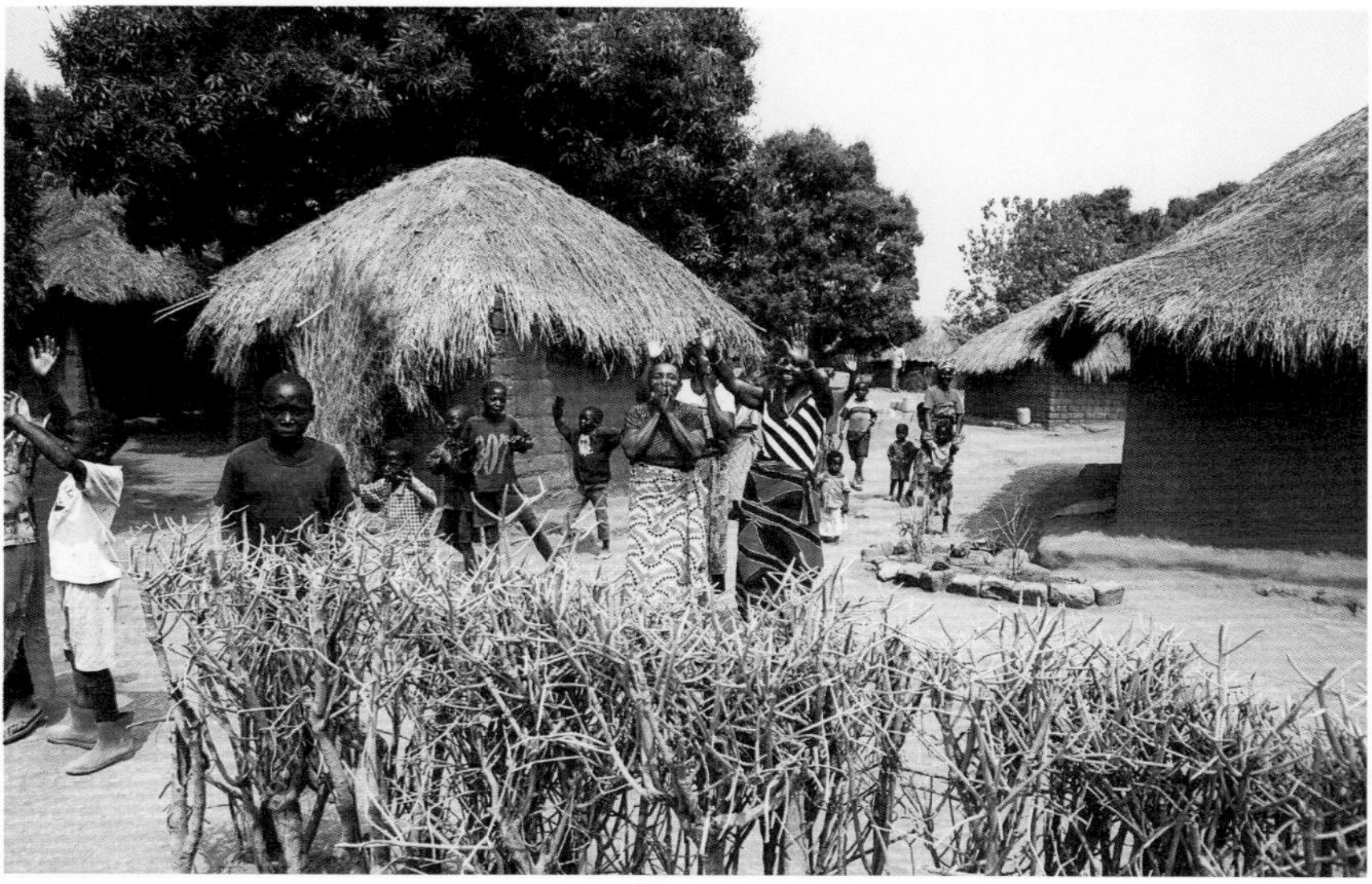

村人が手をあげて歓迎してくれる(コンゴ民主共和国、2005年8月)

とをカメラの前で告白した。勇気のある発言であり、大臣の率直さはメディアにも好感を与えたようだった。

カタンガ州では、ルブンバシから約一二〇キロ北にあるカポロエ村でも活動した。我々の車列は時速一〇〇キロ以上のスピードで走り、途中、先導のパトカーがオーバーヒートで急停車したため、私の乗った車も玉突き事故に巻き込まれたが、幸運の女神のおかげか怪我人はなかった。私の活動は長時間の車の移動も多く、アフリカは車の普及が少ないのに交通事故は多く、道端に横転しているトラックや交通事故の現場に遭遇することは稀ではない。マラリアなどの病気や盗賊の出没などもあって、世界での活動は常に危険と隣り合わせである。

カポロエのハンセン病病院と回復者村では、患者と回復者、病院のスタッフ、周辺の住人など、何百人もの人の歌と踊りで出迎えてくれた。コンゴ民主共和国はフランス語圏だが、このあたりでは、主にスワヒリ語が使われている。言葉のできない私は、どこの国でも可能な限りその国の民族衣装を身に着け、村の子どもたちや回復者と一緒に踊ることを通して、コミュニケーションを図ってきた。病院の慰問では、必ず病床のすべての患者の手を握って激励することを常としている。回復者村では、懸命にサンダルや籠づくりを行っている作業所を見せてもらった。世界の回復者の多くは、働く情熱を持ちながらも働く機会に恵まれない。たとえわずかな収入の仕事であっても、働く機会に恵まれることは回復者にとって大きな歓びなのである。回復者たちが一日につくる籠は、一ドルほどの収入になるそうだ。

コンゴ民主共和国には「SASAKAWA」という地名や人名があり、「火を与える人」という意味だということを教えられた。私も、名前に負けないよう、この国でハンセン病制圧活動に従事する人々や患者や回復者のために、火を与えられる活動を続けなければと、決意を新たにした。帰路はドゴール空港で五時間待機の後に帰京。私は買い物ができないというより、買い物が嫌いなので、空港では同行者が自由行動する際に、彼らの荷物の番をすることを常としている。

差別の存在しない土地——東チモール民主共和国［九月］

［**ルート**］成田→インドネシア・デンパサール（飛行時間七時間・トランジット一泊）→東チモール・ディリ（飛行時間一時間五〇分）—一泊—ディリ→オイクシ→ディリ（ヘリコプターで飛行時間四五分）—日帰り—ディリ→デンパサール（飛行時間一時間五〇分・トランジット一二時間）→成田（飛行時間七時間）

日本ではそろそろ秋の気配がただよい始めた九月、インドネシアのバリを経由して東チモール民主共和国で活動した。東チモールは、インドネシアの東端に位置するチモール島の東半分を占めている。面積は長野県と同じ程度で、人口は約一〇〇万人、二〇〇二年に独立したばかりの若く小さな国である。チモール島は、一六世紀半ばに白檀を求めて来航したポルトガルに全島を征服され、一七世紀半ばには、オランダが島の西部をさらに征服、東西二つに分割された植民地として二〇世紀を迎えた。一九四二年に日本軍が同島を占領し、一九四五年にインドネシア共和国独立と同時に、旧オランダ領の西チモールはインドネシアの一部になった。しかし、旧ポルトガル領の東チモールは、依然ポルトガル植民地のままだった。その後、インドネシアが一九七六年に東チモールを併合、独立派のゲリラ活動が東チモール国内で勃発する。一九九九年八月に行われた住民による直接投票で分離独立という結果が出ると、反対勢力の破壊暴力行為が激しくなり、情勢が悪化した。国連が介入、国連東チモール暫定行政機構による統治を経て、二〇〇二年に東チモール民主共和国が独立する。独立のヒーローであり、インドネシア軍によって六年近く投獄されていたグスマン司令官が、二〇〇二年に国民投票で大統領に選ばれた。

二〇〇二年の建国直前、インドネシア軍は多くの建物を破壊して撤退した。首都ディリの街中にも、いたるところに破壊された廃墟のような建物跡が数多く残っていた。二〇〇〇年一月からWHOの現地駐在代表として滞在するアレクサンダー・アンジャパリジェ医師は「この一年半でようやく人々に笑顔が戻った。初めの頃、私は〈外国人〉と呼ばれて警戒されていた」という。国家としての制度やサービスが現在も未整備のままで、医療制度も例外ではない。たとえば、東チモール全体で、医師はわずか三四人。衛生状態も決してよくない。ハンセン病の有病率は三・六人である。しかも、インドネシア領西チモールに飛び地として残るオイクシ県では、何と二四・二人という高い数字を示している。ただし総人口が一〇〇万人に満たないということから、WHOのハンセン病未制圧国リストには含まれていなかった。四日間の短い滞在だったが、グスマン大統領、アラウージョ保健大臣、現地のWHO責任者を含め、多くの国連機関の代表と面会し、「三つのメッセージ」を全ての国民に伝えることを要請した。その際、「オイクシ県では、伝統的にハンセン病患者に対する差別は存在しない」という話を聞いた。最初は耳を疑ったが、誰もが口をそろえる。

滞在二日目、国連の二一人乗りヘリコプターで首都ディリから四五分、インドネシア領内の西チモールの小さな飛び地、そのオイクシ県を国連関係者とともに訪れた。ヘリコプターを降りると、旧日本軍の誰かが教えたのか、村人たちがバイオリンとウクレレの演奏による「ラバウル小唄」で迎えてくれた。私は、周辺の村から集まった二二〇人の回復者に「回復証明書」を手渡す役割を担った。保健大臣とWHOスタッフの話では、二〇〇七年末までには、制圧が達成できるとのことなので、そのときは制圧をお祝いするためにこの地を再訪すると約束した。

このセレモニーには、アメリカ、イギリス、オーストラリアの大使もディリから同行した。オーストラリア大使マーガレット・トゥーメイ氏は、祖父のパトリック・トゥーメイ氏がフィジーのマコガイ島などのハンセン病患者を救済するパシフィック・レプロシー財団を作って活動しており、「若い頃から祖父やその跡を継いだ父の仕事を手伝って、患者たちのお手伝いをしていました。そのため、ハンセン病を身近な問題として感じており、今日のセレモニーには深い思いを感じる」と感慨深く話しかけてくれた。屋外で演じられていた芝居は現地語だったが、村人たちが笑い転げていたので説明してもらうと、「新婚の夫がハンセン病を発症し、呪術師に相談に

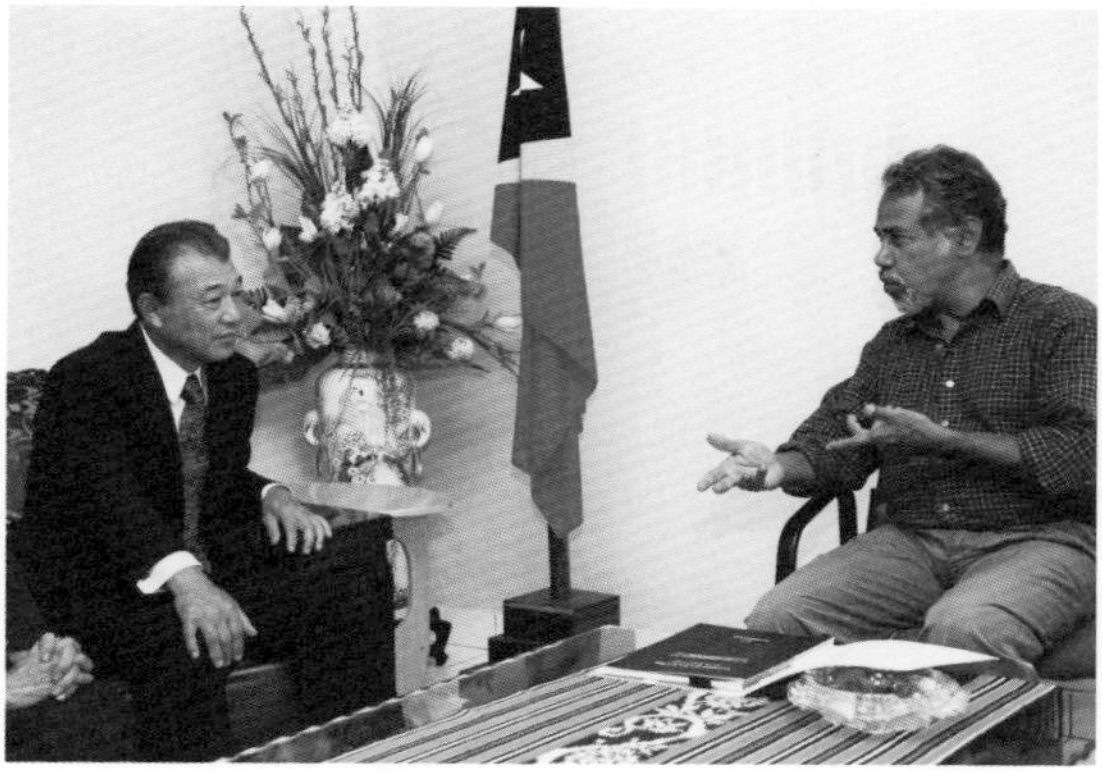

6年近くの投獄を経験したグスマン大統領と会談（東チモール、2005年9月）

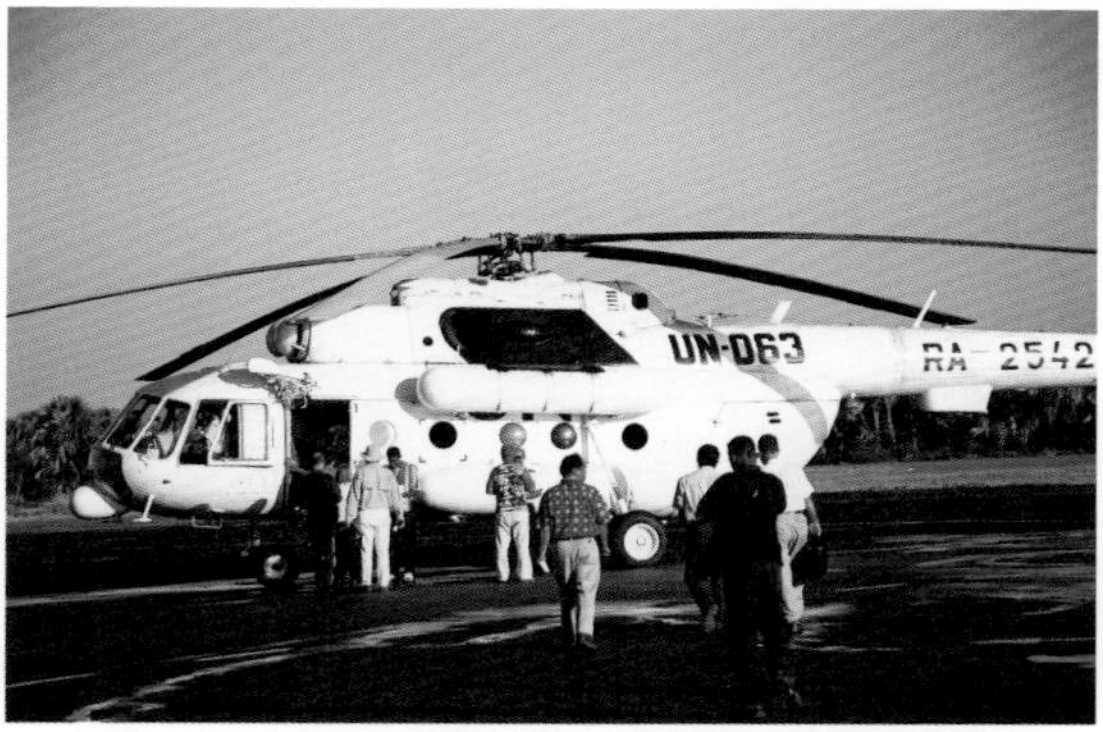

インドネシアの中にある東チモールの飛び地、オイクシへ国連のヘリで訪問（東チモール、2005年9月）

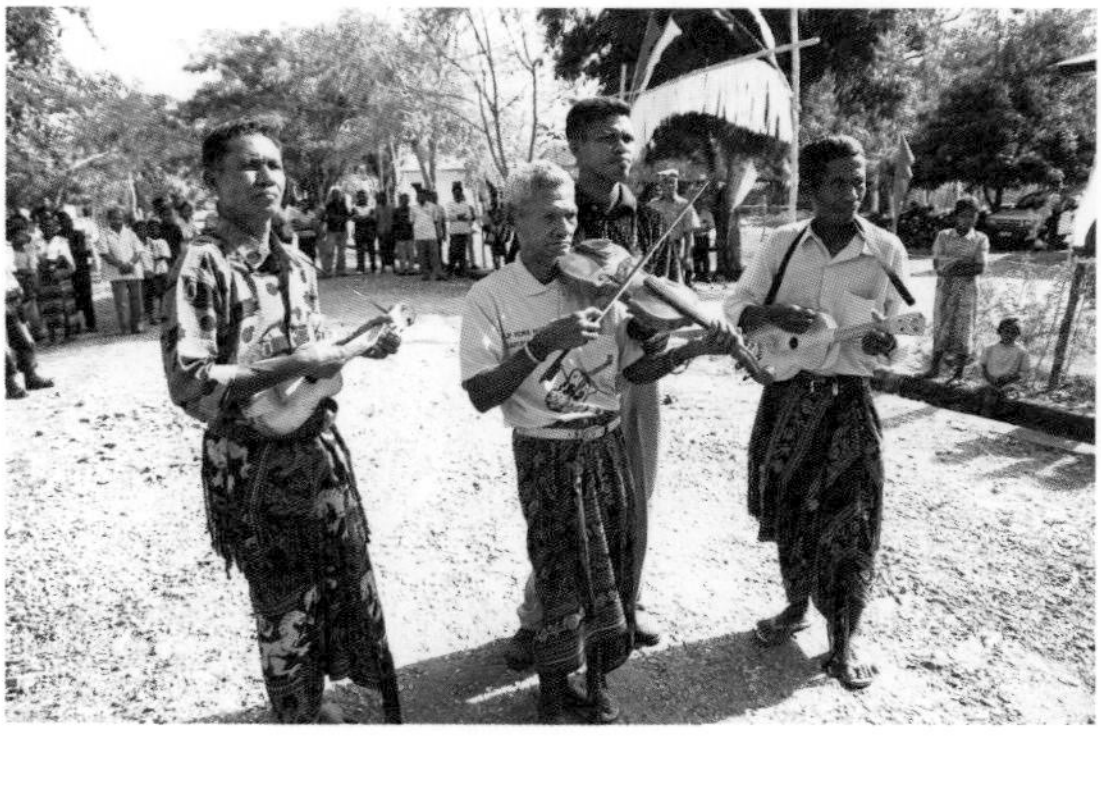

バイオリンとウクレレの演奏にのせた日本の歌で出迎えを受ける（東チモール、2005年9月）

行くと、呪術でつくった薬で治す、ただし服用中は夫婦生活は禁止だと言う。夫は考え込んで、服用前に二時間待ってくれと頼み込む。また念のため妻が医師の診断を受けるが、夫は医師に妻のからだに触れないで診察するように強要する。医師はハンセン病の疑いがあるため触診の必要性を訴えるが、夫はなかなか認めない。医師は懸命に、ハンセン病は治る病気であり恐れることはないと説明し、最後に触診を許す」というものだが、このやりとりの演技がおもしろく、言葉は理解できなくても、私も大いに笑ってしまった。呪術や迷信を信じないでヘルスポストに行けば、薬は無料で手に入り、完治することを知らせることが目的の寸劇だが、識字率の低い地域での啓蒙活動には、歌や踊り、芝居、手品などが有効であることは、世界共通である。

グスマン大統領は、日本財団を訪問してくれたこともあり、とても六年間も投獄されていた反政府勢力のリーダーとは思えない温和で謙虚な人柄で、国家建設の夢を語り、私は人材育成を含め、いくつかの要請を受け、協力を約束した。

「メディア・パートナーシップ・ワークショップ」――インド（ウエスト・ベンガル州、ビハール州、アッサム州、ウッタルプラデシュ州）［九月・一〇月］

［**ルート**］（九月）**成田**↓**タイ・バンコク**（飛行時間六時間・トランジット二時間二〇分）↓**ウエスト・ベンガル州コルカタ**（飛行時間二時間三〇分）―三泊―**コルカタ**↓**ビハール州パトナ**（飛行時間五〇分）―一泊―**パトナ**↓**コルカタ**（飛行時間五〇分）―一泊―**コルカタ**↓**アッサム州グワハティ**（飛行時間一時間）―一泊―**グワハティ**↓**コルカタ**（飛行時間一時間・トランジット六時間）↓**シンガポール**（飛行時間四時間・トランジット三時間）↓**成田**（飛行時間六時間五〇分）

（一〇月）**成田**↓**北京**（飛行時間四時間）―二泊（笹川日中友好基金運営委員会）―**北京**↓**シンガポール**（飛行時間六時間・トランジット四時間）↓**インド・デリー**（飛行時間一泊）↓**ウッタルプラデシュ州ラクナウ**（飛行時間五〇分）―一泊―**ラクナウ**↓**デリー**（飛行時間一時間・トランジット六時間―（WHO南東アジア地域事務局サムリー氏、日本大使面談）―**デリー**↓**成田**（飛行時間二〇〇五年は、一月、三月、五月に続いて、九月と一〇月にもインドで活動した。九月はウエスト・ベンガル州のコルカタ、ビハール州のパトナ、アッサム州のグワハティを、一〇月はウッタルプラデシュ州のラクナウを訪れた。いずれもハンセン病についてメディアの理解を促進するためのワークショップに参加するためだった。

ワークショップの正式名称は「メディア・パートナーシップ・ワークショップ」であり、ILU（International Leprosy Union：国際ハンセン病連合）とインドの広報・PR会社、アイコンス・メディアが共催したものである。目的は、もちろんハンセン病の正しい知識を主要メディアを通じて広め、ハンセン病の偏見や差別を改めることであり、ハンセン病制圧と人権問題の解決に寄与する記事の掲載、および放映が期待された。これまでのインドにおける偏見や差別は、メディアが病気に対して誤った認識をもち、社会的スティグマを助長するような形でハンセン病患者や回復者たちの記事を掲載したり放送したりしてきたことに一因がある。ワークショップでは、テレビ、ラジオ、新聞等の記者や編集者を招待し、ハンセン病の患者と回復者が置かれている状況を知ってもらうことに重点がおかれた。まずハンセン病の医学的知識について説明が行われ、ハンセン病と人権をテーマとしたドキュメンタリー映画を上映、さらに一二人のハンセン病回復者の体験談を収録したヒンディー語とベンガル語の本が配布された。

差別を受ける人が減少しても、差別をする人が減らない限り、ハンセン病の根本的な問題は解決されない。インドではまだ十分にハンセン病に関する知識が広がっていないので、各地で全八回にわたってワークショップを計画している。ワークショップには、州知事、州保健大臣、WHO代表者等も参加して、その重要性を訴えてくれた。九月と一〇月には、四州で一日ずつワークショップが開催され、その結果、約一五〇人のメディア関係者がハンセン病に関する知識や情報を得たことになる。

インド四州を訪問中、新聞社一二社、テレビ局五社の取材を受けたが、このような取材を経験すると、メディア関係者が皆同じような疑問を口にすることがわかる。また彼らは、頭ではワークショップでの情報を理解していても、無意識に「leper」という差別用語を使用していた。

差別の解消には、将来を担う若い世代、すなわち学生たちへの働きかけも重要だ。ワークショップには、地域のジャーナリスト志望の学生約二、三〇人にも参加してもらった。このような学生を対象に、ハンセン病制圧をテーマにしたポスター・コンテストを開催し、上位三チームを表彰したが、ポスター制作時にはハンセン病に関する予備知識がなかったため、多くの場合、患者を悲劇的に描き出し、同情的なメッセージとともにポスターをつくっていた。しかし、ワークショップ後に学生たちの感想を聞くと、患者や回復者に対するイメージが大きく変わったという。考え方が柔軟なうちに意識を変えてもらい、将来、有望なジャーナリストになってくれれば、大きな役割を果たしてくれるだろう。

ワークショップには多くの回復者も参加し、彼らもホテルに宿泊することになったが、ワークショップ事務局の的確な説明とホテル側の理解によって実現した。ほとんどの回復者にとって、ホテルでの宿泊は初体験であり、スタッフが風呂の使い方やビュッフェの利用法などを丁寧に教えていた。

ウエスト・ベンガル州のコルカタでは、TLM(The Leprosy Mission：英国ハンセン病ミッション)が運営するプレマナンダ記念ハンセン病病院を訪れ、入院中の約七〇人の患者たちを慰問した。ここには優秀な形成外科医師がいて、ハンセン病の後遺症で変形した手足に形成手術を施しており、他州からも患者が訪れていた。

コルカタではまた、日本財団の奨学金プログラムを運営しているジャダプール大学の設立二〇周年記念式典に出席した。特別講演会では、「ハンセン病と人権」という演題で、約二〇〇人の教職員、学生を前に講演する機会を得た。大学の名誉学長であり、ウエスト・ベンガル州知事でもあるゴパール・クリシュナ・ガンジー氏はマハトマ・ガンジーの孫でもあるが、知事自身も、ハンセン病の制圧と患者、回復者の社会復帰に強い関心を持って

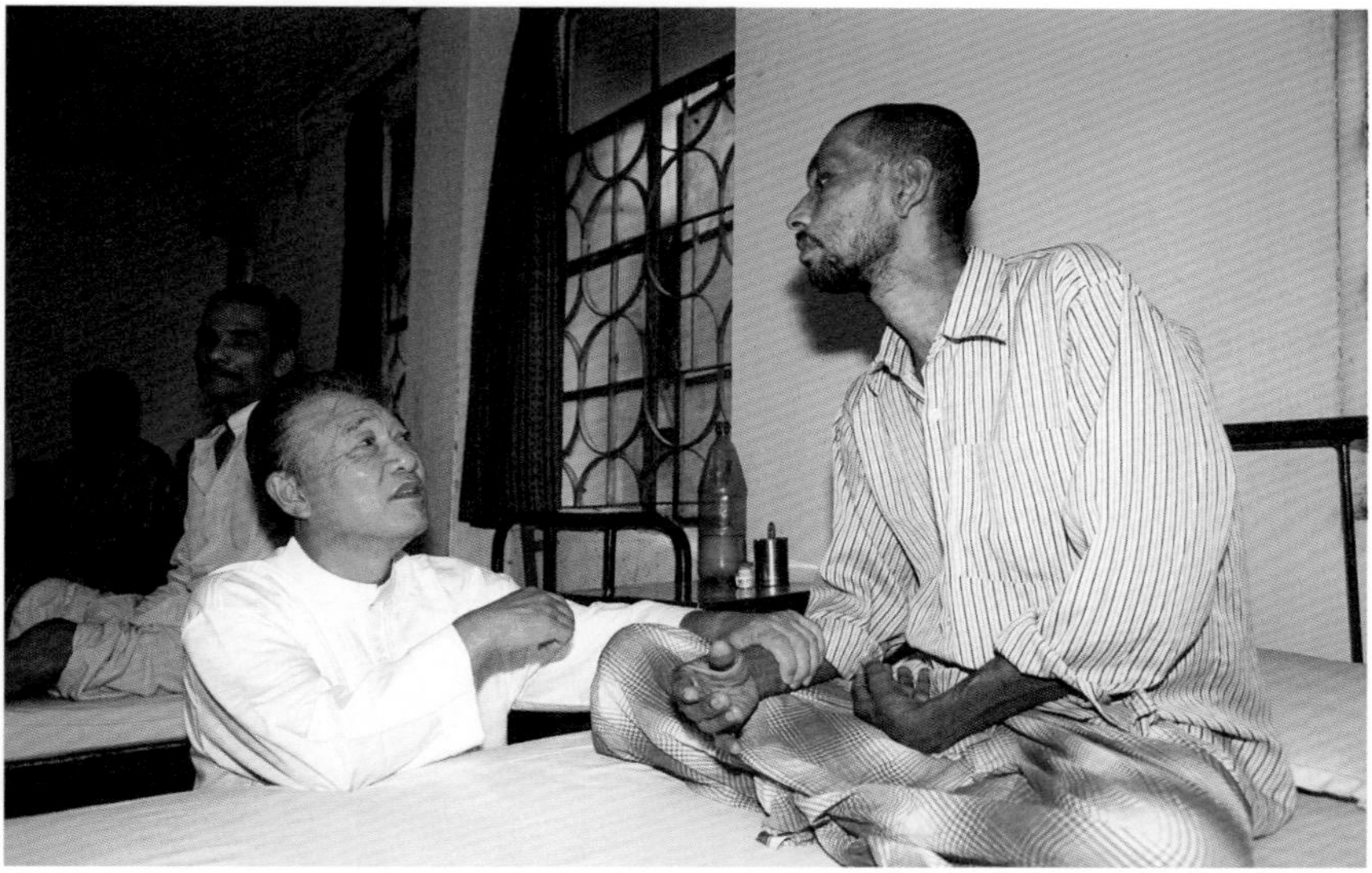

プレマナンダ記念ハンセン病病院の患者を激励（インド、ウエスト・ベンガル州、2005年9月）

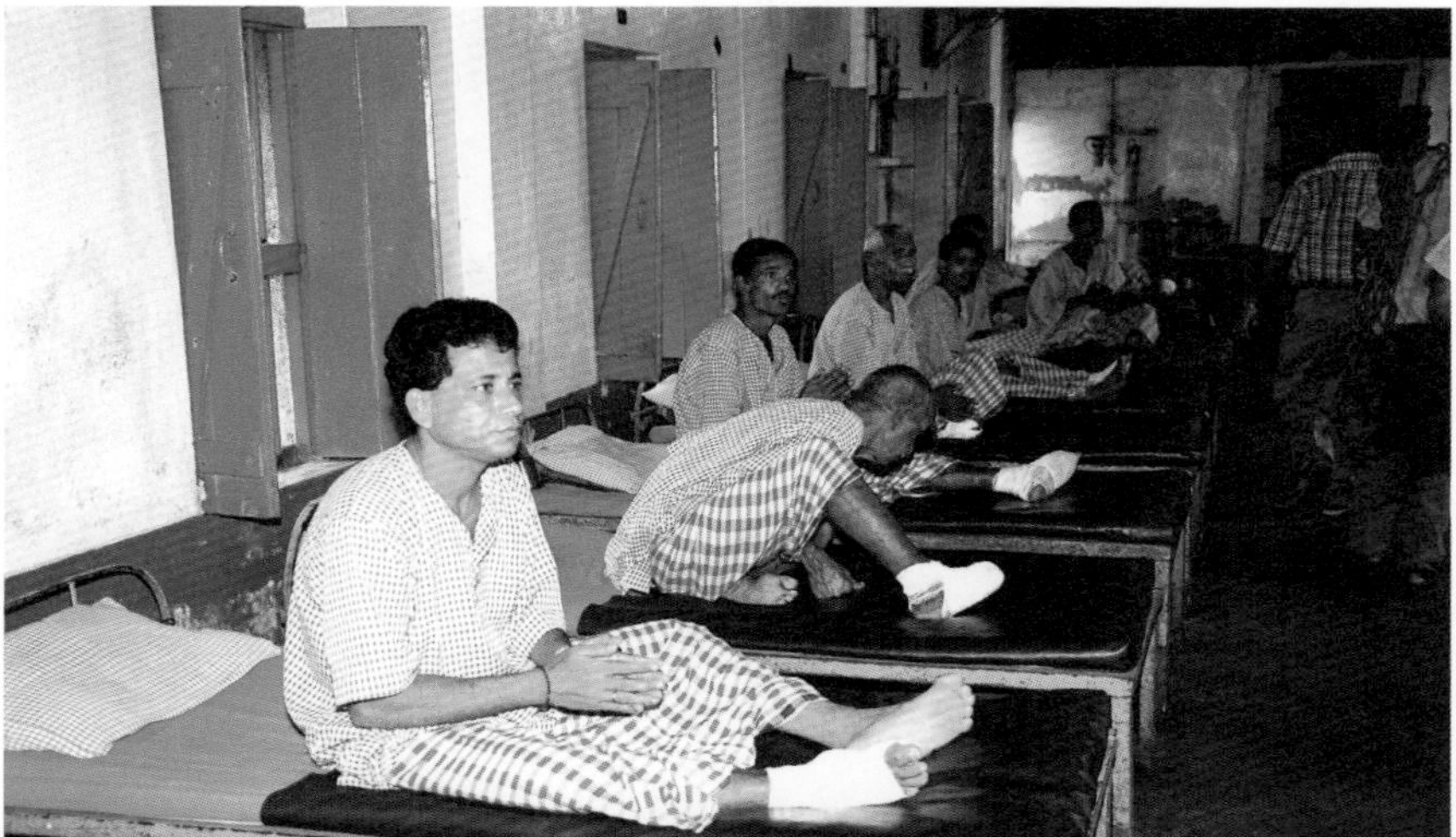

マザーテレサが建設したガンジジ・プレム・ニバス・ハンセン病センターで患者を慰問（インド、ビハール州、2005年9月）

おられた。

ビハール州では、マザー・テレサが一九五八年に設立したガンジジ・プレム・ニバス・ハンセン病センターを前院長のチャウドリー博士が案内してくれた。機織り、靴づくり、木工、衣服の仕立てなどに不自由な手を使って懸命に働く回復者とその家族約二〇〇人が暮らす居住区や作業施設を回った。鉄道省が寄付した土地に設立された施設のため、線路の両側に建物があり、職員や患者、回復者は通過する車両に気をつけながら線路を跨いで建物間を移動していた。献身的なシスターたちのおかげで、入所者の生活ぶりは明るいものだった。

本来ならば、彼らが地域に溶け込んで生活できるような社会が理想である。そのためには差別がなく、教育の機会や職を得る機会が不可欠であり、地域の経済界の協力も必要となる。特に社会貢献に関心のある経営者の協力を得ることで、回復者の働く場所を確保し、子どもたちの奨学金制度を設置することもできるはずだ。

今回は、インド北部、地図ではバングラデシュの上に位置するアッサム州グワハティにも足を延ばした。この地域は若干治安が悪く、反政府勢力も残っているとのことで、州政府の招待客である私は、到着早々ホテルから出てはいけないと告げられ、「缶詰」にされた。同行者は街を散策していたが、私は部屋で読書をしながら待機。メディアの取材は何本も受けながらも、昼食抜きで、軟禁されている気分を味わうことになった。唯一外出したのは、商工会議所主催の夕食会だけだった。ただ食事にありつけたのは夜の一〇時すぎだった。

この地域は第二次世界大戦で日本軍がミャンマーから進攻して大敗したインパール作戦ゆかりの地域であり、日本財団は二〇一九年に平和記念館を建設した。その正面には安倍首相による「平和」の墨跡が掲げられている。インパール作戦に参加したインドの英雄チャンドラ・ボースの博物館もあり、詳細は省略するが、インパール作戦はインドが英国植民地から解放される一つのきっかけになったのである。その縁もあり地元の人々の日本への関心は強く、日本との関係強化を願っておられた。開所式は日英両大使の出席のもとで盛大に行われた。

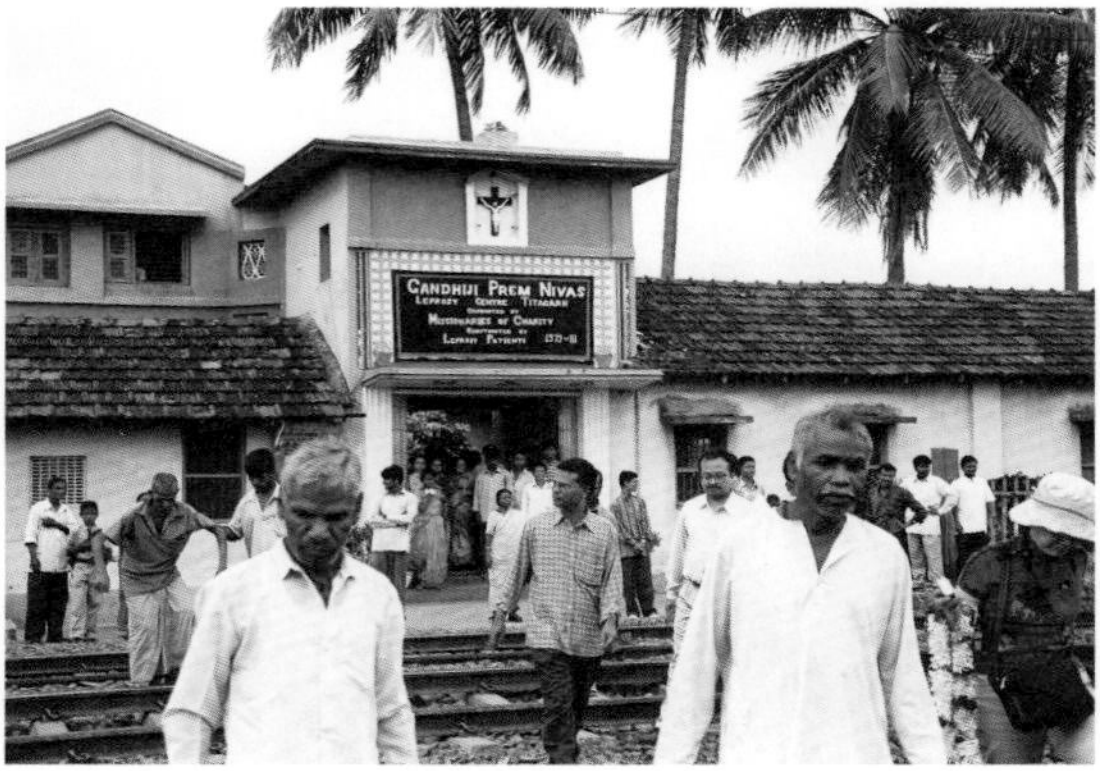

マザー・テレサが建設したガンジジ・プレム・ニヴァス・ハンセン病センターは線路の両側に建物がある（インド・ビハール州、2005年9月）

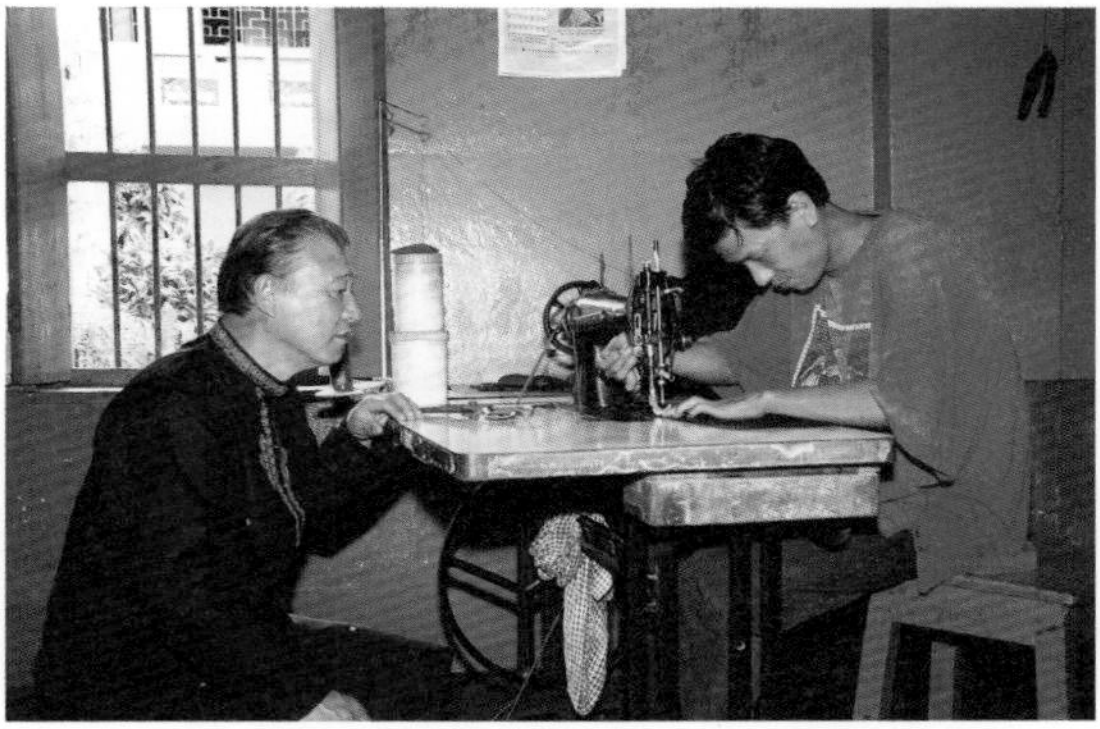

ガンジジ・プレム・ニヴァス・ハンセン病センター内で衣服の仕立てをする回復者（インド・ビハール州、2005年9月）

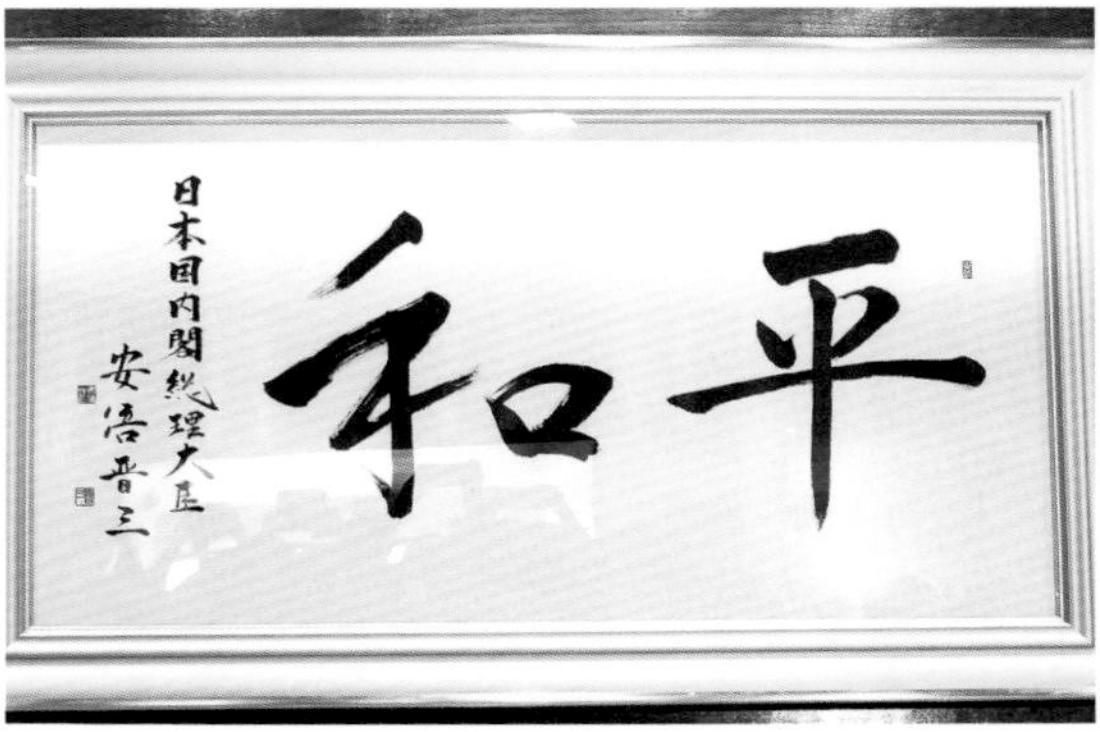

安倍首相による「平和」の墨跡（インド・マニプール州、インパール平和記念館（2019年6月）

「フォーラム2000」の果たした役割――チェコ共和国［一〇月］

［**ルート**］成田→ドイツ・フランクフルト（飛行時間一二時間・トランジット一時間四〇分）→チェコ・プラハ（飛行時間一時間）―三泊―プラハ→フランクフルト（飛行時間一時間・トランジット二時間）→成田（飛行時間一二時間）

一〇月、「フォーラム2000」国際会議参加のためにチェコのプラハを訪れた。この会議については既に二〇〇一年の記述で触れているが、一九九七年から恒例になっている年一回の国際会議である。私は、二〇〇一年に「病気と人権」というセッションを特別に設け、「ハンセン病と人権」と題する基調講演をした。

二〇〇五年一〇月の「フォーラム2000」開催の折には、翌年一月に私が世界の指導者や、ノーベル平和賞受賞者などの賛同を得て発出を始めた「ハンセン病の差別を撤廃するためのグローバル・アピール」に、このフォーラム参加者たちから真っ先に署名をいただいた。その中には、メアリー・ロビンソンアイルランド元大統領、エリ・ウィーゼル、オスカー・アリアス、ヴァーツラフ・ハヴェル元チェコ大統領、ダライ・ラマ法王、デズモンド・ツツ大司教、ヨルダンのハッサン王子がいた。第一回の「グローバル・アピール」はノーベル平和賞受賞者を中心に「フォーラム2000」参加者をはじめ、ブラジルのルラ大統領、インドのベンカタラマン元大統領など、世界の各界で指導的立場にある方々一二人の署名をいただいて世界中に発出された。

また、「フォーラム2000」の主要参加者は、「Shared Concern Initiative」という意見発信のメカニズムをつくり、直面するグローバルな問題についての意見公告を発出していた。二〇一一年の意見公告は以下のとおり、ハンセン病と人権についての意見公告だった。

「ハンセン病と人権」

二〇一〇年一二月、国連総会は、ハンセン病患者、回復者そしてその家族に対する差別を撤廃するための原則とガイドライン決議を全会一致で採択した。

この決議は、さまざまなグループや個人による国連諸機関に対する何年にもわたる働きかけの最終の到達点である。見過ごされてきた重要な人権侵害の問題、すなわち、ハンセン病と診断された人々を苦しめ、回復した後までも終わることなく、彼らの家族の生活さえをもないがしろにしてきた社会的差別の問題に注意を喚起することを目的にしたものである。

長い歴史を通して、ハンセン病は不治の病、身体の変形を伴う病として恐れられてきた。ハンセン病にかかった者はコミュニティから放逐された。彼らは社会のアウトカストとして残りの人生を送ることを余儀なくされ、人里離れた村々や遠い島々で生涯を終えてきた。

現在、この病気は治療薬MDTによって治る病気となった。この療法で、最初の投薬によって九九・九％の病気の原因となる菌は駆逐される。そしてMDTが開発された一九八〇年代からいままでの二十数年で、全世界で一六〇〇万人にのぼる人々が病気から解放された

しかし、病気からは解放されても、差別から解放されたわけではない。この古くからある病気とともに存在するスティグマは、患者やその周囲にいる人々の生活を破滅に導きさえする。これは、どんな薬も治癒できないのだ。教育の機会、就業の展望、結婚生活、家族関係、コミュニティへの参加などのすべての可能性がハンセン病によって脅かされる。いくつかの国々には、いまだにハンセン病を理由とした離婚を認める法律さえ存在する。医療を職業とする人々でさえもハンセン病患者を差別することがあるという。

このようなハンセン病患者、回復者、その家族が直面する多くの問題は、社会の無知に起因する。感染しやすい病気だという誤った認識のために、病気にかかった人々を遠ざけることに最大の注意が払われる。この病気にか

かることは神罰であるという根深い考えが、患者たちの尊厳や社会的な評判に破壊的な影響をもたらす。そして、それは家族にまでおよぶ。

国連決議によって制定された「原則とガイドライン」は、問題の核心をつくものだ。何人たりともハンセン病に感染したということをもって差別されることは許されないとし、各国政府が差別的な法律を撤廃し、公的な出版物から差別的用語をなくし、患者や回復者たちへの医療サービスを他の病気に対するものと同等なものとし、彼らの社会参加を進めることを求めている。

「原則とガイドライン」は、この不公正で許すことのできない差別に終わりをもたらすためのロードマップとして各国政府によって利用され、実行されなければならない。

われわれは、各国政府がこの歴史的な国連決議によってもたらされた絶好の機会をとらえて、ハンセン病患者、回復者、そしてその家族が尊厳を持って、コミュニティの一員としての生活を送れるよう社会にはたらきかけることを求める。この大きな人権侵害の問題に終止符を打つのだ。そのような社会の実現が長く待たれていたのである。

二〇一一年二月一四日

エル・ハッサン・ビン・タラール——ヨルダン王国王子・ローマクラブ会長
アンドレ・グラックスマン——哲学者(フランス)
ヴァルタン・グレゴリアン——カーネギー財団理事長(アメリカ)
ウィリアム・デ・クラーク——ノーベル平和賞受賞者・元南アフリカ共和国大統領
ヴァーシュラフ・ハヴェル——元チェコ共和国大統領

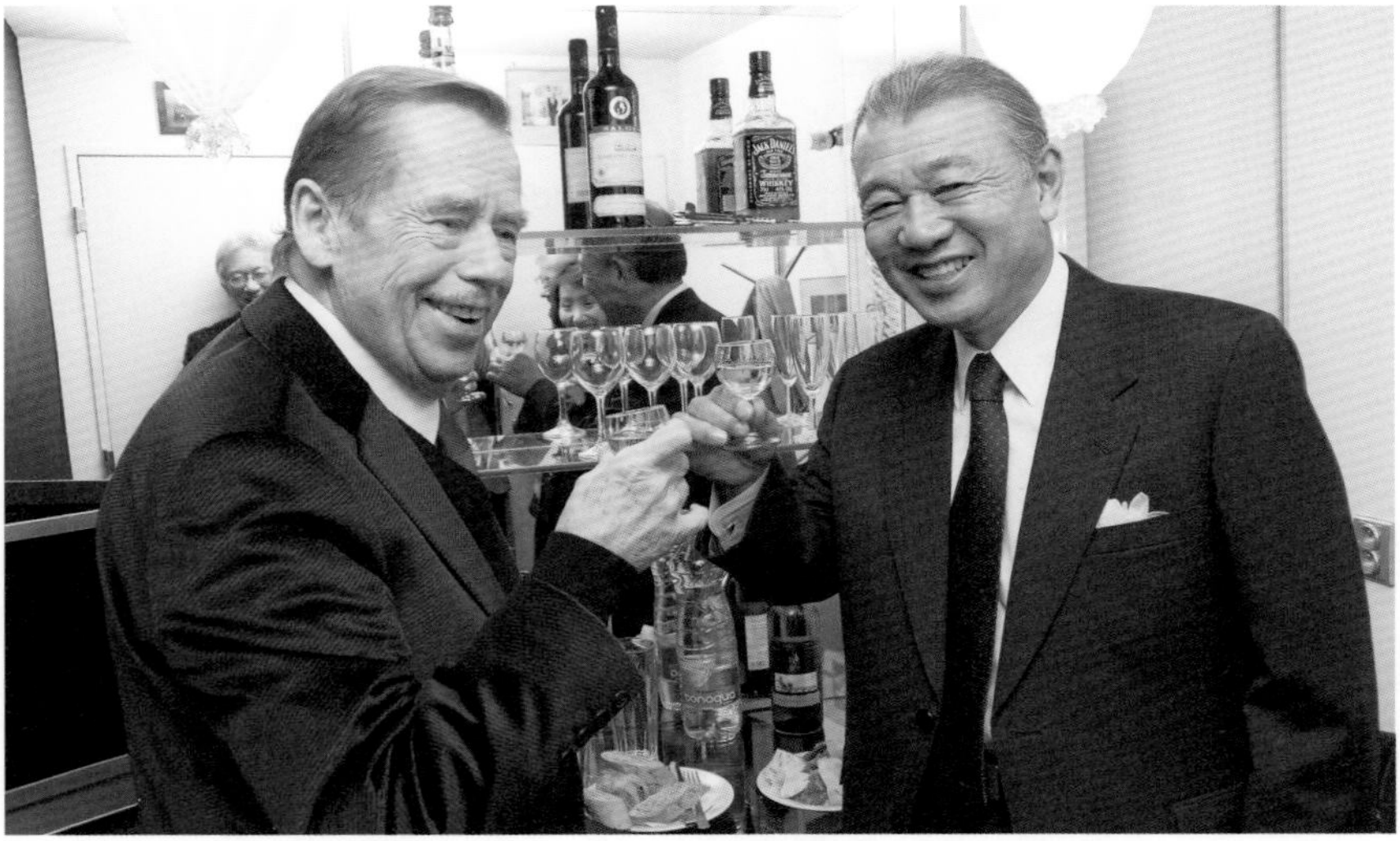

「フォーラム2000」でチェコのハヴェル元大統領と。毎年会議の直前に二人でグラスを交わすのが慣例になっていた(写真は2009年)

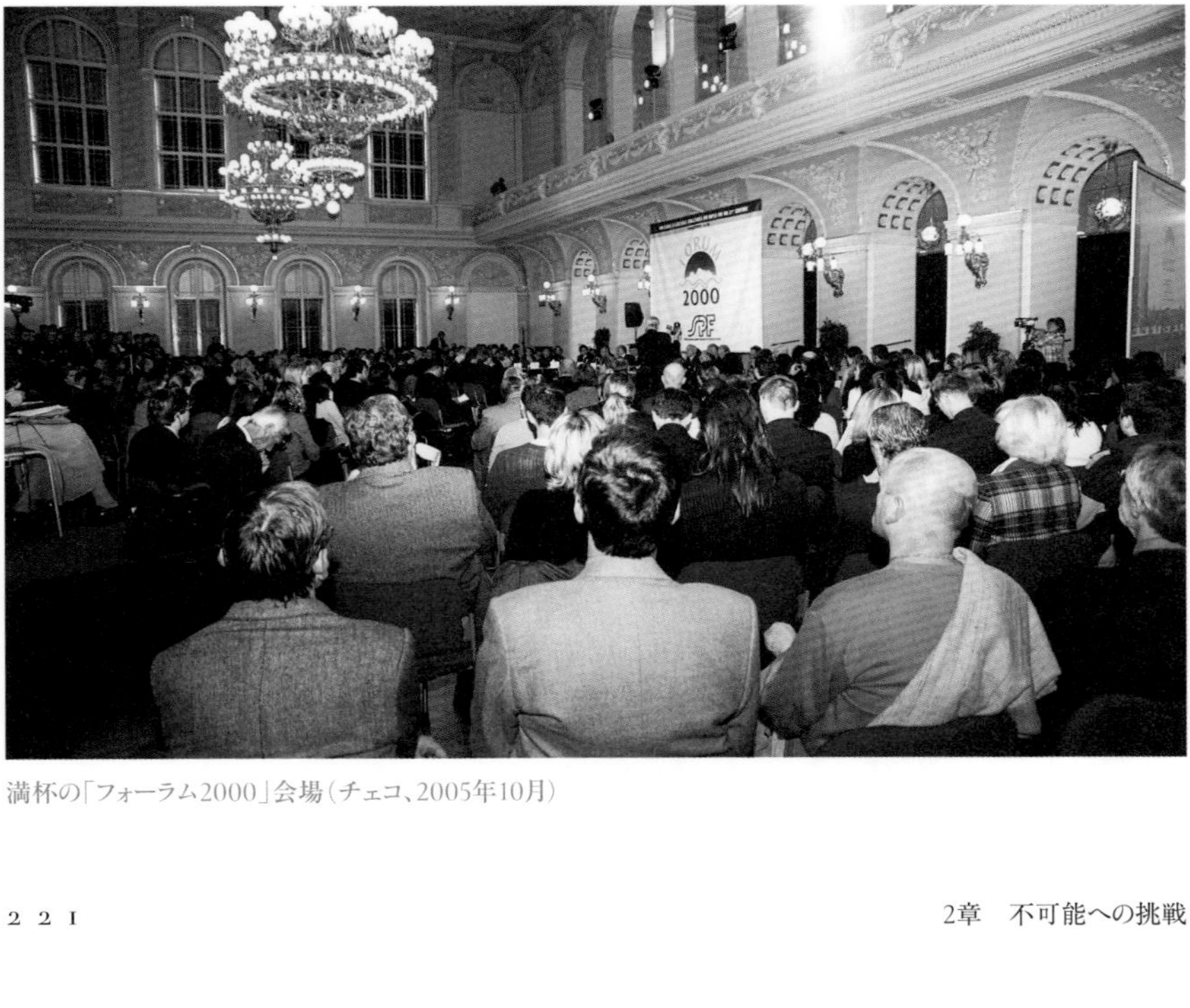

満杯の「フォーラム2000」会場(チェコ、2005年10月)

マイケル・ノバック―宗教思想家（アメリカ）
笹川陽平―日本財団会長・WHOハンセン病制圧大使
カレル・シュワルツェンベルグ―チェコ共和国外務大臣
デズモンド・ツツ―ノーベル平和賞受賞者・ケープタウン大主教
グリゴリー・ヤブリンスキー―ロシア政治家・「ヤブロコ」党首

ジェレジャック島と「希望の谷」――マレーシア［一一月］

［ルート］成田→マレーシア・コタキナバル（飛行時間六時間）―二泊

一一月の末からはマレーシア、インドネシア、インドと、一二日間の海外活動を行った。

マレーシアではまず、北ボルネオのサバ州を訪れた。州都コタキナバルは東南アジアでも有名なリゾート地で、東南アジア最高峰のキナバル山やオランウータンの森を目的に、毎年多くの日本人が訪れている。コタキナバルでは、日本財団アジア・フェローシップの年次ワークショップが五〇人のアジアの知的リーダーを集めて行われた。その開会式に出席したのである。このコタキナバルのような魅力的な場所にも、ハンセン病は潜伏している。マレーシア全体の有病率は現在〇・三人だが、サバ州の有病率は〇・四四人と若干高く、二三地区のうち二地区では有病率が一人以上である。

サバ州では未制圧の地区や、制圧されていても高い有病率を示す五地区を中心に、啓蒙活動や自宅訪問等を積極的に行う計画があり、医療スタッフの定期的な研修等も検討中だった。さらに、治療薬MDTの普及と管理、ハンセン病患者のモニタリング、後遺症の予防等、様々な面でサバ州のプログラムは充実しているようだったが、

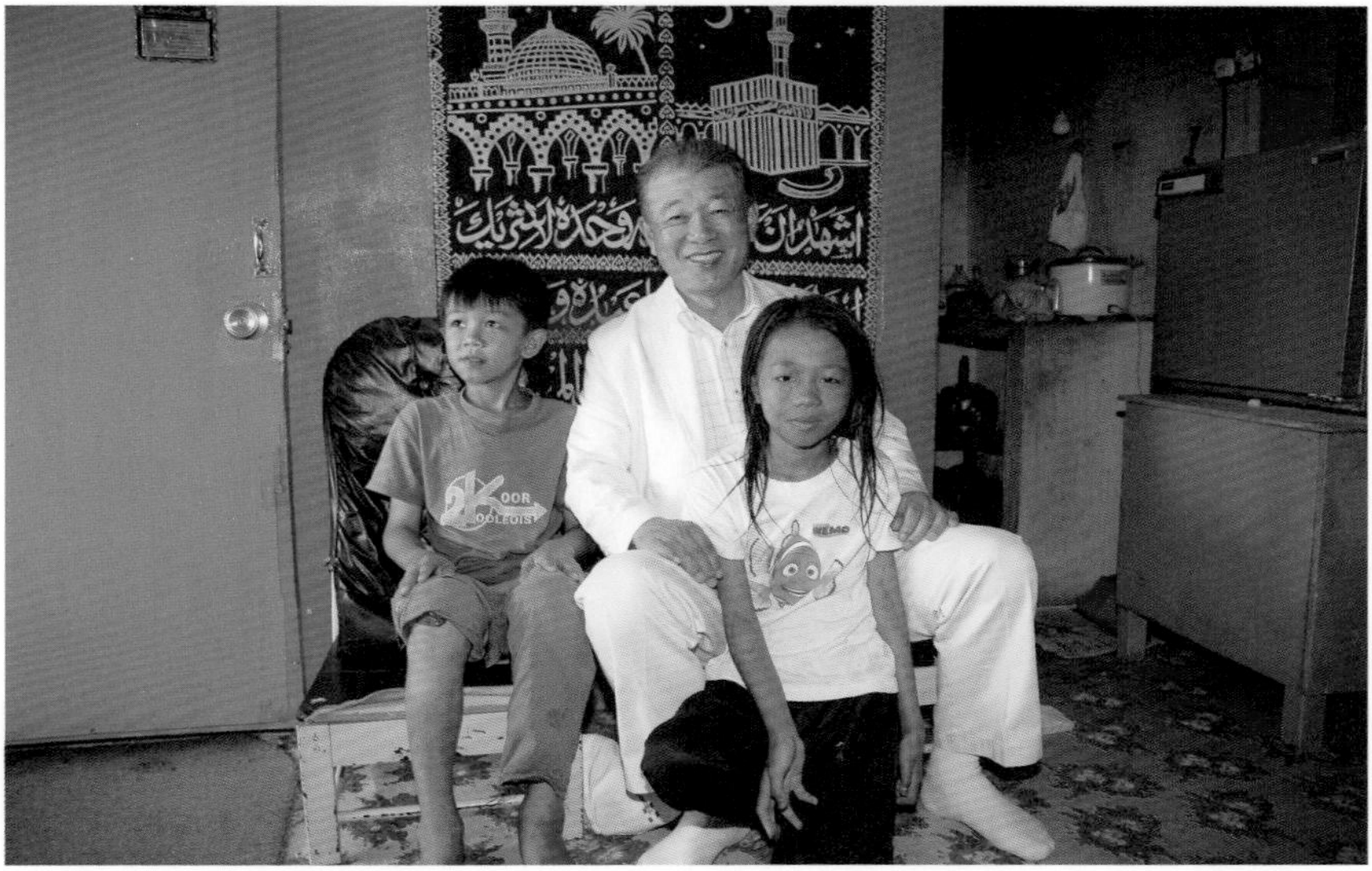

姉弟でハンセン病になったが、後遺症もなく元気だった（マレーシア、2005年11月）

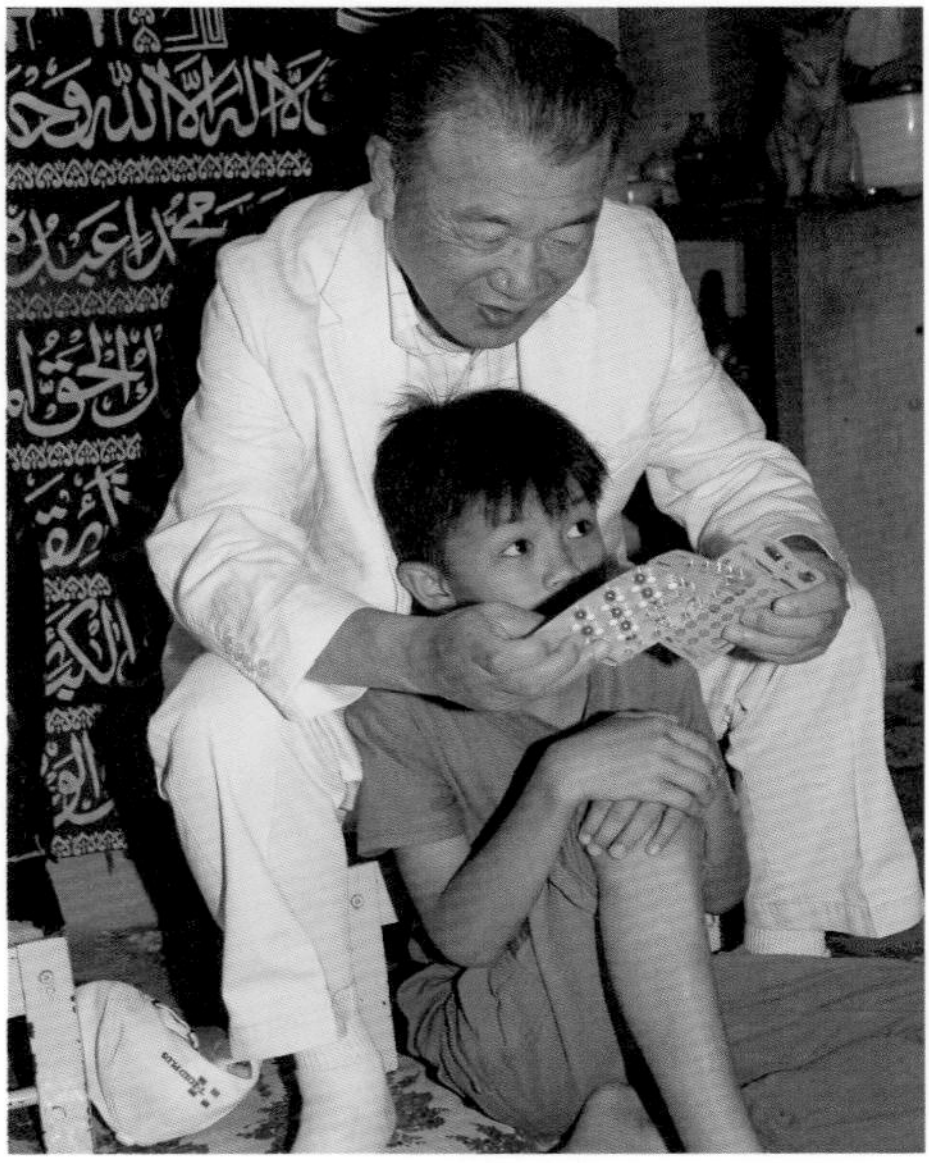

子どもが治療薬MDTをちゃんと飲んでいるか確認
（マレーシア、2005年11月）

絵に描いた餅に終らぬよう願いたいものだ。

サバ州では患者の自宅も訪れた。一人は七八歳の元気な女性、そして一一歳と一〇歳の姉弟だった。この姉弟は、先に姉がハンセン病と診断されたため、家族全員を調べた結果、弟にもハンセン病が見つかったという。父親や伯父も昔ハンセン病を患っていたらしい。サバ州の効率的な医療制度のおかげで三人とも早期の段階で発見され、治療薬のMDTを服用し、回復に向かっていた。ちなみに七八歳の女性の家にはベンツがあった。ハンセン病は貧困問題との関連で語られることが多いが、裕福な家庭でも発症することはあるのだ。

サバ州では、ハンセン病患者の約六〇％が非マレーシア国民、つまりは外国人であることが、有病率を下げることを困難にしている。サバ州は、インドネシアのカリマンタン州と国境を接し、インドネシアやフィリピンからの出稼ぎ労働者等が滞在中にハンセン病を発症するケースもあり、彼らは国境を行き来するため、モニタリングや継続した治療が難しい。また、マレーシアの方が充実した治療を受けられると考え、国境を越えてくる外国人も多いため、どうしてもサバ州自体の有病率が高くなる。もちろん外国人も自国民と同じように治療しているのだが、インドネシア人が国境を越えサバ州でハンセン病の治療を受けに来るということは、インドネシアでのハンセン病対策に問題があるということでもある。

活動の停滞を打破するために――インドネシア共和国［一二月］

［**ルート**］マレーシア・コタキナバル→クアラルンプール（飛行時間二時間二五分・トランジット二時間）→インドネシア・ジャカルタ（飛行時間一時間四〇分）――一泊――ジャカルタ→スラバヤ（飛行時間一時間）――一泊――スラバヤ→ウジュンバンダン（飛行時間一時間三〇分）――一泊――ウジュンバンダン→マナド（飛行時間一時間三〇分）――二泊

マレーシアから空路インドネシアに向かった。インドネシアではインド、ブラジルに次いで毎年多くの新規患者が発見されており、この三カ国で世界の総患者数の八〇％以上を占めている。国レベルではWHOの制圧基準を達成しているが、まだまだ未達成の州が多く、多くの島々からなるこの国では患者発見活動も難航している。

首都ジャカルタで、シティ・ファディラ・スパリ保健大臣とユスフ・カラ副大統領と会談。インドネシアでは、マラリアや結核、デング熱、最近では鳥インフルエンザ等の疾病対策が優先されており、特に制圧が達成された二〇〇〇年以降はハンセン病に対する関心が薄れている。患者数や有病率はここ一〇年間はほとんど横ばいである。三〇州のうち一二州は、依然として未制圧、つまり人口一万人あたり一人以上の患者がいるという状況である。厳しい予算状況であることは理解しているが、是非ハンセン病対策の優先順位を上げてほしいと陳情し、地方自治体レベルでの努力が活性化するよう強い指導力を発揮し、「三つのメッセージ」を政治家としての立場から広めて欲しいことを伝えた。

ジャカルタで開催された「ハンセン病制圧会議」では、インドネシアの全州全地区におけるハンセン病の二〇一〇年までの制圧という目標が発表され、政府、地方自治体、NGOが連帯し、活動することが確認できた。

しかしこれまでの経験からも、会議を開いたからといって成果が出るという保証はない。首都のジャカルタだけでなく、東ジャワ州のスラバヤ、スラウェシ島のマカッサルとマナドを訪れ、保健所、病院、回復者定着村等の実態を自分の目で確かめた。

インドネシア第二の都市、スラバヤがある東ジャワは、インドネシアでもっともハンセン病患者の多い州である。国内の約三〇％の患者がこの州に住み、有病率は一・八五人である。また、スラウェシ島はインドネシア列島のほぼ中心に位置し、マカッサルは南スラウェシ州、マナドは北スラウェシ州にある。スラウェシ島は、もともとハンセン病患者の多い島で、有病率は南スラウェシ州が二・二七人、北スラウェシ州が三・〇一人である。

訪れた施設は、ジャカルタのジャティネガラ保健所、マカッサルのダヤ・ハンセン病病院とチェンデラワシ保健所の三カ所。それぞれ清潔で設備的にも充実していたが、大きな問題点があった。ダヤ・ハンセン病病院は、床数が二〇〇以上、スタッフは二二六人だが、ハンセン病の入院者は六三人だった。最新の医療機器の多くは利用されずに埃《ほこり》を被ったままだ。そもそも、治療薬のMDTで簡単に治療ができるこの時代には必要ない医療機器である。ハンセン病専門病院も、現代では総合病院としてほかの疾病の患者にも門戸を開くべきである。またハンセン病への差別を払拭し、回復者の社会復帰を促進するためには、なるべく入院せずに社会との接点を持ち続けながら治療をすべきなのだ。このダヤ・ハンセン病病院は、治療薬MDTが普及した後の一九八四年に設立された。つまり世界の流れに逆行している。このような病院のあり方は行政の問題にほかならない。

スラバヤでは、九三家族が暮らすババット・ジェラワット・ハンセン病定着村を訪ねた。女性は化粧をし、子どもたちも笑顔で元気に遊びまわっていた。マカッサルのジョンガヤ定着村も明るい雰囲気で、リーダーの男性が日本の軍歌を大きな声で披露してくれた。村の外では差別が酷くても、村内では自助努力の成果も見られ、共同生活がうまくいっているようだ。しかし差別解消のための啓蒙活動が積極的になされていれば、彼らは回復者だけの村をつくる必要はなかったはずである。報道陣からは、「インドネシアではなぜ制圧が遅れているのか」と質問があり、「それを知るためにやって来たのだ」と応じた。

一方、北スラウェシ州のブナケン島では、ハンセン病回復者と島民が一緒に暮らしていた。差別がない地域も存在するのである。ブナケン島はマナドから船で約四五分、珊瑚礁の美しい小島で、人口約一五〇〇人のうち回復者は一二人。二〇〇五年の新患は一一人だった。島民は互いの家を往来し、患者や回復者に対する差別もなく、病気を患っていても木工作業等の仕事を続けている。回復者たちによる自助グループもできていた。小規模ではあるが、まさに理想的な形でハンセン病が社会に受け入れられている例だ。ブナケン島には、ハンセン病とその差別を撲滅する、インドネシアの成功例になってほしいものだ。

マカッサルの国立ハンセン病研修センターでは、年に五、六回、州や地区のハンセン病対策担当官への研修を

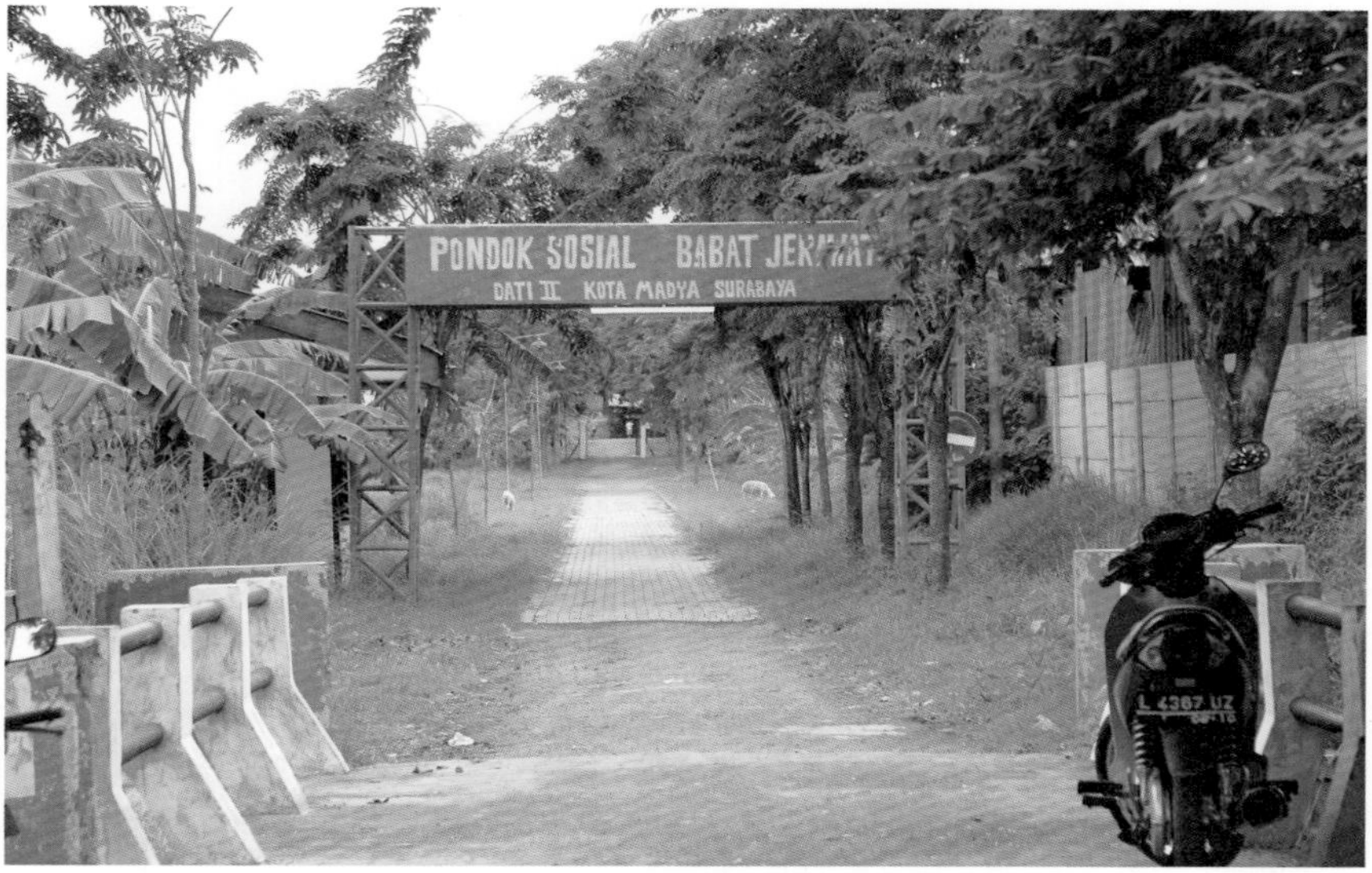

この門奥深くにババット・ジェラワット・ハンセン病定着村がある（インドネシア、2005年12月）

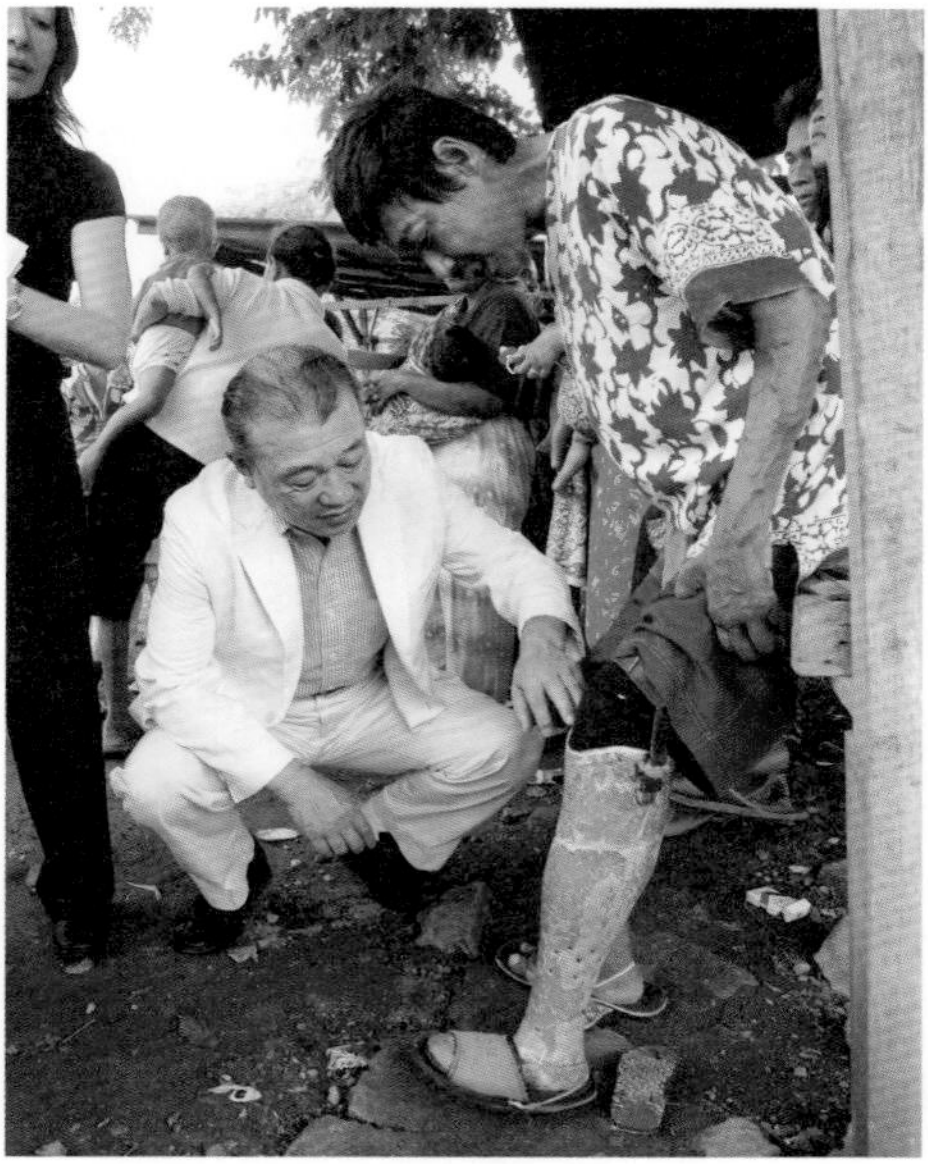

義足はうまく使えていますか？（インドネシア、ババット・ジェラワット・ハンセン病定着村、2005年12月）

行うほか、年に一、二回医師へのトレーニングを実施し、年一回の医学生への研修を行っていた。ハンセン病専門病院は必要ないが、ハンセン病専門の研修センターは、人材育成に役立つだけでなく、ハンセン病の知識やノウハウを集約できるリソースセンターとしての役割も果たすことができる。このセンターで研修を受けた三〇〇〇人弱の担当官、約一五〇〇人の医師、そして約一〇〇〇人の医学生が、もし患者の発見と治療、差別の払拭に積極的に従事すれば、インドネシアのハンセン病の状況は大きく変わるだろう。

プレゼントは「尊敬と尊厳」――インド（デリー、ハリヤナ州、ラジャスタン州、ミャンマー連邦共和国）［一二月］

［ルート］（一度目）**インドネシア・マナド→ジャカルタ**（飛行時間二時間・トランジット三時間）**→シンガポール**（飛行時間三時間・トランジット三時間）**→デリー**（飛行時間五時間三〇分）**―二泊―デリー→タミル・ナドゥ州チェンナイ**（飛行時間二時間三〇分）**―一泊―チェンナイ→シンガポール**（飛行時間四時間・トランジット二時間）**→成田**（飛行時間六時間三〇分）
（二度目）**成田→マレーシア・クアラルンプール**（飛行時間七時間・トランジット一時間三〇分）**→インド・デリー**（飛行時間五時間二〇分）**―二泊―デリー→ラジャスタン州ジャイプール**（飛行時間一時間四〇分）**―二泊―ジャイプール→デリー**（飛行時間一時間四〇分）**―一泊―デリー→タイ・バンコク**（トランジット二時間）**→ミャンマー・ヤンゴン**（飛行時間一時間）**―一泊―ヤンゴン→バンコク**（飛行時間一時間・トランジット二時間）**→成田**（飛行時間六時間三〇分）

インドへは一二月中に二回訪れた。マレーシアとインドネシアへの訪問の後にデリーに立ち寄り、ハンセン病への理解を深めてもらうためにインド産業連盟（The Confederation of Indian Industry：CII）やロータリークラブの幹部と会食。彼らからの協力を得てどのようにインドにおけるハンセン病問題の解決ができるかについて、話し合うことができた。いったん帰国して、五日後に再びインドへ。これで今年は七回目になる。デリー近郊とデリーから二五〇キロほど南西に位置するラジャスタン州を訪ねた。

初日は、デリー中心部から車で南に三〇分ほどの、ハリヤナ州のラジプット・ナガールと呼ばれるコロニーを訪れた。もともとここの住民は道路脇でテント生活をしていたが、現在は赤レンガの長屋状の建物が並び、約八〇世帯、二三〇人が暮らしている。大半は物乞いで生計を立てているが、最近は通行人に冷たい飲物を販売したり、リキシャ(三輪タクシー)の運転をするなど、自営業を営む人も若干ではあるが増えている。ここで、回復者の両親を持つニーラムという一四歳の少女に出会った。彼女はもともと地域の学校に通っていたが、病気のことで級友からのいじめに遭って退学した。一年以上学校に通っていないが、また復学したいという強い希望を持っていた。同じように学校に通えないままにいる子どもたちのために、私がコロニーの学校建設に協力することを約束すると、彼女は涙を浮かべながら、お礼にインド国家を歌ってくれた。いたいけな子どもたちが差別を受けていることに、胸が締め付けられる思いがする。何とかしなくては、と世界中を飛び回っているのだが……。

この日は、ハリヤナ州にあるもう一つのハンセン病コロニー、バラット・マタ・クシュトも訪ねた。ここは一九七三年に一軒の掘っ立て小屋から生まれ、現在は約三〇〇人の患者と回復者が住んでいる。以前にもここを訪ねたことがあるが、その後住民による生活協同組合が形成され、物乞いに頼らずに生活していけるだけの経済的基盤が築かれていた。一二〇人以上の住民が織物などの小規模製造業に従事し、収入はさほど多くはないが、利益の一部は協同組合に入り、養鶏や牛の飼育、定期的に医者に診療に来てもらうための費用に使われるなど、住民全体に還元されている。ただ我々が寄贈した自動織機は、恒常的な電力不足で順調に稼働しているとはいえない状態だった。電力事情を見落としたのは、当方の調査不足である。現場には問題点と解決策があるというのが、私の現場主義の原点である。もし電力不足で稼働していないことを知らなかったならば、我々はよい仕事をしたと満足していたに相違ない。

翌日は、ラジャスタン州のジャイプールに移動した。ジャイプールはデリーから飛行機で約四〇分、インドの南に位置し、誰にでも義足を無料で提供するジャイプール・フットと宝石の街としても知られ、ピンク色の美しい城や街並によって「ピンクシティ」という愛称で親しまれている古都でもある。ここには、富裕な女性たちによってつくられたSMK（Sarthak Manav Kushthashram：ハンセン病の尊厳）というNGOがあり、過去三〇年にわたってハンセン病患者と回復者の自立支援を行ってきた。彼らの活動拠点であるコロニーはヒンドゥー教寺院の近くにあり、現在三七世帯、八〇人の回復者とその子どもたちが暮らしていた。猿、牛、犬もともに暮らすのどかなコロニーである。インドでは、大きな寺院の近くには必ずと言っていいほどこのようなコロニーが存在し、住民は寺院の参拝客から施しを受けて生活をしている。ただし自身が寺院に参拝することは許されていなかったため、コロニー内に彼ら自身が作った寺院があった。

住民の生活は、機織り、回復者用のオーダーメードの靴づくり等によって成り立っていた。ヨーロッパのNGOの協力で、生産した布製品を直接買い上げてもらう仕組みを作っていた。売上は、ハリヤナ州のバラット・マタ・クシュト同様、住民の食べ物、電気、薬などに還元され、社会福祉費にも充てられている。余ったお金は個人の収入となり、遠く離れた家族に仕送りをしている住民もいた。案内してくれたスレシュ・コール氏によると三〇年前には二部屋の狭い空間に一〇人から一五人もの患者がひしめきあい、トイレもなく、不衛生な状況のままで死を待つ場所だったそうで、信じられないほどに様変わりしていた。コロニーのリーダー、パンドュー・ラン氏は、ハンセン病を発症して家族に見捨てられ、感染の恐怖から仲間に腹を刺され、命からがらこの地に辿り着いたという。あらためてハンセン病にまつわる壮絶な偏見や差別について考えさせられた。

翌日は、ジャイプールから車で三時間南下し、イスラム教の聖地アジメールに向かった。巡礼の道の途中には土造りの家が並び、丘から見下ろすと、ブルーやピンクの屋根が映《は》える美しい古都だ。丘の中腹に、一〇〇年の歴史を持つ貧困村があった。一八〇人の子どもを含む三〇〇〇人が生活しているが、その二％ほどがハンセン病患者および回復者である。当日は汗ばむ陽気だったが、牛糞を水で溶かし固めて作った家は涼しく、あたりには昼

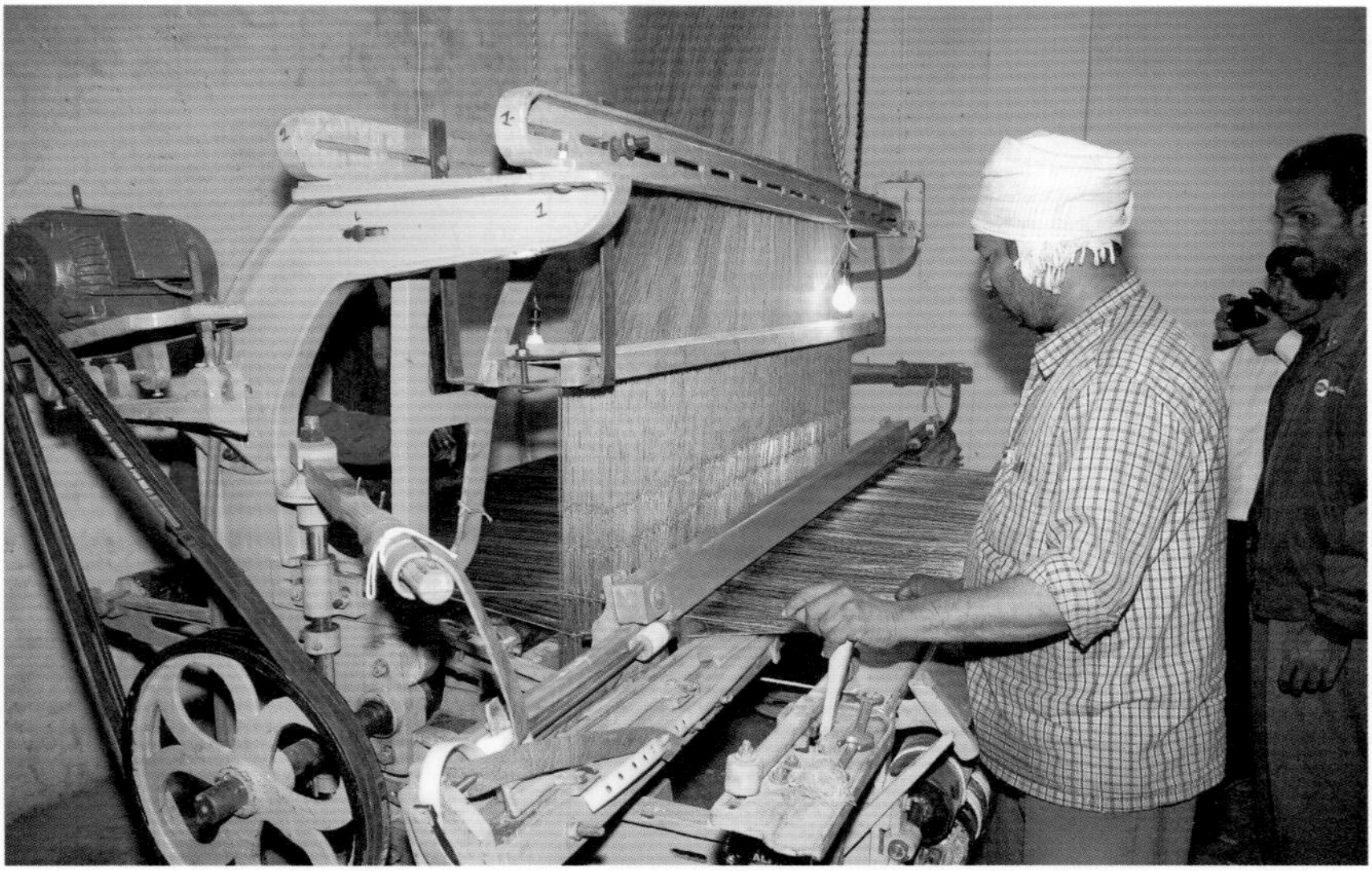

我々が寄贈した自動織機は電力不足で稼働していなかった（インド、ハリヤナ州、2005年12月）

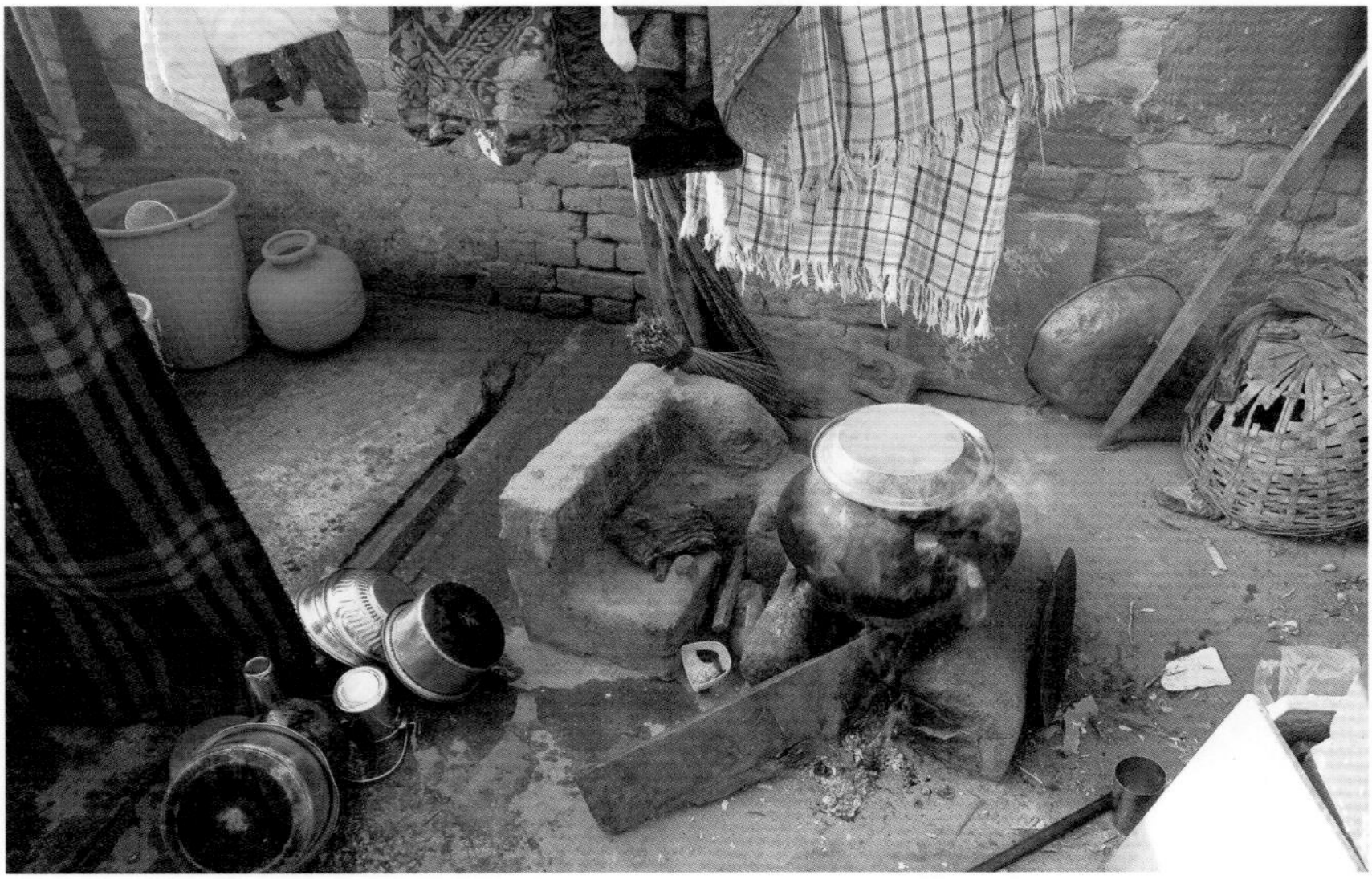

コロニーの台所の様子（インド、ハリヤナ州、2005年12月）

食のカレーの匂いが漂っていた。この村も、イスラム教寺院への参拝者から施しを受けるために貧しい人々が集まってできた集落だが、前述した二つのコロニーとは対照的に、いまも大半が物乞いで生計を立てている。様々な自立支援プロジェクトも、施しで生活ができれば十分だという住民の意識が強いため、失敗に終わっているそうだ。患者が健常者とともに暮らし、子どもたちが地域の学校に通い、結婚上の差別もないという地域もある一方で、経済的な自立ができずに貧困から抜け出せないという地域はまだまだ多い。次世代が貧困から抜け出し、自由な暮らしを手に入れるためには、回復者自身も正当な権利と自立を獲得するために、努力する必要がある。私はそのためにインドに回復者の全国組織を立ち上げ、彼らに自信を持ってもらい、とりわけ行政に対して問題点を整理して陳情する仕組みをつくるため、その先頭に立って活動を強化している。

余談になるが、今回アジメールを訪れて二年越しの疑問が氷解した。二年前、インドの農村部を長時間移動中、農家に入ってトイレを借りた。大きな石が三個ほど平らに並べてあり、同行者が先に使ったので、私も遠慮なく拝借した。しかしどう考えてもここはトイレではないのではとずっと疑問に思っていた。言葉が通じないため、同行者が手を洗う仕草をしたので農家の主人は水浴びの場所を提供してくれたのではないかと思っていた。アジメールも回復者の住居は、ほかの多くのコロニーと同じく掘っ立て小屋である。しかしどの小屋にもボロ布を古材に引っ掛けた水浴の場があった。案内人にトイレはどこかと尋ねたところ、広い大地のどこでもよい、とのこと。農村や僻地では、屋外がトイレの場所であることがわかった。二年前の農家では、やはり水浴場を使ったわけだ。誠に申し訳ないことをしてしまった。日本人は何と野蛮なんだろうと思ったに違いない。

ラジャスタン州は有病率が〇・三一人と、インドでは比較的低い地域だが、病に対する根強い偏見や差別は例外ではない。そのため、私はジャイプールにおいても、「メディア・パートナー・ワークショップ」を実施、州政府のハンセン病担当者、商工会議所会頭、WHO代表を交え、地元のメディアに、病気についての基本的な情報を伝え、ハンセン病関係者自身による自助努力の必要性について訴えた。その内容は、翌日、地元紙の「ダイニ

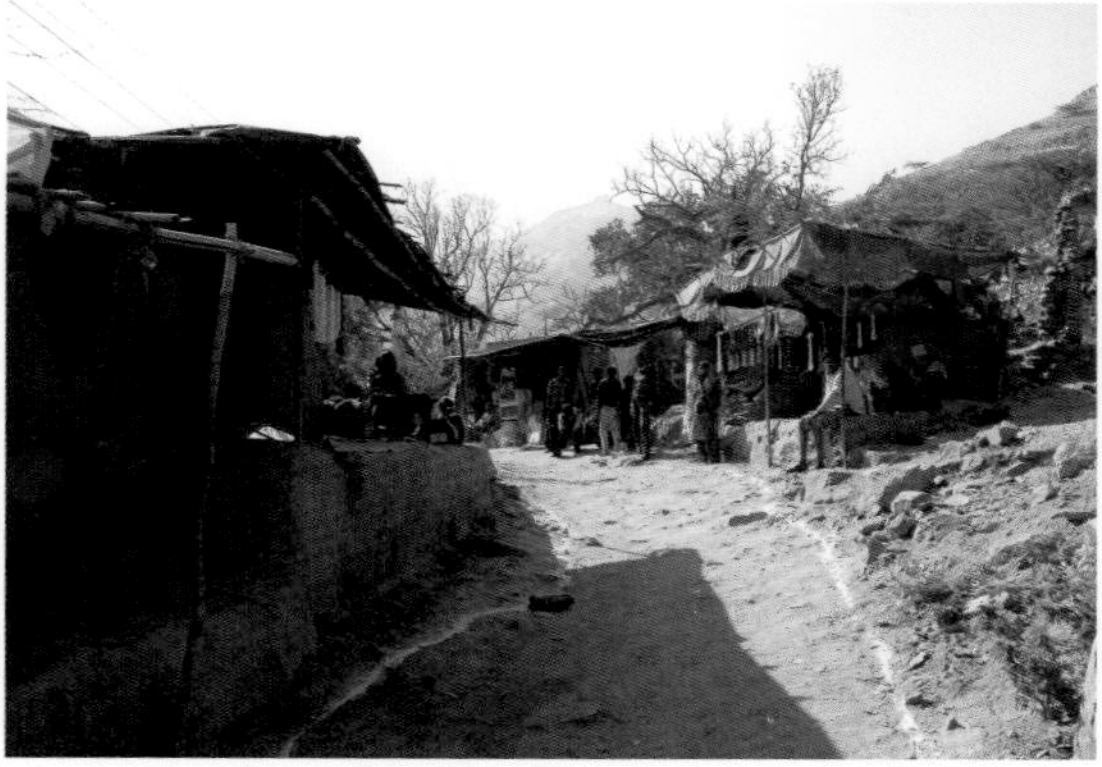

聖なる寺への参道の途中にある回復者の村（インド、ラジャスタン州、2005年12月）

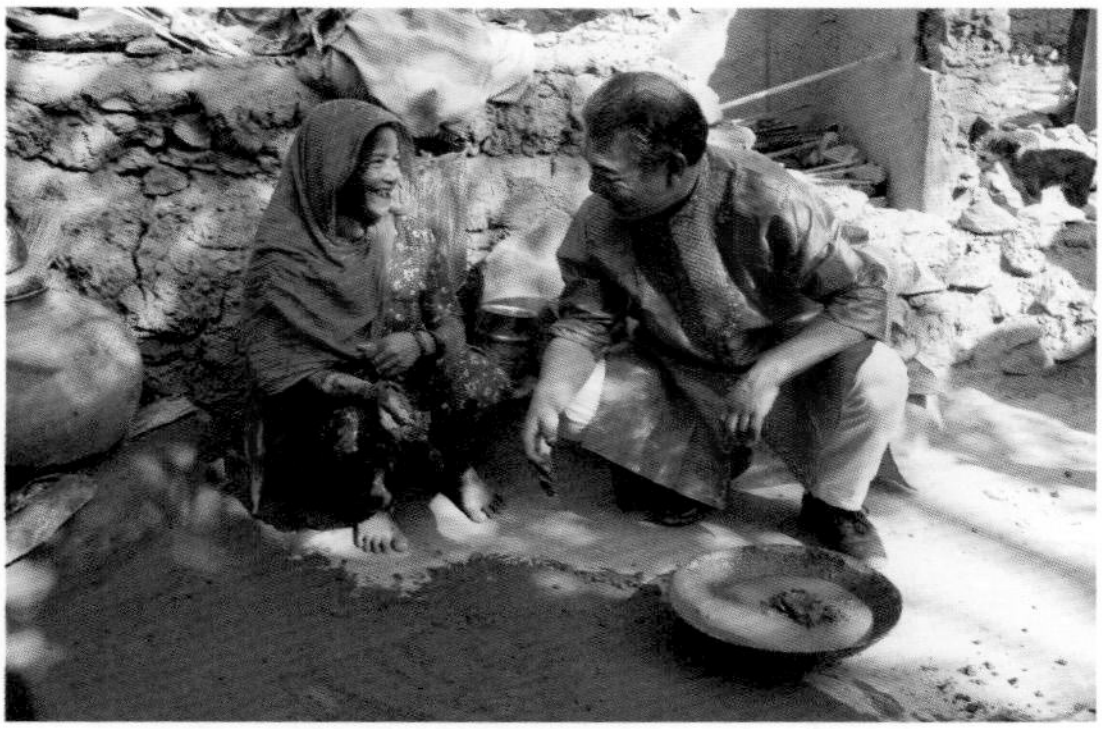

村人と協力して牛の糞で壁作り。100年の歴史を持つ貧困村で（インド、ラジャスタン州、2005年12月）

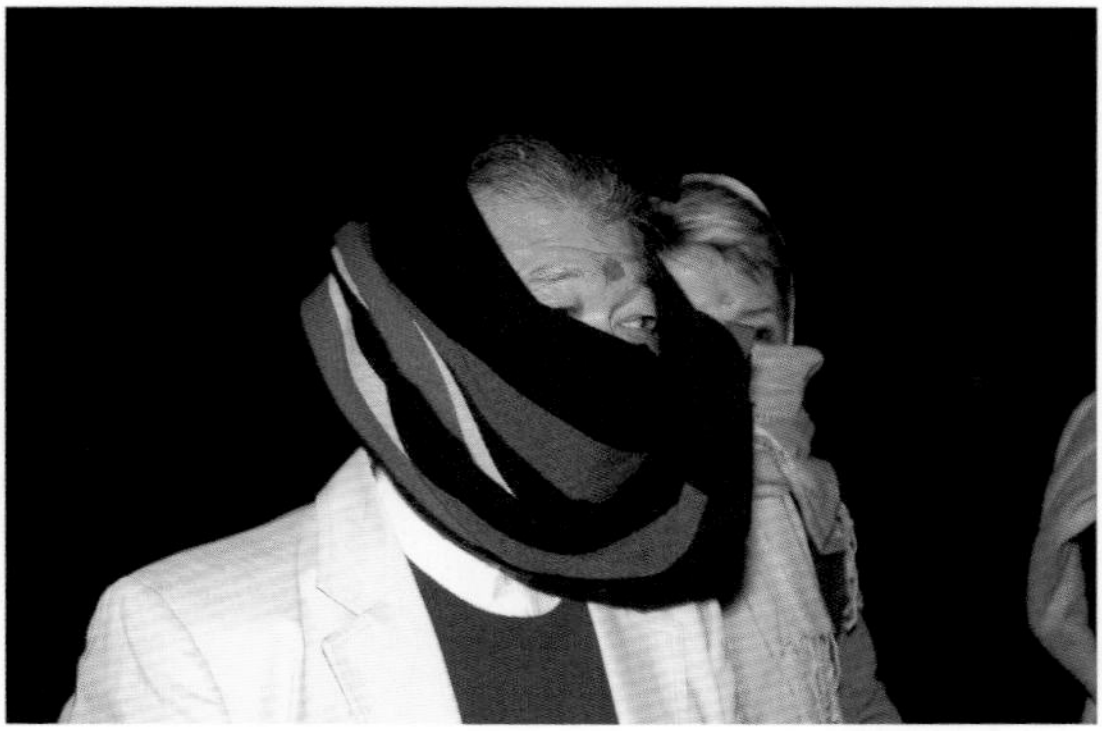

インドの寒さに震える（インド、ラジャスタン州、2005年12月）

ック・ジャガラン」、「ラジャスタン・パトリカ」、「ヒンドゥスタン・タイムズ」などに大きく掲載された。

ラジャスタン州での活動を終えて再びデリーに戻る。空港のロビーでデリー行きの飛行機を待っていると、白い衣装を着たイスラム教徒を大勢見かける。話を聞くと、巡礼のためにサウジアラビアのメッカに行くのだと嬉しそうに教えてくれた。一四日間の旅程で一人約二八万円がかかるとのことだった。日本では出会うことのない人々との会話を楽しめるのも旅の醍醐味である。

二〇〇五年一二月一九日は、私の人生にとって思い出深い一日となった。この日、デリーで、インドで初めて、ハンセン病の回復者自身によって、差別撤廃と人間としての尊厳の回復を求める全国大会が開催され、日本財団の財政支援で回復者たち自身による全国レベルの組織「インド・ナショナル・フォーラム」の設立が決定された。五月にタミル・ナドゥ州で約束したことが実現したわけである。会場のインド商工会議所は、四五〇人の全国のコロニー代表者を含む五八〇人の参加者で満席となった。彼らの大半は、それまで村から一歩も外に出たことがなく、汽車にも飛行機にも乗ったことがない。もちろんホテルに泊まるのも初めてで、「白いシーツのかかったふかふかのベッドに眠った」、「お湯で初めて体を洗った」と、興奮して語ってくれた。ホテル側も、はじめての経験でとまどいながらも懸命なサービスをしてくれたのはありがたいことだった。これにはちょっとした裏話がある。当初国際活動をするＹＭＣＡに事情説明をした上で予約金まで支払っていたのに直前にキャンセルされてしまった。ウッタルプラデシュ州でともに活動したことのある政府スタッフが、中央政府の観光関係の幹部となっていたので、その協力で政府経営のホテルが確保できたのである。

コロニー代表の回復者たちが一堂に会し、彼らの知識と経験を共有し、結束して社会に大きな声を発する機会が実現したことは、今後の活動への重要なステップとなる。これを機に、インド国内に点在するコロニーが連携し、偏見や差別をなくす活動を展開し、社会を変える大きな力になることを願っている。

会議は、日本財団と笹川保健財団の支援により、ハンセン病コロニー・プロジェクト事務局主催で行われた。

私はこの五月に、インド国内のハンセン病コロニーの調査と、回復者自身による会議の開催を提案し、IDEA(International Association for Integration, Dignity and Economic Advancement)のゴパール博士を中心とするチームが、日本財団と協力して調査を行った。こうしたコロニーは、社会から追放された患者や回復者の手により自然発生的に形成されたという性質上、実態把握が困難であり、統計資料がなかった。ゴパール博士たちの精力的な調査で、この一二月の段階でインド全三五の州および連邦直轄地のうち二三地域で六三〇のコロニーが確認され(現在は七五〇以上が確認されている)、それぞれを率いるリーダーが判明した。今回の会議には、彼らの多くが出席することになった。会議では「デリー宣言—尊厳の回復を求めて」が決議され、ネヴィス・マリー氏がこれを読み上げた。彼女自身も、二〇歳の頃にハンセン病を発症、それを知った父親がショックで亡くなり、彼女は学校や職場で厳しい差別を受けてきた。いまは、健常者のご主人とともに幸せに暮らしているが、同じ経験を持つ仲間のために立ち上がり、差別撤廃を求め精力的に活動を続けている。二〇〇五年の国連人権小委員会の本会議での発言者の一人でもある。

回復者の一人であるサラフディン氏は、自らの差別との戦いを振り返り、「自分が弱い人間だとは思ってはいけない。何かを成し遂げたいときには自らの手で勝ち取らねばならない。自分は強いと自覚することが必要なのだ」と決意を語った。またハリヤナ州のコロニーの指導者、グルアパ氏は、「以前は乞食をしていた私が、こんな大きな会議で話をするとは思ってなかった」と語り、「育ちつつある回復者たちの意欲を国内でさらに広げるために、小さい村でも集会を開き、意識改革に努める」ことを提案した。

会議にはインド政府から、社会正義権限委任省のミラ・クマール大臣、そして政策執行省のオスカー・フェルナンデス大臣の二人も参加した。クマール大臣からは、ハンセン病への差別条項が含まれる離婚法を見直し、教育や雇用の場でハンセン病回復者を含む障害者に三%の枠を確保することが報告された。フェルナンデス大臣は、大臣のもとを訪れた二人のボディービルダーから、祖父がハンセン病であるために、州政府に土地から出て行くように言われ、困り果てている、という訴えを受けた体験談を披露した。プーネの病院で医療技術者として働く回復者、アンジャン・デイ氏は、「この会議に出るためにデリーに来て普通のホテルに泊まった。国家の指導者たち、ソーシャルワーカー、医師たちには、こんな風に患者の尊厳を守る態度はなかった」と感慨深げに話した。最後に、会議終了直後に回復者の女性から聞いた言葉を紹介する。「私は遅れて来たので、皆に配られたバッグも毛布もいただくことができませんでした。しかし、私はハンセン病を発症してからの四〇年間の人生で、決して得られなかったものを得ました。それは、尊敬と尊厳です」。

実はこの時点で、公表はされていなかったが、インドはハンセン病の制圧を達成していた。

一二月二〇日、インドを後にミャンマーに向かった。ミャンマー訪問の目的は、同国の政情安定化のための活動だった。翌年に予定されていた国民投票に向け、憲法草案が審議中だったが、当時はまだアウン・サン・スー・チー氏は拘束下にあった。

ミャンマーは、一九五〇年代にはハンセン病の有病率が高く、患者数は一万人あたり五〇人以上と推定されていた。しかし関係者の努力で、二〇〇三年一月、見事制圧に成功した。キン・ニュン首相のもとで開催された、赤くて長いスカートが特徴のレッド・エンジェルスと呼ばれる助産婦たちが参加した制圧記念式典に、私も出席した。長期間続く軍事政権に対する批判が激しい中、我々は一九八〇年代からミャンマーでのハンセン病制圧活動を支援してきた。前述した助産婦の全国ネットワークは、家庭との接触機会も多く、ハンセン病患者の家への毎月の定期訪問で患者の容態を見守るだけでなく、新しい患者発見にも貢献した。特に農村地域の助産婦には、専門医よりも信頼されている人が多かった。笹川保健財団が、彼女たちに自転車三〇〇〇台を寄贈したこともあった。二〇一九年、日本財団主催のミャンマー・ハンセン病全国大会が久し振りに開催され、アウン・サン・スー・チー国家最高顧問も出席されて、回復者の話に熱心に耳を傾けておられた。ペテキン保健大臣も、ミャンマーのハンセン病事情について深く理解されたことと思われる。さらに強力な活動支援を行いたいと考えているところである。

3章

立ち上がる当事者たち【2006▶2009】

彼らが人類の運命を引き受けてくれている

二〇〇六年一月末、インドが国レベルでWHOのハンセン病制圧目標を達成したことを発表した。有病率、つまり人口一万人あたりの登録患者数が一人未満になったわけである。これはハンセン病の歴史において、治療薬の開発と並ぶ大きな出来事だった。多くの専門家もインドのハンセン病制圧は不可能だろうと考えており、インドの制圧達成は「奇蹟」とまで呼ばれた。当時、欧米の一部の関係者は、達成を信じることができず、統計数字を「誤りだ」と発言する人さえいた。しかしそれは、制圧の実現を信じた関係者たちの想像を絶する努力の積み重ねによってもたらされた、真実の「成果」なのである。

二〇〇二年六月の東京で、日本財団、笹川保健財団、WHO南東アジア地域事務局（SEARO）の共催による、インドのハンセン病制圧を目的とする会議が開催され、二〇〇五年中の制圧達成に向けた「東京宣言」が採択された。二〇〇四年一月にはインド、チャティスガール州のライプールで、「インド・ハンセン病制圧全国集会」が開かれ、インドの積極的な制圧活動に向けた具体的な取り組みについて「ライプール宣言」が採択された。もちろん、現場では医療従事者をはじめNGOのスタッフやボランティアたちが、制圧を信じて日々苦闘を続けたのである。「東京宣言」の時点ではインドの有病率は人口一万人あたり三・八人だったので、三年間に四分の一近くまで患者を減らすことに成功したわけだ。

しかし一三億五〇〇〇万以上の人口（二〇二〇年の統計）を抱えるインドでは、有病率が一人未満になったとはいえ、いまだに毎年一〇万人ほどの新規患者が確認され、地域によっては依然として有病率が高い場所も多い。また病気が治癒しても、多くの人は社会的偏見や差別によって物乞いで暮らさざるを得ない現実が残されたままである。もちろん最終目標は、医療面では天然痘と同様にハンセン病を「撲滅」することだが、同時に回復者が「回復者」と呼ばれなくなり、普通の社会生活を送ることができなければ意味がない。多くの病気の中でハンセン病だけが治った後まで回復者や元患者と呼ばれている。元結核者、元マラリア患者などと言われることはないのにである。

あるとき、ダライ・ラマ法王にインドでの私の夢は「物乞いをなくすことだ」と話したところ、笑顔で「それは不可能だよ」と言われた。私が「不可能かどうかはやってみなければわかりません」と、失礼ながら反論したところ、ダライ・ラマ法王は「それはそうだ。あなたの言う通りだ」と理解を示された。インドのハンセン病制圧も不可能だと言われていた。最初からあきらめてしまったら、社会は変化しない。ダライ・ラマ法王にも私の想いに賛同していただき、以降は私の「夢」の実現に、ご協力いただいている。

二〇〇五年から二〇〇六年にかけて、私はインドに二つの活動拠点をつくった。二〇〇五年一二月に、日本財団の全面支援による回復者自身の全国レベルの組織「インド・ナショナル・フォーラム」(二〇一三年にAPAL＝インド・ハンセン病回復者協会に改称)の設立が決定され、翌二〇〇六年一一月には、インドのハンセン病患者、回復者、そして第二世代の人々の自立支援のための財団「S-ILF(Sasakawa-India Leprosy Foundation：ササカワ・インド・ハンセン病財団)」を設立した。

また私は、ハンセン病患者や回復者がおかれている現実を世界の人々に知ってもらいたいと願い、世界的に影響力のある人物や組織・団体の協力を得て、「グローバル・アピール」をスタートし、二〇〇六年一月に、インドのデリーから最初のアピールを発信した。以降毎年、一月最終日曜日の「世界ハンセン病の日」にあわせてアピールの発信を続けている。

二〇〇六年の訪問国

✣一月　インド
◆一月　アメリカ［ニューヨーク・ジュリアード音楽院SYLFF事業］
✣二月　エチオピア
✣三月　ベトナム
✣四月　インド
✣五月　フィリピン
✣五月　スイス
◆五月　マレーシア［練習船引き渡し式典］
✣六月　ブラジル
◆六月　中国［日中佐官級軍人交流］
◆七月　イギリス［グレイトブリテン・ササカワ財団年次総会］
✣七月　インド
✣七月　レソト
✣八月　アンゴラ
✣八月　モザンビーク
◆九月　中国［笹川奨学生ワークショップ］
✣九月　インド
◆九月　中国［笹川杯日本知識クイズ大会］
✣一〇月　インド
◆一〇月　チェコ［フォーラム2000国際会議］
◆一〇月　中国［大連・世界海事大学大連分校］
◆一〇月　アメリカ［チャールストン・米日財団理事会］
◆一〇月　マリ［「SG2000」二〇周年記念］
✣一一月　ラオス
◆一一月　タイ［API会議］
✣一一月　ネパール

✣は、本書に活動記録を収録
●「SYLFF［Sasakawa Young Leaders Fellowship Fund］」＝ササカワ・ヤングリーダー奨学金制度●「フォーラム2000」＝ビロード革命のハベル元チェコ大統領、ホロコーストを生きぬいたノーベル平和賞受賞者、アメリカのエリー・ヴィーゼルと私の三人で、チェコの古都・プラハで一九九七年に立ち上げた国際知的対話の国際会議●「SG2000［ササカワ・グローバル2000］」＝アフリカ貧農支援のための農業プロジェクト●「API［Asian Public Intellectuals］」＝アジア公的知識人奨学金

初めての「グローバル・アピール」とインドの制圧達成——インド（デリー、ウエスト・ベンガル州、ジャルカンド州）［一月］

［ルート］成田→タイ・バンコク（飛行時間五時間四〇分・トランジット二時間）**→インド・デリー**（飛行時間四時間）**—二泊—デリー→ウエスト・ベンガル州コルカタ**（飛行時間一時間三〇分）**—一泊—ジャルカンド州コルカタ→ランチ**（飛行時間一時間）**—二泊—ランチ→デリー**（飛行時間一時間三〇分）**→バンコク**（飛行時間四時間・トランジット三時間）**→成田**

「世界ハンセン病の日」の二〇〇六年一月二九日、デリーにおいてハンセン病と差別の問題について世界に訴える第一回の「グローバル・アピール」を発表した。これは、ハンセン病によってスティグマ（社会的烙印）や差別の対象となった人々が、人間としての尊厳や基本的な権利を回復して生きるための私の呼びかけに、世界の指導者一一人の賛同をいただいて、世界に向けて発信したメッセージである。ハンセン病の正しい知識の普及と偏見・差別の解消には、私の活動だけでは非力である。そこで世界に影響力のある個人や団体の力を借りたいと考え、始めたものである。インドのメディアのみならず、日本の新聞二四社や海外メディアでも取り上げられた。このアピールには、以下の一二人が署名した。

オスカー・アリアス（元コスタリカ共和国大統領、ノーベル平和賞受賞者）、ジミー・カーター（元アメリカ合衆国大統領、ノーベル平和賞受賞者）、ダライ・ラマ法王（ノーベル平和賞受賞者）、ハッサン・ビン・タラル（ヨルダン・ハシェミット王国王子）、ヴァーツラフ・ハヴェル（前チェコ共和国大統領）、ルイス・イナシオ・ルラ・ダ・シルヴァ（ブラジル連邦共和国大統領）、オルセグン・オバサンジョ（ナイジェリア連邦共和国大統領）、メアリー・ロビンソン（前アイルランド大統領、元国連人権高等弁務官）、笹川陽平（日本財団会長）、デスモンド・ツツ（ノーベル平和賞受賞者）、R・ヴェンカタラーマン（元インド大統領）、エリー・ウィーゼル（ノーベル平和賞受賞者）。

世界的指導者がハンセン病の問題の重要さに目を向け、ともに偏見や差別と闘う意志を示したことが、この病気によって深い絶望感に苛まれ、不当な差別と戦い続けている患者や回復者の尊厳回復の大きな力となることを確信している。

アピール発表の会場となったインディア・ハビタット・センターには、元インド最高裁長官であるY・V・チャンドラチャッド判事、ILU(International Leprosy Union：国際ハンセン病連合)代表のS・D・ゴカレ博士、ハンセン病と人権の問題の国連特別報告者を務める横田洋三中央大学教授、国際回復者組織のIDEA(International Association for Integration, Dignity and Economic Advancement)代表のP・K・ゴパール博士など、この問題に深い関心を持ち、第一線で活動をしてきた人々が参加した。インドネシア、フィリピン、ネパール等からの回復者代表も参加し、各国のハンセン病患者・回復者とその家族に対する社会差別の状況を報告した。

アピール発表の式典では、私は、インドのハンセン病患者および回復者の自立支援のため、日本とインドで資金を集めて財団ないしは信託基金のようなメカニズムを立ち上げる計画を発表した。この基金により、次の三つを進める予定である。「ハンセン病患者および回復者に職業訓練の場を設け、インド経済界の協力を得、彼らの雇用を促進すること」。「ハンセン病の女性回復者・家族などが、刺繍や手工芸などの技術を身につけ、生計を立てられるよう、小額融資制度を立ち上げること」。「患者や回復者本人、あるいはその子どもが貧困や差別のために学校に通えない現状を打開するため、奨学金制度などを通じて、彼らが一般の子どもとともに学校に通える環境をつくること」。ただし、資金を集め、スキームをつくるのは私の仕事であっても、具体的な行動計画を立て実行に移すのは、当事者である患者や回復者である。彼らが、医療・法律・ソーシャルワーク等の分野における専門家の協力を得て活動するという形がいちばん望ましいと考えている。インド回復者の全国組織であるインド・ナショナル・フォーラム(現APAL)の設立指導と財政支援も行っており、その後「S-ILF(Sasakawa-India Leprosy Foundation：ササカワ・インド・ハンセン病財団)」を設立した。

こうした活動を遂行する意欲や実力を持った回復者たちは、世界各国に存在する。「グローバル・アピール」に

GLOBAL APPEAL TO END STIGMA AND DISCRIMINATION AGAINST PEOPLE AFFECTED BY LEPROSY

Leprosy is among the world's oldest and most dreaded diseases. Without an effective remedy for much of its long history, it often resulted in terrible deformity. It was also thought to be extremely communicable. Patients were abandoned, forced to live in isolation and discriminated against as social outcasts.

In the early 1980s, an effective cure for leprosy became available. Multidrug therapy has successfully treated over 14 million people to date. Contrary to popular belief, leprosy is extremely difficult to contract. With prompt diagnosis and treatment, it can be medically cured within 6 to 12 months without risk of deformity.

Yet fear of leprosy remains deep-rooted. Misguided notions endure — that it is "highly contagious," "incurable" and "hereditary." Some even regard it as "a divine punishment."

Ignorance and misunderstanding result in prejudice and discriminatory attitudes that remain firmly implanted as custom and tradition.

Consequently, patients, cured persons and their entire families suffer stigma and discrimination. This limits their opportunities for education, employment and marriage, and restricts their access to public services.

Fearful that by speaking out they will invite further discrimination, for long years people affected by leprosy, including their families, have been cowed into silence. Such silence reinforces the stigma that surrounds them.

The world has remained indifferent to their plight for too long.

Article 1 of the Universal Declaration of Human Rights states that "All human beings are born free and equal in dignity and human rights." This article, however, is meaningless to people affected by leprosy, who continue to suffer discrimination.

We appeal to the UN Commission on Human Rights to take up this matter as an item on its agenda, and request that it issue principles and guidelines for governments to follow in eliminating all discrimination against people affected by leprosy.

We further urge governments themselves to seriously consider this issue and act to improve the present situation with a sense of urgency.

Finally, we call on people all over the world to change their perception and foster an environment in which leprosy patients, cured persons and their families can lead normal lives free from stigma and discrimination.

January 29, 2006

Oscar Arias
Former President of Costa Rica
Nobel Peace Prize Laureate

Jimmy Carter
Former President of the United States of America
Nobel Peace Prize Laureate

The Dalai Lama
Nobel Peace Prize Laureate

El Hassan bin Talal
Prince of the Jordanian Hashemite Royal Dynasty

Václav Havel
Former President of the Czech Republic

Luiz Inácio Lula da Silva
President of the Federative Republic of Brazil

Olusegun Obasanjo
President of the Federal Republic of Nigeria

Mary Robinson
Former President of Ireland
Former UN High Commissioner for Human Rights

Yohei Sasakawa
Chairman, The Nippon Foundation

Desmond Tutu
Archbishop Emeritus of Cape Town
Nobel Peace Prize Laureate

R. Venkataraman
Former President of India

Elie Wiesel
President, The Elie Wiesel Foundation for Humanity
Nobel Peace Prize Laureate

Contact The Nippon Foundation (http://www.nippon-foundation.or.jp or fax 813-6229-5602) for more information

第1回「グローバル・アピール」のポスター

も参加したＨ・グイヤ氏は、ハンセン病患者を隔離した長い歴史を持つフィリピンのクリオン島で初代市長を務め、現在は教職に就いているが、式典で「スティグマをなくし、自分の人生やコミュニティの将来を変えていくためには教育が必要である」ことを強く訴えた。クリオン島には産業がなく、保健省や海外からの支援によって住民の生活が支えられているが、回復者の高齢化が進む現在、増加する第二世代、第三世代がどう生計を立てていくかが重要な課題となっている。二五歳のネパール人女性、パルワティ・オリ氏も、経済的自立の難しさを訴えた。彼女はハンセン病関連のＮＧＯの支援で看護の訓練を受け、現在は看護師として働いている。彼女の発言からは、女性のハンセン病回復者であることで、社会から二重の制約を受けていることがうかがわれた。

グローバル・アピール式典の翌日、私は早朝の航空便でウエスト・ベンガル州の首都、コルカタに移動した。この一月三〇日は、「ハンセン病の日」であり、マハトマ・ガンジーが暗殺された日である。このガンジーゆかりの日に再度、現地メディアに向けて「グローバル・アピール」の発表を行った。発表式典には、コルカタのＢ・Ｒ・バッタチャヤ市長とウエスト・ベンガル州のＮ・アディカリ法務大臣も参加。会場には、ハンセン病回復者が描いた絵が飾られ、白いキャンパスに即興で絵を描くパフォーマンスも行われた。

滞在三日目は、コルカタから飛行機で四〇分ほどの東部のジャルカンド州へ向かった。この日も早朝三時起床、六時発の便での移動となった。インドの国内線は早朝から飛行機が飛んでいるため、一日を有効に使える。州都ランチから、ジャムシェットプールへ車で二時間半かけて移動し、コロニー二カ所を訪れ、ハンセン病と人権をテーマにするセミナーに出席し、また同じ時間をかけてランチに戻った。慌しい日程になったのは、二つの都市を結ぶ草原地帯が共産主義武装勢力の「ナクサライト」の活動地域であるためである。夕暮れどきは強盗や野盗に狙われる可能性もあり、日没までには州都に帰りつかねばならないとのことだった。州のゲストとして招かれた私には警護官までついたが、この警護官本人の生理現象のため、まさに夕暮れどきに車を草原地帯に止めた。危険地域まっただ中での、何とものんびりした話である。

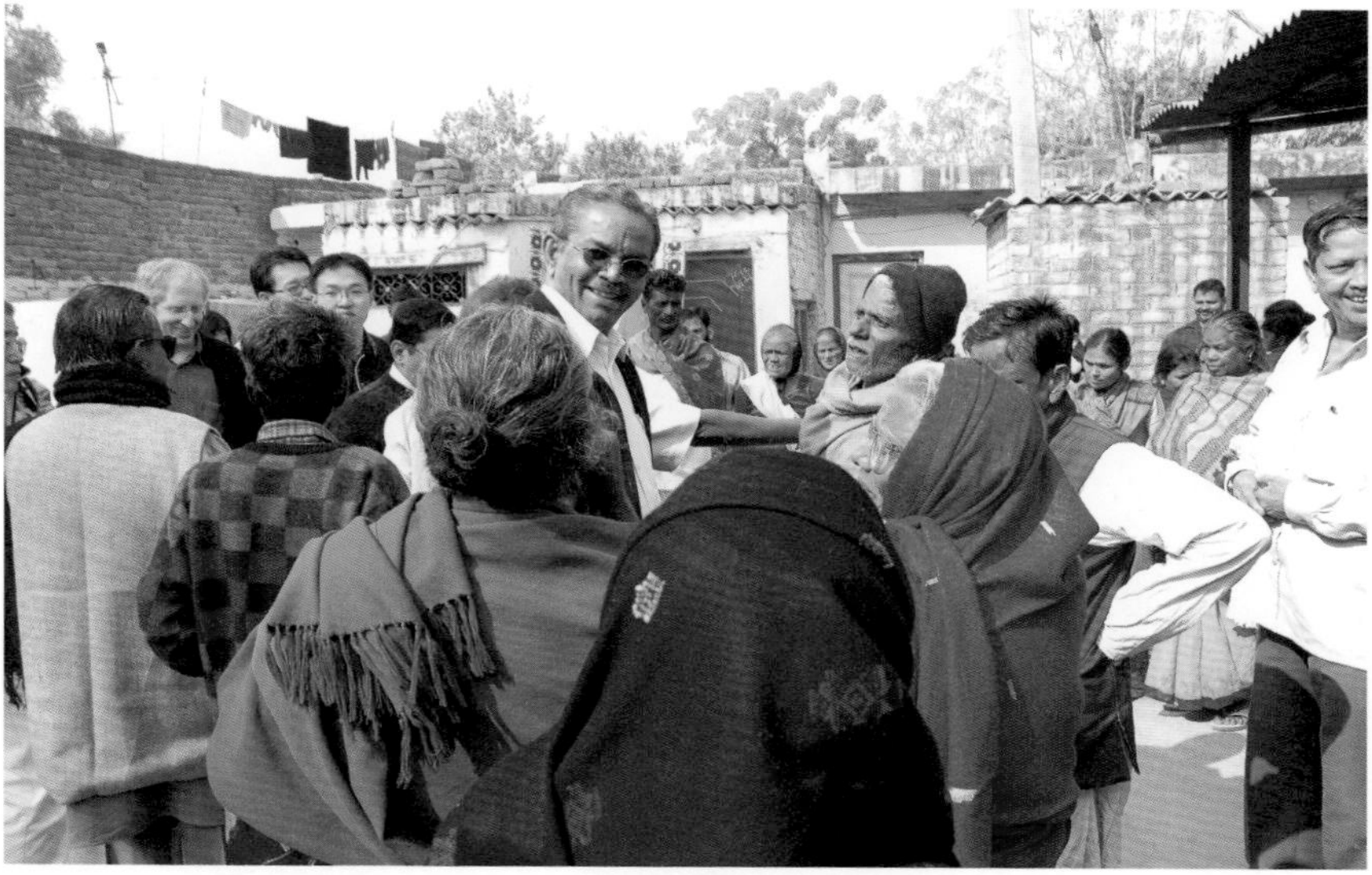

回復者から陳情を受けるゴパール博士（インド、デリー、2006年1月）

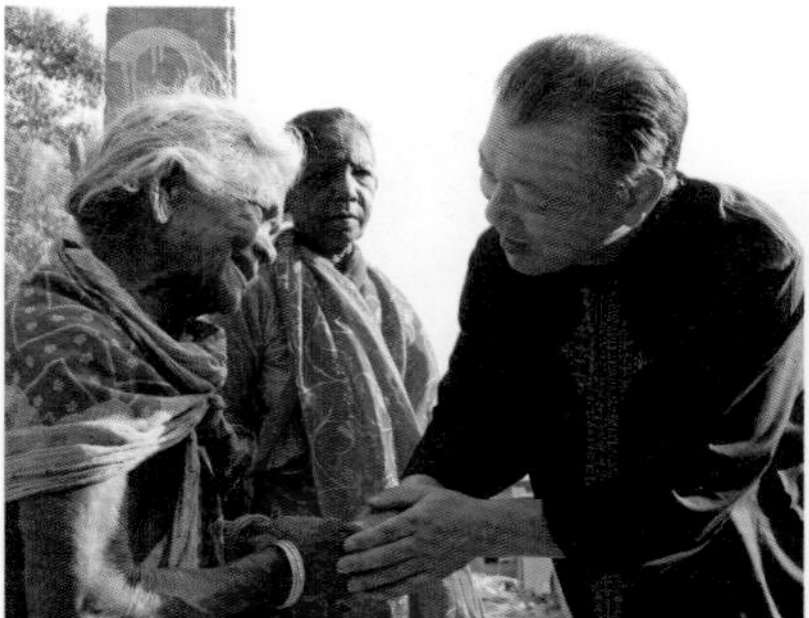

老婦人からの挨拶を受ける。ジャムシェットプールにて（インド、ジャルカンド州、2006年1月）

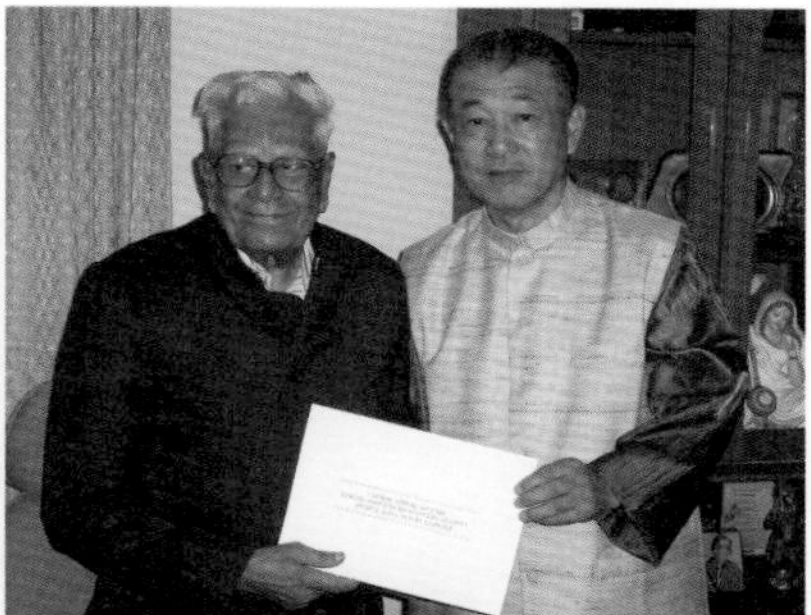

ハンセン病の制圧に熱心なヴェンカタラーマン元大統領にグローバル・アピールを手渡す（インド、デリー、2006年1月）

訪れたコロニーは、ジャヤプラカシュ・ヒンド・マインズ・コロニーとマハトマ・ガンジー・アシュラム。ジャムシェットプールにはヒンドゥー教の一派、BSS(Bharat Sevashram Sangha)の本部があり、ハンセン病制圧活動に力を入れている。マハトマ・ガンジー・アシュラムは、彼らが支援するコロニーだ。約九〇世帯、四〇〇人が住み、老人ホームや病院も併設され、介護が行き届いていたが、いまだに物乞い生活者が多いようである。コロニーではときに歌や踊り、そして花束での歓迎を受ける。インドの一月は、朝晩かなり冷えるが、歓迎を受けるのにマフラーは失礼と外した途端、次から次へ、たっぷり水を含んだ花輪を首に掛けられ、私の首はまるで輪投げの台のように花輪で埋まった。歓迎陣の前では花輪を外すこともできず、あまりの冷たさに後頭部が痺れてしまった。次にインドの女性がつける額の赤いしるし「ビンディ」をつけられた。原則として既婚で、なおかつ夫が存命中のヒンドゥー教徒の女性がつけるものだが、歓迎のしるしでもあるらしい。私の眉間には縦皺があり、洗ってもなかなかとれない。インドでは眉間がいつもヒリヒリしている。

人権に関するセミナーには、地元のボーイ・スカウトたちが多数参加した。インドの「インド・スカウト・ガイド連盟」は、地元のボランティアとともに患者宅を訪問するほかに、学童用の手帳、ノートブック、鉛筆などに、「ハンセン病は治る病気である」、「薬は無料である」、「差別をしてはいけない」という「三つのメッセージ」を印刷したものを配布し、大きなバナー用の布にハンセン病制圧への署名を集めるといった啓蒙活動に力を入れていた。

このセミナーと、翌日のメディア・ワークショップでのいちばんの目的は、「グローバル・アピール」をジャルカンド州のメディアに発表し、ハンセン病患者の人権問題に対する社会の関心を高めることだった。州当局からも、知事、保健大臣、ハンセン病担当官をはじめ多数が参加し、州のハンセン病対策について意見交換をした。私が三年前にジャルカンド州を訪れたときの有病率は四・一人と非常に高かったが、一・四一人にまで激減していた。保健関係者の話によると、ジャルカンド州のメディアは他州に比べ先見性のあるテーマに敏感であり、ハンセン病に関する医療および社会面両方の問題を積極的に取り上げてきたとのこと。今回も、セミナーには一五社、メディア・ワークショップには一九社が集まってくれた。

我々がデリーで「グローバル・アピール」を発表した直後の一月三〇日、インド政府が正式にインドにおけるハンセン病の制圧達成を発表した。世界で最多の患者と回復者を有するこの国で、マハトマ・ガンジーの夢だったハンセン病の制圧が達成されたことは歴史的な出来事でもある。アフリカのアンゴラでも制圧が達成されたという知らせも入り、この時点で残る未制圧国は、ブラジル、マダガスカル、モザンビーク、タンザニア、コンゴ民主共和国、中央アフリカ、ネパールの七カ国になった。

私はインドの制圧達成の発表を聞いて、正直のところ満足感というより、何ともいえない虚脱感、疲労感に襲われた。この三年間に一八回インドを訪れ、全国各地を駆け回った疲労が一度に出たのかもしれない。二〇年前、一一〇〇万人を超えていた患者が、一〇万人以下になるとは、専門家も予想していなかった。インド政府、

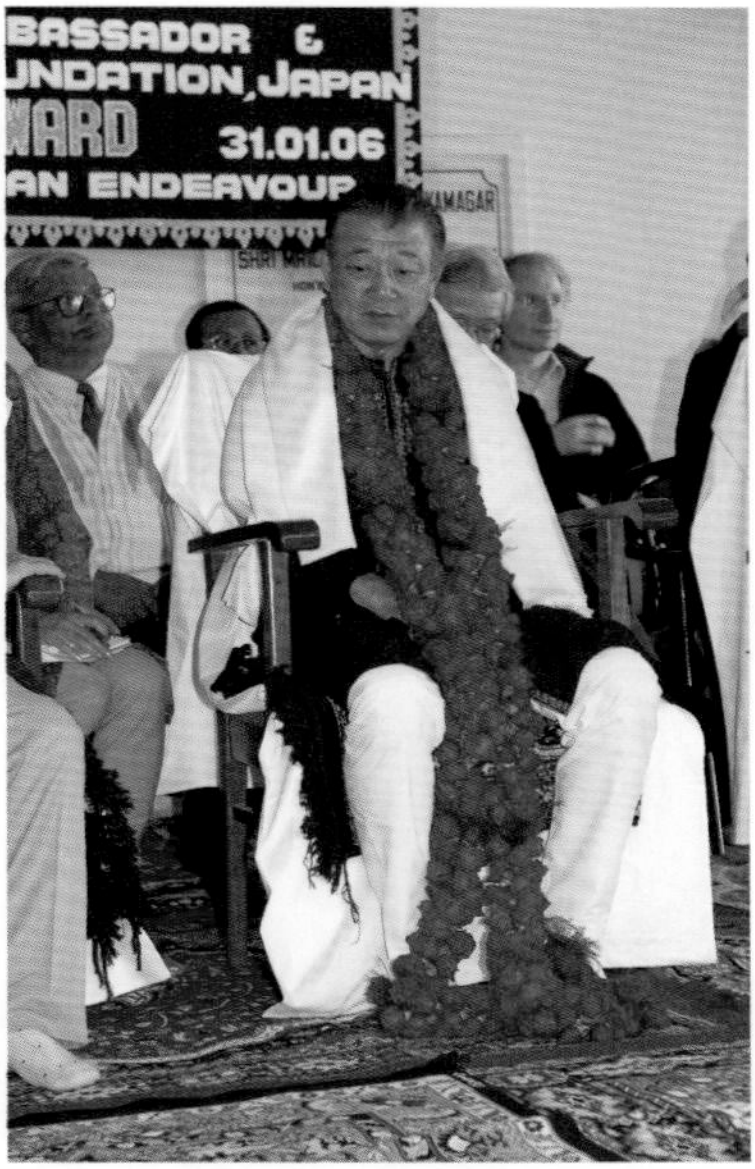

こんなに長い花飾りをかけられたのはこの時が初めてである(インド、ジャルカンド州、2006年1月)

WHOをはじめ、全ての関係者の努力に心から感謝申し上げたい。

ENAPALと農業支援プロジェクト——エチオピア連邦民主共和国［二月］

［ルート］成田→フランス・パリ（飛行時間一二時間・トランジット四時間）→エチオピア・アディスアベバ（飛行時間七時間二〇分）—三泊—アディスアベバ→パリ（飛行時間七時間三〇分・トランジット六時間）→成田（飛行時間一二時間）

二月には、一〇年ぶりにエチオピア連邦民主共和国で活動した。ルートは成田からパリ経由、帰りは二日連続の機内泊となり、エチオピア滞在は、三泊七日（都合ホテル三泊、機内三泊）と比較的短いものだった。

日本でエチオピアといえば、東京オリンピックのマラソンの金メダリストのアベベ選手が想起されるかもしれない。我々の日常生活の一部になっているコーヒーはエチオピア原産で、コーヒー豆はいまでも同国いちばんの輸出産品である。エチオピアは、アフリカ最初の独立国でもある（建国は紀元前一〇世紀頃）。一世紀にはキリスト教が伝播し、現在も人口の六割がキリスト教徒である。またアメリカの解放奴隷が植民していたリベリア以外で、アフリカ大陸の中で植民地にならずに独立を守った唯一の国でもある。

一九八四年のエチオピアの飢餓は悲惨だった。日本財団は、亡父、笹川良一の指導のもと、イギリスからマーシーフライトで緊急援助物資を送付したが、父の「魚を与えるより、魚の釣り方を教えろ」との指示により、私は元NHK外信部の田中至氏と二人で、ジミー・カーター米国元大統領と農業科学者でノーベル平和賞受賞者のノーマン・ボーログ博士を説得する旅に出た。カーター元大統領は説得に応じたが、ボーログ博士は、「アフリカについては経験がない、年齢も七〇歳を超えたので引退するつもりだ」とのこと。それを聞いた父が東京から、「八〇歳を超える私がアフリカの飢餓に喘ぐ人々のために働く決意なので、是非協力してほしい」と直接電話して、

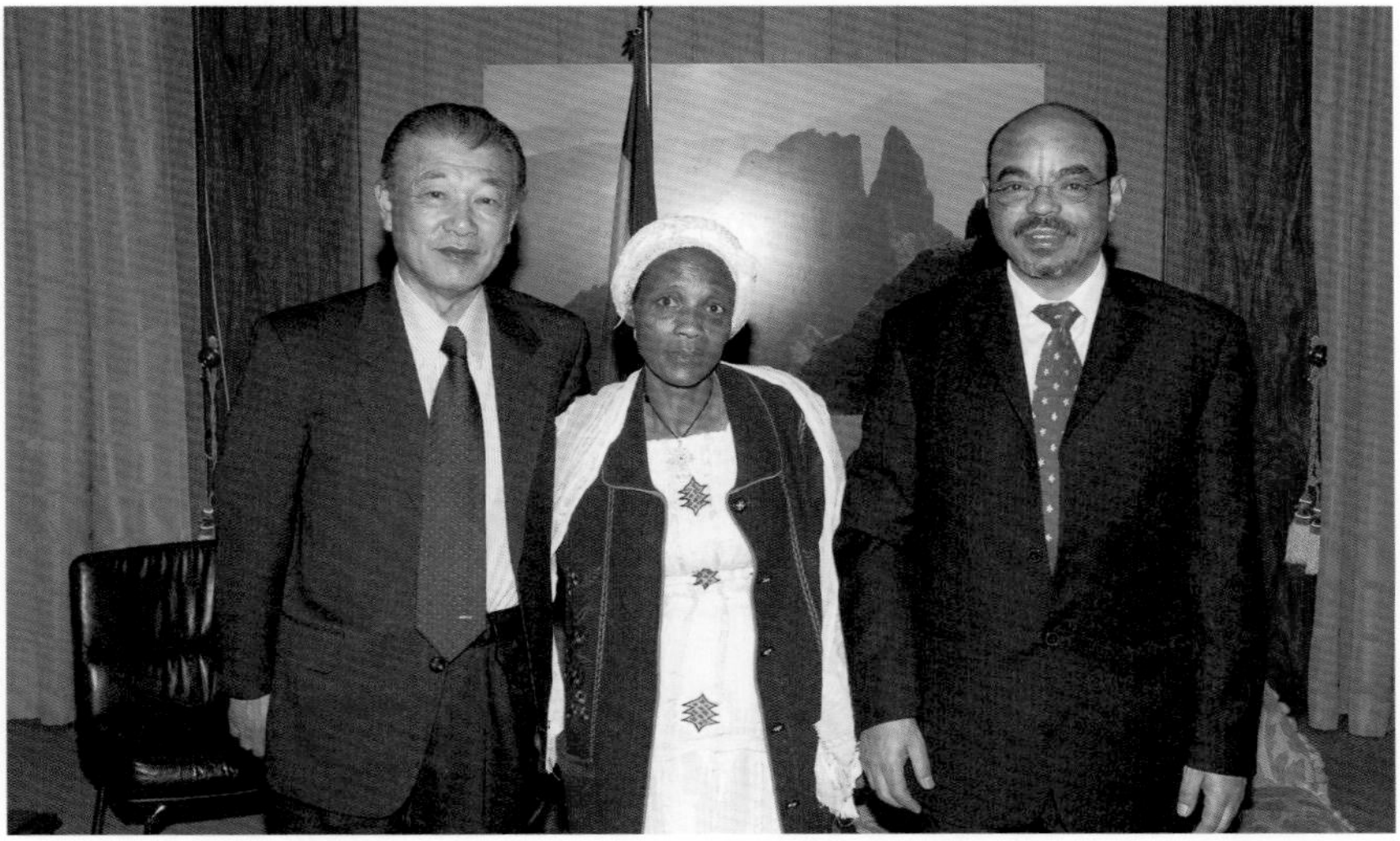

初めてハンセン病の回復者に会ったエチオピアのメレス・ゼナウィ首相（右）とENAPAL代表のビルケ・ニゲツ氏（中央）（エチオピア、2006年2月）

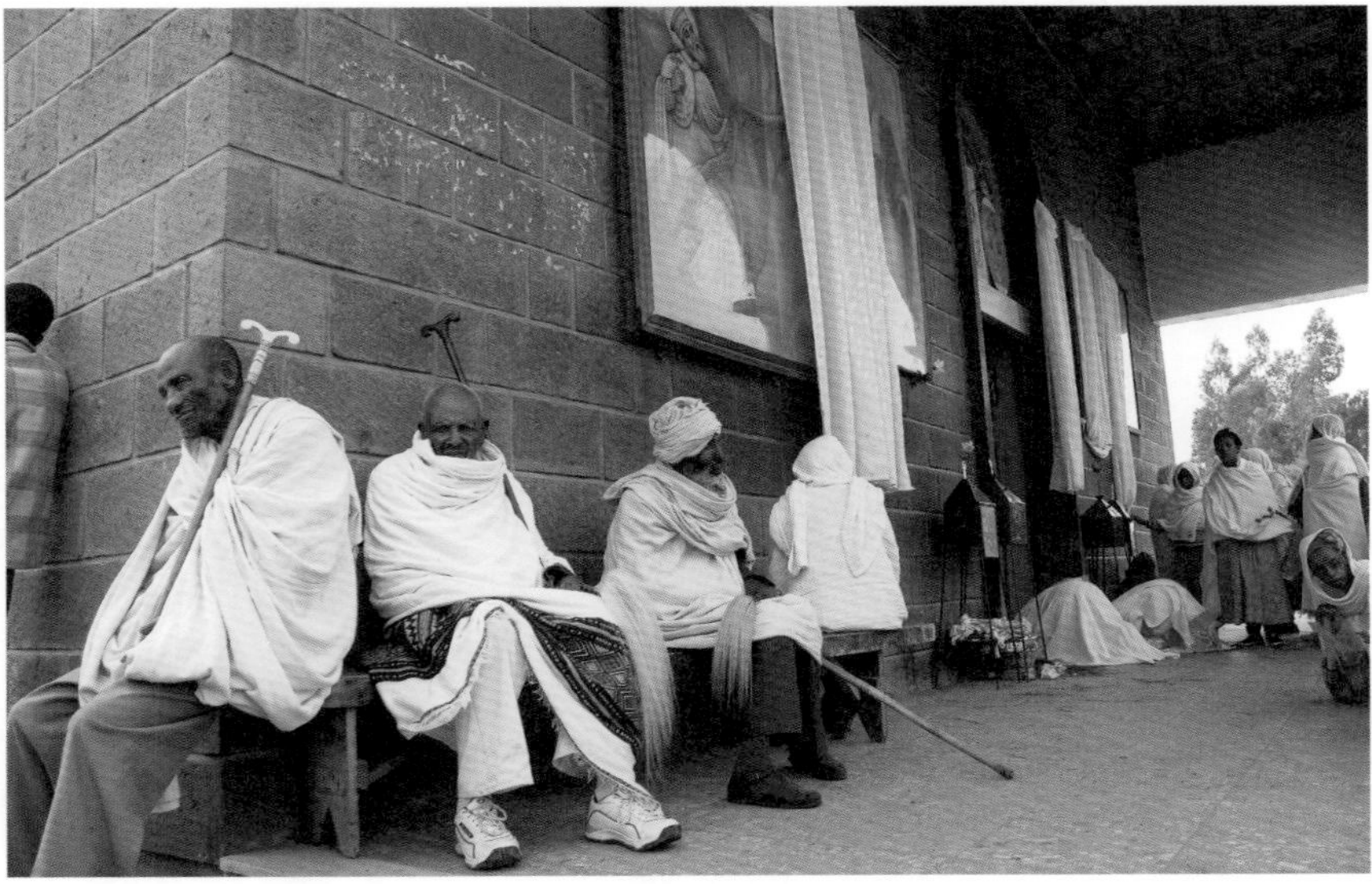

教会のまわりに集まる回復者たち（エチオピア、2006年2月）

了解を得ることができた。このエピソードは、後日ボーローグ博士がいたるところで紹介しておられた。

日本財団は一九八六年、カーター元大統領とボーローグ博士と協力してアフリカの食糧増産プロジェクト「SG2000（ササカワ・グローバル2000）」（事業主体は、ササカワ・アフリカ財団）をスタート。おかげでアフリカでは現在「ササカワ」の名はよく知られている。

かつてエチオピアでは、ハンセン病も非常に大きな問題であり、一九五〇年代からGLRA（German Leprosy and Relief Association：ドイツ・ハンセン病協会）が活動していた。エチオピアのハンセン病制圧の実績には目を見張るものがある。一九八三年には八万一〇〇〇人近くいた患者が一九九九年には五〇〇〇人弱にまで減少し、制圧を達成した。その後も、人口が増加する中、新規患者数を毎年五〇〇〇人ほどにとどめている。その背景には、保健省をはじめとする政府、WHOやNGOの努力がある。

保健省とWHOのスタッフによる説明でも、ヘルスポストの増設やヘルスワーカーの育成・増員など、前向きな動きが目立っていた。気がかりなのは、新規登録患者のうち四〇％以上が障害を負っていることだ。治療薬MDTが普及する前に障害を負った回復者が再発するケースを含むとしても、あまりにも高い数字だ。保健省とWHOのスタッフには、早期発見への取り組みの強化と具体的な計画の立案を強く要請した。

エチオピアでも多くの回復者が、経済的にも社会的にも厳しい生活を余儀なくされている。差別を恐れ、治療のために病院へ行くことを拒む患者が多いことも推測される。状況改善のためには、回復者自らが声を上げて偏見や差別と闘うことが何よりも効果的であり、必要不可欠である。現在エチオピアでは、ENAPAL（Ethiopian National Association of Persons affected by Leprosy：全エチオピア・ハンセン病回復者協会）が患者と回復者の尊厳回復と社会的地位の向上に向けて、重要な活動を展開している。ENAPALは、一九九二年に少数の回復者の話し合いの場としてスタートし、一九九六年に正式に組織化されて、活動基盤を国全体に広げ、いまでは五四の支部を持つ団体にまで成長した。現在はハンセン病に関する正しい知識の普及に加え、回復者の自立のため、個人事業への少額融資や刺繍グループ育成などのプログラムを運営している。

会長のビルケ・ニゲツ氏は六歳でハンセン病を発症し、いくつもの伝統医術師やヘルスポストをまわった後、当時ハンセン病専門病院であったALERT（All Africa Leprosy, Tuberculosis and Rehabilitation Training Centre：全アフリカ・ハンセン病リハビリセンター）を紹介され、ハンセン病と診断された。ALERTは一九六一年にザンナバワルク王妃ハンセン病療養所の跡地に建設された病院兼リハビリセンターである。総合病院となったいまでも、エチオピアで最も進んだハンセン病治療とリハビリのための人材と設備を有している。しかしビルケ氏の母親は、家族が差別の対象にされるのを忌避し、彼女の通院を許さなかった。ビルケ氏は一〇歳のときに知人からバス代を借り、自らALERTに戻った。ハンセン病は治ったものの、治療の遅れで手足に軽い障害が残り、家族や隣人に拒絶されることを恐れて、村には戻らず病院の近くに住み、刺繍で生計を立てて来た。現在、ビルケ氏が始めた刺繍グループでは、三〇人近い女性の回復者が衣服や鞄などをつくっていた。「仕事を持つことが回復者、そして女性の尊厳の回復に何より役立つのです」とビルケ氏は言う。

ビルケ氏の案内で訪れた、ENAPALと同じ敷地内にある聖ゲブリクリストス教会は、日曜日ということもあって賑わっていた。エチオピアはキリスト教国家で、エチオピア正教が広く信仰されている。昔から教会がハンセン病に救援の手を差し伸べていたことから、教会を囲むようにしてできた回復者のコロニーも少なくない。教会、コロニーを散策する間、多くの少年少女を見かけたが、ビルケ氏によると、彼らは回復者の子どもで、ハンセン病を発病した経験がなくても、貧しさから教育を受けられない。教会やNGOの支援で教育を受けても、差別によりなかなか職につけないという。

今回の訪問では、ちょっとしたハプニングがあった。「SG2000」のプロジェクトではメレス・ゼナウィ首相の努力もあって、エチオピアはアフリカ諸国の中の優等生として飢餓から脱出し、ケニアに食糧を輸出するほどになった。当時、首相からその経緯を伝える書簡が届き、大いに喜んだものである。そのメレス首相は多忙の中我々とともに農村を視察し、また収穫祭には必ず出席してくれた。そんな親密な関係にあったので、首相表敬時に首相府には内緒で、ビルケ氏を同行して首相に紹介したところ、一瞬驚かれたものの、アムハラ語での直接対話となった。その内容は翌日、主要メディアの一面トップで大きくとりあげられ、「エチオピアン・ヘラルド」紙の見出しは、「メレス首相：エチオピアにおけるハンセン病撲滅への強い意思表示」というものだった。

エチオピアでの最終日は、早朝にアディスアベバを出発し、車で二五〇キロ南のシャシャマネ地区に向かった。道路は舗装されていたが、広大な草原の中を走る約四時間の行程だった。人口約六万のシャシャマネ地区は一五の村から構成され、ラスタ（ハイレ・セラシエ皇帝を神として崇拝する、ジャマイカ発祥の新興宗教）の村があることで有名である。「ラスタファリアン（ラスタ信仰者）」は、ジャマイカの音楽レゲエが世界を席巻した結果、よく知られるようになった。レゲエ・ミュージシャンには故ボブ・マーリーを筆頭にラスタファリアンの信奉者が少なくなかった。

シャシャマネの中心から一二キロほどのシャシャマネ病院は、一九六六年以降は総合病院として機能しているが、もとはハンセン病専門病院兼療養所として一九五一年に設立された。敷地内には、ハンセン病病棟に加え、ＧＬＲＡとエチオピア政府の共同出資による義足製作所があった。ここでは、義足以外にも足に障害のある回復者のために特別な靴やゴムサンダルもつくっていた。また足の障害が比較的軽い回復者には、デッキシューズにゴムのインソールを敷いた履物を提供している。見た目は普通のデッキシューズなので、回復者の間でとても好評だという。

昼食は、グレート・リフト・バレーの一隅の風光明媚な湖畔で摂った。景観は素晴らしかったが、日差しの強さには閉口した。

病院近くのクイエラ村には、回復者とその家族約七〇〇〇人が住んでおり、回復者が一〇人から一五人ぐらいの単位で自助グループを結成し、足裏の後遺症のケアに互いに気を配っていた。月に一度は集まり、手足の状態

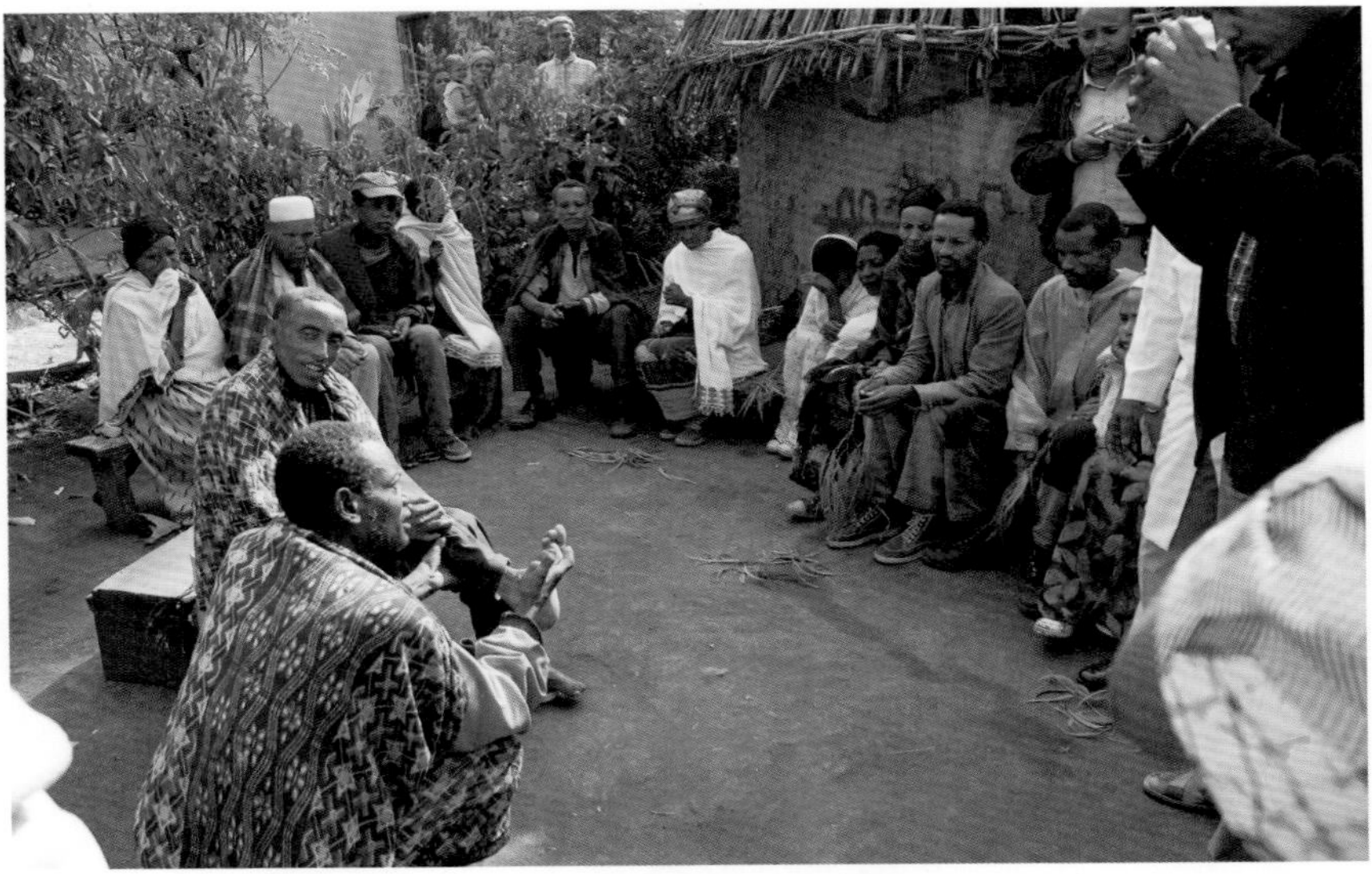

定期的にお互いに足の傷口をチェックする回復者の皆さん(エチオピア、2006年2月)

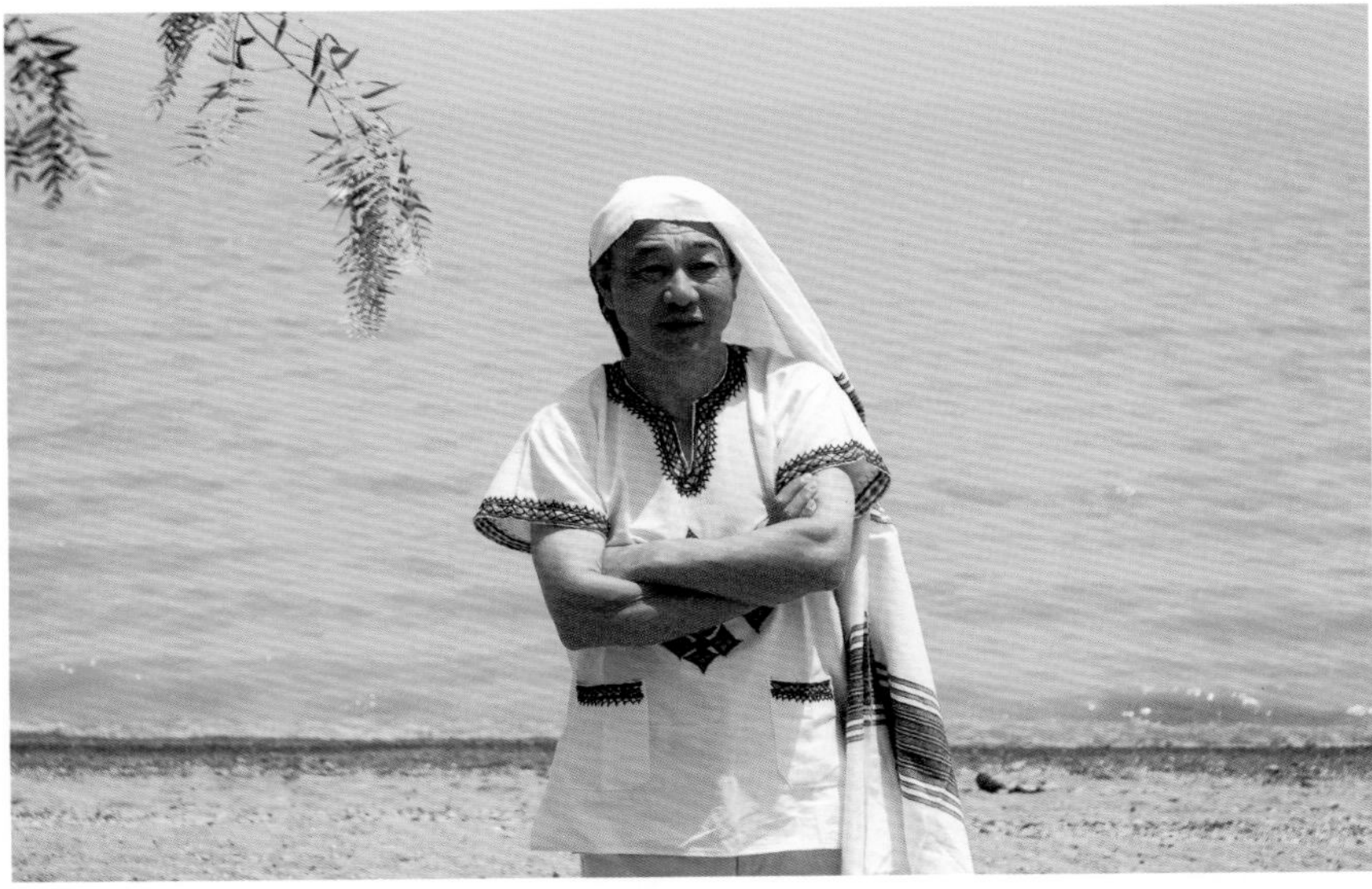

肌を刺すような酷暑の中、グレート・リフト・バレーの湖畔をバックに(エチオピア、2006年2月)

を確認する。手入れが行き届いていた人は拍手で称えられ、不潔で炎症などが見られると注意を受け、ときには罰金を払うことになる。クイエラ村だけでも、このような自助グループが五〇以上あった。

シャシャマネに住む回復者の六〇％が重度な障害を負っており、九九％が最低水準を下回る生活を強いられていた。回復者が多い地域であるのに、ハンセン病への偏見は強く、なかなか仕事が見つからないのが実状で、多くの人は物乞いで生計を立てている。農業に携わっている回復者も少なくないが、生産性が低く、家族が食べる分を栽培するだけでも大変だという。

シャシャマネからアディスアベバへの帰路、日本財団が支援している農業プロジェクトを視察するため、一軒の農家を訪れた。「SG2000」の農業事業には様々なプログラムがあり、今回視察した農家ではエチオピアでは新しい試みの灌漑装置（水瓶）を使っていた。エチオピアでは農民は、雨期のみ作業をしているが、雨期に水をため込む簡単な「水瓶」があるだけで、耕作期間を約二カ月延長できる。農家の女主人ベレツさんは、この手法で付加価値の高い野菜を栽培し、「現在は銀行口座を持っているのよ」と、誇らしげに話してくれた。

また、回復者グループによって運営されている養鶏場では、鶏卵を市場に出して収益を得ていた。ただしこの時期、鶏は一羽もいなかった。鳥インフルエンザ予防のため、ワクチンを接種させているとのことだった。アフリカの地まで鳥インフルエンザの影響がおよんでいたのだ。

私は、「SG2000」の担当者に、クオリティ・プロテイン・メイズ（QPM：高たんぱくトウモロコシ）を鶏に与えることで、栄養価の高い卵の生産が可能であることを確認した。高品質の卵の生産で、回復者グループの商品が市場で高い評価を受けることも夢ではない。「SG2000」が開発している農業技術や材料を、回復者が集団で生活する農村部のコロニーに導入すれば、回復者の生活向上のための新たな方策を創生することが可能になる。さっそく担当者にハンセン病コロニーの人々に技術指導するように指示を出した。このような新しい農業技術を取り入れることで、回復者の生活が改善されるだけでなく、近隣の農家が回復者の村へ指導を受けに来ることになり、交流が生まれるはずである。

元気と差別——ベトナム社会主義共和国［三月］

［**ルート**］成田→香港（飛行時間五時間・トランジット一時間三〇分）→**ベトナム・ハノイ**（飛行時間一時間四五分）—三泊—ハノイ→関空（飛行時間四時間二五分）—大阪一泊—伊丹→羽田（飛行時間一時間）

一九九四年七月にベトナムのハノイにおいて開催された第一回「ハンセン病制圧国際会議」（ハノイ会議）で、日本財団はWHOを通じ、世界中へハンセン病の治療薬MDTを無料配布するための五〇〇〇万ドルの資金提供を申し出た。これによってハンセン病制圧への取り組みがより具体的なものとなった。そのベトナムでは一九九五年にハンセン病の制圧を達成したが、いまも年間四〇〇人以上の新規患者が見つかっている。

二〇〇六年三月、日本財団が奨学金助成をしているベトナム海事大学の創立五〇周年記念式典に参加するため、ベトナムに滞在した。日程の合間をぬって、首

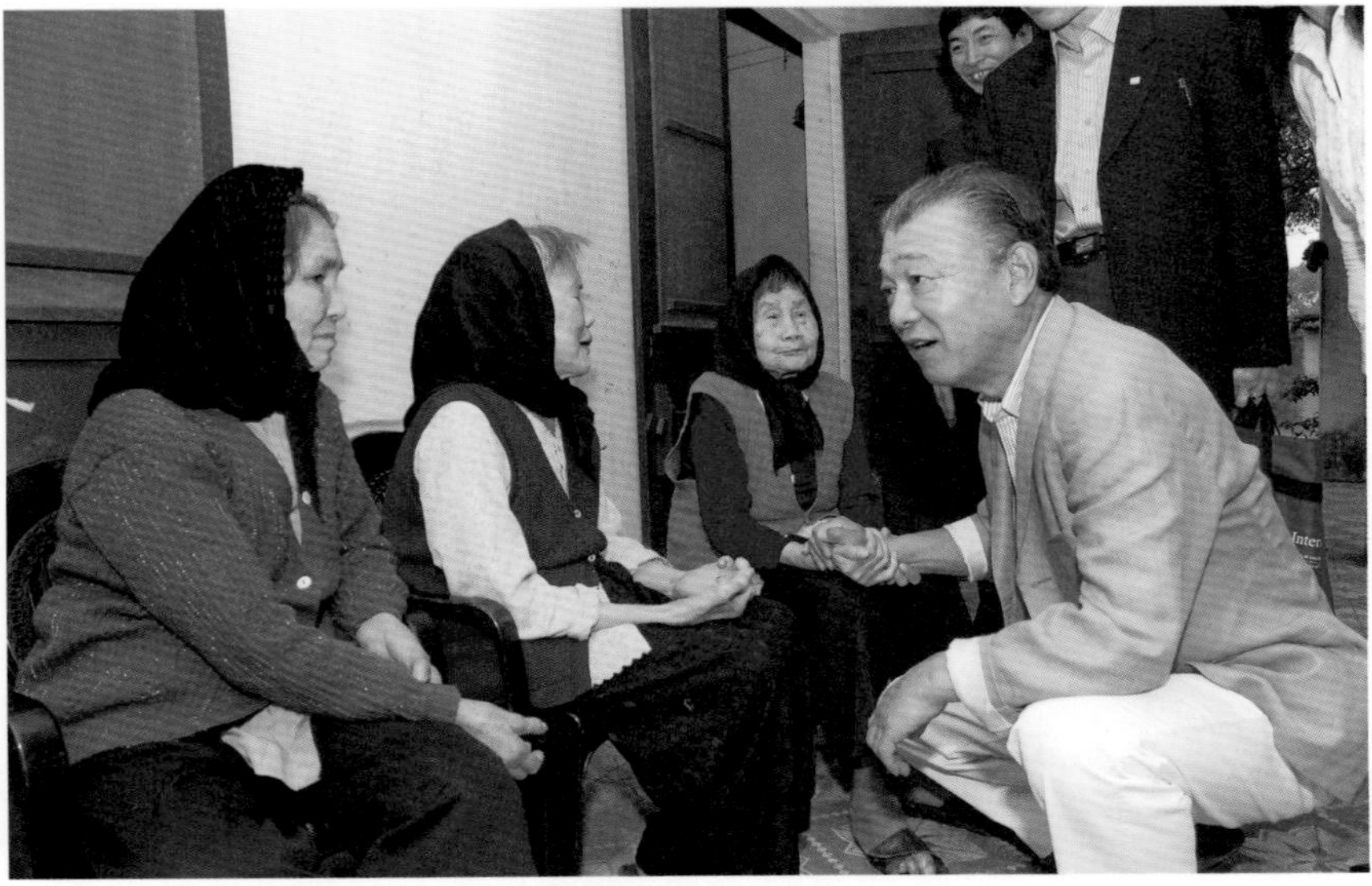

クアカムのハンセン病治療センター（ベトナム、2006年3月）

都ハノイから車で一時間半ほどのバクニン省、クアカムのハンセン病治療センターを訪れた。一九一三年に設立された施設で、一九九四年以来、一二年ぶりの訪問だった。二〇〇人の回復者とその家族、そして一〇〇人の子どもたちが暮らすコロニーが併設され、高齢者居住区で言葉を交わした女性の中には、ここに来て五二年という七六歳の老婦人や自称九六歳の老婦人もいた。集会室に集まった五〇人ほどの人々も、元気でなごやかな雰囲気で、元気の理由は、差別が存在しないことにあるようだった。関係者の話ではかつてはこの地区にも苛酷な差別があったが、現在はほとんどなくなり、センター内の小学校は村の小学校でもあり、三〇〇人の子どもが通っている。センター内には皮膚科専門病院があり、一般患者のほかに二〇人のハンセン病患者が収容されていた。このようなハンセン病回復者のコロニーはベトナム全土に約二〇あり、保健省および国立皮膚性病病院がこれらを管理・運営している。

滞在中、労働省次官のル・ティィエン・タン氏からは、ハンセン病対策をはじめ、戦争による傷害者七万人への

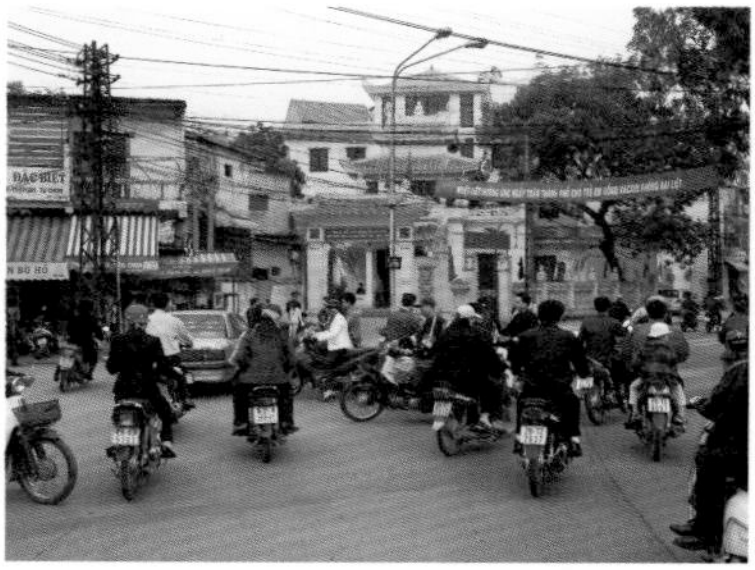

道路に溢れるオートバイ（ベトナム、2006年3月）

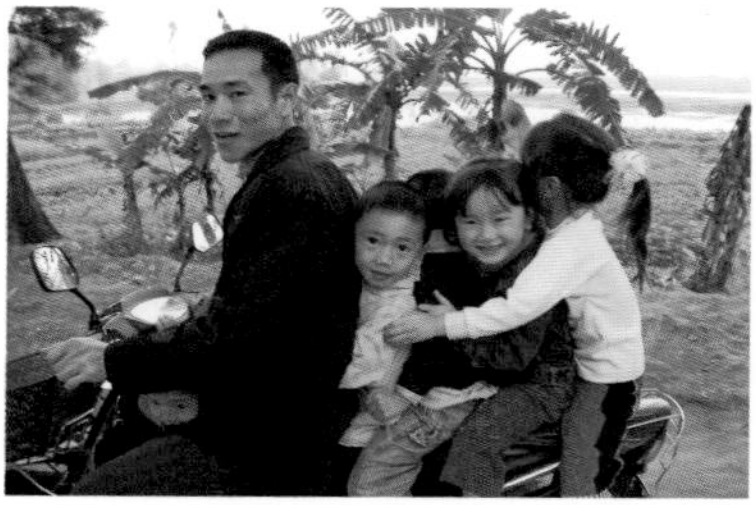

ベトナムでは五人乗りも珍しくない（ベトナム、2006年3月）

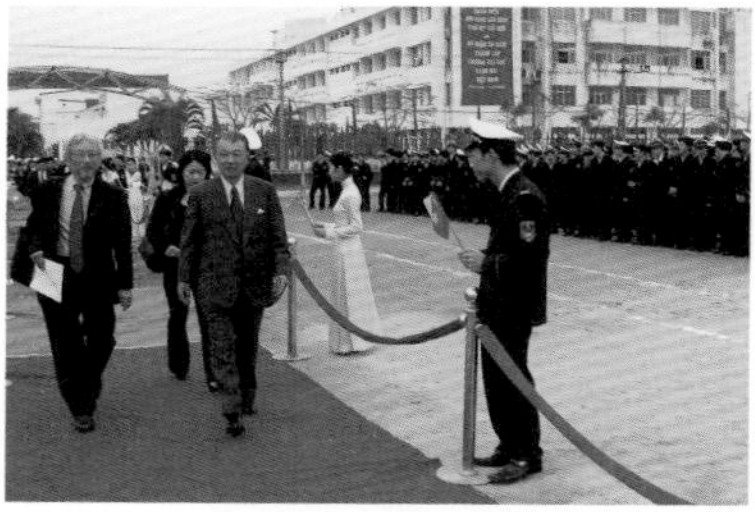

ハイフォン海事大学50周年の主賓として（ベトナム、2006年3月）

簡易義足の提供、ろう者支援などの日本財団の援助に謝意を述べられた。次官によれば、一九九四年に私がハノイで五年間、治療薬MDTを無償支給する決断をしたことが、ベトナムでハンセン病に対する人々の認識を変える大きなきっかけとなったということだった。

回復者の自立支援のための新財団設立へ――インド(デリー)[四月]

[ルート]成田→インド・デリー(飛行時間一〇時間)—三泊—**デリー→成田**(飛行時間七時間三〇分)

四月のインドでの活動の目的は、インドの回復者のための財団づくりの調査と、インドの経済界に財団の資金集めに理解と協力を依頼するためだった。二〇〇五年末にインドがハンセン病制圧を達成したことに対し、政府とWHO関係者にあらためてお祝いのメッセージを届けることも、もう一つの目的だった。インド保健省が、「まだ闘いが終わったわけではない、次のゴールはインド全州における制圧である」と決意を新たにしていたのは、彼らが経験からやればできるという自信を得たからだろう。

昨年一二月には、全国のハンセン病コロニーの代表者が集まって会議を開催したが、この会議を開く過程で、インド全国のコロニーの調査を開始し、約八〇〇のコロニーが存在していること、住民の経済状態は劣悪であり多くが物乞いで暮らしていることが判明した。回復者やその家族から物乞いをなくすのが、私がインドで新たな財団をつくろうと決意した動機でもある。今回のインド訪問では、日本の経団連にあたるインド産業連盟(The Confederation of Indian Industry:CII)や、商工会議所などの経済団体を訪ね、さらにインドの経済界、学界、メディアなど様々な分野の代表者たちに会い、財団の目的について理解と協力を得るための活動に奔走した。

募金活動の際、わかりやすい財団名がいいだろうと、私は物乞いをなくすことを意味する「ベガーズ・フリー」

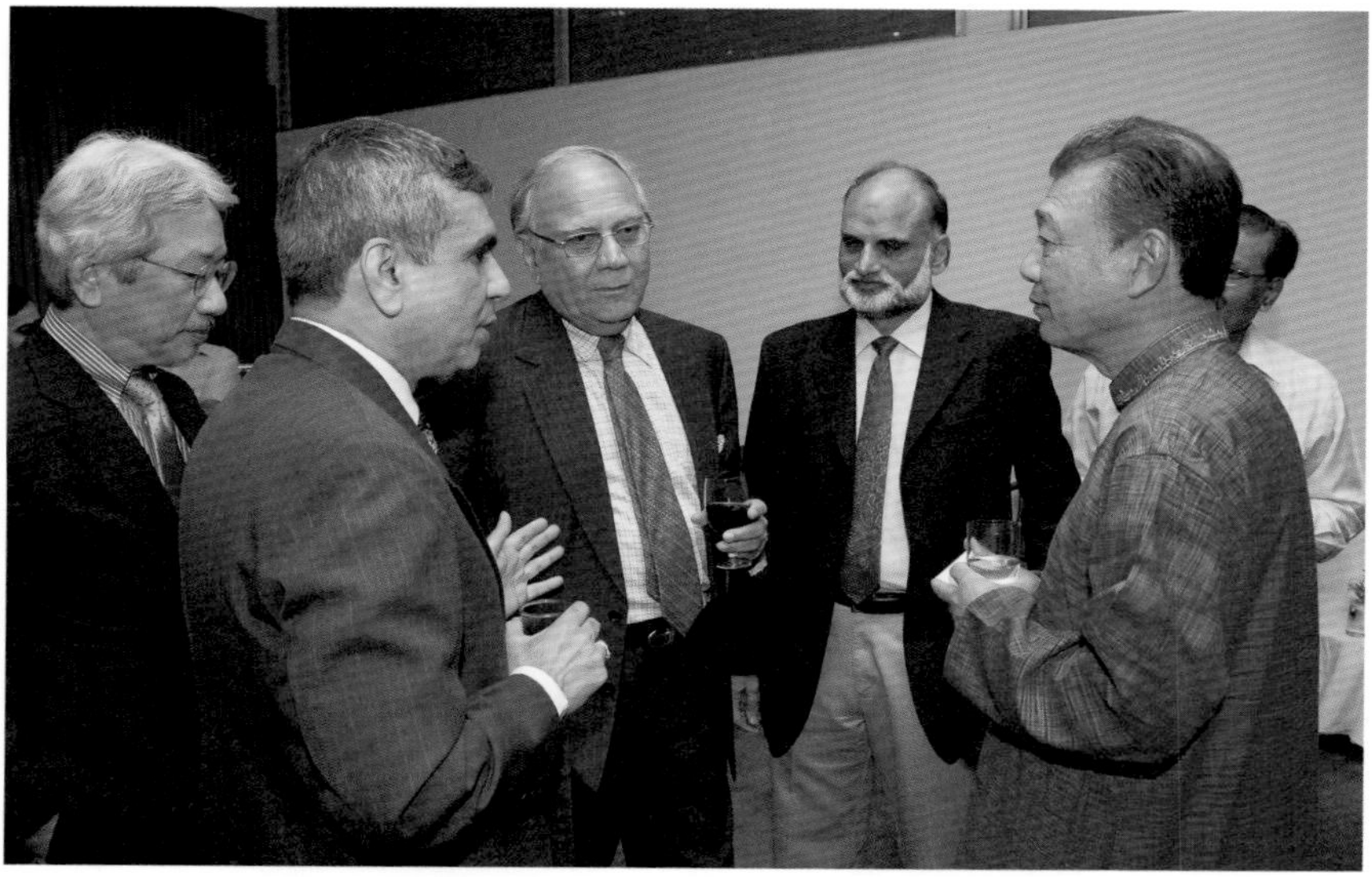

インド産業連盟(日本でいう経団連)の最高幹部たちとの談笑(インド、デリー、2006年3月)

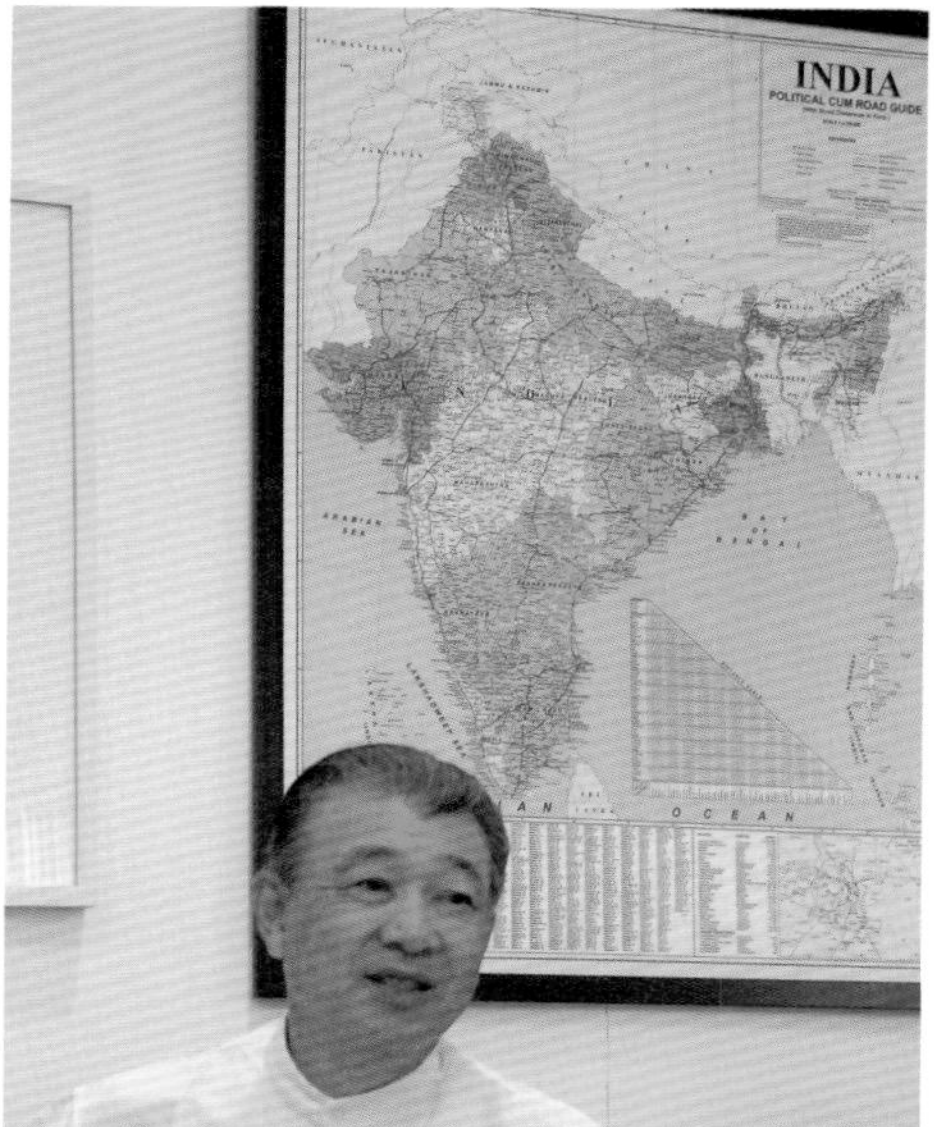

インドの地図をバックに制圧への想いを語る(インド、デリー、2006年3月)

を考えていたが、インドの有識者に失笑され、「インドでは物乞いも職業で、労働組合もある。そのような財団名にすると、物乞いたちは我々の職場を奪うのかと、大規模なデモを掛ける可能性もある」と、冗談半分で注意されてしまった。

絶望の島「クリオン島」の一〇〇年――フィリピン共和国［五月］

［ルート］成田→フィリピン・マニラ（飛行時間四時間）**―一泊―マニラ→ブスアンガ**（飛行時間一時間）**→陸海でクリオン島へ―一泊―ブスアンガ→マニラ**（飛行時間一時間）**→成田**（飛行時間四時間）

ハンセン病は、効果的な治療薬が開発されるまで、何世紀もの間、人々に恐れられ、「排除」と「隔離」の歴史が綴られてきた。ハンセン病患者を隔離した島々は、ハワイのモロカイ島、日本の長島（岡山県）や大島（香川県）、韓国の小鹿島、南アフリカのロベン島、マレーシアのジェレジャック島、フィジーのマコガイ島、さらにはエーゲ海の島々など世界中に存在している。五月に訪れたフィリピンの「隔離の島」クリオン島は、それらの島々のモデルになったことでも知られている。

佐渡島の半分ほどの面積のクリオン島は、フィリピンがアメリカの統治下にあった一九〇六年にハンセン病患者隔離の島として指定された。今回は、ここにハンセン病患者が初めて移送されてから一〇〇周年を迎える記念式典に出席するため、二〇〇二年に続く二回目の訪問となった。

我々は笹川保健財団を通じ、二〇〇四年から現在までクリオン島に様々な支援活動を行ってきた。小規模事業の貸付制度や学校への教育機材の支援等々である。日本の療養所の人々も、クリオン島への援助を行ってきた。今回記念式典で除幕された記念碑の製作費も、日本の国立ハンセン病療養所である長島愛生園からの支援によるもので、長島愛生園とクリオン島は、音楽でもつながりがある。「クリオン楽団」はクリオン島のハンセン病回復者たちの楽団で、愛生園の「青い鳥楽団」の中心メンバーだった近藤宏一氏からの支援により、新しい楽器とユニフォームをそろえた。今回私を港で迎えてくれたのは、この新しいユニフォームを着た「クリオン楽団」のメンバーたちだった。

マニラから空港のあるブスアンガ島まで約一時間だったが、小型飛行機のため、マニラ空港では荷物を持ったままの体重測定を受けた。空港から未舗装の道を約一時間走って海岸へ辿り着き、そこからボートでさらに一時間、マニラから半日がかりでようやくクリオン島に到着した。クリオン楽団の演奏を聴きながら式典会場へ移動。最初に収容者たちが上陸した広場に記念碑が設置され、除幕式には、多くの島民が集まっていた。他島や他州に移った人々もこの日のためにクリオン島に戻って来たため、島は収容できる人口の許容範囲を超え、数日前から水道が止まったり、停電になったりのハプニングが続いていた。

五月六日の式典には国際回復者組織IDEA(International Association for Integration, Dignity and Economic Advancement)ジャパン代表の森元美代治夫妻も出席された。式典の冒頭、最初のハンセン病患者が島に到着するまでの様子が島の回復者による芝居で再現された。患者と家族の惜別の場面や、担架で運ばれてくる患者を迎えるカトリックのシスターや神父たちの感動的なシーンに、多くの観客が涙を流していた。

笹川保健財団の支援で新装されたクリオン島ハンセン病資料館のテープカットも行った。一階には当時の療養所内部の様子や、医療器具、患者や治療風景の写真等が展示され、二階の資料室には、未整理の患者のカルテ等が何箱も積まれていた。これらの資料は、近いうちにデータ化される予定で、資料保存の専門家がボランティアで仕事をしていた。展示物の大部分は、資料館設立の中心人物であるアルトゥロ・クナナン医師によって集められたものだ。クナナン博士の祖父母はクリオン島に最初に送り込まれた患者で、博士はクリオン島で生まれ育ち、奨学金を得てマニラの大学に進学、医師免許を取得した。医師としてマニラに残る道もあったが、故郷のクリオン島で島民のために生きる決心をし、現在は療養所の主任医師を務める傍ら、クリオン島再生に向けた活動の先頭に立っている。歴史保存のために、自ら療養所などの施設に足を運んで、廃棄される寸前の資料をほぼ独力で収集し、保管していた。この資料館の新装によって、クナナン博士が集めた貴重な資料を次世代へ引き継ぐことが可能になった。

私は、クリオン島の歴史を保存し続けることの意義を、以下の記念スピーチで述べた。

クリオン島にハンセン病患者、回復者の隔離が始まって一〇〇周年という歴史的瞬間に立ち会い、皆さんにご挨拶できることは私の大きな喜びです。

我々人類の歴史は、輝かしい進歩の歴史であるとともに、多くの過ちを繰り返してきた歴史でもあります。平和を叫びながら戦争や紛争が、人間の尊厳を追求しながら偏見と差別が世界中に存在してきました。大きな過ちの一つは、世界のハンセン病患者、回復者に対して犯した過ちです。世界中でハンセン病患者の皆さんを社会から強制的に隔離し、基本的人権や尊厳

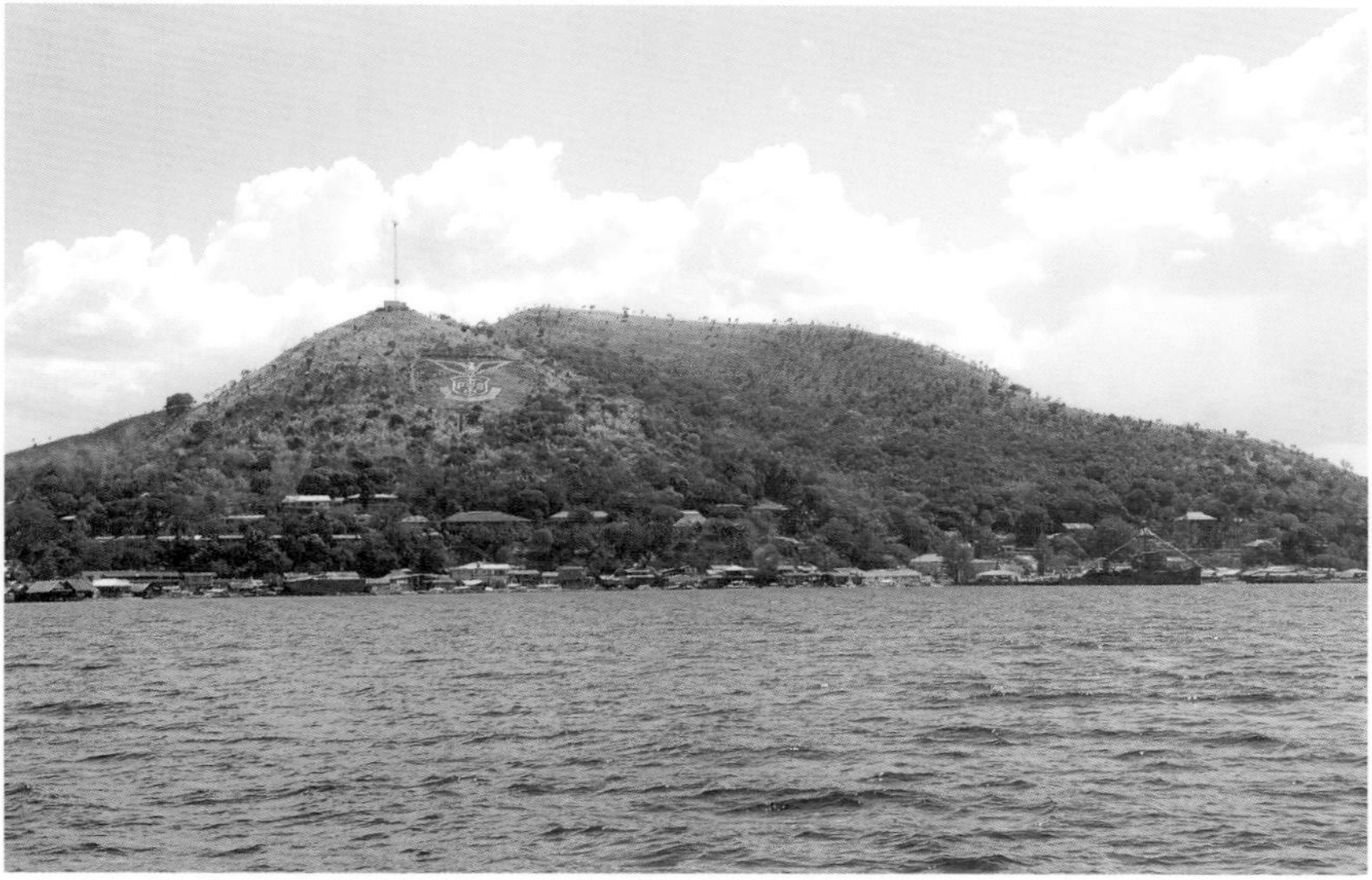

クリオン島（フィリピン、2006年5月）

を奪ってきたのです。このクリオン島をはじめ隔離の島々は世界中に数多く存在してきました。数多くある病気のひとつでしかないハンセン病という病気にかかった、ただそれだけのために、人々は計り知れない悲しみと苦しみを背負いながら生きることを強いられてきたのです。

私はWHOのハンセン病制圧大使として、ハンセン病がいまだに公衆衛生上の問題として残る諸国を訪れ、その制圧への闘いを支援してきました。そして、いまや制圧との闘いは大きく進展しています。

昨年一二月に最大のハンセン病蔓延国であったインドが制圧を達成したことは、歴史的な出来事です。フィリピンにおいても、一九八〇年代から世界に先駆けて導入された治療薬のMDTにより、一九九八年に制圧が達成されました。

ここクリオン島も、クナナン博士をはじめとする関係者の皆さんのご努力で制圧を達成しています。現在未制圧国はブラジルなど六カ国を残すのみとなり、医学的側面での制圧はほぼ時間の問題になったと言えます。

しかしハンセン病との闘いは、病気との闘いだけではありません。病気としてのハンセン病は治っても、なお拭い去れない偏見と差別が存在しています。クリオンの歴史もまさにこの問題との闘いの歴史でもありました。

私はこの偏見と差別の解消なくして真の解決はないと考えています。

今年一月、私はインドのデリーにおいて、ダライ・ラマ法王やジミー・カーター元米国大統領ら世界の指導者たちの賛同を受け、「グローバル・アピール」を発表しました。

この中で、ハンセン病患者に対する「無知と誤解がもたらした偏見と差別的態度があたかも慣習か伝統のように私たちの心の中にある」ことを指摘し、ハンセン病の患者、回復者、そしてその家族が「普通の生活を送ることができるスティグマと差別のない環境を育むこと、そしてそのために世界中の人々一人ひとりの認識を変えてもらう」ことを強く訴えました。

クリオン島の皆さんの一〇〇年にわたる苦難を考えると、この動きは遅すぎたかもしれません。これについては

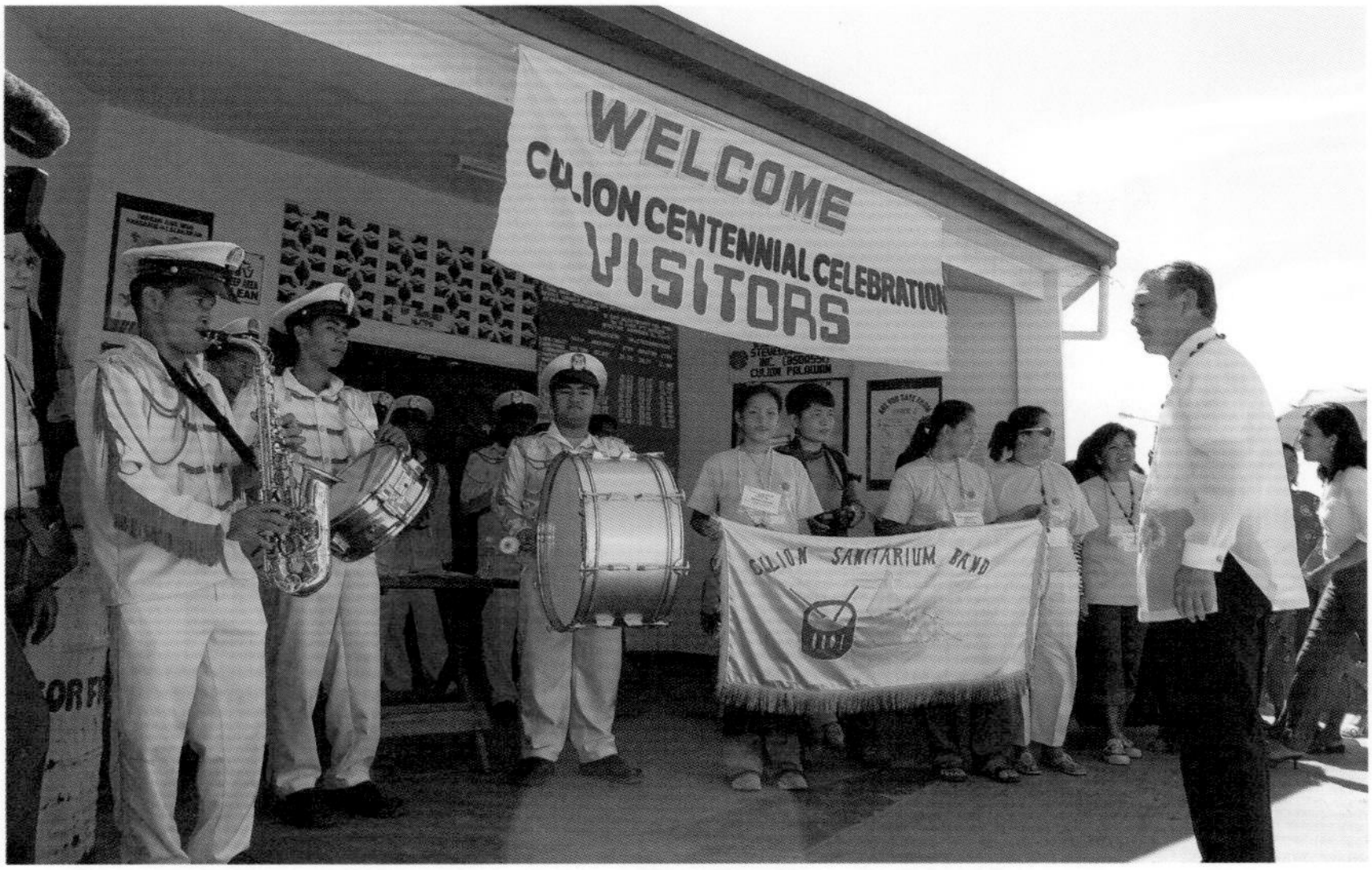

長島愛生園の青い鳥楽団が寄贈した楽器で歓迎してくれた回復者の皆さん（フィリピン、2006年5月）

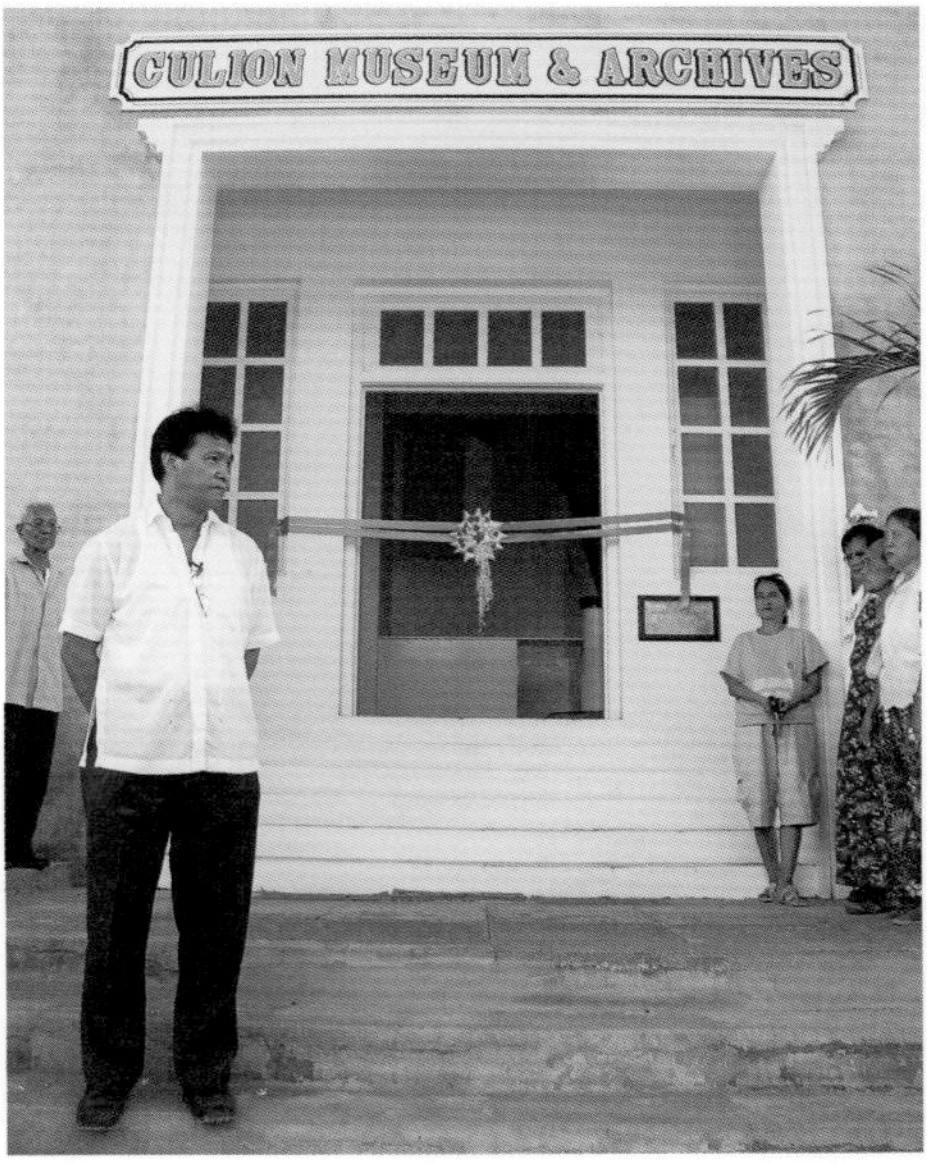

笹川保健財団寄贈のクリオン島ハンセン病資料館の前に立つクナナン博士（フィリピン、2006年5月）

皆さんにお許しを請いたいと思います。しかし、一二人の賛同者の決意を込めたこのアピールを今日ここで皆さんと、クリオンに生き、そして亡くなった全ての人々に捧げたいと思います。

皆さんはもう一人ではありません。グローバル・アピールに賛同した世界の指導者たちが、尊厳の回復を求める皆さんと連帯し、ともにおります。私もこれからも、私の残された人生を、皆さんとともにハンセン病の制圧と差別のない社会の実現のために捧げる覚悟です。

このクリオン島は、皆さんの一〇〇年間にわたる艱難辛苦《かんなんしんく》を乗り越える努力によって、いまや絶望の島から希望の島になろうとしています。ハンセン病回復者とそうでない人々、その家族、子子孫孫が共生する社会が実現したのです。

この事実は、世界中に根強く残るハンセン病と差別の問題を解決してゆく上で力強い指針となるでしょう。社会の誤った認識を変えてゆくには皆さんの力が必要です。

一時期、クリオンという名前を捨てようという動きがあったと聞いています。しかし、皆さんは勇気と誇りをもってクリオンという名とともに生きることを決断されました。

新しい一〇〇年の歴史を歩み始めるにあたり、どうか、皆さん、クリオンの過去一〇〇年の歴史を記録に残して保存し続けてください。この歴史は、人類共通の重要な遺産であり、世代を越えて語り継がれねばなりません。

クリオン島が世界に発するメッセージの重要性をご理解ください。皆さんの起こしている変革は、世界中の同胞に希望と勇気を与えるのです。

クリオン島の社会統合がますます進み、「絶望の島」から「希望の島」へとさらに発展されていくことを心から願っております。

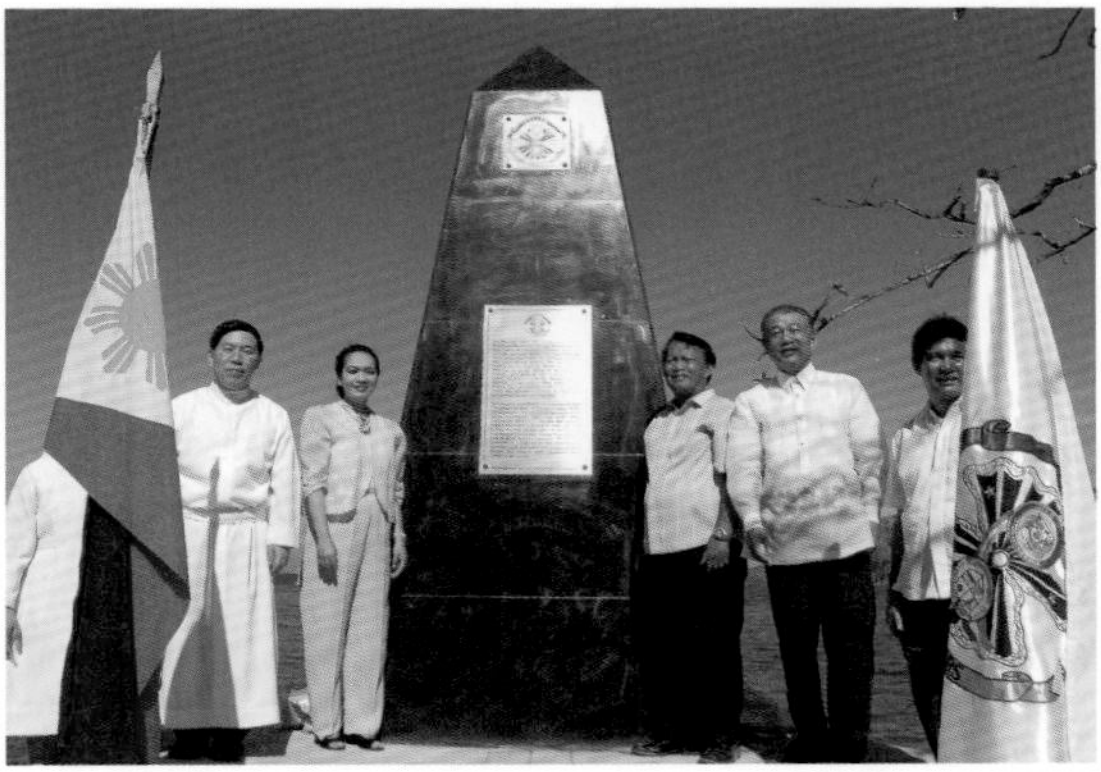

クリオン島100周年記念式典、記念碑の前で（フィリピン、2006年5月）

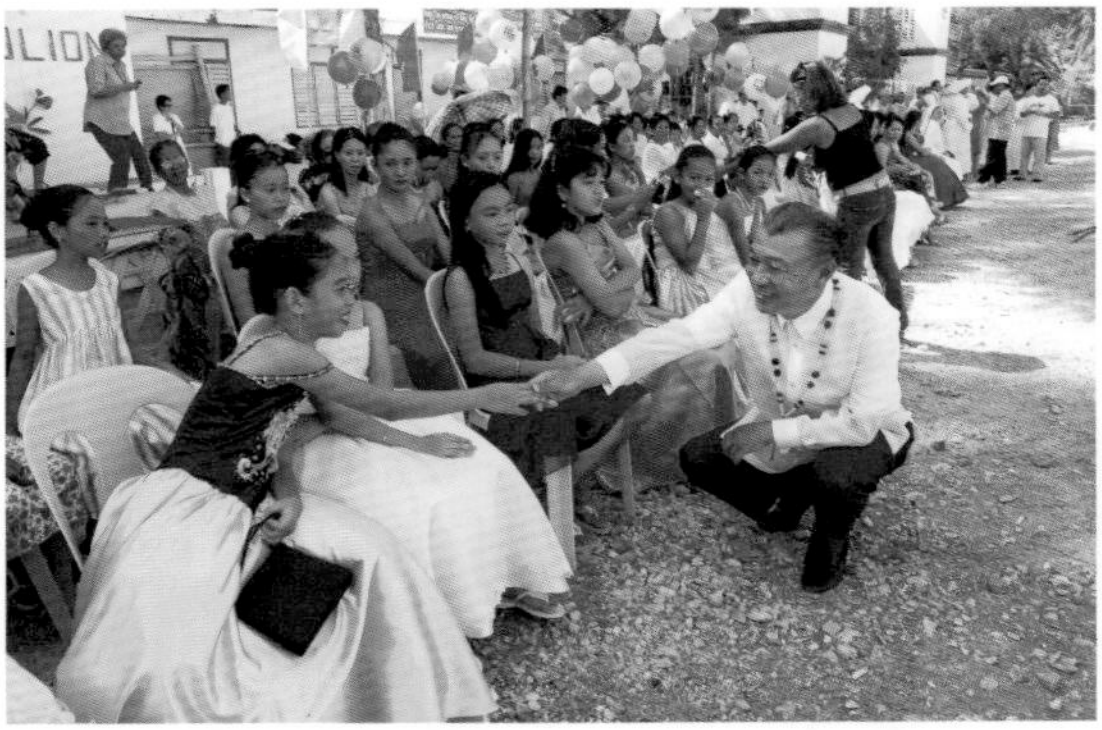

「美人コンテスト」に参加する回復者の子どもたち（フィリピン、2006年5月）

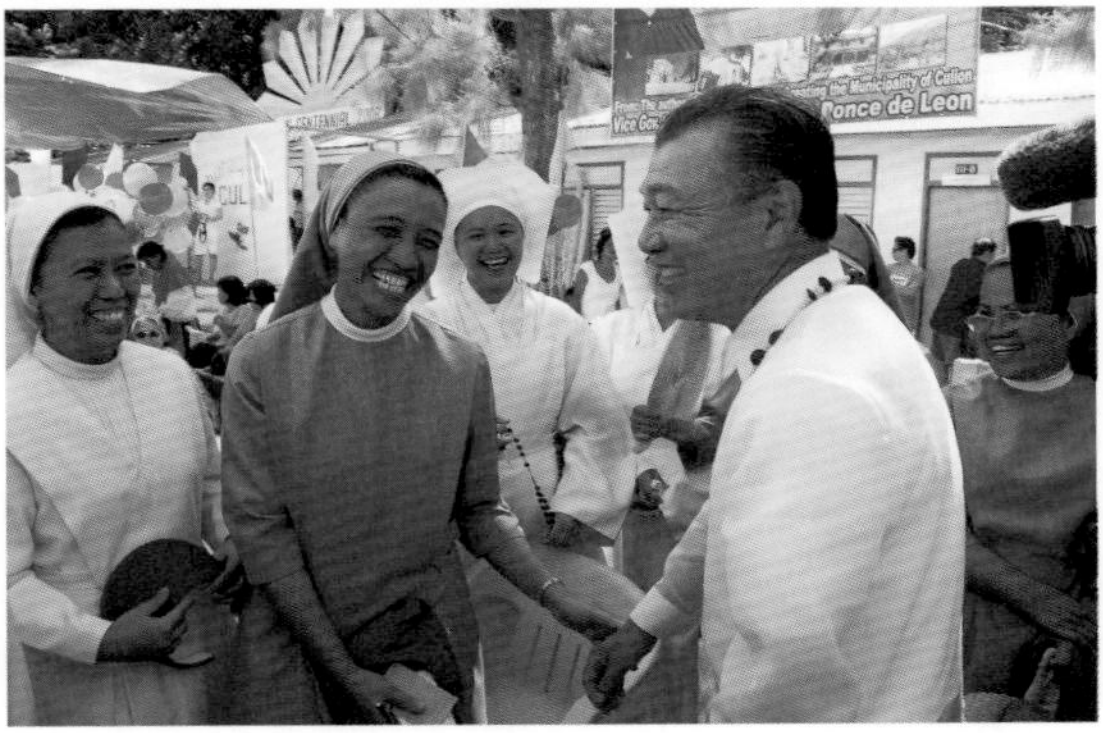

回復者の方たちの世話をするシスターたちと談笑（フィリピン、2006年5月）

世界の保健大臣と意見交換――スイス連邦［五月］

毎年五月に行われるＷＨＯの年次総会にはできるだけ出席し、笹川健康賞の授賞式に参加するとともに、総会に参集した各国の保健大臣や保健行政の責任者と面談することにしている。

この年の笹川健康賞の受賞者は、二つの組織だった。一つは、フィリピンの遠隔地域におけるコミュニティの医療状況改善のために活動するアガペ地域保健プログラムである。この組織は二〇年以上にわたってホリスティックなヘルスケアを主眼に病気予防のための啓発活動を行っている。現在までに四〇〇〇人のボランティアを養成した実績をもち、五万七〇〇〇人の人々がその恩恵を受けている。もう一つの授賞団体は私がよく知り尊敬しているインドのゴカレ博士が率いるＩＬＵ（International Leprosy Union：国際ハンセン病連合）だった。ＩＬＵも二〇年にわたる活動歴があり、インドのハンセン病患者、回復者とその家族の社会への再統合のためにさまざまな活動に従事している。社会がもつハンセン病に対する誤った認識を正すことが大きな目的である。前年にはインドは公衆衛生上の問題としてのハンセン病の制圧を達成したところだが、患者、回復者、その家族に対する差別やスティグマは強く残り、ＩＬＵの活動はますます重要になっている。厳正な選考委員会の判断によって選ばれたものだが、わが事のように嬉しい受賞だった。

今回のジュネーブ訪問中には、歴史的な「ハンセン病フォーラム（Leprosy Forum）」がＷＨＯの主催で開かれ、インド、アンゴラ、ブラジル、ミャンマー、タンザニアなどの保健大臣や保健省高官、ノバルティス財団、ＩＬＥＰ（International Federation of Anti-Leprosy Associations：国際ハンセン病団体連合）をはじめとしたハンセン病ＮＧＯなどの代表が参加して意見を述べた。まずマーガレット・チャンＷＨＯ事務総長のスピーチが代読され、日本財団の活動、ノバルティス財団の貢献を賞賛するとともに、ナショナル・レベルでの制圧を達成してもまだポケットと呼ばれる

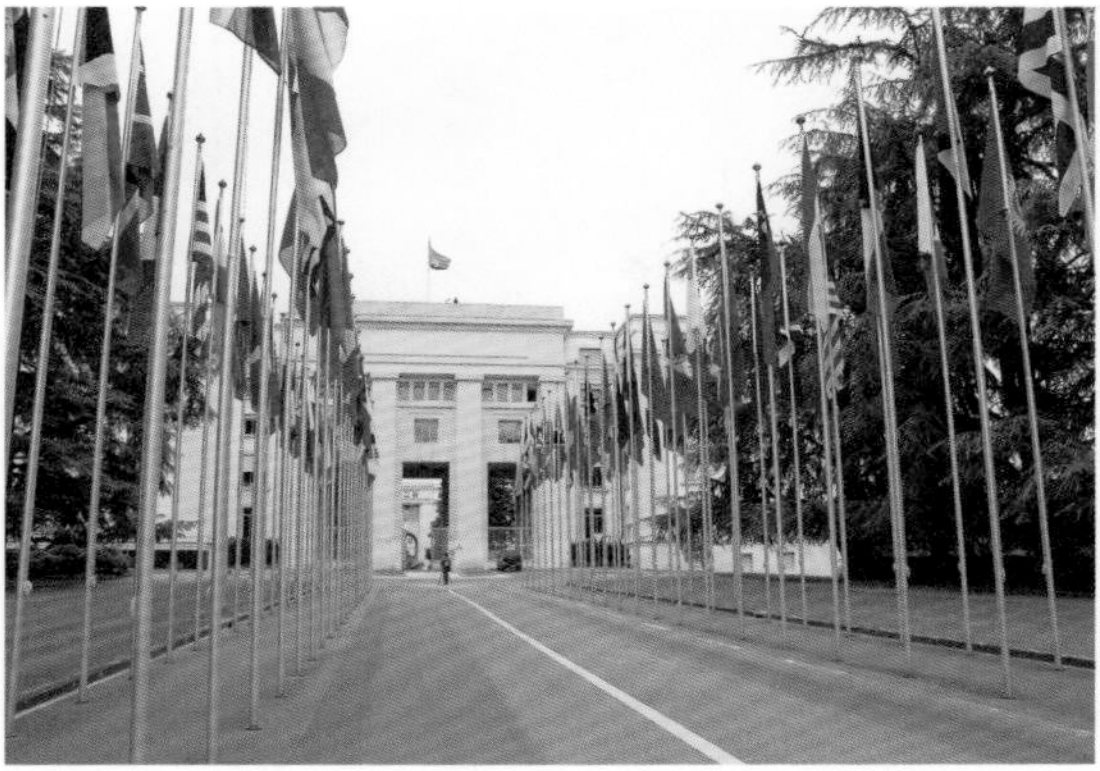

毎年訪れる国連欧州本部の正面(ジュネーブ、2006年5月)

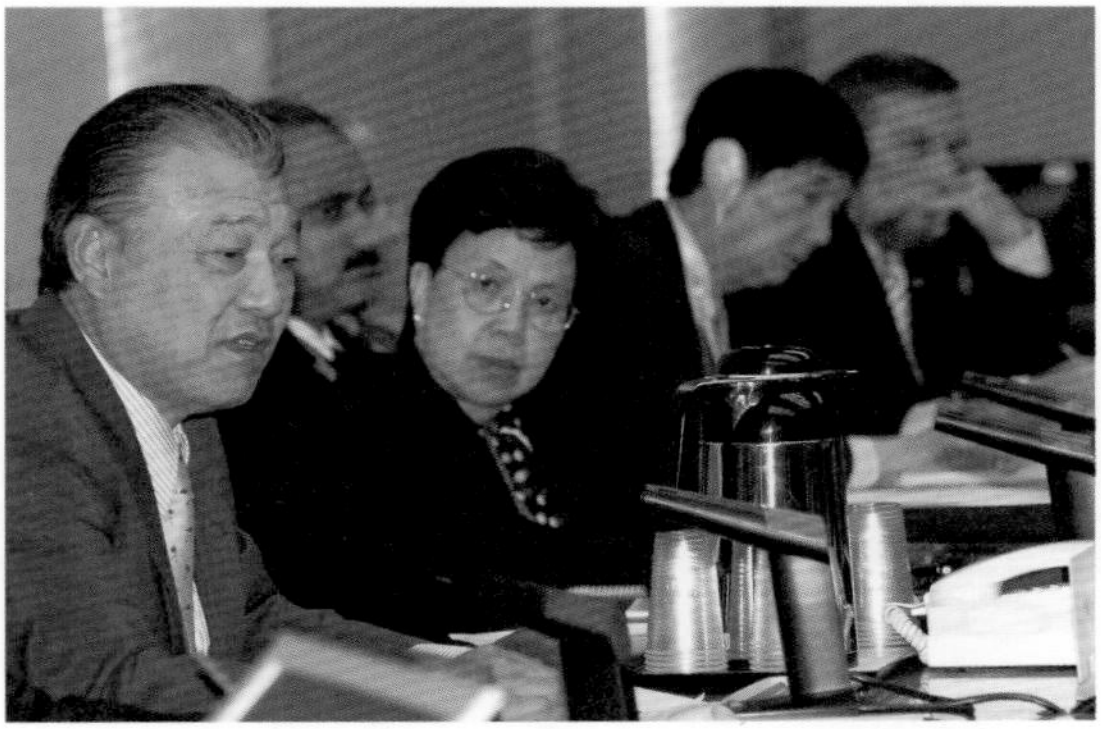

WHOの「ハンセン病フォーラム」で。右がマーガレット・チャン事務総長、その隣はミャンマーのチョー・ミン保健大臣(ジュネーブ、2006年5月)

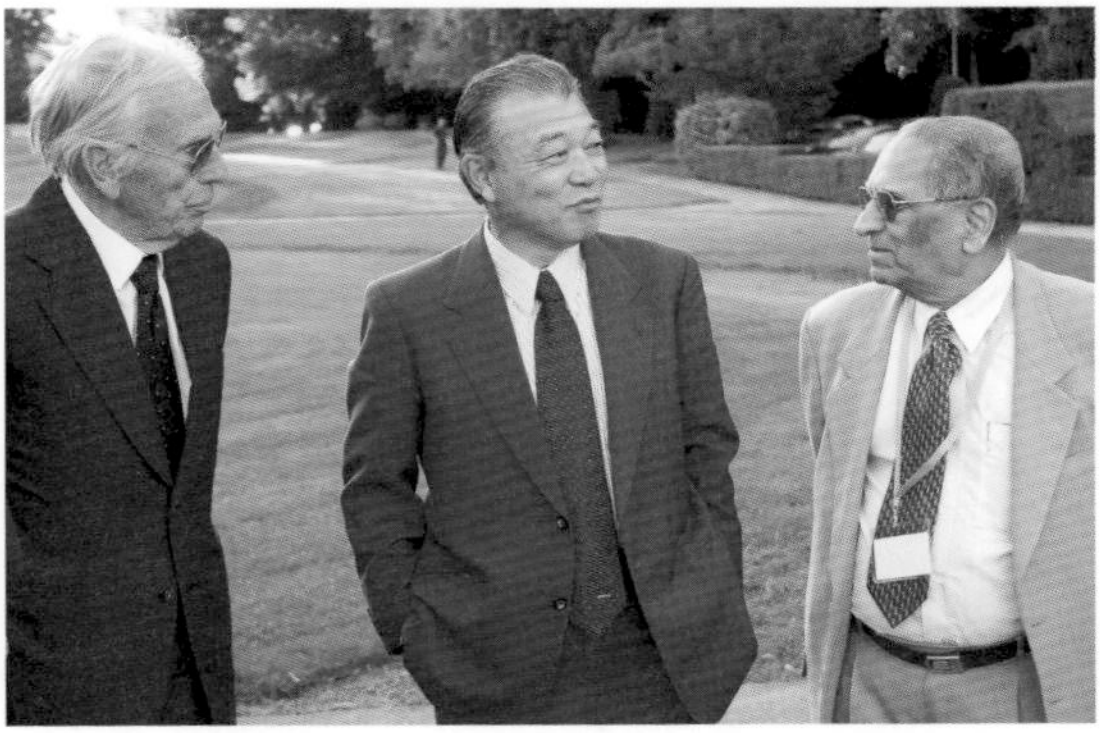

元WHO事務総長マーラー氏(左)と笹川健康賞受賞者のゴカレ博士(右)(ジュネーブ、2006年5月)

患者の多い地域もあることに注意が必要であり、二〇一〇年には病気の問題がほぼ解決することを目指したいという意見表明があった。私からは、「制圧を撲滅へのマイル・ストーンとして考えることが重要で、制圧が終われば仕事が終わるという考えは正しくない。また、病気から回復した人々やその家族の人権を守ることが重要課題であり、国連人権委員会に働きかけをしているところであって、今回のハンセン病制圧大使の再任命にあたり、ハンセン病の社会面についても大使の活動の重要項目とされたのは大変心強い」と挨拶した。

続いてインドのラマドス大臣は、「制圧のナショナル・ターゲットを二〇〇五年に達成することができた。昨年一二月の有病率は〇・九五人で、三月末は〇・八四人になった。成功の要因は個別の新規患者の発見を徹底し、ヘルスサービス要員のトレーニングを徹底し、マスコミを使って情報伝達し、薬の配給を単純化したことである。ガンジーの長い夢であった制圧が達成されたことを誇りに思う。今後一〇年から一五年で撲滅（eradication）を達成する道を歩むことを確信している」と述べた。

ブラジルの保健省・ジャルバス局長は、「ブラジルも今年か来年には制圧ゴールを達成する。ハンセン病の問題は長い間見捨てられた問題だった。二〇〇三年にプログラムを刷新し、プライオリティを高くした。その結果、有病率は一・四人まで下がった。二〇〇六年から二〇一〇年の新プランでは国レベルだけでなく県レベル での制圧を達成する」と述べた。

そのほかの参加者からもさまざまな意見表明があったが、WHOで、ハンセン病を取り上げ、このような特別フォーラムが開かれたことは大いなる進歩だと感じた。最後にフォーラムの司会をされたS・K・ノーディーン博士からは、昨年なくなられたWHO事務総長のジョン・ウォック・リー氏について、「この制圧という言葉は、リー氏が既に一九九一年以前から使われていた言葉であり、その達成は同氏の夢でもあった」という言葉があった。

また、ジュネーブ滞在中に国連人権高等弁務官事務所のイブラヒム・ワニ社会経済開発局長と懇談する機会があった。同氏は、ウガンダで育ったのでハンセン病の問題はよく承知しておられる。同氏からは、「人権理事会としては、特別報告者の報告をもとにこの課題の解決へ向けて活動を続けてゆくつもりである」という表明があった。同時に、この問題をハンセン病だけでなくもっと広範な病気と差別の問題に捉えるのがいいのではないかとの提案があったが、それに対して私は、自分はハンセン病だけに限りたいと強く申し上げた。

ワニ氏は、「あなたのスタンスは尊重する。これからの何カ月かの間にハンセン病が人権理事会の課題として残るようにロビイングしてもらうとよい。次の会合は九月だから、この間に多くの決定がなされるだろう。いま四〇以上のアジェンダが特別報告者によってなされているが、特別報告者の報告をもとに政府間の意見交換を経てこの課題が認められれば、高等弁務官事務所としても推進することができる」と述べられた。人権高等弁務官事務所の高官から、このような具体的な支持を得ることができたことは大きな進展である。

「ここで望みは復活する」――ブラジル連邦共和国［六月］

［ルート］成田→**アメリカ・ニューヨーク**（飛行時間一三時間・トランジット九時間）→**ブラジル・リオデジャネイロ**（飛行時間九時間三〇分）―二泊―**リオデジャネイロ→ブラジリア**（飛行時間一時間四〇分）―一泊―**ブラジリア→フォルタレーザ**（飛行時間二時間三〇分）―二泊―**フォルタレーザ→テレジーナ**（経由地）→**ブラジリア**（飛行時間三時間・トランジット四時間）→**マナウス**（飛行時間二時間）―三泊―**マナウス→アメリカ・マイアミ**（飛行時間五時間・トランジット二時間）→**ニューヨーク**（飛行時間二時間四〇分）―二泊（米日財団訪問）―**ニューヨーク→成田**（飛行時間一三時間三〇分）

ブラジルは、この六月の訪問時には一万八〇〇〇人の登録患者を有していた。しかし、ルラ大統領による指導の下、政府、WHO、NGOが一丸となって積極的な制圧活動に取り組んでおり、有病率は一・四八人だが、連邦政府は、今年度末あるいは来年初頭には国レベルでの制圧を達成し、五年以内には州レベルでの制圧を達成すると発表した。

南米諸国は、アフリカと同じく、日本からの直行便は極めて少ない。今回もニューヨークを経由することになった。ちなみに帰途はアマゾン川のあるマナウスからマイアミとニューヨークを経由しなくてはならなかった。今回のブラジル訪問には、国連の特別報告者である横田洋三中央大学教授にもご同行いただいた。

リオデジャネイロ近郊には三カ所のハンセン病コロニーがあるが、市内のフレイ・アントニオ病院と、市内から車で一時間半ほどのイタボライにあるコロニーを訪ねた。

フレイ・アントニオ病院は、イエズス会の教会として一七五二年に設立された。海に面したこの教会が、海岸のキャンプに収容されたハンセン病患者の救済活動を行っていたが、やがてハンセン病病院となり、二〇年ほど前までその役割を果たしてきた。現在は四人の高齢の回復者が手厚い介護を受けている。七歳で入所し、八〇年以上住んでいるリディアさんは、ここで結婚して、いったんは外のコロニーに移り住んだが、夫が亡くなり、再び戻ったという。回復者たちは皆、お洒落な服を着こなし明るい表情で暮らしていた。リディアさんは、「いちばん大切にしているのは、収容されたときに父が教会の庭に植えてくれたあの松の木」だと指さして教えてくれた。その松の木は病院の中庭に、悠然と立っており、その歳月の長さを感じさせる巨木に成長していた。

植民地時代の建物は、全体がバロック様式で、礼拝堂もダイニングテーブルも建物そのものも、十字架の形をしていた。内部は清潔で、隅々まで居心地のよい空間だった。二階の大窓の宗教画のステンドグラスにも、重厚な木製の階段の上にも、以下の文言が記されていた。「ここで望みは復活する」。

午後は、一九三〇年代に連邦政府によってつくられたリオ郊外のイタボライにあるコロニーを訪れた。出迎えてくれたのは賑やかな音楽と、黄色と緑のブラジルカラーの短冊をたなびかせ陽気に踊り歌う人々だった。このコロニーには約二〇〇〇人が住んでおり、うち回復者は二五〇人と、一般の住人が圧倒的に多い。印象的だったのが、一組の老夫婦である。夫人は顔の後遺症がひどく目も見えない状態で、歩行もままならないため、車椅子

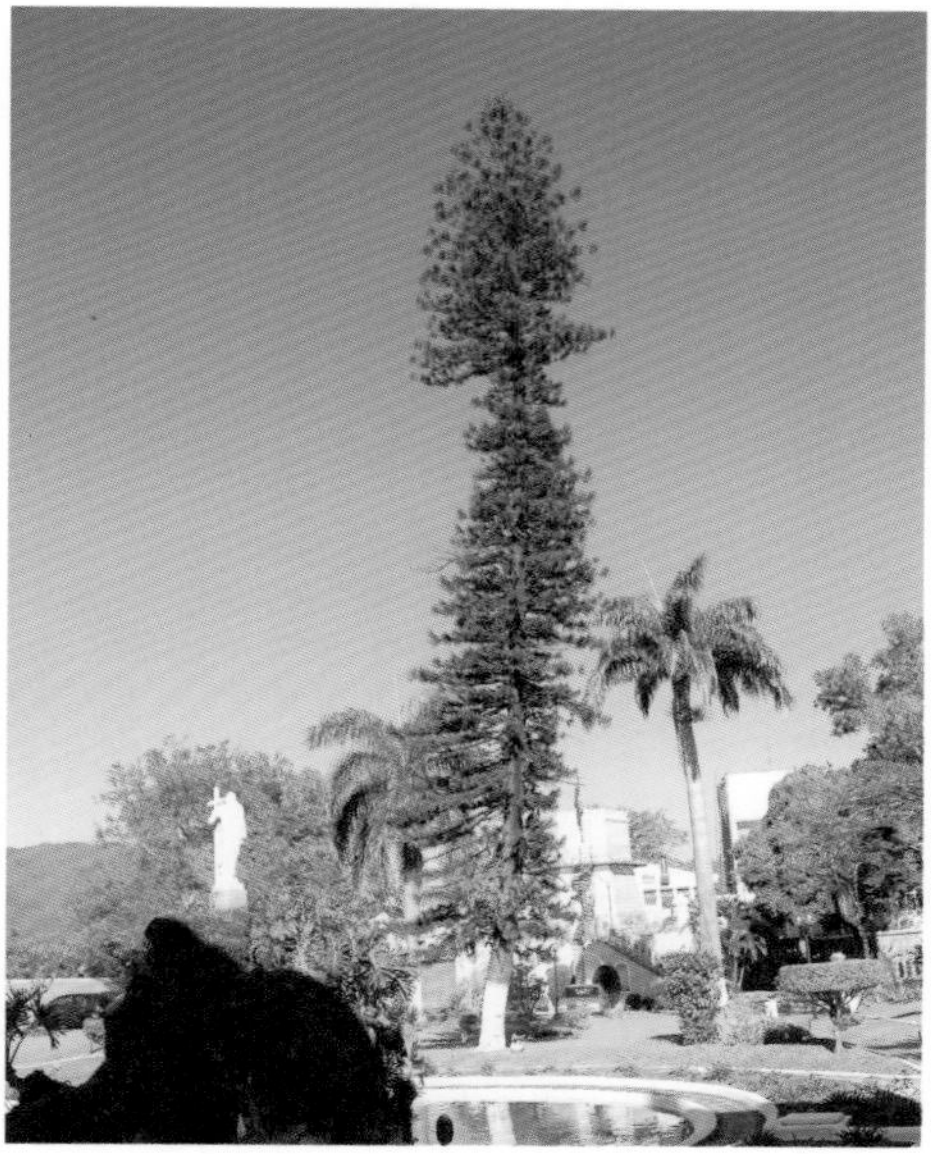

大木に成長した、リディアさんのお父さんが植えた松の木（ブラジル、2006年6月）

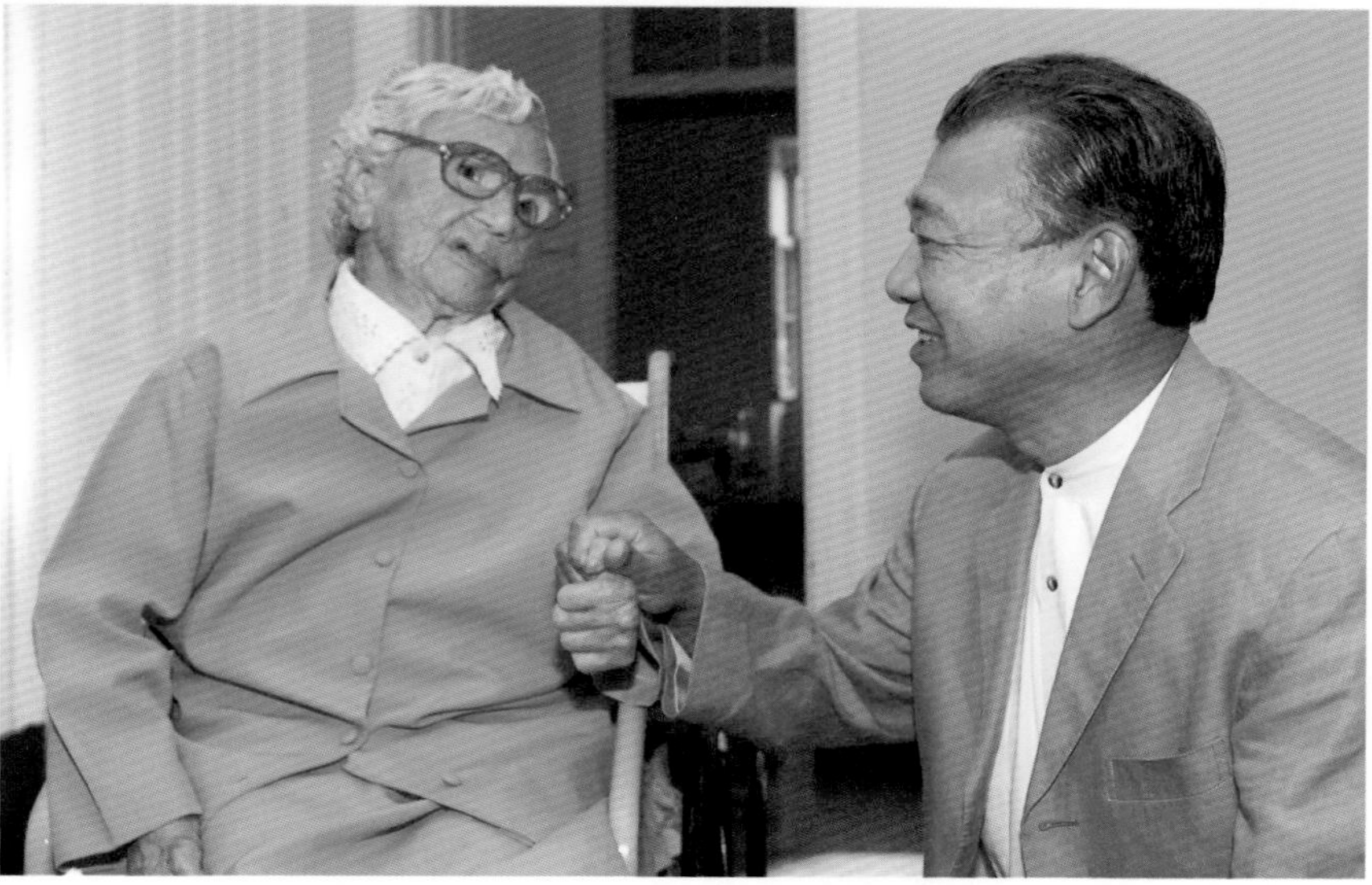

フレイ・アントニオ病院のリディアさん（ブラジル、2006年6月）

生活を余儀なくされていた。病院もあり看護師もいる政府のコロニーでありながら、症状の悪化をここまで放置したことに疑問が湧いたが、多重障害にもかかわらず、元気で明るい夫人の様子には、こちらが勇気づけられた。七人の孫のうちの二人が同居して、この老夫婦の面倒をみていた。

このコロニーも、政府がハンセン病患者と回復者に対する生活保障の一貫として作ったもので、患者や回復者だけでなく、その家族にも居住を認め、光熱費も無償で提供されていた。しかしこの特典は、ハンセン病とかかわりのない人々の流入を招き、コロニー内施設の不法占拠も起きている。また政府系でありながら、支援金が四〇年間支払われず、どこかに消えてしまったという報告もある。現在は年間二〇〇万円相当の補助金が出ており、建物の修繕等に使われているが、こうした不正や汚職がハンセン病隔離施設にも存在するのは許しがたいことである。

今回のブラジル訪問で現地手配のほとんどを引き受けてくれたのが、日本財団が継続的に支援しているハンセン病当事者組織MORHAN(Movimento de Reintegração das Pessoas Atingidas pela Hanseníase)である。リオ滞在中には、彼らのオフィスを訪れ、その活動状態についての説明を受けた。ハンセン病についての無料電話相談「テレハンセン」をはじめとしたMORHANの活動は、患者や回復者が個々に抱える問題を知り、その一つひとつを改善や解決に結びつけていく意義深いものである。テレハンセンでは、この半年間に三〇〇〇件の相談があったという。人知れず悩んだり、薬が無料ということを知らない人も多いそうだ。患者、回復者の心の支えとなっているが、悩みの種は、残念なことに、その一〇倍の悪戯電話があることだという。

MORHANはまた、ときに政府と連携し、ときに対立しながら、変革を強力に推し進めている。ブラジルは市民活動の盛んな国であり、保健に関する政治的決断をする国家保健委員会では、委員四八人の半数が市民の代表者で、MORHANのメンバーも含まれている。委員会は決議内容をもとに保健大臣に政策を提言し、二七州、五五〇〇の市町村に地区別の保健委員会を設置、地区の公衆衛生問題や人権問題等を扱っている。リオデジャネイロは近年まで有病率は人口一万人あたり四人だったが、保健局長とMORHANとの協定により、州政府が入れない地域でMORHANが啓蒙活動を行った効果もあって、地域レベルでの制圧が達成された。

翌日は首都ブラジリアに移動した。一九六〇年に山林を切り開いて創られた人工都市で、建築学の見地からはそれぞれ特徴的な建物らしいが、知識のない私には生活の匂いを感じない退屈な空間で、実際多くの人々は週末にリオやサンパウロまで出掛けていくそうである。

ブラジリアでの、保健大臣、国家人権委員会事務局長、上院第一副議長たちとの会談は一定の成果があったが、ブラジルでの会議は、どこでも実に落ち着きがない。親切心からだろうが、会議中に水を持ってくる人、コーヒーを運ぶ人がいるだけでなく、人が話しているのにささやき合う人、席を立つ人、携帯電話の着信音、その場で電話する人等々、常にざわざわしている。

その後、空路二時間半をかけて、ブラジリアの北東約二三〇〇キロに位置するセアラ州のフォルタレーザに移動した。フォルタレーザは美しい海岸で知られる街で、早朝ホテルの部屋から見える海岸は美しくどこまでも続くようで、睦まじいカップル、犬の散歩を楽しむ人、ジョギングに汗を流す人たちの姿が見られた。州の保健局長との面談やフォルタレーザ郊外のハンセン病コロニーの視察を予定していたが、この日はワールドカップのブラジル初戦だった。その時間には銀行もシャッターを下ろすほど国を挙げてのお祭り騒ぎの中では、仕事もできず、海岸に特設された大型のスクリーンで詰めかけた大勢の人々とともに、ブラジル対クロアチア戦を観戦することになってしまった。広い海岸はどこもかしこも人、人、人でいっぱい。いたるところに大型スクリーンが設置され、人々はビールを飲みながら、一喜一憂の大騒ぎで、ブラジル人の陽気さの極限を目の当たりにした。この日の勝敗によっては翌日からの仕事に支障が出るのでは、と心配していたので、ブラジルの勝利を見届けたときには、ほっと胸を撫で下ろした。ブラジルが決勝トーナメントまで進むと、政府官庁をはじめ、商店は閉まり、国民も休日状態となるそうだ。

翌日は、セアラ州の保健局を訪ねた。保健局長によると、現在の州の有病率は一・七六人で、医療従事者を増やし、制圧目標に向け着実に前進しているとの説明だったが、信頼するわけにはいかない。世界中どこを訪ねても、私は判で押したように「積極的な」活動報告を受けるが、決して全面的には信用しない。やはり自身の目で現場を見る必要があるのだ。通常、回復者の社会統合のためには、コロニーを一日も早く出て、一般社会の中で生活できる方法を考える。しかし、ブラジルでは逆に、コロニーに健常者を迎え入れ、健常者を患者や回復者の生活環境に統合しようとしていた。

この日は、二カ所のコロニーを訪ねた。一つは、レデンカス市のアントニオ・ディアゴ病院。一九二七年に修道院として設立され、赤い屋根と黄色の壁を持ち、南欧風の暖かく優しい雰囲気に満ちていた。九二人の回復者を含む一九四人が暮らし、私の到着を歌で歓迎してくれた。修道院を中心にした住居を覗くと、清潔な部屋に、テレビ、冷蔵庫などの電化製品もそろっていた。壁にかかった鍋類はぴかぴかに磨かれており、ゆとりのある生活ぶりがうかがわれた。

もう一つのコロニーは、マラカナウという街にあるアントニオ・デュスタ。マラカナウにはMORHANの支部があり、支部代表であり回復者である六六歳の男性の話では、かつてこのコロニーはアントニオ・ディアゴ病院と異なり、修道女による厳しい管理体制が敷かれていた。夜一〇時以降の外出は理由を問わず禁止され、破ると番犬に襲わせたり、コロニー内の刑務所に収監された。「死者の中で生きる街」と呼ばれ、脱走を防ぐための鉄条網が高く周りに張り巡らされていた。この男性も、コロニーに入ると同時に市民権を剥奪され、身分証明書には「lepra（ハンセン病患者）」という言葉が刻まれたという。

同じ地域の施設でありながら、天と地ほどの差があった。苛酷な管理は、世界的に珍しい例ではないが、体を震わせながら過去の苦しみを語る回復者の話を聞くと、理性的な動物であるはずの人間が、無知によるとはいえ、ここまで苛酷なことをするとは、と暗澹たる気持ちになる。しかも修道女による行いである。現在はコロニーの

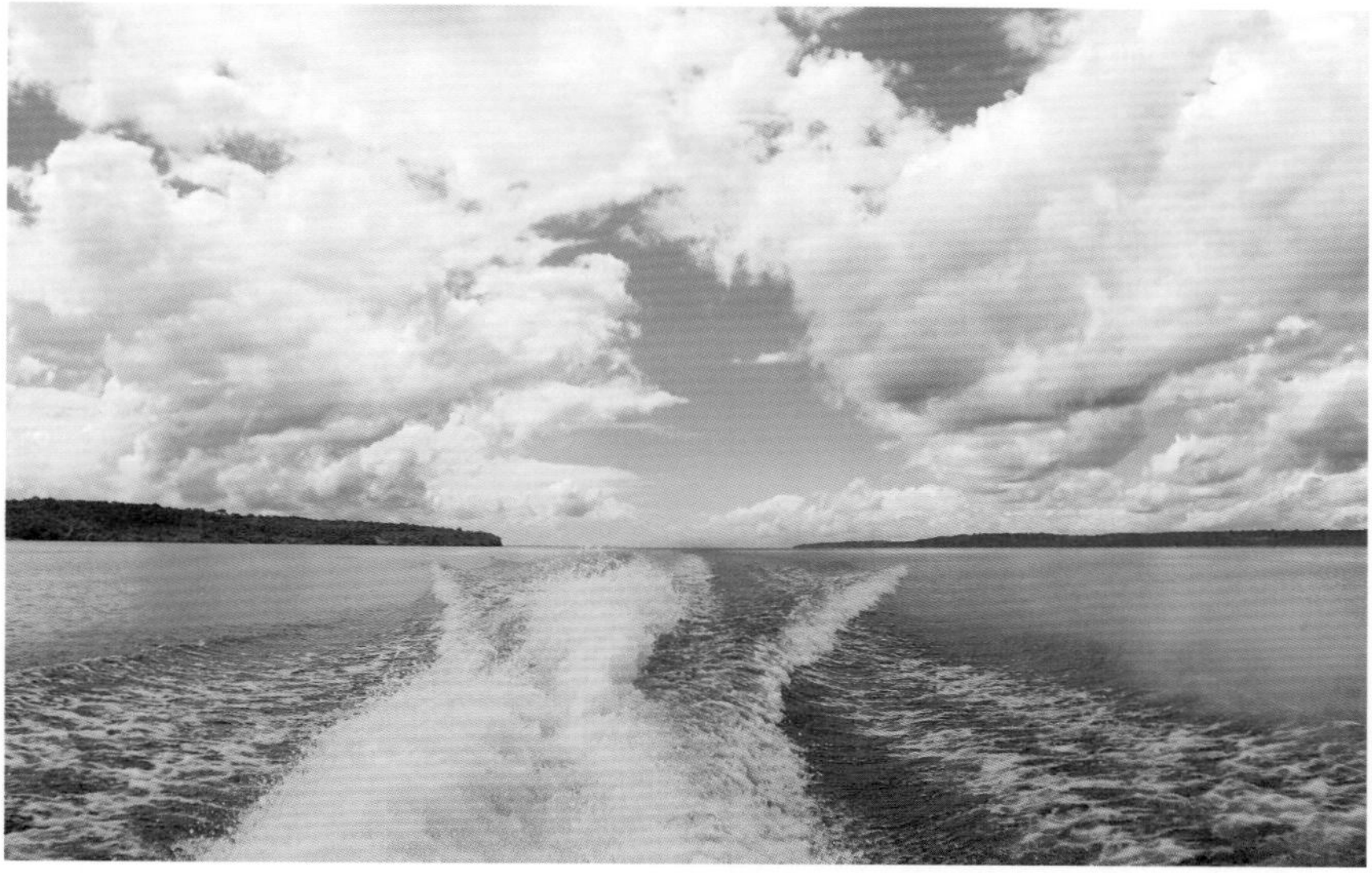

回復者の家を探しにアマゾン本流を遡る(ブラジル、2006年6月)

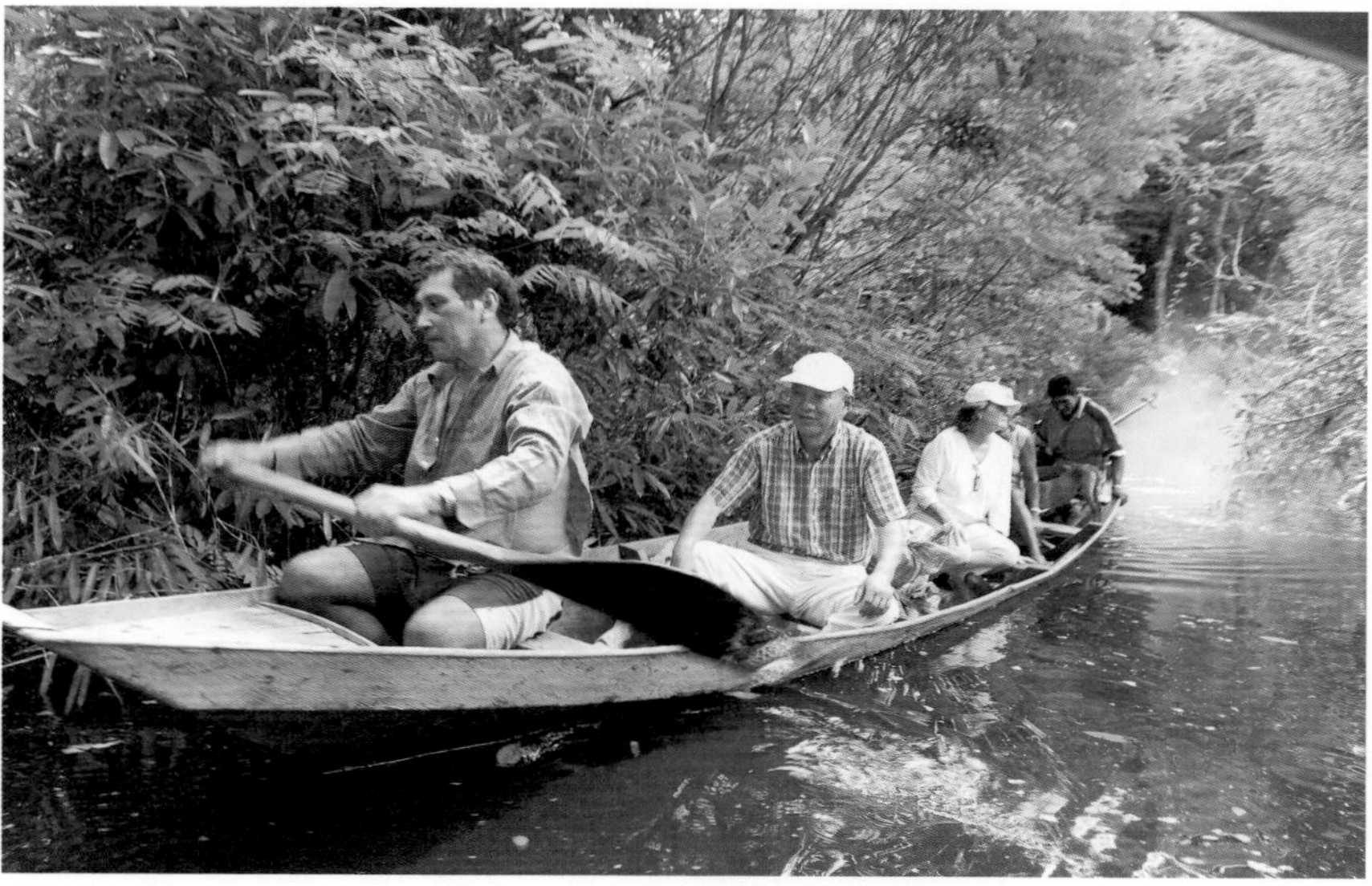

アマゾンが増水していたため、ボートでジャングルに住む患者を訪問した(ブラジル、2006年6月)

出入りは自由で、過去のような厳しい管理はなくなったが、鉄条網の塀は残されていた。ただしこれは、昔のように患者の外出防止用ではなく、土地や住居が無料で光熱費も安いコロニーへの、外側の貧民街（ファベーラ）からの不法侵入者を防ぐためのものだった。

次に、アマゾン川中流のマナウスに向かった。飛行機機材不調のため六時間遅れで離陸、ブラジリア経由となり、フォルタレーザ、マナウス間三時間半のところ、遠回りをして実に一八時間かかり、夕食の場所もなく、空腹を抱えて深夜ようやくベッドに入ることができた。マナウスはもともとゴム産業で栄えた街で、このゴム産業を支えたのが、連邦政府の積極的な移民政策によって海を渡ってきたイタリア人移民だった。このような遠隔地にも、移民のために建てられた重厚な石造りの建物があり、オペラハウスまであった。この都市には、二〇〇二年の一月にも訪れている。

もちろんアマゾンのような遠隔地にもハンセン病患者や回復者が住んでいる。ここでは政府系の公益法人アルフレッド・ダ・マタ財団のマリア・ダ・グラッサ所長が出迎えてくれ、彼女と財団スタッフの協力でアマゾンの支流である黒い水の流れるネグロ川を遡り、イランドウバ市のパリカトュバ保健センターを訪ねた。ここには約八〇〇人が暮らしており、住民は、連邦政府から一人あたり月額三五〇レアル、アマゾン政府から社会福祉費として月額一七五レアルが支給されていた。月に合計二万五〇〇〇円相当と、まずまずの収入となるため、訪れた夫婦の家にはテレビも冷蔵庫もあり、夫は明るく元気で、自身の障害による辛さには触れず、若い頃、女性にもてた話や、孫やひ孫に恵まれていることについて、明るく冗談を交えて、遠来の客に話してくれた。

翌日も、アマゾン流域の回復者の家を訪ねるため三〇人乗りと六人乗りのボートに分乗し、二時間近くかけてネグロ川を遡った。時々カワイルカが歓迎の挨拶をするように水面から顔を出してくれた。途中で三〇人乗りのボートが故障し、川の上で立ち往生というハプニングもあり、「ワニが出る」という本気なのか冗談なのかわからない船頭の言葉に、同行者が慌てて船の中へ戻ってきた。回復者の家は大河の川辺にただ一軒、ぽつんと建って

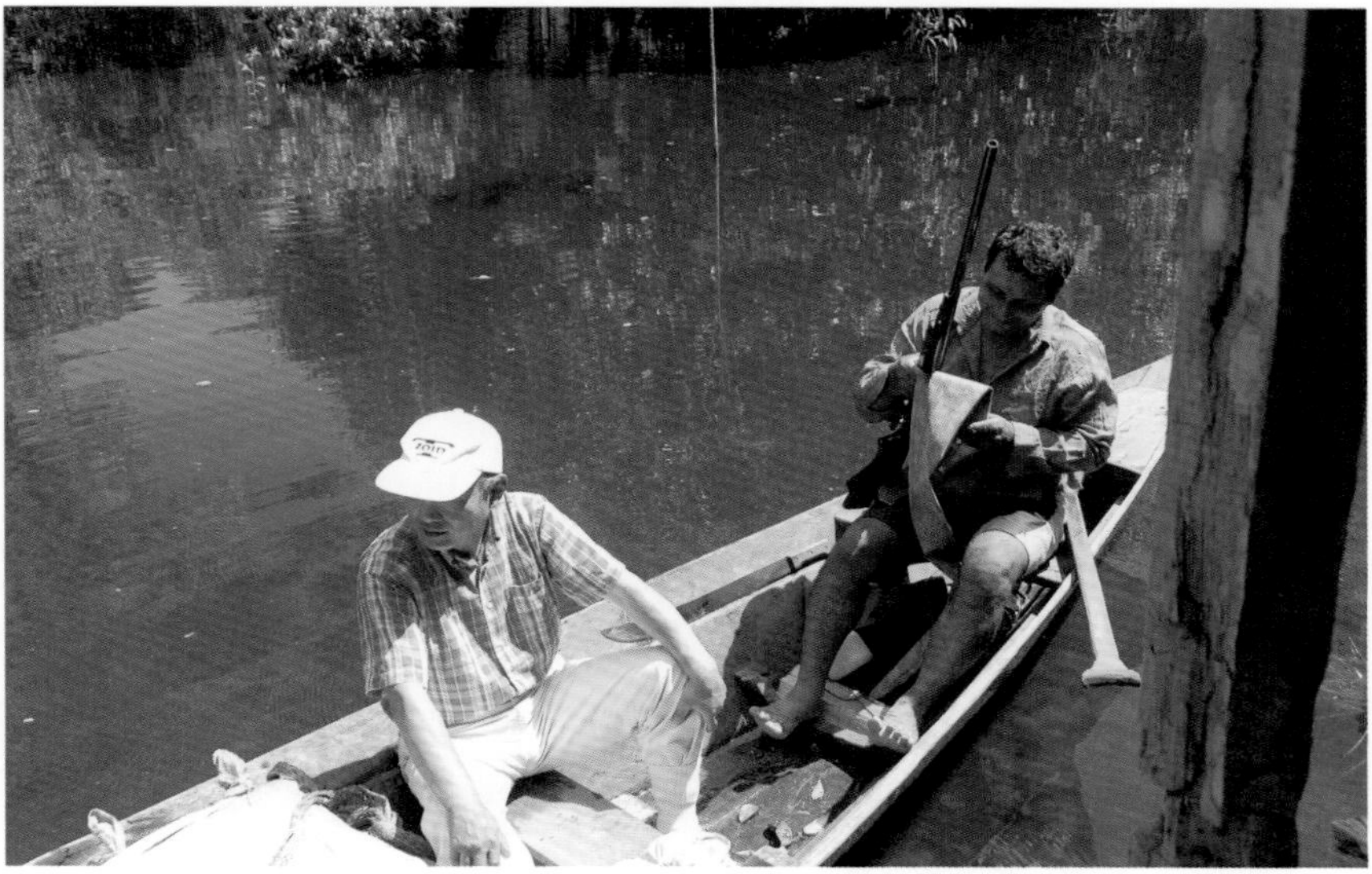

ジャガーに襲われた直後、猟銃を手入れする回復者（ブラジル、2006年6月）

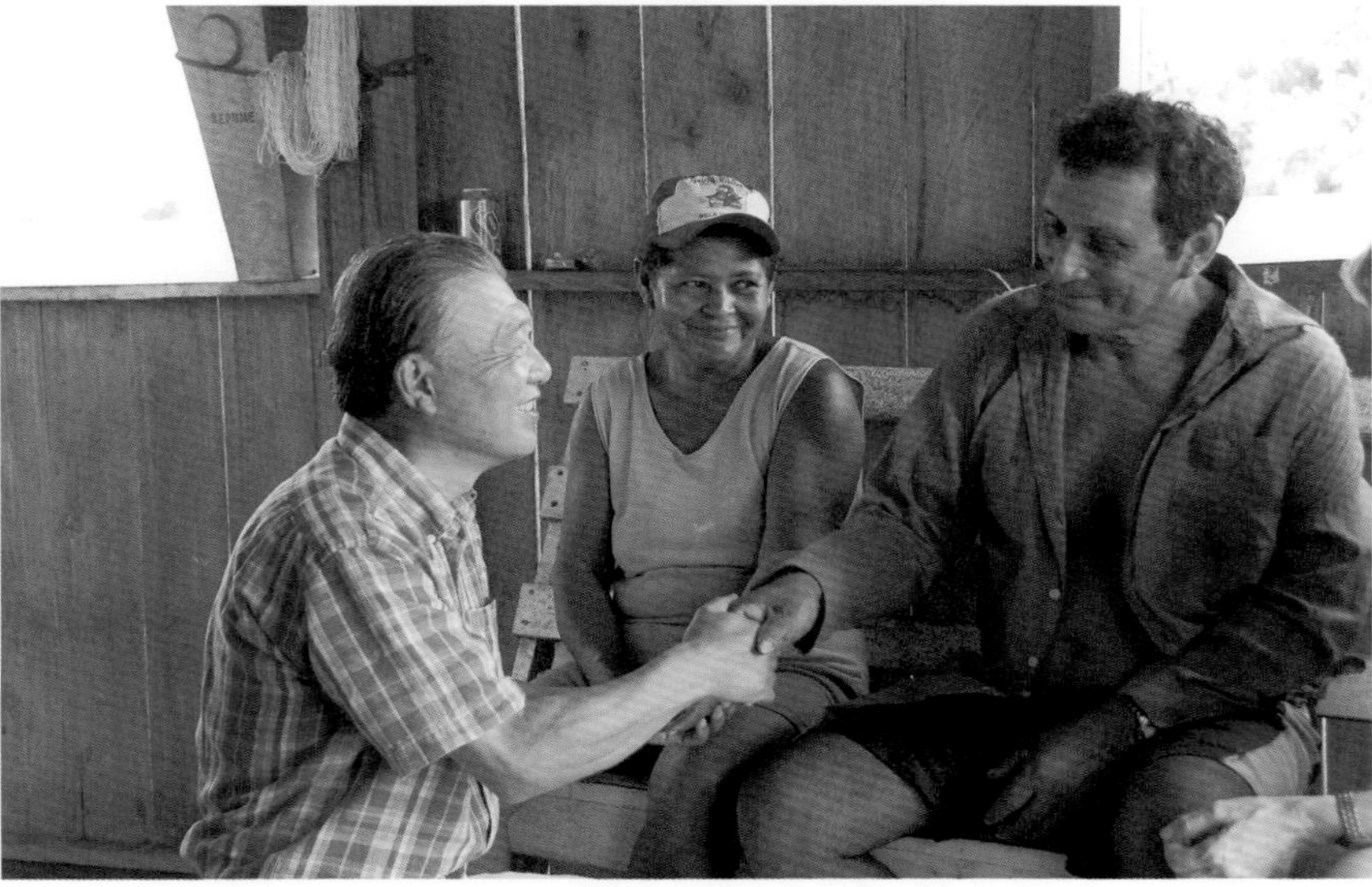

ネグロ川流域に住む夫婦（ブラジル、2006年6月）

いた。家には、回復者夫婦と息子夫婦、そしてその子どもたちが住んでいたが、夫婦はフルーツを穫りに出掛けているとのことで、小舟に乗って探しに行くと、ジャガーがいたので引き返して来たという夫婦と出会った。連れていった犬が襲われたとのことで、犬は小舟の中で血を流して震えていた。アマゾンの雨期は増水によりジャングルまで河の一部となるため、動物たちの居場所が少なくなるそうで、ジャガーなどに襲われることもあると、銃を片手に説明してくれた。もし彼らに出会うことなく陸地に踏み込んでいたら、私が餌食になっていた可能性もある。

夫妻の住む青く塗られた川沿いの家にはハンモックが吊られ、壁には木彫りの絵が飾られ、台所も寝室も綺麗に整えられていた。壁の隙間から虫が侵入しそうなところ以外は、住み心地のよい空間に思えた。しかし、父親のシャツは綻び、母親もいつも同じ服を着ている様子だった。この夫婦は、ジャングルの木材から調理用の木串を作って生計を立てていた。一〇秒で一本を削り、一日で四〇〇〇本をつくっており、四〇本で三〇円なので、一日で約三〇〇〇円ほどの収入になる。毎日同じ額の収入が得られるとは限らないだろうが、自家発電機や家電もそろい、暮らし自体は悪いものではなさそうだった。

しかし、ここでも差別は存在していた。最初に発病したのは父親で、地域巡回の看護師から定期的に薬を受け取って治療したが、次に母親が発病したときには、差別を恐れ、名前を隠してマナウスの病院で治療を受けた。その後、娘も発病し、母親と同じ選択をした。しかし、どうしたことか滞在中、娘は最後まで私に会おうとはしなかった。

二〇年振りのマザー・テレサ病院で——インド（デリー）［七月］

［ルート］成田↓イギリス・ロンドン（飛行時間一二時間）—二泊（グレイトブリテン・ササカワ財団年次総会）—ロンドン↓イ

ンド・デリー（飛行時間八時間三〇分）──四泊──デリー→成田（飛行時間七時間三〇分）

七月、「グレイトブリテン・ササカワ財団」の理事会のためロンドンを訪れ、その足でインドに入り、「S-ILF（Sasakawa-India Leprosy Foundation：ササカワ・インド・ハンセン病財団）」の設立の準備活動を行った。

昨年はウエスト・ベンガル州のコルカタにある大きなマザー・テレサのハンセン病療養所を訪れたが、今年は約二〇年振りにデリー郊外のマザー・テレサ病院も訪ねた。一九八五年にマザー・テレサの案内でこの病院を訪れたときは、デリーから未舗装の砂利道を砂埃を巻き上げながら走ったものである。いまは、病院の入口まで舗装されており、施設も充実していた。マザーとともに祈りを捧げた手術室は、粗末な手術台が一台置かれているだけだったが、現在は立派な手術台が三台設置された近代的な設備の部屋に変わっていた。本部に通じる道の両側の木々も大きく成長していた。当時マザーは小柄な体ながら、しっかりとした足取りで我々を案内してくれた。私は亡父、笹川良一、マザー・テレサ、ローマ教皇の三者によるハンセン病についての会談を計画したことを思い出した。残念ながらマザーの体調不良で実現しなかったが、あらためて二〇年の歳月の経過を感じさせられた。インドでハンセン病が制圧されたことに、マザーも天国できっと驚かれていることだろう。

現在この病院には二五〇人の患者が収容されており、医師は一五日に一度診察に来るとのことで、病院というよりも慈善施設という印象だった。

インドでは財団設立の前に事務所を登録する必要があるとのことで、病院訪問のあとは急遽事務所探しとなった。最大の問題は入り口に「ハンセン病……」という小さな看板を掛けることである。まず訪れた二件の候補物件では、渋い顔をされてしまった。ところが三件目の家主が快諾してくれ、「親友の父親がコルカタでハンセン病の医師をしている。私はハンセン病の理解者だ」と言う。即座にここを財団事務所にすることを決めた。

マザー・テレサと（インド、デリー、1985年）

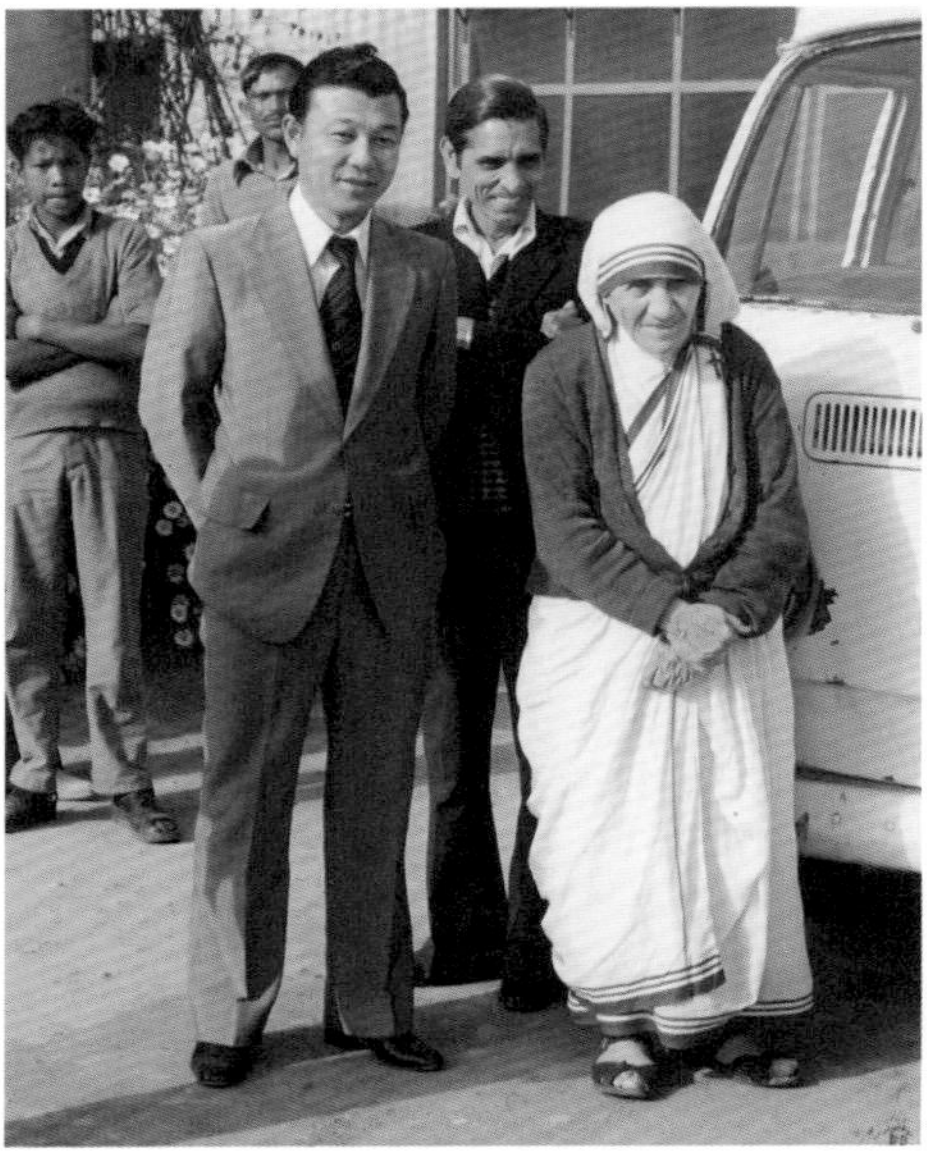

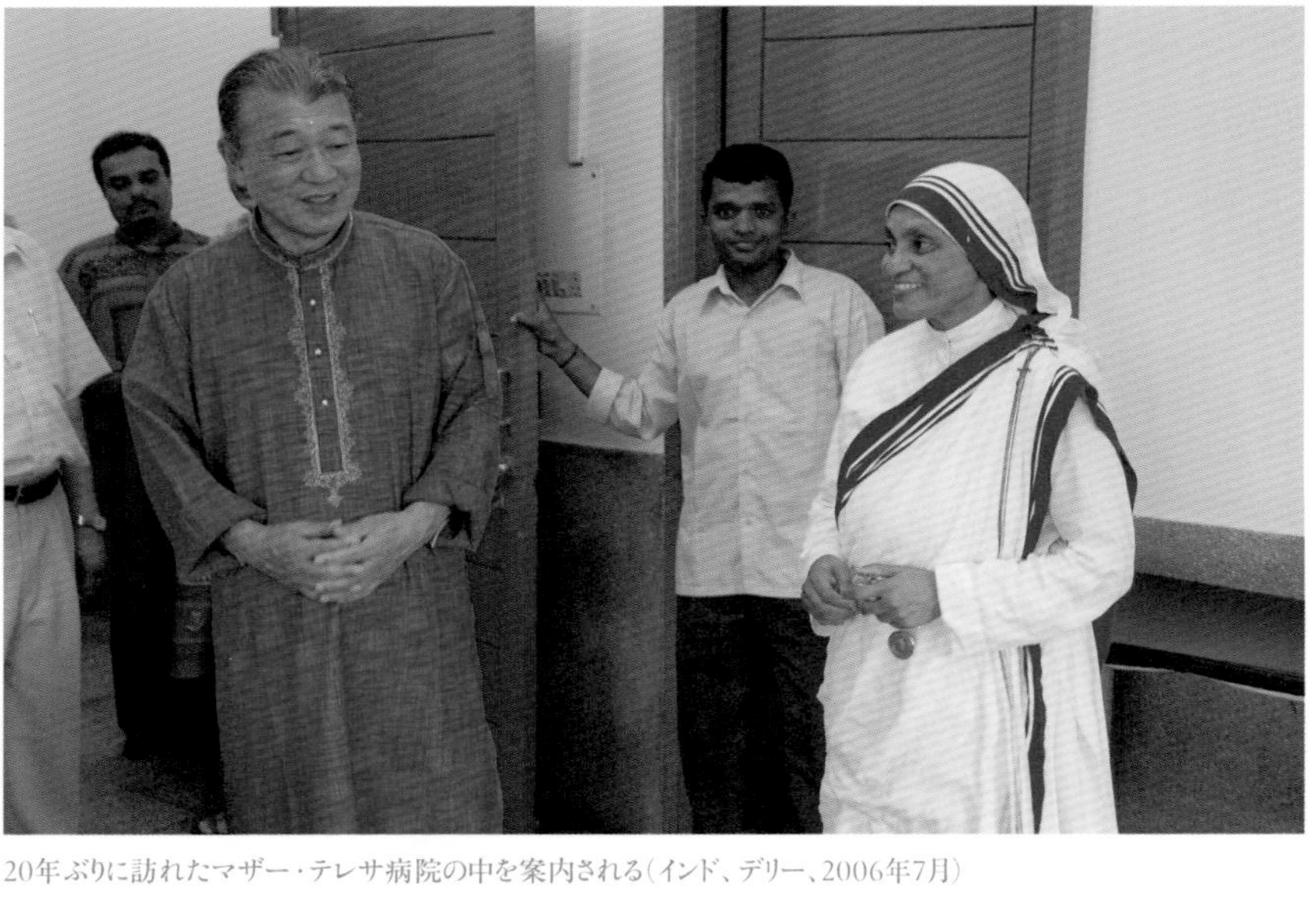

20年ぶりに訪れたマザー・テレサ病院の中を案内される（インド、デリー、2006年7月）

今回のデリー滞在中にデリー管区のシーラ・ディクシット首相と面談。私から、インドにおけるハンセン病制圧の背景を説明して、現在、回復者の全国組織を形成していること、コロニーの調査を行っていること、一〇月に回復者の全国会議を行うこと、新たなハンセン病患者・回復者とその家族のための支援財団を準備していることを説明した。ディクシット首相は、「デリー首都圏では、ハンセン病患者に対して月額八〇〇ルピーの補助金を出しているが、外からの移住者の人口が多いためにハンセン病の有病率は残念ながら高い（二・一一人）。政府はこの病気の感染力が弱いことも広報しているけれど、患者のための療養施設を増やせばそれだけ、他州から多くの患者を呼び込むことになり、補助金を出すことが問題となってしまうという大都市に特有の課題に直面している」と語られた。回復者の全国組織について首相は、一〇月二日の全国会議について手伝えることがあれば協力し、自分も喜んで出席したいと申し出てくれた。後日談だが、同首相は在任中に我々の要望を受けて、ハンセン病患者の対する補助金を八〇〇ルピーから一八〇〇ルピーに値上げした。

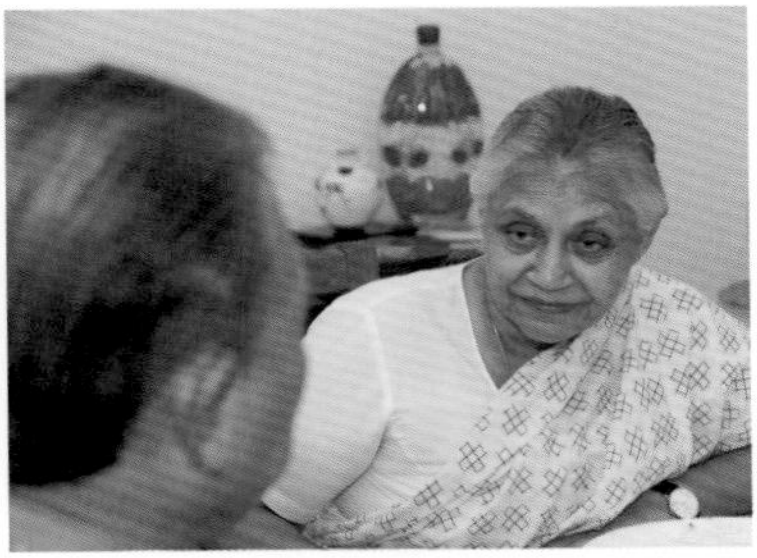

ディクシット、デリー管区首相（インド、デリー、2006年7月）

キャッサバの丈が伸びると——レソト王国［七月］

［ルート］成田→シンガポール（飛行時間七時間・トランジット八時間）→南アフリカ・ヨハネスブルグ（飛行時間一〇時間・トランジット一時間三〇分）→レソト・マセル（飛行時間一時間）——一泊

七月末は、南アフリカ共和国内に位置する小さな王国レソトで活動した。まずシンガポールを経由して、深夜二時の便で南アフリカのヨハネスブルグへ。ヨハネスブルグからレソトまでは、三〇人乗りのプロペラ機での移動だった。アフリカでの活動ではヨハネスブルグが中継地点になることが多く、さしあたり使わない荷物は、ヨハネスブルグのホテルに預けておくという「知恵」を身につけた。身軽になるとともに、荷物がなくなるリスクを減らすためでもある。ヨハネスブルグでの乗り継ぎの際に、レソトの次に訪問するアンゴラ用の荷物（スーツケース一つとダンボール三箱）を空港付近のホテルに預け、出発した。

レソト王国は、人口一八〇万人の国で、地図を見ると南アフリカ共和国の中に島のように存在しているのがわかる。別名「天空の王国」とも呼ばれ、首都マセルが位置するのは、標高一六〇〇メートルの高原地帯である。こんなところにもハンセン病患者はいるのだ。東京は今年も猛暑だったが、南半球は真冬である。滞在中には南アフリカ地域では二五年ぶりの雪が観測され、吹雪の中での活動となった。予期せぬ寒さで、現地の人々は毛布を肩にかけていた。私も毛布をプレゼントされ、肩からくるまって動き回った。窮余の一策で、ズボンの下にパジャマをはいて出かけるほどの寒さだった。

私は、WHOのレソト代表、アンジェラ・ベンソン博士の案内で、飛行場から保健大臣の事務所に直行、ハンセン病患者が一二人となり、ほぼ撲滅に近い地点まで到達したことを称えた。小国であるとはいえ、この成果は評価に値し、ほかのアフリカ諸国のモデルにもなる。大臣は、医療従事者の慢性的な人材不足の解消、とりわけ

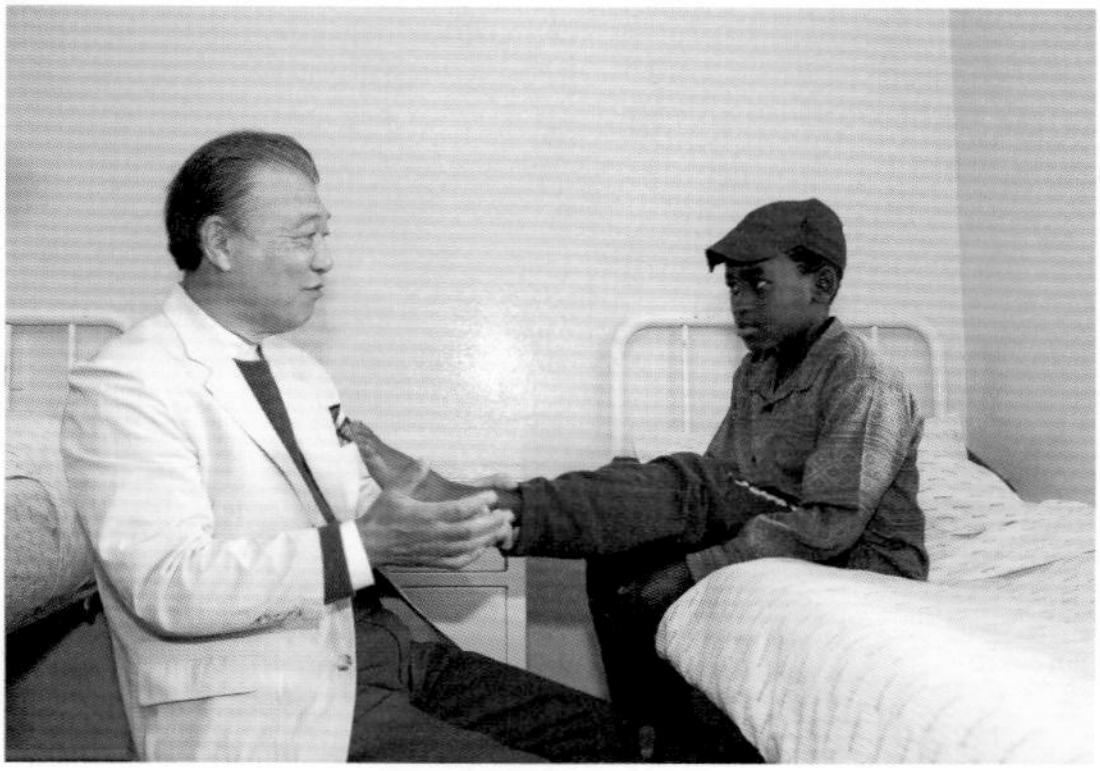

センカタナ病院で少年の患者を激励
（レソト、2006年7月）

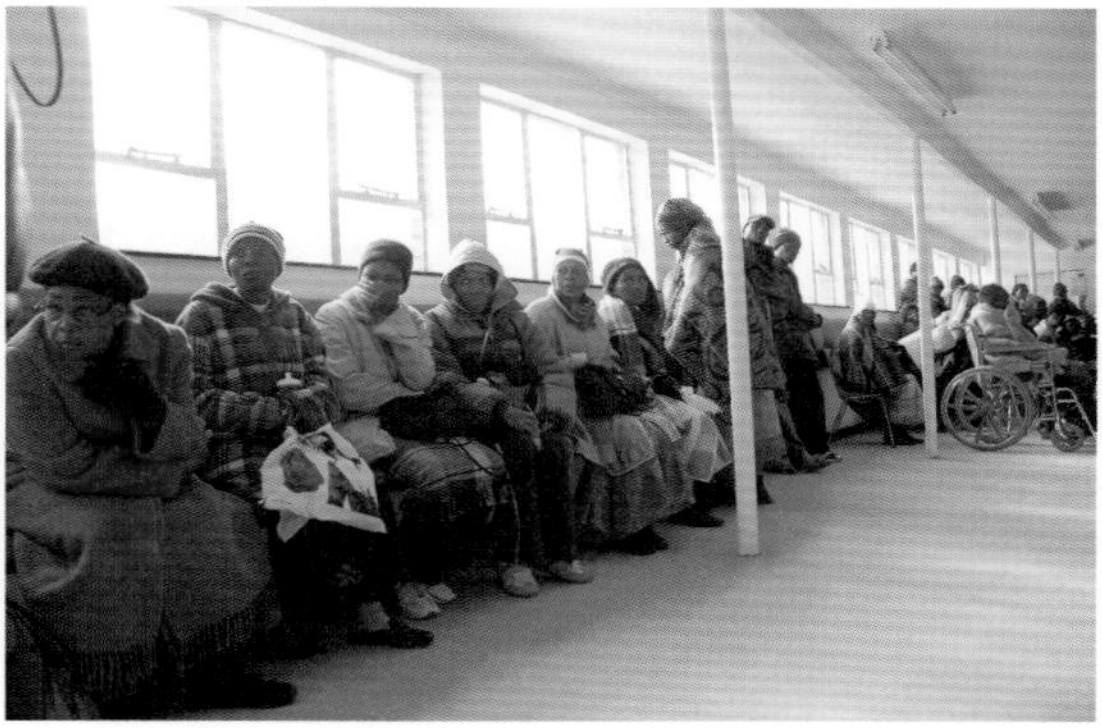

沈黙してHIV／エイズの診断を待つ人々。センカタナ病院で（レソト、2006年7月）

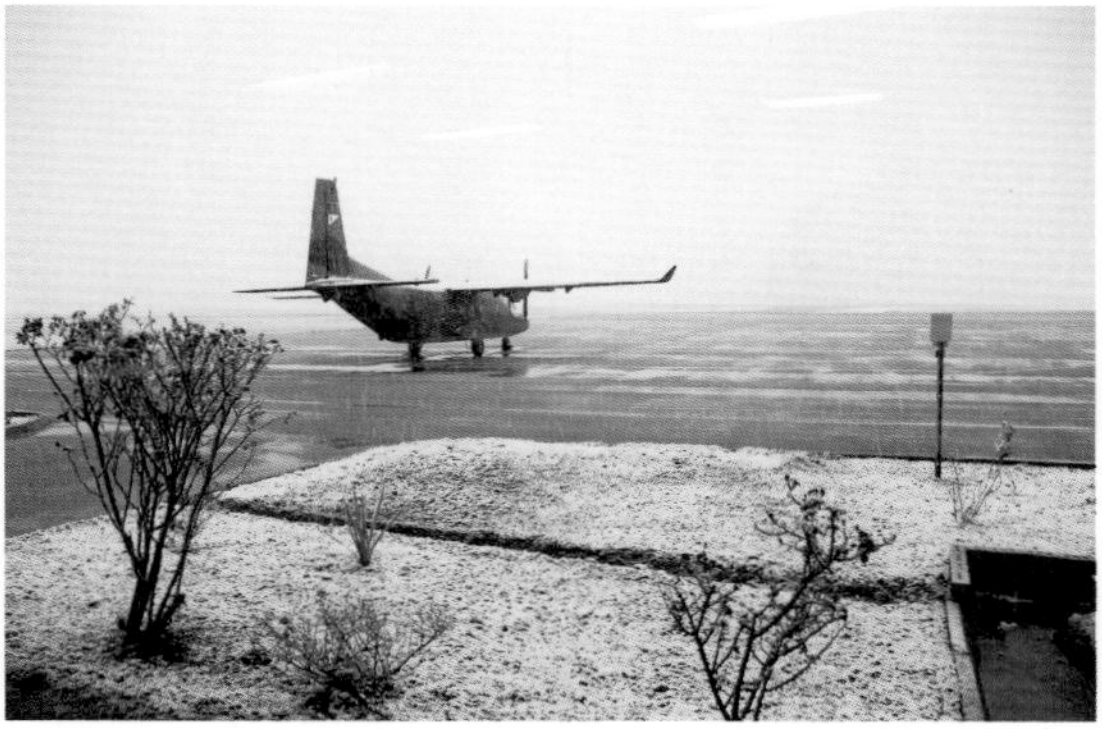

20数年ぶりに雪が積もったレソトの空港
（レソト、2006年7月）

訓練を受けた人材を活用する場を創出することの必要性を強調された。またハンセン病は終結に向かっていても、レソトはエイズの感染率が三〇％近くに達している。両親がエイズで死亡した孤児は二〇万人。平均寿命はわずか三二歳である。ハンセン病も、地方に未発見の患者がいる可能性も考えられる。適切な診断や地域監視システムの継続が望まれるところである。

訪れたセンカタナ病院は、一九一四年にボーア戦争終結後に建てられ、かつてはレソト、南アフリカの北部、そしてスワジランドのハンセン病患者が収容されていた歴史ある病院だ。一九七六年時点では一〇〇〇人以上の入院患者がいたが、現在は七人を残すのみとなった。一見すると、清潔で、看護師の数も多く、不自由があるようには見えない。しかし、外来での治療で治癒できると思われる患者が、完治するまで半年から一年にわたって入院を強制されることには疑問が残る。病院内は人で溢れ、混雑を極めていたが、アフリカの人々のあの明るく陽気な雰囲気はどこにもなく、不思議なことに皆が沈黙したまま不安そうな表情で診察の順番を待っていた。ほとんどは猖獗《しょうけつ》を極めるＨＩＶ／エイズの受診を待つ人たちだった。いまやハンセン病の病院はエイズ患者救済の拠点に変わりつつある印象を受けた。一時期、処女の娘とセックスをするとＨＩＶ／エイズが治るという噂が広まり、多くの犠牲者が出たという。アフリカではいまも迷信が多く、医療制度の未発達の中、多くの人々が呪術師に頼らざるを得ないのが実状である。

レソトでハンセン病の患者数がゼロになる日も、そう遠い将来ではなさそうだが、ここでも患者や回復者に対するスティグマや差別は存在し、新たに発見される患者たちには障害をもつ例が多い。ハンセン病の疑いがあっても診断を受けたがらないのだろう。そこで、保健大臣が同席した記者会見で、今年一月に世界の一一人の指導者の賛同を得て発表した「グローバル・アピール2006」を紹介し、私が世界各地で繰り返し発信している「三つのメッセージ」を伝えた。記者からは、「キャッサバの丈が一メートル以上伸びるとハンセン病患者が出る」という迷信についてどう思うか、という質問も受けた。神罰、不幸な者がかかる病等、世界にはいまだに数多くの迷信が存在する。だからこそ、「三つのメッセージ」を繰り返し伝えることが重要なのである。

アンゴラに行くために、いったんヨハネスブルグに戻る日も大雪だった。欠航かと思ったが、定時出発だという。二十数年振りの大雪で滑走路はシャーベット状であり、私は、パイロットにはこのような悪条件での離陸の経験はないだろうと考え、アンゴラ行きを一日延ばすことを真剣に考えたが、同行者を不安にさせてはと、言葉にはしなかった。アフリカのパイロットもおそらく初めての経験で、その危険性を知らなかったのではないだろうか。無事離陸して胸を撫で下ろしたものの、私の長い旅の経験の中でも五指に数えられる、危険な瞬間だった。

キャンポ・フンダの寸劇――アンゴラ共和国［八月］

［ルート］レソト・マセル→南アフリカ・ヨハネスブルグ（飛行時間一時間）―一泊―ヨハネスブルグ→アンゴラ・ルワンダ（飛行時間四時間）―三泊

大雪のレソトを後に、ヨハネスブルグ経由でアンゴラ共和国を訪れた。搭乗したアンゴラ航空（DT）の飛行機は、ボロボロの機体で客室では蚊が飛び回っていた。後で聞いた話では国際機関や日本の外務省では、安全面からアンゴラ航空の利用は控えるそうだ。我々の活動ではしばしば、そのような制約のある航空会社や鉄道を利用し、治安上問題のある地域でも活動せざるを得ないのである。もちろん事前情報を入手し、相手国の了解を得た上での活動である。

アンゴラは、二〇〇五年一二月にインドと時を同じくして制圧を達成した。正直なところ、私は制圧にはもっと時間がかかると思っていた。しかし、行政、WHO、NGO等の連携と努力により、短期間で予想以上の成果を上げ、二〇〇六年現在の有病率は〇・九四人である。

WHOアフリカ地域事務局代表のルイス・サンボ博士とセバスチャン・ベロソ保健大臣が、多数の記者とともに出迎えてくれた。わざわざコンゴ共和国からかけつけたサンボ博士はアンゴラ出身であり、ジュネーブでのWHO総会で顔を合わせる親しい関係で、いつも仕立てのよい背広を身につけている物静かな英国流の紳士である。サンボ博士とは、今後も診断や監視を重視し、行政の指導者が制圧後の地域プランを明確に示していくことが必要であることで合意した。

アンゴラの保健大臣、保健副大臣が、私の行程の大半に同行してくれた。ハンセン病の連携会議には、保健省を中心に、ILEP(International Federation of Anti-Leprosy Associations：国際ハンセン病団体連合)に加入しているTLM(The Leprosy Mission：英国ハンセン病ミッション)、回復者のための支援団体であるARPAL(the Angolan Association of People Affected by Leprosy)等のNGOも参加。会議では、いまだに州によっては有病率が五人以上という地域があり、患者数を減らすための診断・治療が実施できる保健センター増設の必要性、正しい知識の普及活動、官民の連携強化などについて、活発に議論された。

翌日は、首都ルワンダ郊外のハンセン病定着村、キャンポ・フンダを訪れた。アンゴラにはかつて多くのハンセン病療養所があったが、大半は総合病院や老人ホームに形を変えたため、現在残っているのは六カ所のみである。キャンポ・フンダの療養所で治療中の患者は四〇人弱とのことで、いずれも外来だった。村の人口七〇〇人に対して、回復者は一六二人である。アンゴラでは回復者の地域社会への復帰を奨励しており、回復者を支える家族がある場合には、無償で家を建設し、家族で住まわせる支援も行っている。キャンポ・フンダでは六家族がこの支援を受け、ルワンダ郊外に移住しており、現在新たに五家族が支援対象となっていた。社会的リハビリの大きな壁の一つである地域社会との融合が、比較的スムーズに行われているようで、患者や回復者を苦しめる差別の問題は、この国においては比較的少ないようである。キャンポ・フンダでは、靴づくり、車椅子づくりなどの経済活動も行われ、製品はほかの療養所でも販売されている。村の少年少女が披露してくれた寸劇は、少女が

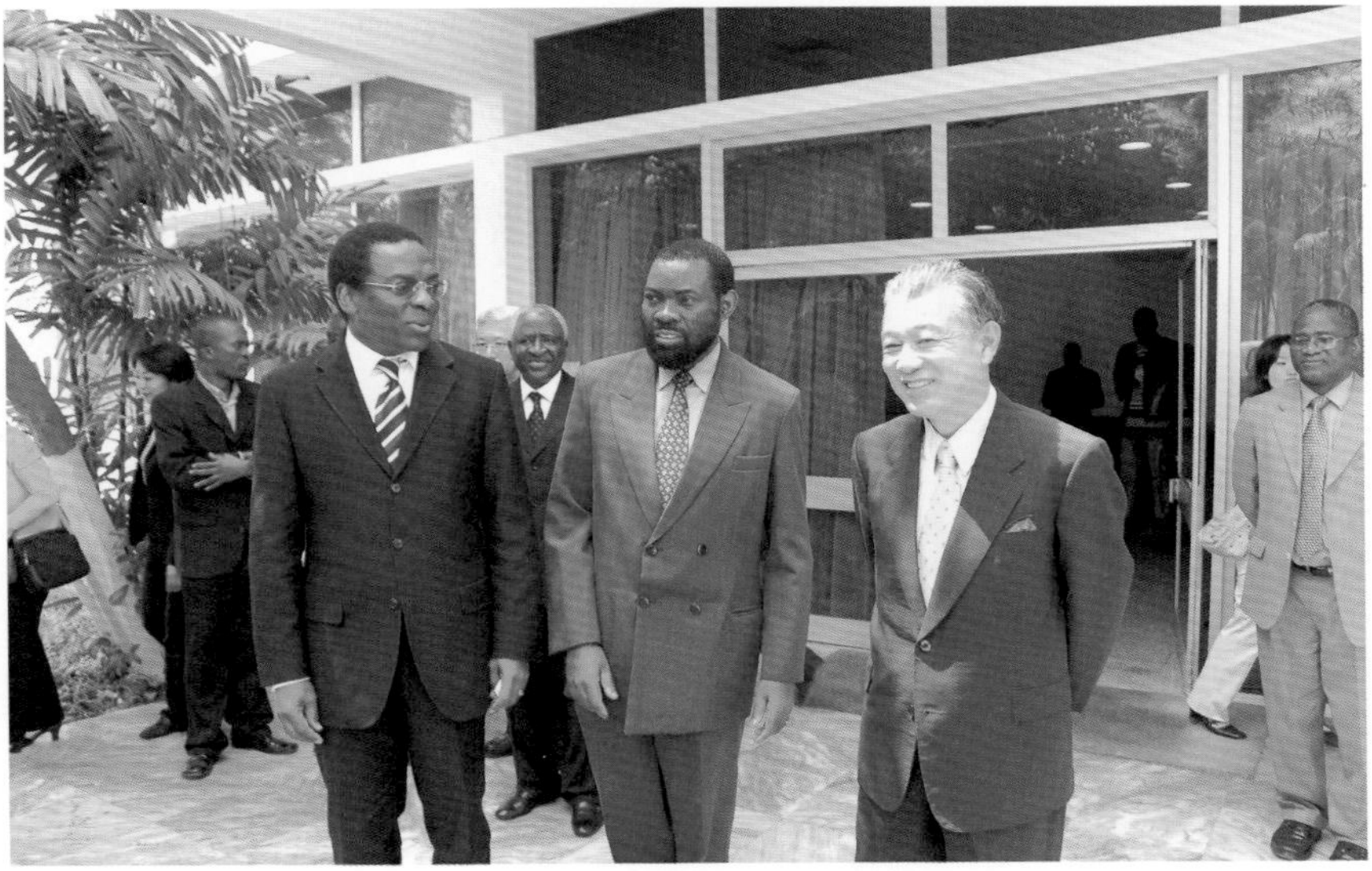

WHOアフリカ地域事務局代表のルイス・サンボ博士（左）とセバスチャン・ベロソ保健大臣（アンゴラ、2006年8月）

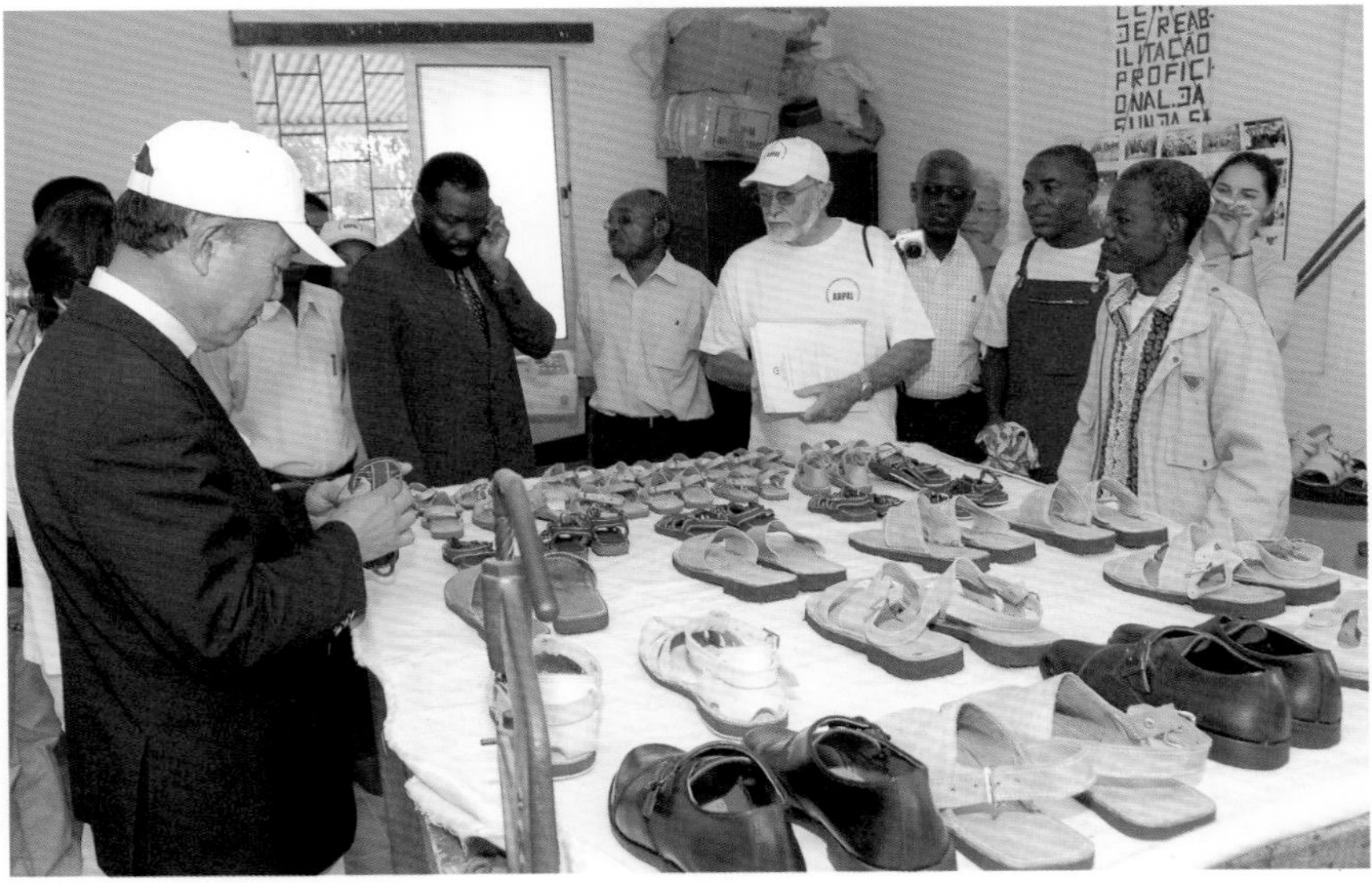

足の障害に優しい靴作りの現場（アンゴラ、2006年8月）

ハンセン病を発症し、ボーイフレンドからも友だちからも見捨てられるが、治療薬のMDTを知り、もとの幸せな生活に戻るというもので、同席した保健大臣も大きな拍手をしていた。

アンゴラには回復者を支援するためのNGO、ARPALがあり、現在国内四都市に約三〇〇人の会員を持ち、回復者の家の建設、マイクロクレジットや患者や回復者の人権を守るためのキャンペーンなど多様な活動を行っており、かつてハンセン病の治療に使われていた建物を保健省から無償贈与され、政府もその活動をバックアップしていた。

関係者の怠慢——モザンビーク共和国［八月］

［ルート］アンゴラ・ルワンダ→南アフリカ・ヨハネスブルグ（飛行時間四時間四五分）**―一泊―ヨハネスブルグ→モザンビーク・マプト**（飛行時間一時間・トランジット一時間一五分）**→ヴェイラ**（経由）**→ナンプーラ**（飛行時間三時間）**―一泊―ナンプーラ→マプト**（飛行時間三時間）**―二泊―マプト→ヨハネスブルグ**（飛行時間一時間・トランジット七時間）**→シンガポール**（飛行時間一〇時間三〇分・トランジット二時間四五分）**→成田**（飛行時間七時間二〇分）

アンゴラを後に、再びヨハネスブルグを経由して、モザンビークに入った。二〇〇二年と昨年の二〇〇五年に続く三度目の訪問である。二〇〇六年時点での有病率は二・五人、とりわけ北部三州の患者数が多く、ナンプーラ州の有病率は六・三人である。ナンプーラ州は、首都マプトから飛行機で北上すること約三時間、約四〇〇万人の住民の半数以上が文字が読めず、広大な土地に点在して生活している。蟻塚が多い地域で、中には私の身長の二倍ほどもある巨大なものもあった。時折、農民がワニに襲われたり、ライオンの出没が話題になるという地域でもある。

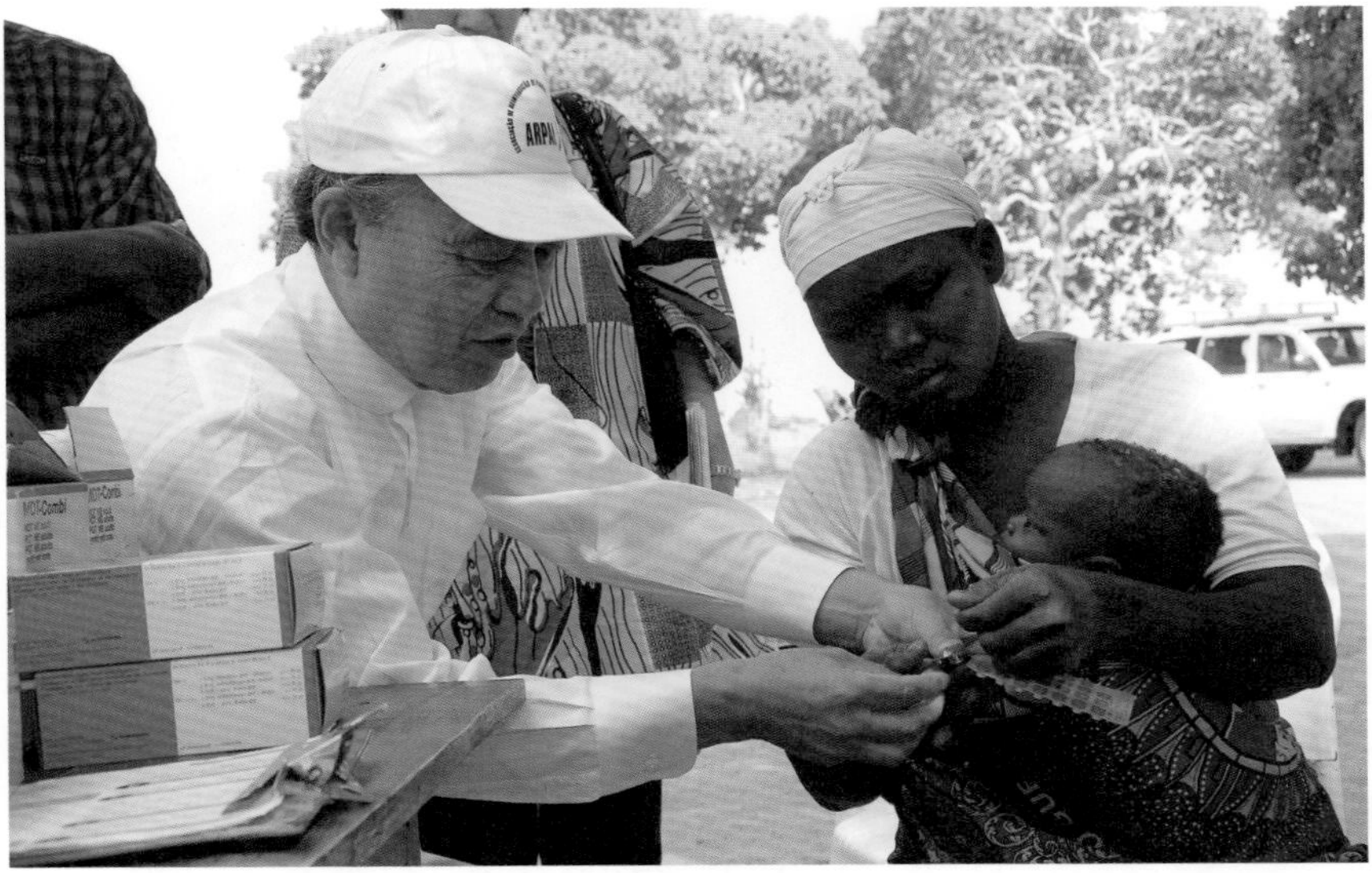

ムルプラ市のヘルスポストで薬の飲み方を教える(モザンビーク、2006年8月)

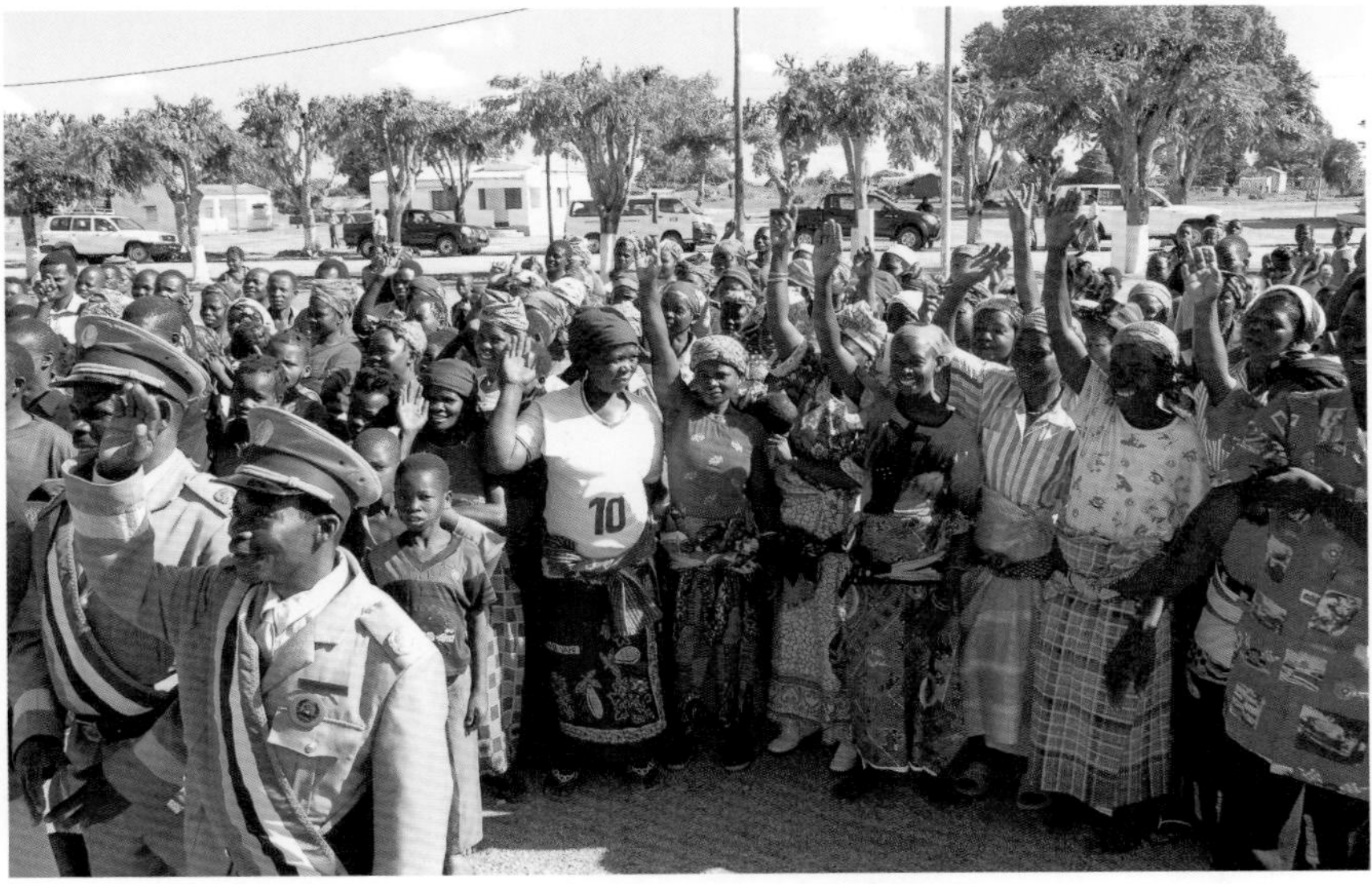

「ハンセン病は神の罰だと思う人はいますか」と問いかけると、多くの人が手を挙げた(モザンビーク、2006年8月)

最初に訪れたムルプラ市のヘルスポストは、露天の下で薬を並べ、カルテを見ながら薬を配布しており、薬の飲み方を教えていた。モザンビークでは、このようなヘルスポストで治療薬MDTの配布を行っているが、一カ所のヘルスポストの五キロ以内で生活している住民はわずか二五％であり、残りは遠距離に住み、交通手段も存在しない。多くの人々はおそらく、ヘルスポストの存在すら知らないだろう。住民が点在していても、ブラジルのアマゾンのように巡回診療が進んでいるところもあるが、ここでは医療はもちろんのこと、情報も住民に届いていない。驚くべきことに治療薬のMDTが現場に届いていないことを発見した。世界各地の僻地のヘルスポストでMDTの確認作業を行っているが、初めてのケースだった。

ムルプラ市の市庁舎の前に、私の話を聞くために大勢の住民が集まってくれたので、「ハンセン病は神の罰だと思う人はいますか」と問いかけると、多くの人が手を挙げた。

私が昨年訪れたときから、活動は一向に改善が見られていなかった。むしろ悪化しているのではと感じられる状況に内心いささか怒りを覚えた。この日は保健省関係者の案内で朝から現場の視察をし、その後、昼食に二時間半の時間を費やした。しかし、午後の保健省、WHO、NGOとのパートナー会議は一時間半という短さだった。内容も簡単な事実説明だけで、制圧に向けた意気込みは全く感じられなかったのである。昼食に二時間半をかけ、私にとって重要な情報共有の時間がわずか一時間半とは……。東京、シンガポール、レソト、南アフリカ、アンゴラ、そして再び南アフリカを経由し、モザンビークの首都からさらに空路で片道四時間以上をかけ、しかも事前通告していたにもかかわらず、このやる気のなさに、こみ上げてくる怒りを抑え、来年四月に再度訪れるので、必ず成果を見せてほしいと、普段は彼らの体面を考えて言葉を選んで発言する私が、思わず激情に駆られて珍しく大声を出してしまった。薬の流通の徹底やハンセン病の診断に関する情報の浸透は、やればやるほど成果が上がる仕事だ。それができていないのは、関係者の怠慢にほかならない。

翌日、首都マプトに戻り、大統領、保健大臣、国会議長と個別に会談を行い、ナンプーラ州視察での感想を率直に伝え、徹底した指導と対策を求めた。国会議長は、「自国の病人を助けるのは本来我々の仕事である。ハンセン病対策について議会に対策委員会をつくることを考える。また、議員一人ひとりが自らの選挙区に出向いて正しい情報を伝えてゆくことも重要だ」との発言もあった。

アルマンド・ゲブサ大統領には、今年一月の「世界ハンセン病の日」に、ラジオを通じて国民に向けた声明を出してくれたことに謝意を伝えた。大統領は、「モザンビークの問題の多くは貧困と関連しているので、貧困を解決しなければ多くの問題の解決が不可能だ。日本財団の農業プログラム『SG2000(ササカワ・グローバル2000)』にも感謝している。来年は日本とモザンビークの国交三〇周年で、自分も日本訪問を楽しみにしている。遠く日本から我々を助けに来てくれてありがとう。期待に応えるよう努力する」との謝意とともに、ハンセン病の制圧に特に注力すると述べた。

成長する回復者組織──インド(チャティスガール州、オディシャ州、デリー)[九月・一〇月]

[ルート]〈九月〉成田→インド・デリー(飛行時間八時間四〇分)─二泊─デリー→チャティスガール州ライプール(飛行時間一時間四〇分)─一泊─ライプール→オディシャ州ブバネシュワール(飛行時間一時間)─一泊─ブバネシュワール→デリー(飛行時間二時間)─一泊─デリー→成田(飛行時間八時間)

〈一〇月〉成田→デリー(飛行時間八時間三〇分)─二泊─デリー→イギリス・ロンドン(飛行時間一一時間五〇分・トランジット一時間四五分)→チェコ・プラハ(飛行時間二時間)─四泊(フォーラム2000出席)─プラハ→ドイツ・フランクフルト(飛行時間一時間・トランジット二時間)→成田(飛行時間一一時間)

私は、休日も関係のない厳しいスケジュールで世界の僻地を飛び回っているが、四〇年以上も私の秘書を務めてくれている星野妙子が、八月はできる限り二週間ほど「夏休み」をとるようにスケジュールを管理してくれている。休日の過ごし方は、もっぱら富士山麓にある山荘の草取りである。毎日六、七時間、大地に両膝をついて無心に小さな草まで取るのである。私流の禅の修業だと思っている。作業に疲れると、大地に仰向けに寝て、木々の間を流れる風を感じ、鳥のさえずりを聞きながら、雲の流れと霊峰富士を眺める。「ああ、自然の中で生かされているのだなあ」と実感する時でもある。そんな夏休みも明け、九月と一〇月、二回にわたりインドで活動した。

九月の訪問は、未制圧州の一つ、チャティスガールで、州政府やメディアにハンセン病制圧のためのさらなる努力を要請し、そして、本年八月に制圧を達成したオディシャ州では、その成果を祝い、制圧後の回復者の経済的自立や尊厳の回復を目指す取り組みの重要性について話し合うことが目的だった。一〇月の訪問では、私の提唱で昨年結成された回復者の全国組織による二回目の「ハンセン病コロニー代表者全国会議」に出席した。

チャティスガール州は、二〇〇四年に続く二回目の訪問である。人口約二〇〇〇万人のうち、二〇〇六年六月時点での患者数は四六一二人、有病率は二・三人である。インドは東部にハンセン病患者が多く、この州も二〇〇四年当時の有病率は一三人だった。それが二年でここまで下がったのは、関係者の努力の成果である。

州都ライプールの空港から、ハンセン病制圧ワークショップの会場に直行した。州政府の知事（インドで知事は名誉職）、首相、保健大臣、保健事務次官をはじめ八〇人以上が集まっていた。クリスナムティ・バンディ州保健大臣も、「啓蒙活動の強化によってポリオが撲滅されたように、ハンセン病も撲滅できる」と熱弁を振るった。

ワークショップの後は、ライプールから三〇キロほど離れたダーグ地区の保健センターに向かった。二〇人ほどの患者が集まり、足を洗面器の薬剤に浸していた。清潔にすることで障害の広がりを防ぐ方法で、ヘルスワーカーの女性たちに混じって、ライオンズクラブの女性たちがボランティアとして参加していた。しかしこれは日常的に行われているわけではなく、私の訪問に合わせてのパフォーマンスであることは、経験上すぐにわかった。ラマン・シン州首相は、チャティスガール州では地区や村レベルで、私の提唱する「三つのメッセージ」の普及

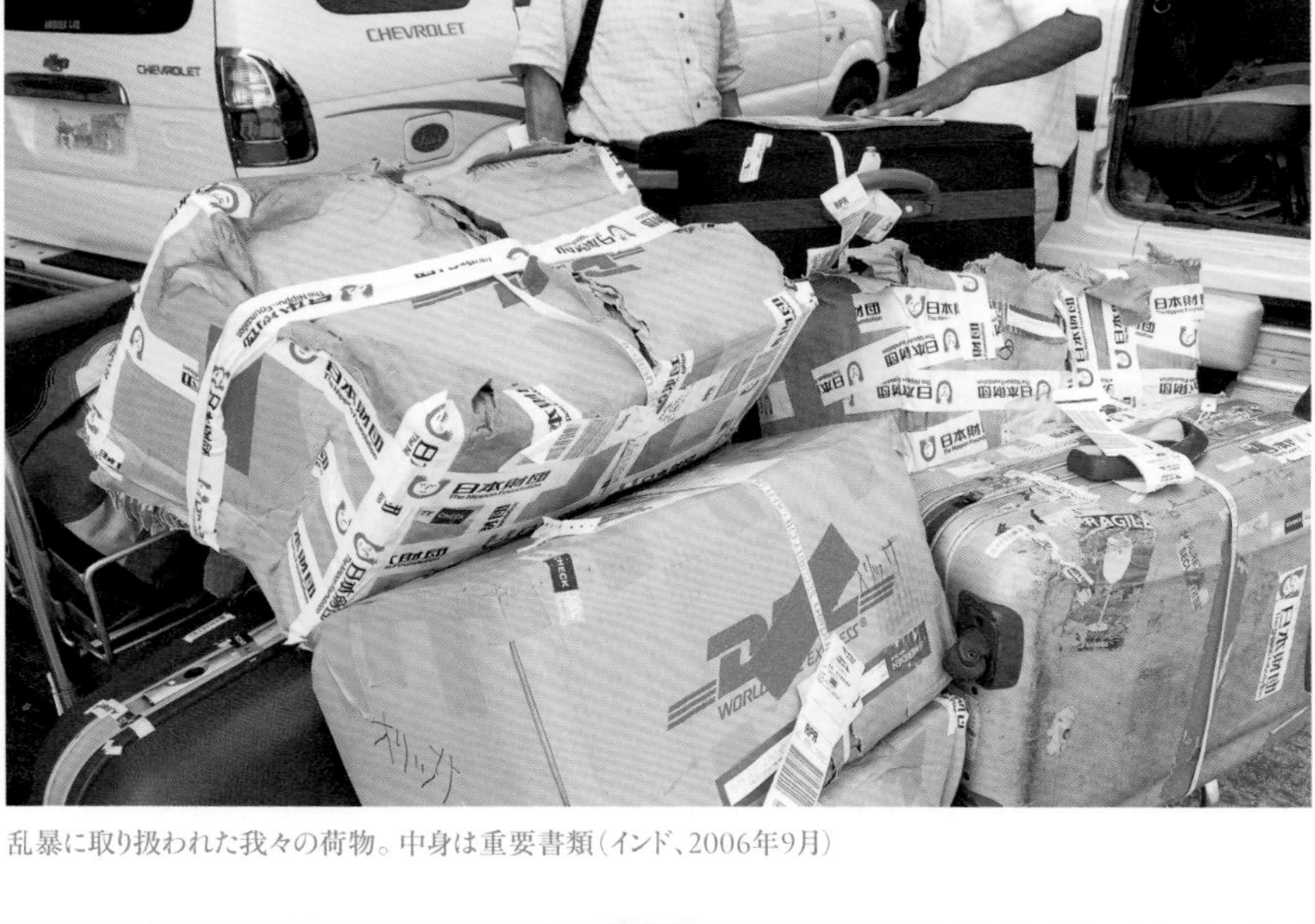

乱暴に取り扱われた我々の荷物。中身は重要書類（インド、2006年9月）

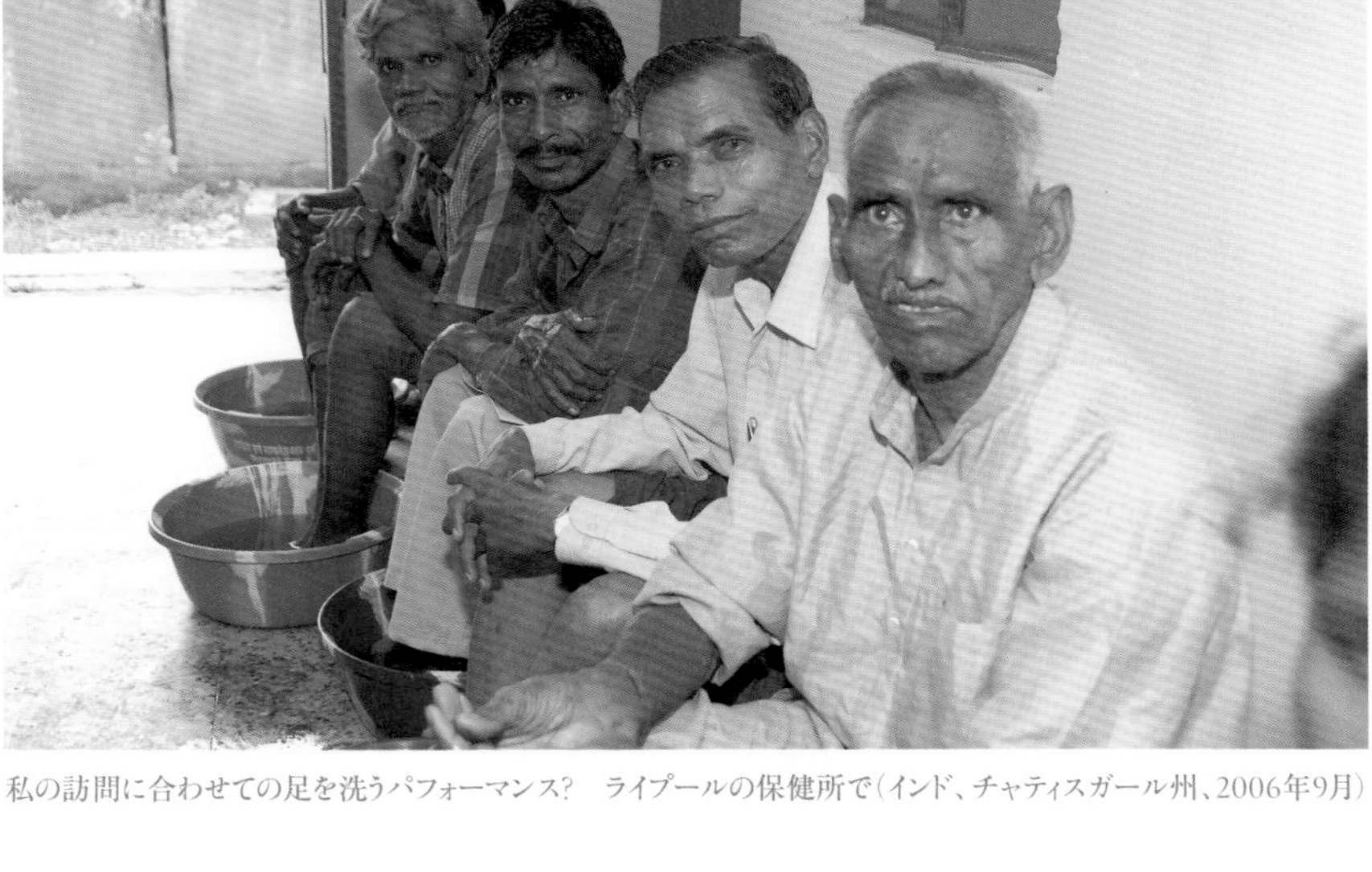

私の訪問に合わせての足を洗うパフォーマンス?　ライプールの保健所で（インド、チャティスガール州、2006年9月）

活動を行い、学校でもガンジーの哲学を通じてハンセン病に関する教育を行っていると話された。しかし私は常に指導者の発言が私へのリップサービスか否かを注意深く判断し、その後の活動を注視することにしている。

この日最後のプログラムは、バンディ保健大臣の公邸における大臣とスリ・アグラワール事務次官との会談だった。事務次官からは、「五万人近くの回復者をどのように社会復帰させるべきか悩んでいる。政府には限界がある。実際に彼らのニーズに沿った仕事ができるのは政府よりもNGOだと思う。だから、政府とNGOが連携し、政府がすべきことをNGOの側から提案していただきたい」と真摯な発言があり、私も回復者の社会復帰のあり方について、それぞれの州の実状に合わせた対策の必要性を痛感した。

その後、制圧を達成したオディシャ州へ移動する予定だったが、アブドゥル・カラム、インド大統領との会談が急遽設定され、一旦デリーに戻った。ニューデリーの大統領官邸は一三億人の国民を代表するように威厳に満ちた建物である。広い応接室で小柄な大統領が笑顔で迎えてくれた。カラム大統領はインド南部タミル・ナドゥ州の出身で、貧しい家庭に育ち苦学して宇宙工学の権威となった、国民から慕われている庶民的な指導者である。大統領には、インドの制圧に対する祝辞とともに、制圧は撲滅へのマイルストーンであることを伝え、さらなる活動への努力をお願いした。大統領は、ハンセン病問題の解決は依然として重要事項の一つであり、一般市民とハンセン病関係者を分けるコロニーの存在には反対であること、回復者のハンセン病による後遺症を治すためにリハビリテーションを充実させる必要があることなど、積極的な意見を述べられ、引き続きハンセン病制圧活動に対する協力を約束してくれた。

翌日、あらためてオディシャ州の州都ブハネシュワールに移動し、州のハンセン病の制圧を祝い、回復者支援に向けた取り組みについて話し合うワークショップにも参加した。大統領との面談のため、一日遅れて週末の開催になったにもかかわらず、会場には州の保健大臣、児童開発省大臣、インド政府保健省の主席次官等をはじめ、メディアやNGOを含む二〇〇人を越える関係者が出席して、それぞれが持論を開陳。二人が同時に立ち上がっ

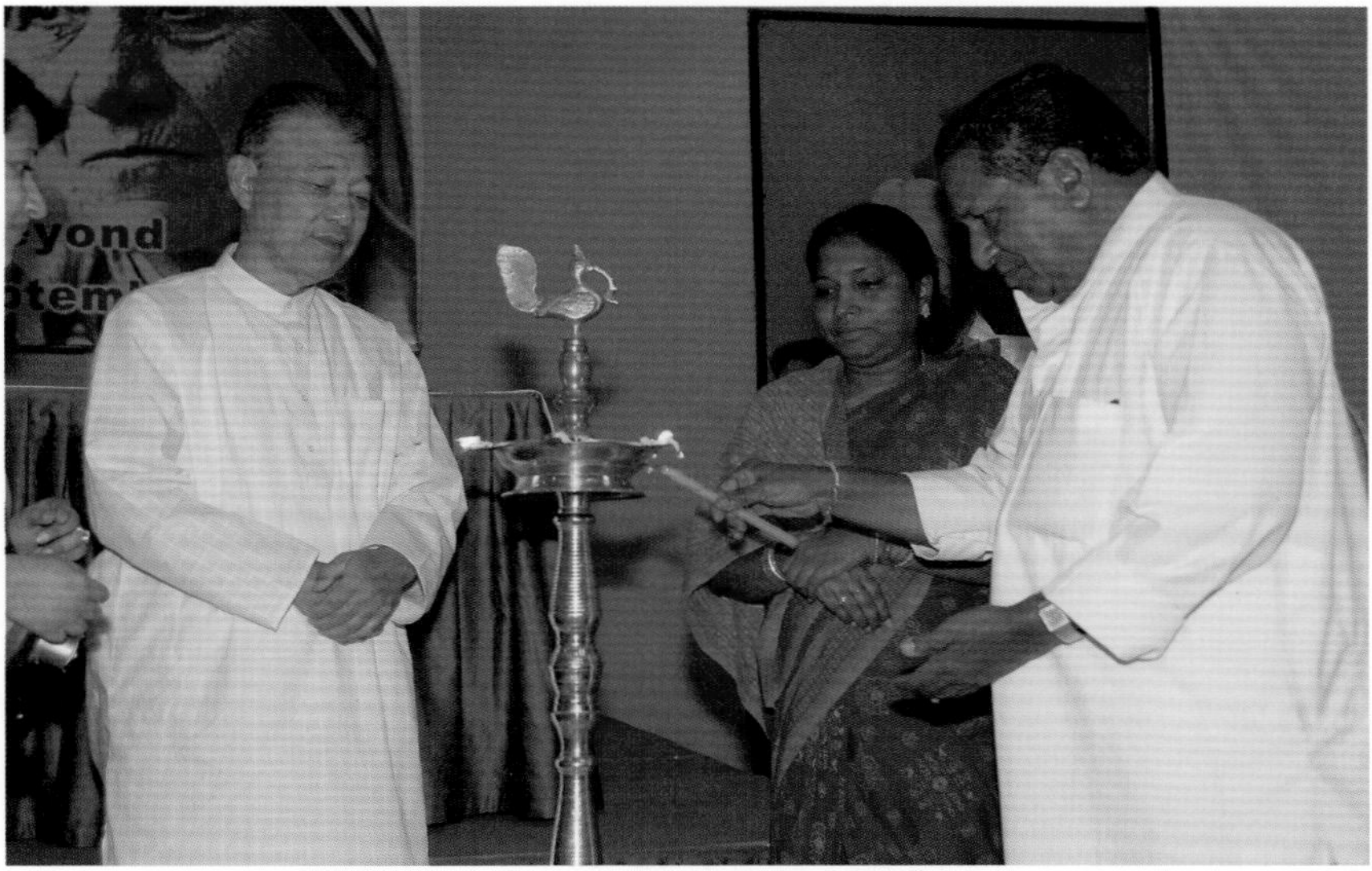

ワークショップのオープニングで恒例のライトニングセレモニーを行う（インド、オディシャ州、2006年9月）

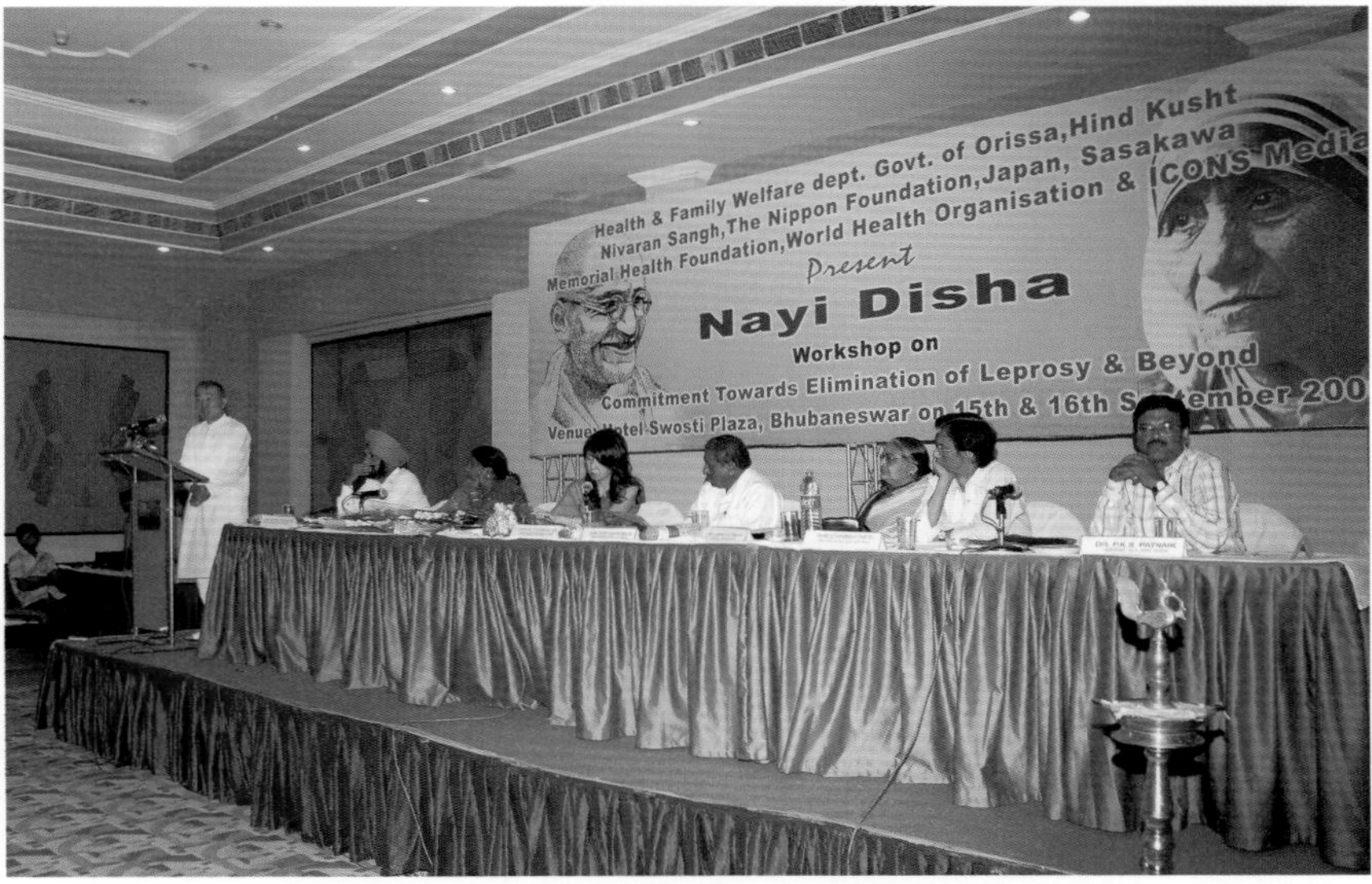
Health & Family Welfare dept. Govt. of Orissa,Hind Kusht
Nivaran Sangh,The Nippon Foundation,Japan, Sasakawa
Memorial Health Foundation,World Health Organisation & ICONS Media
Present
Nayi Disha
Workshop on
Commitment Towards Elimination of Leprosy & Beyond
Hotel Swosti Plaza, Bhubaneswar on 15th & 16th

ワークショップは、ハンセン病回復者たちの今後の活動について話し合う場となった（インド、オディシャ州、2006年9月）

て発言するなど、インドらしい白熱した議論が展開された。

突然のスケジュール変更をうまく乗り切って、充実した活動を進めることができたが、同行スタッフは大変だった。ホテルの確保、航空券の手配、移動車両の予約、大統領官邸への車両番号の登録、オディシャ州の総督、首相への予定変更の連絡等々。その手際には、同行したインド側の人たちが感嘆していた。私の世界各地での活動については日本財団や笹川保健財団のスタッフの献身的な協力なくしては成り立たないことは、読者にも了解いただけるものと思う。午前三時、四時のホテル出発はよくあることで、深夜のホテル帰着も日常的で、その上、航空機、車両、面談相手の確認・調整等の作業がある。私は空腹をかかえてベッドに入ることも仕事の一つであると考えているが、スタッフのハードワークにはいつも内心、申し訳ないと思っている。

一〇月は、デリーで開催された第二回「ハンセン病コロニー代表者全国会議」に出席した。今回は約七〇〇

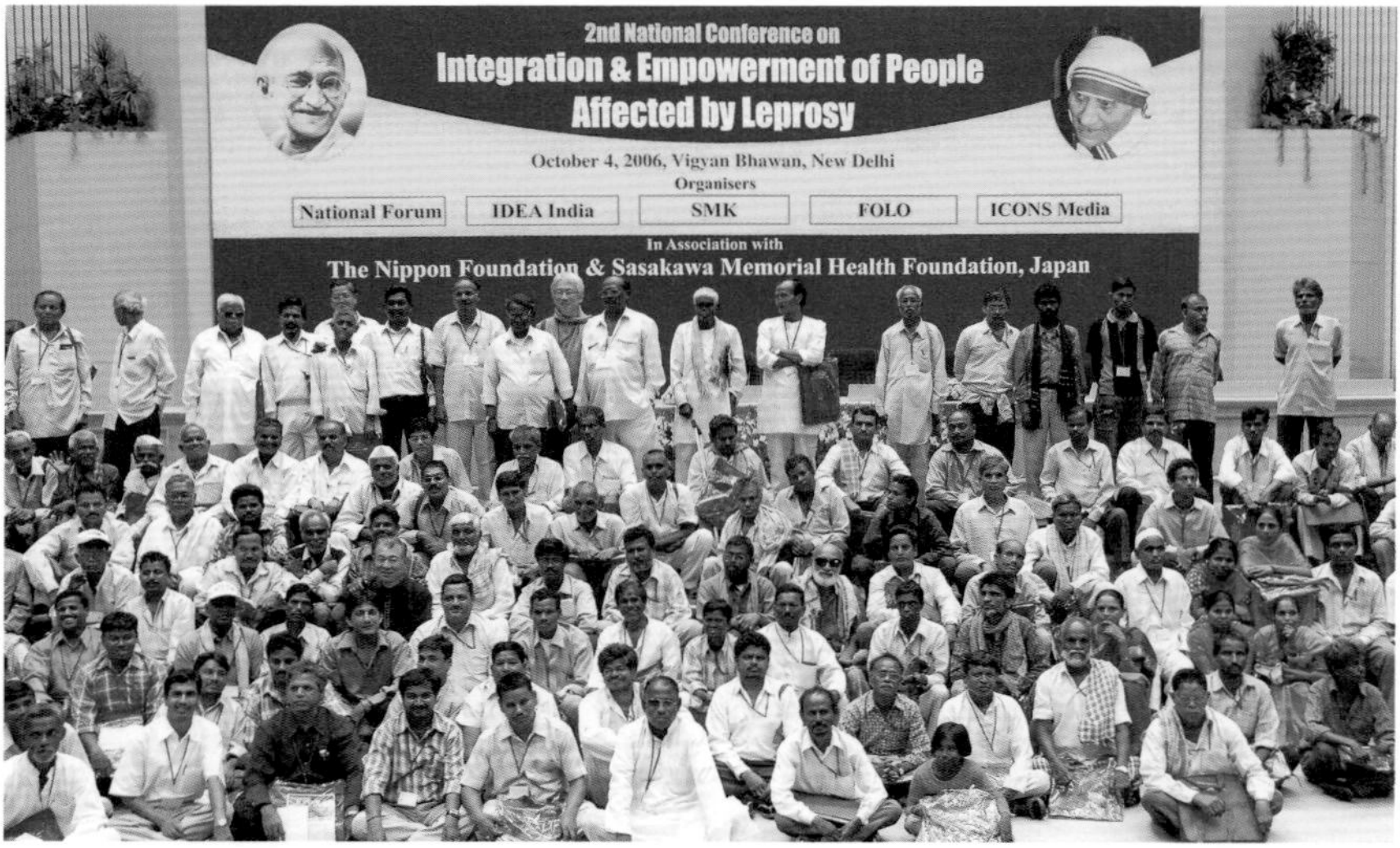
2nd National Conference on
Integration & Empowerment of People Affected by Leprosy
October 4, 2006, Vigyan Bhawan, New Delhi
Organisers
National Forum
IDEA India
SMK
FOLO
ICONS Media
In Association with
The Nippon Foundation & Sasakawa Memorial Health Foundation, Japan

第2回「ハンセン病コロニー代表者全国会議」に集まったリーダーたち。看板にはガンジーとマザー・テレサの写真があった（インド、デリー、2006年10月）

人の回復者代表が全国のコロニーから参集し、インドのバイロン・シン・シンクワット副大統領とデリー首都圏のシーラ・ディクシット首相も出席してくれた。シンクワット副大統領の出席により、会議は国立会議施設「ビギャン・バヤン」での開催が可能となった。これは回復者にとっては大きな意味があり、ある回復者は、「私たちは、いままでこの建物に近づくことさえ許されなかった。それが、この建物の中でこのような会議を我々自身の手で開くことができるとは夢のようだ」と目を輝かせていた。

副大統領は、ハンセン病の問題に深い知識と理解があり、制圧達成を偉大な成果と位置づけ、今後、差別問題の解決に努力を傾注していく必要を訴えた。また、マハラシュトラ州でハンセン病患者の支援活動をしていたババ・アムテ氏のハンセン病患者・回復者の救済策やラジャスタン州のジャイプールで行われている回復者のための就業トレーニング、小規模ビジネスの成功例も紹介された。

その後、約二〇人の回復者代表が、それぞれ自分たちの差別体験やコロニーの状況、これから全国組織の一員として回復者の権利回復のために活動を進めてゆく決意などを発言した。印象深かったのは、デリー首都圏出身のマヤー氏の発言だった。彼女は健常者だが、回復者の夫と結婚し二人の子どもをもうけて幸せに暮らしている。回復者と結婚しても自分には感染せず、また二人の子どもも健常者であることを広く社会に知らせ、ハンセン病についての誤った認識を改めさせる努力を続けるとの決意を表明した。

回復者の訴えの中には、政府による貧弱な生活支援体制の改善への要求もあった。回復者の保護費は地域によってばらつきがあり、月額二〇〇ルピー（約六〇〇円）からデリー首都圏の最高額八五〇ルピーまで大きな差がある。いずれにしろ生活費は絶対的に不足しており、物乞いをせざるを得ない人々が多いという現実がある。この生活補助費の増額要求発言を受け、以降私は、各州を回り、各州の首相、保健大臣、福祉担当大臣に回復者の代表を同行して年金増額の陳情を精力的に行うようになった。その結果、ビハール州やウッタル・プラデシュ州をはじめとする各州で生活補助費の大幅増額に成功した。この会議に出席したデリー首都圏のディクシット首相は、この要求に応え、デリー首都圏の補助費を現行の八五〇ルピーから一八〇〇ルピーに値上げすることを確約し、回復者から大きな拍手が寄せられた。

国内ただ一つの回復者村で──ラオス人民民主共和国［一一月］

［**ルート**］成田→タイ・バンコク（飛行時間六時間・トランジット三時間三〇分）→ラオス・ビエンチャン（飛行時間一時間）─二泊─ビエンチャン→ラオス・ルアンプラバン（飛行時間四〇分）─一泊─ルアンプラバン→ビエンチャン（飛行時間四〇分）─一泊

一一月、東南アジア唯一の内陸国、ラオスを訪れた。ラオスの面積は日本の約六割に相当し、国土の約七割は高原や山岳地帯である。人口は六九〇万人ほど。市場経済に移行したものの、政治はラオス人民革命党による一党独裁制が続いている。

活動初日は、朝食抜きで宿泊所を出発し、首都ビエンチャンから車で約二時間半、一三〇キロの距離にあるラオスで唯一のハンセン病回復者が暮らすソムサヌック村を訪ねた。村長によれば、この村は一九七〇年にラオス政府が建設し、ビエンチャン県だけではなく、全国からも回復者が集まって来たそうだ。村の人口は一一三六人、うち女性五三七人、三民族（低地ラオ族、中高地ラオ族、高地ラオ族）からなり、そのうちの四一家族は貧困指定家族である。ハンセン病の回復者は一六五人で、ハンセン病の後遺症で障害が残る回復者も一〇九人いる。住民の多くは焼畑農業で生活を営み、米が不足する毎年四カ月間の生活は、非常に厳しい状況になる。

一見、回復者がほかの村民と分け隔てなく暮らしているようだったが、偏見は皆無ではない。村長の話では、ハンセン病は天罰などが原因でその人自身の中から自然発生する病気だと信じている人がまだいるとのこと。重

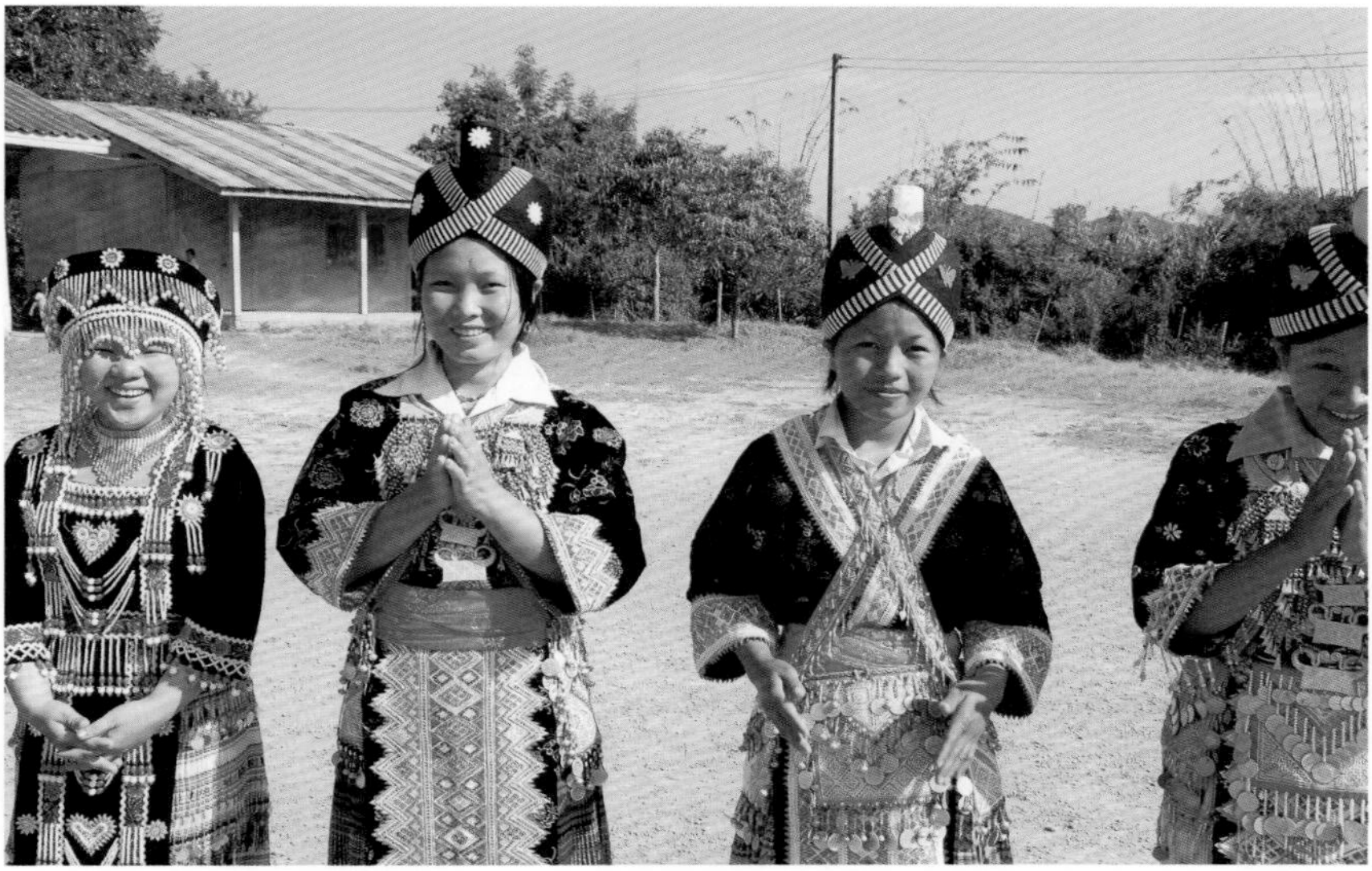

ルアンプラバンで色彩豊かな民族衣装の少女たちに歓迎される（ラオス、2006年11月）

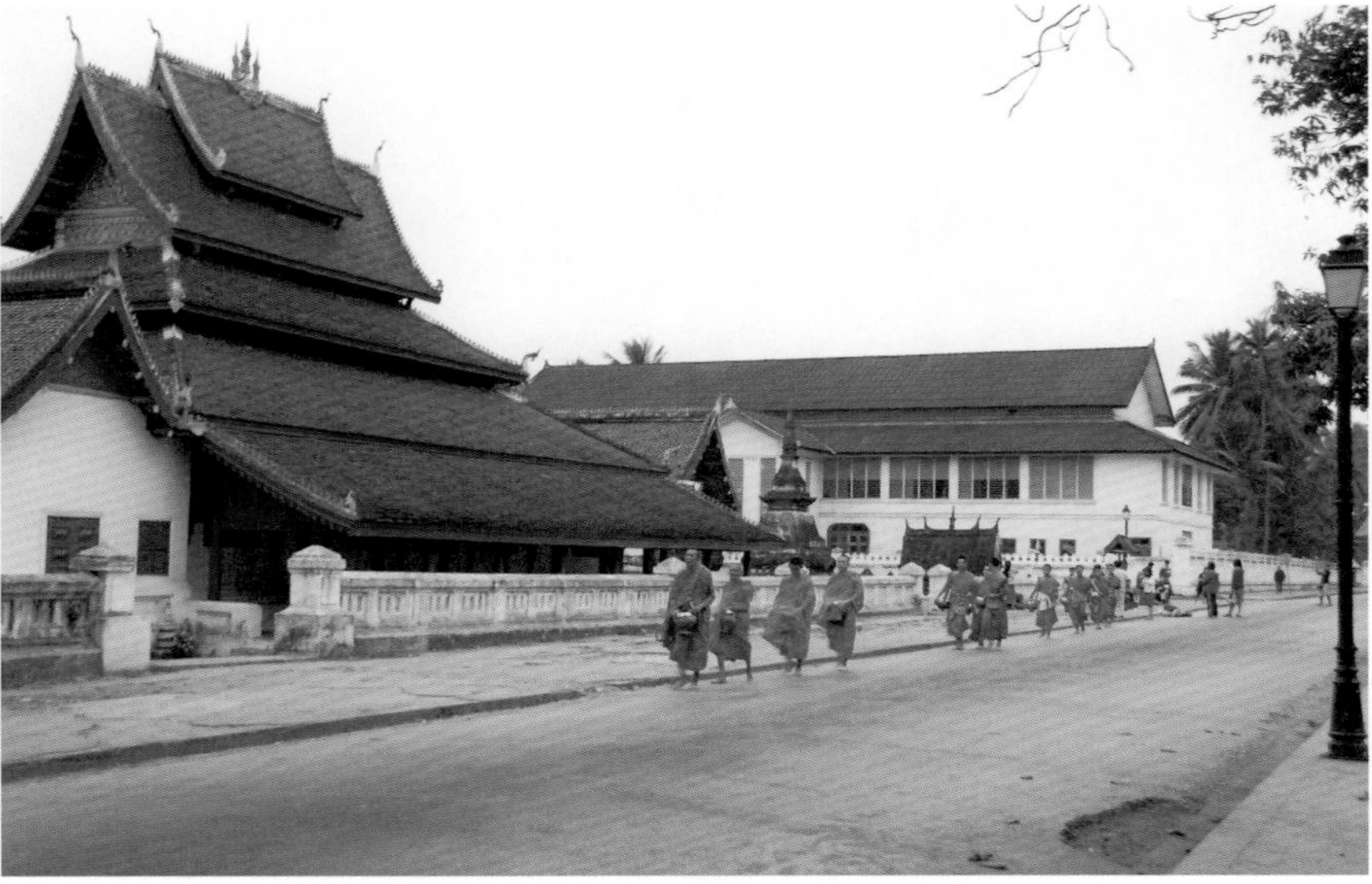

ルアンプラバンで托鉢をする僧侶の一団（ラオス、2006年11月）

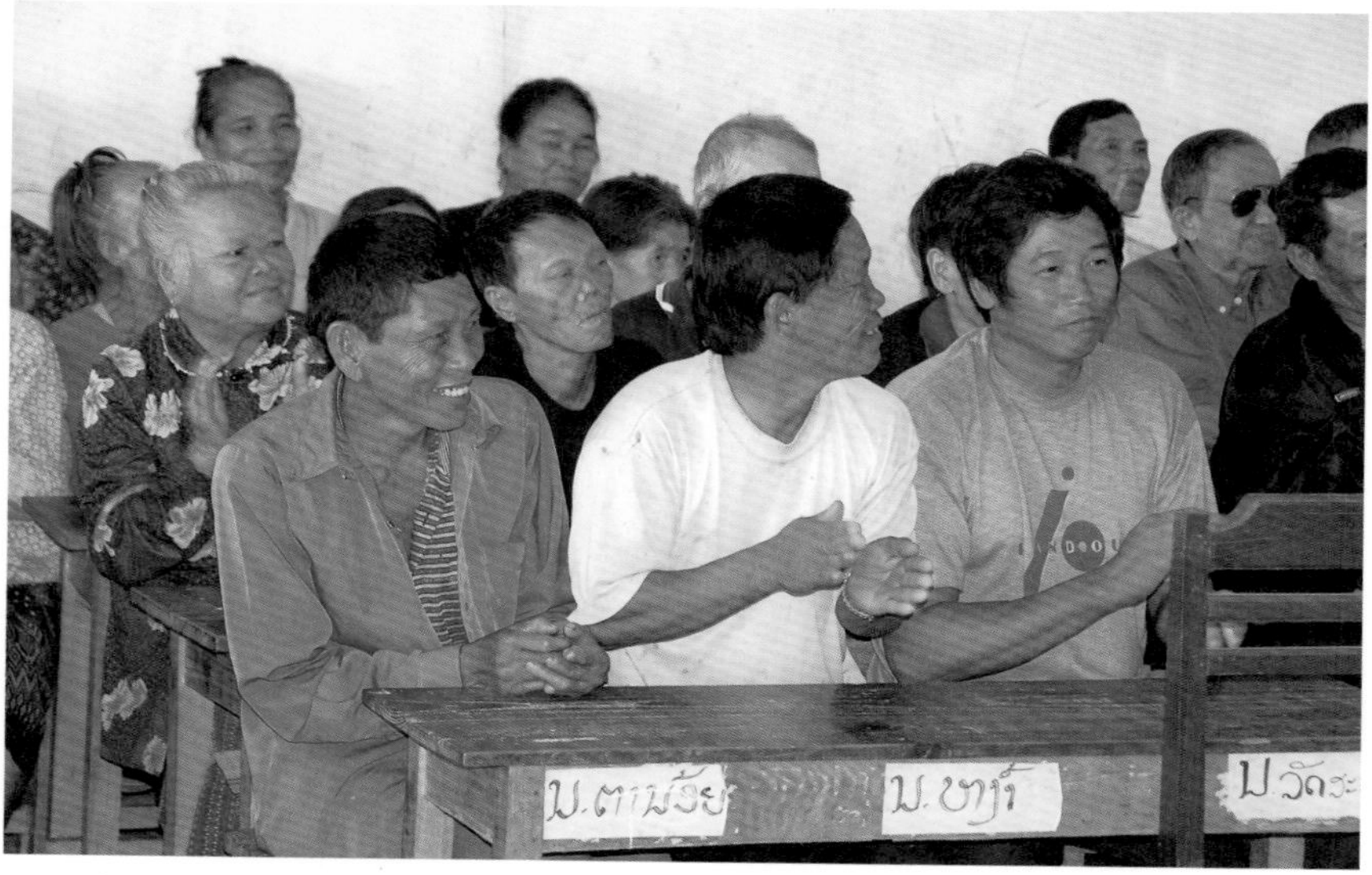

ルアンプラバンでの回復者との対話集会（ラオス、2006年11月）

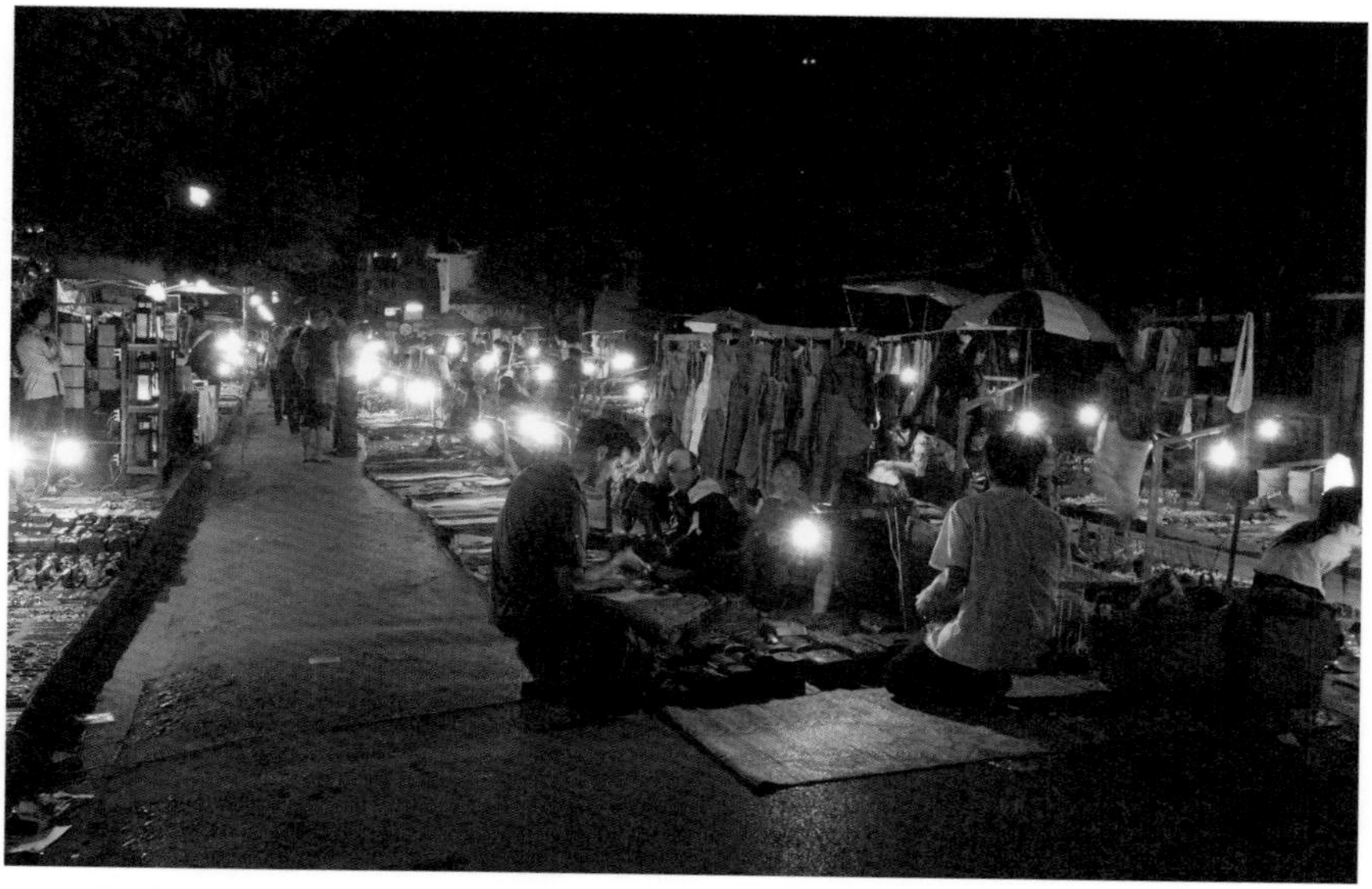

ルアンプラバンの夜店で子どもの頃の思い出がよみがえった（ラオス、2006年11月）

度障害のある人々も多く、彼らには大きなハンディがあるという。村人が私を迎えてくれた集会で、ハンセン病は治る病気であること、そして神の罰ではなく、差別がいかに間違っているかを重ねて強調し、これからも自信を持って元気に生活して欲しいと激励した。

珍しく多少時間に余裕があったので、ラオスの京都と呼ばれるルアンプラバンを訪れた。落ち着いた都市で、仏教寺院も多く、早朝、少年僧も含む二、三〇人の僧侶の一団が一列になって托鉢をするというので、私も朝の五時に喜捨のために食糧を買い、僧侶たちを街角で待った。一列に並んでやって来る僧侶の差し出す鉢の中に食糧を入れると、瞬く間に手持ちの食糧がなくなる。あちらからもこちらからも僧侶の集団がやって来る。それを見ていた托鉢用の米を売る人が、素早く我々のもとにやって来る。持ち金全てで米を買って僧侶に喜捨した。その後、汗をかきかき有名寺院、ワット・シエントーンへと至る千段の階段を上ったが、現金を使い果たしたため、入観料が支払えず、拝観できぬまま、また千段を降りるはめになってしまった。

ルアンプラバンの郊外では、モン族の正月風景に出会った。ラオスでは約八〇万人のモン族が暮らし、主に山岳地帯で焼畑農業を中心に生計を立てている。広場には父親や母親とともに、民族衣装で着飾った娘たちが続々と集まってくる。屋台あり、出し物ありで、華やかな雰囲気である。モン族は勇敢なことでも知られ、かつてアメリカ軍に協力したこともあり、現政権からは睨まれている。正月行事も大人数が一カ所に集まらないようにコントロールされているらしい。二週間ほど続く正月行事は、モン族の若者にとって、結婚相手を探す絶好の機会である。二、三日歩いて集まって来るのは普通で、中には七日間以上も山道を歩いて参加する若者も珍しくないらしい。何しろ一生の伴侶を探すのだから真剣である。あちこちで若い男女が、二メートルほど離れて果物のオレンジを投げ合っている。これは一種のお見合いで、どちらかが意識的にオレンジを落とすと、お見合いは不成立になるらしい。

夜は、同行者とともに名物の夜店を冷やかしに出掛けた。私は買い物が苦手で、実は海外でも物を買ったことはほとんどない。しかし、同行者にはその国の経済発展のために買物をするよう薦めている。夜店を見物している途中、売り子の母親の傍で小さな男の子が眠っているのを目にし、六歳の頃の自分の姿がよみがえった。昭和二〇年、敗戦直後のことである。戦争で焼け出され、家を失った母親と私は（兄二人は疎開生活）、知人の家を転々とした。幼い私に実情はわからなかったが、よほど生活に困っていたのか、ある日、母は、銀座の路上の闇市で「キャラコ」という棉布を売るため、両側の店の人に挨拶し、慣れない手つきで商品を広げ、固い路上にゴザを敷いて私と二人で座った。まもなく周囲が騒《ざわ》めいた。闇市の一斉手入れだという。警官が荷物をまとめてトラックに乗れと命令する。母とともにトラックに担ぎ上げられると、荷台は闇屋と荷物で満杯となった。警察署の二階は広い畳部屋であった。収容された人々は思い思いに横になっていた。私は不安のあまり大声で泣いた。横に座っていた年配の女性が「明日は帰れるから、坊や心配しないで」と声を掛けてくれたことを、いまも鮮明に憶えている。

ただそれだけの記憶だが、夜店で働く母親の傍で寝ている男の子を見て、ふと幼い頃の自分を思い出した。

政治的混乱の中での制圧活動の進展——ネパール王国［一一月］

［ルート］ラオス・ビエンチャン→タイ・バンコク（飛行時間一時間・トランジット三時間）→プーケット（飛行時間一時間二〇分）——一泊（API［日本財団が設立したアジア公的知識フェロー］会議出席）—プーケット→バンコク（飛行時間一時間二〇分・トランジット二時間）→ネパール・カトマンズ（飛行時間三時間三〇分）—三泊—カトマンズ→ポカラ（飛行時間二五分）—二泊—ポカラ→カトマンズ（飛行時間二五分・トランジット四時間）→バンコク（飛行時間三時間三〇分・トランジット四時間）バンコク→成田（飛行時間六時間三〇分）

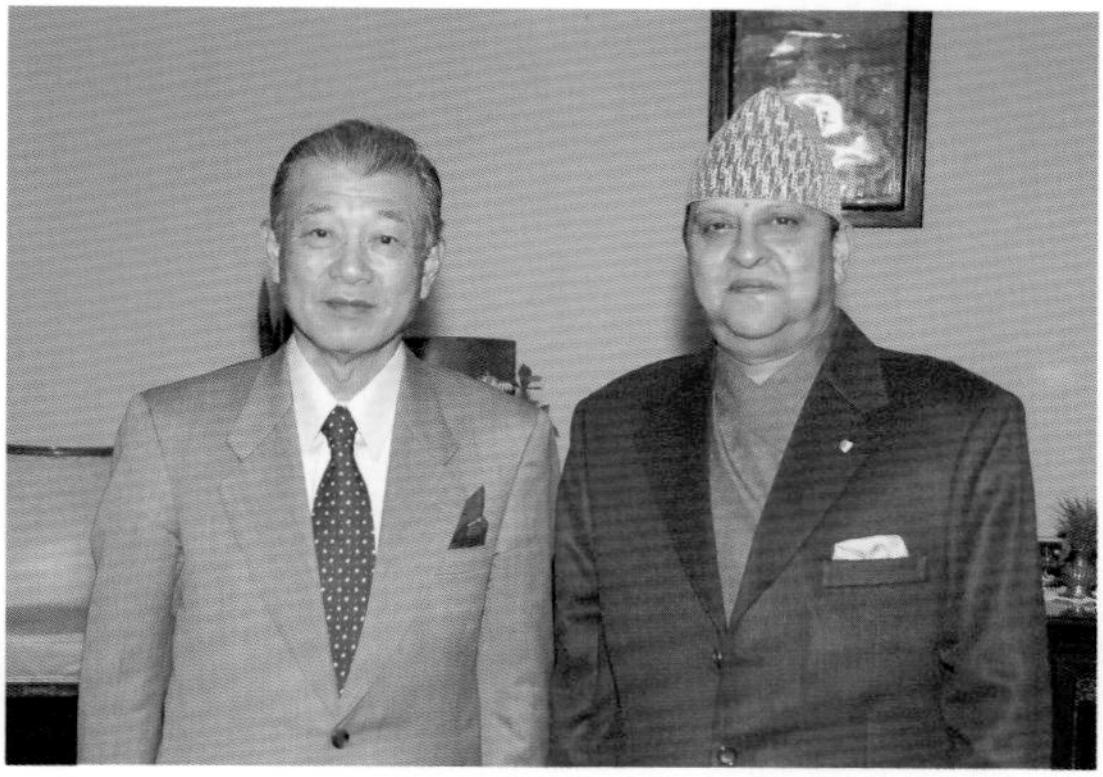

ギャネンドラ国王に謁見（ネパール、2006年11月）

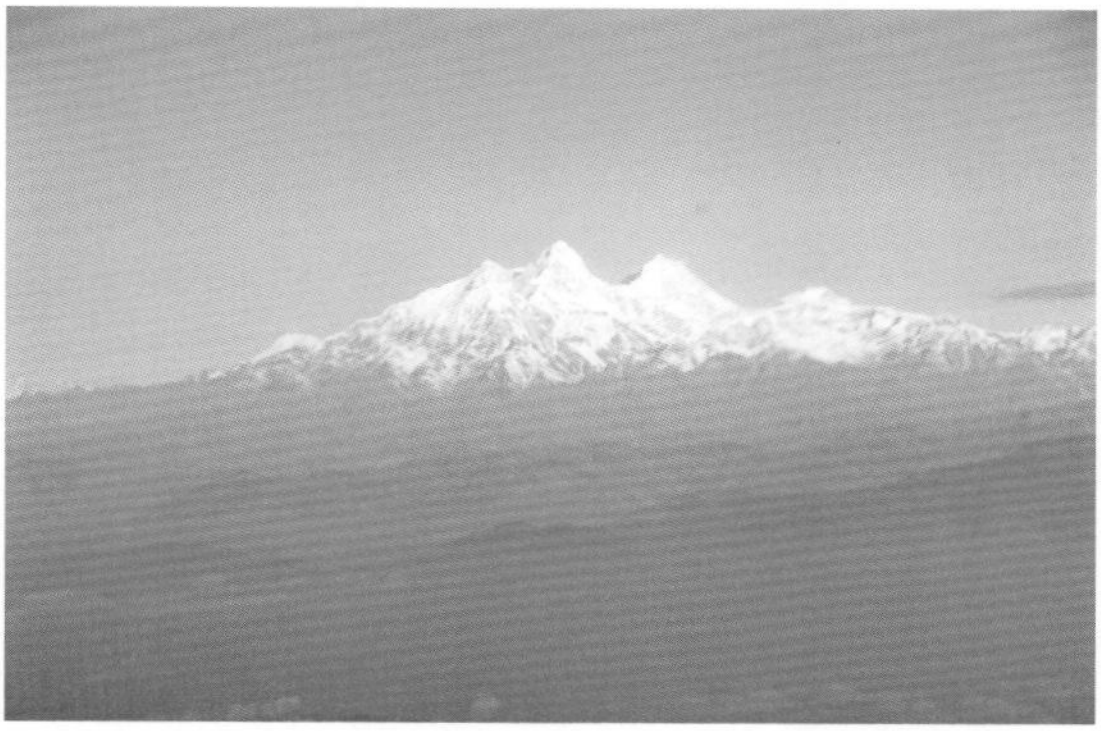

機中から見えたヒマラヤ山脈（ネパール、ポカラ、2006年11月）

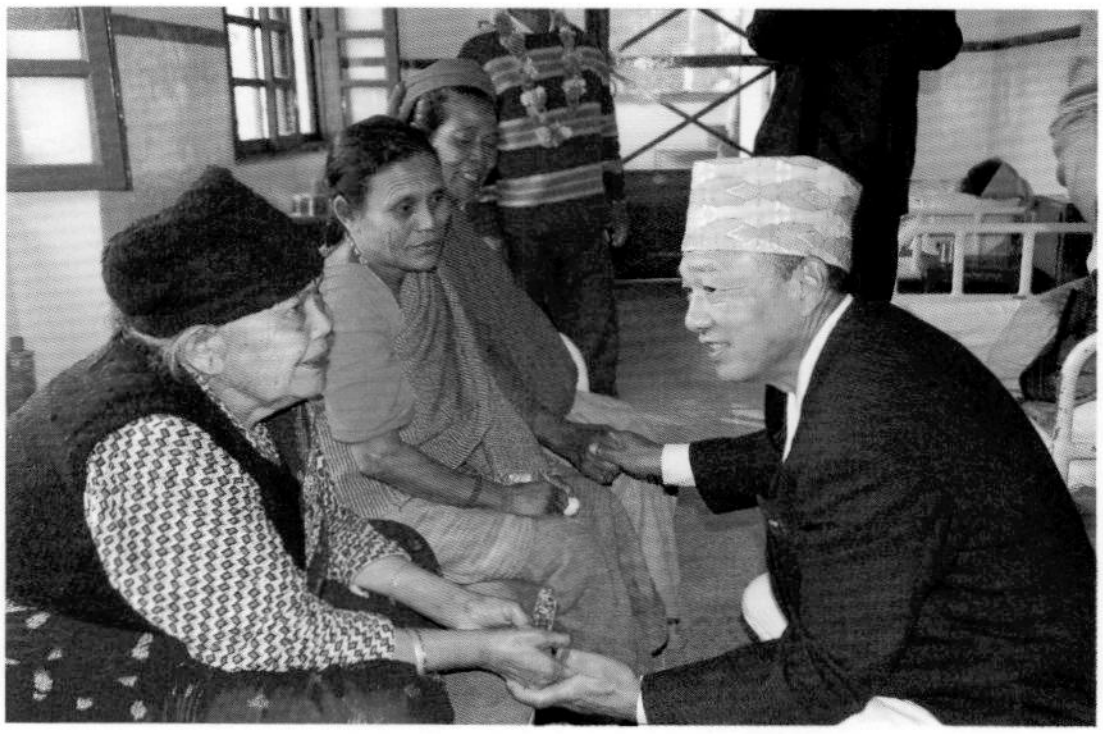

グリーン・パスチャーズ病院（ネパール、ポカラ、2006年11月）

ラオスからタイ経由でネパールに入った。ネパールではこの四月に、主要七党がネパール共産党毛沢東主義派（通称マオイスト）と連携して抗議集会やゼネストを実施。それを受けて国王は下院の復活を宣言し、政党側もこれを了解したため、政治的混乱は急速に収束に向かった。コイララ首相の下、マオイストとの和平交渉、制憲議会選挙実施に向けた準備が行われていた。

一一月二七日、ギャネンドラ国王に謁見した。夕闇迫る中、無数の烏が騒ぎ立てる様子に不気味さを感じながら王宮の接見室に入った。部屋の中は思っていたほどには豪華ではなく、国王は一人で入室された。頭のついた豹の毛皮が敷かれた椅子に座り、私の活動に敬意を表してくださり、表情豊かに差別問題について語り合ったが、政情が安定していないためか心なし孤独感がただよっているように感じた。

翌日は、カトマンズ中心部から車で約一時間のラリットプール地区のアナンダバン・ハンセン病病院を再訪した。アナンダバン・ハンセン病病院には、ハンセン病患者が六九人入院していた。患者数の減少とともに、近年では一般外来、結核クリニックなどハンセン病以外の医療活動も行っているという。全ての病棟を回り患者を激励したが、気になったのは、治療薬MDTの副作用（MDTの副作用として、皮膚が茶褐色に変色したり、胃腸障害がおこることもある）が出ている患者が、他国と比べると多かったことだ。

その日は病院内で、国際回復者組織IDEA（International Association for Integration, Dignity and Economic Advancement）のネパール総会が開催されていた。私は、「政府の人々は回復者にどのような問題があるのか具体的な知識をもっていない。回復者にとって何が問題であるのかを、政府に伝える必要がある。回復者が連帯を強化しながら自助努力するのが基本だが、政府の助力が必要な問題があることも事実であり、IDEAネパールが世界のモデルケースとなるような活動を進めてほしい」と激励した。

二日間にわたるWHO主催の「ハンセン病制圧セミナー」では、ネパールにおけるハンセン病制圧状況の洗い直しと問題の特定が行われた。インドとネパールの国境エリアにおけるハンセン病患者の発見と治療についての問題、メディアや福祉サービス提供団体などの役割についても議論され、ネパール国内のハンセン病対策を強化するための具体的な行動計画の作成と提言のとりまとめが行われた。インドからも保健省の局長ら六人が出席し、制圧を成し遂げたインドの成功例が紹介された。WHOによる二〇〇五年までの制圧目標は達成できなかったが、ネパール保健人口省のセルチャン大臣は、セミナーの提言を活用し、制圧達成を目指すことを約束した。

続いてカトマンズから飛行機で約一時間、距離にすると約二〇〇キロ西に位置するポカラへ向かった。ネパール国内の航空機の移動は小型機が多く、事故の多いことも、よく報道される。我々のフライトも天候不良のため出発が遅れ、キャンセルを覚悟したが、二時間待機している間に天候が回復し、無事にポカラに到着できた。世界の屋根、ヒマラヤ連峰が遠望でき、いつの日かヒマラヤでトレッキングをすることも山好きの私の夢ではあるが、まずはネパールでのハンセン病制圧こそが何より優先させるべき大きな夢である。

ポカラではグリーン・パスチャーズ病院とグリーン・パスチャーズ・リハビリテーションセンターを訪れた。病院は、一九五七年にイギリスのINF(International Nepal Fellowship:国際ネパール・フェローシップ)によってハンセン病治療のために建設され、現在は外来・入院によるハンセン病関連治療から、全般的な看護、研究、カウンセリング、整形外科、作業療法などのリハビリテーションサービスも提供している。

病棟に同行したINFのクレッグヘッド医師によると、総ベッド数七二床のうち四八床がハンセン病患者・回復者用ということだった。現在入院中の患者の六〇%をハンセン病患者が占めていた。ちなみにこの病院の土地は、かつては悪霊がいると考えられ、放置されていたそうだ。カトマンズの病院でも感じたが、ここでも治療薬MDTによる副作用が出ている患者が多いようだ。クレッグヘッド医師によると、新規患者が減る中、副作用反応を示す患者が増えており、それに対する治療に力を入れる必要がある。特にモンゴル系民族の人により多く反応が出る、という新しい情報も入手した。

二〇〇七年の訪問国

◆一月　デンマーク〔コペンハーゲン大学SYLFF二〇周年記念会議〕
◆一月　スウェーデン〔WMU〕
✣二月　フィリピン
◆二月　スリランカ〔食料引き渡し式〕
✣二月　東チモール
✣二月　インドネシア〔APIフェロー会談〕
◆二月　タイ〔WMUフェローとの会合〕
◆三月　マレーシア〔マ・シ海峡航行安全・環境保全の向上に関するシンポジウム〕
✣三月　インド
◆四月　スイス〔WHO訪問〕
◆四月　フィリピン〔平和大学卒業式〕
✣四月　インド
◆四月　フランス〔笹川日仏財団理事会〕
✣五月　マダガスカル
✣五月　モザンビーク
✣五月　スイス
◆五月　ミャンマー〔停戦和平交渉・政府高官との会談〕
◆五月　アメリカ〔ニューヨーク・ロチェスター大学卒業式でクリントン大統領とともに名誉博士号を受ける〕
◆六月　スイス〔国連人権理事会〕
◆六月　中国〔日中佐官級交流〕
◆七月　アメリカ〔ワシントンDC・ボーログ博士Congressional Medal授与式〕
◆八月　モンゴル〔伝統医療国際会議〕
◆八月　中国〔日中笹川医学奨学金制度二〇周年式典〕
◆九月　スイス〔WHO訪問、国連人権委員会〕
✣九月　ベトナム
◆一〇月　ギリシャ〔海事関係会合〕
✣一〇月　インド
✣一〇月　ネパール
✣一〇月　トルコ
◆一〇月　グルジア〔ジョージア〕〔南コーカサス安全保障会議〕
✣一〇月　アゼルバイジャン
✣一一月　コンゴ民主共和国
✣一一月　タンザニア
◆一一月　フィリピン〔APIワークショップ〕
✣一二月　イギリス〔マラッカ海峡基金会合〕
◆一二月　レバノン〔WHO東地中海ハンセン病会議〕
✣一二月　タイ

✣は、本書に活動記録を収録
●「API〔Asian Public Intellectuals〕」＝アジア公的知識人奨学金●「SYLFF〔Sasakawa Young Leaders Fellowship Fund〕」＝ササカワ・ヤングリーダー奨学金制度●「WMU〔World Maritime University〕」＝世界海事大学

ホテルのレストランの普通の風景――フィリピン共和国[一月]

[ルート]成田→フィリピン・マニラ(飛行時間四時間三〇分)**―三泊―マニラ→タイ・バンコク**(飛行時間三時間三〇分・トランジット五時間)**→スリランカ・コロンボ**(飛行時間三時間)**―二泊**(義手義足学校新校舎引き渡し式、食料引き渡し式)**―コロンボ→シンガポール**(飛行時間三時間五〇分・トランジット一時間)**→成田**(飛行時間七時間)

二〇〇七年一月二九日の朝、フィリピン、マニラ市のヘリテイジ・ホテルのレストランは、ビュッフェスタイルの朝食をとる宿泊客で賑わっていた。多くの人々の笑い声やフォークとナイフが触れ合う音が聞こえる。私は、コーヒーを飲みながら、そんな光景を眺め、いつもより少し幸せな気持ちになった。朝食をとる人の中には、フィリピン全土やアジア各地から集まった四〇人ほどのハンセン病回復者がいたからである。ヘリテイジ・ホテルは、五つ星の格式を持つ古いホテルである。このホテルのレストランで、回復者が宿泊客の一人として、普通に朝食を食べている。私は、長い間このごく日常的な風景の実現を夢見てきた。ハンセン病回復者がホテルで朝食を食べ、心地よく一日を始めるという「あたり前」のことを「あたり前」にできるようになるまでに費やした永い時間が蘇った。

この日、マニラ市の国際会議場に、世界中からハンセン病の回復者が集まり、「グローバル・アピール2007」が発表された。このハンセン病に対する差別の撤廃を呼びかけるアピールには、世界のハンセン病回復者代表一六人が署名した。日本からは全国ハンセン病療養所入所者協議会の事務局長を務める神美知宏氏が署名し、私もWHOハンセン病制圧大使として署名した。会場には、世界各地およびフィリピン全土から集まったハンセン病回復者やWHO関係者など三〇〇人を超える人々が参加し、フランシスコ・デュケ保健大臣の挨拶の後、フィリピンの映画史研究家ニック・デオカンポ氏が「映画の中のハンセン病」、国連人権保護促進小委員会の横田洋三

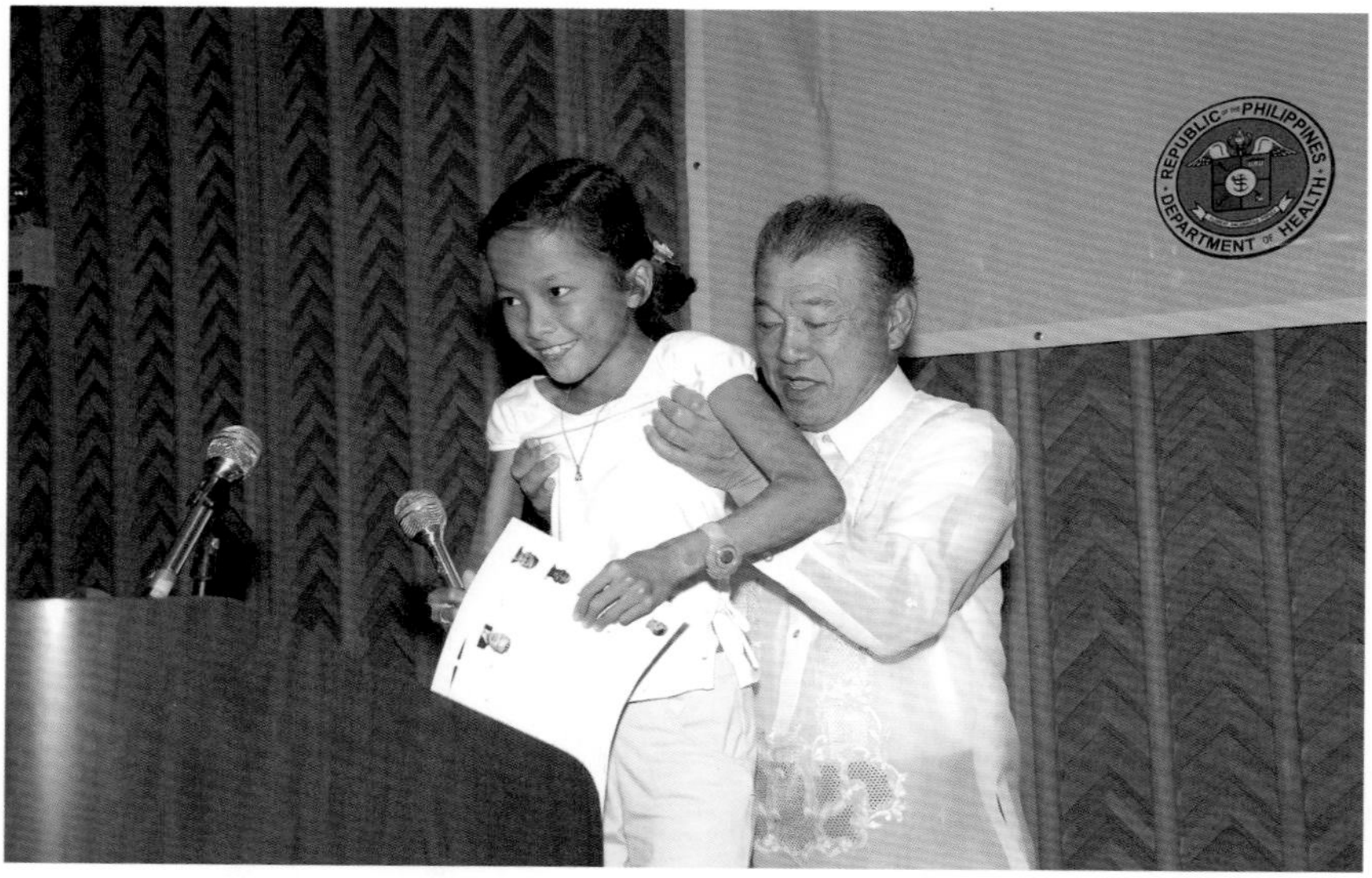

クリスティナ・サクダランさん(10歳)がグローバル・アピールを上手に読み上げてくれた(フィリピン、マニラ、2007年1月)

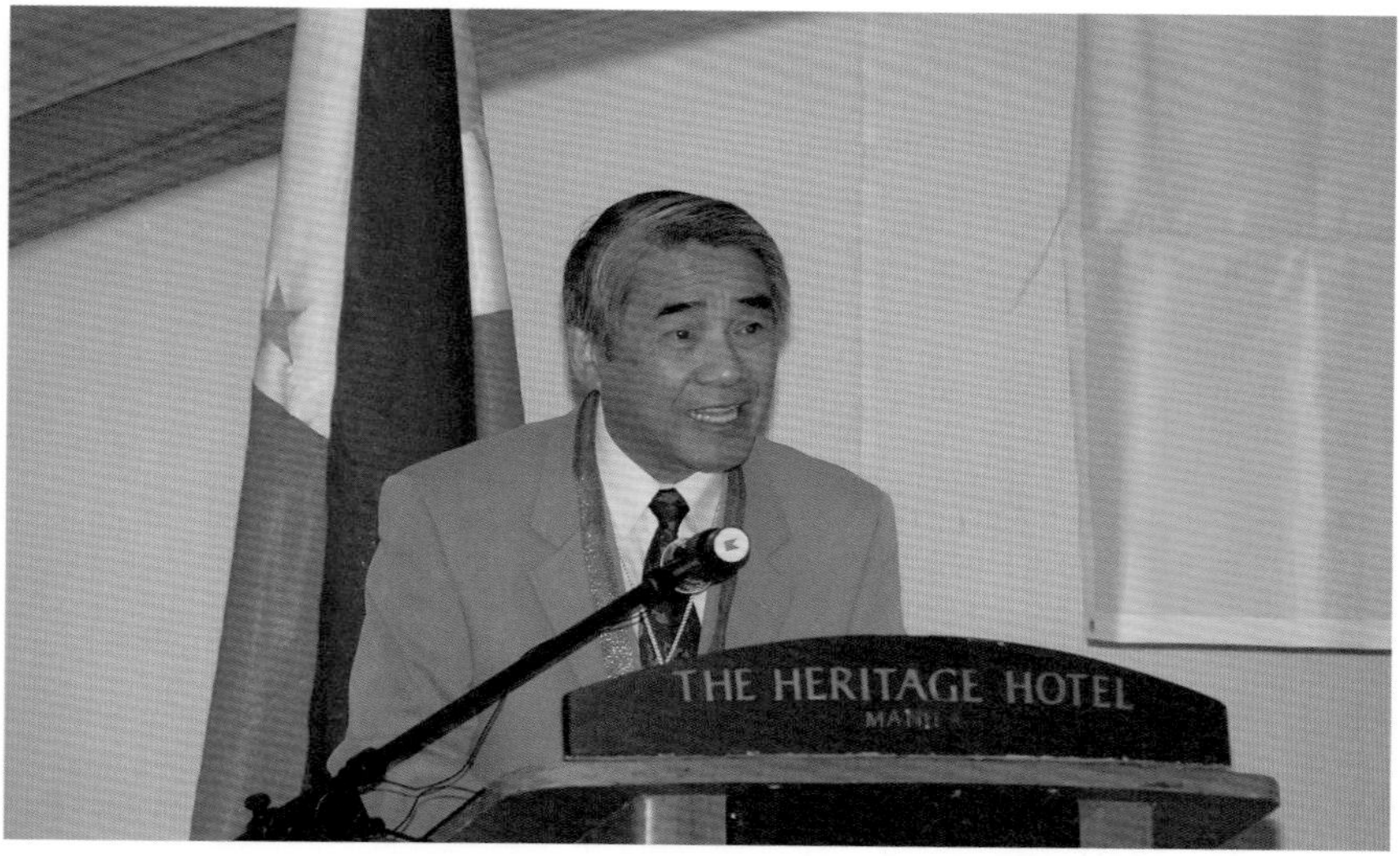

国連人権保護促進小委員会の横田洋三教授がハンセン病と人権について熱弁を振るう(フィリピン、マニラ、2007年1月)

中央大学教授が「ハンセン病と人権」と題する講演を行った。続いて、多くの報道陣がカメラを向ける中、幼くしてハンセン病を患い、苦難を克服したクリスティナ・サクダランさん（一〇歳）がアピールを読み上げると、大きな拍手が起こった。

フィリピンにあるかつてのハンセン病の隔離島のクリオン島では昨年、療養所の一〇〇周年を記念する催しがあった。クリオン島は、自らが回復者であるヒラリオン・グイア元市長などの尽力により、「絶望の島」から自然豊かな町へと発展し、ハンセン病の回復者ではない人々もこの島で暮らすようになり、「希望の島」と呼ばれるようになった。私は、このクリオン島があるフィリピンで、ハンセン病回復者自らが声をあげる「グローバル・アピール2007」を発表したいと考え、今回の式典をマニラで開催することを提案したのである。

ホテルで朝食をとっていた人々には、クリオン島から来た回復者もいた。彼らの多くにとっては、島を出るのも、ホテルに泊まるのも初めての経験で、クリオン島療養所のクナナン医師が、回復者たちの泊まる部屋を回り、末梢神経が侵されて後遺症が残る回復者には、火傷をしないようにシャワーの使い方や温度調節の方法を教えていた。クリオン島の回復者たちの初めての旅行は、不安だらけだったと思う。ほかの客に嫌がられるのではないか、旅先で差別が待ち構えているのではと、気が気ではなかったのだろう。私は、多くのハンセン病回復者をこころよく受け入れてくれたホテルの関係者に感謝し、このマニラで式典を開催したことが正解であったことを実感した。

不穏な状況下での前進——東チモール民主共和国［三月］

［**ルート**］成田→インドネシア・バリ島デンパサール（飛行時間七時間三〇分・トランジット一泊）→東チモール・ディリ（飛行時間一時間五〇分）——一泊

二月には、インドネシアのバリ島経由で東チモールを再訪した。東チモールは、いまも政治的な不安定さを抱えている。前年五月には、出身地差別を訴えてストライキをした国軍の一部兵士が解任された。これが反政府運動となり正規軍や警察と対立して数十人が犠牲になって、治安が悪化、首都ディリ市内だけでも二〇〇〇軒が放火されるという事態に至った。一三万人が国内避難民となり、空港近くに国連難民高等弁務官事務所の難民テントが密集し、四万人がテント生活を送っていた。

ディリの空港で出迎えてくれたのは、前回の活動で意気投合したWHOの現地駐在代表アレクサンダー・アンジャパリジェ医師だった。旧ソ連諸国の一つであるグルジア（現ジョージア）出身のアンジャパリジェ医師は、一九九一年のソ連崩壊後、グルジア独立の混乱の際に国内避難民になった経験を持っている。そんな体験があるだけに、避難民に対する彼の眼差しには、特別の優しさが感じられた。WHOの彼のデスクのほぼ真上の天井が暴動で被弾し、幸い彼は難をまぬがれたものの、大きな穴が空いていた。国連諸機関全てに一時退避命令が出たそうだが、「自分と妻は頑張り通した」と、その大きな胸を張った。このような事態のため、外国人が泊まれるホテルがなく、私は国連の臨時宿泊所でマットを敷いて眠りについた。塀に囲まれた一見、刑務所のような建物だったが、それでも屋根のある宿泊場所が確保できたのは、幸運だった。

ディリの治安が回復していないため、空港から市内への移動、そしてその後も私の車には国連の武装警備がついた。ハンセン病の有病率は、二〇〇三年の七・五人から二・四人にまで減少しており、一三県中の五つの県ではすでに制圧を達成し、未制圧の残り八県でも集中的に対策事業を展開していた。二〇〇三年から二〇〇六年までの新規患者は一二一七人。うち八八八人が完治し、二二二人が治療中である。残る一〇七人は治療中断者だが、これは主に、治安の問題で思うような活動ができないことに起因している。新患に占める障害者の率が、二〇〇三年の一五・九％から二〇〇六年には八・五％にまで下がったことは、よい傾向ではある。現場の調査は危険だとのことで、キャンセルになってしまった。

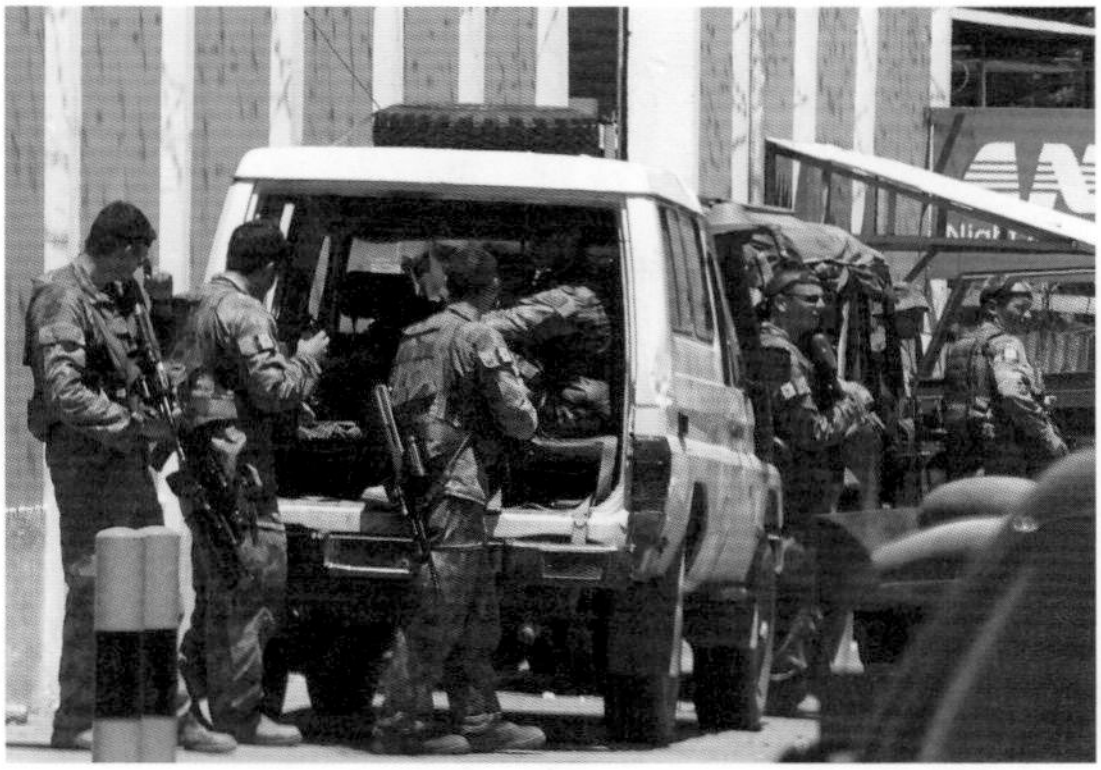

治安悪化の中のPKO活動（東チモール、2007年3月）

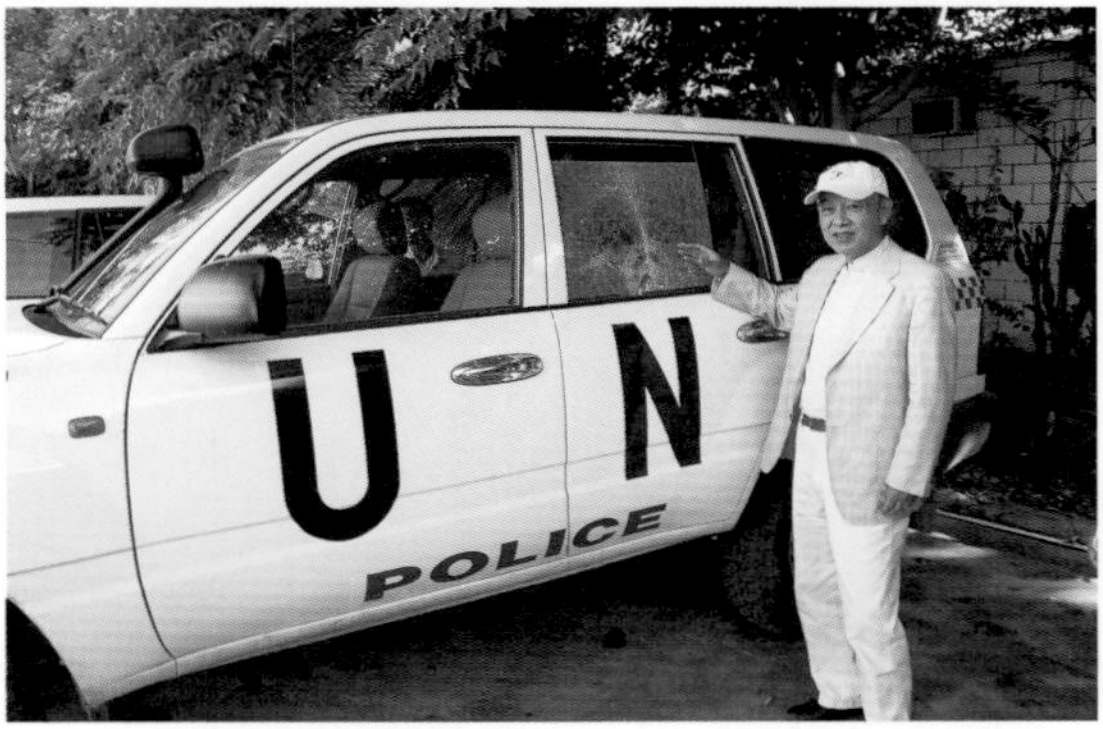

前夜投石にあった我々の車（東チモール、2007年3月）

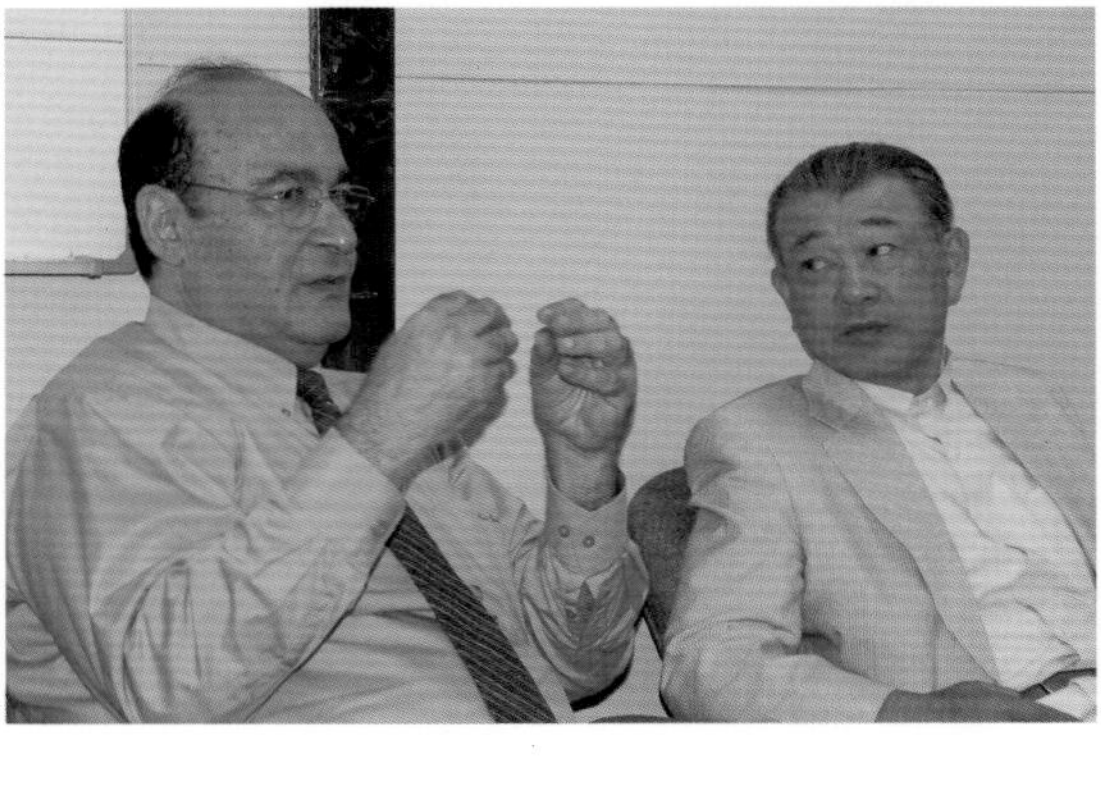

国連職員総退去命令の中で、ただ一人残って活動した情熱家で、後にネパールのハンセン病制圧にも尽力したアンジャパリジェ医師（東チモール、2007年3月）

ハンセン病以外にも、東チモールの公衆衛生の大きな課題として、リンパ系フィラリア症や腸管寄生虫感染の問題がある。東チモール保健省とＷＨＯは五カ年戦略を立て、インテグレーション（ハンセン病対策、各種寄生虫対策を統合し、一般医療サービスに組み込む）を進めることにより、状況の改善を目指している。リンパ系フィラリア症についてＷＨＯ事務所で説明してくれたのは、笹川保健財団から東チモールに派遣されている愛知医科大学の武居敦英先生だった。武居先生は、リンパ系フィラリア症の罹患検査に、従来の血液検査に代わり愛知医科大学が確立した尿検査法を導入するための予備調査を昨年三月から実施している。治安が悪化した昨年五月には一時的に避難帰国したが、一一月に調査を再開した。尿検査の導入が可能になると、血液検査に比べ、検体採取の簡便さや経済性が飛躍的に向上するという。

翌朝、私を迎えにきてくれた国連の警備車両の後部窓ガラスは、前夜投石にあって破損していた。治安の悪さを身近に感じた。デアラウジョ副首相兼保健大臣とは、一年半ぶりの再会を喜び合ったが、治安が急速に悪化しているので急いで空港へ行けとの、アンジャパリジェ医師の若干興奮ぎみの指示に従って空港へ急いだ。私がインドネシアに向けて出発した直後、空港が閉鎖されたことをジャカルタで知った。まさに危機一髪だった。

「忘れられた」熱帯病――インドネシア共和国［三月］

［**ルート**］東チモール・ディリ→インドネシア・バリ島デンパサール（飛行時間一時間五五分・トランジット四時間）→ジャカルタ（飛行時間一時間四〇分）―三泊―ジャカルタ→シンガポール（飛行時間一時間三五分・トランジット二時間三〇分）→タイ・バンコク（飛行時間二時間二〇分・トランジット六時間）→成田（飛行時間五時間四五分）

二月一二日の午後、東チモールを脱出して、バリ島で四時間待機の後、ジャカルタに入った。海外での活動の折、渋滞の激しい途上国の首都では、しばしば先導車として軍の白バイやパトロールカーを手配してくれる。今回も二台の白バイを配備してくれた。ジャカルタの渋滞はいまや名物でもあり、三〇分以内の遅れなら理由の説明が不要らしい。二台の白バイは、時に併走し、時に先導し、渋滞や交差点ではクラクションを鳴らさず手で他の車両に合図を送り、減速させたり幅を空けさせたりして、見事な連携プレーで私の車のために巧みに空間をつくり、前進させてくれる。権威を笠に無理矢理一般車を押しのけるような傲慢な先導が多い中で、こんな素敵な先導車は初めてだった。嬉しかったので、記念に写真を撮らせてもらった。

一三日は、シティ保健大臣に、ハンセン病の制圧活動がより積極的に継続されるよう努力を続けて欲しい、ということを大臣の面子を立てながら言葉を選んで説明し、理解を求めた。また回復者に対する差別の撤廃に向けての活動の必要性も訴えた。インドネシアには国家人権委員会があり、政府や議会から独立した組織で、二〇人の委員を擁し、人権侵害行為の監視、調停、啓蒙、研究に力をそそいでいる。日本には国連からの要請があるにもかかわらず、残念ながらこのような組織は存在しない。面会したアブドル委員長は、人権委員会がハンセン病の人権問題にこれまで関心を払っていなかったことを率直に認め、早急に事態の調査と改善に向けての活動に着手することを約束、人権委員会主催によるワークショップを開催することになった。夕方からは、アブリサル社会福祉調整大臣と会談した。「調整大臣」とは、アブリサル氏の場合は保健省、社会福祉省、環境省という複数の省を統括・調整する責任者で、どの国でもともすれば縦割りになりがちな行政機関の弊害をなくすためのユニークな仕組みである。大臣は、ハンセン病の差別解消について、公教育を通じての啓蒙という長期戦略に加え、ポスターなどを用いた即効性のある戦略の重要性を力説し、全面的な協力を約束してくれた。大臣の子息がテレビ局を経営しているので、私にテレビ出演してハンセン病の差別撤廃を訴えることを勧めてくれた。

翌日は、WHO南東アジア地域事務局（SEARO）の主導によりアジアの熱帯病制圧に関する会議が開かれた。WHOは、ハンセン病、リンパ系フィラリア症、オンコセルカ症、ブルーリ潰瘍、イチゴ腫など一三の病気を

NTD（Neglected Tropical Diseases）つまり、「顧みられない熱帯病」と指定しているが、今回はその対策のための第二回目の専門家会議である。私見ではあるが、この「ネグレクト（Neglected）」という言葉は医者や専門家が上からの視線で患者を見ているようで嫌いである。不幸にして患者となった人は、毎日病気と闘っているわけで、苦しむ患者に寄り添って治療するのが医者であり専門家であるべきで、「ネグレクト」とは、患者たちに失礼な言い方だと常々考えている。私は、制圧の成功例としてハンセン病対策の経験を話すことを依頼され、WHO、NGO、製薬会社、そしてドナーがパートナーシップを組んで活動をしたこと、WHOが一万人あたり一人未満の有病率という具体的な目標数値を掲げたこと、そして目標達成の期限（二〇〇〇年、後に二〇〇五年に延期）を明確にした取り組みが成功に結びついたことをアピールした。また、モータサイクルにたとえて、「医学的に病気をなおすのは前輪、社会的スティグマや差別から解放することは後輪」であり、車輪の両方が同じサイズでなくてはならないこと、すなわちハンセン病が抱える社会的側面、人権の問題にも、目を向ける必要があることを強調した。そして今後の課題として、製薬会社を含めた一般企業のCSR（Corporate Social Responsibility：企業の社会貢献）活動を運動に取り込むこと、および治療だけではなく予防薬開発の必要性も強調した。

午後は、昨日の社会福祉調整大臣の紹介でテレビ番組の収録を行った。ANTVという民放の全国ネットの撮影クルーが私の宿泊ホテルを訪れた。私は、提唱する「三つのメッセージ」を訴え、日本財団の主導で昨年一月に発出した「グローバル・アピール2007」の署名者の一人で、回復者であることをカミングアウトしたインドネシアの青年、アディ・ヨセフさんにも登場してもらい、自身の悲惨な経験を訴えてもらった。

TV出演したアディさんが中心となり、翌一五日にジャカルタで回復者によるインドネシア初の会議が開かれ、各地からジャカルタに集まった回復者との交流が実現した。アディさんを含む二十代の若者から四十、五十代の人々までが、社会に対して自分たちの声を届け、希望をもって行動を起こすために活動を始めたことを評価して、笹川保健財団が支援を約束した。世界で患者数三番目の国、インドネシアでの回復者の役割は大きく、彼らの活

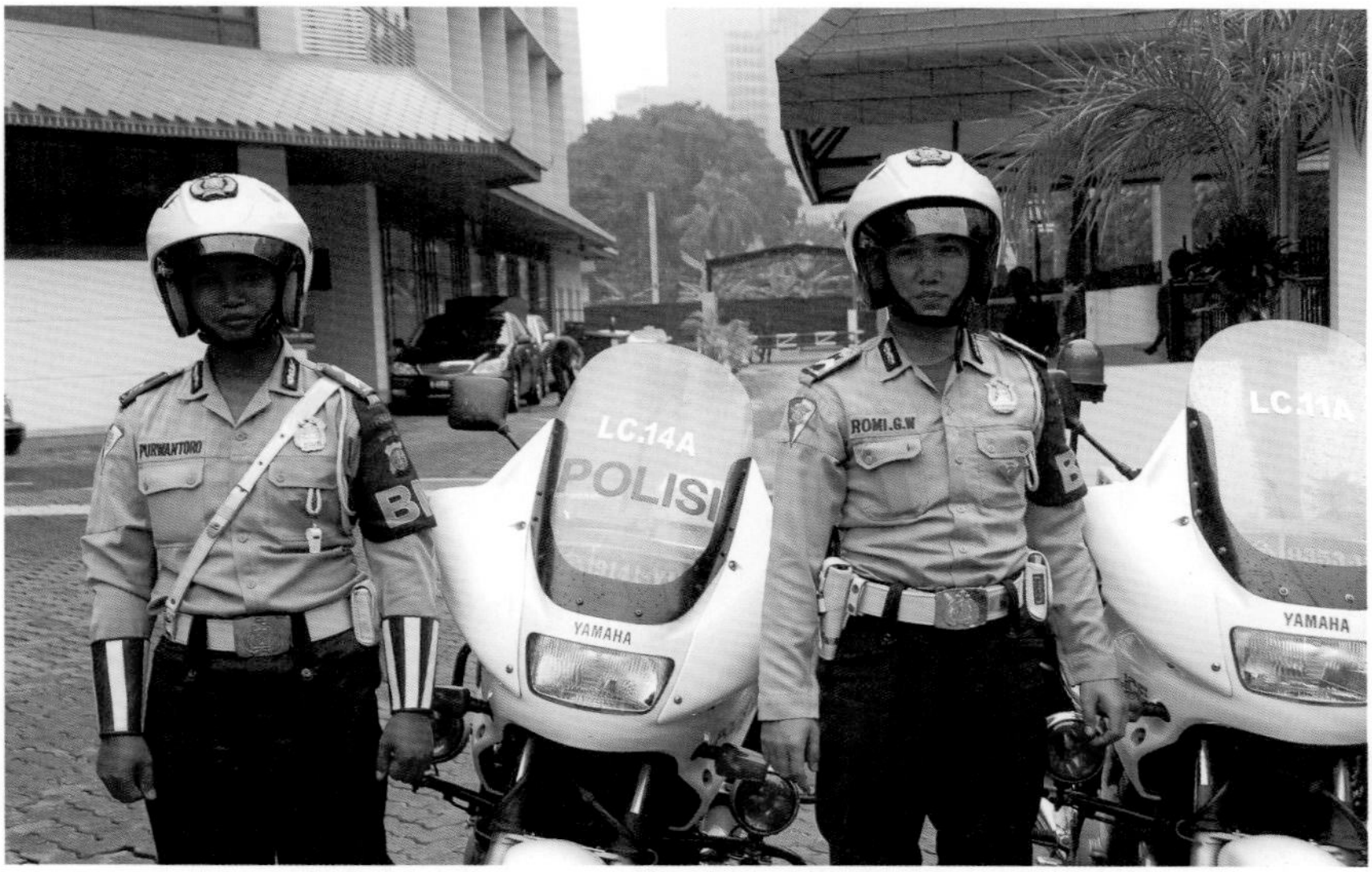

先導してくれたインドネシアの白バイ警察官（インドネシア、2007年3月）

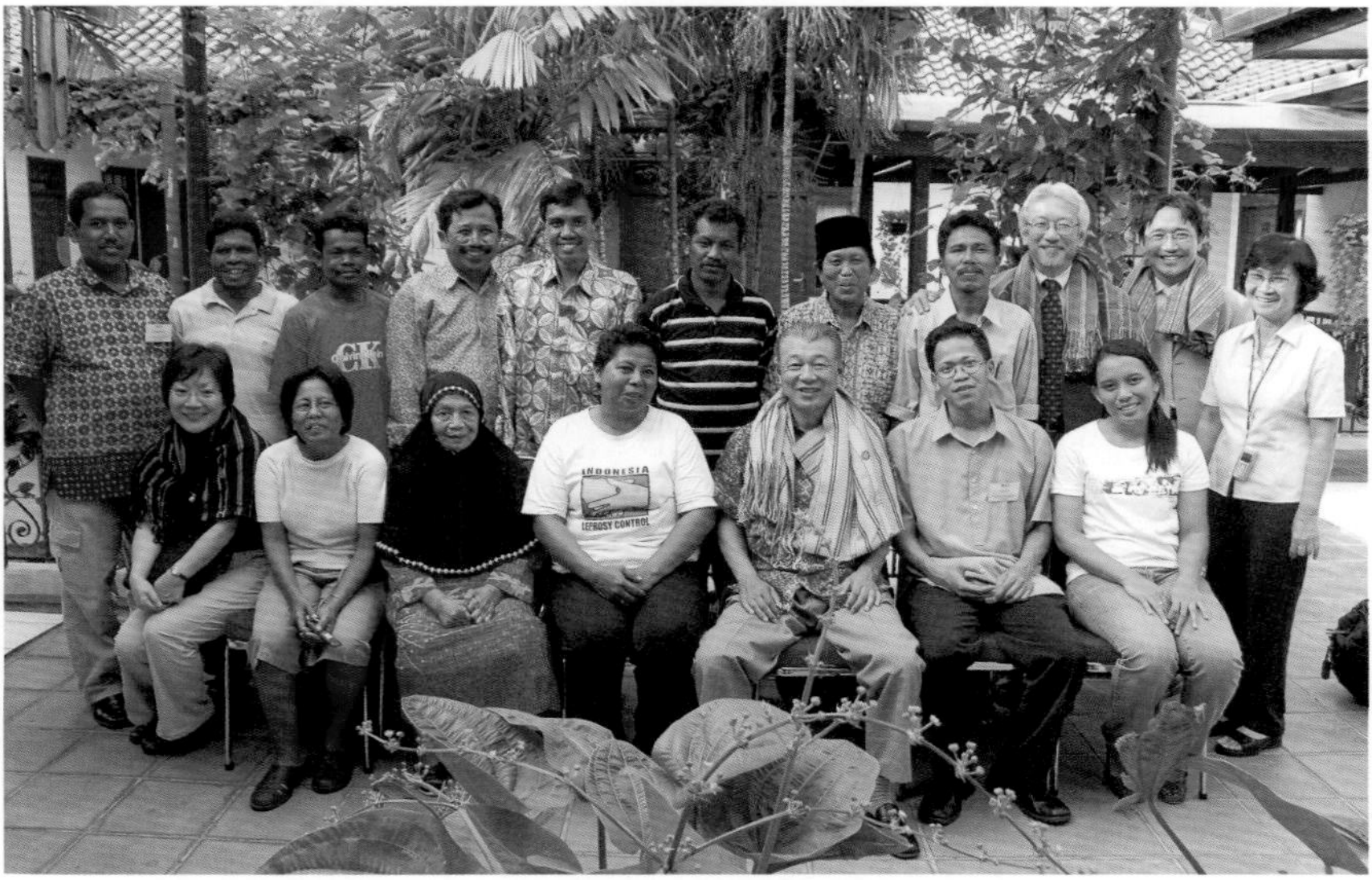

インドネシア唯一の回復者組織ペルマータの幹部たちと（インドネシア、2007年3月）

動に大いに期待したい。

S-ILFの活動がスタート——インド(デリー)[三月]

[ルート]成田→インド・デリー(飛行時間九時間三〇分)—二泊—デリー→成田(飛行時間七時間三〇分)

三月のデリー訪問は、S-ILF(Sasakawa-India Leprosy Foundationササカワ・インド・ハンセン病財団)の第一回理事会に参加するのが主な目的だった。S-ILFは、私が発起人となり、インドのハンセン病回復者の差別からの解放、経済的自立、そして社会復帰を支援することを活動目的として、二〇〇六年一一月に設立された。自分の姓を使うことにためらいもあったが、熟慮の結果、財団名に「ササカワ」を使った。これまでの活動でインドでの知名度が高く、募金活動にも有利だとアドバイスされたからである。日本財団からも、基金として一〇〇〇万ドルを拠出する予定である。理事長には、WHOで長年ハンセン病対策責任者として陣頭指揮に当たり、国際ハンセン病学会の会長であるS・K・ノーディーン博士を迎え、インド経済界の重鎮の一人であるタルン・ダース氏に理事をお願いした。事務局長としての実務は社会学者ビニータ・シャンカー博士に担当していただいた。

今回の理事会では、設立されたばかりのS-ILFの当面の優先活動である全国のコロニーの状況調査とデータベースの作成、ホームページの立ち上げ、募金戦略、そして諮問委員会の設置などについて協議した。インドの経団連にあたるインド産業連盟(The Confederation of Indian Industry:CII)の事務総長として、企業の社会的貢献活動の推進役も務めてきたダース氏によれば、インドの経済界では、社会貢献の一環として、未熟練労働者に対する職業訓練、起業を目指す人たちへの小額融資、企業からのボランティア・アドバイザーの派遣などの活動を実施しているという。彼からは、インドにはこうしたノウハウや実績を持っている組織がすでに存在しているのだ

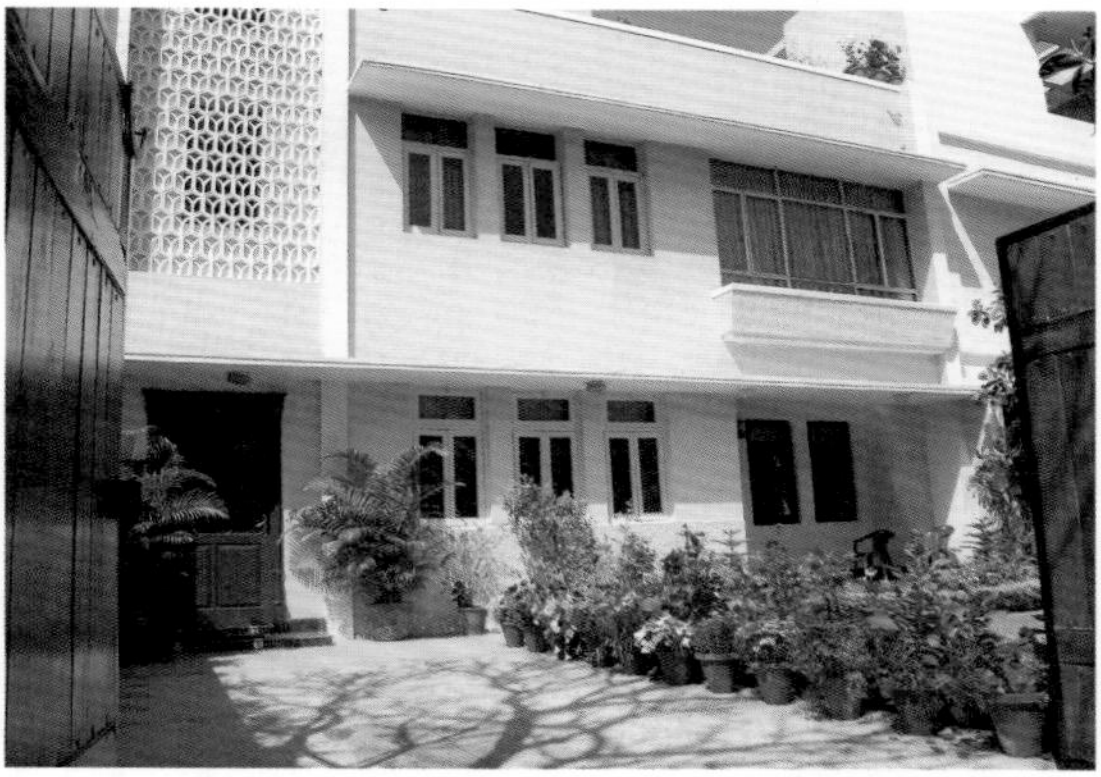

S-ILF最初の事務所（インド、デリー、2007年3月）

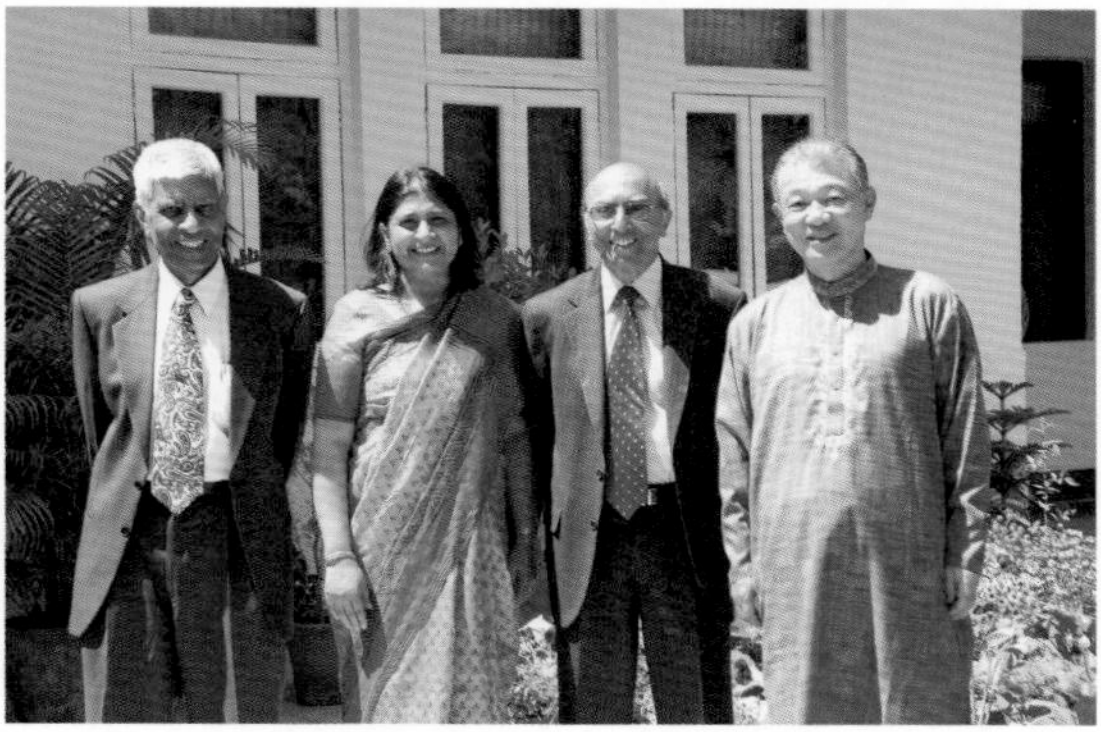

左からノーディーン博士、シャンカー博士、ダース元CII事務総長と（インド、デリー、2007年3月）

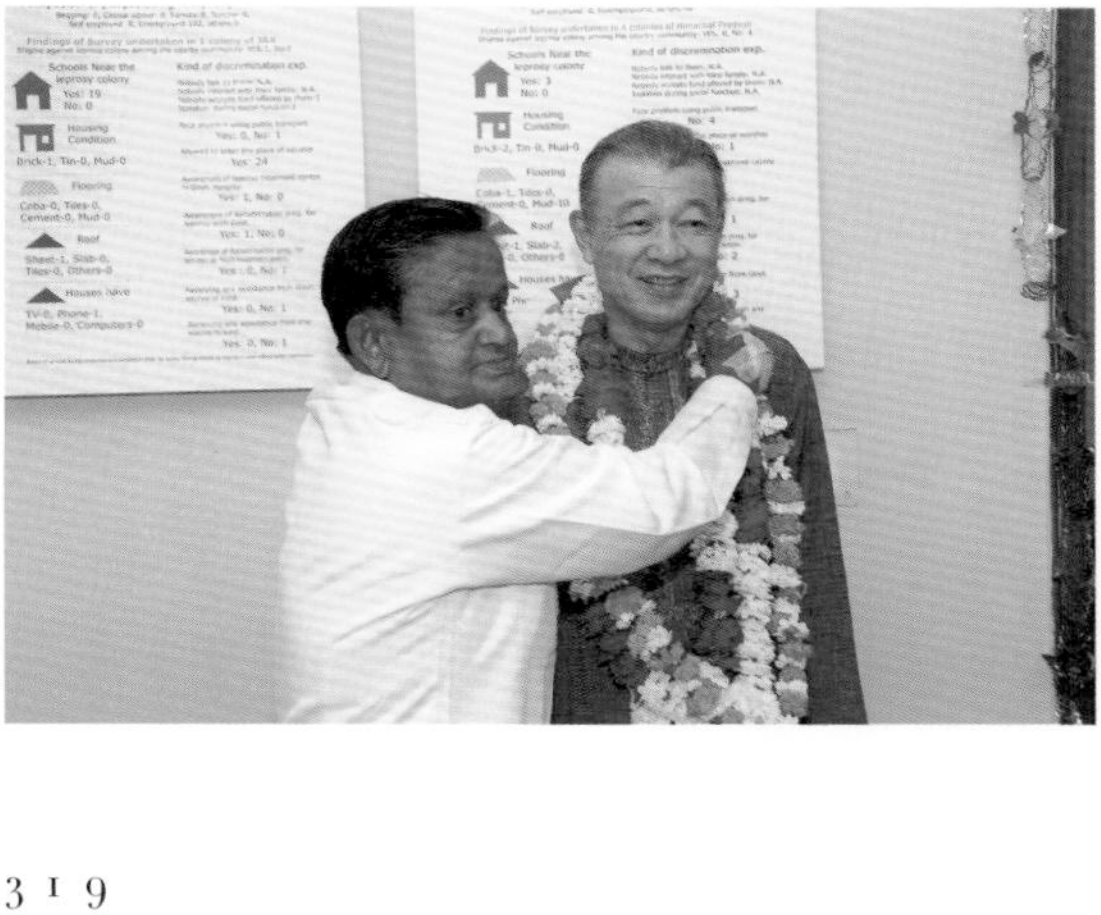

ナショナル・フォーラム北部事務所の開所式にて、回復者の小さな巨人、ダッタ氏と（インド、デリー、2007年3月）

から、S-ILFはそのような組織とコロニーとを関係づける、つまり、情報、技術、その他の資源を結びつける「触媒」の役割を担うべきだと提案された。私はS-ILFが目標を達成するには、様々な個人やグループの間に「パートナーシップ」を構築し、より質が高く効率的な活動をすることが大切だと考えている。インド経済界の社会貢献活動は近年のインド経済の躍進を背景にしているのだろうが、日本企業がバブル経済の時代に無目的にお金をばら撒くようなメセナ活動をしたことに比べ、しっかりと地に足がついている。

今回のデリー滞在のもう一つの大きな目的は、インド国家人権委員会を訪れることだった。政府や議会から独立したこの委員会は、主に最高裁判事経験者で構成され、人権侵害行為の監視や啓蒙活動等に力をそそぐ機関である。私はハンセン病回復者とその家族に対する人権侵害について説明した。委員長代行のシバラージュ・パティル博士は、状況改善のために全面的に協力し、ハンセン病回復者の人権問題を国連人権理事会が正式議題として取り上げるように、インド政府が同理事会に働きかけることを約束してくれた。また、私からは、学校教育でハンセン病回復者に対する差別の問題を取り上げることを提案した。

デリー滞在の最終日は、インドの北部一〇州にあるハンセン病コロニーの統括組織である「ナショナル・フォーラム・ノース」の事務所へ行った。笹川保健財団の支援でこの年に開設されたばかりのこの事務所は、小さいながらも、パソコンや明るい基調の家具もあった。代表のダッタ氏は、小柄ながら活動的で多くの政府要人との関係も良好な、人懐っこい素敵な人柄である。一月にマニラで発出された「グローバル・アピール2007」の署名者のうちの一人でもある。

続いて、デリー郊外のガジアバード地区にあるハンセン病コロニー、ナヴ・ジーヴァンを訪れた。一九七九年に地元のカトリック教会の支援によって設立されたこのコロニーでは、現在三八世帯、約一〇〇人の回復者とその家族が生活をし、その生計は野菜の栽培と販売（必要生活費の四分の一から三分の一しか賄えない）、近隣からの寄付、年金、そして物乞いで成り立っている。生活を不確実な寄付に頼らなければならないことと子どもたちの教育が、懸念事項のようだった。S-ILFは、まさにこのような希望や要請に対して応えていくための組織でなくてはならない。

このコロニーの前にヒンドン川の濁流が流れていた。堤防の上には、小さな区画に仕切られた火葬場がある。貧しい人は火葬用の薪が十分に買えないため、焼ける前に川に流されるケースも多く、野犬が屍体を食い散らかす凄惨な光景が毎日のように繰り返されるそうだ。川床はほとんど人骨だろうとも言う。人々はそこで水浴し、魚も食べている。インドが大好きな私にも、馴染めないことの一つである。

ババ・アムテの「喜びの森」――インド（マハラシュトラ州）［四月］

［ルート］成田→フィリピン・マニラ（飛行時間四時間三〇分）―一泊（平和大学卒業式出席）―マニラ→シンガポール（飛行時間三時間三〇分・トランジット一泊）→インド・アンドラ・プラデシュ州ハイデラバード（飛行時間四時間四〇分・トランジット三時間三〇分）→マハラシュトラ州ナグプール（飛行時間一時間）―三泊―ナグプール→ムンバイ（飛行時間一時間一五分）―一泊―ムンバイ→シンガポール（飛行時間五時間二五分・トランジット三時間）→成田（飛行時間七時間）

三月に続いて四月もインドを訪れた。フィリピンの名門大学アテネオ・デ・マニラ大学内に日本財団の支援でコスタリカの国連平和大学による紛争解決と平和教育が行われており、その卒業式に出席した後、インドのアンドラ・プラデシュ州の州都であり、テランガーナ州の州都でもあるハイデラバード経由で、マハラシュトラ州のナグプールに入った。インド中部のマハラシュトラ州の東部、インド亜大陸のほぼ中央に、人口一二万人ほどのワルダーという町がある。ほとんどのインド人にとってはすぐにピンとくる特別な場所である。この町の中心から八キロ郊外にあるセワグラム村に、インド独立の父でハンセン病患者の救済にも心血を注いだマハトマ・ガンジーが、一九三六年から暗殺される一九四八年まで思索瞑想をし、ハンセン病患者の手当てもし、独立運動を指揮した拠点であるアシュラム（修道場）がある。ガンジーの唱導により一九四七年に初めて「ハンセン病対策従事者全国会議」が開催されたのも、このワルダーだった。

私がワルダー、そしてセワグラムを初めて訪れたのは二〇〇三年のことだが、今般、思いがけなくこの地を再訪する機会を得た。ワルダーのガンジー記念ハンセン病財団から、私のこれまでのハンセン病制圧活動に対して「国際ガンジー賞」が授与されることになり、四月一二日の授賞式に赴くことになったのである。ガンジーは、「ハンセン病の仕事は単なる医療援助ではなく、生きることのフラストレーションを献身の喜びに、個人的な野望を無私の奉仕に変えてくれるものである」と語っている。私がこれまでハンセン病の活動に携わってきた実感は、まったくこの言葉の通りで、インド政府のシェカワット副首相から今回の賞を手渡されたときに頭の中に去来したのもこの言葉だった。授賞式でのスピーチでは、ハンセン病に関連したガンジーのもう一つの有名な言葉、「心の病は、身体的な病よりもっと危険なものだ。清い心があれば、身体の病は自ら消え去る」を引用した。

授賞式後、三年半ぶりにセワグラム村にも立ち寄った。ガンジーのアシュラムは史跡として保存されている。ガンジーが糸車を廻す有名な写真は、このアシュラムで撮られたものだ。現在、午後の遅い時間、四〇度を越える暑さと強烈な日差しの中、大きく枝を伸ばした大木が日陰をつくる修道場に身を置き、ガンジーが心を痛め、その解消に努力したハンセン病の問題が、それから半世紀以上もの間、多くの人の献身と努力にもかかわらず、いまだに患者、回復者、そしてその家族を苦しめていることを想い、「心の病」を治すことの困難さにあらためて想いをいたした。

翌日は、ワルダーから車で数時間の距離にあるワローラで、病床のババ・アムテ氏をお見舞いした。ババ・アムテ氏は、インドの伝説的なハンセン病活動家である。ダライ・ラマ法王もよく彼の話をされ、たびたびワローラの地を訪問された。一九一四年、裕福な家庭に生まれた彼は、エリートコースを歩み法律家になるが、あると

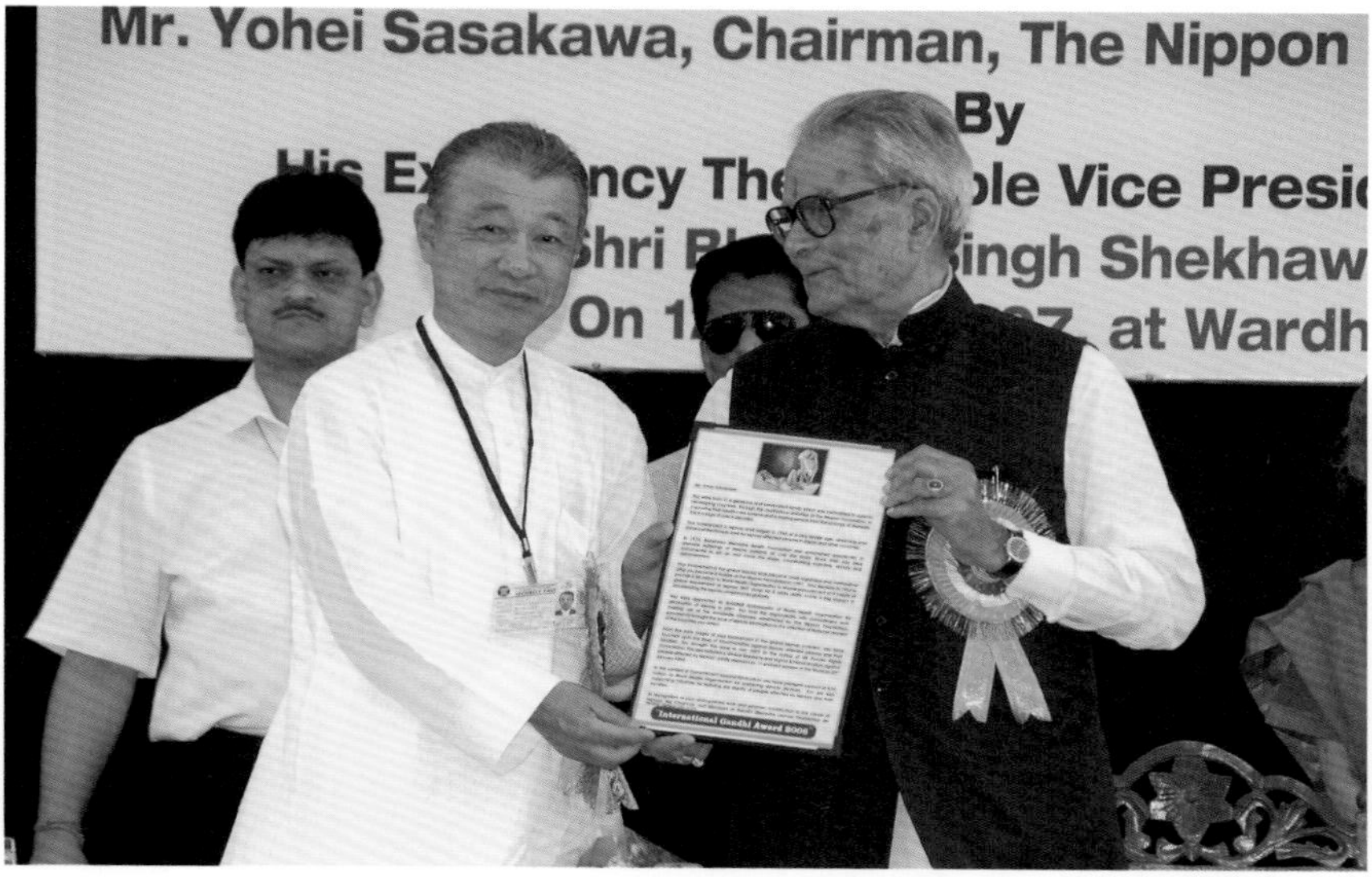

インド政府のシェカワット副首相から国際ガンジー賞をいただく(インド、マハラシュトラ州、2007年4月)

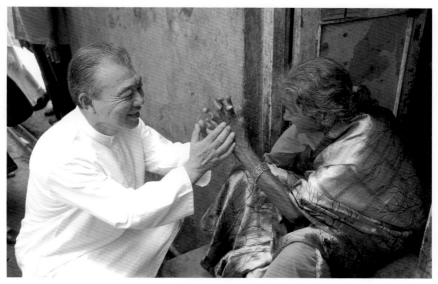

回復者の老婦人を激励する(インド、マハラシュトラ州、2007年4月)

き道に倒れて息絶えようとしているハンセン病患者を目の当たりにし、パニックに陥ってその場を立ち去ってしまった。彼は「もし、自らの家族にハンセン病患者がいたら、自分は何もせずに立ち去るのか」と自問し、自分の行動を恥じた。この出来事をきっかけに、ハンセン病支援活動を始め、一九四九年にはワローラにハンセン病患者が居住するためのコミュニティを立ち上げ、アナンダワン（「喜びの森」の意）と名づけた。アジアのノーベル賞と言われるマグサイサイ賞を含む数々の国際的な賞を受賞し、ダライ・ラマ法王とも親交の厚いババ・アムテ氏は、このとき九二歳。若い頃の重労働がたたって背骨を痛め、施設内の視察も特製のベッド車で移動していた。ほぼ寝たきりで、話をするのもやっとという状態だったが、枕元で言葉を交わし、多くの刺激とインスピレーションをいただいた。

ちなみにアムテ氏は、糞尿王（キング・オブ・スカベンジャー）の異名でも知られる。インドのヒンドゥー教における身分制度のカースト制度（ヴァルナ・ジャーティ制）は、上からバラモン、クシャトリヤ、ヴァイシャ、シュードラの順となる。この四姓のカーストの枠外に不可触民（アンタッチャブル）がいる。カーストには、それぞれ世襲的職業身分集団としてのサブ・カーストがあり、その数は約三〇〇〇ともいわれる。糞尿処理を行う人々はその最下層に位置し、現在でも、地方には代々世襲的に糞尿処理を業としている人々が数多く存在する。これらの人々を組織化して組合を作ったのがババ・アムテ氏であり、あるとき大統領から、敬意を表して糞尿王と呼ばれたのである。

アナンダワンは慈善の場ではない。その特徴は、回復者たちが様々な生産作業に従事することでほぼ自給自足が成り立っており、経済的にも自立していることである。アナンダワンの運営を引き継いだババ・アムテ氏の子息ヴィカス氏に、現場を案内してもらった。一七六ヘクタールもある敷地には、インド全国から集まった（というよりは、家族から棄てられた）約五〇〇〇人のハンセン病回復者や身体障害者が、農作業をはじめ、裁縫、印刷、絨毯織り、レンガづくり、クラフト製作や、金属工場、プラスティックやタイヤのリサイクル工場などで汗を流

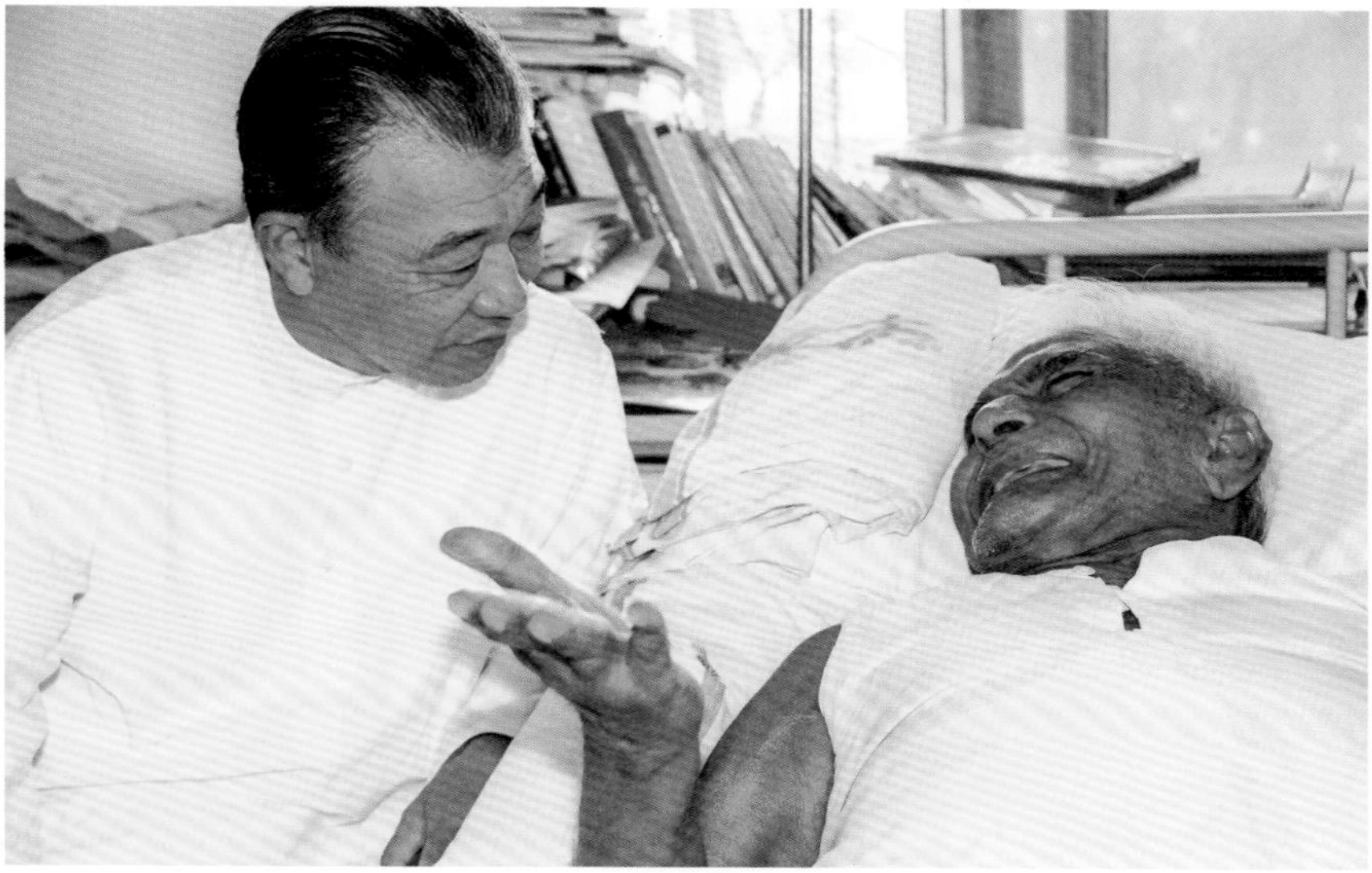

病床のアムテ氏を見舞う（インド、マハラシュトラ州、2007年4月）

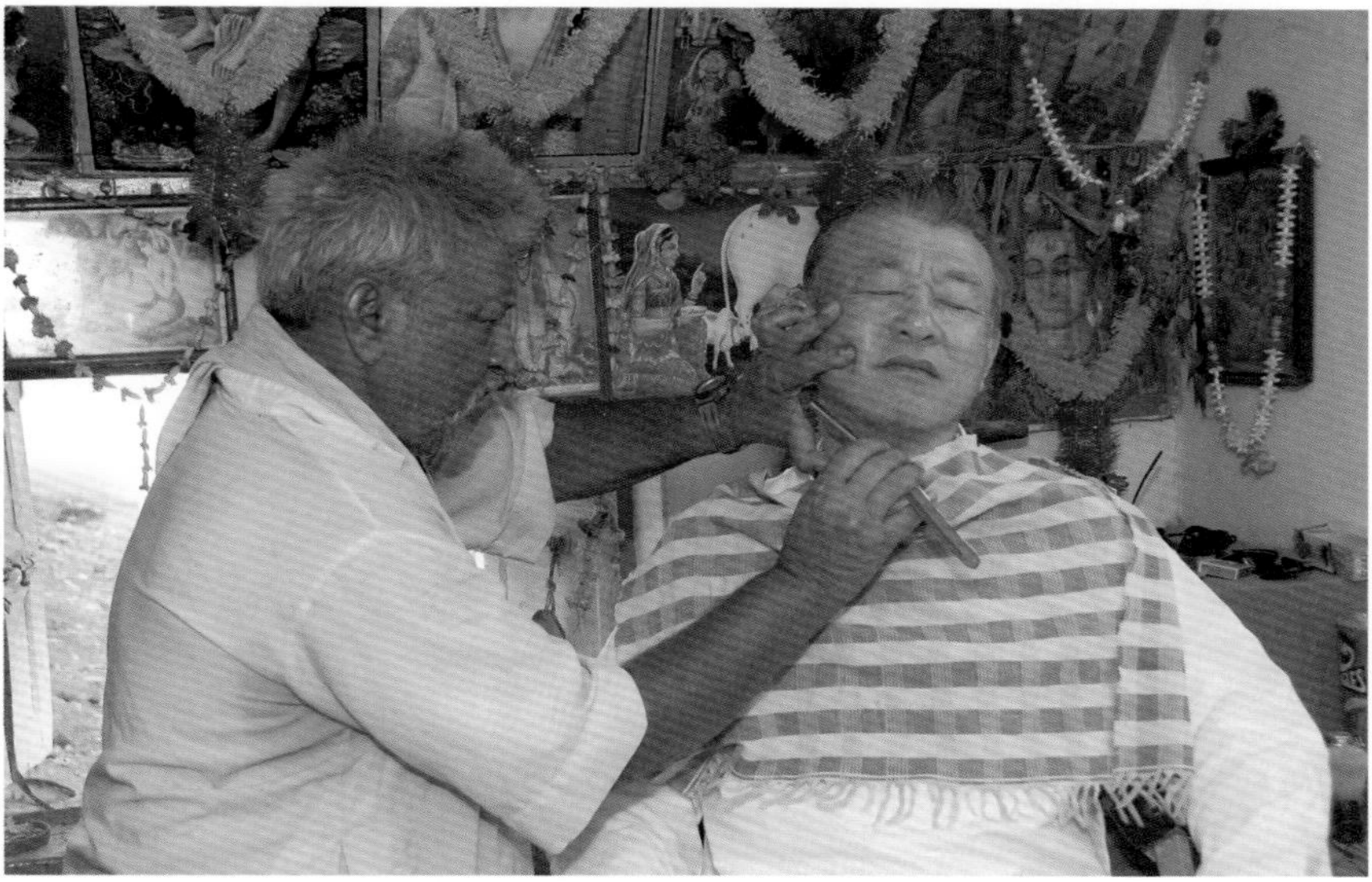

回復者の床屋。切れない剃刀で正直、痛かった（インド、マハラシュトラ州、2007年4月）

して働いていた。敷地内には銀行、郵便局、商店、そしてアナンダワンが運営する病院や大学まであり、自己完結型のコミュニティを形成している。設立された当時から近年まで、ハンセン病患者や身体障害者に対する社会の偏見・差別が熾烈な社会において、アナンダワンが彼らを保護する「シェルター」として果たした役割は絶大である。ヴィカス氏が、「自分たちの使命は、アナンダワンを閉鎖する（アナンダワンが不要となる社会をつくる）ことである」と語っていたように、これから目指す方向は、偏見・差別を前提としてハンセン病患者・回復者を庇護することではなく、偏見・差別自体を解消するものでなければならない。私がインドで立ち上げたS-ILF（Sasakawa-India Leprosy Foundation：ササカワ・インド・ハンセン病財団）は、社会から患者や回復者に対する社会的偏見や差別を取り除き、彼らの経済的自立を支援して社会への完全復帰を果たすことが目標だが、アナンダワンはそうした「経済的自立」が可能であることを証明しており、今後のS-ILFの活動に多くの示唆とヒントを与えてくれた。

長く夫を支えてきたババ・アムテ夫人は、「主人とここに来たときは毒蛇も多く、とても人が住める場所ではなかったの、でも、いまは皆さんの楽園になったわ」と、感慨深くその想いを話してくれた。

翌日は、マハラシュトラ州最大の都市、インド亜大陸の西海岸に位置するムンバイ（旧称ボンベイ）に飛び、回復者コロニー、サンジャイ・ナガールを訪れた。同州にある自然発生的に生まれた三七のコロニーを率いる指導者であるビムラオ・マデール氏が代表を務めるこのコロニーは、臭気が強い幅三〇メートルほどの「どぶ川」の河岸に沿って家々が並び、七〇〇家族、五〇〇〇人の回復者とその家族が居住している。二〇〇五年の大雨で河が氾濫して、三〇世帯以上が倒壊、数百世帯が浸水などの被害にあったが、マデール氏のリーダーシップによりおおむね復旧したが、トイレは共同で決して清潔な環境ではなかった。

一八九〇年に設立されたアクワース・ハンセン病病院には、二年前から小さなハンセン病歴史館が設けられ、笹川保健財団の支援により、マハラシュトラ州政府が持つ一〇〇年以上にわたるハンセン病に関する資料・文献を全て複写して保管する資料室も整備された。学生や研究者の利便性を図ることでハンセン病の歴史研究が促進されることを目指す、インドでは珍しい施設となった。

制圧後の試練――マダガスカル共和国［五月］

［ルート］成田→フランス・パリ（飛行時間一二時間）―四泊（笹川日仏財団理事会）―パリ→マダガスカル・アンタナナリボ（飛行時間一〇時間三〇分）―三泊

五月は、三度目のマダガスカル訪問である。パリで笹川日仏財団の理事会に出席した後、パリからの直行便でマダガスカルの首都、アンタナナリボに入った。前回訪れたときに、保健関係者の努力と情熱に触れ、「制圧した暁には必ずお祝いに駆けつける」と約束し、その一年数カ月後、マダガスカルは制圧の日を迎えた。約束通り私はお祝いと今後の活動のあり方について協議するため、この地に戻ることにしたのである。三日間の滞在中、大統領、上院・下院両議長、外務大臣と会談し、下院本会議場でスピーチもした。往復五時間かかる地方での現場視察には、保健大臣も同行してくれた。

ハンセン病制圧の成功は、マダガスカルにとって極めて大きな意味を持つ。上院議長は公邸訪問の際、政府の努力を讃えた私のお祝いの言葉に、「外国からこのような評価を受けたのは初めてだ。嬉しい限りです」と、率直に喜びを表された。マーク・ラヴァルマナナ大統領には、「閣下は私との約束を実行され、ハンセン病を見事に制圧されました。国際社会は閣下の実行力と、マダガスカル国民の努力を高く評価するでしょう」と伝えると、「あなたとの約束が守られてよかった。あなたの熱意と長年にわたるＷＨＯ、日本財団、笹川保健財団の協力の賜物だ。制圧から撲滅へ、さらなる努力をしたいので、今後ともよろしく」と、満面の笑みを浮かべ、体全体で喜びを表現してくれた。

私が差し上げたハンセン病制圧成功の記念のガラス製の盾とともに収まった大統領の写真は、マダガスカルのテレビや新聞で、大きく報道された。

しかし、気になったことがある。それはマダガスカルの困難な状況下で、ハンセン病制圧活動に悪戦苦闘した私の同士、ボロロアリノシンジャトーボ・モニーク博士をはじめとした制圧プログラムの担当者たちの姿が、あまり目立たなかった点である。私の周囲に集まっていたのは、いままであまり見たことのない保健省の幹部たちで、まるで自分たちの努力で制圧に成功したかのように振る舞っていた。

確かに大統領は大号令をかけられた。まぎれもなく「駕篭に乗る人」だった。しかし、これを担いだのは、私の周りに集まった保健省の幹部たちではない。彼らは担ぐふりをしただけで、多くは無関心だった。ところが思いのほか早い時期に制圧に成功したので、あわてて駕篭を担いだふりをして、一緒になって喜んでいるわけだ。なるほど、この手の人は日本だけでなく、世界共通なのである。そこで私は、ハンセン病制圧に多大な努力をした制圧プログラム担当の四人の方々に、周りに気づかれないようにそっと、記念の小さなガラスの盾を手渡した。遠慮がちに「メルシー・ボク」と笑ったのが印象的だった。駕篭を担ぐふりをした高級官僚には差し上げなかったのは、言うまでもない。

今回の訪問中には、光栄なことに国会で演説する機会をいただいた。演題についての指定はなかったので「マダガスカルのハンセン病制圧と今後の課題」について話すことにした。場所は下院議員本会議場である。日本の国会の壮麗さとは比べようもないが、壇上には議長席があり、一段低いところに発言者の席があるのは日本と同じである。本会議場は日本のように扇形ではなく、長方形だった。

私はまず、マダガスカルが大統領の強い指導力と国会議員の協力のもと、困難視されながらもハンセン病制圧に成功したことに祝意を表し、次のように続けた。

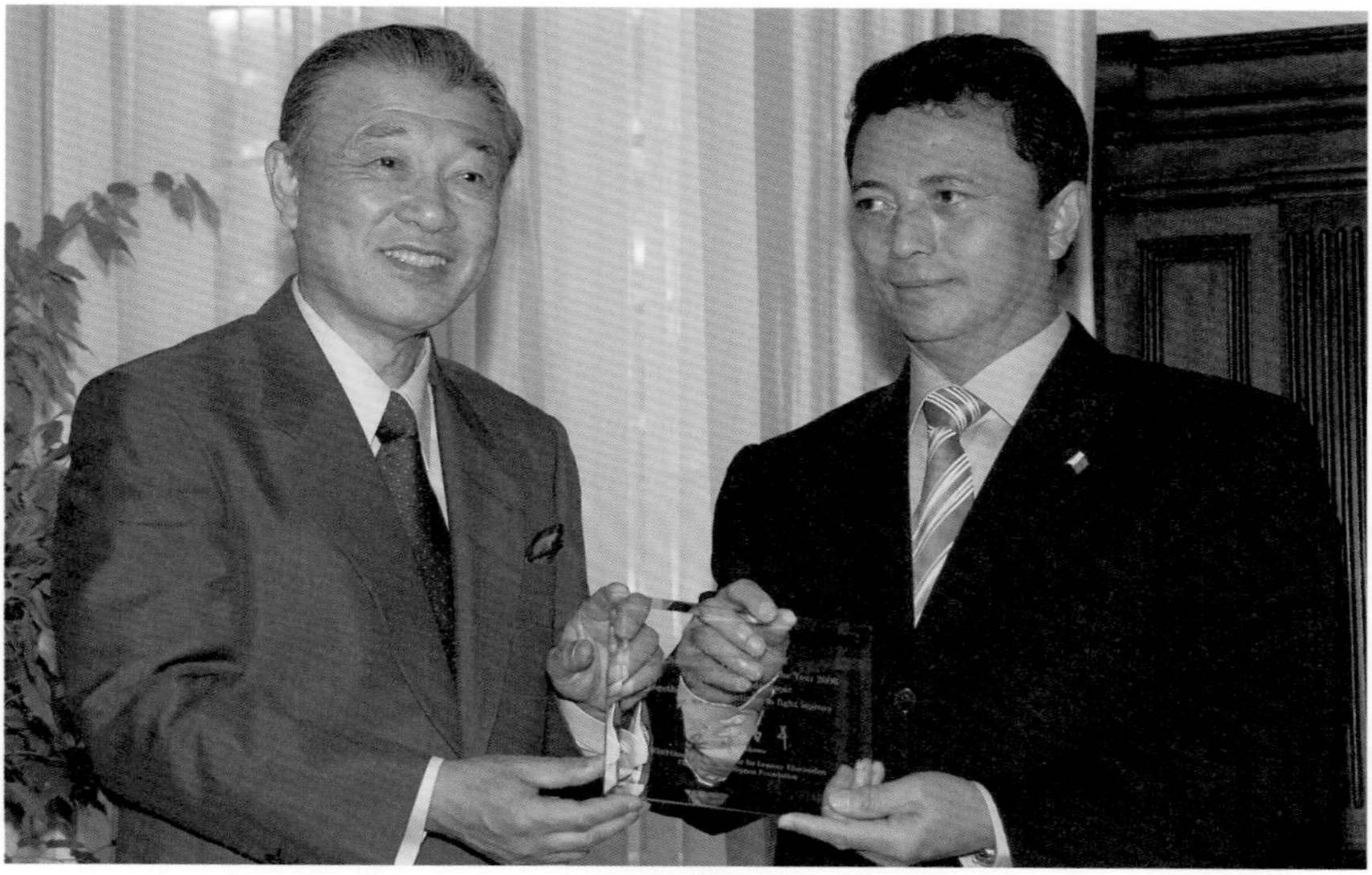

ラヴァルマナナ大統領にハンセン病制圧記念の盾を進呈(マダガスカル、2007年5月)

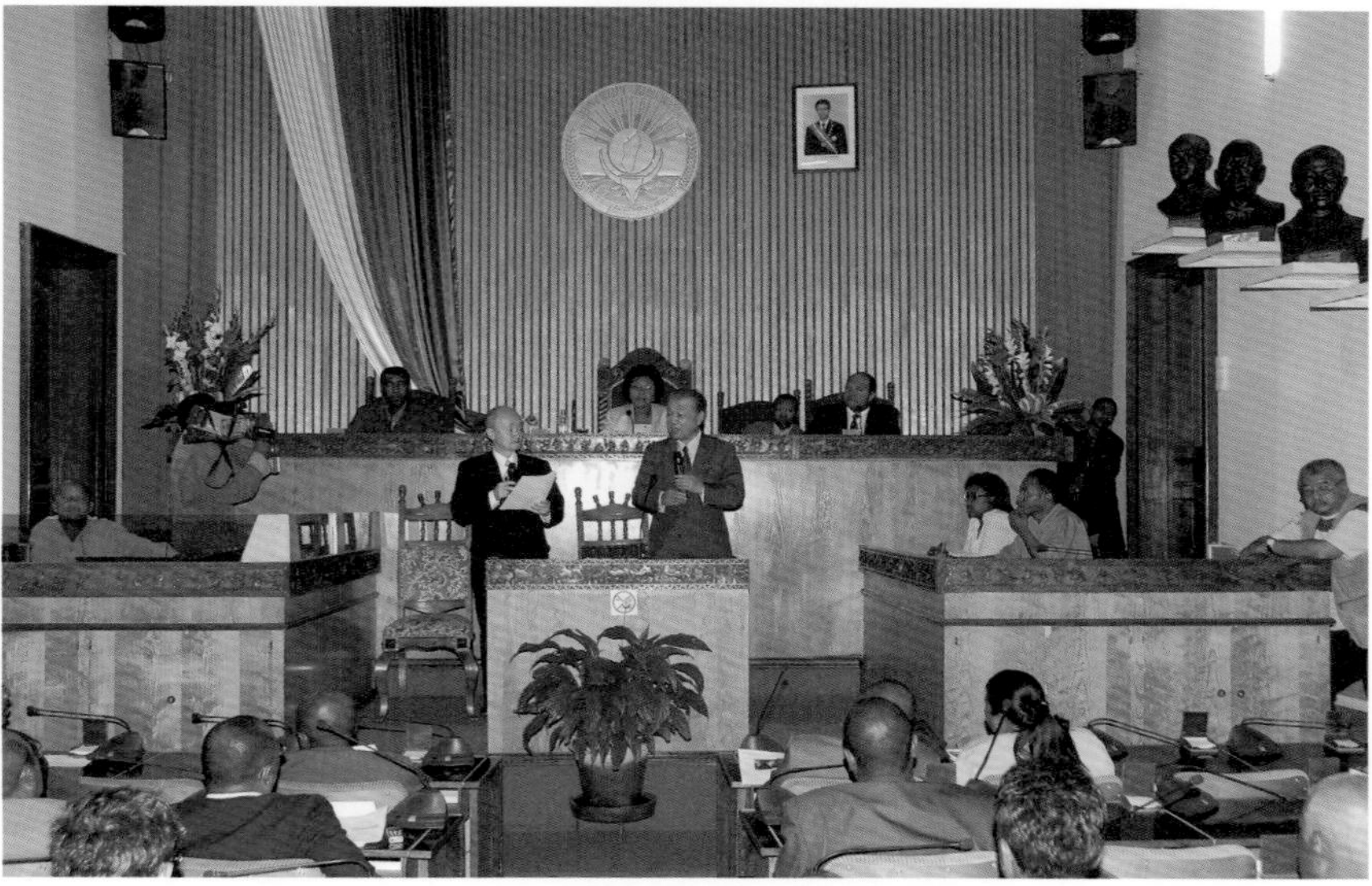

マダガスカルの国会において上院下院議員の前で演説(マダガスカル、2007年5月)

「ハンセン病の制圧は、マダガスカルの公衆衛生上の問題としては小さいかもしれないが、政府、保健省、WHO、ラウル・フォレロー財団、日本財団、笹川保健財団など、国際NGOと一体となって困難な問題の解決に成功したことは、今後のマダガスカルの国づくりの上で、成功の一つのモデルケースとして他の問題解決の参考になります。国際社会はこの制圧成功を驚きをもって受け止め、高い評価をしています。そのような国際的な信頼を勝ち得たことを、皆さんの誇りとしていただきたい。しかし、制圧は撲滅への通過点であり、ハンセン病は治る病気です。薬は無料で提供されます。結核やマラリアと同じ病気であり、スティグマ（社会的烙印）や差別は絶対に許されません。このことを、貴国のすべての国民に知らせるために、さらなる努力をお願いしたい」。

ほとんどの議員が背広にネクタイ姿だったが、中にはレインコートや赤いジャンパー姿も見受けられた。二、三人、私語する人がいたものの、多くは私の顔を見つめて聞き入ってくれた。

議場のあちこちから「ありがとう」と、はっきりした日本語の声が飛んだ。マダガスカルの学校のうち、一〇校で日本語教育が行われており、日本政府が招聘する専門家研修や留学による日本滞在経験者も多く、一〇〇〇人程度は日本語による日常会話が可能であるらしい。大統領府のイボ事務次官は神戸大学経済学部を卒業し、三二歳の若さで大統領府の事務次官に抜擢された。

マダガスカルで日本に対する関心が高いのは、作家のパスター・ラヴェロジャオナが、日本に対する国際的な注目が高まっていた日露戦争後の一九一〇〜一五年の間に『日本と日本人（Japon sy ny Japoney）』と題する本を出版したからだと言われている。日本の国家が発展・繁栄していく状況を説明しつつ、マダガスカルの旧態と無能な指導者を批判する内容だった。この本はいまも読み継がれており、若者たちに日本に関する知識を与えるとともに、日本への憧れの気持ちを抱かせているという。

滞在中の一日、ロビンソン保健大臣の案内で、彼の出身地であるモラマンガ市のハンセン病施設に激励に行くことになった。箱根越えのような山道を約二時間半走破、はなはだしく車が左右に揺れる整腸作用満点の小旅行

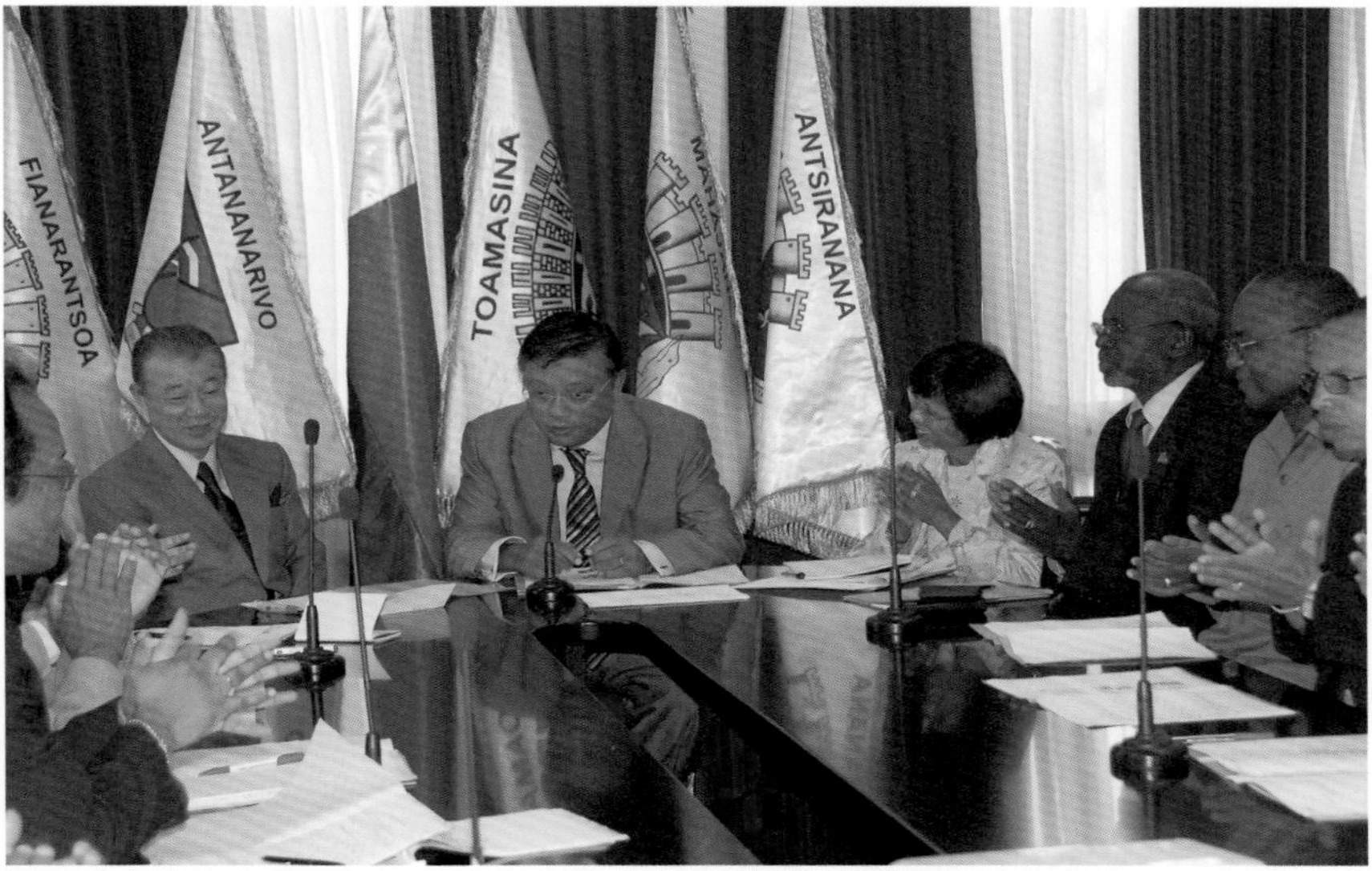

講道館柔道3段のロビンソン保健大臣（中央）（マダガスカル、2007年5月）

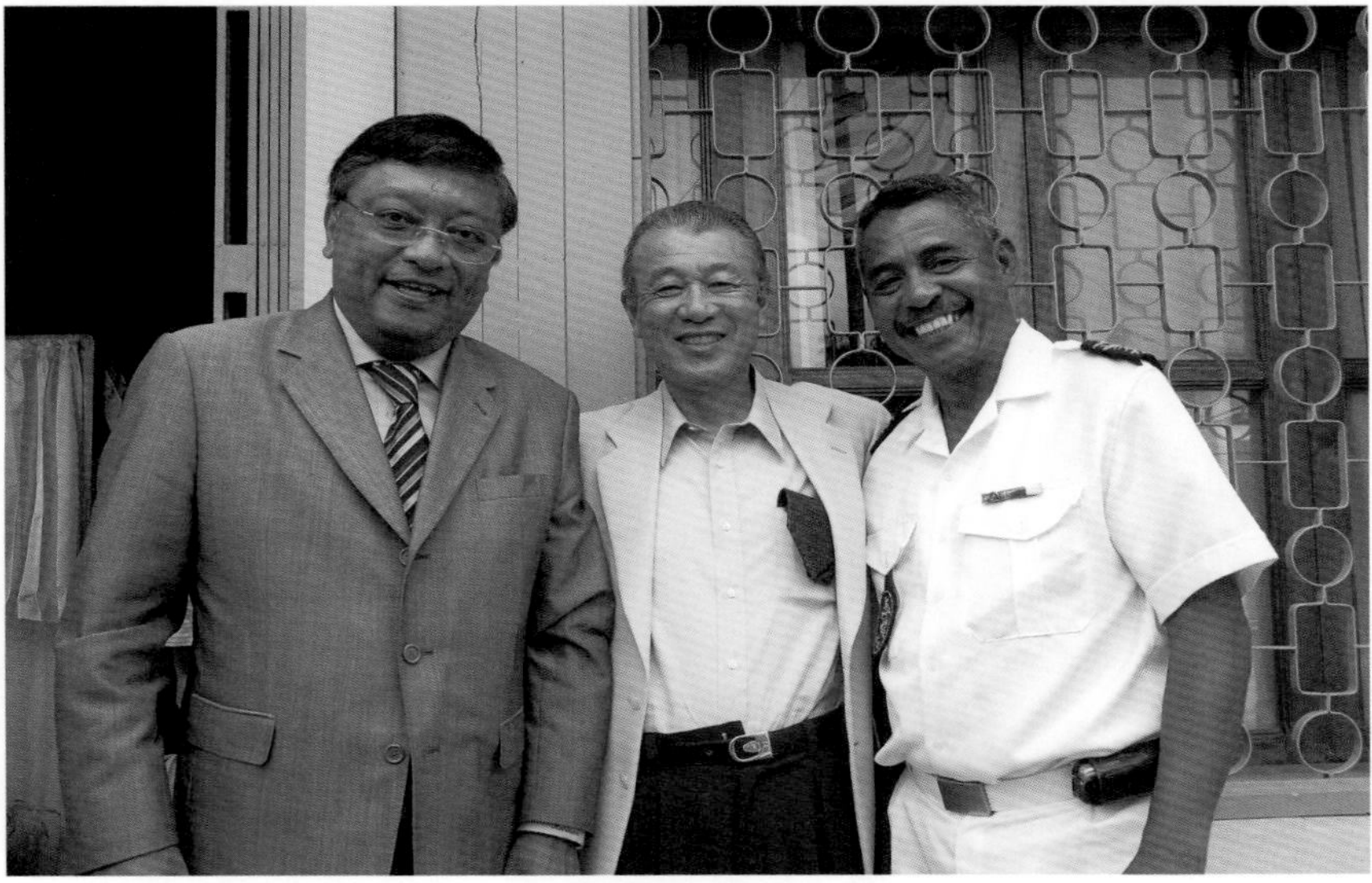
ロビンソン保健大臣（左）の故郷のレストランで昼食後に撮った1枚。右はクロード知事（マダガスカル、2007年5月）

だった。

にこやかに出迎えてくれた知事は、ラヴォロロンジャトヴォ・ジョルジュ・クロードという長い名前で、髭をたくわえ、海上自衛隊の将官のような威厳のある服装を身につけていた。聞けば柔道三段、日本の明治維新や敗戦後の復興にいたく感激しており、「精神力」、「義理人情」、「勇気」という日本語が好きで、ことのほか日本に親近感を抱いていらっしゃった。

昼食は保健大臣主催で、町の横丁の「コックドール」なるフランス語名の中華料理店で行われた。大臣は、関係者三〇人ほどが着席するのを待ちきれぬ様子で、給仕を呼びコップに四分の一ほどのウイスキーを注がせて水割りにし、一気に半分ほど飲んでしまった。あっけにとられた向かい側の知事が「夕刻、上院議長との会見があるとうかがっていますが……」と話しかけると、「俺たちをそんなに早く帰したいのか」と毒づく大臣。「めっそうもない」と知事は慌ててその場を取り繕う。大臣は「今日は笹川さんに同行して故郷に帰ってくることができた。こんなに愉快で光栄なことはない。私は嬉しい」と、大臣は残りの水割りを一気に飲み干した。「笹川さんは昨日、大統領との会見で、国際社会はマダガスカルのハンセン病制圧を高く評価するとおっしゃったんだ。知事、今朝の新聞の大統領と笹川さんの大きな写真を見たかい。笹川さんとの会見後、大統領は保健省の幹部を緊急召集したんだ」と興奮覚めやらぬまま大臣は続ける。「大統領の喜びようといったらなかった。大統領に仕えて、あんなにご機嫌な様子は見たことがないね。知事、そこで大統領閣下は何と申されたと思う？　褒美として君たち一人ひとりに住宅一軒を与えると言ったんだ」。驚きのあまり、知事は口をあんぐりと開けたまま聞き入っていた。

日露戦争における日本海軍とバルチック艦隊との一戦が、日本の大勝利に終ったことは、司馬遼太郎の『坂の上の雲』に詳しい。バルチック艦隊は一九〇四年一二月二九日、マダガスカルに到着、石炭、食糧、水などの補給について、マレー人が建国したメリナ王国（マダガスカルの中央高地の君主制国家）に依頼したが、言を左右にして確答を避け、結局三カ月半近くも応じなかったという。その間、兵士の中にはマラリアで死亡する者や、自殺者も出て、戦意喪失の状態で翌一九〇五年三月一六日に出航。二カ月後の五月二七日、日本海海戦になったのである。もしも、バルチック艦隊が予定通りにマダガスカルを出航していたら、状況は若干異なっていたかもしれない。この情報は、日本を出国して流れ流れてマダガスカルの港で娼婦をしていた日本人「イト」によって日本にもたらされたという。そのあたりの事情は、西木正明氏の著書『孫文の女』に書かれていると、フランス語通訳の小澤由和さんが教えてくれた。石光真清氏の名作『城下の人』の中でも、ロシアと中国の国境で働く日本人娼婦から貴重な情報が提供されていたと書かれている。当時は苦界に身を落とした娼婦でさえ、日本人としての誇りを持っていたのだ。

制圧への自信——モザンビーク共和国［五月］

［ルート］マダガスカル・アンタナナリボ→南アフリカ・ヨハネスブルグ（飛行時間三時間二〇分・急遽トランジット一泊）**→モザンビーク・マプト**（飛行時間一時間）**—三泊—マプト→ヨハネスブルグ**（飛行時間一時間・トランジット五時間）**→シンガポール**（飛行時間一〇時間二五分・トランジット四時間）**→成田**（飛行時間六時間五〇分）

マダガスカルからは、南アフリカ経由（四時間の待機）でモザンビークの首都マプトに入る行程だったが、ヨハネスブルグからの便が欠航。マプトの滑走路の照明が故障して着陸できないというのがその理由だった。大量の荷物とともに深夜、いったんホテルにチェックインした。翌朝は四時すぎに起きて再び空港に向かった。間々あることだが、活動スケジュールが短くなるのが残念である。

昨年の訪問時は、地方予算や人材不足の問題から、思うように制圧活動が進まないという弁解話や、薬が届いていない地域があったり、無料であるはずの薬が街頭で売られていることがあると聞き、活動の後退を危惧していたが、九カ月後の二〇〇七年五月現在、ゲブザ大統領の強いコミットメントが、活動進展の原動力になっていた。ゲブザ大統領は保健大臣を中心に全閣僚にハンセン病の制圧状況について報告させ、政府をあげて活動に協力する姿勢を打ち出し、二〇〇八年の国家目標の一つにハンセン病制圧が含まれることになった。前回訪問時に二・五人だった有病率は一・三八人にまで減少していた。

今回のモザンビーク滞在は、到着が遅れたため一日半となり、地方での活動はできなかったが、首相、保健大臣、有力な国会議員、現地WHOと打ち合わせ、さらに記者会見も行った。首相はルイザ・ディアス・ディオゴという眼力鋭い女性。首相は、毎年のように訪れる私の努力を評価し、全力を挙げて制圧活動を推し進めており、国会でも、高い有病率をもつ北部四州の数値を示して、州、市、町の全てのレベルのセクターに「三つのメッセージ」を伝え、一般社会を巻き込んでハンセン病に対する意識改革を行っていると言うが、どの程度実施されたのか、前回の経験もあり、あまり信用はできないだろう。一方で、WHOは、ハンセン病専門のオフィサーを新たに北部に一人配置することにした。これには期待したい。保健大臣は、「これからの一八カ月で制圧の可能性が、はっきり見えてきた。以前お会いしたときは、それが明確に見えなかった。望みはあったが、〈どのように〉〈いつ〉ということはよくわからなかった。今日は良いニュースをお伝えできることを嬉しく思う」と語られ、制圧の評価、つまり数値の精査に関してはWHOに委ね、公正さを確保するという。たった一日半の旅程で、わざわざモザンビークにまで行くこともないだろうと思われるかもしれないが、遠く日本から毎年のように訪れ、彼らの目を見ながら説得し、メディアに対応し、現場に入って激励を繰り返すことによって、彼らの重い腰を上げさせ、活動を活発にすることができるのである。私の活動に「あきらめ」はない。帰路はモザンビークからヨハネスブルグ経由で、さらにシンガポールを経て、成田に向かった。

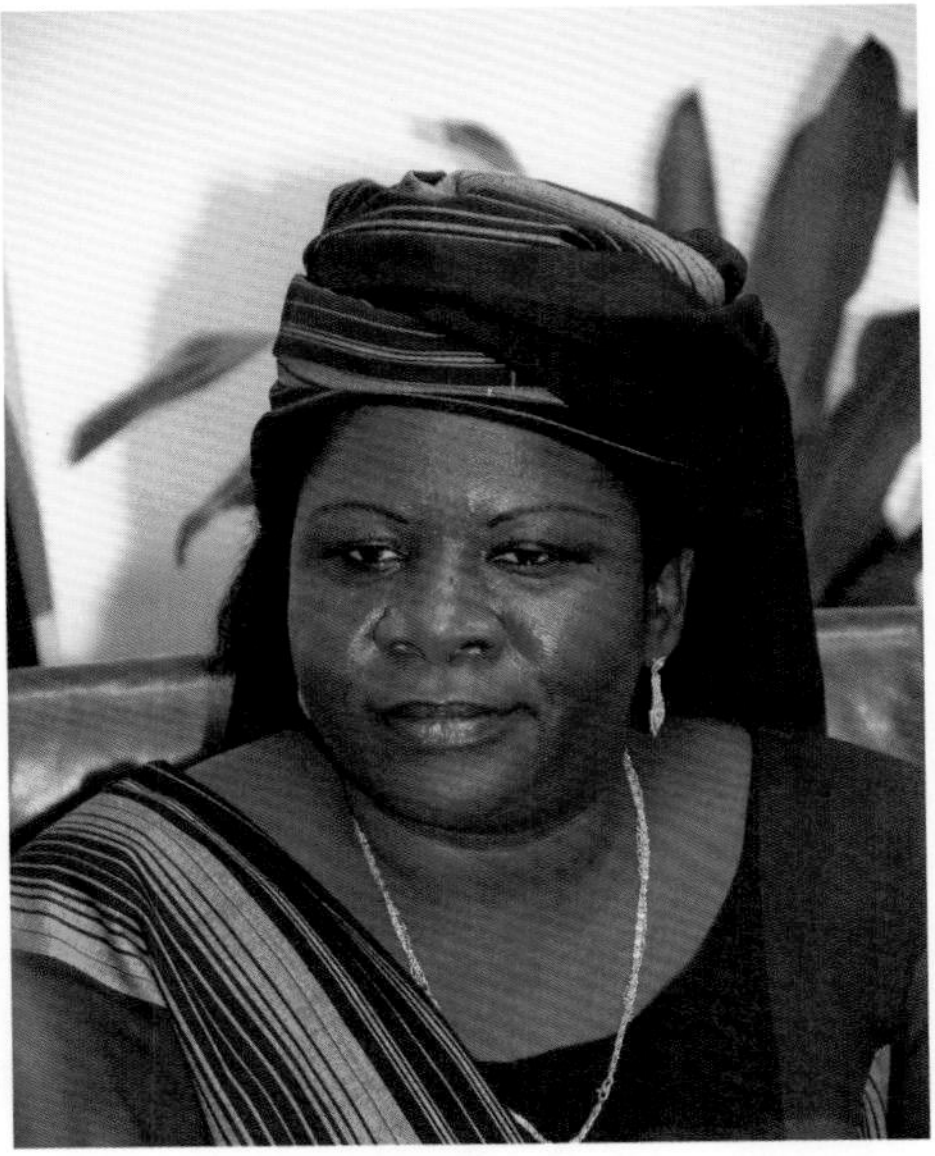

ルイザ・ディアス・ディオゴ首相（モザンビーク、2007年5月）

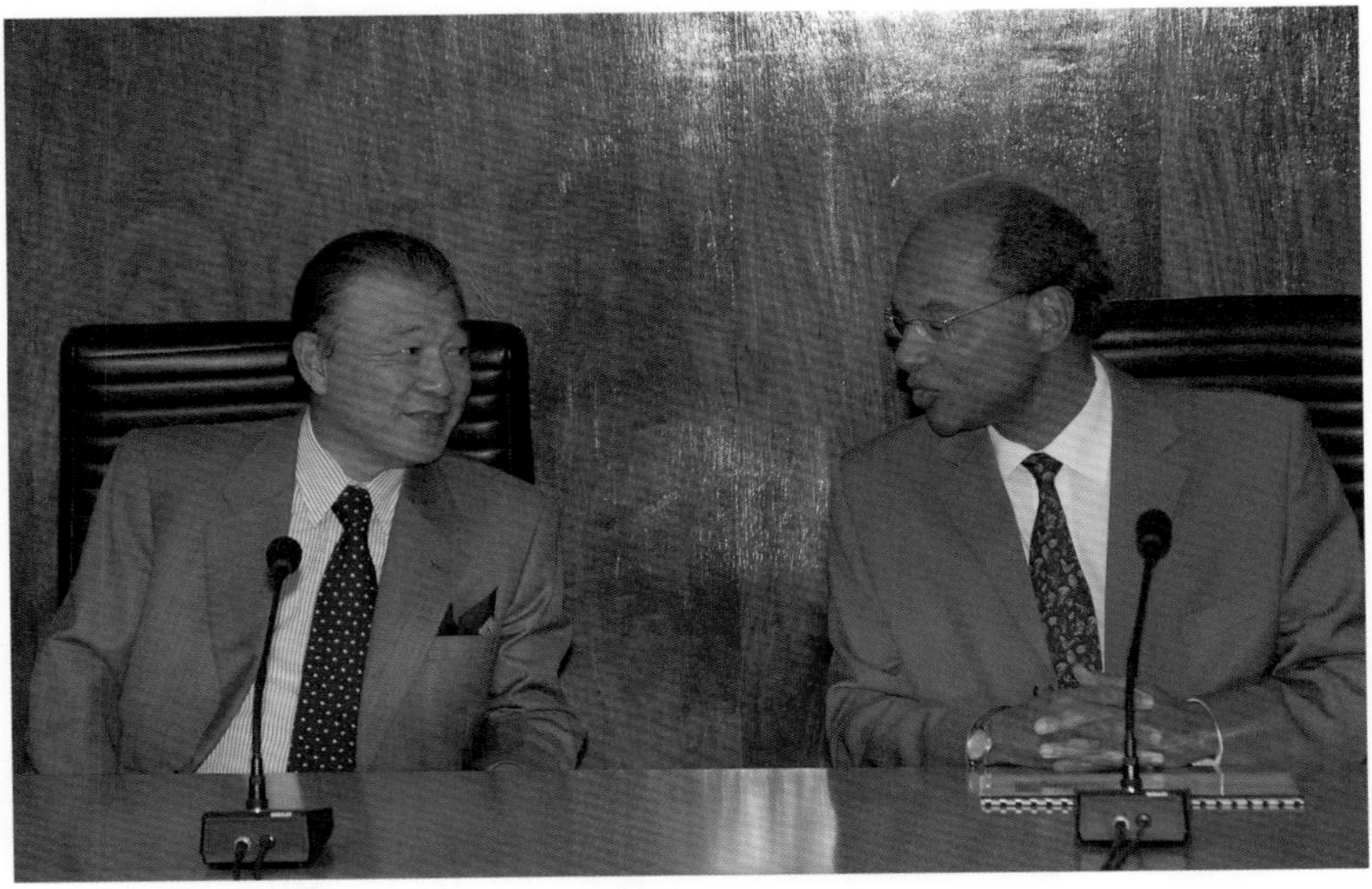

ガリド保健大臣に更なる努力をお願いする（モザンビーク、2007年5月）

ブラジル、ネパール、タンザニア保健大臣たちとの会合——スイス連邦［五月］

五月はジュネーブで、恒例となったWHO総会会期中での各国保健大臣との会合を行った。

ブラジルのジョセ・ゴメス・テンポラオン保健大臣は、「最近の調査で、ハンセン病制圧が順調に進んでいるとの報告を受けている。また、患者、回復者とその家族の権利の擁護についても社会的運動がおきていることを報告したい。政府もこのような運動と密接に協力し合っており、大統領もそれを支持している。保健省高官は、ハンセン病専門の皮膚病医師でもあることから、保健省にはハンセン病制圧に対する強いコミットメントが存在する。また、ルラ大統領は、ハンセン病患者、回復者に対する生涯年金の支給を決定した。いま四万から五万人の新規患者がいるが、正確な状況は今後早い時期に報告する」との話があった。聞いている限りでは、ブラジルも制圧の道を進んでいるようだが、その後の展開はそうたやすいものではなかった。

ネパールのポカレル保健大臣からは、「現在ネパールが政治転換の時期にあり、いままで以上に国外からの支援が必要とされている」と話され、新しい憲法で医療を無償で提供することになったこともあり、資源が足りない状況だとのことである。支援が可能かどうかを検討してほしいという要請も受けたが、我々のプライオリティはハンセン病制圧にあることをお伝えした。

タンザニアのムワキュサ保健大臣からは、タンザニアのハンセン病制圧を可能としたことに謝辞をいただいた。また「昨年の有病率は一・一だった。残りの〇・一を下げることに最大の努力をしている。ただしタンザニアとモザンビークの国境地帯で多くの新規患者が発見されている」との報告もあった。いま同国ではハンセン病の一般医療への統合が進められており、ハンセン病に特化した療養所は閉鎖され始めているそうだ。どこへも行くあてがない人々はしっかりと保護されて、彼らを物乞いにはしたくないとの決意表明もいただいた。

ほかにもインドネシア、アンゴラ、コンゴ民主共和国などの保健省高官から現況の報告を受けた。

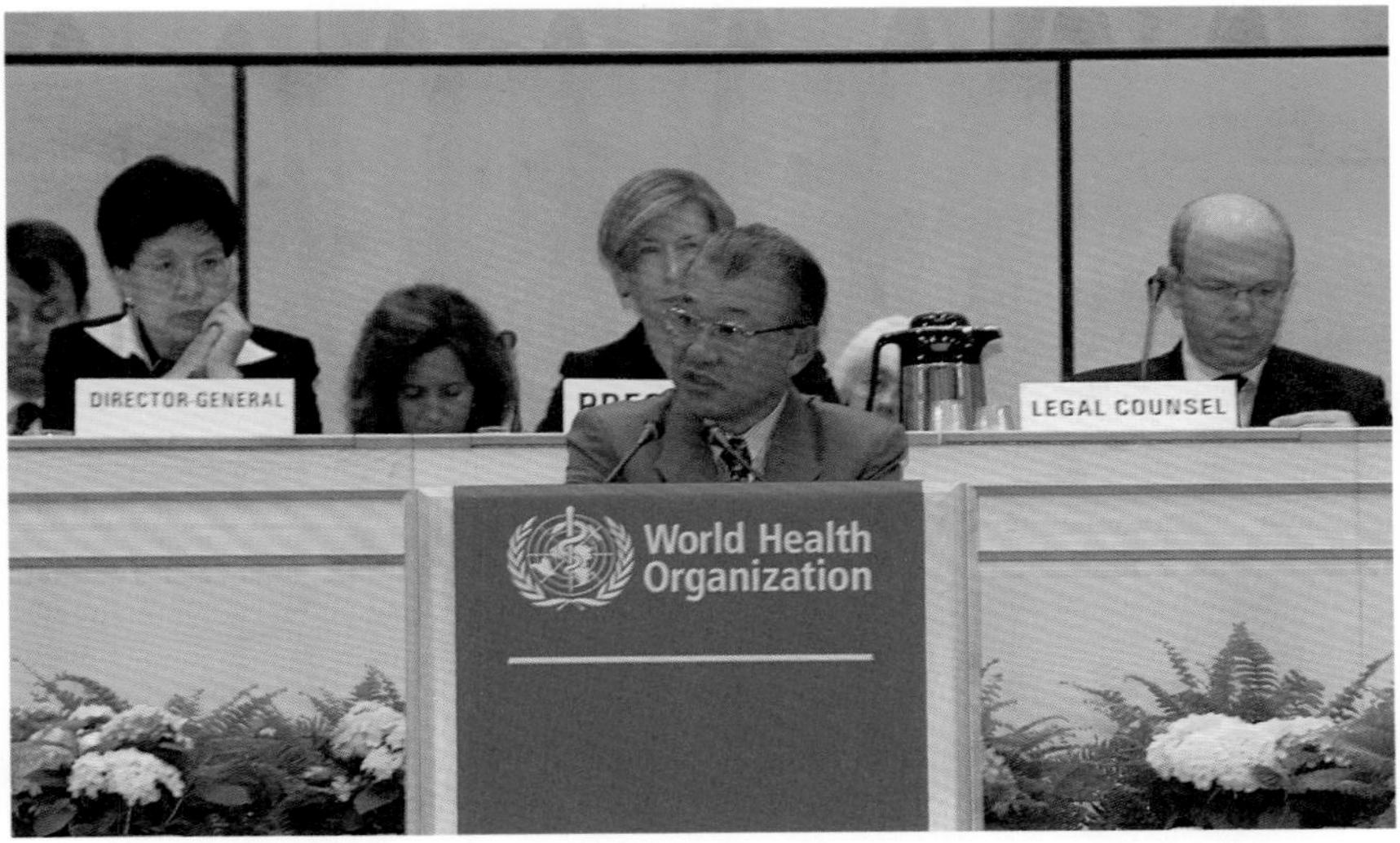

恒例となったWHO総会における笹川健康賞の授賞者へのスピーチ。マーガレット・チャン事務総長（左端）もスピーチに耳を傾ける（ジュネーブ、2007年5月）

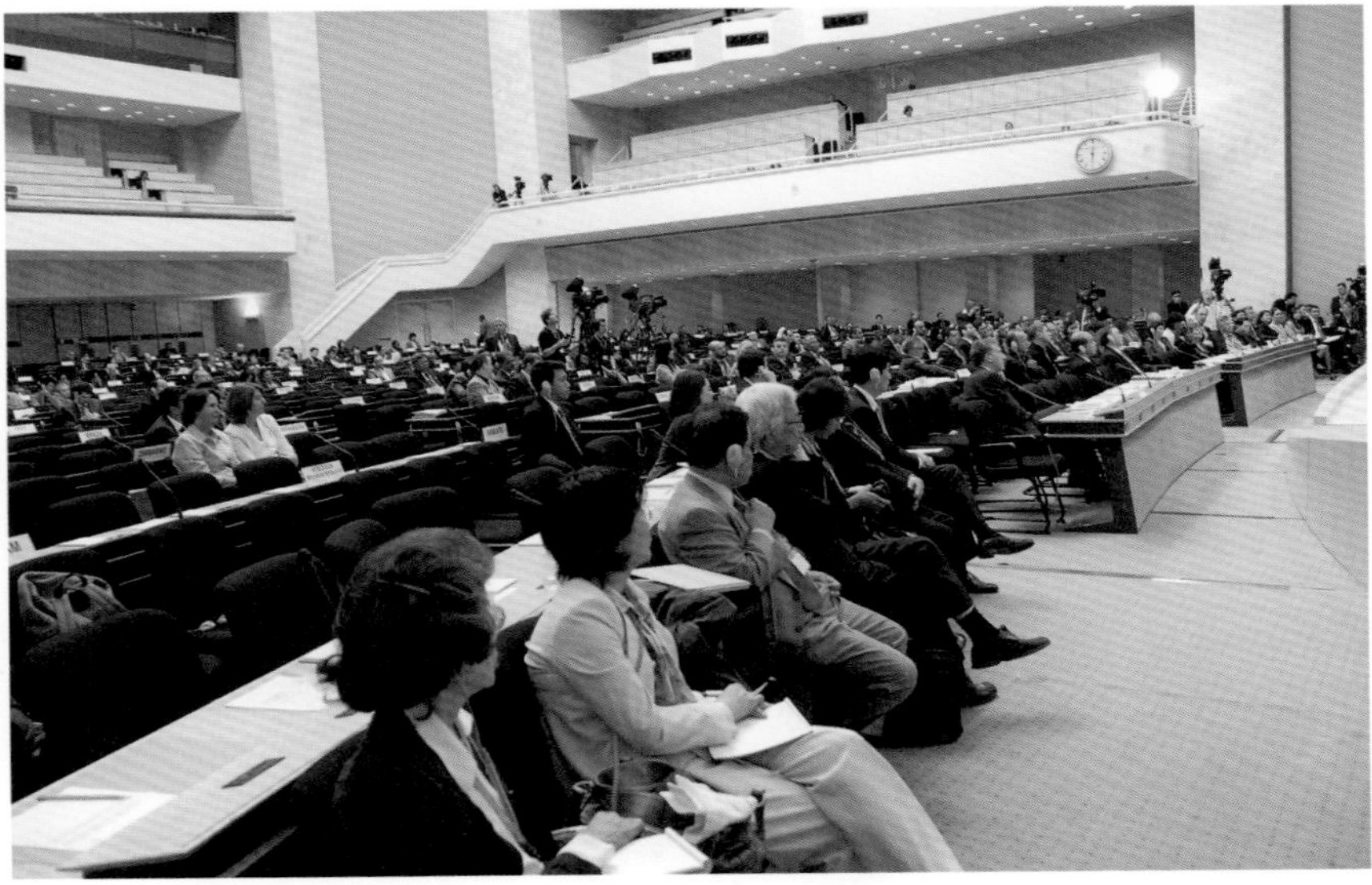

世界各国の保健大臣が出席する総会場の全景（ジュネーブ、2007年5月）

なお、この年の笹川健康賞の受賞者はフィリピンのパラワン島を中心に過疎地医療に貢献するホセ・アントニオ・ソクラテス氏だった。

クオカイの優良施設——ベトナム社会主義共和国［九月］

九月は、ジュネーブで国連人権理事会パラレルミーティングに参加した後、ベトナムを訪れた。ベトナムは一九九五年にハンセン病の制圧を達成しており、二〇〇六年末の登録患者数は五七二人、有病率は〇・一人である。二〇〇六年度は六六六人の新規患者が治療を受けている。このうち五・五六％は子どもで、一七・二七％が重症度2の障害者である。この障害率の高さの理由を私なりに分析したところ、五四ある少数民族グループに病気についての正確な知識と情報が行き渡っていないことによると考えられ、特に言語の問題が大きい。これらの人々への情報伝達の新たな方策が必要である。

ハノイからハ・タイ県のクオカイ・ハンセン病治療センターへと向かった。このようなセンターは、ベトナムに二〇カ所あるが、ほとんどの場所は高齢で障害のある回復者の居住施設となっている。訪問時には一二五人の居住者がいて、三人の医師と一二人の看護師に世話を受けていた。ハ・タイ県全体で五〇〇人のハンセン病患者と回復者がいるそうで、医療サービスは全額無料で、月に一二ドルの生活補助費の支給もあるとのことだった。クオカイには、NLR（Netherlands Leprosy Relief：オランダ・ハンセン病協会）からの支援もあり、同協会は同時に子どもたちへの奨学金の制度をつくることも考えているという。私は世界中のこのような施設を訪ねているが、クオカイはその中でも優れた施設であるという印象をもった。

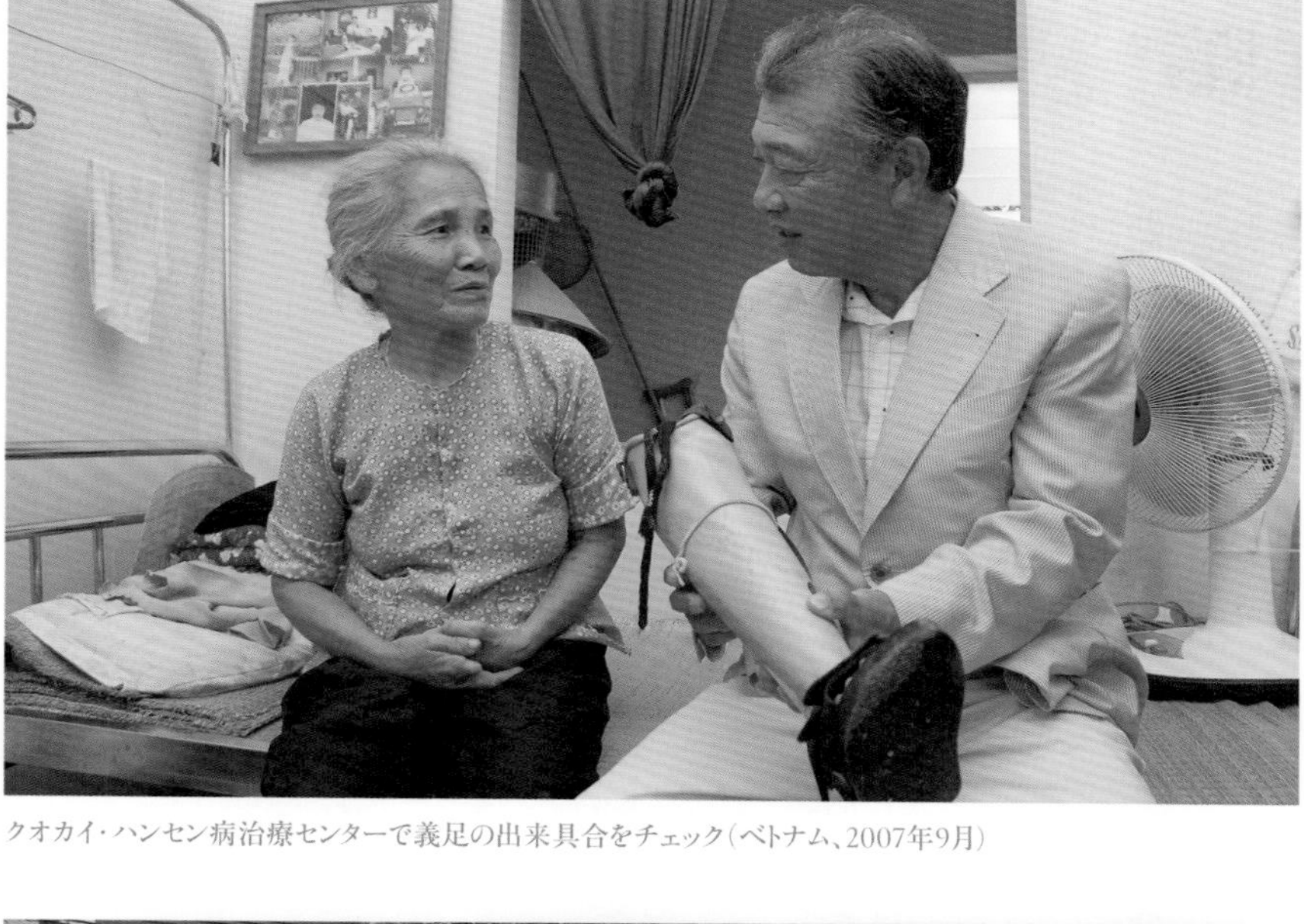

クオカイ・ハンセン病治療センターで義足の出来具合をチェック（ベトナム、2007年9月）

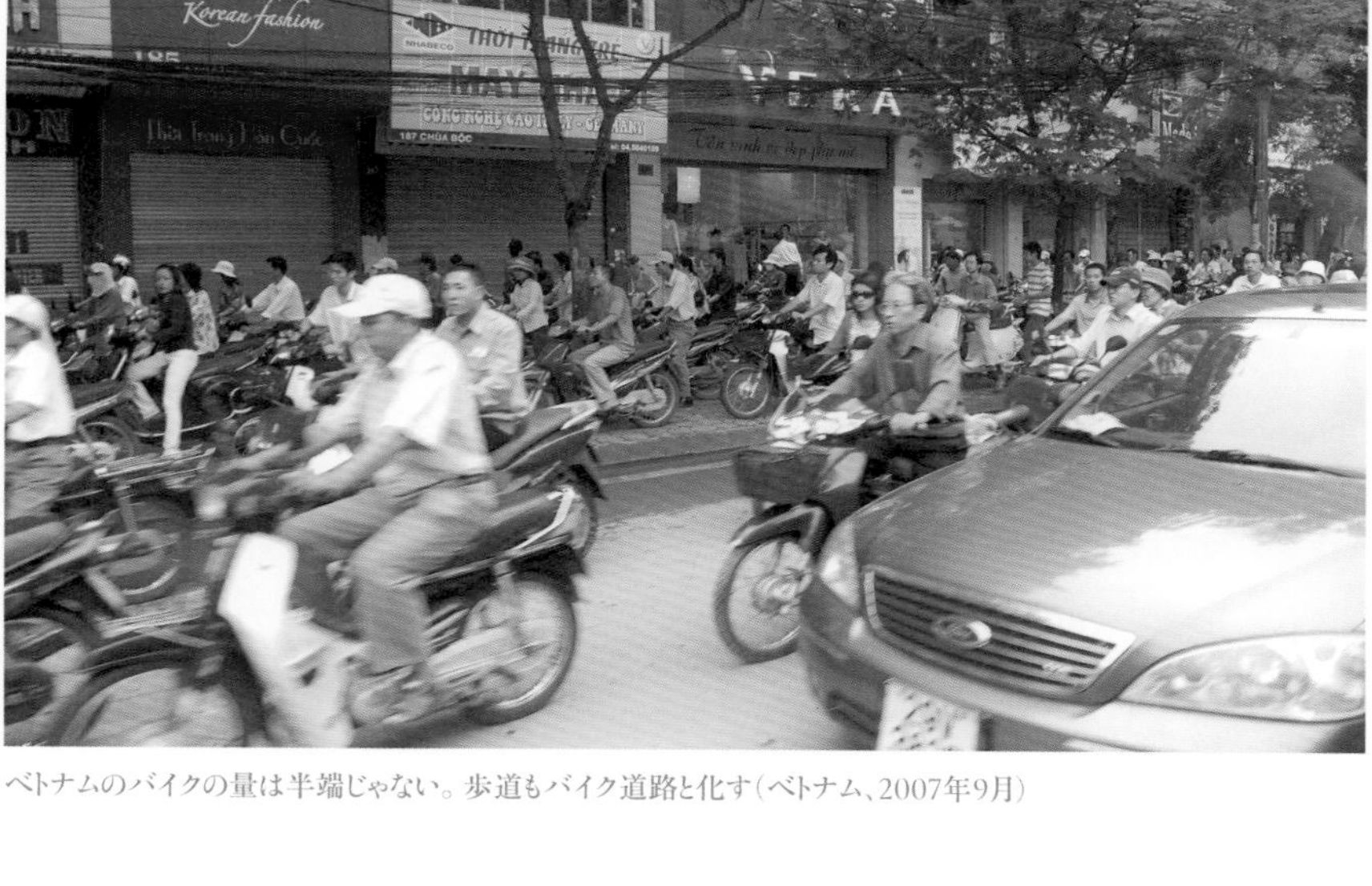

ベトナムのバイクの量は半端じゃない。歩道もバイク道路と化す（ベトナム、2007年9月）

S-ILFをアピールする——インド（デリー、マハラシュトラ州）［一〇月］

［**ルート**］**成田→ドイツ・フランクフルト**（飛行時間一一時間・トランジット一時間三〇分）**→ギリシャ・アテネ**（飛行時間三時間）**—二泊—アテネ→アラブ首長国連邦ドバイ**（飛行時間四時間二五分・トランジット六時間）**→インド・デリー**（飛行時間三時間）**—二泊—デリー→マハラシュトラ州ムンバイ**（飛行時間一時間五五分）**—四泊—ムンバイ→デリー**（飛行時間二時間・トランジット二時間）**→ネパール・カトマンズ**（飛行時間一時間四五分）**—二泊—カトマンズ→バーレーン**（飛行時間四時間四五分・トランジット四時間）**→トルコ・イスタンブール**（飛行時間四時間二〇分）**—二泊—イスタンブール→アンカラ**（飛行時間一時間）**—一泊—アンカラ→イスタンブール**（飛行時間一時間・トランジット一時間三〇分）**→グルジア・トビリシ**（飛行時間二時間二〇分）**—二泊—トビリシ→アゼルバイジャン・バクー**（飛行時間一時間）**—二泊—バクー→イギリス・ロンドン**（飛行時間六時間・トランジット六時間）**→成田**（飛行時間一一時間四五分）

一〇月は、一八日間の長旅を敢行した。六カ国を訪問するまさに地球を駆ける旅だった。まずはフランクフルトを経由して、ギリシャのアテネ大学でSYLFF(Sasakawa Young Leaders Fellowship Fund：ササカワ・ヤングリーダー奨学金制度)の担当教授と打合せの後、インドに入った。ハンセン病コロニーの訪問、回復者との会談に加え、二〇〇六年末にインドのハンセン病回復者の差別からの解放、経済的自立、社会復帰を支援することを目的として設立したS-ILF(Sasakawa-India Leprosy Foundation：ササカワ・インド・ハンセン病財団)についてマスコミ、財界、政府関係者等に理解してもらい、協力を依頼するためである。

九日、デリーにおいてS-ILFの第二回理事会と開設式典が行われた。アブドゥル・カラム・インド前大統領も出席し、「ハンセン病のコロニーの存在は、許しがたいことである。時間がかかるだろうが、いつかハンセン病コロニーがなくなることを期待する」と、小柄なからだをいっぱいに使い、身振り手振りで情熱的なスピーチ

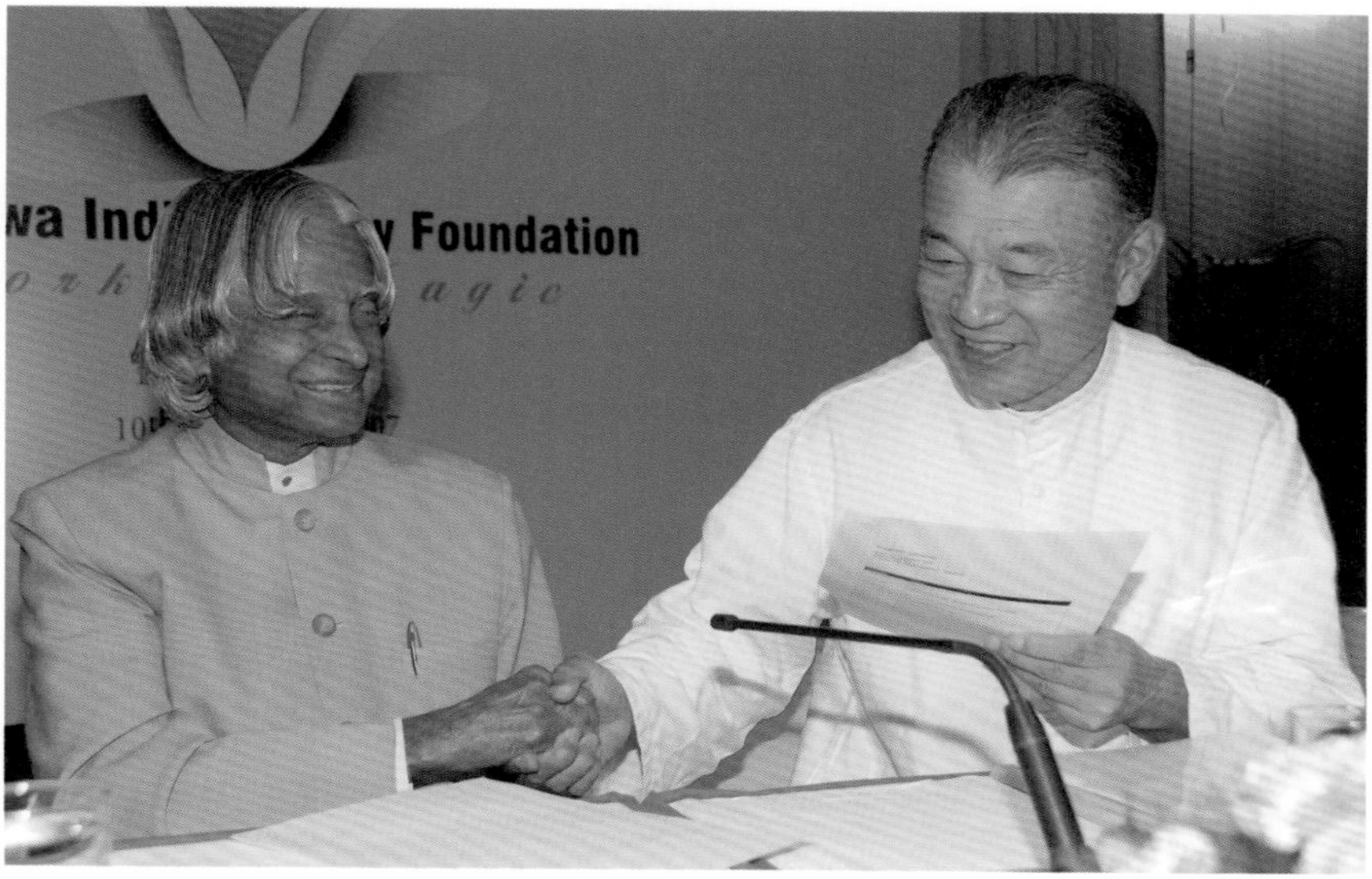

S-ILFの開設式典に出席したカラム前大統領と（インド、デリー、2007年10月）

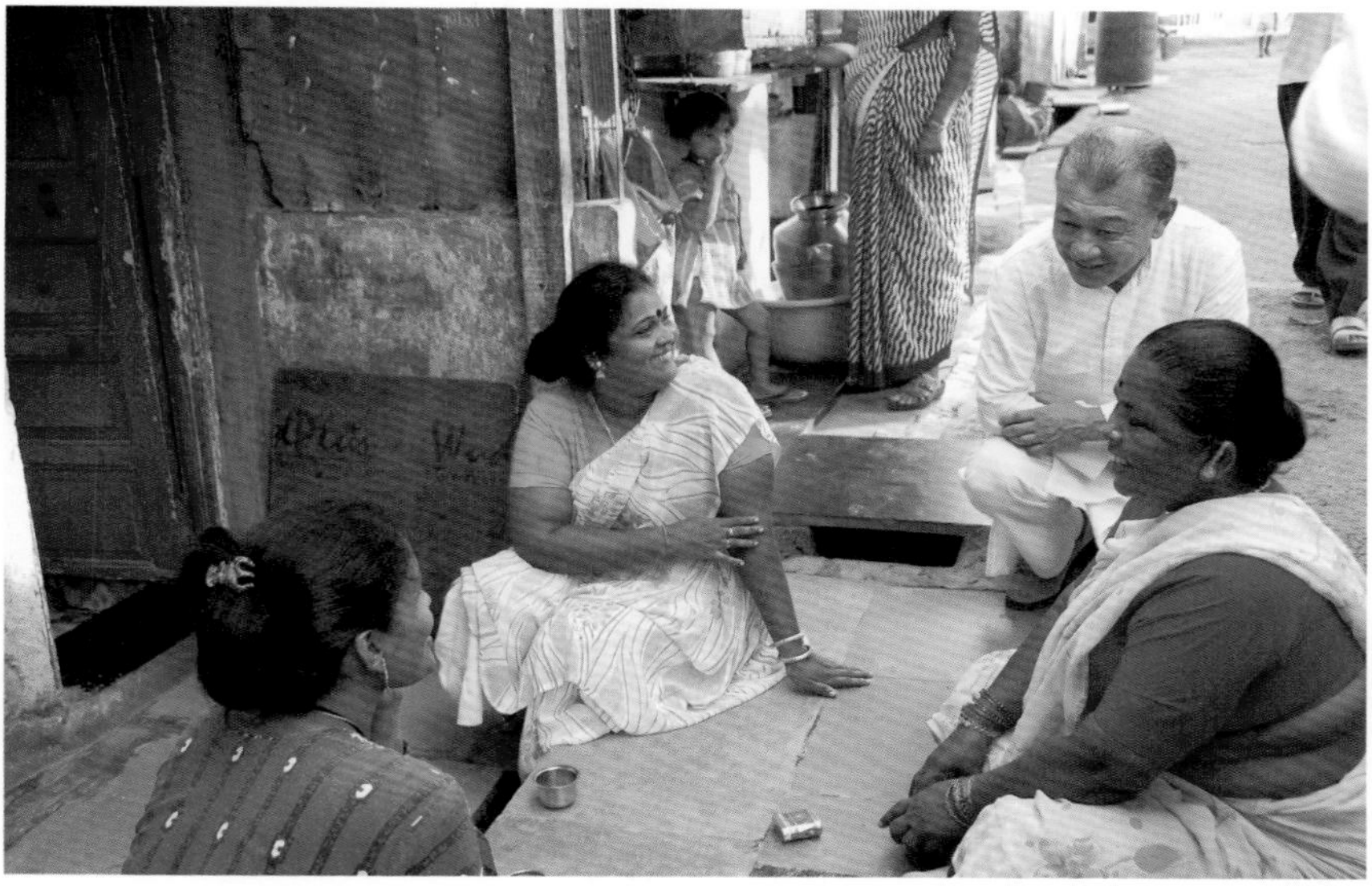

トロンベイ・コロニーの井戸端会議に参戦（インド、マハラシュトラ州、2007年10月）

をされた。

翌日には、インドの経済活動の中心地であるムンバイに移動して、同様の式典を行った。インド有数の家電メーカーであるゴットレヂ・グループの会長でインド産業連盟（The Confederation of Indian Industry：CII）元会長のジェシット・ゴットレヂ氏をはじめ、多くの財界人が出席した。この二つの式典には、回復者も参加してくれた。しかし式典後の立食パーティでは、いつの間にか、経済人、保健関係者、ハンセン病回復者と三つのグループに分かれて雑談しており、協力し合って活動することを目指す私にとって、少々ショックを受ける光景だった。

滞在最終日は、ムンバイから車で一時間半、一九四二年に設立されたトロンベイ・コロニーを訪れた。現在は約三五〇〇人の回復者とその家族が暮らしている。そのうち一〇四〇人は学齢期に達していない子どもだが、自主的に一カ所に集まって勉強している様子は、私の心を和ませてくれた。学校は、コロニーの敷地内にあるが、児童の半分以上は外部の子どもで、無料で教育を受けられるため、周辺の貧しい家庭の子どもたちも通ってくるのである。このようにコロニーが一方的な支援を受けるだけでなく、地域に対して無償教育を提供することで、周辺地域との協力関係が深まり、自然に差別意識がなくなっていく。このコロニーには物乞いをする人もいない。しかし経済的な自立は困難を極め、最近、重要な収入源であった造酒業が政府により禁止されてしまい、新たな自立の手段を模索中で、よい方法が見つかることを願うばかりである。

日本の若者との出会い――ネパール王国［一〇月］

インドの次は、ネパール政府保健省とWHO主催のハンセン病制圧に関するセミナーに出席するため、ネパールを訪れた。相変わらずカトマンズ市内の車の渋滞は酷い。車ばかりが増えて、インフラが整わないのである。市内のホテルで開かれたセミナーには、保健・人口問題大臣、WHO代表、NGO関係者らをはじめ約四〇人が出席し、ネパールのハンセン病に関する現状報告と、必要な支援策について議論した。セミナー後の記者会見には約三〇人のメディア関係者が集まり、ハンセン病に対する理解が少し進んできたように感じられた。

翌日は、「ハンセン病啓発集会」が開かれ、大小様々なレベルの支援団体や回復者組織が一堂に会した。ハンセン病患者や回復者が直面している課題解決に向け、政府と各団体との協力、また団体間の連携を促進することが目的だった。NELRA（Mepal Leprosy Relief Association：ネパール・ハンセン病協会）、TLM（The Leprosy Mission：英国ハンセン病ミッション）ネパール、INF（Interenational Nepal Fellowship：国際ネパール・フェローシップ）やIDEA（International Association for Integration, Dignity and Economic Advancement）ネパールなど各団体から、それぞれの活動状況や課題が報告された。

ネパールはネパール共産党毛沢東主義派（通称マオイスト）の武装闘争などで政情不安が解消されず、治安が悪く、残念ながら地方の現場を訪ねることは不可能だったが、二〇〇四年から笹川保健財団が支援を行っているカトマンズ近郊にあるコカナ療養所へは治安を気にせずに訪れることができた。そこで日本人の吉岡大祐氏と会った。まだ三十代だが、ネパールがん協会とヒマラヤ青少年育英会に所属し、学校に行けない子どもたちのために小学校を設立するなど、医療と教育の分野で活躍している。コカナ療養所にも鍼灸治療のためにときどき訪れており、回復者に日本のスポーツであるゲートボールを広める手伝いもしているという。実際に療養所の一画でゲートボールを楽しむ住民たちに出会った。世界の僻地のいたるところで日本の青年男女が活躍している姿を見るのは心強く、また、彼らの話はいつも私を大いに感動させてくれる。

サイラン医師の先見性——トルコ共和国［一〇月］

ネパールでの活動を終え、バーレン経由でトルコ共和国に向かった。トルコのハンセン病の歴史を見ると、古代ギリシア時代にアナトリア半島で患者が発見され、ローマ時代にはイスタンブールとアナトリアに療養施設があったことがわかっている。一九二三年にトルコ共和国が設立され、正確な数が特定できるようになってからの記録では、多いときで約一万人の患者がいた。二〇〇七年現在、政府が把握している回復者数は約二五〇〇人で、トルコ南部や東部の貧しい村出身者がその多くを占めている。

イスタンブール郊外にあるイスタンブール・ハンセン病病院には、生活に支障のある二二人が入院しており、最年少は四五歳だった。通院者もいた。トルコのハンセン病問題解決に大きな役割を果たしたトルカン・サイラン先生は一九三五年にイスタンブールで生まれ、現在はハンセン病治療の第一線からは退いたが、三つのNGOとドイツ系の病院で定期的に活動している。サイラン先生がハンセン病に携わったのは、一九七六年からで、学生時代にハンセン病の隔離病棟を見学し、その惨状を目の当たりにしたことがきっかけだった。偏見と差別が蔓延していて、患者の治療に当たる医師でさえ例外ではなかった。サイラン先生は、医師になってから研修生に正しい知識を伝え、各地の保健所を通じて医者に対しての啓蒙活動を行ったが、なかなか状況は改善されないので、自ら立ち上がり、本格的に活動を始めた。サイラン先生が、イスタンブール・ハンセン病病院に赴任したのは一九八一年で、二〇〇二年まで所長として活躍した。

この病院の素晴らしいところは、当初からハンセン病の医療だけでなく、社会的な側面に焦点をあてた活動をしていた点である。治療と社会参加の両輪が大切であるとの理念のもと、軽度重度を問わず全ての患者に保険診療を実施し、患者の社会復帰と経済的な自立をはかるほか、患者の子どもたちを対象に奨学金制度をつくり、義足やメガネを提供したりするなど、ハンセン病にまつわる問題に、総合的に対応してきた。医者さえ誤解や偏見を持っていた時代に、治療だけでなく社会支援も必要なことを見据え、それを実行したサイラン先生の先見性とリーダーシップは、大いに尊敬に値する。

私が社会的差別の問題が解決されなければ、真の病気からの解放になり得ないことに気づいたのは、恥かしい

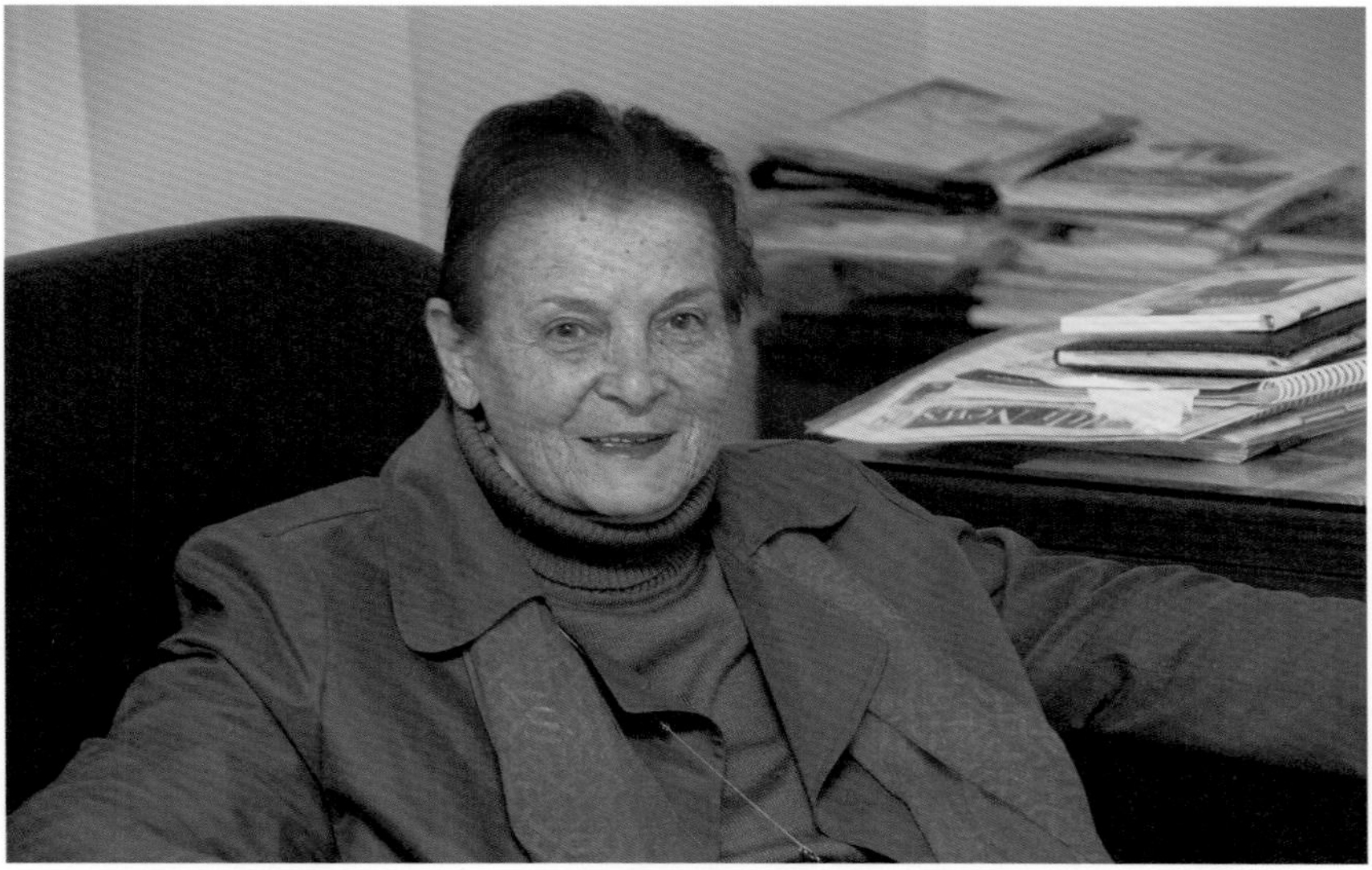

ハンセン病の先駆的な取り組みを行ったサイラン先生。イスタンブール・ハンセン病病院で（トルコ、2007年10月）

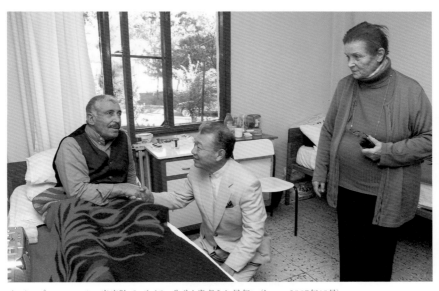

イスタンブール・ハンセン病病院で、サイラン先生と患者をお見舞い（トルコ、2007年10月）

ことに最近になってからであり、ジュネーブの国連人権高等弁務官事務所の門をたたいたのは二〇〇三年だった。サイラン先生は、これまで行ってきた医療体制やNGOなどとの連携、患者への教育などの取り組みは、ほかの病気にも必ず参考になると言う。特に問題解決のために多機関が連携するという手法は、現代社会にある様々な問題の解決策の一つの方法であることは間違いない。サイラン先生の指導を仰ぎたいと熱望していたが、再会を果たせぬまま二〇〇九年五月、先生は他界された。

「毒蛇やカエルと一緒に暮らしていた」――アゼルバイジャン共和国［一〇月］

トルコの後はグルジア（現ジョージア）で世界海事大学（スウェーデン）の笹川奨学生たちと懇談、ズラブ・ノガイデリ首相と日本との関係強化について話し合い、その後アゼルバイジャンへと向かった。ロシア南部とヨーロッパの間、黒海とカスピ海に囲まれたコーカサス地方のアゼルバイジャンは、一九九一年のソ連崩壊後、共和国として独立。二〇〇七年現在、人口は八三〇万人で、人口の約九割がアゼルバイジャン人、次いでロシア人、アルメニア人と続き、イスラム教徒が多数を占めている。対日スパイのゾルゲの出身地としても知られ、現地の公園にはコンクリート製のゾルゲの像があった。現在、ハンセン病は完全に制圧されており、私の訪問の二年前に発症した一人が最後の患者だとのことだった。

首都バクーから約七〇キロ離れたところに、ウンバキ・ハンセン病療養所がある。バクーからウンバキ療養所に行くには、カスピ海沿いを走る高速道路から横道に入る。療養所までは、距離にするとたったの二五キロだが、舗装が剥がれた悪路をスピードを落として進むため、一時間半以上かかる。乾いた土の上を延々と揺られながら走っていると、この距離がハンセン病患者に対する社会の差別を何よりも物語っていることを実感する。

砂漠の中に突如として数軒の集落が現れ、療養所はその少し先にあった。それまでの荒涼とした風景とはうっ

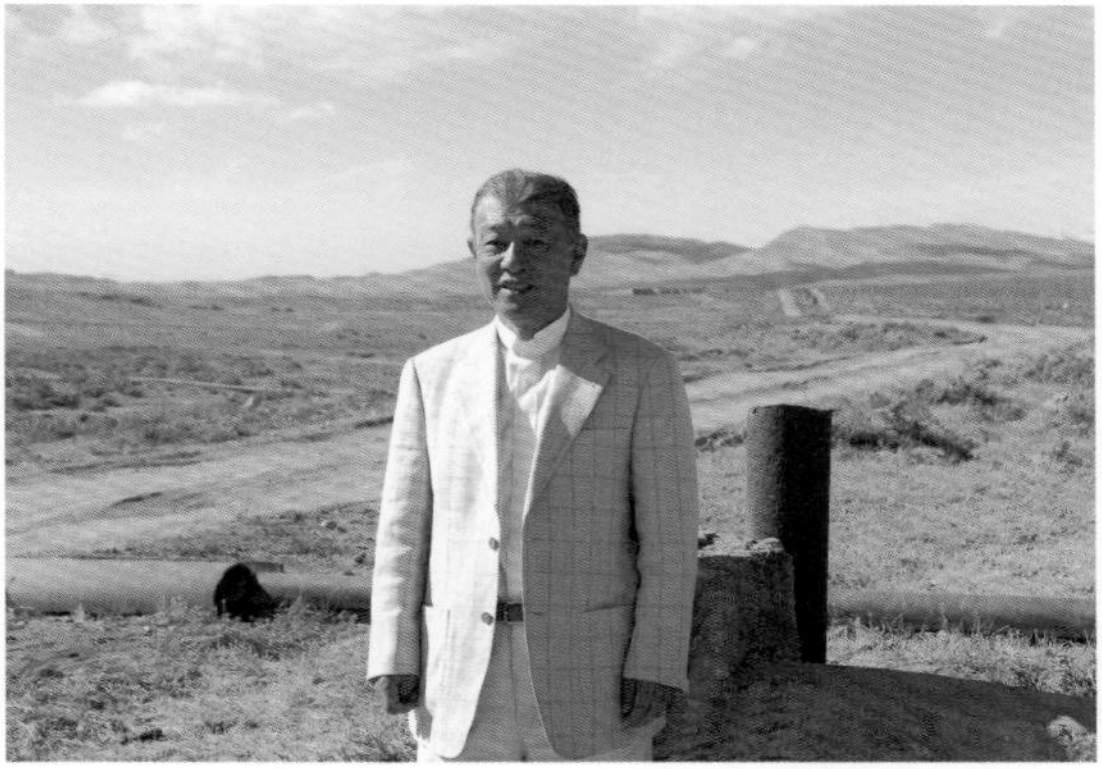

砂漠の中の一軒家はウンバキ療養所だった（アゼルバイジャン、2007年10月）

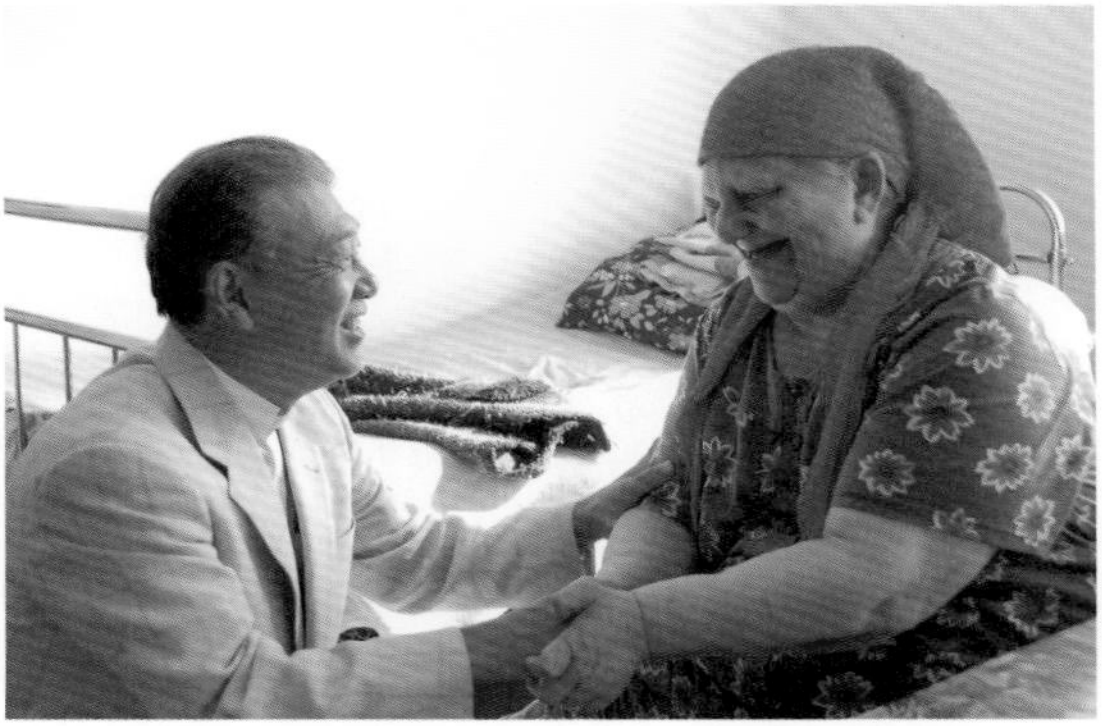

ウンバキ療養所に数十年住む、回復者を慰問（アゼルバイジャン、2007年10月）

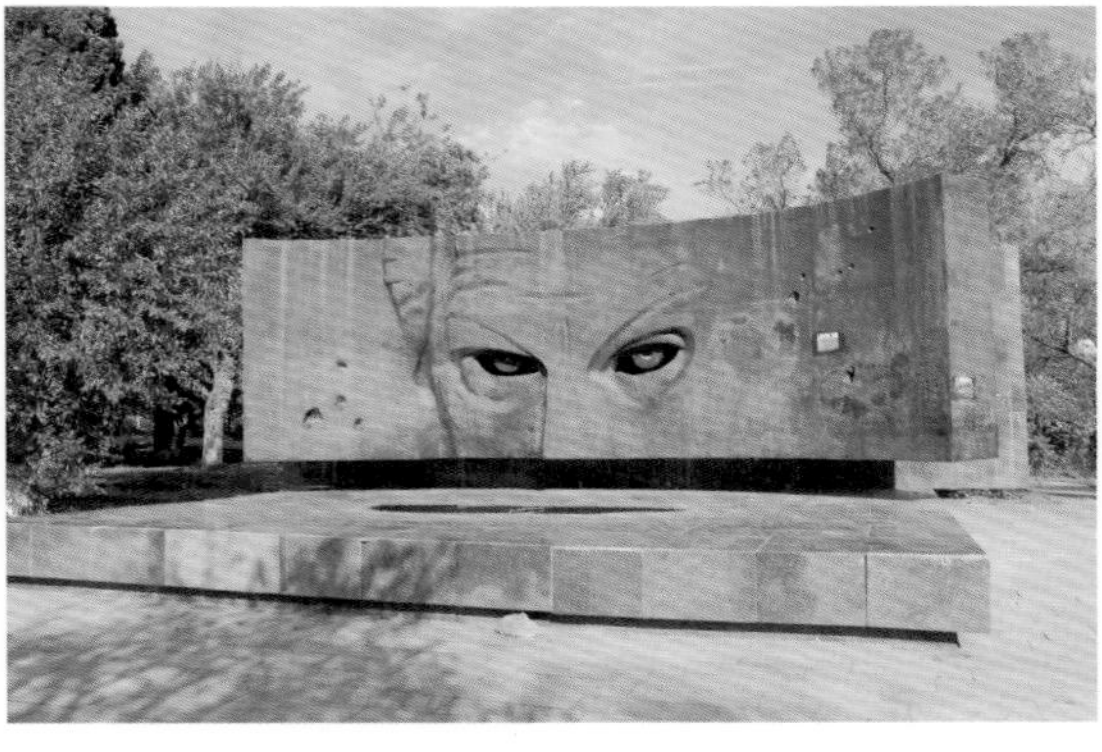

伝説的スパイのゾルゲ像（アゼルバイジャン、2007年10月）

てかわって、ザクロの実がたわわに実るよく手入れされた庭に囲まれた療養所だった。ここでは約三〇人のハンセン病患者と回復者が生活しており、一三人のスタッフがケアに当たっている。旧ソ連時代には、南コーカサス（現在のジョージア、アルメニア、アゼルバイジャン三カ国）地方には、ハンセン病の治療施設はここ一つしかなく、一九六〇年から七〇年代には全域から二〇〇人近い患者が集まった。

往時の施設は、窓ガラスは欠け、壁の穴から草が侵入し、四年前までこの建物が使われていたとは信じ難いほどに荒れ果てていた。穴を塞ぐ修繕費もなく、年老いた患者の一人は「毒蛇やカエルと一緒に暮らしていた」と語っていた。一九五三年の設立時から五〇年間、このような状況が続いていたが、窮状を知ったイギリス人の篤志家ジョン・パタソン氏や外国人ボランティア・グループの支援により、二〇〇三年から新しい診療所と住居が建設された。新しい施設では、患者にあてがわれた個室は日当たりもよく、一部屋ごとに中央配管のストーブが設置されていた。また、ベッドや棚の上には手編みのレースや装飾品など、思い思いの品が飾りつけられていた。

アゼルバイジャンの人々は客を迎えるのが好きだと聞いていたが、ウンバキ療養所の人々も例外ではなく、私が各部屋に挨拶に入ると、笑顔で「来てくれてとても嬉しい、いつでもまた来てください」と何度も繰り返してくれた。また、用意してくれた大きなケーキを療養所に暮らす人々とともに食べたことも想い出の一つである。この療養所では一九八八年から治療薬MDTによる治療を開始し、現在は全員が治癒している。しかし偏見は、社会の中にも患者自身の中にも、いまだに根強く存在している。実際、入所中の若い女性は、「私が病気になったのは両親が近い親戚だったから」と言い、ハンセン病が近親婚が原因であるといまも誤解しているようだった。

ピグミーの人々に会うために——コンゴ民主共和国［一一月］

［ルート］成田→フランス・パリ（飛行時間一二時間三〇分・トランジット一泊）→コンゴ民主共和国キンシャサ（飛行時間八

一一月は、コンゴ民主共和国とタンザニアで活動した。往復の総飛行時間は約三九時間、待機時間を含むと約八〇時間となった。往路のみだと、日本からコンゴ民主共和国を経てタンザニアまでの飛行時間にトランジット時間を加えると実に六三時間だった。コンゴ民主共和国は二〇〇五年についで二度目の訪問である。

成田からパリを経由してキンサシャに到着したのは夕方六時すぎだった。空港に待機していた現地メディアの一人から「本当は患者にどこまで近づけるのか」と質問されたが、メディア関係者でもこの程度の知識であることから、コンゴ民主共和国の国民のハンセン病に対する知識は、関係者以外はほぼゼロで、神罰、呪い、遺伝する病気などと信じられているレベルであることがうかがわれる。

聞いた話では、収入は医者でも月収五〇ドルほどらしい。街中を歩くと、靴を一足持って売りにくる人、携帯のSIMカードを売る人などがつきまとう。アフリカの多くの国ではインフラが未整備でも、携帯電話はかなり普及しているのだ。

私が到着した直後に初めての国民総選挙が実現し、コンゴ民主共和国は長い内乱時代からようやく脱却しつつあって、遅まきながら保健システムがほんの少し全国に広がり始めており、ハンセン病プログラムが以前に比べて若干ではあるが前進しているようだった。実際にカプト保健大臣は、公衆衛生の問題を政府の最重要課題に位置づけ、ハンセン病も制圧ではなく、撲滅を目指して取り組む考えで、首相の許可を得て国会会期中という忙しい最中、私の視察に二日間同行することになった。

フンドゥ首相は、多くの国民が戦禍により定住できず、移動を余儀なくされてきたために、患者の実態を把握できない状況にあると、現状を正直に話され、外国人である私がコンゴ民主共和国のために働く姿を見て、安全確保をサポートすると約束してくれた。またネクタイと靴下の色を揃えているお洒落なカメレ国会議長は、翌朝に開催される国会審議の場で、ハンセン病をめぐる「三つのメッセージ」である「ハンセン病は治る病気である」、「薬は世界のどこでも無料で提供される」、「差別は不当である」を、全議員に伝え徹底させていくという。議員に伝われば、彼らの選挙区民の耳にまで届くことが期待できる。

今回の最大の目的は、私の積年の念願だった東部のオリエンタル州で、ピグミーの人々におけるハンセン病の実情調査を行うことだった。東部にはいまだ紛争の影響が残り、安全性に不安があり、森の中を移動するピグミーの人々へのアプローチは困難を極めたことが推察されるが、カプト保健大臣は、私の夢を実現してくれた。

ピグミーは特に身長の低い(平均一・五メートル未満)特徴を持つ、アフリカの赤道付近の熱帯雨林に住む狩猟採集民であり、様々な部族名を持ち、それぞれ異なる言語を話す。ピグミーという呼称は西洋のもので、本来は現地語の部族名で呼ぶべきところであるが、ここでは人類学で一般的に使われている「ピグミー」を踏襲する。

首都キンシャサから一七人乗りの双発のプロペラ機で、まず、オリエンタル州の首都キサンガニへ。キサンガニからさらに六〇〇キロ東北の密林の中にあるワンバ村へは九人乗りの単発のセスナ機で向かった。びっしりと深い緑に覆われたジャングルの上空を飛行すること約一時間、上空から見えた滑走路と思われる原っぱは高い木々に囲まれており、アメリカ人パイロットは上空を旋回しながら、窓越しに地上を見ては首を振る。着陸が難しいことは私にもわかった。パイロットは何度も何度も状況を確認しながら、急降下して木々に接触するのではと思われる急角度で土埃を上げて着陸した。

飛行機は激しく揺れながら、原っぱの端で何とか停止した。飛行機と異邦人を見物するために集まった村人も含め、数百人が待ち受けており、警備のためにガスマスクをつけた重装備の兵隊と警察官も配置されていた。このような歓迎と警備は、大統領訪問と同等だという。空港といっても名ばかりの原っぱで、ピグミーによる音楽と踊りの歓迎の後、車で悪路を進み、村の中心まで移動。ところどころにある民家は、土塗りか木で組んだ粗末な家である。私を歓迎するため、道の両脇は小綺麗に清掃され、四〇〜五〇メートルおきに椰子の葉を編んだ上

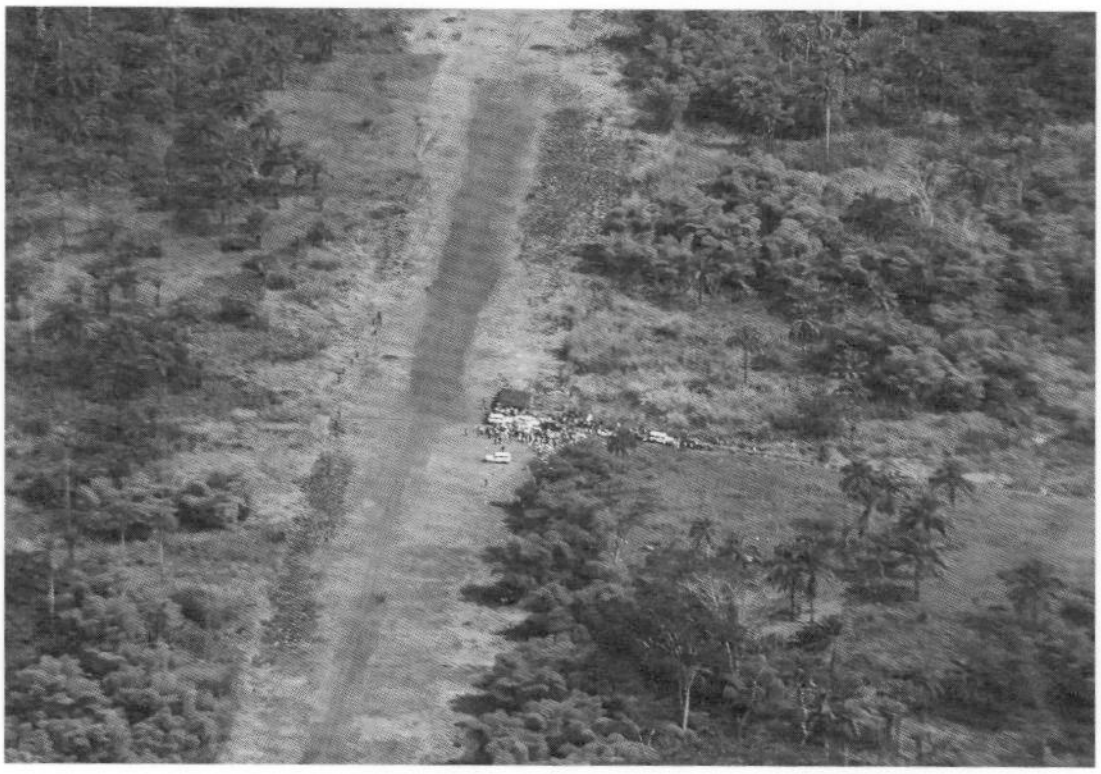

上空から見たワンバ村の滑走路?(コンゴ民主共和国、2007年11月)

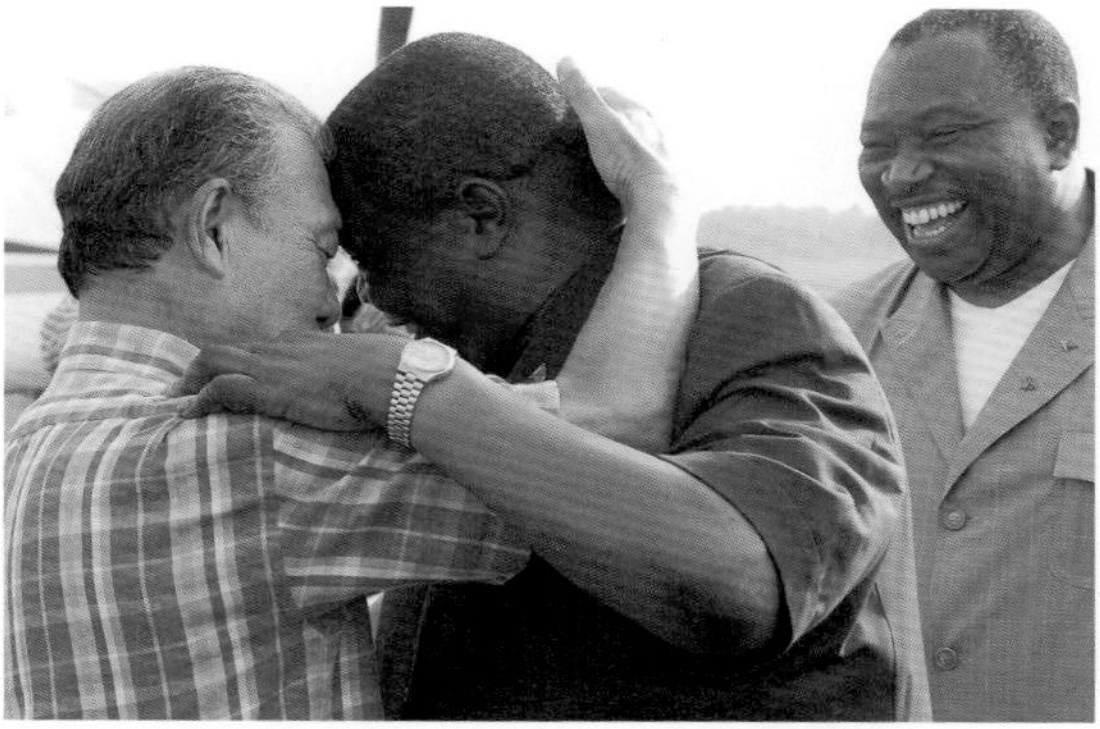

コンゴ流、おでこで挨拶。笑う保健大臣(右)(コンゴ民主共和国、2007年11月)

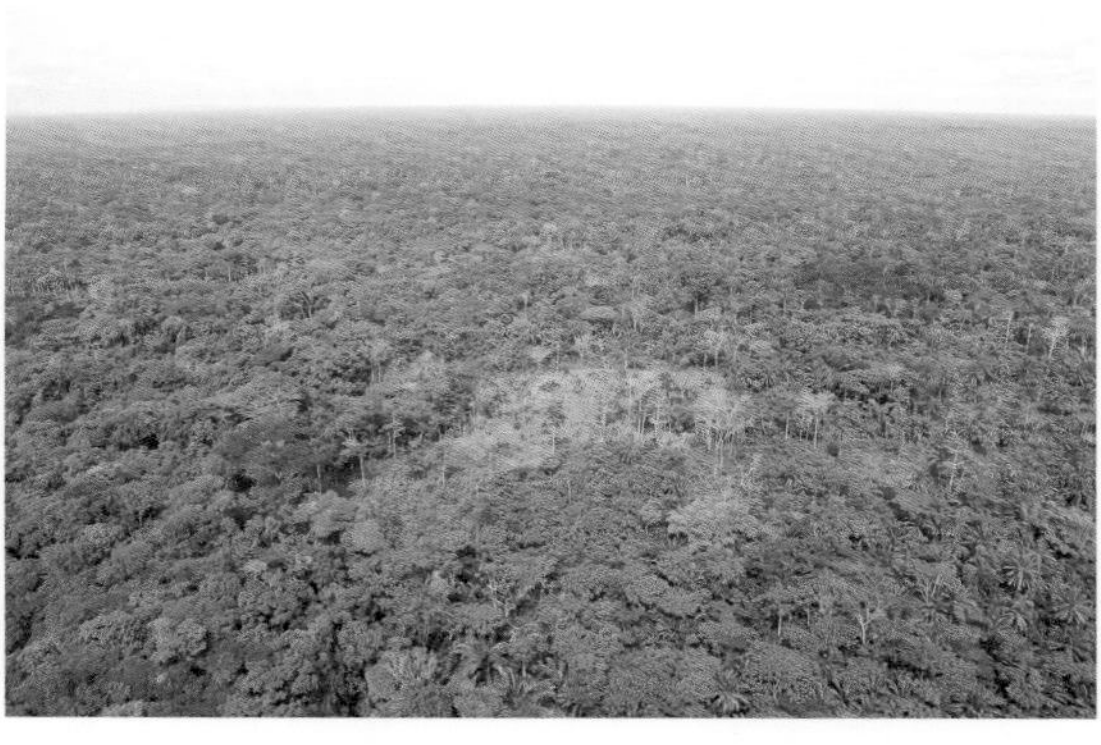

どこまでも続くジャングル(コンゴ民主共和国、2007年11月)

に花が飾ってあった。日本からの珍客を歓迎するため村の学校も休みとのことで、村人も全員が道端に出て手を振ってくれた。

森の中から出て来てくれたおよそ五〇〇人のピグミーの一団が私を待っていてくれた。彼らは森の動物に襲われることを恐れて身体を洗わないため、皮膚病が多い。足が変形したり手の指が曲がった人々もいたが、重症な障害がある人はほとんどいない。後で聞いたところでは、歩いて移動できる人だけが集まり、重傷者はジャングルに残っているとのことだった。私は、彼らの皮膚の状態を確認したが、何人かは私が触れた途端に震えだした。異国の人間に触れられることに恐れを感じたのだろう。男女とも上半身裸で、むき出しの肌には水疱瘡のような水ぶくれ、潰瘍、そしてハンセン病特有の白い斑紋がある人もいて、ほとんどが何らかの皮膚病に冒されており、苛酷な森の生活がうかがわれた。

ピグミーの人々による歓迎の踊りの中、母親に付き添われた少女から花束をもらった。母親は妊娠した腹に赤子を抱えていた。抱えている赤子は娘の子どもだという。ピグミーの人々は通常一二、三歳で結婚し、子どもを産み始める。

気温は三〇度くらいで、湿度が高く蒸し暑かった。このワンバ村に定住している人口一〇万のうちの三万人がピグミーの人々である。ピグミーの人々の有病率は、一万人当たり五七人と推定されているが、正確な数字はわからない。今回、森の中から集められた五〇〇人のピグミーの人々は定住せず、季節とともにジャングルを移動するので、追跡が困難であり、ハンセン病の診断は医師と看護師がジャングルに入って彼らを探しながら行うそうである。患者に薬を供給する際は、それぞれの小さな部族集団の酋長に飲み方をはじめ管理と配給の仕方を教えるにもかかわらず、ピグミーの人々の間では平等を常としているため、酋長が薬を病気の人にもそうでない人にも全員に平等に配ってしまうと、現地のビフゾ神父は苦笑する。

ビフゾ神父の話では、彼らの定住化が進み、五年ほど前から学校づくりも行われ、いまでは五〇〇〇人の子ど

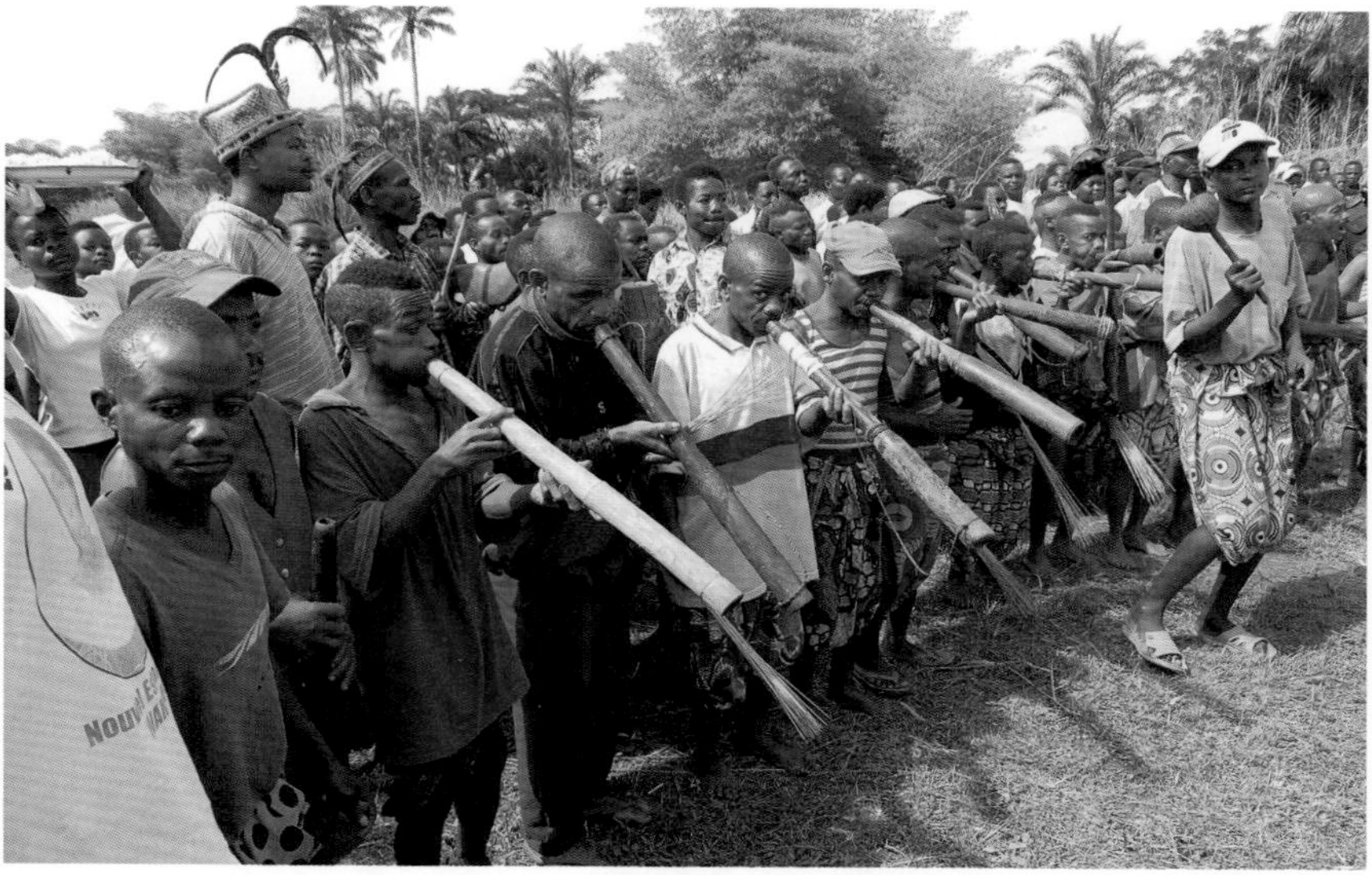

ピグミーの人々による音楽と踊りの歓迎（コンゴ民主共和国、ワンバ、2007年11月）

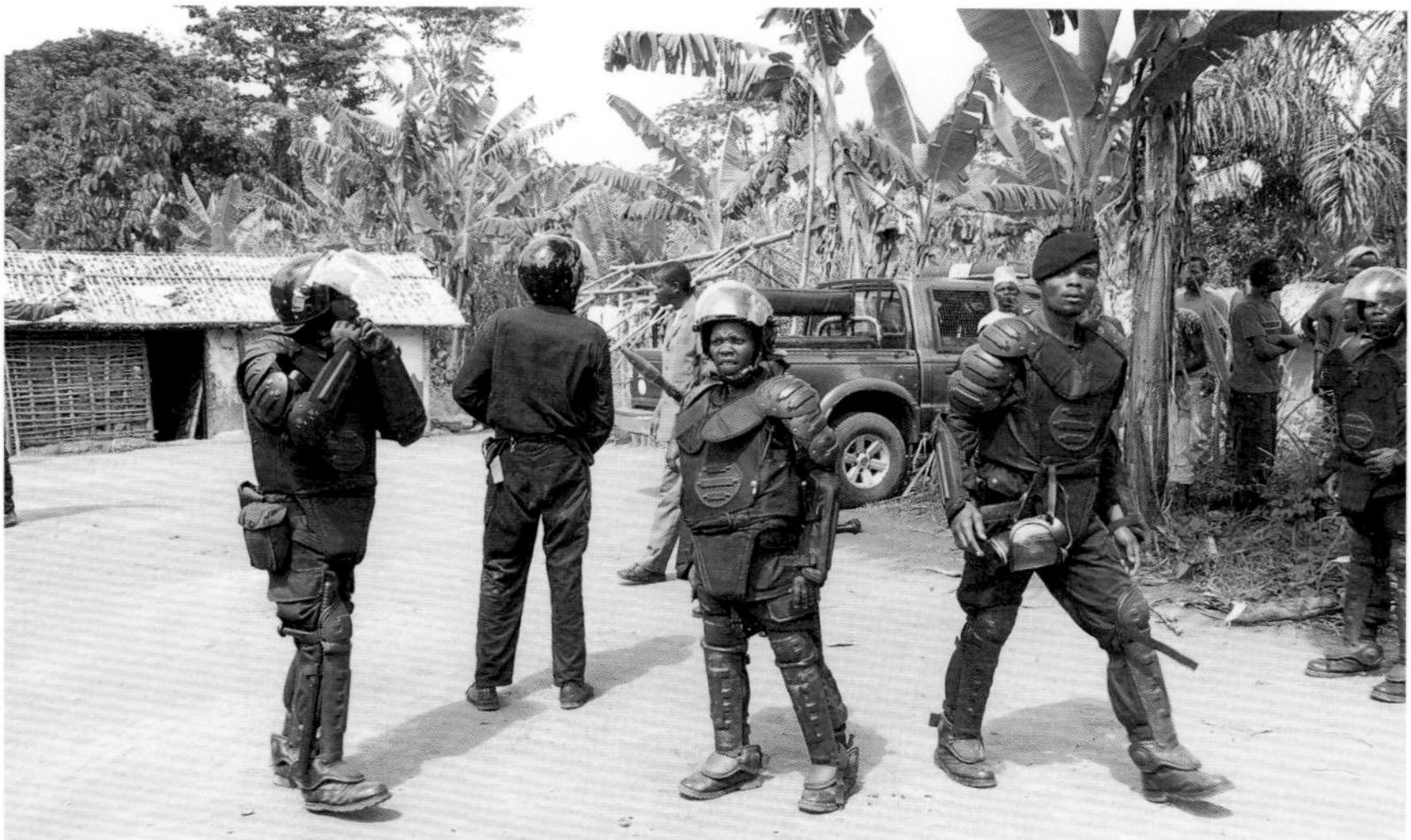

重装備の警備隊（コンゴ民主共和国、ワンバ、2007年11月）

もが学校に通い、ピグミーの人々の中から先生も誕生したとのことだった。神父は、ピグミーの人々も先生になれると誇らしげに語っていたが、私は複雑な気持ちであった。ピグミーの人々は森に生きる人々で、特有の生活の仕方で生態系を保っている。森を損なうような環境破壊はせず、必要なものを補うと次の場所へ移る生活をしてきた。このような人々に定住をすすめ、教育を与え、貨幣経済に組み込み、物質的な欲望を満たすことは、本当に自然の摂理にかなうのだろうか。村を離れるとき、ピグミーの人々から贈られたお土産は、野生の小鹿と九官鳥だったが、丁重にお断りして森に返すようお願いした。同時に贈られた「幸運を呼ぶ杖」だけは、喜んでいただいた。

帰路、セスナ機に搭乗して出発を待っていたところ、パイロットが真剣な顔で、「来る前に滑走路は一〇〇〇メートルあると聞かされてフライトをOKしたが、実際は六五〇メートルしかない。風に向かって離陸するが、浮力がつかなかったら途中で急停止するから驚かないように」と言う。パイロットは何回も滑走路の末端に立ちはだかる木の高さを見ていた。飛行機は十分出力を上げるため、Uターンを繰り返す。もう飛び立つかと、全員が離陸を予想して思わずお尻を上げるが、なかなか飛び立たない。悲壮感が機内にただよっていたが、もうだめだと思った瞬間にようやく浮き上がり、高木すれすれに大空に出た。お土産にもらった「幸運を呼ぶ杖」のおかげだったのかもしれない。

後にピグミーの人々が暮らす村で働く神父から、次のようなメールが届いた。

「ワンバに光をもたらしたその人は　また来るよと　言って去っていった／彼は　お土産をばらまくような人ではなく／貧しい　ピグミーの人々に　愛情と尊敬をそそぐ人だった／大変にひかえめであるが　ピグミーの病人特にハンセン病の人を抱きしめ／激励し　病気におかされた部分を　さすってくれた／子どもには　みずからひざまずいて同じ高さになり対話をした／ピグミーのタムタムの音楽で一緒に踊った／この社会からないがしろに

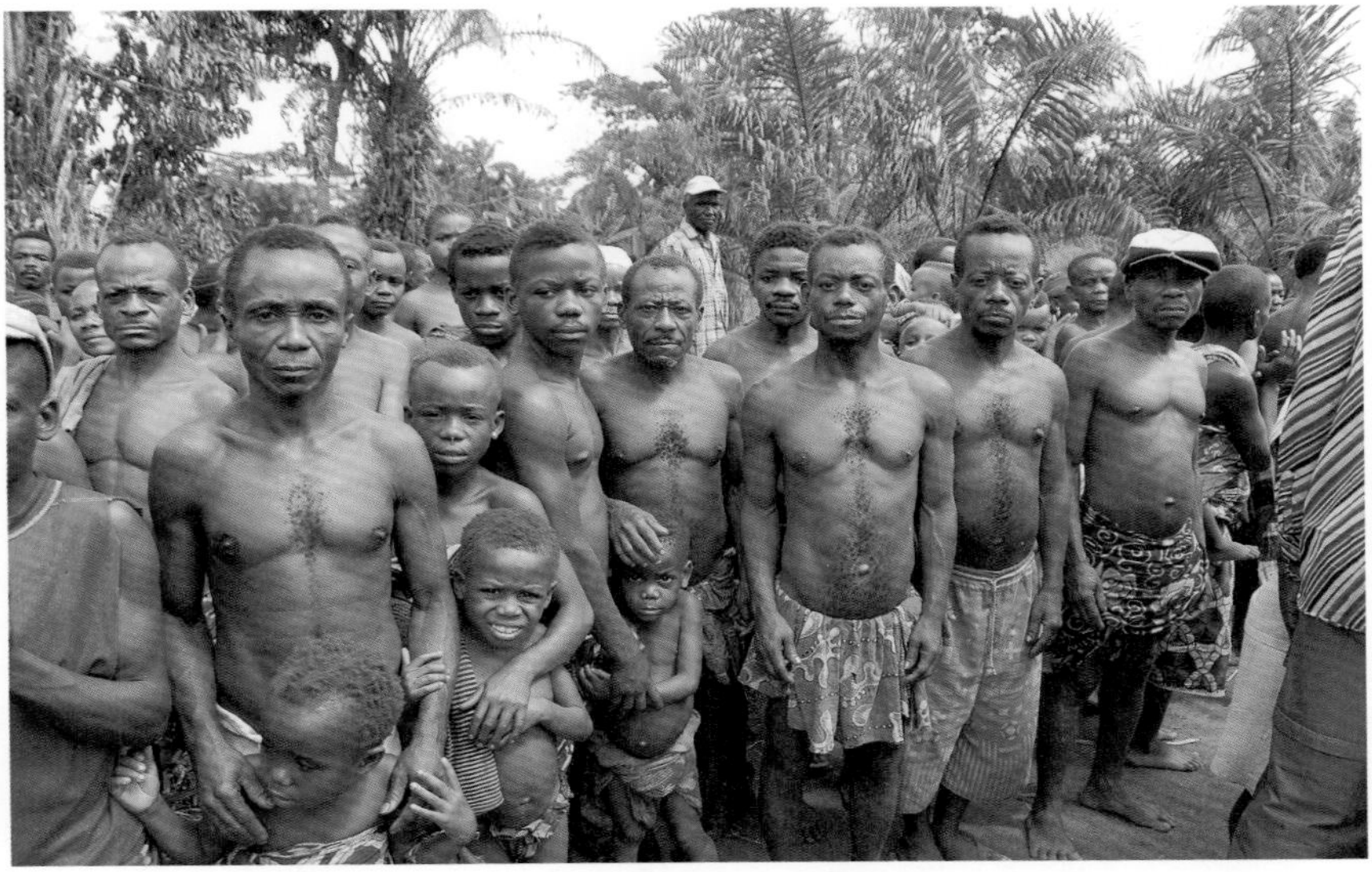

ピグミーの人々は成人でも身長は150センチ前後といわれている(コンゴ民主共和国、ワンバ、2007年11月)

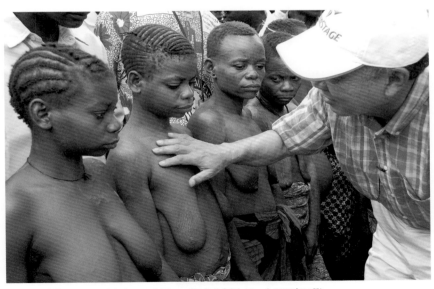

ピグミーの女性のハンセン病をチェックする(コンゴ民主共和国、ワンバ、2007年11月)

された、忘れられた、ピグミーに／注目をはらってくれたことに　心からの感謝を申しあげたい」

ザンジバルの実状――タンザニア連合共和国［一一月］

［ルート］コンゴ民主共和国キンシャサ→南アフリカ・ヨハネスブルグ（飛行時間四時間・トランジット一泊）→タンザニア・ダルエスサラーム（飛行時間三時間三〇分）―二泊―ダルエスサラーム→アラブ首長国連邦ドバイ（飛行時間五時間・トランジット四時間）→関空（飛行時間八時間五〇分・トランジット二時間）→羽田（飛行時間一時間）

コンゴ民主共和国での活動を終え、いつものように南アフリカのヨハネスブルグを経由して、ハンセン病の制圧成功を祝うために、二年振りにタンザニアを訪れた。制圧成功を祝うレセプションには、前保健大臣のアナ・アブドウラ氏も出席し、祝杯をあげ喜びを分かち合った。父がハンセン病患者であった氏は、父の苦しむ姿を見てハンセン病の制圧を悲願にしていた。

レセプションには、今年九月に立ち上がったばかりの回復者組織ＴＬＡ（The Leprosy Association）のシーラ氏と回復者のリチャード氏も出席してくれた。シーラ氏は前回訪問時は、ザンジバル保健省のハンセン病制圧担当官だった。いまはＮＧＯで回復者支援のために活躍している。リチャード氏は首都ドドマのＴＬＡサマリア支部の代表である。ＴＬＡは全国にある三九のコロニーに支部をつくることを目指し、現在まで一八支部を設置したという。タンザニアでも回復者自らが社会的な自立に向けた運動を始めたが、インドでもそうであったように、始めの一歩が肝心であり、誰かが彼らの背中を押さなければ前には進まない。私はインドでの経験を話し、その役割を果たすことを約束した。

今回は、ザンジバルにも足を延ばした。ザンジバルはアフリカ東海岸、インド洋上にあるザンジバル諸島の地

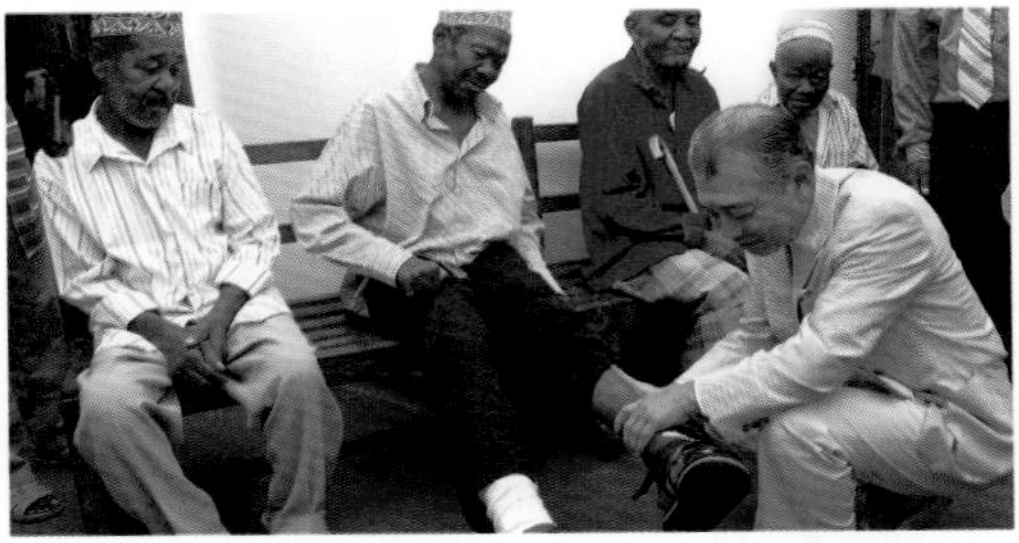

回復者の方々と。ザンジバルでは9割以上がイスラム教徒である（タンザニア共和国、ザンジバル、2007年11月）

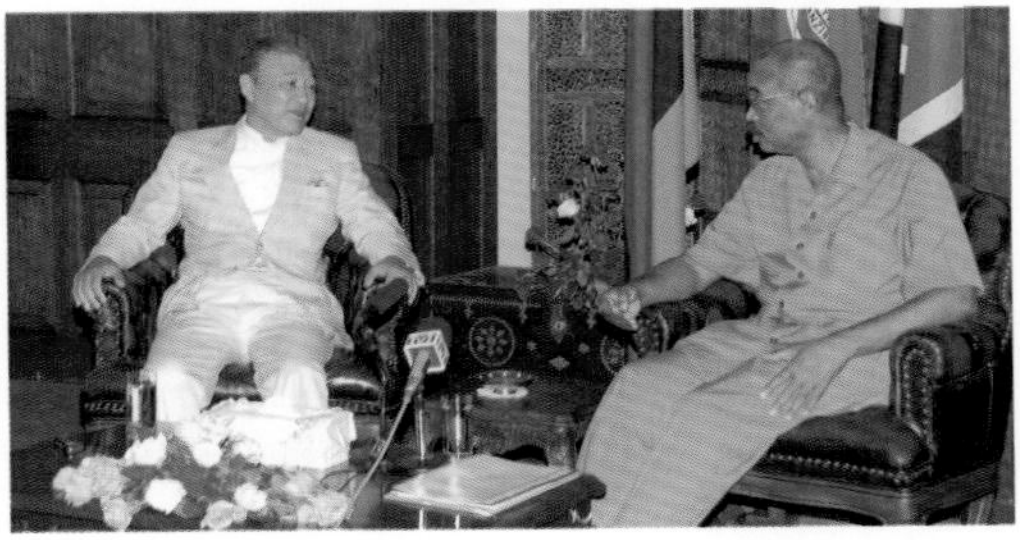

ザンジバルのカルメ大統領と会談（タンザニア共和国、ザンジバル、2007年11月）

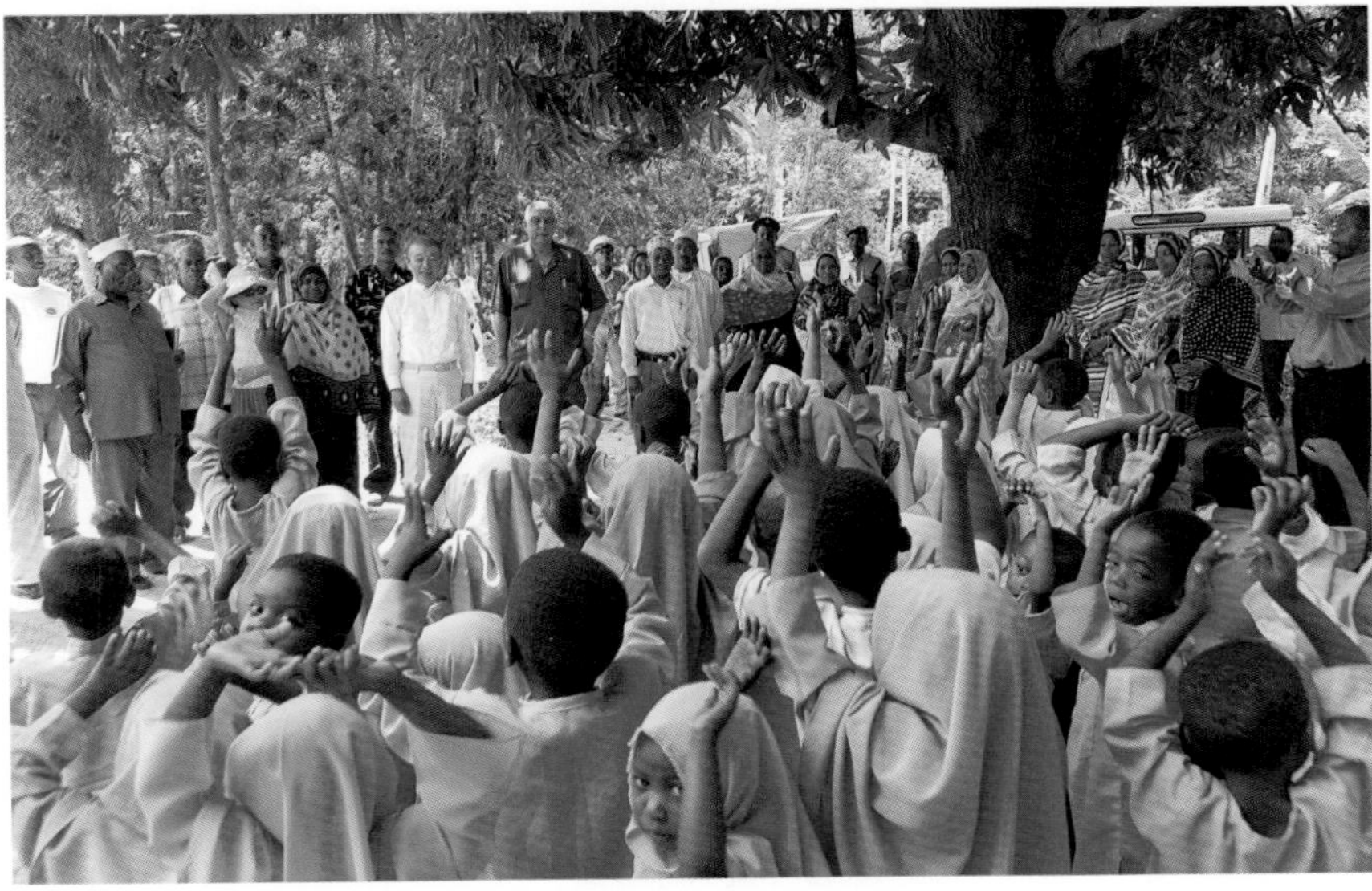

ペンバ島の幼稚園を訪問（タンザニア共和国、ザンジバル、2007年11月）

域名である。一九六三年にザンジバル王国がイギリスから独立し、翌年のザンジバル革命を経てタンザニアと合併した。現在はウングシャ島とペンバ島の二島からなるタンザニア連合共和国の一自治区ではあるが、独自の自治政府が存在し、アマニ・カルメ大統領が当地を治めている。

ダル・エス・サラームから飛行機でウングシャ島に渡り、保健省の担当者から、ザンジバルの有病率が一・四人であるとの説明を受けた。カルメ大統領は、アフリカで食糧増産プロジェクト「SG2000（ササカワ・グローバル2000）」を進めている私の名前をご存知で、私のハンセン病への想いを理解した大統領は、学校でハンセン病の検診や教育を取り入れることを約束してくれた。

もう一つの島、ペンバ島は患者が多い。ウングジャ島からペンバ島まで小型のプロペラ機のチャーター便で五〇分、空港から車でジャングルを抜けてマコンデニ村を訪ね、幼稚園で園児の歌と踊りに迎えられた。ここでは、一般の子どもと回復者の子どもが一緒に学んでおり、回復者も社会にとけ込んで暮らしているようだった。小さな広場で歓迎の集まりが催され、単純だが情熱的な踊りに魅了されていると、草の上に座っていた私のすぐそばで「ドスン」と大きな音がした。大きなヤシの実が落ちたのだ。見上げると細い樹がたくさんの実をつけていた。危うく大怪我をするところだった。ヤシの実が私の頭を直撃していたら多分「WHOハンセン病大使の日本人、笹川陽平氏、ザンジバルでヤシの実で重症」の記事が発信されていただろうと、皆に大笑いされた。

二〇〇八年の訪問国

✣一月　イギリス
✣一月　インド
✣二月　ネパール
✣二月　カンボジア
✣三月　インド
◆三月　アメリカ〔ワシントンDC・海洋国際会議・ニューヨーク・ギャロデッド大学訪問〕
◆四月　スウェーデン〔ウプサラ大学SYLFF設立二〇周年式典〕
✣五月　スイス
◆六月　スウェーデン〔WMU気候変動会議出席〕
◆六月　スイス〔国連人権理事会〕
◆六月　イギリス〔国際海運四団体との会合、グレイトブリテン・ササカワ財団理事会〕
✣六月　ギニア
◆六月　インドネシア〔ASEAN包括業務提携にかかわる共同調印式〕
✣八月　ニジェール
✣八月　コンゴ民主共和国
◆九月　チェコ〔フォーラム2000国際会議〕
◆九月　ヨルダン〔WANAフォーラム〕
◆九月　アメリカ〔デモイン・SG2000〕
◆九月　中国〔大連外国語学院〕
◆九月　フィリピン〔平和大学卒業式〕
✣九月　インド
◆一〇月　インド〔S-ILF理事会〕
◆一一月　中国〔WHO・伝統医療国際会議〕
◆一一月　アメリカ〔ボーログ博士〕
◆一一月　コスタリカ〔平和大学訪問・アリアス大統領面談〕
◆一一月　ペルー〔フジモリ元大統領慰問〕
✣一一月　ブラジル
◆一一月　マレーシア〔海洋国際シンポジウム〕
✣一二月　ネパール

✣は、本書に活動記録を収録

●「WMU〔World Maritime University〕」＝世界海事大学●「SYLFF〔Sasakawa Young Leaders Fellowship Fund〕」＝ササカワ・ヤングリーダー奨学金制度●「フォーラム2000」＝ビロード革命のハベル元チェコ大統領、ホロコーストを生きぬいたノーベル平和賞受賞者、アメリカのエリー・ヴィーゼルと私の三人で、チェコの古都、プラハで一九九七年に立ち上げた国際知的対話の国際会議●「WANAフォーラム」＝西アジア・北アフリカ地域の経済・環境・エネルギー・教育・社会問題などを、各国の政治指導者、国際機関代表者、学者、研究者、市民社会代表者など幅広い分野を代表する知的指導者が国を越えて知的対話を行う場●「SG2000〔ササカワ・グローバル2000〕」＝アフリカ貧農支援のための農業プロジェクト●「S-ILF」＝ササカワ・インド・ハンセン病財団

国際人権NGOの賛同により「グローバル・アピール2008」を発表——イギリス［一月］

［ルート］成田↓イギリス・ロンドン（飛行時間一二時間三五分）——三泊

二〇〇八年一月は、「グローバル・アピール2008」発表のためロンドンを訪れた。第三回となる今年は、アムネスティ・インターナショナルやセーブ・ザ・チルドレンなど九つの世界的な国際人権NGOが賛同・署名してくれた。開催地をロンドンにしたのは、国際人権NGOの本部が多く、世界的な情報の発信地でもあることから、ハンセン病と直接は関係しない人も含め、少しでも多くの人々にこのアピールを届け、ハンセン病とその人権問題に関する理解を深めてもらうためである。

グローバル・アピールは二八日に、ロンドンの伝統ある王立医学協会で発表した。アピールに賛同した国際NGO、各国の大使をはじめ、WHO、ハンセン病関連団体や回復者、医療関係者など一二六人が参加。ギリシャのスピナロンガ島にあるハンセン病コロニーの生活を書いてミリオンセラーとなった『The Island』の著者ビクトリア・ヒショップ氏の姿もあった。

会は、この日のために特別に製作した一〇分ほどのハンセン病のドキュメンタリー・フィルムとともに始まり、私のスピーチの後には、国際セーブ・ザ・チルドレン同盟のバリー・クラーク会長とレオナルド・チェシー・ディスアビリティのエドワード・クレイ理事から力強い賛同のメッセージがあった。クレイ理事は、「アジアやアフリカにおけるレオナルド・チェシーの施設にはハンセン病患者のための施設として始まったものもある。ハンセン病のスティグマや差別をなくすことは我々の主要目的の一つだ」と述べた。

続いて、アメリカのハンセン病回復者でアピールの署名者でもあるホセ・ラミレス氏、タンザニアでハンセン病に取り組んでいるシラー・ウブワ・マンボヤ博士がスピーチ。ラミレス氏は、救急車に乗車拒否され霊柩車で

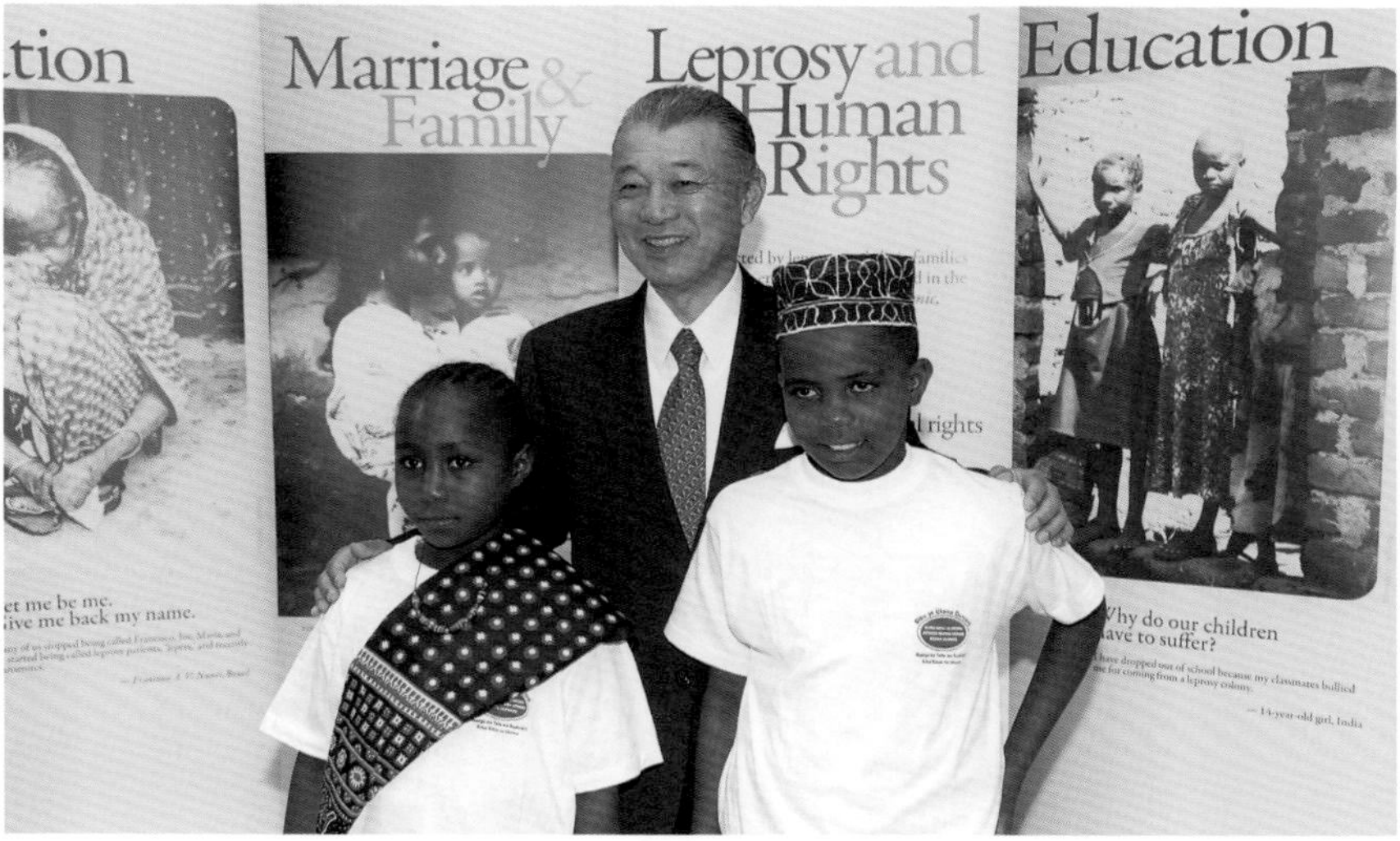

はるかザンジバルからやって来たアメー君（右）とサヒラちゃんが立派にグローバル・アピールの宣言文を読み上げた（イギリス、2008年1月）

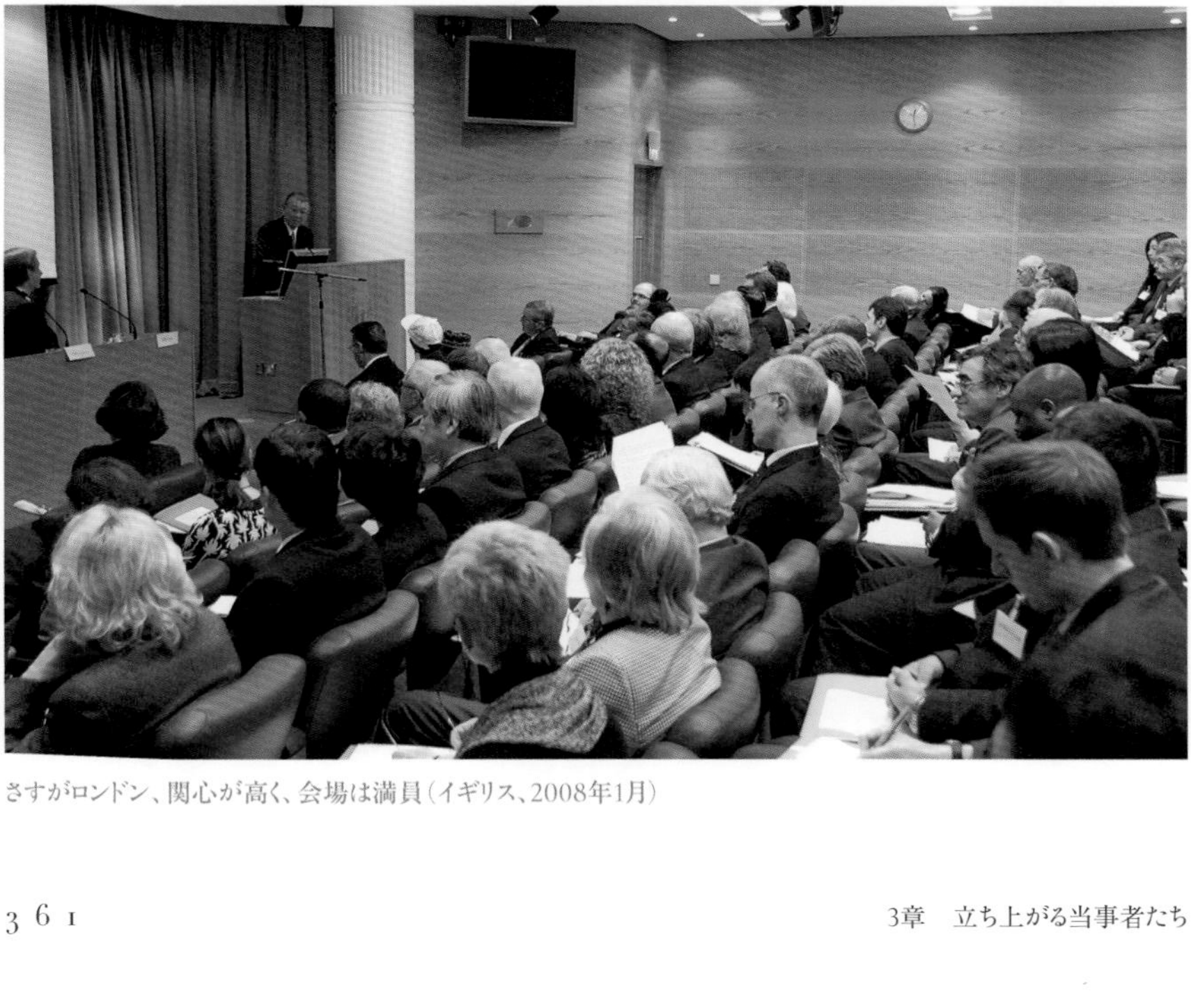

さすがロンドン、関心が高く、会場は満員（イギリス、2008年1月）

ハンセン病療養所に運ばれた自身の体験に触れながら、ハンセン病の正しい知識をより多くの人々に伝えるよう聴衆に訴えた。シラー博士は、今回のグローバル・アピールの発表をする二人の子どもを治療したエピソードに触れ、「医者として彼らが治癒したことは嬉しいが、問題はコミュニティの理解が足らず、彼らを未だに患者と呼ぶことだ」と語った。

最後が、前年末に訪れたタンザニアのザンジバル島から来たハンセン病回復者、一二歳のアメー・ジュマ・マホメド君と一一歳のサヒラ・ハンディちゃんによる「グローバル・アピール2008」の発表で、住んでいる島から出ることも、もちろん海外も初めてという彼らにとって、大変緊張する場だっただろうが、一所懸命に覚えた英語で胸を張って堂々と発表してくれた。

「国際ハンセン病学会」――インド(アンドラ・プラデシュ州)〔一月〕

〔ルート〕イギリス・ロンドン→アラブ首長国連邦ドバイ(飛行時間七時間・トランジット三時間)**→インド・アンドラ・プラデシュ州ハイデラバード**(飛行時間三時間二〇分)**―二泊**

ロンドンでの「グローバル・アピール」に続いて、ドバイ経由でインドのアンドラ・プラデシュ州の州都ハイデラバードに入り、第一七回「国際ハンセン病学会」に参加した。国際ハンセン病学会は五年に一度開催される国際会議で、前々回は中国、前回はブラジルで開催された。

制圧活動に取り組むNGO、各国保健省、WHO、医療関係者などが、世界中からハイデラバード国際コンベンションセンターに集まった。海外から四三〇人、インド国内から八三〇人の計一二〇〇人以上の参加があったが、特筆すべきは、世界の二四カ国から約一四〇人の回復者の出席があったことだ。会議の議題の三分の一はハ

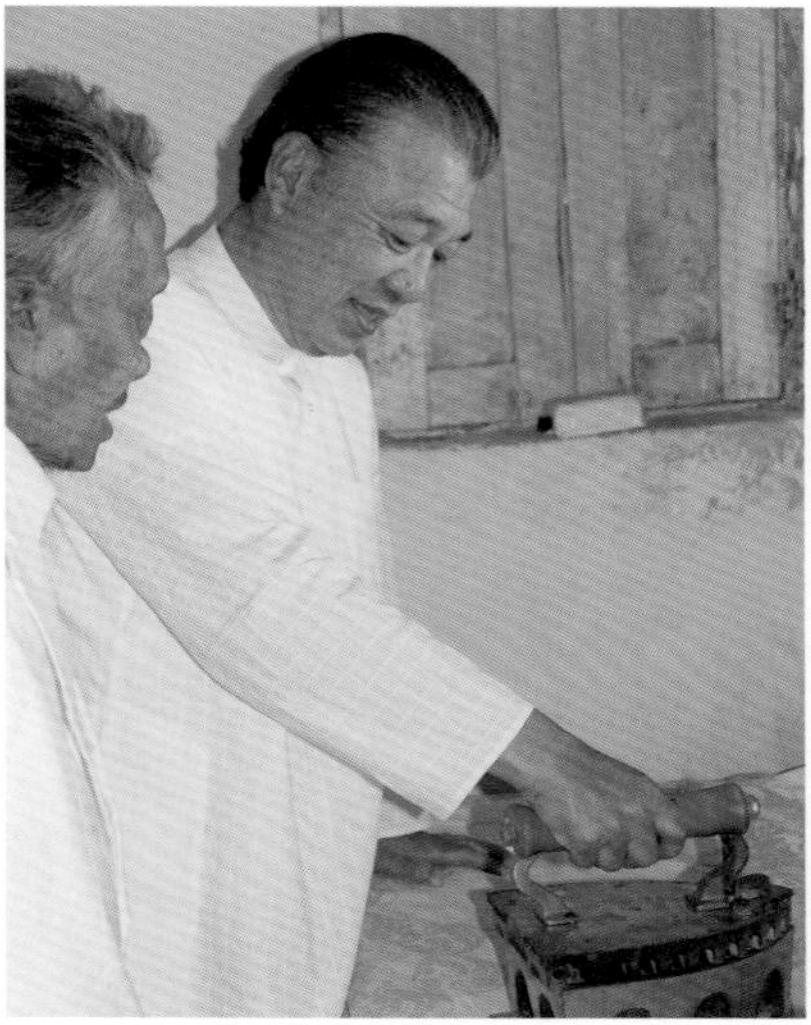

時代を感じさせるアイロン（アイロンかけ屋さんで）（インド、アンドラ・プラデシュ州、2008年1月）

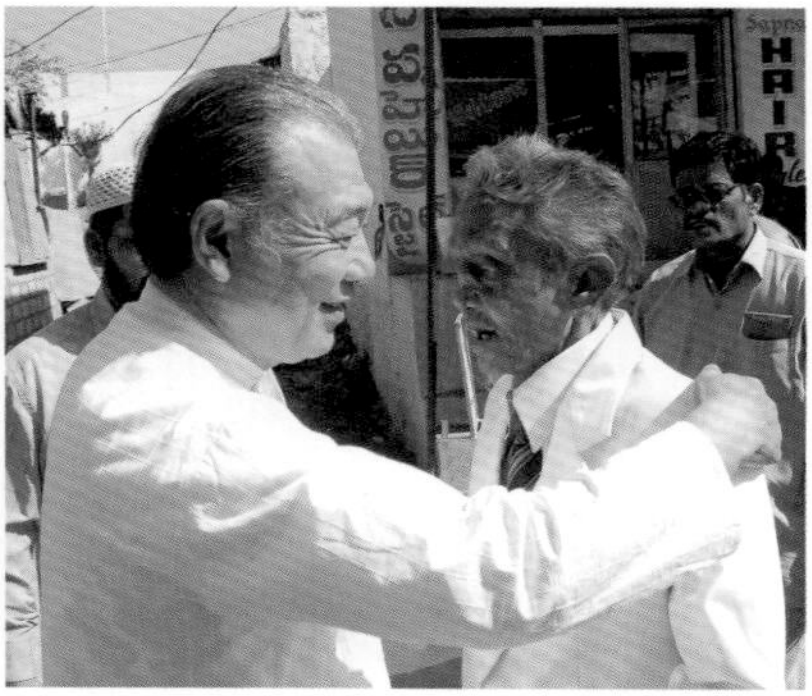

相変わらずおしゃれなサラフディン指導者（インド、アンドラ・プラデシュ州、2008年1月）

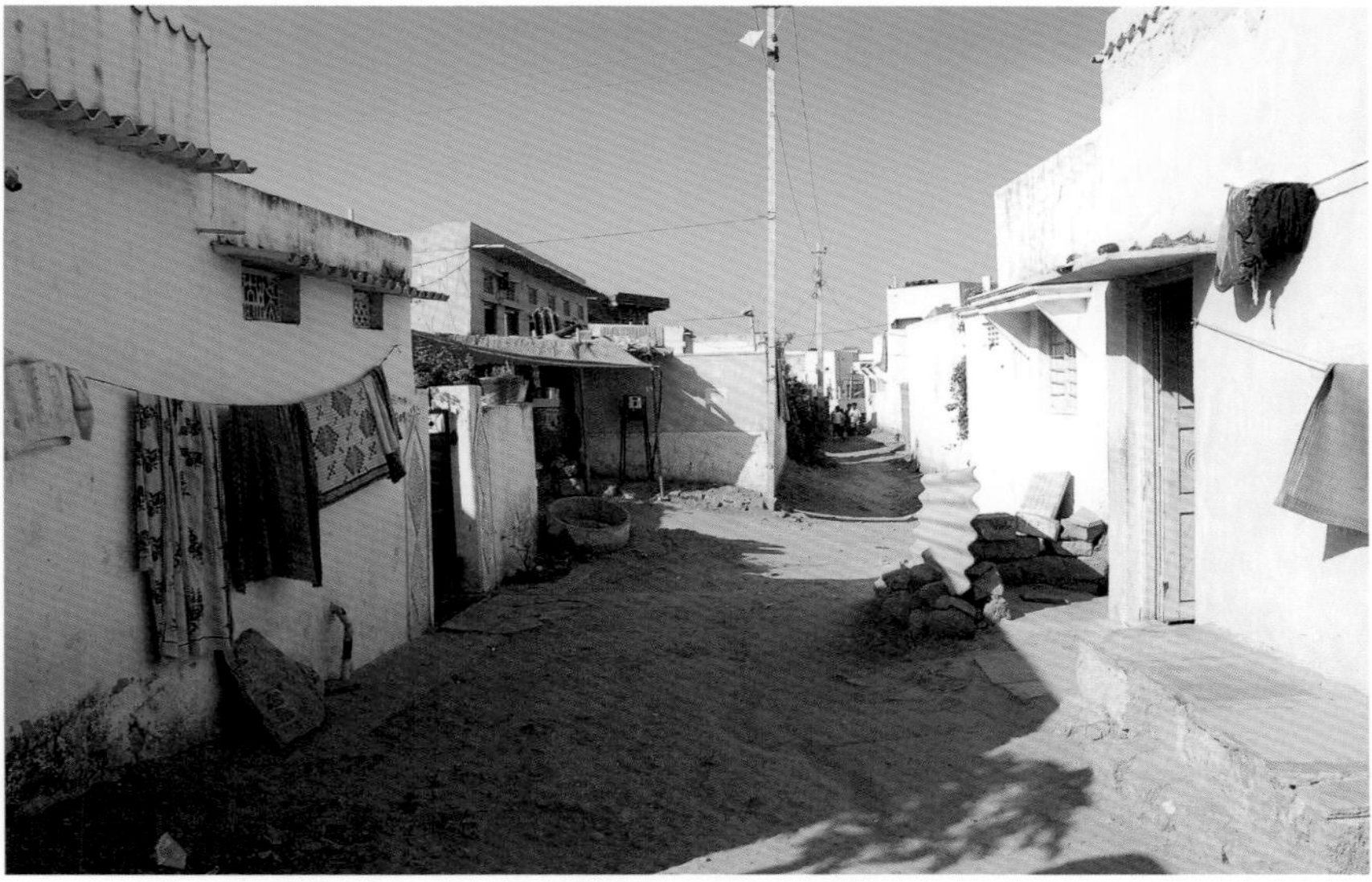

サラフディン氏が開発した岩山のコロニー（インド、アンドラ・プラデシュ州、2008年1月）

ンセン病にかかわる差別やスティグマの問題を扱い、一月三〇日から二月四日までの日程で、制圧活動、人権、教育啓発、心理、病理学、医薬などの各セクションに分かれ、活発な議論が展開された。医学の世界には様々な学会が存在するが、病気の回復者が参加するのはおそらくハンセン病学会だけだろう。

初日の開会式では、ILEP（International Federation of Anti-Leprosy Associations：国際ハンセン病団体連合）のリーゴ・ピーターズ会長と、二〇〇〇年以降治療薬MDTの無償提供を日本財団から引き継いだノバルティス財団のクラウス・ライジンガー理事長のスピーチに続いて、私はいつものようにハンセン病の取り組みをモーター・サイクルにたとえ、「前輪は病気をなくすための活動、後輪は社会的差別をなくすため活動であり、両輪が同じサイズで、フルスピードで進まなければならない」と訴えた。その後のセッションで私は、「ハンセン病と人権」と題するスピーチを行い、直前にロンドンで「グローバル・アピール2008」を国際人権NGOの賛同を得て発表したことや、国連人権理事会への働きかけなどについても報告した。また、S-ILF（Sasakawa-India Leprosy Foundation：ササカワ・インド・ハンセン病財団）の設立についても触れ、回復者の組織化と団結によって、回復者が抱える諸問題を社会発信できるように支援することを発表した。

三一日の午後は、学会の合間を縫って、ハイデラバードの郊外にあるパルバティナガール・コロニーを訪れた。岩山の上に建設されたコロニーには木々は全くなく、殺風景な場所だった。ハンセン病回復者でインドを代表する指導者の一人であるサラフディン氏が強いリーダーシップをとって開拓したコロニーである。サラフディン氏は、小柄な体にいつも白い衣服を纏い、鋭い目ではあるが親しみをもって話しかけてくれるお洒落な人物である。裕福な家庭に生まれながら、一六歳の頃にハンセン病と診断され、絶望を乗り越えて医学部進学や海軍入隊を希望したものの、病気が理由で断念したという経歴の持ち主である。氏は、自力で修得した英文タイプ技能を活かし、経済的には独立したが、病状が悪化して入院、そこで出会った医師の勧めで病院の事務職員に採用された。その病院で働きながら、回復者に技術指導を行い、多くの回復者を病院職員として採用させることに成功した。その後は、政府のハンセン病施設で、患者・回復者の社会参加や就職支援に携わっている。これらの経験をもとに、ハンセン病患者・回復者も社会参加し自立して暮らすことのできる社会の実現を目指して一九七八年につくられたのが、パルバティナガール・コロニーである。

このコロニーでは多くの回復者が自立して生計を立てて暮らし、患者・回復者以外の多くの人々も生活をともにしており、いまでは回復者約六〇〇人を含む八〇〇〇人ほどでコミュニティを形成している。アイロン屋や駄菓子屋、人力車や電話貸業、八百屋、肉屋などで生計を立てている回復者たちは生き生きとしていた。しかし、障害のある老齢の回復者は、孫の将来が心配だ、何とか十分な教育を受けさせてやりたいと訴えていた。自分が置かれた状況が困難であっても、子どもや孫を心配するのは、世界に共通する親心なのである。

国王とマオイストの理解——ネパール王国［一一月］

［ルート］インド・アンドラ・プラデシュ州ハイデラバード→デリー（飛行時間二時間・トランジット三時間）**→ネパール・カトマンズ**（飛行時間一時間四五分）**—一泊—カトマンズ→チトワン**（飛行時間三〇分）**—二泊—チトワン→カトマンズ**（飛行時間三〇分）**—一泊—カトマンズ→タイ・バンコク**（飛行時間三時間・トランジット四時間）**→成田**（飛行時間五時間四五分）

ロンドン、ハイデラバードを経て、ニューデリーの空港で三時間待機の後、昨年一一月に引き続きネパールに入った。ネパールでは首都カトマンズとインドとの国境に近いチトワン郡を訪れた。ネパールはこの時点で、ブラジル、コンゴ民主共和国、モザンビークとともにWHOの制圧目標を達成できていない四カ国の一つである。有病率一・二人と、制圧まであとわずかという段階に入っていた。

これまで政情が安定せず、治安が悪く、活動は首都カトマンズ近郊に限定されていたが、今回はカトマンズから南に一〇〇キロほど離れたチトワン郡を訪れることができた。移動は一八人乗りのプロペラ機である。チトワンはネパールでは標高が低いジャングル地帯であり、世界遺産のチトワン国立公園で有名な場所である。宿泊は治安の悪い街中を避けて、現地の「ロイヤル・パーク・ホテル」を手配してもらった。名前は立派だがコテージ風の木造の粗末な小屋だった。ジャングル地帯とはいえまだ二月、外気は〇度であり、破れたガラス窓から寒風が吹き込み、停電のため、暖房がつかず、お湯も出ない。部屋は凍りつくほど寒く、靴下、手袋にコートまで着込んでベッドに入ったが、布団は湿気をおびて冷たく重かった。劣悪な宿泊施設には慣れている私にとっても、強い記憶に残るほど厳しい環境で、なかなか眠りにつけなかった。

眠れぬまま朝になり、厚いコートを着て白い息を吐きながらとった朝食の味も忘れられない。太陽が昇ると多少寒さも和らぎ、活動開始である。何と、宿泊施設に迎えに来たのは、車ではなく象だった。象はよく訓練されているのか、膝をついて私を乗せてくれた。保健所までの道のりを象の高い背中から遠望する村の景色を楽しんだ。前後に音楽隊がついての賑やかな行列となった。道に張られた低い電線が私の首にひっかかりそうになると、象使いが巧みに竹竿で電線を押し上げて行進を続けた。象の背中から降りるときには、象の生理現象が始まり、あやうく糞まみれになりそうになった珍道中だった。

チトワンは、素朴な人々が暮らす一見平穏な村のようだったが、滞在中には、周辺で爆破事件や暴動事件が起きた。ある程度治安は落ち着いたのかと思っていたが、そうでもなく最近では、特にチトワン郡の南部タライ地方でこうした事件が頻発しているそうである。ネパールはインド系、チベット系、中央アジア系など三〇以上の民族からなり、複雑な社会状況をはらんでいる。また、二四〇年続いた王制に対抗する反政府勢力過激派のネパール共産党毛沢東主義派（マオイスト）が力をつけ始め、二〇〇六年に暫定政権入りした。昨年一二月には王制を廃止することを決定、今年四月には制憲議会選挙が控えているが、政治的な混乱は続いている。こうした治安の悪さが、ネパールのハンセン病制圧活動の障害になっており、今回タライ地方にあるチトワン郡で活動できたの

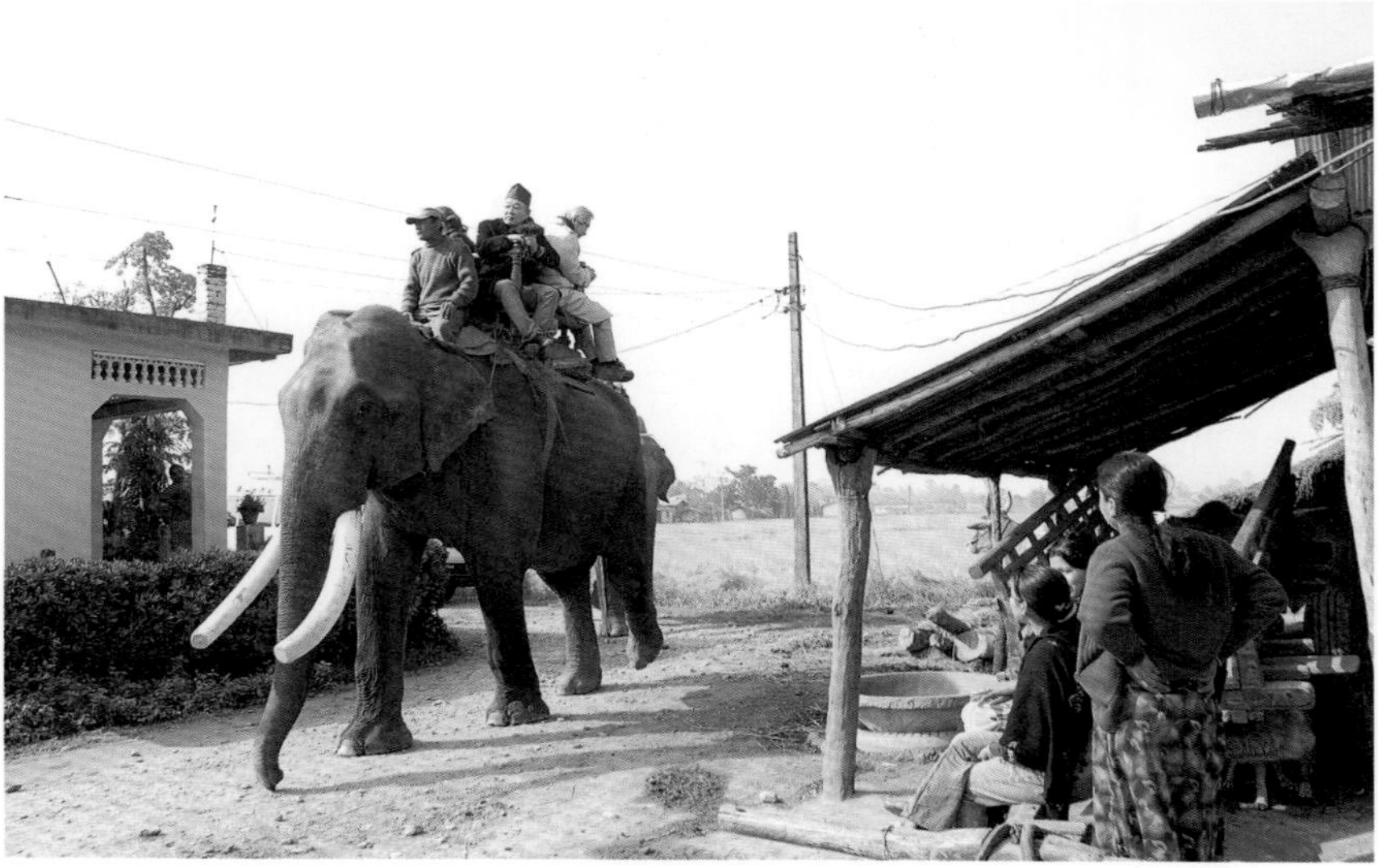

象に乗って保健所へ（ネパール、チトワン、2008年2月）

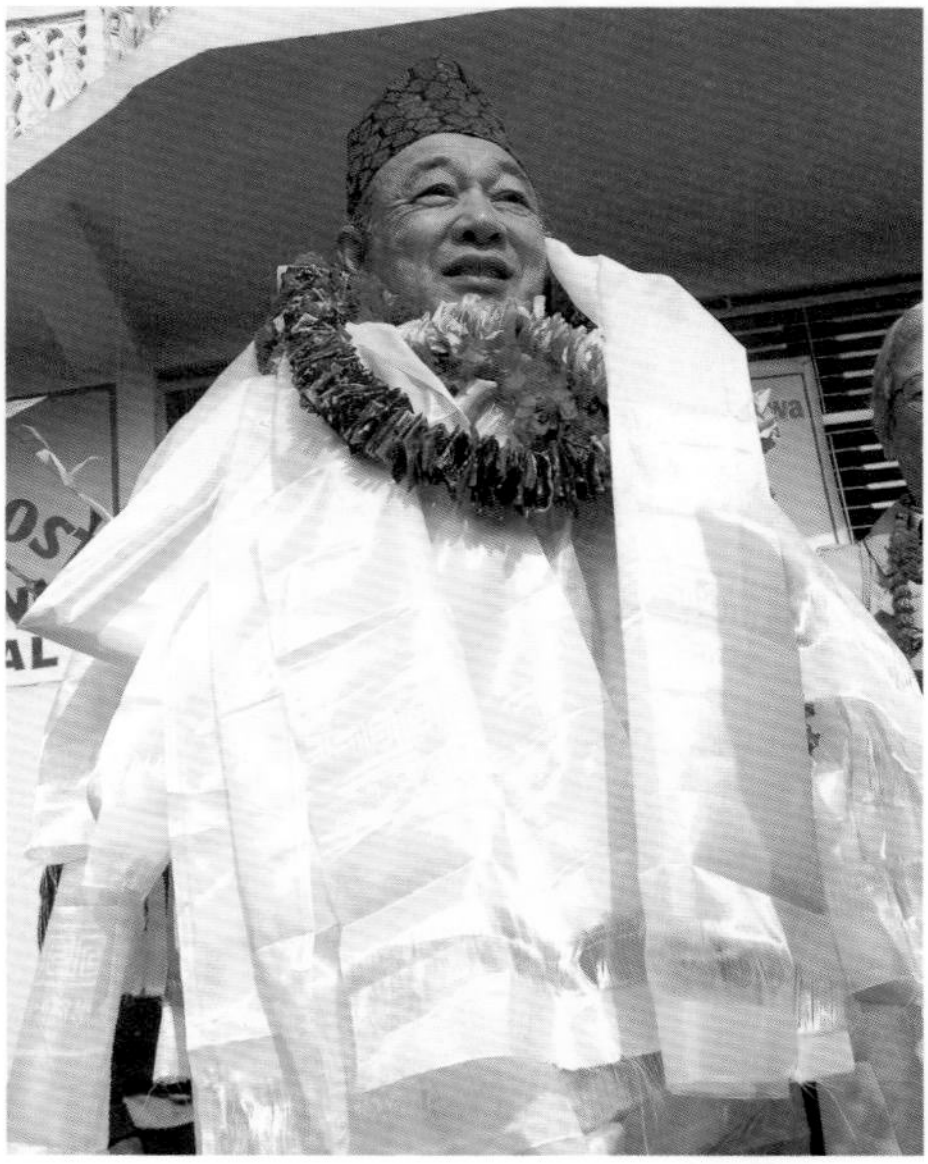

歓迎の花輪とスカーフで身動きが取れず（ネパール、チトワン、2008年2月）

は望外のことであった。

チトワンでは、保健省の担当官とハンセン病クリニック、およびタンディ地区のバクラウアー保健所とバチャウリのサブ保健所も訪れた。治安状況が悪く、政府からの具体的な指示がないにもかかわらず、制圧活動に地道に取り組んでいたが、人事異動が頻繁に行われ、ハンセン病担当者の人材不足が最大の課題だった。私は毎年五月のWHOの総会に出席して、各国の保健大臣からハンセン病の現状説明を受けることにしており、ほとんどの国の保健大臣は顔なじみだが、ネパールだけは毎年保健大臣が変わっているので、初対面の挨拶から入るのが常だった。

現地で頼もしく感じられたのが女性のヘルスワーカーたちの活動で、無給で地域医療のために奔走し、患者やその家族を励まし、これまで何人ものハンセン病の新規患者を発見してきた。少ない医師や保健省職員をサポートするヘルス・ワーカーの尽力で、着実に患者数は減っているが、チトワンはまだ人口一万人あたりの有病率は一・九人とやや多めである。ほかの県でも、一万人当たり二人以上、三人以上のところがあり、対策の強化が必要な地域も多い。今回の視察には、WHOネパール代表のカン・トゥン博士も同行し、G・M・ポクレル保健大臣には今回の視察の報告をし、対策強化への改善を説明した。

二月四日にはギャネンドラ国王に、ネパールにおけるハンセン病制圧と社会的差別をなくすための取り組みについて報告した。

ハンセン病の蔓延地域は、共産党やマオイストの影響力が強い地域が多く、私は人道的立場から彼らも協力してくれるに違いないと考え、ネパール山岳会の幹部（現会長）で日本山岳会の会員でもある親日家のサンタ氏とともにカトマンズ市内を走り回ったが、なかなかマオイストの党本部の所在がわからず、一時間以上探した末に、三階建てのネパール共産党毛沢東派（通称マオイスト）の本部を見つけ出した。入口には、レーニン、スターリン、毛沢東の大きな写真が掲げられていた。少し待たされて、白髪の紳士が私たちの待つ部屋に現れた。マオイスト

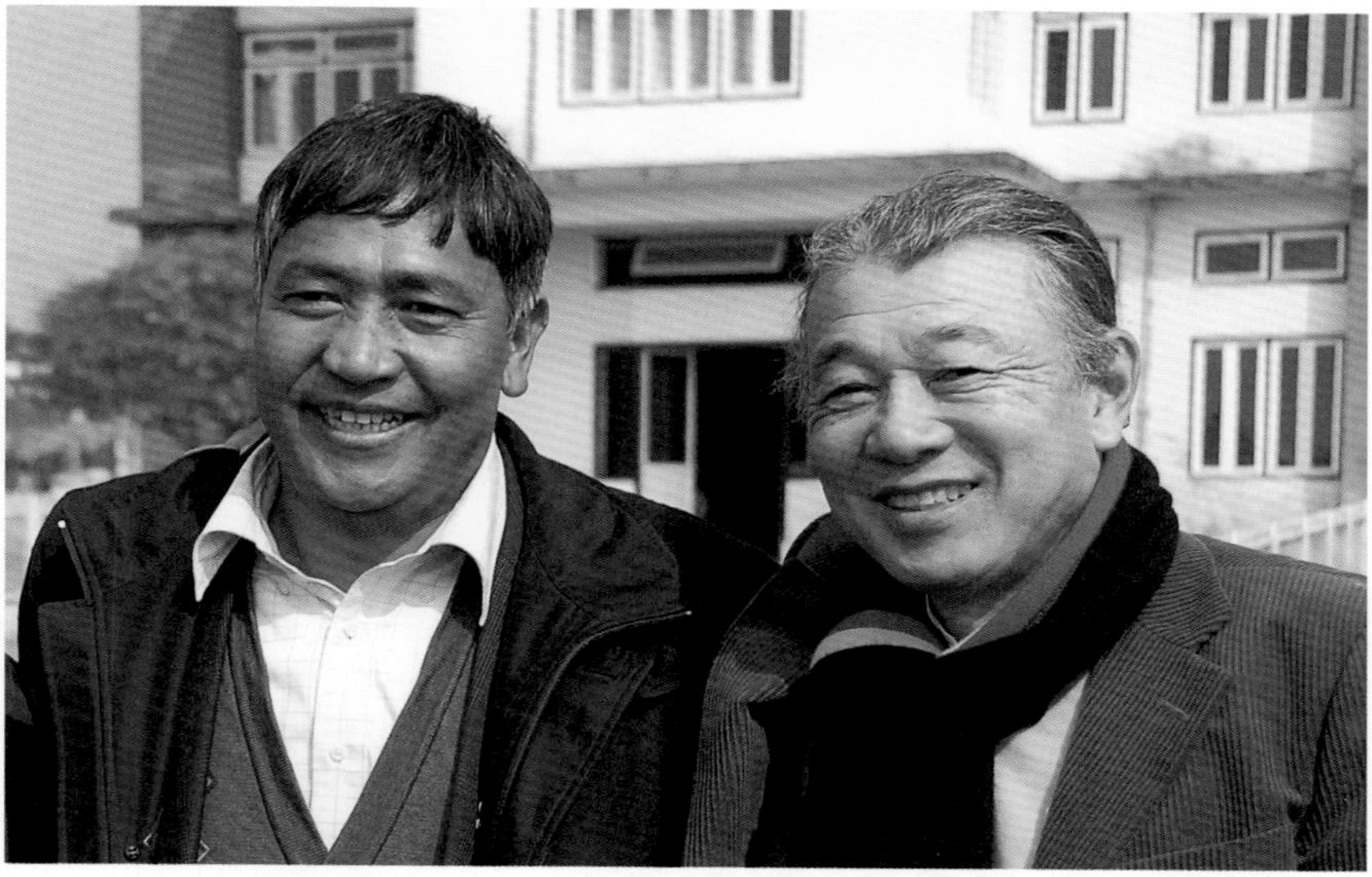

ネパールでの活動にはサンタ氏のサポートが欠かせない（ネパール、2008年2月）

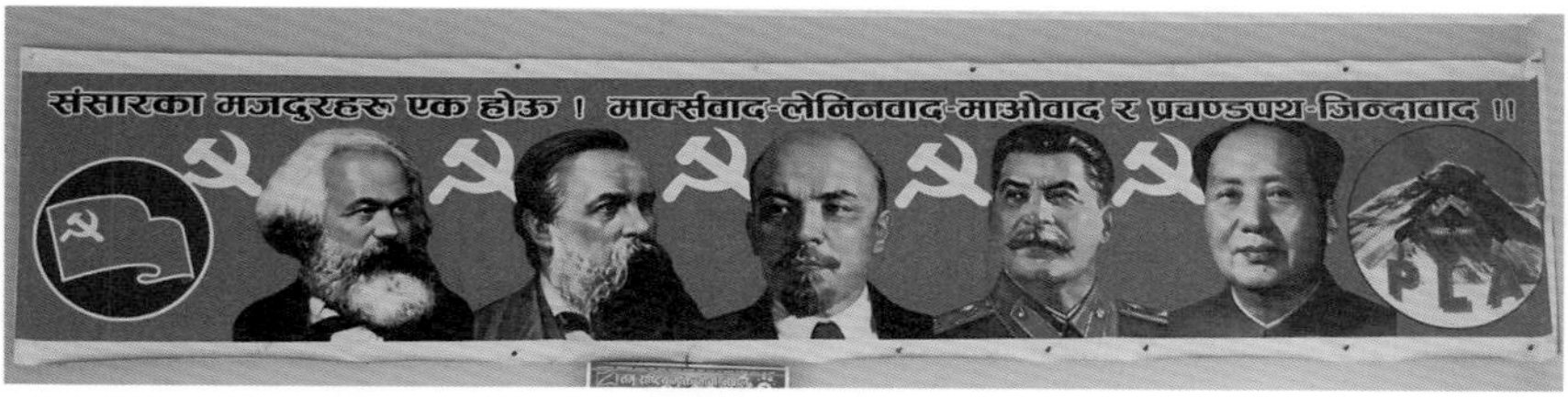
संसारका मजदुरहरू एक होऊ ! मार्क्सवाद-लेनिनवाद-माओवाद र प्रचण्डपथ-जिन्दावाद !!
PLA

マオイスト本部の玄関に飾られたおなじみの革命家たちの写真（ネパール、2008年2月）

の外交委員長ガジュレル氏である。私が訪問の主旨を告げると、ガジュレル氏は、かつて患者を小屋に隔離していた時代に比べ、現在はハンセン病に対する正しい理解が進みつつあることに言及し、「外国人は警戒されてコミュニティに入れないこともあるが、何か具体的な協力が必要ならいつでも言ってほしい」と協力姿勢を示してくれた。

国王、マオイスト両者からハンセン病制圧活動に対する理解を得たので、今後は取り組みが遅れている地域を積極的に回り、制圧達成まで足を運び続ける覚悟である。反政府勢力の思わぬ協力を得たことで、退室後、喜びのあまり、思わずサンタ氏と抱き合ってしまった。

残された地雷、そして差別——カンボジア王国［二月］

［**ルート**］**成田**→**タイ・バンコク**（飛行時間七時間二〇分・トランジット一泊）→**カンボジア・プノンペン**（飛行時間一時間一五分）—**二泊**—**プノンペン**→**バンコク**（飛行時間一時間・トランジット二時間）→**成田**（飛行時間五時間四〇分）

二月は、三年ぶりにカンボジアを訪れた。カンボジアでは内戦終結から十数年経った現在も、地雷や不発弾による被害が後を絶たない。二〇〇六年の統計では年間四四〇人が被害にあっている。日本財団が支援する特定非営利活動法人「日本地雷処理を支援する会」が行う地雷撤去作業の現場に立ち会い、危険と隣り合わせで作業に取り組む自衛隊OBなど、専門家の働きを激励した。いまのペースで埋設された地雷や不発弾を全て処理するには、おそらくあと一〇〇年はかかるだろう。

今回は、二〇〇五年三月に訪れたトレング村の再訪だった。市内の渋滞が激しく、車で片道二時間半の移動となった。トレング村は、一九六〇年から一九七〇年代にかけて全国から強制的に患者を集め、隔離治療してきた

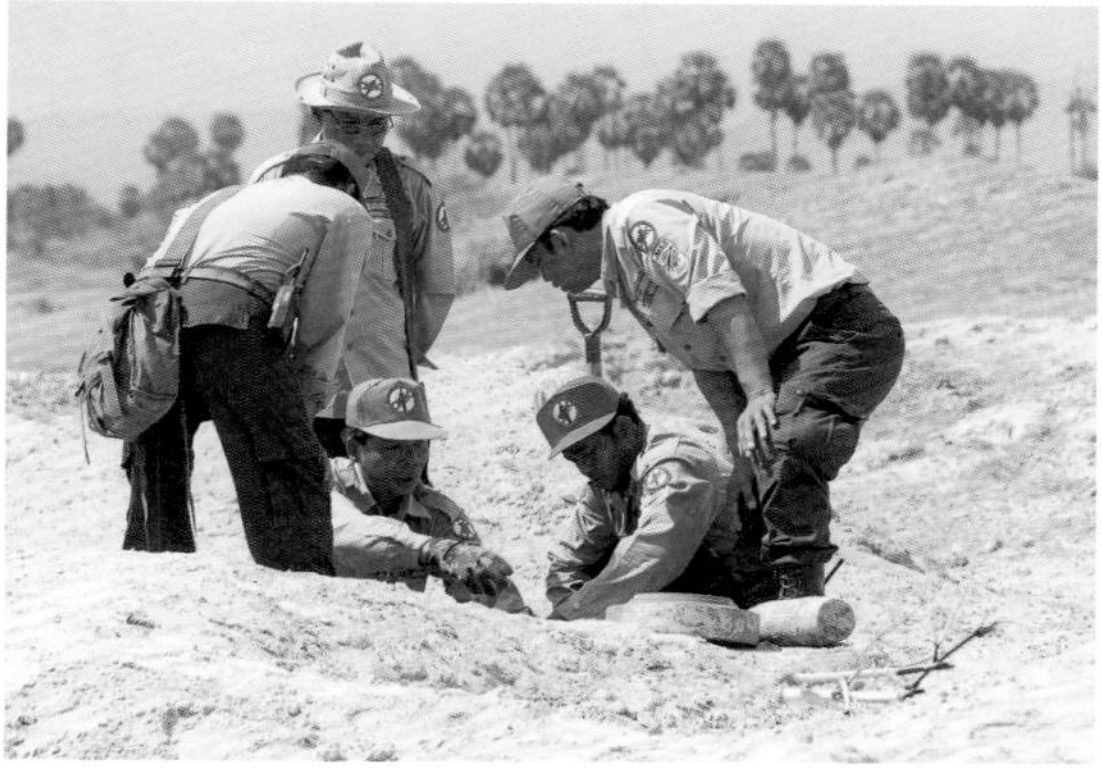

危険と隣り合わせの地雷撤去作業の現場（カンボジア、2008年2月）

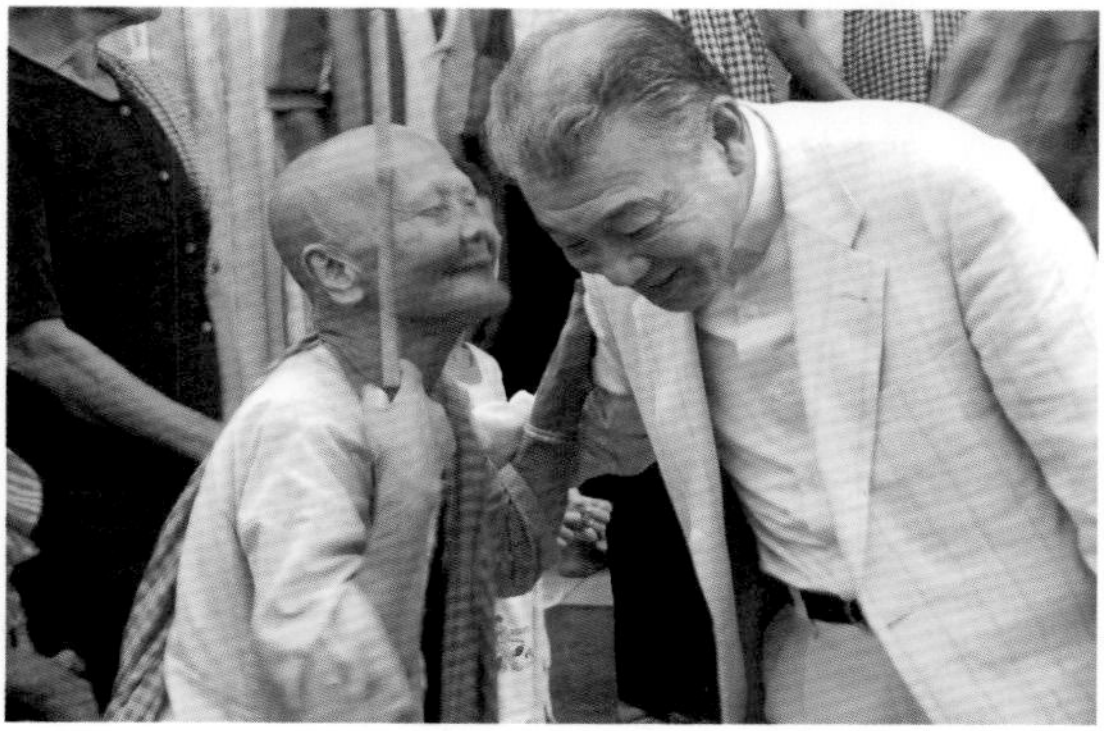

トレング村で盲目の老婦人の話を聞く（カンボジア、2008年2月）

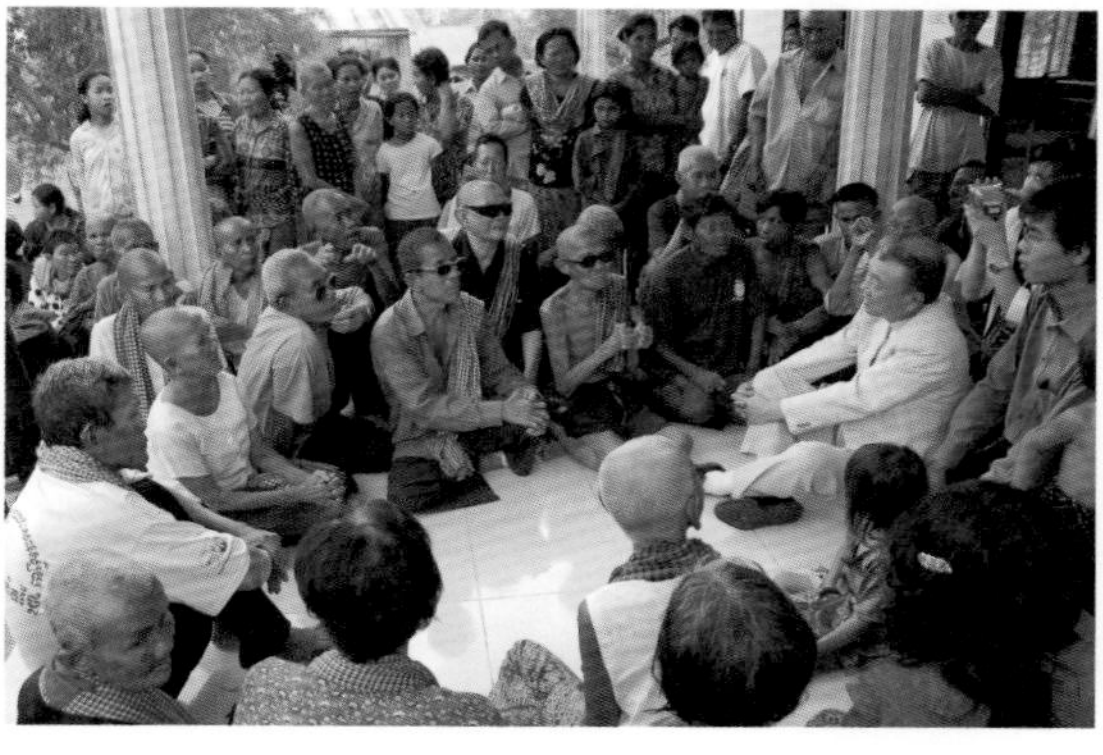

トレング村の村民との対話集会（カンボジア、2008年2月）

カンボジア唯一のハンセン病コロニーである。一九七五年以降は隔離政策の撤廃で閉鎖され、患者や回復者はそれぞれの故郷に帰って行ったが、多くの回復者は偏見や差別にさらされ、自らトレング村に戻って暮らしている。そのためトレング村はいまだにハンセン病の村としてその名が知られている。村で暮らす一二四三人のうち八七人が回復者である。カンボジア国内の回復者は約三〇〇人と推定されているので、その約三割がトレング村で生活していることになる。

村の病院では、看護師一人、病気の後遺症で足に障害を持つ人のための保護靴をつくる職人二人、非常勤の医師一人の四人が、患者や回復者の治療に当たっている。そのほかにマルタ医療騎士団のハンセン病活動部門から発展した組織「オマール」の担当者が月に一度、潰瘍予防などの生活指導のため村を訪れている。回復者の多くは高齢で、手足に障害のある人が多かった。手足を保護する防護具は一組一五〇ドルと高価ではあるが、それを身につけ建築用の石材づくりや稲作に従事している回復者もいた。カンボジアでの平均月収は七〇ドルといわれ、保護具一個は月収二カ月分にあたる。高価ではあっても、障害が残る回復者にとって、保護具は仕事に就く上で欠かせない道具なのだ。

この村では、回復者同士の結婚が珍しくなく、回復者の子どもも含め一二五人の子どもたちが村の学校に通っていた。幼い子どもを抱える若い夫婦は、生計を立てる上で牛や豚が必要だと訴えた。牛や豚は、牛乳や子牛や子豚を売って生活費とし、蓄えた資金で新たな商売の機会を得る手段として人気がある。

今回のもう一つの目的は、日本財団主催の「障害者国際芸術祭」への出席だった。カンボジアでは障害者に対する偏見も根強く、多くが社会的なハンディを背負っていて、あまり家から出たがらない。芸術祭は、七カ国から一二団体・個人が参加し、首都プノンペンで八日間にわたって開催された。開会式には約八〇〇人が集まり、カンボジアのダッハ・デリ王女も臨席された。また、トレング村やプノンペンにあるリハビリテーション・センターに入院中の回復者約四〇人も駆けつけてくれた。施設に閉じこもりがちな回復者の公の場での活動は、自立のための端緒でもある。祭典では、障害をものともせず、懸命に自らの可能性を信じて演技する出演者に熱烈な拍手が送られ、車椅子ダンスや聾者によるパントマイムも行われ、日本から参加した甲州ろうあ太鼓のチームによる力強い演奏は大きな評判を呼んだ。その後「障害者国際芸術祭」は、ベトナム、ラオス、ミャンマー、シンガポールで開催され、東京オリンピック・パラリンピックでも世界的障害者アーティストの参加を得て開催を準備中である。

S-ILF第三回理事会参加——インド（デリー）［三月］

［ルート］成田→インド・デリー（飛行時間一〇時間）—二泊—デリー→アメリカ・シカゴ（飛行時間一五時間五〇分・トランジット三時間）→ワシントンDC（飛行時間一時間四五分）—二泊—ワシントンDC→ニューヨーク（飛行時間一時間二五分）—二泊—ニューヨーク→成田（飛行時間一四時間）

カンボジアからの帰国後、三月はインドのデリーを訪れ、その足でワシントンへ飛び、国際海洋会議に出席した後、ウイルソン・センターでハンセン病と人権の講演の機会を得た。

デリーでは、二〇〇七年に発足した、S-ILF（Sasakawa-India Leprosy Foundation：ササカワ・インド・ハンセン病財団）の第三回理事会に参加した。この財団は、すでに述べたように、ハンセン病の患者、回復者とその家族が、自立して経済活動に参加できるように、少額融資や職業訓練、奨学金などを提供することを目的とした財団である。この理事会には理事長のS・K・ノーディーン博士、インド産業連盟（The Confederation of Indian Industry：CII）の元事務総長であるタルン・ダース氏、事務局長のヴィニータ・シャンカー氏などが参加して、今後の財団の支援活動について協議し、支援のための以下のようなガイドラインを策定した。

牛さん一杯いかが?(オールドデリーで)
(インド、デリー、2008年3月)

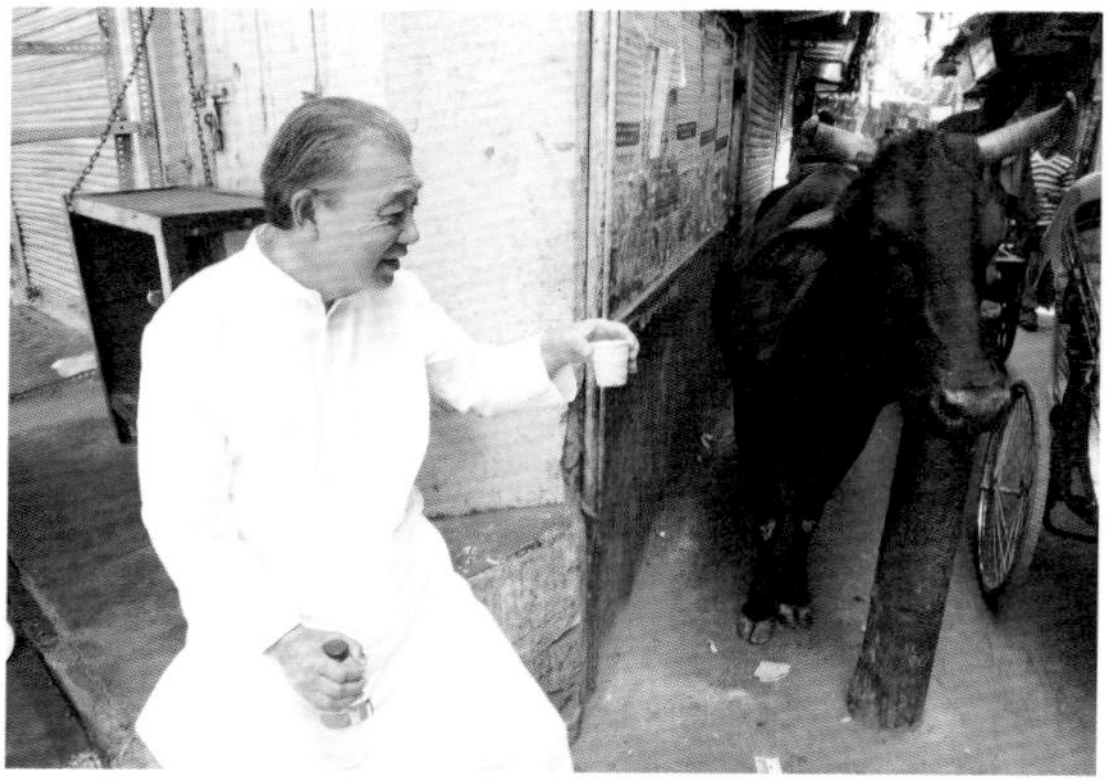

オールドデリーの繁華街(インド、デリー、
2008年3月)

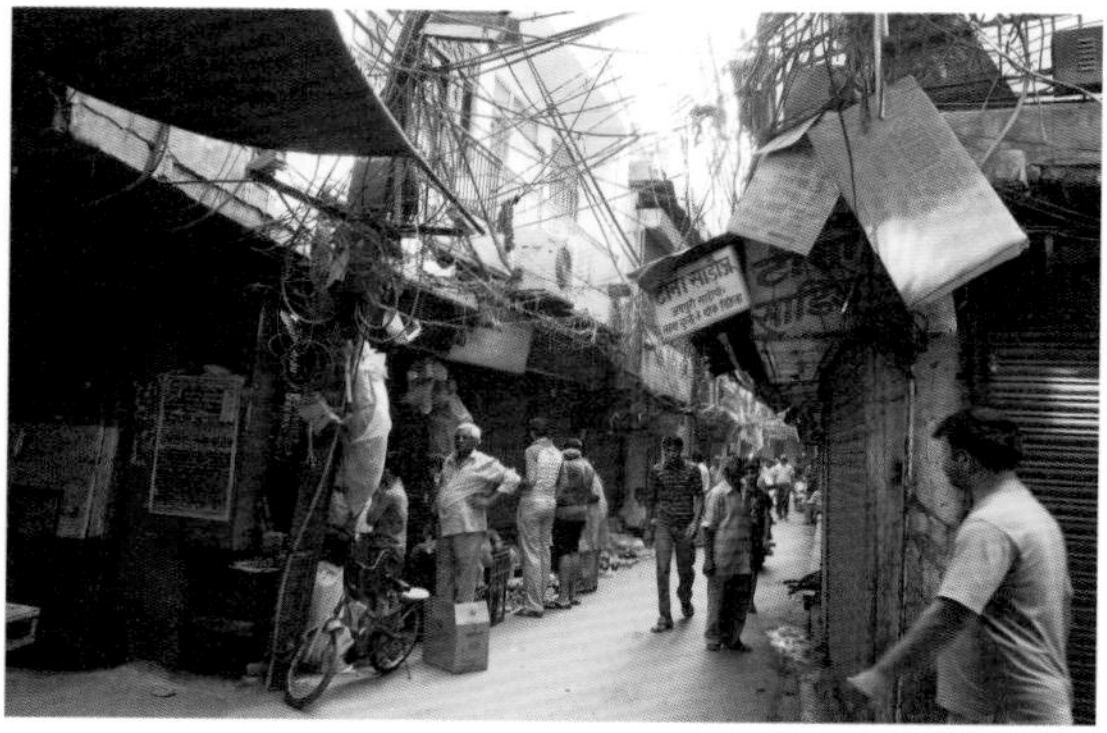

ニューデリーのインド門(インド、デリー、
2008年3月)

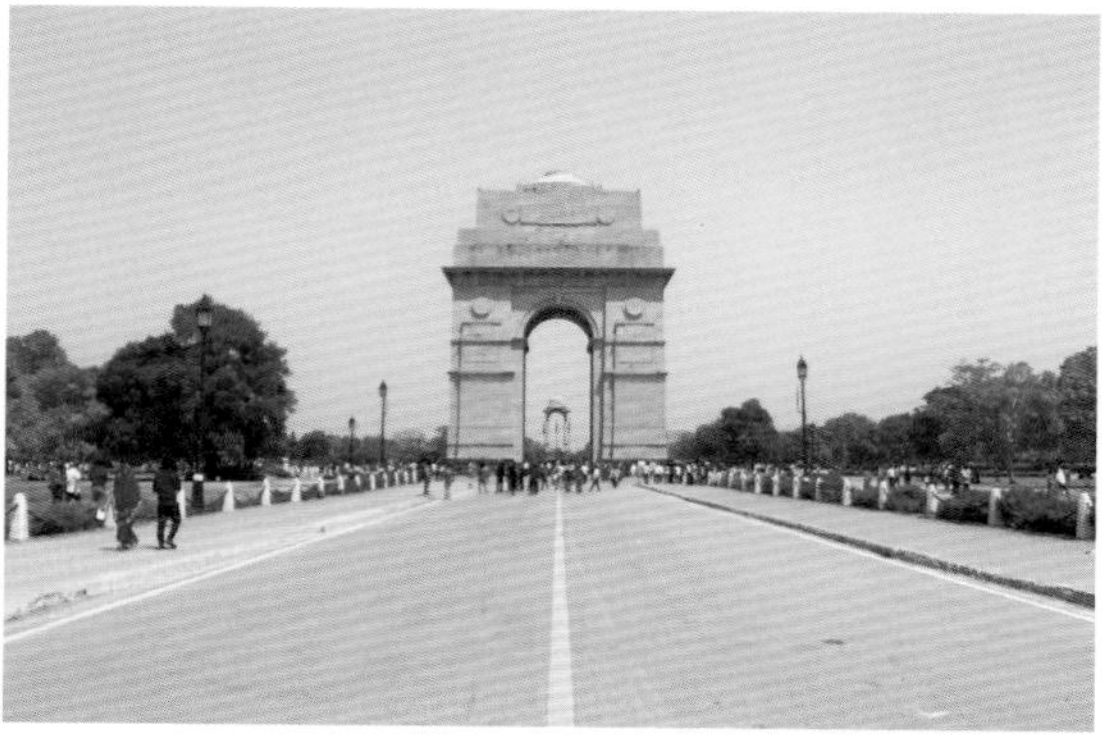

［S-ILF支援ガイドライン］

一　S-ILFは第一に自立コロニー居住者を対象とする
S-ILF理事会は活動を開始するに当たり、支援の手をあまりに広げすぎないよう、当面、コロニー居住者のためになるプロジェクトに取り組むことにする。

二　S-ILFは当面、生計の手段を生み出すプロジェクトのみを対象とする
S-ILFの助成・援助は、ハンセン病患者および回復者とその家族が、収入を生む持続可能な活動に取り組む機会を創出・強化することを目的とする。

三　S-ILFはハンセン病患者および回復者自身から提案されたプロジェクトを優先する
S-ILFの活動は、ハンセン病患者および回復者から表明され、彼らが実感しているニーズに応えるべきだと考えている。

四　S-ILFはコロニー協会から提出されたプロジェクト案のみを検討する
それらは個人プロジェクトであってもグループ・プロジェクトであってもかまわない。こうした手順を踏むことはコロニー協会の強化につながるだけでなく、団体としてプロジェクトをもち、監督していくことになると考える。

五　S-ILFは女性がかかわるプロジェクトをとくに優先する

国連人権理事会に向けて――スイス連邦［五月］

［ルート］成田→フランス・パリ（飛行時間一二時間三〇分・トランジット二時間）**→スイス・ジュネーブ**（飛行時間一時間）**――三泊――ジュネーブ→パリ**（飛行時間一時間・トランジット四時間）**→成田**（飛行時間一一時間五〇分）

五月のジュネーブ訪問の目的は三つ、WHO笹川健康賞授与式への出席、ハンセン病制圧と制圧後のコントロールについて各国保健大臣との面談、六月の国連人権理事会に向けて、メンバー国大使との会談と陳情である。

二〇〇八年度笹川健康賞は、ブラジルのMORHAN（Movimento de Reintegração das Pessoas Atingidas pela Hanseníase）に与えられた。ブラジルで、ハンセン病の制圧と回復者とその家族の社会復帰などを進めるNGOであるMORHANは、我々のブラジルにおけるパートナーでもあり、我々にとってもっとも近い友人がこのプレステージの高い賞を受賞したのは、大変喜ばしいことである。

発足から二四年目となる笹川健康賞は、WHO憲章にある「すべての人々に健康を」を実現するために、もっとも重要なプライマリ・ヘルスケアに大きな貢献をしてきた団体や個人に与えられる。これまでの二四年間の受賞者の中でMORHANは、ハンセン病の問題にかかわるNGOとして、インドのILU（International Leprosy Union：国際ハンセン病連合）に続く二番目の受賞者である。このMORHANの受賞については、ブラジル政府も大変喜び、保健大臣もジュネーブ代表部大使も我がことのように喜んでくれた。自身も回復者でMORHANの理事でもあるクリスチャン・トーレス氏が心を打つ受賞スピーチを行った。ブラジル政府もWHOの米州地域事務局（PAHO＝汎米保健機構）担当の地域局長も手放しの喜びようだった。

二番目の目的であるWHO総会に出席する各国の保健大臣との面談では、制圧を達成した国々には、病気をコントロールし、持続的なサービスを提供するさらなる努力を依頼。また制圧未達成のブラジル、ネパールの両国

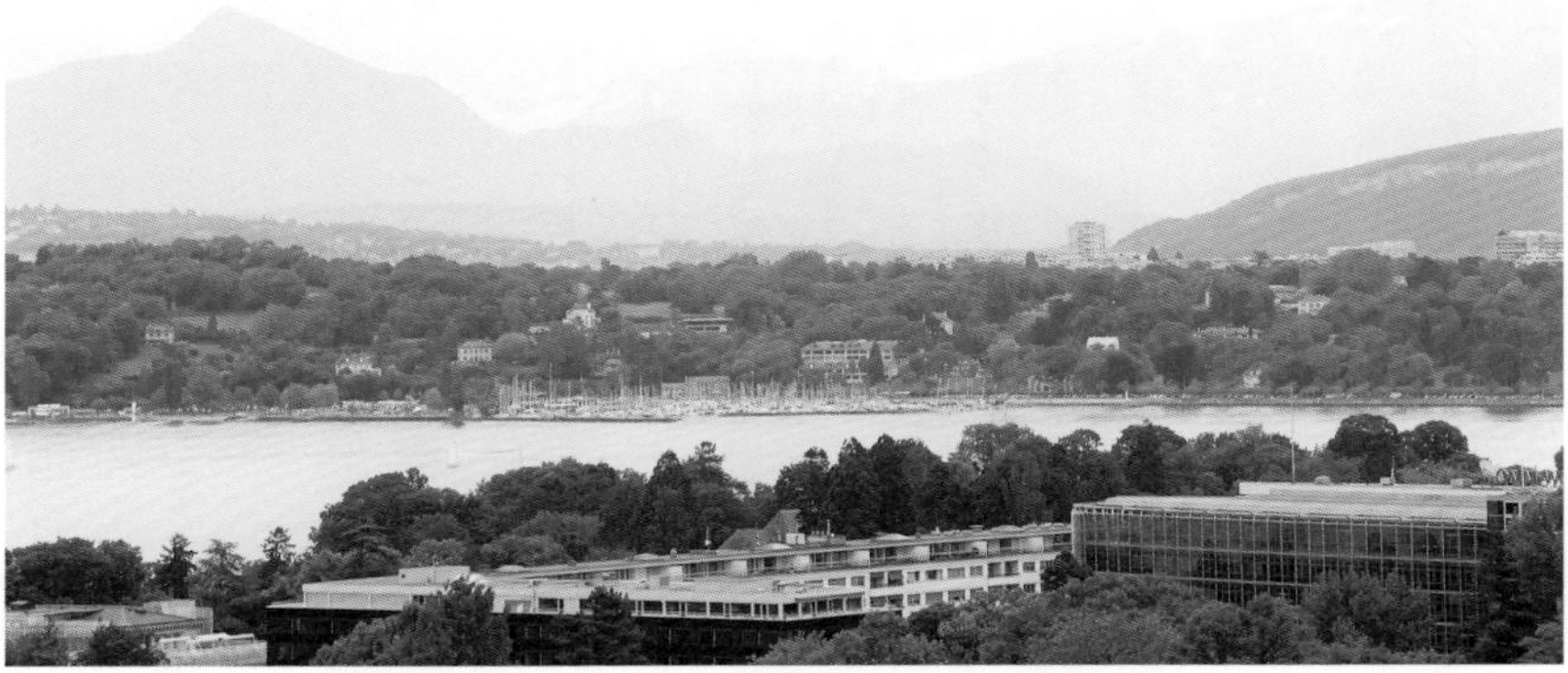

国連欧州本部から見たレマン湖(ジュネーブ、2008年5月)

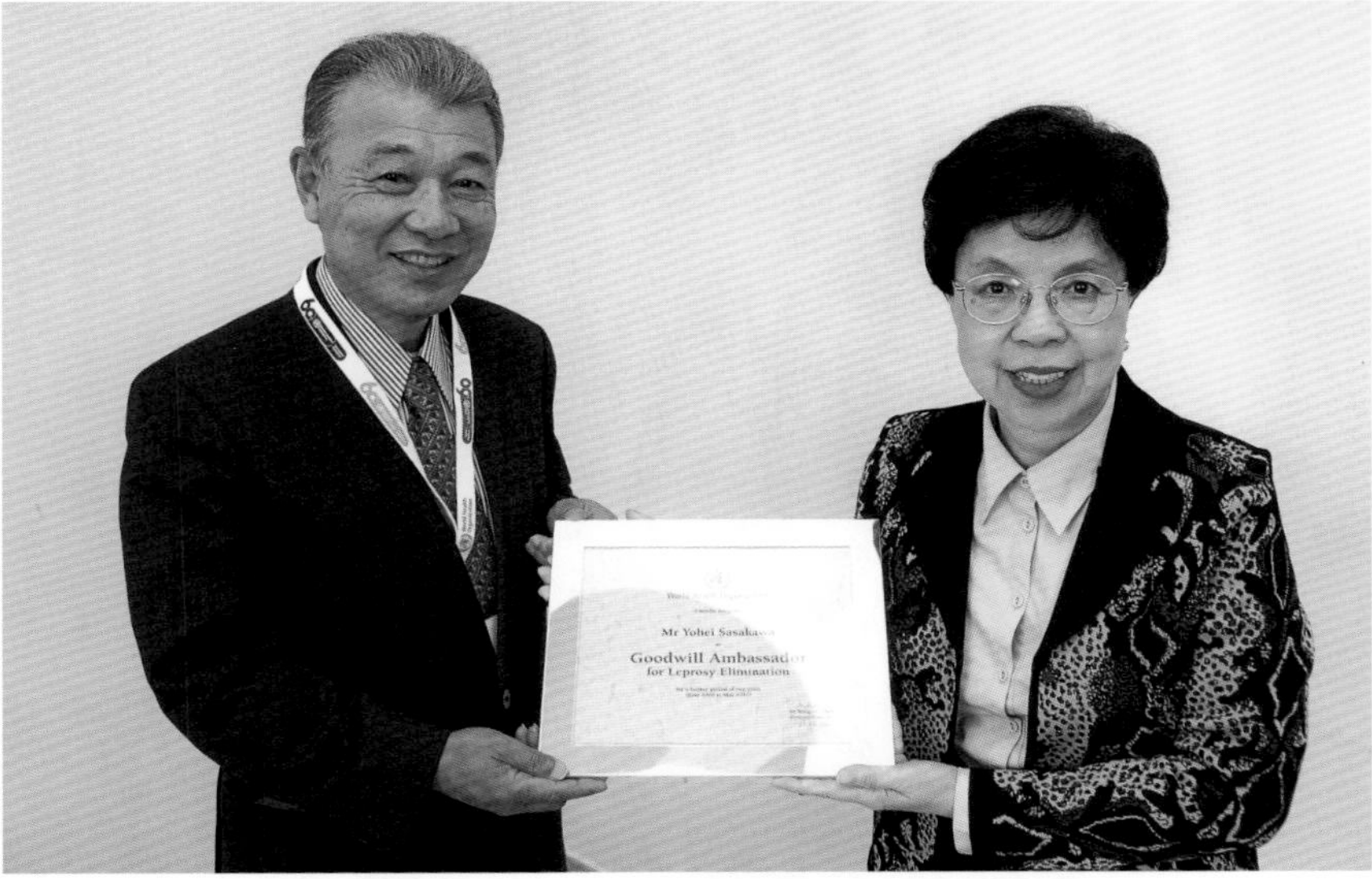

WHOハンセン病制圧大使の任期延長指示書をチャン事務総長より手渡される(ジュネーブ、2008年5月)

保健大臣には、いっそうの努力をお願いした。ブラジルは、MORHANを生んだ国でもあり、大統領も保健大臣もハンセン病の制圧には非常に積極的であるだけに、アマゾンの奥地などの辺境地帯で、患者の早期発見と薬の配給がうまく行われれば必ずや制圧を達成できるはずだ。ネパールの保健大臣は、最近の総選挙でネパール共産党毛沢東主義派（マオイスト）が勝利したことから、民主化の動きが進み、平和と安定への道が開けたと報告してくれた。今後はハンセン病制圧などの保健医療行政も進展があり、早い時期にハンセン病を制圧する決意であると明言してくれた。モザンビークとコンゴ民主共和国は制圧をすでに完了し、現在、国際機関などによる確認を待っているところであり、アフリカ諸国は、これで制圧を完遂し、蔓延国はゼロとなる。一時は何ごとについても達成は不可能といわれたアフリカが、全土で制圧を達成したことは歴史的な出来事である。

三番目の目的は、来る六月に予定されている国連人権理事会において、日本政府が提案するハンセン病の患者、回復者そしてその家族に対する差別の撤廃に向けた決議案への賛同を、各国政府に依頼することだった。二七カ国の代表部を訪問して大使と会談し、全員から強い賛意表明をいただけた。ただし、やはりハンセン病についての情報や知識はまだ十分に行き渡っていないことも実感した。とりわけ西側諸国の大使は、ハンセン病がまだ存在する病気であることや、家族も含めて数千万人の人々がスティグマや差別に苦しんでいることなどを認識していなかった。説明を聞いて初めてその重要性に目を開いてくれた大使もおり、一般の人々に対する啓蒙の努力がもっと必要であることを痛感した。日本政府が六月初旬にこの決議案を提出し、うまく運べば一八日の会期終了までに採択されるが、さらに継続して各国政府への働きかけを全力で行ってゆくつもりである。

六月初旬には、スウェーデン・マルメ（「WMU（World Maritime University：世界海事大学）」気候変動会議出席）とスイスのジュネーブ（国連人権関連）を訪問した。

［**ルート**］成田→ドイツ・フランクフルト（飛行時間一二時間・トランジット三時間）→デンマーク・コペンハーゲン（飛行

時間一時間三〇分）→マルメまで車移動―二泊―コペンハーゲン→スイス・ジュネーブ（飛行時間二時間）―二泊―ジュネーブ→フランス・パリ（飛行時間一時間・トランジット二時間三〇分）→成田（飛行時間一一時間三〇分）

NGOのエゴ――ギニア共和国［六月］

［ルート］成田→イギリス・ロンドン（飛行時間一二時間三〇分）**―三泊― ロンドン→フランス・パリ**（飛行時間一時間・トランジット　三時間三〇分）**→ギニア・コナクリ**（飛行時間六時間二〇分）**―四泊―コナクリ→パリ**（飛行時間六時間・トランジット六時間）**→成田**（飛行時間一一時間四〇分）

六月はまた、ロンドンで世界海運四国の会合とグレイトブリテン・ササカワ財団理事会出席後、フランスのドゴール空港を経由して、西アフリカのギニアに向かった。ギニアは、一九五八年にフランスから独立したイスラム教の国であり、国情は不安定なものの、二〇〇六年にハンセン病の制圧は達成されている。

ギニアは世界で最も汚職の多い国の一つとされており、食糧も不足し、国民の生活も不安定だった。私が入国する直前の六月一六日に、給与未払いが続いていた警察官らが首都コナクリで上司を人質に立てこもり、翌一七日には軍との間で銃撃戦が勃発、空港および市内の道路の一部が封鎖され、警官七人が死亡し、六四人の負傷者を出す事件となった。私の搭乗した前の便は着陸できずにパリに引き返していた。安全を考慮し急遽、二人の女性同行者を帰国させ、現地のWHOから着陸可能であるとの確認を受けて、パリを飛び立つ決断をした。

首都コナクリに到着し飛行機を降りると、気温は二五度ほどで、ムッとした湿気を帯びた空気が肌にまとわりつく。空港には色鮮やかな民族衣装と個性的な帽子をまとったチャーミングな女性のバー保健大臣が出迎えてくれた。HIV／エイズや結核などの感染症対策で多忙な中、ハンセン病プログラムにも積極的に取り組んでいることに謝意を伝えた。同席したWHOアフリカ地域事務局（AFRO）のハンセン病プログラム担当のビデ博士によれば、ギニアはアフリカ諸国の中でハンセン病対策が最も成功している国の一つであり、他国の見本となりうるという。先乗りしていた笹川保健財団の松本源二常務理事の話では、昨日は市内で散発的に銃声が聞えたというが、この日の街は静かで、放置されていた一台の戦車が唯一の騒動の痕跡だった。

午後は、ギニア保健省のハンセン病対策コーディネーターのサコー博士から、詳細な説明を受けた。ちなみにサコー博士も女性で、やはり華やかな衣装に身を包んでいた。アフリカでは、政府の要職に多くの優秀な女性が就いている。

ギニアの有病率は、治療薬MDTの導入により一九九〇年の一一・九から二〇〇七年の〇・七四にまで激減した。ハンセン病の薬が無料であるというメッセージは、ラジオでしばしば全国放送されており、真偽は定かではないが周知率は一〇〇％に近いという。毎年一月最終日曜日の「世界ハンセン病の日」には、啓蒙イベントも開催されており、回復者の社会復帰を支援する「リハビリ活動」も二〇〇二年にスタートし、家庭訪問によるフォロー、教育支援、少額融資なども行っているそうである。今後の課題は、医療面においては未制圧の六州での活動強化と早期発見による障害の削減、社会面においては回復者の社会復帰の促進である。

首都コナクリのマディナ・ヘルスセンターは、地域の一次医療を担う外来施設で一日平均八〇人の患者が訪れ、ハンセン病の患者も含まれている。私の訪問に合わせて集まってくれた一〇人ほどのハンセン病の患者一人ひとりと言葉を交わした。WHOのビデ博士によれば、ギニアでは一次医療施設が確実に機能しており、ハンセン病対策プログラムがそこに統合されたことで、患者の早期発見が進み、制圧が達成されたという。

ヘルスセンターを訪問した後、スアレ首相と会談。首相にはギニアでのハンセン病対策事業の実態を説明し、ギニア国民へ「三つのメッセージ」を周知してほしいと伝えた。ギニア国民議会のソンパレ議長にも同様にさらなる努力をお願いした。

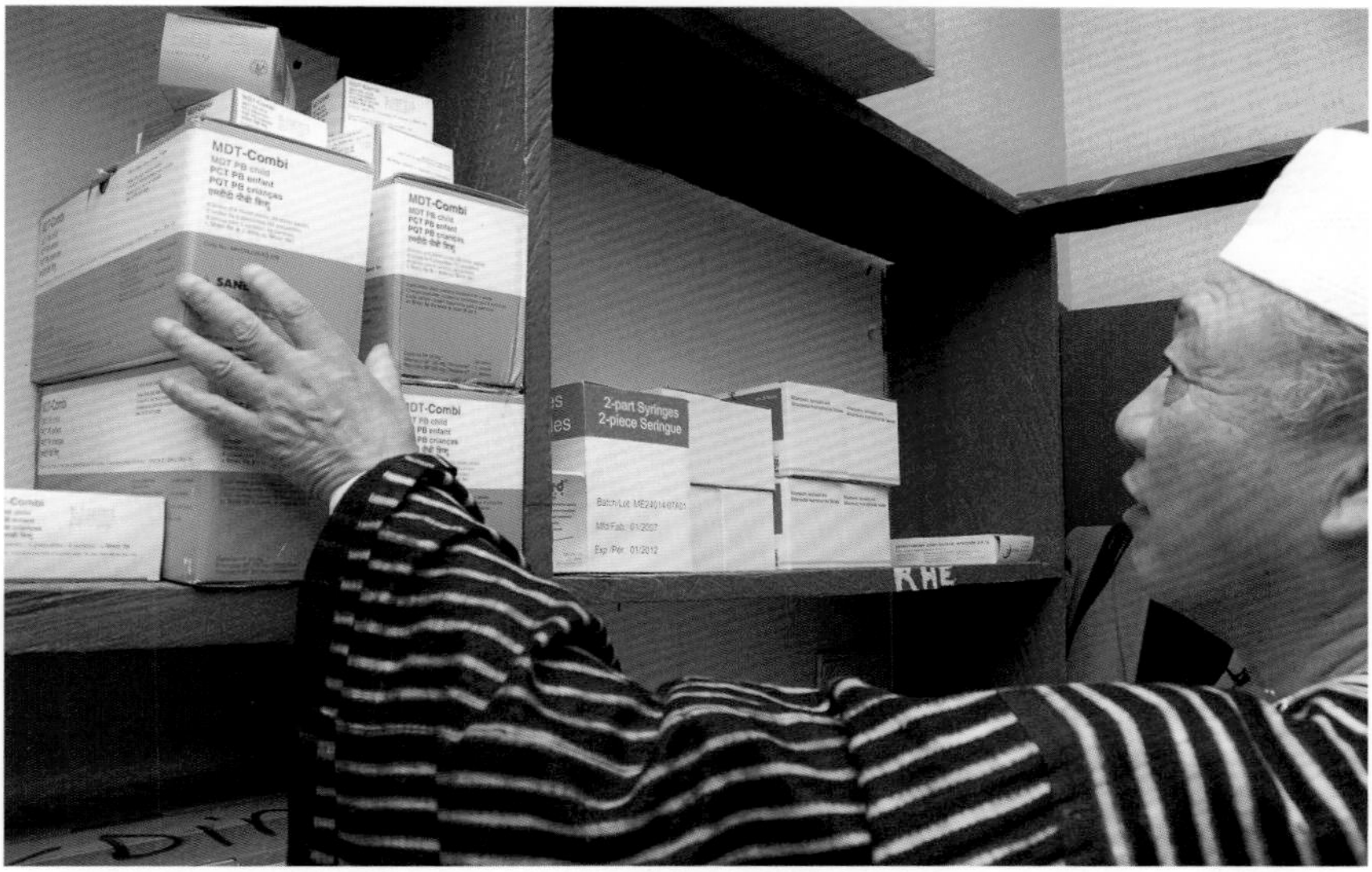

キンディア市の病院で治療薬MDTをチェック（ギニア、2008年6月）

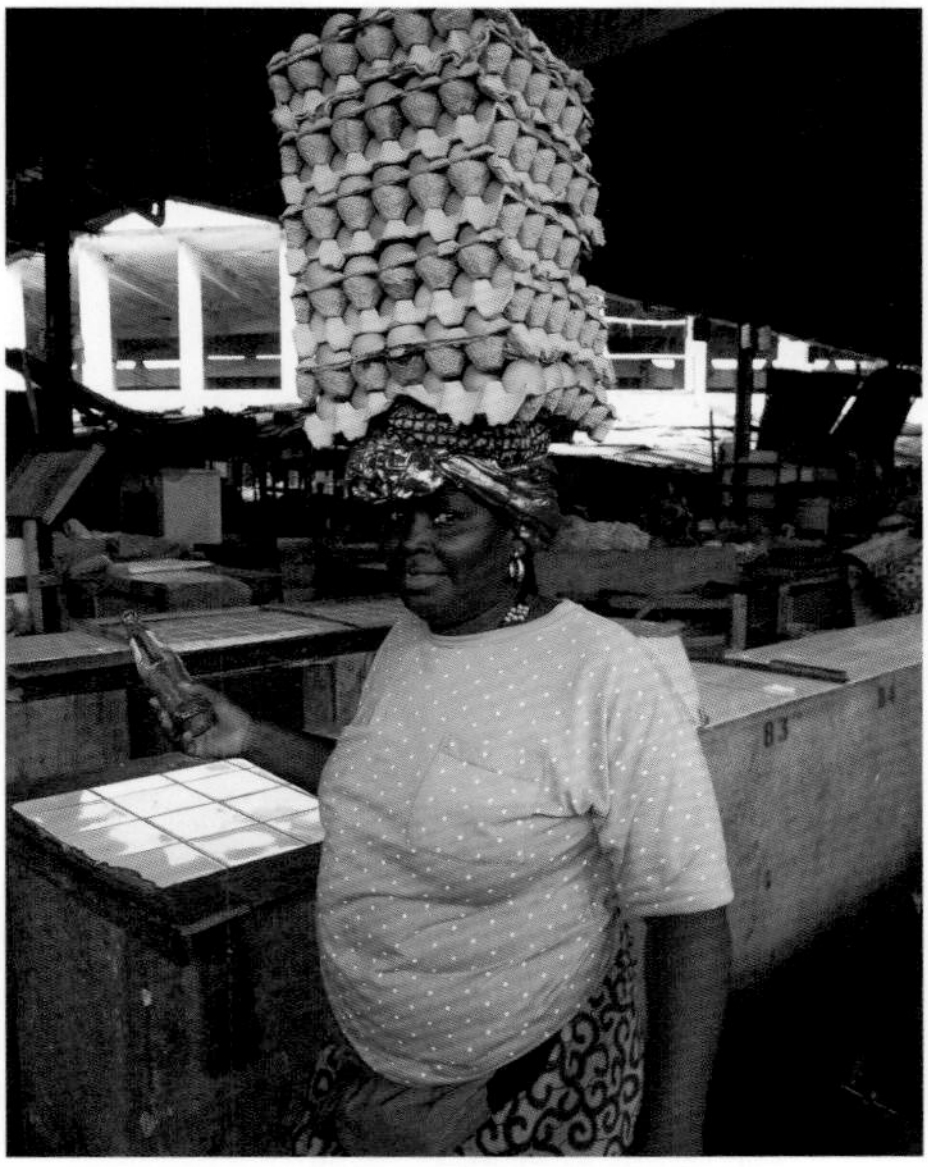

このバランス感覚に脱帽!!　卵を乗せたマーケットマミー（ギニア、2008年6月）

午後、ギニア国内でハンセン病対策事業を実施するNGOからも、説明を受けた。NGOで最も活動歴が長いのは、MPA（親アフリカ・ミッション）というオランダの団体で、一九八二年から奥地の森林地帯に入り、ハンセン病医療センターを設立して治療薬MDTによる治療を始めていた。現在は、回復者ケアとしてケースワーカーによる自立支援（少額融資等）や障害のある回復者に対する成形手術なども実施しているようだ。フランスのNGO、ラウル・フォレローは、一九八五年以来ギニアの北部と南部で活動しており、保健省と協力して回復者への薬（障害への対症薬）の提供、スタッフ・トレーニング、移動用の車両やガソリンの提供、さらには村落住民に対する啓蒙キャンペーンも実施している。また、ラウル・フォレローは現地組織も持っており、保健省と連携して奥地に入り回復者のニーズを調べ、生活支援や自立支援も行っているとのことだった。現地のNGOである「ギニア回復者自立協会」は、保健省のハンセン病対策プログラム調整官であったヤキテ博士が、定年後の二〇〇五年に設立した団体であり、回復者の社会復帰を活動目的に掲げているが、資金難のためにまだ十分な活動ができていないという。ギニアにはもう一つ、一九八六年からマルタ騎士団が中部で活動をしているが、その代表は昨晩の組閣で内務大臣に任命されたばかりで、会談はかなわなかった。ビデ博士によると、保健省とNGOの活動の連携は必ずしも芳しくなく、その結果として六県での有病率がなかなか下がらない。ビデ博士は、保健省とNGOとの定期的な連絡・調整の仕組みを構築しようと働きかけているが、どうもNGOには単独で活動したがる団体もあるようで、実現していないとのことだった。

翌日、舗装されているとはいえ幅の狭い道路を時速一〇〇キロでアクロバティックに疾走し、コナクリから一三五キロ離れたキンディア市の医療施設を訪れた。到着時には大雨に降られ停電となったため、建物の中は暗く、屋外で知事や市の幹部と挨拶した。市長に市の人口を聞くと、困ったような顔で隣にいた助役に聞くが、彼もわからず、三人目の幹部が答えてくれたが、その数字も正確ではないことを直感した。ダンマカヤ・ヘルスポストは、結核、HIV／エイズ、そしてハンセン病を扱う外来専門の医療施設で、県内には同様のヘルスポストが二

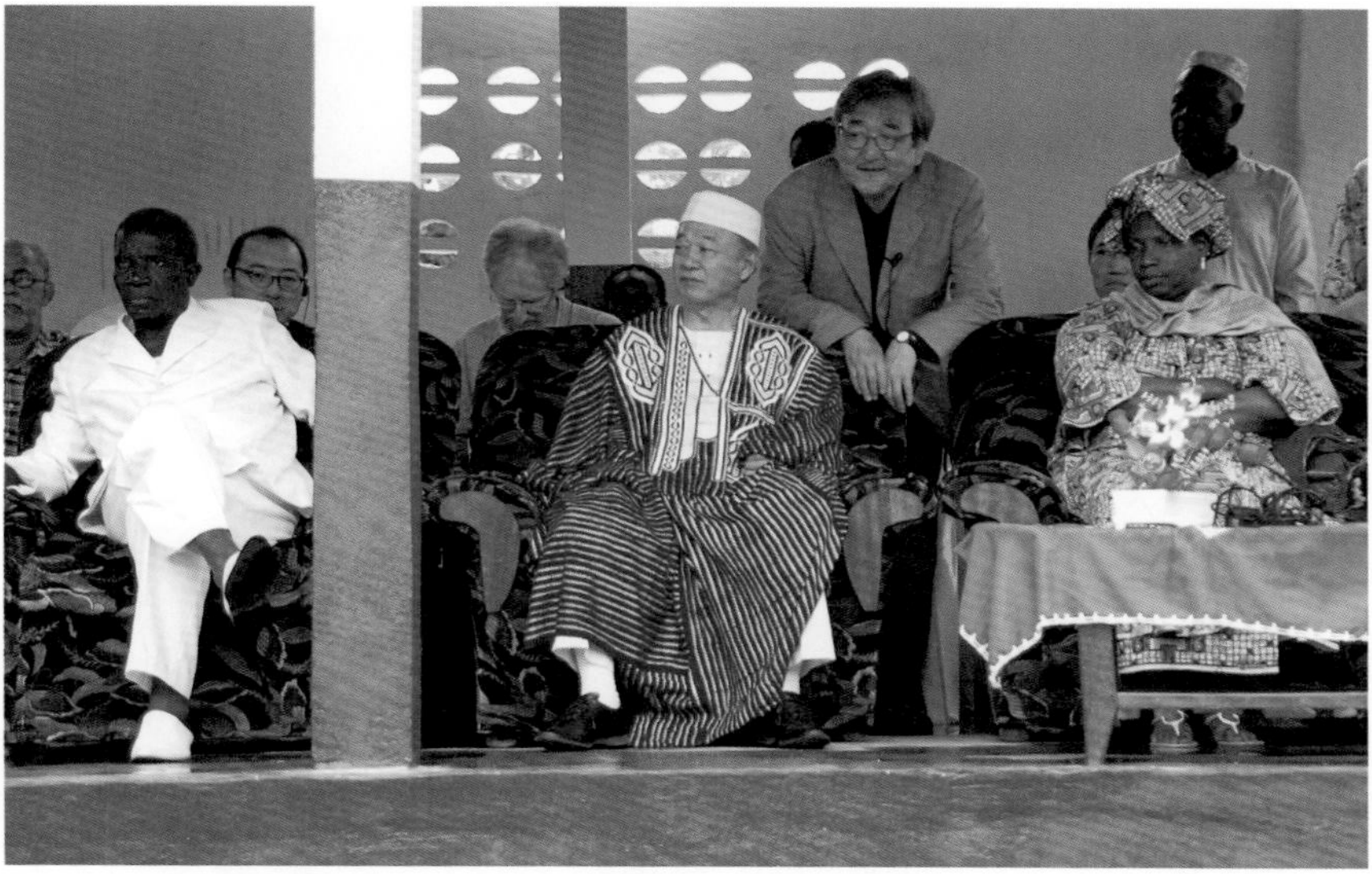

村の人口を知らない村長さん（左）と（ギニア、2008年6月）

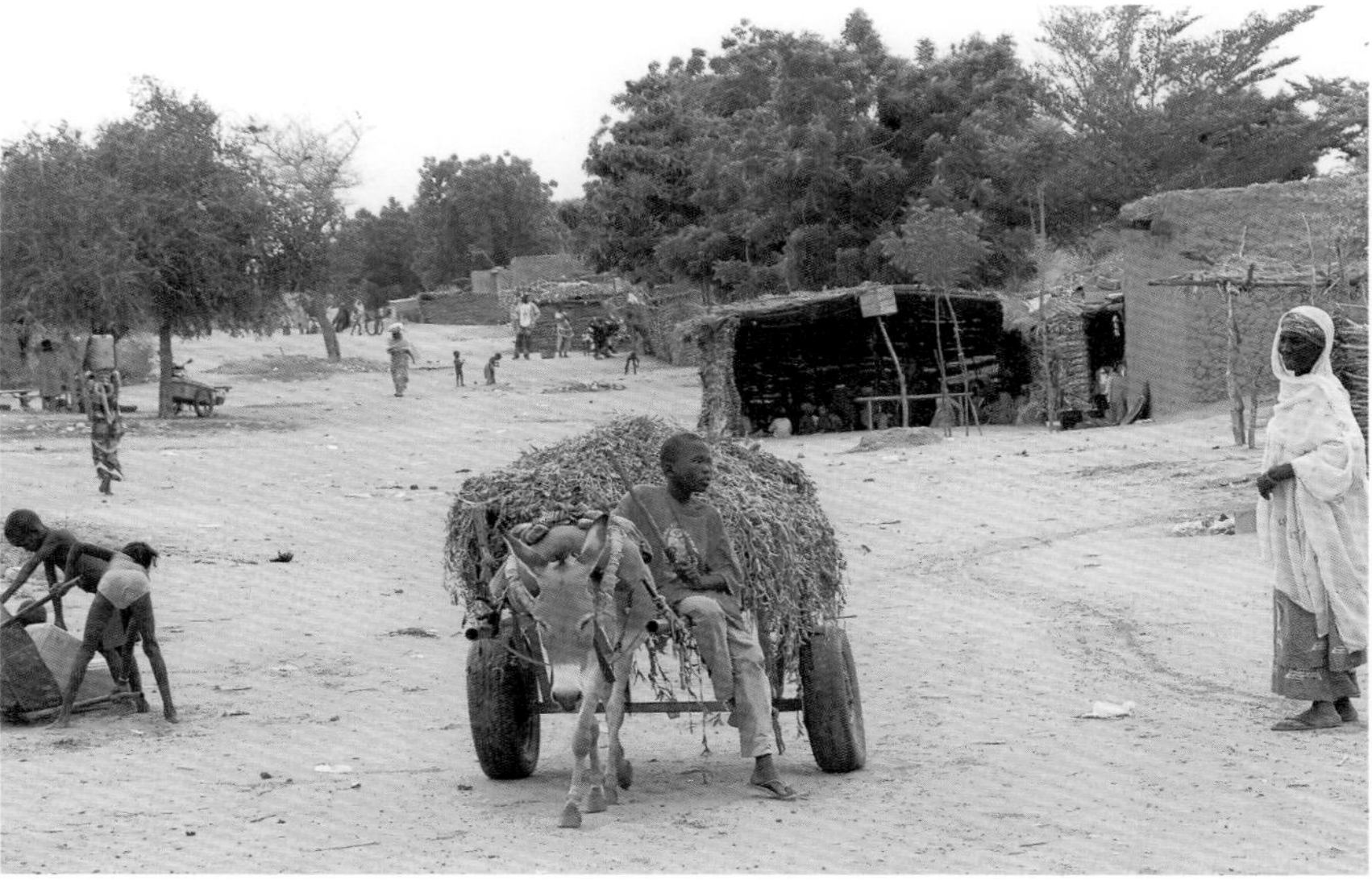

患者を探しに村の中へ（ギニア、2008年6月）

〇カ所ある。元々このヘルスポストは、ツェツェ蝿が媒介する「眠り病（嗜眠性脳炎）」の専門施設として設立された（現在、その機能は他所に移転）。私の訪問に合わせて、近隣（といっても、半径一〇〇キロ！）から、二〇人ほどのハンセン病の患者と回復者が集まっていた。歓迎式典では、ハンセン病に関する寸劇も上演された。ハンセン病を発症した男性がヘルスポストで診断を受け、患者登録をして治療薬のMDTを処方され帰宅。旦那がハンセン病と知った奥さんは実家に逃げ帰るが、病気の正しい知識を身につけると、逃げるのはおかしいと思い直して家庭に戻る、というストーリーだった。回復者自身によって演じられたこの寸劇の台詞は、実感のこもった重みを持っていた。

ギニアには丸四日間滞在したが、治安も悪く憲兵の先導車で会議や政府高官との面談に行く以外は、ホテルに缶詰状態だった。珍しく夕食会もなく、前述のキャンディア県で一度昼食にありついた以外、四日間一二回の食事のうち一一回は他に客のいない同じホテルでの食事となった。メニューもごく限られたもので、スープさえもなく、私は四日間とも夕食はオムレツだけだった。この歳になると別段ご馳走を食べたいとも思わないので、どこの国でも食事に不自由を感じたことはない。しかし働き盛りの日本財団の同行者にはいつも気の毒な思いをさせている。

伝統衣装を身にまとう——ニジェール共和国［八月］

［ルート］成田→フランス・パリ（飛行時間一二時間・トランジット一泊）**→ニジェール・ニアメ**（飛行時間五時間二〇分）**——三泊**

八月、パリを経由してニジェール共和国の首都ニアメに入った。アフリカ五三カ国（現在は五四カ国）中二三番目の訪問国である。ニジェールは西アフリカの内陸国で、アルジェリア、マリ、ブルキナファソ、ベナン、ナイジェリア、チャドの七カ国と国境を接し、国土の三分の一は砂漠地帯であり、世界で最も暑い地域でもある。有病率は〇・三九人。WHOの制圧目標は二〇〇二年に達成している。二〇〇八年当時のニジェールは、国連開発計画（UNDP）の調査で一一七カ国中一一七番目の最貧国であり、物価の高騰、失業率の高さが大きな問題になっていた。一万人の大学卒業生も無職という状況だった。

首都ニアメの空港では、ジラ・マナネ・ブーカニ人口社会改革大臣とイッサ・ラミネ保健大臣の出迎えを受けた。ジラ大臣はニジェール現内閣の八人の女性閣僚の一人で、ハンセン病回復者も含めた障害者の社会復帰などを担当している。ラミネ保健大臣はニジェールの一部族であるトゥワレグ族の伝統的な衣装に身を包み、白い布で頭と顔を覆っていた。私は外国を訪れるとき、心を交わし合う一助として、その国の伝統衣装を身につけるようにしているので、今回もさっそく、トゥワレグ族の伝統衣装グラン・ブブを調達した。五メートル近い布を頭に巻くのは難しく、毎朝ホテルのスタッフに協力してもらった。様々な巻き方があるのか、人によって巻き方が異なる。ドアのガラスに自身の姿を映してみると、まるで正義の味方、鞍馬天狗になったような気持ちだった。残念ながら日本財団の若い職員は鞍馬天狗を知らなかったが。話はそれるが、かつてフランスのパリのエリゼ宮にヴァレリー・ジスカール・デスタン大統領を訪ねた折、私の父が着る羽織袴の正装にしばし見惚れて、いろいろ質問していた。当時、大統領は宮本武蔵の『五輪書』を読んでおられ、武士の姿に関心を持たれていたそうだ。

WHOのニジェール事務所の説明では、国レベルでは制圧は達成しているが、全四二地域（州および県）中二地域が未制圧である。問題点は、移動生活をするフラニ族への対策、政府の制圧プログラムの評価がなされていないこと、ここ三年、政府の事業計画が策定されていないこと、政府のハンセン病に対する優先度が低いこと、当事者間の協力が欠如していることなどである。しかも政府からWHOに無料の治療薬MDTが注文されておらず、不思議なことに政府はNGOが購入した薬を無料で提供していた。WHOがハンセン病対策に乗り出す以前から、このNGOがニジェールでハンセン病患者のケアに取り組んできたという歴史的な経緯によるものかもしれない。

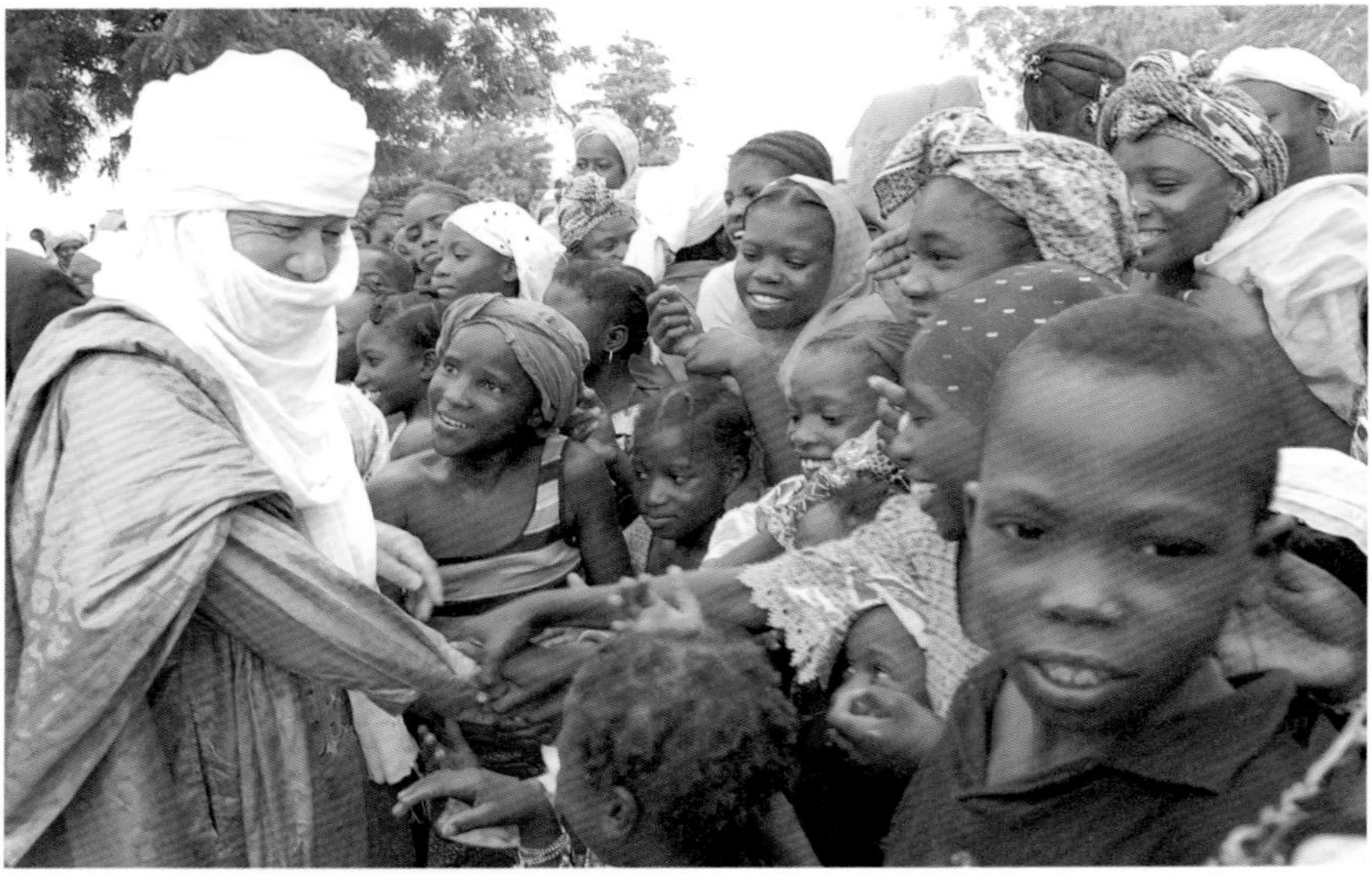

正義の味方「鞍馬天狗」ニジェール版（ニジェール、2008年8月）

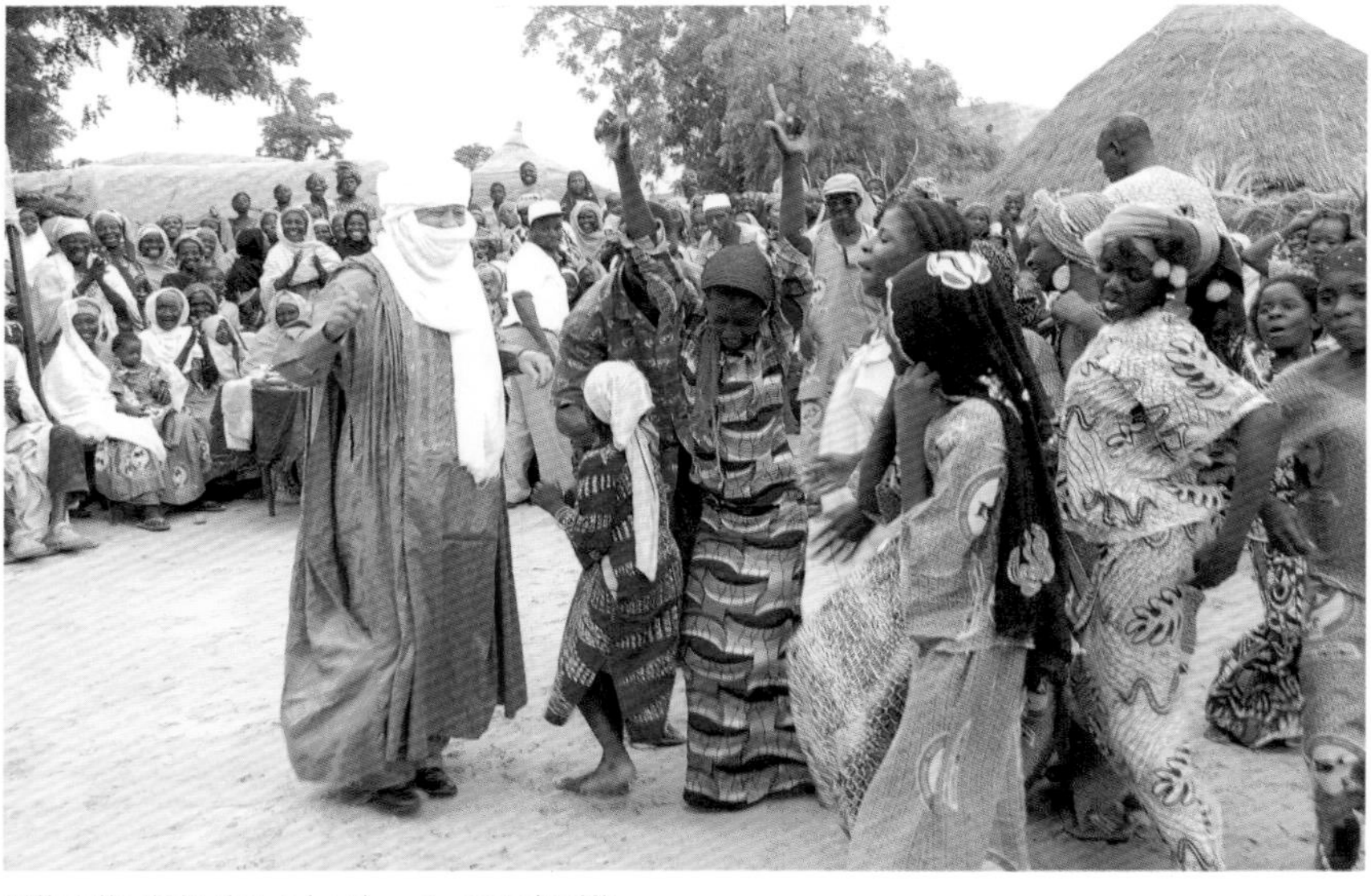

民族衣装で踊りに加わる（ニジェール、2008年8月）

患者にとっては無料で薬を入手できることに変わりはないが、WHOの無料薬を使うことで、NGOが費やしている治療薬購入経費を別の活動に使うことができるにもかかわらず、なぜか真相は不明だった。

ラミネ保健大臣は、私が大臣と同じトゥワレグ族の衣装を着ていることに驚き、大いに喜んでくれた。大臣には、ハンセン病患者数が継続的に減少していることへの感謝と敬意、そしてアフリカ初の撲滅、つまり患者数ゼロを実現することも可能であることを伝えた。

ジラ人口社会改革大臣とは、ハンセン病患者や家族への差別の撤廃の必要性を確認。大臣によれば、ハンセン病患者や回復者が社会復帰できるよう、ラウル・フォレロ財団などのNGOと協力して、自立支援や住宅・食糧の確保に取り組んでいるとのことだったが、あまり機能していないことは、長年の経験で直感した。午後は、ラウル・フォレロ財団やSIM(Serving in Mission)と意見交換を行った。彼らはハンセン病回復者の社会復帰のための職業訓練や識字教育、農業支援や少額融資などに取り組んでいる。小規模ではあるが、劣悪な環境における長期にわたるヨーロッパのNGOの活動は貴重ではある。

ニアメの国立皮膚病ハンセン病医療センターは一九八一年に設立され、当初はハンセン病に特化していたが、現在は皮膚病も扱っている。病院を訪問した後に、二一五の回復者家族が暮らす、ニアメ市内のコイラ・テグイ定着村を訪ねてみた。ここは一九五五年にNGOが提供した土地にハンセン病患者が定着した場所で、私が訪れると、回復者やその子どもたちが歌や踊りを披露。私も子どもたちの踊りに飛び入り参加した。興味深かったのは、ニジェールで最も人気のあるスポーツだという現地の相撲である。体が地面についた方が負けで、回復者の若い男性が白熱した試合を見せてくれた。私の訪問に合わせて地元のメディアが同行してくれていたので、このような患者や回復者の元気な姿がテレビで放映されることで、偏見や差別の解消につながることを願う。定着村はニアメに三カ所、ほかの県にもそれぞれ五カ所ほどある。回復者の全国的な組織化が進み、社会復帰を支援するネットワークが広がることが期待される。

セイニ・ウマル首相とは五月に横浜で開かれた「TICAD Ⅳ（第四回東京アフリカ開発会議）」でもお会いしており、私がニジェールの伝統的衣装を身にまとって首相の私邸を訪ねると、両手を広げ驚きの表情で、「ニジェールの問題をともに考えてくれているというメッセージを感じる」と、喜んでくれた。

最終日は例によって多くのメディアを前に、保健大臣、人口社会改革省次官とともに、ニジェールのハンセン病制圧活動の現状を報告した。

ニジェールでの日程を順調に消化し、離国の夕刻まで空き時間があったので、外務省の接伴係が「キリン保護区」の見物を勧めてくれた。ニアメから幹線舗装道路を小一時間走ったあたりで、走行中の道路の先を数頭のキリンが悠然と横断していた。外務省接伴係、WHOの同行者も車を停めてしばしキリンを見物した。しかし、これがトラブルとなったのである。キリンの写真を撮っているところを、車で五分ほど先にある「キリン保護区」の監視事務所兼料金所に誰かが通告したらしい。「見物料金を支払った後で、見物と写真撮影が認められる規則になっている。あなたたちは規則違反を犯した。車輌三台とカメラは没収」とのこと。アフリカ流儀「袖の下」で解決できると多寡をくくっていたところ、交渉は難航の様子。楽観論者の私は、「二、三日、刑務所にでも入れてくれれば、土産話になるのになぁ」と、つまらぬ思いにふけっていた。キリンのように首を長くして待つことおよそ一時間半、交渉役が笑顔で帰ってきた。結局、見物料一〇五ドルを支払った後にキリンを写真におさめたということにして一件落着となった次第。

ニジェール（Nigger）もナイジェリア（Nigeria）も黒を意味し、アメリカでの黒人侮辱語であるニガー（Nigger）は、アメリカに売られたこの地域出身の黒人奴隷に由来する言葉かもしれない。多くのニジェール人は自分の生年月日を知らないという。しかし誕生日よりも生まれた年が重要とされ、生年だけを覚えている人は結構いるそうだ。ニジェールで海外に出掛けられるのは、政治家や役人などごく限られているが、生年はともかく誕生日は覚えていないため、パスポートの誕生日は、ほとんど一月一日になっているらしいが、真偽のほどは定かではない。

滞在中、大統領府から差し向けられた車の運転手、五四歳のナニ・マイガさんは月給一万八〇〇〇円の公務員で三人の妻と一七人の子どもに囲まれた生活だそうだ。本妻とその子どもが暮らす住宅の隣地に第二、第三夫人とその子どもが同居しており、愛情を平等にするため二日間ずつ順番に訪ねるらしい。ご苦労なことだと思うが、マイガさんは幸せだという。私の知人の一人は「彼女が還暦を迎えるとは夢にも考えていなかった」と、妻以外にパートナーのある苦悩を話してくれたことがあるが、妻以外のパートナーが何人もいる人たちはどうなのだろうか。もっとも末期高齢者の私にとっては、想定外の問題である。

制圧達成後の課題——コンゴ民主共和国［八月］

［ルート］ニジェール・ニアメ→フランス・パリ（飛行時間五時間・トランジット一泊）**→コンゴ民主共和国・キンシャサ**（飛行時間七時間四五分）**—四泊—キンシャサ→パリ**（飛行時間七時間四五分・トランジット一四時間）**→成田**（飛行時間一一時間三〇分）

ニジェールからいったんパリに戻り、トランジットのため、空港近くのホテルで一泊、約八時間の飛行でコンゴ民主共和国の首都キンシャサに到着した。昨年に続いての訪問である。コンゴ民主共和国は二〇〇七年末に国レベルで制圧を達成したが、私はこれほど早く達成するとは思っていなかった。国内の一部ではなお内戦が続き、インフラ整備が遅れ、広大な熱帯森林に住む一般的にピグミーと呼ばれる狩猟採集民の患者発見や治療が困難であることなど、多くの問題を抱えていることを、十分に知っていたからである。制圧は、ハンセン病制圧活動にかかわる人々の強い信念と努力によって達成されたのだ。今回の目的は、制圧達成の祝辞を大統領、首相、保健大臣ほか、現場で働く関係者に伝えることと、有病率の高い地域の状況を再確認するためである。

到着の翌朝、コンゴ民主共和国のWHO事務所でヨコーデ代表から「コンゴ民主共和国はまだまだハンセン病の取り組みが必要であり、笹川大使には今後の課題を示して欲しい」との要請があった。WHOのアレクサンダー医師の報告によると、二〇〇七年末調査のアフリカ全体の有病率は〇・四五人であり、全アフリカで国レベルの制圧は達成されている。しかし地域によっては有病率の高い場所が少なくない。コンゴ民主共和国では、カタンガ、オリエンタル、イクエーター、バンドゥンドゥーの四州で有病率が高く、私はその中で二・〇一人と最も有病率の高いカタンガ州のモバ地域を訪れることにした。

保健省で、マグウェンジ・カプト保健大臣に再会。今回も私の地方視察に同行して下さることになった。ンザンガ・モブツ国務大臣とも会談したが、大統領、首相は外国訪問中で、制圧達成のお祝いを直接伝えることはできなかった。モブツ国務大臣は、かつて独裁者と言われたモブツ・セセ・セコ元大統領の子息である。モブツ大統領が、その独裁政治の頃、昭和天皇の「大喪の礼」参列のために来日された折、新宿の全日空ホテルで表敬したことがあった。トレードマークの豹柄の帽子を被り、若輩の私は失礼にも「政治状勢困難な時期に来日下さったことに感謝する」と伝えると「何も心配することはない、問題を起こしそうな連中も一緒に連れてきた」と、いたずらっぽく笑ったことを思い出した。モブツ元大統領は三二年間独裁体制を維持したが、その政権を転覆させたのが現在のジョセフ・カビラ大統領の父であるローラン・カビラ前大統領だ。現在では国民和解のため、政敵の息子たちが挙国一致体勢で政権を運営しているのである。

カプト保健大臣、ヨコーデWHO代表とともにモバ地域へ向けて出発した。ジンバブエ航空でキンシャサの二〇〇〇キロ南東に位置するカタンガ州の州都ルブンバシへ。そこで一六人乗りのプロペラ機に乗り換え一時間四〇分、六〇〇キロ離れたモバ地域に入った。赤土の滑走路に到着すると、長時間待っていてくれたと思われる一〇〇〇人を超える人々が、激しい爆発的なリズムの音楽で歓迎してくれた。モバ地域は、一九九七年にルワンダ人による内戦が勃発。特に二〇〇〇年に激化し、村に点在する民家は略奪と放火、殺戮が横行し、多くの村民がボートでタンガニーカ湖を渡り、タンザニア、ザンビアなどに脱出したという。内戦が終結し平穏を回復した村

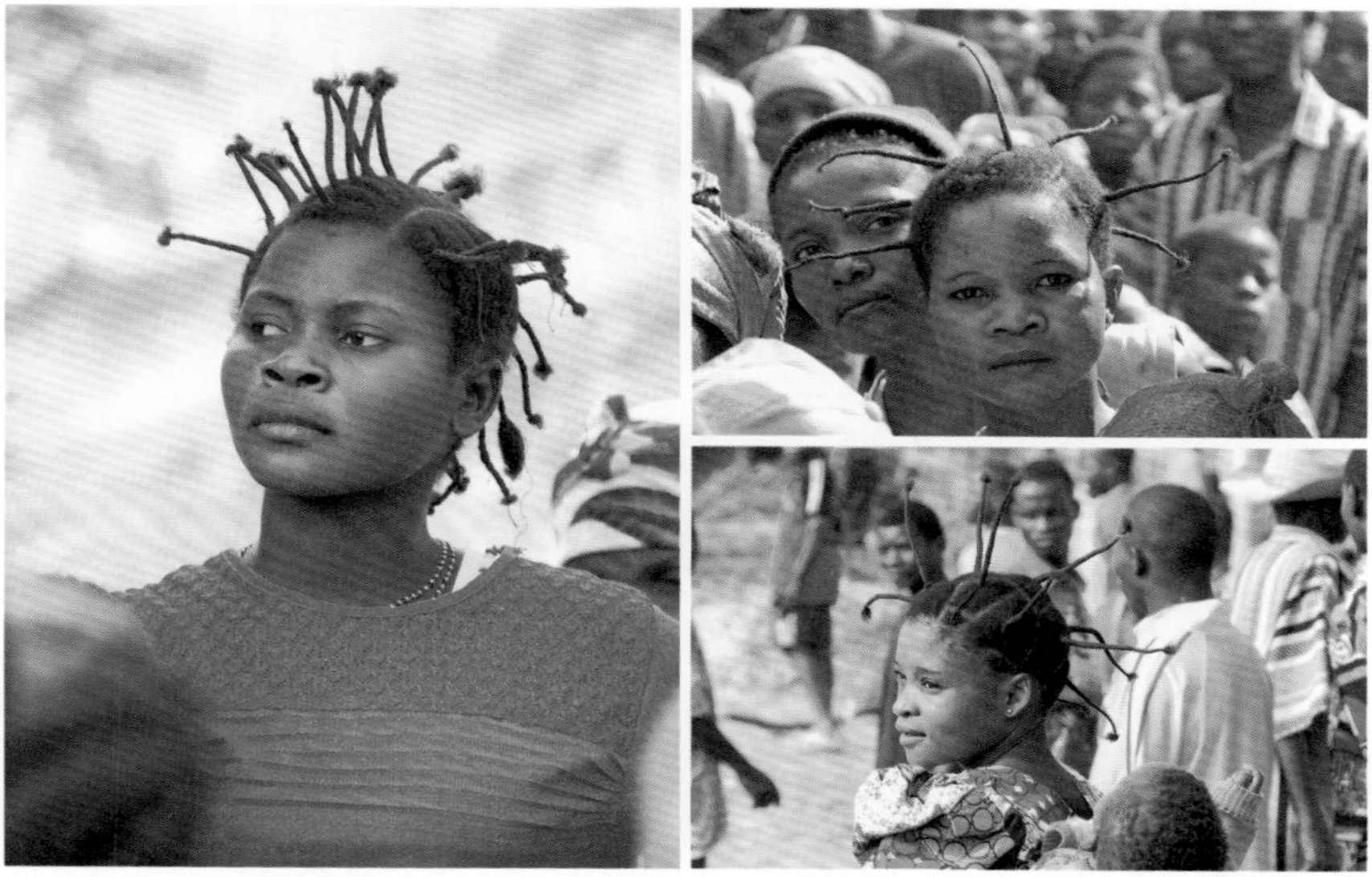

女性たちの個性的なヘアスタイル（コンゴ民主共和国、2008年8月）

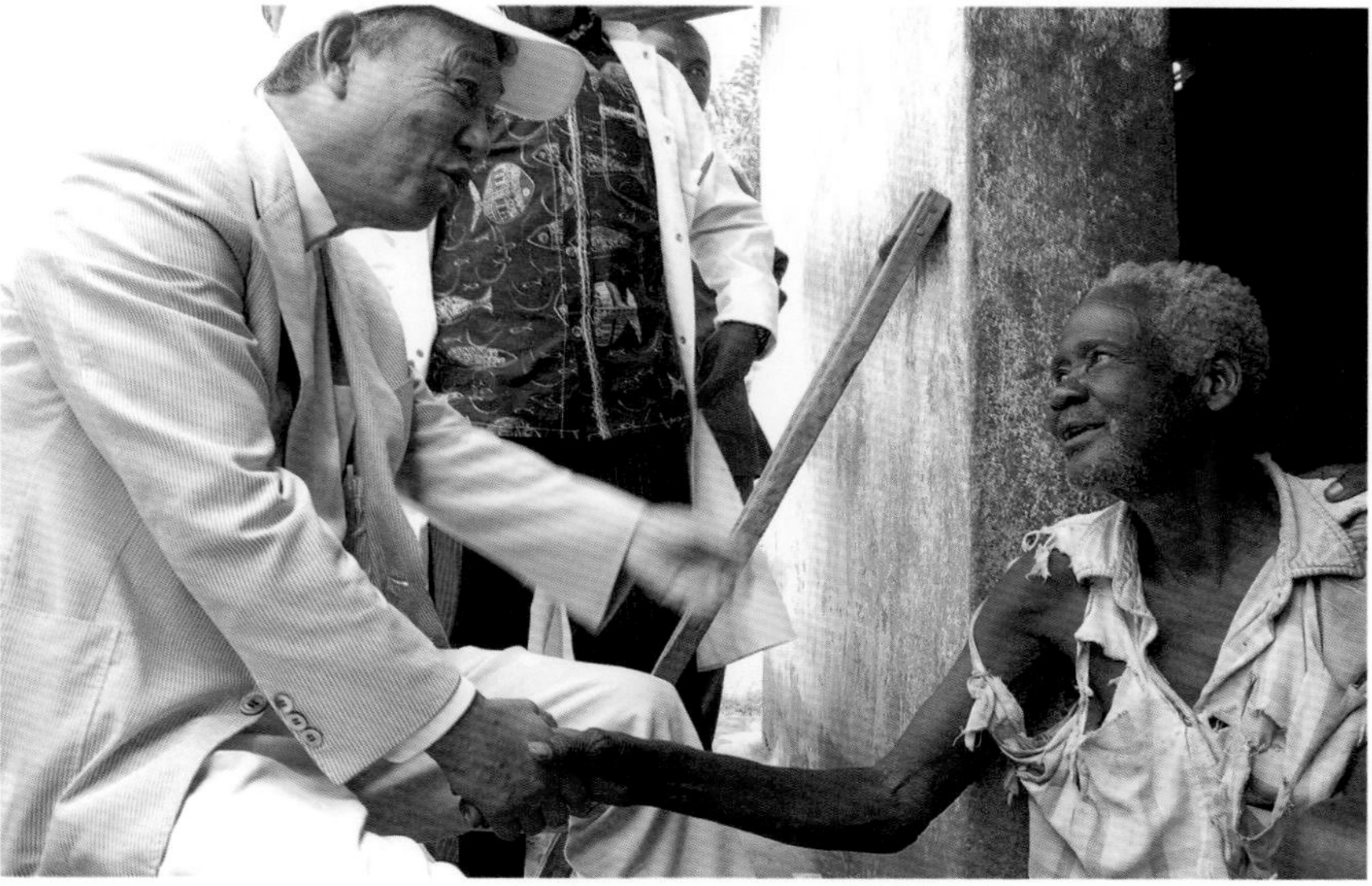

回復者の方を激励（コンゴ民主共和国、2008年8月）

には、この六カ月だけで三〇〇〇〇人以上が帰還した。これまでに約一万八〇〇〇〇人が帰還しているが、いまなおルワンダ人に対する恐怖心はおさまらないという。

タンガニーカ湖は、アフリカではビクトリア湖に次ぐ巨大な湖であり、タンザニア、コンゴ民主共和国、ザンビア、ブルンジに囲まれている。翌朝は、そのタンガニーカ湖畔の港からボートで湖を約一時間南下し、人口約一九〇〇人のムルングジ村に向かった。村人の多くが胸まで湖の中に入って私の到着を待っていた。ボートの舳先から思い切って砂地に飛び降りると、拍手とともに、口に手をあてた女性たちから歓迎の奇声が飛んだ。この地域はなぜか八〇年代後半からハンセン病患者が多くなり、ヘルスセンターが管轄する地域の住民一万四〇〇〇人の調査では、新規患者は年に一一〇人、有病率二五人と異常に高い数字を示している。その原因を、保健省、NGO、アメリカの研究者が共同で調査する計画が進められていた。短時間の滞在だったが、村人とともに踊り、汗を流し、帰りのボートに乗った。多くの村人が湖に入り、私の姿が見えなくなるまで手を振ってくれた光景は、いまも私の脳裏に焼付いている。これまで数多くの感動的な場面を体験してきた私にとっても、特別な思いが残る場所だった。

タンガニーカ湖から移動してモバ病院を訪問。モバ病院は病床一五〇床、カプト保健大臣の父君がこの病院の勤務医だったこともあり、大臣自身も幼少期をこの地で過ごしたそうである。拡声器から流れる大音響の音楽に合わせ、多くの村人とともに私も大汗をかいて踊りまくった。病院の本館から少し離れた場所には、数家族の回復者が住んでいたが、病気は完治しても差別で村に帰ることができず、ここでの暮らしを余儀なくされていた。

モバには宿泊設備がなく、藁葺き屋根が点在する村落の一画にあるベルギーの教会関係者が一〇〇年前に建設した赤レンガの美しい教会が宿泊所となった。私には司祭の部屋が与えられた。執務室にはヨハネ・パウロ二世教皇の写真があり、現教皇ベネディクト一六世(二〇〇五年四月即位)の写真はなかった。遠隔地のため、まだ写真が届かないのか、司祭の個人的趣味でそうされているのかはわからないが、少し奇異な印象を受けた。

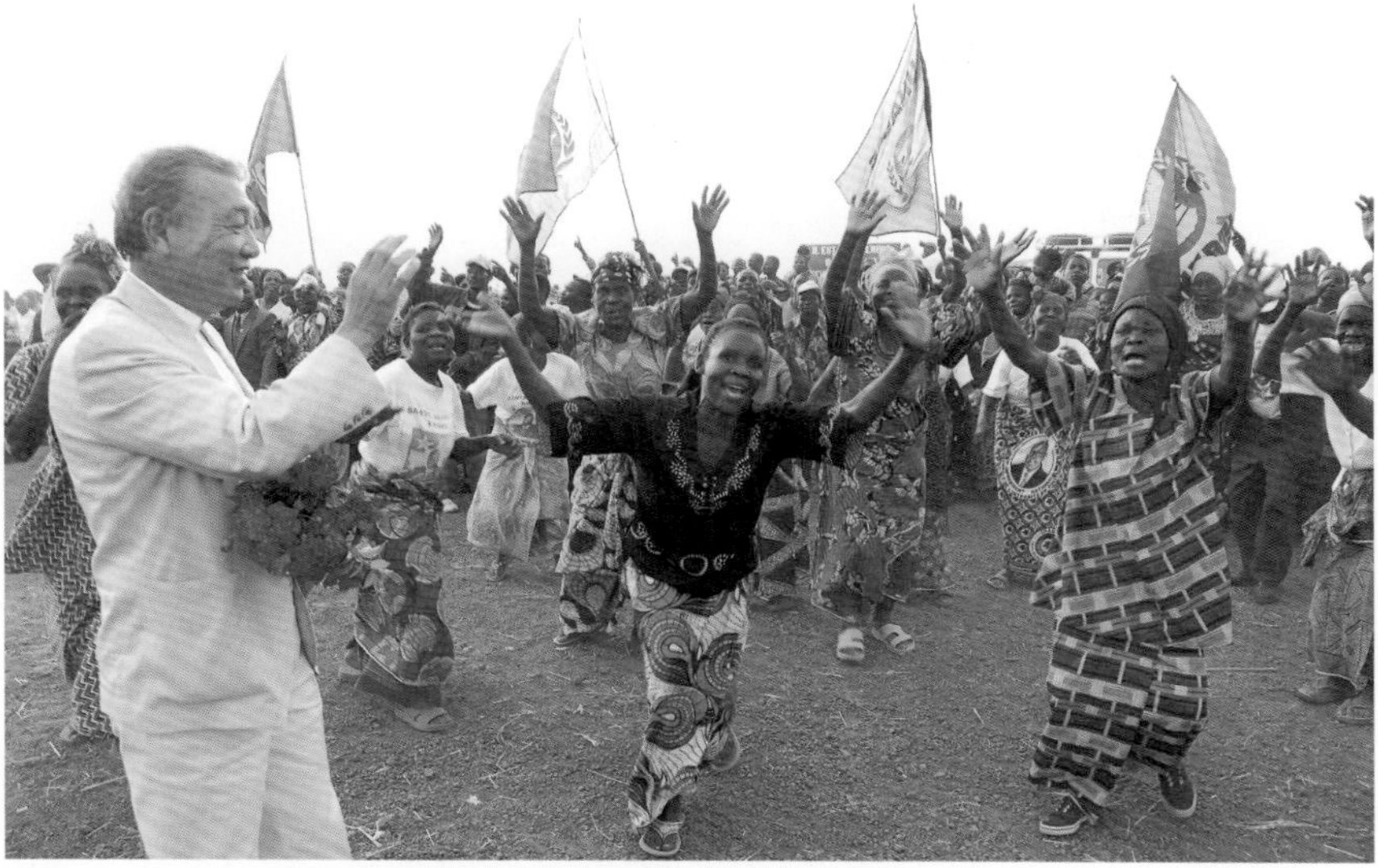

飛行場に降りて大歓迎を受ける(コンゴ民主共和国、2008年8月)

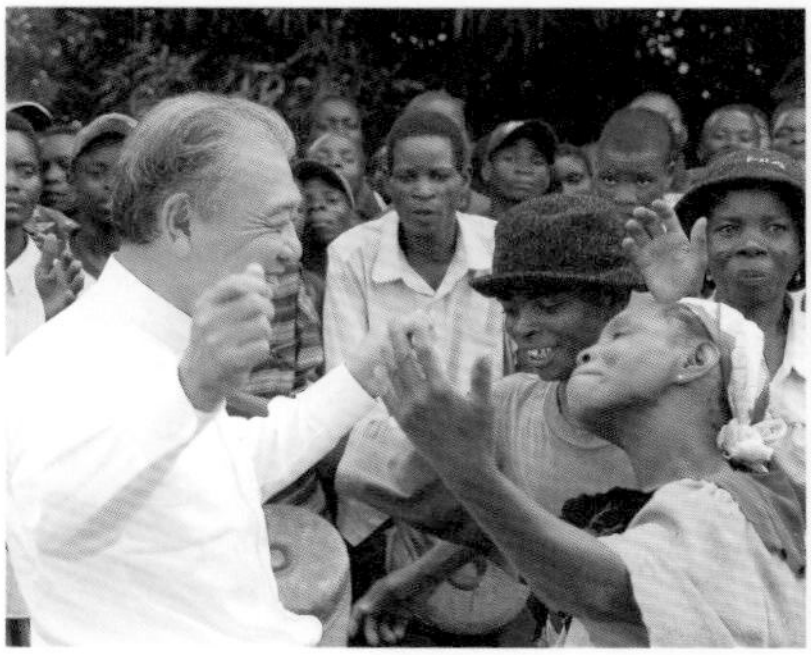

村人と踊りまくる(コンゴ民主共和国、2008年8月)

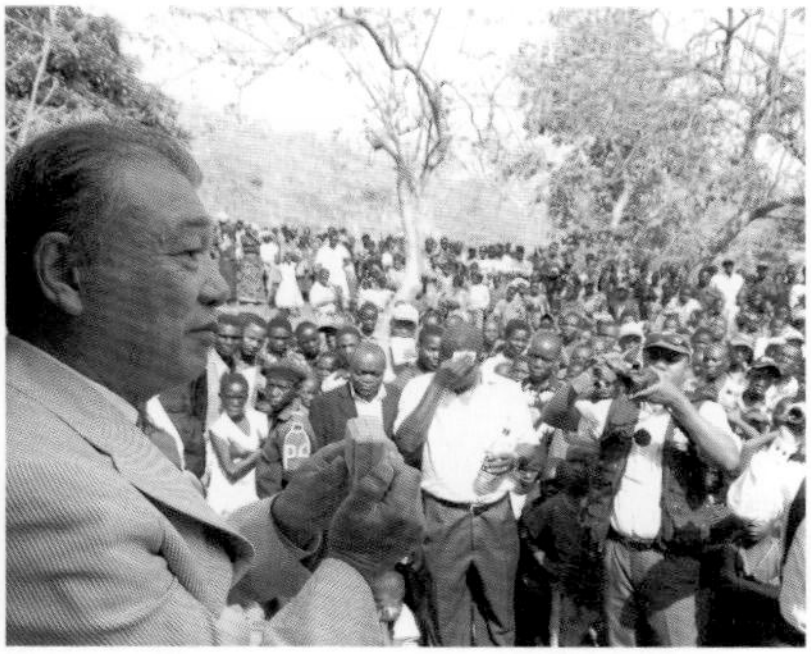

初めて見る日本人の私の話を聞く村人たち(コンゴ民主共和国、2008年8月)

タンガニーカ湖で村人たちに別れを告げる(コンゴ民主共和国、2008年8月)

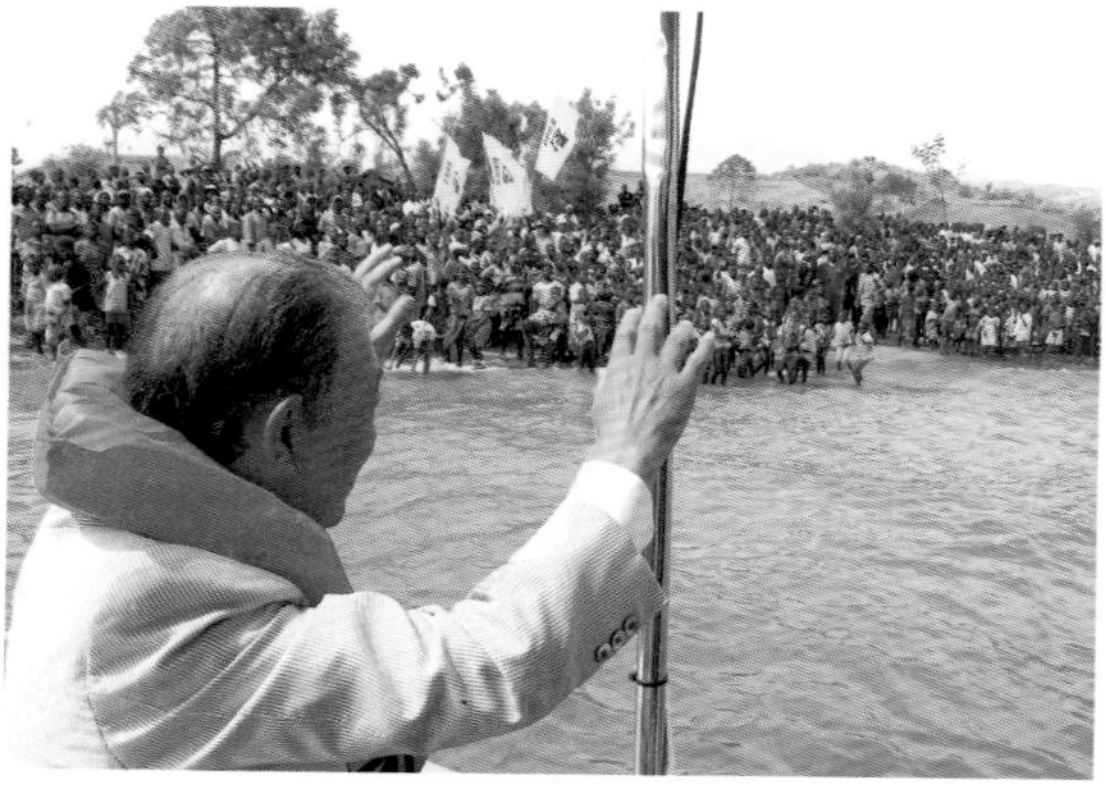

見送ってくれる村人たち(コンゴ民主共和国、2008年8月)

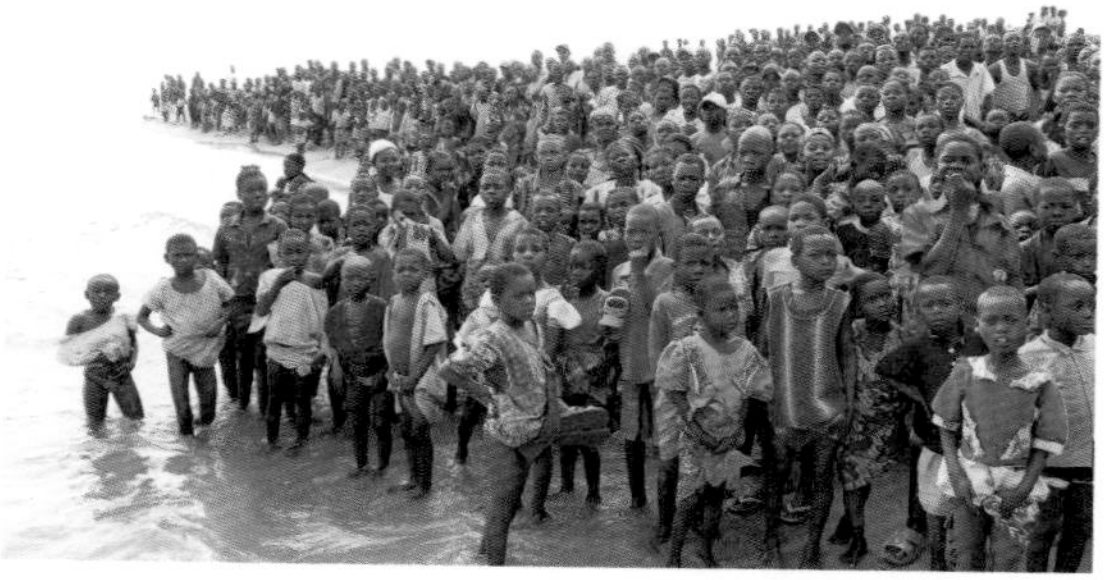

失礼にも国会議員である彼女を給仕と間違えた(コンゴ民主共和国、2008年8月)

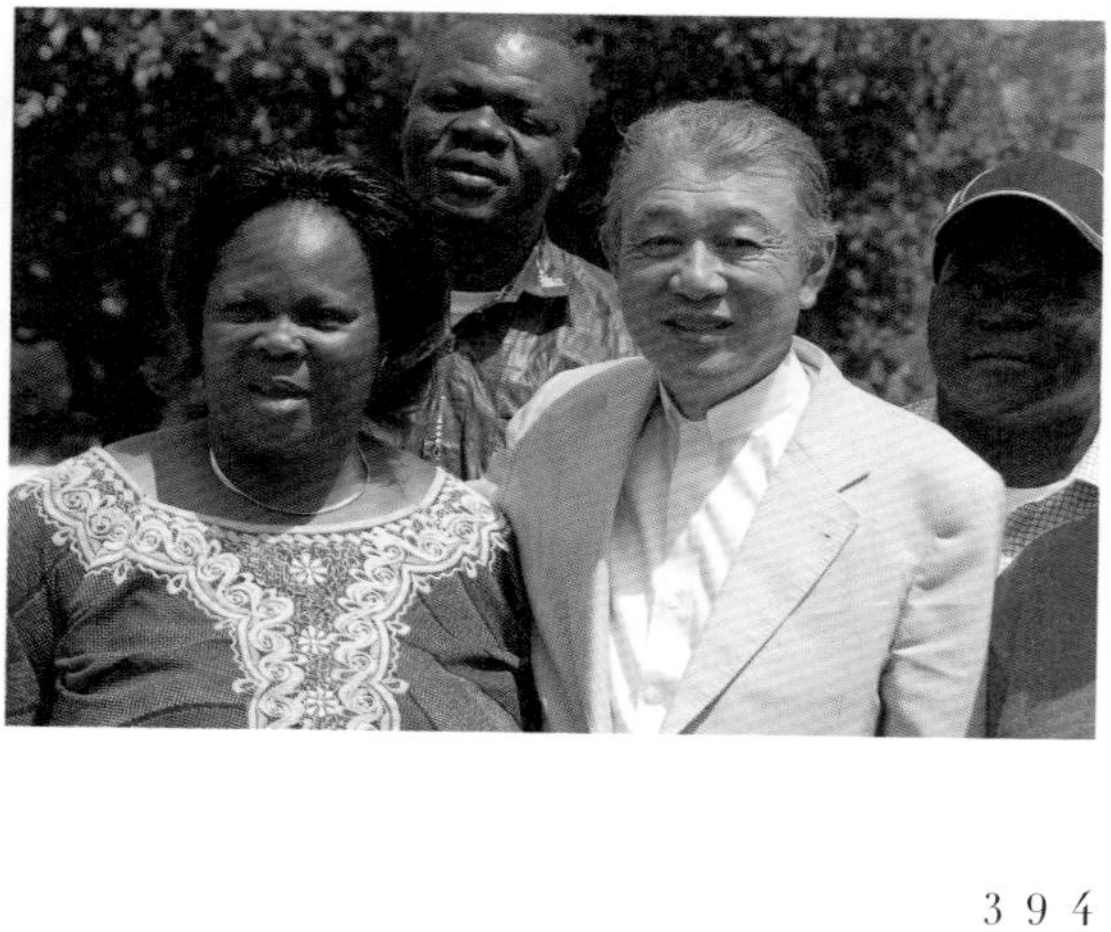

夕食はシスターの宿舎で行われた。このような僻地の教会関係の施設にビールなどあるはずもないのに、無理を承知でビールを所望したところ、意外や意外、体格のよい女性の配膳係が一人一本の大サービスをしてくれた。地獄で仏ならぬ、僻地でのビールの喉ごしは、たまらなく美味い。配膳係りのテキパキとした仕事振りに、隣席のカプト保健大臣に「あの方々はシスターですか?」と聞くと、大臣閣下は大爆笑して、「あの二人の女性は当地出身の国会議員です。あなたを受け入れるため、一週間前にキンシャサから帰郷して準備していたのです」。このとき真っ黒に揚げたキャタピラー(芋虫)が山盛りになった皿を振る舞われたが、さすがに手が出なかった。

ベッドには蚊帳があったが、トイレは野外。マラリアを媒介するハマダラ蚊は、朝夕に出没する。顔や手足にはたっぷりと虫除けスプレーをかけていたが、トイレで尻を出したときに、尻にスプレーをかけていないことに気づいて、落ち着かない朝の仕事になってしまった。

早朝五時三〇分に教会の鐘が鳴った。早起きの私が

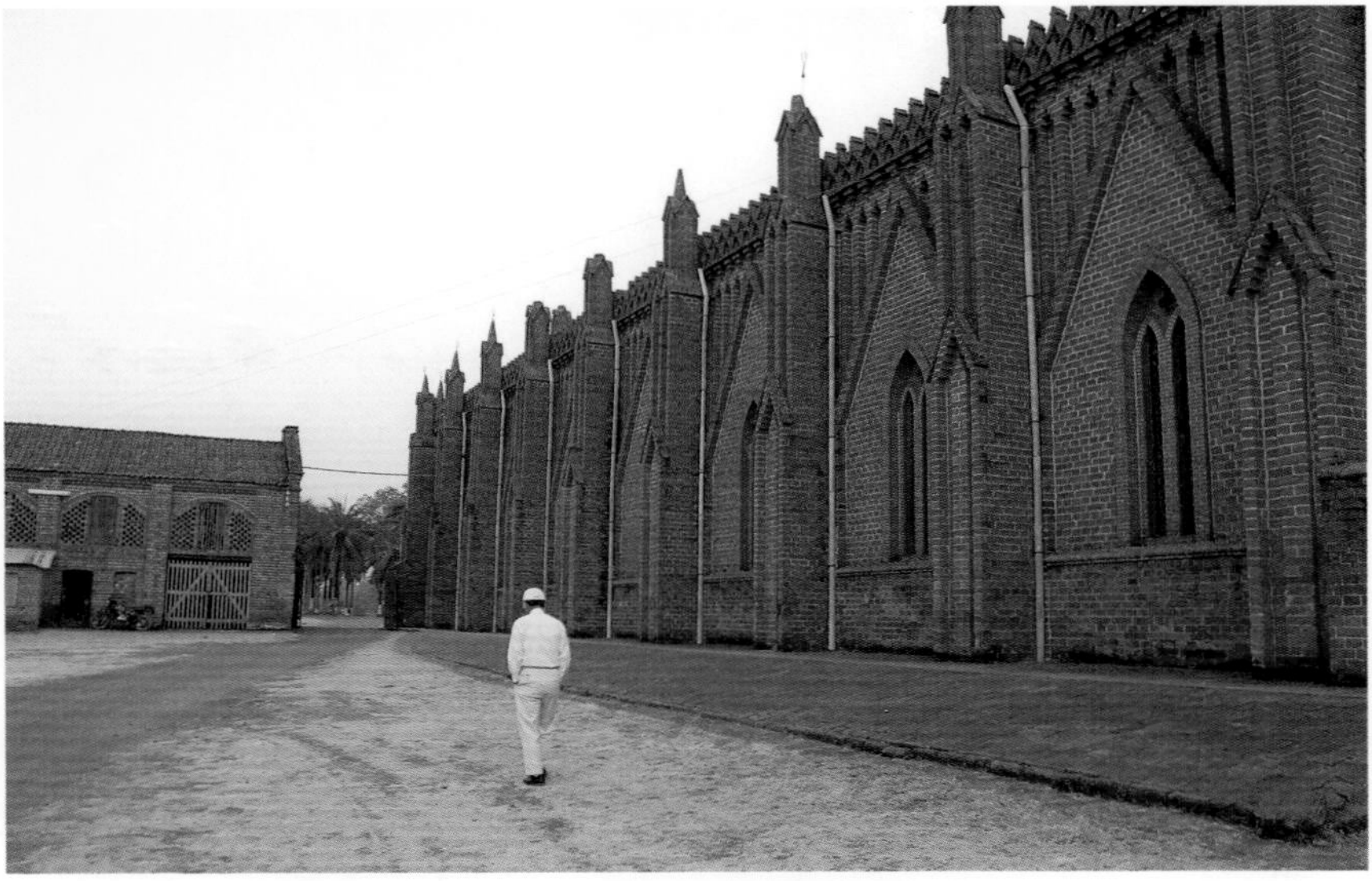

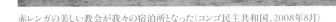

赤レンガの美しい教会が我々の宿泊所となった(コンゴ民主共和国、2008年8月)

教会に行ってみると、まだ司祭もいない中、二〇人ほどの信徒が静かに祈りを始めていた。

再びプロペラ機で州都ルブンバシに戻ったが、ホテルには治安維持のための迷彩服を着たヨーロッパ系のPKO隊員が滞在しており、女性隊員も散見された。

コンゴ民主共和国政府による公式なハンセン病制圧宣言式は州知事官邸で開催され、多くのマスコミ取材陣が詰めかける中、保健大臣が制圧宣言を読み上げた。その後、マスコミから「ハンセン病は恐しい病気か」、「遺伝はするか」、「感染リスクはあるか」など、制圧が達成されたのに驚くほど初歩的な質問が出た。世界中のメディア関係者への啓蒙活動の必要性を痛感させられた。イギリスの著名新聞でさえ差別用語の「leper」を用いることがあり、その都度私はクレームの書簡を出さざるを得なかった。

ガンジスの流れのように――インド（デリー、ウッタルプラデシュ州、ウエスト・ベンガル州）［九月］

［ルート］成田→インド・デリー（飛行時間八時間二五分）**―二泊―デリー→ウッタルプラデシュ州バラナシ**（飛行時間一時間）**―二泊―バラナシ→デリー**（飛行時間一時間二〇分）**―一泊―デリー→ウエスト・ベンガル州コルカタ**（飛行時間二時間）**―二泊―コルカタ→タイ・バンコク**（飛行時間二時間四〇分・トランジット二時間）**→成田**（飛行時間六時間）

九月は、デリー、バラナシ、コルカタのインド三都市で活動した。私は、インドの回復者自身による組織「ナショナル・フォーラム」を二〇〇五年の設立以来、全面的に支援してきた。今回の訪問目的は、インドの聖地バラナシの訪問と、このナショナル・フォーラムの東部地域会議に出席することだった。

首都デリーにおいて、ハンセン病の制圧に携わっているWHO南東アジア地域事務局（SEARO）とインド政府保健省を訪れ、アジアおよびインド国内でのハンセン病制圧の現状について意見交換した。アジアでは、ネパー

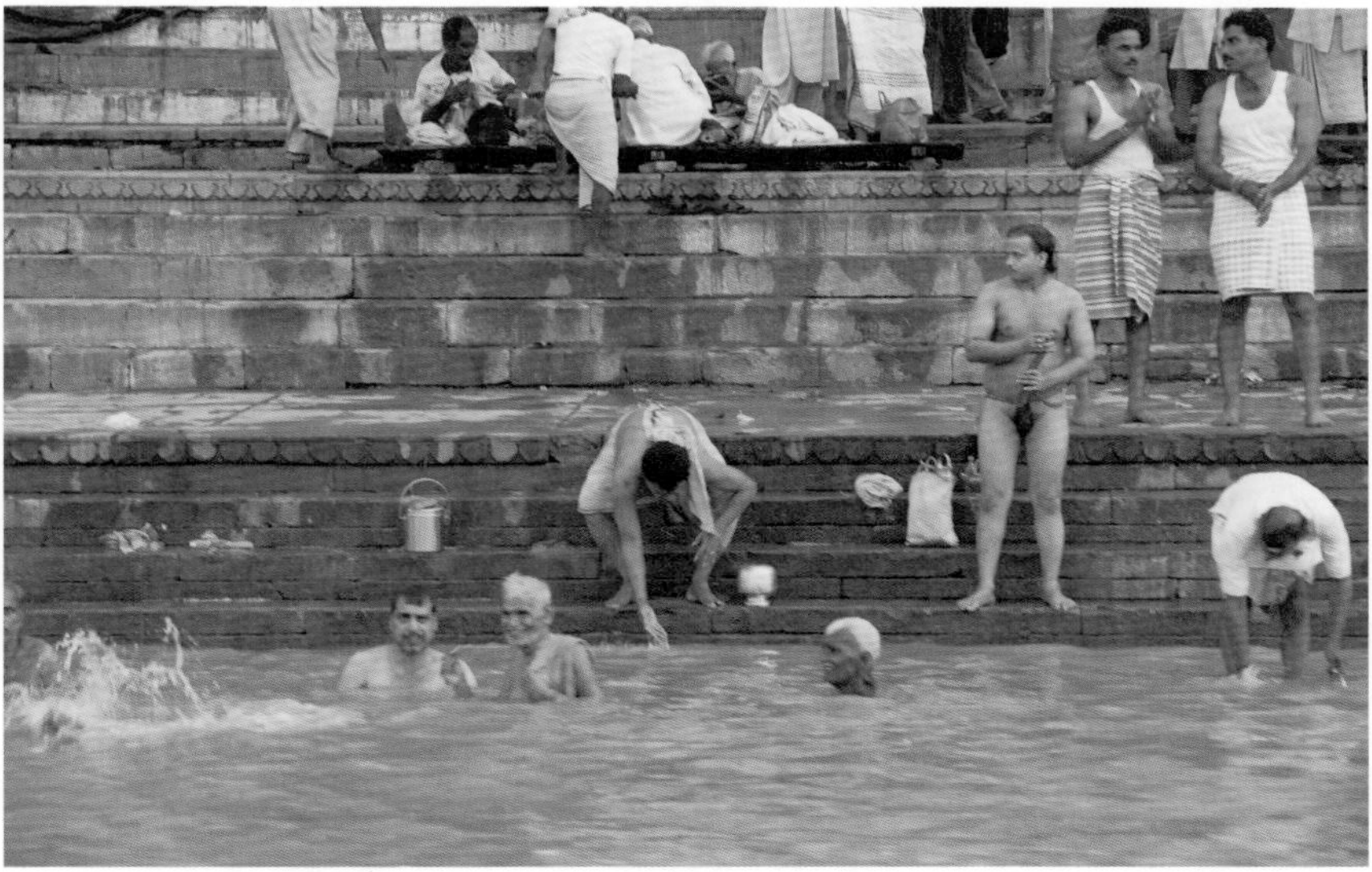

ガンジス川で沐浴する人々（インド、ウッタルプラデシュ州、2008年9月）

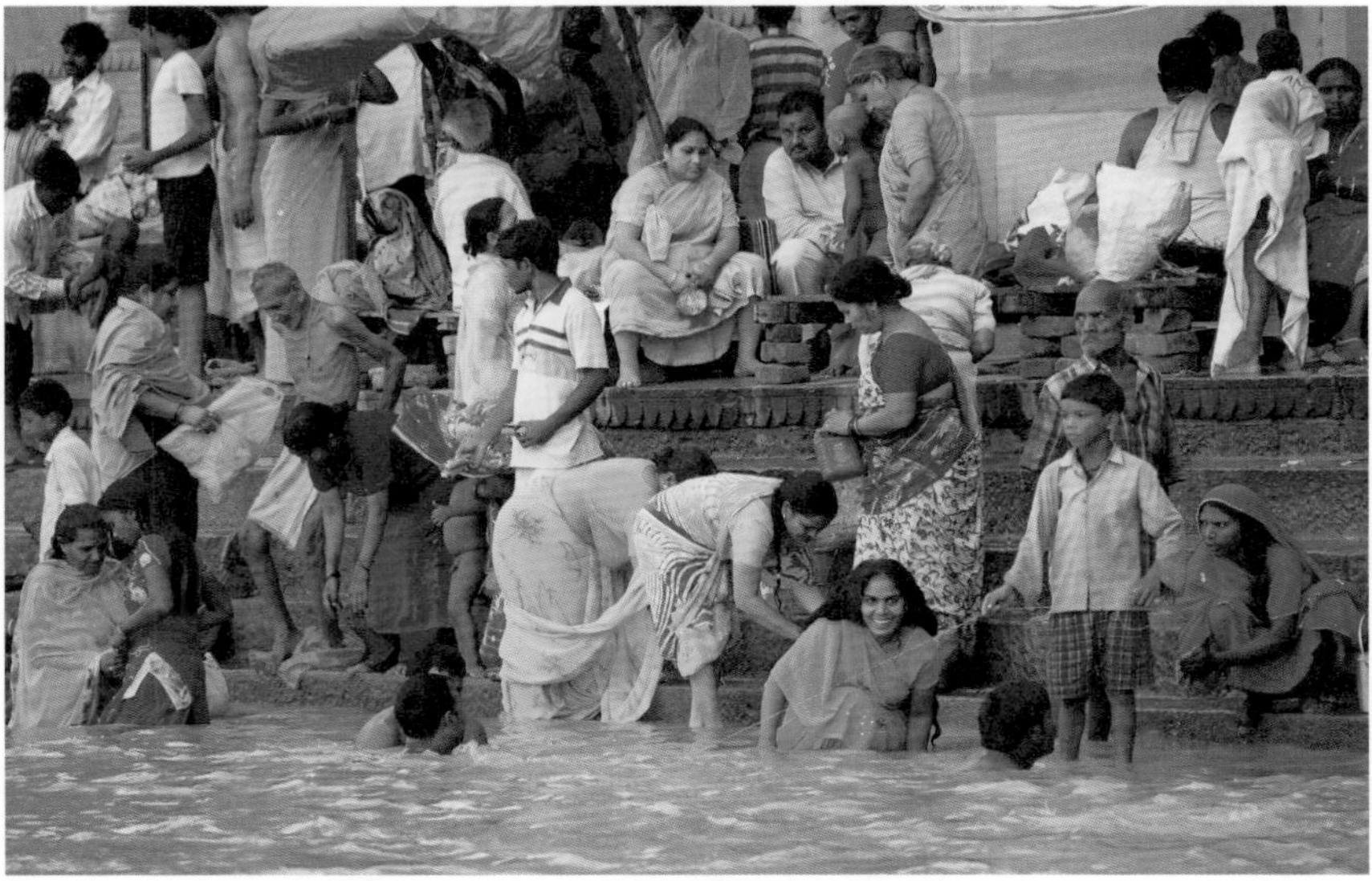

ガンジス川で沐浴する女性たち（インド、ウッタルプラデシュ州、2008年9月）

ルと、人口増加に伴って本年より統計の対象となった（統計対称は人口一〇〇万人以上の国）東チモールの二カ国において、まだハンセン病の制圧が達成されていない。

同じ日、法律、人権、医療の専門家および関連当局や民間団体の代表を招き、国連ハンセン病人権決議について周知をはかるためのシンポジウムを開催した。これはこの六月にジュネーブで開催された国連人権理事会で、ハンセン病患者・回復者とその家族に対する差別撤廃を求める決議が採択されたことを受けての企画である。

デリーに続いて、人口一億九〇〇〇万人を擁するウッタルプラデシュ州のバラナシを訪れた。「母なる川」ガンジス川のほとりのこの街はヒンドゥー教と仏教の聖地であり、ガンジス川の川辺で火葬され、遺灰が川に流されると輪廻から解脱できるとされていることから、インド中から死を待つ人が訪れる。インドで活動をする以上、インド人の信仰と密接な関わりのあるこの場所を一度は訪れておきたいと前々から願っていたが、ようやく実現したわけである。

バラナシのサンカッモチャン・コロニーでは、子どもたちが結婚するときにコロニーを出てゆくという決まりがあり、次世代の若者をコロニーにしばりつけない方策が考えられていた。また一〇人ほどの回復者がアコーディオンのような楽器や太鼓などを演奏し、車座になって歌いながら歓迎してくれた。ここでは、心理療法士のトゥルシ博士を中心に、NGOが様々な支援を行っており、音楽活動も心理療法の一つとして導入されたものだ。こうした活動のためか、回復者の表情はほかのコロニーと比べ、明るく豊かな印象を受けた。

翌日は、ハウラー地区およびピンダラ地区の二つのヘルスセンターを訪ねた。アシャー（ASHA：Accredited Social Health Activists）と呼ばれる女性のヘルスワーカーがセンターに集まり、ヒンドゥー教の祈りの歌で歓迎してくれた。アシャーは、正規雇用職員ではなく、「報酬つきボランティア」とでもいうべき人々である。週に六日、徒歩で村の家庭を一軒ごと回り、村人がハンセン病やそのほかの病気にかかっていないかを調べている。一人で一〇〇〇人近くの村人を担当し、ハンセン病患者を発見するごとに一〇〇ルピー（約一五〇円）、その患者に六～

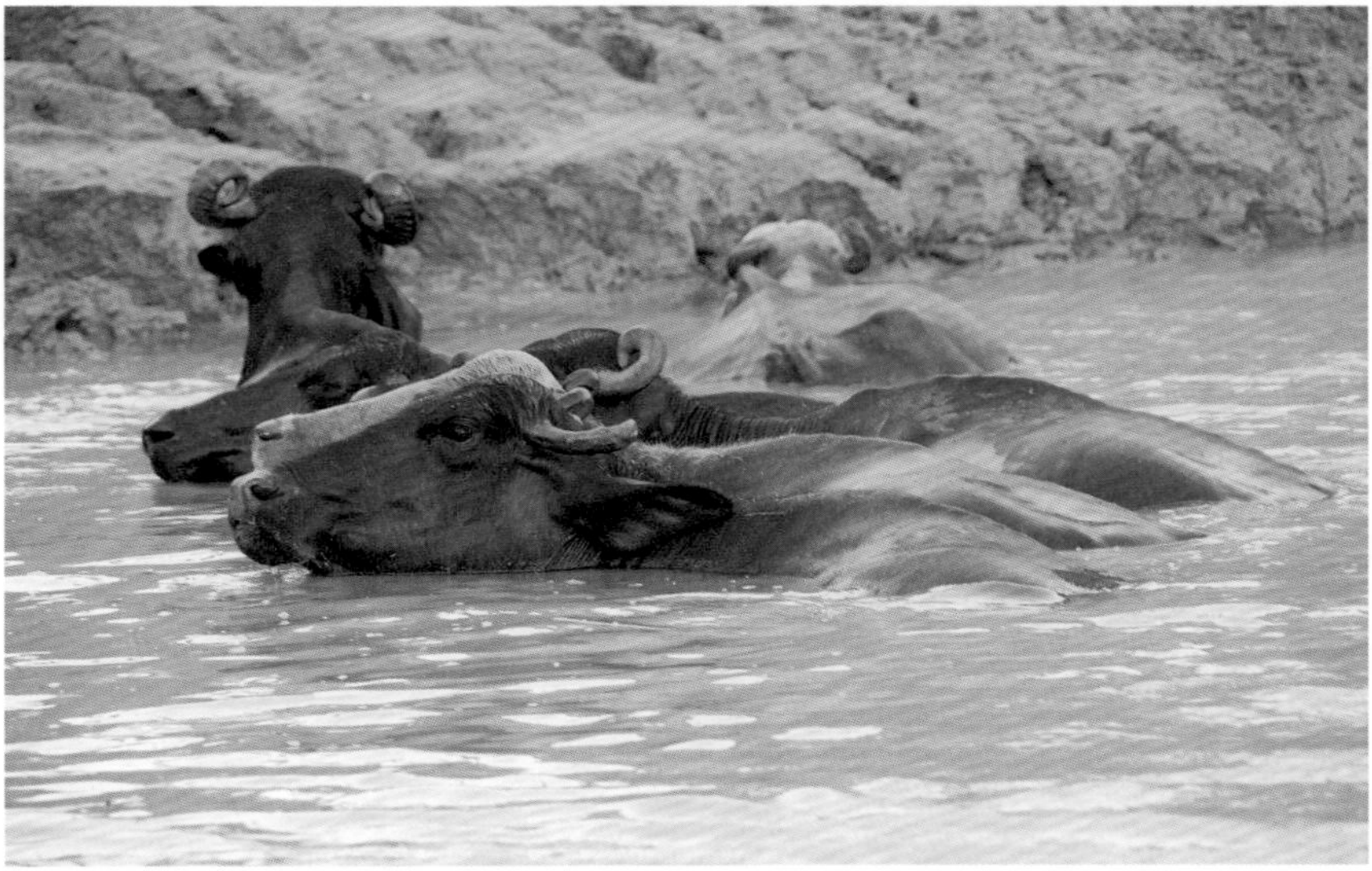

水牛も沐浴（インド、ウッタルプラデシュ州、2008年9月）

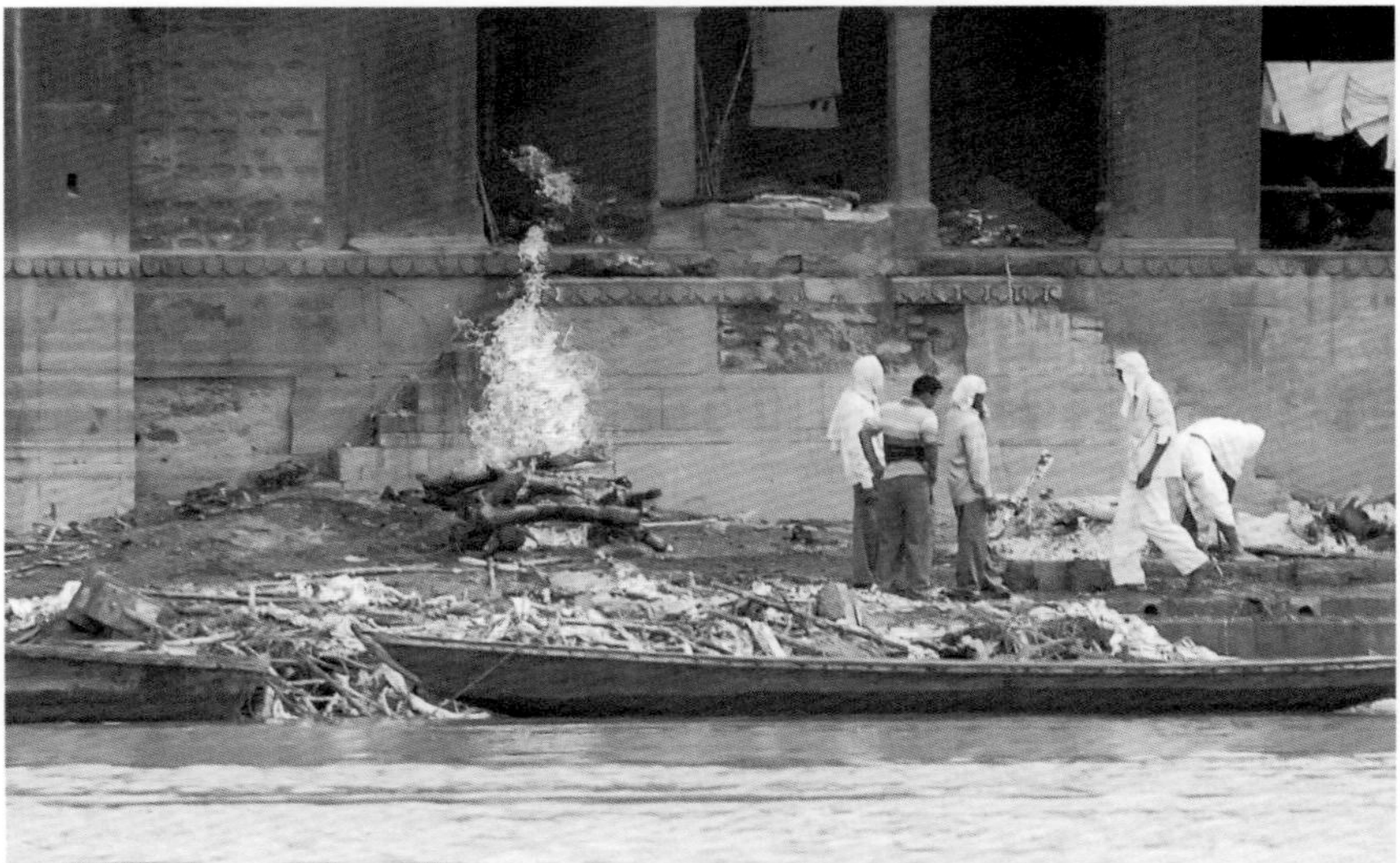

川岸での火葬のあと、ガンジス川に流される（インド、ウッタルプラデシュ州、2008年9月）

一二カ月間治療薬のMDTを服用させ、治療が完了すれば一人につきさらに二〇〇から四〇〇ルピーを報酬として受け取る。彼女たちのおかげで早期発見が可能になり、身体に障害を残すことなく、治癒できるようになってきた。

バラナシ最終日は早朝四時に起床し、エンジン付の小舟に乗ってガンジス川に出た。バラナシあたりのガンジスは川幅はそれほど広くはないが、流れは早い。日本人の考える禊《みそぎ》は清水を用いるものだが、ガンジスは濁流でゴミやペットボトルは言うにおよばず、牛の死骸や布に包まれた子どもの屍体も流されてくるという。岸辺で熱心に祈りを捧げ、頭までどっぷりと水に浸り、何度も口を漱ぐ人もいる。その百メートルほど上流には火葬場があり、遺灰は、河に流される。さらに上流では都市排水が勢いよく流れ込んでいた。死者を川辺で荼毘に付して灰をこの河に流すことが、死者に対する最大の敬意であるという。しかし例外もあり、ハンセン病患者、妊婦、天然痘患者、毒蛇に咬まれた人、一〇歳未満の子どもは荼毘の対象ではないらしい。船から岸辺を見るといたるところでガンジス川に尻を向けて朝の「仕事」をしている人が目に入る。見たくもないものが自然に目に入るのもインドならではである。

その後、「ナショナル・フォーラム東部会議」の舞台となるウエスト・ベンガル州のコルカタへ移動した。ナショナル・フォーラムは設立以来、デリーで全国大会を二度、マハラシュトラ州のムンバイで西部会議を開催したが、東部地域では初めてだった。会議にはウエスト・ベンガル、オディシャ、ジャルカンドおよび東北部の州のコロニーから、約三〇〇人が参加した。今後この組織が、インドにおける社会的信頼性を高めていくには、運営体制の充実と、次世代を担う若い有能なリーダーの育成が不可欠である。

会議の終盤、スピーチの最中に、数日前に訪れたガンジス川の風景が頭をよぎった。ガンジス川は、遠いネパールのヒマラヤ山脈で生まれ、いくつもの支流が集まり、悠々たる大河となり、大海へ流れ出ている。このナショナル・フォーラムもまた、各地の小さな力が集まり、いずれ社会を変革する大きな潮流となるよう、私自身のさらなる努力を覚悟させられた会議でもあった。

大統領と回復者の会談——ブラジル連邦共和国［一一月］

［ルート］成田→アメリカ・ロサンジェルス（飛行時間九時間四〇分・トランジット一泊）→コスタリカ・サンホセ（飛行時間五時間四〇分）—二泊—サンホセ→ペルー・リマ（飛行時間三時間四〇分）—一泊—リマ→ブラジル・サンパウロ（飛行時間四時間四〇分・トランジット七時間）→ブラジリア（飛行時間二時間）—二泊—サンパウロ→ドイツ・フランクフルト（飛行時間一一時間二五分・トランジット三時間）→成田（飛行時間一一時間）

一一月には、コスタリカ、ペルー、ブラジルを訪れたが、ロサンゼルスを経由の九泊一〇日の行程で、うち五泊は機内泊だった。コスタリカでは国連平和大学を訪問し、アリアス大統領との再会を果たした。ペルーではフジモリ元大統領を慰問。

首都ブラジリアでは、二〇〇三年に回復者が開設したガマー（GAMAH：Grupo de apoio as mulheres atingidas pela hanseniase）を訪ねた。毎日約二〇人の患者や回復者が訪れ、機織、サンダルの製作、ドライフラワーの加工などの活動を行っている。設立者のマリーさんは、ハンセン病患者のヘルスワーカーとして働いていたが、彼女自身もハンセン病を発症。その後、差別に苦しむ患者や回復者が集まる場が必要だと考え、この団体を設立した。ガマーの活動に参加することで、回復者たちは仲間をつくり、仕事をしながら連帯感を深め、生き甲斐を感じるようになるという。

午後は、WHO現地事務所と保健省を訪ねたが、驚いたことに、ハンセン病対策担当者の説明の中に、「制圧」という言葉が一度も出なかった。もちろん保健省も患者の早期発見と治療を促進するための取り組みは進めてはいるが、制圧目標を念頭に置かずに活動をしていたのである。制圧が達成したからといって問題が全て解決するわけではないが、まずはそれを具体的な目標として取り組む必要がある。ブラジルもWHOにおける目標設定に合意した以上は、達成に向けて努力する責任がある。

ルラ大統領との会談には、ハンセン病当事者組織のMORHAN(Movimento de Reintegração das Pessoas Atingidas pela Hanseníase)からも代表者と七人の回復者がブラジリアに集まり、同席してくれた。大統領も、テンポラオ保健大臣、ジャーソン保健監督局長、ヴァヌーチ人権局長など、関係機関の代表者を同席させた。会談は一五分の予定が三〇分に延び、MORHANの代表者であるアルトゥール氏とそれぞれの地域からの回復者代表から、現状改善に向けての発言があった。

大統領は、ハンセン病の問題に関心が高く、大統領就任直後にハンセン病施設を訪れ、一九六〇年代まで行なわれていた患者・回復者に対する隔離政策の代償として賠償金を支払うことも決断している。二〇〇六年には「グローバル・アピール」の賛同者として、状況改善への支持も表明した。大統領は、居合わせた保健大臣にこの問題についての説明を求め、状況改善に向けできる限りの協力をするよう指示された。回復者が大統領に現状を直接訴え、改善に向けた約束を取りつけたのは、画期的なことだった。

この会談により、その日のうちに二つの大きな進展があった。一つは二〇〇九年一月に、中央政府が新しい市町村長に向けて年ごとの重点目標を発表する際、最優先事項であるデング熱対策とともにハンセン病対策を取り上げることが決定されたこと、もう一つは保健省が各市町村長に対して、ハンセン病解決に向けた努力を表明する文書を提出するよう求めることが決定されたことである。

大統領との会談が成功裏に終了し、翌日はブラジリアから飛行機でサンパウロへ移動、パドレ・ベント元ハンセン病病院と、その近隣にあるサン・フランシスコ・ド・アシス・ホーム(アッシジのフランシスコ老人ホーム)で入所者を励ました。パドレ・ベント・ハンセン病病院は一九三一年の設立で、約三〇年間、患者の隔離施設として

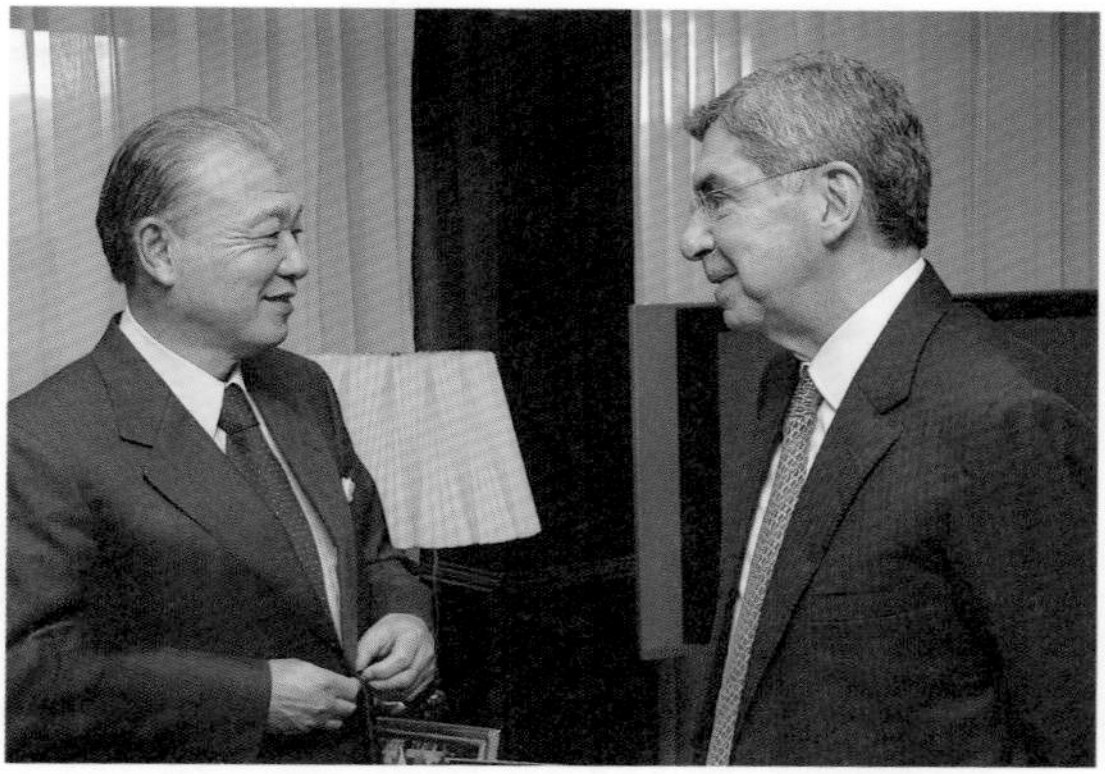

かつて日本財団を訪ねてくれたコスタリカのアリアス大統領と再会（コスタリカ、2008年11月）

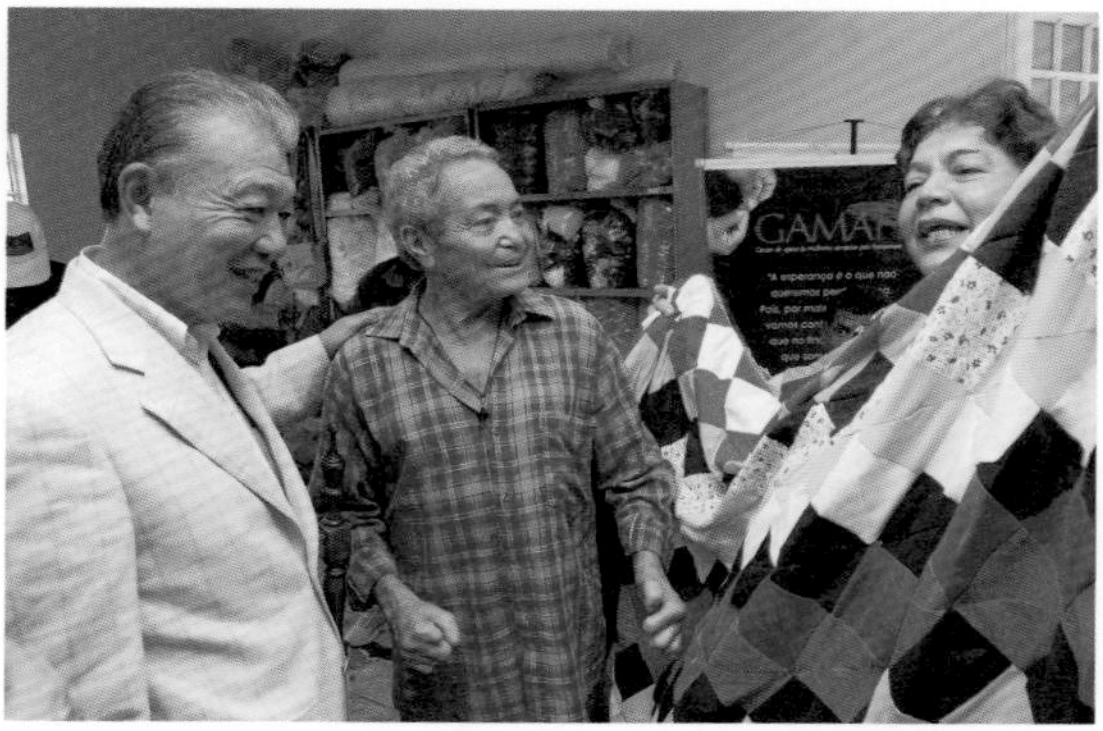

回復者の作ったベッドカバーを見る（ブラジル、2008年11月）

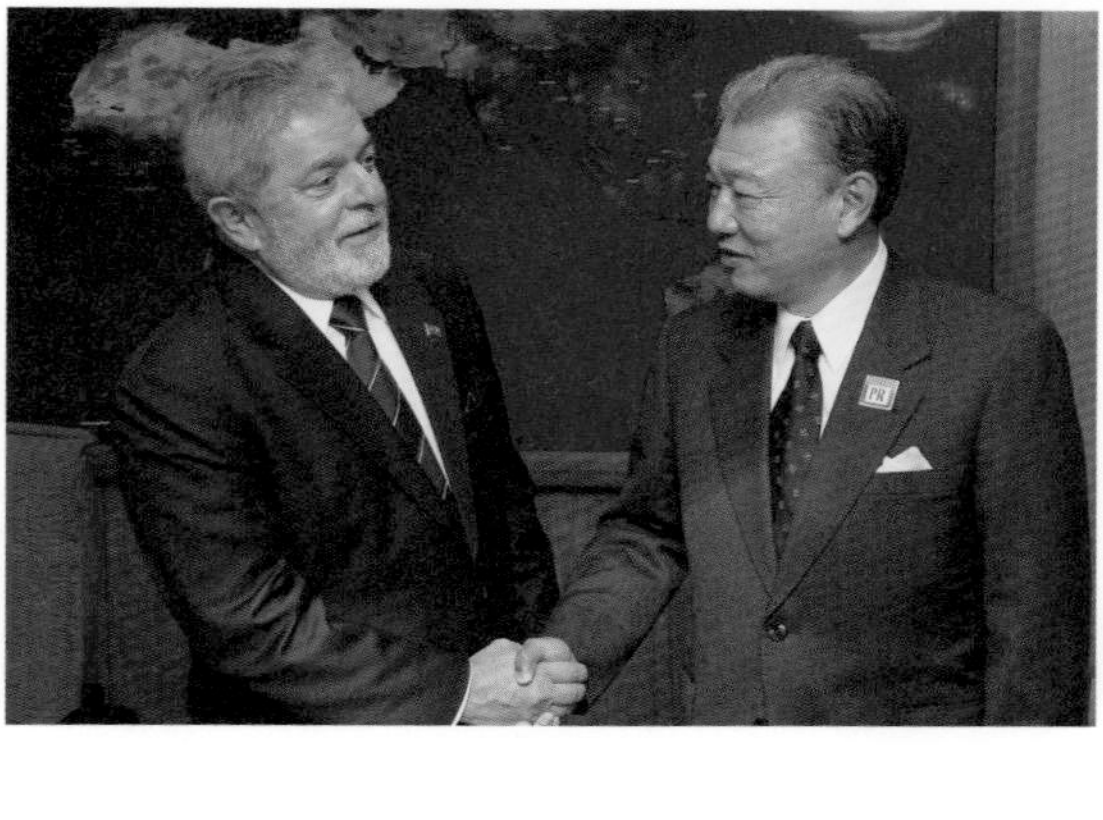

ルラ大統領と（ブラジル、2008年11月）

使用され、一九六〇年代の隔離政策撤廃以降は、総合病院として生まれ変わった。その際、病院で暮らしていた障害を持つ行き場のない者に家を提供するため、サンパウロ市が敷地を無償提供し、アッシジのフランシスコ老人ホームが建てられた。その後、回復者以外の高齢者も有料で入居できるようになり、現在ではホームで暮らす八〇人のうち、ハンセン病回復者は四二人である。修道会によって運営されており、スタッフの暖かい対応が印象的だった。

共和国になったネパールで——ネパール連邦民主共和国［一二月］

［**ルート**］成田→シンガポール（飛行時間七時間四〇分・トランジット一泊）→ネパール・カトマンズ（飛行時間五時間二五分）—一泊—カトマンズ→バラトプール（飛行時間四五分）—一泊—ビラトナガル→カトマンズ（飛行時間五〇分）—一泊—カトマンズ→シムラ（［チャーター機］飛行時間二〇分）—日帰り—シムラ→カトマンズ（飛行時間二〇分）→シンガポール（飛行時間四時間四〇分・トランジット二時間）→成田（飛行時間六時間四〇分）

一二月、今年二回目のネパールを訪問。ネパールは、二四〇年間年続いた王政がこの五月に廃止され、連邦民主共和国に生まれ変わった。今年二月の訪問時には、当時まだ玉座にあったギャネンドラ国王に謁見をしてハンセン病制圧活動促進に理解をいただいたが、政治体制の変化とそれに伴う保健当局の陣容の改変もあり、あらためてのネパール訪問となった。ネパールの政府指導者からハンセン病対策に対する強い政治的コミットメントをとりつけ、早期にこの病気の制圧が達成されるように促すことが目的だった。

カトマンズの空港では、旧知のWHOのネパール事務所代表であるアレクサンダー・アンジャパリジェ博士が出迎えてくれた。ジョージア（グルジア）出身の同博士は、東チモールで二〇〇〇年からこの二月まで、同国独立後の混乱した時期にWHO代表として現地に留まり、活躍した人物である。東チモール混乱時には国連関係者総退去の中、ただ一人現地で頑張り通した人物で、彼の事務机の真上の天井の大きな着弾の穴を見せられたことは、すでに書いた通りであるが、そのアンジャパリジェ博士が、ハンセン病未制圧のネパールのWHO代表として三月にこの地に赴任したことは、心強いかぎりである。

空港ロビーでさっそく行われた、情熱家のアンジャパリジェ博士からの説明によれば、ネパール国内の全七五郡中、一一郡で有病率が依然として二人以上であり、インドに接する同国南部のタライ（平野部）地方での数値が比較的高い。今後、特に有病率の高い郡に試験的に特別チームを派遣して集中的に活動し、成果次第でほかの郡にも同様の活動を広げていく計画だという。うまくいけば、二〇〇九年末までに全国レベルでの制圧達成を見込めるが、唯一の懸念は、治安である。またハンセン病以外では、気候変動が原因だと疑われる問題がある。これまでは標高一二〇〇メートル以上の地域では蚊はいないというのが常識だったが（丘陵地域にあるカトマンズの標高は、約一三〇〇メートル）、いまでは標高一四〇〇メートル以上でも、蚊が媒介するマラリアや日本脳炎の患者が確認されているそうだ。

昨年八月に組閣された現在のネパール政府には二四人の閣僚がいるが、保健人口省のポカレル大臣は王政下の前政権から留任した唯一の閣僚で、過去にネパールやジュネーブでの国際会議で会談した旧知の仲である。大臣は、「新生ネパールにはハンセン病の居場所はない」と述べ、二〇〇九年中に制圧を達成すると自信を込めて断言された。彼を支える次官にも新たに二人が登用され、体制の刷新が強く印象づけられた。さらに、制圧活動強化のために、二週間前に辣腕のタクール博士がハンセン病対策室の責任者に任命された。活動に弾みをつけるためにこの上ない条件がそろったことになる。会談に同席したアンジャパリジェ博士から、ハンセン病の治療終了者にポカレル大臣の署名入りの完治証明書を発行するアイデアが出された。大臣自らがハンセン病対策に関わっていることを宣伝するアイデアである。大臣は、この要請を快く受けた。次回のネパール訪問時には、有病率の高い地域を一緒に視察することも約束してくれた。

夕方には、暫定政府の首相に就任したダハール氏を公邸に訪ねた。ダハール首相は、「プラチャンダ」という愛称の方が通りがよい人物で、王政打倒を目指して一九九六年から二〇〇六年まで地下にもぐり政府軍と銃を交えたネパール共産党毛沢東主義派（マオイスト）の党首である。いまでこそ最大の議員数を誇る政党の党首として連立政権（六政党）の首相の座にあるが、つい最近まではゲリラの親分（といっても、秀才の大学出の教師でインテリの革命家）だった。現在もなおマオイストは、アメリカのテロ組織指定を解除されていない。しかし実際に会ってみると、背広姿も板についた、優しい語り口のソフトな印象の人物である。推定一万三〇〇〇人以上が犠牲になったとされる武力闘争を率いた司令官であるとは想像もつかない。ダハール首相は、意外にも二〇〇九年中に制圧することをコミットした。

余談だが、共産主義者であるダハール首相は当然のことながら無神論者で、現政府は政教分離を強く打ち出しているにもかかわらず、「日本にはは、ネパールと同じ仏教国なので親近感を覚える」と、リップサービスも忘れなかった。ダハール首相の優先事項は、与党内の連立政党間の合意を維持し、国際社会との約束（国連による内戦の停戦監視の受け入れなど）を守り、新憲法を制定することである。しかし、王政時代に国軍と激しく戦った人民解放軍のメンバー一万九〇〇〇人の今後の処遇をめぐって、連立政権内の第二党および第三党と激しく対立している。この問題が政権内の最大の不安定要因である。

ダハール首相の就任に伴い、これまで治安が悪くて行くことのできなかったハンセン病の蔓延地域である南東部ビラトナガル、ビルガンジを訪ねることができた。一二月三日、南東部ビルガンジへの移動には、アンジャパリジェ博士と保健省のタクール博士が同行してくれた。到着後は、IDEA（International Association for Integration, Dignity and Economic Advancement）ネパールが主催する「女性回復者に対する社会・経済地位向上を目指したワークショップ」の開会式に出席した。ILEPネパールは一九九八年に設立され、啓発活動やエンパワーメント・ワ

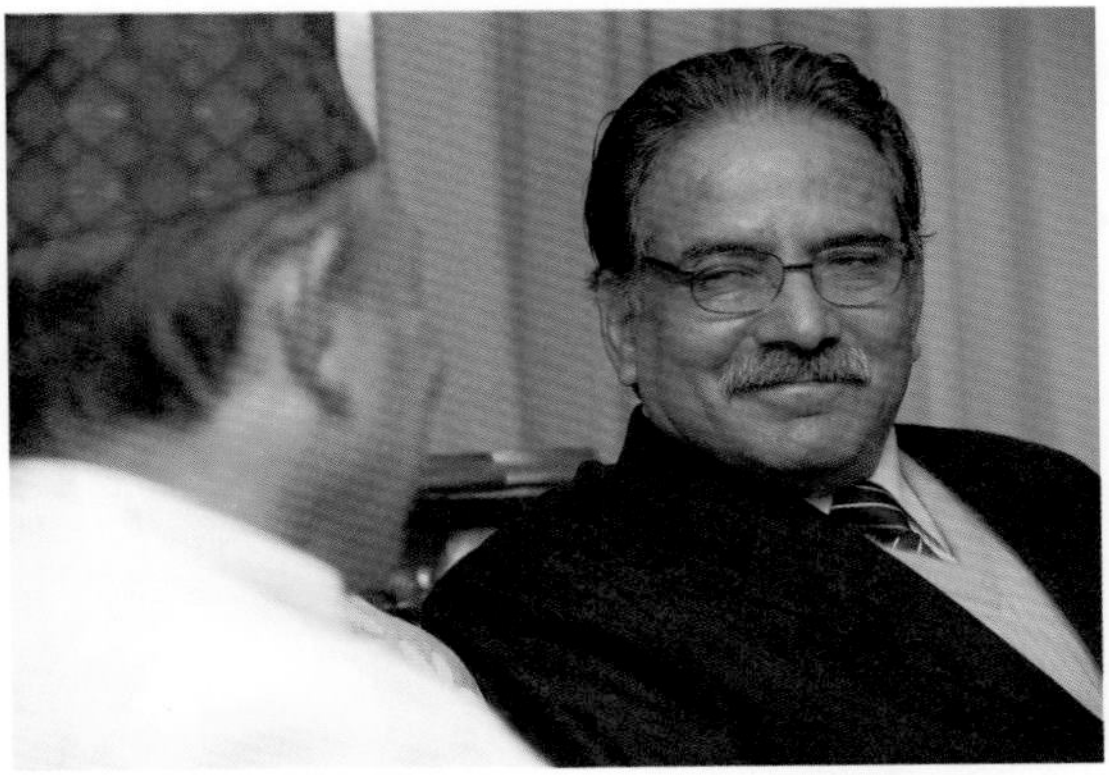

元マオイストの指導者、ダハール首相（ネパール、2008年12月）

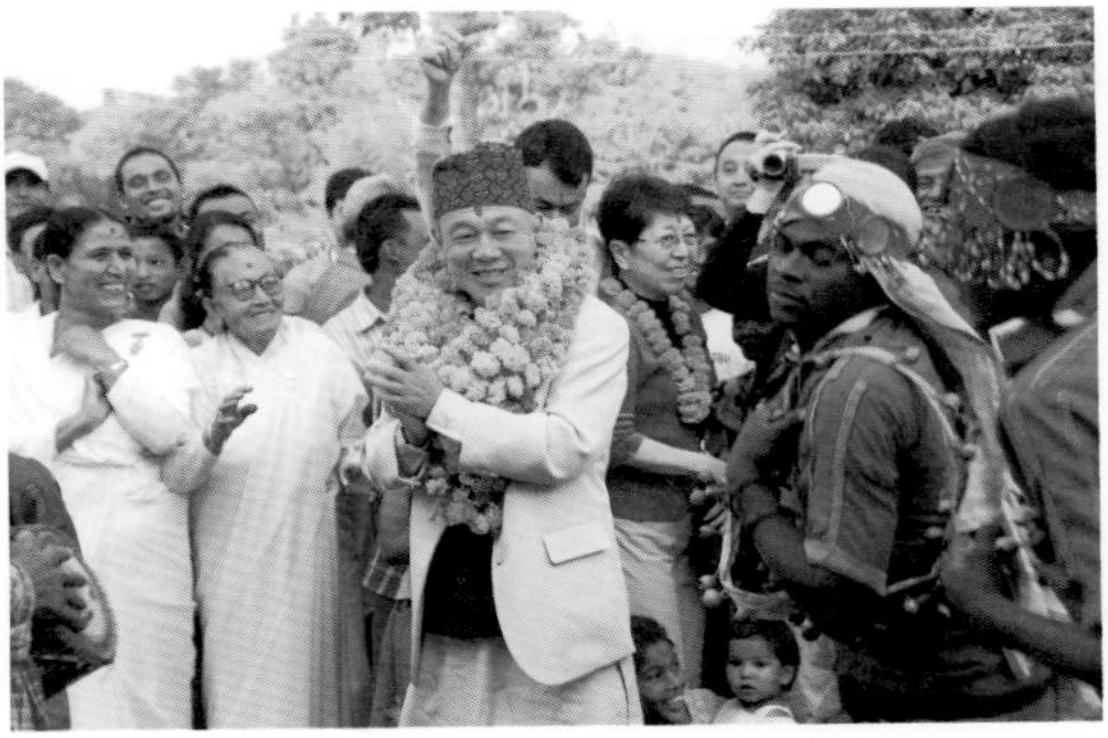

ガウリガンジ公衆衛生センターで首が冷え込むほどの歓迎の花輪攻勢（ネパール、2008年12月）

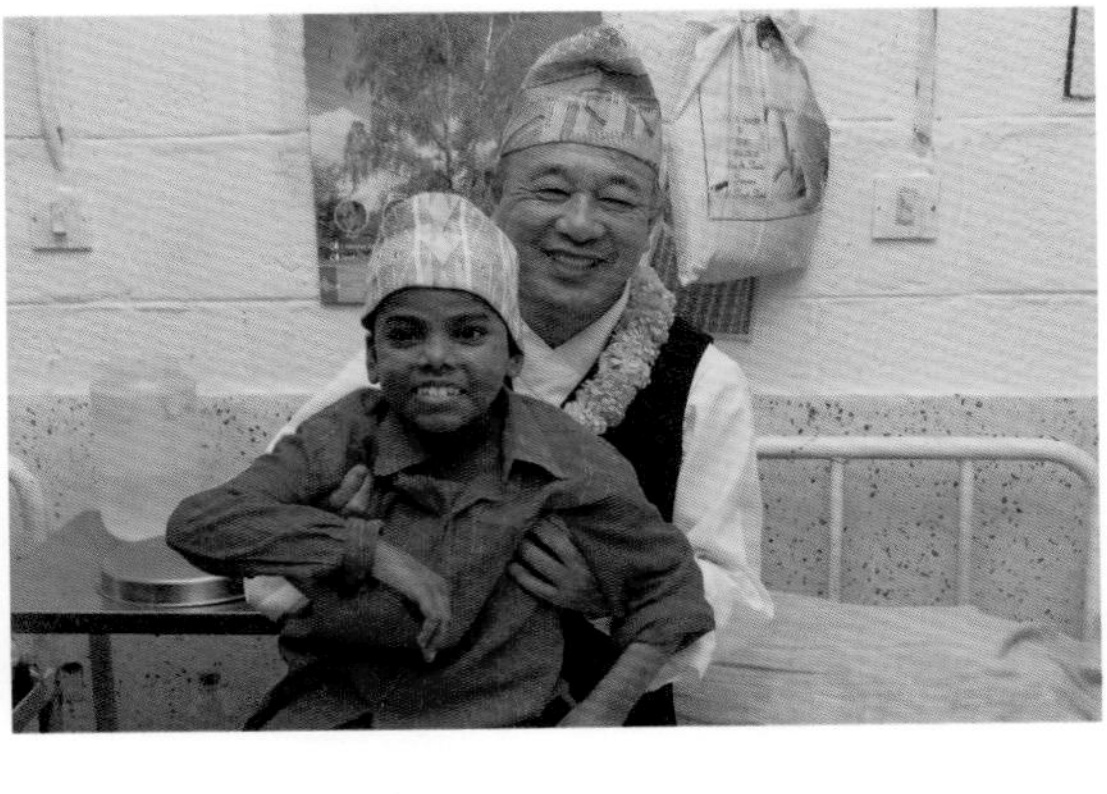

幼い患者を見舞う（ネパール、2008年12月）

ークショップ等、回復者の社会的・経済的地位向上を目指した活動を精力的に行っており、二〇〇七年時点では終身会員一二〇人、一般会員二〇〇人を有し、ネパール全土でその活動を展開している。

ワークショップ終了後は、ガウリガンジ公衆衛生センターを訪ね、ネパールで幸福の花とされるマリーゴールドの花輪を首にかけてもらい、現地の太鼓のリズムに合わせたマイティリ族のダンスを一緒に踊った。私は制圧活動では、必ずその国の民族衣装を着て、現地の人々の輪に入って心を交わすことにしている。センターでは三〇人ほどの患者や回復者を一人ひとり励ました。ヘルスワーカーには、「三つのメッセージ」を広く普及させることをお願いした。

翌日はインド国境に立ち寄った。国境地帯はどこも緊張感があるもので、特にイスラエルとヨルダンの国境は張りつめた雰囲気だったが、ここネパールとインドの国境は形式的に検問所はあるものの自由に入出国ができる印象だった。入国管理事務所がある場所以外は、国境は石の柱が数百メートルおきにあるだけで、何の障壁物もなく、緊張感のない実にのんびりとした国境地帯だった。この地域の病院には、隣接するインドのビハール州からハンセン病患者が通院しているが、彼らにも無料で治療が行われていた。国境を越えてくるインド人は統計資料には含まれず、病気の実態を把握しにくくしている。また、この地域には少数民族が多く、言葉の問題も多く、日本では考えられない複雑な要素が数多く存在していた。

その後マンガルバリ・ヘルスポストへと悪路の泥道を移動。下手に喋ると舌を噛むので車中は沈黙が続く。私の旅の訪問先はインフラ整備が遅れている場所が多い。私は車の揺れを全身マッサージと呼び、体の力を抜いて車の揺れに身を任せることにしている。

マンガルバリ・ヘルスポストは二四時間体制で一日約三〇〇人の外来患者を受け入れていた。現場で治療薬の配布やフォローアップの巡回を行う女性のヘルスワーカーが五〇人ほどいる。その中の一人は一九年も継続して活動に携わっており、私に対して、「私たちのために遠路やって来てくれたことは、活動に光を与えてくれるも

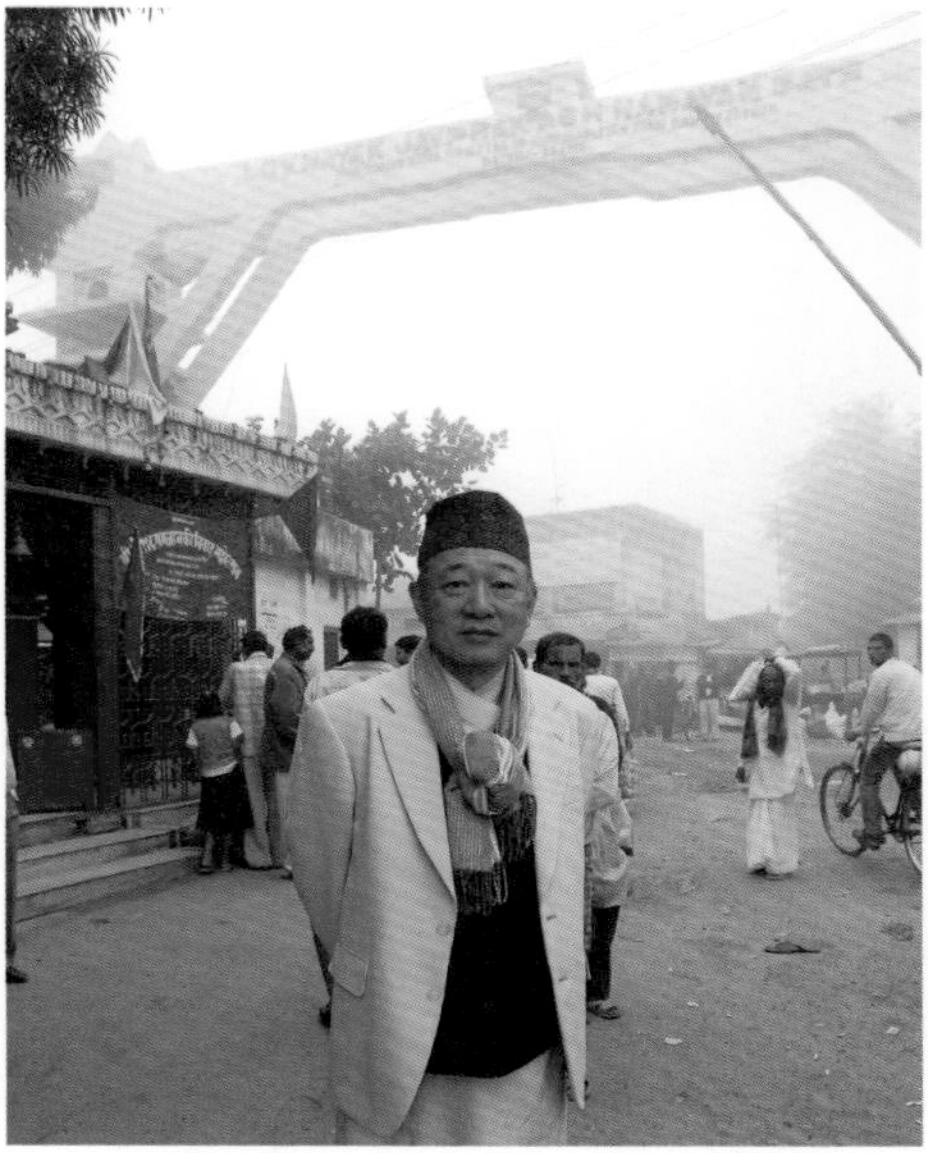

インドとの国境に立つ（石のゲートの向こう側がインド）
（ネパール、2008年12月）

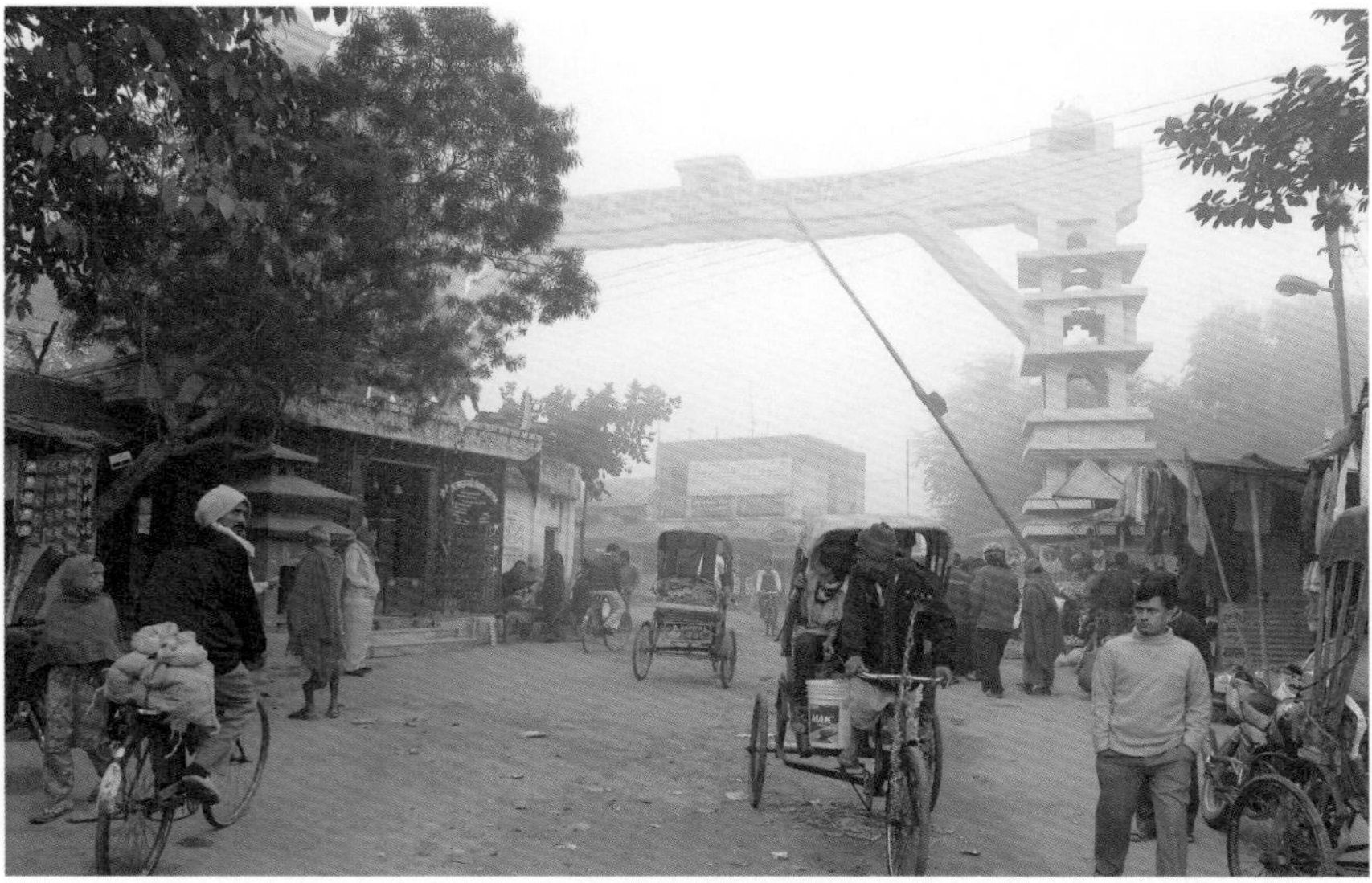

インドとの国境は自由に出入国ができそうだった（ネパール、2008年12月）

のです」と語り、お礼に国歌を斉唱してくれた。かつてインドでハンセン病患者を親に持つ子どもが差別を受けて学校に通えなくなった話を聞き、小さな学校建設を支援する約束をしたところ、その子どももお礼にインド国歌を歌ってくれた。日本では九州の高校生がマレーシアで、各国の学生がそれぞれの国家を歌った際に、自分だけ「君が代」を知らなかった、という記事が新聞で紹介されていた。貧しくとも多くの国の国民にとって、国歌は誇りなのである。

ダルケバ地域総合病院には、オランダの支援によるハンセン病の専門科があった。インドのビハール州から片道一時間かけて母親に連れられてやってきた幼い患者もおり、母親が「この子にハンセン病の斑紋が出たので家族の勧めでここに来た」と言う。「早期発見、早期治療」と何千何万回となく伝えてきた私にとって、このような出会いと報告は、ちょっと嬉しい出来事だった。この子どもはハンセン病による後遺症が残ることはなく、差別のない人生を歩むことができるだろう。

翌日は、NGOのネパール・ハンセン病トラストが支援する路上劇を観劇するため、ダニュシャ郡のラルガーへ向かった。道中では多くの山岳民族とすれ違い、田畑には芥子の花が咲き、どの家屋の軒先にも収穫後の稲藁の束が山高く積み上げられていた。ラルガーの町の広場に到着すると、ちょうど路上劇が始まるところで、三〇〇人ほどの村人の輪ができていた。さっそく、私も輪に加わると、幼児が人懐っこい笑顔で私の膝にのってきた。劇はネパール人の好きなホームドラマ的な展開で、ハンセン病に感染した妻を病院に連れて行く話や、障害のあるハンセン病患者を騙す詐欺の話などが演じられた。ハンセン病に対する正しい知識の解説や、誤解が解けるシーンなどが盛り込まれた内容だった。この劇団は年間四〇〇回以上もの公演を各地で行っており、演技力のある役者がそろっていた。大人も真剣なまなざしで観劇し、観客から病気への質問が出るほどに盛り上がっていた。ネパールの識字率は四七・五%と低く、新聞や雑誌より歌や踊りや芝居による啓発活動が効果的であることは言うまでもない。

最後に訪れたラルガーハンセン病サービスセンターは、複数の低層の建物が廊下でつながり、ベット数は五二床。笹川保健財団が支援しており、近隣五郡の専門病院として位置づけられ、治療が難しい患者が多く来院し、世界レベルでも立派な施設であることを確認した。

カトマンズへ戻る飛行機には、ネパール統一共産党書記長が同乗していたので、首相との会談やハンセン病制圧活動について説明した。このような予期せぬ場で、政治的指導者と意見を交換できるのも旅の愉快なところである。

二〇〇九年の訪問国

◆一月　スイス〔WHO、国連人権高等弁務官事務所（OHCHR）主催ハンセン病決議関連会議〕
✣一月　イギリス
✣二月　インド
◆二月　ミャンマー〔伝統医療［置き薬］配布セレモニー〕
◆三月　中国〔雲南省の刑務所訪問、雲南大学名誉教授称号授与〕
◆四月　ヨルダン・ハシェミット王国〔WANAフォーラム〕
◆四月　インド〔WHO会議、S-ILF理事会〕
✣四月　ネパール
◆五月　イギリス〔国際海事機関（IMO）〕
◆五月　ハンガリー〔ハンガリー科学アカデミーSYLFF二〇周年式典〕
✣五月　スイス
◆六月　中国〔日中佐官級軍人交流〕
✣六月　インドネシア
✣六月　ザンビア
✣七月　シンガポール
◆七月　マレーシア〔航行援助施設基金〕
◆八月　タイ〔ASEAN伝統医療事業〕
◆八月　デンマーク〔スカンジナビア・ニッポン ササカワ財団理事会〕
◆九月　台湾〔馬英九国民党代表との会談〕
◆九月　カンボジア〔CSPO（カンボジア義肢装具士養成学校）建設予定地視察〕
✣一〇月　アメリカ
◆一〇月　チェコ〔フォーラム2000国際会議〕
◆一〇月　ミャンマー〔伝統医療［置き薬］配布セレモニー〕
◆一〇月　フィリピン〔国連平和大学卒業式〕
◆一一月　フランス〔笹川日仏財団理事会〕
◆一一月　中国〔雲南大学SYLFF事業〕

✣は、本書に活動記録を収録

●「WANAフォーラム」＝西アジア・北アフリカ地域の経済・環境・エネルギー・教育・社会問題などを、各国の政治指導者、国際機関代表者、学者、研究者、市民社会代表者など幅広い分野を代表する知的指導者が国を越えて知的対話を行う場●「S-ILF」＝ササカワ・インド・ハンセン病財団●「フォーラム2000」＝ビロード革命のハベル元チェコ大統領、ホロコーストを生きぬいたノーベル平和賞受賞者、アメリカのエリー・ヴィーゼルと私の三人で、チェコの古都、プラハで一九九七年に立ち上げた国際知的対話の国際会議●「SYLFF［Sasakawa Young Leaders Fellowship Fund］」＝ササカワ・ヤングリーダー奨学金制度

宗教指導者と「グローバル・アピール」——イギリス〔一月〕

〔ルート〕成田↓イギリス・ロンドン（飛行時間一二時間）—六泊—ロンドン↓成田（飛行時間一一時間三〇分）

第四回目になる二〇〇九年の「グローバル・アピール」（ハンセン病の患者や回復者、家族らに対する偏見や差別を撤廃するために二〇〇六年から開催）は、宗教指導者に協力を仰いだ。かつては聖書や仏典においてハンセン病が罪や穢れの象徴として書かれるなど、宗教が偏見を助長する役割を果たしてきたことは否めない。だからこそ、その偏見を解消するために、宗教指導者の大きな力を借りたいと考えたのである。賛同者は、イラク・イスラーム最高評議会アマール・A・アルハキム副議長、ロシア正教会イストリンスキー・アルセニー大主教、ダライ・ラマ法王、バチカン保健従事者協議会ハビエル・ロザノ・バラガン議長、イスラエルのヨナ・メッガー主席ラビ、南アフリカ聖公会デズモンド・ツツ大主教など、一七人の方々である。

前回に引き続いてイギリスで行われた式典は、ロンドン中心部、ウエストミンスター寺院の敷地内のチャーチ・ハウスで開催された。会場は、南インドを拠点にハンセン病回復者のエンパワーメントを目的として活動しているビンドゥ・アートスクールで回復者が描いた作品で彩られ、各宗教の代表者、各国政府大使館員、ロンドンに拠点を置くNGOなど、一〇〇人以上が参加。合唱団の聖歌で幕を開けた。会場となったイギリス国教会ウエストミンスター寺院のジョン・ロバート・ホール主席司祭が、歓迎の挨拶をされ、続いて私から「グローバル・アピール」の趣旨を説明した後、各宗教の代表から本アピールに寄せたメッセージを読み上げてもらった。

二〇〇二年二月に、デリーでタヒルプールのハンセン病コロニーを訪れた経験を持つ英国ヒンドゥー教評議会のサンジャイ・ジャガティア事務総長は、「コロニーで出会った一人の女性に『家の中に入って一緒にお茶を飲んでくれた〈普通の人〉はあなたが初めてです』と言われた。彼女が、私を彼女自身よりも〈普通〉だと感じたことに、

「グローバル・アピール」の式典が行われたウエストミンスター寺院(イギリス、2009年1月)

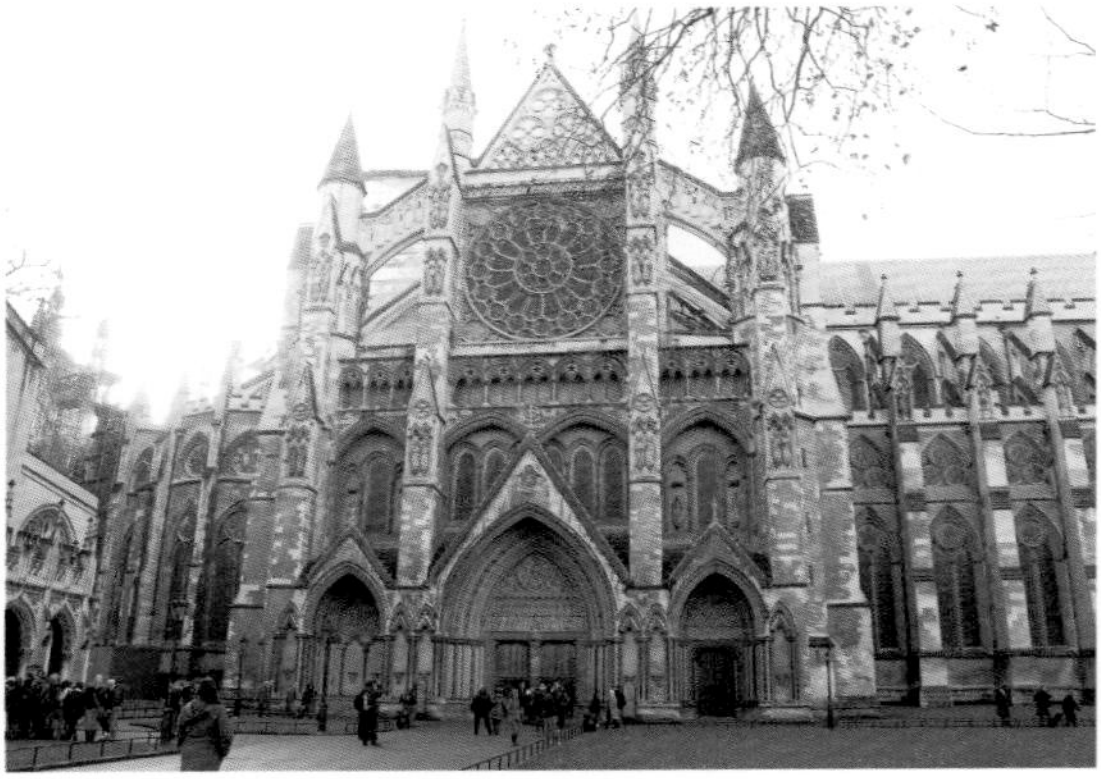

「グローバル・アピール2009」に参加した各宗教の指導者たち(イギリス、2009年1月)

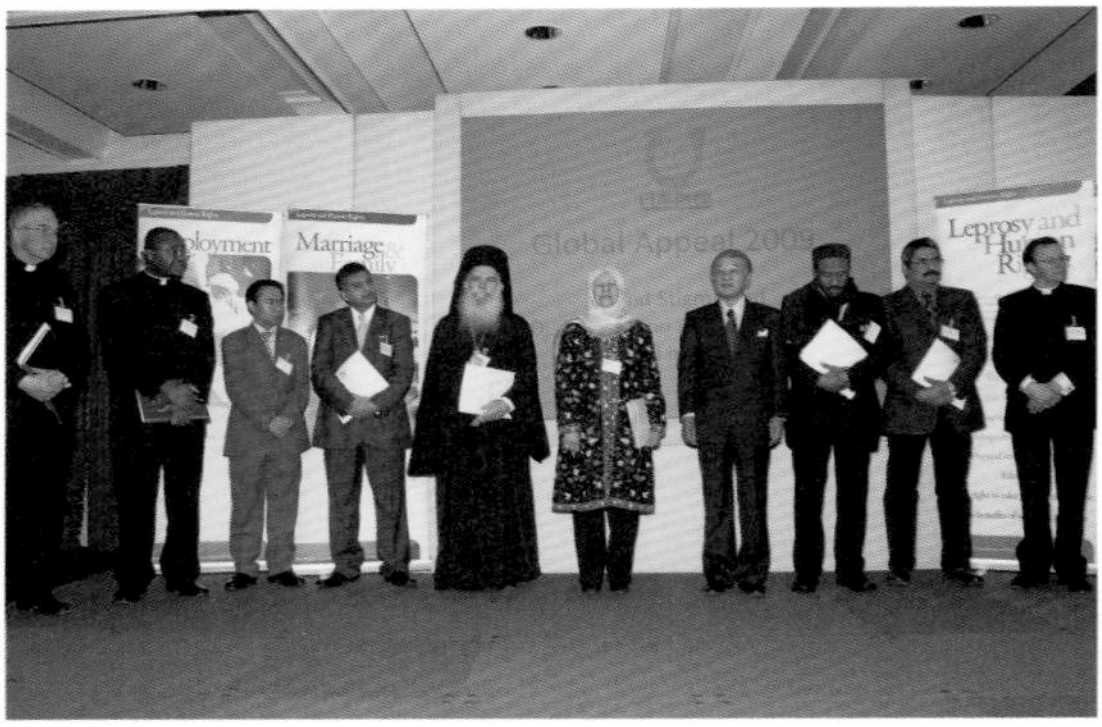

「グローバル・アピール2009」を読み上げるガーナの教師コフィ・ニャルコ氏(右)とインドネシアのファリダさん(イギリス、2009年1月)

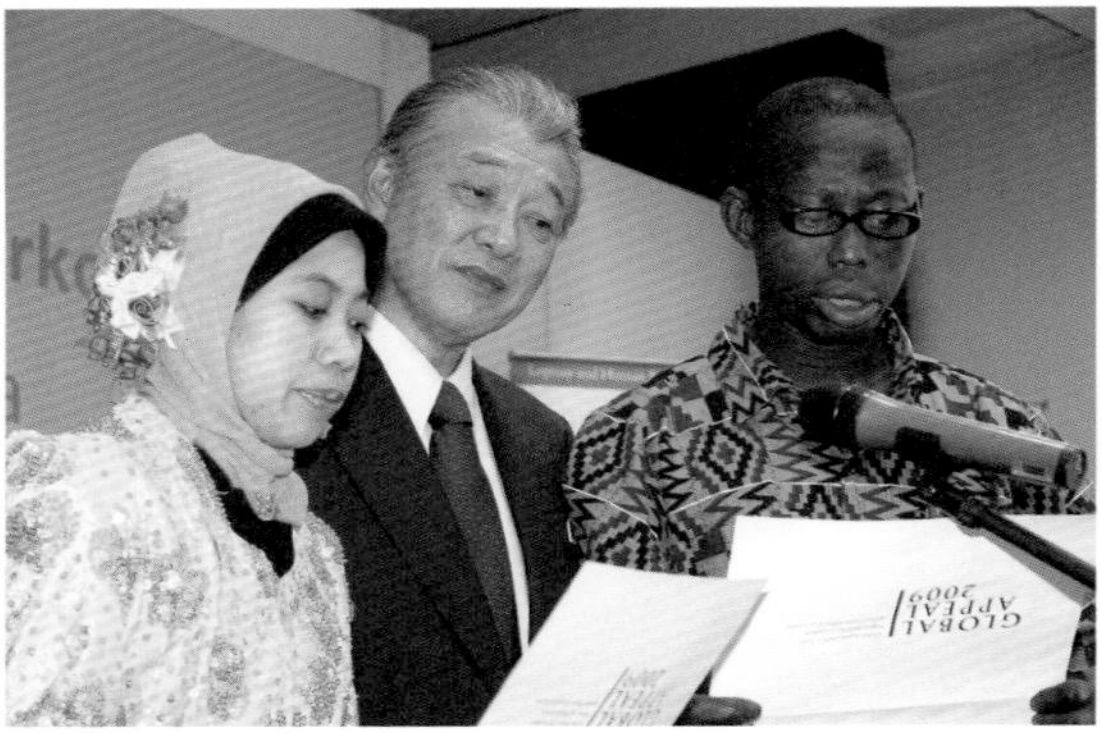

私は目頭が熱くなった」と自らの体験を語った。

ギリシャ正教のグレゴリオス・テアテイラ英国大主教からは、「私が生まれたキプロス共和国の村でも、ニコシア地方のハンセン病病院に親戚が入院していたという家族が、偏見の目にさらされていた」とのエピソードが紹介された。

最後に、世界のハンセン病患者・回復者の代表として、アフリカのガーナで地元の教会学校で教鞭をとっているコフィ・ニャルコ氏と、インドネシアの敬虔なイスラム教徒のファリダ氏の二人によって、「グローバル・アピール2009」が宣言された。

S-ILFの少額融資がスタート――インド[二月]

［**ルート**］**成田→インド・デリー**（飛行時間一〇時間二〇分）――**一泊―デリー→ウッタルプラデシュ州ラクナウ**（飛行時間五五分）――**一泊―ラクナウ→デリー**（飛行時間五〇分・トランジット九時間）**→成田**（飛行時間七時間三五分）

二月には、インド北部ウッタルプラデシュ州の州都ラクノウを訪れた。イスラム教の支配者が一八～一九世紀に統治した当時の遺跡が多い歴史の街でもある。目的は、ナショナル・フォーラムが主催する北部地域会議への参加だった。北部地域での会議は、今回が初めてであり、ウッタルプラデシュ州をはじめ、デリー、マディヤ・プラデシュ、ビハールなど北部一〇州から約三三〇人のコロニー代表者が参加した。こうした会議には、代表として年配の男性が出席することが多いのだが、今回、女性や若者たちが全体の三割ほどを占めていたのは、嬉しい変化だった。

今回は、S-ILF(Sasakawa-India Leprosy Foundation：ササカワ・インド・ハンセン病財団)から記念すべき初の少額融

回復者指導者で親友のダッタ氏と(インド、ウッタルプラデシュ州、2009年3月)

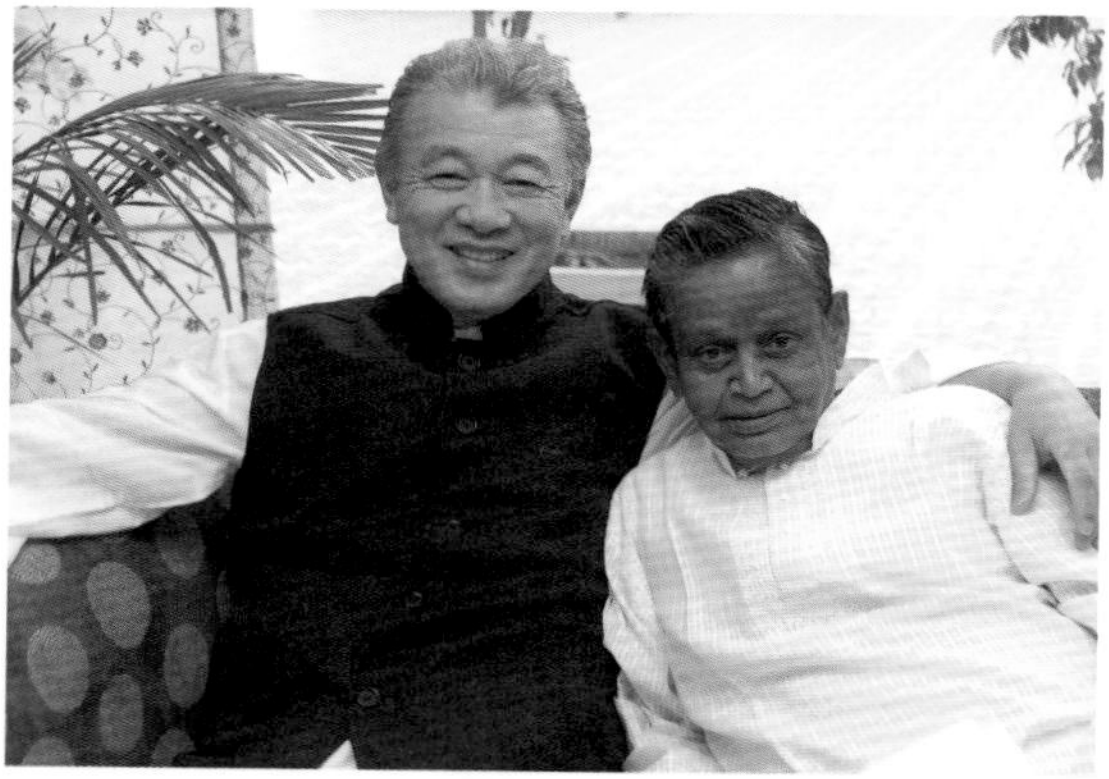

ナショナルフォーラムに参加した各州の代表者たち(インド、ウッタルプラデシュ州、2009年3月)

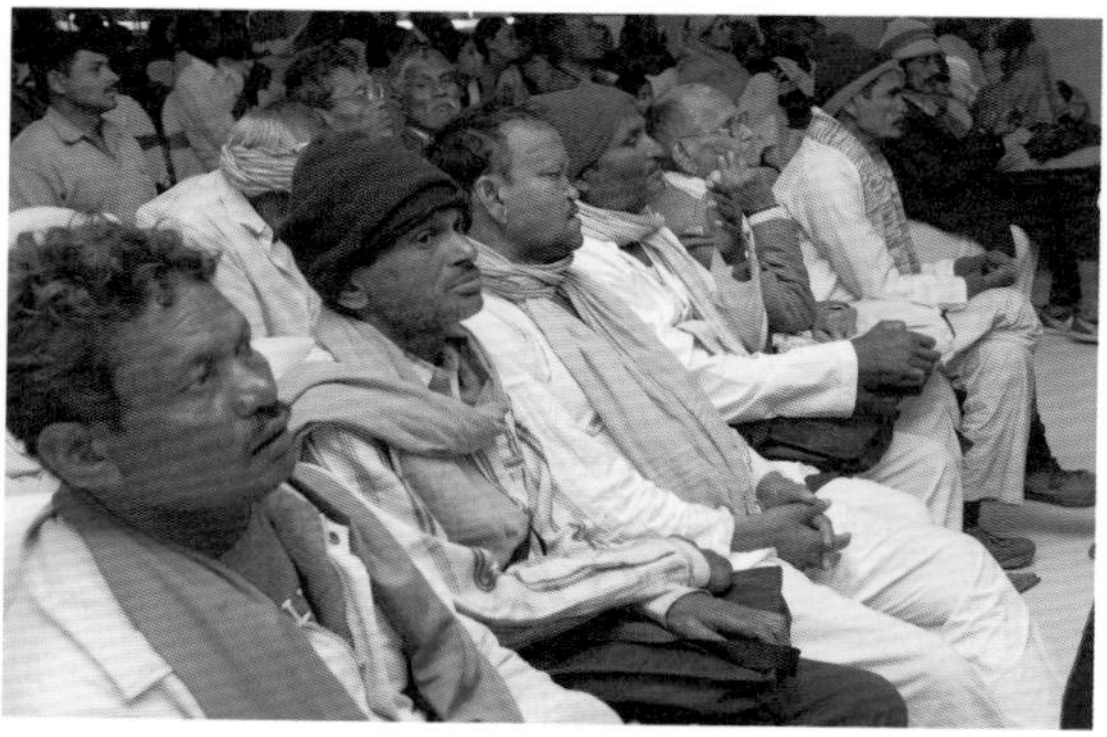

ナショナルフォーラム参加代表者に激励のスピーチ(インド、ウッタルプラデシュ州、2009年3月)

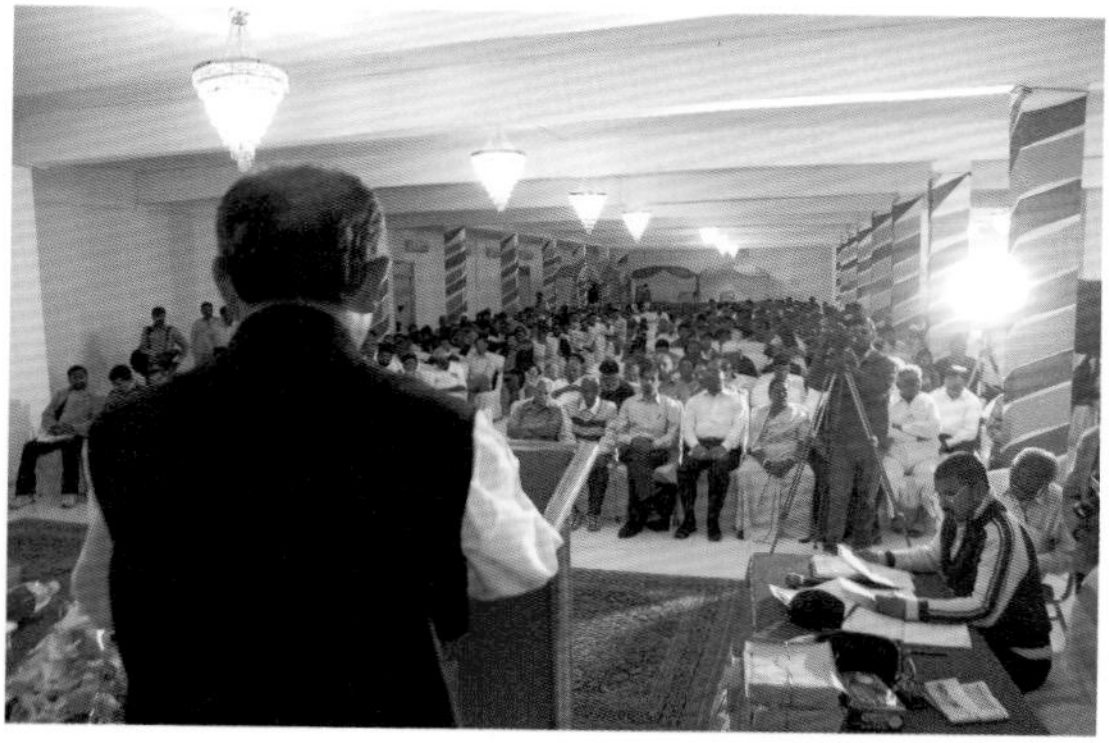

資の決定証が授与され、マディヤ・プラデシュ、ウッタルカンド、タミル・ナドゥの三州における一〇のコロニーやNGOに対し、酪農業、蝋燭づくり、土木業といったプロジェクトに対する融資が贈られた。金額は一団体につき二万三五〇〇～三〇万九〇〇〇ルピー（約四万五〇〇〇円～六〇万円）であり、一日二〇～五〇ルピーほどで生活する人々にとっては大金である。融資は利息なし、返済金はコロニーに寄贈され、コロニーの環境改善のための積立金とするというユニークなシステムである。

翌日は、ラクノウ市内から車で四〇分ほどのところにある、一九七四年に設立されたアダーシュ・コロニーの住民を励ました。五二家族、約二五〇人が暮らしており、うち回復者は九〇人である。家屋はコンクリート造りの長屋で、中心には広場があった。地下水をモーターで組み上げた水道用タンクもあり、一見、コロニーの環境は良好に見えたが、住人の生活状況は楽観視できるものではない。家はあっても一家族全員が眠れる広さはなく、また住人の九割は寺院や路上で物乞いをしており、一日の施しは、五〇ルピー（約九五円）ほどだ。このコロニーの住人は物乞いをする際にコロニー出身であることを証明する紙を携帯する。インドの路上にはハンセン病患者や回復者に限らず、多くの物乞いが見られるが、このコロニーの周辺では、「ハンセン病回復者であるから」金銭をもらえるとのことで、残念なことに私の夢の一つである、回復者の物乞いをゼロにするためには、いっそうの努力が必要であることを認めざるをえなかった。ただ、そんな生活環境の中でも、きちんとした仕事に就きたいという願いを持つ住人も多く、大学や専門学校で高等教育を受け、ごく少数ではあるが外に就職口を求める若者が出始めていることは、希望の光ではある。

メディアとの共闘――ネパール連邦民主共和国［四月］

［ルート］成田→関空（飛行時間一時間一五分・トランジット二時間）→アラブ首長国連邦ドバイ（飛行時間一一時間一五分・ト

ランジット二時間）↓ヨルダン・アンマン（飛行時間三時間一五分）―三泊―アンマン↓インド・デリー（飛行時間五時間三〇分）―二泊―デリー↓ネパール・カトマンズ（飛行時間一時間四五分）―一泊―カトマンズ↓ダヌシャ州（チャーター機五〇分）―一泊―ダヌシャ州↓カトマンズ（チャーター機五〇分）―一泊―カトマンズ↓タイ・バンコク（飛行時間三時間・トランジット四時間）↓成田（飛行時間六時間）

四月は昨年の一二月に続いてネパールを訪れた。

私の制圧大使としての役割の中で、メディアにハンセン病に関する情報をどのように伝えるかということは非常に重要である。国民に正しい情報を届けるためのメディアが果たす役割は大きい。正確な情報を得ることによって人々は誤解や迷信を恐れずに治療を受けに出てくることができる。

ネパールでは、私の四日間の活動を新聞、ラジオ、テレビ五社のメディアが同行取材してくれることになった。また、首都のカトマンズとジャカプルで、ジャーナリストとの意見交換会も催すことができた。これらの会合は当然のことながらジャーナリストに関心を持ってもらい、正しい情報を国民に伝え、ハンセン病のさらなる制圧をめざすことを目的に開催された。

ネパールの保健行政の責任者たちは、二〇〇九年の終わりまでにはハンセン病を制圧できると考えているようだった。三月中旬の段階で、登録患者数は三一六五人、有病率は一・一六人となっていた。特にタライと呼ばれるネパールの中西部より西の地域に患者が集中している。

カトマンズ到着時には、ポカレル保健大臣を表敬した。この日は休日だったので突然の訪問を謝罪すると、大臣は「私にとって休日はない、重要な仕事のさなかに休日などないのだ」と言ってくれた。その日の午後には地域のNGOのREADネパール（Rehabilitation Empowerment and Development Nepal）のワークショップに参加した。READはハンセン病患者と回復者その家族の社会経済的な地位の向上のための活動を行っており、彼らの声が

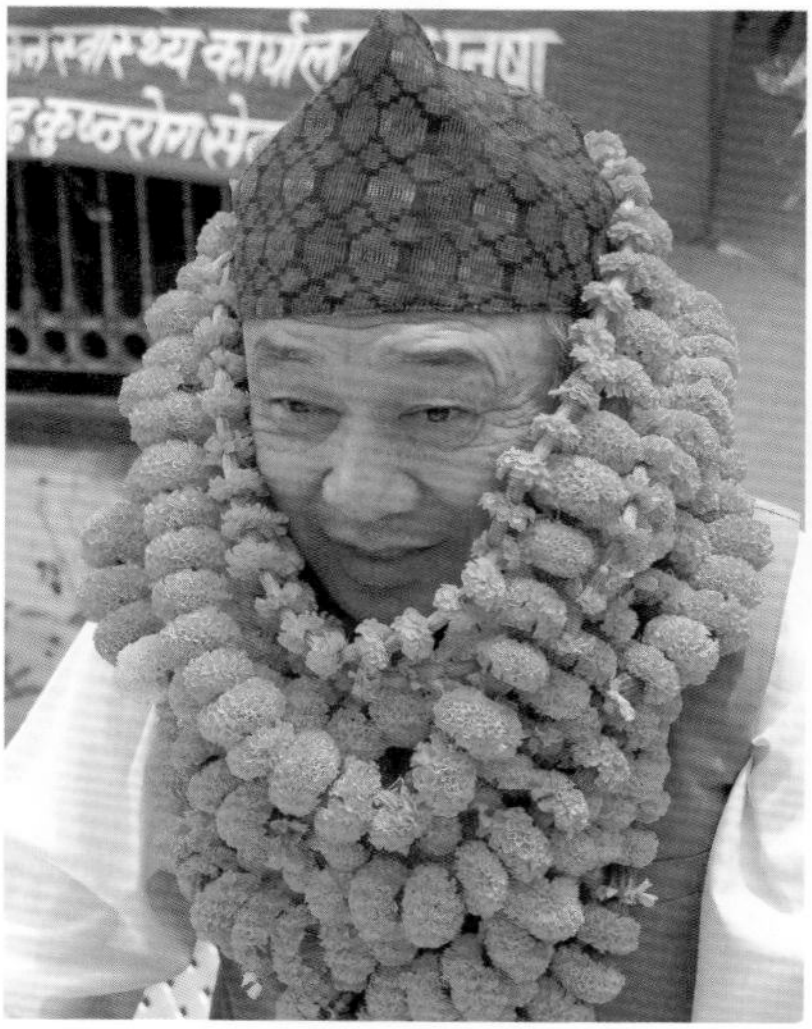

貧しい方々からいただく花輪の数々（ネパール、2009年4月）

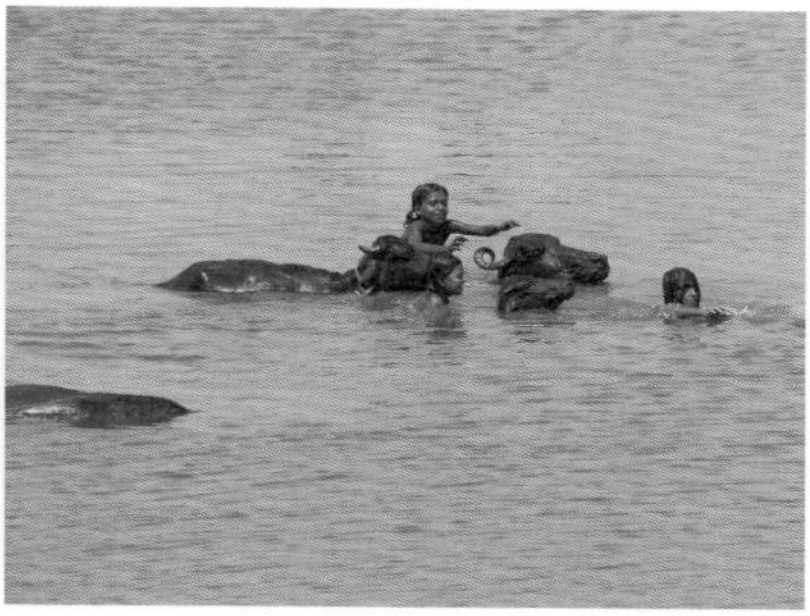

水牛と遊ぶ子どもたち（ネパール、2009年4月）

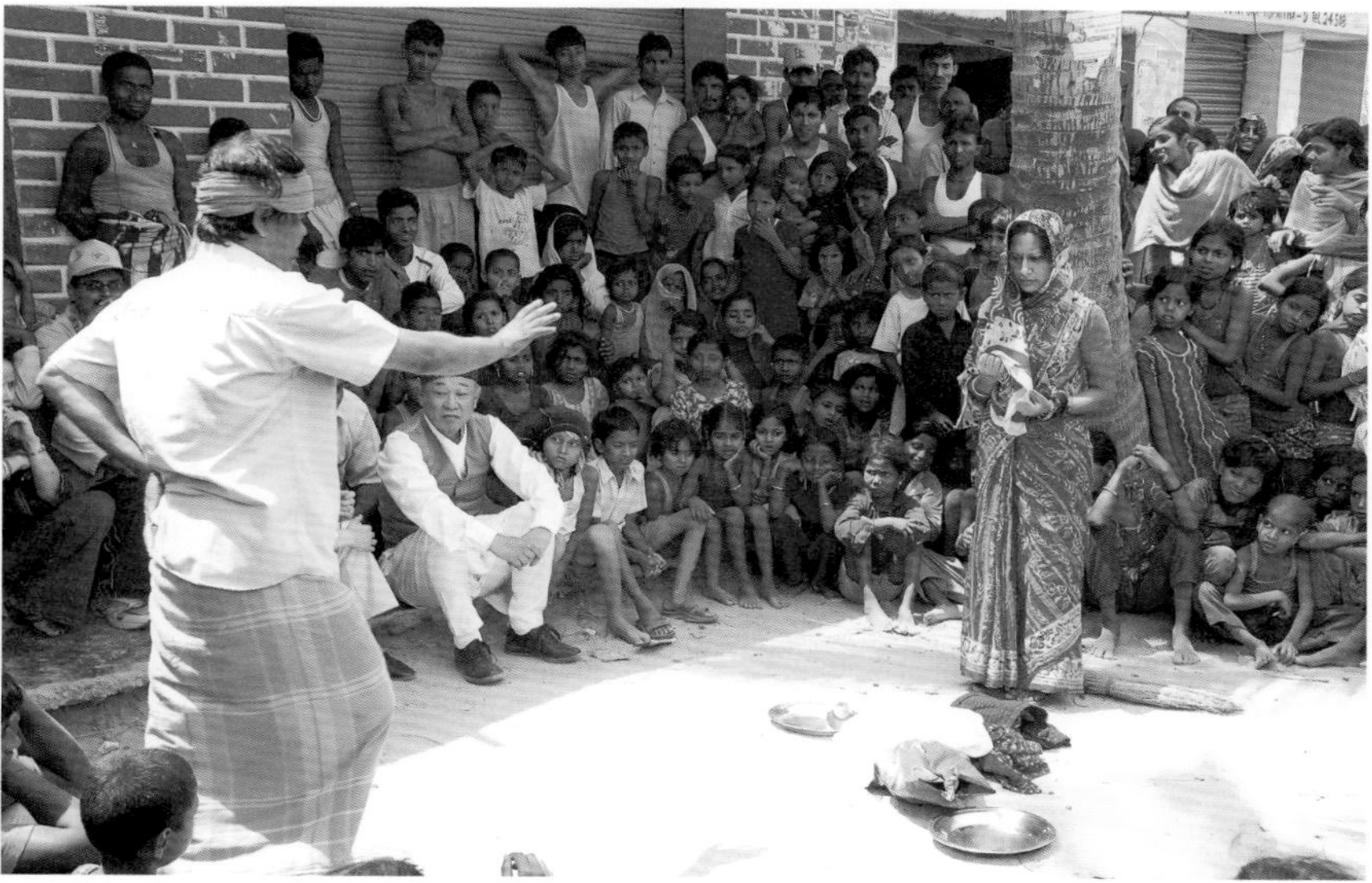

演劇を利用した啓発活動（ネパール、2009年4月）

ネパールの新たな憲法に反映されるよう運動していた。同団体は八床の新たな病室を建設したばかりで、私はテープカットを依頼された。その式典にはネパール保健省のハンセン病制圧担当官のガリス・タクール医師も参加しておられた。同氏はその後で開かれたジャーナリストとの懇談会にも参加し、ネパールのハンセン病の制圧状況を説明した。

明くる日には、タクール医師はタライ地方のダヌシャとマホタッリという街での活動に同行してくれ、集まったジャーナリストに「ここは本当に貧しい地域だ。どうか皆さん、住民にハンセン病は呪いではない、治療は無料で受けられると伝えてもらいたい」と依頼した。

カトマンズとジャカクプルでの会合は、ネパール・ジャーナリスト連合会のダルメンドラ・ジャー会長の尽力で実現した。ジャー氏は、「笹川大使はわざわざ遠い日本から我々のために来てくださった。我々メディアはハンセン病について沈黙してはいけない。これを正しく知らせるのは私たちの社会的責任である」と訴えた。

ダヌシャとマホタッリでは、ネパール・レプロシー・トラストが運営するNGOのサービスセンターを訪れた。病気と患者に対する対応だけでなく、介護者の組織構築や演劇を利用した啓発活動なども行っていた。

ネパールから帰国してしばらくすると、首相が解任されたという知らせが入った。ネパールは再び政治的に不安定な状況に陥った。しかし、ハンセン病に対する人々の闘いは変わりなく続いているとの知らせも受けた。一緒に旅してくれたネパールのジャーナリストに感謝するとともに、彼らのいっそうの活躍を祈りたい。

情熱と忍耐——スイス連邦［五月］

［ルート］成田→ドイツ・フランクフルト（飛行時間一一時間四〇分・トランジット二時間三〇分）**→ハンガリー・ブタペス**

ト（飛行時間一時間三〇分）—一泊—ブタペスト→スイス・ジュネーブ（飛行時間二時間）—二泊—ジュネーブ→フランス・パリ（飛行時間一時間・トランジット三時間）→成田（飛行時間一一時間三〇分）

五月は、ハンガリー（ハンガリー・アカデミーでSYLFF二〇周年）とジュネーブを訪れた。

ジュネーブ滞在は、毎年参加しているWHO総会に参加するためである。例年のように、各国から参加している保健大臣との会談にも多くの時間を費やした。

フィリピンの保健大臣であるデュケ氏には、国連人権理事会におけるハンセン病差別撤廃決議案にフィリピン政府が提案国の一つになってくれたことに感謝し、フィリピンのクリオン島のクナナン医師が現在はネパールで人材育成にあたってくれていることを紹介した。

タイの保健省の上級官僚であるスリヤ博士には、同じく国連決議への賛同に感謝し、博士からは、タイにおけるハンセン病制圧活動の進展状況について話を聞くことができた。

ザンビアの保健大臣カペンバ・シンバオ氏には、ザンビア訪問の可能性について打診した。

同日の私が主催したワーキングランチには、マーガレット・チャン事務総長、サムリー南東アジア地域事務所長、ミルタ・ローズ・アメリカ地域事務所長が参加してくれて、話がはずんだが、席上、チャン事務総長から私の大使としての活動に称賛の言葉を頂戴し、またローズ氏からも情熱と忍耐の人だ(passion, persistence and patience)と評価をしていただき恐縮至極だった。ブラジルの制圧については、ローズ氏は、「彼らの使っている言葉は私たちのそれと異なる」と、難しさを吐露された。だからといって責任感が欠如しているわけではなく、現在さらなる調査活動が計画されているという。

その後、ミャンマーのチョー・ミン保健大臣から、早期発見、早期治療の成果で障害が減っており、スティグマも解消されつつあるとの説明をいただいた。またモザンビークのガリド保健大臣からは、モザンビークは二〇

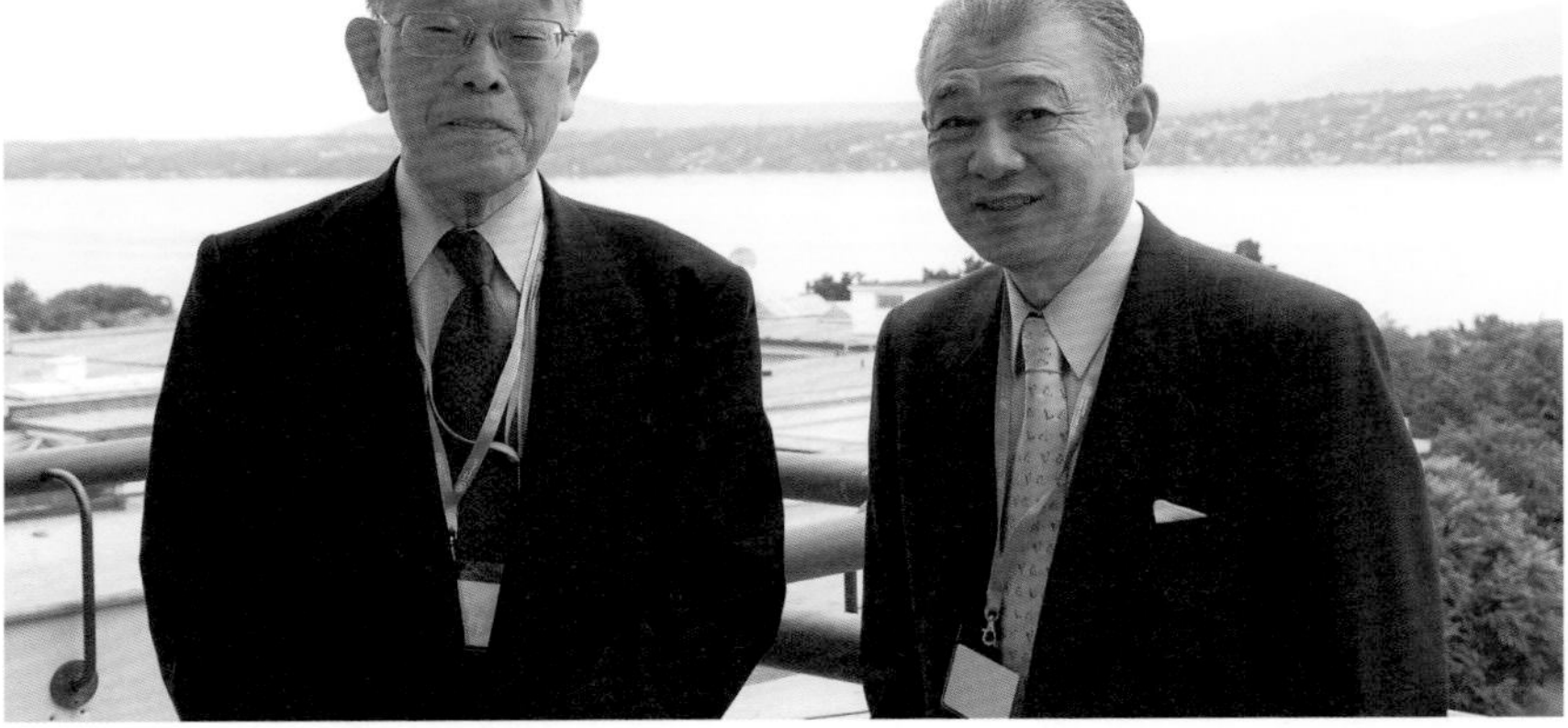

レマン湖をバックに私のよき助言者、笹川保健財団の紀伊國献三会長と（国連欧州本部にて）（ジュネーブ、2009年5月）

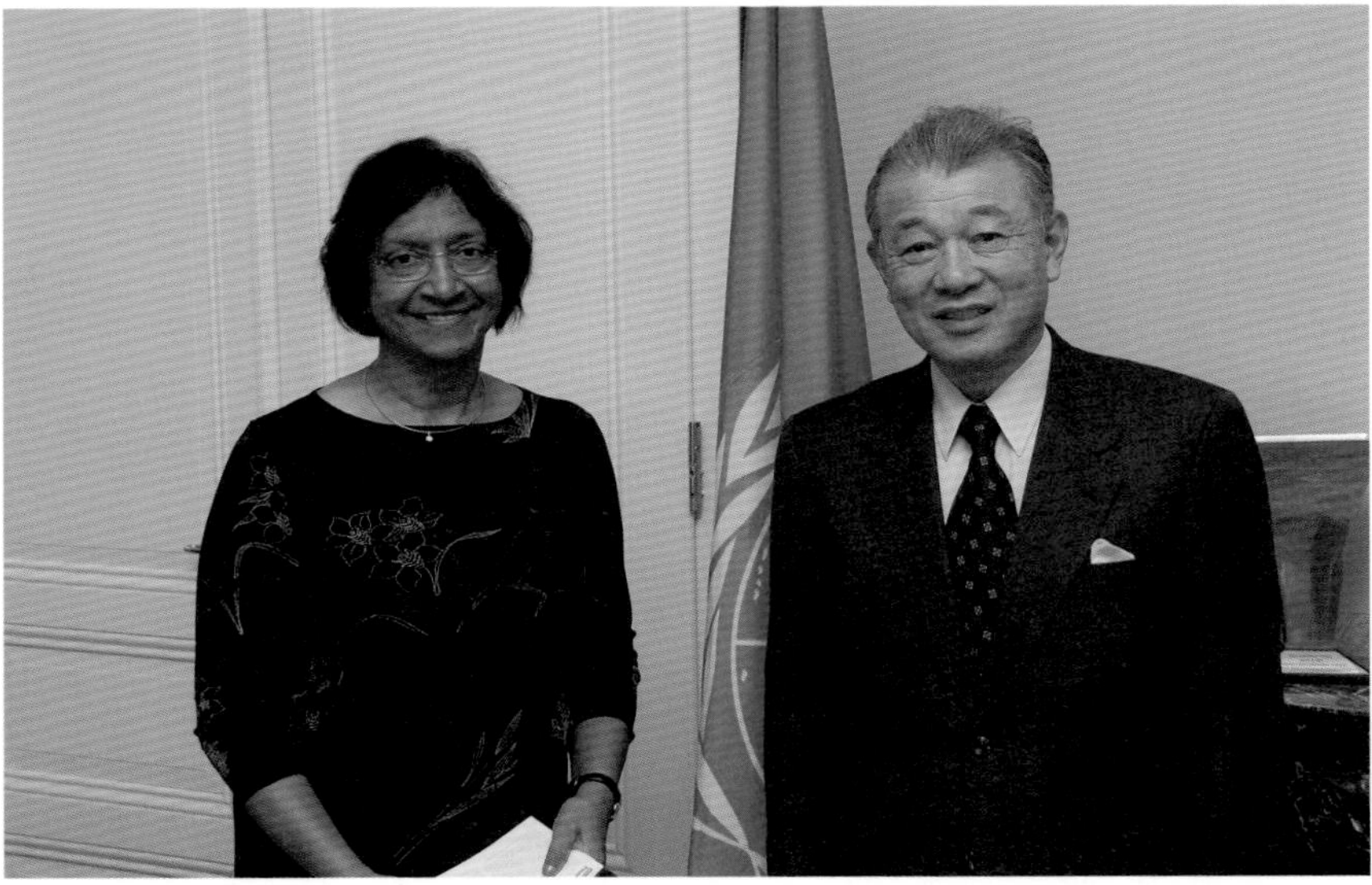

国連人権高等弁務官のピレイ博士と（ジュネーブ、2009年5月）

〇七年末に国家レベルでの制圧を達成したが、大統領はその発表を一年遅らせ、昨年県レベルでの制圧も達成したという報告を受けた。いまは郡のレベルでの活動が継続中とのことだった。

翌日、国連人権高等弁務官のピレイ博士を表敬訪問した。博士は二〇〇八年九月に就任したばかりだが、過去にハンセン病の問題が取り上げられてこなかったことを知って驚いたという。ピレイ博士は私の活動と日本政府の活動を高く評価してくださり、諮問委員会のさらなる報告を心待ちにしており、今後の協力も確約してくれた。

尊厳回復事業とペルマータ――インドネシア共和国［六月］

［ルート］成田→シンガポール（飛行時間七時間・トランジット七時間）**→インドネシア・スラバヤ**（飛行時間二時間二〇分）**―一泊―スラバヤ→ジャカルタ**（飛行時間一時間二〇分）**――一泊―ジャカルタ→成田**（飛行時間七時間三〇分）

六月は、「ハンセン病患者・回復者の尊厳回復」という新事業の立上げ式典に参加するため、インドネシアを訪れた。この事業は、二〇〇八年から五年間にわたりASEAN（東南アジア諸国連合）事務局と日本財団の間での包括提携協定をもって行われる五つの共同事業の一つで、地域単位でのハンセン病と人権の問題への取り組みとしては世界初の試みである。初年度は、年間一万七〇〇〇人（二〇〇八年データ）とASEAN域内で最もハンセン病新規患者数が多く、またASEAN事務局の所在地でもあるインドネシアに重点を置いて取り組んでいく。

式典の二日前には、東ジャワ州のスラバヤを訪れた。東ジャワ州はインドネシア三三州の中で最も新規患者数が多く、二〇〇八年は約五〇〇〇人が新たに発症しており、うち一二%の約六〇〇人が子どもである。ハンセン病に対する偏見と差別が強いインドネシアの状況を考えると、彼らの教育や、将来の就職や結婚に重大な影響をおよぼす恐れがある。目に見える障害発生率も約一一%と非常に高い。調査を行うほど新規患者が増え、子どもの新規患者が多いということは、病気が蔓延しているということであり、草の根レベルでの啓発活動や診断キャンペーンなどの推進が喫緊の課題である。

保健当局とのミーティングの後に訪れた地元のコンベンションセンターでは、インドネシアの回復者組織ペルマータ（PerMaTa: Perhimpunan Mandiri Kusta：ハンセン病独立協会、略称には「宝石」の意味がある）の主催で、ハンセン病啓発のための高校生による作文の発表や寸劇が披露され、また子どもたちの絵画コンクールが行われており、予想外の盛況だった。午後は、スラバヤから車で二時間ほどのロモンガンへ移動。ここにはペルマータの代表、アハメッド・ザイヌディン氏が勤める小学校がある。彼自身も数年前にハンセン病を経験している。入院中に見舞いに来た教師仲間からハンセン病だということが周囲に伝わり、それまで英語教師として勤務していた五つの学校のうち四つから解雇された。唯一、受け入れてくれた学校で、全ての科目を教えながら教師を続けている。自身の経験も交えながら、ハンセン病がどのような病気か、またどうしたらハンセン病に感染するのかを説明する彼の話は、子どもたちの年齢を考えると少々難しいと思われたが、生徒たちの表情は真剣だった。少なくとも「ハンセン病患者も私たちと何も変わらない、差別をしてはいけない」という最も重要なメッセージは、確実に伝わったようだ。私が彼に初めて会ったのは、二〇〇七年一月にフィリピンのマニラで「グローバル・アピール2007」の発表式典を行ったときである。ザイヌディン氏とアディ・ヨセップ両氏によってペルマータが創設されたのはその翌月のことだ。スラバヤ訪問にはペルマータのメンバーが数名同行してくれたが、この一月にロンドンの式典で「グローバル・アピール」を読み上げたファリダさんの顔もあった。ロンドンへの旅が生まれて初めての海外旅行だったという彼女は、それがきっかけで英語の勉強に取り組み、ペルマータの活動にも、いっそう積極的に取り組むようになったという。

スラバヤ滞在の最終日は、スンバルグラガー病院へ向かった。メディア五社も同行取材してくれた。ここは一九五五年にオランダ人医師によって開設された病院で、ハンセン病用と一般の病床がそれぞれ五〇床ある。ハン

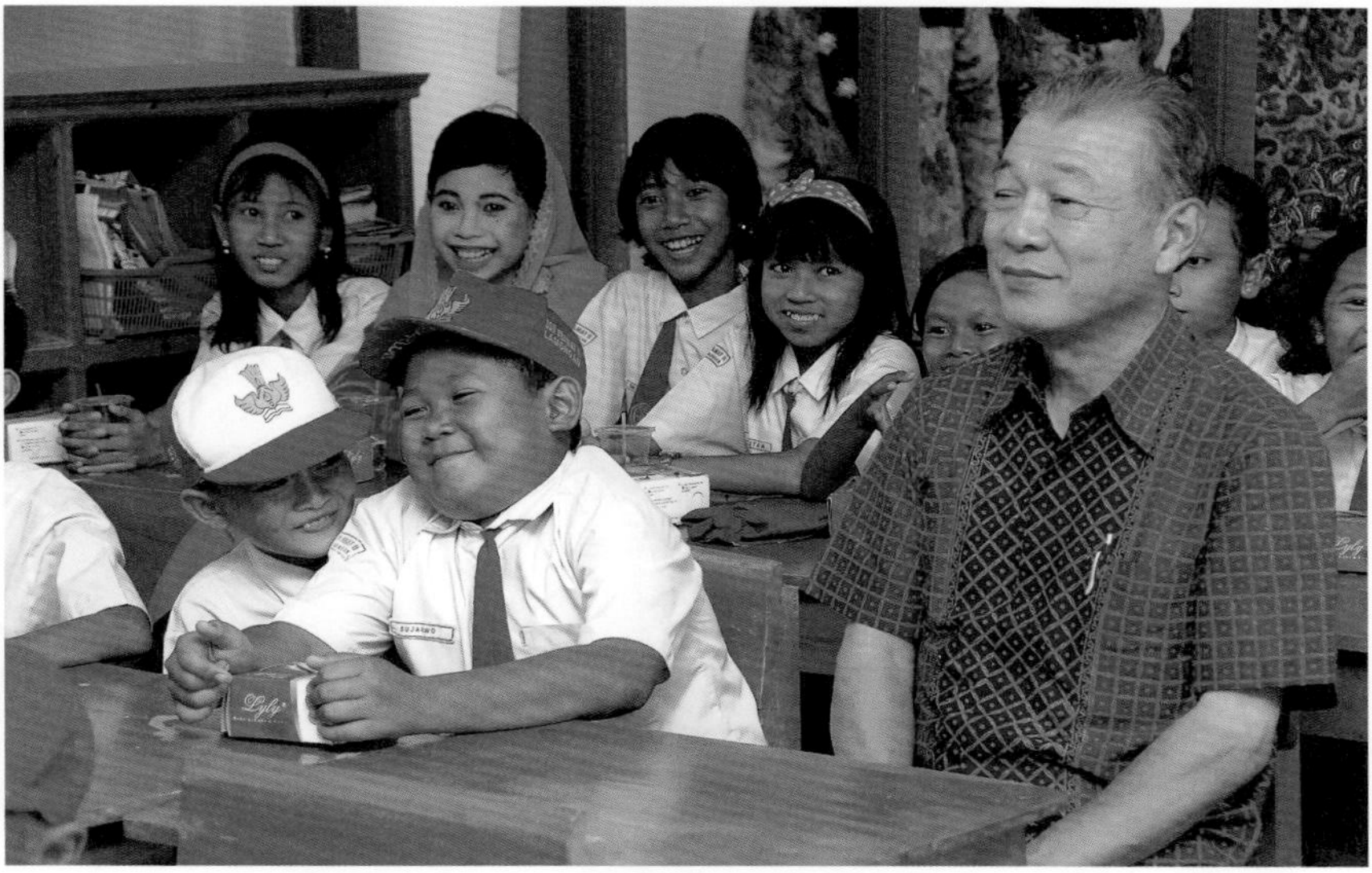

アハメッド・ザイヌディン氏が勤める小学校を訪問（インドネシア、2009年6月）

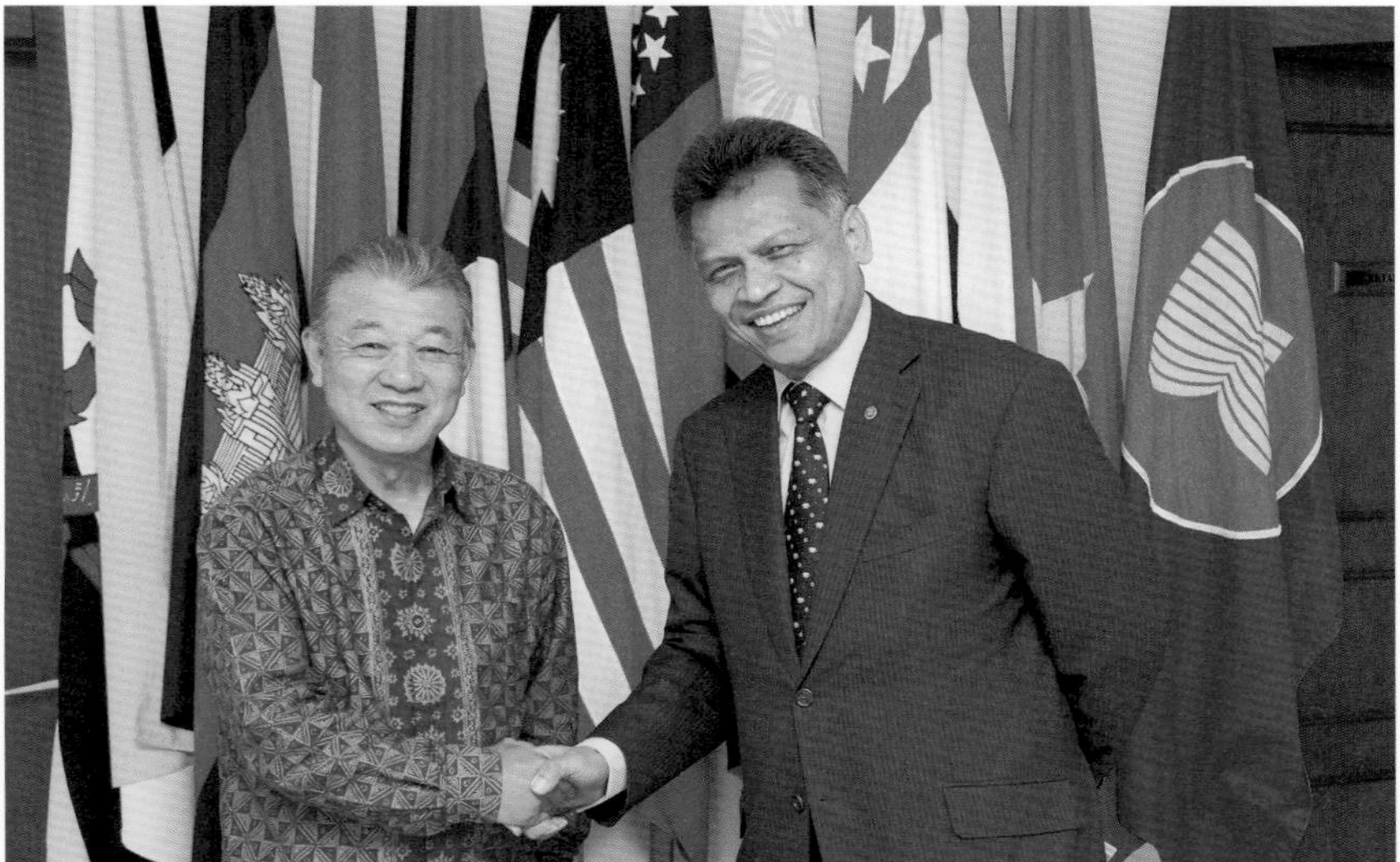

ASEAN事務総長スリン・ピツワン氏（元タイ外務大臣）（インドネシア、2009年6月）

セン病が治癒した患者はすぐに退院でき、手足の指などに後遺症が残った人の手術にも対応し、義足や特殊な補助器具をつくる部門も併設している。これまで見てきた何百というハンセン病病院の中でもトップクラスのサービスを提供していた。

病院から徒歩で五分ほど離れたところに、一八〇人ほどの回復者が暮らすスンバルグラガー村がある。小さな商店や農業を営む人もいるが、最も多い「職業」は、残念ながら物乞いである。物乞いのためにバイクにまたがり、近隣の町まで出かけていく。村人と話をしているときに、彼らの中の一人が突然立ち上がり、「何の結果ももたらさない客はもううんざりだ。我々に仕事をくれ！」と怒鳴った。もっともな抗議である。このような回復者の生の叫びを、国の指導者に、そしてメディアを通して一般の人々に伝えることも、私の重要な役割である。

現場の状況を見てから首都ジャカルタへ。病気が治っても雇用のない現状を打破したいという「仕事をくれ！」という切実な叫びに応える一つの解決策として期待しているのが、冒頭で紹介したASEAN事務局とジャカルタで立ち上げた共同事業だ。メディア、企業、NGOと政府を巻き込んで、回復者の経済的・社会的自立を促進していくことが狙いである。ジャカルタのASEAN事務局で開催された立ち上げ式典には、スリン・ピツワン事務局長（元タイ外務大臣）、政府関係者や国内メディアなど約一六〇人が出席した。マネージャーとしてこの新事業の中核を担うのが、ペルマータのアディ氏である。彼は一八歳のときに、肌に現れた斑紋と手の指のむくみが、ハンセン病だった母親の症状と同じことに気づいた。母親はすぐには正しい診断がなされず、高い薬を買わされたというが、アディ氏自身は、幸いにも適切な診断と治療を受け、完全に治癒した。「自分は周囲から情報や支援をもらって、立ち直れた。今度はほかの人を助けることに力を注ぎたい」と、ペルマータの設立を決意したのである。回復者が、ASEAN事務局長や各国政府高官と肩を並べて壇上に立ったのは、ハンセン病回復者が社会に参画していくことを目指す本事業の象徴的な出来事だった。

式典に引き続いて行われた啓発ワークショップでは、インドからハンセン病回復者の就労支援に取り組む自動車会社TATAの企業倫理カウンセラーであるヴィレンドラ・グプテ氏とメディア研究を行う大学教授のウジワール・クマール・チョウドリー氏、中国からは、ハンセン病定着村の生活環境改善ワークキャンプを大学生向けにコーディネートしている原田燎太郎氏、そして地元のジャーナリストのアチョ・マナフェ氏を招き、差別解消のために、多様なセクターを巻き込んだ取り組みについての体験と成果を報告してもらった。

大統領の改心——ザンビア共和国［六月］

［ルート］成田→ドイツ・フランクフルト（飛行時間一二時間・トランジット六時間）→南アフリカ・ヨハネスブルグ（飛行時間一〇時間・トランジット二時間）→ザンビア・ルサカ（飛行時間二時間）—三泊—ルサカ→ヨハネスブルグ（飛行時間二時間・トランジット三時間）→アラブ首長国連邦ドバイ（飛行時間八時間・トランジット五時間）→シンガポール（飛行時間七時間三〇分）—一泊（ハンセン病施設訪問・SILRA HOME）—シンガポール→マレーシア・クアラルンプール（飛行時間五五分）—二泊（海洋事業）—クアラルンプール→成田（飛行時間七時間）

六月はインドネシアに続いて、アフリカのザンビア共和国で活動した。

ザンビア共和国は、アフリカ大陸の中央部に位置し、国土面積は日本の約二倍である。アフリカでもっとも平和な国の一つとされ、南隣のジンバブエとの国境に流れるザンベジ川には、世界三大瀑布の一つ、ヴィクトリアの滝がある。

アフリカ大陸では、二〇〇七年のコンゴ民主共和国とモザンビークの制圧により、WHOが定める制圧基準（人口一万人あたりの患者数が一人未満）を全ての国において達成している。今回は、こうした実情の確認の一環であり、WHOアフリカ地域事務局（AFRO）のハンセン病担当官であるビデ・ランドリー氏も同行した。飛行機を乗り継いで到着したルサカの小さな空港では、WHOザンビア事務所のババニイ・オルセグン代表と保健省担当官、メディア数社が出迎えてくれた。

落ち着いた印象のあるザンビアだが、海外からの支援資金約五億円を保健省幹部が着服していたことが発覚し、事務局長を含む約二〇人が罷免されるという大混乱の渦中にあり、六月は一カ月にわたる看護師によるストライキで、病院機能にも支障をきたしていた。そのような中での活動だったため、我々を受け入れてくれた保健省の担当者たちは、どことなく浮足立った印象があった。保健大臣は、「私が現在の職にある限り、この問題に取り組む」という外交辞令ともとれる発言があったが、保健省から受けたハンセン病の統計に関する説明は、過去一〇年間の有病率や患者数データが抜け落ちているなど、正確な数字とは思えないものだった。患者数が多い地域に重点的に対策を講じ、正確なデータ収集と関係者による分析が必要であることを指摘した。

ルピア・ブウェザニ・バンダ大統領の公邸は広く、名前はわからなかったが数種の野生動物が草を食んでおり、木々には人間世界のあれこれなど知る由もなく、猿の群れが戯れていた。のんびりした雰囲気は景色だけで、同行者は警護官にカメラ、スマートフォンを取り上げられた。簡素な佇まいの部屋に、大統領は片足にギブスのようなものをつけて一人でソファに座っていた。私が挨拶すると、わざわざ不自由な足を踏ん張って立ち上がって、挨拶を返してくれた。大統領は最近足の手術をして静養中だったが、ハンセン病対策と差別撤廃の必要性の訴えに真摯に耳を傾けてくれ、「ハンセン病には迷信が伴い、多くの人が握手さえ恐れている。私自身、これまで、ハンセン病病院の前を車で通るときは窓を閉めてスピードを上げて通りすぎていた。しかし笹川さんが患者と握手をするなら、私も同じことをしよう」と話された。「ところで、最近ここで記者会見をしたときに樹上の猿におしっこをかけられたんだよ」と悪戯っぽく笑われた。大統領に写真を一枚と直訴したところ、取り上げたカメラを警護官が慌てて持参し、足を引きずりながら屋外での撮影に気軽に応じてくれた。実に親しみのもてる大統領だった。

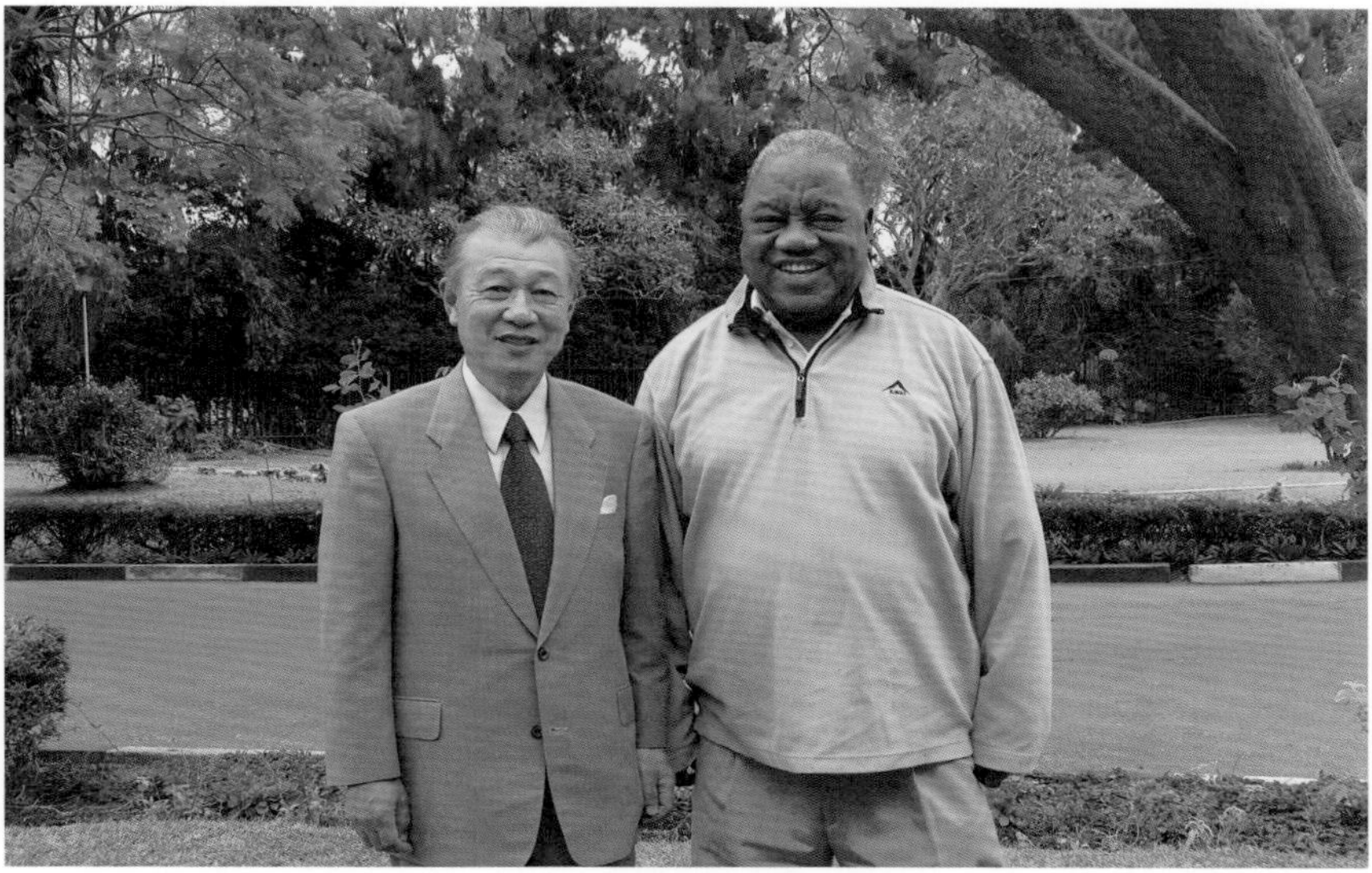

足を引きずりながら庭に出てくれたバンダ大統領と（ザンビア、2009年7月）

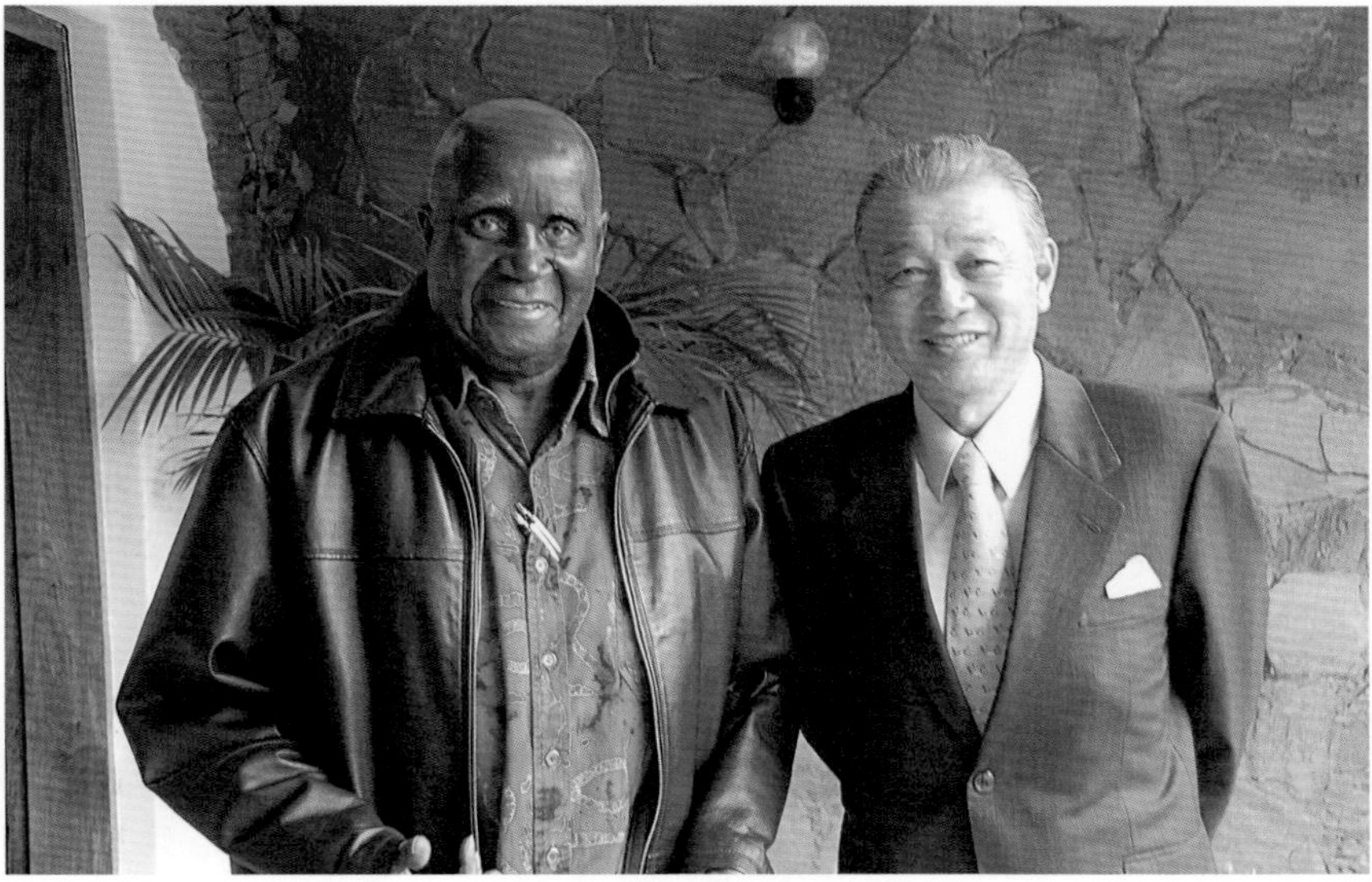

ザンビアの国父と呼ばれるカウンダ初代大統領（ザンビア、2009年7月）

同日、初代大統領として二六年間元首の座を務め、いまやザンビアの国父といわれるケネス・カウンダ氏と旧交を温めた。カウンダ氏は若い頃英国で学び、牧師となってジャングルの中で植民地解放闘争の指導者として活動した後、初代大統領となった。長男をエイズで亡くされ、失意の時代もあったが、現在は静かな生活を過しておられるようだった。カウンダ氏との思い出話がある。一九八六年頃、エチオピアが大飢饉に見舞われ、アフリカの貧しい農民に食糧増産の方法を教えるため、カーター大統領とボーログ博士、そして父、笹川良一と私がカーター大統領の専用機で一週間でスーダン、タンザニア、ザンビア、ガーナの四カ国を訪れた時のことである、ザンビアを訪問した際、全閣僚が出席して我々の歓迎夕食会が開かれた。デザートが並ぶ頃、カウンダ大統領がやおら立ち上がって、絹のポケットチーフを手に指揮をとり、全員が歌い始めた。それは低音で歌われた荘厳なものであり、ジャングルの中での植民地解放の闘いを勝利に導く力強い響きで、大いに感動したことを、いまもはっきりと覚えている。

三日目は、首都ルサカから車で小一時間移動し、リテタ病院を訪れた。一九五九年に国立結核センターとして設立、一九六三年にハンセン病センターの指定を受けており、モザンビーク国境近くからも患者が来るそうだ。治療中の患者は七人、全員通院患者である。病院に隣接する回復者定着村では、一三人の回復者とその家族合わせて六〇人が静かに暮らしていた。食糧は政府から支給されるが、一つしかない井戸を共同で使用しており、電気は通っていない。料理をしている人もいれば、ぼんやり外を眺めている人もいる。私を迎える村人の笑顔の裏には苛酷な生活があるのだろう。やはり一般の社会とは時間の流れを異にしているような気がした。

最終日はハンセン病制圧大使としての任務を離れ、三田村秀人ザンビア日本大使の案内で、日本政府が支援する村落開発プロジェクトの現場を見学した。二〇〇二年からザンビアの農業省と連携して進めている援助事業で、井戸やコミュニティホールの建設、太陽光を利用した農産物加工などが展開されている。アフリカの発展は、一民間団体の力で簡単に成し遂げられる課題ではない。広い大陸で変革を起こそうとするNGO、独自路線を追求

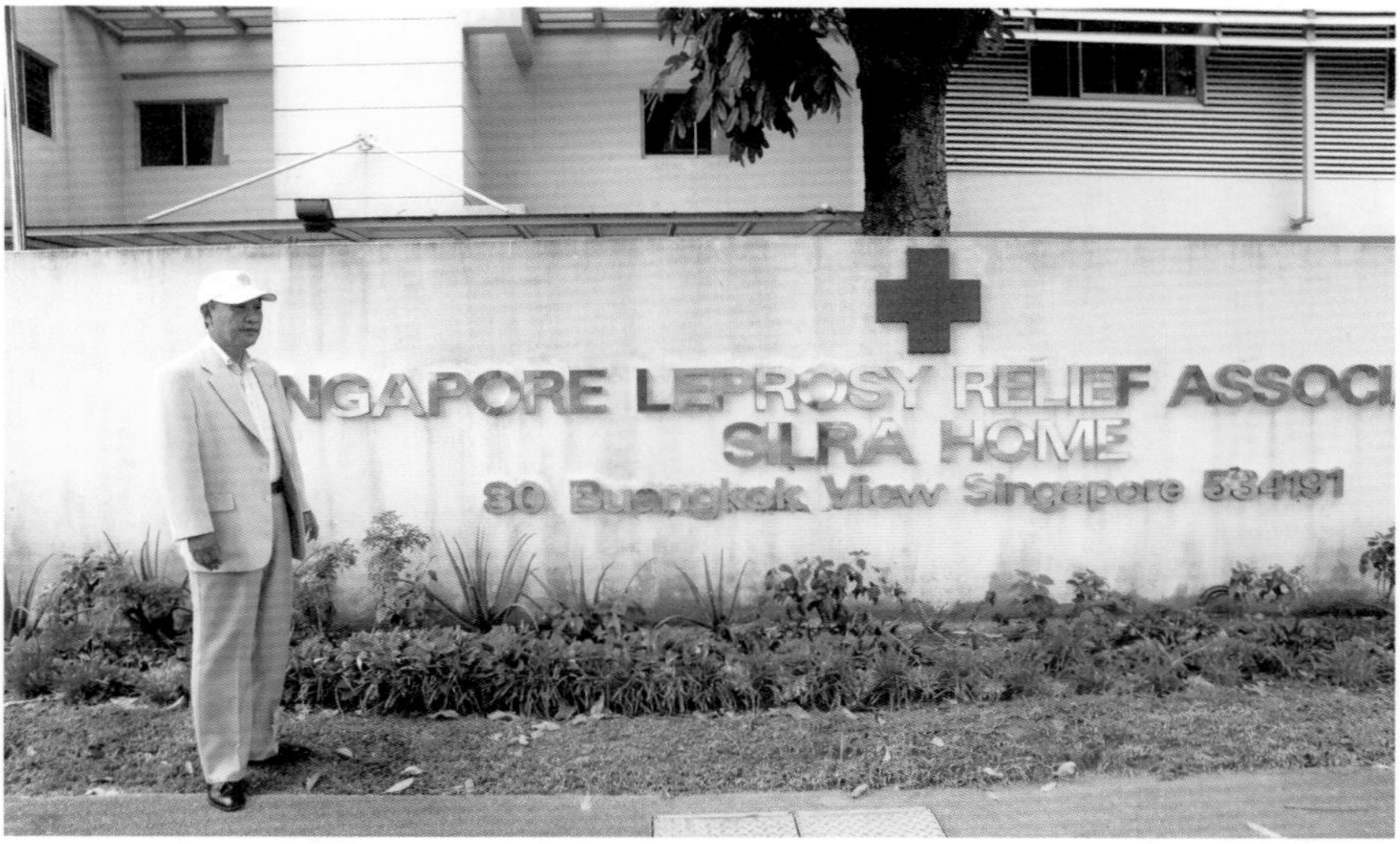

シンガポール・ハンセン病施設SILRA ホーム(Singapore Leprosy Relief Assosiation - SILRA HOME)(シンガポール、2009年7月)

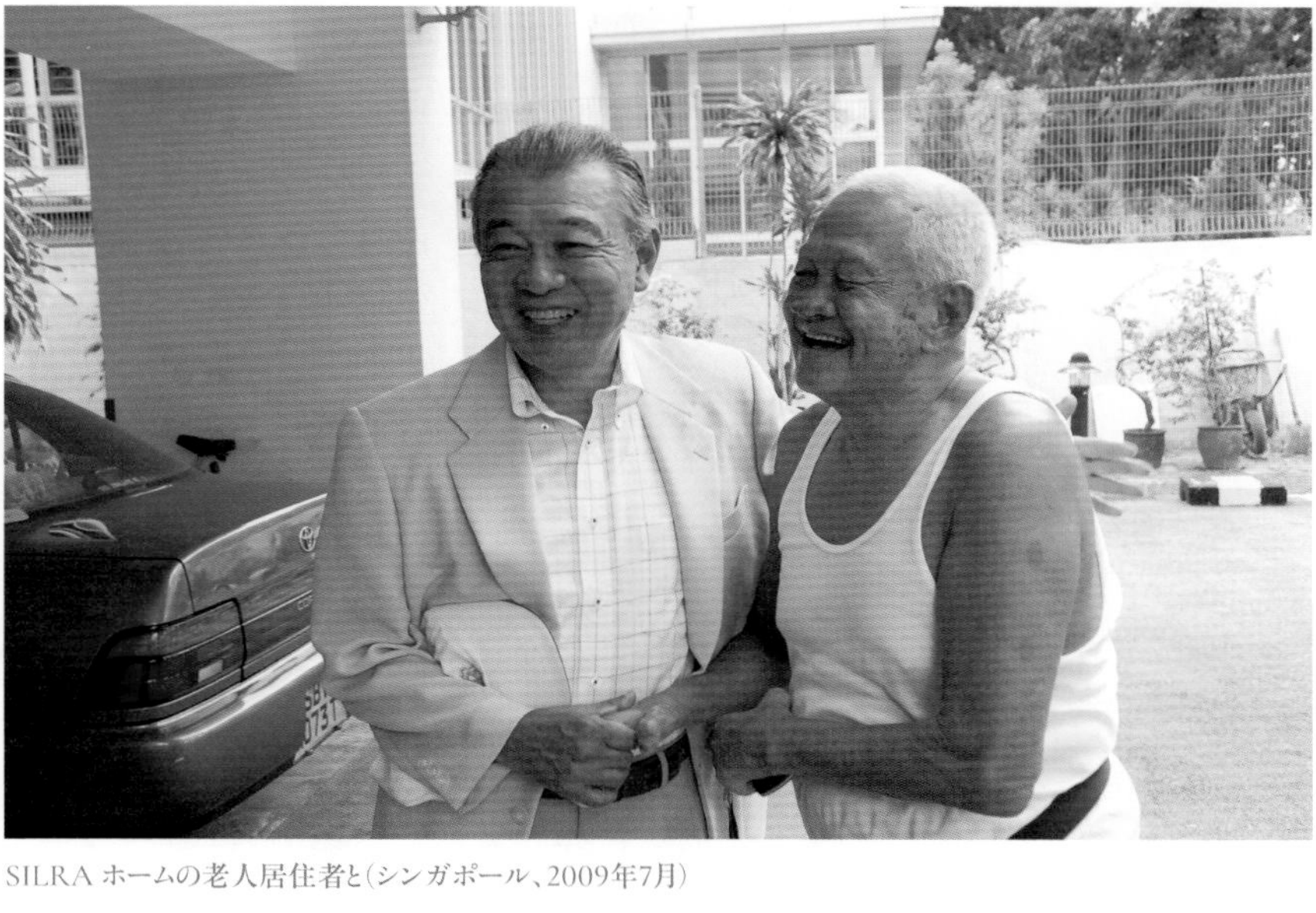

SILRA ホームの老人居住者と(シンガポール、2009年7月)

する高い志を持つ政治リーダー、そして熱心に働く現地の努力が一つになって初めて、状況を打開できるのである。アフリカ大陸においては、政治的安定は何事にもかえがたい財産である。北と東の国境をそれぞれ共有するコンゴ民主共和国とアンゴラでは紛争が、南の国境を共有するジンバブエでは独裁政権と急速なインフレが問題となっている中、ザンビアでは一九六四年にイギリスから独立して以来、長年共和党政権のもとで平和が保たれている。

帰途は、ルサカからヨハネスブルグ、ドバイを経由して、シンガポールに向かった。シンガポールでは、SILRA（Singapore Leprosy Relief Association）ホームという一九五一年に設立されたハンセン病回復者のための施設を訪れた。当時は五一人のハンセン病入所者がおり、年長者は九〇歳、若い人で五〇歳だった。一九四〇年代、薬がなかった時代、シンガポールではハンセン病患者は完全に隔離されていた。

その後、マレーシアに立ち寄り、日本財団が長年支援してきたマラッカ・シンガポール海峡の船舶安全航行の打ち合わせを行って、帰京の途についた。

先進国にいまも残るハンセン病差別——アメリカ合衆国［一〇月］

［**ルート**］成田→**アメリカ・シカゴ**（飛行時間一〇時間四〇分・トランジット二時間）→**アトランタ**（飛行時間一時間四〇分）—三泊（カーターセンター訪問）—**アトランタ**→**バトンルージュ**（飛行時間一時間一〇分）—二泊—**ニューオリンズ**→**ダラス**（飛行時間一時間一〇分・トランジット二時間三〇分）→**カレッジステーション**（飛行時間三〇分）—三泊（ボーログ博士追悼式典）—**カレッジステーション**→**ダラス**（飛行時間五五分・トランジット四時間）→**成田**（飛行時間一三時間三〇分）

アメリカ合衆国には二つのハンセン病隔離施設があった。ルイジアナ州のカーヴィルとハワイ諸島モロカイ島のカラウパパである。カーヴィルの国立ハンセン病病院は一八八四年にアメリカ国内唯一（当時）のハンセン病患者が入院できる施設として三三〇エーカーの広大な敷地に設立されて、一九九九年に閉鎖されるまで多くのハンセン病患者が隔離収容され、治療を受けた場所である。アメリカでは、一九九〇年以前にハンセン病が制圧されているが、依然として回復者に対する差別が残っている。また南部を中心に、いまも多いときは年間一〇〇人以上の患者が確認されている。

二〇〇九年一〇月の昼下がりのルイジアナ州の州都バトン・ルージュ空港で出迎えてくれたのは、国立ハンセン病プロジェクトの理事を務めるジェームズ氏だった。氏はハンセン病の研究者であり、カーヴィルでも多くの患者を診てきた。バトン・ルージュからカーヴィルまでは約二〇マイル（約三〇キロ）。ジェームズ氏の運転で向かう。道路の所々にアルマジロが死んでいるのを見かける。ジェームズ氏に聞くと、驚いたことに、ルイジアナ州にはアルマジロが多く、その二五％ほどがハンセン病の菌を持っているとのことだった。アルマジロには背中に帯状の模様があり、六つ帯と九つ帯の二つの種類がいるが、らい菌を持っているのは九つの「ココノオビアルマジロ」の方である。

車で三〇分ほど走ると、ミシシッピー川が見えてきた。ジェームズ氏はふいに車を止め、「ここが一八八四年に最初の患者が船で連れてこられた場所です」と川辺を指して教えてくれた。車から降りて川沿いまで歩く。季節は秋にさしかかっていたにもかかわらず、大量の蚊が飛んできた。このあたりは昔、泥沼だったそうだ。

さらに車で五分ほどで、カーヴィルに到着。入り口には患者が最初に収容された建物が当時のまま残され、ほかにも何棟かの往時の建物とここで生涯を閉じた九〇〇人が眠る墓地も残されていた。

患者が最も多かったのは一九四〇年代で、四五〇人の患者が住んでいた。現在は軍の施設として使用されているが、いまも施設の一部に一三人（平均年齢七九歳）の回復者が住んでいる。

カーヴィル・ハンセン病博物館では、ハンセン病回復者の一人、ピートさんが出迎えてくれた。ピートさんは週に数回、博物館のガイドとして働いている。今年で八一歳で、ここには五八年間住んでいるそうだ。ジェームズ氏によれば、尊厳を保つことにつながればと、ピートさんのように施設内で仕事をしている回復者には、わずかではあるが給料が支払われている。一九九六年に開設された博物館は、一〇〇年余のカーヴィルの歴史の紹介を通じて、ハンセン病への理解促進のために重要な役割を果たしている。かつて敷地の周囲には有刺鉄線が張りめぐらされ、外へ出ることは許されず、入院とともに名前も変えさせられた。施設内のプールの使用も、一九九〇年まで禁止されていた。また、ハンセン病患者が子どもをもうけることを禁ずる法律(一九六〇年廃止)や、選挙権を与えない法律(一九四五年廃止)などがあったように、アメリカでも厳しい差別が存在していたのである。

次に、ジェームズ氏は、一〇一歳のペリーさんを紹介するため、回復者の住居棟に案内してくれた。時間になっても待ち合わせ場所の図書館に現れないので皆で探していると、車椅子の老人がひょっこりと現れた。ペリーさんである。どう見ても八〇歳くらいにしか見えない。念のため年齢を聞くと、「歳かい? 今年で一〇一歳だよ!」としっかりと答えてくれた。これまで私が会った回復者の中で最高齢である。ペリーさんはフィリピン出身で、労働者として一八歳のときにアメリカに渡り、カルフォルニアのりんご園で働いていたときにハンセン病を発症、一九三六年、二八歳でここに収容された。ペリーさんに元気の理由をたずねると、「ギターを弾きながらフランク・シナトラを歌うことかな。あと、煙草もお酒もやらないよ」と、ここでの生活に慣れてしまったのか、満足そうだった。

ジェームズ氏は、「アメリカではいまだに差別が多く残っている。インターネットで高校生が顔や手足が変形した人の映像を使ってハンセン病の説明をしたことで、ハンセン病は恐ろしい病気だと多くの人が思い込んでしまったことが一つの原因だ。最近、患者を診断した医師が『患者が発見された。大変だ』と過剰に反応しメディアに訴えたケースもあった。ハンセン病に対する正しい知識を国民や医師らに啓蒙する活動が急務だ」と語り、

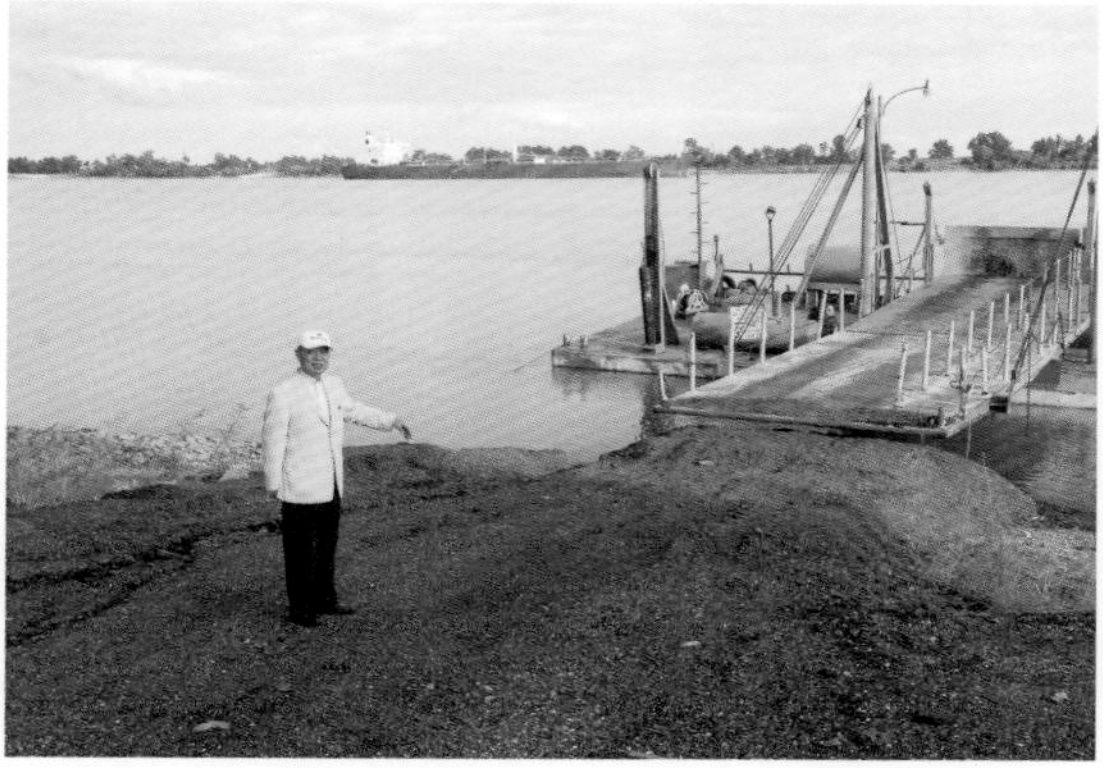

1884年にカーヴィルへ最初の患者が船で連れてこられたミシシッピー川の上陸地点（アメリカ、ルイジアナ、2009年10月）

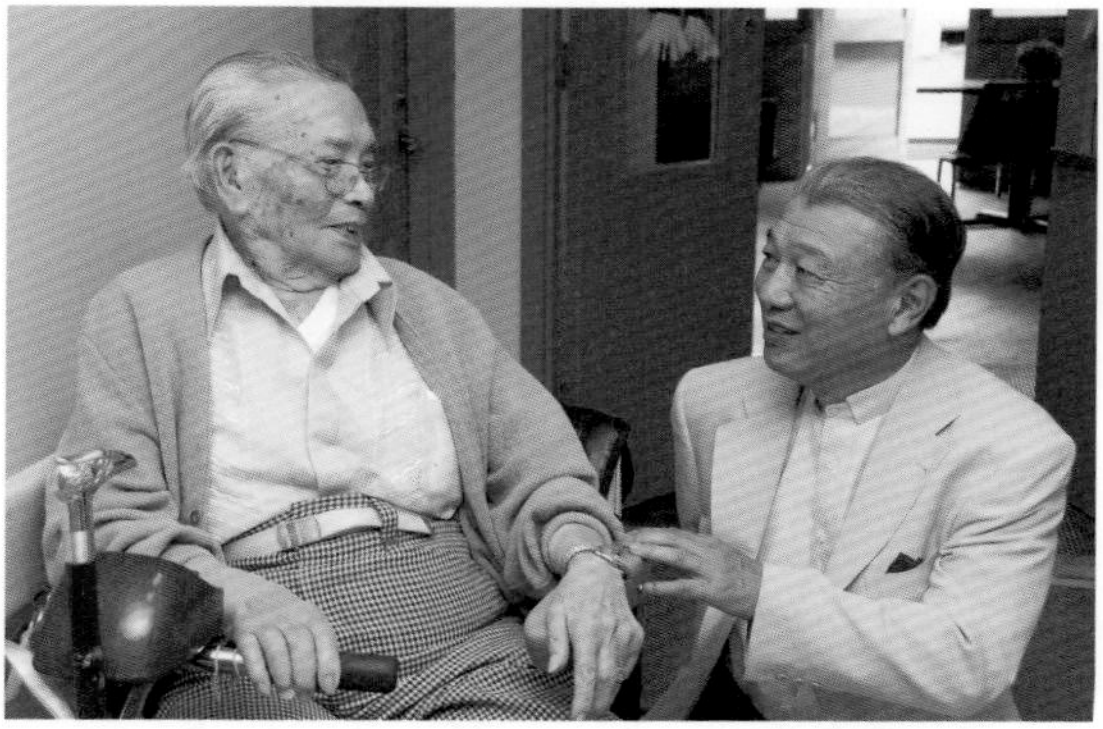

カーヴィル療養所で、101歳の回復者ペリーさんと（アメリカ、ルイジアナ、2009年10月）

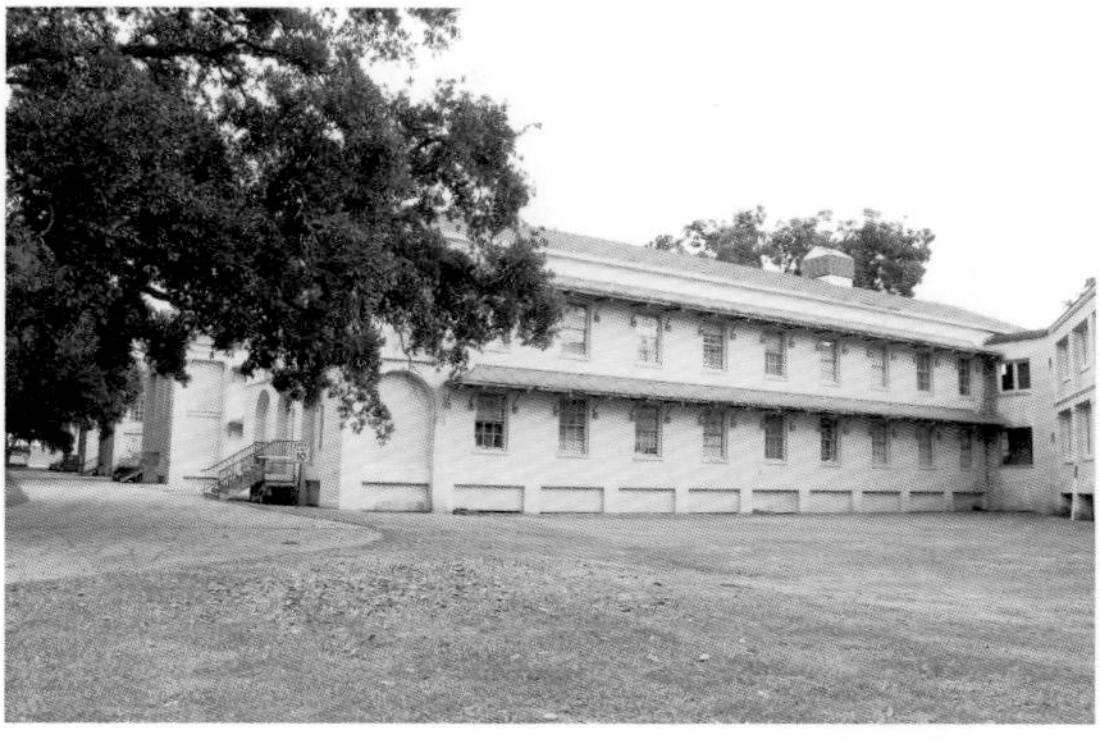

トキコさんの住んでいる建物（アメリカ、ルイジアナ、2009年10月）

顔を曇らせた。

明るい話も聞くことができた。『People Magazine』という雑誌に掲載された、ハンセン病になった女子高校生の記事だ。この記事は二〇〇八年一一月のもので、女子高校生はハンセン病を発症し、障害についての怖れと、クラスメイトから忌避されたことで嘆き悲しんだ。しかし、治癒した後は、学校で自分がハンセン病だったことを堂々と語り、「早く治療すれば治るので、普通の病気と変わらない。差別するのはおかしい」と話している。いまでは彼女を差別する人はいなくなったそうだ。ジェームズ氏は、「差別は、差別される側の態度によっても大きく変わる」と言う。

八〇歳の日本人女性のトキコさん(仮名)についても触れておきたい。トキコさんは鹿児島県出身で、沖縄の基地で働いていたときに発病して差別を体験。一九六九年に治療のために渡米し、以来、ここに住んでいる。事前にジェームズ氏が私の訪問を彼女に伝えたのだが、会えなかった。理由は、アメリカにいることを日本の家族や親族に知られたくないからというものだった。トキコさんは、クッキーを焼くのが好きで、料理も上手でとても明るい方だという。そんな彼女が、四〇年たったいまでも日本を遠ざけているのだ。私はトキコさんの住む建物の前で、大きな声で「お元気ですか」と何回か呼びかけたが、残念ながら返事はなかった。

アメリカで現在も一〇〇人前後の患者が確認される主な原因は、海外からの移民であるが、ほかに理由の一つとして上げられるのが、アルマジロの存在である。アメリカ南部に生息するココノオビアルマジロは、人間と一部の猿以外では、唯一らい菌に感染する。ルイジアナ州立大学ではこのアルマジロを使ったらい菌培養によるワクチンの製造の可能性について研究を続けている。三〇年前、笹川保健財団でも、ベネズエラのコンビット博士のアルマジロのらい菌培養を参考に、ハンセン病ワクチンの実用化を研究したことがある。しかし、アルマジロは人工繁殖が不可能で、野生のアルマジロでは培養菌が十分に得られず、失敗に終わった。また、タイのバンコクにある「笹川ハンセン病研究所」で行った大阪大学の故・伊藤利根太郎名誉教授を中心にしたヌードマウスの飼育とそれによるらい菌の増殖実験でも十分な菌数を得られなかった。インフルエンザのワクチンは鶏卵を使って大量に製造することが可能だが、アルマジロやヌードマウスを使っての何千万人、何億人のワクチン製造は不可能なのだ。いまだにらい菌の感染経路は不明なままであるが、世界のハンセン病を完全に撲滅するには、ワクチンの実用化や感染経路の確定が不可欠であるのだ。

4章

社会の側の病い【2010–2012】

法律、そして人の心に潜む差別

二〇一〇年末、国連総会で「ハンセン病差別撤廃決議」が採択され、我々の活動、ことに偏見と差別という「社会の側の病気」を解消する闘いの大きな力となった。

各国で病気の制圧（人口一万人あたりの患者数一人未満）は進んだが、二一世紀を迎えても世界各国の法律や社会制度には、ハンセン病についての差別的要素が残されていた。二〇〇八年には、北京オリンピック・パラリンピックの組織委員会が、オリンピック・パラリンピック開催中のハンセン病患者の入国禁止を発表している。私は即刻、胡錦濤国家主席、主催者の北京市長、そして国際オリンピック委員会の会長に抗議文を送り、ひとまず問題は解決したが、同年にはインド最高裁判所がオディシャ州の「ハンセン病患者は市議会選挙への立候補や、議員あるいは首長になることはできない」との法律にもとづき、原告敗訴の判決を下した。この最高裁の判決は、ハンセン病患者がこのような地位に就く資格がないとするオディシャ州地方自治法にもとづくオディシャ州高裁の決定を是認するものだった。その結果、ディレンドラ・パンドゥア氏が、ハンセン病患者であるという理由でバラソエ市議会の議員・議長の資格を剝奪された。私はインド最高裁判所長官に抗議し、新たな判断を要請する書簡を送った。こうした例は枚挙に暇がなかった。欧米のマスコミでも差別的なニュアンスのある「leper」などの言葉が不用意に使われたり、映画などでも、ハンセン病がおぞましいイメージで表現されることが後を絶たない。

少しずつではあるが、国連決議を背景として、このような状況は改善されていった。二〇一一年以降は、各国のハンセン病差別にかかわる法律の改正が続いたが、特に植民地時代に制定されたインドの差別的な法律が廃止・

改正されたことには、大きな意義があった。以下は、二〇一一年以降に廃止・改正された主な法律の、制定年と廃止・改正年である。

中国▼Marriage Law, 1980→二〇一一年廃止
インド▼Juvenile Justice, Care and Protection Act, 2000→二〇一一年改正
インド▼The Lepers Act, 1898→二〇一六年廃止
インド▼The Odisha Zilla Parishad Act, 1991→二〇一六年改正
インド▼The Odisha Gram Panchayats Act, 1964→二〇一六年改正
インド▼The Odisha Act, 1959→二〇一六年改正
インド▼The Rajasthan Panchayati Act, 1994→二〇一八年改正
インド▼The Bombay Prevention of Begging Act, 1959→二〇一八年改正
インド▼The Dissolution of Muslim Marriage Act, 1939→二〇一九年改正
インド▼The Special Marriage Act, 1954→二〇一九年改正
インド▼The Hindu Marriage act, 1955→二〇一九年改正
インド▼The Hindu Adoptioins and Maintenance Act→二〇一九年改正
インド▼The Divorce Act, 1869→二〇一九年改正

一方で、国連で採択された「原則とガイドライン」を、当事者である回復者が有効に活用するのは、そうたやすいことではなかった。多くの患者や回復者が、人権の持つ意味をなかなか理解できず、自分にも人権があることを納得しようとしなかった。偏見と差別は、患者や回復者の心にもそれほど深く根を下ろしていたのである。

二〇一〇年の訪問国

❖一月 ネパール
❖一月 インド
◆二月 中国〔人民網（テレビ）出演〕
❖三月 ガーナ
❖三月 モザンビーク
❖四月 インド
❖五月 スリランカ
◆五月 インド〔ビハール州保健大臣会談〕
◆五月 ヨルダン〔WANAフォーラム〕
❖五月 東チモール
◆五月 スイス〔WHO訪問〕
❖五月 スリランカ〔ラジャパクサ大統領との会談〕
◆五月 フィリピン〔マニラ・API一〇周年〕
◆五月 マレーシア〔マラヤ大学SYLFF二〇周年〕
◆六月 イギリス〔グレイトブリテン・ササカワ財団理事会〕
◆六月 中国〔日中防衛会議〕
◆六月 アメリカ〔ワシントンDC・日米安全保障条約五〇周年シンポジウム〕
❖七月 エチオピア
❖七月 チャド
❖八月 インドネシア
◆九月 スウェーデン〔スカンジナビア・ニッポン ササカワ財団二五周年〕
❖九月 ノルウェー
◆九月 中国〔大連・日本語教育研究会〕
◆一〇月 フランス〔日本音楽財団コンサート〕
◆一〇月 チェコ〔フォーラム2000国際会議〕
◆一〇月 フィリピン〔国連平和大学卒業式・義肢装具士学校〕
◆一〇月 ミャンマー〔停戦和平交渉・政府高官との会談〕
❖一〇月 ベトナム
❖一一月 パラオ
◆一一月 中国〔上海・米日財団理事会〕
❖一一月 マレーシア
◆一一月 カンボジア〔伝統医療学校始業式〕
◆一一月 タイ〔ミャンマー少数民族武装勢力との会談〕
❖一二月 インド
❖一二月 エジプト
◆一二月 レバノン〔WHO東地中海ハンセン病会議〕
❖一二月 タイ

❖は、本書に活動記録を収録
●「WANAフォーラム」＝西アジア・北アフリカ地域の経済・環境・エネルギー・教育・社会問題などを、各国の政治指導者、国際機関代表者、学者、研究者、市民社会代表者など幅広い分野を代表する知的指導者が国を越えて知的対話を行う場●「API〔Asian Public Intellectuals〕」＝アジア公的知識人奨学金●「SYLFF〔Sasakawa Young Leaders Fellowship Fund〕」＝ササカワ・ヤングリーダー奨学金制度●「フォーラム2000」＝ビロード革命のハベル元チェコ大統領、ホロコーストを生きぬいたノーベル平和賞受賞者、アメリカのエリー・ヴィーゼルと私の三人で、チェコの古都・プラハで一九九七年に立ち上げた国際知的対話の国際会議

制圧達成後のネパール——ネパール連邦民主共和国［一月］

［ルート］成田↓タイ・バンコク（飛行時間七時間・トランジット一泊）**↓ネパール・カトマンズ**（飛行時間三時間四五分）**―二泊**

二〇〇九年、ネパールが念願のハンセン病制圧目標を達成した。制圧宣言の記念式典でお祝いの言葉を伝えるため、二〇一〇年一月一八日にネパールを訪れた。今年最初の海外でのハンセン病制圧活動である。

ヒマラヤ山麓のこの国で、政治的な不安定も続く中、どの地方においても薬が手に入る状況をつくり、早期の患者発見のため、関係者が一丸となって制圧プログラムを進めてきた。特にここ数年の保健人口省およびWHOネパール事務所の精力的な活動には、目を見張るものがあった。保健人口省のハンセン病・疾病対策局タクール局長、WHOネパール事務所のアレクサンダー・アンジャパリジェ代表の存在がなければ制圧は実現しなかっただろう。私は過去二年の間、半年に一度の頻度でネパールを訪れたが、不安定な政治情勢の影響で、訪れるたびに保健大臣が交代していく中、タクール氏が担当を外れると活動が停滞するので、異動させないよう保健大臣に直訴することもあった。その甲斐もあってか、彼の努力により、地方のヘルスワーカーやボランティアがハンセン病の正確な知識を把握するために徹底したモニタリングが行われ、医療サービスの質の向上が実現された。

特筆すべきは、ネパール・ジャーナリスト協会のダルメンドラ・ジャー会長をはじめとしたメディアの協力である。昨年四月に東部のタライ地方を訪れた際、多忙なスケジュールの合間を縫って同行してくれ、現地のジャーナリストを集め「メディアにも果たすべき責任がある」ことを強く訴えてくれた。もちろん、長年この地で活動を続けてきたNLR（Netherlands Leprosy Relief：オランダ・ハンセン病協会）やNELRA（Nepal Leprosy Relief Association：ネパール・ハンセン病協会）などNGOの貢献も大きい。制圧達成は、政治的混乱が続く中、それぞれの機関や団体が連携して取り組んだ成果といえるだろう。

マラム・バラン・ヤダブ大統領やマーダブ・クマール首相にも直接お祝いの言葉を伝え、さらなる活動強化もお願いしたところ、二人とも首を縦に振り「イエス」の表情を示された。その上でクマール首相は、標高が五〇〇〇メートルを超えるカラパタール峰で行われた気候変動の問題についての閣僚会議の際、何度も飛行機を乗り換えながら上へと移動していったことを例に、「高いところに行くには、段階を踏まないといけない。制圧は第一ステップにすぎず、患者数ゼロの撲滅を目指したい」と語った。

一月一九日に保健人口省の主催で行われた制圧記念式典では、ウマ・カント・チャウダリー保健人口大臣をはじめ、プラヴィーン・ミシュラ高官、スダ・シャルマ高官、前述のジャーナリスト協会のジャー会長、ネパール・ハンセン病ネットワークのダカル代表が壇上に上がった。最後にチャウダリー大臣がハンセン病の制圧を宣言し、ステージの背景に「祝ネパール、ハンセン病制圧達成」という文字が現れると、会場は大きな拍手に包まれた。

翌日は、カトマンズから車で一時間半ほどのカブレ郡にあるパナウティ地区を訪れた。ちょうどバラ・バース・マク・ミラという一二年に一度のお祭りに当たり、悪魔を模した木の面をつけた踊り手たちが、両手で打楽器を打ち鳴らしながら道を練り歩き、私を出迎えてくれた。踊り手も回復者だった。踊り手として式典に参加することで、回復者自身の「自己差別」の意識が少しでも薄れて欲しいと願う。サブ・ヘルスポストで活動するボランティアの女性たちは、ハンセン病啓発の歌を披露してくれた。その歌詞の一部をここで紹介しておく。

治療しないとハンセン病は苦しみをもたらす／触っても刺しても痛くない／
乾いた肌の傷は最も重要な症状／もしハンセン病にかかったら／ちゃんと医者にもらった薬を飲みなさい／
天罰だなんて思ってはだめ

テレビや新聞が届かない地方では、このような歌や芝居が有効な情報伝達手段だ。

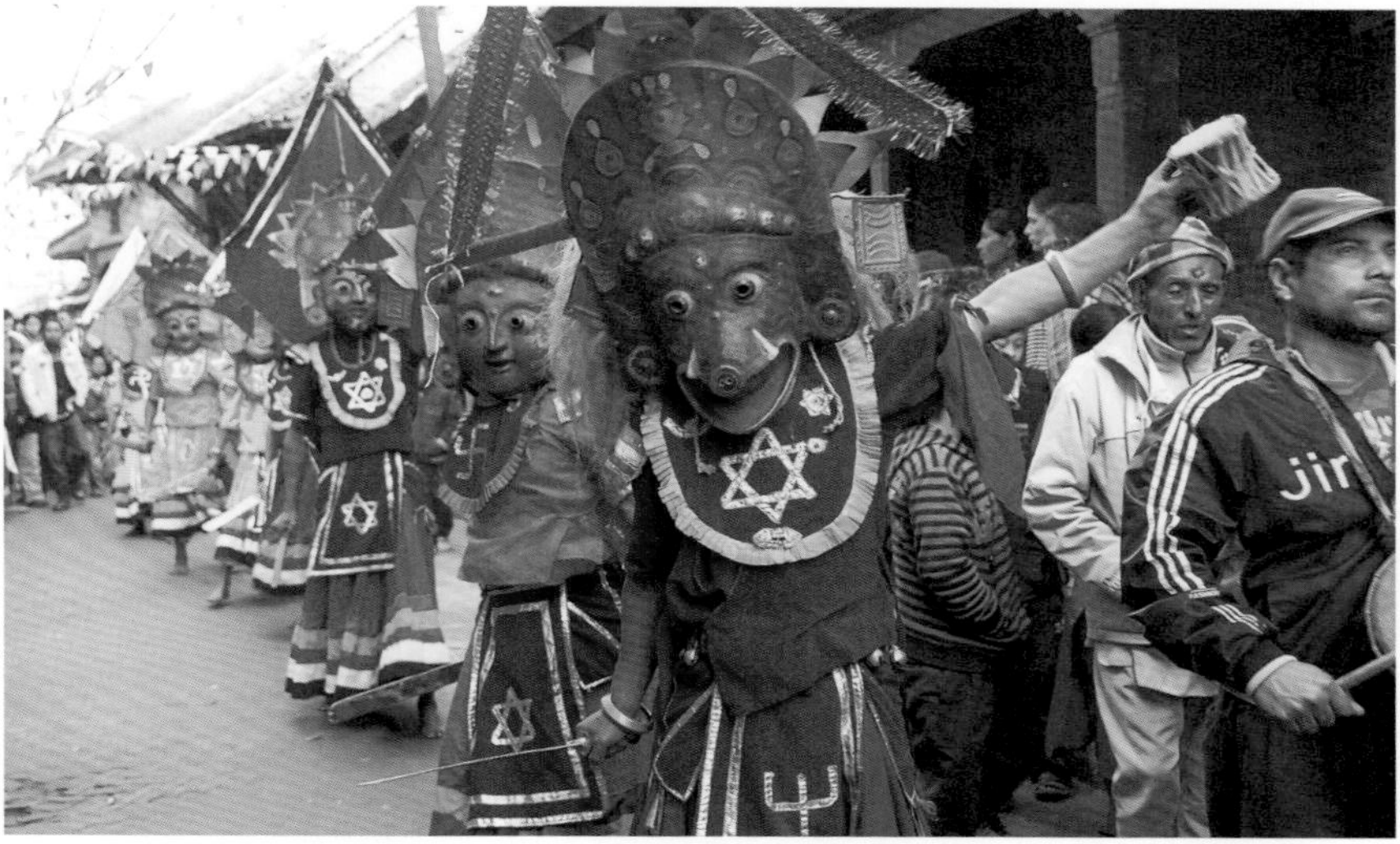
回復者の皆さんが仮面を被り、初めて祭りに参加（パナウティ地区バラ・バース・マク・ミラ祭り）（ネパール、2010年1月）

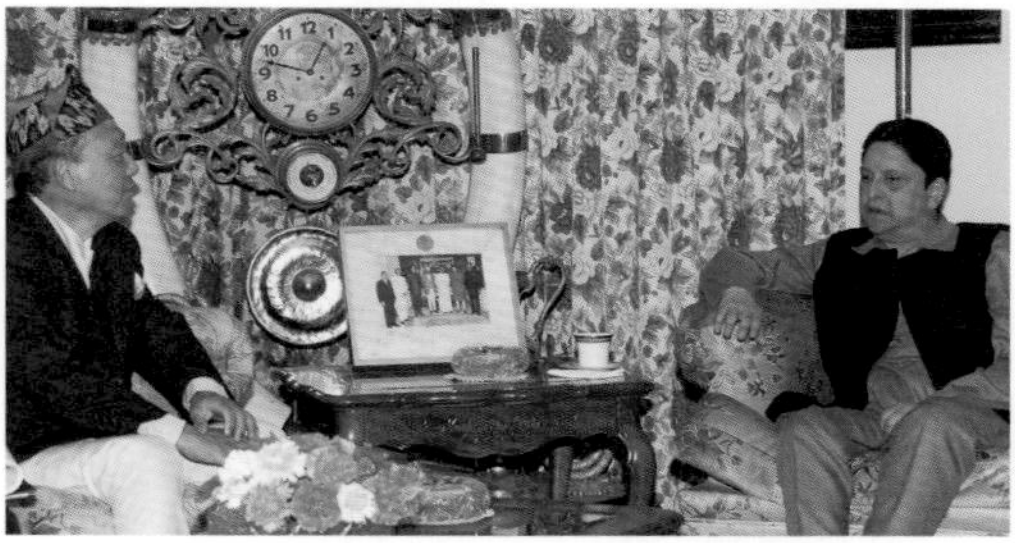
民間人になられたギャネンドラ前国王と会談（ネパール、2010年1月）

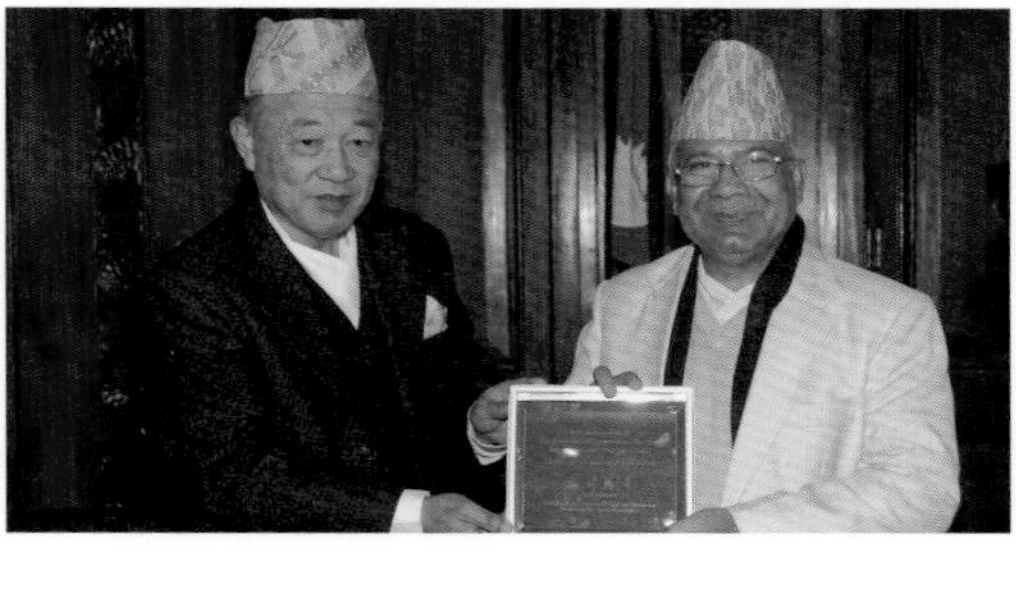
制圧達成の盾を受け取り、喜ばれるマーダブ・クマール首相（ネパール、2010年1月）

ネパールを出発する日の朝、回復者の当事者組織リード・ネパールのラージ・クマール・シャー代表とともに、ラジオ番組に出演した。シャー氏はまだ三十代だが、障害者団体とも連携して、広い見識と熱意をもって活動を展開している。差別をなくしていく上で、当事者の言葉は最も説得力を持つ。私が百回話すより当事者の一回の話の方が人々の心に届くのである。

制圧が達成されても、喜んでばかりはいられない。カトマンズのスワヤンブナート寺院へ向かう参道には、いまも何十年前と変わらず、喜捨を乞うハンセン病回復者が座っていた。この問題を解決することも、私の使命である。

最後にネパールのハンセン病制圧の功労者の一人で、この三月にWHOを定年退職するアンジャパリジェ氏について触れておく。東チモールでの活動を紹介した際、すでに彼については何度も紹介しているが、東チモールで勤務中、騒乱でデスクの真上の天井に銃弾による穴があいても驚かず、WHOの職員を指揮して怪我人の措置に奔走し、国連による職員家族の退去命令にも応じず、夫を支えた夫人とともに大活躍。笹川保健財団が派遣していた寄生虫の専門家をそっと帰国させた心のやさしい豪傑でもある。今回、ハンセン病制圧をともに祝うために、我々一行を夕食に招待してくれた。そのときに、「一七歳の時、ウクライナのキエフで市電に引っかけられ転倒。次に乗った車がバスとトラックに衝突され横転、グルジア(ジョージア)へ帰国する際、飛行場で首にまいていたマフラーを強奪しようとした賊に下腹部を刺され、搭乗した飛行機はエンジン不調で片肺飛行という危険な状態ながら無事着陸。空港で乗った白タクが検問にあい、運転手は逃走。盗難車とわかり自分が留置所へ。釈放の後、病院で手術」と、一日に六回の災難に遭遇し、「私は運だけで生きてきた」と、持参のワインを傾けながら青年時代の一コマを語ってくれた。数多くの国連関係職員とともに汗を流して働いてきたが、中でも彼は私の記憶に鮮烈な印象を残している人であり、いい想い出を共有できた。

コロニーの課題と希望――インド（タミル・ナドゥ州、マハラシュトラ州）［一月］

［**ルート**］**ネパール・カトマンズ→インド・デリー**（飛行時間一時間一五分・トランジット二時間三〇分）**→タミル・ナドゥ州チェンナイ**（飛行時間二時間三〇分）**―三泊―チェンナイ→ハラシュトラ州ムンバイ**（飛行時間一時間五〇分）**―二泊―ムンバイ→成田**（飛行時間八時間）

一月二一日、ネパールのカトマンズでの制圧式典の後、デリー経由でタミル・ナドゥ州のチェンナイに入った。チェンナイでは、ナショナル・フォーラムが開催する「南部地域大会」に参加した。これまでに全国大会を二度、地域会議を三度開催してきたが、インド南部での大会は初めてだ。会議には、タミル・ナドゥ、ケララ、アンドラ・プラデシュなどインド南部の州から約三五〇人のコロニー代表者が参加し、タミル・ナドゥ州のゲーサ・ジーバン保健家族福祉大臣からは「ささやかながら今後も支援を継続する」と、新鮮味はないが少しは期待が持てる挨拶があった。

会議の後は、いつものようにコロニーを訪れた。市内のはずれあるヴィリヴァカム・コロニーは、今回で三回目の訪問となるが、訪れるたびに新しい建物が建ち、住民の生活向上の様子がうかがえる。一〇〇世帯、約三〇〇人が暮らす比較的大きなコロニーで、一九八〇年頃に形成されて以来、NGOや政府の支援により徐々に発展し、現在は回復者以外の人々も多く住居を構えている。回復者もそうでない人も、分け隔てなく暮らす統合されたコミュニティと言える。コロニーのリーダー、プラカッサン氏は、タミル・ナドゥ州全体のコロニーを統括する人物で、二〇年来、タミル・ナドゥ州のハンセン病患者リハビリテーション協会のリーダーも務めている。S-ILF（Sasakawa-India Leprosy Foundation：ササカワ・インド・ハンセン病財団）から少額融資を受けている住人は、洋服やプラスチック製品、自動車部品等を製作販売する事業をスタートさせていた。住人たちが誇らしげに見せてくれた服や玩具、鍋や靴などは品質がよく、サンダル一足が一〇〇ルピー（約二〇〇円）、プラスチックの鍋が四〇〇ルピーほどで売られていた。小売店を営んでいる夫妻は、家賃などを引いた一カ月の純益は三〇〇〇ルピーで、二人の子どもを何とか学校に通わせることができると、嬉しそうに話してくれた。サリーやスカーフなどを売り歩いている女性は、流行についても研究を重ね、客に喜んでもらえる商品づくりに力を入れている。支払い方法については「一般の店は現金一括払いだが、私たちは三回の分割払いを認めているので、評判もよく、成績は順調だ」と、自信に満ちた表情だった。

続いてヴィリヴァカム・コロニーから車で三〇分ほどのバルパート・コロニーを訪れた。こちらは、三五世帯、約一一〇人が暮らし、キリスト教系の慈善団体の支援で発展してきた。住居は、建築の技術を身につけた若い住人たちの手により建てられたそうだが、コロニー全体の財政状況は厳しく、いまでも毎日一〇人が寺院などに物乞いに出かけており、その収入は一人一日約五〇ルピー（約一〇〇円）ほどである。このコロニーでは、S-ILFの実施する少額融資で事業を始めるために申請書を出してはいるそうだが、「自立」への意識はまだ低く、「専門家を派遣するから相談してしっかりとした計画書を作成してほしい。絶対にあきらめないでくれ」と説明したところ、インドでは肯定の表現である左右に首を振る仕草で、理解を示してくれた。

タミル・ナルドゥ州では嬉しい二つの出来事があった。一つは、タミル・ナドゥ州に住むハンセン病回復者の女性、ムスメナル氏による自伝『ムル（現地語でとげ、針の意味）』の英語版の出版記念会に招待された。この本は、現地の言葉のタミル語で二〇〇九年一月に出版され、半年で二度増刷されるベストセラーになった。著者のムスメナル氏は幼くしてハンセン病を発症し、差別やスティグマに苦しみながらも作家として才能を開花させた。そんな彼女の自伝をより多くの人に知ってもらうため、笹川保健財団の支援により、今回の英語版の出版が実現したのである。出版記念会には、世界的にも有名な俳優で、映画監督、劇作家でもあり、医療関係など幅広い社会貢献活動に高い関心を持つカマル・ハッサン氏も参加し、参加者は大喜びだった。

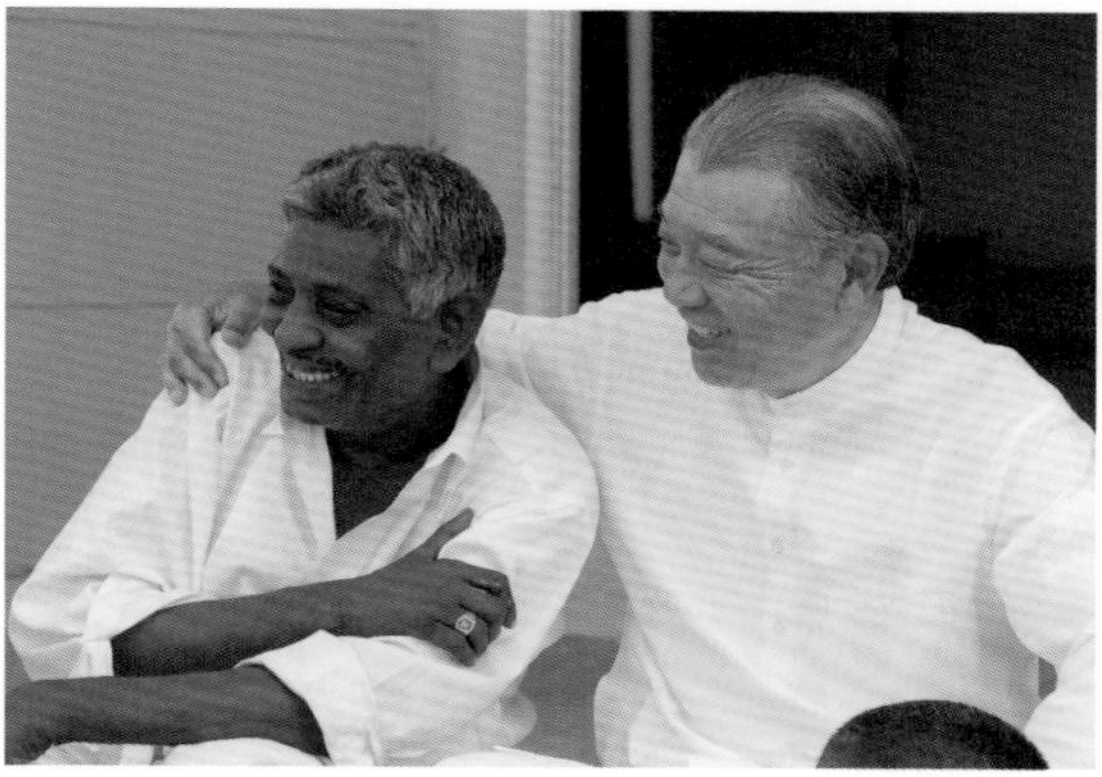

タミル・ナドゥ州リーダのプラカッサン氏と(インド、タミル・ナドゥ州、2010年1月)

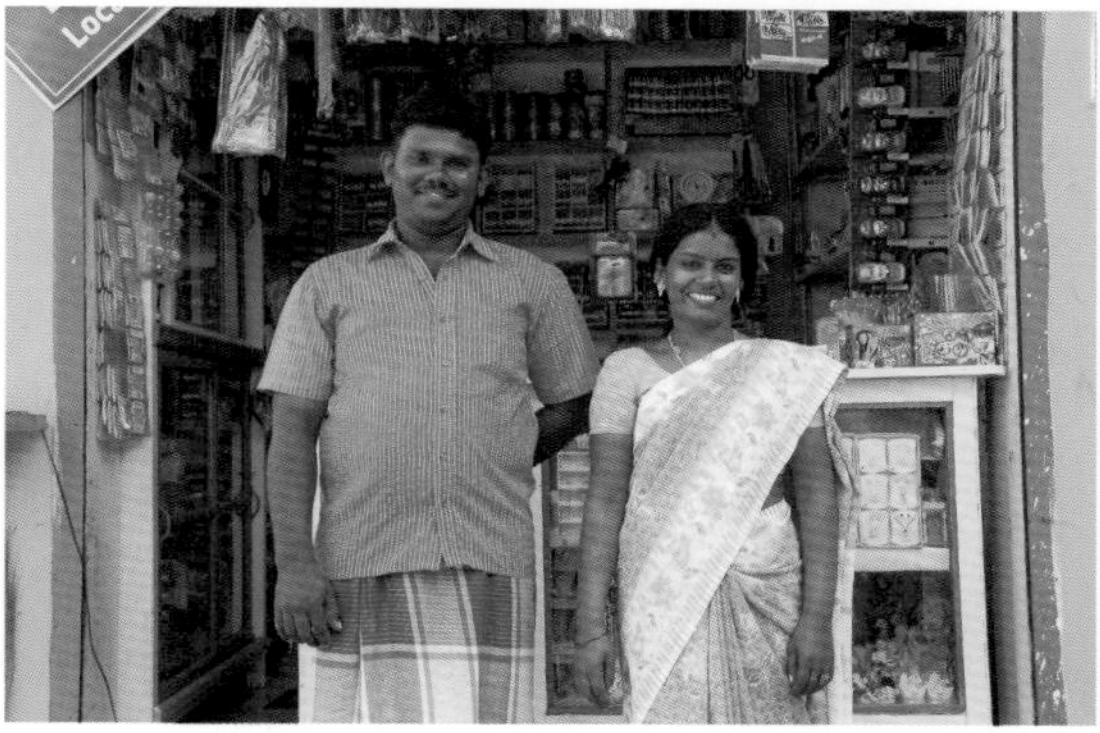

S-ILFの資金で小売店を営む夫婦(インド、タミル・ナドゥ州、2010年1月)

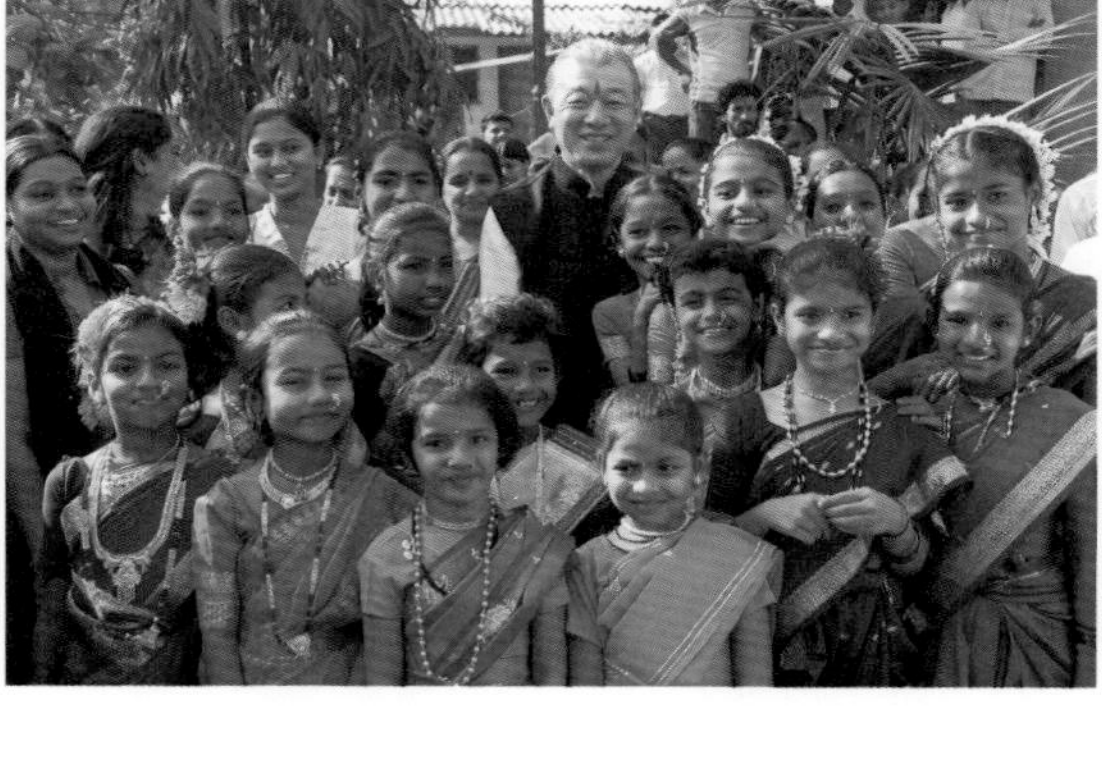

コロニーの子どもたちと(インド、タミル・ナドゥ州、2010年1月)

もう一つは、「世界ハンセン病の日」（毎年一月の最終日曜日）に開かれた、回復者の子どもや孫たちが主役を演じた文化イベントである。インド回復者組織のナショナル・フォーラム主催のこのイベントは、マハトマ・ガンジーを記念して建てられた屋外のホールで行われ、回復者が製作したサリー用の生地店、ヒンドゥ・アート・スクールが主催する絵画の即売場、様々な食料品などが売られる出店などが並び、賑やかに始まった。舞台では、子どもたちによる歌や踊りや手品、若者たちがインド国内の多様な言語と文化を舞台上で音楽に合わせて紹介する出し物もあった。舞台に上がった子どもや若者のほとんどは回復者の家族であり、それぞれ異なるコロニーの出身者たちである。前日に訪れたヴィリヴァカム・コロニーの子どももいた。回復者の祖父を持つ少女は「将来、病気に苦しむ人々の役に立つために医者になりたい」と、大きな目をさらに大きく開いて微笑み、恥ずかしそうに下を向いた。

チェンナイ滞在中は、安全上の問題もあり、食事は常にホテルだった。インド・カレー料理は美味しくてつい食べ過ぎてしまうので、体重増加には要注意だ。ビュッフェスタイルなので、短時間で食事がとれ、私にとっては誠に好ましい。インドにはすばらしいビールがあるが、インド人はあまり飲まない。そのため日本人独特の食事前の「とりあえずビール」の注文にもなかなか出てこない。しびれを切らせて、食事を始めるころにやっと出てくる。

ちなみに海外での活動の際、非常食以外は基本的に日本の食物は持ち込まない。同行する職員にもその土地の食べ物をともに味わうよう指示している。ともに同じものを食べ、ともに歌い踊ることが、何よりも心を通わせる基本だからだ。ときには昆虫食を供されることもあるが、そんな思わぬ体験も私は楽しんでいる。

一月二四日には、チェンナイからハラシュトラ州のムンバイに向かった。今年で五回目となる「グローバル・アピール2010」の発表式典の開催と、ナショナル・フォーラムが開催するワークショップへの出席のためである。第五回目の「グローバル・アピール」は、世界を代表するビジネス・リーダーに協力をお願いした。ハンセン

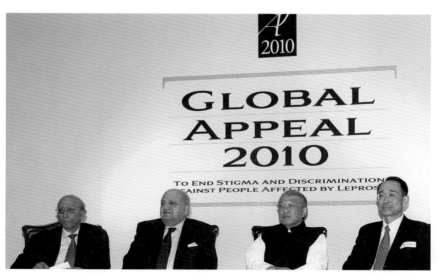

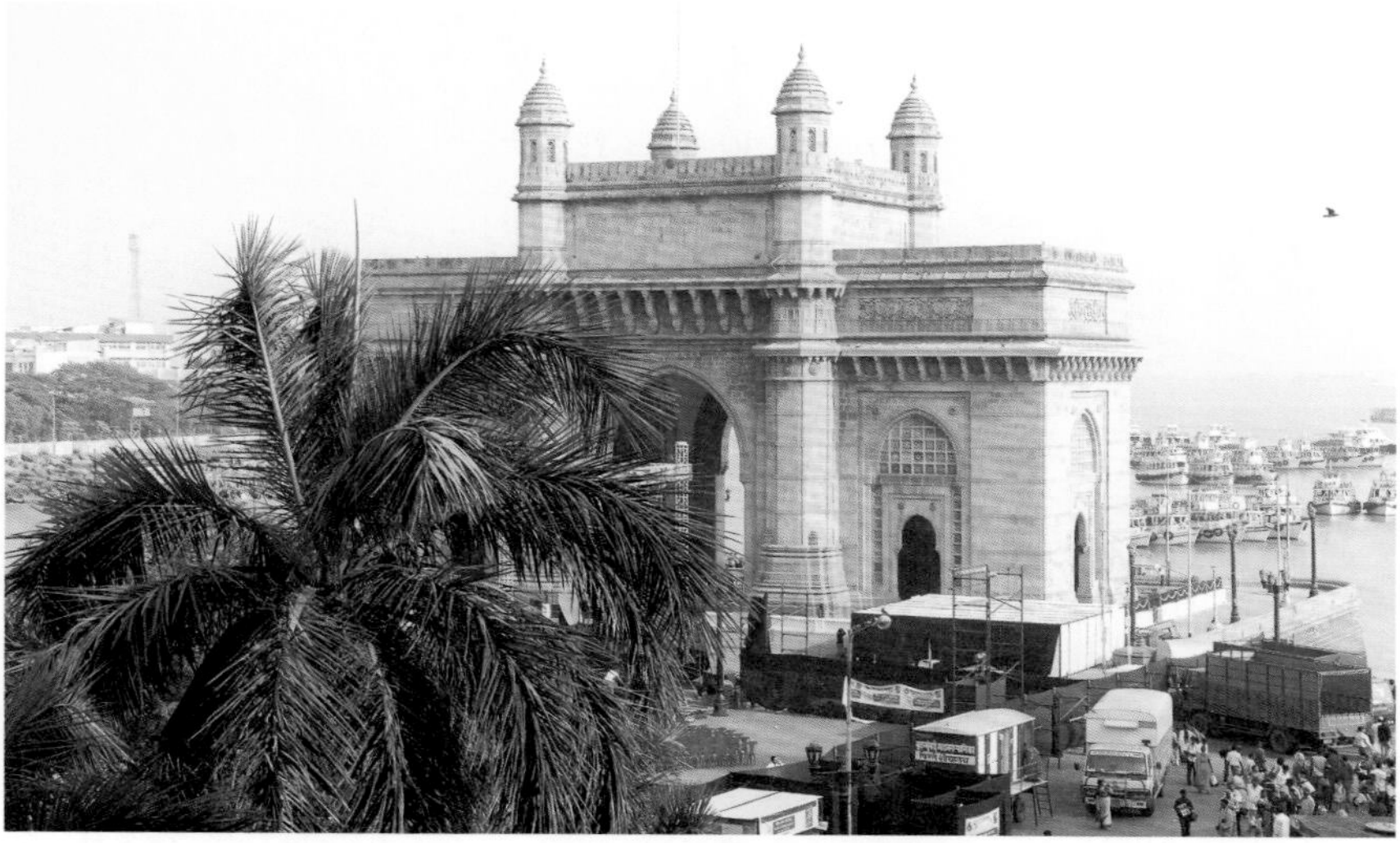

ジョージ5世とメアリー王妃が1911年に上陸したことを記念して建設されたインド門(インド、マハラシュトラ州、2010年1月)

2010
GLOBAL APPEAL 2010
TO END STIGMA AND DISCRIMINATION
AINST PEOPLE AFFECTED BY LEPROS

右からサイアム・セメントのトラクーンフン会長(タイ)、筆者、マヒンドラ・グループのマヒンドラ会長、インド産業連盟最高顧問でS-ILF理事(現会長)のダース氏(インド、マハラシュトラ州、2010年1月)

病患者・回復者もほかの全ての人と同等の権利を有し、社会に貢献する機会を得るべきである。ビジネスの世界でも採用してほしいという含みも込めて、世界有数の企業に賛同してもらった。世界的な大企業であるインドのタタ・モーターズ、マヒンドラ・グループ、日本のトヨタ自動車、三菱商事、キヤノン、タイのサイアム・セメント、フランスのルノー自動車、イギリスのヴァージン航空など一五社の代表が署名してくれた。宣言式典はインド門を目の前にした有名なタージマハル・ホテルで行われた。ハンセン病患者と回復者の経済的支援を目的として設立されたS-ILFと日本財団の共催により、署名企業代表者や関係者、ハンセン病回復者やNGO、堂道秀明駐インド日本国大使、持田多聞在ムンバイ日本国総領事、メディア関係者など、約一二〇人が出席した。署名者の一人、マヒンドラ・グループのマヒンドラ会長や、タイから駆けつけたサイアム・セメントのトラクーンフン会長らの力強いスピーチに続いて、コロニーで生活する六人の若者によって、宣言文が読み上げられた。

ナショナル・フォーラム西部地域主催のワークショップでは、回復者をはじめ政府やNGOなど多数が参加して、回復者の尊厳回復の実現に向けて活発な議論が展開された。ゲストの一人、ラム・ナイク国会議員(元石油大臣)は、二〇〇八年にハンセン病回復者の生活向上を求める嘆願書をインド連邦議会請願委員会に提出した際の筆頭署名人であり、私の活動に深い理解と積極的な協力をしてくれているインドの有力者である。

ムンバイ近郊のハヌマン・ナガール・コロニーも訪れたが、ここは住人数が七二〇人という大きなコロニーで、S-ILFから融資を受け、水牛の飼育を行っていた。ササカワ・ファームと名づけられた家畜小屋を覗くと、元気そうな八頭の水牛が飼われていた。我が子のように水牛の世話をしている住人は、「いずれ三〇頭ほどにまで増やしたい」と事業の拡大に意欲的で、将来に対する明るい希望が芽生えているように感じられた。続いて訪れたマハトマ・ガンジー・コロニーでも、住人からS-ILFへ事業企画書を提出したいという申し出があった。S-ILFの融資制度は、コロニー生活者の間に広く認知されるようになったようだ。

大統領のベビーシッター——ガーナ共和国［三月］

［ルート］成田→イギリス・ロンドン（飛行時間一二時間）—一泊—ロンドン→ガーナ・アクラ（飛行時間六時間三〇分）—三泊

三月は、ロンドンを経由して西アフリカのガーナ共和国を訪れた。首都アクラは気温三〇度くらいで、日差しが強く、湿度も高いため、少し歩くだけで汗だくになる。それでも一年で一番いい時期だという。ガーナのハンセン病有病率は〇・二九人まで下がっていたが、数字だけでは実際の状況を把握できない。現在の状況を実際にこの目で見るために二つのハンセン病施設を訪れた。

一つ目は首都アクラから西へ車で約二時間半のアンカフル病院。ここは一〇年前にも訪れたが、当時はアンカフル・ハンセン病病院と呼ばれており、政府のハンセン病制圧プログラムの拠点だった。かつては男性病棟も女性病棟も患者で満員だったが、いまは男性病棟に八人いるだけで、様々な病気の患者を受け入れる総合病院に変わっていた。この変化に私は少し安堵した。しかし、病院の敷地内の回復者が生活する施設では約六〇人が暮らしていた。偏見や差別から、社会や家族の住む村に戻ることができない人々である。

二つ目のホー・キャンプでは回復者約七〇人が暮らしていたが、ここにも同じような問題があった。アクラから北東へ車で約三時間。私が到着すると、スピーカーから大音量の音楽が流れ、お祭りかと思うような雰囲気の中で回復者たちが出迎えてくれた。一見するとのどかな農村のようだが、実際にはほとんどの人が職に就けず、支援に頼る生活を余儀なくされ、子どもたちは小学校教育しか受けられない。

このような状況を改善するための活動を続けている一人が、今回同行してくれたコフィ・ニャルコ氏だ。自らも回復者である彼は、国際回復者組織IDEA（International Association for Integration, Dignity and Economic Advancement）のガーナ代表を務めながら、教師として施設に住む子どもたちに勉強を教え、高齢者介護や、故郷に戻れない人たちを村に帰すための支援などを行っている。「故郷は特別な場所。これまでに国内にある一二のコロニーから四〇人以上を故郷へ帰すことができた」と嬉しそうに話してくれた。私の役割は、彼のような活動をサポートすることであり、何度でも足を運んで現場の声を聞き、必要であればその声を国の元首に届け、国民にハンセン病に対する理解を促してもらうことなのである。

現場での活動を終え、アフリカの保健分野における研究や保健システムを高めることを目的とした「野口英世アフリカ賞シンポジウム」に出席した。このシンポジウムには日本から皇太子殿下（現天皇陛下）が御臨席され、医学研究家や現場で働く医療関係者によって疫病対策について議論された。私は「アフリカの将来／貧困と疫病対策」と題したセッションで、アフリカで行ってきたハンセン病を含む疫病対策と、農業開発プロジェクトについての経験を報告した。ガーナでの貧農に食糧増産を指導する「SG2000（ササカワ・グローバル２０００）」はアフリカ諸国で最も成功した例である。ローリングス大統領（当時）も我々の強力な理解者だった。彼は軍事訓練の帰途、一画だけ他の畑と異なるトウモロコシ畑があることを偶然目にし、それが「SG2000」であることを知り、協力するきっかけになったと、お会いするたびに、現職時代の活動を懐かしんで話してくれた。「SG2000」によって小規模農家でも栄養価の高い農産物生産が可能となり、その結果、農民の健康が大きく増進し、免疫力が上がり疫病の予防にもつながったのである。

実はこの二月一四日に、彼の自宅が火事で全焼したというニュースが世界に流れた。私は久しぶりのガーナ訪問が決まり、大統領に再会するのを楽しみにしていたのだが、混乱の中、連絡もなかなかとれない状況だった。ところが、私がガーナに到着すると大統領の方から連絡が入った。大統領は事務所を住居と兼用しており、私の到着をナナ夫人とともに出迎えてくれた。焼けて骨組みだけになってしまった自邸も案内してくれ、「何もかも燃えてしまった。写真や資料や思い出の品も」と疲れた様子で話された。しかしガーナの政情について話し始め

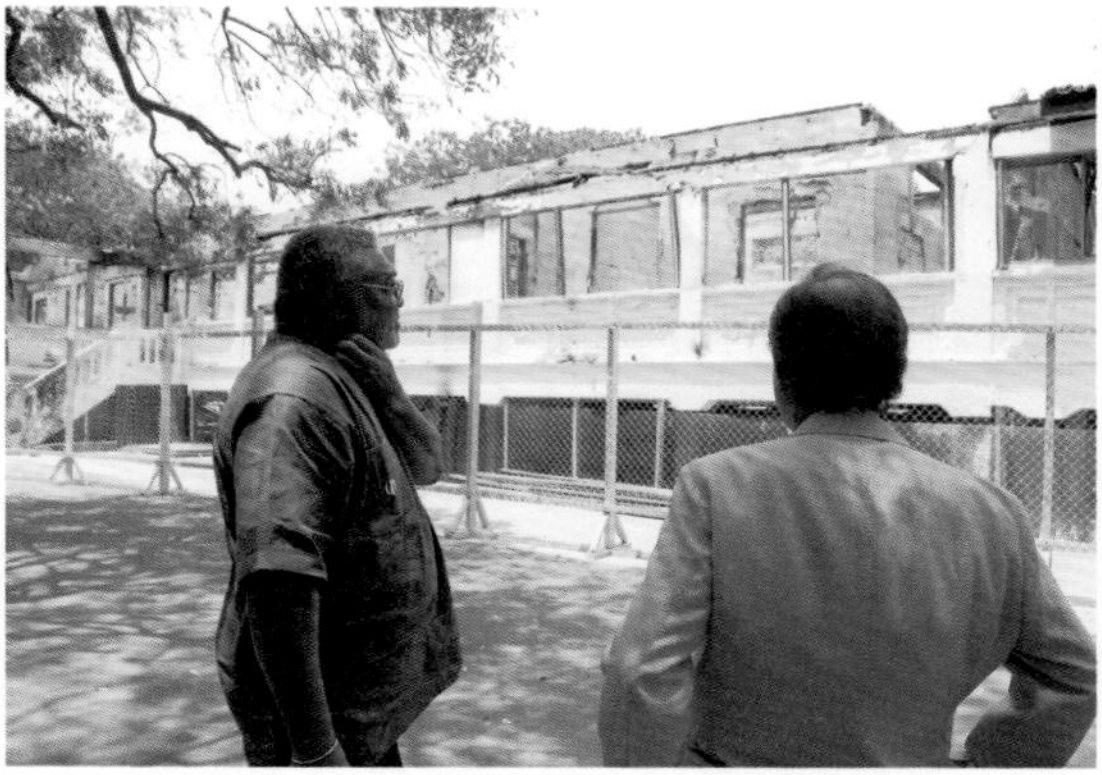

火事で焼けた自宅を呆然と眺めるローリングス元大統領と筆者（ガーナ、2010年3月）

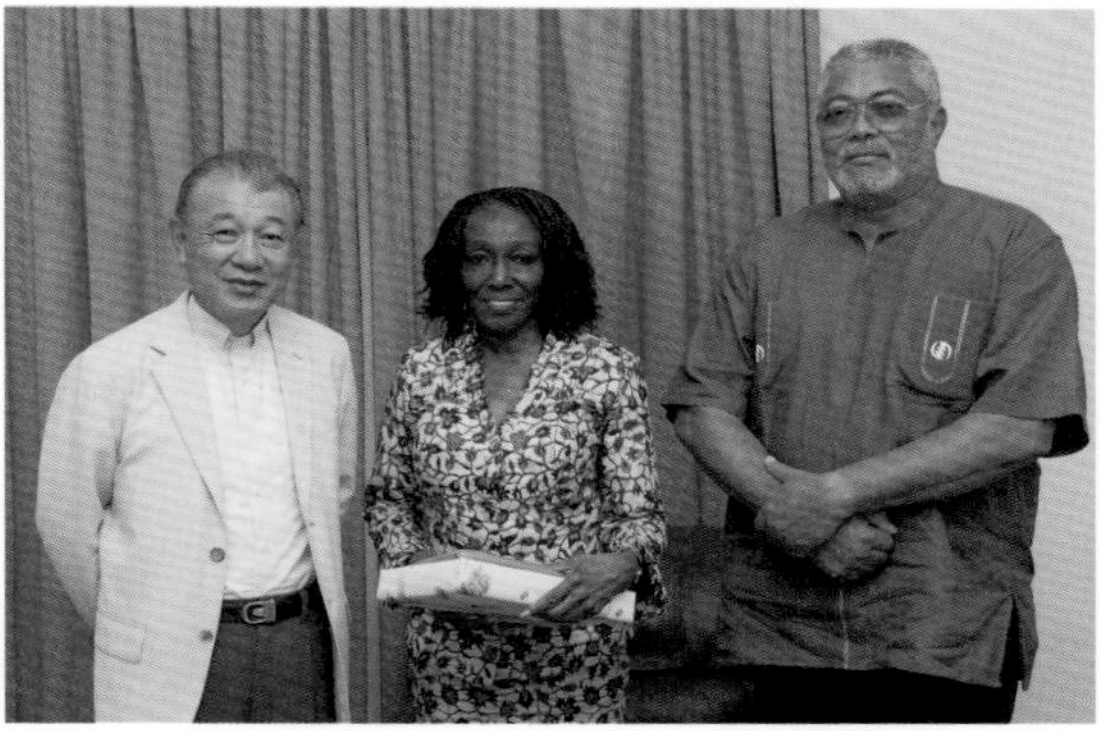

ローリングス元大統領とナナ夫人（ガーナ、2010年3月）

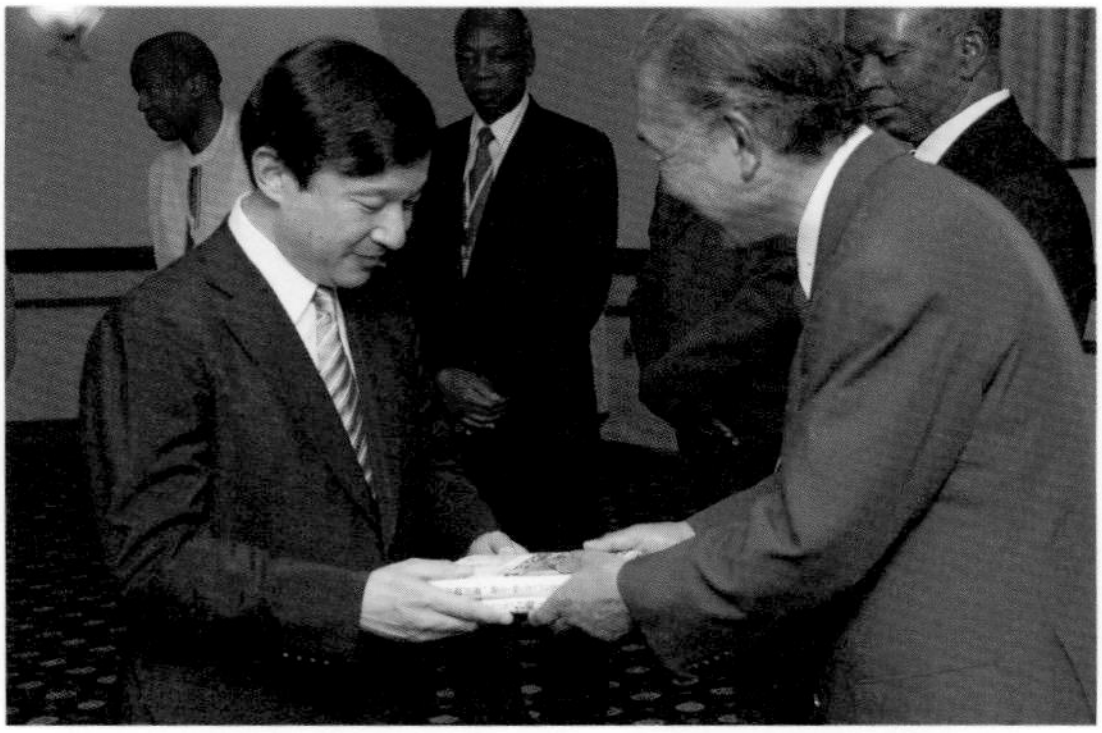

皇太子殿下と（ガーナ、2010年3月）

ると、昔と変わらぬ情熱で、国民のエネルギーが少し落ちていて元気がないことを心配していた。そんな大統領を見て、ガーナでハンセン病の制圧活動を始めた頃のことを思い出した。当時は現役の大統領の中でも、ローリングス大統領は特に私の活動に対する理解が深く、アフリカ大陸の中でガーナ共和国は早い段階でハンセン病制圧を達成したのである。私が今回もハンセン病の施設を訪れてきたことを伝えると、大統領は「そういえば二〇年以上前だが、うちのベビーシッターがハンセン病の回復者だった」というエピソードを教えてくれた。制圧活動に協力してくれた理由の一つがわかったような気がした。

ガーナ人とイギリス人との間に生まれたローリングス大統領は二十代で大統領に就任した。大統領就任後、イギリスにいる父に面会に行ったところ拒絶されたという悲しい経験がある。「SG2000」の農業支援活動の折には、カーター大統領を前に、テレビ番組用に軍服姿で反米演説を始めたが、父の笹川良一がそれを聞いて、「失礼ではないか。我々は君を助けにきたわけではない。農民が困っているから助けにきたのだ」と大きな声で話したところ、大統領はサングラスをはずし、姿勢を正したことがあった。「あのときは父親に叱られるようで恐かった」と、私に会うたびにこのエピソードを話してくれる。

全州での制圧に向けて——モザンビーク共和国［三月］

［**ルート**］ガーナ・アクラ→南アフリカ・ヨハネスブルグ（ナイジェリアのラゴス経由、飛行時間七時間四五分・トランジット四時間）→モザンビーク・マプト（飛行時間一時間）—二泊—マプト→ヨハネスブルグ（飛行時間一時間・トランジット六時間）→アラブ首長国連邦ドバイ（飛行時間八時間・トランジット三時間）→関空（飛行時間八時間五〇分・トランジット一時間三〇分）→羽田（飛行時間一時間）

三月一一日の午後、ガーナからヨハネスブルグ経由でモザンビークの首都マプトの小さな空港に降り立った。五度目の訪問である。この時期は湿度はそれほどではないが、気温は高く日差しが強い。

モザンビークは、二〇〇七年にようやくハンセン病の制圧を達成したが、旧知のガリード保健大臣は「全ての州において制圧を達成するまでは制圧したとは言えない、国をあげて祝うわけにはいかない」とあくまでも慎重で、全州におけるハンセン病の制圧という高い目標に向けて行動し、翌二〇〇八年末に全ての州において制圧を達成した。首都マプトでは、WHOモザンビーク事務所代表のエル・ハディ・ベンゼローグ博士、WHOアフリカ地域事務局（AFRO）のハンセン病担当官のビデ・ランドリー博士らとともに、この一月に就任したアイレス・アリ首相、ルカス・チョメラ国会副議長たちに、ハンセン病制圧の祝辞を伝え、患者数をさらに減らすために努力が必要であることを強調した。

続いて、「SG2000（ササカワ・グローバル2000）」との関係で長い付き合いのあるアフリカの賢者、ジョクイン・シサノ元大統領とも久々に会い、旧交を温めた。夜は、瀬川進、在モザンビーク日本大使の公邸で、ジョージ・フェルナンド・トモ保健省次官、モウジニョ・サイード保健省公衆衛生局長、そしてWHOのベンゼローグ博士とビデ博士と夕食をともにした。トモ次官からは、保健省が伝統医薬品の研究を進めているという話があり、より詳しい話を聞きたいと申し出ると、その場で担当者と連絡をとってくれ、翌朝、保健省内にある国立伝統医療研究所を訪ねることになった。

研究所では、植民地時代に建てられた築一〇〇年以上の建物に実験室や成分分析のための機器などが整えられていた。モザンビーク国内には約三二〇〇種の薬草があり、約七五％の人々が伝統医薬を使っているという。伝統医薬品は低コストで、地方の貧困層の人たちにとっては、発熱、腹痛、下痢などの初期症状に対処するための有益な手段となる。日本財団ではモンゴル、カンボジア、ミャンマーなどのアジア諸国で伝統医薬品によるヘルスケアの充実に取り組んでいるが、ここアフリカでも、この手法の新しい可能性が見えてきた。

午後は、保健省、WHO、およびハンセン病支援を行うNGOの六団体、NLR（Netherlands Leprosy Relief：オランダ・ハンセン病協会）のチャールズ・パフ博士、AIFO（Amici di Raoul Follereau：イタリアハンセン病協会）のジェナマ・サルヴェッティ氏、ダミアン財団のジャン・マリー・ニャンベ博士、LEPRA（British Leprosy Relief Association：英国ハンセン病協会）のキャンディド・ラファエル氏、ADEMO（Associação dos Deficientes Moçambicanos：モザンビーク障害者協会）のファリダ・グラモ代表、そしてALEMO（Mozambique Association of Persons with Leprosy：モザンビーク・ハンセン病回復者協会）のチャマダ・アビボ事務局長も北部蔓延地域のカーボ・デルガード州から駆けつけ、パートナー会議が開かれた。

続いて保健省で記者会見を行い、イヴォ・ガリード保健大臣は、「全ての州でハンセン病を制圧したが、地区レベルでは有病率が一人以上のところもある。今後は全地区レベルでの制圧と、各地区で患者数を半減させるという目標を掲げ、活動にさらに力に入れていく」との発表があった。北部地域に患者数が多い問題については、「ハンセン病を単に貧困層の病気として片付けるわけにはいかない。特定の地域に患者が多いのは何か理由があるかもしれない。正しく状況を分析し、対応していく」と語った。

夜は保健大臣と保健省、WHO、NGOから関係者三〇人ほどが集まり、制圧達成の祝宴を設けた。ガリード大臣はしみじみと「この国でハンセン病制圧ができるとは最高責任者の私でさえ、内心不可能だと考えていた。しかし、遠く日本から笹川さんが四〇時間もかけて毎年のように激励に来てくれたので、大統領にも参加してもらい何とか制圧を成し遂げることができた。笹川さんの努力なくして制圧はできなかった」と、労をねぎらってくれた。

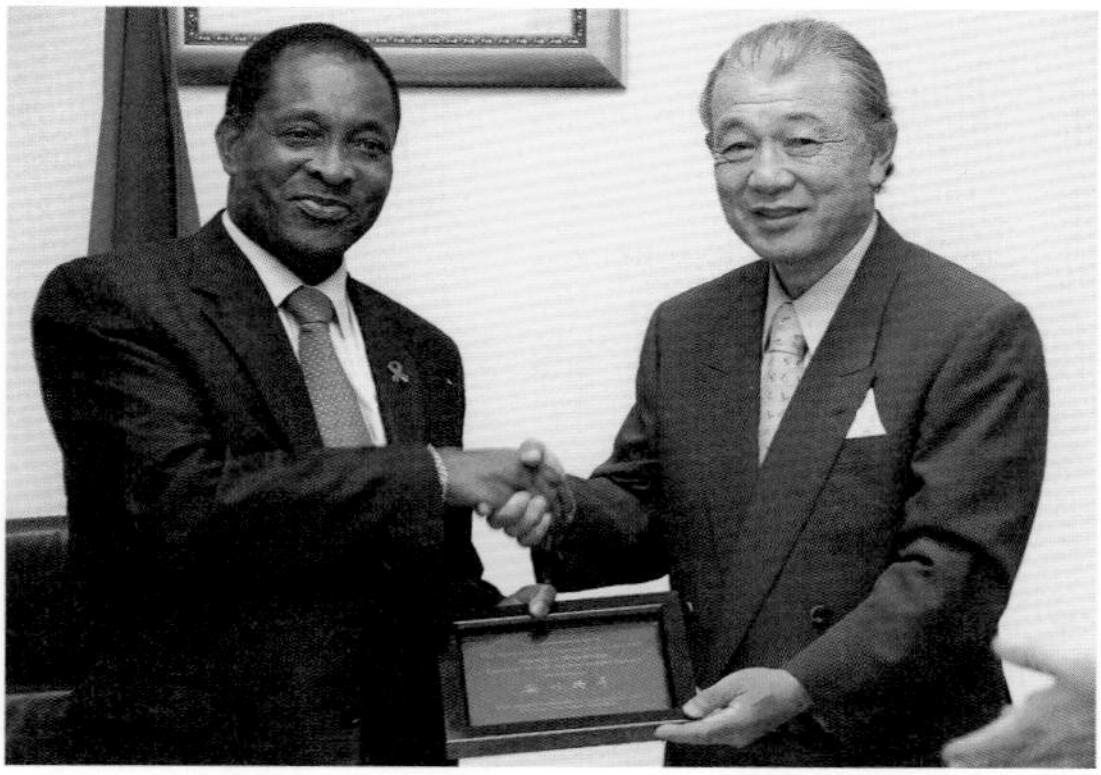

ハンセン病制圧記念の盾をモザンビークのアリ首相に手渡す（モザンビーク、2010年3月）

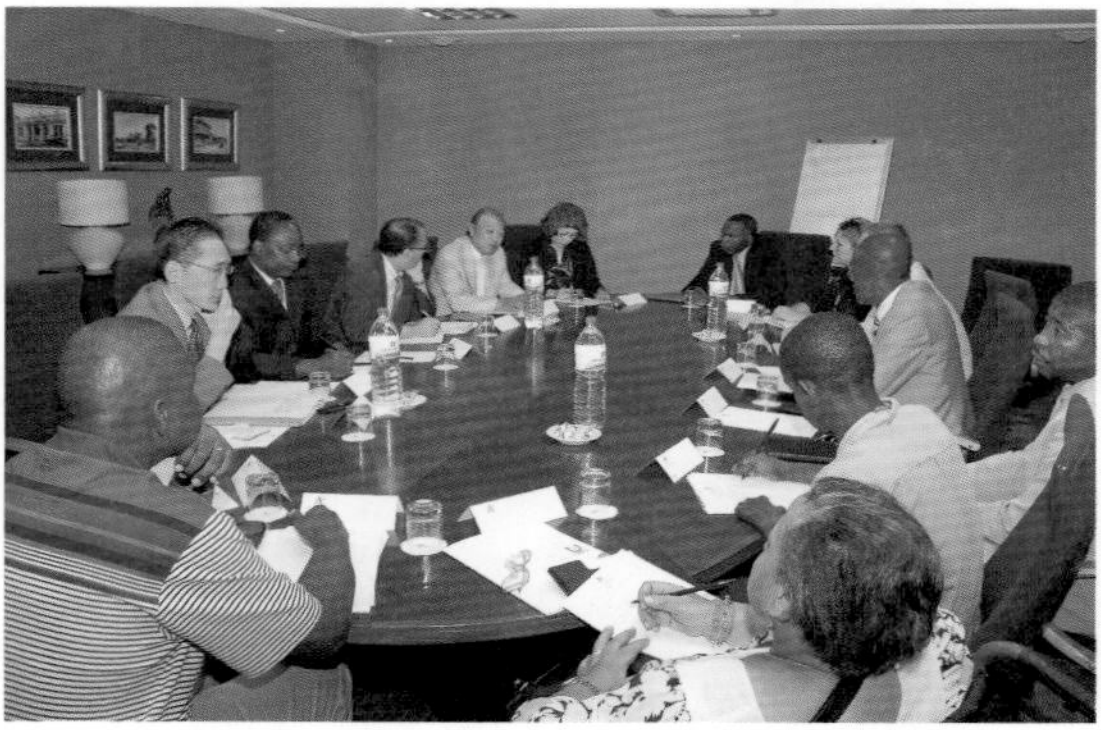

ハンセン病支援6団体との情報交換（モザンビーク、2010年3月）

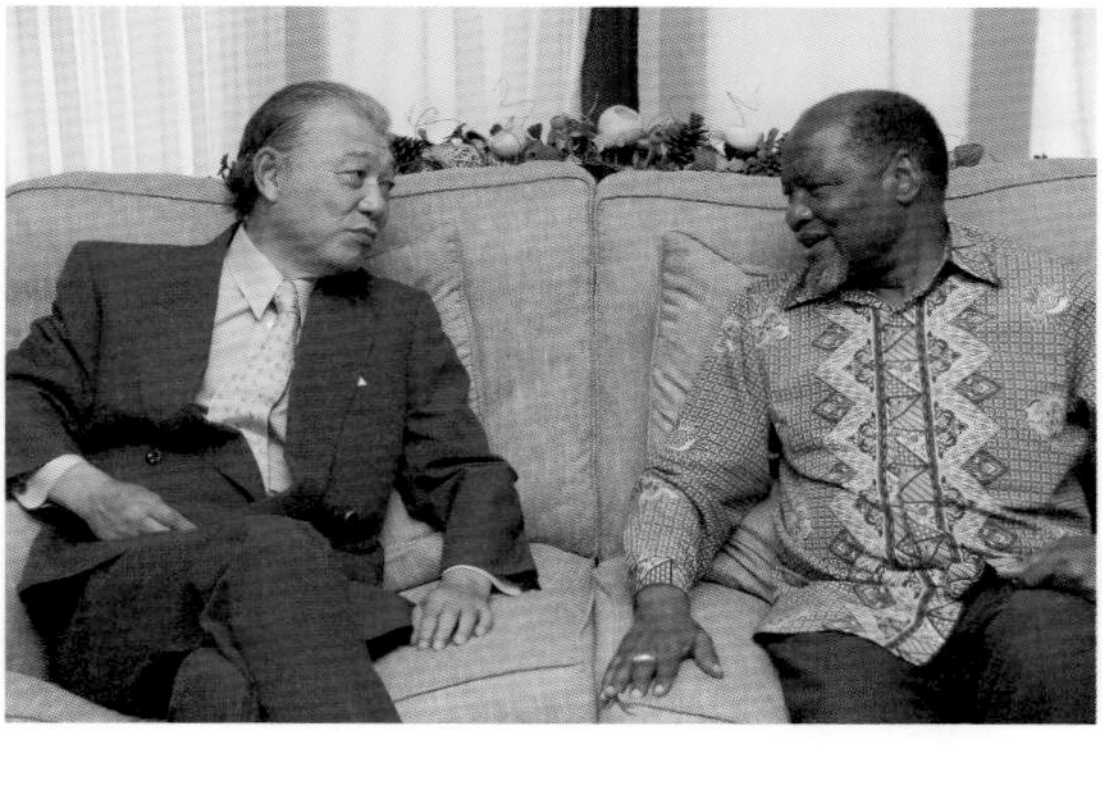

アフリカの賢者、シサノ元大統領と（モザンビーク、2010年3月）

ハンセン病担当官が空席の州で——インド（デリー、ビハール州）［四月］

［ルート］成田→**インド・デリー**（飛行時間九時間二〇分）—**二泊**—**デリー**→**ビハール州パトナ**（飛行時間一時間三〇分）—**三泊**—**パトナ**→**デリー**（飛行時間一時間三〇分・トランジット一三時間［WHO南東アジア地域事務局、WHO等を訪問］）→**シンガポール**（飛行時間五時間四〇分・トランジット二時間）→**成田**（飛行時間七時間）

四月のインド訪問では、デリーとインド東北部のビハール州に、それぞれ三日間ずつ滞在した。

まずは、デリーでのS-ILF（Sasakawa-India Leprosy Foundation：ササカワ・インド・ハンセン病財団）の理事会に出席。ビニータ・シャンカー事務局長を中心に、理事のタルン・ダース氏らと、財団の現状と今後の事業展開について議論した。コロニーで暮らす人たちの期待は高く、資金要請の全てに応じられているわけではない。期待に応えるためには、インド国内からさらに寄付を集め、いっそうの啓蒙活動を推進することの必要性を実感した。

理事会の翌日は日曜日。日中少し時間が空いたので、久々にオールド・デリーの路地を散策した。インドを訪れてもほとんど分刻みの予定が詰まっているため、このような空き時間は珍しい。デリーの中心部は小奇麗で近代的なビルが立ち並んでいるが、旧市街は全く印象が違う。細い通りには電線が絡まり合って垂れ下がり、道端に敷いたビニールシートの上に野菜を並べた売り子のすぐ脇を、人や荷物を載せた自転車（リキシャ）が通りすぎていく。チャイ（ミルクティー）が一杯、六ルピー（約一二円）。髭面の男が太い腕で差し出す小さな紙コップに入ったチャイを雑踏のただ中で飲んだ。甘すぎるきらいはあるが、意外に美味しかった。急激に経済発展を遂げるインドだが、この風景は一〇年前と何一つ変っていない。

夜は空路でビハール州の州都、パトナへ移動。ビハール州は人口約一億人、インドで最も貧しい州の一つとされている。ハンセン病制圧基準を達成していないインド国内の四州のうちの一つでもある。にもかかわらず、今

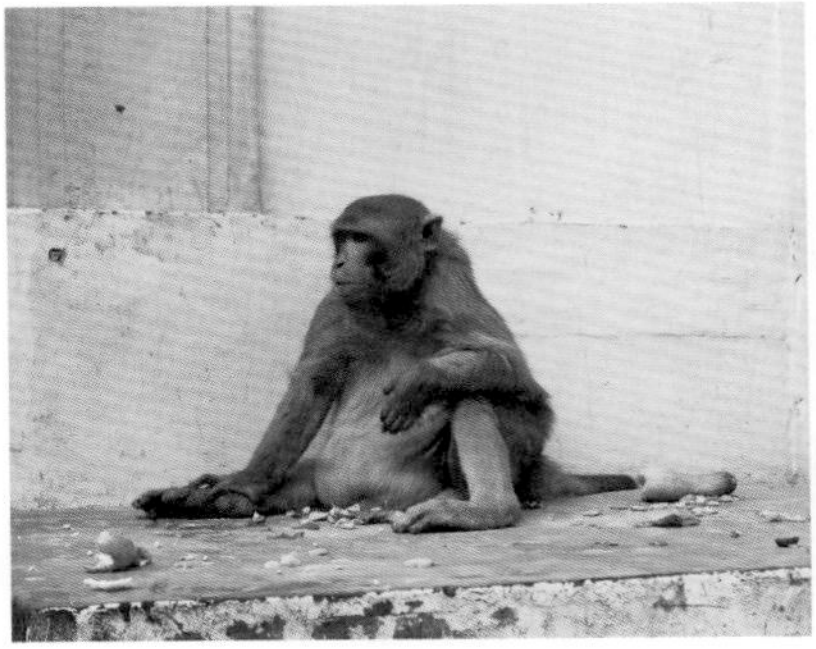

オールドデリーで見かけたメタボ気味の猿（インド、デリー、2010年4月）

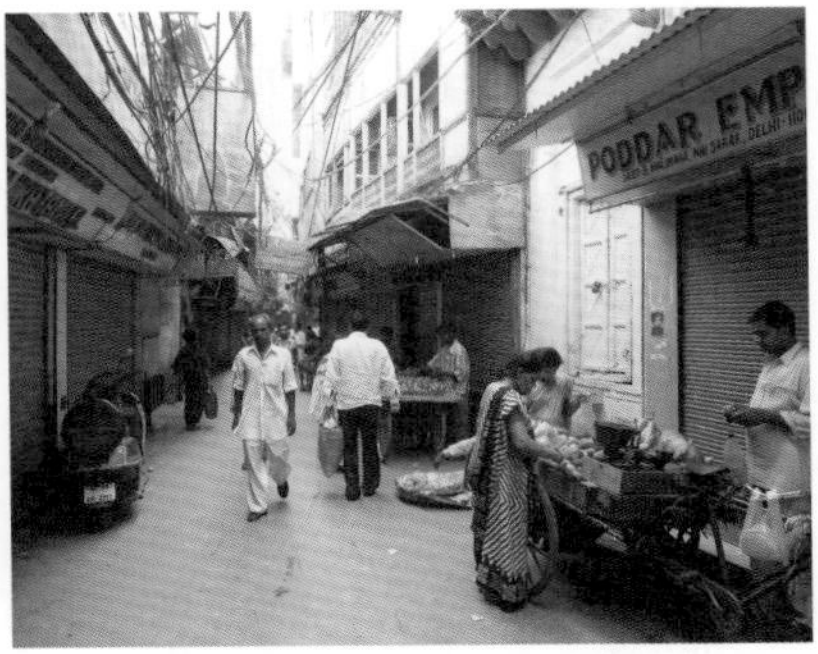

オールド・デリーの街中（インド、2010年4月）

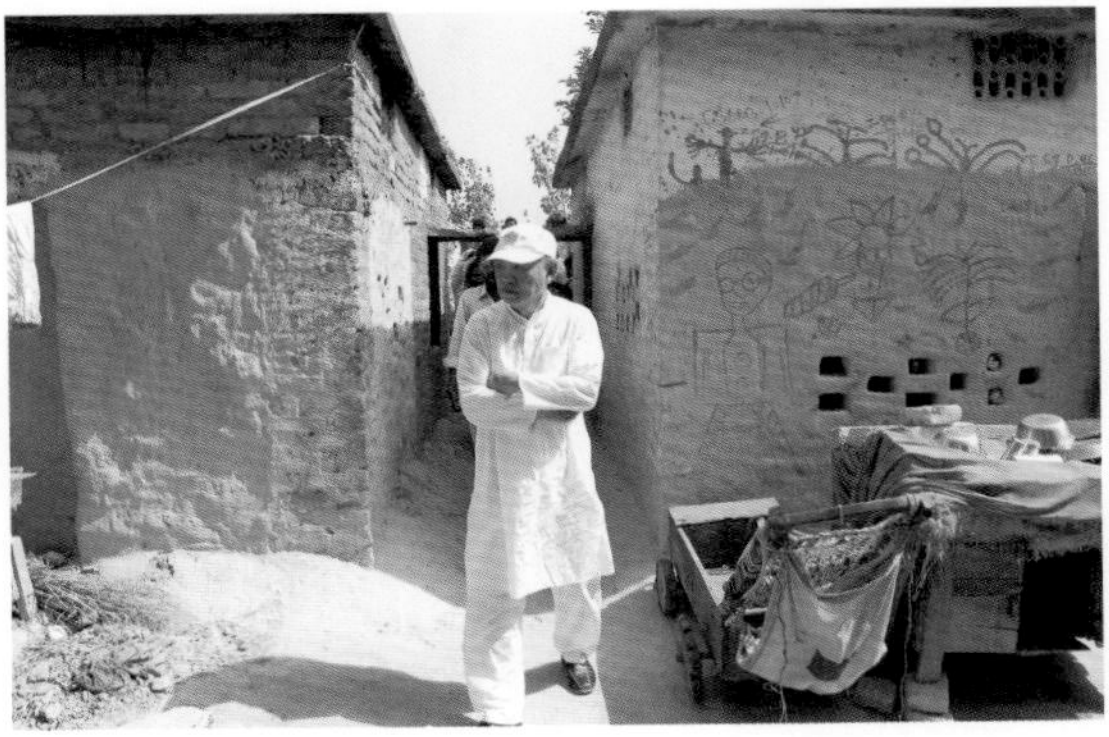

コロニーの現場視察。右下には物乞い用の車（インド、ビハール州、2010年4月）

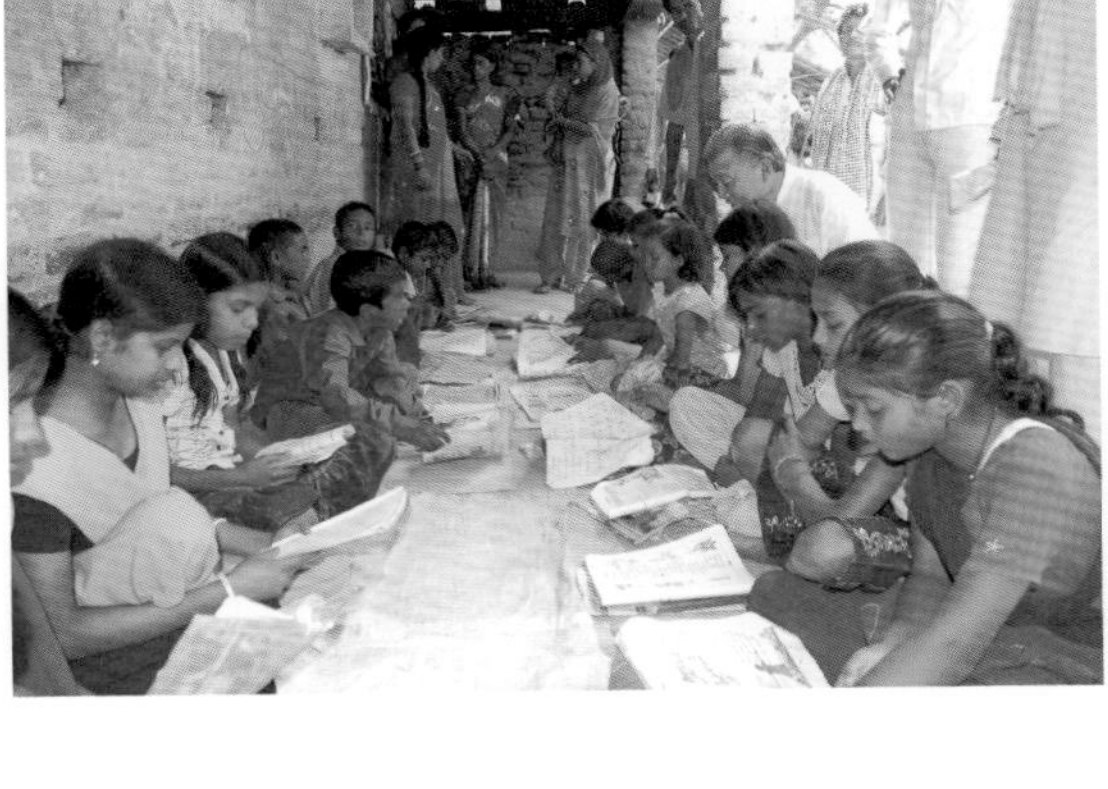

差別のために学校に行けない子どもたちの勉強風景（インド、ビハール州、2010年4月）

回の訪問時には州のハンセン病対策を統括する担当官が空席だった。

まずは、前年一二月に設立したばかりのビハール州ハンセン病回復者協会の案内のもと、パトナから車で二時間の東チャンパラン地区にある三つのコロニーを訪れた。

最初のモティプール・コロニーには、五五世帯、一五八人が暮らし、うち四〇人が回復者だった。到着すると、子どもたちの元気な声が聞えてきた。屋外の廊下に子どもたちが並んで教科書を音読していたのだ。政府の学校ではハンセン病の家族がいるだけで差別されるため、ネパールとの国境にあるNGO、リトル・フラワーの支援で学校を敷地内に開いていた。家は藁でつくられた簡素なものがほとんどで、老朽化で雨漏りがひどいと老婦人が訴える。政府の支援が全くないわけではなく、低所得者対象の生活必要物資の受給資格証明書を持っている家庭では、三五キロの米を月に七〇ルピー(約一四〇円)で購入でき、食用油や燃料も市場より廉価で購入できる。しかし、障害が残っていても障害者年金の対象にならず、月二〇〇ルピーの老齢年金対象の高齢者も年金の給付が滞りがちだと、コロニーの代表者が切々と訴えてきた。そして大半の人々は物乞いで暮らしを支えていた。

次に訪れたチャキア・コロニーも、同じような状況だった。三五世帯、四五人が暮らす小さな集落で、やはり大半の住人は物乞いで生計を立てている。ここは洪水が頻発する地域で、二〇〇九年の大洪水では家が流され、笹川保健財団が復興のための支援を行った。道路沿いに簡素な小屋を建てて暮らしているが、政府から道路拡幅計画で移動を迫られているため、近くに代替の土地を用意するように政府に働きかけているが対応は鈍いという。トイレを敷地内につくろうとしても、隣接する砂糖製造会社の反対で、トイレさえない状態のままである。

最後に訪れたのは、一三世帯、二二人が暮らすピプラ・コロニー。ここでは、二〇一〇年一月一二日に痛ましい事件があった。立ち退きを求める近隣の地主が火を放ち、数軒の家が燃え、逃げ遅れた五歳の男の子が亡くなったのである。折しも二〇〇九年一二月に前述のビハール州ハンセン病協会が立ち上がったばかりで、ビハール州の代表者とナショナル・フォーラムの代表者が集まり、警察や政府と交渉した結果、政府から一〇万ルピーの

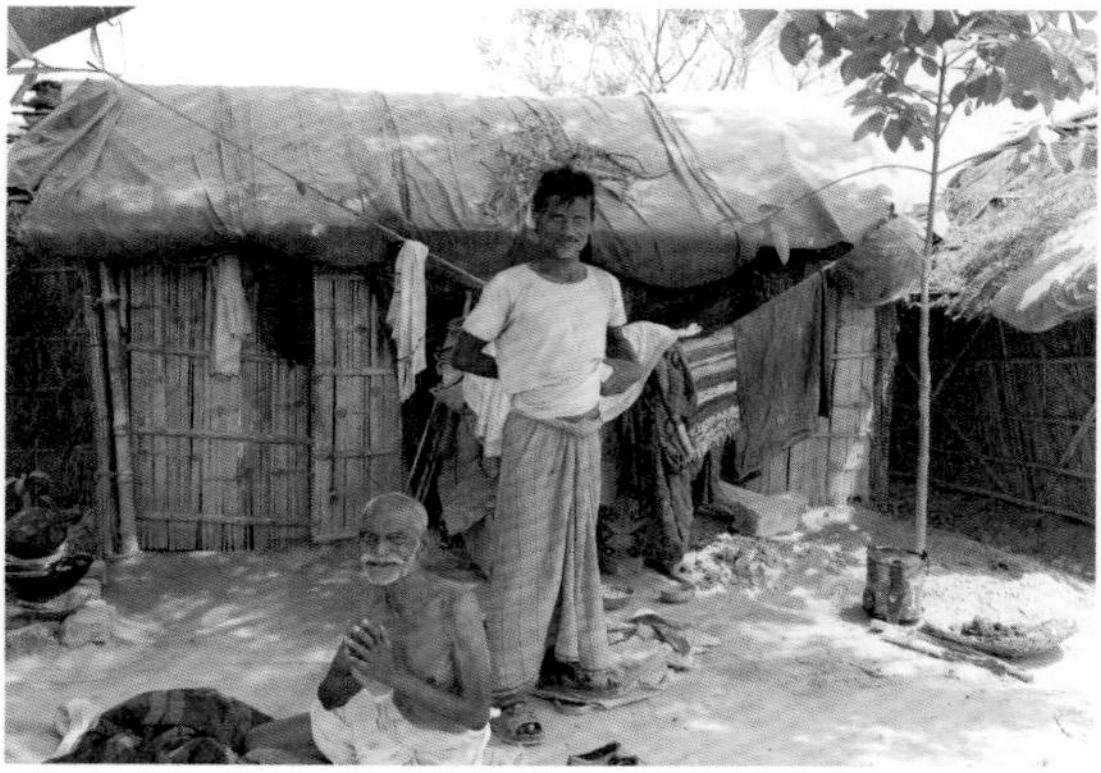

子どもが焼き殺されたピプラ・コロニー(インド、ビハール州、2010年4月)

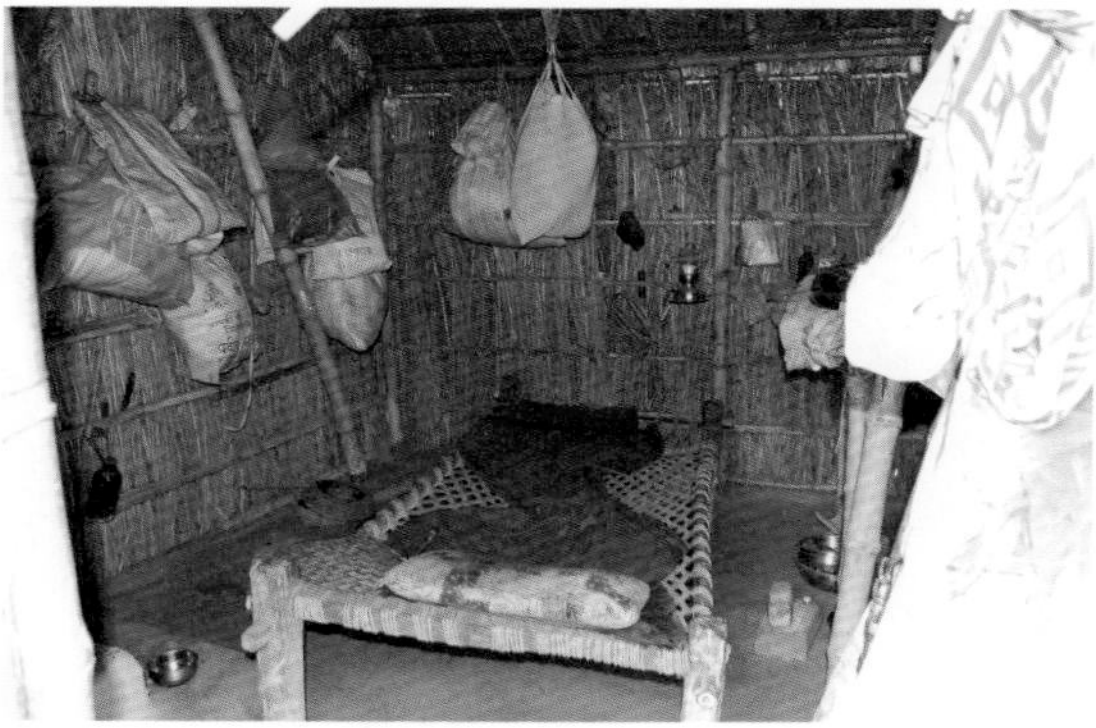

家財道具もないピプラ・コロニーの粗末な住居(インド、ビハール州、2010年4月)

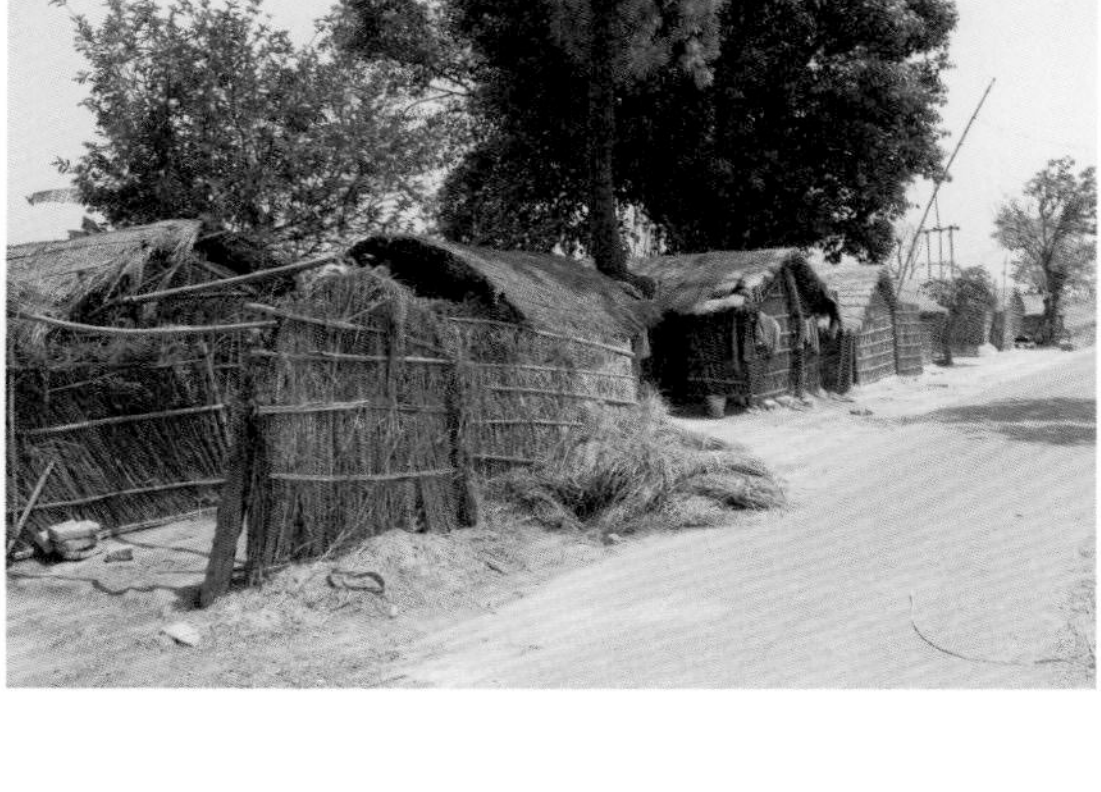

ピプラ・コロニーの全景(インド、ビハール州、2010年4月)

補償金と、四月までに近隣の土地を提供して家を建てる約束を取りつけた。一人の少年の命が、悲しくもビハールの代表者たちの団結を強めることになったのだ。

翌日の午前中に視察したヴァイシャリ地区のラルガンジー保健センターは、最低限の設備とスタッフによる一三床の小規模な病院である。ハンセン病だけでなく、日常的な病気の治療から産婦人科まで、様々な患者を診ており、一日に平均二〇〇人もの外来がある。現在、二二人のハンセン病患者がMDTで治療中だった。患者が最初に私営クリニックで診断を受けても、医者たちの中には無料の治療薬であるMDTを知らないケースも多いらしい。地元にハンセン病であることを知られないよう、わざわざ遠隔地の州都パトナまで治療を受けに行く人もいるという。医院長に、患者を見つけるソーシャルワーカーの活動について聞くと、「そんなものはいない。ハンセン病は誰でも知っている。啓蒙活動に成功したから患者は自分でここに来るよ」と自信たっぷりの説明。しかし、ある男性患者に聞いてみると、病名も知らされずに治療を受けていた。妻も同病だが保健センターには来たがらないという。たった一人の患者との問答で、この地域のハンセン病対策が不十分であることがわかった。

ビハール州滞在中には、ビハール州ハンセン病回復者協会の代表者らとともに、州政府のナンド・キショール・ヤダヴ保健大臣と会談。空席となっている州のハンセン病担当官の職に優秀な人を配置することと、コロニーの生活状況改善に向けて支援を要請したところ、「これまで年金は障害者の枠のみだったが、ハンセン病回復者のための特別な枠を設けることを検討する。また、貧困者への住宅支援ではハンセン病回復者を優先して考慮する」と、前向きな回答をもらえた。この会談では、私が主賓であり大臣の前に座ったが、ナショナル・フォーラムのビハール州回復者代表カマラッシュ氏が隣にいたので、私は今日の主役の一人である彼を私の席に座らせた。これまでは無視され続けてきた回復者が、初めて保健大臣に直接対面し、陳情できたことで、カマラッシュ氏は昂奮さめやらぬ様子で顔を紅潮させていた。

続いて、保健省の実務的なトップ、国家地域保健ミッションのサンジェイ・クマール局長と会談。クマール氏は、ビハール州には二七のコロニーがあると説明したが、私が五〇以上あると反論したところ、「二週間以内に信頼できるリストをもらえば、回復者の年金問題にも対処する」と約束してくれた。

さっそくインドの回復者組織であるナショナル・フォーラムの幹部やビハール・ハンセン病協会の代表者らと協議し、ビハール州内の回復者の名簿と、各コロニーの生活状況を調査し、詳細情報を取りまとめて提出することを決めた。調査費用の一〇〇〇ドルは私のポケットマネーを提供した。ヤダヴ州保健大臣とクマール局長の協力を確実にするために、資料提出時には私も再びこの地を訪れ、ともに面会に臨むことを約束した。

私が日本に帰国した後、ビハール州ハンセン病回復者協会の代表者七人は、北海道を上回る広い面積のビハール州を駆け回り、文字通り寝る間を惜しんで調査を続けた。二週間後に調査が無事完了したとの報告を受け、五月のスリランカ訪問（次項）の帰路に、再びビハール州を訪れた。

この時期は年間でも最も暑い季節で、特に直射日光の照りつける飛行場は、五〇度を超えていたと思われ、大量に汗が流れ、少し歩いただけでふらついてしまった。まさに灼熱地獄だった。一方ホテルは、一八度ほどの強い冷房。なかなか体が追いつかない。東南アジア、南アジアのホテルは、どうも強い冷房がサービスであると考えているらしい。かつて会議中にあまりの冷房の強さに後頭部から首にかけて異常を感じ、壇上から降りて日光を浴びていたところ、会議に戻ってほしいと催促されたこともあった。それはともかく、州の保健大臣に会う前日、ホテルでビハール州の回復者リーダーであるカマラッシュ氏、ラン・バライ氏、ブラジ・キショール氏らと会い、調査報告書を見てその詳細さに感嘆した。わずか一五日間で、六三のコロニーで生活する九九七世帯を一軒一軒訪ね、彼らがどのような土地で、どのような住居に住んでいるのか、家族構成、年金受給の有無などを調べたという。「ずっと妻に会っていない」と苦笑いをする彼らの表情は、疲れこそ見えたものの、満足感で輝いていた。ちなみに州政府のハンセン病コロニーの記録は二七カ所しかなかったが、今回の調査で、前述の通り六三のコロニーの存在が確認された。

分厚い調査報告書を携え、回復者リーダーたちとともに、再びクマール局長とヤダヴ州保健大臣、そして四月には会えなかったビハール州のスシル・クマール・モディ副首相を訪ね、現状報告と年金の値上げについて陳情した。クマール局長は代表者らから報告書を受け取り要望を聞いた後、「政府とビハール州回復者協会の代表とで四、五日間協議をしたい。土地、年金の問題は、一カ月以内にはほぼ解決できるだろう」と即答した。モディ副首相とは、二〇〇三年ミャンマーのハンセン病制圧記念式典の際にお会いしたことがあり、私の父、笹川良一がハンセン病の問題に取り組む原点ともなった、父の故郷に住む美しい女性のエピソードを詳細に記憶していた。副首相は「どの地域にコロニーが多いのか」、「私にできることは何があるか」と二、三質問をされた後で、解決に向けての取り組みを約束してくれた。

最終日に会ったヤダヴ州保健大臣は、終始厳しい目でレポートを読み、「既存の施策ではいくつかの要求は満たせるかもしれないが、ハンセン病患者・回復者の救済に向けた新たな枠組みが必要だ。具体的に実務担当者との話し合いを進める」と語った。前回の訪問から一カ月も経たないうちに、ハンセン病担当官が選任されたというのも嬉しいニュースだった。しかし、年金値上の実現には、後述のようにその後三年間の歳月を要した。

「光輝く島」の苦悩——スリランカ民主社会主義共和国［五月］

［ルート］ 成田→タイ・バンコク（飛行時間六時間三〇分・トランジット四時間）→スリランカ・コロンボ（飛行時間三時間二〇分）—二泊— コロンボ→ジャフナ（飛行時間チャーター機で一時間）—一泊—（陸路でコロンボまで戻る）コロンボ→インド・デリー（飛行時間三時間三五分）—一泊—デリー→ビハール州パトナ（飛行時間一時間三〇分）—二泊—パトナ→デリー（飛行時間一時間三〇分・トランジット二時間）→成田（飛行時間八時間）

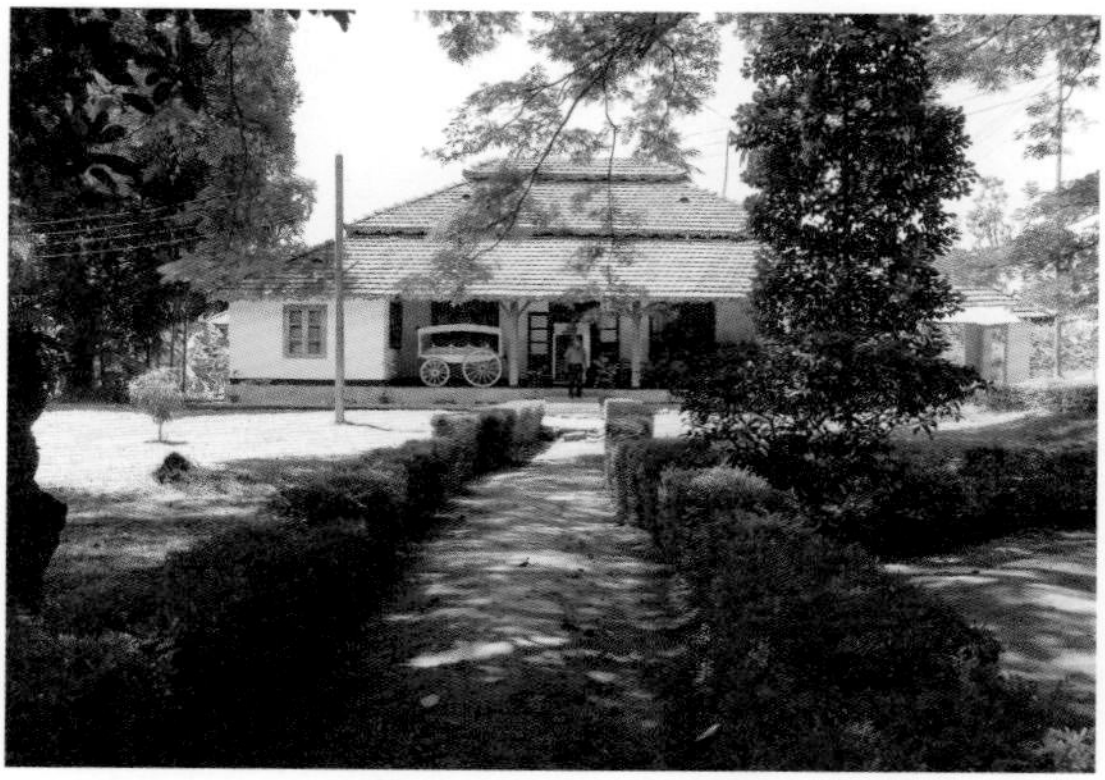

ヘンダラ・ハンセン病病院には歴史ある建物が残る（スリランカ、2010年5月）

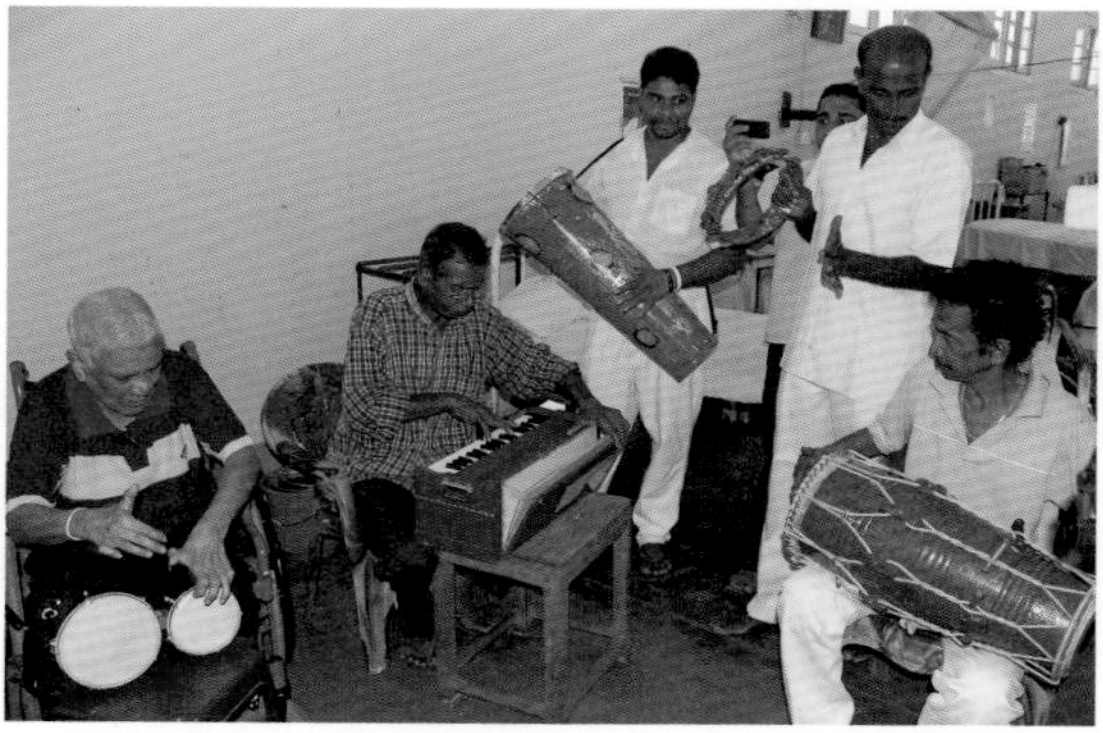

回復者たちの楽団（スリランカ、2010年5月）

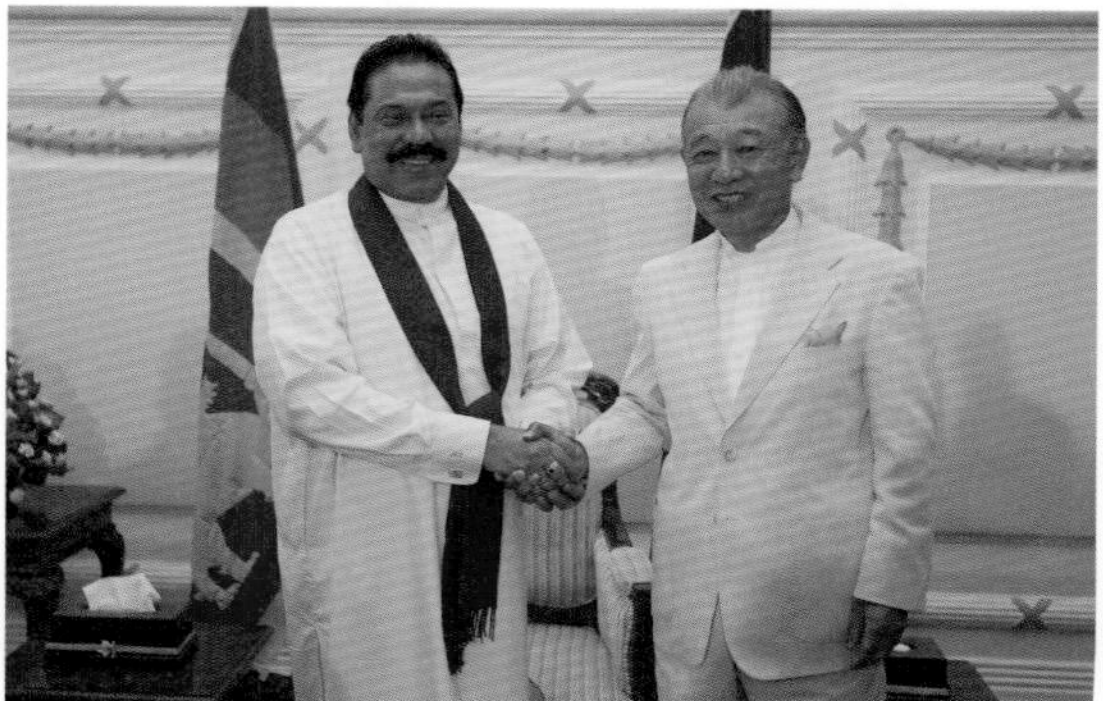

ラジャパクサ大統領と（スリランカ、2010年5月）

五月は、スリランカで活動した。スリランカとは、現地のシンハラ語で「光輝く島」という意味で、主にシンハラ語を母語とする七四％のシンハラ人と、タミル語を母語とする一八％のタミル人が暮らしている。一六世紀にはポルトガル、一七世紀にはオランダ、そして一九世紀には英国の植民地支配を経て、独立したのは一九四八年。一九八三年からスリランカ政府軍とタミル人武装組織「LTTE（タミル・イーラム解放の虎）」との間で内戦が続き、二〇〇九年五月の終戦宣言までに、七万人以上の犠牲者を出した。しかしハンセン病の制圧は、二〇〇五年に達成している。

スリランカへは三年ぶり、三度目の訪問である。私が訪れた五月は、内戦終戦宣言からまもなく一年となる節目の時期で、激戦地の北部視察と難民キャンプの現状把握、そしてハンセン病の実態調査を行った。初日には、一週間前に就任したばかりのマイトリパラ・シリセナ保健栄養大臣（後に大統領に就任）を訪ね、担当官からハンセン病の制圧状況について説明を受けた。スリランカはハンセン病だけでなく、ポリオ、フィラリア、麻疹、マラリアも制圧している。デング熱は依然として脅威ではあるものの、公衆衛生上の問題は非感染症である高血圧、糖尿病などが中心で、途上国では珍しい状況である。ハンセン病制圧に成功したとはいえ、年間一八七五人もの新規患者が報告され、国全体の二六地区のうち八地域では地区レベルの制圧が達成されておらず、特に東部と西部の沿岸に患者が集中している。「スリランカは患者数をゼロにすることが可能な環境が整っている。もう一歩努力していただきたい」と要請した。

午後は、コロンボから九・六キロ離れたヘンダラ・ハンセン病病院を訪れた。一七〇八年、オランダの植民地時代に建てられた病院で、現役の病院では世界最古とされており、一九世紀にイギリスに宗主国が変わった後も、ハンセン病病院として機能してきた。周囲に集落がなかった頃は、患者は病院の目の前を流れるケラニ川を渡し船で渡って病院へ来ていた。築一一五年の教会、一九三五年製の手動の回転洗濯機など、歴史のある建物や設備も多く、それらがいまも現役で使われていた。周辺からの差別はなく、教会には村の外からも信者がやって来る。

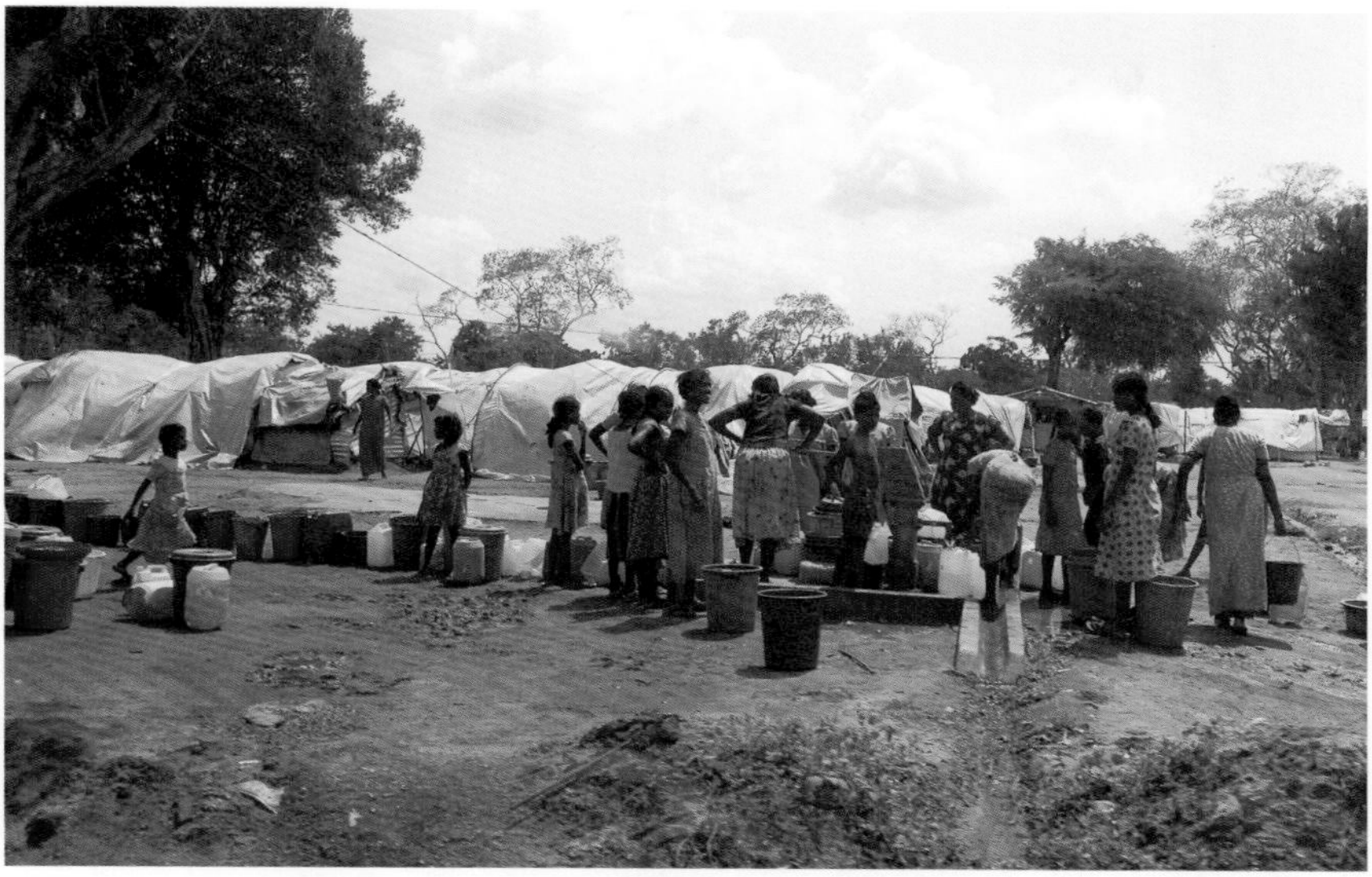

8万人が収容されている難民キャンプの一部（スリランカ、2010年5月）

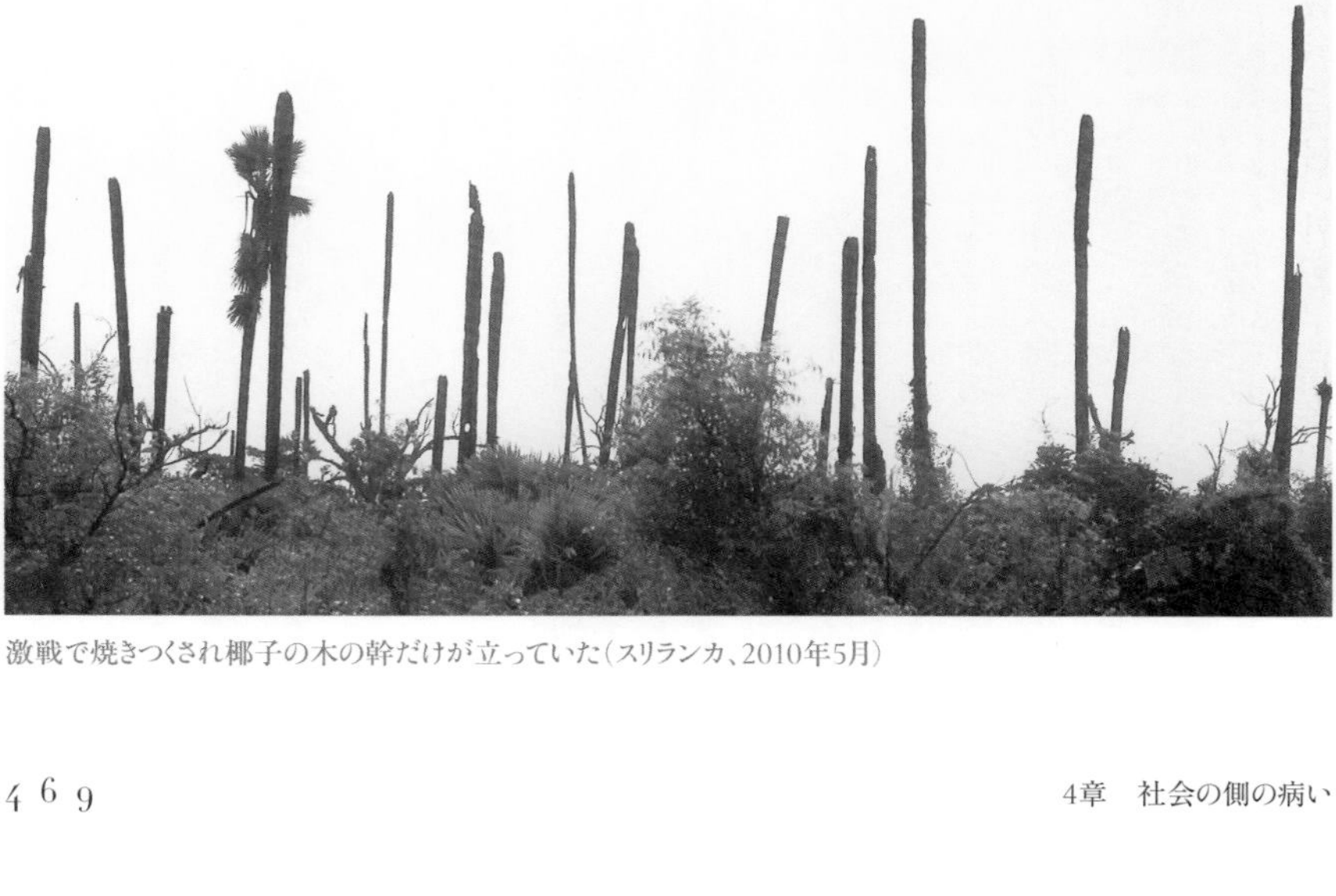

激戦で焼きつくされ椰子の木の幹だけが立っていた（スリランカ、2010年5月）

八エーカーの広い敷地内には、女性病棟と男性病棟がそれぞれ二棟ずつ。ベッドの上には色とりどりの蚊帳が吊られ、枕もとには家族の写真などの持ち物が置かれていた。作業棟を兼ねた集会所では、歌謡大会やクリスマス会などの催しが企画され、スタッフの献身的なケアが感じられた。現在この病院に暮らす回復者は四七人で、最年少は三五歳だが、中には、七歳で病院に来て、八〇年間ここで暮らしている人もいた。これまで私が海外で会った回復者では、アメリカ・ルイジアナ州のカービル療養所の一〇一歳の男性が最高齢だったが、ヘンダラ病院で暮らす最高齢のティサハミさんは、何と一〇三歳だった。

翌日は、政府から提供された軍用機で島の最北端の都市ジャフナに飛んだ。内戦の激しかったキリノッチ、バブニヤなどでは、いたるところに戦闘の生々しい痕跡が残され、焼け残った背の高い椰子の木がまばらにぽつりぽつりと立っている以外、何もなかった。住民たちはいつまた紛争が始まるかと怯えているという。日本財団では、姉妹財団の笹川平和財団との協力で、一六年前から宗教指導者による和平へ向けた対話事業を静かに行っていた。信仰心の強いスリランカでは、政治リーダーと市民の双方への宗教指導者の影響力が大きく、社会の基盤づくりのためには、彼らの協力が欠かせない。仏教、ヒンドゥー教、キリスト教、イスラム教の指導者による会議が、国内ではもちろん、タイ国においても開催され、停戦和平への努力が続けられた。宗教指導者の影響力の大きさを実感したが、残念ながら紛争は最終的には武力によって終結した。

バブニヤには、現在も約八万人が暮らす国内最大規模のマニク・ファーム避難民キャンプがある。部外者が入ることは許可されないが、私の経験上の判断で案内人として僧侶を同行したため、キャンプ内の視察が可能になった。ジャングルを切り拓いた広大な敷地にビニールテントが並び、世帯ごとに生活していた。北部地域にはまだ地雷が残り、住民は、地雷撤去が終了して証明書が発行されるまではキャンプ生活を余儀なくされている。気温は四〇度を超え、テントの中の暑さは想像を絶するが、国際機関や政府の管理が行き届いており、いまのところ伝染病の発生はない。小規模の学校、寺院、郵便局、銀行もあり、秩序が保たれていた。国際機関からは難民の早期帰還の強い要請があるが、政府側は帰村する地域の地雷撤去の確認による安全確保を優先している。両者の姿勢には齟齬があるが、現地をよく知る政府側の意向が妥当であると感じられた。

最終日は、コロンボから北へ二〇キロほどのラガマにあるスリランカ義肢装具士養成学校を訪ねた。日本財団の支援で二〇〇三年に建てられた学校で、紛争で傷ついたタミル、シンハラの両軍兵士や事故で手足をなくした人たちのための義肢を制作する装具士を育成し、両民族の和解の象徴として、敵対していたタミル人とシンハラ人の若者を同じ場所で教育することが目的である。英国のNGOであるカンボジア・トラスト、スリランカ保健省、日本財団の三者で運営にあたっている。当初はコンテナを事務室兼教官室として使用しており、あまりの暑さに目眩《めまい》がするほどだったが、いまでは校舎も機材も整い、二三人の生徒が学んでいた。シンハラ人とタミル人は別々の地域で暮らしていることが多く、この学校に入学して初めて言葉を交わしたという生徒が大半であった。、「地雷で手足をなくす人が多い地域から学生が集まって来る。まるで紛争地域の縮図のようだ」とマイク・スコット校長は語る。義肢装具士養成学校は、スリランカのほかにカンボジア、タイで建設を完了し、インドネシア、フィリピン、ミャンマーにも順次建設する予定である。カンボジアでは、ネパール出身のハンセン病回復者の女性が学んでおり、今秋に卒業予定とのことだった。

小さな未制圧国の幼い患者たち——東チモール民主共和国［五月］

［ルート］成田→アラブ首長国連邦ドバイ（飛行時間一一時間・トランジット三時間）→ヨルダン・アンマン（飛行時間三時間）—二泊（WANAフォーラム）—アンマン→ドーハ（飛行時間三時間三〇分・トランジット六時間三〇分）→インドネシア・デンパサール（飛行時間一二時間・トランジット一泊）→東チモール・ディリ（飛行時間一時間五〇分）—二泊—ディリ→デンパサール（飛行時間一時間五〇分・トランジット九時間）→成田（飛行時間七時間）

国連ヘリコプターの内部（東チモール、2010年5月）

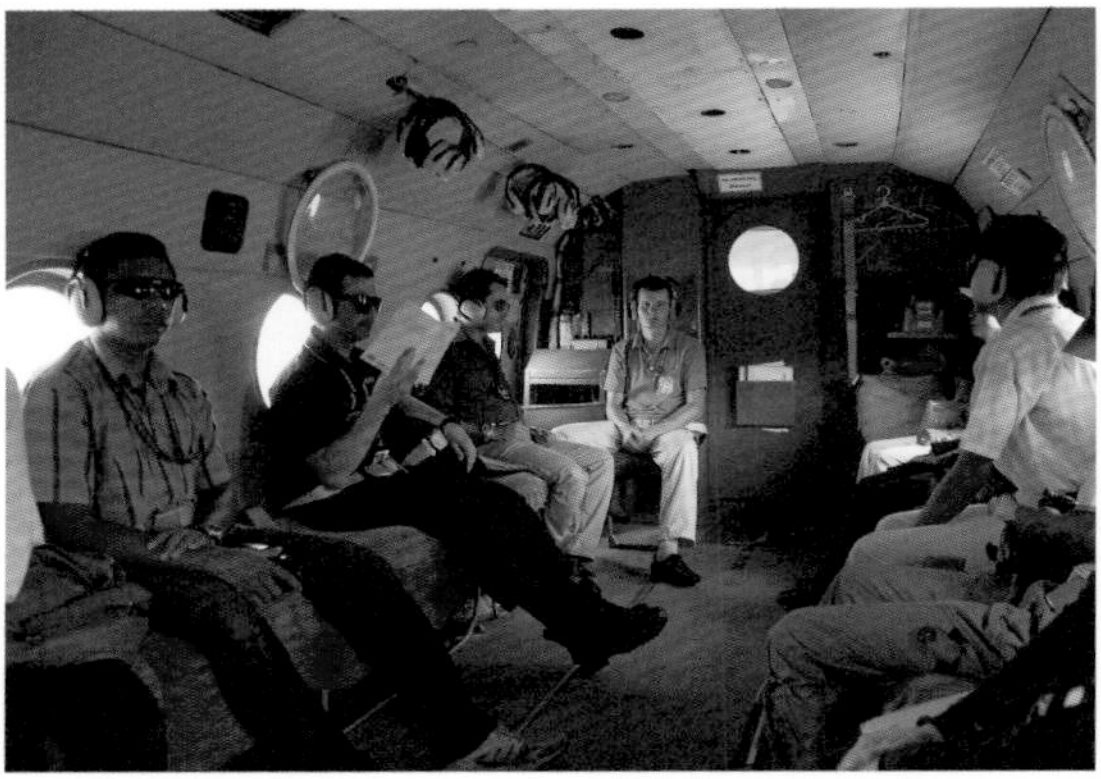

歓迎の日本軍歌を聞く（東チモール、2010年5月）

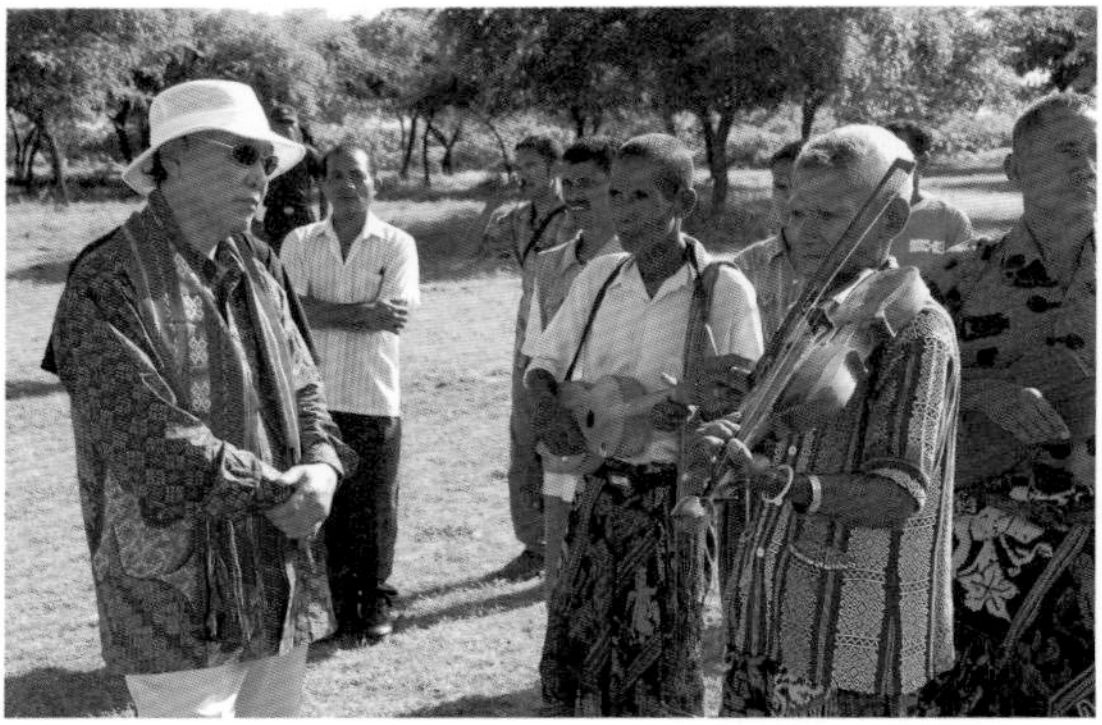

ポーランドのワレサ元大統領と（東チモール、2010年5月）

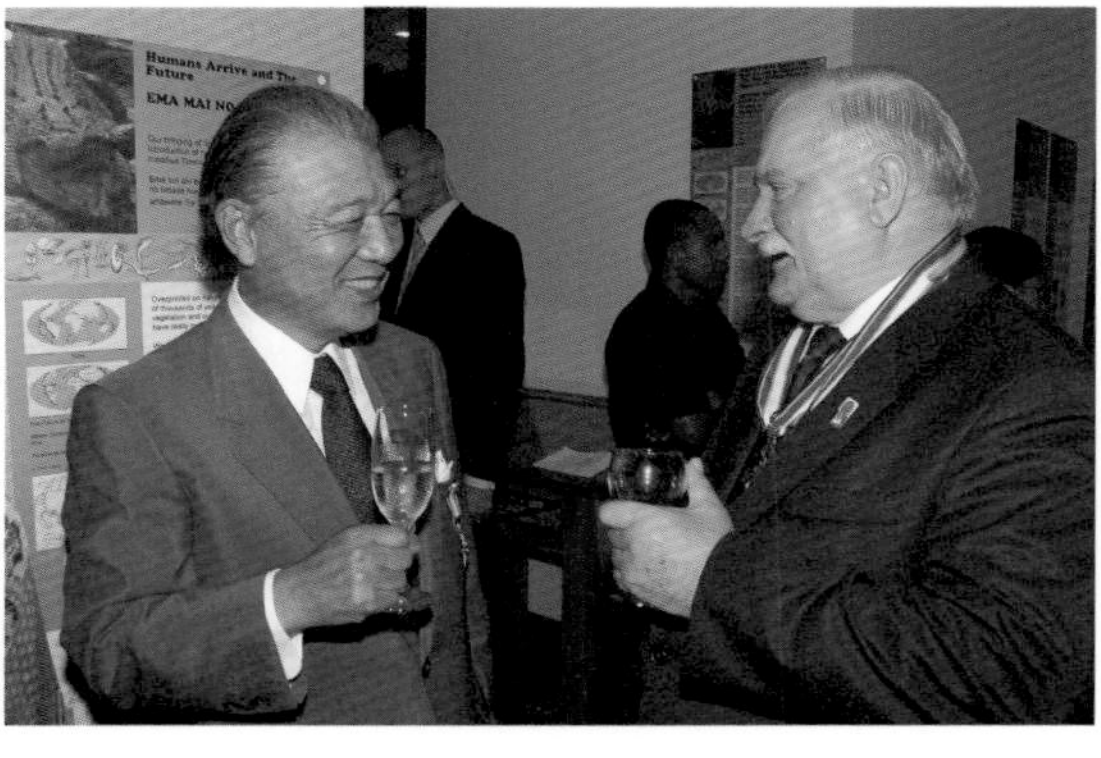

五月は、東チモールで三度目の活動を行った。ヨルダンからインドネシア経由で首都のディィリへ。今年初めにネパールが制圧を達成したので、世界のハンセン病未制圧国は、ブラジルと東チモールの二カ国だけになった。東チモールの有病率は二〇〇九年時点で一・五二人。関係者の努力で今年中の制圧が期待されている。問題はインドネシア領内にある飛び地、人口約六万人のオイクシ地域の有病率が高い（六・三九人）ことである。片道五〇分、国連のヘリコプターでオイクシに入ったが、可能な滞在時間は二時間ほどで、リハビリテーション・センター一カ所のみの視察となった。ここではリハビリ中の回復者一〇人と面会した。ほとんどは老齢者だが、一人、一二、三歳の女の子がハンセン病の後遺症で片足に重い障害を持っていた。これまで世界を飛び廻ってきて、このような若い年齢で重い障害を持った例は初めてである。村人の話では、オイクシ地域では三～五歳でハンセン病を発症することもあり、治療薬MDTは強すぎて投薬に躊躇しており、対処に困っているとのこと。MDTは大人用以外に一〇～一四歳前後の患者に処方される子ども用もある。しかし、三～五歳の幼児にはどうしたらよいのだろうか。

こういった状況を把握できただけでも国連のヘリコプターを借用して訪れた価値があった。村人が話した通り、幼いハンセン病の患者が多いのが事実であれば、世界に例を見ない深刻な事態で、ただちに治療方法とその対策を考えなければならない。WHOの担当者に連絡して、早急にオイクシ地域に専門家の派遣を要請し、事実確認を行うことにした。世界は広い。現場訪問の重要性を再認識させられた。

ALERTの功績——エチオピア連邦民主共和国［七月］

［**ルート**］成田→アラブ首長国連邦ドバイ（飛行時間一〇時間五〇分・トランジット五時間）→エチオピア・アディスアベバ（飛行時間四時間）——六泊

七月は、四年ぶりにエチオピアを訪れた。ドバイ経由でアディスアベバに到着した翌日、WHO地域事務所代表のナフォトラオレ博士に近況説明を受けた。彼女は西アフリカのマリ出身で、休暇で祖国に帰っていたが、私のエチオピア訪問を知り、休暇を中断してアディスアベバにまで戻ってくれた。年間の新規患者数約四〇〇〇人という数字がここ一〇年以上横ばい状態であること、新規患者のうち重度障害率が七%と低くないことなどが気になる。人口の七五%が地方に住んでいるので、患者発見や治療の活動が難しく、各村に一年間の研修を受けたヘルスワーカー二人を配置し、ハンセン病を含む住民の健康管理にあたってはいるが、HIV/エイズや結核が大きな社会問題であるため、ハンセン病があまり注目されなくなっていることも懸念された。

そこで、ENAPAL(Ethiopian National Association of Persons affected by Leprosy:全エチオピア・ハンセン病回復者協会)の代表者とともにアドハノム保健大臣を訪ね、エイズや結核の陰に隠れがちなハンセン病への十分な注視を要請した。

その後、アディスアベバ近郊のALERT(All Africa Leprosy, Tuberculosis and Rehabilitation Training Centre:全アフリカ・ハンセン病リハビリセンター)を訪れた。ALERTは、差別に晒されたハンセン病患者の保護施設としてつくられたミッション系療養所を基礎に、ハンセン病の診断、治療、外科、眼科、リハビリテーションの専門機関として、一九六五年に設立された。エチオピア政府、アディスアベバ大学、ILEP(International Federation of Anti-Leprosy Associations:国際ハンセン病団体連合)が中心となって運営し、エチオピアおよび英語圏アフリカ諸国の専門家の研修機関としても大きな役割を果たしてきた。現在ではALERTの病院と研修部門は政府に移管され、ハンセン病と一般疾患(特に皮膚病)の国立専門病院として機能している。一日あたり三〇〇人の外来患者と、二〇〇人の入院患者の半分は、障害のあるハンセン病患者と回復者だった。

ALERT周辺には、治療を求めて全国から集まった回復者たちの自然発生的なコロニーがつくられ、現在は回復者とその家族、そしてそれ以外の住民も含め五〇〇〇人ものコミュニティを形成している。小学校も二つあ

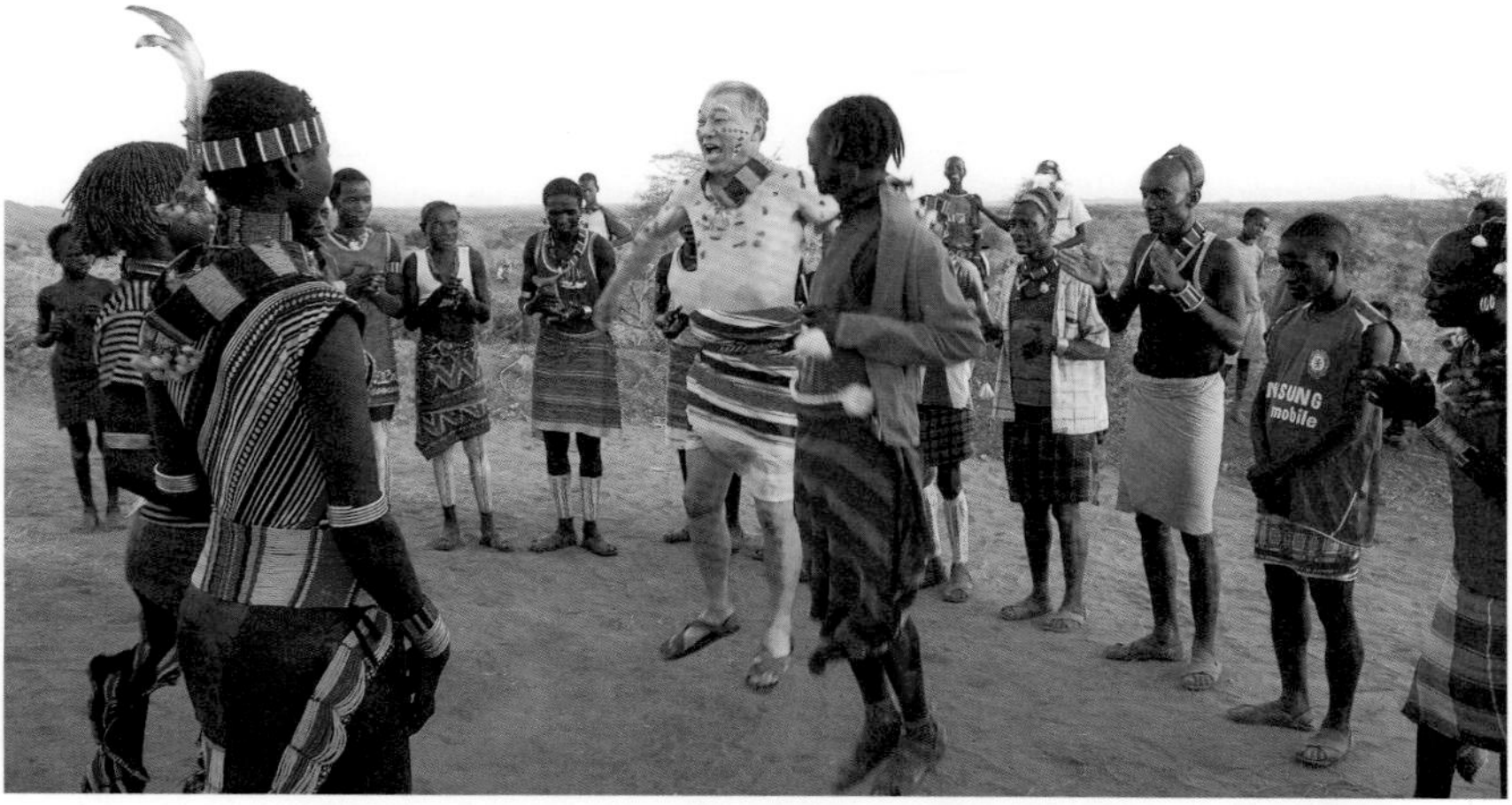

ハマル族と踊る。エチオピア版「はないちもんめ」。飛び跳ねながら女性を選ぶ遊び(エチオピア、2010年7月)

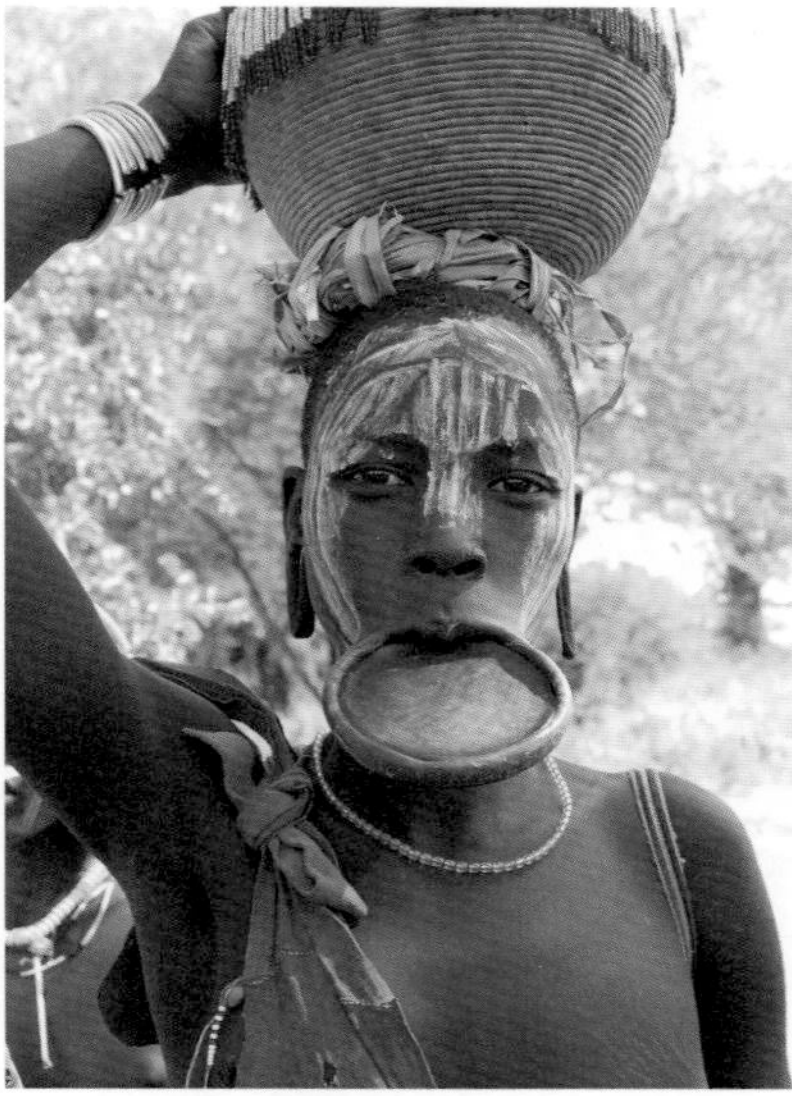

ムルシ族の美女(エチオピア、2010年7月)

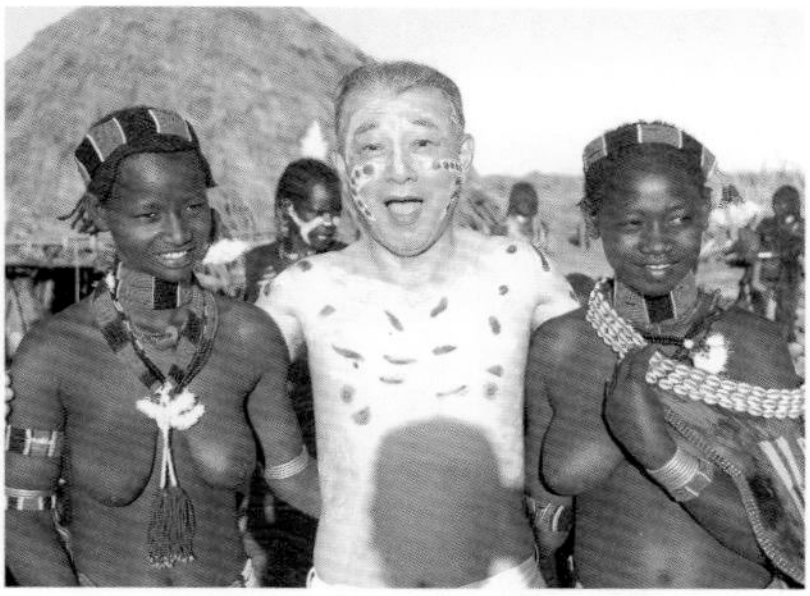

ハマル族の娘たちとハマル族の化粧をされた筆者(エチオピア、2010年7月)

る。私の知る限り世界最大のこのコロニーで、ENAPALは回復者の経済自立を目指した各種の試みをしているが、織物、刺繍、油搾りなどのプロジェクトも順調のように感じられた。回復者のマエギストさんは「五人の子どもを育て（そのうち二人は養子）、いまでは孫もいて、夫とは喧嘩をしたこともなく、毎日、神に感謝し祈りを捧げている」と、隣の部屋に坐り込んでいる牛を見ながら笑顔で話してくれた。彼女がこれまでの人生で経験してきたであろう困難を想像すると、その笑顔は、いっそう尊いものに思えた。

この後、少々時間に余裕があったので、南部エチオピアに向かい、エチオピアのムルシ族とハマル族に会うことができた。私も彼らとともに、上半身裸でジャンプをした。本当は奥地の裸族の訪問を計画していたが、午後は地酒を飲んでやたらに発砲するので、非常に危険だと言われ、断念せざるを得なかった。

コロニー移転計画の裏事情――チャド共和国［七月］

［ルート］エチオピア・アディスアベバ→チャド・ンジャメナ（飛行時間三時間四五分）**―三泊―チャド→フランス・パリ**（飛行時間五時間四五分・トランジット七時間）**→成田**（飛行時間一一時間四〇分）

エチオピアに続いて、アフリカ中部の内陸国、チャドを訪れた。国土の北半分はサハラ砂漠を擁する乾燥地帯、南部は比較的降水量の多い肥沃なサバンナ地帯である。一九六〇年にフランスから独立したが、イスラム教勢力（北部）とキリスト教勢力（南部）が対立、さらに一九八〇年代からはイスラム教勢力間の対立も顕在化し、政治情勢は不安定である。世界で最も汚職が蔓延している国の一つとされ、外国からの投資もままならず、世界最貧国の一つでもある。

一九九七年にハンセン病の制圧を達成したが、東部などではいまだに有病率が高い。新規患者の重度障害率も高く、子どもの新規患者も多い。その背景には、保健省の体制の不備、ハンセン病を正しく診断できる医療施設が少ないこと、患者のデータの収集や伝達に正確さを欠くこと、担当者の人事異動が多く患者のモニタリングが不十分で治療が中断するケースが少なくないことなどの問題がある。人材、資金、物品が不足しているという報告も届いていたので、政府のコミットメントを引き出す必要があると判断し、今回のチャド訪問となった。

七月一八日の午後、首都ンジャメナ空港には、ボゲナ保健大臣、WHOチャド事務所代表のバリー博士、WHOアフリカ地域事務局（AFRO）ハンセン病担当官のビデ博士が出迎えてくれた。小雨混じりの天気で、私が「雨を持ってきてしまった」と詫びたところ、「雨と一緒に来る人は、幸運を持ってくる人だ」と皆が笑顔で返してくれた。

翌日は、ボゲナ保健大臣に、ハンセン病対策への注力と、「ハンセン病は治る病気である」、「薬は世界のどこでも無料で提供される」、「差別は不当である」の「三つのメッセージ」を社会に広めてもらうよう要請した。大臣は、自身の叔父がハンセン病だったが、家族の協力もあって、孤立することなく地域の中で豊かな生活を送り、生涯を終えることができたと語り、ハンセン病への関心を示された。しかし実際に政策に反映されるかどうかは、きちんと見守る必要がある。

下院副議長のシレック氏は、議会の委員会でハンセン病問題を取り上げることを約束し、必要ならば関連法案の策定・提出を考えると応じてくれた。また国会議員には、地元選挙区でハンセン病の正しい知識を伝えて欲しい、と依頼した。識字率が五〇％以下でテレビもほとんど普及していないこの国では、情報の伝播にはラジオや口コミに頼らざるをえない。国際会議直前で多忙中のナディンガー首相は、将来のチャドの開発プロセスに医療・社会両面のハンセン病対策をしっかりと位置づけ、必要な手段を講ずると約束してくれたが、おそらく外交辞令だろう。

保健省で行われたハンセン病担当官のムサ氏からの説明によれば、チャドは一九九二年に、二〇〇〇年までの制圧を目標としてハンセン病対策プログラムを開始し、当時の年間の新規患者は八五八二人、人口一万人あたりの有病率は一四・四人だったが、一九九七年には〇・九六人にまで減少させ、前倒しで制圧を達成したという。ただし、東部や南部にはいまだに有病率が高い（一〜二・七五人）州が四つあり、新規患者のうちの重度障害率が約一七％と異常に高く、子どもの新規患者率も約九％と高い。問題として、政情不安定な地域があること、遊牧民のフォロー、資源（人材、物資、資金）不足などが挙げられた。同席していたWHOハンセン病担当官のビデ博士が、課題の解決には新たなイニシアチブが必要であることを指摘し、具体的な対処作業に入るよう要請した。

二〇日は、地方での活動のため、早朝から国連機に乗り込んだ。上空から首都のンジャメナを眺めると、ほとんどが平屋である。これまで訪れたアフリカの首都には、一〇階建て以上のビルがいくつもあった。ンジャメナのこの現実が、チャドが世界で五番目に貧しい国（国連開発計画の報告書）とされている状況の一端を示していた。

我々の飛行機は、首都から約七〇〇キロ離れた東部ワダイ州のアベシェに到着。チャド東部は、国境を接するスーダンからダルフール紛争難民が三〇万人以上押し寄せており、難民にもハンセン病患者が多い。医療施設が不十分なスーダン側のハンセン病患者が、治療のためにチャドに流入しているケースもある。ワダイ州はハンセン病に対する偏見・差別が根強い地域であり、有病率も二・七三人と非常に高い。

アベシェでは、バジネ知事を表敬した後、市内の地域病院に足を運んだ。敷地内にはハンセン病回復者とその家族、合わせて四三六人が暮らすコロニーがあり、とんがり帽子状の藁葺屋根が狭い敷地にひしめき合っていた。このコロニーを七キロ離れた場所に移動する計画があるという。バジネ知事の説明では、「コロニーの子どもが外の子どもを引き入れて非行問題が発生しているため」との理由だった。また「移動先は水がない地域なので国連が井戸掘りを提案しており、保健所や小学校もつくりたい」とのことだった。地元保健当局者は、「回復者が病院敷地内に住み着いているので病院患者のケアに支障をきたしている」と発言し、回復者の代表は挨拶で、「移住先が市場から離れているが、水や住居の確保などの問題が解決するなら、移転もやぶさかでない」と語っていた。

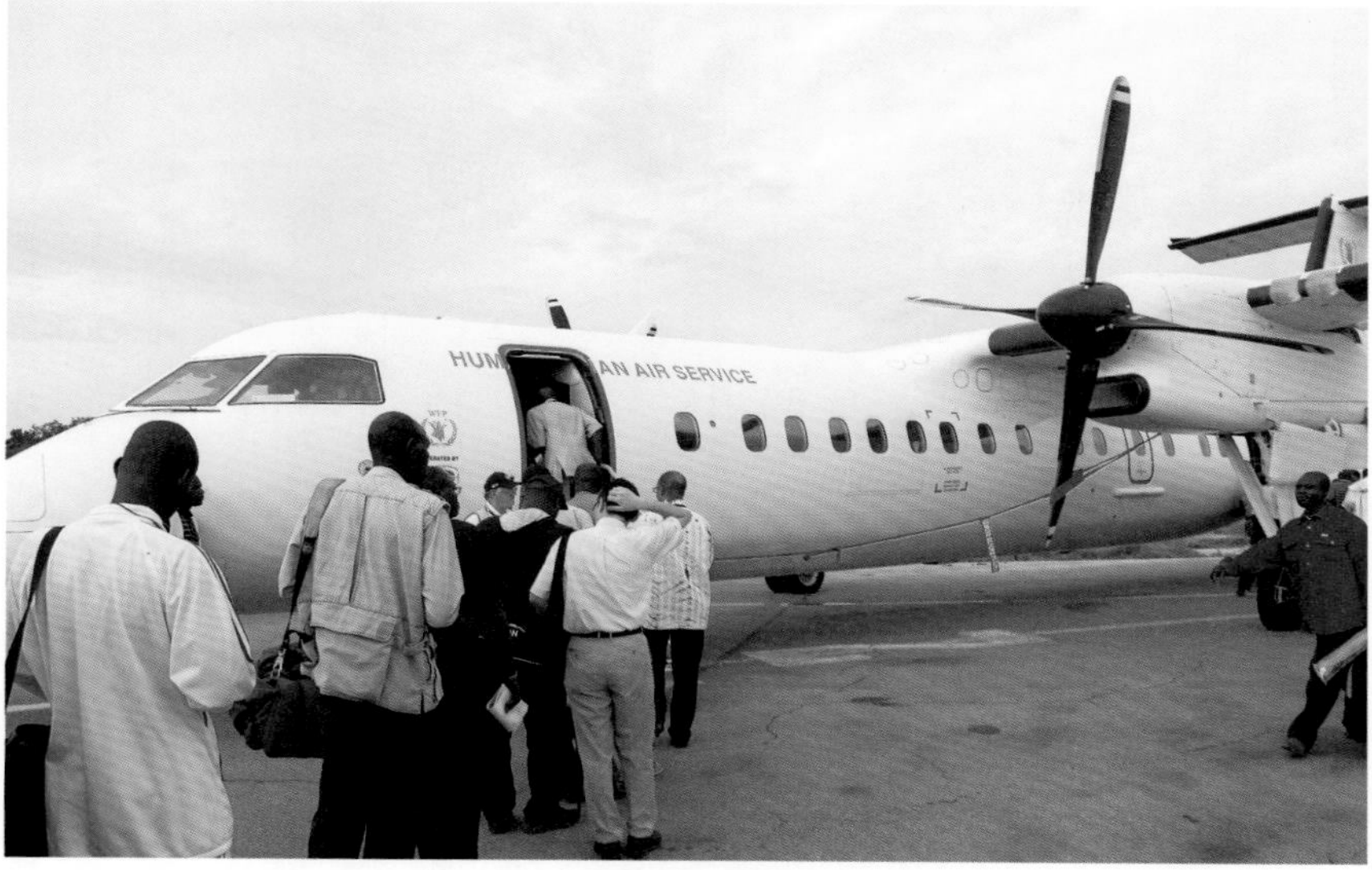

国連食料計画（WFP）の専用機に便乗してアベシェへ（チャド、2010年7月）

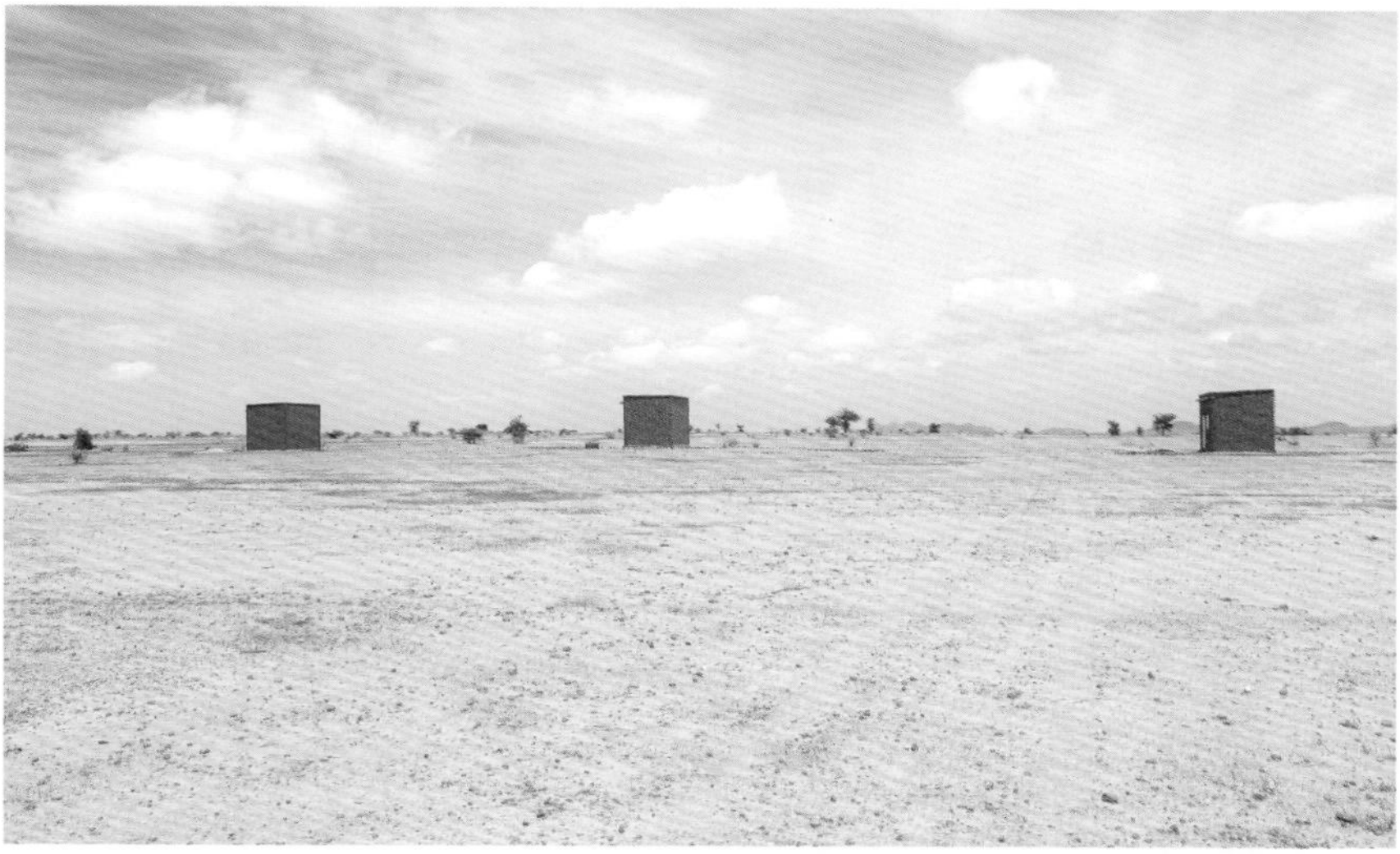

アベシェの街から離れた場所に建設中の回復者の住居。水もなく、とても住める場所とは思えなかった（チャド、2010年7月）

しかし実際に移転予定地を訪ねると、そこは市街地からかなり離れた荒野のど真ん中。移住用住居としてレンガ造りの小さな家が九戸、ポツンポツンと建っているだけ。当初は一一六戸を建てる計画だったが、建設コストが上がったために頓挫している。井戸を掘っても水が出ない土地だという話も耳にした。どう考えても移住先としては不適当であり、隔離を目的としているとしか思えない場所である。この移転話には、明らかに裏がある。このような回復者コロニーの移転問題は、世界各地で頻発しており、土地所有権、地域住民との関係、再開発への思惑などにより、回復者の意向や既得権が尊重されぬままに移住を半ば強制されるケースが後を絶たない。

翌日午前中は、ンジャメナ市内のハベナ地区を視察した。このエリアには三〇年ほど前にハンセン病専門の保健センターがあり、回復者が周辺に住み着いてコロニーを形成した。「ハベナ」は「見捨てられた土地」の意味である。その後、このコロニーに一般の住民が流入し、この地名も「彼らを愛する」を意味する別の発音が使われるようになった。現在、障害を伴う回復者は八九人、家族と合わせて約九八〇人が暮らしている。現在、ハンセン病専門保健センターは一般の保健センターになっており、私の到着を、踊りと歌で盛大に歓迎してくれた。地区内には二〇〇〇人の児童が通う小学校もあって、回復者と一般の子どもが一緒に通っていた。

次に、やはりンジャメナ市内のCARKを訪れた。ここは、ハンセン病やその他の理由（紛争、交通事故、労働災害）による障害を負った人のための補助器具（義肢、松葉杖、車椅子、靴など）の製造やリハビリをする施設で、カトリック系のNGOが運営し、政府のハンセン病対策プログラムと連携して活動していた。製品は他国と遜色のない良品であり、希望を感じさせる施設だった。

午後は、ンジャメナの南方約二〇キロのコンドール市に向かった。ここでは、ラウル・フォレロー財団の資金援助により、チャドのハンセン病支援NGOのASALT（Association de Solidarité Avec les Lépreux du Tchad：チャド・ハンセン病患者連帯協会）が、回復者を対象とした経済自立支援事業を行っている。午前中に訪れたハベナ地区から住民がバスで通い、二〇ヘクタールほどの土地で農作業や羊を育てていた。生産物のほとんどは自分たちで消費

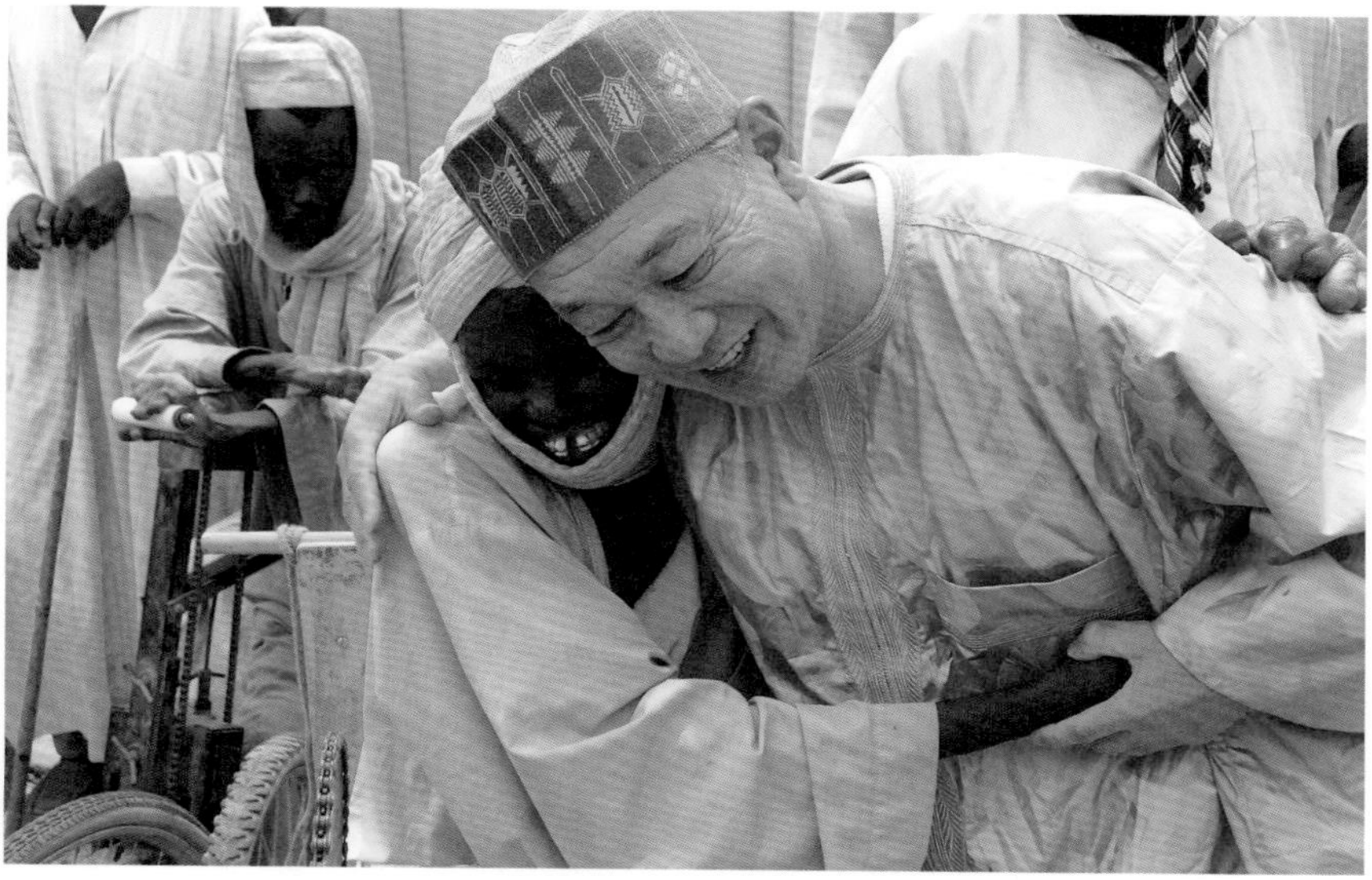

ハバナ地区に住む回復者（チャド、2010年7月）

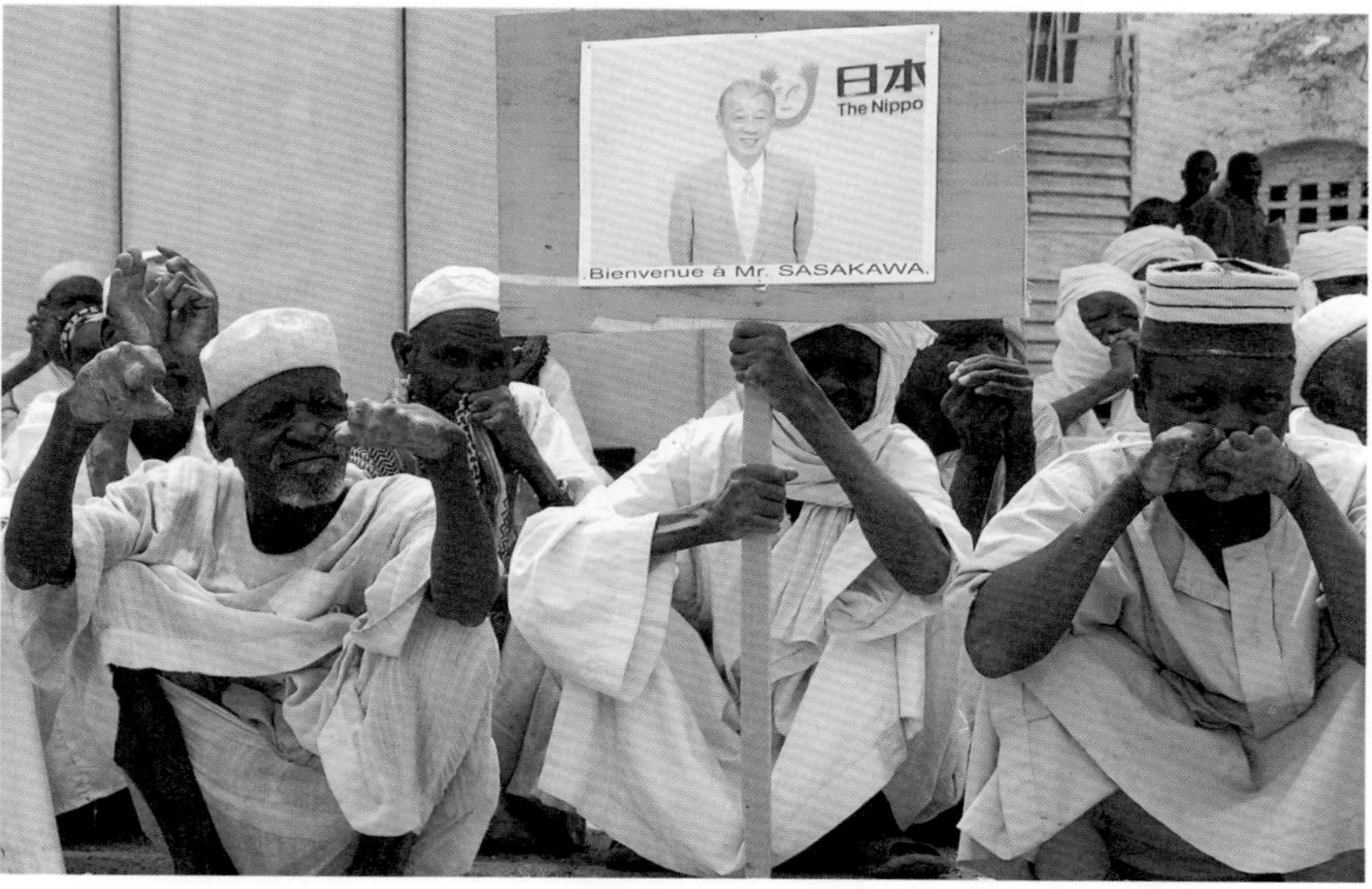

回復者が筆者の写真を持って歓迎（チャド、2010年7月）

するが、一部は販売して現金収入を得ているとの説明だったが、障害のある人も多く、理想は職住一体であり、アフリカでバスでわざわざ農場に通うのはいかがなものかとも思うが、それ相当の理由があって、この地を選んで活動してくれているのだろう。

なお、私の訪問時に、サヘル・サハラ諸国国家共同体（Cen-Sad）アフリカ会議が開催されており、リビアのカダフィ大佐が私と同じホテルの敷地にテントを張って宿泊していた。ホテルのロビーにはカダフィの写真が大々的に飾られ、人々はカダフィのポスターやリビアの紙の国旗を持ってお祭り騒ぎだった。支配人の話ではチャドでのカダフィの人気は絶大だとのことだったが、その一年後に暗殺されてしまった。私はカダフィを支持する立場ではないが、彼の死後、サブサハラの政情が反政府勢力やゲリラの出没で不安定化したことは事実である。

話は飛ぶが、アフリカでは時々前歯の真ん中が開いている人を見かける。かつてササカワ・アフリカ財団のブルキナファソ出身の人に、歯医者に行って治療してはどうかと言ったら、笑われてしまった。前歯の真ん中が開いている人は強運であり、亡くなった後に、水を飲ませてから埋葬する習慣があるため、空いている方が飲ませやすく、あえて抜いたり、広げたりする人もいるとのことだった。

南スマトラ州知事の「罪悪感」——インドネシア共和国［八月〜九月］

［**ルート**］成田→インドネシア・ジャカルタ（飛行時間七時間四五分）—二泊—ジャカルタ→パレンバン（飛行時間一時間）—パレンバン→ジャカルタ（飛行時間一時間・トランジット七時間）→成田（飛行時間七時間三〇分）

インドネシアは、依然として毎年一万七〇〇〇から一万八〇〇〇人の新規患者が発見され、偏見や差別も根強く、全土に六九のハンセン病コロニーが存在している。この国では、二〇〇七年に初の国レベルのハンセン病回復者組織ペルマータ（PerMaTa：Perhimpunan Mandiri Kusta：ハンセン病独立協会）が設立され、回復者の声を社会や政府に届け、ハンセン病に対する偏見や差別が根強く残る現状を変え、回復者とその家族の尊厳を取り戻すための活動を展開して、大きな成果をあげている。ただし三四の州、一万三〇〇〇以上の島々から構成されるこの国に十分なネットワークを構築するには、まだまだ時間が必要である。それぞれの島によって環境や生活条件が大きく異なり、アクセスの難しい島や地域も多い。患者発見や薬の提供はもちろん、効果的な回復者支援も地域に合った活動が求められている。そんな中、地域の状況に応じてローカルな回復者団体や回復者の自助組織も誕生している。ペルマータとの連携を通じて、より大きな力となっていくことを期待したい。

二〇一〇年八月三〇日、ジャカルタ市内のチェンパカ・ホテルで「ハンセン病・イチゴ腫撲滅のための国家アライアンス会議」が開催された。会議前、スジャニンシー保健大臣は、インドネシアにおけるハンセン病の現状、とりわけ新規患者数が多いこと、発見と治療の遅れによる障害の割合が高いことを懸念していたが、私が期待するハンセン病に対する具体策についての話は何もなかった。私は、患者や回復者への偏見が依然として根強く、今後は回復者の人権回復活動にも力を入れていかなければならないことを訴えた。今回のアライアンス会議は、翌年一月から施行されるWHOのハンセン病国際計画（Global Strategy）に基づいてインドネシアの国内計画を練る場でもあり、計画には、患者・回復者およびその家族への差別撤廃に向けた活動も盛り込まれる予定である。会議には、スジャニンシー保健大臣やWHOインドネシア代表のリンパカンジャナラット博士をはじめ、西ジャワ州知事、各州のメディカル・オフィサー、回復者、人権委員会の委員、福祉省からの出席もあり、国内計画策定に向けた中央・地方政府の役割などが議論された。多島国家のインドネシアでは地方分権が進んでおり、たとえ中央政府の保健省でハンセン病対策の計画が立案され予算が各地域に配分されたとしても、現地の知事の権限が強く、予算が流用されてしまうケースも多いと、正直な説明をしてくれる関係者もいた。私の活動においても、中央政府より各地域を頻繁に訪れ、各知事に直接説明し、協力を要請せざるを得ないのである。

翌日は、ジャカルタから早朝の飛行機で一時間かけて南スマトラ州のパレンバンに移動し、空港からそのまま陸路で二時間、スンガイ・クゥンドゥル病院を視察した。スジャニンシー保健大臣も同行してくれた。この病院は一九一八に設立され、現在は四五〇床を有し、主にハンセン病の診断と治療、および患者の生活向上を目的とした職業訓練とソーシャル・リハビリテーションに取り組んでいる。インドネシア国内にはソーシャル・リハビリテーションを提供している病院はこのスンガイ・クゥンドゥル病院を含め三つしかなく、スマトラ島だけでなくカリマンタン地域の患者・回復者も受け入れている。ソーシャル・リハビリテーションの最終段階では、回復者が社会復帰を目指すための施設が用意され、失った自尊心をどのように取り戻していくのか、人との交流方法などを二週間かけて学ぶ。

病院の説明を受けた後、院内のハンセン病患者と交流した。多くの人が治療を終え、リハビリテーションや職業訓練に取り組んでいた。ミシンでの縫物、各種の器具による指先の動きのトレーニング、楽器の演奏など、様々な訓練に熱中していた。私は病棟で潰瘍ができている四十代半ばの女性の足を素手で擦りながら、報道関係者に向かって、ハンセン病は触ってもうつらず、薬で完治する病気であることを、広く国民に伝えてほしいと訴えた。

スンガイ・クゥンドゥル病院は衛生的で設備も整っており、これまで訪れたハンセン病病院の中でも最も設備・環境が充実した病院の一つだった。しかし、現在の入院数は六〇人程度、外来の患者も一〇～二〇人程度で、病室・病床に多くの空きがある。「いまやハンセン病は隠れた患者を探しに行く時代で、病院で待っていても患者は来ない」と、苦言を呈し、積極的な患者を見つけるための対策を考えるよう要請した。

病院に隣接するスンガイ・クゥンドゥル定着村は、一九一四年に設立され、現在は二〇〇〇人ほどが生活を営んでいる。一人の女性が自宅に案内してくれた。家は広く四つの部屋に分かれ、ベッドやテレビ、冷蔵庫なども備わっていた。ほかの家も外観から推察するに、彼女の家と同じくらいの大きさがある。この定着村は物質的に恵まれているだけでなく、人々の心も豊かな印象を受けた。定着村の住人たちと意見交換の場では、回復者から、

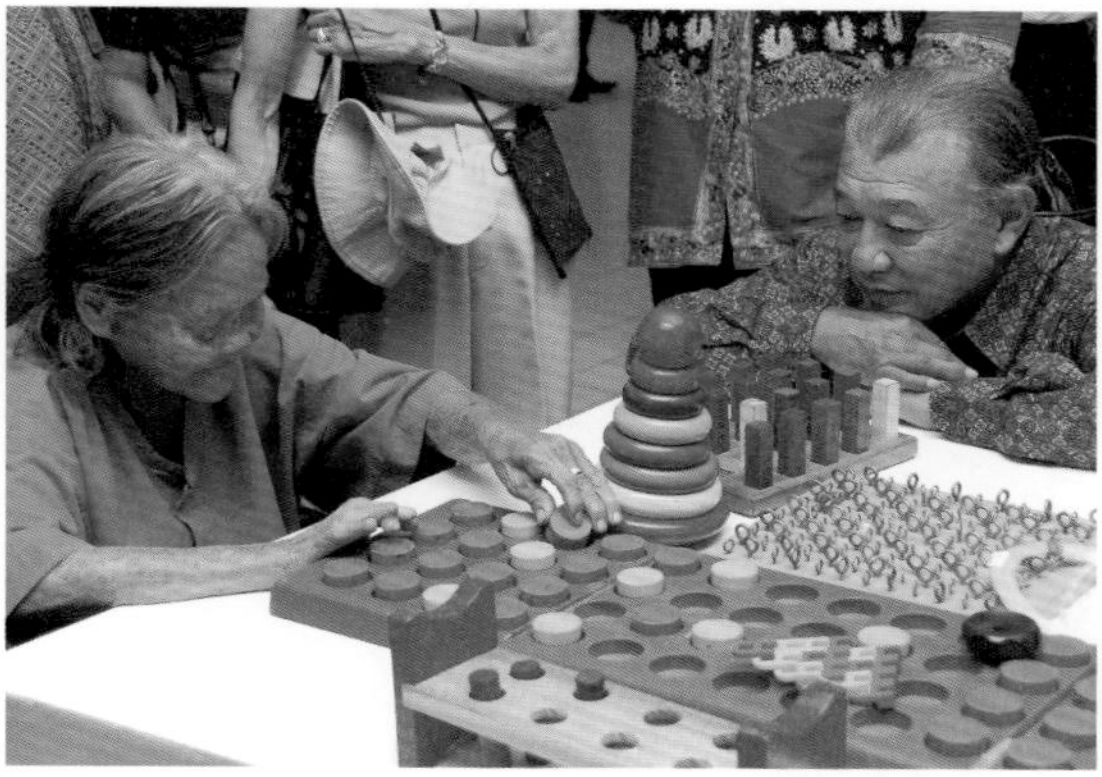

スンガイ・クゥンドゥル病院でリハビリを行う女性（インドネシア、2010年9月）

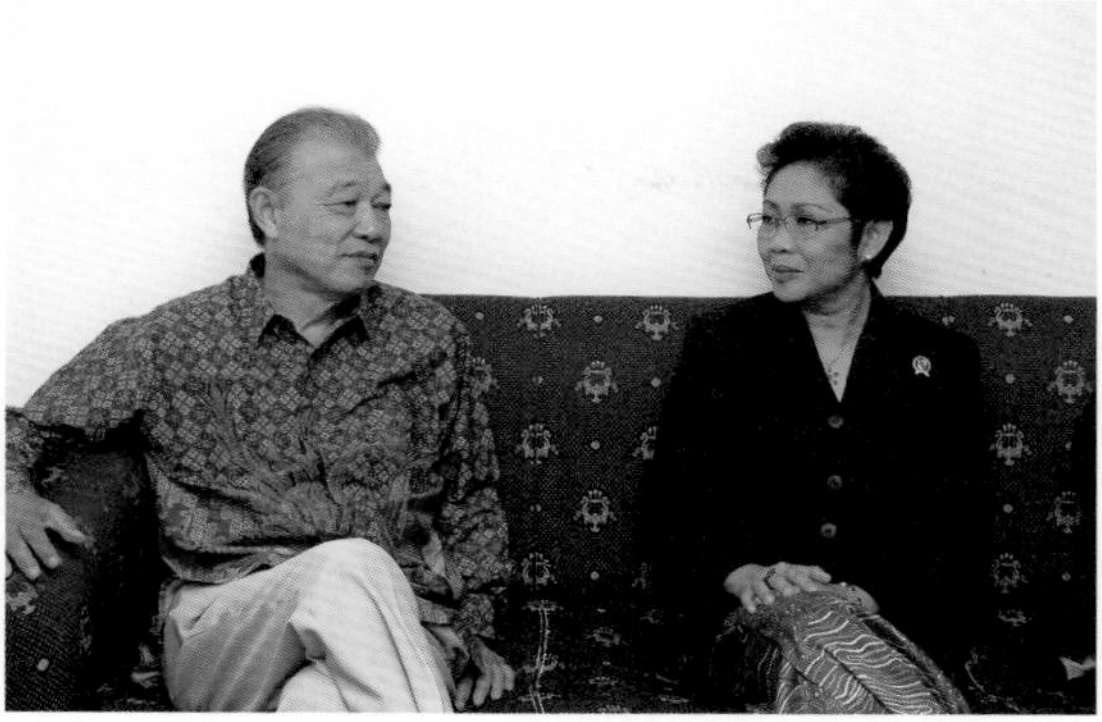

南スマトラ州の活動に同行してくださったスジャニンシー保健大臣（インドネシア、2010年9月）

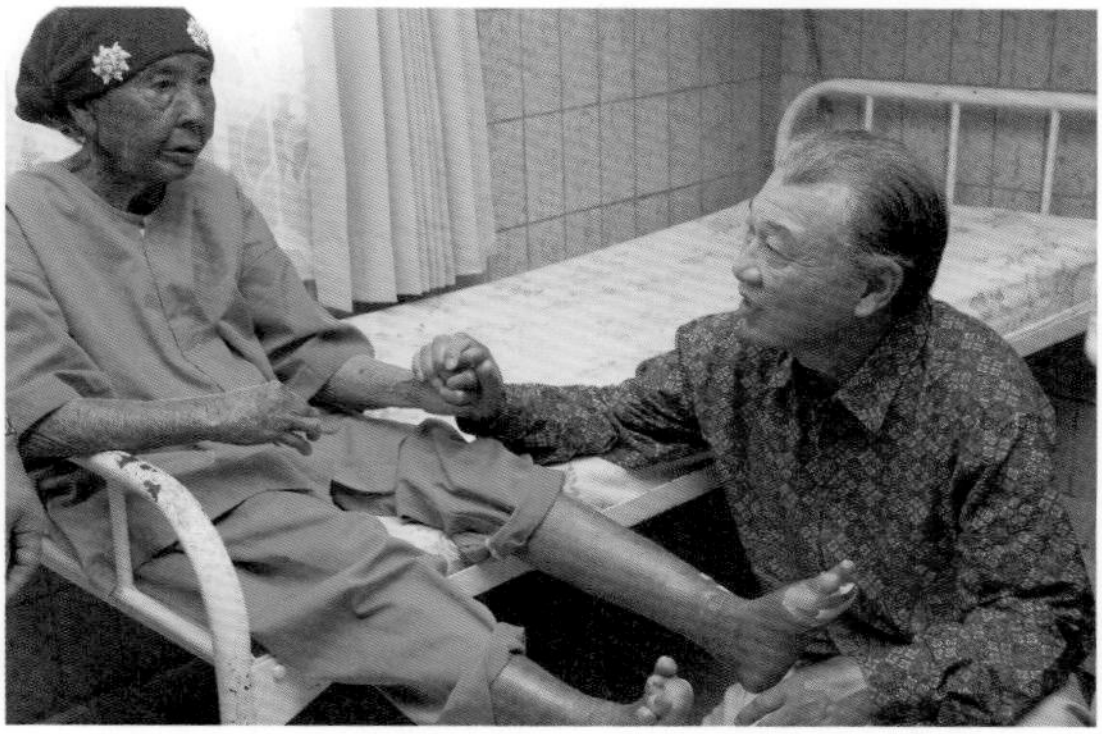

スンガイ・クンドゥル病院に入院する患者のお見舞い（インドネシア、2010年9月）

自分たちの権利が保障されておらず、土地も政府から借りている状態で、将来に不安があるなど、多くの問題提起が行われ、スジャニンシー大臣が真剣に聞き入っていた。私は、国連人権理事会で差別撤廃の決議がなされ、現在は人権理事会に「原則とガイドライン」決議案が出されていること、これが実現すれば患者・回復者たちの生活向上につながることを説明し、一人ひとりが勇気を出して声を上げることが解決につながるのだと伝えた。

南スマトラ州では、アレックス・ノエルディン州知事と会談した。インドネシアでは、地方分権の定着とともに知事の権限は飛躍的に強くなった。知事が州内の衛生問題に優先順位をつける権限を持っており、南スマトラ州ではハンセン病の優先順位が高くなかったので、知事にはハンセン病の正しい知識を州の人々に伝えるよう啓蒙のための予算確保をお願いした。知事は、「スマトラ島でハンセン病がいまだ大きな問題であることを知って驚いた。私は罪悪感を禁じえない。今後はパレンバンにあるハンセン病病院を国際基準を満たすものにし、ハンセン病の診断、早期発見、早期治療に力を入れることで、状況の改善に努める」と言われ、私はハンセン病の早期発見の方策の一つとして、母親にパッチがあるかどうかチェックしてもらうという宿題を小学校で出したらどうかと提案したところ、知事は「学校教育と健康管理を組合せることは非常に大事だ。パッチをチェックする宿題が出たら、私が最初の被験者として名乗りを上げたい」と応じた。知事との会談終了後、州庁舎の玄関には多くの記者たちが待ち構えていた。私は記者に、知事がハンセン病への取り組みへの注力を約束したことをはっきりと伝えた。

「ハンセン病博物館」とアルマウェル・ハンセン——ノルウェー王国［九月］

［**ルート**］成田→フランス・パリ（飛行時間一二時間二五分・トランジット三時間）→**スウェーデン・ストックホルム**（飛行時間二時間三〇分—三泊（広島原爆展、スカンジナビア・ニッポン ササカワ財団理事会）—**ストックホルム**→**ノルウェー・オスロ**（飛

行時間五五分・トランジット二時間三〇分）→ベルゲン（飛行時間五〇分）―二泊―ベルゲン→オスロ（飛行時間五〇分）―一泊―オスロ→パリ（飛行時間五〇分・トランジット四時間）→成田（飛行時間一一時間二五分）

ノルウェーのハンセン病は、西暦一〇〇〇年頃にアイルランドから入ってきたとされている。一五〇〇年前後にはほかのヨーロッパ諸国のハンセン病患者は激減したが、不思議なことにノルウェーでは一八〇〇年頃から西部の海岸沿いで患者数が増え始めた。患者たちは、貧しい漁民や農民だったといわれる。ノルウェー第二の都市ベルゲンは、一八五六年に世界で最初にハンセン病の患者登録を始め、一八七三年にゲルハール・ヘンリック・アルマウェル・ハンセンが、「らい菌 *Mycobacterium leprae*」を発見した地でもある。この発見により、ハンセン病は神の罰でもなく、遺伝病でもなく、感染症であることが判明したのである。それがハンセン病という名の由来にもなった。

九月中旬、ベルゲンのハンセン病博物館を訪れた。ベルゲン市が運営するハンセン病博物館の設立は一九七〇年、ベルゲン市最古のハンセン病病院、聖ユルゲンス病院がその前身だ。聖ユルゲンス病院は一四一一年頃から最後の二人の患者が亡くなる一九四六年まで、病院として機能してきた。患者数の減少により一六〇〇年代に一般病院となり、患者数の再度の増加によって一八二〇年からハンセン病専門病院とされ、一八四〇年代には最大で一七九人の患者がいた。病院の建物は一六四〇年および一七〇二年の大火によって焼失し、一七五四年に九棟が建てなおされ、現在は国の遺産建造物として保護登録されている。

一七五四年以降ほとんどの患者が生活していた「本館」と、一七〇七年に建てられた当病院でもっとも古い病院教会の二カ所が一般に公開されている。ハンセン病患者に祝福を与えるイエス・キリスト像が祭壇の壁に描かれた教会は、当時から一般の市民にも開放され、一八九一年まで、患者たちは外出して町を歩き、病院の小さな畑でできた野菜を売ったり、ものを買ったりすることが許されていた。その後も政府の保護のもとで生活は保障されており、物乞いはいなかった。

博物館本館の玄関では、ただ一人の常駐キュレーターであるゲルテ氏が迎えてくれた。彼女は一人で博物館の資料を守り、来館者を案内し、そして学校で教えている。小さな施設だが、公衆衛生制度確立四〇〇周年記念の年である二〇〇三年に、政府から展示および博物館拡張のための助成金が交付された。同時にこの博物館が今日のノルウェーにおいてどんな意味があるのかについて議論が重ねられ、展示が企画された。基本的な考え方は、ハンセン病を保健衛生問題として取り上げるだけではなく、歴史を追跡できる場所としての役割を持たせるというものである。「忘れられた過去を再発見する」がこの博物館のキーワードであり、多くのノルウェー人がこの場所で、ノルウェーの歴史を再発見している。病院内を近代的に改築することもできたが、当時の雰囲気をそのまま残すことで、単なる博物館ではなく、患者に敬意を表し、彼らがたどった運命の記憶を保存するものとした。いまは教科書にも博物館の情報が載っており、学校教育にも取り込まれ、年間約三〇〇〇人の学童が、見学に訪れている。

この博物館は現存するヨーロッパ最古のハンセン病施設であり、最後の患者が亡くなって扉が閉められた一九四六年のままの状態が保たれている。ここは一九世紀中ごろまでは、西ノルウェーでは最も大きな病院だった。入院患者がそれぞれ自炊していたので、台所には七〇個から八〇個の鍋や釜が当時のまま置かれており、台所の賑わいぶりが想像できた。また番号のついた戸棚が壁際に並んでいるが、患者は一人一つ、または二人で一つの戸棚を使っていた。戸棚の扉には当時の手の跡がそのまま残っている。戸棚の番号を見て、「患者は番号で呼ばれていたのか」と質問したところ、全員自分の名前を使っていたという答えだった。

ある部屋では一八〇〇年代の状況が再現され、ヴァルホーベルス牧師によって書かれた一八一六年の報告書が展示されていた。入院患者の名前と写真、一人ひとりの情報が記載されているもので、保存されているハンセン病の個人情報としてはもっとも古いとされている。

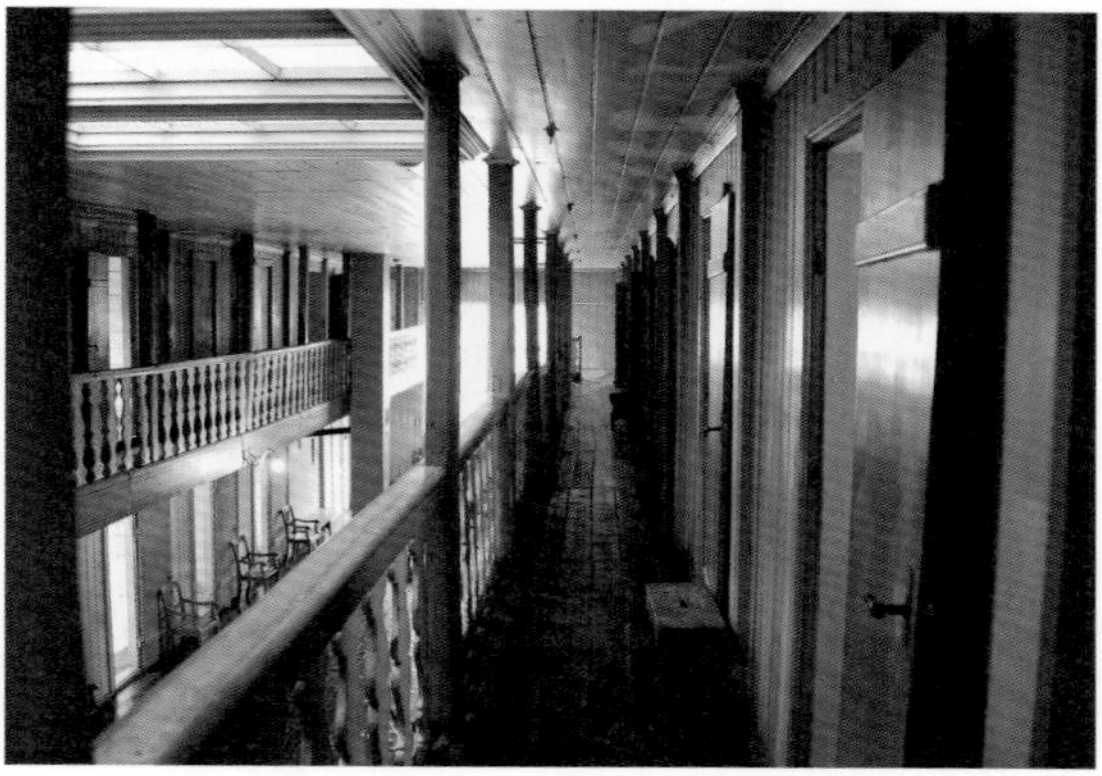

1754年に建設された病院の内部（ノルウエー、ベルゲン、2010年9月）

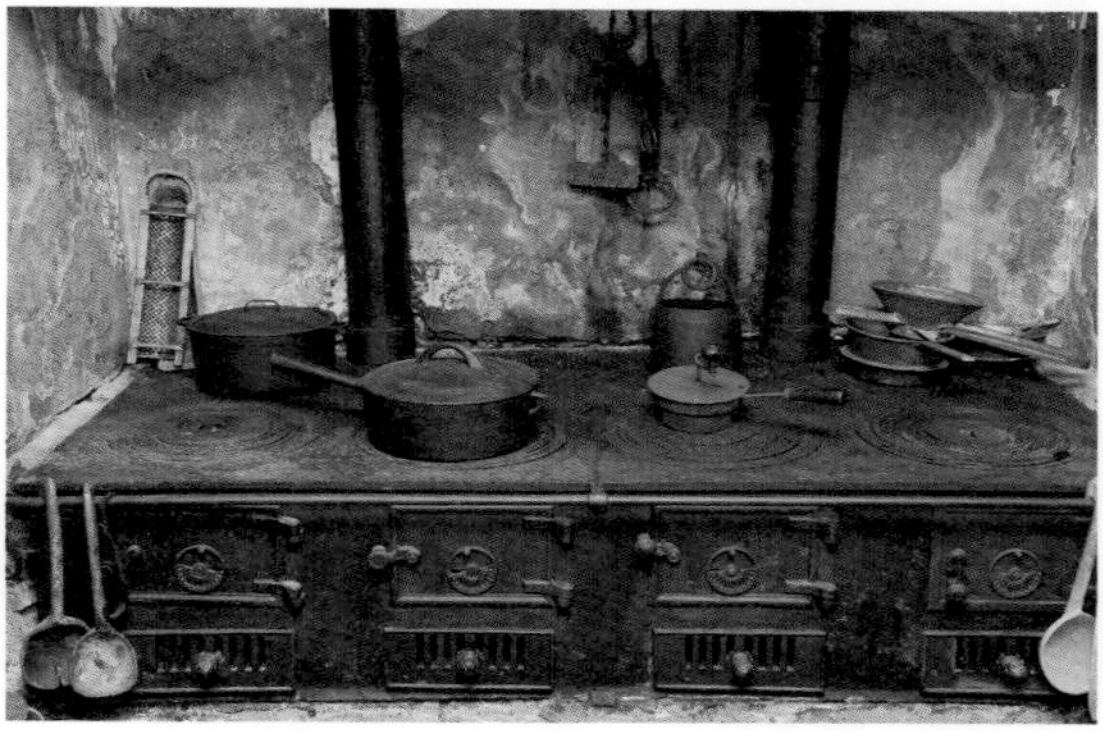

患者が利用したキッチンが残されていた（ノルウエー、ベルゲン、2010年9月）

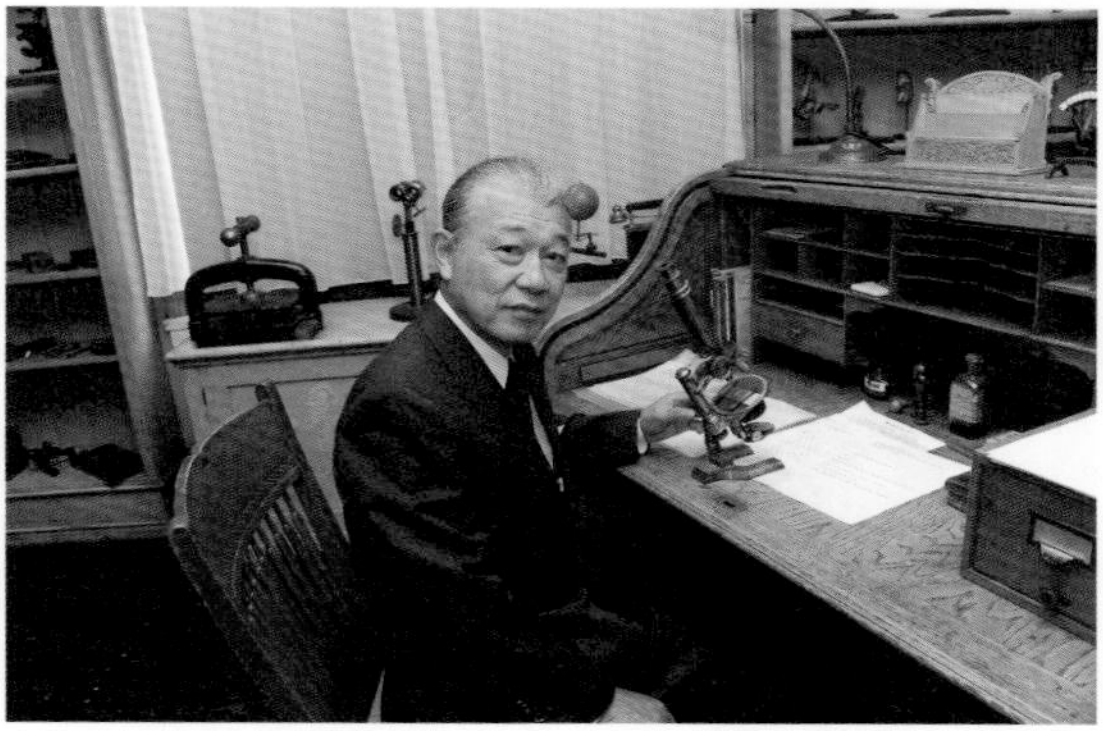

ハンセン博士が使用した机と顕微鏡（ノルウエー、ベルゲン、2010年9月）

別の部屋には、一八三九年からダニエル・コルネリウス・ダニエルセン博士とカール・ウィルヘルム・ベック博士が研究を行い、一八四七年にハンセン病研究の突破口となるハンセン病に関する近代医学論文第一号を発表したことについての展示もあった。ダニエルセン博士は、この病院の患者の多くが血縁関係にあることから、ハンセン病は遺伝性の病気であると主張した。彼は「Leprosy Farm」とか「Leprosy Family」という言葉を使っていた。そして、ダニエルセン博士の娘聟《むすめむこ》だったハンセン博士が一八七三年に「らい菌」を発見する。ハンセン博士は、最初から義父の仮説に異論を唱えていたという。

ノルウェーのハンセン病の歴史で特筆すべきなのは、患者登録制度である。地域の病院からの登録が中央政府に送られ、全てが中央で管理されていた。ベルゲンの博物館には、回復者八二三一人の名前のパネルが展示してあった。この展示には異論も出るのではないかと思われたが、ノルウェーにおいては何の議論も起こらなかったそうだ。アメリカ人は悲劇の歴史と解釈し、アフリカの人々はまだこのような情報が保存してあることに驚き、アジアの人は患者の実名を公表することに驚くと、ゲルテ氏は言う。

病院の患者記録は個人情報保護から開放されており、誰でもアクセス可能である。ハンセン病を隠していた患者の家族にも、いまでは過去の患者情報を欲しいと希望する人が少なくない。家族からの情報提供依頼に応え、失われていた家族をあらためて家族として受け入れようとする人たちのためにも役立っているのである。

ベルゲンで私が訪れたもう一つの場所が国立公文書館のベルゲン支部である。ここには、先に述べた一八五六年に国王令によって始まった全国のハンセン病患者登録文書の原本が残されている。これは特定の病気を登録する制度としては、世界初のものだった。一八五六年には、北ベルゲンにある人口二五〇〇人の村の三・五%が患者だったという記録が残っている（人口一万人あたりの有病率では約三五〇人）。これらのデータが、ハンセン病の疫学的研究を後押しした。この記録は、ユネスコの世界記憶遺産事業にも登録されている。ほかにも興味深い資料が残っており、日本の医学者との一九二三年の連絡記録などもある。また、一九〇九年にはベルゲンでハンセン病

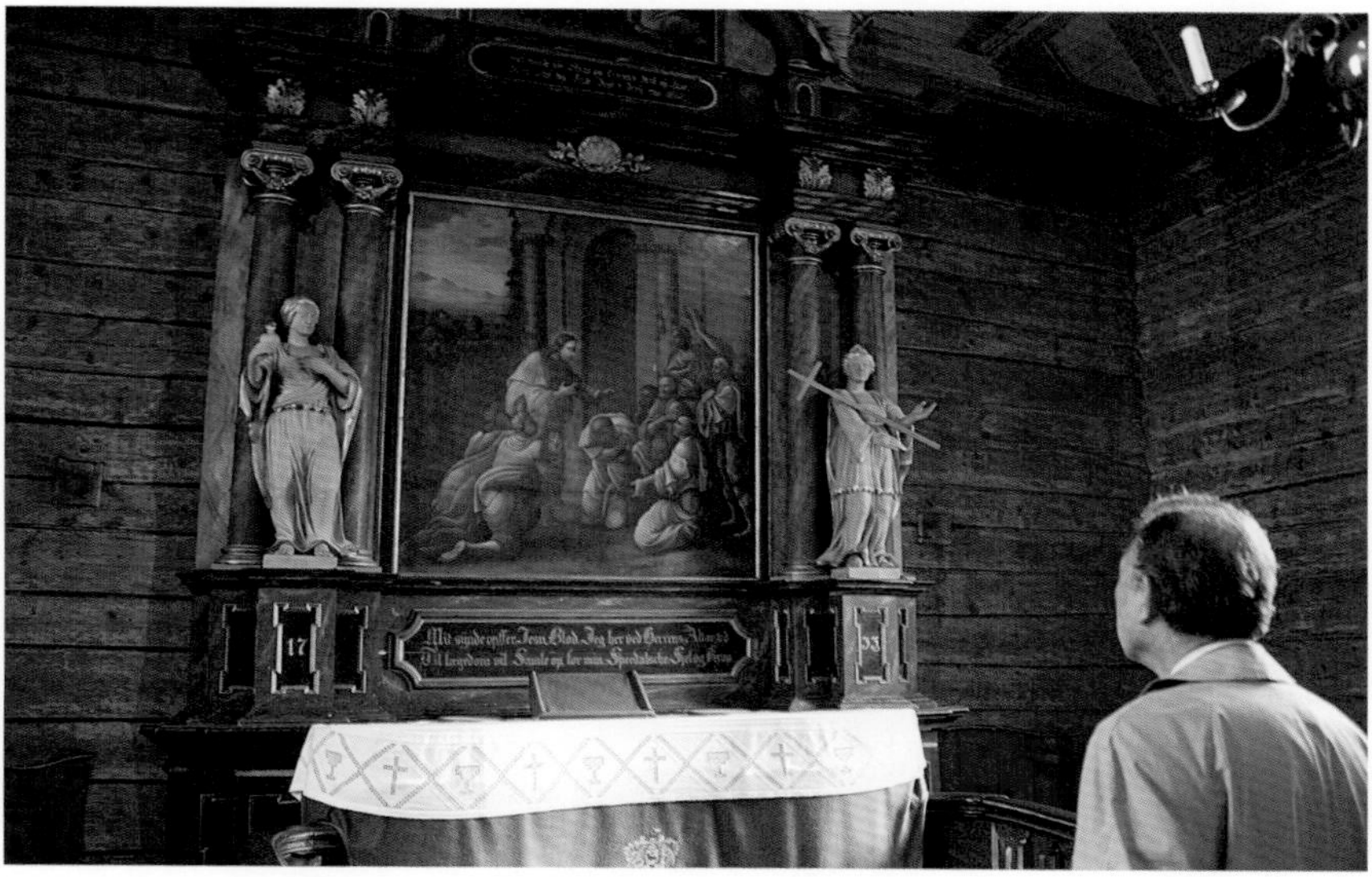

博物館の中に残る古い教会（ノルウェー、ベルゲン、2010年年9月）

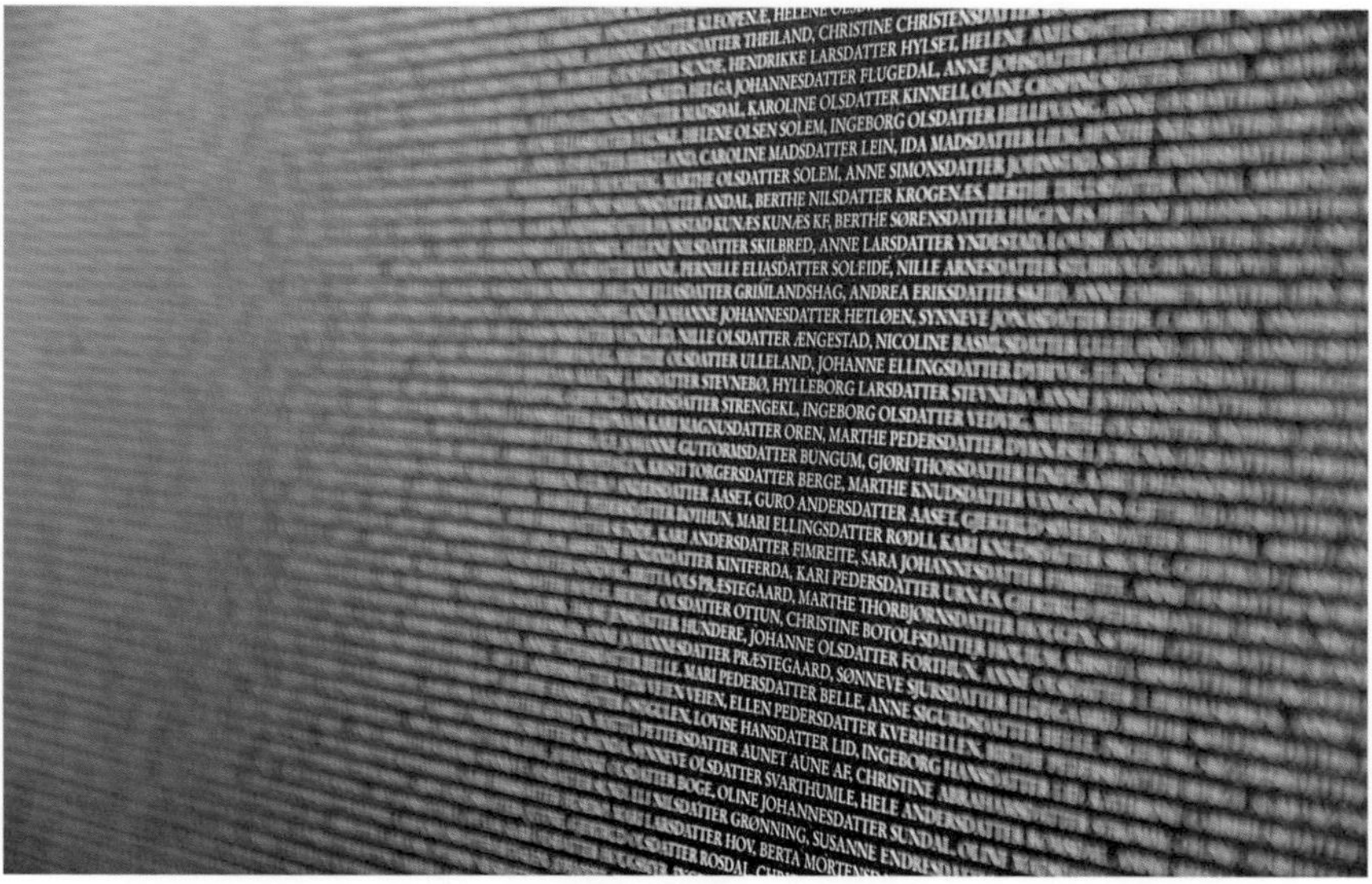

8231人の名前が刻まれたパネル（ノルウェー、ベルゲン、2010年年9月）

国際会議があったが、日本からはペスト菌を発見し、破傷風の治療法を開発した北里柴三郎博士などが参加したという記録も残っている。

一九世紀中期にベルゲン市の中心に設置されたハンセン病病院の一つで、ハンセン博士が研究室を構えていた第一ハンセン病院の建物も残されており、現在は、ベルゲン大学の公衆衛生学部が間借りしていた。私はハンセン博士の研究室で彼が使用した顕微鏡で初めて「らい菌」を見流ことができた。同大学教授で、ノルウェーの出生登録の責任者でもあったロレンツ・イルゲンス教授は、ハンセン病の研究者でもあり、私も父、笹川良一とともに出席した一九八一年にノルウェーのヤイロで開かれたハンセン病の疫学に関する国際学会で、興味深い論文を発表している。教授は、ノルウェーのハンセン病の流行の要因として、栄養不良や貧困、ノルウェーの沿岸部特有のミズゴケの影響などの可能性を挙げ、一九〇〇年代の急激な患者数減少は、物質的に豊かになり、栄養状態が改善したためと結論づけた。

イルゲンス教授に「北方では患者が早くいなくなり、南方の暖かい地域ではいまだに多くの新患が見られる。らい菌そのものに違いがあるのではないか」と問うと、教授は、「遺伝子研究などの分野でしっかり研究してみることが必要だと思う」と述べた上で、治療薬のMDTに対する耐性菌の出現の可能性についても「まず不可避だろう、いまから研究を進めることが重要だ」と語ってくれた。

第一病院の最後の患者は一九七三年に死去し、ノルウェー全体では一九五〇年代に発見された兄弟と妹の三人の患者が二〇〇二年に死去し、この国のハンセン病の患者数はゼロになった。

バサオのシャワー室――ベトナム社会主義共和国［一〇月］

［**ルート**］成田↓ベトナム・ハノイ（飛行時間五時間四〇分）―三泊―ハノイ↓成田（飛行時間四時間五〇分）

2010年

一〇月の終り、ベトナムの首都ハノイ南方一〇〇キロのハーナム省に位置するバサオ・ハンセン病療養所を訪れた。熱気に包まれた喧騒のハノイを一歩出ると、そこには昔ながらの田園風景が広がっている。田舎道を二時間、しばしば激しく揺れる車の天井に頭をぶつけながらも、バサオ・ハンセン病療養所までの「快適」なドライブを楽しんだ。

療養所には、五十代から九十代までのハンセン病回復者約五〇人が生活している。その奥には、彼らの家族三〇人ほどが暮らす集落もあった。治療棟では、広々とした病室にベッドが六台ほど置かれ、老いた女性が座っていた。義足のダオさんは六一歳、三〇年以上ここに住んでいるとのこと。病気は完治しているが、持病があり、唯一の家族である夫も亡くなったため、治療棟で暮らしていた。

庭には新設されたシャワー室のある白い建物があった。この八月に早稲田大学のボランティア・センターにあるハンセン病支援学生NGO、チャオ（Qiao：中国語で「橋」の意）の卒業生と、ベトナムの「ハノイ・ブルー・ドリーム・ボランティアグループ」という障害者の生活向上を目指すNGOが協力してつくり上げたものだ。室内には鏡や洗面台、手すりも設置され、とても素人が建てたものとは思えなかった。回廊で七五歳のダイさんと目が合った。「お元気ですか」と肩に手をかけると、「持病があってあちこちガタがきているけどね」、と、明るい笑顔を返してくれた。義足のためシャワー室は使えないそうだが、この夏の学生たちとの交流は心から楽しんだとのことで、「学生さんたちは親切で、よく働いて立派なものをつくってくれた。また会いたいわ」と懐かしがっていた。

治療棟の奥の集落まで歩いていくと、土壁とトタン屋根の家で、女性のベーさんが笑顔で迎えてくれた。八〇歳近くになるが特に障害はなく、背中が少し痛む程度とのこと。「美人だから若い頃はさぞ男性にもてたでしょう」とからかうと、「おしゃれだったんだよ、村の男性たちに追いかけられたもんだ」とちょっと自慢げに笑った。施設の外でトウモロコシの粒を干していた老婦人は、「今年は気候がよかったので収穫が多く、豚の飼料にするのよ。

山の中にあるバサオ・ハンセン病療養所（ベトナム、2010年10月）

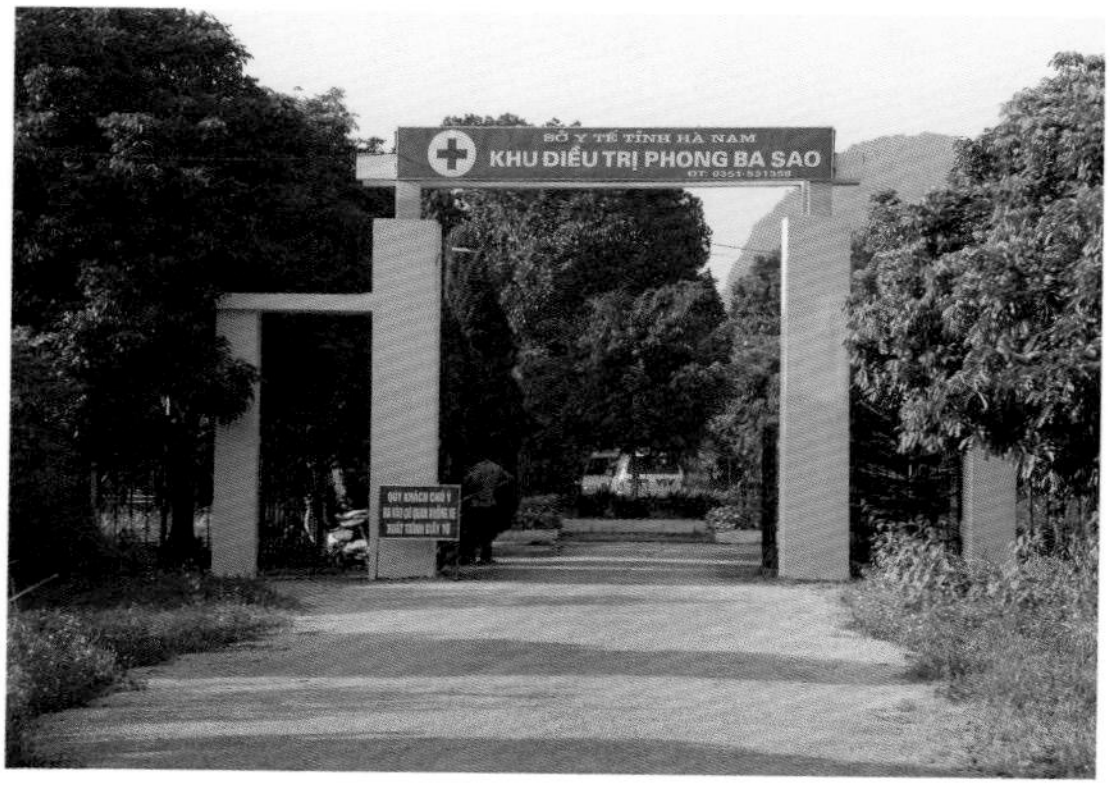

療養所に住む女性を激励（ベトナム、2010年10月）

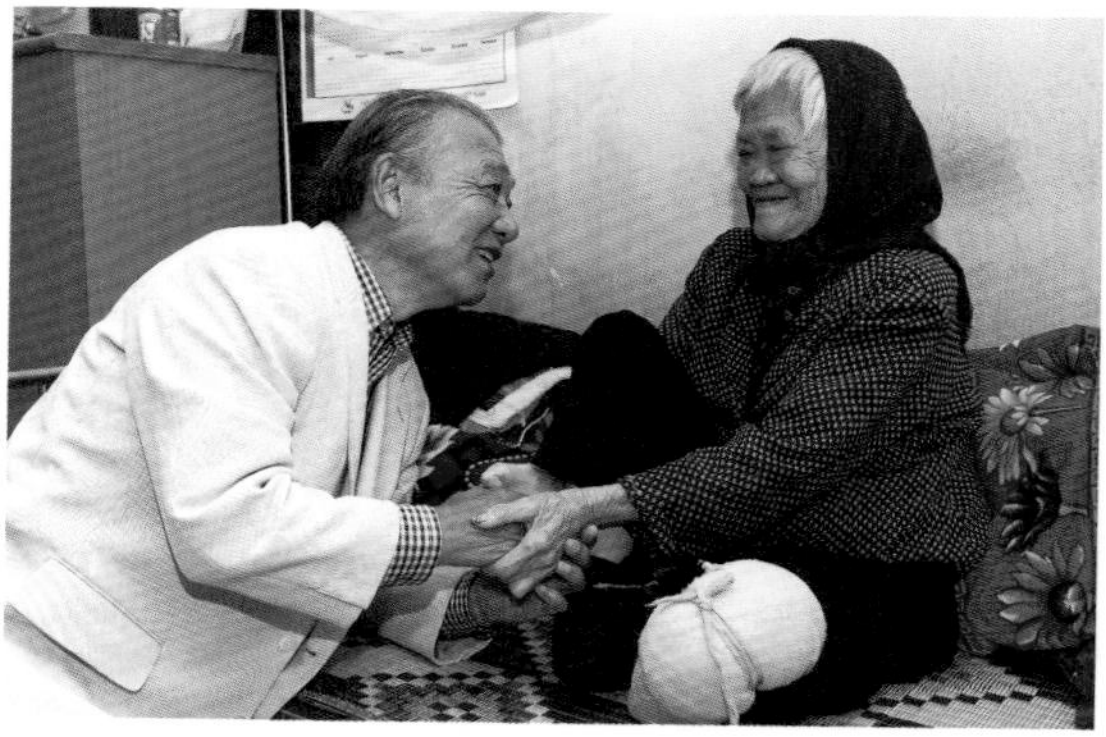

学生ボランティアが建てた清潔なシャワー室（ベトナム、2010年10月）

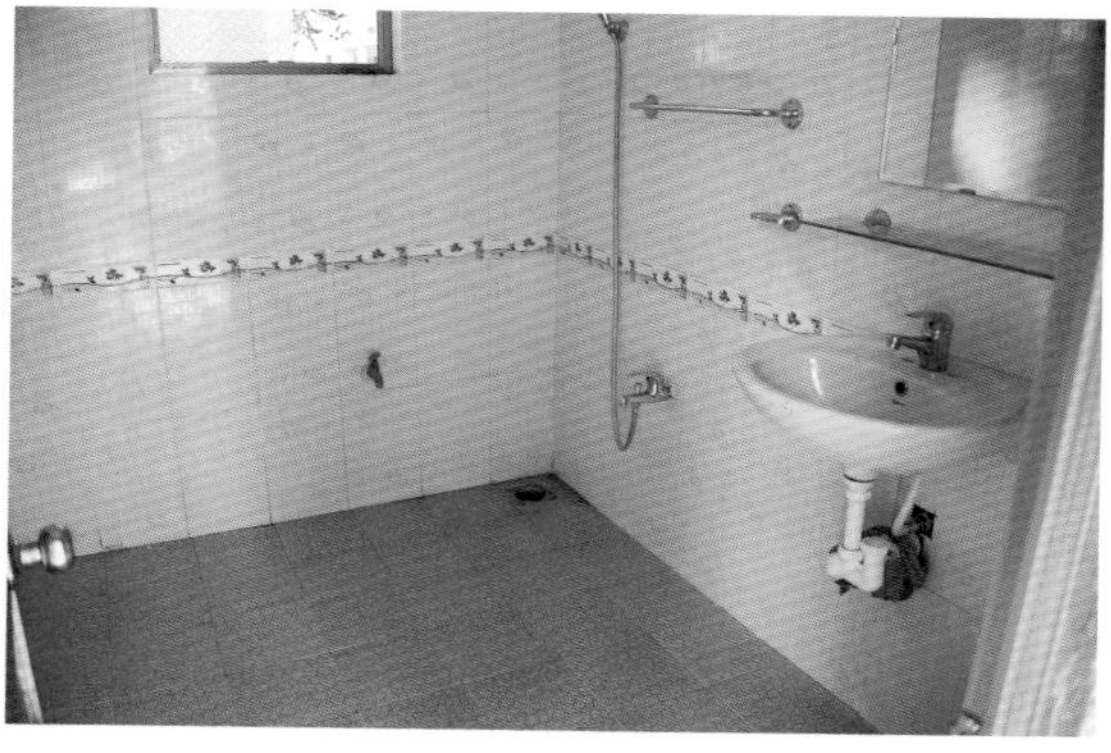

ただ、夫が病気療養中なので、夫の分まで一人で作業をしているから大変だわ」と、曲った腰で天を仰いだ。

建設中の煉瓦づくりの立派な家もあり、奥から顔を出したクベットさんは七〇歳の女性。建てかけの煉瓦の家は、娘とその家族のものだそうだ。建設作業に取り組む娘さんのご主人の隣には、三歳くらいのおかっぱ頭の女の子の姿もあった。回復者の孫たちがあちこちで遊ぶ姿が見られ、苦難に満ちた生活から抜け出してやっと幸せを手に入れた彼らに接して、思わず笑みがこぼれた。

ベトナムの回復者は、インドやアフリカ地域に比べると、良好な環境で生活をしていた。施設はどこも清潔であり、高齢でハンセン病の後遺症だけでなくほかの持病を抱えている人も少なくないが、常勤の医者や看護師等が治療にあたっている。貧しいながら人々が助け合って生活している姿が感じられた。政府からは毎月二七万ドン（約一二〇〇円）と一日二食の支援があるが、それだけでは生活できないので、多くは鶏や豚、牛を飼って生計を立てていた。

ここで旅の失敗談を一つ。空いた時間に、世界遺産

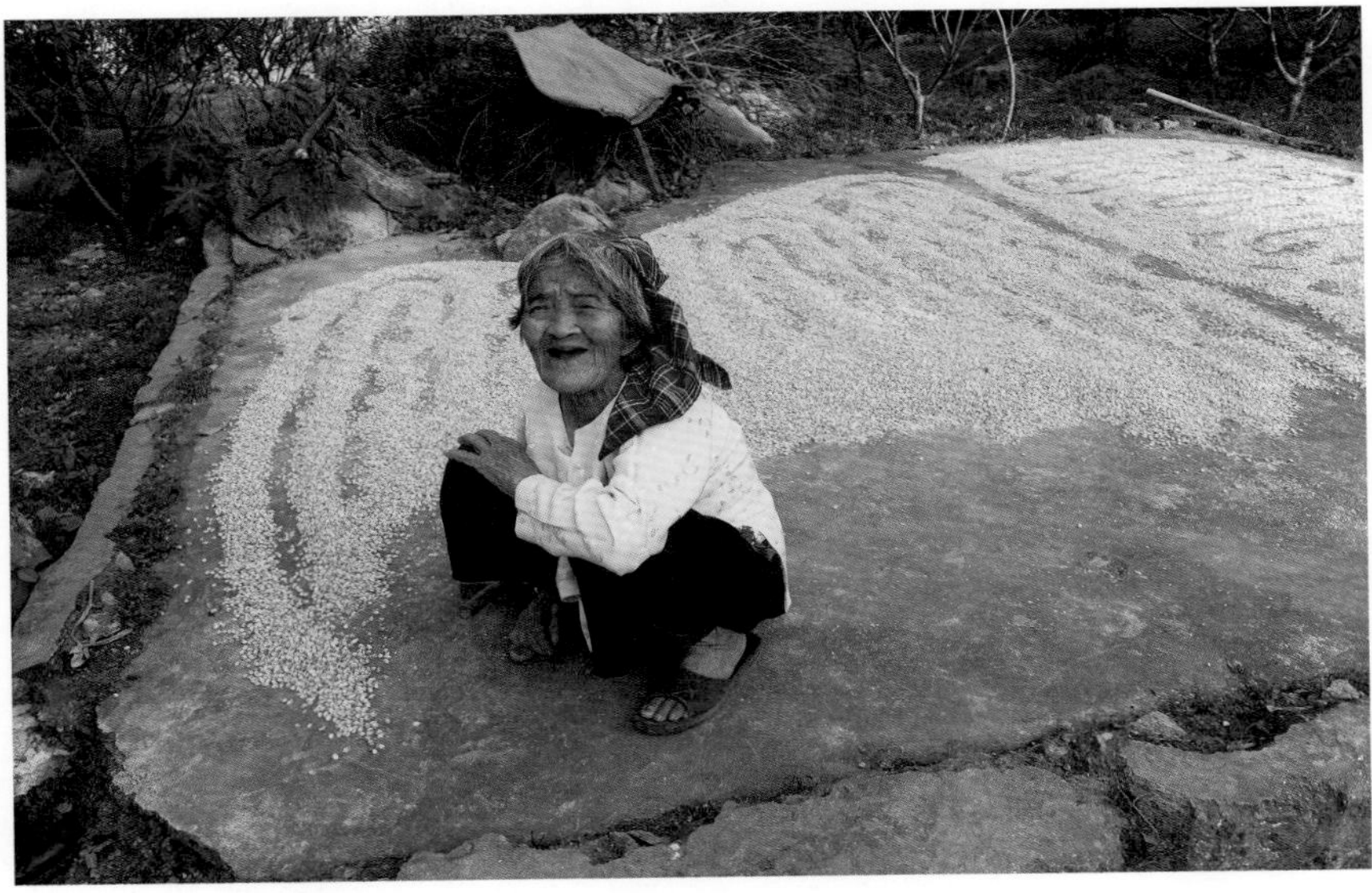

トウモロコシの粒を干す老婦人（ベトナム、2010年10月）

のハロン湾へ行った。ボートを借り上げて、ハロン湾を一周し、途中鍾乳洞を見学する際、借り上げたボートの主人から、「鍾乳洞は滑るので荷物は置いていけ、僕が見ておくから」と親切なアドバイスを受けた。借り上げボートだったので気を許し、同行者のほとんどが財布やパスポートの入ったバッグをボートに置いていった。見学から戻り、念のためカバンを確認すると、財布、パスポートは無事だった。ボートの中で昼食を摂り、いざ会計する段になって、担当の富永夏子が財布を見ると、確か三〇〇ドル入れていたはずが七〇ドルしか入っていない。勘違いかもしれないと思い直し、他の同行者から全てのドルをかき集めて何とか支払いを済ました。帰国後、同行職員の中嶋竜生の財布から四万円が、通訳の平野加奈江さんも一万円と一〇〇ドルがなくなっていたことが判明した。

ボートの主人とスタッフがグルになって、全ての人の財布から少しずつ抜き取って、船代と食事代が払える分だけは財布に残しておくという巧妙な手口である。食事代が払えないと、不審に思うことを想定しての作戦だったのだろう。ともあれ外国で金を取られた初めての経験だった。

南太平洋諸島について

中曽根康弘首相時代、倉成正外務大臣が太平洋の島国の重要性について「倉成ドクトリン」を発表した。私はそれを受け、一九八八年八月、東京で笹川平和財団主催による「太平洋島嶼国会議」を開催した。トンガ王国皇太子をはじめ、フィジー共和国、キリバス共和国、ミクロネシア連邦、パプアニューギニア、ソロモン諸島、ツバル、バヌアツ共和国、西サモア(現サモア独立国)、クック諸島から、首相、大統領が参加。オブザーバーとしてオーストラリア、ニュージーランド、インドネシア、および南太平洋の地域機関が参加した。この会議の決議により、翌一九八九年に笹川平和財団に三〇億円の「太平洋島嶼国基金」を設立し、今日まで活動を継続している(以降、基金対象国に、パラオ共和国、ニウエ、マーシャル諸島共和国、フレンチ・ポリネシア、ニューカレドニアが加わった)。

ちなみに当時、外務省の管轄では「欧亜局大洋州課」と植民地時代の名称が使われていたが、私は太平洋島嶼国の重要性を説いて日本政府がこの会議を主催するよう進言し、ようやく小渕恵三首相のもと「島サミット(日本・太平洋諸島フォーラム首脳会議)」がスタートし、三年おきに日本で開催されるようになって、いつの間にか外務省でも「アジア大洋州局」に名称が変更されていた。

笹川平和財団主催の「太平洋島嶼国会議」の後、参加者全員を中国に案内した。当時これほどの外国要人が一度に中国を訪れたことはなく、北京じゅうのメルセデス・ベンツが集められ、その車列は一キロを超えた。人民大会堂での李鵬首相との会談は、人口二、三万の国の首脳と一三億人を抱える大国の首相という興味深い組合せでもあった。ともに国連での投票権は一票であり、私は太平洋島嶼国の重要性をあらためて認識し、その後も様々な支援活動を行ってきた。

WHOの定義によるハンセン病未制圧国のリストには、人口一〇〇万人以下の国は含まれていないが、コモロ連合、キリバス共和国、マーシャル諸島、ミクロネシア連邦、ナウル共和国、ツバルなど、太平洋諸島やアフリカの小国には、人口一万人あたりの有病率が一人以上の国がまだ残されている。世界からあまり注目されることのないこれらの国や地域には、偏見や差別の問題も存在している。多くの国では、若年層の患者の比率が高いのも気になるところだ。

WHO西太平洋地域事務局(WPRO)は太平洋島嶼国諸国を管轄しているが、これらの地域は多くの島々から構成されており、たとえばキリバス共和国は三〇〇〇キロにわたって島が点在しており、ミクロネシア連邦も六〇七の島からなり(うち六五島が有人で総人口約一〇万人)、いずれもアクセスが悪く、笹川保健財団では一九八八年から二〇件以上のプロジェクトを通じ、ミクロネシア連邦のハンセン病対策を支援してきたが、その活動は困難を極めた。政府、WHO、笹川保健財団のジョイントプロジェクトとして、一九九六年から一九九八年にかけて、全国民を対象とした予防内服プロジェクトを実施、その間、健康検査を一年の間隔を置いて二回行って、ハンセン病と診断された人には治療薬MDT投与投与を開始し、そのほかの人には三種類の薬剤からなる予防内服薬を投与した。一回目の検査では三二二人（人口一万人あたり四二人の有病率）の新規患者が発見され、うち三六％が一五歳未満だった。二回目の検査では新規患者は八〇人（有病率一〇人）と減少したもののその三九％が一五歳未満だった。二〇一七年の新規患者は一四一人（有病率一三人）、うち三八％が一五歳未満と、ミクロネシア連邦のハンセン病状況は、過去二〇年間ほとんど変化が見られない。

かつてミクロネシア連邦訪問時に、大統領と二人でテレビカメラの前で治療薬MDTを飲んでキャンペーンしたが、大きな効果はなかった。あらためて訪れる予定だったが、急に大統領が不在となったため延期となってしまった。近々再訪する予定である。

「らい病島」の痕跡——パラオ共和国［一二月］

［ルート］ 成田→アメリカ・グアム（飛行時間三時間三〇分・トランジット四時間）→パラオ・コロール（飛行時間二時間）—二泊（第三回長官級会議）—コロール→グアム（飛行時間二時間・トランジット一時間四〇分）→成田（飛行時間三時間三五分）

パラオは、珊瑚礁と美しい海に囲まれた島々からなる人口約二万人の共和国であり、スペイン、ドイツの植民地時代、日本、アメリカの統治時代を経て一九九四年に独立した。かつて日本が統治していた時代は、南太平洋を統括する「南洋庁」があった。太平洋戦争では、ペリリュー島でアメリカ軍との激戦により、多くの日本兵が命を落としている。先年、天皇皇后両陛下（現在の上皇様）がパラオを訪れ、ペリリュー島の慰霊碑を参拝されたことは、パラオの国民に大きな感動を与えたと、レメンゲソウ大統領が私に教えてくれた。

日本財団では、パラオ本島とペリリュー島の往来のために二艘の船を寄贈したが、台風で破損、新たに二艘を寄贈している。また、その広大な海域における密漁や海上犯罪の防止のために海上警備艇を寄贈し、その人材育成にも尽力している。

日本統治時代の名残で、パラオ語には日本語起原の語彙が一〇〇〇以上あるという。たとえばトイレは「ベンジョ」、ベースボールは「ヤキュウ」と言う。

今回のパラオ訪問は、ミクロネシアの海上保安機能向上のための官民合同国際会議に出席することが目的だったが、期せずしてハンセン病の貴重な歴史を辿る旅になった。「ここから少し離れたところに『RAIBYOSHIMA』があります」と関係者から聞いたのである。

「ライビョウシマ？」私は初め、パラオ語かと思い、少し考えてからそれが「らい病島」であることに気づいた。そして、なぜ「らい病島」と呼ばれるようになったのか、どのような歴史があるのか、現在はどのようになっているのか、様々なことが私の頭を駆け巡った。

滞在期間はわずか一日。ハンセン病の患者に会うために国際会議の合間をぬって、海沿いのペラウ国立病院へ向かった。パラオのハンセン病の登録患者数は二〇〇九年の二人と二〇一〇年の四人、合わせて六人である。

病院に着くと、屋外に建てられたココナッツ屋根の休憩所に六人の患者とその家族が集まっていた。一人ひとりと挨拶を交わしていくと、患者の中にひと際若い女性がいた。年齢は一七歳、名前はショスティーさん。彼女は、足の皮膚を触っても感覚がなかったため、母親に病院に連れてこられた。人口約二万人の小さな国に、ハンセン病の患者が六人。しかもこのような若者が発症しているのは、なぜなのか。いまだに学術的にはハンセン病の感染経路が明確になっていない不思議さに、あらためて思い至った。

パラオでは、医療行政がきちんと機能しており、患者六人全員が早い段階から薬を服用し、身体に障害はなく、数カ月後には完治する。看護師のコニーさんの話では、結核の担当者とともに毎日患者の家をまわり、病状のフォローをしているとのこと。治療薬MDTもWHOから十分に届いていた。冒頭で触れた「らい病島」のことは、この病院を訪れているときに聞いたのである。患者の一人、エラさんの親戚がこの島に隔離されていたのである。隔離は日本国の統治時代の政策であり、隔離されることで周囲からの差別もあったことなどもわかった。

さっそく小舟で「らい病島」へ向かった。コロール島からわずか一マイル（一・五キロ）の距離だ。島の周りは浅瀬でボートが入り江まで近づけない。靴のまま海に入り、一〇メートルほど浅瀬を歩いて上陸した。ハンセン病関連の何かが残っていないか、この目で確かめたい一心で、やっと見つけた朽ちた木の階段を登った。かつて患者もこの階段を登ったのかもしれない。階段はすぐに生い茂った草木に覆われてしまい、まるでジャングルの中を歩くようだった。道なき道をハンセン病に関わる痕跡を探しながら歩きまわったが、それらしいものは見つからなかった。時間に限りがあり、後ろ髪を引かれる思いで小舟に戻り、島を一周してから国際会議場へ戻った。会場では私がWHOハンセン病制圧大使であることを知っていた前保健大臣で外務大臣のヤノ氏が、「らい病島」についての貴重な資料を持って来てくれた。資料は、ジョリー・リストン氏（国際考古学研究所）が一九九八年の調査をもとに綴った六〇枚の「ゲルール島の調査報告書」である。

報告書によれば、島の本当の名前は報告書のタイトル通り「ゲルール島（Ngerur island）」で、広さ四エーカー、南北三五〇メートル、東西二五〇メートル、標高三〇メートルの火山島である。「らい病島」の呼称は、日本統治下の一九三〇年代にこの島にハンセン病患者を隔離したことによる。隔離施設が設立されたのは一九三一年、日本式の三つの家屋と井戸がつくられ、当初一八人の患者が治療を受けていた。いつまでハンセン病の施設として利用されていたかは、資料からではわからないが、一九五〇年にエピソン元大統領の一族が改築したという記述がある。また、一九九八年に撮影された写真には、患者が住んでいた家や墓が写っていた。私が登った山の反対

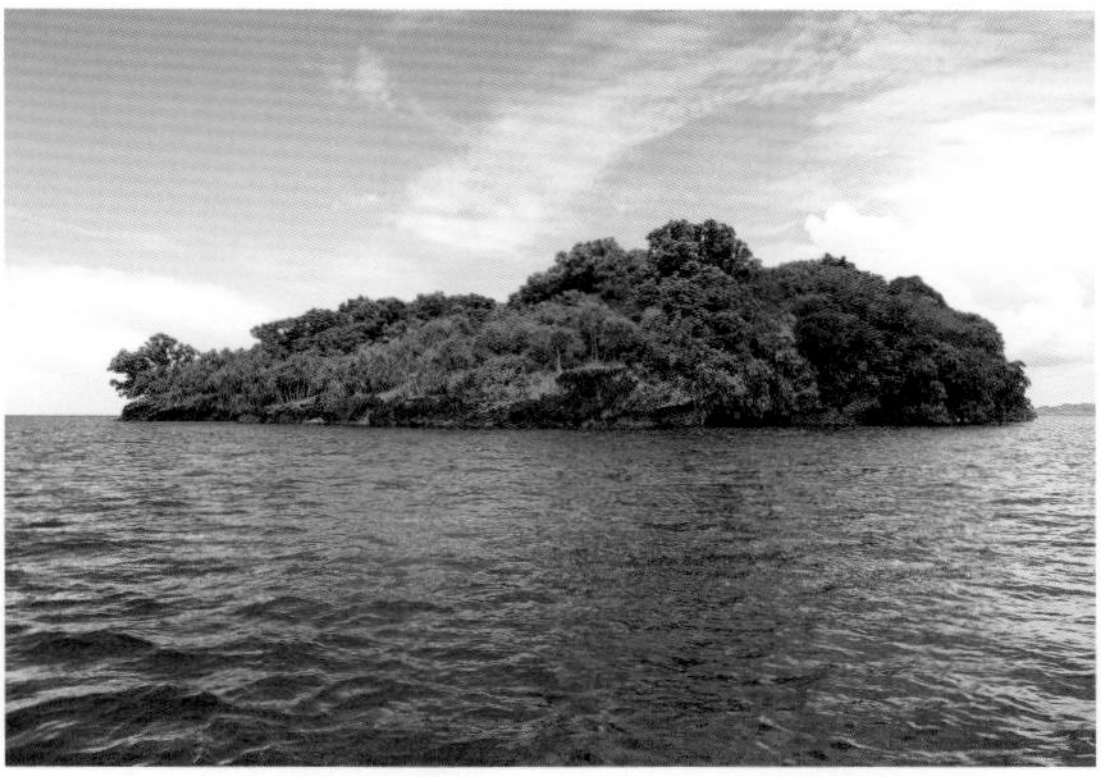

世界で一番小さなハンセン病隔離の島「ライビョウシマ」(パラオ、2010年11月)

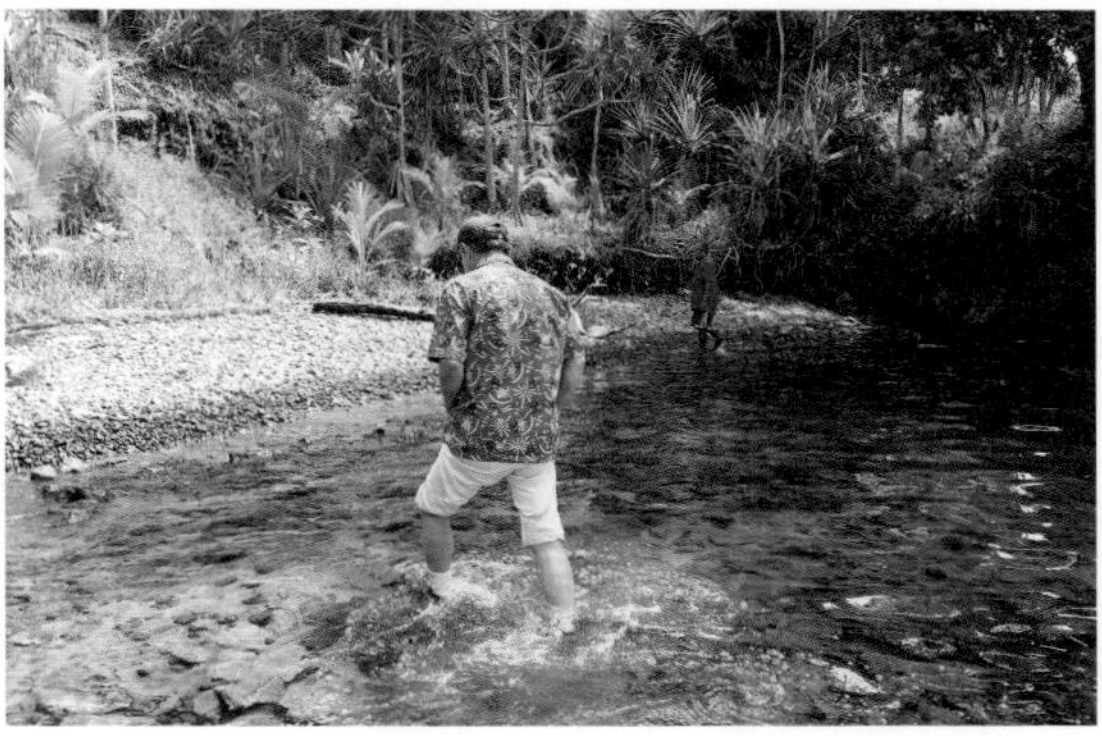

「ライビョウシマ」に上陸(パラオ、2010年11月)

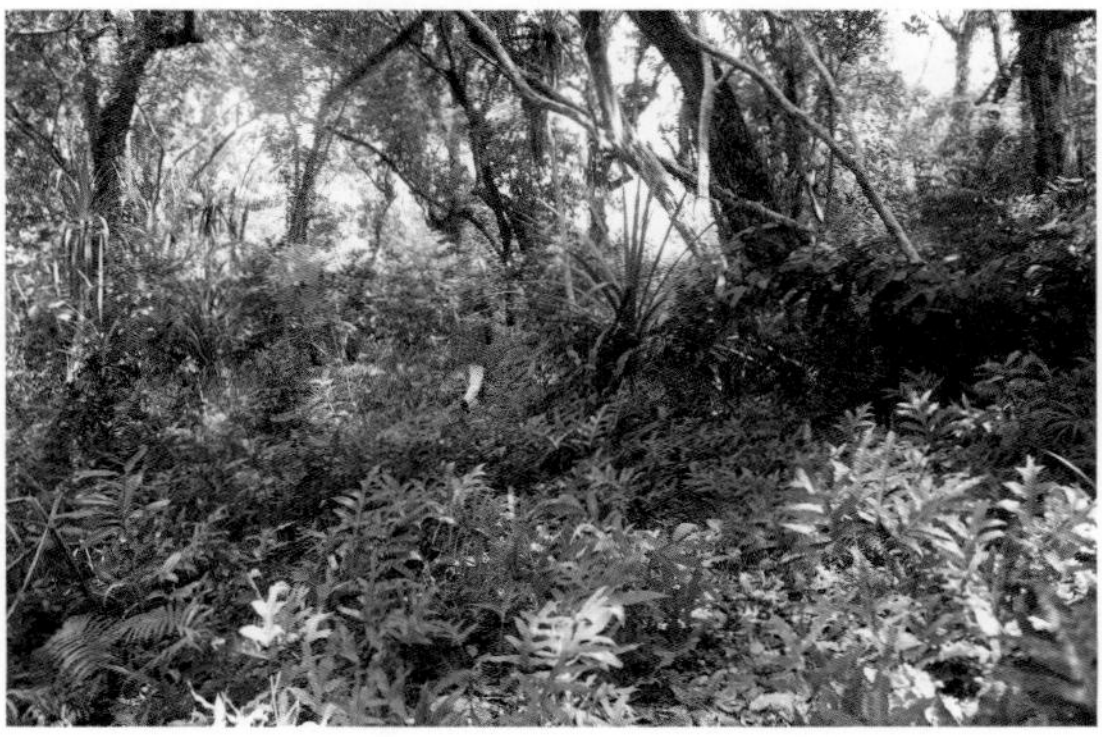

「ライビョウシマ」の病院の跡地を探す(パラオ、2010年11月)

側にあったらしく、最初にこの資料を見ていたらと思うと残念でならない。

今回の滞在は、一一月一〇日の夜一〇時に到着して、一一日の朝から活動開始、深夜の一二時に空港に向かうという、ともかく慌ただしい日程だった。できればあらためて「らい病島」に上陸してみたいものである。

帰国してからわかったことだが、この島のハンセン病施設に住んでいた八〇歳代のパラオ人男性が、コロール島にいた。彼は一〇歳のときに収容され、数年間施設に住み、戦争の激化に伴い別の島に移ったとのこと。月に一度医者が薬を、職員が米や缶詰を運んでくれ、自分たちではタロイモ、タピオカ、サツマイモを栽培していたという。私は、世界のいたるところで「ハンセン病＝隔離＝島」という図式を見てきたが、今回の「らい病島」はこれまで訪れたハンセン病の島の中ではいちばん小さく、もしかすると世界でいちばん小さい島かもしれない。

ジェレジャック島とスンガイ・ブロー——マレーシア［一一月］

［ルート］成田→タイ・バンコク（飛行時間七時間・トランジット四時間）→マレーシア・ペナン（飛行時間一時間四五分）—二泊（APIワークショップ）—ペナン→クアラルンプール（飛行時間五五分）—二泊—クアラルンプール→バンコク（飛行時間二時間・トランジット二時間［KAVIさんインタビュー］）→カンボジア・プノンペン（飛行時間一時間）—三泊—プノンペン→バンコク（飛行時間一時間・トランジット四時間三〇分）→成田（飛行時間五時間四〇分）

日本財団アジア・フェローシップ奨学金事業の会議に参加するために、古くから商業都市として栄えたマレーシアのペナン島を訪れた。日本からはバンコク経由となる。

ペナン島は、マレー半島の西に浮かぶ南北二四キロ、東西一五キロの小さな島である。そのすぐ隣にジェレジャック島がある。一七九七年にペナンに初上陸したイギリス人、フランシス・ライト艦長が、一七八六年に辿り着いたのがこのジェレジャック島だといわれている。わずか面積三六二ヘクタールのジェレジャック島は、ハンセン病患者の隔離島だった。多くの中国人やインド人の移民労働者がペナン島に流入し、ハンセン病患者が増加したため、その強制隔離のために一八七一年にハンセン病隔離施設が設置され、一八八〇年に増築された。一九六九年に閉鎖されるまでハンセン病センターとして存在した。ジェレジャック島は、一八七五年からはペナン島の検疫所としても機能し、結核治療用の病院も建設された。しかし一九六九年のハンセン病コントロール・プログラム始動に伴い、ハンセン病患者はスンガイ・ブローに移送され、島のハンセン病施設は閉鎖された。同時に、結核病院と検疫所も閉鎖となる。その後、刑務所が建設されて、一九九三年の刑務所閉鎖まではジェレジャック島はマレーシアのアルカトラズ島（米国のかつての軍事監獄、連邦刑務所）とも呼ばれてきた。現在はリゾート地として開発され、多くの観光客が訪れているが、ジェレジャック島の歴史は一般には知られていない。私のガイドをしてくれたペナン島出身で二九歳のファイサル・オマール氏も、高校まで地元の学校に通ったが、ハンセン病については一切教えられなかったという。二年前、島の療養所で医師をしていたインド人旅行者のガイドをして、初めてハンセン病病院が存在したことを知ったという。

一九三三年に長島愛生園の医官であった林文雄氏がこの島を訪れ、その記録を『世界ライ旅行記』（1942）に残している。同書によれば、当時のジェレジャック島のハンセン病患者数は総計七六五人で、うち六〇一人が中国人、一二八人がインド人だった。同書にはまた、当時のスンガイ・ブローには一二〇〇人の患者がおり、その八〇％が中国人だったと記されている。林氏が訪れた当時のジェレジャック島には、四〇〇〇人収容の検疫所があり、これが島の半分を占め、後の半分がハンセン病の病院だった。この病院は重症度や人種などによりさらに四つに分かれていた。唯一の治療法は大風子油で、療養所には大風子の樹もあり患者がこれを摂取していたという。

会議が始まる前に、小舟を借りてジェレジャック島に渡った。ペナン島の波止場から一〇分ほどの距離だ。病院は、ペナン島側からは見えない島の裏側にあり、草が生い茂る海岸沿いに患者の輸送に使われた岸壁の跡地と朽ち果てたハンセン病病院の事務棟、守衛がいた小屋が残るのみで、往時を偲《しの》べるような建物は跡かたもない。以前は、患者棟や患者が使った共同台所、病院スタッフの住居などの建物跡があったそうだが、もう痕跡も残っておらず、ペナンの人も詳しいことは知らないと言う。島の歴史は消えてしまったのである。

クアラルンプールから車で一時間ほどのスンガイ・ブロー・ハンセン病療養所も訪れた。スンガイは「川」を、ブロウは「竹」や「笹」を意味するので、まさに「笹川村」を訪れたことになる。二〇〇二年に訪れた時には、のどかな風景が広がり、植木屋や花屋が並んでいた。しかし、二〇〇六年にハイウェイが建設され、スンガイ・ブロー・ハンセン病療養所は大きく分断され、病院も新設されて風景は一変していた。

スンガイ・ブロー・ハンセン病療養所はハンセン病患者やその家族のコミュニティとして自立しており、学校、病院、映画館、消防署、養鶏技術や大工技術を学ぶトレーニングセンターもあった。現在の住民の多くは六〇歳以上の高齢者や障害者だが、働ける人は植木や花の栽培などを生業としている。住民は二三二人で、シャレット（もともとはバンガローの意）と呼ばれる四〇九軒の一戸建ての住居では一一三人が暮らし、下痢や高血圧などで一一九人が入院中だった。

住民代表の五人の男性から話を聞いた。近隣の大学の敷地を広げる目的で、回復者やその家族に代わりの土地と住居を用意する条件で、政府から立ち退きを要求されているとのこと。彼らは「スンガイ・ブローの東側はすでに破壊された。残りの部分はぜひ残したい」、「我々は障害者であり、家族のある人は少なく、ほとんどが独り暮らしだ。静かな暮らしを続けさせてほしい」とその思いを語った。保健省の担当者によれば、かつての二〇〇〇人の住人が現在はその十分の一に減っており、再開発には大学のキャンパスだけではなくヘルスセンターとして地域住民の健康促進に寄与するというメリットがあるということだった。歴史的価値を持つヘリテージ（遺産）としてこの場所を保存することの意義、これまで暮らしてきた場所で住み続けたいという住民の希望、開発やより多くの人の福祉という利害などが対立しており、難しい状況にあった。

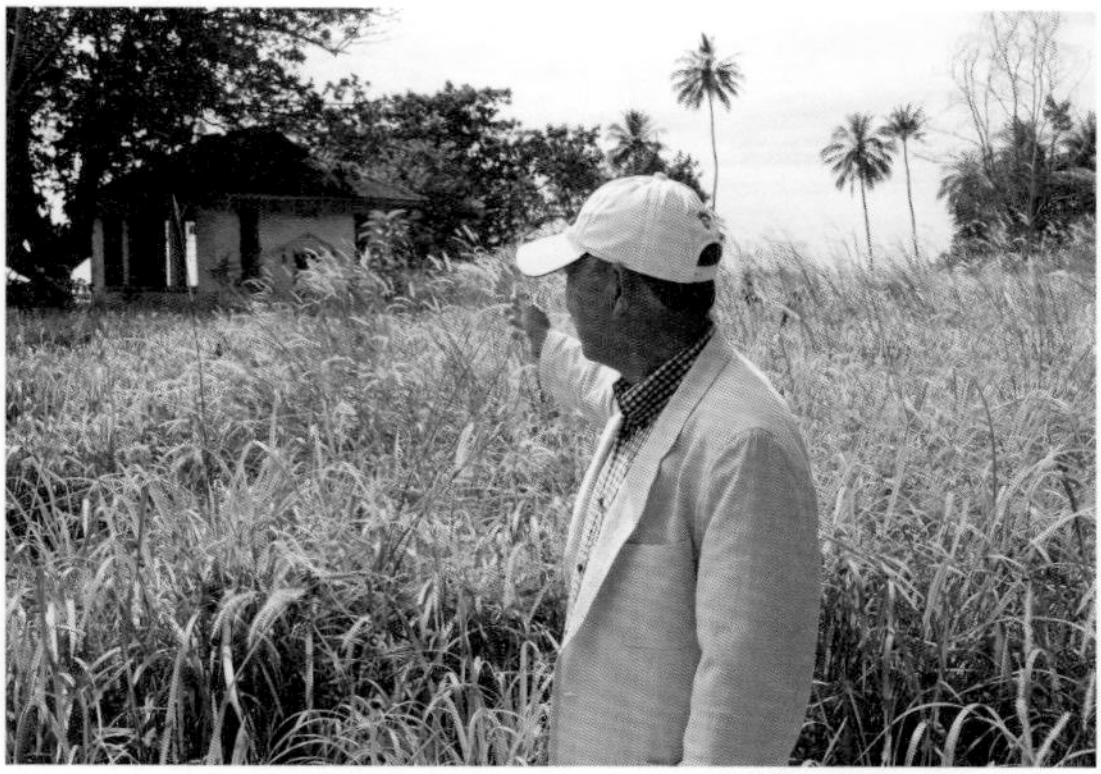

ジェレジャック島の病院跡地（マレーシア、2010年11月）

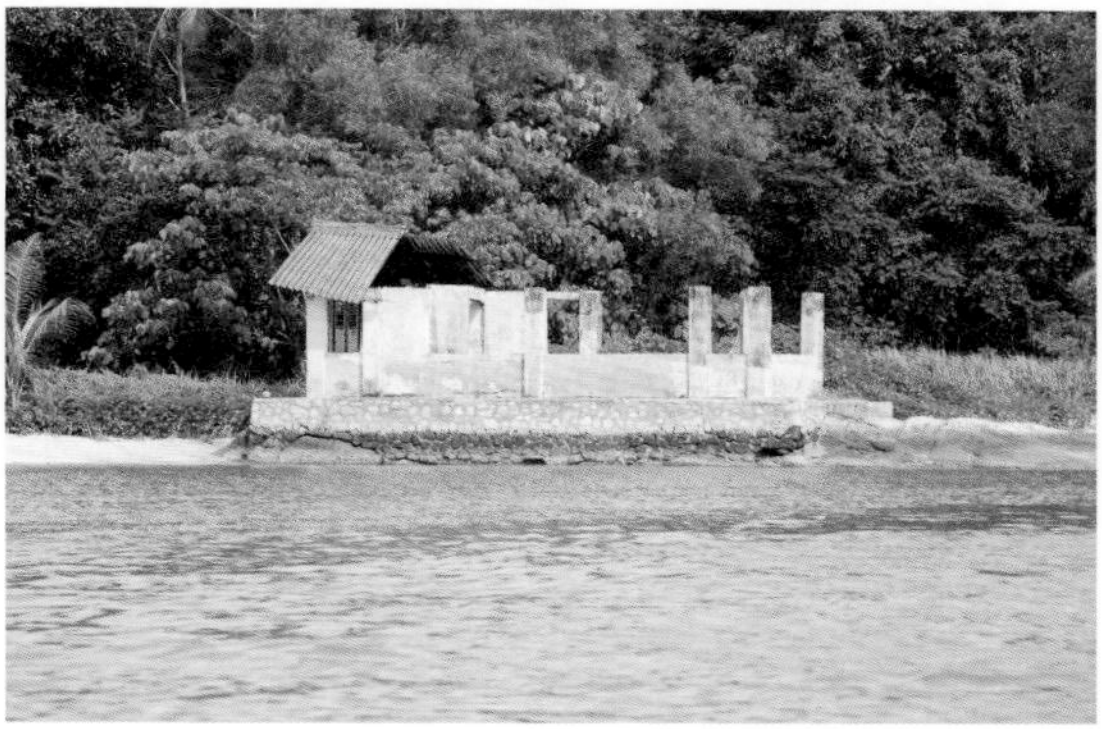

患者の輸送に使われた岸壁の跡地（マレーシア、2010年11月）

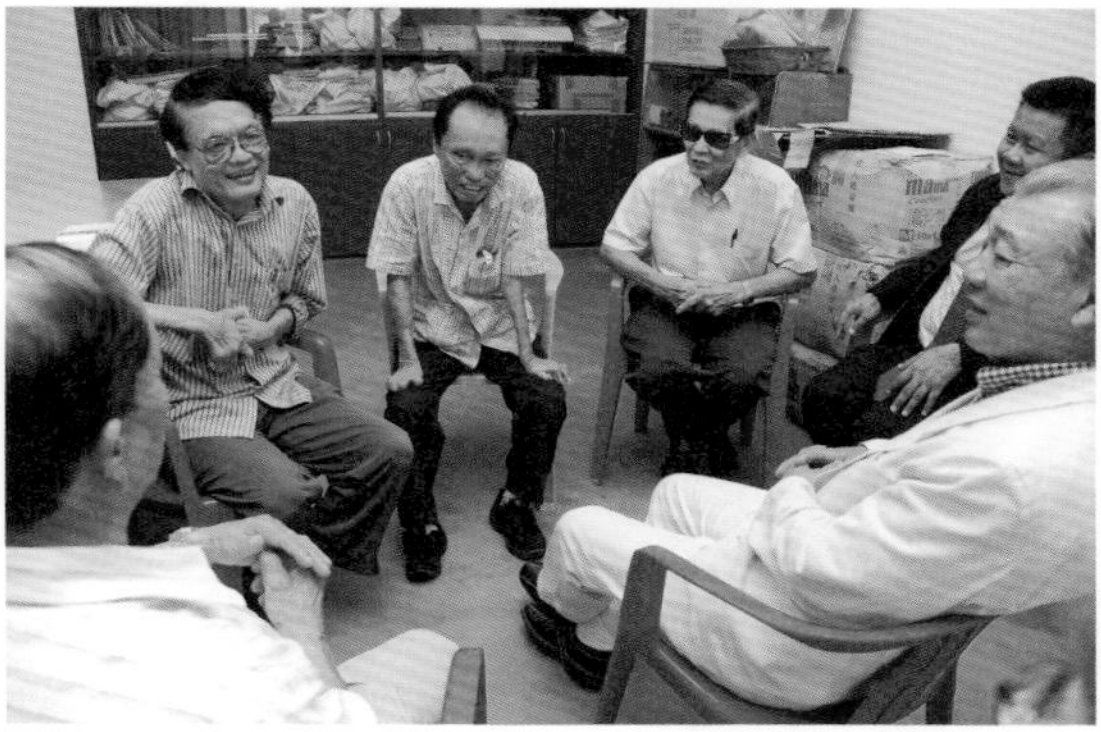

スンガイ・ブローの5人の代表者から話を聞く（マレーシア、2010年11月）

ハンセン病の差別の歴史は過去の歴史ではなく、現在進行中の我々自身の歴史でもある。人類の犯した過ちの一つとして、この歴史を次世代の人々に語り継ぐ努力が必要だと思う。そのためには、患者、回復者、そしてその家族の苦しみに満ちた生活と、スティグマと隔離に対して果敢に闘った彼らの命の軌跡を保存する必要がある。ハンセン病の歴史遺産は、人類が残すべき遺産としてユネスコの世界遺産同様の価値があると、私は確信する。

マレーシアでは、ハンセン病の現場を訪問した後、国王に謁見し、API(アジア公的知識人奨学生)とWMU(世界海事大学)の奨学生と面会。その後、カンボジアのプノンペンへ移動して義肢装具士養成学校の新校舎開校式と伝統医療学校の始業式に出席した。

子どもたちの夢は「親孝行」——インド(マハラシュトラ州)[一二月]

[ルート]成田→インド・マハラシュトラ州ムンバイ(飛行時間一三時間)——一泊

一二月には、インド西部、マハラシュトラ州のムンバイとプーネを訪れた。

ムンバイ市の北部にあるボリヴァリ・ハンセン病コロニーは、墓地の跡地に自然発生的にできた。一九四〇年代から五〇年代にかけて、最初に少数部族の三、四家族ほどが住み着き、社会から疎外された人たちが徐々に集まるようになり、現在は約一五〇〇人が住んでいる。彼らは、周辺にある木々を伐採して売り、あるいは木の実を集めて売るなどして生計を立てている。トタン屋根の集会所では、大勢の人々が私の到着を待ってくれていた。少女から歓迎のために額にビンディを塗られスプーン一杯の砂糖を口に入れられた。それぞれから一輪の赤いバラを手渡される。バラ一輪買うにも、貧しいコロニーにとってはたいへんな出費である。少女たちは、私が帰った後、もしかすると物乞いに出掛けるのかもしれない。有り難い歓迎だが、いつも心が痛む。

世界中どこでもコロニーの人々は、一様に優しい。初めて私に同行する人は必ずといっていいほど、その優しさに感銘を受ける。彼らは本当に無防備なまでに優しい。だからときとして自分の良心が試されているような気持ちになる。

ここの住民の悩みの種の一つが、コロニーの横を流れる川である。雨季になると汚水の皮が氾濫し、家屋は浸水、衛生状況は最悪となる。コロニーのリーダー、ビムラオ・マンダレ氏は、行政当局へ何度も改善要請しているにもかかわらず無視されていると、憤っていた。彼によれば、ここには治水と雇用の問題に加え、土地権利の問題があるという。設立当時こそ人気《ひとけ》のない森の中だったが、現在は開発が進み、周囲にはビルやマンションが建ち並んでいる。これまで、土地所有について法的手続きを取ってこなかったため、権利が確立されぬままにあり、法的な保護が受けられないのだ。行政に訴えても具体的な解決策が示されず、途方に暮れていた。マンダレ氏は私に「孤児でさえ、受け

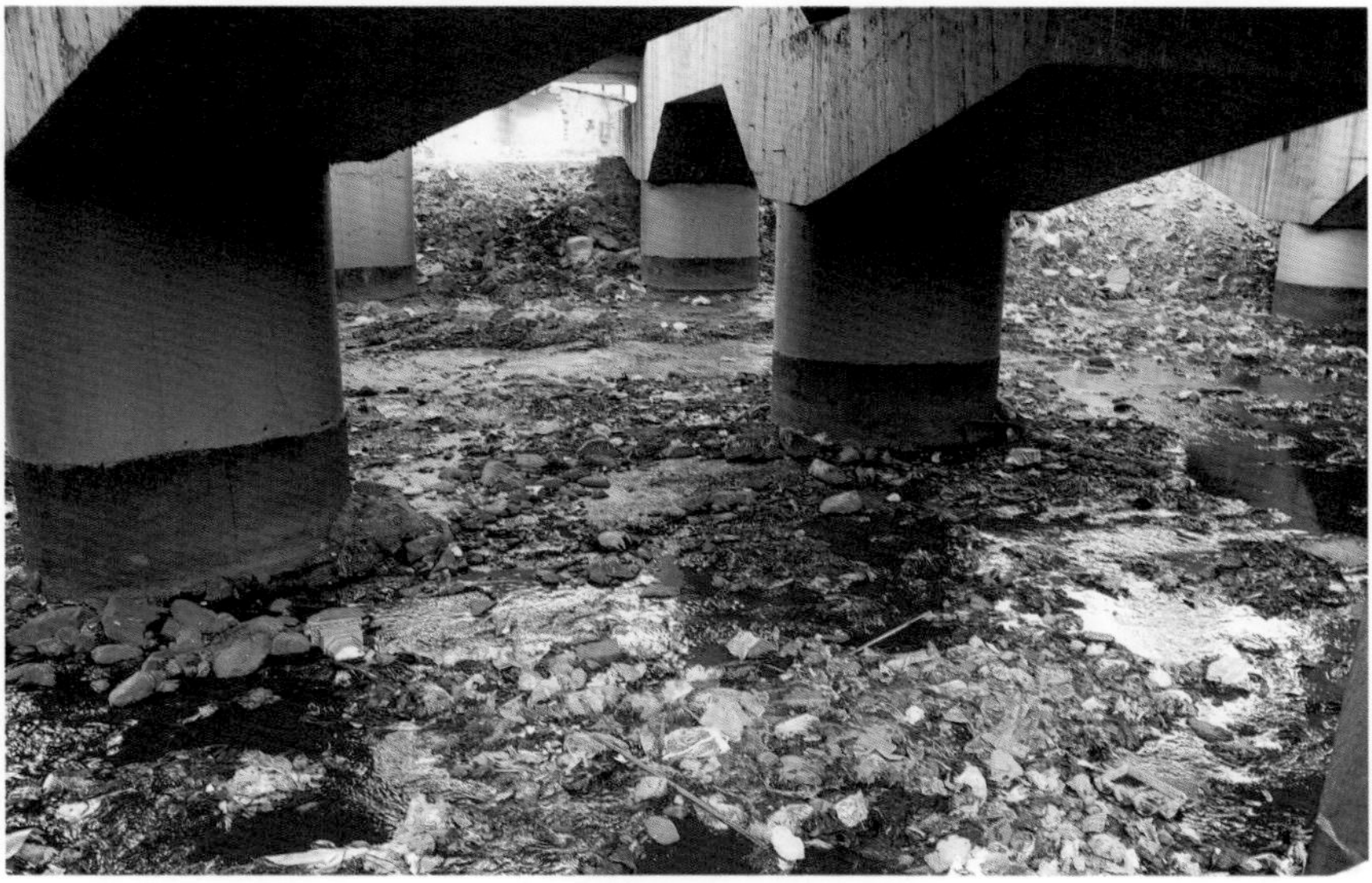

ボリヴァリ・コロニーの臭気漂うゴミの川(インド・マハラシュトラ州、2010年12月)

入れて助ける社会の手がある。我々は孤児以下の孤独な存在だ」と切実な想いを訴えた。

このコロニーではマラティ語が使われており、現地の女子大学院生に、マラティ語から英語への通訳をお願いしていた。傍らでずっと通訳していた彼女の声がいつしか曇りがちになり、「私はずっとムンバイに住んでいたのに、こんなに苦しくて貧しい生活を送っている人たちがいることを全く知らなかった。自分が恥ずかしい」と涙声で告白してくれた。

その後、ムンバイの東、車で一時間ほどのパンヴィール・コロニーを訪れた。三八年ほど前に設立され、鉄道を挟んだ二つの区域に二八世帯、約一五〇人が住んでいる。インド国内のミッション系NGOの援助を受けて、いくつかの小規模な自助グループが組織され、家庭用消毒液や衣料品の生産、障害のある老齢回復者の生活支援などを行っている。活動に携わっている女性たちが、決して広いとはいえないものの小綺麗な作業場を誇らしげに案内してくれた。中心となって活動しているシャイラさんは、自身も夫も回復者ではなく、回復者である夫の母と同居していた。義母はハンセン病で四〇年前に故郷を追われ、このコロニーに辿り着いたという。高齢者の多いコロニーで、ある老女は、週に二回、近くの寺院で物乞いをしているが、一日で一五ルピー（三〇円）にしかならないという。物乞いの習慣は、自助活動が行われているコロニーにも存在するのだ。

子どもたちに将来の夢を聞くと、学校の先生やインドの国民的スポーツであるクリケットの選手になりたいと目を輝かせて元気に答えてくれる。一人が「早く大きくなって親孝行をしたい」と言うと、次々に「私も」、「私も」と笑顔で手を挙げる。日本の子どもに聞かせたい話である。皆で記念写真を撮ることになり、「動けなくて、ここに来られない人はいないのかな」と聞くと、小さなバラックに案内してくれた。中には両手両足がなく、失明までしてしまった老人がいた。老人は「皆が親切に面倒を見てくれるから、こうして生きていける」と言う。早く大人になって親孝行をしたいと口々に言った子どもたちは、きっと自分の親だけではなく、こうした重い障害を負った老人たちの苦悩も受け止めているのだろう。

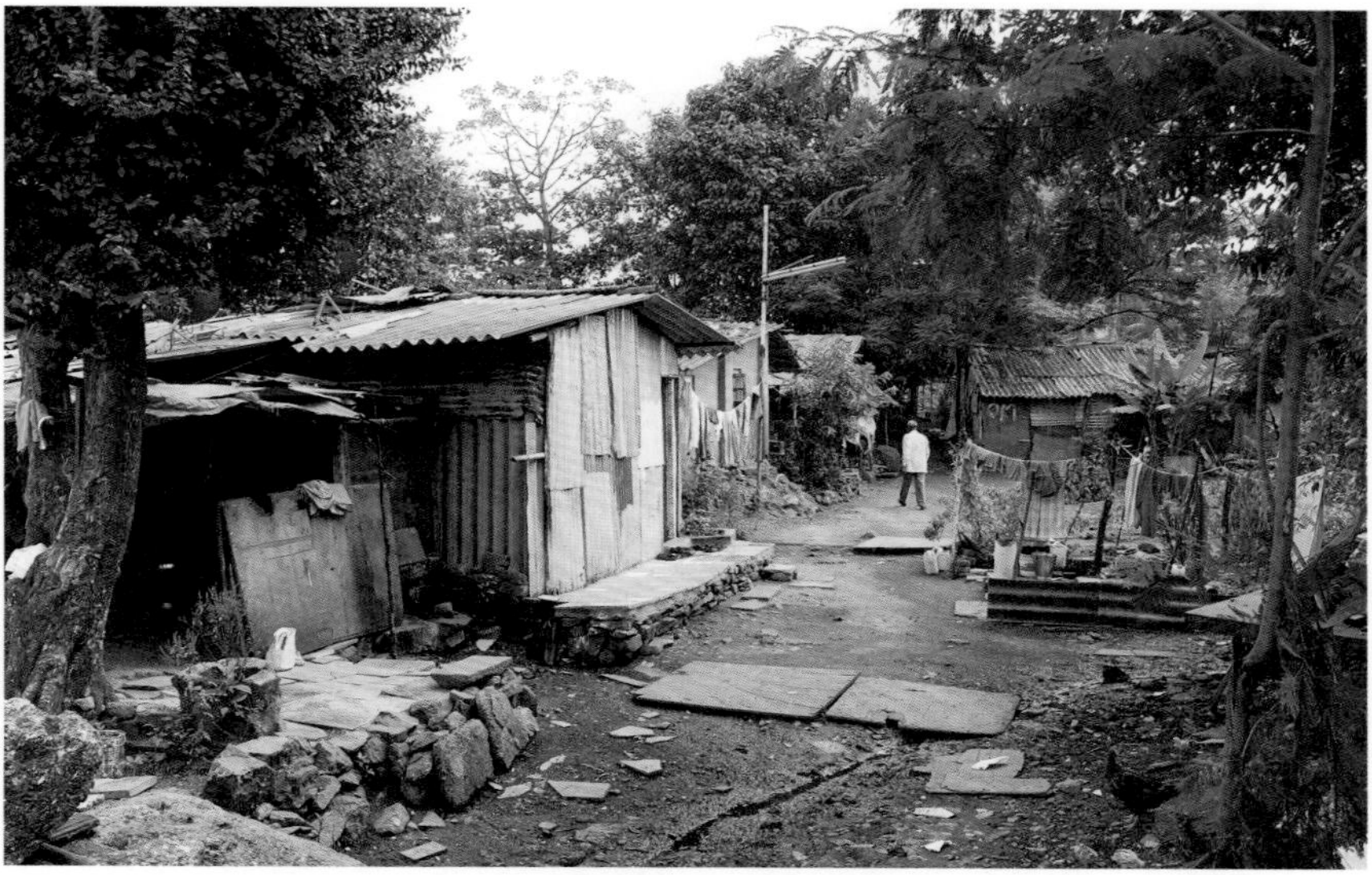

パンヴィール・ハンセン病コロニーを訪問(インド・マハラシュトラ州、2010年12月)

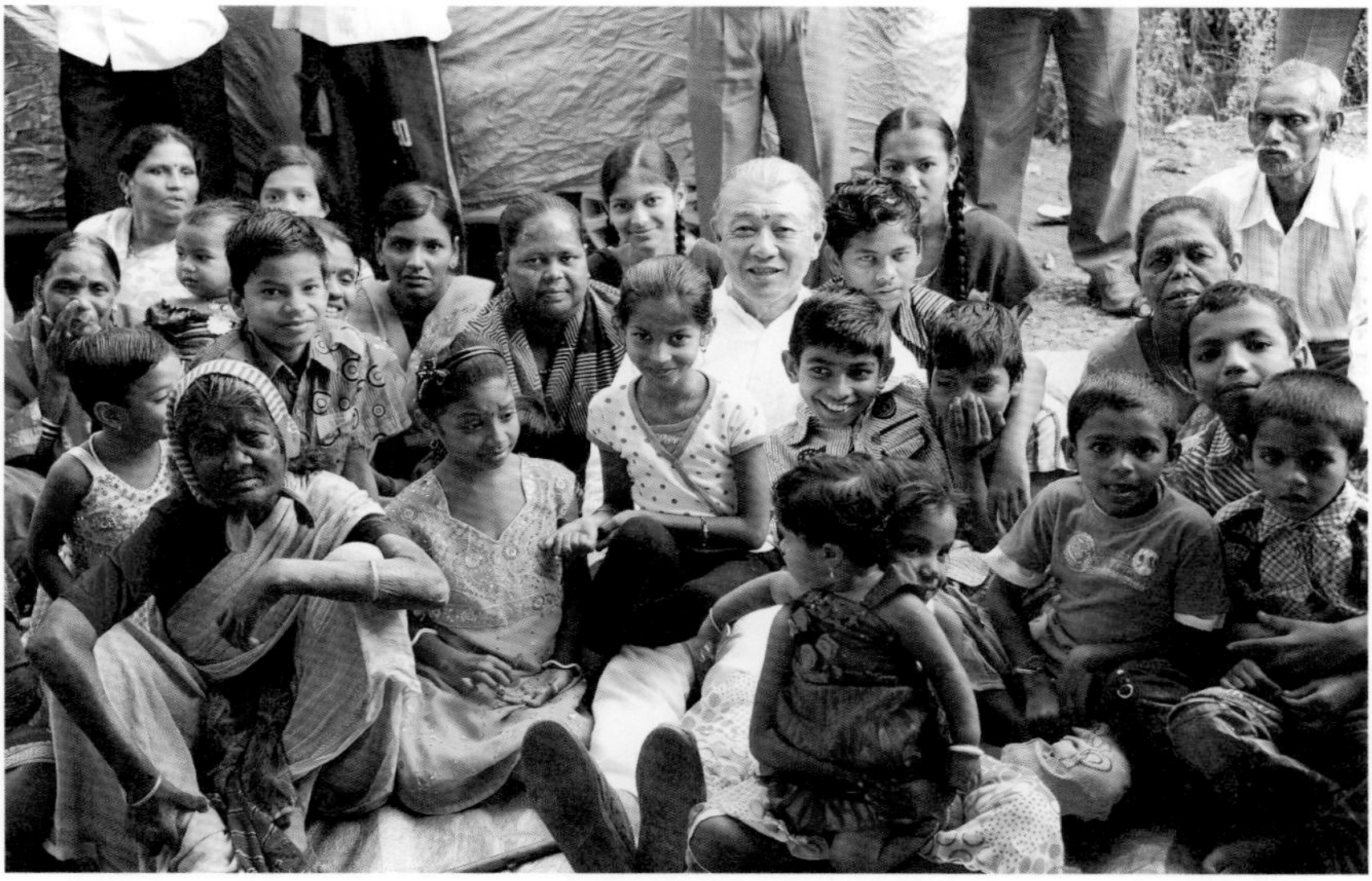

子どもたちに囲まれて(インド・マハラシュトラ州、2010年12月)

翌日は、マハラシュトラ州でムンバイに次ぐ大都市、プーネに移動し、第一回「ハンセン病と人権国際ワークショップ」に出席した。笹川保健財団とＩＬＵ（International Leprosy Union：国際ハンセン病連合）、インドの回復者全国組織であるナショナル・フォーラムとの共催によるものである。ＩＬＵは私の長年の友人でもあるＳ・Ｄ・ゴカレ氏が一九八四年に設立したＮＧＯで、過去二〇年以上にわたり、患者、回復者、その家族の生活を守るための様々な支援活動や社会啓蒙活動を続けてきた歴史ある組織である。二〇〇七年にはＷＨＯの笹川健康賞を受賞している。

二〇一〇年、国連で「ハンセン病患者・回復者とその家族に対する差別撤廃のための原則とガイドライン」が採択され、医療面での制圧を進めるＷＨＯにおいても、二〇一〇年にハンセン病対策活動の中に回復者を積極的に参画させる方針が示された。これらの動きを受け、草の根レベルで社会的差別を解消する活動についての現状報告と意見交換を行い、具体的な計画を策定することが、今回のワークショップの目的だった。

ワークショップには、ブラジル、コロンビア、エチ

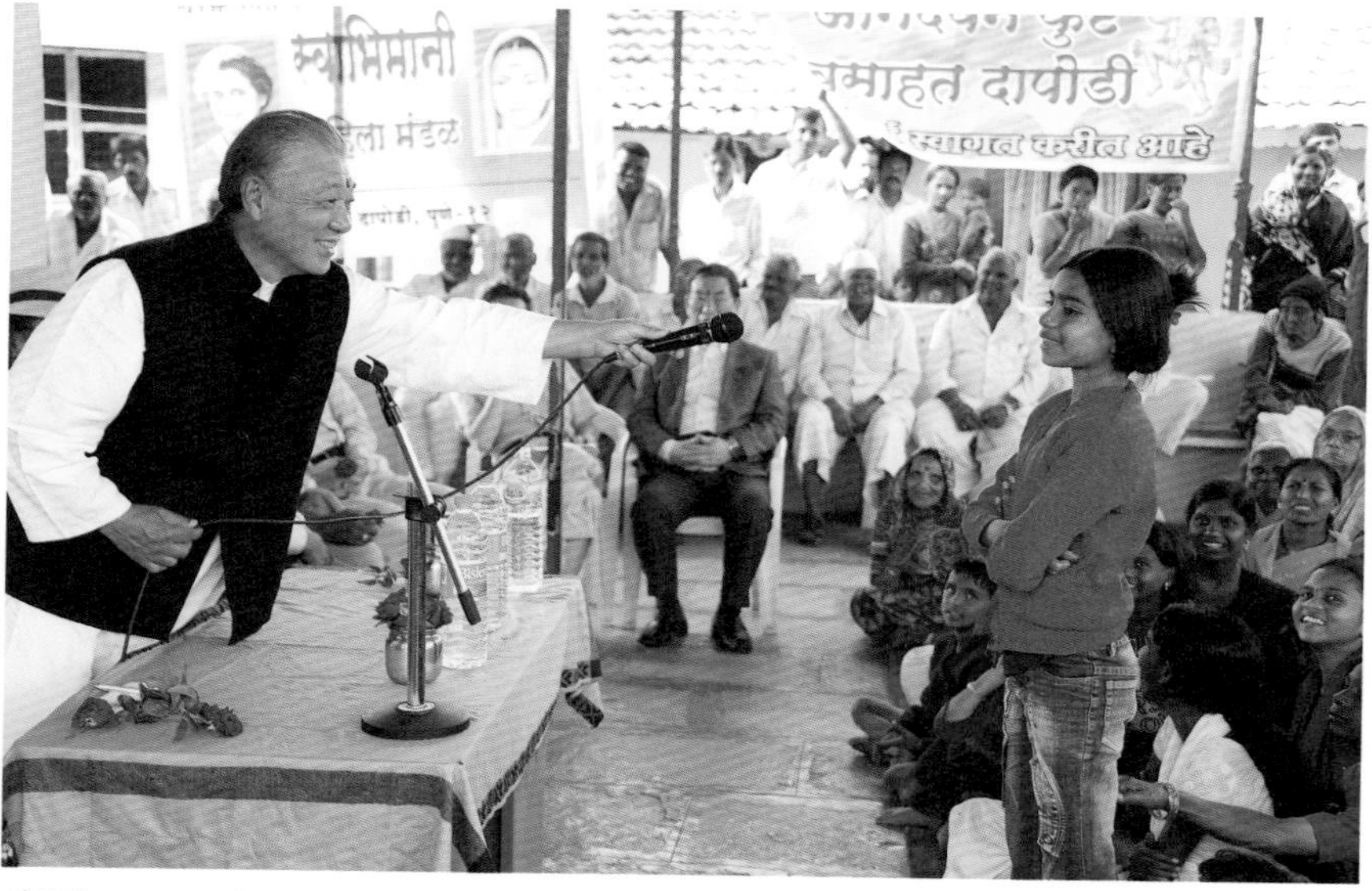

ダポディ・ハンセン病コロニーでの子どもの質問に答える対話集会（インド・マハラシュトラ州、2010年12月）

オピア、バングラデシュ、インド、インドネシア、日本、韓国、フィリピンの九カ国から回復者、NGO、政府代表などが参加し、各国のハンセン病患者・回復者に対する差別的な法律の有無、ハンセン病回復者の尊厳回復を求める活動の経緯などが、二日間にわたって報告された。

ワークショップの開会式当日の午後には、プーネ市北部にあるダポディ・コロニーを訪れた。一九五二年に設立された比較的規模の大きなコロニーで、一一〇世帯、約四〇〇人が暮らしている。このコロニーも前日に訪れたパンヴィール・コロニーと同じく鉄道を挟んで二区域に分かれ、土地は鉄道公社の所有である。ILUの支援のもとで、粉引きなどの職業訓練が実施され、酪農のプロジェクトも予定されており、極貧にあえぎ、社会から隔絶を強いられ、不衛生な環境で生き抜いてきた人々も、ようやく若干の自信と将来への微かな光を感じ始めたようだった。

「地中海の真珠」の絶望——エジプト・アラブ共和国［一二月］

［**ルート**］**インド・マハラシュトラ州ムンバイ→アラブ首長国連邦ドバイ**（飛行時間三時間・トランジット四時間三〇分）**→エジプト・カイロ**（飛行時間四時間）**—二泊—カイロ→レバノン・ベイルート**（飛行時間三時間）**—一泊—ベイルート→ドバイ**（飛行時間三時間・トランジット一時間三五分）**→成田**（飛行時間九時間三〇分）

インドのムンバイを夜の一〇時すぎに発ち、ドバイ経由でエジプト、そしてレバノンに向かった。ドバイでは四時間待機。私は空港の通路に座り込んでみた。やむをえず物乞いをされる方には失礼かもしれないが、人間の尊厳の問題は別として、何ごとも体験したいという好奇心から地べたに座っていると、通りすぎる人と視線が交わらず足元しか見えないので、あまり恥ずかしくないことだけはわかった。

エジプトでは、一九九四年に全国レベルで制圧を達成しており、二〇〇九年末時点の有病率は〇・一三人である。ただナイル川上流地域に、地区レベルで制圧を達成していないエリアが五つ残っていた。

エジプトでの初日は、午前中に三時間かけてカイロ北部のアブ・ザアバル療養所を訪れた。道の両側は広大なサボテンとマンゴーの畑が続く。この療養所は、一九三二年に「強制・生涯隔離施設」として設立された公立病院であり、現在はハンセン病を治療している患者と後遺症や疾病を抱える回復者約七〇〇人が入院している。外見は宮殿と見まごうばかりの威厳のある佇まいだった。施設は、診療所や薬局、事務所などがあるエリアと男女別の病棟の三つに分かれている。入院者は広々とした庭で気持ちよさそうに日光浴をしており、長期入院者が多いせいか、病院というよりも医療施設付の養老院といったおもむきだった。

あたりから大きな鳥のけたたましい鳴き声のような響きが聞こえてきた。アラブに詳しい同行者に問うと、儀式のときや歓迎の意をあらわすときのアラブ世界独特の表現であり「ザガーリート」というものだった。声を発しているのは女性たちである。舌を巧妙に動かして高音を出す女性たちに囲まれ歓迎を受けた。療養所は清潔で、医療スタッフは入院者から慕われており、環境は良好だった。しかし、この医療施設が入院者が言うような「終の棲家」になってほしくはない。病気が治ったら、家族とともに過ごすのが本来の姿だ。彼らが帰宅を望まないのは、社会が彼らを差別し、拒絶しているからである。

午後はWHO東地中海地域事務局(EMRO)を訪れた。東地中海地域事務局はWHOが世界に設置している六つの地域事務局の一つで、北アフリカ、中東、西アジア、すなわち西のモロッコから東のパキスタンまでの二二カ国をカバーしており、アフガニスタン、イラク、ソマリア、スーダン、イエメンといった紛争国や政情が不安定な国も抱えている。

翌日は朝六時三〇分に出発して、カイロから二〇〇キロほど、車で約三時間かけ、エジプト第二の都市アレキサンドリアへ向かった。

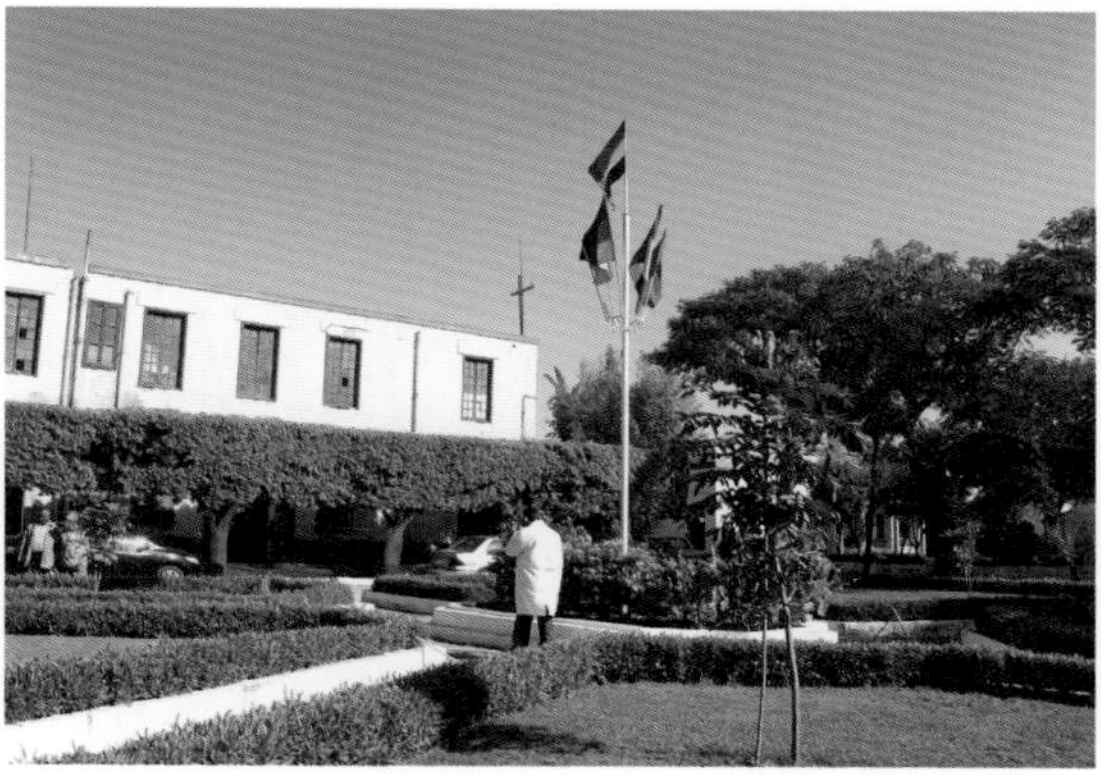

アブ・ザアバル療養所の入り口（エジプト、カイロ、2010年12月）

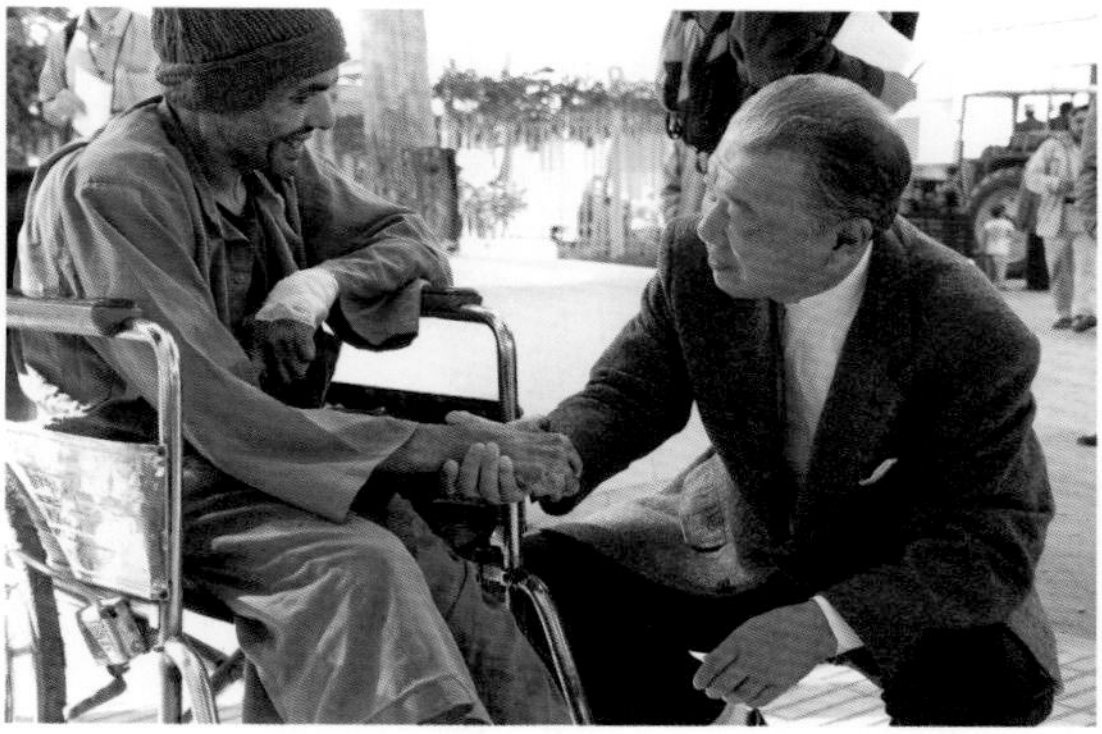

アブ・ザアバル療養所で車椅子の回復者に生活状況を聞く（エジプト、カイロ、2010年12月）

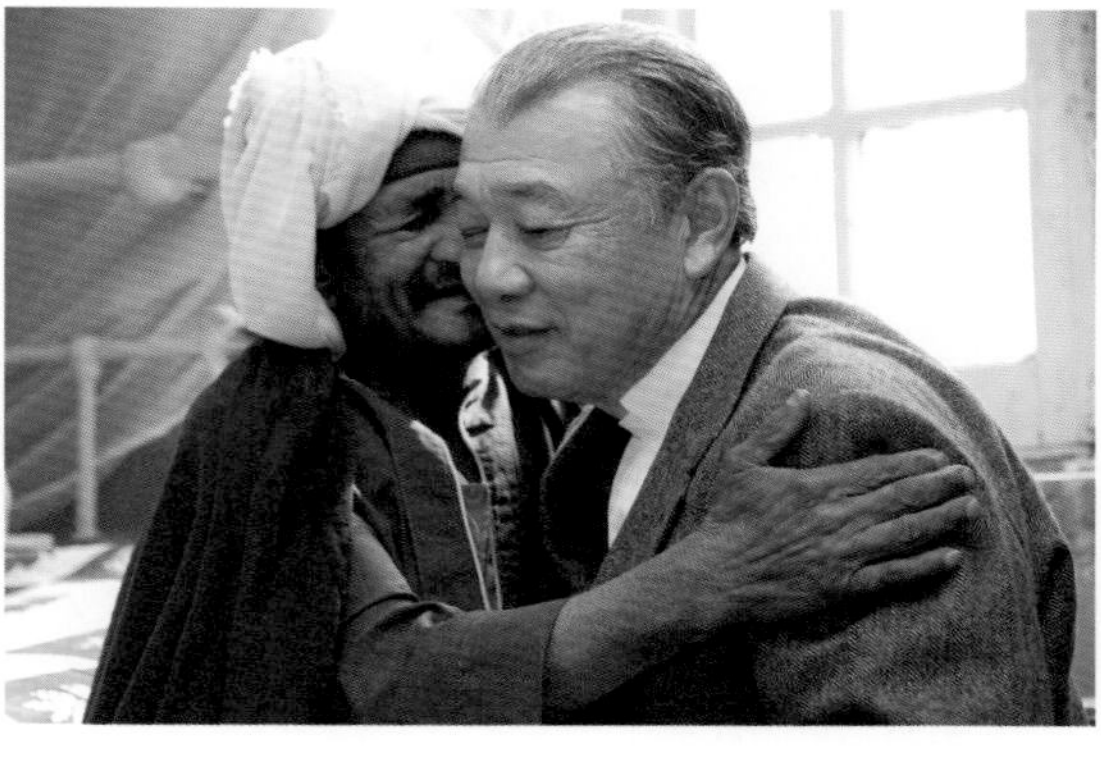

何やら囁く回復者（アブ・ザアバル療養所）（エジプト、カイロ、2010年12月）

アレキサンドリアは、「地中海の真珠」と謳われる美しい街だ。南西部の小高い丘に、アムレイヤ・ハンセン病療養所がある。施設の建物は植民地時代のイギリス軍兵舎を改修したもので、冷たい印象の強制収容所のようなたたずまいだった。入所者数のピークは一〇年ほど前で、二〇〇人以上いたが、いまは二〇人のみで、年間四人ほどの新規入所者がある。病院が併設され、医者二人、看護師六人が常駐していた。

病院では白衣の医師が案内してくれた。その後ろをサングラスをかけて、革のジャンパーに両手を入れたまま挨拶もせず、握手も求めてこない男が距離を置いて、ずっとついてくる。医師は「所長です」と説明してくれたが、その男は終始、笑顔一つ見せなかった。病棟にはひどく容態の悪そうな人たちがいた。いずれも遊牧民のベルベル人かベドウィン人らしく、民族衣装を纏っている。両足に潰瘍があらわれ、包帯もされぬまま放っておかれていた。膿臭もただよっていた。つまり満足な治療が行われていないということだ。ここの入所者にはほとんど表情がなく、屋外のあちこちに四、五人が話をするでもなく静かにしゃがみ込んでいる不思議な光景を見た。苦痛も悲しみも、望郷の涙さえも涸れはてた、「絶望」がそのままそこにあった。世界中を巡ってきて、これほど苛酷な場所は見たことがない。カイロのアブ・ザアバル療養所と同じエジプトにありながら、天と地、雲泥の差があり、いままで何百箇所と施設を訪れてきたが、全く人間味のない無機質な環境に愕然となり、収容されている方の将来を思うと、自然に涙が溢れてきた。

午後に訪れた、女性の健康と開発のためのスーザン・ムバラク地域センターは、ムバラク大統領夫人が理事長を務め、出産や婦人病、それに対応するためのスキル開発などの研修や研究を行う医療機関で、エジプトだけでなく、アフリカ全域から研修生を受け入れている。中東・アフリカ地域の医療水準向上に関して、意見交換を行った。

エジプト最終日は、ナセル・エルサヤド保健大臣補佐官とハンセン病やエジプト国内の保険医療状況について意見交換した。ハンセン病対策に関しては民間の役割が大きく、エジプト国内に一七のハンセン病クリニックが

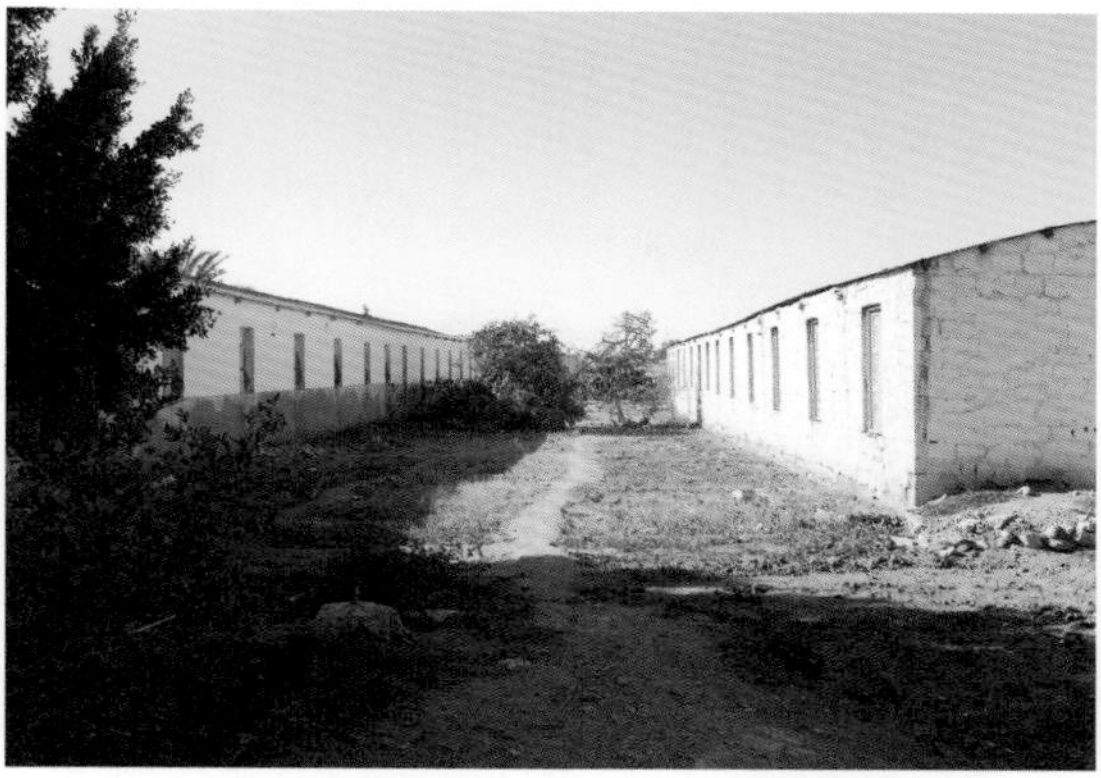

強制収容所のようなアムレイヤ療養所（エジプト、アレキサンドリア、2010年12月）

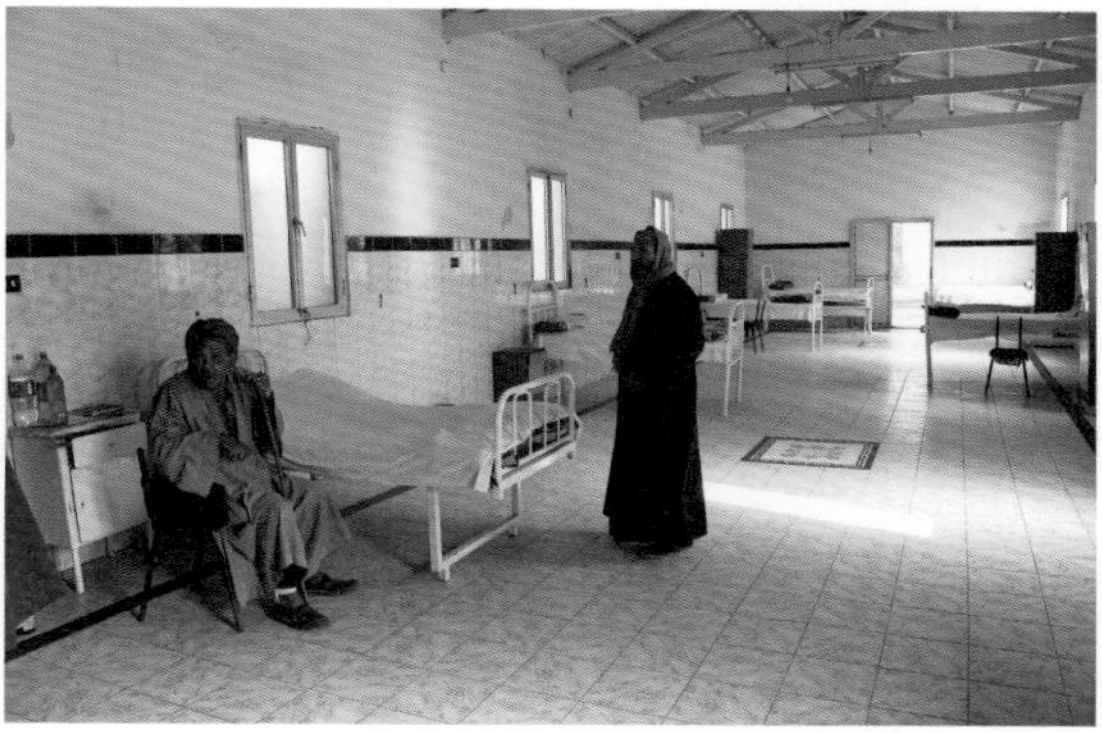

寒々としたアムレイヤ療養所内部（エジプト、アレキサンドリア、2010年12月）

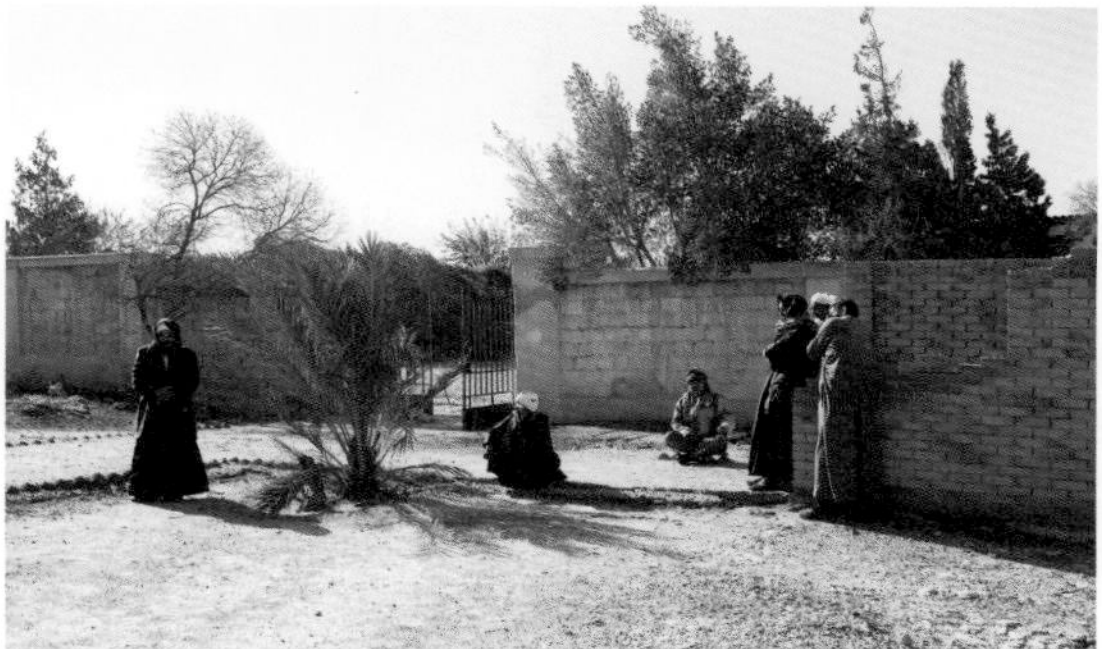

塀の中で語る言葉もなく沈黙の日向ぼっこ（アムレイヤ療養所）（エジプト、アレキサンドリア、2010年12月）

あるが、海外のシスターが施設運営に尽力しているケースも少なくない。国内の保健医療では、子どもの公衆衛生が課題で、うがいや手洗いなどの習慣の定着のため、大学と連携して学生一〇〇万人を動員した対策プログラムを計画していた。HIV／エイズへの対応については、肝炎と並行して啓蒙活動を実施しており、母子保健の調査に基づいた戦略づくりも進めていた。また国民の七～八割をカバーする医療保険制度の準備を行っていた。

その日の夜、カイロから空路レバノンに向けて出発。到着の翌日は、ベイルートでWHO東地中海地域事務局が開催する会議に出席した。東地中海地域事務局が管轄する二二カ国のうち一四カ国から、各国保健省のハンセン病担当者やNGOの代表などが出席し、各国におけるハンセン病対策事業が報告された。

マッケンと国王――タイ王国［一二月］

［ルート］成田→タイ・バンコク（飛行時間七時間・トランジット一時間三〇分）→チェンマイ（飛行時間一時間）――一泊――チェンマイ→バンコク（飛行時間一時間二〇分・トランジット一時間）→羽田（飛行時間五時間四〇分）

タイで最初に建設されたハンセン病施設が、マッケン・リハビリテーション・センターである。その後、タイ全土にハンセン病施設が建設され、一九四三年の治療薬プロミンの開発を経て、一九五五年に国家ハンセン病管理プログラムが制定され、全てのハンセン病患者に住居とダプソン（プロミンから合成された経口薬）を支給する方針が決定された。また、タイ北部、北東部ならびに中央部にある四〇のハンセン病多発県には、特別治療チームが派遣された。その結果、一九五三年には人口一万人当たり五〇人だった有病率が、一九七一年には一二・四人にまで下がった。保健省はハンセン病施設の一般病院への統合に方針を転換し、一九九四年にハンセン病を制圧した。

一九八六年に私は、父、笹川良一の年齢八七歳にちなむ八億七千万円を目標とした募金活動を行い、タイのバンコクにハンセン病の医学的な研究拠点を設けるため、「笹川研究施設（SRB）」を寄贈した。この施設は、タイばかりではなく、東南アジア全域、さらには世界のハンセン病研究の中心としての役割を担う高度な機能を備え、所長には大阪大学の伊藤利根太郎教授に就任していただいた。その後、HIV／エイズの爆発的な流行のため、タイ政府ではHIV／エイズの研究に重点を置くことになり、ハンセン病研究がおろそかになってしまったのは誠に残念だった。

一二月、タイ北部にあるチェンマイを訪問した。国立チェンマイ大学に設置した、ササカワ・ヤングリーダー奨学基金の二〇周年記念行事への出席が目的だった。同大学は、タイでも屈指の国立大学として知られている。チェンマイを訪れるのは二〇年ぶりで、ササカワ・ヤングリーダー奨学基金を始めたとき以来になる。その間、首都バンコクは何度も訪れ、タイの目覚ましい経済発展を目の当たりにしてきたが、二〇年ぶりのチェンマイの発展振りにも、あらためて驚かされた。

一九〇七年、アメリカの長老派宣教師のジェームス・マッケン博士が、当時のチェンマイ国王に対して多数のハンセン病患者が橋の下での生活を余儀なくされている現状を訴えた結果、国王から川と運河に囲まれた土地を提供された。これがマッケン・リハビリテーション・センターの原点である。この土地は、国王の象の放牧地だったが、地元住民からは野生の白象の精霊に呪われた場所だと恐れられていた。竹や木製の小さな小屋を建てたマッケン博士は、一九〇八年に「チェンマイらい患者保護施設」を設立。中国やラオス、ミャンマーからも患者が集まって来たという。その後、クリニック、遊技場、給水塔などが建設された。

第二次世界大戦前は、ハンセン病の効果的な治療法はなく、大風子油が使われていた。現在もマッケン・リハビリテーション・センターには三〇本の大風子の木があり、私は初めて本物の大風子の果実を手にした。当時、この大風子油を飲んだり、筋肉に注射していたが、いずれも科学的な効用は証明されておらず、滋養がつくという程度の効果ではないかと推測される。戦後、DDS（ダプソン）が導入され、週に二回、竹の筒の叩く音を合図に、人々が行列をなし、DDSと飲み水と小遣いが支給されたという。しかし、当時からスティグマが大きな課題であり、患者が使用した小銭には印がつけられ、園内の特別通貨が利用されていた（日本でも同様のことが行われた）。

一九三〇年代の大恐慌時代、マッケンでは寄付金が十分に集まらなくなり、多くの患者を抱えるのが困難となる。そこで、比較的健康で意欲のある患者は、マッケンが購入した周辺の土地に移住し、畑を耕し、新たなコミュニティをつくり始めた。現在では、タイ北部に二二のコミュニティがある。新しい村に移住した人たちの一番の懸念は、子どもたちの教育だった。マッケンでは、ハンセン病の子どもや患者の子弟を対象に、二二の村に学校を建設し教育支援を行った。一九六〇年代までに、二〇〇〇人以上の子どもたちがそこで教育を受けた。

一九七〇年代、WHOがハンセン病の治療を一般治療と統合する方針を打ち出した。そんなことが可能なのかという強い懸念が存在する中、リハビリテーションと治療の統合に向けて、世界の中で最も果敢に挑戦をしたのがマッケンのスタッフだった。マッケンの医療班がチェンマイ県の五カ所にハンセン病と一般病棟を統合した外来患者用クリニックを開設。医師がクリニックを定期的に訪問し、家族のもとに戻ったハンセン病患者や、地域の一般患者を治療した。マッケンの医療班は、とりわけハンセン病に対するスティグマや誤解の解消を目指し、障害の発生を予防するために、早期発見の啓発活動を、学校などあらゆる場所で行った。また、外科手術、再生手術、心理的治療などが行われ、自宅に戻っても家族への負担とならないための職業訓練なども行われた。

一九七八年には、プミポン国王（ラーマ九世）がマッケンの活動を評価し、同地を訪問した。タイの「偉大な三大国王」の一人といわれるチュラロンコン王（ラーマ五世、二〇一六年逝去）を祖父に、「タイの医療の父」と呼ばれ、タイ随一の医学部を誇るマヒドン大学の創設者を父に持つプミポン国王は、父君の影響で医学に深い理解があった。このセンターに居住する人たちの小屋には、寄付をした人たちの名前が掲げられているが、その一件は、プミポン国王によるもので、タイの医学の父であるその父君の名が記されていた。

開所以来一〇二年となるマッケン・リハビリテーション・センターでは、これまでに一万三〇〇〇人の人々の

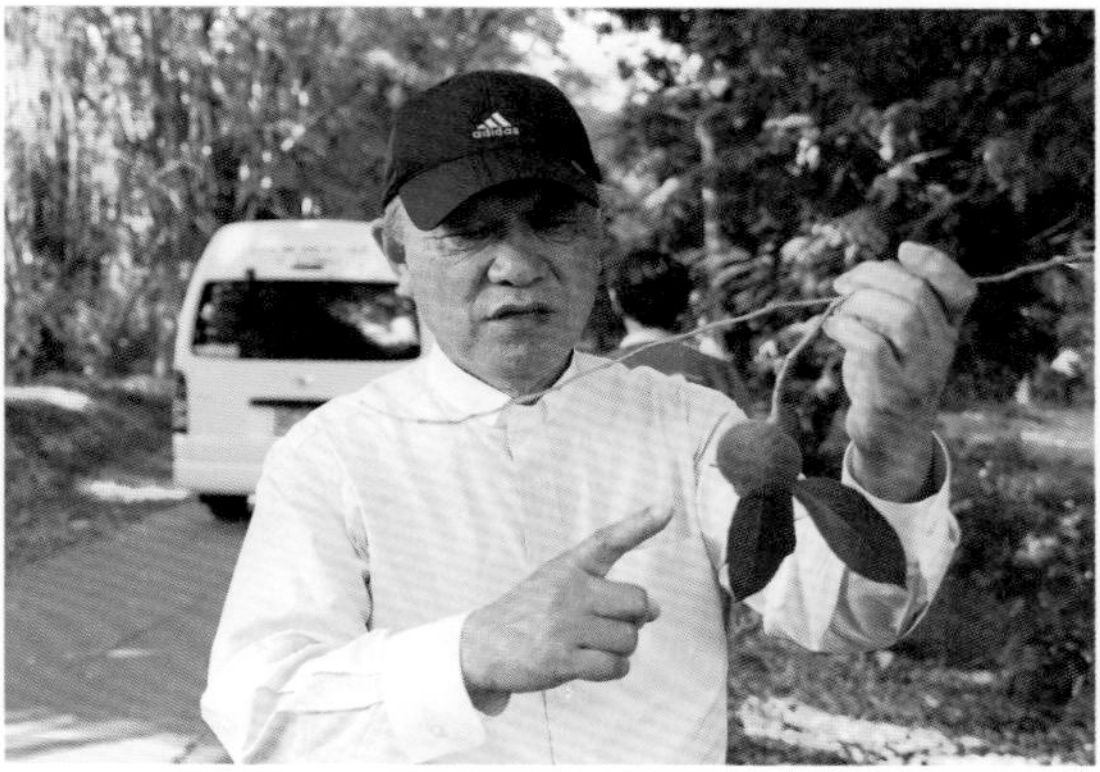

これが長い間ハンセン病治療に用いられた大風子の実(タイ、2010年12月)

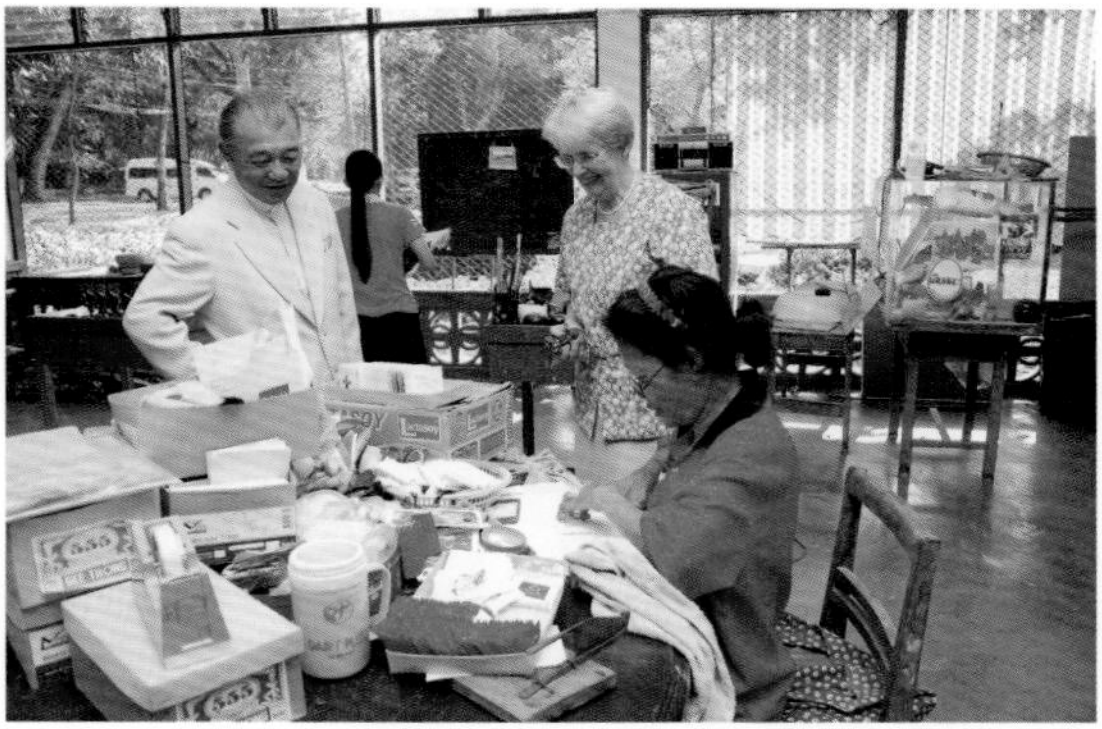

マッケン・リハビリテーション・センターでは、回復者が販売用商品を作っている。中央はヘザー氏(タイ、2010年12月)

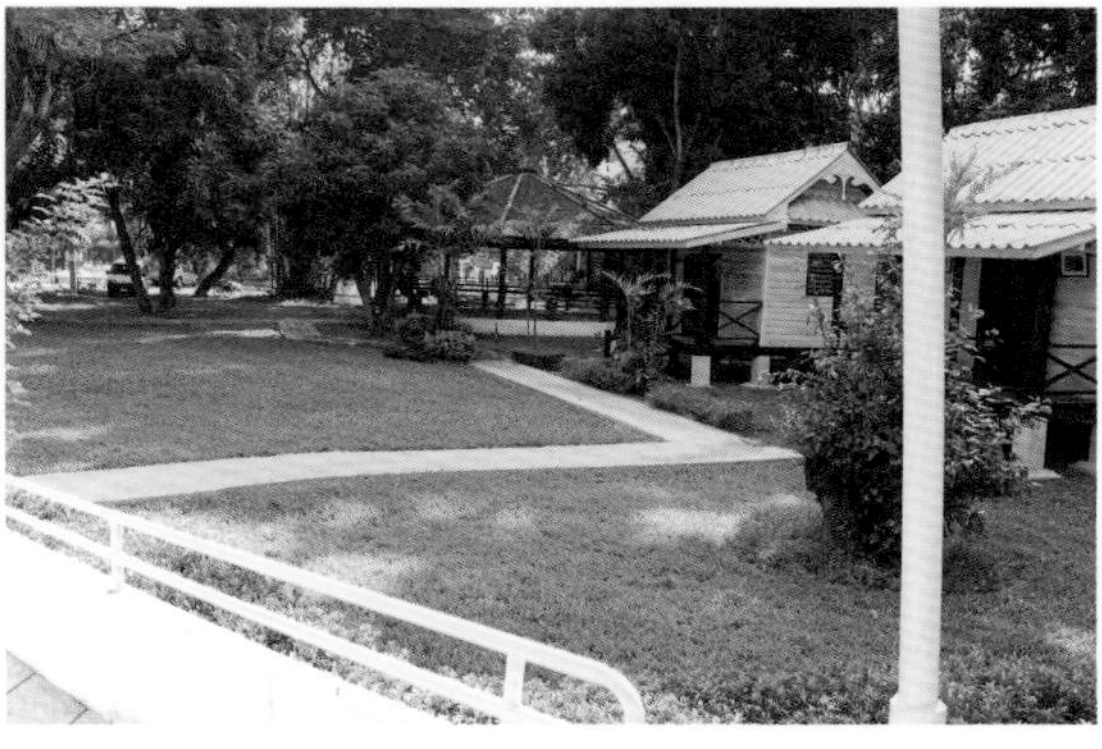

美しく整備されているマッケン療養所(タイ、2010年12月)

治療を行ってきた。多くの人が、家族や郷里に戻ったり二二の村に移住をしたりして、新しい生活を始めている。しかし、マッケンに長くいたために故郷を失ったり、高齢や障害が進みリハビリテーションをしても自立生活が難しいと思われる人たちは、センターの「北村」と呼ばれる地域に居住している。現在は、四六人が寄付で建てられた小屋に住んでいた。私の訪問時には、そのうちの五人が入院中だったが、毎日三食の食事が提供され、政府から補助金として毎月二〇〇〇バーツ（約六〇〇〇円）が支給されている。しかし、生活には一人最低でも八〇〇〇バーツが必要であり、マッケンでは差額を寄付金や工芸品の販売利益などで補っていた。

タイではハンセン病が制圧されて一六年になる。しかし、二〇一〇年初頭時点で、登録ハンセン病患者数は七六二人、二〇〇九年一年間の新規診断患者数は三〇〇人である。大きな課題は、早期発見の知識と迅速な治療を行う技術の継承である。

今回センターを案内してくれたトレバー・スミスとヘザー・スミス夫妻は、今後もマッケンはタイ北部におけるハンセン病患者を対象としたセンターとして重要な役割を担うと言う。ヘザー氏によれば、マッケンは、センターの外のコミュニティとの統合、障害者との統合、高齢者との統合、の三つの統合を遂げているとのこと。マッケンの新たな取り組みの一つとしては、高齢者を対象とした老人ホームも運営していた。

私は、マッケンの先進的な考え方と、質素な中にも清潔感の漂う施設に感動した。センター所長のソムチャイ氏からは、ハンセン病回復者が、最近は「回復者」ではなく、「経験者」という言葉を好んで使うようになったという話を聞いた。確かに、「回復者」というのは、「悪い」、「負」の状態から立ち直ったという響きがある。一方、「経験者」は、ハンセン病を人生の数ある経験の一つとしてとらえる言葉だ。

タイがこの年最後の訪問国となったが、この地で私は、ニューヨークの国連総会で「ハンセン病の患者、回復者、その家族に対する差別の撤廃」決議案と「原則とガイドライン」が全会一致で承認されたとの報告を受けた。たった一人で始めた活動が、多くの人びとの協力により国連総会で決議されたことに、静かな喜びをかみしめた。また東チモールも制圧を達成（公式発表は二〇一一年三月）し、残る未制圧国はブラジル一カ国になった。

二〇一一年の訪問国

✣一月　中国
✣二月　インド
＊三月　一三日から予定していた中国、インド、東チモールの予定は東日本大震災で中止
◆四月　フィリピン〔アキノ大統領会談〕
◆五月　ヨルダン〔WANAフォーラム〕
✣五月　スイス〔WHO総会〕
◆六月　ニュージーランド〔マッセイ大学SYLFF二〇周年〕
◆六月　オーストラリア〔ニューサウスウェールズ大学経営大学院SYLFF二〇周年〕
✣七月　マラウイ
◆七月　エチオピア〔ササカワ・アフリカ財団〕
✣七月　中央アフリカ
✣八月　インド
◆九月　アメリカ〔ワシントンDC・東京ワシントン安全保障対話〕
✣九月　インド
◆一〇月　チェコ〔フォーラム2000国際会議〕
◆一〇月　フィンランド〔ヘルシンキ大学SYLFF二〇周年〕
✣一一月　マリ
✣一一月　ブルキナファソ
✣一一月　ブラジル〔サンパウロ大学SYLFF事業〕
✣一二月　ミャンマー〔停戦和平交渉・政府高官との会談〕
◆一二月　タイ〔ミャンマー停戦和平交渉・少数民族武装勢力幹部との交渉〕

✣は、本書に活動記録を収録

●「WANAフォーラム」＝西アジア・北アフリカ地域の経済・環境・エネルギー・教育・社会問題などを、各国の政治指導者、国際機関代表者、学者、研究者、市民社会代表者など幅広い分野を代表する知的指導者が国を越えて知的対話を行う場●「SYLFF〔Sasakawa Young Leaders Fellowship Fund〕」＝ササカワ・ヤングリーダー奨学金制度●「SG2000〔ササカワ・グローバル2000〕」＝アフリカ貧農支援のための農業プロジェクト●「フォーラム2000」＝ビロード革命のハベル元チェコ大統領、ホロコーストを生きぬいたノーベル平和賞受賞者、アメリカのエリー・ヴィーゼルと私の三人で、チェコの古都・プラハで一九九七年に立ち上げた国際知的対話の国際会議

「世界宣言」とワークキャンプ――中華人民共和国［一月］

［ルート］成田→中国・北京（飛行時間三時間）―二泊―北京→成田（飛行時間三時間）

中華人民共和国では国内でハンセン病治療薬DDS（ダプソン）を製造していたが、その他のハンセン病治療薬は輸入に頼っていた。一九八〇年、毛沢東の長征に参加したレバノン系アメリカ人、馬海徳（マー・ハイデ）氏から当時の笹川保健財団の石館守三理事長（東大初代薬学部長で治療薬プロミンを日本で初めて合成）に協力要請があり、広東で会議を開催した。当初、中国衛生部は国内のハンセン病の存在を否定し、皮膚病の一種としていたが、馬海徳氏の努力で麻風病（ハンセン病）の存在を認めた。「ホテル」という場所がまだ珍しい時代であったため、会議が行われたホテルの立食パーティーで、多くの人が利用方法を知らず、中国人が車座に座って食事する光景が、いまも懐かしく思い出される。

中国衛生部は、一九八五年に初めて国際社会と協調し第一回「中国国際らい学術会議」を開催、ハンセン病制圧に取り組むことを世界的に公約した。一九九八年に北京に招致した第一五回「国際らい学会」で公式にハンセン病を制圧したことを宣言し、さらに、「一〇万人に一人未満」という独自の高い目標を設定し、取り組みの強化に努めている。ただし、新規患者に占める障害発生者の割合が二割を超えている。他国と比べてかなり高いこの数値は、病気発症から治療開始までに平均約三年の遅れがあることを示している。また、中国南西部に位置する四川、雲南、貴州、湖南、そしてチベット自治区などの四六の地区では、いまだ制圧を達成できていなかった。

二〇一一年一月二五日、北京で「グローバル・アピール2011」の発表式典を開催した。この時期の北京は極寒で、一五分外を歩くと耳が痛くなるほどだった。北京での第六回「グローバル・アピール」は、「教育」をテーマに、ケンブリッジ大学、エール大学、慶應義塾大学、早稲田大学をはじめとする、世界六四カ国一一〇校の大学の学長の賛同を受けた。式典は日本財団と二〇年にわたって深い交流のある北京大学を会場とし、北京大学、中国人権研究会、日本財団の共催で行われ、署名した北京大学、内蒙古大学、吉林大学、蘭州大学、新疆大学、雲南大学の代表者、イギリスからロンドン大学東洋アフリカ学院のポール・ウェブリー学長、順天堂大学の小川秀興理事長の参加をはじめ、回復者、中国衛生部（＝保健省）、WHO、中国ハンセン病協会、HANDA（Handa Rehabilitaion & Welfare Association）やジア（JIA＝Joy in Action：家）などの現地NGOの代表者、そしてメディア関係者などが参加した。

式典は、北京大学理事会の閔維方《ミン・ウェイファン》会長による、「ハンセン病は制圧されつつあるが、この病が完治するという正しい認識が、世間一般の間で低いことは否めない。今後も啓発活動を促進し、よりよい社会を築くべく、ともに協力していこう」との挨拶で開幕。中国人権研究会の叶小文《イエ・シャオウェン》副会長によるメッセージに続き、衛生部の郝阳《ハオ・ヤン》副部長が、ハンセン病回復者の定着村が全国に六一一カ所あることを公表した。

心理学が専門のロンドン大学のポール・ウェブリー学長はスピーチで、偏見がいかに人を傷つけ、人生を破滅に追いやり、コミュニティまでも崩壊させてしまう恐ろしいものであるかを強調。また、自身の大学ではすでにハンセン病の差別問題に関連した教育が行われており、「教育とコミュニケーションは偏見の根絶と人々の生活向上に不可欠である」との見解を示した。順天堂大学の小川秀興理事長は医療と教育双方の専門家として、教育を通じて正しい知識を広め、幅広い分野に偏見や差別根絶に向けたメッセージを発信していく必要性を強調した。

式典後の記者会見では、様々なメディアから質問が飛んだ。「なぜ、四川や雲南など南西部地方に患者が多いのか」、「なぜ発見から治療までの間に二年も三年も時間があくのか」、「そもそも病気にどのように感染するのか」など、的を射た質問が多く、この病気に対する関心が低くないことを表していた。

中国では一九八四年以降、日本財団が笹川保健財団を通じ、沿海の八省に対して、フィールド活動のための車両やオートバイ、研修用機材のほか、ハンセン病治療薬などの供与を行い、全国的なハンセン病対策の実施と強

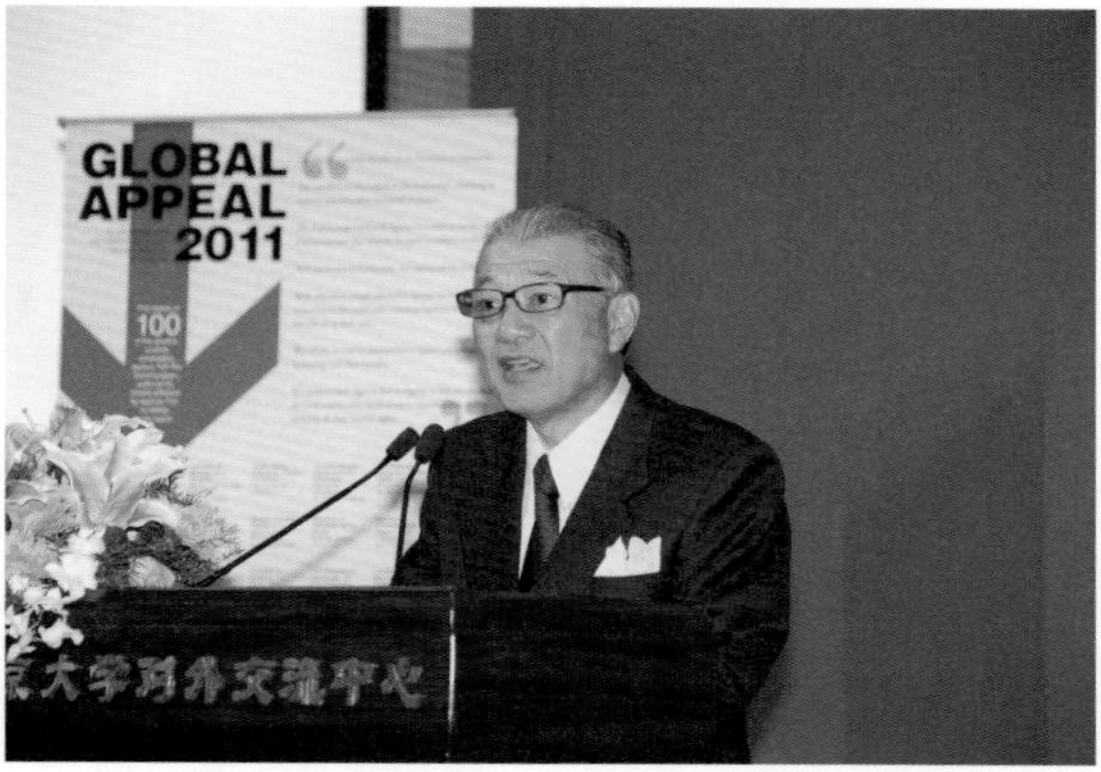

「グローバル・アピール2011」でのスピーチ（中国、2011年1月）

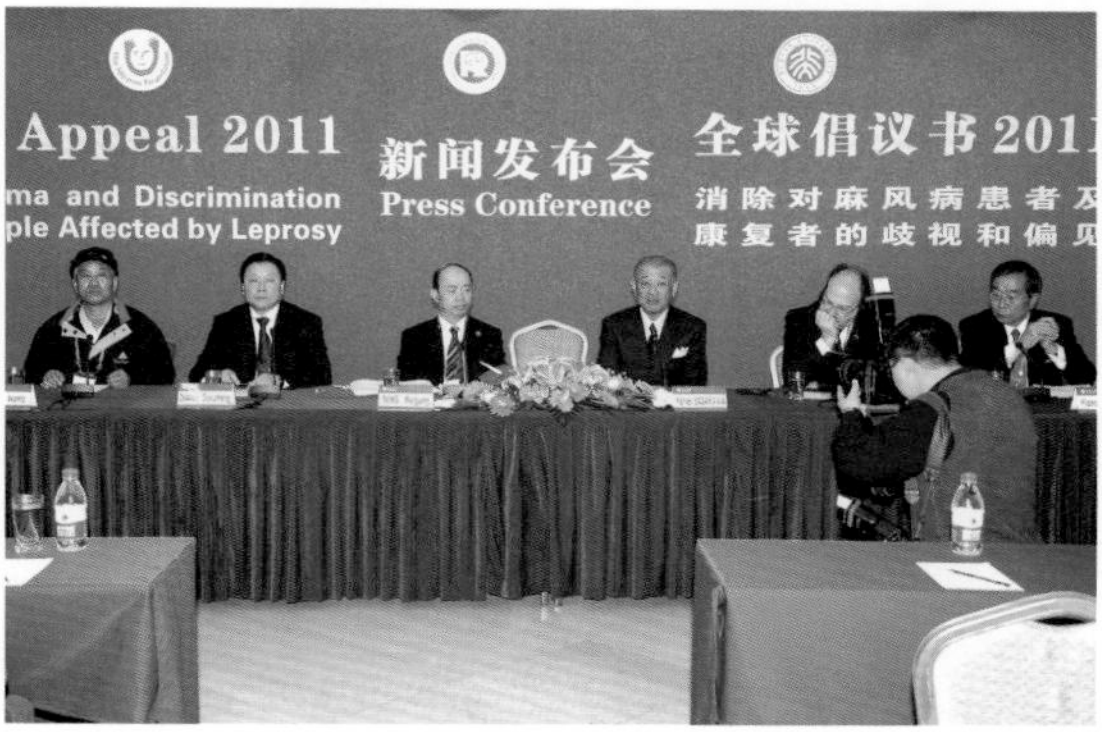

「グローバル・アピール2011」の記者会見（中国、2011年1月）

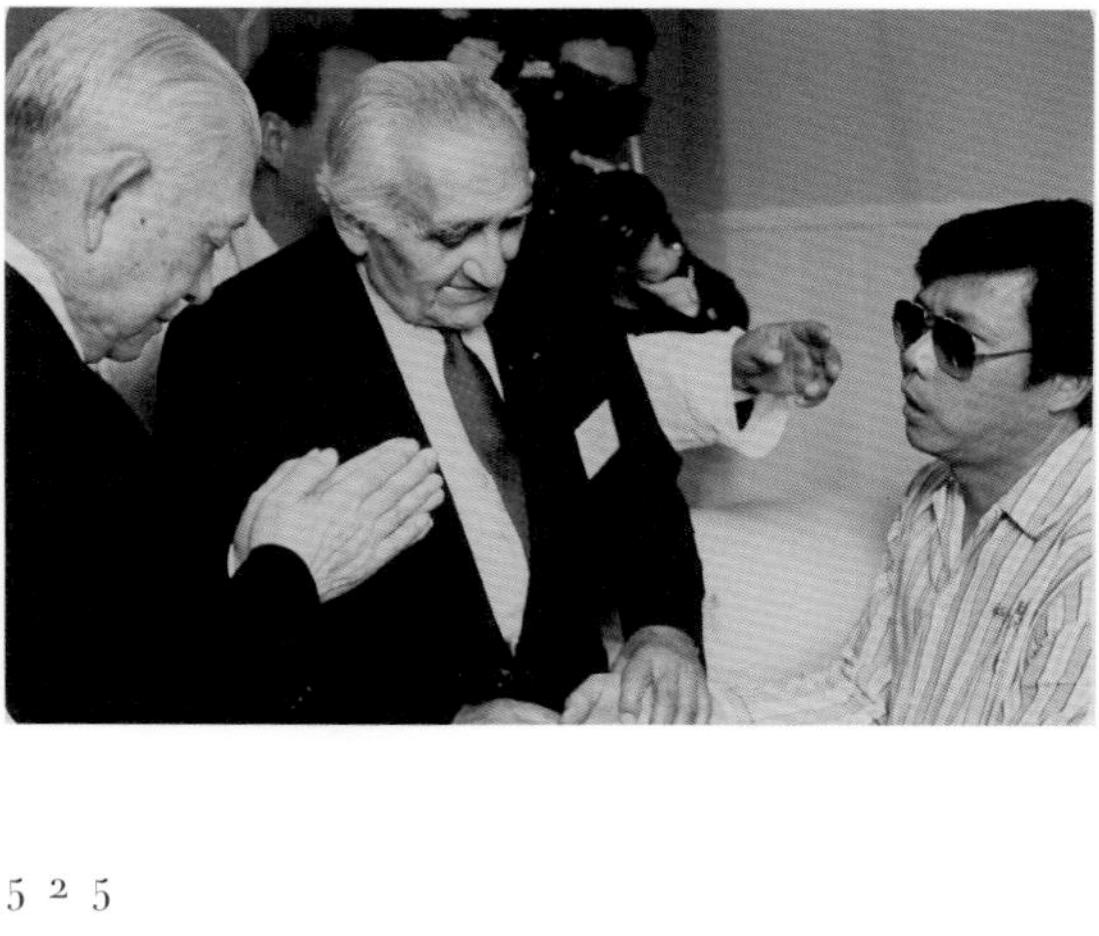

ハンセン病研究センター（広州市）再建をサポートした時の父、笹川良一（左）と馬海徳（マー・ハイデ）氏（中央）（中国、1985年）

化に貢献してきた。また、今回の式典に参加したＨＡＮＤＡやジアなど現地のＮＧＯが実施する回復者支援の活動もバックアップしている。二〇〇四年に広州で設立されたジアは、早稲田大学の卒業生である原田燎太郎氏を責任者として、広東、海南、湖南、湖北、そして広西チワン族自治区にある回復者の定着村でワークキャンプを取りまとめている。この活動では中国と日本の学生がともに村で寝泊まりし、家屋の修繕や水道・トイレの設置、道路の舗装など、回復者の生活環境の改善に取り組んできた。ワークキャンプでは当初、周辺地域の住民が回復者と学生が手をつなぎ、仲よく買い物をする姿を見て驚いていたが、活動の定着でこの光景はごく普通のこととしてとらえられるようになった。また学生とともに建設作業を行う大工や学生の送り迎えをする車のドライバーも、当初は村に近づくことをためらっていたが、今日では回復者の部屋に進んで入り、お茶を飲み、煙草を吸いながら世間話をするまでになっている。この約一〇年間で、ワークキャンプに参加した中国の若者は八〇〇〇人を超えた。

中国全土の六一一カ所の定着村には、約二万人が暮らしている。その多くは六〇歳以上の高齢者であり、家族や周辺地域住民の根強い偏見や差別により故郷に帰る機会を奪われ、その人生の最後を見届ける身内も遺骨を引き取りに来る家族もなく、最後は村の片隅に土葬されるケースが多い。これらの定着村の実状調査と、彼らの生活改善のための支援は不可欠である。正直なところ、広東の定着村で見た光景は、中国の恥部と言いたくなるほど悲惨な環境での生活だった。しかし、中国での活動には、当局の許可なくしてはいささかも実行することができないという大きな壁が立ちはだかっている。

失敗から目をそらさない――インド（デリー、ビハール州）［二月〜三月］

［ルート］成田→インド・デリー（飛行時間一〇時間）―一泊―デリー→ビハール州パトナ（飛行時間一時間二五分）―二泊

―パトナ→デリー（飛行時間一時間三〇分）―一泊―デリー→成田（飛行時間七時間二〇分）

四一回目となるインド訪問では、ハンセン病回復者組織ナショナル・フォーラムの第一回理事会に出席した。これまで多くの活動実績を挙げてきたナショナル・フォーラムは、この年の二月二一日に正式な法人登録を果たし、その定款に従っての初めての理事会となった。ゴパール博士を含む、回復者の九人の理事が、インド全土からデリーに参集。回復者にとって歴史的な初の理事会がS-ILF（Sasakawa-India Leprosy Foundation：ササカワ・インド・ハンセン病財団）の事務所で開催された。定款の承認、会長の選出（ゴパール博士が就任）、銀行口座の開設、事務所の設置、今後の活動計画、諮問委員会の設置と、議事が進行した。ナショナル・フォーラムは、法人格という基盤を得たことにより、今後の活動の拡大が期待されるが、その前途には課題も山積している。まずは地方組織の強化である。地方分権が進んでいるインドでは、事態は中央からの指示では動かず、州レベルでの働きかけが不可欠である。各州の回復者リーダーが州内のコロニーを束ね、回復者の声を行政や広く社会に届けられるような状況をつくらなければならない。州レベル、そして全国レベルで活躍できる若手の回復者指導者を育成することも、喫緊の課題である。

ナショナル・フォーラムの具体的な活動目標の一つが、ハンセン病回復者年金の設置である。現在、国や州の制度として障害者年金や老齢年金はあるが、回復者を対象とする年金があるのは首都デリーとウッタルカンド州などほんの一部である。インド政府の独立した委員会である陳情委員会の報告書では、各州で月額二〇〇〇ルピー（約三二〇〇円）の回復者年金を設置することを要請している。二〇一〇年に私は回復者とともに、ビハール州の国家地域保健ミッションのサンジェイ・クマール局長に会い、州による回復者年金（月額一〇〇〇ルピー、約一六〇〇円）の設置や居住環境の改善等などを陳情したが、以降、事態に進展がなく、回復者の待遇改善についても何の回答も得られていなかった。

そこで私は急遽、デリーからビハール州の州都パトナへいくことにした。二八日、再びクマール局長と州上院のガンガ・プラサッド副議長を訪れ、高齢者や障害を持つ回復者が物乞いで生計を立てなければならない現状を解消するために、回復者年金の早急な設置を要請した。

次に、同じく前年五月に面会したビハール州政府のクマール・モディ副首相を訪問。事務所には、午睡用か休憩用か、本人が使用するベッドが設置されていた。副首相は我々に椅子を勧めてくれたが全員にはゆきわたらなかった。すると驚いたことに、回復者三人をベッドに腰掛けさせたのである。同じテーブルに座らせることすらも嫌がる高官がいることを知っている私は内心驚いた。そしてモディ副首相は、その場で社会福祉省の担当者に電話し、具体的な年金計画を作成するように指示した。また、本件について副首相が自ら首相を説得することも確約してくれた。副首相の言質を得たことが、今回の訪問の最大の収穫だった。

副首相の助言と手配により、その晩にはアシュウィニ・クマール・チョービー州保健大臣とも会談、年金受給に必要となる回復者証明書の発行や、陳情委員会の報告書が要請する週二回のコロニーへの巡回医療、保護靴の支給、医療手当支給などについても、前向きな回答を得て、ようやく事態の進展を実感できた。以前、調査報告書を提出したときには、すぐにでも改善されると期待していたのにもかかわらず、その間選挙もあり、結局、実施されたのは三年後のことだったが、インドで当時いちばん貧しい州といわれたビハールで、回復者一人あたり一〇〇〇ルピーが支給されたことは、政府関係者に驚きを与え、その後各州での年金の増額活動が進むという好結果をもたらした。

この日は、TLM(The Leprosy Mission：英国ハンセン病ミッション)のビハール支部に立ち寄り、ビハール州内のハンセン病の状況について、詳しい説明を受けた。有病率は一・〇八人で、年間の新規患者数は二万人を超えていた(うち子どもが約一六%)。ただし新規患者で障害を発症している人の割合が二%弱と少ないのは、病気が早期に発見されているという好ましい傾向を示している。

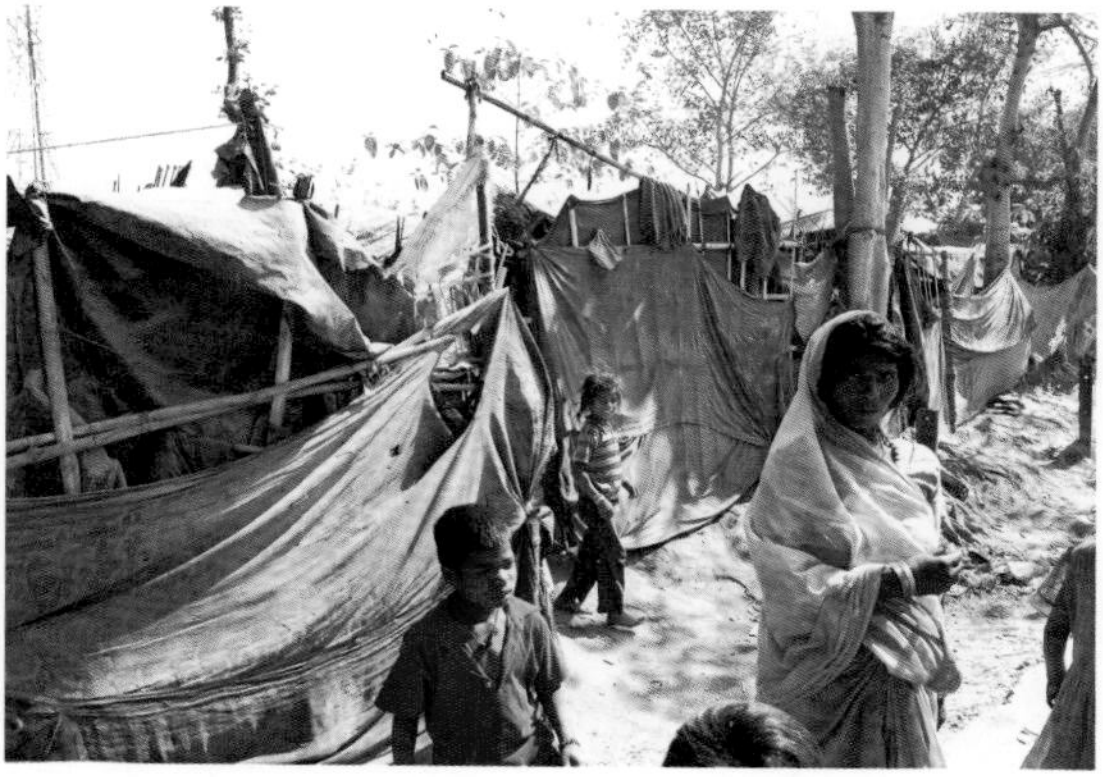

ジトワルプール・コロニーで木と木の間に布を張って生活する回復者たち（インド、ビハール州、2011年3月）

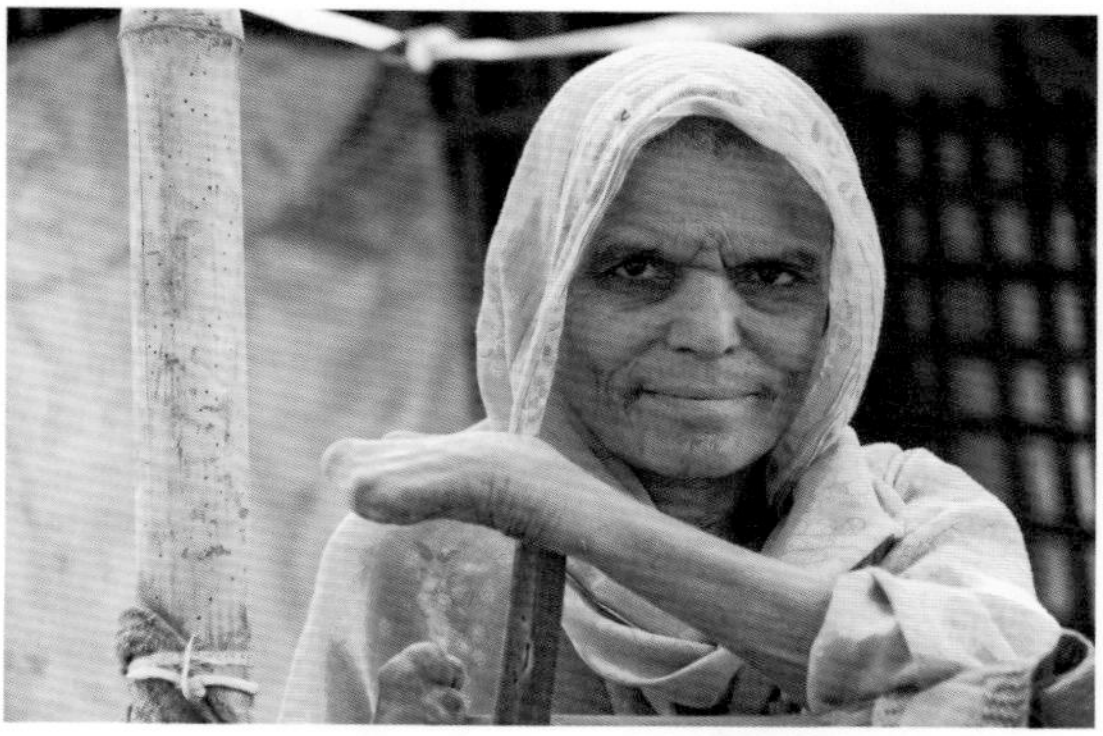

何かを強く語りかけてくる厳しい眼差し（ジトワルプール・コロニー）（インド、ビハール州、2011年3月）

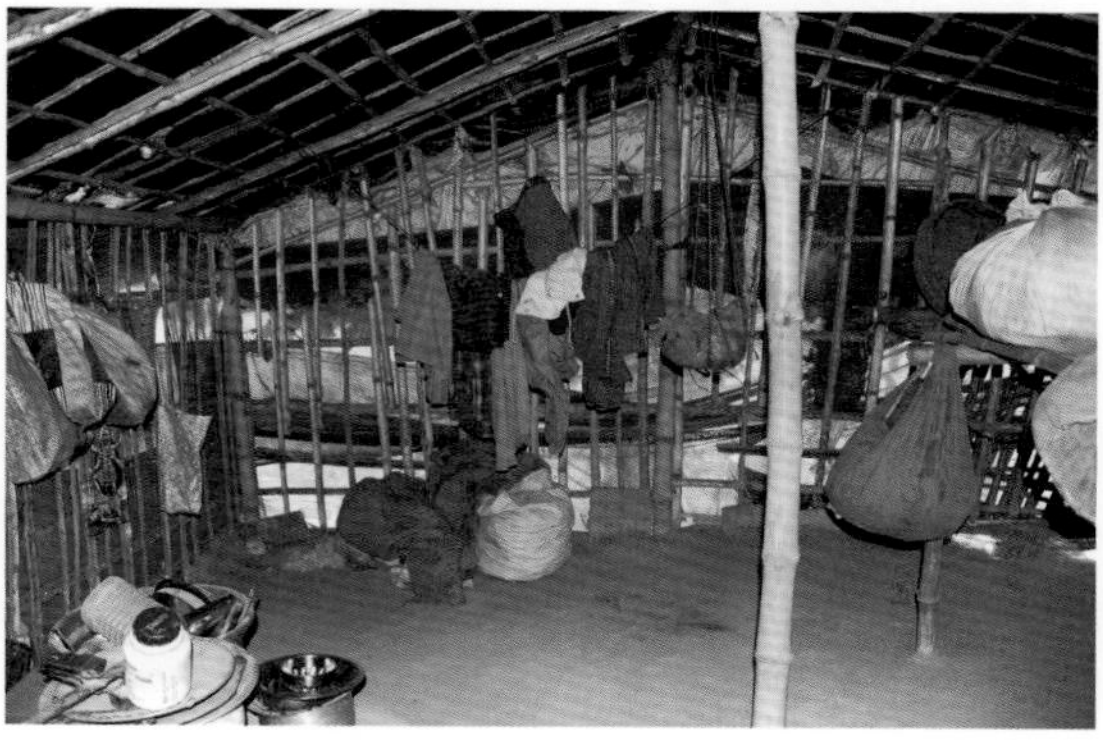

ジトワルプール・コロニーの回復者の住居の内部（インド、ビハール州、2011年3月）

翌三月一日は、パトナから北東に車で二時間半ほどの公立のタジュプール病院を訪れた。人口一五万人をカバーし、毎月四、五人の新規ハンセン病患者を受け入れている。患者の多くは、一五〇人いるボランティアのヘルスワーカーが丹念に村を回って発見している。また月に二回、二、三〇人の患者がこの病院で足の潰瘍のセルフケアをしている。

次に、タジュプール病院から車で三〇分ほどの、サマスティプル市にあるジトワルプール・コロニーを訪ねた。このコロニーは、約一〇年前に近くの鉄道駅の線路脇から現在の場所に移されたが、道路沿いの細長い土地に回復者八家族、障害者一六家族が暮らしていた。インドの回復者コロニーは近年は様々な支援が入り生活環境も徐々に改善されてきてはいるが、まだまだ一般の生活とは比較にならない不衛生な極貧生活に喘いでいる。埃だらけのテントが住居で、とても家と呼べるような代物ではない。木枠を造り、その上にビニールシートが被せられ、重しとして石が置かれているだけで、雨風をしのぐのがやっとという状況である。一般の人々は、このような生活が存在することさえ知らず、知ってはいても無関心である。人間の酷薄さに無性に腹が立ってくる。

続いて別のコロニーを訪れようとした矢先、社会福祉大臣との会談が設定できたとの連絡が入り、あわててパトナに引き返した。パラビーン・アマヌラ大臣が、州議会の会期中にもかかわらず時間を割いてくれたのだ。大臣には、前日の副首相との話はまだ伝わっていなかったが、回復者年金の設置には前向きで、首相との協議を約束してくれた。手放しで喜べる段階ではないが、回復者年金設置への手掛かりを得た安堵感とともに、空路でデリーに戻った。

翌日は、朝いちばんにWHOインド事務所代表のナタ・メナブデ博士と会談。彼女はグルジア（ジョージア）人で、コペンハーゲンにあるWHOヨーロッパ地域事務局（EURO）副代表ポストから、五カ月前に志願して当地に着任したばかりだった。「インド保健省の興味は先端医療技術に向けられがちだが、公衆衛生という足元が疎かになっている。インド政府は国連安全保障理事会入りを目指しているが、その前に、首都デリーでさえ道路のあちこちにゴミが山積している現状を改善しなければいけないのと同じだ」と不満を漏らしていた。西洋的な仕事の進め方が必ずしも通じないインド社会に対する焦燥感や、カルチャーショックからまだ抜け切れていないようだった。会談に先立って、WHOのハンセン病担当のバナジー博士から国内のハンセン病の最新状況についての説明があったが、ここ数年は患者数などの数値指標に改善はなく、州レベルでは二州(ビハール、チャティスガール)が未制圧、地区レベルでは全国六三三地区のうち一二三もの地区(二〇%)が未制圧だった。メナブデ博士とは、インドの国レベルおよび州レベルの保健当局のハンセン病に対する優先順位が下がってきていることに対する懸念を共有し、今後、NGOと協働して現場での活動を盛り上げる手法について意見交換をした。

午後は、S-ILFの理事会に出席した。今回の理事会では二〇一〇年度の活動報告があり、少額融資をした収益プロジェクトで最も成功した、酪農プロジェクト(水牛の乳の販売)、バッテリー・プロジェクト(貸電気)、銀細工プロジェクト(銀細工の製造・販売)に、「尊厳向上賞(Rising to Dignity Award)」を授与したことが報告された。失敗例についても詳細な報告があったことに、私は大きな希望を感じた。失敗から目をそらすのではなく、分析してそこから教訓を得て、将来に生かすことが大切なのである。

中にはこんな失敗事例もあった。あるコロニーで山羊の飼育で生計を立てる事業を支援し、事業開始直後、担当者が状況調査に訪れたところ、山羊が二頭足りない。グループの責任者に問い正すと、「数日前の祭りに皆で食べてしまった」と白状した。「商品の山羊を食べたら子山羊の生産量が減り、計画通りの稼ぎは得られないよ」と注意したところ、グループの責任者は、「祭りだから皆で山羊を腹いっぱい食べようとの声に同意せざるを得なかった。そんなに怒るのなら俺は物乞いをして稼ぐ。物乞いで失敗したことはない。山羊の飼育の方がはるかに難しい」と反論されて困惑したという。

ニューデリーは訪れるたびに近代化しており、インドらしくなってきた。しかし今回訪れたインドで最も貧しいとされるビハール州は、自転車とバイクと自動車が接触事故寸前の状態で走り回り、絶え間なく鳴り響くクラクションの間を人が歩き、牛が悠然と寝そべっている。そんな喧騒が、カオスの中のある種の秩序を感じさせてくれて、まさにインド的である。これがないと愛するインドに来た気がしなくなってきた。

医師さえも偏見を持っている――スイス連邦、フランス共和国［五月］

［ルート］成田→ドイツ・フランクフルト（飛行時間一二時間・トランジット二時間）→スイス・ジュネーブ（飛行時間一時間）―三泊―ジュネーブ→フランクフルト（飛行時間一時間・トランジット一時間三〇分）→成田（飛行時間一二時間）

スイスのジュネーブは私が頻繁に訪れる街の一つである。WHOでは、毎年五月の総会出席のためにジュネーブに集まる各国保健行政のトップたちと、ハンセン病制圧活動についての協議を行う。会場となるジュネーブのパレ・デ・ナシオン（国連欧州本部）は大変広く、移動しながら分刻みでの会談ではあるが、これだけ効率的に世界中の保健大臣に直接会って要請できる機会はめったにない。この時期、国連本部の廊下を早足で移動する私の姿は、ジュネーブの春の風物詩だとも言われるようになった。プライマリー・ヘルスケアの発展への貢献者をWHO総会で表彰する「笹川健康賞」の授与式への出席とともに、毎年の恒例となっている。

この五月は、スイスからフランス領へ足を延ばした。二月のインド訪問と今回のフランス訪問の間には、三月一一日の東日本大震災があり、日本財団はスピード重視で積極的な被災者支援活動を大規模に展開している。現在もなお活動は継続中だが、今回は、二〇一二年一月に発表予定の第七回「グローバル・アピール」に、各国の医師会代表者に賛同してもらいたいと考え、フランス領のフェルネーにある世界医師会を訪れることにした。

残念ながら医師でさえもハンセン病に対する偏見を持ち、診療を拒むケースも少なくないのが実状である。また、先進国の医師の多くは、ハンセン病の診療経験がない。しかし世界にはいまだ多くの患者がいる。ほかの病気とハンセン病が何ら変わらないという知識を医師が持つことは、新規患者の発生を減らすためにも重要な意味がある。この話を日本医師会の原中勝征会長に伝えると、「グローバル・アピール」への賛同を即決し、世界医師会に連絡をとってくれた。この日本医師会の紹介で、タイ出身のウォンチャット会長、ブラジル出身のアマラル次期会長、そしてドイツ出身のクロイバー事務局長と会談できた。三人とも私の訴えを熱心に聞き、世界中が制圧基準を達成しても、偏見や差別がなくならない限りこの問題の解決がないことを理解してくれた。世界医師会として、「グローバル・アピール2012」への協力は惜しまないとの了解も得た。

その後、ジュネーブに戻り、パレ・デ・ナシオンに入った。最初に会ったのは、ペテ・キン保健大臣。ミャンマーで二〇一〇年一一月に二〇年ぶりに行われた総選挙を経て発足した「民主政権」の、最初の保健大臣である。ミャンマーはヤンゴン医科大学の学長を務めた前保健大臣のチョー・ミン氏が、大学時代の恩師だという。ミャンマーは二〇〇三年に制圧を達成したが、現在もハンセン病登録患者数は年間三〇〇〇人前後で、持続的な制圧維持活動が必要である。早期発見を進め、患者の障害を少なくすることにもいっそうの努力を注ぐよう要請した。

ハンセン病制圧の重要国であるブラジルのジャルバス・バルボサ保健副大臣は、保健省で疾病対策の責任者を務めた後、WHOアメリカ地域事務局（AMRO）で活躍、最近保健省に戻った人物で、ハンセン病を含む公衆衛生問題に深い見識がある。現在のブラジルの有病率は一・八人、北部には八・五～九人と高いエリアもある。副大臣によれば、新大統領もハンセン病の制圧に強い関心を持っており、ハンセン病が貧困の原因にもなっているとして、保健省も行動計画を準備しているとのことだった。

フィリピンのオナ保健大臣は、祖父母がハンセン病患者であり、ハンセン病回復者やその家族が社会の偏見と差別の壁に阻まれ、子どもたちが満足な教育の機会が得られないという問題点を指摘し、奨学金の支給など、彼らが社会に参画できるような支援の必要性を強調された。ハンセン病専門医として世界中で活躍しているクリオン島のクナナン博士も、フィリピン出身者である。

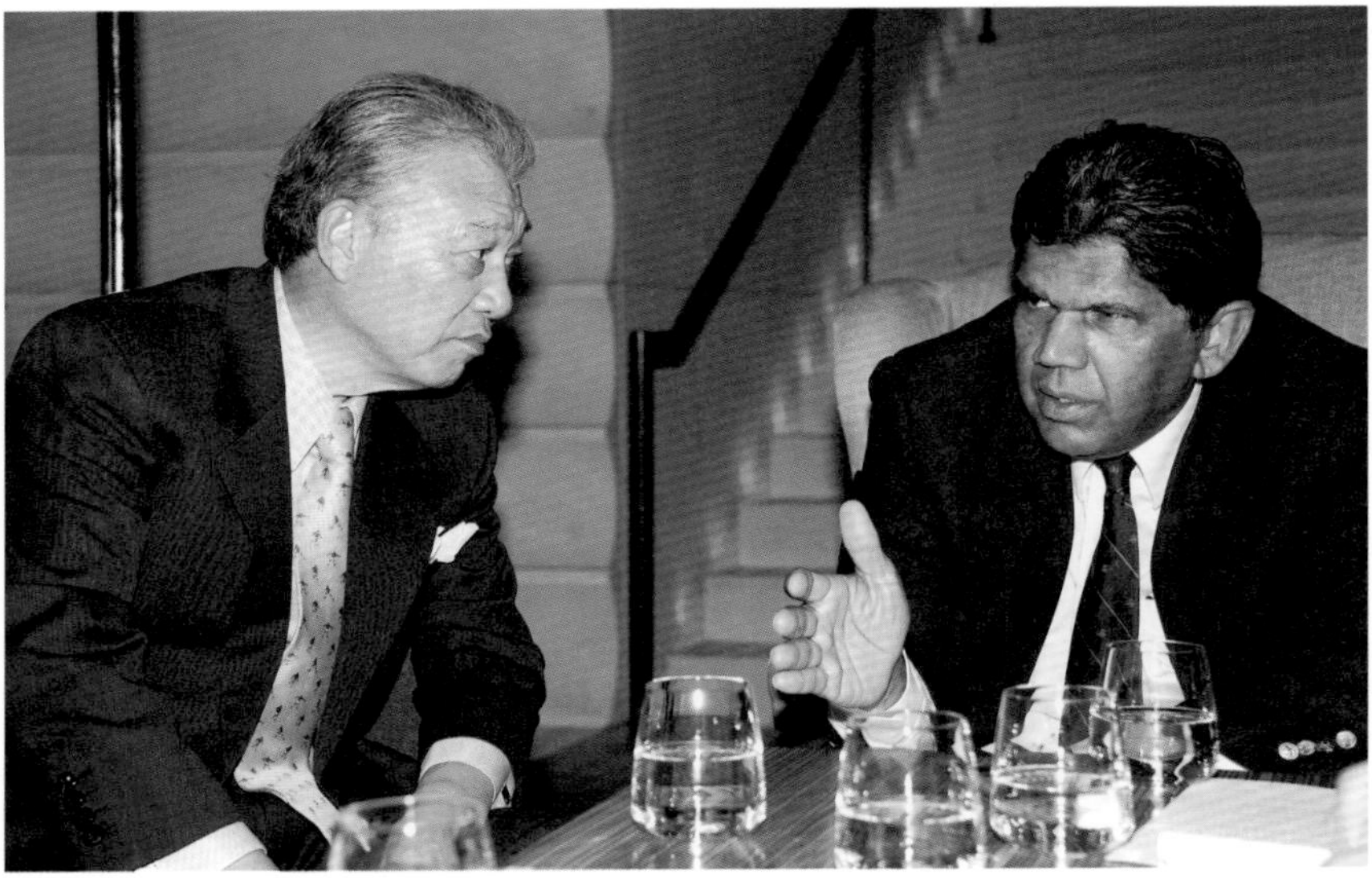

7年ぶりに再会した我が恩師ともいえる元人権委員会のラムチャラン氏と（ジュネーブ、2011年5月）

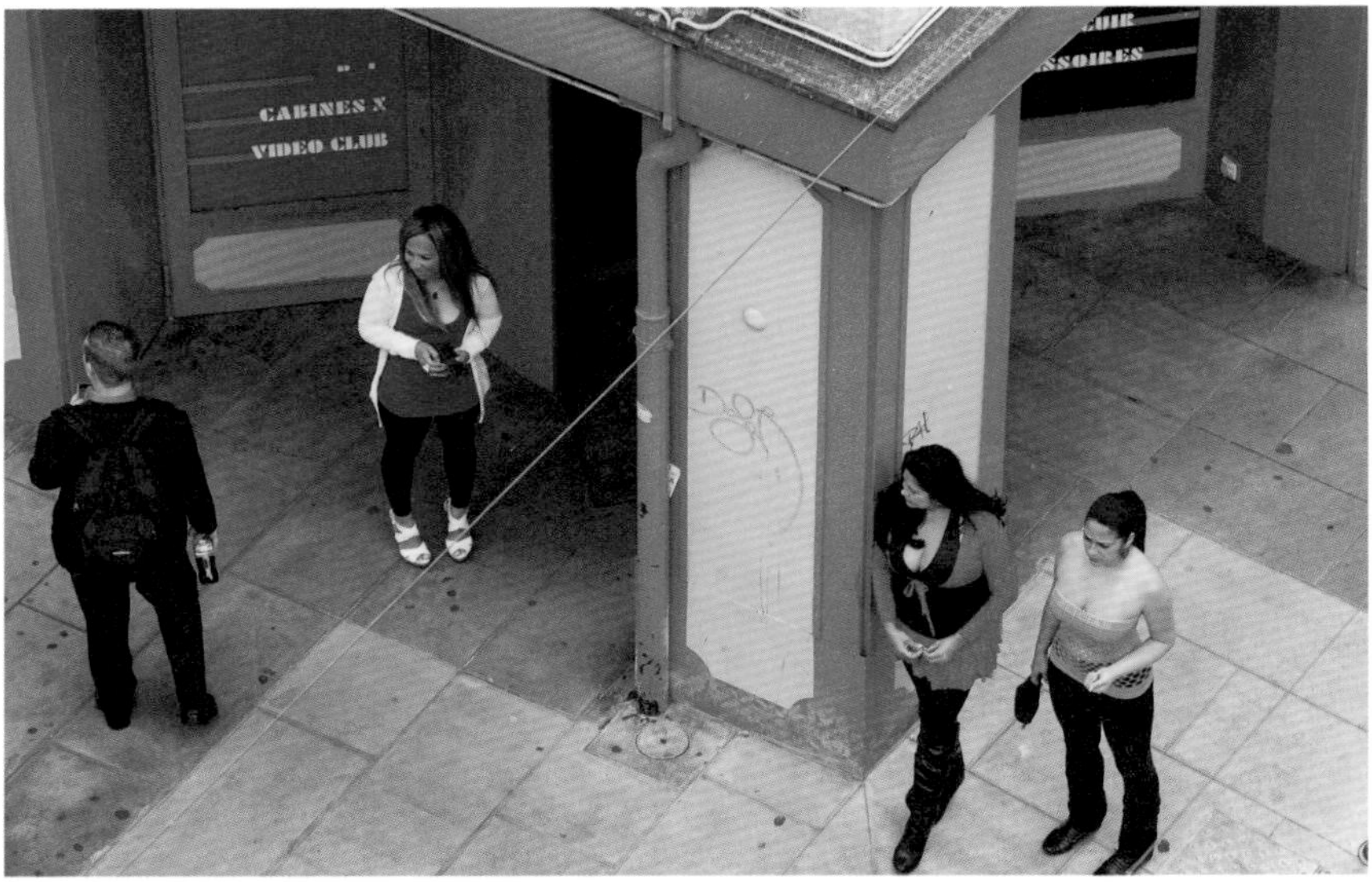

ホテルの窓から見える、早朝から街角に立つ売春婦（ジュネーブ、2011年5月）

ネパールは二〇〇九年末にハンセン病制圧を達成したが、それは、保健人口省とＷＨＯ現地事務所の地道な努力に加え、メディアの積極的な啓発活動なしには実現し得ないものだった。ネパールのバスネット保健大臣にはその旨を伝え、今後もこの問題の優先順位を下げずに取り組んでほしいと伝えた。

インドネシアのアジタマ保健局長は、「ハンセン病は我が国で、結核やＨＩＶ／エイズと並んで最重要の問題である」とし、近年新規患者数が横ばい状態であることに懸念を示していた。

スリランカのルベル保健次官とは、昨年五月以来の再会。二〇〇九年に内戦が終わり、国づくりの最中のスリランカに対し、日本財団は義肢装具士養成学校や、内戦の激戦地域だった北部を中心に一〇〇校の小学校建設事業などの協力をしている。二〇〇五年にハンセン病制圧は達成しているものの、年間約二〇〇〇人の新規患者が確認され、患者が集中する地域がいくつかある。

同じく制圧を達成しているものの、毎年七五〇人ほどの新規患者が確認されているマラウイのムファンデ保健大臣には、的確にハンセン病を診断できる人材の育成と、患者数や薬の頒布などの実態調査を行う必要性を説明した。

毎年一三万人の新規患者が発生しているインドのチャンドラムリ保健次官には、有病率が高い州の保健次官やハンセン病担当者を集めた全国会議を行い、患者数を減らすための対策を話し合う場を持ちたいと要請した。次官はすぐに各州と連絡をとり、直接召集をかけることを約束してくれた。

二〇〇四年末に制圧を達成したリベリアは、人口約三六〇万人の小さな国でありながら、毎年四〇〇人ほどの新規患者が確認されている。この国も患者が集中している地域があるようで、そのような場所に特に注意を払いながら、対策を進めることで、同国の保健省医務局長と合意した。

このような会談の場では相手は変わっても、テープレコーダーのように、二〇一〇年一二月にニューヨークの国連総会で可決されたハンセン病の患者・回復者とその家族に対する差別撤廃のための「原則とガイドライン」

について繰り返し話題にし、自国でのハンセン病患者や回復者の尊厳回復・人権擁護のため、社会面での必要な措置を講じることも合わせて要請している。この「ハンセン病と人権」の問題を最初に国連人権委員会（現・理事会）に訴えた際、私の話に真剣に耳を傾け、助言してくれたのが、当時、国連人権高等弁務官代理の職にあったバーナード・ラムチャラン氏で、今回のジュネーブ滞在中には、七年ぶりの再会となった。

ラムチャラン氏はこの一月に、国連加盟国の人権状況を普遍的に審査する国連人権理事会の制度、UPR（Universal Periodical Review：普遍的・定期的レビュー）に対する社会の関心を高める活動をしているNGO、UPR Infoの会長に就任した。彼には国連総会決議について報告し、謝意を伝えた。ラムチャラン氏は、当時彼のオフィスに私とともに訪れた回復者の一人が言った次のような言葉を、鮮明に覚えてくれていた。「何百年もの間、私たちは社会から排除され、見放されてきた。そんな私たちがいま、この国連人権理事会のオフィスにいる」。

難民患者の孤独――マラウイ共和国［七月］

［ルート］成田→ドイツ・フランクフルト（飛行時間一二時間・トランジット六時間）→エチオピア・アディスアベバ（飛行時間七時間・トランジット二時間）→マラウイ・リロングウェ（飛行時間四時間）――三泊

七月は、アフリカ南東部のマラウイを訪れた。同国は二〇〇〇年以来、二度目の訪問である。日本から三二時間かけてようやく到着したわけだが、一〇個の荷物のうち九個が行方不明になった。

マラウイは一九六四年に英国から独立し、内戦やクーデターを経験していない治安の安定した平和な国である。温厚で親しみやすいその国民性から「アフリカの温かい心」とも呼ばれる。国民の七五％はキリスト教徒で、公用語として英語のほかにチェワ語が話されている。主要産業は農業で、葉タバコ、コーヒー、紅茶、綿、砂糖などを産出し、国民の八五％が農業に従事している。

マラウイは、全国レベルでは一九九四年に制圧を達成しているが、地区レベルでは二六県のうち四県が未達成である。国の保健行政上のプライオリティが低くなっているため、患者のデータ収集や伝達に正確さを欠く、各県への指導・監督のための定期的な訪問ができていない、ヘルスワーカーへのハンセン病に関する教育が十分でない、中長期の戦略計画を立てられていないといった問題がある。人材、資金、物品が不足しており、政府のハンセン病対策に対するコミットメントを引き出す必要があると判断し、今回の訪問となった。

七月一三日午後、首都リロングウェ空港に到着、保健省のカブルジ局長とＷＨＯのマラウイ事務所代表代理のムシャンボサ氏、コンゴ共和国にあるＷＨＯアフリカ地域事務局（ＡＦＲＯ）のハンセン病担当官のビデ博士、熱帯病担当の清水博士らが出迎えてくれた。マラウイは南半球であり、七月は冬、しかも首都は標高一〇〇〇メートル以上で、日差しこそ強いが風はさわやかだった。空港では、さっそくテレビ局によるインタビューを受け、制圧達成後も、病気の撲滅と差別の撤廃に向けて取り組むべきことがあることを話した。特に、国民に向けては、「ハンセン病は治る病気である」、「薬は世界のどこでも無料で提供される」、「差別は不当である」という「三つのメッセージ」を訴えた。

その日の夕方、五月にジュネーブで会談したムファンデ保健大臣主催の歓迎夕食会が開かれ、マラウイのハンセン病の状況などについて意見交換を行った。マラウイではハンセン病は、ＨＩＶ／エイズやマラリア、結核と比べて患者数が少なく制圧も達成しているが、高いプライオリティをもって撲滅に向かって取り組んでほしいと大臣のプライドを傷つけない言い方で慎重にお願いした。どこの国でも高官や役人のプライドは高い。いたずらに批判的になったり、正論を声高に主張するのは逆効果だ。彼ら彼女らのプライドを傷つけない交渉が、実質的な成果を得るための近道なのである。

翌一四日は、リロングウェの南東約二三〇キロのバラカ県にあるウタレというハンセン病コロニーを訪れた。

時速一〇〇キロ超のスピードで移動中、ときおり電線が見えたが、ほとんどの地域には電気が通っておらず、人々は電気や水道のない生活をしている。道路の両側に並ぶ家は小さく、中にはレンガ造りのものもあるが、大多数は土と枯れ草でできている。

ウタレは、一九二〇年代に入植したフランスのカトリック教会のシスターにより、一九四六年にハンセン病患者の隔離療養所として設立された。当時は五つあった施設の中で現存しているのはここだけである。現在、ハンセン病患者と回復者の三四人がリハビリセンターに住み、四三人が近くの村に移って暮らしていた。センター内では、フランシス・カチェーレ神父を中心に、教会が彼らの家をつくり、食べ物や必需品などを提供していた。家々はレンガ造りで、ウタレに来る途中で見たどの家よりも美しかった。カチェーレ神父たちが建てたのだという。

若い回復者のほとんどには障害が見られない。年配の回復者には手足や視聴覚に障害のあるケースが少なくなかったが、子どもや孫にかこまれて、元気で明るい人が多かった。その中に悲しそうな顔をした一人の老婦人が私の目に留まった。内戦のあった隣国モザンビークからたった一人で難民として避難してきたそうで、「ハンセン病で家族から見放されたため、何とかこのコロニーにたどり着いた」と、一人ぼっちの孤独の中での深い悲しみと若干の安堵の表情を見せてくれた。

翌日は、ムファンデ保健大臣との共同記者会見で、一五社ほどのメディアに対して、ハンセン病に対する正しい知識を国民に知ってほしいこと、ウタレのハンセン病村を訪れた感想などを語り、患者数が若干増加傾向にあることへの懸念と、今後の取り組み次第で撲滅も可能であるとの期待を伝えた。ムファンデ大臣は正直に、有病率が上昇傾向にあること、ウタレ以外にも全国に八カ所の療養所があることを述べ、ハンセン病の撲滅に向けた闘いを続けることを表明したが、私へのリップサービスでないことを願いたいものだ。

マラウイの最終日には大統領と会談する予定だったが、急にキャンセルになった。理由は不明だが、どうやら私と会いたくないようだった。そこで残りの時間、この国の生活の様子を知るために市場を見学することにした。

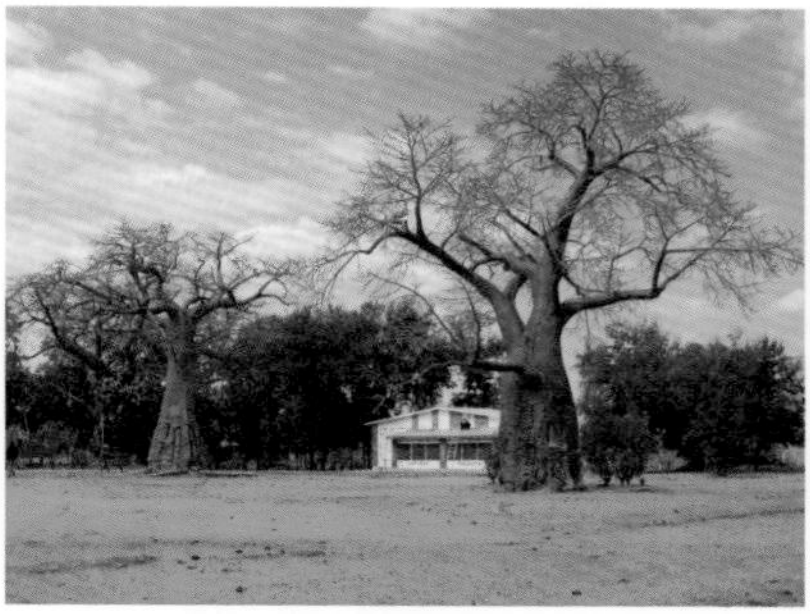

アフリカといえば、バオバブの木（マラウイ、2011年7月）

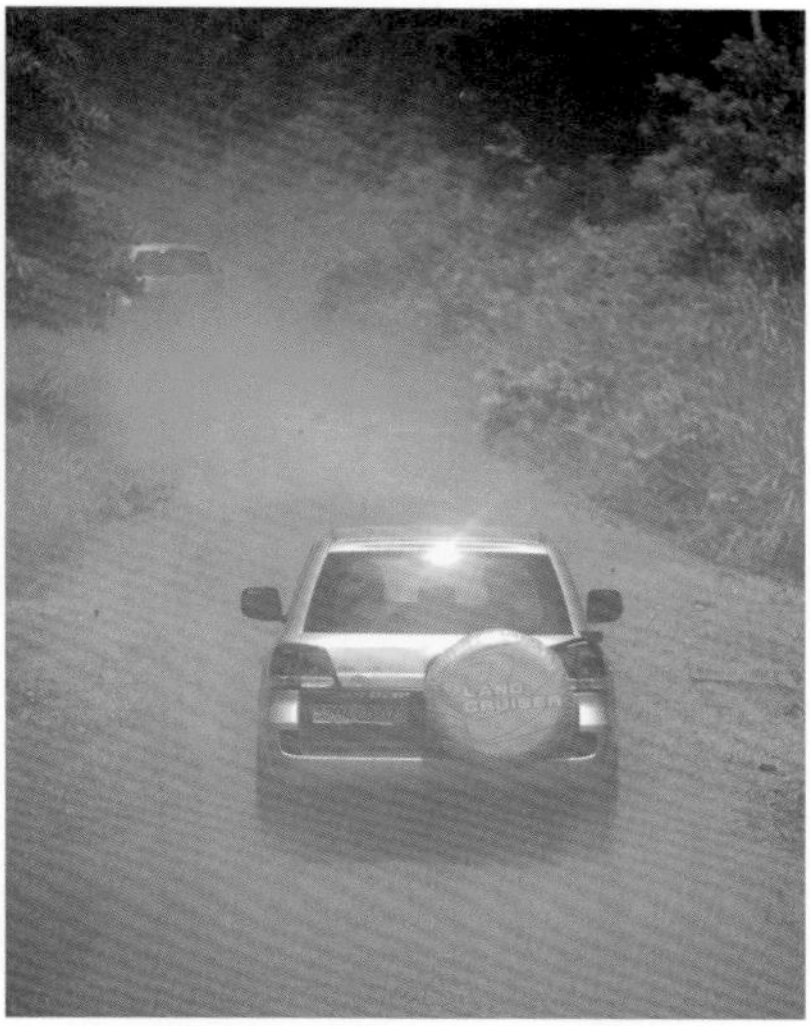

未舗装の道を砂塵を巻き上げて目的地に向かう（マラウイ、2011年7月）

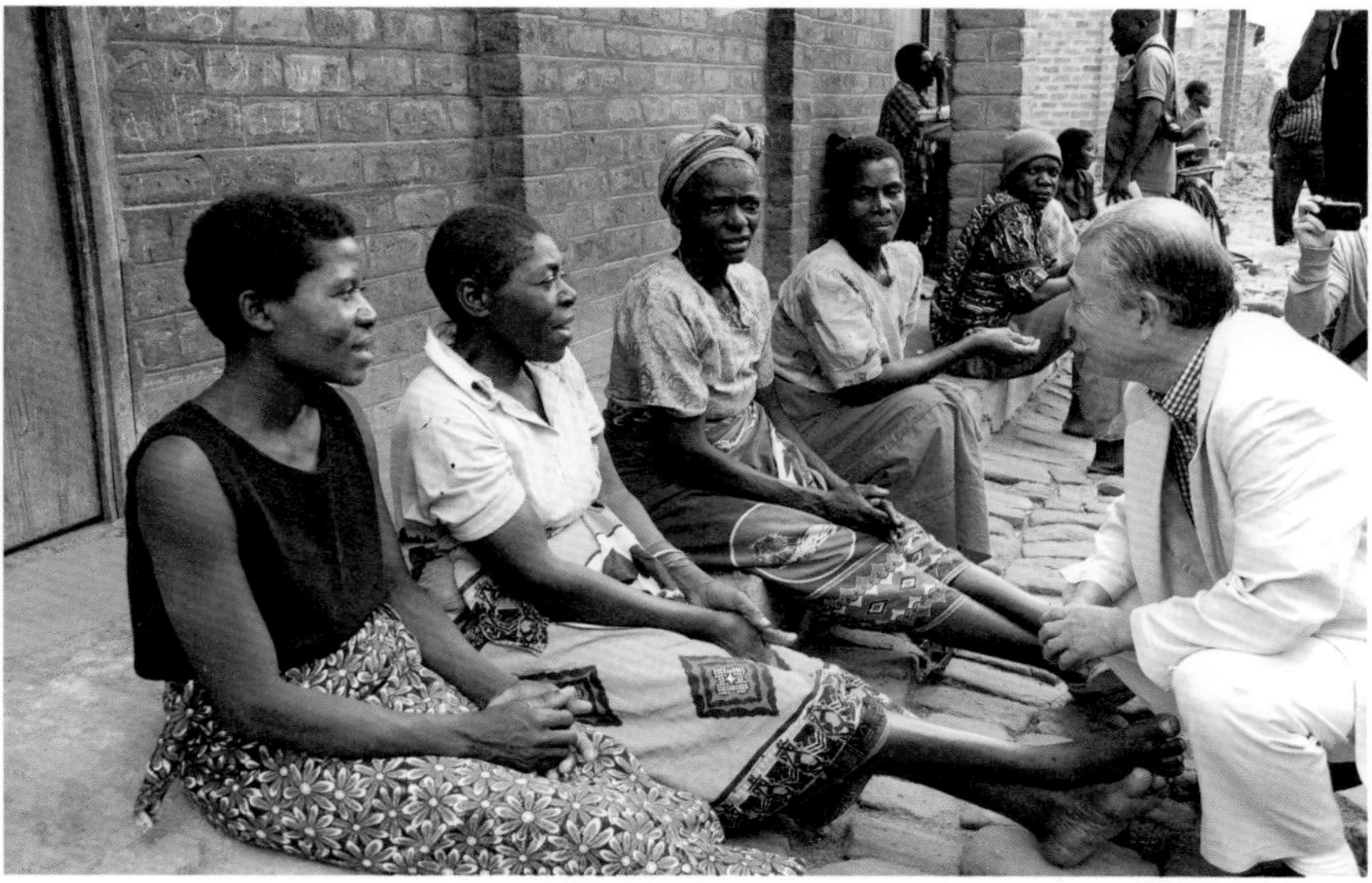

私の訪問に合わせてウタレ病院に集められた回復者たち（マラウイ、2011年7月）

私は現地のドライバーに、かねてから気になっていたことを訪ねた。「おならをすると罰金をとられる法案を大統領が出したっていうのは、本当なのか」。ドライバーによれば、本当らしい。しかし議会で反対されて廃案になったという。環境保護が法案提出の理由であり、罰金だけではなく、通報されただけで逮捕されるというものだったらしい。どのようにして確認するのだろうか。あまりに興味深かったので、同行の富永夏子がホテルのカウンターの若い女性から情報を得ようとして、おならをする姿を身振り手振りで説明したところ、カウンターの女性たちは笑い転げていた。ちなみに七七歳の大統領の夫人は大統領の三〇歳年下の元環境大臣だそうだ。空港にも夫妻の写真が貼ってあった。

帰りの空港では、WHOのビデ博士から、意外な話を聞かされた。私が案内されたウタレのコロニーは、実は一般の病院だったのだという。つまり集まっていた患者や回復者は、当日のためにほかのコロニーから集められ、あたかもハンセン病専門の充実した美しいコロニーであるように装っていたわけだ。まんまと一杯食わされた。以前にも書いたが、どこの国にも面子があり、誇り高い人々がいる。インドのように私自身で訪問先を設定できるところ以外は、相手国の担当者がその国、その地域で最も整った病院や施設を見せようとする。私はそこからその国の実状を推察するよう努力しているのだが、マラウイでは一敗地にまみれてしまった。

治療薬MDTのない保健所——中央アフリカ共和国［七月］

［ルート］マラウイ・リロングウェ→アディスアベバ（飛行時間四時間）—一泊—アディスアベバ→中央アフリカ・バンギ（カメルーンのドアラ経由、飛行時間七時間二〇分）—四泊—バンギ→フランス・パリ（飛行時間六時間四五分・トランジット五時間）→成田（飛行時間一一時間五〇分）

マラウイ共和国訪問の後、エチオピアで「SG2000（ササカワ・グローバル2000）」の農業プロジェクトのメンバーとの会議を行い、中央アフリカ共和国に向かった。中央アフリカは、一九六〇年にフランスから独立したものの、度重なるクーデターや内戦で長い間、政情が不安定な状態にあった。近年ようやく政権が安定し、落ち着きを取り戻してきたようである。二〇〇五年に全国レベルでハンセン病の制圧を達成したが、州レベルでは、一六州のうち四州で未制圧である。ここでも保健行政上のプライオリティの低下から、患者数がやや増加傾向にあった。

一七日午後、中央アフリカの首都、バンギの空港に到着。気温は三〇度を超え、湿度は九〇％と、とにかく蒸し暑い。マンダバ保健大臣と二人の女性閣僚であるゼゼ社会問題大臣とナン教育大臣、それにWHO代表のマイガ博士らが出迎えてくれた。マシンガンを肩にかけた迷彩服の兵士たちが大臣たちを護衛していた。空港ではメディアからのインタビューもあり、中央アフリカでは制圧は達成しているが、病気の撲滅と差別の撤廃に向けて取り組みをさらに強化する必要があるので、そのための訪問であることを説明。また、国民に向けて、あらためて「三つのメッセージ」を訴えた。

空港の外に出ると、歓迎の激しい太鼓と歌声の響きが待ち受けていた。カラフルな民族衣装を纏った人々が歌い踊っている。私もさっそく、踊りの輪に入った。踊る人々の中には、ハンセン病の患者や回復者、障害を持った人もいた。長旅の疲れも吹き飛ぶ、かけがえのないひとときだった。

夕方は、WHOのマイガ代表や担当官からハンセン病に関する説明を受けた。中央アフリカは、ILEP（International Federation of Anti-Leprosy Associations：国際ハンセン病団体連合）メンバーでスイスに本部があるFAIRMED（前ALES：Affiliation Leprosy Relief Emmaus-Swizerland）の協力を受け、ハンセン病対策を行っている。現在は、首都バンギに近い南西部オンベラ・ムポコ州とロバイェ州、それに北東部のバカガ州とオート・コット州の四州が未制圧であり、この四州を中心に制圧活動を進めるとの報告だった。

翌一八日には、早朝からマンダバ保健大臣と会談し、他の感染症に比べて患者数が少ないハンセン病対策への尽力に対し感謝の意を伝え、今後もWHOと協力し、さらなる患者数減少への取り組みを進めることを要請した。

会談後、保健大臣の同行のもと、車で二時間かけて西部に移動、首都バンギから一六〇キロ離れたロバイェ州のジャングル奥地のカカ村を訪れた。途中、密林が途切れ急に開けた場所に出て、眼の前に巨大で豪華な建物があらわれた。ボカサ宮殿である。一九七七年に中央アフリカ帝国初代皇帝を名乗ったボカサが、ベルサイユ宮殿をモデルに建てたものだ。首都で空前絶後の盛大な戴冠式を行った独裁者ボカサは、その後、無血クーデターで政権を追われ、フランスに亡命した。

ロバイェ州は、有病率が一・八四人で、周辺には、ジャングルを移動して生活する狩猟民族で一般にピグミーと呼ばれる人々もいた。彼らは枯れ草で囲っただけの一坪もない空間の床に、やはり枯れ草を敷いて、五、六人の家族がかたまって寝るのである。多くのピグミーの人々は、雨期になるとジャングルから出て来なくなり、毛虫や芋虫を食べて過しているという。カカ村には、ハンセン病の患者と回復者が五〇人ほどおり、一人ひとりと握手し挨拶を交わしたが、多くの人に後遺症が残り、患部のケアもあまりされていない。この村では、ベルギーから来たシスターが一年前から診療活動を行っていた。彼女は一九八五年から中央アフリカで医療活動を行っていたが、この村の現実に衝撃を受け、ここでの活動を始めたそうである。患者の代表からは、発症を知ったときの悲しみや、指、足と症状が進むにつれ深まる苦しみを吐露された。靴を支援してほしいとの訴えもあった。この地域では患部をむき出しにしたまま裸足で生活しており、そのため後遺症が悪化するのだ。同行した保健大臣は、私が患者たちと触れ合う姿を見て、「自分たちも何かをしなければならない」と独り言のようにつぶやいたそうだ。最後は、私をはじめ、私の誘いで参加した地元の市長や保健大臣も村人たちのダンスの輪の中に入り、一緒に踊って大いに汗をかいた。この日は雨期にもかかわらず多くのピグミーの人々も踊りに参加した。ピグミーの人々は食事が振舞われるとの知らせが届いたため、前日この村にやって来て、即席の草小屋をつくっていたというわけだ。

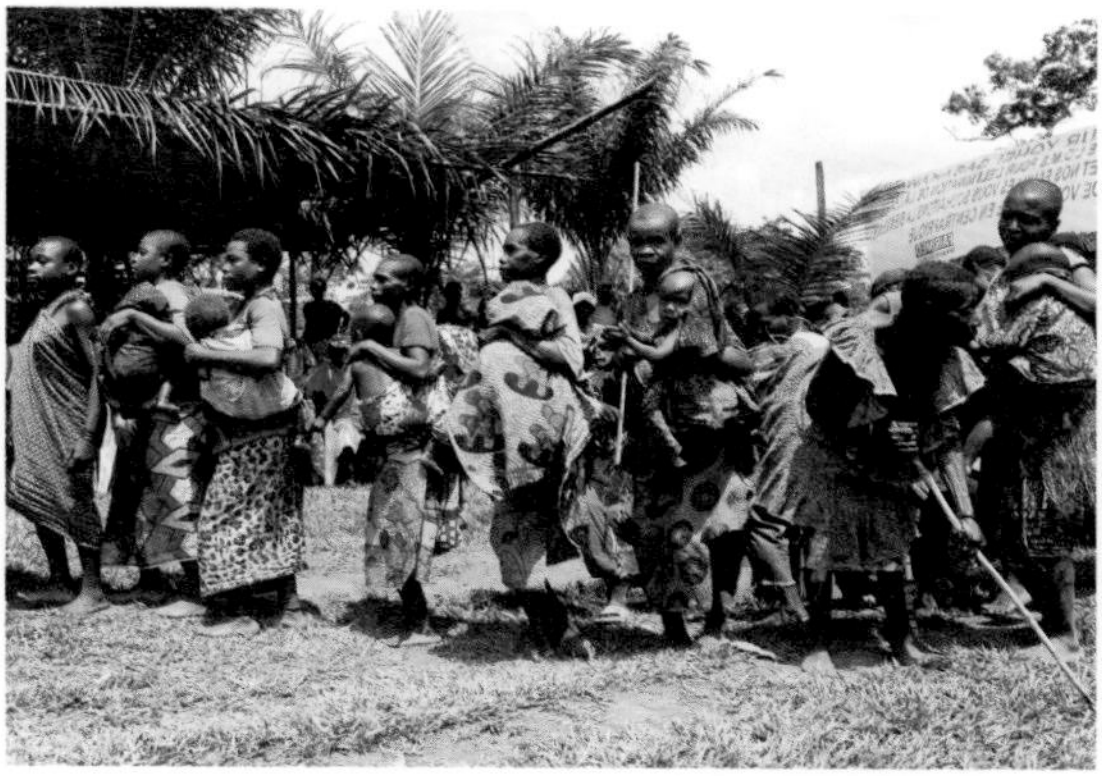

乳飲み子を抱いて踊るお母さんたち
（中央アフリカ、2011年7月）

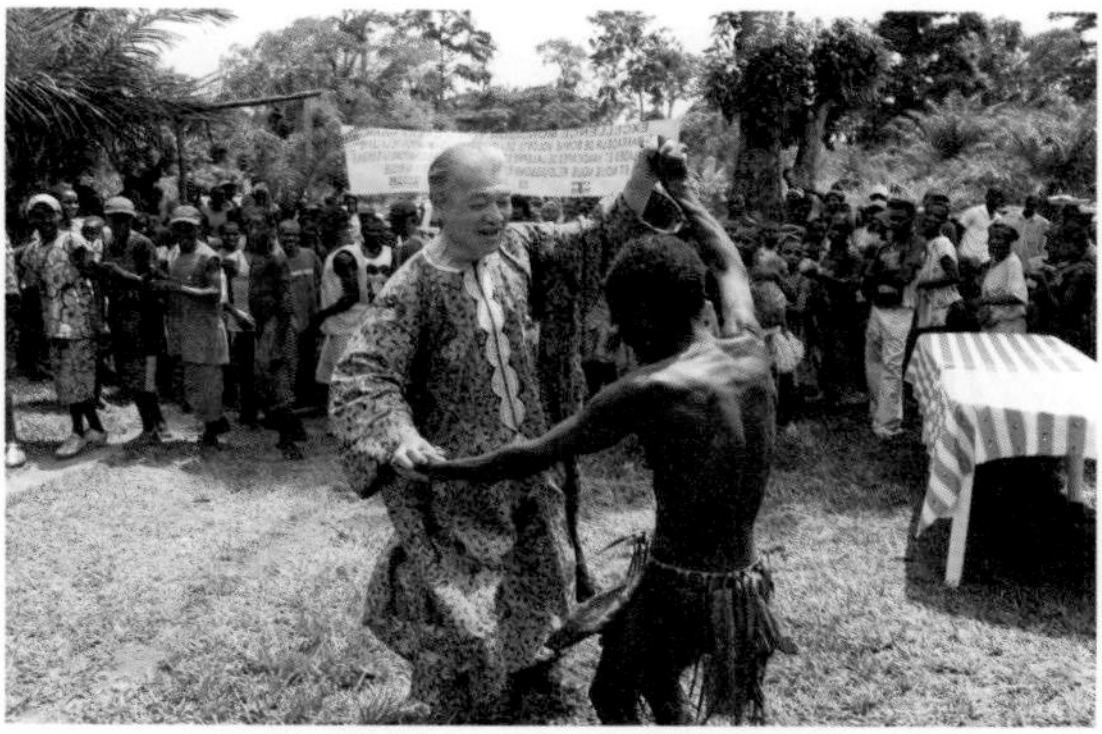

民族衣装を着てピグミーの人々と踊る
（中央アフリカ、2011年7月）

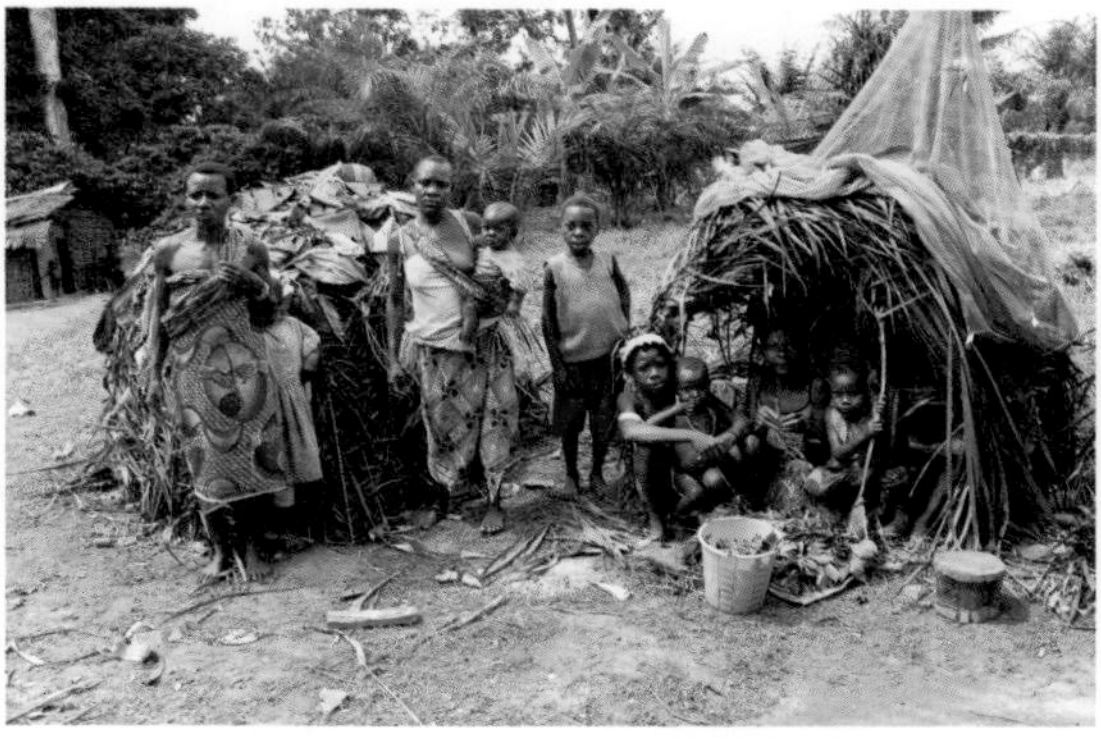

ピグミーの人々が即席で建てた住居
（中央アフリカ、2011年7月）

一九日のトアデラ首相との会談では、ハンセン病問題のほかに、日本財団がアフリカの農業に携わっていることにも触れ、貧困脱却のための大規模な農業開発プログラムの必要性を訴えた。私は、食糧増産プロジェクト「SG2000」の経験を踏まえた国際会議を、この一一月にマリで開催することを伝え、担当者の派遣を提案した。その後、ガオンバレ国会議長、ゼゼ社会問題大臣とも会談した。

二〇日は教育省で、高等教育研究担当のサコ国務大臣、サール職業技術教育大臣、ナン初等中等教育大臣の三人の大臣と会談。ハンセン病の知識の普及や人材育成などについて意見を交わした。続いて国連代表部で、人権問題を専門とするヴォグト代表から、中央アフリカにおける魔術と人権問題について話を聞いた。ハンセン病患者や障害者、病気の女性などが、魔術にかけられたとされ、ときには殺されてしまうという実話を語ってくれた。この日はまた、首都バンギから二四キロ離れたダマラ地区にあるデレバマ保健所を訪ねた。中央アフリカ国内に五カ所あったハンセン病療養所のうちの一つで、二〇〇〇年に一般診療と統合され

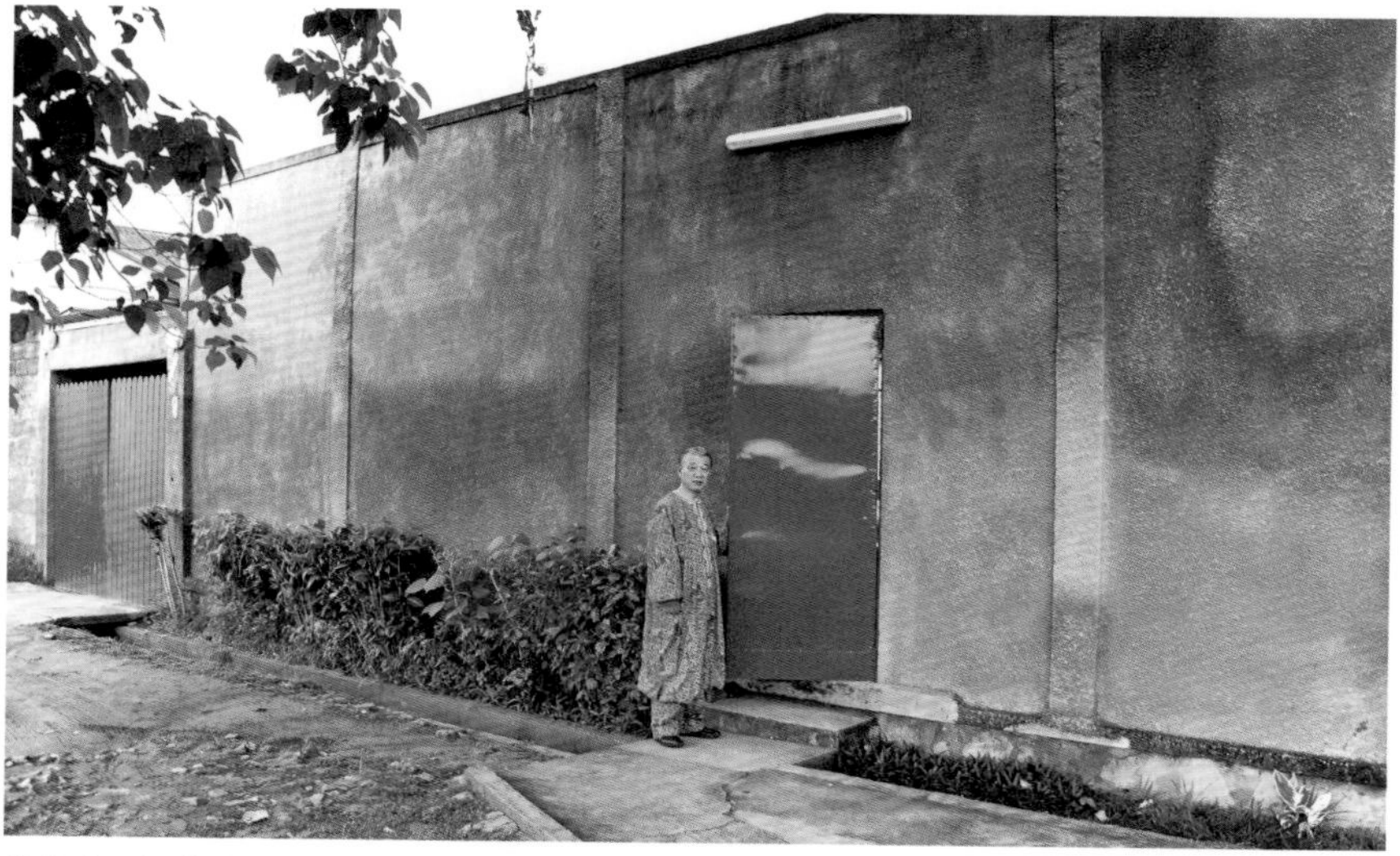

首都バンギの宿泊場所は刑務所の塀のような高さで囲まれ、入り口はこの鉄の扉だけ。治安の悪さが感じられた（中央アフリカ、2011年7月）

た。現在は八人のハンセン病患者が自宅から通院しているとのことだが、治療薬MDTはなく、カルテの記録も途中で途切れており、スタッフは最近の内戦で全員逃げてしまい、空き家同然の荒れた状態だった。

ちなみに首都バンギで宿泊したホテルは、まるで刑務所のような施設で、写真のように高い鉄の壁で囲まれ、部屋の窓は全て鉄枠で防御されており、人ひとりがやっと通れるほどの小さなドアが一つだけというもの。もちろん夜間の外出は不可である。ここでも治安の悪さを実感した。

大統領府で行われた政府主催の晩餐会には、トアデラ首相はじめほぼ全ての閣僚と国際機関代表が出席しており、私はハンセン病への取り組みを評価され、政府から勲章を授与された。この勲章は、闘いをともにしてきたWHOや保健省、NGO、そして何よりもハンセン病回復者自身の努力によるものであり、全ての関係者に贈られたものと理解している。

ここで話題を一つ。同行の富永夏子がWHOのトイレで、女性用コンドームを見つけてきた。好奇心旺盛な私は、これを普及させる可能性について検討するため袋を開いて、初めて実物を見た。直感的にとうてい普及に耐えられるとは思えなかったが、二袋を私の旅行鞄に入れ、いまも持ち歩いている。理由は、発熱したときにアイスキューブを入れて冷すのに都合がよいからで、同行者の誰が最初の恩恵に浴すか、隠れた楽しみにしている。まさか私自身がこれを使用することになるとは、想定外なのだが……。

WHOも「差別」を重視し始めた――インド（デリー）［八月］

［ルート］ 成田→インド・デリー（飛行時間八時間三五分）―三泊―デリー→香港（飛行時間五時間三五分・トランジット三時間）→成田（飛行時間四時間二〇分）

八月のデリーでの活動ではまず、WHO主催の「ハンセン病グローバル・プログラム・マネジャー会議」に出席した。アジア、アフリカ、中南米など五〇カ国近くのハンセン病担当者が一堂に会し、世界のハンセン病対策を決める重要な会議である。WHOは現在の五カ年戦略で、新規患者中のグレードⅡの障害（目に見える障害）数を二〇一五年までに二〇一〇年比で三五％減らす目標を掲げている。会議の冒頭、WHO南東アジア地域事務局（SEARO）事務局長のサムリー博士がこの目標を再度表明した。WHOの専門領域は医療であり、ハンセン病の制圧がその使命であるが、私の国連人権理事会での活動の成果を参考に、WHOもスティグマと差別の問題を克服するための取り組みにも力を入れていくことを発表した。今回の会議では、初めてスティグマと差別に関するセッションが設けられた。WHOがハンセン病の差別の問題を重要視し始めたことがうかがえる出来事であり、各国の保健省高官や国際機関職員たちが回復者の生の声を聞くよい機会にもなった。

私は基調講演で、前年にWHOが発行した「ハンセン病サービスにおける回復者参加強化ガイドライン」を各国に適用し実施することを要請し、社会的な偏見や差別に関しては、国際機関と政府機関へのアプローチ、一般社会の認知の向上、当事者のエンパワーメントという三つの柱に基づく戦略を紹介した。一つ目は、国連の「ハンセン病患者・回復者とその家族への差別撤廃決議」およびその「原則とガイドライン」が全会一致で可決されたことを触媒として、各国政府に差別的法律の改正や生活の改善を訴える取り組み。二つ目は、二〇一一年の世界医師会に賛同を得た「グローバル・アピール」を、医療現場での患者に対する偏見を撤廃する足がかりとすること。そして三つ目として、インドの回復者団体、ナショナル・フォーラムによる当事者間のネットワーク化の動きと、S-ILF（Sasakawa-India Leprosy Foundation：ササカワ・インド・ハンセン病財団）による融資制度や奨学金の取り組みについて紹介した。

午前中の会議の後、寸暇を惜しんで、二八のコロニーが点在するデリーのタヒプール地域のアナンダグラム・コロニーを訪れた。ここではS-ILFの支援で養鶏事業を行っており、一〇〇〇匹のヒヨコが元気よく走りまわ

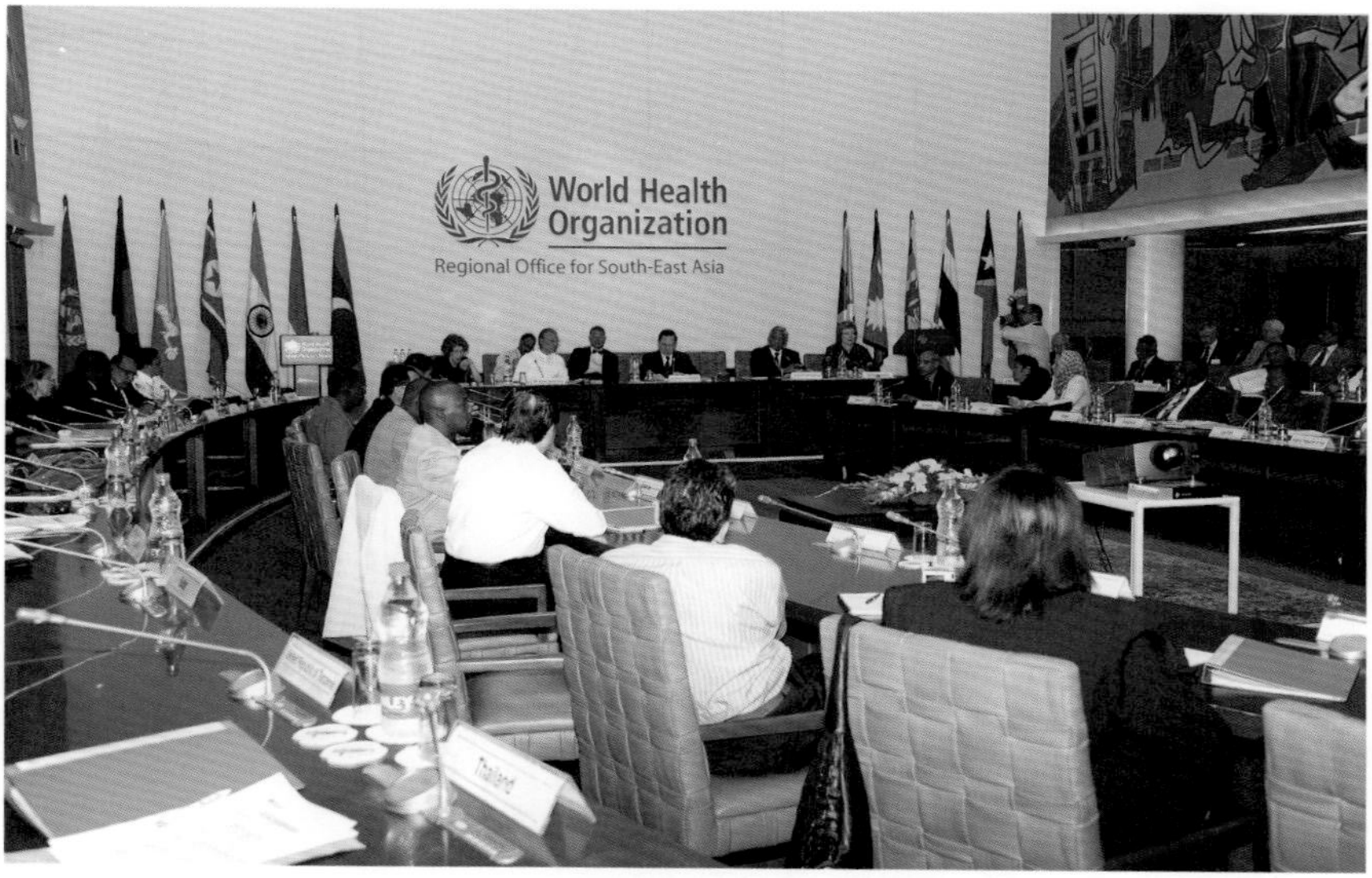

「ハンセン病グローバル・プログラムマネージャー会議」(インド、デリー、2011年8月)

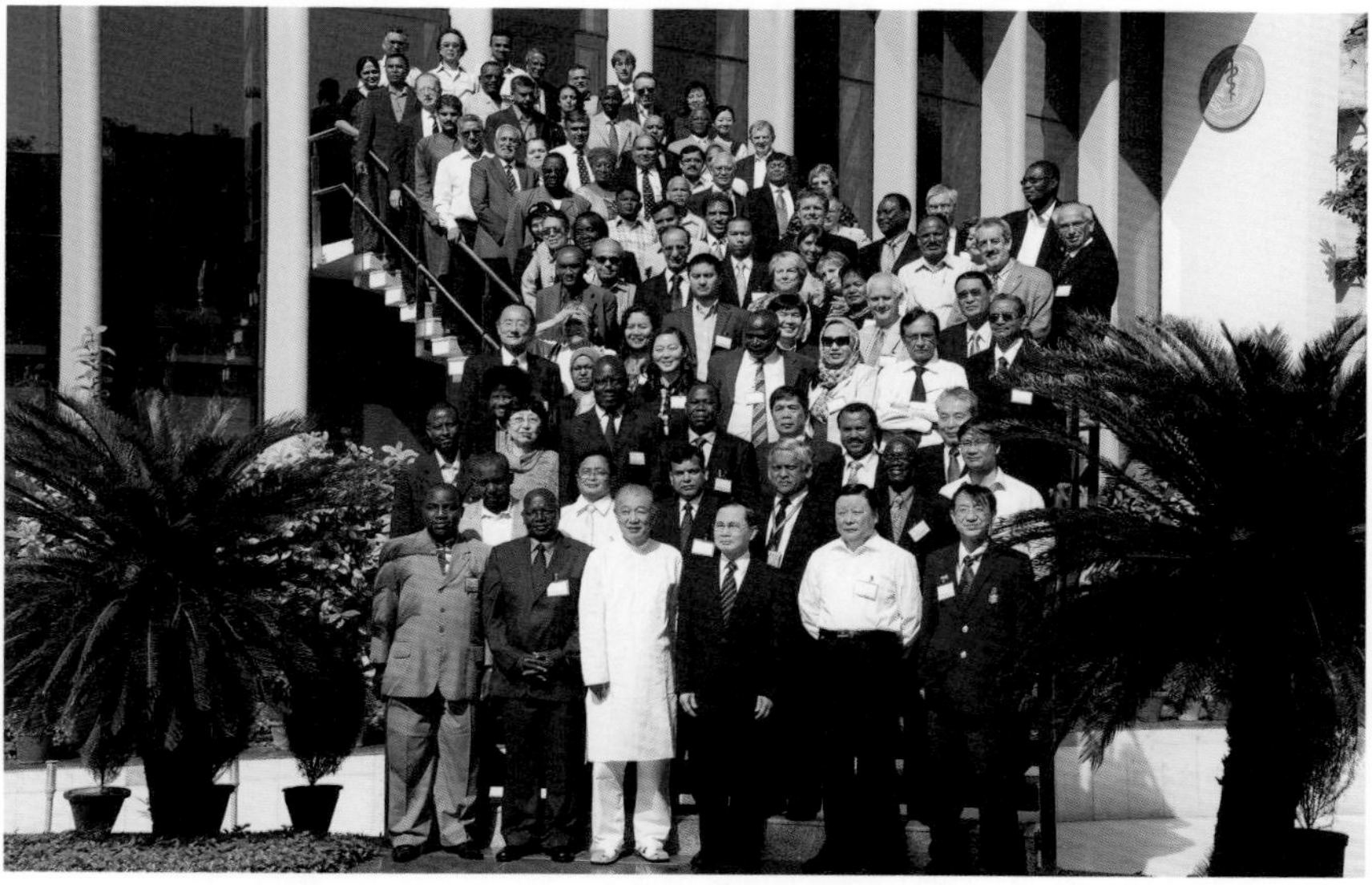

会議に出席した世界中の担当者たちと(インド、デリー、2011年8月)

っていた。成長すれば鶏肉として一キロあたり一六〇ルピー（約三〇〇円）で販売される。また、タヒプール地域の一五のコロニーの代表者との会合も行った。代表からは、住民のほとんどが物乞いをして生活をしていること、家が古くて雨漏りすること、プロジェクトを行うための支援がほしいことなどが切々と訴えられ、私の非力を実感させられた訪問でもあった。

インド中央政府のクルシッド法務大臣には、ハンセン病差別撤廃の国連決議や、インド国内に残る差別的法律の存在について協力を要請し、大臣から「国連決議を尊重する。差別的条文が残っている法律は改正する」との約束を引き出すことができたが、実行されるか否かを注視していきたい。

存在感を増す回復者リーダー――インド（チャティスガール州、アンドラ・プラデシュ州）［九月］

［ルート］成田→インド・デリー（飛行時間八時間三五分）**―一泊―デリー→チャティスガール州ライプール**（飛行時間一時間三〇分）**―三泊―ライプール→アンドラ・プラデシュ州ハイデラバード**（飛行時間一時間）**―二泊―ハイデラバード→デリー**（飛行時間二時間）**―二泊―デリー→香港**（飛行時間五時間三五分・トランジット三時間）**→成田**（飛行時間四時間二〇分）

八月に続いて九月にもインドの土を踏んだ。今回の活動場所は、東部のチャティスガール州と南部のアンドラ・プラデシュ州である。デリー到着の翌朝三時起床で空港に急ぎ、チャティスガール州ライプールに空路移動し、空港から車で約四時間かけてビラスプールのブランバ・ヴィハール・コロニーを訪問し、コロニーの人々を激励した。最近の大雨でコロニー周囲は水浸しになっていて、衛生状況も悪かった。このコロニーは一九七九年に設立され、現在は二三世帯四五人が住んでいる。この州では、一一〇年以上活動を行っているTLM（The Leprosy Mission：英国ハンセン病ミッション）の支援で四つの自助グループが形成され、共同で銀行口座も開設している。当

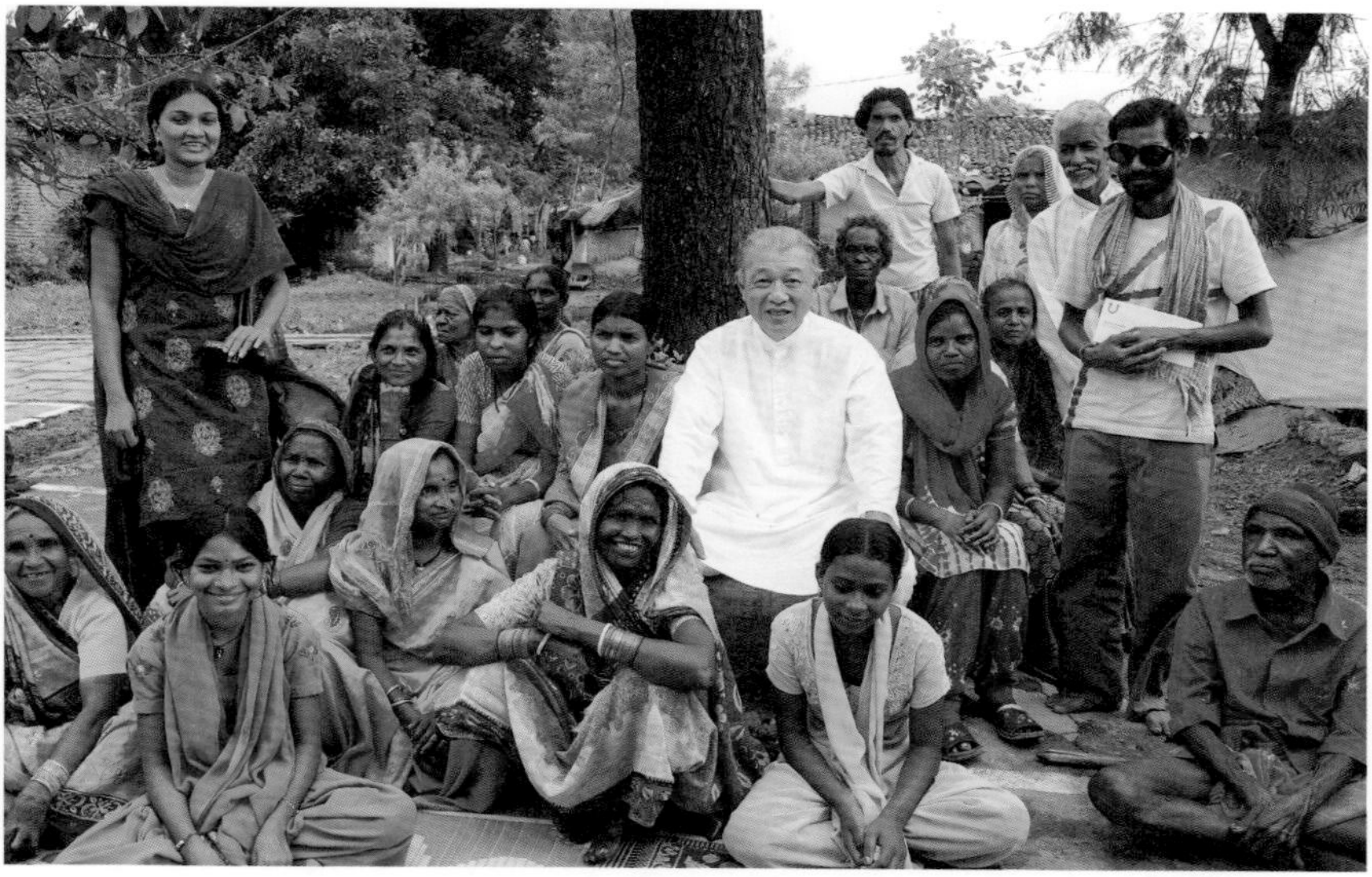

記念写真を頼まれて一枚パチリ(ブランバ・ヴィハール・コロニー)(インド、チャティスガール州、2011年、9月)

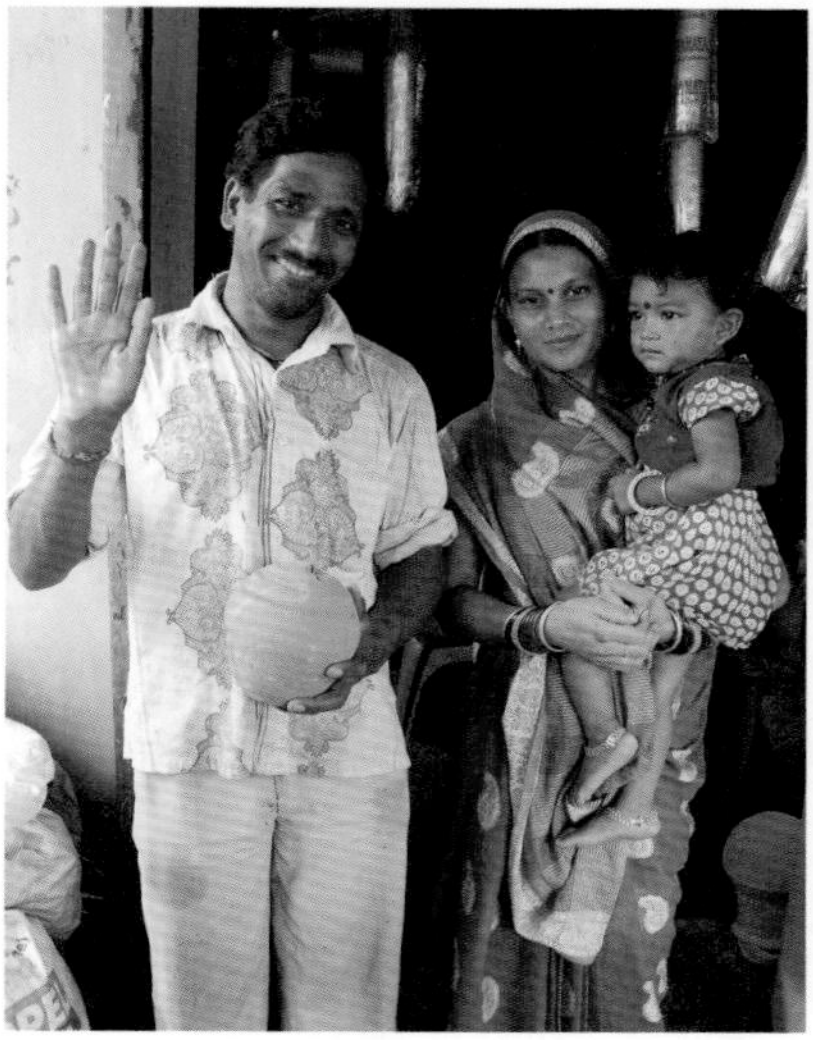

壷を作って街中で売るクマール夫婦(インド、チャティスガール州、2011年、9月)

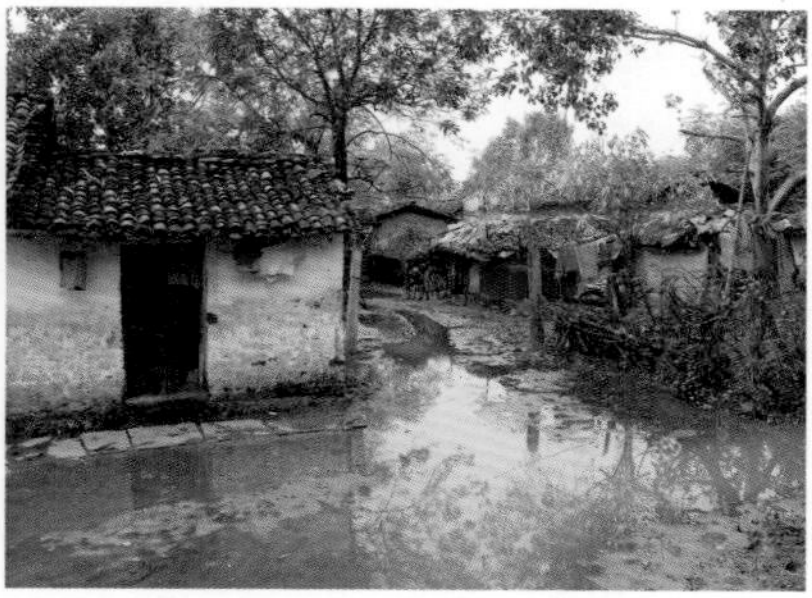

水害にあったブランバ・ヴィハール・コロニー(インド、チャティスガール州、2011年9月)

然のことながら生活は厳しそうだったが、リーダーのチトラ・シン氏を中心にコロニーがよくまとまっているようだ。シン氏に州の回復者リーダーのガシュラム・ボイ氏を紹介し、劣悪なコロニーの環境改善には州リーダーを中心に団結して州政府に陳情を繰り返すことの重要性を説明した。

その後、ビラスプールの市街地に移動、チャティスガール州ハンセン病担当官であるバット・パーレ博士が私の訪問に合わせて開催してくれた、各県のハンセン病担当官が三〇人ほど集まる会議に出席した。パーレ博士からは、登録患者数が確実に減少しているとの説明があった。この時点で有病率が一・〇人を超えている州はチャティスガールとビハールの二州のみだったが、特にチャティスガールは有病率が最も高く、州の一八県のうち一〇県が一万人あたりの有病率が一人以上という蔓延県だった。博士の案内で、指の再生手術を受け、いまは壷つくりの仕事をしているクマールさんの家を訪ねた。夫婦協力して街中で商売をしており、店先には大中小の大きさの異なる壷が所狭しと並べられ、需要も多く商売は順調だと、互いの顔を見ながら夫婦で説明してくれた。

その後、州リーダーのボイ氏とともにアグラワル州保健大臣に面会するために大臣官邸に向かった。官邸前の道路は、もの凄い数の人と牛で渋滞状態だった。大臣の誕生日なので大勢の人がお祝いのために集まっているとのこと。街中のいたるところに誕生日を祝うポスターまで貼ってある。しかし官邸とはいえ、さほど豪華なわけではない。会談した部屋も小さなものだった。アグラワル大臣は同席した医者である娘さんとともに、「チャティスガール州をハンセン病対策のモデルケースとしたい」と決意を語り、ボイ氏への協力も約束してくれた。

翌日、車で一時間かけて訪れたドゥルグ県のアシャディープ・コロニーではS-ILF(Sasakawa-India Leprosy Foundation：ササカワ・インド・ハンセン病財団)が小規模事業の支援を行っており、女性たちが購入した機織り機で敷物を織っていた。五枚のサリーをリサイクルし一枚の敷物をつくっていたが、学校用に政府から注文を受けることもあり、月に四五〇〇ルピー(約九〇〇〇円)ほどの収入があって、「少しずつ貯蓄もできる」と笑顔で答えてくれた。ほかにも、箒づくりや町の清掃など、それぞれが手に職を持って働いていた。また学校から帰ってきた子

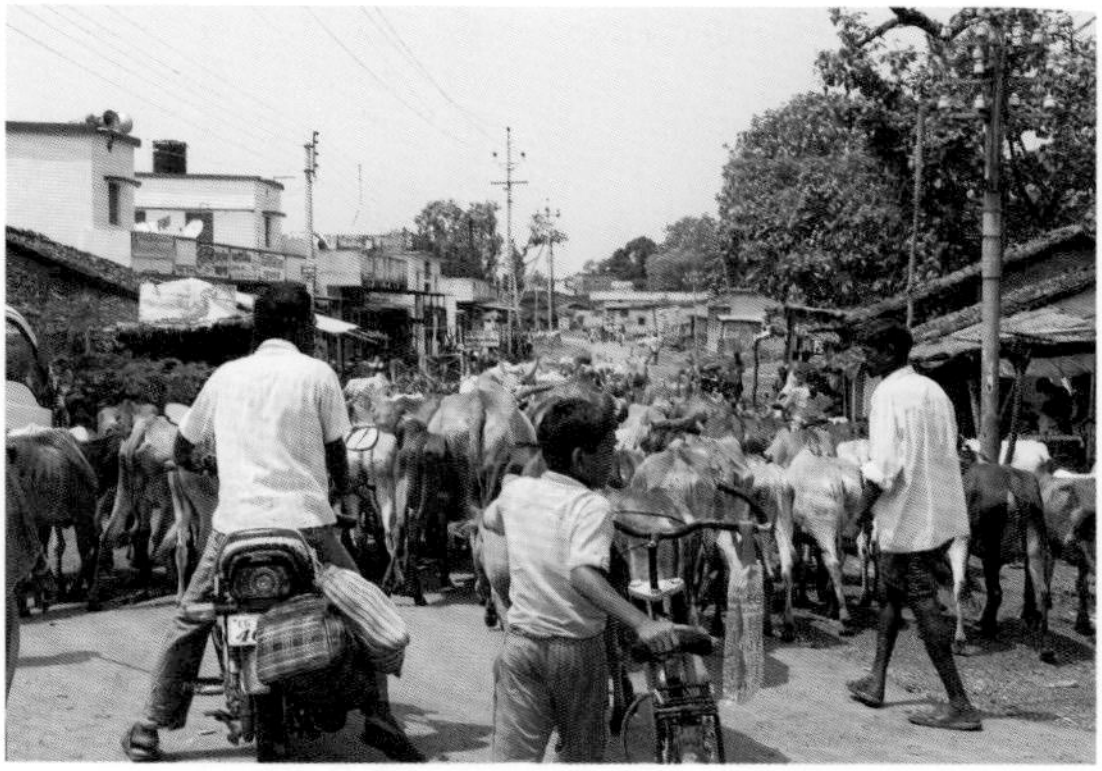

聖なる牛のお通り（インド、チャティスガール州、2011年9月）

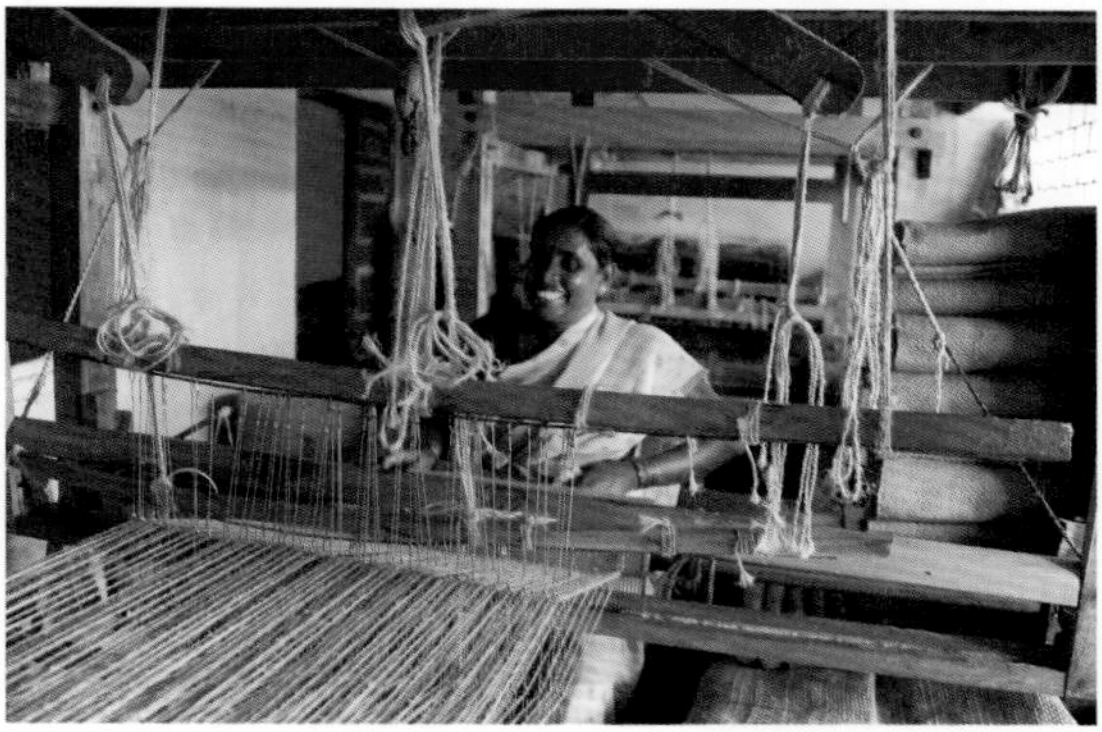

アシャディープ・コロニーで、織機を動かす回復者（インド、チャティスガール州、2011年9月）

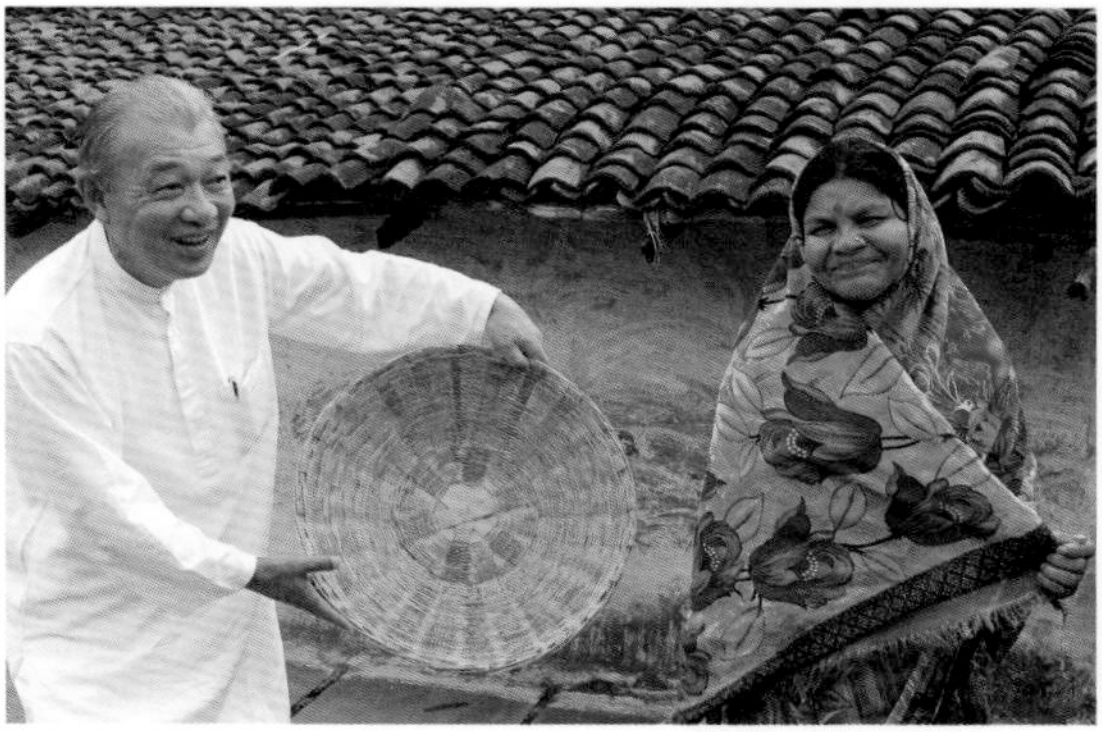

回復者が作ったかごで思わず、ドジョウすくい？　アシャディープ・コロニーで（インド、チャティスガール州、2011年、9月）

どもたちは、両親の仕事をよく手伝っていた。コロニーの出身者には医者やエンジニアになった者もおり、コロニー外の女性から尊敬され結婚した男性もいるという。コロニーの住人の努力によっては、差別が解消され尊敬を得ることができるという好例である。数十年来コロニーの住民をまとめてきたリーダーのビシュヴァナス氏は、生活改善の闘いの中で一九回の投獄経験のある活動家ということで、是非とも体験談を聞きたかったが、氏の体調が悪く実現できなかった。彼に会った私の友人には、「私の仕事はもう終りました」と告げたという。数年後、彼の訃報が届いた。

午後は、TLMと州の回復者団体の共催で、ハンセン病対策に取り組むNGOが集まるワークショップが行われた。TLMはここでは二つの病院と三つの職業訓練施設を運営しており、指の再生手術やカウンセリング、自助グループの組織化など、献身的なサービスを長年提供してきた。このワークショップでは、一人のNGOメンバーから重大な指摘があった。彼は前年、州全体で確認された患者数が九〇人でしかなかったことに懐疑の目を向け、コロニーのメンバーと協力して新規患者を探したところ、一日で三二三人の患者が発見されたという。このチャティスガール州での制圧は、まだまだ前途多難である。

翌二四日のチャティスガール州最終日に、車で一時間ほどかけて訪れたセントヴィノヴァ・コロニーは、チャティスガール州最大のマハナディ川を含む三つの川が合流する宗教的聖地に位置している。そのため、観光客相手に物乞いで生活する者が多く、衛生環境もきわめて悪い。前日訪れたコロニーとは印象が正反対で、住人の表情は暗く、まとまりも感じられなかった。このようにコロニーのリーダーの指導力によって、コロニーの環境は大きく左右されるのであり、リーダーの資質向上のためのプログラムの必要性を痛感した。

この日は、小学生から高校生まで、ハンセン病回復者児童約四〇〇人が通うジヴォダヤ寄宿舎での講演や、記者会見、関係者との打ち合わせなど、いつにも増して多忙な一日だった。ジヴォダヤ寄宿舎の運営にあたっているのはポーランド出身のカトリックのシスターで、彼女自身も車椅子で、その献身的な努力には頭が下がったが、

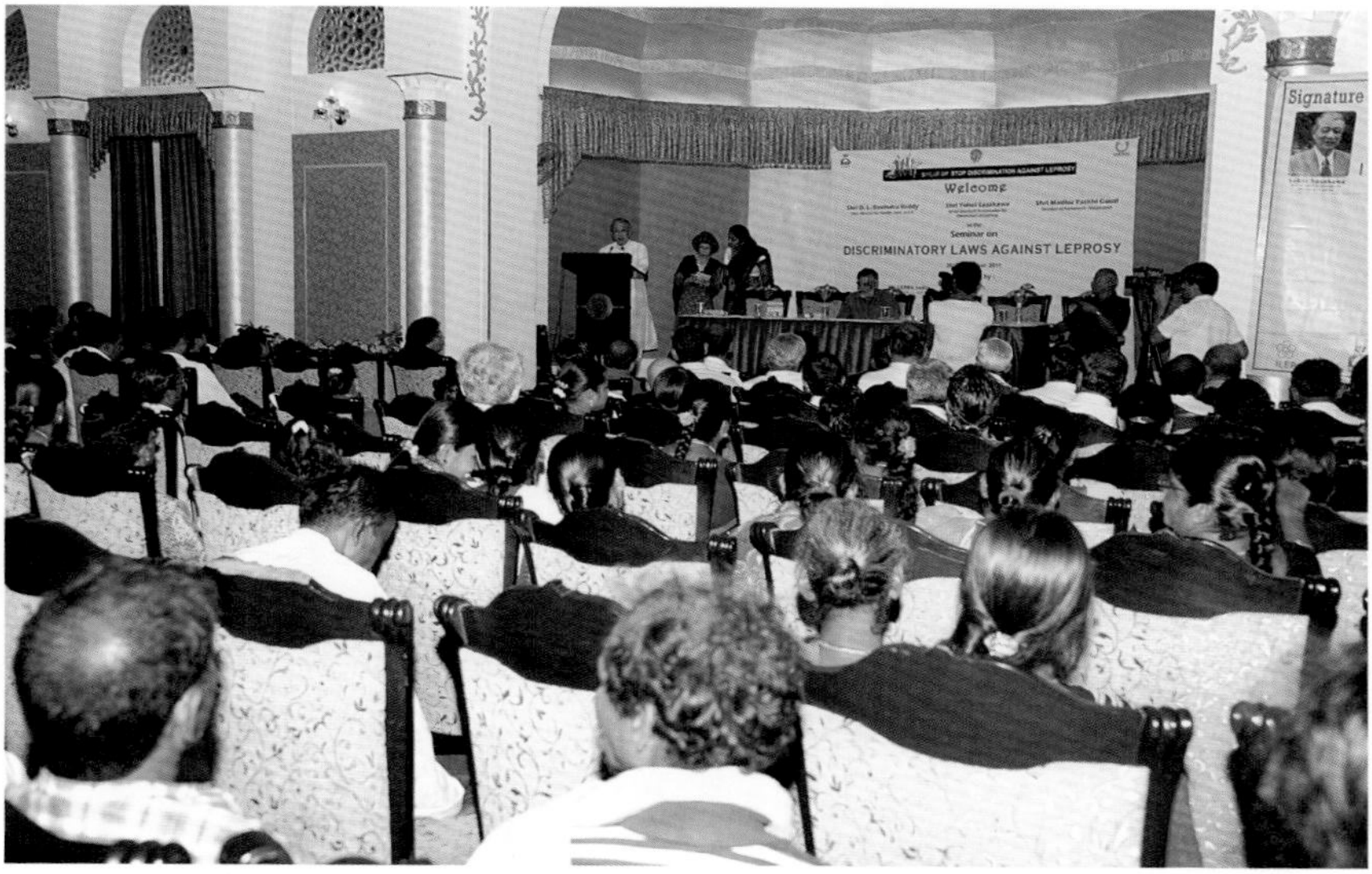

「ハンセン病人権セミナー」に出席(インド、アンドラ・プラデシュ州、2011年9月)

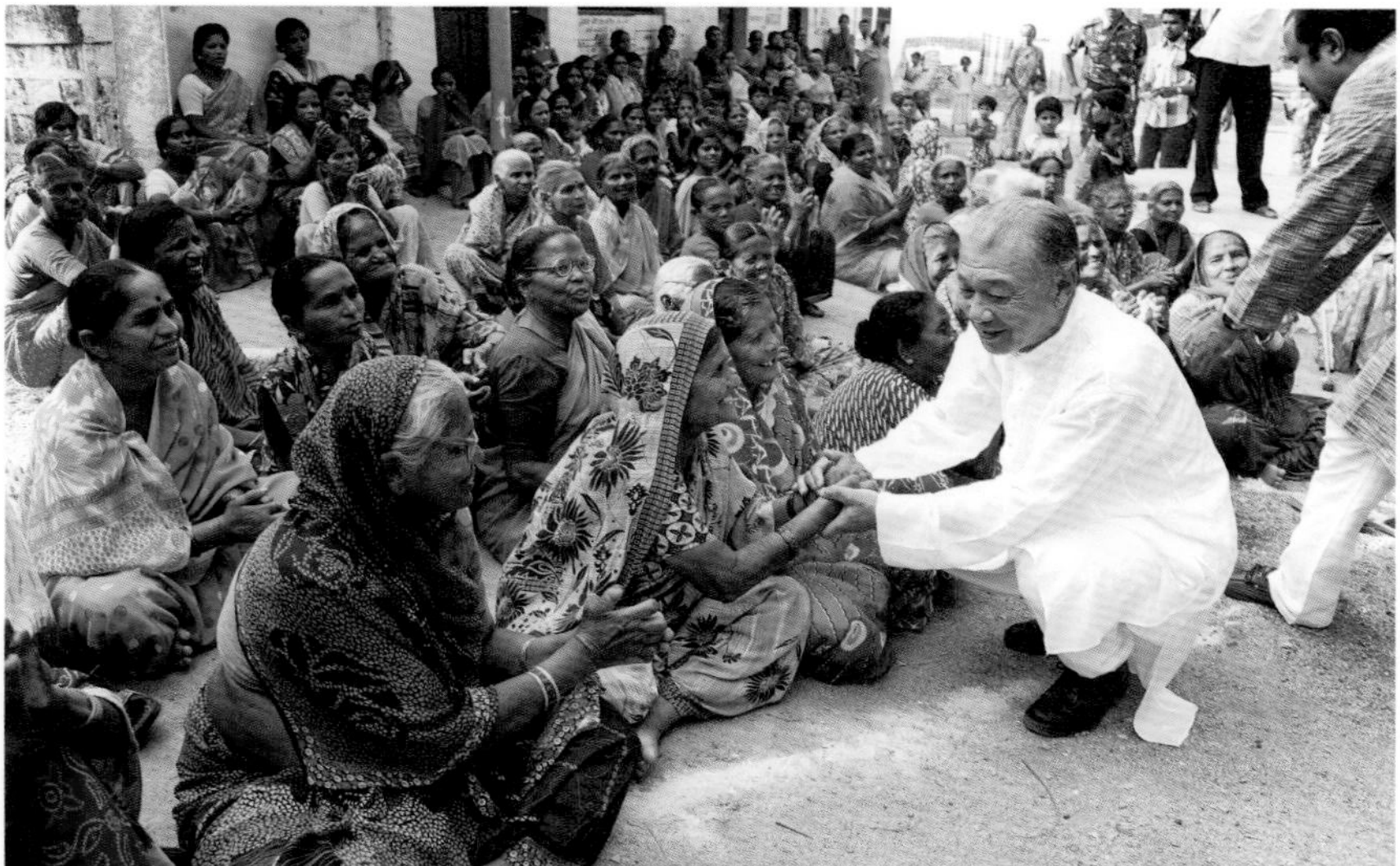

ニザマバードにあるコロニーを訪問(インド、アンドラ・プラデシュ州、2011年9月)

ハンセン病第二世代の子どもたちだけを一カ所に集めることには大きな疑念を感じた。社会に出たときに差別の対象にされやすくなるので、一般の学校に通えるようにすることの方が大事なのではないだろうか。

二五日は、空路でアンドラ・プラデシュ州ハイデラバードに移動。到着後、さっそく記者クラブで会見を行い、そのままコロニー訪問のために車で三時間ほどかけてニザマバードに向かった。インドでは珍しく渋滞もなく、美しい水田と森の中のドライブは順調だった。ただしこの州ではテランガーナという地域が州分離運動を行っており、この日も公共交通機関のストライキや激しいデモが行われていた。安全面で不安があることから、一時は訪問を断念することも検討したが、今回の訪問を要請してくれた地元選出のヤスキ国会議員が安全を保証し、軍の警備つきでの訪問が実現した。ニザマバードのデヴァナガル・コロニーは一八〇世帯八五〇人から構成され、農業や自営業で生計を立てているが、一割ほどの人が物乞いをしていた。S-ILFからは、美容院、写真屋、洗濯屋、小売店の運営と水牛畜産に対しての少額融資を行っている。コロニーでのスピーチでヤスキ議員は、「年金の増額のための働きかけ、道路などのインフラ整備、子どもたちの教育などへの取り組みに加え、ハンセン病差別撤廃のための国会議員連盟をつくる」ことを表明した。

午後に開催した「ハンセン病人権セミナー」では、ハンセン病患者や回復者に対する被選挙権や結婚、公共施設の使用などに関する差別的法律が議題になったが、ヤスキ議員の「金ではなく、愛が重要である」というコメントが印象的だった。

この日は一三のコロニーの代表者会議もあり、男女約五〇人が集まり、それぞれの困難な生活状況の報告があった。アンドラ・プラデシュ州には一〇一のコロニーがあり、その数はインドで最大である。土地や住宅、道路や衛生環境、年金や子どもの教育など様々な課題を抱えており、集会は喧々諤々の様相となった。しかしこの州でリーダーを務めるナルサッパ氏を中心に州全体がまとまりつつあり、混乱はしても、このような意見交換と情報共有は重要である。

この集会後の移動の際、前述した州分離運動の交通遮断デモに遭遇、車が動かせない状態になった。まず現場を見るというモットーの私は、デモの最前線に行ってみた。デモ・グループの中では、その日、ヤスキ邸で朝食をともにした国会議員が座り込んでいた。互いに気づいて握手を交わしたところ、自分の横に座れとうながされた。さすがにそれはお断りした。デモ隊の先頭に座った私がテレビカメラに映し出されれば、危険外国人として入国禁止になるかもしれないからである。

アンドラ・プラデシュ州最終日は、ラジュカール地方貧困対策局局長、サティヤナラヤナ州社会福祉大臣、レディ州人権委員会委員長らとそれぞれ個別に会談。全ての会談には、ナルサッパ氏をはじめ州の回復者リーダーたちに同席してもらった。彼らが直接話をする機会をつくって、州全体のコロニーの状況を代表者が整理し、優先順位をつけて、関係部局に的確に陳情することで、政府としても対応しやすくなる。ハンセン病問題では、これまでの欧米系の慈善団体の協力支援を高く評価してはいるが、それらは限定的な活動に留まり、中央政府や各州政府に陳情、要請することはほとんどなかった。私は、回復者こそこれからのハンセン病の諸問題を解決する主役となるべきであると考え、回復者が中央、地方を含め、政府高官に陳情できる環境がなかったことを打開するため、回復者のリーダーと政府高官との面会の機会を意識的につくってきた。私の千回の説明より、当事者である回復者の経験談はたった一回でも説得力があり、またいまだに厳しいカースト制度のもとにあるインドで、回復者が自らの能力に自信をもって、堂々と意見を述べることこそ何より大切であると考えるからである。インド各地で回復者リーダーが政府との交渉で確実な成果を上げていることは、私の持論の正しさが証明されたことでもあると、内心喜んでいる。

アンドラ・プラデシュ州はインドでも回復者の活動が進んでいるところだが、この日には、コロニーに住む若者の集会があり、二〇人を超える若者たちがハンセン病で苦しんできた親を助けたいという想いを話し合う姿を見て、ハンセン病コロニーの青年全国組織、ナショナル・フォーラム青年部を組織することを思いついた。

次の時代を見据えた研究活動——マリ共和国［一一月］

［ルート］成田→フランス・パリ（飛行時間一二時間四五分・トランジット一泊）→マリ共和国・バマコ（飛行時間五時間四五分）
——三泊

一一月、アフリカ西部のマリ共和国を訪れた。五年ぶり三回目の訪問になる。マリは、一九六〇年にフランスから独立した後、長い軍事独裁体制が続いたが、一九九二年に憲法が制定されてからは、民主制が敷かれている。

今回のマリ訪問の主目的は「笹川アフリカ協会（現財団）二五周年記念シンポジウム」への出席だった。私の父、笹川良一は、一九八〇年代前半にアフリカを襲った大飢饉を契機に、アフリカの食糧増産プロジェクト「SG2000（ササカワ・グローバル2000）」を始めたが、その活動を推進してきたのが一九八六年に創設した笹川アフリカ協会である。これまでアフリカ一四カ国でプロジェクトを実施し、各国の食糧増産に貢献してきた。今回のシンポジウムでは、マリの大統領など政府要人や農業関係者、アフリカ関係諸国の元大統領や農業大臣、国際機関やNGOの代表、学者など一〇〇人以上が参加し、アフリカの農業について討議した。

もう一つの訪問目的は、ハンセン病の状況視察である。マリは二〇〇一年に全国レベルで制圧を達成し、その後も制圧状態を維持している。保健省によれば、医師や看護師、ヘルスワーカーに対してハンセン病に関する教育を定期的に実施していることや、全国の保健区ごとに最低一人はハンセン病についての教育を受けたヘルスワーカーを配置していることなどが、制圧状態を維持できている要因とのことだった。

一一月一日の夜、首都バマコに到着。翌日の朝は、ウンスマネ・トゥーレ保健次官とともにバマコ近郊のカティ保健所を訪ねた。ここではハンセン病患者を外来で診療しており、訪問時には五人の患者が診察を待っていた。障害が残る人もいたが治療は完了しており、ほかに九人が治療中との説明だった。マリでは、全ての保健所でハ

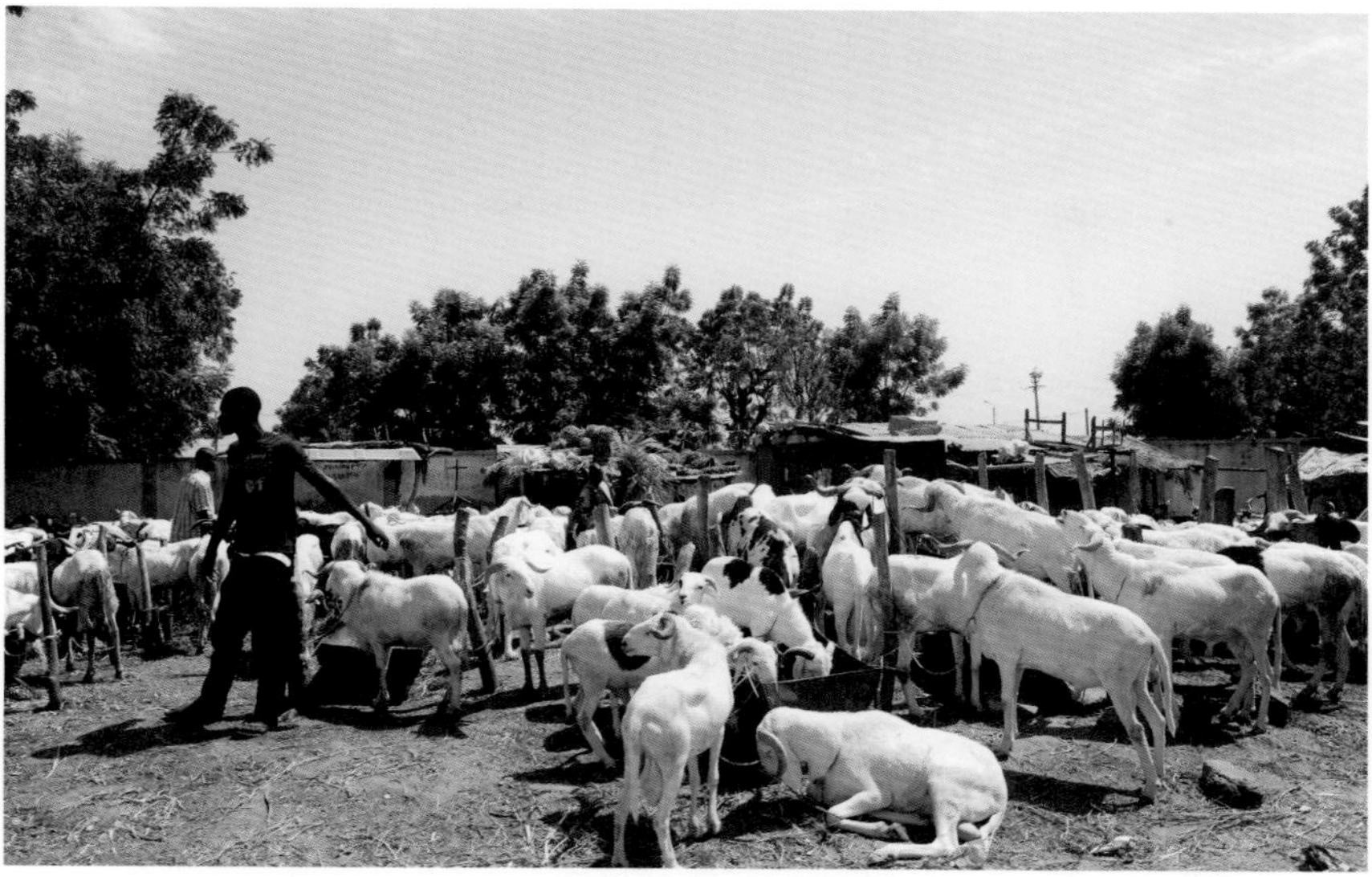

回復者が山羊や牛を育てて売る生活向上プロジェクト（マリ、2011年11月）

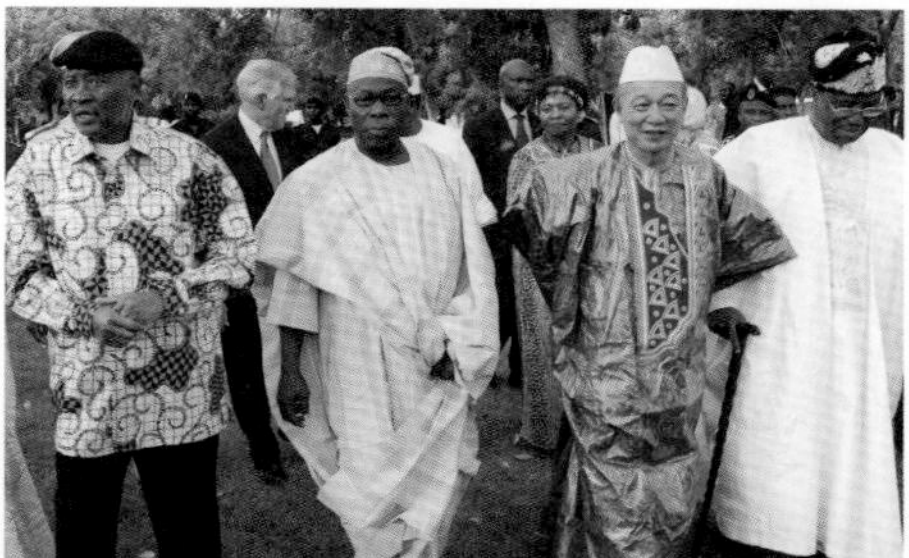

右からベナン王国のソグロ元大統領、筆者、ナイジェリアのオバサンジョ元大統領、マリのトゥーレ大統領（マリ、2011年11月）

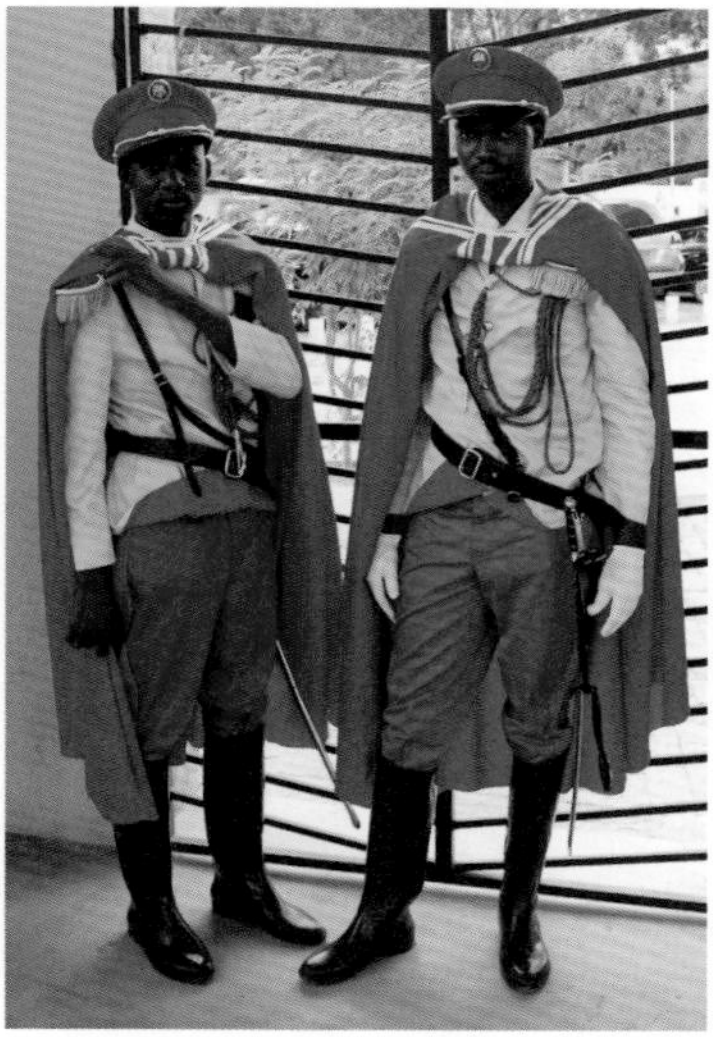

バチカンのスイス人衛兵に劣らぬカラフルなマリの衛兵（マリ、2011年11月）

ンセン病の診断と治療が可能だが、障害が残る回復者の身体および社会的なリハビリテーションが課題となっている。

次に、かつてマルソー研究所と呼ばれていたマリ・ワクチン開発センターを訪れた。一九三一年にエミール・マルソーが設立したこの研究所は、フランス領アフリカにおけるハンセン病研究、治療、人材育成の中心機関としての役割を担ってきた。フランス出身の熱帯病研究者マルソーは、一九二三年にフランスのストラスブールで開催された第三回「国際らい学会」でハンセン病患者への人道的対応を求め、全患者の隔離は必要ないこと、隔離が必要な場合も人道的に行うことを訴えた。その後、国際らい学会会長や国際ハンセン病協会会長なども歴任している。

所長のサンボ・ソウ博士が、センターの施設を案内してくれた。ハンセン病病棟には一〇人ほどの患者が入院中だった。サンボ博士が入院中の少年の症状を解説しながら「一般の医師ではハンセン病の診断ができず、病気がかなり進行しているケースもある。ハンセン病の患者数は減っているが、医療関係者への教育の手を緩めると危険だ」と話す。研究実験設備や、アフリカで最近多くなってきている細菌感染症の一種であるブルーリ潰瘍やほかの重症患者の治療病棟、義足製作の施設、ワクチン開発のための実験室などを案内してくれた。ここはアフリカで唯一のハンセン病研究を行う本格的施設であり、現在の治療薬であるMDTに対する耐性が生じる可能性がゼロではないことを考えると、非常に重要な施設である。

その後、回復者たちが山羊や牛を育てて売る生活向上プロジェクトを見学した。車から町並みを眺めていると、道路脇に数千頭もの山羊がいたので驚いた。さらに驚いたことに、これらの山羊や牛は回復者が飼っているとのことで、一四〇人ほどの回復者が一カ月平均五、六〇頭を売るという。マリで五〇年以上活動するラウル・フォレロー財団の支援を受けながら、回復者が協会をつくり実施しているプロジェクトであり、これほどの規模で成果をあげているところは世界的にも珍しい。ラウル・フォレロー財団マリ事務所長のティンボ・オウモウ氏は、農業エンジニアリングを専門とし、長年の試行錯誤を経て現在のかたちになったと話してくれた。社会からも尊敬されるコミュニティになっており、ここの活動はほかの国々のモデルになる可能性がある。見学後の回復者との集会では、回復者組織をまとめるゴウロウ・トゥラオレ氏が「皆の笑顔で、尊厳をもって生きていることをわかっていただけたと思う。このコミュニティには一四七二人が暮らしており、プロジェクトをもっと拡大し、生活をより豊かなものにしたい」と自信に満ちた表情で説明してくれた。

午後は、アマドゥ・トゥマニ・トゥーレ大統領との久し振りの面会だった。大統領とは旧知の中で「SG2000」のよき理解者である。私は、午前中に訪れた研究所と、回復者の山羊の飼育の取り組みが世界的に見ても素晴らしいことを伝えた。大統領は「子どもの頃からハンセン病の患者や回復者をよく見てきた。笹川さんが見た光景はとても素晴らしいものだ」と語り、ハンセン病への取り組みについても深い理解と関心を示してくれていた。カーター元大統領も高く評価していた指導者だったが、翌年二〇一二年の軍事クーデターで隣国セネガルに亡命されたことは、誠に残念である。面談の後、笹川アフリカ協会二五周年の記念植樹祭を国立博物館で行い、トゥォーレ大統領と、ナイジェリアのオルセグン・オバサンジョ元大統領、ベナンのニャフォレ・ソグロ元大統領にも参会いただき、旧交を温めた。

農業支援は自立支援――ブルキナファソ［一一月］

［**ルート**］マリ共和国バマコ→ブルキナファソ・ワガドゥグ（飛行時間一時間二〇分）―三泊―ワガドゥグ→フランス・パリ（飛行時間五時間三〇分・トランジット五時間）→羽田（飛行時間一二時間）

一一月四日の深夜、マリからブルキナファソの首都ワガドゥグに到着。ブルキナファソは内陸国で、国民の半数は伝統的宗教を信仰し、三割がイスラム教、一割がキリスト教の信者である。一九九二年、アフリカ諸国の中では比較的早い時期にハンセン病制圧を達成している。

空港では深夜の到着にもかかわらず、WHOブルキナファソ代表代理のトゥラオレ・エティエンネ博士や保健省ハンセン病担当責任者のカファンド・クリストフ博士、WHOアフリカ地域事務局（AFRO）のハンセン病担当官のビデ・ランドリー博士、杉浦勉駐ブルキナファソ日本大使が出迎えてくれた。

翌五日の朝は、WHOブルキナファソ事務所で説明を受けた。新しく発見される患者の中に子どもが多く、また重い障害をもった症例も二〇％と非常に多い。医療関係者へのハンセン病に関する教育や、国民への啓蒙活動の強化の必要性を感じた。

アダマ・トゥラオレ保健大臣には、早い時期に制圧を達成したことへの謝意を述べ、さらにハンセン病についての国民レベルの啓蒙活動の重要性を重ねて伝えた。大臣は、今後の積極的な取り組みを約束してくれ、この三月の東日本大震災の被害に対して深い哀悼とお見舞いの言葉をいただいた。

会談後、トゥラオレ大臣との共同記者会見を行った。実は、ブルキナファソを訪れたこの期間は、イスラム教の犠牲祭という大きな祭りにあたり、国民の関心はそちらに集中していた。週末でもあったため、政治指導者もメディアも会談や記者会見どころではなかったと思う。にもかかわらず、テレビやラジオ、新聞など一五社ほどの報道関係者が集まり、熱心に取材をしてくれた。私からは、ブレーズ・コンパオレ大統領と東京で何度もお会いしており、その際に大統領が「若いとき軍事訓練場の隣にいたハンセン病患者とよく会う機会があったため、この問題に深い関心を持っている」と話していたことを紹介した。残念なことに、彼も二〇一四年の政変でコートジボワールに亡命してしまった。

午後は、アフリカ各国で展開している「ササカワ・アフリカ農業普及教育基金（Sasakawa Africa Fund for Extension Education：SAFE）」の実施校ボボ・デュラッソ工科大学農村開発研究所を訪れた。車で一時間かけて粟やトウモ

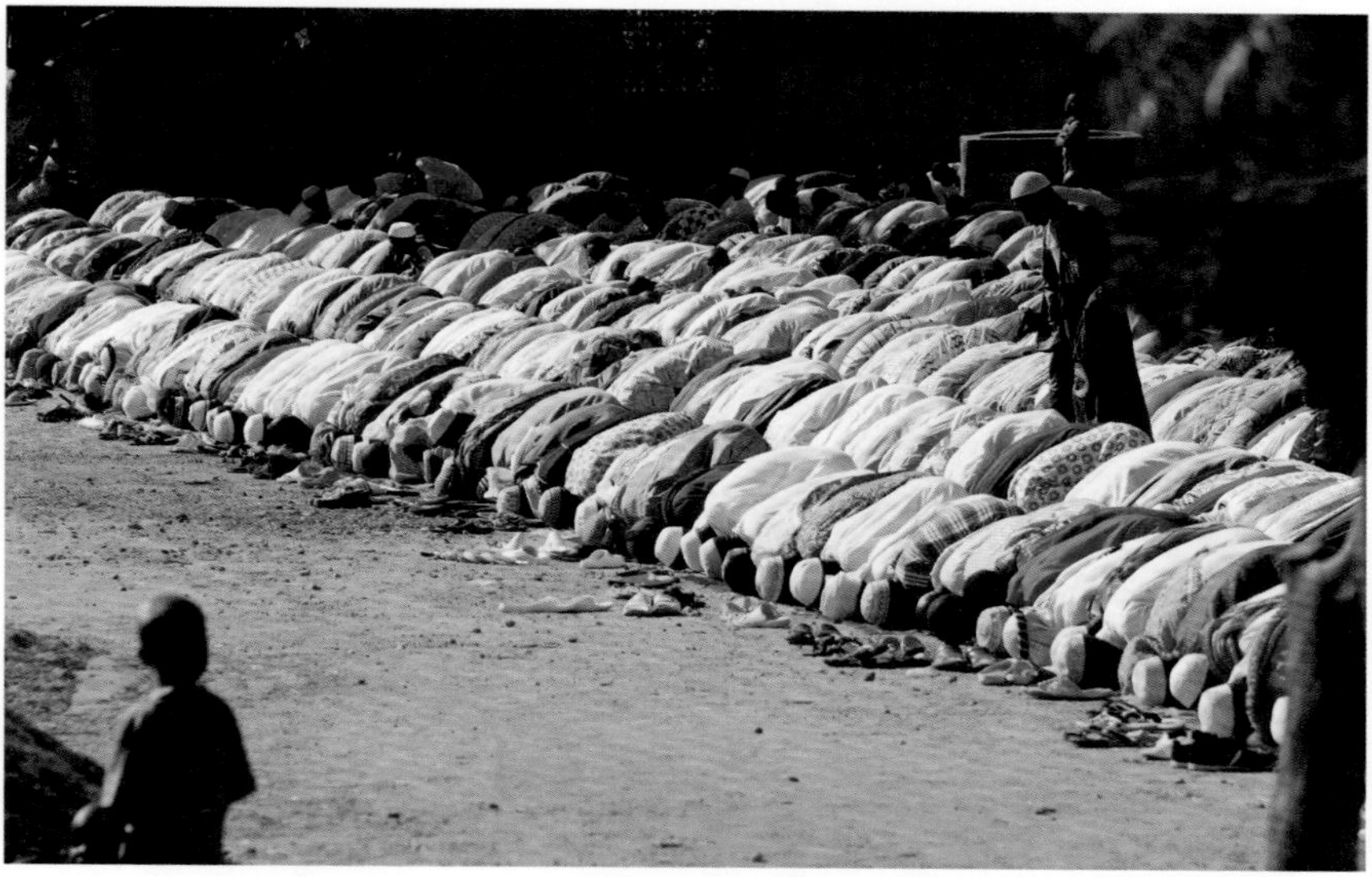

炎暑の中、地面に頭をつけて祈る敬虔なイスラム教徒(ブルキナファソ、2011年11月)

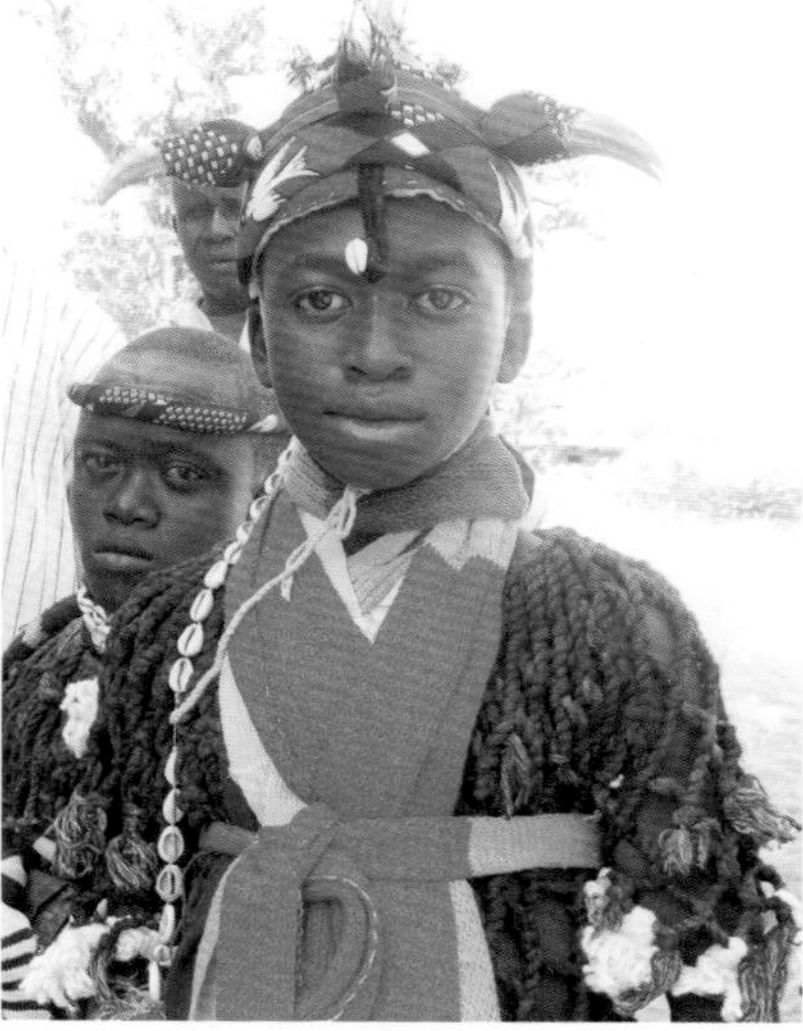

歓迎の踊りをしてくれたブルキナファソの美少女(ブルキナファソ、2011年11月)

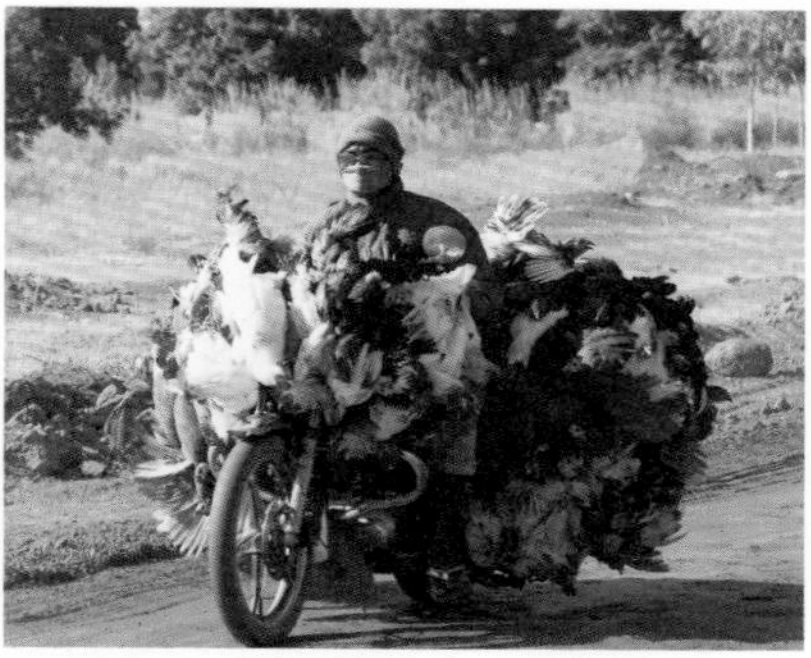

オートバイに山積みされた生きた鶏を運ぶ少年(ブルキナファソ、2011年11月)

ロコシ畑に囲まれた教室棟に到着すると、ハミドウ・ボリー学長はじめ学生たちやOB、村長や村人たちが歓迎してくれた。

六日は、車で二時間ほどの西部の町クドゥグを訪れた。クドゥグは、そのさらに西のデドゥグに次いでハンセン病患者が多い地域だ。ラウル・フォレロ財団の支援により、約七〇人の回復者が一・三ヘクタールの敷地内に各自の畑をもって農業を行っている。回復者はかなり離れた場所に暮らしており、中には家族から受け入れられていない人もいる。差別の問題に加え、畑まで遠いという問題と、農業指導者がいないという技術的な課題がある。ヒエや粟、トウモロコシや米を育てているが、今年は雨が少なく水不足だったため、畑は干からび稲は枯れていた。敷地内にポンプ式の井戸はあったものの、それでは不十分なのか、活用しきれていないのか、いずれにしてもうまくいっている様子ではない。回復者代表のシモン・ドラン氏は「収入は十分ではないが、何かをやることが大事だと思っている」と言う。自助努力によって働くことが、尊厳をもって生きるための第一歩であることは確かである。しかし、天候に恵まれず痩せた土地で農業によって生計を立てるのは、簡単なことではない。前日に訪れたボボ・デュラッソ工科大学などでの農業普及教育の成果が、国民全体に広がるには時間がかかるだろうが、回復者の自立支援にも役立てたい。

午後は首都ワガドゥグに戻り、日本大使館で、日本財団が進める現代日本理解のためのプロジェクトの一環として、ボボ・デュラッソ工科大学に英文図書一〇〇冊を寄贈する記念式典がささやかに行われた。

我が子との再会――ブラジル連邦共和国［一一月］

［**ルート**］成田→**アメリカ・ニューヨーク**（飛行時間一二時間五〇分・トランジット一一時間）→**ブラジル・サンパウロ**（飛行時間九時間三〇分・トランジット二時間三〇分）→**マセイオ**（飛行時間三時間）――**一泊**――**マセイオ**→**サンパウロ**（飛行時間三時間

二〇分）—二泊—サンパウロ→リオデジャネイロ（飛行時間一時間）—一泊—リオデジャネイロ→ブラジリア（飛行時間二時間）—一泊—ブラジリア→サンパウロ（飛行時間一時間四〇分）→ニューヨーク（飛行時間九時間三〇分・トランジット六時間）→成田（飛行時間一四時間）

一一月には、ブラジルのマセイオとサンパウロでも活動した。今回はまず成田からニューヨークへ飛び、そこで一泊して乗り継がなくてはならなかった。

世界的にハンセン病患者は病気が完治した後も、就職や雇用、結婚など、様々な生活の場面で差別を受けている。私はこの状況を変えるため、二〇〇六年から毎年「グローバル・アピール」を発表してきた。第七回目となる「グローバル・アピール2012」は、世界医師会および各国医師会の賛同により、ブラジル医師会と共催で二〇一二年一月三〇日にサンパウロで発表式典を行う。

「グローバル・アピール」式典の後には、ハンセン病に関する人権シンポジウムを、リオ・デ・ジャネイロで企画していた。こちらは、二〇一〇年一二月に国連総会において、全会一致で可決された「ハンセン病患者・回復者とその家族に対する差別撤廃決議および原則とガイドライン」について、世界中にその意義について知ってもらうために世界五地域で連続開催するシンポジウムの第一回目になる。

二つの大きなイベントをこの時期にブラジルで行うことには、大きな意味がある。今年の始め、ブラジル保健省は二〇一五年までにハンセン病を制圧すると公式に発表した。世界に唯一残る未制圧国のブラジルの制圧達成は、人類のハンセン病との戦いの歴史上の記念碑として大きな意義がある。この達成への過程で、様々な機会を設け、世界にこの病気の存在とそれに伴う社会的な問題について認識を新たにしてもらうことも重要である。ブラジルでは最近、過去の隔離政策による被害者が声を上げるなど、病気への注目度が高まっている。この時期にあらためて人権問題としてのハンセン病への注目を訴える大会を開催し、ブラジル発の大きな波を起こしていきたいと考えたのだ。

一一月二三日、サンパウロ経由でブラジル北東部の海岸沿いに位置する地方都市、マセイオに降り立った。マセイオ訪問の目的は、ＩＬＡ（国際ハンセン病学会）の「アメリカ地域学会兼第一二回ブラジルハンセン病学会」への参加である。本学会は、ハンセン病の研究に携わる医者や科学者をはじめ、リハビリテーションや看護、さらには人権の専門家や歴史家、ＮＧＯも一堂に会し、幅広い観点からこの病気に対してアプローチするものである。開会式では、ＩＬＡの代表や保健省のハンセン病担当者が、制圧への決意表明をした後、患者発見のために働くヘルスワーカーの活動の重要性を指摘した。私はスピーチで、自分がハンセン病制圧活動に取り組むことになった経緯や、病気に対する差別の撤廃のために必要な戦略、制圧を間近に控えたブラジルへの思いなどを述べた。本学会には、一九九三年の第一四回総会から二期九年間にわたりＩＬＡ会長を務めた笹川保健財団の湯浅洋顧問も、八五歳という高齢をおして参加した。一九八〇年代から、ＷＨＯに協力して治療薬ＭＤＴの開発に関わった湯浅博士にとって、ブラジル一国を残すのみとなった世界のハンセン病「制圧」の進展は感慨深いと思われる。ブラジルのジャルバス・バルボサ保健副大臣からは、ビデオメッセージで「ブラジルは制圧達成まであと一歩のところまできている、国レベルのみならず、全州、町レベルでの制圧を目指し、各行政当局、医療関係者、ＮＧＯ、回復者団体、市民社会組織などと幅広く協力して活動を進めている」との決意表明があった。

翌日は、ホテルから車で三〇分ほどのオリベイラ・サンタナ・リハビリテーションセンターを訪れた。一九四〇年代から続く障害者のための施設で、近年、州政府と共同でハンセン病患者の新規発見およびリハビリテーションを行うチームを結成し、患者や回復者に正確な知識とリハビリテーションの必要性を献身的に伝えている。また、コンピューターなどの職業訓練のほか、施設のウェブサイト上に随時登録される企業の求人情報と就職を希望する障害者とのマッチングも行っている。この仕組みに回復者を参加させる取り組みも始まっていた。社会保障で生活できる回復者を労働の現場に送るための動機づけは、たやすくはない。しかし、偏見や差別から雇用

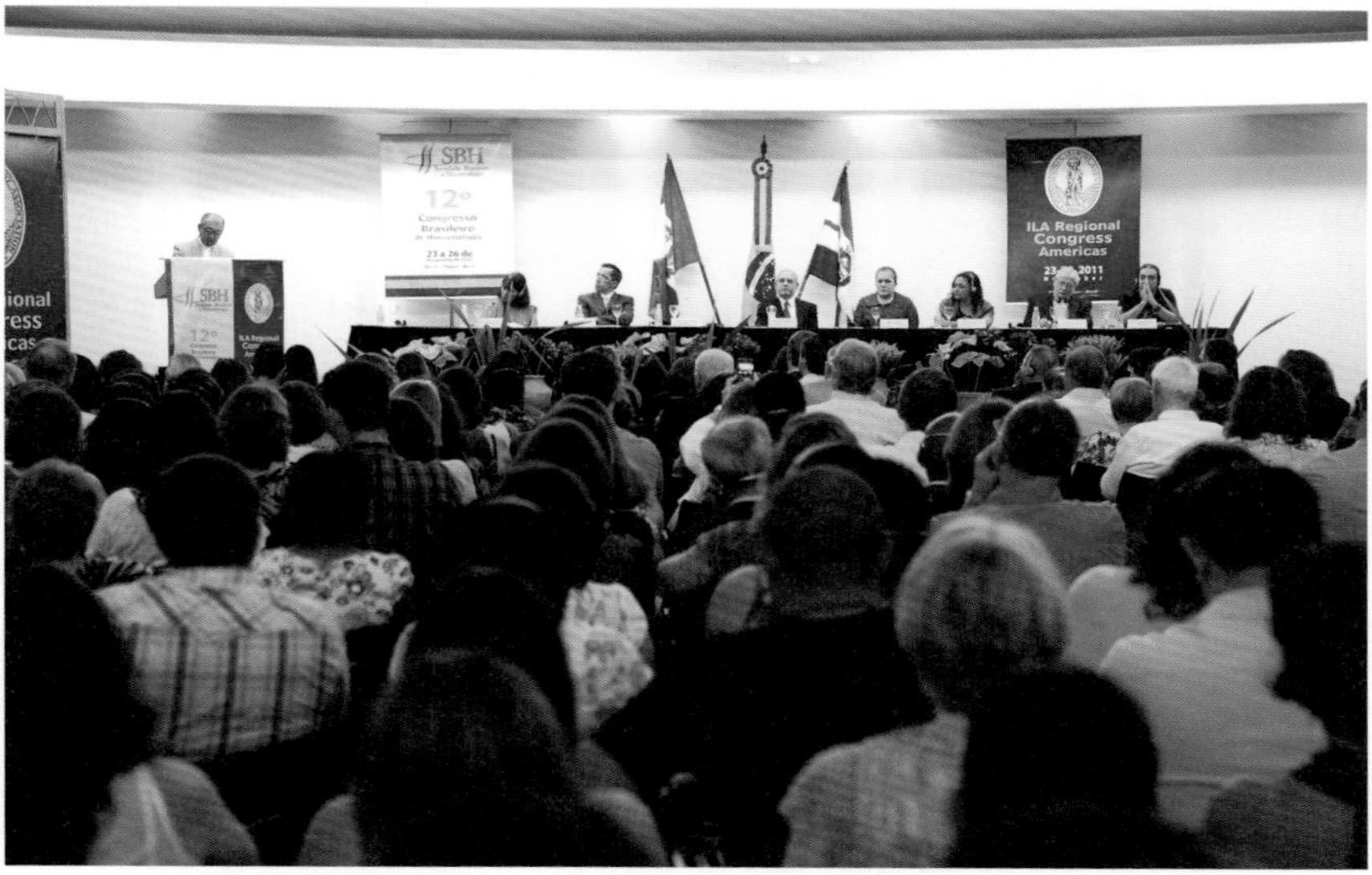

「アメリカ地域学会兼第12回ブラジルハンセン病学会」(ブラジル、サンパウロ、2011年11月)

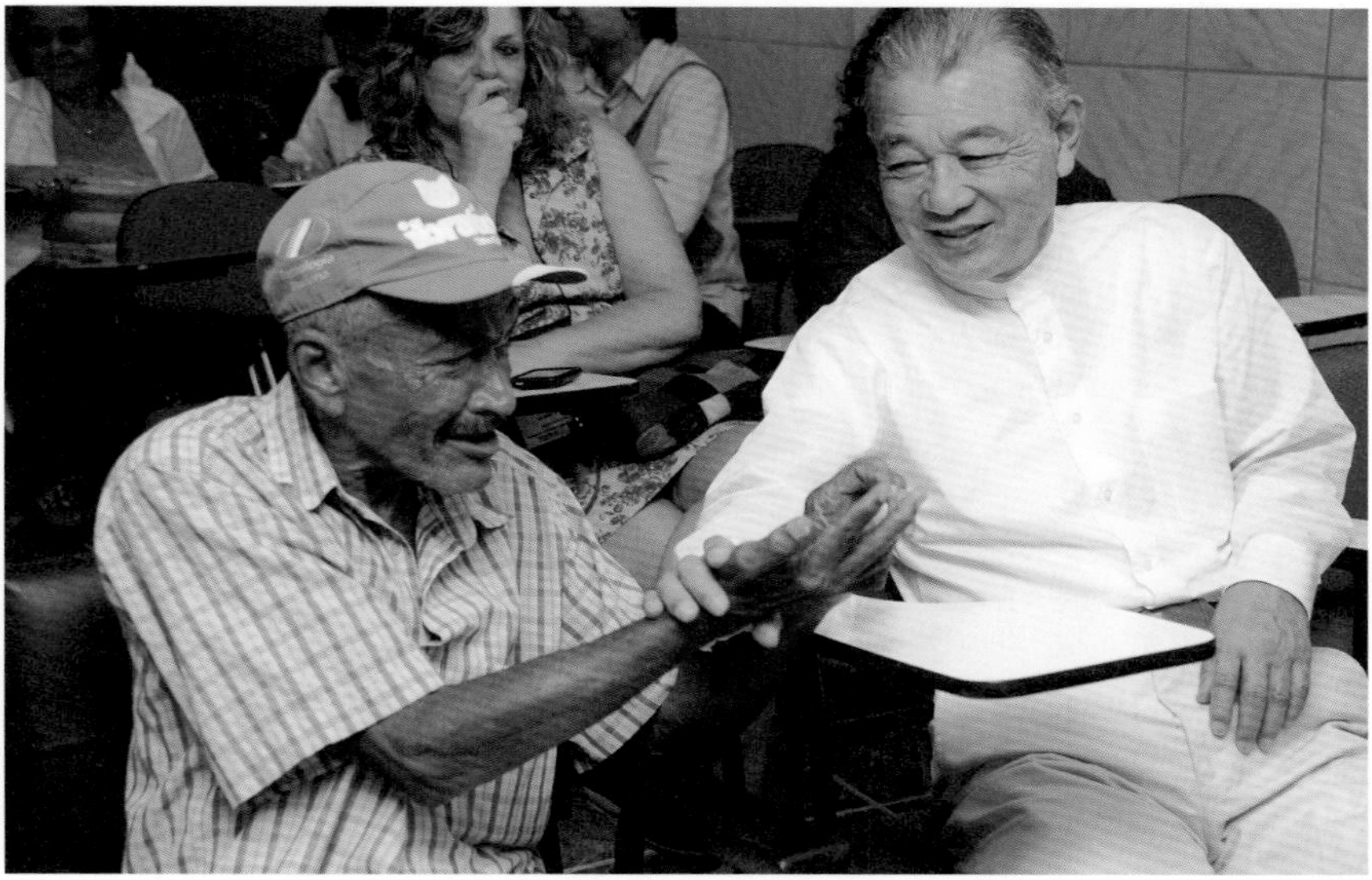

障害者との対話集会(ブラジル、2011年11月)

の機会を奪われてきた回復者が働き、経済的自立を果たせるような環境を整えることは、社会の義務である。

センター訪問後は、サンパウロに戻り、「グローバル・アピール2012」の共催者であるブラジル医師会と打ち合わせた。出迎えてくれたのは、二〇一一年の秋までブラジル医師会会長を務めた後、世界医師会の会長に就任したホセ・ルイス・ゴメス・ド・アマラル氏。アマラル会長とは、半年前にフランスの世界医師会本部を訪れて以来の対面である。初対面のとき、医師にハンセン病の正しい知識を持って治療をしてもらいたいと考え、世界医師会に「グローバル・アピール」への協力を持ちかけたところ、一〇月の世界医師会総会で、全面協力が正式に決議された。総会には、アマラル会長のほか、サンパウロ医師会関係者や、ブラジル保健省のハンセン病担当者も出席し、ブラジルから世界に向けてハンセン病患者と回復者に対する差別撤廃のメッセージを発信することに、一同が協力を約束した。

二六日は、サンパウロを後にリオデジャネイロへと向かった。空港で私を待っていたのは、ハンセン病当事者組織MORHAN（Movimento de Reintegração das Pessoas Atingidas pela Hanseníase）のメンバーと、ブラジルの有名女優、エルケ・マラビーヤさん。今回のリオ訪問は、かつての隔離政策によって子どもと引き離された回復者が子どもたちと再会するためのMORHAN主催のイベントに参加するためである。

ブラジルでは一九三〇年代にハンセン病患者を隔離する法律が制定され、一九六二年に廃止されるまで続いた。隔離政策が行われていた当時、ハンセン病患者は国家機関の「衛生監督警察」に連行され強制的に施設に収容されたが、その際、自分の子どもを連れて行くことは許されなかった。また施設で出産した場合も、生まれたばかりの幼児を取り上げられていた。幼い子どもたちは孤児院に引き取られ、親と生き別れになったケースも多い。子どもたちには、苛酷な運命が待っていた。以下は、ある体験者の証言である。「五歳にならないうちに、年下の、つまり乳幼児の世話をしなくてはならず、稀におやつが出てもカビだらけでした。大人に逆らうと、折檻され、満足なトイレもない独房に放り込まれます。傷ができるたびに、自分で粗塩を塗り込んで治療してました。もち

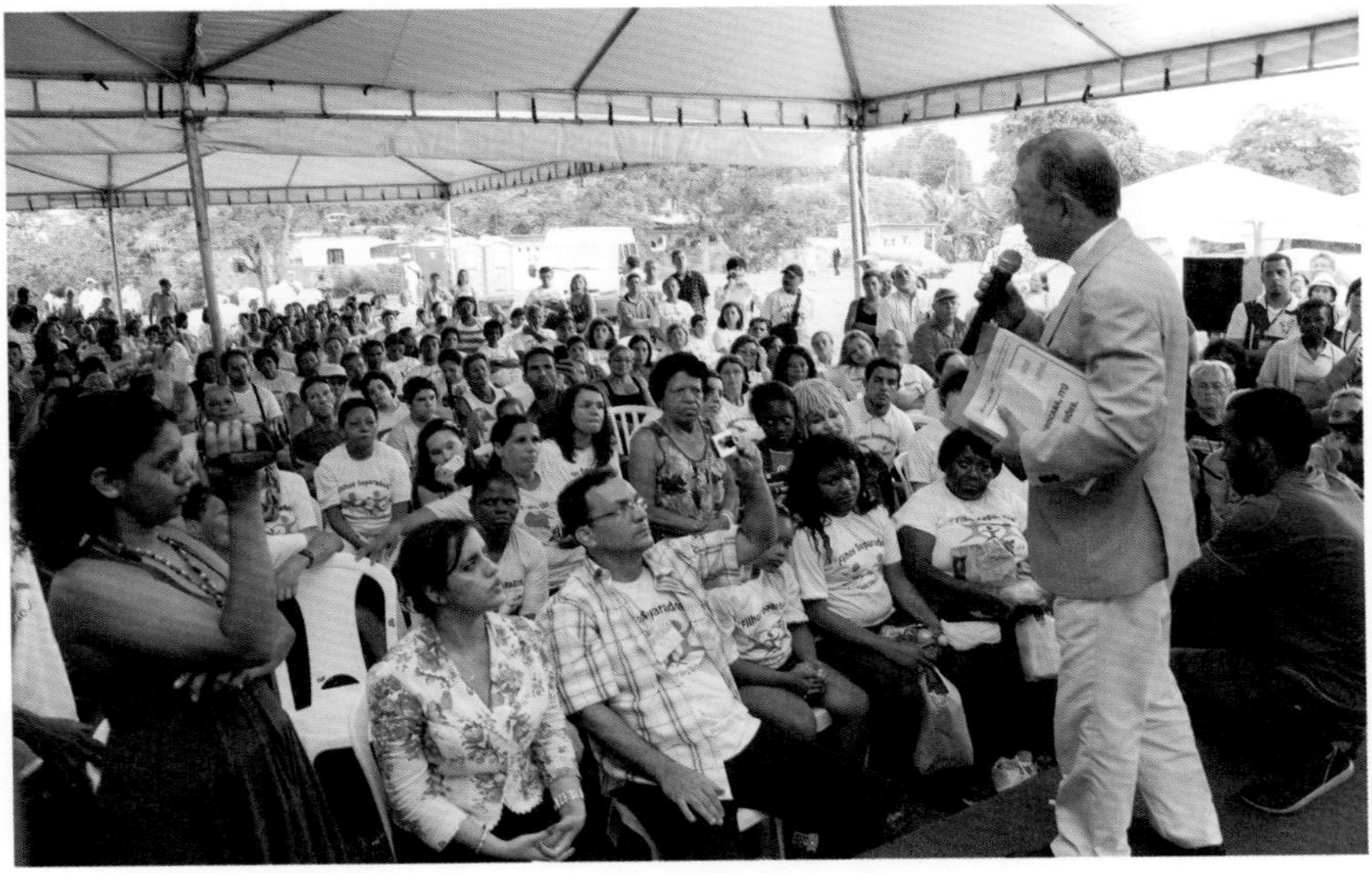

引き離された親子の再会へ向けたイベントで、参加者へメッセージ（ブラジル、2011年11月）

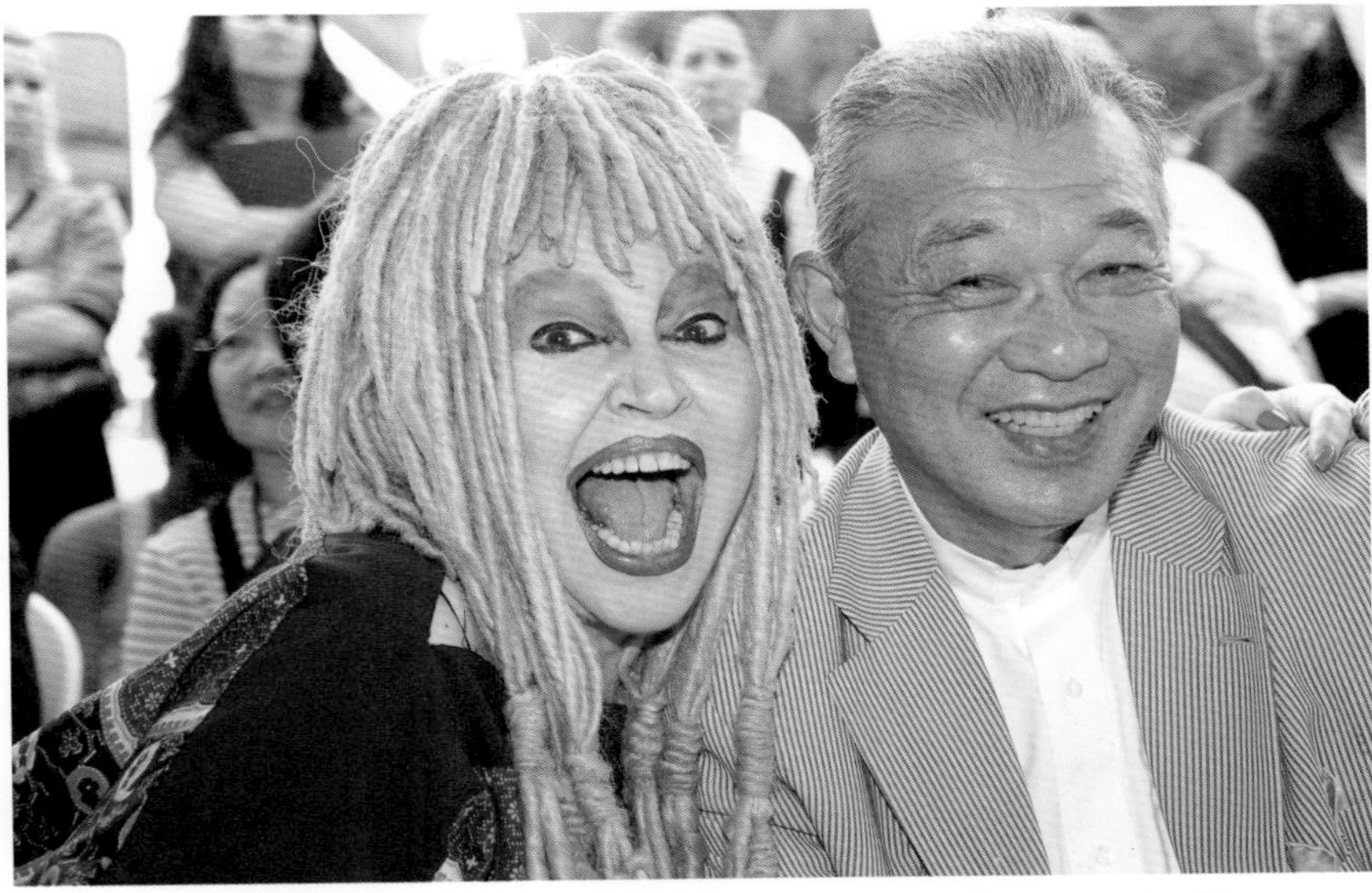

ハンセン病の啓発活動に熱心なブラジルの有名女優エルケ・マラビーヤさんと（ブラジル、2011年11月）

ろん勉強なんて教えてくれるはずもなく、ずっと働きづめでした」。また人身売買のように、裕福な家庭に下男や下女として払下げも行われたという。

MORHANはこのような親子を引き合わせる活動を全国で行っている。今回のイベントは、いまも多くの回復者が住むタバレス・ジ・マセドという元ハンセン病コロニーで行われた。会場となった広場にはステージが組まれ、賑やかなカーニバルのような雰囲気だった。リオデジャネイロ州、サンパウロ州など四州から約五〇〇人もの回復者と子どもたちが集まり、親子の再会を果たした。

その後ブラジリアに入り、政府や国際機関の要職にある人々とハンセン病問題について話し合った。WHOブラジル事務所のディエゴ・ビクトリア・メヒア代表は、今年の一月に就任したジルマ・ルセフ大統領がハンセン病政策を国の重要課題と位置づけたことに触れ、国の理解を得ながら、地域レベル、現場レベルでの患者発見に全力を尽くすと語った。アレクサンドレ・バジルハ保健大臣は、二〇一五年までの制圧のために二〇一二年度の予算を確保したと、制圧への強い意志を表明し、「グローバル・アピール2012」と「人権シンポジウム」への参加も約束してくれた。ブラジル大統領府人権問題特別庁のハマイス・カストロ・オリベイラ副大臣は、国連のハンセン病に関する決議を理解し、ルセフ大統領が人権問題を政策の重要課題として位置づけていることに言及し、「グローバル・アピール2012」と「人権シンポジウム」への出席はもちろん、あらゆる面での協力を行うと約束してくれた。

日本からブラジルは遠い、そして広い。今回は、サンパウロ、リオデジャネイロ、ブラジリア、そしてマセイオを訪れたわけだが、旅程の総時間二〇〇時間ほどのうちほぼその半分の一〇〇時間を移動のために費やし、機内泊は四泊だった。

二〇一二年の訪問国

✣一月　ペルー
◆二月　アメリカ〔ニューヨーク・米日財団理事会〕
◆二月　メキシコ〔エル・コレヒオ・デ・メヒコSYLFF二〇周年〕
✣四月　バングラデシュ
◆四月　タイ〔ミャンマー停戦和平交渉・少数民族武装勢力幹部との交渉〕
◆五月　スイス〔WHO総会〕
◆五月　イギリス〔国際法曹協会〕
◆五月　チェコ〔ハヴェル大統領墓参〕
◆五月　ヨルダン〔WANAフォーラム〕
◆六月　アメリカ〔ニューヨーク・国連海洋法条約三〇周年〕
◆六月　ブラジル〔リオデジャネイロ「RIO＋20」環境会議〕
✣六月　ロシア
✣七月　ウクライナ
◆七月　ミャンマー〔停戦和平交渉・政府高官との会談〕
◆七月　タイ〔ミャンマー少数民族武装勢力幹部と会談〕
✣八月　インド
◆九月　タイ〔チェンマイ・和平活動〕
◆九月　マレーシア〔マラヤ大学名誉学位〕
◆九月　ポーランド〔ヤゲロニア大学SYLFF二〇周年〕
✣一〇月　インド
◆一〇月　タイ〔ミャンマー停戦和平交渉・少数民族武装勢力幹部との交渉〕
◆一〇月　ミャンマー〔停戦和平交渉・政府高官との会談〕
◆一〇月　チェコ〔フォーラム2000国際会議〕
◆一一月　ミャンマー〔停戦和平交渉・政府高官との会談〕
◆一二月　ミャンマー〔停戦和平交渉・政府高官との会談、米引き渡し式典〕
◆一二月　タイ〔ミャンマー少数民族武装勢力幹部と会談〕

✣は、本書に活動記録を収録

●「SYLFF〔Sasakawa Young Leaders Fellowship Fund〕」＝ササカワ・ヤングリーダー奨学金制度●「WANAフォーラム」＝西アジア・北アフリカ地域の経済・環境・エネルギー・教育・社会問題などを、各国の政治指導者、国際機関代表者、学者、研究者、市民社会代表者など幅広い分野を代表する知的指導者が国を越えて知的対話を行う場●「フォーラム2000」＝ビロード革命のハベル元チェコ大統領、ホロコーストを生きぬいたノーベル平和賞受賞者、アメリカのエリー・ヴィーゼルと私の三人で、チェコの古都・プラハで一九九七年に立ち上げた国際知的対話の国際会議

チェ・ゲバラとの「交流」——ペルー共和国［一月］

［**ルート**］成田→アメリカ・ロサンジェルス（飛行時間一〇時間・トランジット三時間）→ペルー・リマ（飛行時間八時間三〇分）—四泊—リマ→ロサンジェルス（飛行時間八時間三〇分・トランジット三時間）→成田（飛行時間一〇時間）

二〇一二年は一月のペルー訪問から始まった。ペルーは二〇〇八年以来の四年ぶり三回目の滞在だった。隣国ブラジルが世界唯一のハンセン病未制圧国であるのに対し、ペルーにはハンセン病患者が少なく、二〇一一年初頭時点で登録患者数は三二人、以降の一〇年では大きな増減は見られない。

二八日に首都リマから飛行機で一時間ほど移動してアマゾン地帯のウカリヤ州プカルパ市を訪れた。

ペルーでは、北部のロレート州と今回訪れたウカリヤ州に比較的患者が多い。ハンセン病患者の診療をしているアマゾニコ・デ・ヤリナシア病院では、院長や州のハンセン病担当看護師が「患者の住んでいる場所が病院から遠く、中には数時間かけて舟で移動しなければならない場合もある。患者の多くが貧しい。地域政府はハンセン病を意識しておらず、専門家がいない」などの課題を上げた。ペルーでの登録患者数は少ないが、アマゾン流域などのアクセスが難しい地域には、かなりの数の未確認患者が存在する可能性があるという。

病院の施設内では、近隣から集まった患者、回復者とその家族、二〇人ほどと会うことができた。高齢者以外は障害もさほど目立たず、順調に治療を受けているようだった。

前にも述べたが、青年期のチェ・ゲバラが友人とモーターサイクルで南米を縦断し、各地のハンセン病施設を訪れた際の手記『モーターサイクル・ダイアリーズ』を映画化した作品では、ゲバラが川を泳いでペルー・アマゾン地帯のハンセン病療養所に行き、患者たちと交流するシーンが描かれていた。患者が隔離され差別も深刻だった時代に、患者と分け隔てなく接するゲバラの姿が印象的だった。その療養所は、ロレート州イキトスのサン・

パブロ療養所だが、今回訪れたプカルパからはウカリヤ川を船で四日間ほど移動したところにある。現在は廃屋になっているそうだが、機会があればぜひ訪れてみたい。ゲバラは、サン・パブロ療養所だけでなく、プカルパのこの病院にも、二日間滞在している。当時ゲバラに会った一人が遠隔地に住んでいるとのことだったが、残念ながら面会はかなわなかった。ゲバラは、日記の中で次のように綴っている。

「僕らをいちばん感動させたことのうちの一つは、患者たちとの別れだった。全員の間で小銭を集め、それに美しい手紙を添えて僕らにくれたのだ。そのあとで何人かの患者が個人的に別れを告げに来て、僕らがほんのちょっとだけ彼らとともにした生活について、お礼を言いながら涙をうかべる人もいた。僕らは彼らの手を握り、贈り物を受け取って、彼らの間に座り、ラジオでサッカーの試合を聴いた。いつか何かのきっかけで僕らがハンセン病に真剣に取り組むようなことになるとしたら、その何かとは、どこへいっても患者が示すあのやさしさであるに違いない」。

彼はその後、革命の道へと進むが、ハンセン病患者

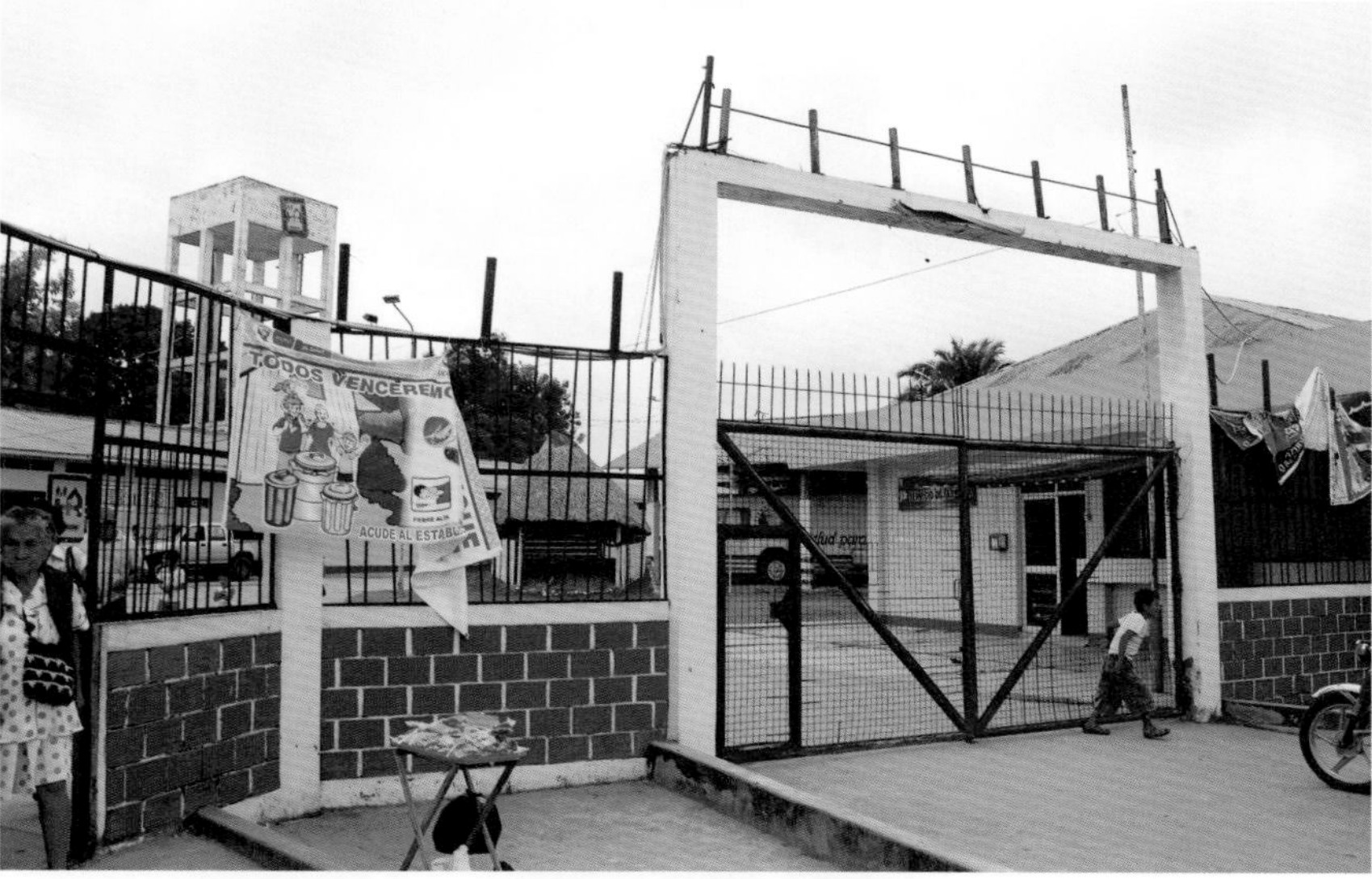

かつてチェ・ゲバラも訪れたことのある、アマゾニコ・デ・ヤリナシア病院(ペルー、2012年1月)

近隣から集まってくれた患者や回復者たちと(ペルー、2012年1月)

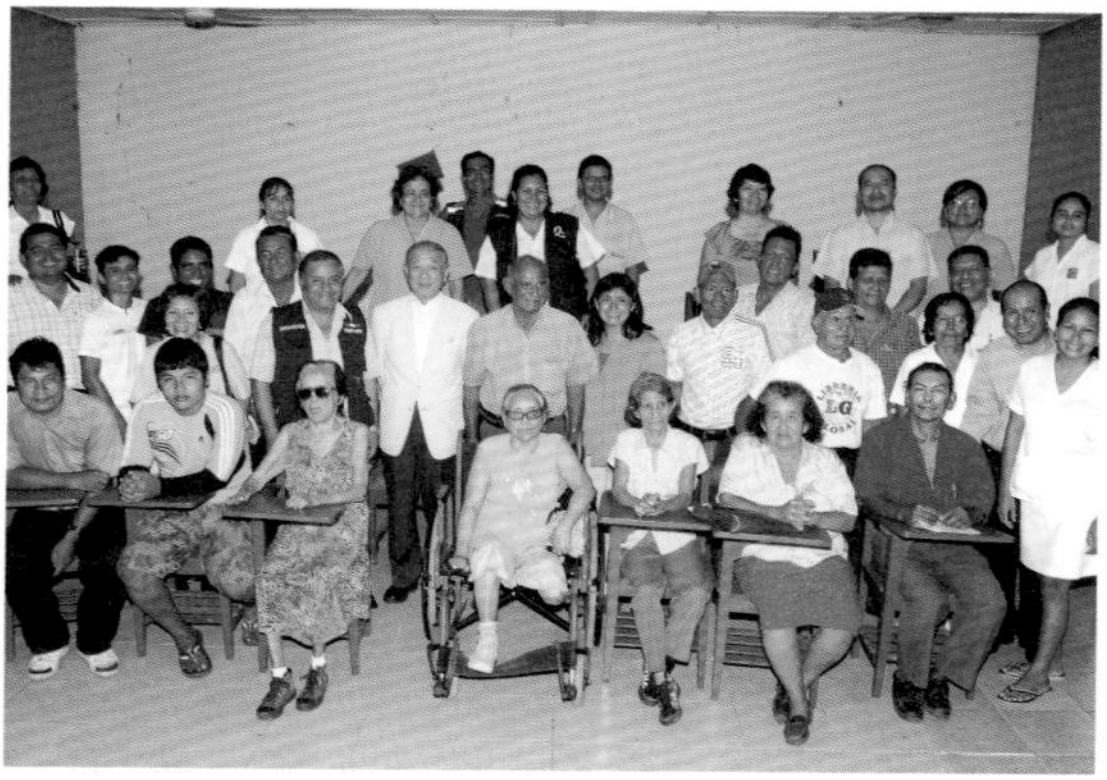

空港で一瞬意識を失い保健室のベッドで休む(ペルー、2012年1月)

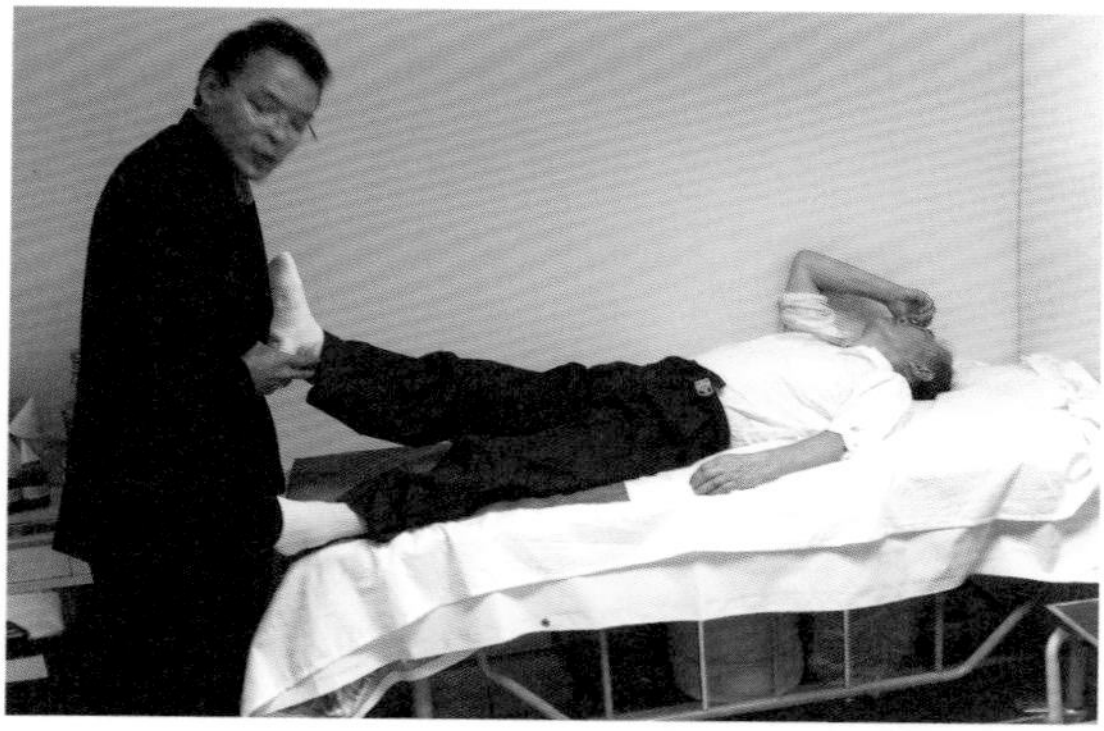

手術直前の検査の様子(ペルー、2012年1月)

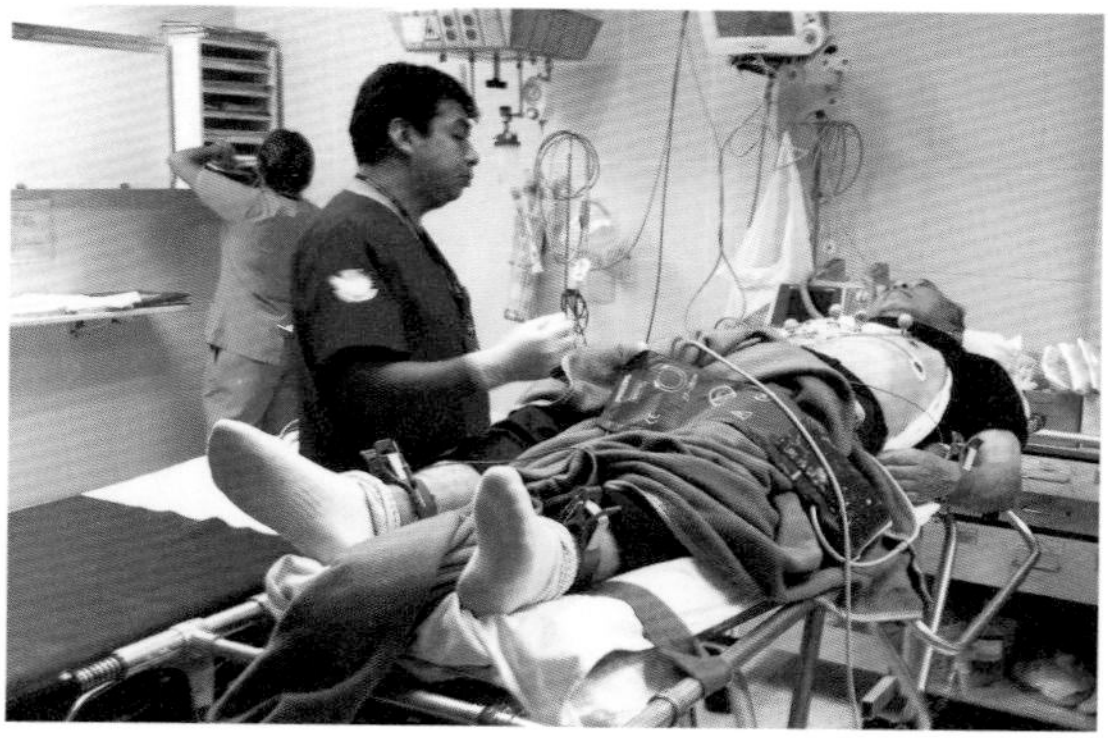

との交流は、ゲバラの人生観を形成する上でも大きな意味を持つ体験だったのではないだろうか。

プカルパからリマへ戻る際、私はプカルパの飛行場で急に発汗が激しくなり、倒れてしまった。同行者によれば、私は一瞬意識を失ったという。飛行場のベッドで少し休み、リマの空港に到着すると救急車が待機していた。私は翌日ブラジルへ向かう予定だったのだが、日系人協会の幹部に無理矢理救急車に乗せられ、病院で念入りな検査を受けたところ、不整脈が見つかった。診察してくれた医師が絶対にペースメーカーを装着すべきだと頑として聞かない。日本の主治医とも電話で相談した結果、ペースメーカーの装着手術を受けることになった。ブラジルでは、「グローバル・アピール2012」や「人権シンポジウム」などの重要なイベントがひかえていたが、さすがにブラジル行きはキャンセルし、ペースメーカーの装着手術を行い、あくる日の午後、帰国の途に着いた。なお、私が手術を受けた病院はかつて日本財団が寄贈したものだった。不思議な縁である。この地で私は一級障害者となったが、現在も元気で世界中を飛び回っている。

茶畑で見つかった患者——バングラデシュ人民共和国［四月］

［**ルート**］羽田→香港（飛行時間四時間三〇分・トランジット三時間）→バングラデシュ・ダッカ（飛行時間四時間二〇分）—四泊—ダッカ→タイ・バンコク（飛行時間二時間三〇分・トランジット一泊）→成田（飛行時間六時間）

四月は、バングラデシュを訪れた。香港を経由して首都ダッカに到着。夜間の到着だったが、ＷＨＯバングラデシュ事務所のマンナン・バンガリ博士、保健省のサフィル・アフマド副部長たちが出迎えてくれた。

活動初日は、派手なネクタイが印象的なルハル・ハク保健大臣と、ハンセン病の状況に関する意見交換を行った。「医師がハンセン病に触れる機会が少なくなっているので、医学教育の中でハンセン病を教える」ことを要請するると、大臣も同意された。

昼食後は、保健省とWHO、NGOのパートナー会議に出席した。バングラデシュはノーベル平和賞を受賞し、二〇一〇年の「グローバル・アピール」にも賛同したムハマド・ユヌス氏のグラミン銀行や、年間予算五〇〇億円と世界最大規模のNGO、BRAC(Bangladesh Rural Advancement Committee：バングラデシュ農村向上委員会)などNGOの活動が盛んな国でもあるが、ハンセン病についても八団体が連携をとって活動している。会議では、二〇一一年末にできたばかりの五カ年戦略の冊子の引渡式が行われた。その中では、早期発見と早期治療の努力の継続、目に見える障害を伴う新規患者数の割合を二〇一五年までに二〇一〇年比で三五％減少させる、という目標などが謳われている。回復者自身がハンセン病に関する取り組みに参画できるようにすべきであることも明記された。TLM(The Leprosy Mission：英国ハンセン病ミッション)バングラデシュからは、笹川保健財団が支援している回復者小グループへの少額融資による自立支援活動や人権擁護プロジェクトの報告があった。また、一八九八年から一〇〇年以上も存続した差別法「らい病法」が国会議員などの協力により二〇一一年末に廃止されたことも報告された。

二日目の午前中には、救世軍が運営しているダッカ市内の診療所を訪れた。救世軍は英国に本部があるキリスト教系の国際NGOで、一八六五年に設立され、現在一一九カ国で社会福祉や医療、貧困対策などの活動をしている。バングラデシュでのハンセン病関連の活動では、ダッカ市内のミルプール地域で診療所を運営し、潰瘍や障害に対する治療、保護靴の提供、カウンセリング、技術訓練のための少額支援などを行っている。また、診療所から遠い地域で年四回「スキン・キャンプ」と呼ばれる出張診療を行っており、ほとんどの新規患者がそこで発見されている。二〇一一年に発見された三二人の障害はゼロだった。診療所内で会った一八歳のモハメド・アリフさんも出張診療で病気を発見されたそうだが、手に少し神経麻痺がある以外は目立った障害もなく、携帯電話を修理する仕事に従事していた。回復者が運営するサリー工場は、TLMバングラデシュが支援する少額融資

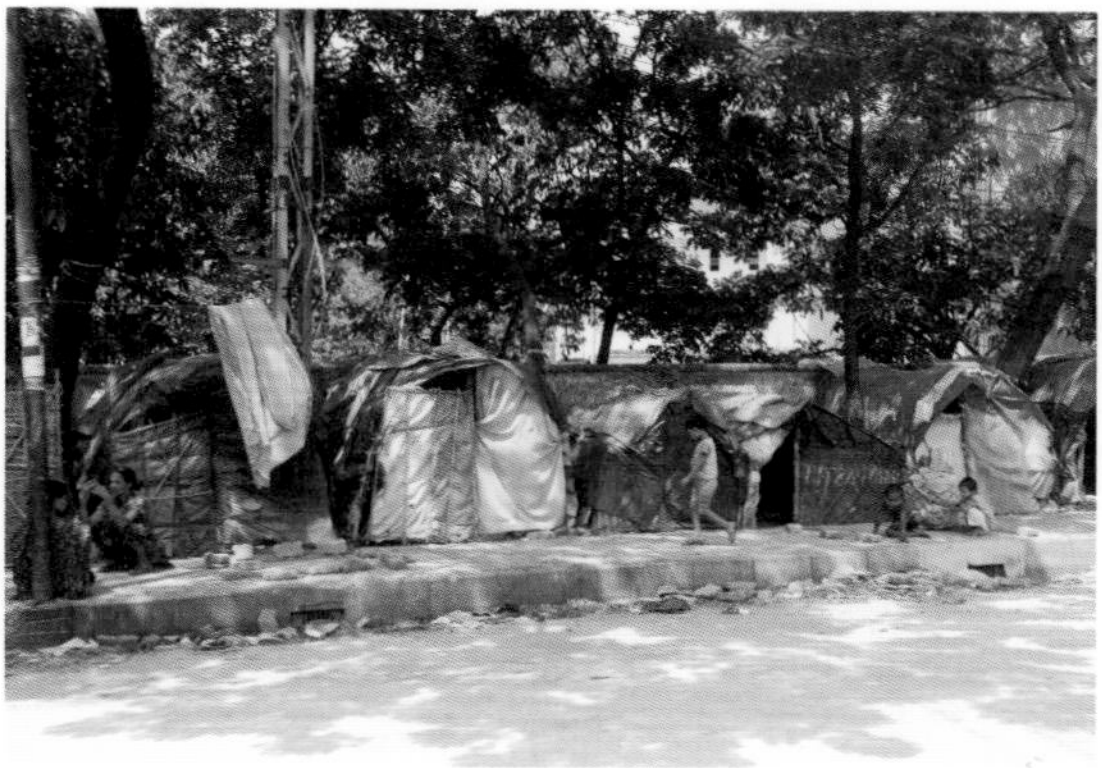

首都ダッカ市内のスラム（バングラデシュ、2012年4月）

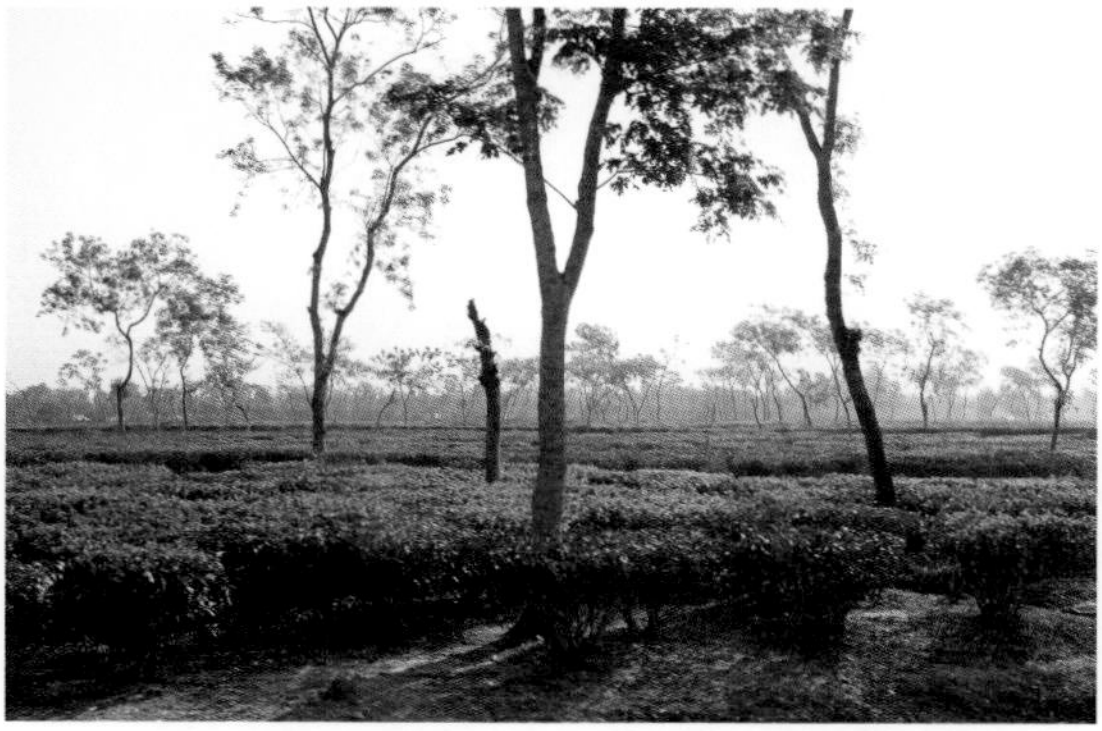

どこまでも続くアッサムの茶畑（バングラデシュ、2012年4月）

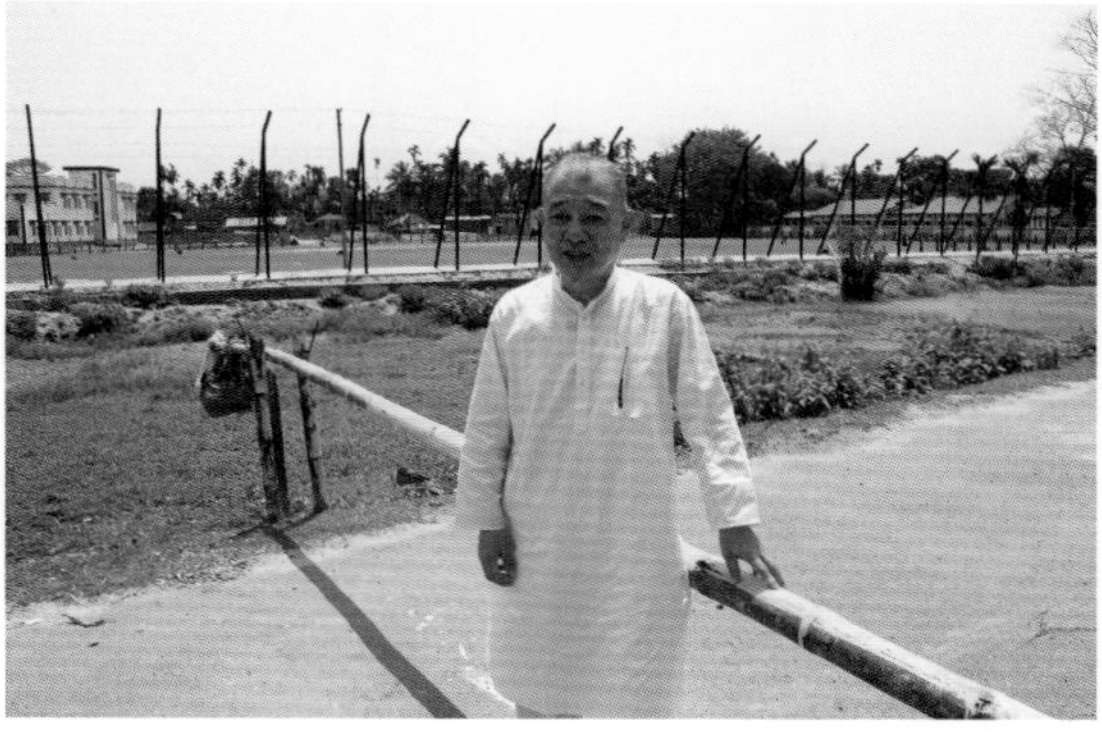

簡単な国境。ゲートの向こう側はインド（バングラデシュ、2012年4月）

活動から生まれた事業で、回復者を含む四〇人がサリーの縫製に携わっており、全体の運営は回復者のアベン・タヘル氏が担っていた。工場近くの販売店では一カ月で平均一〇〇〇着も販売しており、回復者の自立支援活動の一つの成功事例となっている。午後には、同様に小さなグループ活動を行っている回復者の家を訪れた。スラム街の家で貧しい生活を送りながら、「一六人のメンバーが持ち寄って集めた一〇万円を銀行口座に入れ、それを販売用の魚や野菜を仕入れる資金とし、収入から一〇〇円ずつ貯金している」と代表のビルケスさんが誇らしげに話してくれた。家にはテレビがあり、子どもたちは学校に通っており、暮らし向きがよくなっていることを感じた。一日の活動を終え夕食の楽しみのビールが、イスラム教国のために飲むことができず、早々にベッドに入った。

四月一四日はバングラデシュの新年で、早朝から中心部の公園でお祭りがあった。普段は車と三輪タクシー、リキシャで渋滞している道路も歩行者専用とされ、赤い民族服などで着飾った家族連れやカップルたちがお祭り気分で楽しそうに、催しを見物するため公園に向かっていた。

午後は、ダッカから約二〇〇キロの北東部シレット管区のスリモンゴルに車で移動。スリモンゴルはアッサムティーで有名な紅茶の生産地で、バングラデシュでは数少ない丘陵地帯の一つである。交通渋滞のためダッカ市内を脱出するのに二時間を要し、四時間の予定を六時間以上かけて、日没寸前にようやく宿泊先に到着。元警察官だというドライバーが、いたるところでバスやトラックを追い越すため平気で反対車線を疾走するので、何度も肝を冷した。

翌日は、現地で活動しているバングラデシュのNGO、HEED(Health, Education and Economic Development)の活動報告を受けた。HEEDはバングラデシュ独立後の一九七四年に設立され、七六年に茶畑で患者を発見し治療したことをきっかけに、ハンセン病の活動を始めた。入院・外来診療や理学療法、潰瘍のケアや形成手術、保護靴提供、職業訓練のほか、人形劇やフォークソング、芝居などを通した啓発活動も実施してきたが、近年は財政難のため治療薬の提供のみを行っている。牧師でもあるHEEDのアンワー・ホサイン会長が「バングラデシュとハンセン病患者のために祈ってください。彼らのために力を合わせて取り組んでいきましょう」と語り、私は「遠隔地域でのこのような草の根での活動は重要であり、これからもがんばってほしい」と激励した。

その後、HEEDの診療所と茶畑管理者が運営する病院、政府病院内の結核・ハンセン病診療所の人々を激励した。茶畑病院には二〇人ほどの患者、回復者が集まっていたので、それぞれの症状を見せてもらいながら話を聞いた。松葉杖を使いながら籠づくりに従事している男性や、HEEDの職業訓練を受けミシンで裁縫の仕事をしている女性、茶畑で働く男性、母親もハンセン病にかかったことのある女の子などがいた。

茶畑の後、三キロほど先のインドとの国境を訪ねた。竹竿の遮断機がバングラデシュ側とインド側にあり、その間の五〇メートルほどが緩衝地帯となっている。道路の両脇は、以前、ネパールとインドのビハール州の国境で見たような簡単に超えられる塀ではなく、七、八メートルはある高いフェンスがどこまでも続いていた。

五時間ほどかけてダッカに戻り、クルシェッド・アラム外務次官補と会談。翌朝、首相府で首相外交顧問のゴウハル・リズヴィ博士と会談し、バングラデシュでの日程を終えた。

ハンセン病データの消えた国で――ロシア連邦［六月］

［ルート］成田→**ロシア・モスクワ**（飛行時間一〇時間・トランジット五時間四〇分［国内線へ移動・三時間三〇分］）→**アストラハン**（飛行時間二時間）→**ゲオルギエフスク**（車移動一一時間）→**テルスキ**→**クラスノダール**（車移動七時間三〇分）

毎年WHOは、管轄地域ごとに世界のハンセン病の最新データを発表している。地域は、南東アジア、アフリカ、西太平洋、アメリカ、中東（東地中海）、そしてヨーロッパの六つに分けられているが、最大の面積を占め、西ヨーロッパから中央アジアに広がる五三カ国を管轄するヨーロッパ地域のハンセン病データが、ごっそり抜け落ちている。現在ヨーロッパには、ハンセン病に関する医療面での問題があまりないのがその理由かもしれない。

私は、六月から七月にかけて、ロシアとウクライナを訪れ、ロシアでは、南部にある三都市のハンセン病療養所（アストラハン、テルスキ、アビンスキ）を訪れた。

東京から約一〇時間、夕方四時にモスクワに到着し、そのまま国内線のターミナルへ車で移動した。その距離は約八〇キロだったが、渋滞のため三時間半もかかった。夜一〇時発のフライトでアストラハンへ移動。開港したばかりのアストラハンの空港では荷物がなかなか出てこなかったため、ホテルに着いたときには日付が変わっていた。

ロシアの大河ボルガは、モスクワの北西部から流れ出て南下し、三五〇〇キロ先のカスピ海に流れ込む。アストラハンはその河口流域にあり、クレムリン（城塞）の白壁とパステルカラーの尖塔がランドマークとなっている。ボルガのデルタ地域を一歩出ると、乾いた半砂漠地帯が広がっている。空港でも街中でもなぜか、農薬のような堆肥のような刺激臭がかすかに漂っていた。

今回の全旅程に同行し、サポートしてくれたのが、七五歳のドイツ人女性ロマナ・ドラビック医師である。ドイツ西部のディンスラーケンという町で八年前まで開業医として働く傍ら、個人的にハンセン病の患者と回復者に対する支援活動を三〇年以上続けている。彼女が初めてハンセン病患者に出会ったのは、観光旅行で訪れたケニアのモンバサだった。物乞いをする患者を見て驚き、「こんな人を放っておくなんて、行政は何をしているんだ」と市長のところへ直談判に行ったという。その後、「ハンセン病患者とともに生きる」ことを誓った彼女は、支援物資を携え、インドやアフリカを駆け回った。一九九〇年初頭に活動地域を旧ソ連の国々にも広げ、各地の療養所へ足を運び続けた。ロシア各地のハンセン病専門家にも友人が多く、彼女の人脈は今回の活動になくてはならないものであった。

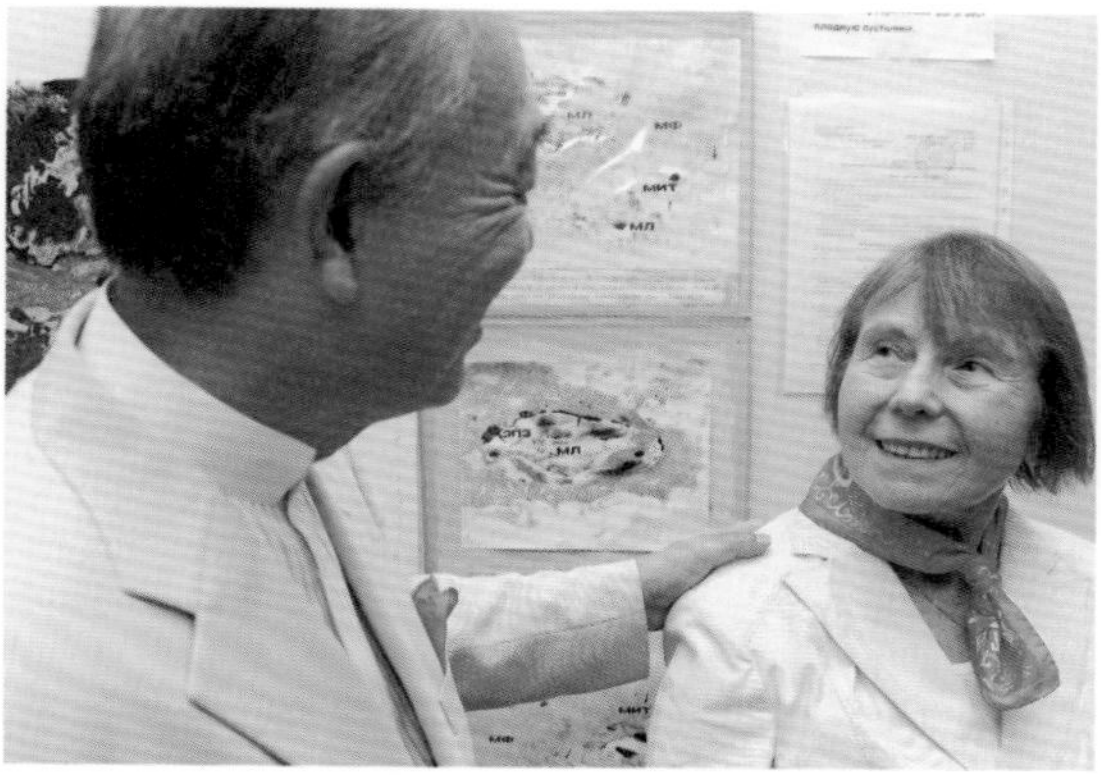

ロマナ・ドラビック医師（ロシア、2012年6月）

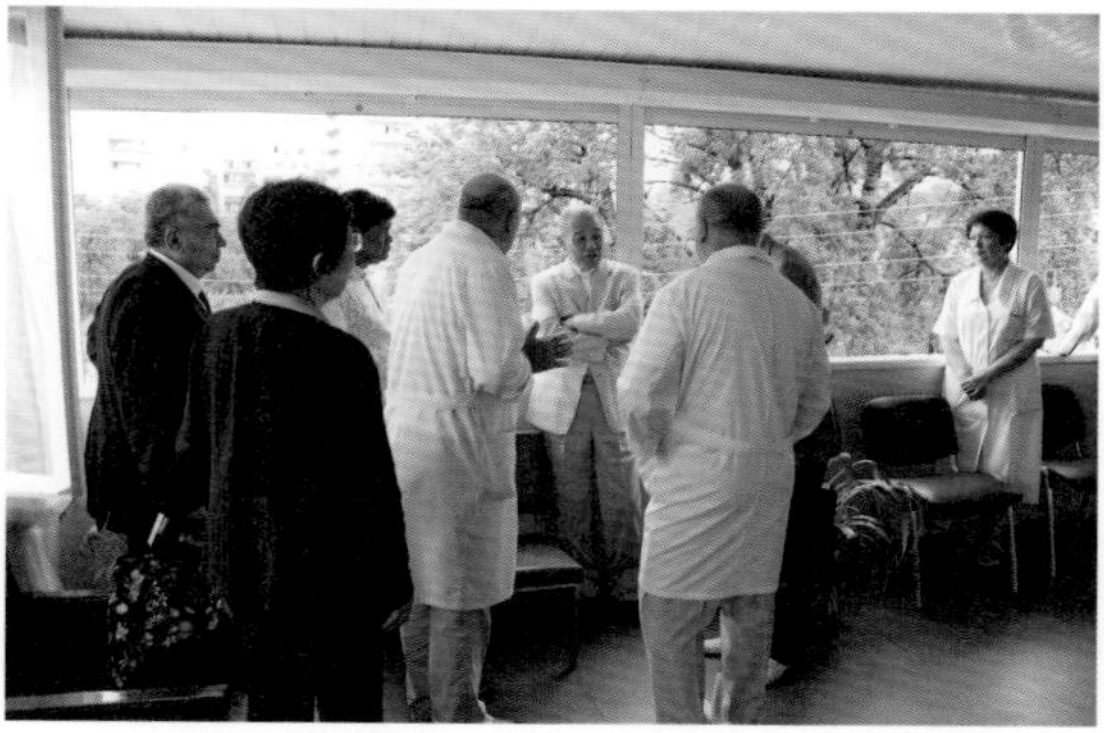

療養所の将来について語り合う（ロシア、2012年6月）

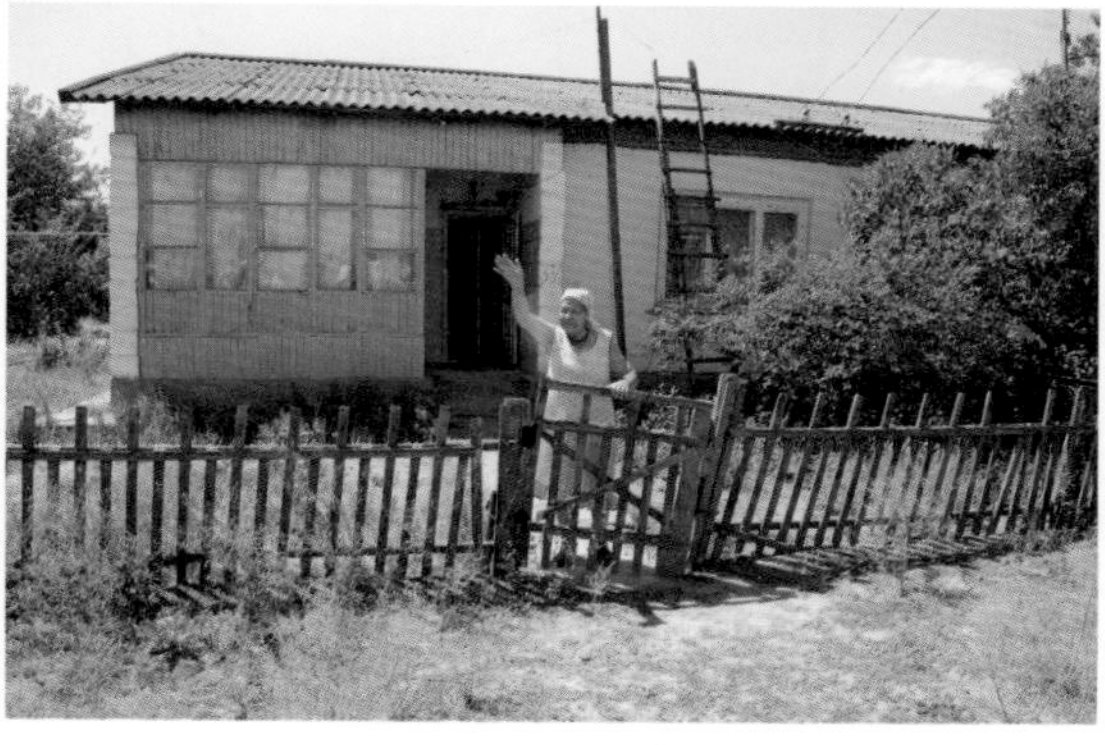

ウォストチノエ村に一人で住む女性（ロシア、2012年6月）

最初の目的地は、アストラハン国立ハンセン病研究所だった。一九四八年に建てられたこの研究所は、一八九六年に開設されたハンセン病病院に併設して建てられ、旧ソ連時代にはハンセン病研究と技術指導の中心となり、現在はヴィクトール・ドュイコ所長のもと、ロシアをはじめCIS(独立国家共同体)加盟国のハンセン病の活動拠点になっている。

アストラハン到着の翌日、このハンセン病研究所でロシアおよびCISのハンセン病専門家たちの会議が行われた。「WHO世界ハンセン病プログラム」のスマナ・バルア代表もインドから駆けつけ、WHOのハンセン病対策について紹介し、ロシアをはじめとするCIS地域の国々との綿密な情報交換の必要性を訴えた。

アストラハン研究所員は、「ロシアにおいてここ三、四年の間に新規患者は発見されておらず、二〇一二年初頭時点で、三八二人の患者が登録されている」と報告したが、この数字には若干の疑念が残る。WHOの基準では、ハンセン病は六カ月ないし一二カ月の投薬で完治するため、完治した患者は登録簿から削除される。しかしロシアでは、一度発症した患者は完治しても登録され続けるため、どれだけの患者が治療を完了しているのかは、この報告からは読み取ることができない。WHOによるデータの精査が必要である。

アストラハンの研究所は、回復者療養所の機能も持っている。私は、ここで数十年生活している人や、リハビリや疾患治療のためショートステイを利用している人たちの話を聞いた。鮮やかなブルーの外壁の二階建ての一室には、六二歳のマリアさんと五八歳のニーナさんの姉妹が滞在していた。安楽椅子とシンプルなベッド、壁に大きな絨毯が飾られた趣味のいい部屋だった。「ヴィクトールさんが所長になってから、アストラハンでの患者の暮らしはよくなった」と言う。確かに、美しい芝生が広がり、花壇には色とりどりの花が並び、鶴や蓮の置物が取り囲む小さな池が整備され、家庭的な雰囲気である。一方で、三メートルほどもある真っ白なレーニンの像やハンセン病患者専用の刑務所跡など、ソビエト時代の名残りもあった。

アストラハン市内から車で約一時間ほどの人里離れた場所に、ハンセン病回復者が住むウォストチノエ村があ

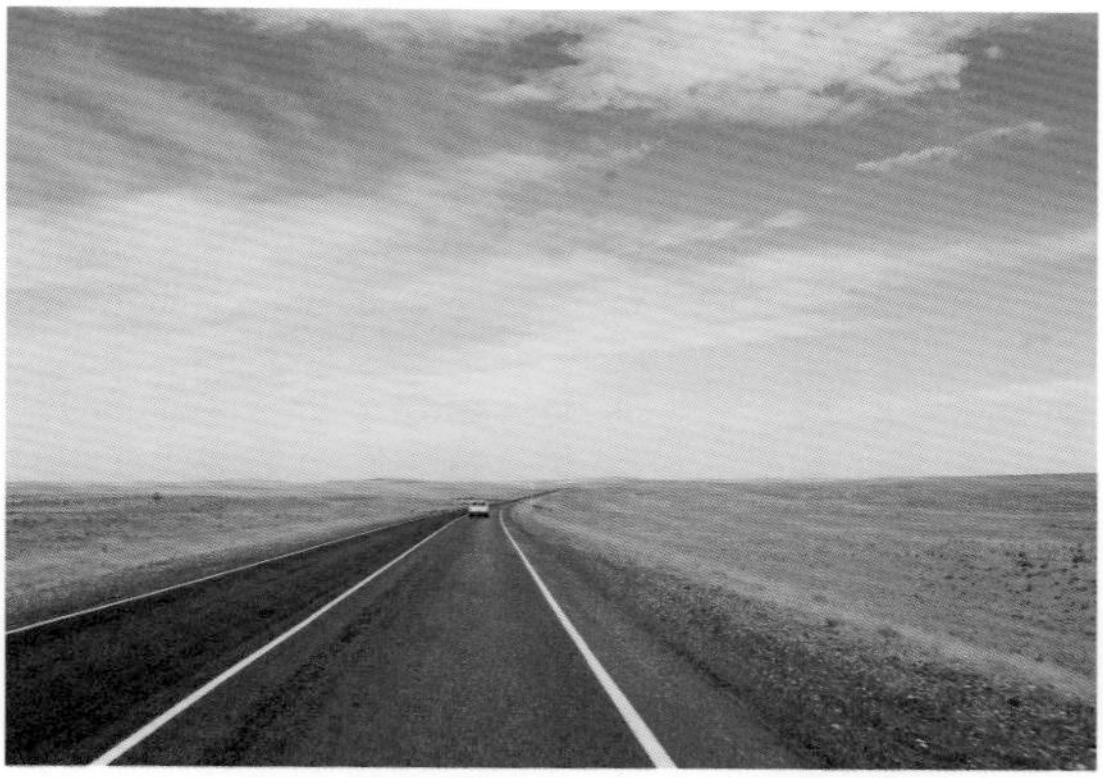

どこまでも人家の見えない平原を走り700キロを移動（ロシア、2012年6月）

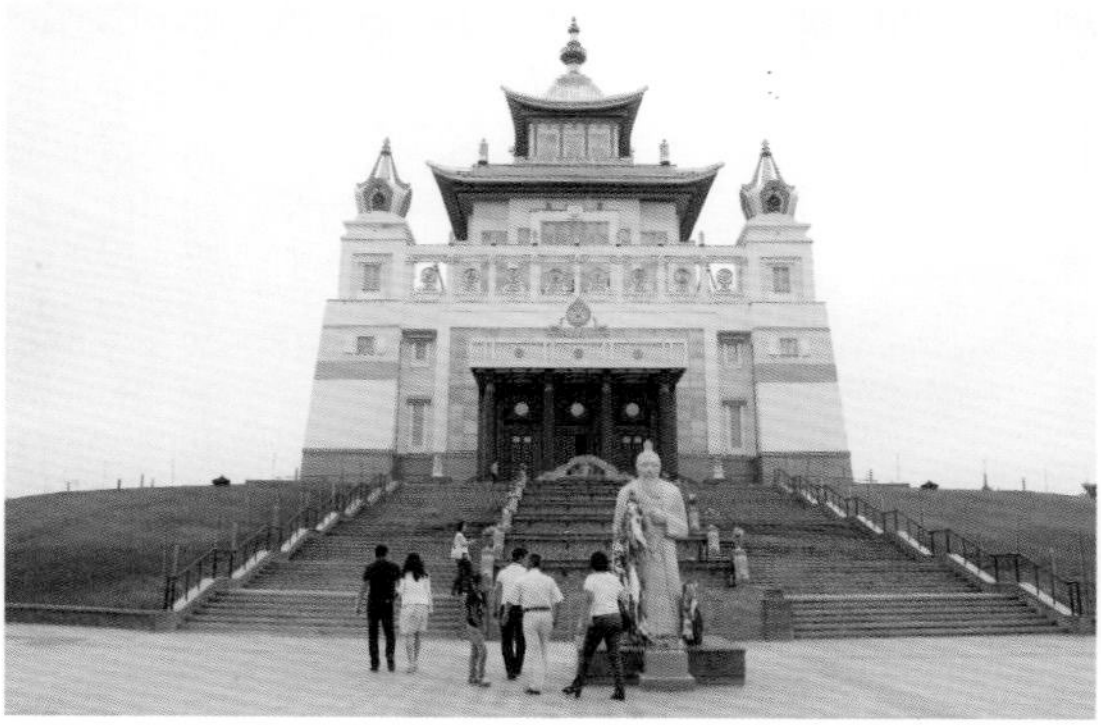

ロシア唯一のチベット仏教国、カルムイク共和国（ロシア、2012年6月）

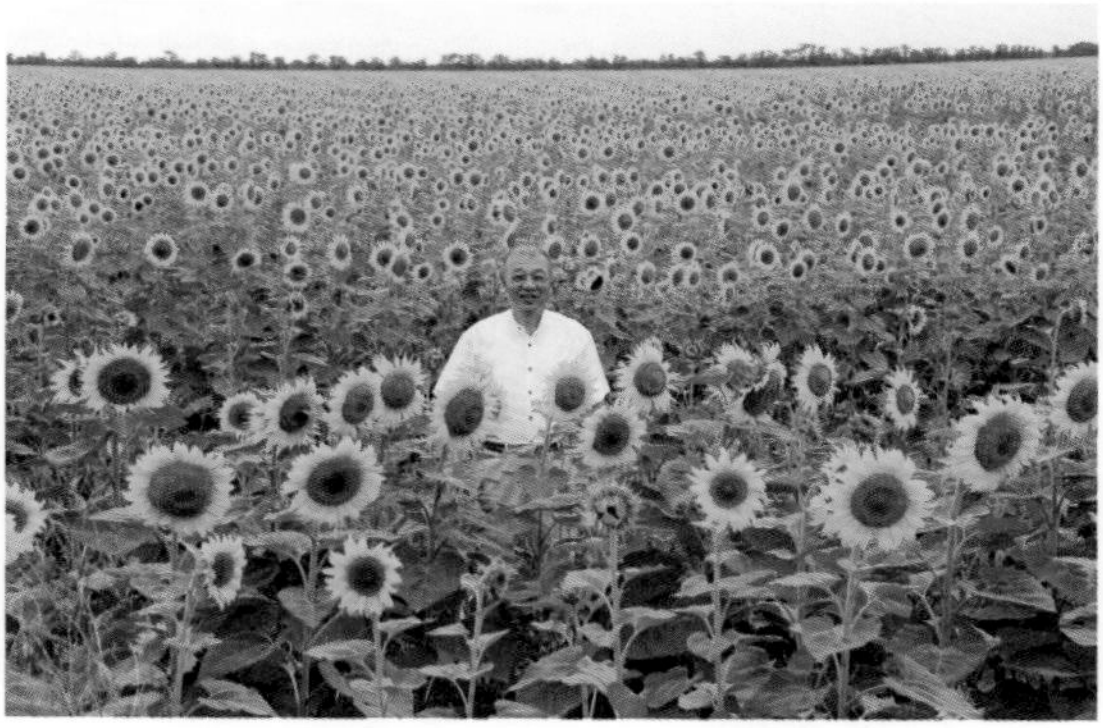

広大なロシアのひまわり畑（ロシア、2012年6月）

る。一九六〇年、政府がハンセン病治療の終わった人たちに住宅を提供したのがその始まりで、その後回復者以外の人たちも集まって来た。現在、一〇〇〇人の住民のうち、回復者家族はわずか一五世帯である。

村の中心部には、幅四、五〇メートルの広い砂利道が一本あるだけで、人の姿はまったく見えず、どこが村なのかと少々戸惑った。よく見ると道の両脇に木片やトタンでできた古い塀があり、茂みから屋根がのぞいていた。ヴィクトール所長の案内でそんな塀の一つに入ると、家庭菜園の向こうから老夫婦が姿を見せた。さっそく話を聞くと、この家で年金生活をしており、十代の息子さんは柔道をしているとのことだった。別の家では、夫に先立たれた七六歳の女性がたった一人、月額約六〇〇〇ルーブル（約一万四〇〇〇円）の年金で暮らしていた。ガスも水道もなく、水道管を引くための工事費五〇〇〇ルーブルを工面できず、不便な暮らしを余儀なくされていた。「アストラハン療養所に短期滞在している留守中に泥棒に入られ、アイロンなどの生活用品まで全部盗られてしまった。ソ連が崩壊してから、村の人口は減り続け、若い人は大都市に移ってしまい、年寄りしか残っていない」と、窮状を訴えた。過疎化は日本だけの問題ではなく、いまや世界的な課題であることが、地球を歩くとよく理解できる。

二日間のアストラハン滞在を終え、次の目的地、テルスキ・ハンセン病療養所訪問のため、約七〇〇キロ離れた宿泊予定地のゲオルギエフスクを目指して九人乗りのミニバスに揺られ、ひたすら西へ向かう。見渡す限りの地平線、乾燥した草原地帯のただ中の道を走ること四時間。昼食休憩のために、ロシア連邦に属する自治共和国カルムイクの首都エリスタに立ち寄った。カルムイクは、ヨーロッパ唯一の仏教国で、人口は三〇万人に満たない。国名はトルコ語でイスラム教に改宗せず「留まった者」の意味で、もともとカルムイク人はチベット仏教を信仰する遊牧民族だった。一八世紀後半、ロシア人やウクライナ人などの入植者に改宗を迫られたため他国へ移住したが、何らかの理由で移住できなかった人々が留まってできたのがこの国だといわれる。エリスタの保健局長も、私たち日本人と似た顔だった。チベット仏教の釈迦牟尼寺では、アジアの顔立ちの人々が熱心に祈りを捧

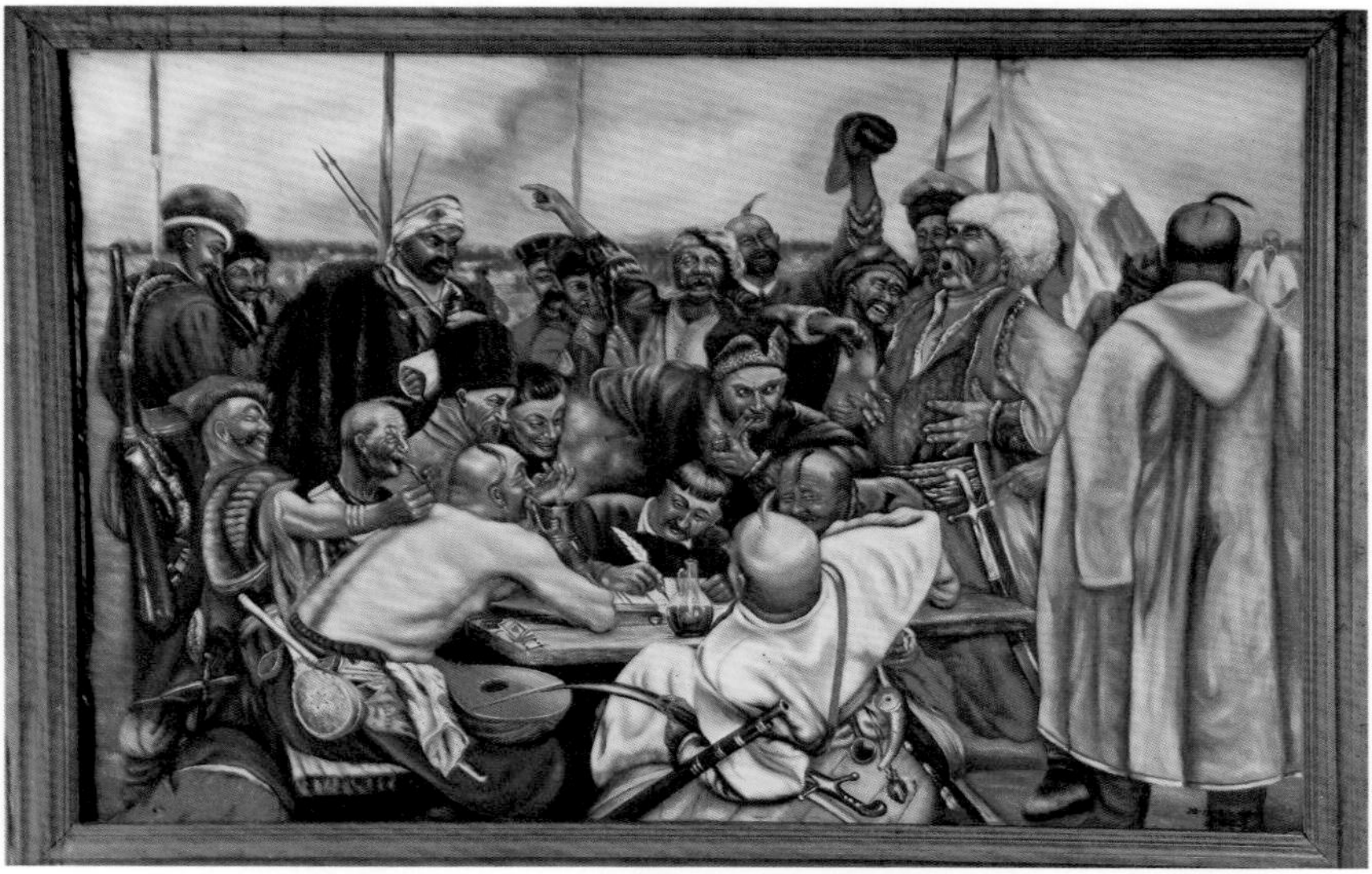

入所者が描いた力強い絵画（テルスキ・ハンセン病療養所）（ロシア、2012年6月）

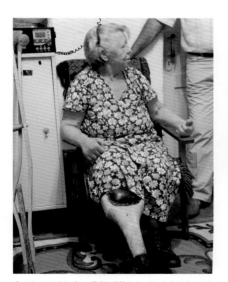

今でもこのような古い義足が使われていた（アビンスキ療養所）（ロシア、2012年7月）

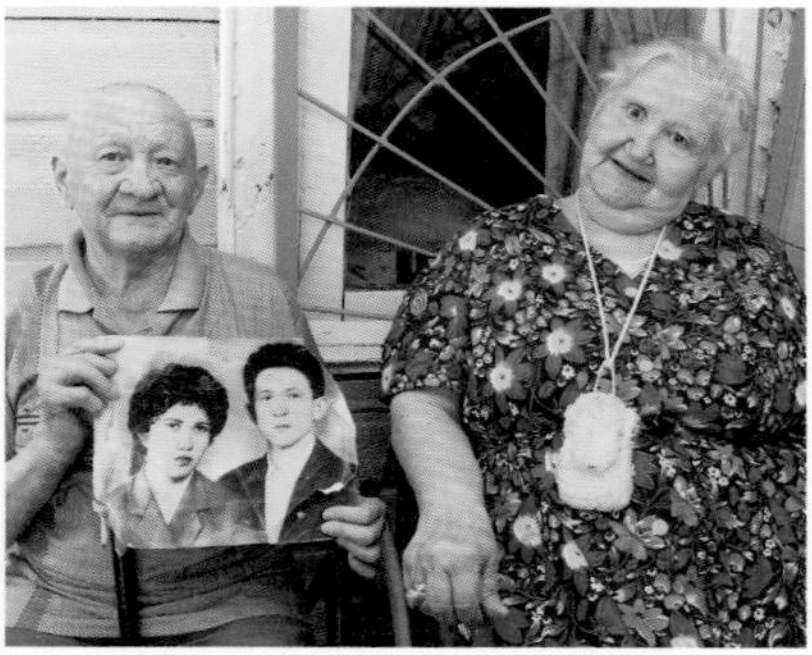

新婚当初の写真を持つ夫婦（テルスキ・ハンセン病療養所）（ロシア、2012年6月）

げていた。

カルムイク共和国に別れを告げ、対向車もまれな変化に乏しい単調な平原の道をひたすら走り続けると、突然、広大なヒマワリ畑に遭遇した。一時間以上も道路の両側はヒマワリ畑が続き、その畑では不思議なことに人影は一度も見かけなかった。何故なのかはわからない。途中、北京から自転車でロンドンを目指す四、五〇人のサイクリングの中年グループを追い越した。体調不良者や自転車の故障修理のためだろう、一台の大型トラックが伴走していたが、それにしても完走には何日かかるのだろうか。私の若い頃にはロンドン発デリー行きの「マジック・バス」と呼ばれるバスがあり、四〇日間ほどの行程だったと記憶しているが、一度は乗ってみたいと憧れたものだ。アストラハンから車に揺られること一一時間、夜七時すぎに、ようやくゲオルギエフスクに到着。簡単な夕食後、ベッドにもぐり込んだ。

翌七月二日の朝は、テルスキ・ハンセン病療養所へ。ここは、創立一一五年のロシア最古の療養所である。豊かな森林に囲まれた美しい施設だった。現在、五一人の利用者と、ミハエル所長と四三人のスタッフがおり、私が今回訪ねたほかの施設同様、ハンセン病が治癒した後も家庭の事情や、社会の差別からのがれるために、ここに留まることを選んだ人々の終の棲家となっていた。ある高齢の女性は、「子どもたちは私がハンセン病であることを知っているが、孫や近所の人々は知らない」と言葉少なに語った。カメラ撮影にはほとんどの人が「ニエット（NO）」の反応で、写真の公表による差別を恐れている様子だった。

病院の薄暗い玄関を通ると、見事な風景画と人物画があった。そのうちの一枚は、船上の賑やかな様子が描かれた、いまにも絵の中から人が飛び出してきそうなほど躍動感溢れる傑作だった。作者は、昔この病院にいた人だと言う。これほどまでに素晴らしい絵を描く回復者がいたことに驚いたが、作者の名前は誰一人として知らなかった。はからずもロシアの古い官僚主義の残滓を見せつけられた思いがした。

ロシアの最終日は、黒海方面を目指し、車で七時間半かけて約六〇〇キロ離れた北コーサカス西部のクラスノダール地方にあるアビンスキ療養所に向かった。この療養所は、一九〇五年に急増したハンセン病患者を収容するため、一人の軍医によって建てられたといい、その軍医の肖像画が壁に掲げてあった。三〇年間アビンスキで所長として働いた父の後を継いだ現副所長のマリーナ医師も、すでにここで二九年働いている。彼女によれば、父親の所長時代には五〇〇人の患者が暮らしていたが、現在は四〇人、それに対して職員は何と三倍以上の一三一人もいる。いちばん最近の患者は、二〇〇九年入所とのことだった。回復者の老婦人に、名前や出身地を尋ねると、彼女が答える先に、横にいた職員が「彼女はカーチャさん、四〇年間住んでいる。アストラハンから来た」と話し出した。私が「本人の口から直接話が聞きたい」と言っても、つけ入る隙がない。本人が語り始めても、すぐに職員が話しの腰を折る。残念ながらここでは最後まで、ゆっくり回復者と会話することができなかった。

職員に「なぜ、病床も余っているのに、ハンセン病以外の病気を診ないのか」と職員に尋ねると、「法律で定められているので、ほかの病気は診察することができない」ときっぱりとした口調で答える。WHOの方針であるインテグレーション、すなわち総合病院化への方策は、ここロシアでは実施されていない。ロシアでは、ハンセン病の医療の世界的潮流から施設ごと取り残されていた。四〇人の回復者に一三一人の職員がいるのは、手厚いケアを実施しているというより、回復者によって自分たちの生活保障を得ているという見方もできる。在所者と直接会話させない担当者の紋切り型の対応に、その感を強くした。果たしてこれでいいのだろうか。彼らの苦難に満ちた人生はいったい何だったのだろうか、このまま我々が忘れ去っていいのだろうか。出来事を「記録」として残すことはもちろん、一人ひとりの生命の証を、記憶が薄れないうちに形にして伝えていく必要がある。そのためには、ここで出会った回復者が、本当はどのような生き方をしたいのか、少しでも本心が聞きたかった。テルスキの療養所にいたはずの無名の画家は、芸術を通してそれを表現したかったのではないのだろうか。

白衣が象徴するもの――ウクライナ［七月］

［ルート］ロシア・モスクワ（飛行時間二時間・トランジット一泊）→ウクライナ・オデッサ（飛行時間二時間）―一泊―オデッサ→モスクワ（飛行時間二時間・トランジット一時間四五分）→成田（飛行時間九時間二五分）

ロシア訪問の後、ウクライナ南部の都市オデッサに入った。オデッサは、黒海に面した港町で、人口は約一〇〇万人。首都キエフ、工業都市ハリコフに次ぐ、ウクライナでは三番目に大きな都市だ。芸術と文化で世界中に知られており、毎年多くの観光客が、美しい街並みやコンサート、オペラ、夏のビーチを楽しみに訪れる。映画「戦艦ポチョムキン」の長い階段はこの町の象徴である。オデッサから車で一時間半ほど、豊かな平原の先にあるのが、ウクライナ唯一の国立ハンセン病療養所であるクチュルガン療養所である。クチュルガンというのは地域名であり、もともと戦火を逃れてやってきたドイツ移民によって一八〇八年につくられ、現在六つの村と三〇〇〇人の人口を有している。

この時期は気温が三三度と日本より若干高いが湿度が低く過しやすかった。全ウクライナで、「登録患者」はわずか一七人。全員が完治した回復者である。ＷＨＯの定義では、治療が終わると「患者」とは呼ばなくなるが、この国でもロシアと同様に回復者も患者として登録され続ける。

驚いたことにハンセン病の治療薬であるＭＤＴを初めてこの地に届けたのは、保健省ではなく、「ロシア訪問」で紹介した同行者のロマナ・ドラビック医師だった。一九九七年のことである。「最初に治療薬ＭＤＴを届けたときは、密輸品のようにこっそり隠し持ってオデッサの税関をすり抜けたけど、クチュルガンの患者に飲ませるときれいに治癒し、その後は堂々と税関を通れるようになったのよ」と、ドラビック医師が悪戯っぽく少女のように笑う。当時はＷＨＯもここに療養所があることを把握していなかったらしい。

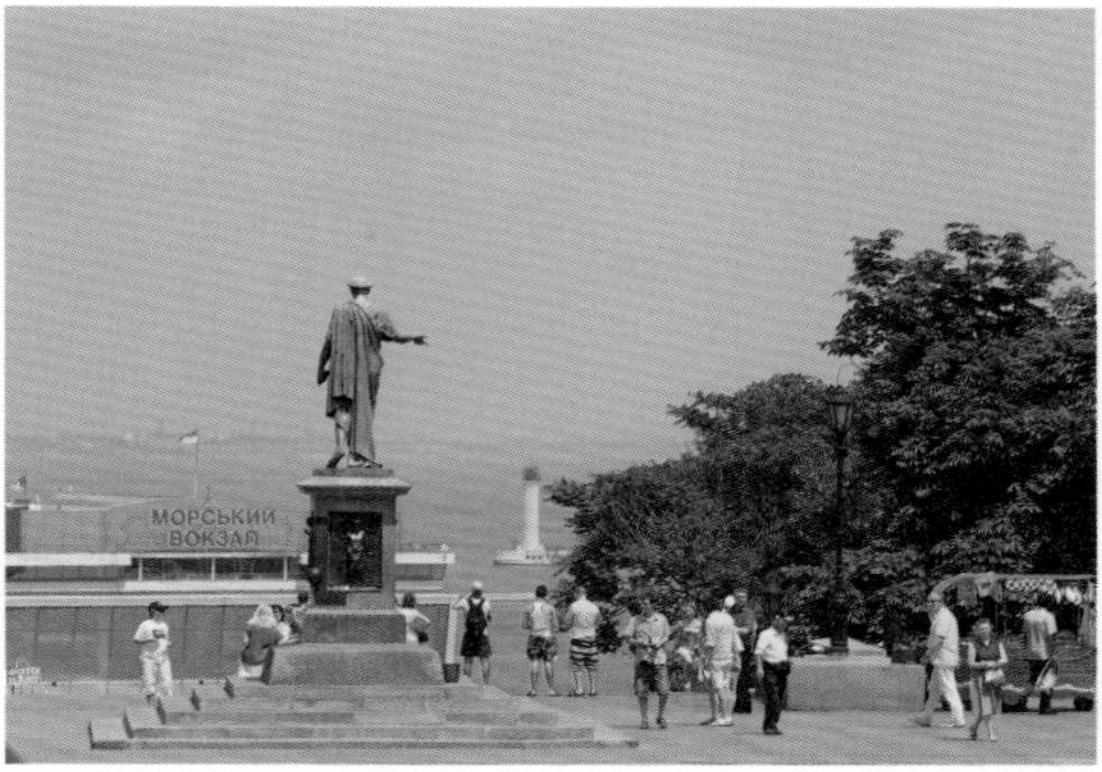

名画「戦艦ポチョムキン」が撮影された場所。奥に見えるのが黒海（ウクライナ、オデッサ、2012年7月）

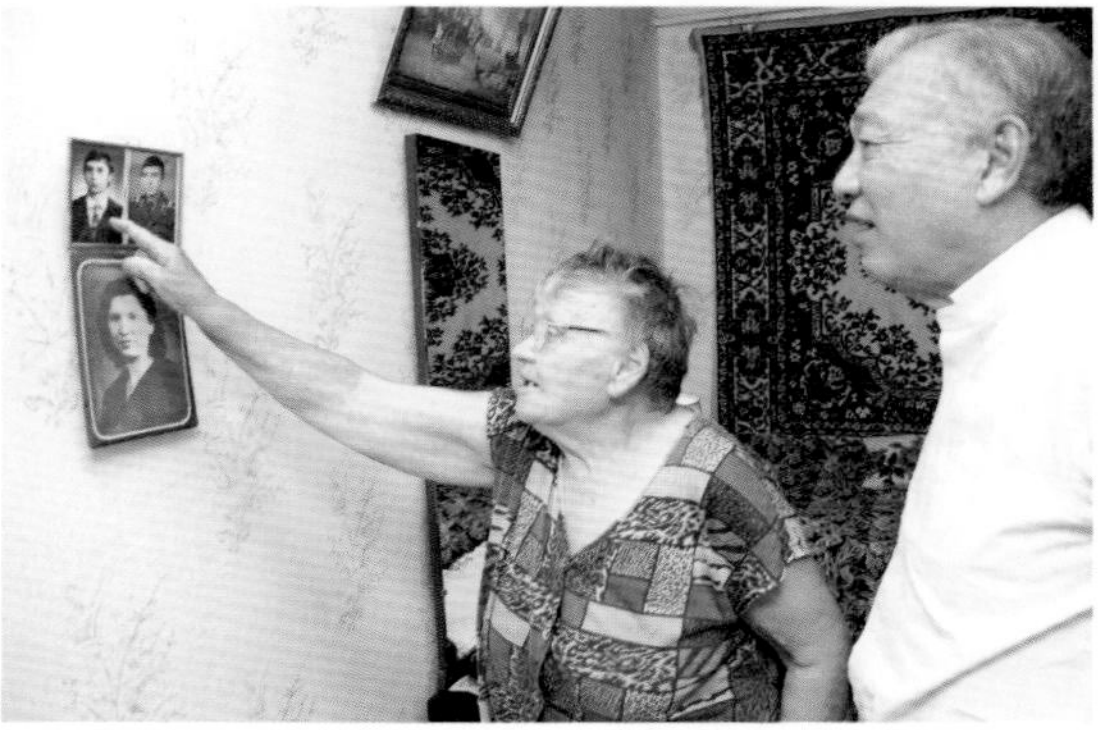

夫の写真を指さす、クチュルガン療養所のアナスタシアさん（ウクライナ、2012年7月）

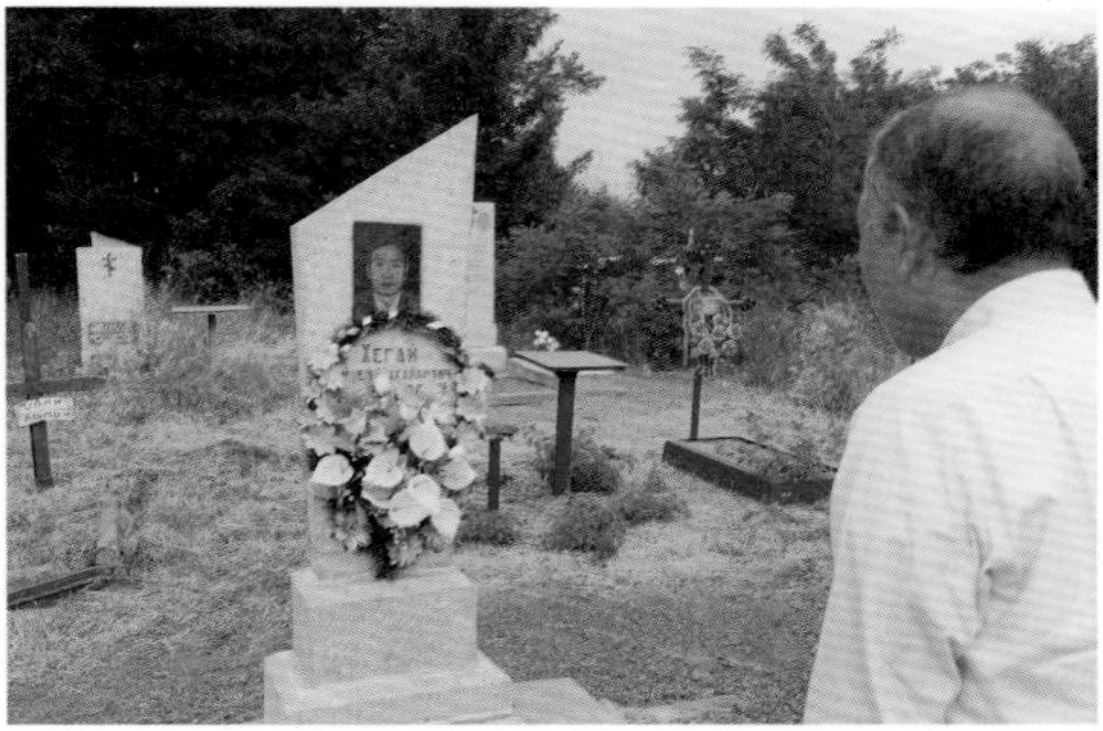

息子を殺したとされた韓国人回復者のお墓（ウクライナ、2012年7月）

オデッサから車で約二時間、六〇キロの道程を走りクチュルガン療養所に到着。学園を思わせる佇まいである。ユリ・リバック副所長によると、クチュルガン療養所は一九四五年にオデッサ出身の有名な眼科医により、当時増加傾向にあったハンセン病患者の治療のために設立された。この眼科医は、若い頃にウズベキスタンのサマルカンドの病院でハンセン病患者を診たことをきっかけに、自国で病院を建てようと決意した。療養所は空き家を利用して建設され、現在までに三〇〇人の患者を治療してきた。その多くは、ウクライナ以外の国から国境を越えてやって来た人たちで、一時は一五〇人の患者がいたが、現在は男性七人、女性五人の一二人が生活している。患者が最後に見つかったのは二〇〇四年だったそうだ。

職員たちは、「こんにちは、ようこそいらっしゃいました」と、一所懸命練習しただろう日本語で温かく迎えてくれ、古い病棟の一室に案内されたが、白衣姿の医師や看護師が部屋の衣装掛けを示し、「そこにかかっている白衣を着てもいいですよ」と言ったのには驚いた。世界中の療養所を訪れたが、白衣をどうぞと言われたのは初めてである。白衣を着るだけで、そこには「診る人」、「診られる人（患者）」の上下関係が発生する。もちろん私は袖を通さなかった。

ここで四三年間働いているヴラディミル・フェオドヴィチ・ナウモフ所長は、「患者を助けたかった。いつしかそれは私の運命になった。かつてこれはとても難しい病気だった。ほとんど歩くことができない人がたくさんいた」と話した。私が、「これまでに印象に残った患者さんは」と尋ねると、「一〇年ほど前、障害がかなり進んだ韓国系の患者のもとに、突然、はるばるカザフスタンから、一六、七歳の彼の息子が訪ねてきた。翌日、その息子が殺された状態で発見され、捜査の結果、患者である父親が犯人とされた。私は身体的障害から、父親に殺人はできないと強く主張したが受け入れられず、父親は六年間を刑務所で過ごした。獄中の父親に支援を続けたが、彼の身体は弱り結核を患い、出所後まもなくここで亡くなった。いまは療養所内の墓地で眠っている。この事件の真相はいまでも闇の中で、本当に不思議な事件だった」と、いまも納得のいかないという顔で話してくれた。

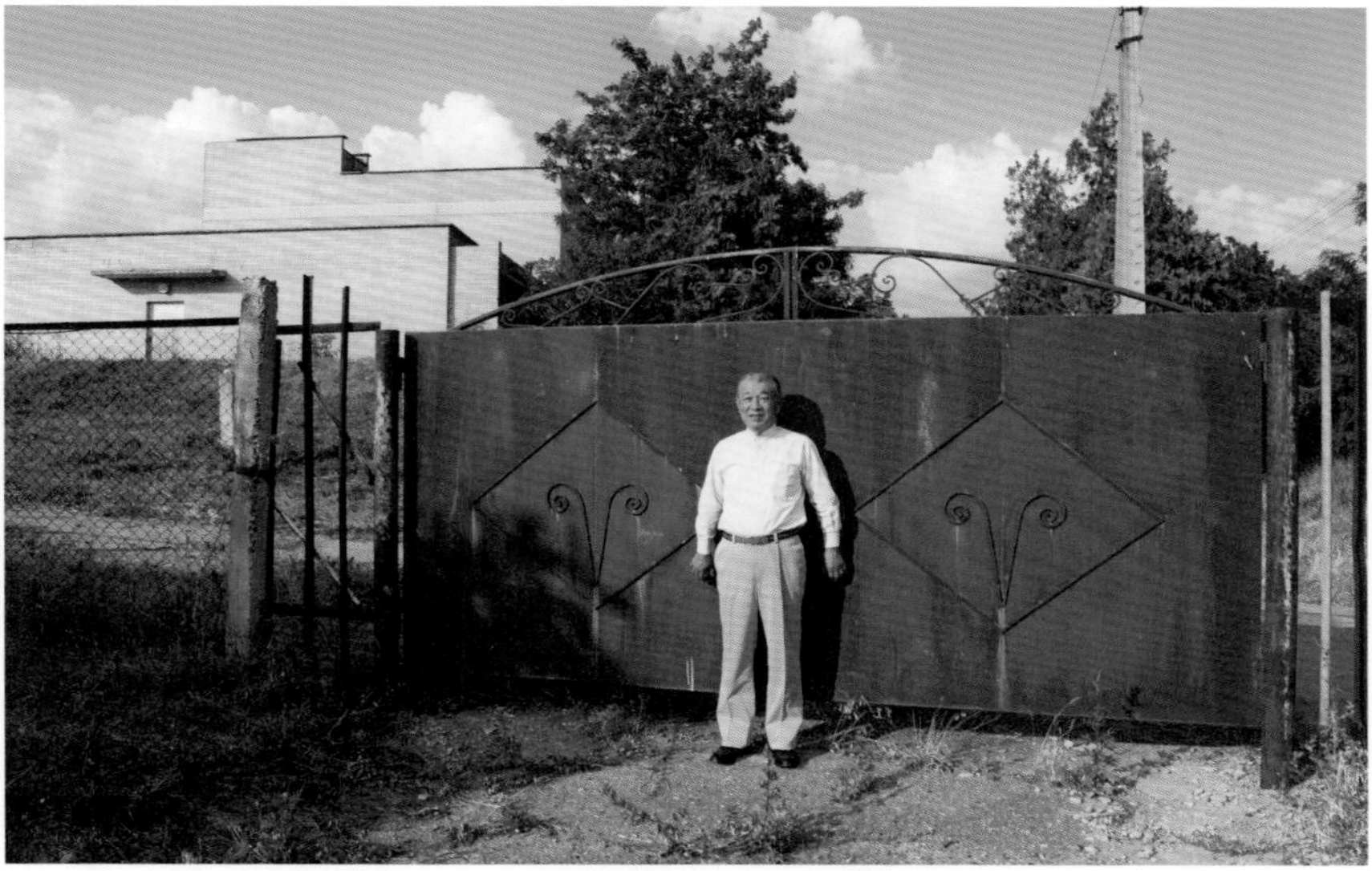

かつて頑強な扉で隔離されていたクチュルガン療養所(ウクライナ、2012年7月)

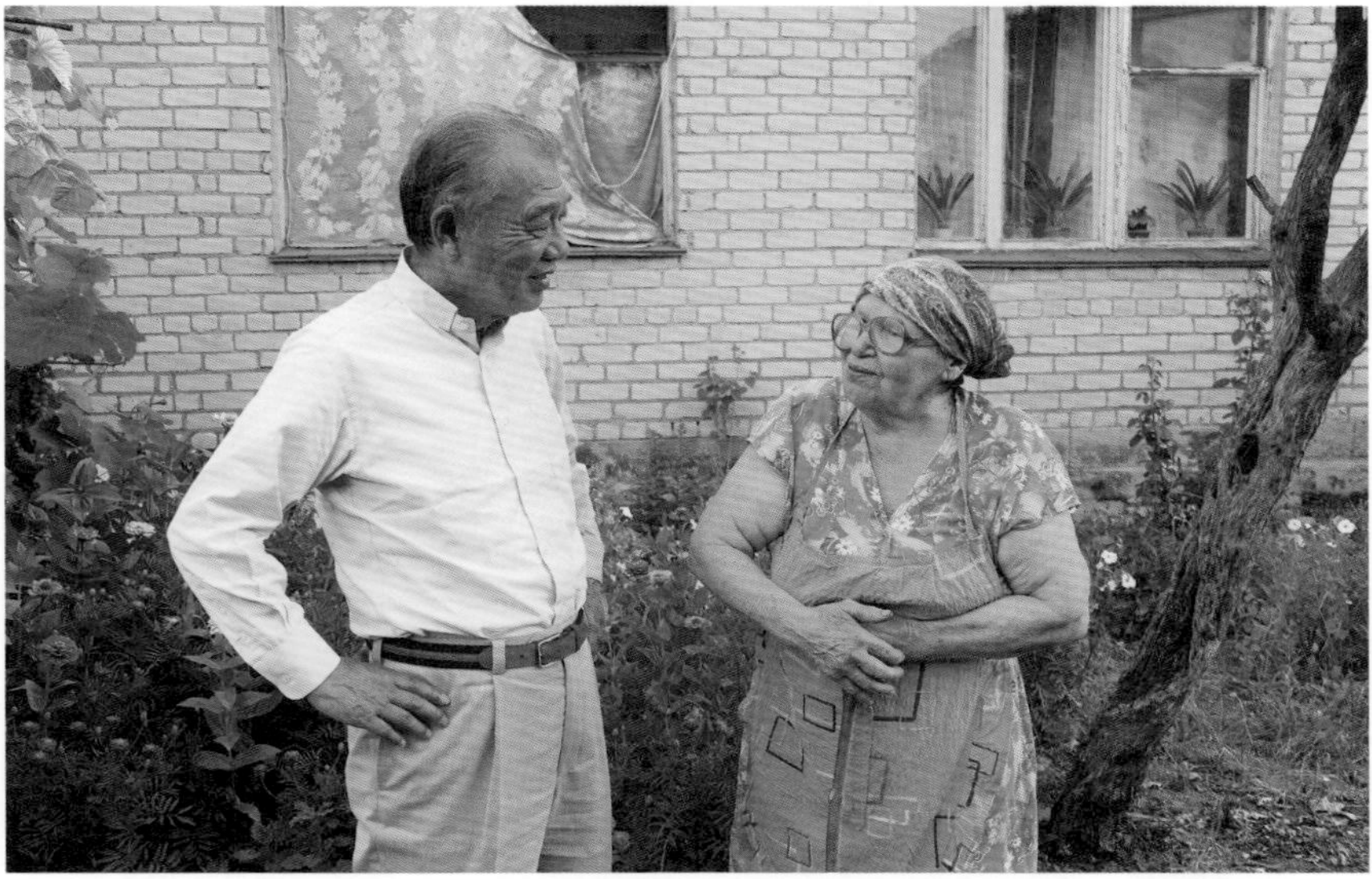

「今は楽しく生活しているわ」と語るクチュルガン療養所の入所者(ウクライナ、2012年7月)

療養所内の道路はきちんと舗装され、両脇に樹木や草花が生い茂げっていた。前庭にスグリやブドウが植えられた八〇歳のアナスタシアさんの家には、家族の写真が飾られ、絨毯や人物画が何枚も壁にかけられており、美しく飾られていた。夫に先立たれ、「一人で住んでいるが、息子はオデッサにいる。いまは四匹の猫が話し相手だよ」と話してくれた。また、八〇歳のマリアさんは、「東日本大震災で苦しんでいる日本の皆さんのために神様にお祈りしています」と、遠い日本のニュースに心を痛めていた。

療養所内の墓は立派で、療養所で人生を終えた人たちの名前と顔写真が彫られていた。所長の話にあった韓国人の墓石も写真入りだった。多くはカザフスタン、ウズベキスタンなどの外国から来て、たった一人で異国の地で死んでいった人々のものだった。

ダライ・ラマ法王とハンセン病——インド（デリー、ヒマーチャル・プラデシュ州、マディヤ・プラデシュ州）［八月］

［ルート］成田→タイ・バンコク（飛行時間六時間三〇分・トランジット一時間二〇分）**→デリー**（飛行時間四時間三〇分）**——一泊——デリー→ヒマーチャル・プラデシュ州ダラムサラ**（飛行時間一時間三〇分）**——一泊—ダラムサラ→デリー**（飛行時間一時間二五分）**—四泊—デリー→マディア・プラデシュ州ボパール**（飛行時間一時間四〇分）**—二泊—ボパール→ムンバイ**（飛行時間一時間・トランジット五時間）**→成田**（飛行時間九時間）

八月は、インドの首都デリーと北部のヒマーチャル・プラデシュ州、中部のマディヤ・プラデシュ州を訪れた。

デリー到着の翌朝、ヒマーチャル・プラデシュ州ダラムサラに空路で移動した。ダラムサラはチベット亡命社会の中心地であり、チベット宗教最高指導者のダライ・ラマ法王が生活の拠点としている場所で、標高一五〇〇メートルほどの丘陵地域にある。この州にはもともとハンセン病患者が多くなく、私はインド二八州ほぼ全てを回

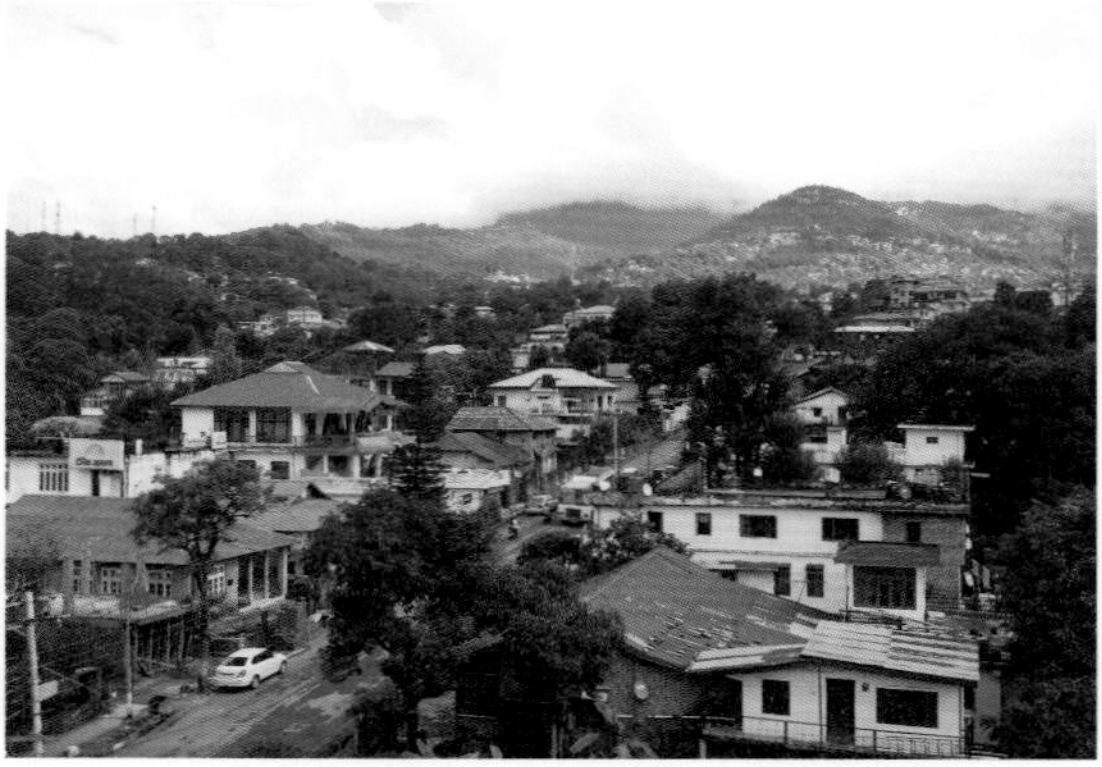

ダラムサラの風景(インド、ヒマーチャル・プラデシュ州、2012年8月)

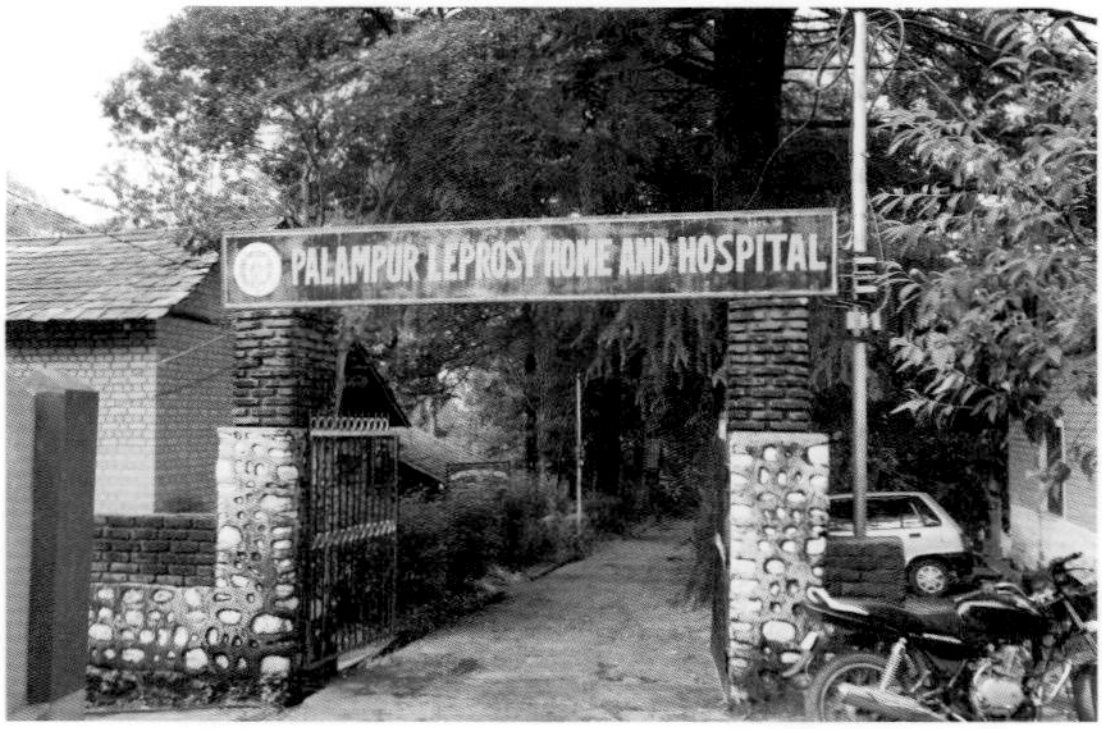

パランプール・ハンセン病療養所(インド、ヒマーチャル・プラデシュ州、2012年8月)

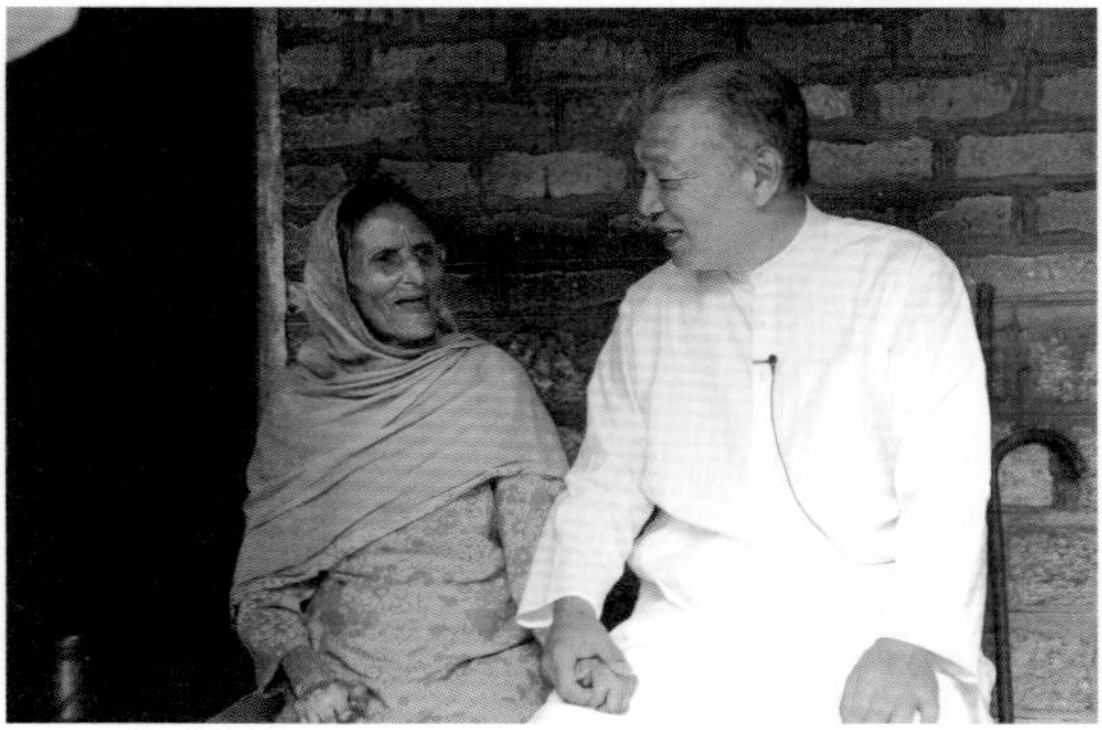

パランプール・ハンセン病療養所で暮らす女性と(インド、ヒマーチャル・プラデシュ州、2012年8月)

ってきたが、この州の訪問は初めてだった。

訪問時はちょうど雨期にあたり、ときおり激しい雨が降る。滞在中はずっと雨か曇りの天気だった。この地域周辺では唯一とされるパランプール村のハンセン病コロニーは、一九一七年にキリスト教系団体によって設立され、かつては三〇世帯ほど、いまでは一七世帯が暮らしている。ダライ・ラマ法王を慕ってチベットからネパールを越え、デリー経由で徒歩でこの地へ移り住んだ人もいた。キリスト教団体やチベット亡命政府からの支援もあり、コロニーの住人の一人、ラミッシュ氏は「ここでの暮らしは素晴らしい。差別もない。ダライ・ラマ法王からは定期的に生活用品も届き、幸福な生活を送っている」と話してくれた。

ダライ・ラマ法王には、これまでも東京やチェコのプラハで何度かお会いしているが、法王のお膝元でお会いするのは初めてだった。「グローバル・アピール」には過去二回、賛同の署名をいただいており、ハンセン病の取り組みにも理解を示され、様々な協力をしてくださっている。今回は、ハンセン病の差別が不当であることをさらに広範に発信するためのビデオメッセージをいただくことが目的だった。ダライ・ラマ法王は、「二〇年ほど前、亡き兄とインドのオディシャ州を訪ねたときには、五〇万人のハンセン病患者がいた。彼らのために何かしたいと思ったが、五〇万人はとても大きくて何もできなかった。これまで多くの患者が治癒されたことは素晴らしいことだ。この問題に取り組まれてきた方々に敬意を表したい。世界を変えるには一人ひとりの心が変わらなければ」と話され、「私たちは同じ人間であり、兄弟姉妹である。全ての人がコミュニティの一員として幸せに生きられるよう、慈悲心と愛をもって接しましょう」とのビデオメッセージをいただいた。

ダライ・ラマ法王との会談の後、ダラムサラからデリーへと戻り、ナショナル・フォーラムのリーダーたちの会合に出席した。今回は創設時から中心的役割を果たしてきたゴパール博士が代表職を退任、新しくアンドラ・プラデシュ州のナルサッパ氏が代表になったことを受けての会合だった。デリーでは、P・K・プラダン保健次官やサムリー・プリアンバンチャンWHO南東アジア地域事務局長との会談、S-ILF(Sasakawa-India Leprosy

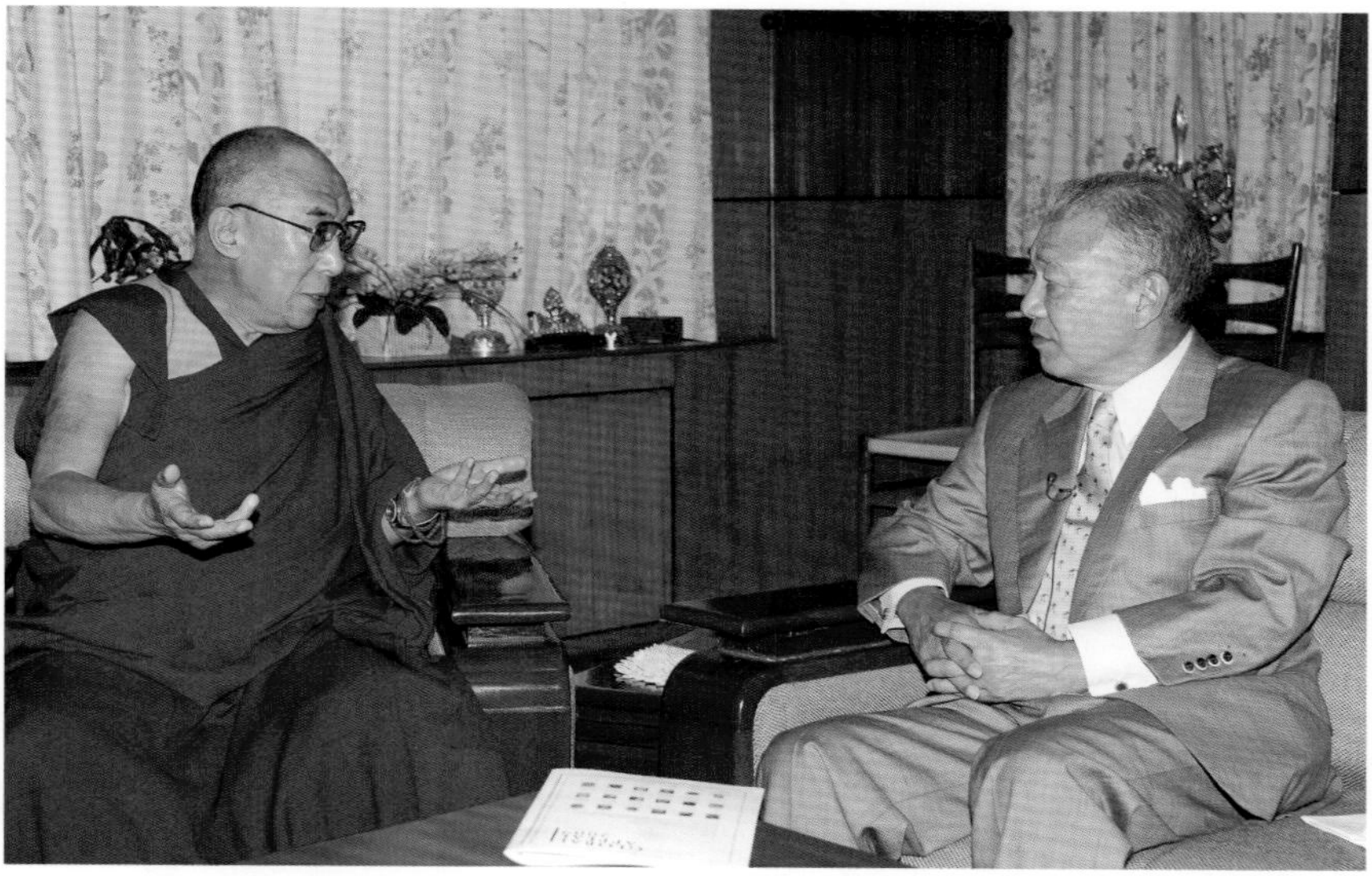

ハンセン病について情熱的に語るダライ・ラマ法王（インド、ヒマーチャル・プラデシュ州、2012年8月）

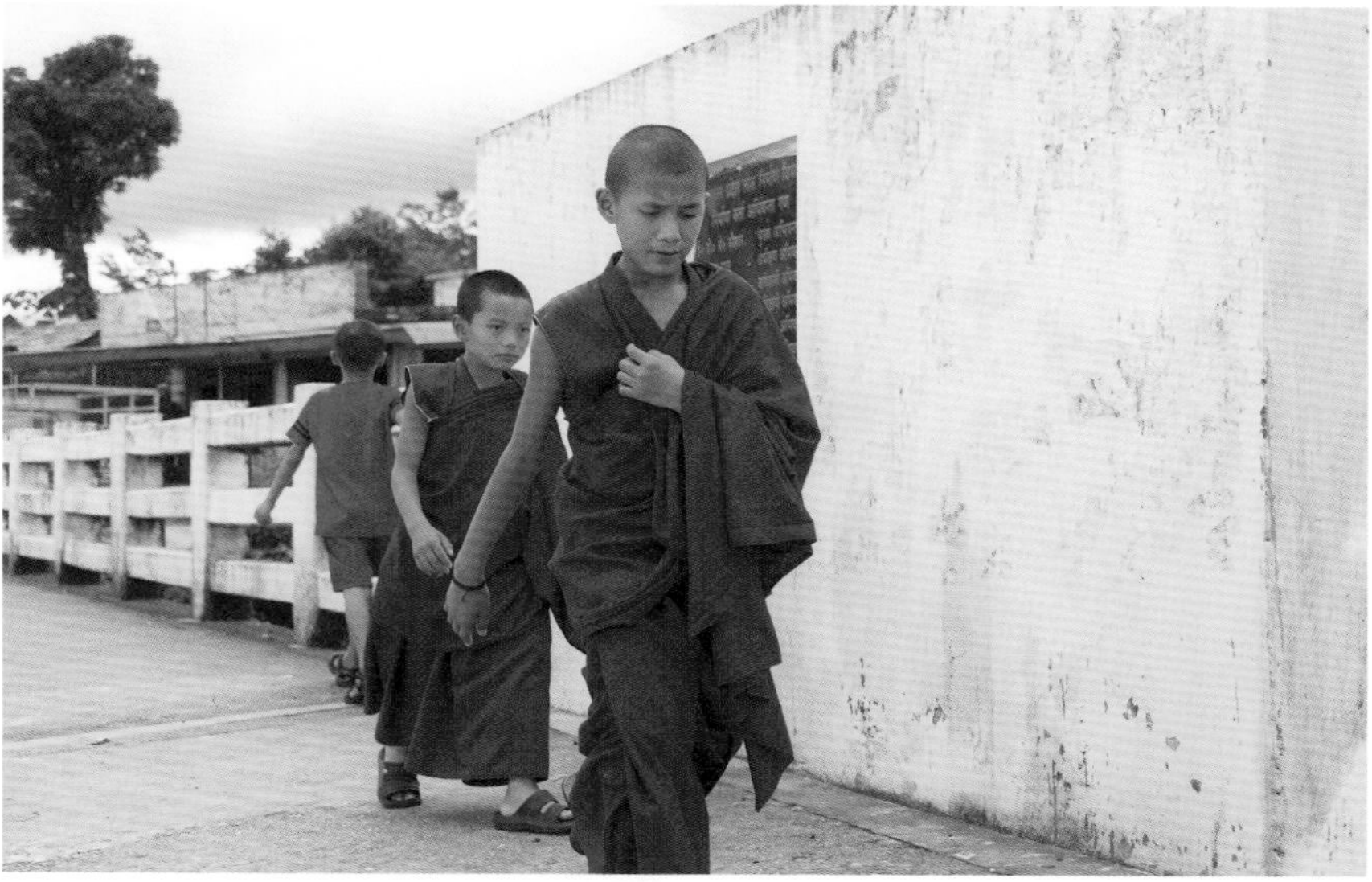

ダライ・ラマ法王の聖地で修行する少年僧（インド、ヒマーチャル・プラデシュ州、2012年8月）

Foundation：ササカワ・インド・ハンセン病財団）の理事会への参加、メディア・インタビューなどを行い、翌日の早朝、飛行機でマディヤ・プラデシュ州の州都ボパールに移動した。

ボパールでは、早期発見・早期治療を徹底し、患者数を減らすための努力と回復者の生活改善や差別撤廃などを州政府の高官に要請した。回復者の年金は、この州では月額一五〇ルピー（約二五〇円）と少額である。ほかの州では平均して五〇〇ルピー、デリーではハンセン病回復者に特化した年金が月一八〇〇ルピー支給されている。さっそく、ナショナル・フォーラムのナルサッパ代表と州のハンセン病コロニー代表のサラン氏とともに、シブラジ・シン・チョウハン州首相と会談した。サラン氏は、この日にそなえてまとめた州内三四カ所のコロニーの実態調査と州政府への提言書を提出した。私も、月二〇〇ルピーから一〇〇〇ルピーへとハンセン病年金の増額に動き始めたビハール州の例を紹介し、今後もナショナル・フォーラムと継続して年金増額の交渉を進めるようにお願いした。チョウハン首相はその場で、年金額を要望通りの一〇〇〇ルピーに増額することを約束し、その他の要望についても善処すると応じてくれた。会見後、サラン氏に「よかったね」とねぎらいの言葉をかけたところ、「文書で回答をもらうまでは信用できない」とにべもない。これまで何度も嘆願を無視され続けてきただけに、彼の心情は痛いほどわかる。「ビハール州では何回も足を運んで実現できた。ここにも何回でも来るよ。一緒に皆のために頑張ろう」と話すと、ようやく表情がゆるんだ。

その後は、A・K・サクセーナ州人権委員長代理と会談し、メディア三〇人ほどを前に記者会見を行った。そこで州首相によるハンセン病年金増額の約束を紹介し、翌日の各紙で大きく取り上げられた。

翌三一日には、州都ボパールから車で三時間かけて地方都市インドールへと移動した。途中サラン氏の案内でマガスプール・コロニーを視察した。この日サラン氏は松葉杖だった。前日は大役のため、足に合わない義足をつけて痛みを堪えていたとのこと。このコロニーでは、S-ILFの少額融資による酪農事業で、一日二〇リットルの牛乳を州政府などに卸し、月に約一八〇〇〇ルピーの収入を一グループ四人ごとに得ていた。続いて訪れたラム・アバター・コロニーでも、同じくS-ILFの少額融資で三〇人のチームが政府の借地で野菜栽培を行っていた。前年は雨が少なく収穫がなかったが、今年は雨も多く好収穫が期待できるとのこと。また、S-ILFの奨学金で看護師の勉強をしているバシュニヤさんに、「村の誇りだね」と話しかけると、「一所懸命勉強します」と姿勢を正して答えてくれた。

最後に訪れたのは、州代表サラン氏のコロニー。一〇〇人近くの住民集会に参加し、ハンセン病が治癒した子どもたち、奨学金を受けて大学に通っている若者、そして住人たちの活気ある姿に接し、やはりリーダーの指導力と各コロニーの団結力こそ、旧来の劣悪なコロニー環境を改善し、困難な生活の中でも子どもたちに将来の夢と希望を抱かせるためには不可欠であることを実感した。サラン氏ほどの能力があれば、S-ILFの少額融資で事業もできるはずだが、サラン氏は「自分は最後だ」と言って、週に一度、密かに「物乞い」に出かけ、そこで得た資金で三四カ所のコロニーを束ね、組織の団結のために奉仕していたのである。

第二回「ハンセン病と人権」国際シンポジウム──インド（デリー）［一〇月］

二〇一〇年に国連総会で採択された「ハンセン病患者、回復者、そしてその家族に対する差別の撤廃」決議に付随する各国政府に遵守・実践を促す「原則とガイドライン」に対する幅広い理解を進めるための第二回目の「ハンセン病人権国際シンポジウム」を、日本財団の主催で二〇一二年一〇月四日にインドのニューデリーで開催した。この国際シンポジウムは世界の五地域（アメリカ、アジア、中東、アフリカ、ヨーロッパ）で一回ずつ実施するもので、第一回は二〇一二年の二月にブラジルのリオデジャネイロで開かれた。

今回のアジア地域を対象とするシンポジウムには、開催国インドの政府要人や国際機関、NGOの代表の参加を得た。同時にインド、インドネシア、フィリピン、エチオピアなどからの回復者組織の人々も参加し、活発な議論が行われた。

パン・ギムン国連事務総長とダライ・ラマ法王のビデオメッセージに続いて、私が基調講演をし、特に、インドをはじめ各国にいまだに残る差別的な法律や制度、社会慣行の廃止を強く訴えた。インド政府の社会正義大臣であるムクル・バルクリシュナ・ワスニク氏は、回復者の社会復帰が大きな課題であると政府が認識しており、患者、回復者とその家族の人権を守り、政府がさまざまな福祉政策によって支援をしていくと話された。インドネシアから参加した回復者リーダーのアディ・ヨセップ氏は、「原則とガイドライン」を浸透させていく上で地方行政を動かすためにコミュニティの活動が重要であることを指摘。国連人理事会の特別報告者として国連決議の策定を進めた横田洋三中央大学教授は、その過程を説明し、「原則とガイドライン」の中でも重要と考えられる条文をいくつか強調した。インドネシア国家人権委員会副委員長のスタンレイ・プラセヨ氏は、タイ、インドネシア、インド、フィリピンなど各国の公的機関が行っているハンセン病患者・回復者、その家族に対する救済福祉事業の紹介をした。

シンポジウム最後のセッションはインドの国会議員団による今後の活動に向けての決意表明だった。ディネシュ・トリベディ議員連盟代表の司会で、インド政府人材開発大臣プナンデスワリ氏と議員連盟の主要メンバーであるマデュー・ヤスキ氏などが意見を述べ、病気の問題が解決したとしてもハンセン病の問題は解決しないこと、患者、回復者そしてその家族の生活の質を向上させ、社会に復帰させることが重要で、そのためには一般の人々に対する知識の伝達や教育が重要であることなどが、話し合われた。

最後に、このシンポジウムとして決議を出すこととなり、横田教授を中心に意見がまとまり、今後、この「原則とガイドライン」の実践をはかるために何が必要かを検討し、提案する機関として、専門家と当事者による作業部会を形成することが決議された。一日という限られた日程ではあったが、非常に実り多いシンポジウムとなった。

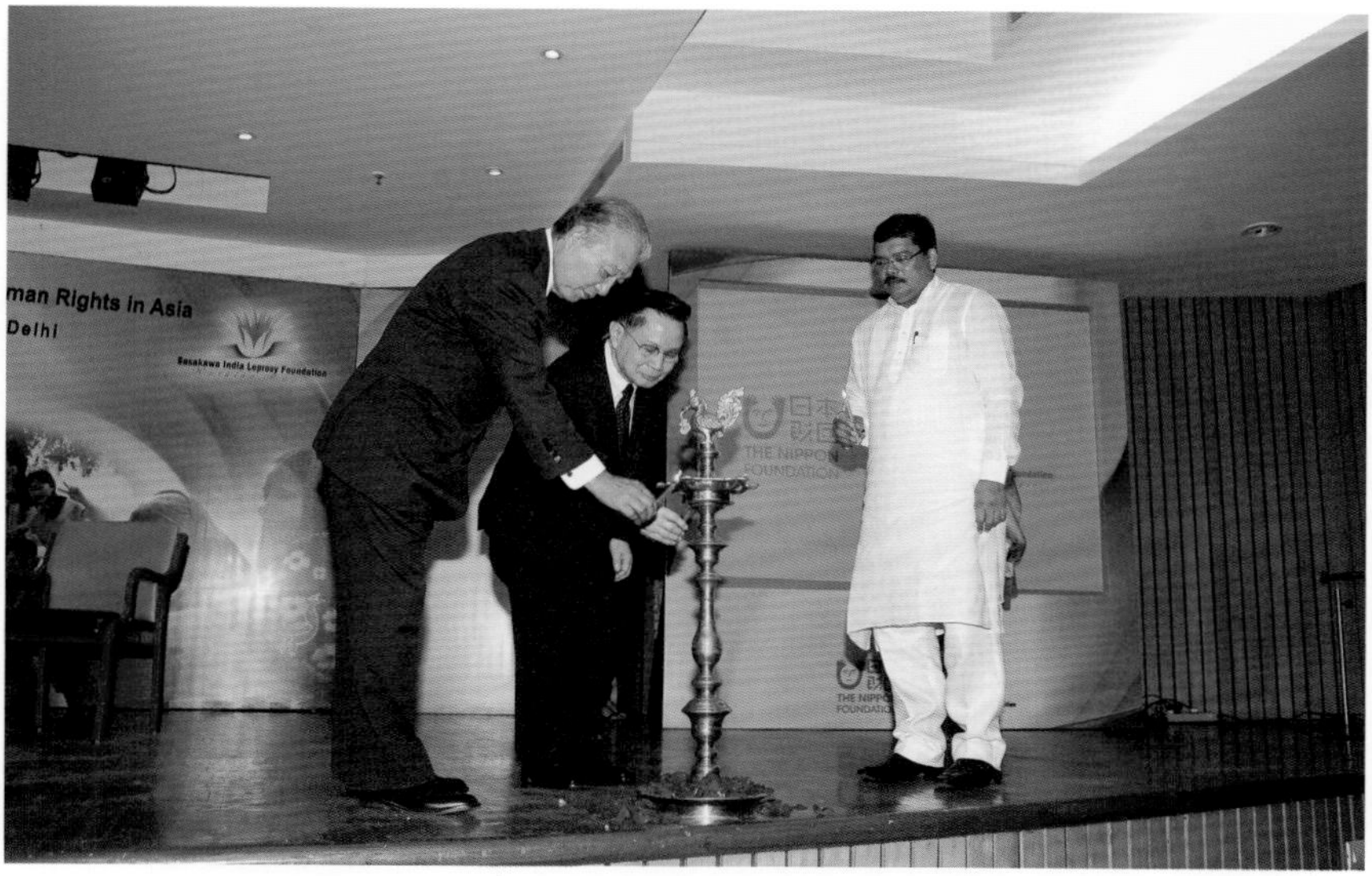

第2回「ハンセン病人権国際シンポジウム」開会式セレモニー（インド、デリー、2012年10月）

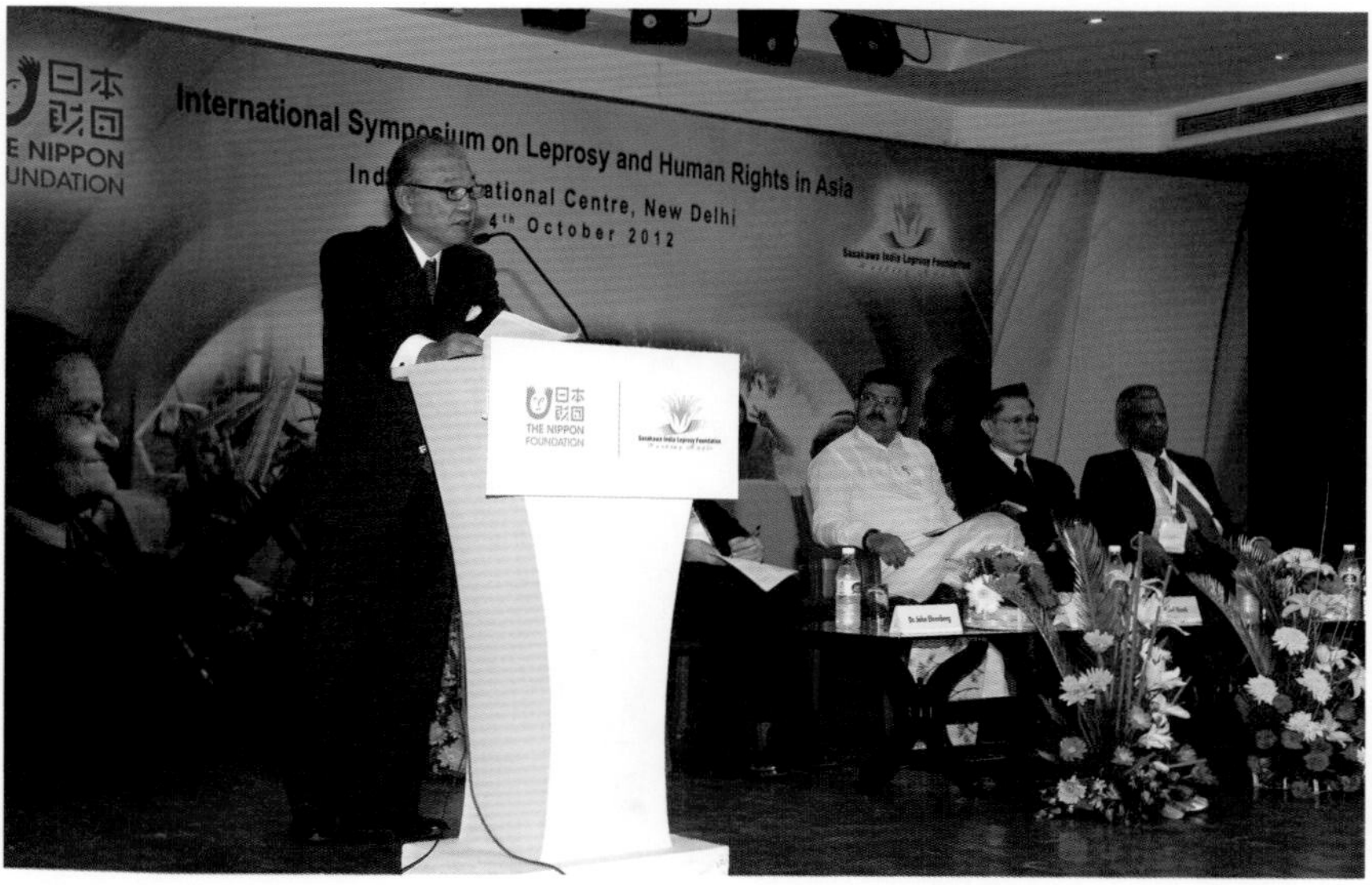

会議でのスピーチ（インド、デリー、2012年10月）

5章

停滞を超えて【2013▶2015】

制圧の「モーターサイクル」を加速するために

二〇一〇年末、人口一万人あたりの患者数を一人未満とする目標を達成していない未制圧国はブラジル一カ国となり、国連総会での「ハンセン病差別撤廃決議」の採択もあって、前輪を医療、後輪を人権問題とする制圧の「モーターサイクル」は順調に走り始めたかのように見えた。しかし最後の未達成国ブラジルでの制圧活動は難航し、また多くの国での制圧達成により、世界のハンセン病との闘いに、達成感、安堵感が生まれ、制圧活動にゆるみが見え始めた。各国政府の治療活動に対する意識の低下と、予算削減が進行し、年間の患者発見数は二〇万人から二五万人の間で推移している。患者発見の遅れから、すでに何らかの障害を持つケースも多く、子どもの新規患者数もなかなか減少しない。またハンセン病蔓延国には、有病率が極度に高い「ホットスポット」と呼ばれるアクセスの難しい地域がいまだに数多く存在する。そんな状況を打開するために、日本財団はWHO（世界保健機関）と共催で、二〇一三年七月に一七カ国のハンセン病蔓延国の保健大臣、次官などを招いてタイのバンコクで「国際ハンセン病サミット」を開催し、さらなる活動の活性化を図ることを目指す「バンコク宣言」を発出した。この会議では日本財団が、二〇一四年以降の五年間に、蔓延国の活動活性化のために合計二〇〇〇万ドルの資金を供与することを表明した。

新規患者の発見は、一時的に有病率を高めることになり、いまだに患者数が多いことを「国家の恥」とする意識が強いこともある。私はこれをエリミネーション・トラウマ（制圧トラウマ）と呼んでいるが、そんな中、積極的に新規患者発見の活動を展開しているインドのような国もある。

また、二〇一〇年の国連決議を受け、ハンセン病差別撤廃のための「原則とガイドライン」を、一人でも多くの人たちに知ってもらうため、世界の五地域で国際会議「ハンセン病と人権シンポジウム」を開催した。二〇一二年一月のブラジルのリオデジャネイロをかわきりに、インド（2012）、エチオピア（2013）、モロッコ（2014）を経て、二〇一五年には最終会議をスイスのジュネーブで開催。それまでのシンポジウムにおける議論を踏まえ、国連決議のフォローアップや行動計画などに関する提言レポートが発表された。

二〇一三年

◆一月　ミャンマー［停戦和平交渉・政府高官との会談］
✣一月　イギリス
◆一月　ベトナム［ハノイ国立大学での基調講演］
◆一月　中国［香港・第三回アジア手話言語学ろう教育国際会議］
◆二月　ミャンマー［停戦和平交渉・政府高官との会談］
◆二月　タイ［ミャンマー停戦和平交渉・少数民族武装勢力幹部との交渉］
◆三月　ミャンマー［二回］［停戦和平交渉・政府高官との会談］
◆三月　タイ［ミャンマー停戦和平交渉・少数民族武装勢力幹部との交渉］
✣四月　インド
◆五月　ギリシャ［アテネ大学SYLFF二〇周年］
✣五月　スイス
◆五月　タイ［二回］［ミャンマー停戦和平交渉・少数民族武装勢力幹部との交渉］
◆五月　ミャンマー［二回］［停戦和平交渉・政府高官との会談］
◆六月　イギリス［グレイトブリテン・ササカワ財団理事会、日英グローバルセミナー、王立国際問題研究所］
◆六月　ヨルダン［WANAフォーラム］
◆六月　パレスチナ自治区［ジェリコ農産加工団地・サータリ難民キャンプ］
◆六月　タイ［ミャンマー停戦和平交渉・少数民族武装勢力幹部との交渉］
◆六月　ミャンマー［停戦和平交渉・政府高官との会談］
✣七月　ウズベキスタン
✣七月　トルコ
✣七月　タジキスタン
✣七月　タイ
◆八月　タイ［二回］［ミャンマー停戦和平交渉・少数民族武装勢力幹部との交渉］
✣八月　インド
✣九月　ベルギー
✣九月　エチオピア
✣九月　インド
◆九月　タイ［二回］［ミャンマー停戦和平交渉・少数民族武装勢力幹部との交渉］
◆一〇月　ミャンマー［障害者国際芸術祭、停戦和平交渉・政府高官との会談］
✣一〇月　インド［ジャダブプール大学SYLFF二〇周年］
◆一一月　ミャンマー［停戦和平交渉・政府高官との会談］
✣一二月　ブラジル
✣一二月　コロンビア

✣は、本書に活動記録を収録
●「SYLFF［Sasakawa Young Leaders Fellowship Fund］」＝ササカワ・ヤングリーダー奨学金制度●「WANAフォーラム」＝西アジア・北アフリカ地域の経済・環境・エネルギー・教育・社会問題などを、各国の政治指導者、国際機関代表者、学者、研究者、市民社会代表者など幅広い分野を代表する知的指導者が国を越えて知的対話を行う場

「グローバル・アピール2013」――イギリス［一月］

［ルート］成田→イギリス・ロンドン（飛行時間一二時間四〇分）―三泊―ロンドン→成田（飛行時間一二時間・トランジット二時間）→ベトナム・ハノイ―三泊―ハノイ→香港（飛行時間一時間五〇分）―一泊―香港→羽田（飛行時間三時間四〇分）

二〇一三年は、一月のロンドンでのハンセン病の患者や家族、およびその家族たちに対する差別の撤廃に向けた「グローバル・アピール2013」から活動をスタートした。第八回となるグローバル・アピールは、国際法曹協会の全面的な賛同を得て世界四〇カ国、四六の法曹協会が署名してロンドンの法律協会ビルで開催。ハンセン病患者を隔離すべき医学的根拠はないにもかかわらず、世界各地でハンセン病患者を差別的に扱う法律が残っているが、国際法曹協会の賛同を得られたことで一つでも多くの差別的な法律が廃止されることを期待する。

ロンドンでのグローバル・アピールの発表はこれで三度目になる。二〇〇八年の国際人権NGOによるアピール、二〇〇九年の世界の宗教代表者によるアピールに続く今回は、世界の法律家によるアピールとなった。ハンセン病患者、回復者とその家族に対する差別法は、インドの婚姻法では離婚の正当な理由になり、アメリカでは公衆衛生の病気リストの中に感染症として残りビザ発給の差し止めができるなどの例がある。私も挨拶で、すでに形骸化している法律であって実際には運用されていないものも多くあるが、残っている以上は、偏見や差別の原因となるとして廃止を訴えた。二〇〇人以上の参加者の中には、国際法曹協会人権研究所所長のヘレナ・ケネディ女男爵もおられ、そのスピーチで、「法律家は声なき人の声となり、適切に法律の改正を進めてゆく責務がある」と述べられた。この催しには世界のハンセン病患者・回復者を代表して、インドからナショナル・フォーラムのナルサッパ会長とヴェヌゴパール副会長が出席した。ナルサッパ氏は、「このようなロンドンの法律家会館で催された会合に自分が出席できたことは自分にとって言葉にならないほど素晴らしいことだ。インドのハンセン病

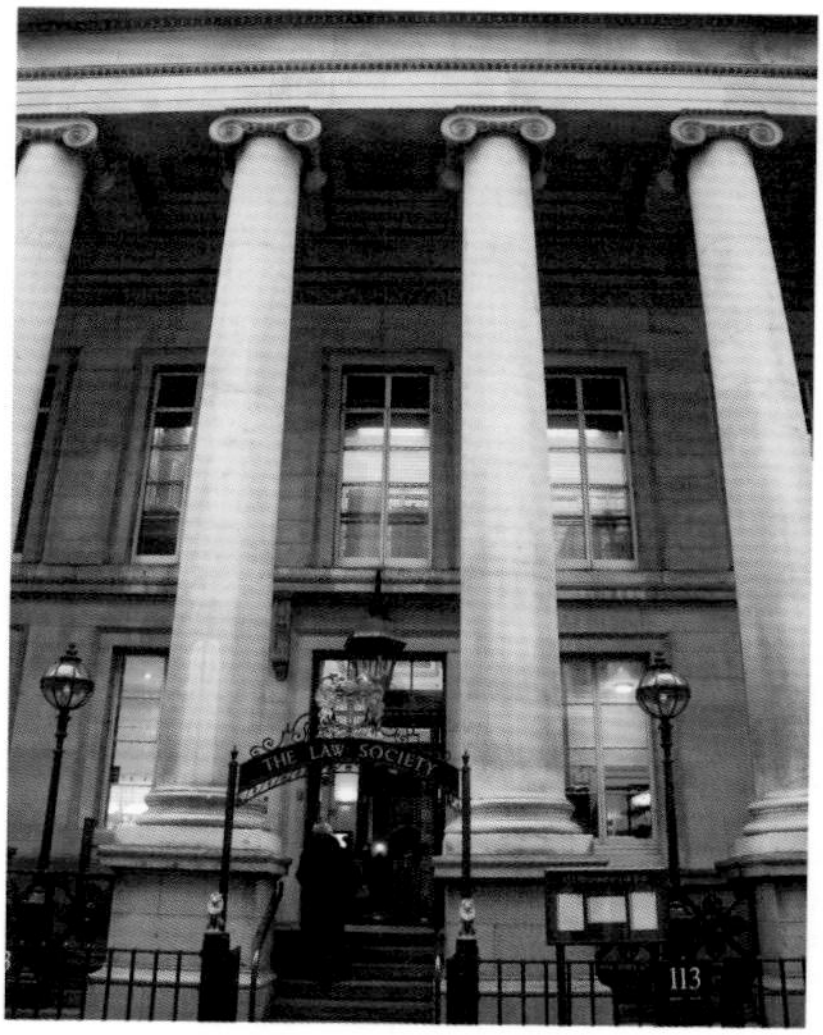

会場となった法律協会の建物（イギリス、2013年1月）

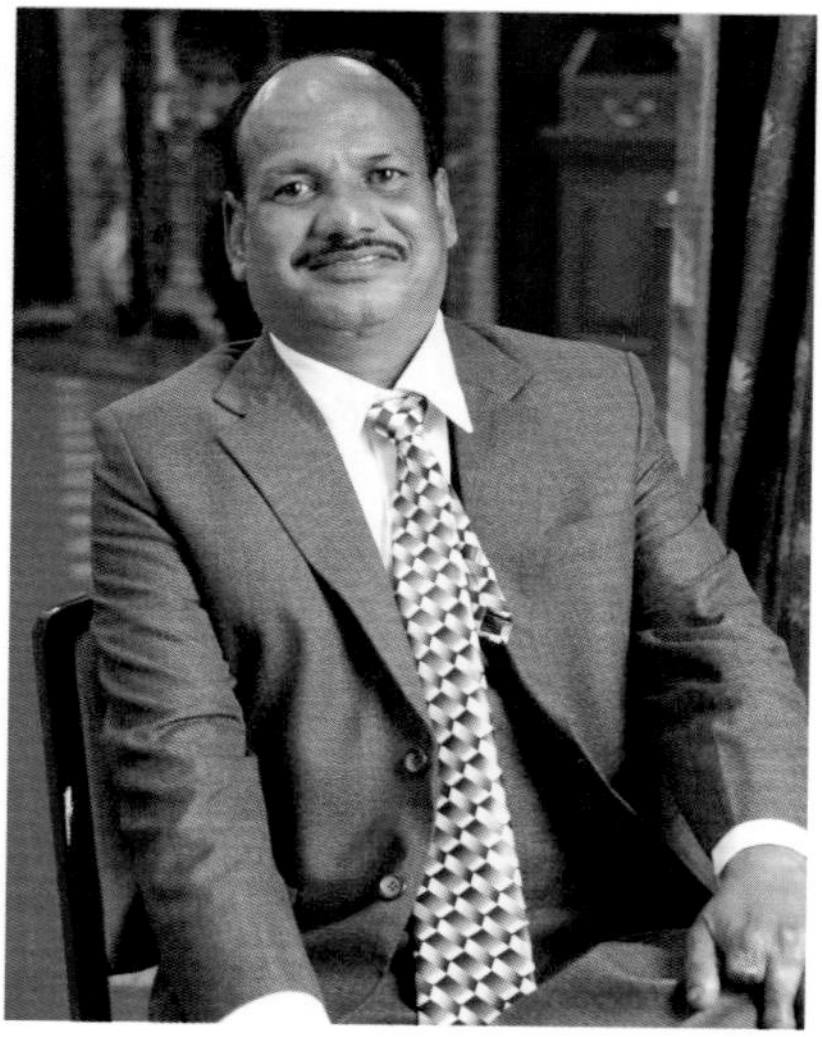

初めてスーツ姿になったナショナル・フォーラムのナルサッパ会長（イギリス、2013年1月）

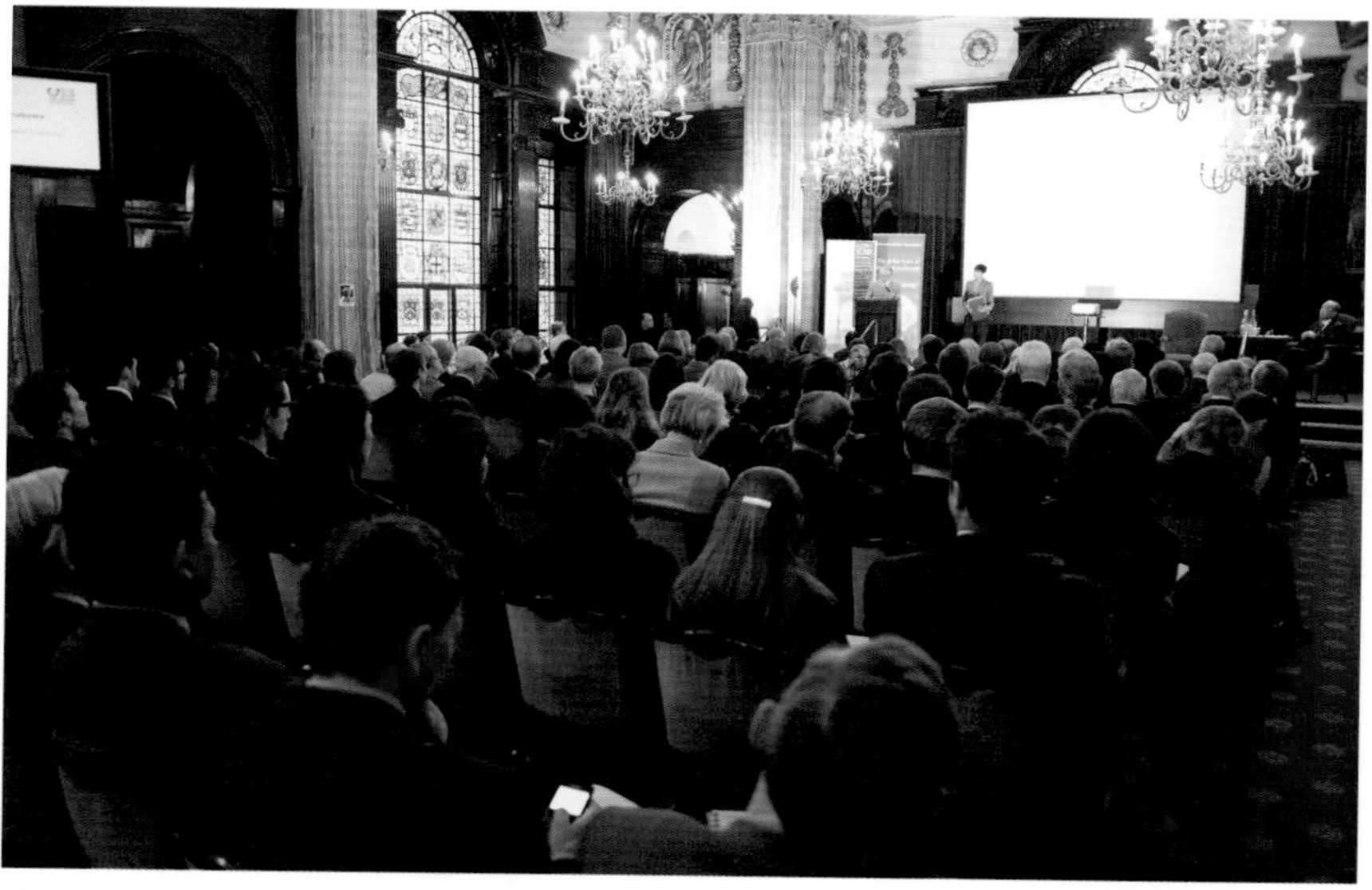

「グローバル・アピール2013」での挨拶（イギリス、2013年1月）

患者・回復者のための草の根の活動家の代表として、ここに参加できたことを名誉と思う」と語った。

国際法曹協会はその副専務理事であるティム・ヒューズ氏が中心となって、この二〇一三年の「グローバル・アピール」後も「ハンセン病と人権国際シンポジウム」への参加などで積極的な協力をしてくれている。また、私にとって大変名誉なことに、二〇一四年一〇月に東京で実施された国際法曹協会の年次総会の折に、国際法曹協会「法の支配賞」を受賞した。

ロンドンからは、一度日本を経由してベトナムのハノイへ移動とした。ベトナムでは聴覚障害者の教育問題の打合せを行い、その後、香港に立ち寄り、第三回「アジア手話言語学・ろう教育国際会議」の開会式に出席した。

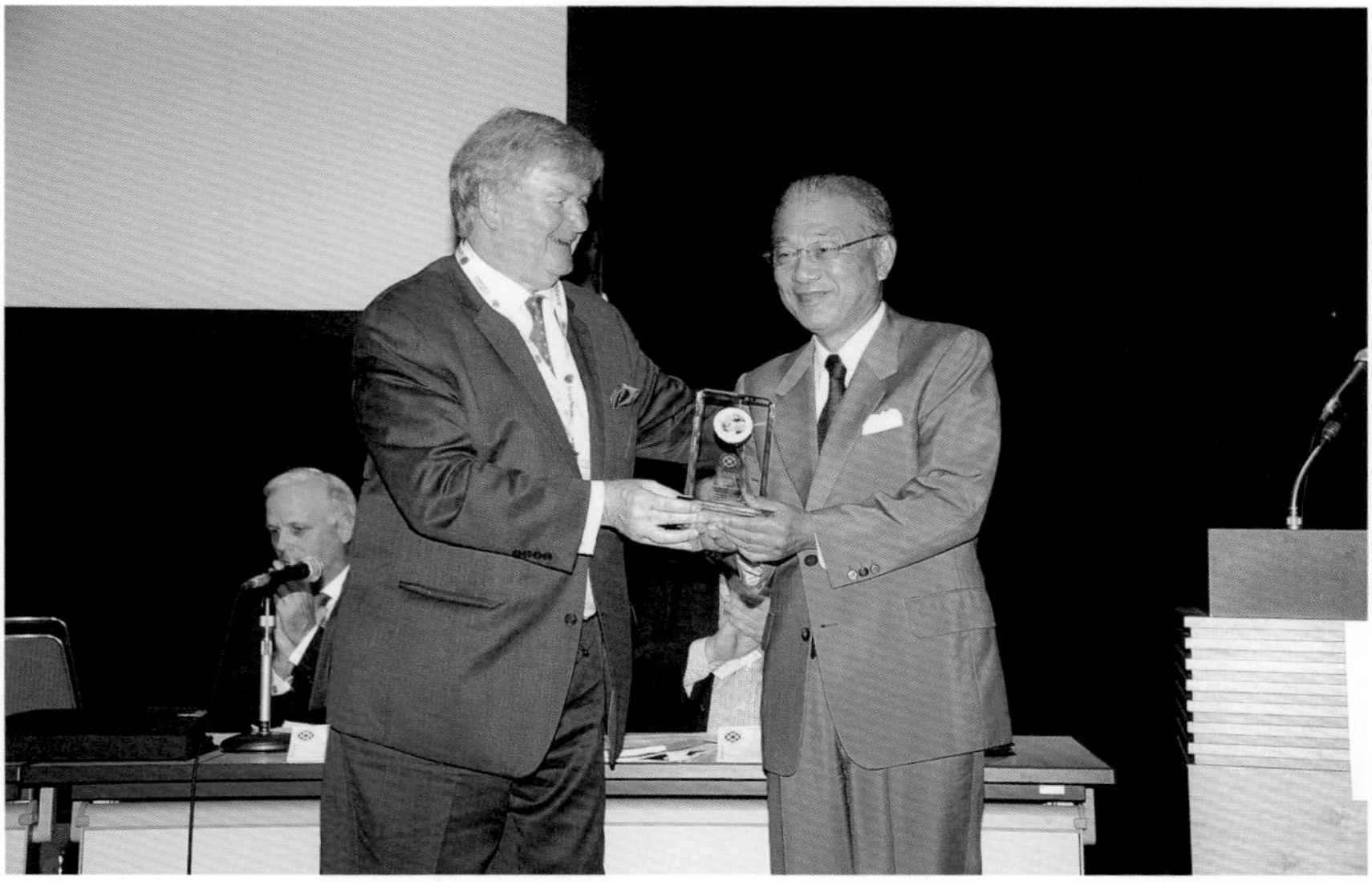

国際法曹協会から「法の支配賞」を受賞（日本、2014年10月）

「幸福とは他人の幸福を見ることである」——インド（ジャルカンド州）［四月］

［**ルート**］成田→インド・デリー（飛行時間八時間）—一泊—デリー→ジャルカンド州ランチ（飛行時間一時間四五分）—三泊—ランチ→デリー（飛行時間一時間四五分・トランジット四時間）→成田（飛行時間八時間）

四月は、インドの中東部ジャルカンド州を訪ねた。一〇年前に訪れた際のジャルカンド州の有病率（人口一万人あたりの登録患者数）は一三・〇人と非常に高かったが、山岳部族が多く交通不便な地域が多いという困難な条件にもかかわらず、〇・七人まで減らすことに成功した。訪問の主な目的は、この流れをさらに加速することと、コロニー住人の年金増額のための陳情の二つである。

デリーを経由して空路で州都ランチに到着。訪問一週間前には、極左勢力であるマオイスト（毛沢東主義者）のリーダー一〇人が、ほかの反乱グループと衝突して殺害される事件が発生。マオイスト側は四月四日に警察官四人を銃殺、六日には地方の鉄道を爆破しストを呼びかけるなど、州都ランチは緊張につつまれ郊外への移動は制限されていた。

しかし、私は空港からそのまま車で一時間ほどかけて、クンティ県のムル保健センターを訪れ、患者および回復者八人と、彼らをケアする女性のヘルスワーカーたちを激励した。一〇歳の女の子や、手足に障害のある人が、ヘルスワーカーの熱心なケアを受けていた。世界中どこの保健センターでも、女性のヘルスワーカーの働きが大きな力となっている。

市街地に戻り、州首相はじめ大臣が不在だったため、L・キアンゲ州政府福祉次官、および事務方トップのK・ヴィディヤサガール保健次官と会談した。福祉次官は「指定カーストへの福祉が対象で、ハンセン病については直接関係しないが、できることがあれば実行したい」と、クールな反応だった。一方、保健次官からは、患

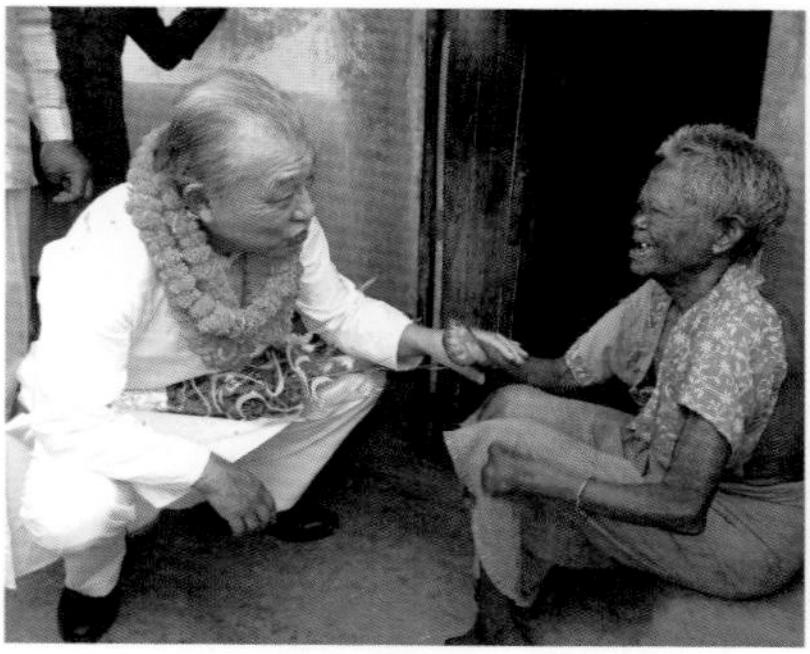

インディラ・ガンディ・ハンセン病コロニーの住民と(インド、ジャルカンド州、2013年4月)

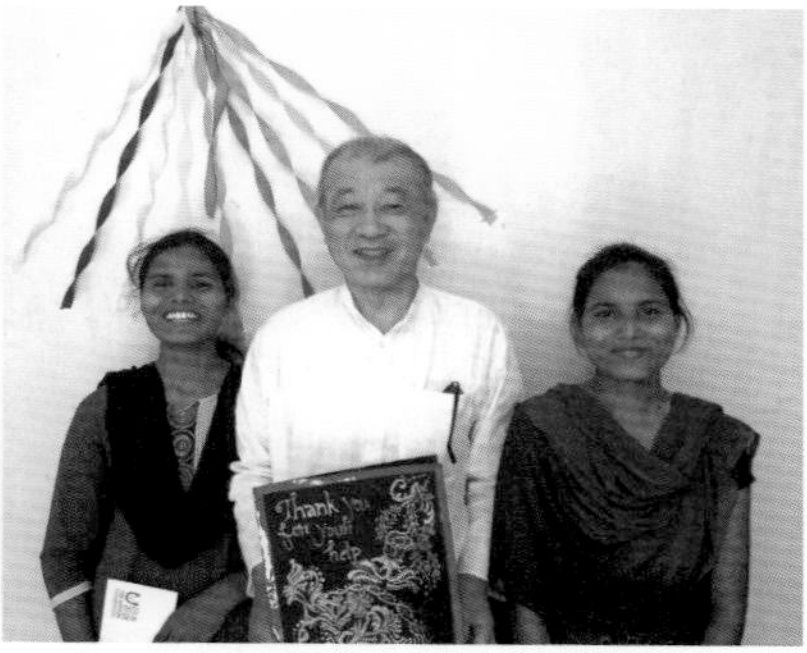

4年制の看護大学で勉強するコロニー出身の奨学生を激励(インド、ジャルカンド州、2013年4月)

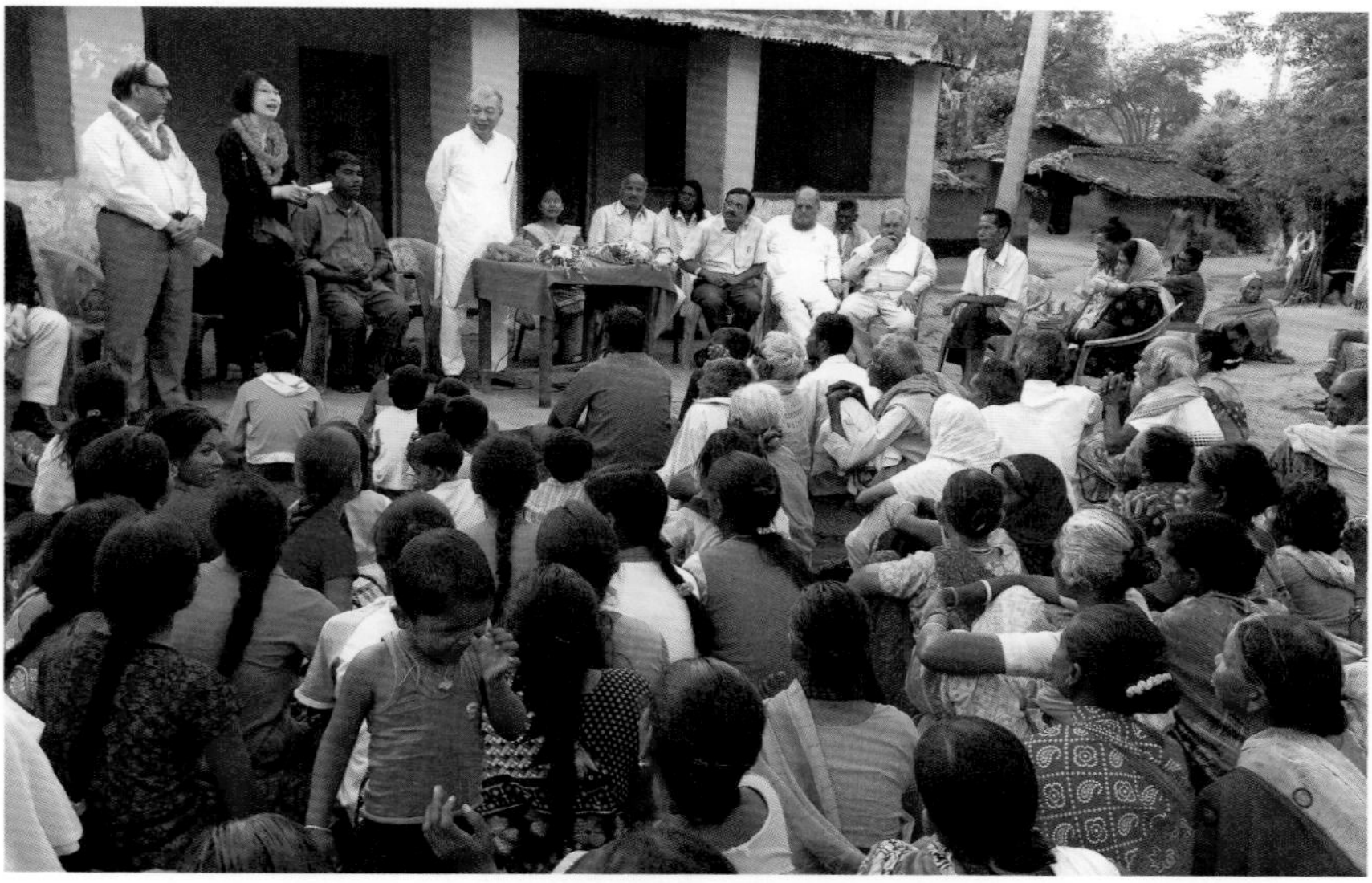

インディラ・ガンディ・ハンセン病コロニーの住民との対話集会(インド、ジャルカンド州、2013年4月)

者数が激減したことに触れ、「引き続き優先度を高くして、対策を進めていきたい」という積極的なコメントがあった。いずれも、ナショナル・フォーラムのナルサッパ会長とジャルカンド州内の五八のコロニーを束ねる州代表のジャイヌディン氏が同行し、交渉の主役となってもらった。私の役割は、WHOハンセン病制圧大使として、彼らを政府に紹介し結び合わせる、仲人のような立場なのである。

両次官との会談後、ナショナル・フォーラムの州組織メンバーたちとの集会に参加。ジャイヌディン氏はじめ一三人ほどが参集し、それぞれの活動が報告された。

州政府のナンバー・ツーであるラム・セヴァック・シャルマ州政府次官との会談では、ナルサッパ会長とジャイヌディン州代表とともに、月四〇〇ルピー（約八〇〇円）という低額な障害者年金の増額を訴えた。シャルマ次官は「できる限りの協力」を約束した。経験上、一、二回の陳情では年金の増額の実現は望めないが、回復者自身が粘り強く政府と交渉し、私が何度でも訪れる姿勢を見せることで、実現への道が開けていく。それはこれまでの経験で実証されているので、私は決して「諦める」という言葉は使わない。

ナラヤン・ロイ州人権委員会委員長と会談した後、インディラ・ガンディ・ハンセン病コロニーを訪れた。同コロニーの住人の数は五五〇人の比較的大規模なコロニーで、一〇年前に訪れた折に記念植樹した木の成長を楽しみにしていたが、コロニーの発展と環境改善で、バラック小屋から土壁の家並に変貌し、植樹した木は跡形もなかった。住環境は改善されていたものの、家の隅や軒下のあちこちに、重度の障害者や老人を乗せて物乞いをするための木製の手押し車が置いてあり、相変わらず物乞いをせざるをえない状況であることがうかがえた。

翌日の午前中には、S-ILF（Sasakawa-India Leprosy Foundation：ササカワ・インド・ハンセン病財団）の奨学金で四年制の看護大学で勉強している二人の女子学生、ソナリ・マトさんとシカ・マウントさんの住む大学寮を訪ねた。三五〇人が通う女子看護大学で、二人は「高等教育は不可能だとあきらめていたが、実現できたことを神様と皆さんに感謝しています。将来はコロニーの人々のために働きたい」と、目を輝かせていた。彼女たちに会って、「幸福とは他人の幸福を見ることである」というトルストイの言葉を思い出した。

その後、記者会見を挟んで訪れたランチ市内のニルマラ・コロニーは、幹線道路の下のどぶ川沿いに位置し、一五〇人が生活していた。住人によると、「以前は川の増水や道路の雨水でバラック小屋が被害を受けていたが、近年、川との間にコンクリート製の壁ができ、環境が少し改善された」という。とはいえ、ゴミが放置された川は悪臭を放ち、蝿と蚊が大量に発生していた。

絶望の中で物乞いで生活している人々と言葉を交わすのは、決してたやすいことではない。いくら生活改善の可能性を説いても、彼らの不審に満ちた目が、私の言葉を跳ね返してくる。ある女性は、両膝を抱いてうつむいて話を聞いていたが、その目は「話はどうでもいいのよ。早くこの現実を変えて。そうすればあなたの話を信用する」と語っているように思えた。

バンコクの「ハンセン病サミット」に向けて——スイス連邦［五月］

［ルート］〈一度目（五月五日—七日）〉成田→ドイツ・ミュンヘン（飛行時間一二時間・トランジット二時間）→スイス・ジュネーブ（飛行時間一時間）—二泊—ジュネーブ→ミュンヘン（飛行時間一時間・トランジット二時間三〇分）→タイ・バンコク（飛行時間一〇時間四〇分・トランジット四時間二〇分）→ミャンマー・ヤンゴン（飛行時間一時間二五分）—四泊—ヤンゴン→バンコク（飛行時間一時間二五分）—一泊—バンコク→羽田（飛行時間六時間）
〈二度目（五月二一日—二三日）〉成田→フランス・パリ（飛行時間一二時間三五分・トランジット二時間）→スイス・ジュネーブ（飛行時間一時間）—三泊—ジュネーブ→チューリッヒ（飛行時間五〇分・トランジット）→タイ・バンコク（飛行時間一一時間・トランジット二時間）→ミャンマー・ヤンゴン（飛行時間一時間）—二泊（和平活動）—ヤンゴン→バンコク（飛行時間一時間・トランジット二時間四〇分）→羽田（飛行時間六時間）

二〇一三年五月は、二度ジュネーブを訪れた。一回目は、ICC(International Coordinating Committee of National Institution for the Promotion and Protection of Human Rights：国際人権機構調整委員会)年次総会の場を借りて、各国人権委員会の代表から「グローバル・アピール2014」への賛同を得るためで、国際人権委員会と日本財団で共催したランチ・セッションでは、ハンセン病に関連する啓蒙活動も行った。セッションは本総会でICC会長の任期を終えるヨルダンのモウザ・ブライザット博士が議長を務め、回復者活動家の代表として、米国のホセ・ラミレス氏と、インドのナショナル・フォーラム会長のナルサッパ氏、副会長のヴェヌゴパール氏が駆けつけ、ハンセン病と差別の問題について自身の体験を発表した。ラミレス氏は、霊柩車で隔離施設に移送された逸話の持ち主である。

私は、参加した世界各国の人権委員会の代表者たちが、それぞれ自分の国のハンセン病患者・回復者に力を貸してくれれば、この上ない励ましになるだけでなく、人権擁護と尊厳回復への大きな一歩となること、また、国連で可決されたハンセン病の差別撤廃のための「原則とガイドライン」に触れ、代表者たちの国でこのガイドラインに反することが起きていたら、状況改善のために立ち上がってほしいことを要請した。さらに、セッション参加者のうちの二人、タンザニアのベルナデッタ・ガンビシ氏と、ケニアのアン・ムニヴァ・カヤロ・ングギ氏は、ICC総会で緊急動議を出し、参加資格のない私に五分間の発言と「グローバル・アピール2014」の採択を要請してくれた。発言はもちろんのこと、「グローバル・アピール」が全参加者に歓迎されたことは、私にとって望外の喜びだった。

ジュネーブの後は、ミャンマーに入り、ミャンマー国民和解担当日本政府代表として、ミャンマー国軍および少数民族武装勢力との仲裁活動を行い、帰路バンコクでスリランカ大統領顧問ラリット博士とセワランカ財団のハルシャー氏とスリランカの現状と将来について意見交換の上、帰国した。

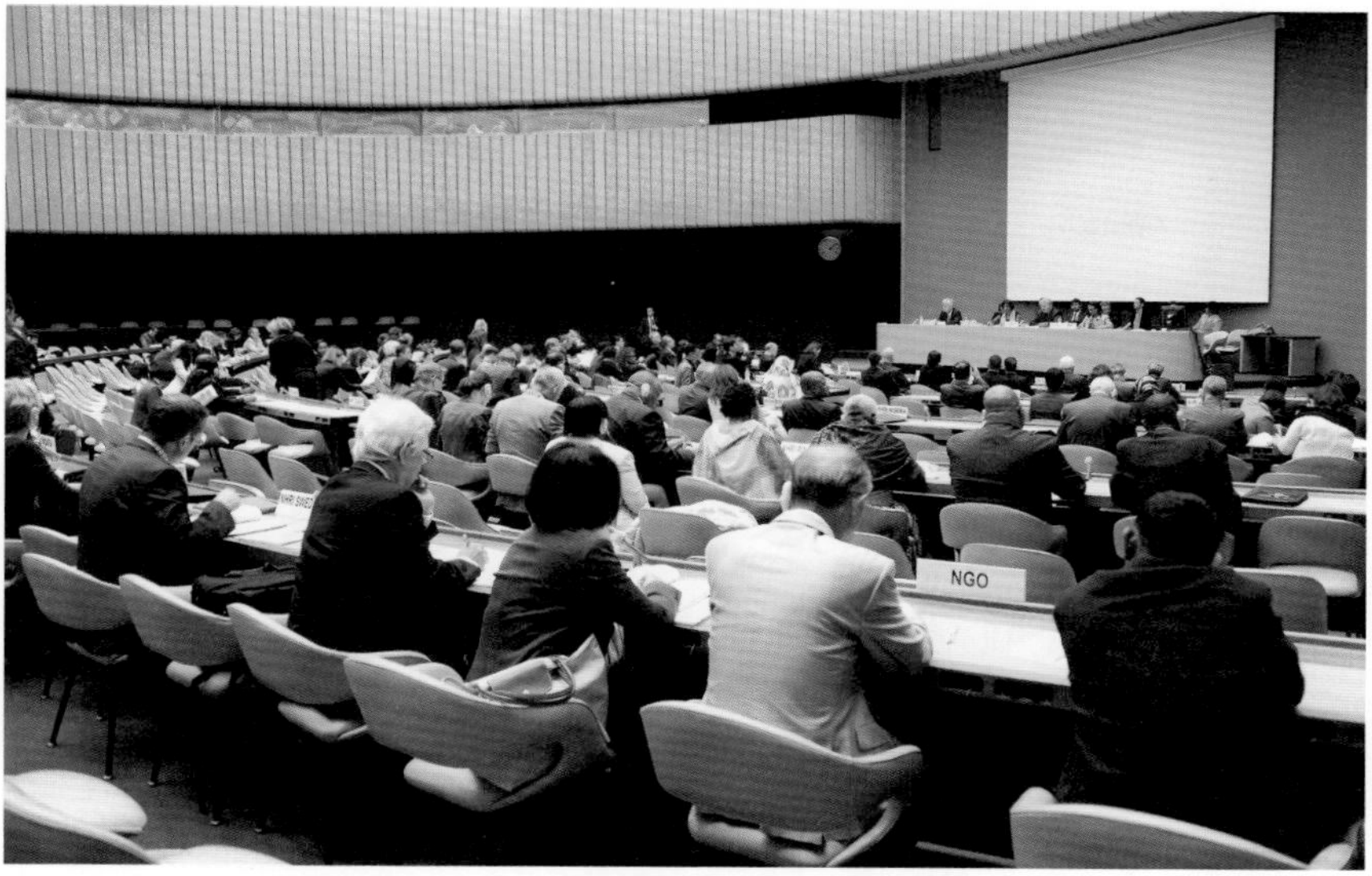

国際人権機構調整委員会の年次総会で満席の会場（ジュネーブ、2013年5月）

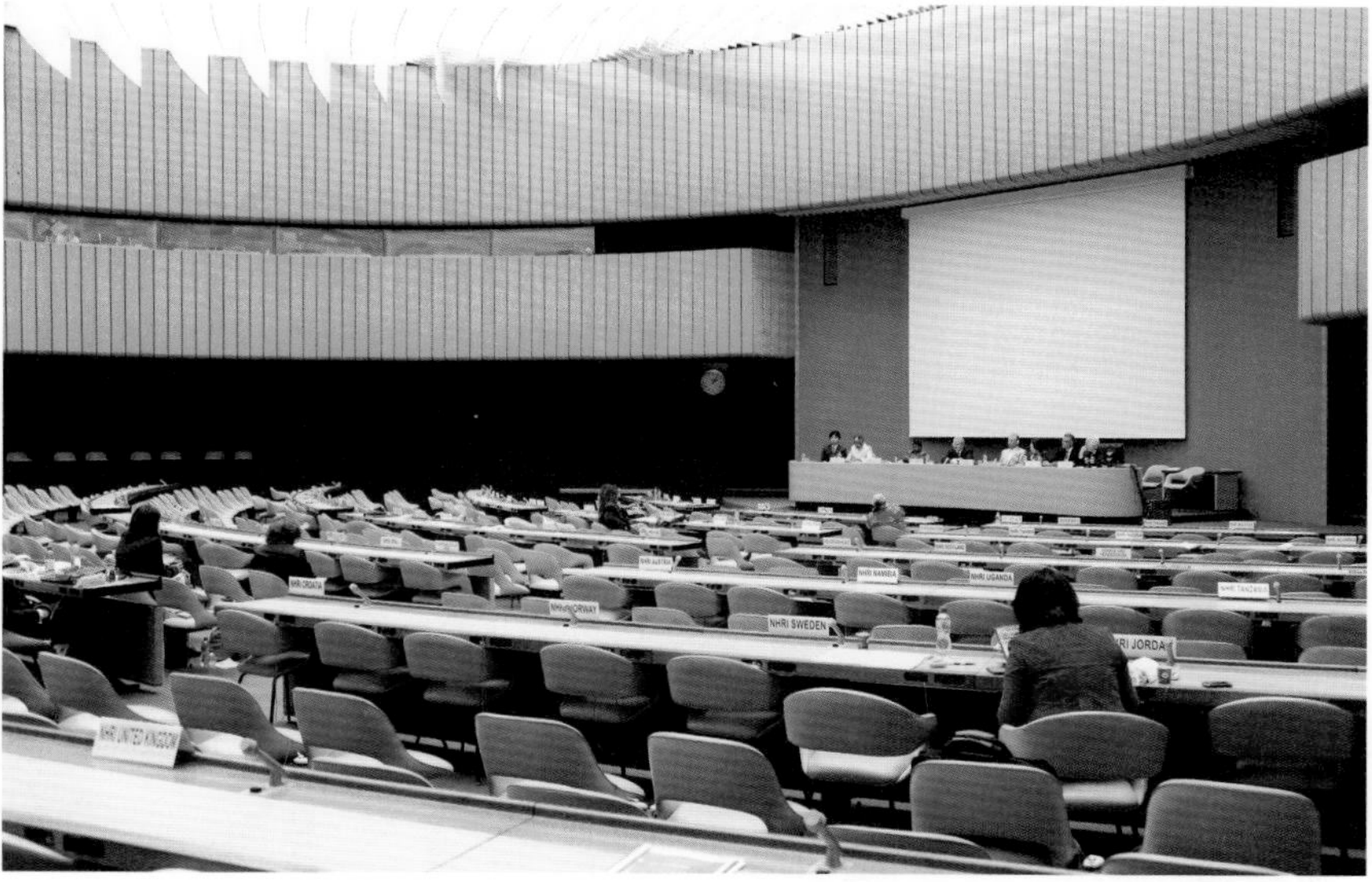

総会直後の同じ会場でのハンセン病セッションへの関心は薄く、出席者が数人になった（ジュネーブ、2013年5月）

その後、二週間も経たないうちに、私は再びジュネーブの国連欧州本部に舞い戻った。WHO総会のために集まっている世界各国の保健大臣とハンセン病制圧について協議をすることと、「笹川健康賞」の授与式でスピーチすること、および国連笹川防災賞の授賞式に出席することが目的だった。

一九八五年に一二二カ国あった未制圧国は、現在ブラジル一カ国を残すまでになった。しかし患者が多く発見される蔓延地域は世界各国で見られ、新規患者数が増加している国もある。HIV／エイズ、マラリア、結核等の病気と比べると患者数が多いとは言えないため、保健政策上の優先順位が落ちている国もある。あらためて関係者の間で危機感を共有し、さらに活動を強化しなければならない。そのため日本財団では、二〇一三年七月に、WHOで最も多くの患者数を抱えるWHO南東アジア地域事務局（SEARO）と協力し、毎年一〇〇〇人以上の新規患者数が発見されている「蔓延国」一八カ国の保健大臣をタイのバンコクに招待して、タイ保健省の全面的なバックアップのもと「ハンセン病サミット」を開催することにした。今回のジュネーブ訪問では、サミット招待国のうち一二カ国の代表に面会し、バンコクまで足を運ぶよう要請した。

まず、新規患者数が世界最多であるインドのケシャブ・デシラジュ保健家族福祉省次官と会談。インドでは二〇〇五年に国レベルでの制圧を達成し、その後も対策を続け、未制圧州は残すところ三州となった。とはいえ、新規患者数は年間一三万人に上り、蔓延地域を中心に、ぜひとも取り組みを強化してほしいところだ。

次にフィリピンのエンリケ・オナ保健大臣と会談した。七〇〇〇以上の島から成る国で治療薬MDTを行き渡らせるのは大変だったはずだが、関係者の努力が功を奏し、いまではフィリピンのMDT供給体制は他国の手本となっている。オナ大臣によれば、有病率が高くないためにハンセン病についての関心が薄くなって、残された患者の発見が難しくなっている。医師へのトレーニングも必要で、療養所で暮らす回復者が故郷で家族とともに暮らせるための取り組みも、社会保健省と協力して進めたい、との意向が示された。

スリランカのマイスリパラ・シリセナ保健大臣（後の大統領）は、「患者が集中する幾つかの地域があり、政府の

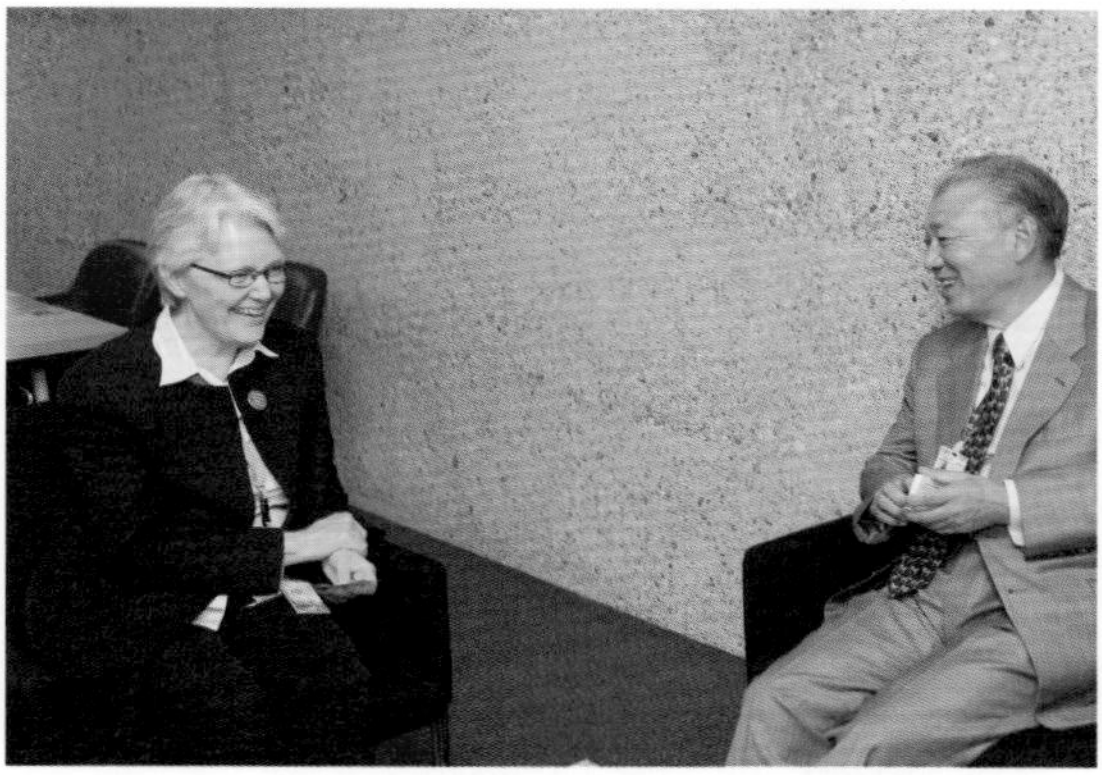

国連防災機関（UNDRR）のワルストロム事務総長（ジュネーブ、2013年5月）

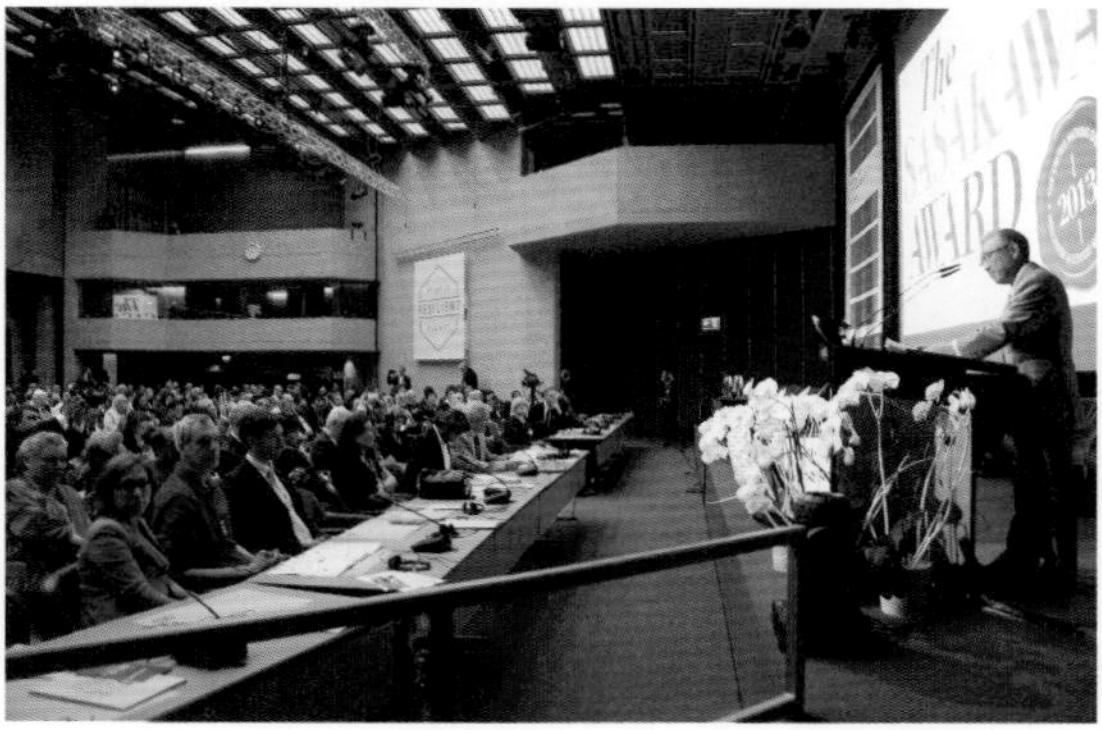

1986年に設置の国連笹川防災賞は今やプレステージの高い賞になった（ジュネーブ、2013年5月）

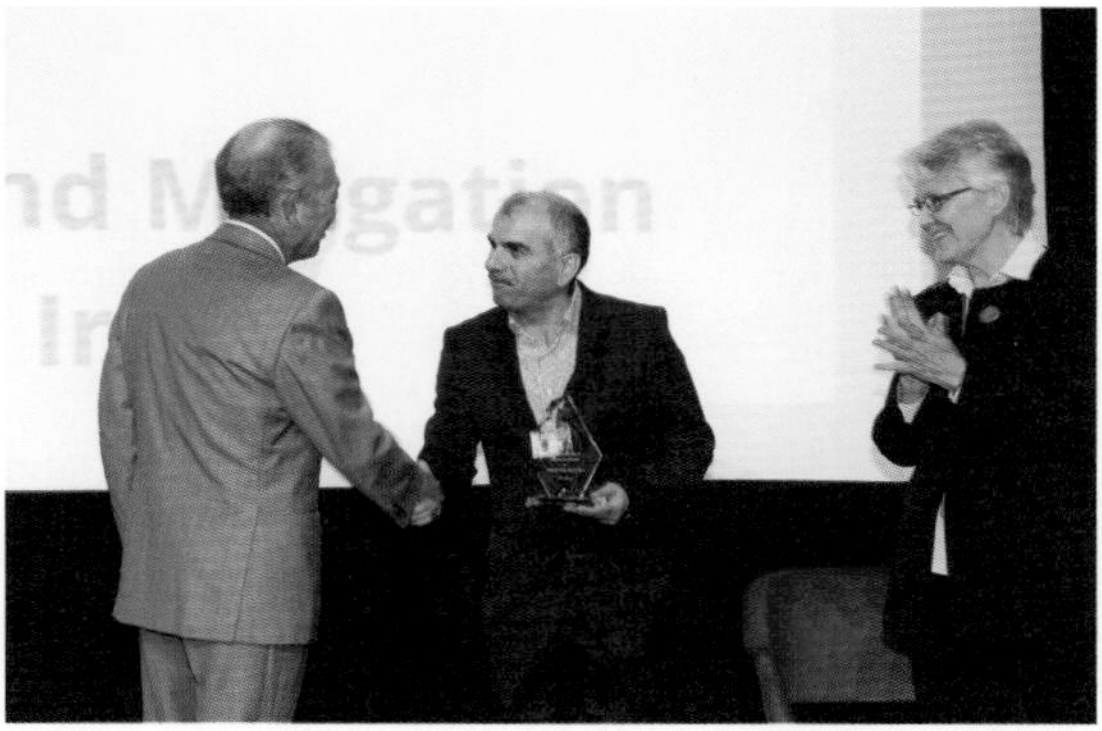

受賞者とワルストロム国連防災機関事務総長（ジュネーブ、2013年5月）

モニタリングが国の隅々まで届くよう努力している」と語った。

旧知のブラジルのジャルバス・バルボサ副保健大臣からは、ハンセン病の医療・社会両面における最新の状況について報告を受けた。現在、全州のモニタリングや、一六〇〇万人の生徒を巻き込んで学校で症例発見を行うなどの対策を進めており、六月初めには報告書が出ることになっている。また人権問題では、回復者への補償法案を実行に移し、親と生き別れになった子どもたちへの支援の検討も始めていた。

インド、ブラジルに次ぐ患者数を抱えるインドネシアのムボイ保健大臣とは、初めての会談だった。昨年保健大臣に就任した公衆衛生が専門の女性大臣で、「インドネシアは、三四の州のうち一四州に蔓延地域がある。特に有病率の高いアチェとパプアの州で指導者に対策を強化するように指示している。昨年訪れたパプアでは、三三二人の集落で一〇八人が患者だったことに驚いた。人権擁護も重視している」と、意欲十分だった。

続いて、ミャンマーのペテキン保健大臣と再会。私はこの二月に日本国外務省から、「ミャンマー国民和解担当日本政府代表」を拝命し、政府と少数民族の七五年間にわたる闘いの停戦和平実現のための活動に携わっているが、ハンセン病や伝統医療などの保健政策も、保健省の協力のもとで取り組んできた。ミャンマーでは現在世界各国で促進が求められているハンセン病の一般医療サービスへの統合も早い段階から行われ、面会のたびに具体的な近況報告をされる大臣は、「制圧後、患者数が下げ止まっているので、啓発活動や若い医師への教育などの取り組みを強化したい」と話された。また、マンダレーにあるかつてのハンセン病病院（現在は総合病院）で開催予定の対策会議に招待を受け、快諾した。

バングラデシュのルハル・ハク保健大臣とは、障害と差別問題が話題になった。バングラデシュは障害率が他国に比べてやや高く、早期発見・治療によって障害が減らせること、障害を負っていても差別を受けることがないよう受け入れる側のコミュニティに働きかけることが重要である、という点で意見が一致した。

中国の李明桂保健副局長とは、二〇一一年一月の北京での「グローバル・アピール 2011」発表式典でも同席した。

有病率は低いものの年間一〇〇〇人以上の新規患者が発見されていることを問題視しており、医療関係者や一般の人々に正確な知識を与えることで、早期治療・発見を進めなければならないという。私からは、中国では日中の学生が回復者村を訪れて村人と寝食をともにするワークキャンプが行われており、これまでに一六〇〇人以上が参加していることを伝えた。

アフリカ四カ国の代表とも会談できた。エチオピアのケセテベルハン・アドマス・ビルハン保健大臣には、今年九月にエチオピアの首都アディスアベバで開催が決まっている日本財団主催の「ハンセン病と人権国際シンポジウム」のアフリカ地域会議の開催現地パートナーとしての協力に感謝した。

タンザニアのフセイン・アリ・ムウィニ保健大臣には、過去七年で新規患者数を半分以下に減らすという素晴らしい成果をほかの国でも共有するために、定期的な状況報告をお願いした。

ザンジバルでハンセン病対策を担い、近年は副保健大臣を務めているシラ・マンボヤ氏とも再会した。シラ氏はザンジバルの状況について、「患者数は減っているが、やはり高蔓延地区が存在し能動的な患者発見を戦略的に進めなければならない」と熱弁をふるった。

モザンビークとマダガスカルの代表者とは、在ジュネーブ・マダガスカル政府代表とともに会談した。モザンビーク代表の労働社会問題担当官のジュヴェナル・アルカンジョ・デンゴ氏によると、保健大臣をはじめ政府関係者が、二〇〇七年にハンセン病を制圧したことを誇りに思っているが、全州レベルで制圧を達成するまで対策の手を緩めないとのこと。モザンビークは、学校で人体図を配って家庭に持ち帰り、パッチ（皮膚にできる斑紋で、ハンセン病の初期症状の一つ）の箇所に印をつけて戻すという、いまでは他国でも利用されている患者発見方法を編み出しており、今後もユニークな取り組みを考えてくれることを期待している。また、マダガスカルのソロフォ・ラザフィトリモ一等書記官には、同国のハンセン病の状況に高い関心を寄せていることを伝え、保健大臣の「バンコク・サミット」への参加を要請した。

滞在中は、ナバメセム・ピレー国連人権高等弁務官とも会談。ピレー氏は先にも述べた「原則とガイドライン」の重要性に触れ、エチオピアでのシンポジウムへは、代表者を参加させると約束してくれた。

「黒い帽子の国」と日本人患者――ウズベキスタン共和国［七月］

［ルート］成田→韓国・ソウル（飛行時間一時間）→ウズベキスタン・タシュケント（飛行時間七時間三〇分）―一泊―タシュケント→ヌクス（飛行時間一時間四五分）―二泊

七月、中央アジアのウズベキスタンとタジキスタンを訪れた。

ウズベキスタンは北にカザフスタン、東にキルギス、タジキスタン、南にアフガニスタン、西にトゥルクメニスタンと国境を接し、人口では中央アジア第一の大国である。人口三〇〇〇万人のうち一八歳以下の人口が約九五〇万人と若年層人口が多く、発展の可能性を秘めた国である。二度国境を越えないと海に出られない、世界で数少ない二重内陸国でもある。この国には一九九六年以来二度目、一七年ぶりの訪問となった。

今回の訪問は、昨年六月にロシアのアストラハンで開催したハンセン病国際会議での出会いがきっかけとなった。この会議は、アストラハン・ハンセン病研究所のビクトール・ドゥイコ所長と、ドイツ人医師ロマナ・ドラビック博士の尽力で、独立国家共同体（CIS）加盟国であるウズベキスタン、タジキスタン、キルギスタン、カザフスタンの四カ国のハンセン病関係者を集めて開催されたものだ。その中で特に私の興味をひいたのが、死せる海となったアラル海を有するウズベキスタンと、アフガニスタンから患者が流入しているというタジキスタンの二カ国だった。

中央アジアを含むヨーロッパ地域は、長い間、WHOの統計上にハンセン病の新規患者数が表れていない、いわば「空白地帯」であり、これらの国々にどのようなハンセン病の歴史が存在するのか、また現在の状況がどうなっているのかを確認したかった。二〇〇七年の中央アジア訪問に続いて、今回もロマナ博士に同行してもらい、中央アジアのハンセン病の歴史を紐解く旅に出た。

日本から韓国ソウル経由で、ウズベキスタンの首都タシュケントの国際空港に到着。翌日にはまず、WHOウズベキスタン事務所のドイツ出身のアスムス・ハマリック博士から、一時間にわたってウズベキスタンの保健状況の説明を受けた。一九九一年のソビエト連邦崩壊に伴って独立した後、ウズベキスタンでは中央集権から地方へ権限を移譲する保健改革が進められ、独立当初は特に母子保健に重点が置かれ、その結果、新生児死亡率は二二年間で約三分の一にまで減少したとのことだった。その後、博士とともにアリモフ・アンヴァー・ヴァリエヴィッチ保健大臣を訪ねた。

ウズベキスタンの北西部には、カラカルパクスタンという聞き慣れない名の自治共和国がある。「カラ」が黒、「カルパク」が帽子、「スタン」は国を表す。すなわち「黒い帽子の国」という意味である。ウズベキスタンで現在暮らしている回復者の多くは、このカラカルパクスタン出身とのこと。

タシュケントを後に、空路でカラカルパクスタン自治共和国の首都ヌクスへと向かった。空から見たヌクスの町は砂漠の真ん中にあった。空港では共和国のアタジャン・カラマエフ副首相とダニエル保健大臣が出迎えてくれた。またタシュケントからは、ウズベキスタン保健省のハンセン病医長であるエシュボエフト博士が同行してくれた。

到着早々、カラマエフ副首相らが歓迎の宴を開いてくれ、テーブルの上には果物、パン、キュウリやトマトなどの野菜、チーズとサラミが盛られた皿がずらりと並んだ。それをつまんで満腹になったと満足していると、これからが正式の夕食だという。スープが運ばれ、メインディッシュの肉料理となり、食文化の違いに驚かされた。食卓を囲みながらカラマエフ副首相、エシュボエフト博士両氏から興味深い話を聞いた。

第二次世界大戦後、当時はソ連邦の一部だったウズベキスタンとタジキスタンに、合わせて一四万人の日本兵捕虜が送りこまれた。その中にハンセン病の患者が四、五人おり、そのカルテから靴のサイズまでの記録が保健省に残っている。幸い、彼らは元気に日本に帰還を果たしたそうだ。日程の都合でそれらの資料を見ることができなかったのは、返す返すも残念であった。

一九七〇年代には、旧ソビエト連邦全体でハンセン病療養所が二〇カ所あり、モスクワの郊外、北東のセルギエフ・ポサード（旧ザゴルスク）にあった療養所は、外国人専用だった。現在も残る療養所は、私が前年に訪れたロシアのアストラハン療養所とタジキスタン、ウズベキスタン、カザフスタンに一つずつ。かつてはトルクメニスタン、ジョージア、アルメニアにも療養所があった。ウズベキスタンでは、一九五〇〜六〇年代がいちばん患者が多かった。ウズベキスタン南部のサマルカンドにもかつて療養所があったが、そこだけで一〇〇〇人以上の患者と回復者が暮らしていたという。時代とともに患者は減少し、サマルカンドの療養所は二〇〇六年に閉鎖された。国全体では一九九一年からの累計で二八人の新規患者が報告されており、うち九人は再発だという。

ちなみにカラカルパクスタンには、かつてアラル海と呼ばれる大きな湖があった。アムダリヤとシムダリヤの二大河川が流れ込んでいたが、旧ソ連時代に農業と綿花栽培のために大量の灌漑用水がひかれ、その結果、現在ではかつての四分の一の大きさにまで縮小している。湖の底だった大地は砂漠化し、塩分と化学物質を大量に含む砂塵に起因する肝臓や呼吸器系疾患が、周辺住民の間に増えているという。大規模環境破壊の象徴として、世界的に知られており、私も以前カザフスタン側から現地を視察したことがある。

首都ヌクスから北へ二一〇キロ、車で二時間半かけて、かつての港町、ムイナクを訪ねた。以前はアラル海の漁港として栄えた町はいまでは見る影もなかった。かつての漁港は干上がって舟の残骸が無残にさらされており、いま湖水は何十キロも先にある。ここにも昔ハンセン病療養所があったが、三〇年前に取り壊され、現在は跡地に結核療養所を残すのみとなっている。現在は四九人のハンセン病回復者が、ムイナク地区病院付属皮膚・性病

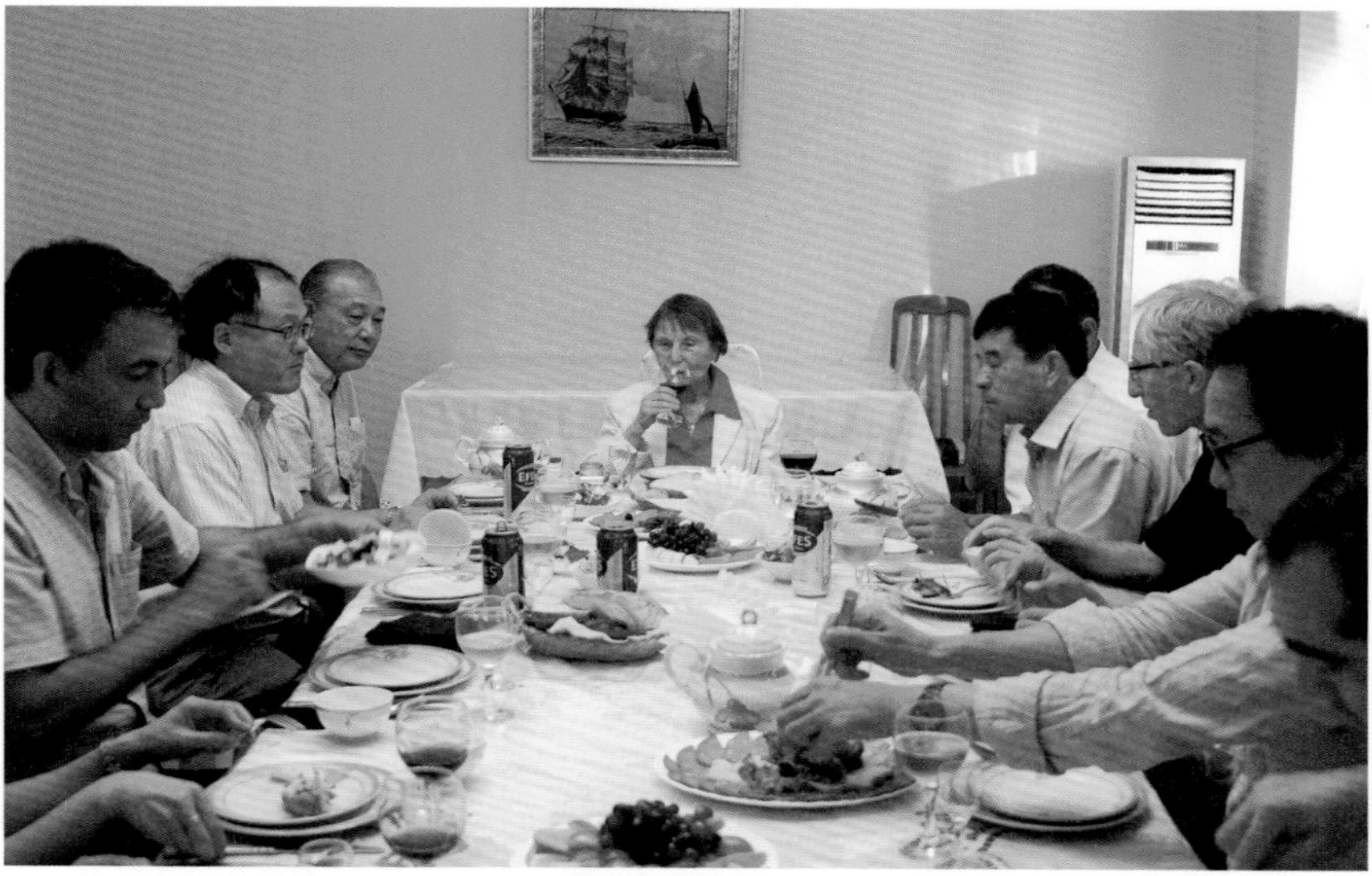

前菜だけでもお腹いっぱいになる(ウズベキスタン、2013年7月)

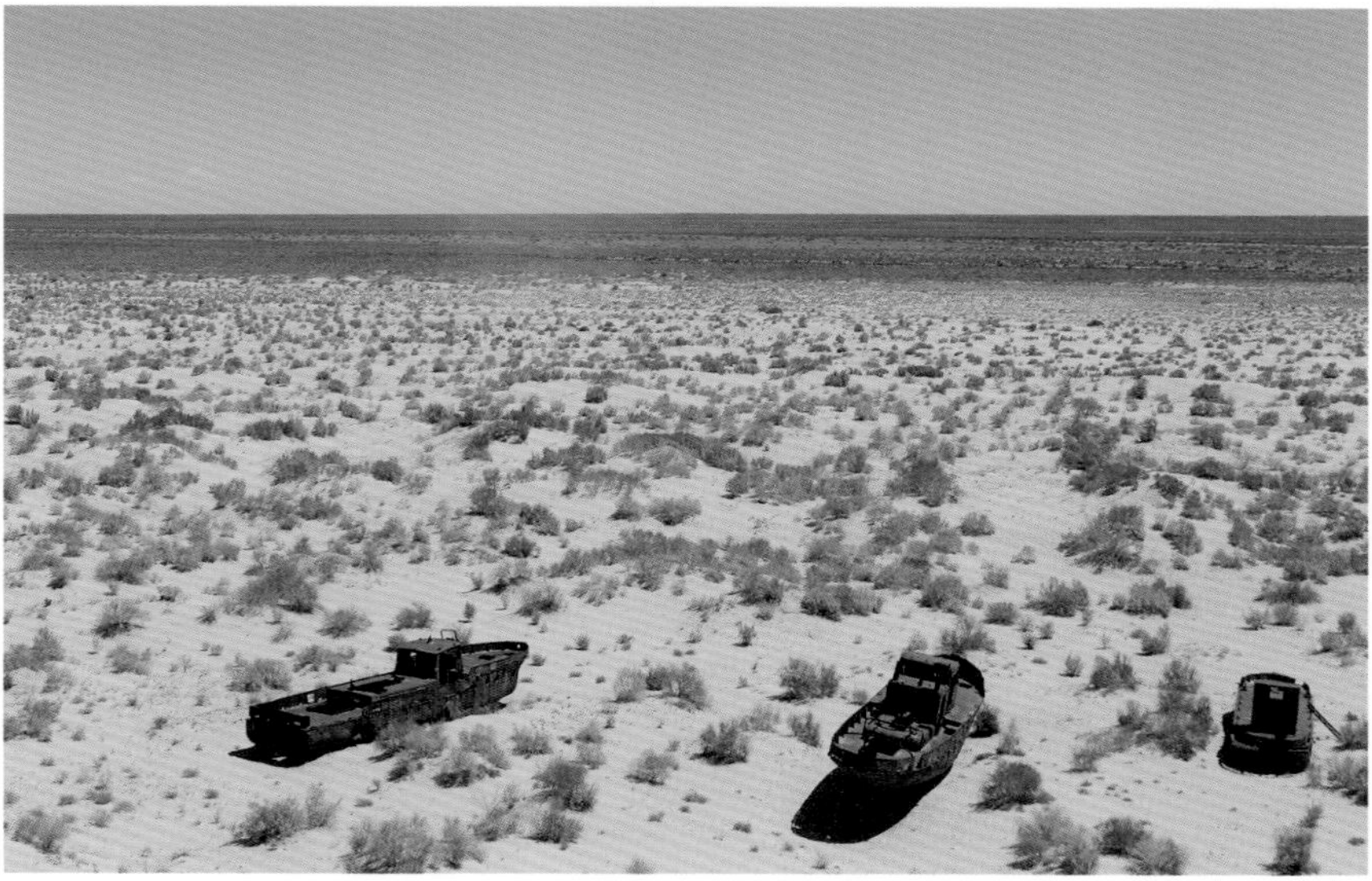

見渡す限り干上がったアラル海と舟の残骸(ウズベキスタン、2013年7月)

科診療所で後遺症の治療を受けていた。彼らの多くは自宅で子どもや孫、家族と穏やかに暮らしている。診療所の所長アイムラット医師は、療養所時代からの四〇〇〇人分のカルテが保管された棚を見せてくれた。

翌日はヌクスから北西に四〇キロ離れたクランタウ療養所を訪ねた。カラカルパクスタンでは、最初一九三三年にムイナクに療養所がつくられたが、水害が多かったため、南部のカラタウという採石場近くの場所に移設され、さらに一九五二年に現在のクランタウに移された。敷地は五〇万坪もあり、タイガ（針葉樹林帯）に囲まれている。最も多い時期には約七〇〇人の患者がいたが、現在の入居者は三五人。その倍以上のスタッフが手厚いケアを提供している。つまり昨年訪れたロシアと同じで、回復者のおかげで多くの医療関係者たちの生活が成り立っているのだ。ここでは入居者の食費、生活費は無料で、年金も支給されているが、身の回りの物は必要最低限の質素なもので、暖房器具は調理兼用のストーブしか見当たらなかった。冬場は零下一〇度まで下がる環境で、高齢の身には寒さがこたえるだろう。九歳で入所し六七年間療養所で暮らしているという女性は、孫、曾孫は近隣の集落で暮らしていると、穏やかな笑顔で話してくれた。所長に、生活に不自由はないかと尋ねると、上下水道の設備がなく、近くの川からポンプで水を汲み上げて運ぶのに経費がかさむのが問題だという。停電も多いので、生活環境の整備のため、政府が療養所の移設を検討しているとのこと。

その候補地となっているのが、クランタウ療養所から車で一時間ほどの、ヌクスへ戻る道の途中にあるショルコリ外来診療所である。クランタウの療養所とショルコリ外来専門診療所と合わせて、医師四人、看護師四二人を含む九七人のスタッフが交代で勤務に当たっている。こちらの方が首都ヌクスにも近く、第二世代、第三世代の生活環境もよくなるというのが政府の見解だ。過密スケジュールを縫ってカラマエフ副首相が診療所に姿を見せたが、「今後我々の診療はどうなるのか」と通院患者が詰め寄っていた。療養所移設とその再編については、診療所を利用する回復者と政府の間で、まだ交渉を詰める必要がありそうだ。

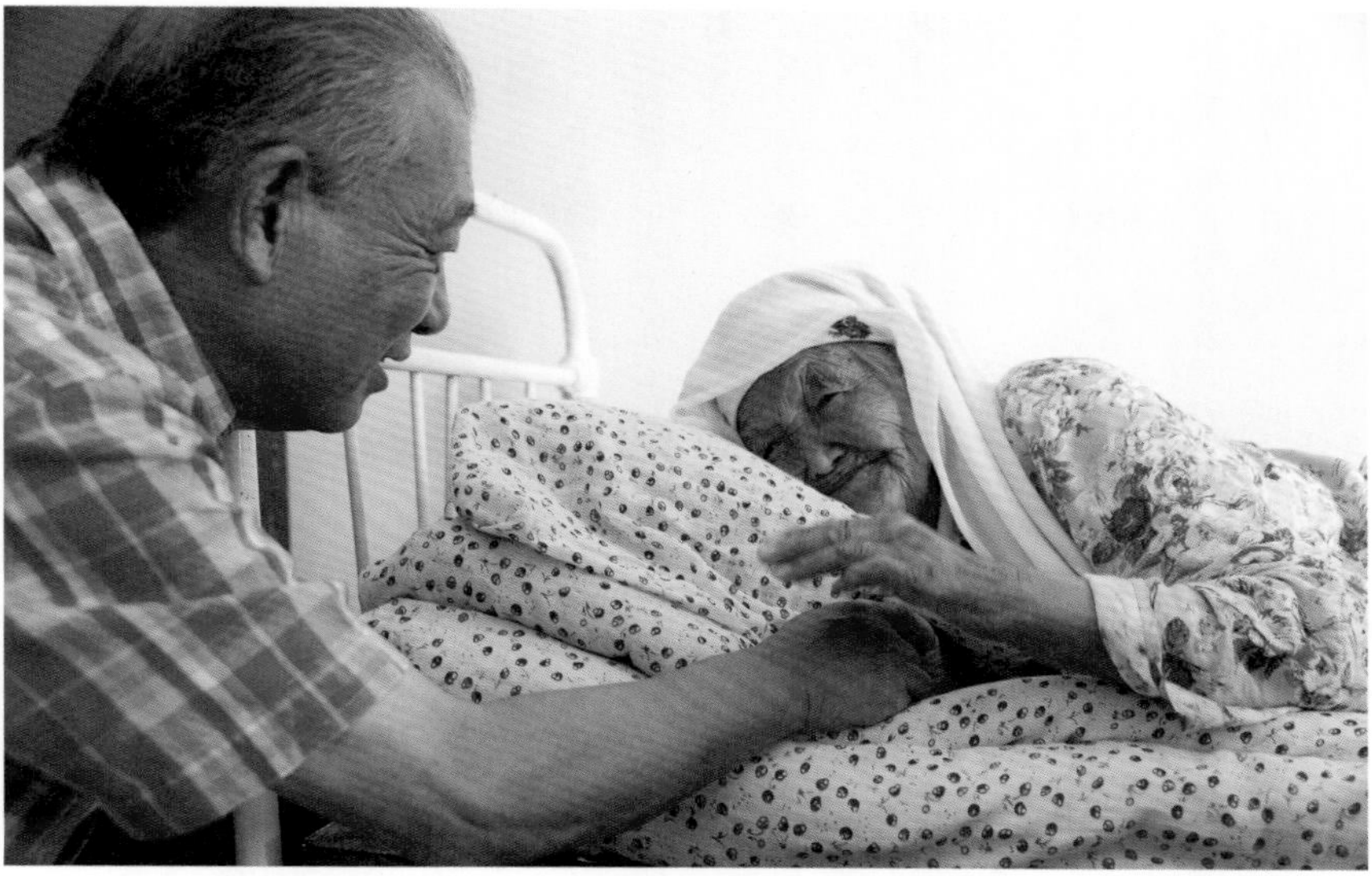

クランタウ療養所で老婦人を見舞う（ウズベキスタン、2013年7月）

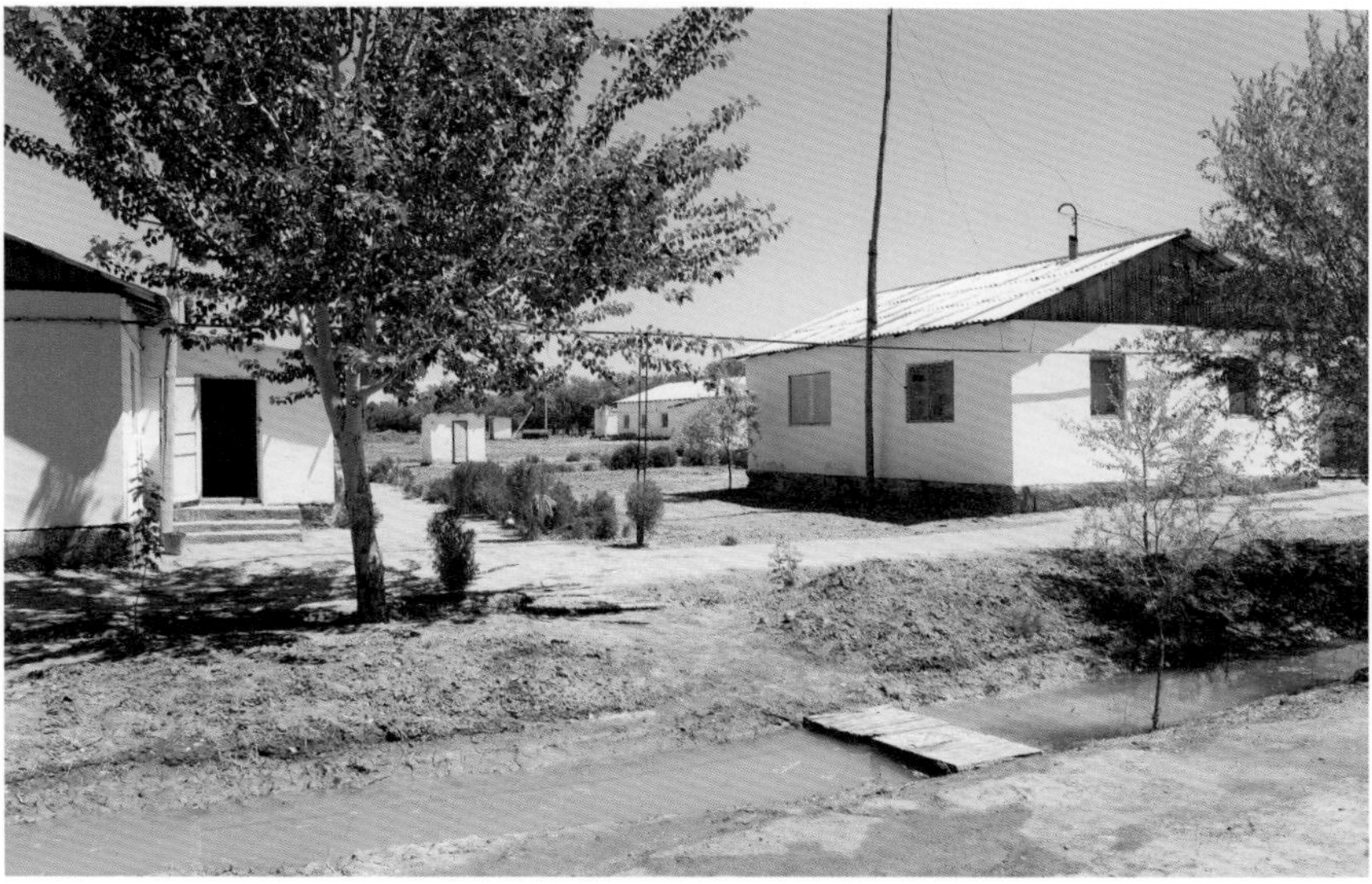

汚れた水の流れる、クランタウ療養所（ウズベキスタン、2013年7月）

アフガニスタンからの患者のために――タジキスタン共和国［七月］

［ルート］ウズベキスタン・ヌクス↓タシュケント（飛行時間二時間一五分・トランジット二時間三〇分）**↓トルコ・イスタンブール**（飛行時間五時間二〇分・トランジット一二時間）**↓タジキスタン・ドゥシャンベ**（飛行時間四時間三〇分）**―三泊―ドゥシャンベ↓イスタンブール**（飛行時間五時間三〇分・トランジット八時間）**↓成田**（飛行時間一一時間一五分）

三日間のウズベキスタン訪問に続いて、隣国タジキスタンを訪ねた。タジキスタンは、南にアフガニスタン、東に中華人民共和国、北にキルギス、西にウズベキスタンと国境を接している。九割が山岳地帯という国土に、約七〇〇万人の人々が暮らす。一九九一年にソ連から独立した後、翌年に共産党系の政府と反政府勢力との間で内戦が勃発し、一九九七年に内戦が終結するまでに国内で五万人以上の死者が出たという悲しい歴史を持つ国でもある。

タジキスタンでも引き続きドイツ人医師のロマナ・ドラビック博士に同行してもらった。旅の前半に訪れたウズベキスタンの首都タシュケントから、次の目的地であるタジキスタンの首都ドゥシャンベまで、地図上の直線距離はたった三〇〇キロ程度だが、保安上、直接車での移動は危険だとのことで、いったん三〇〇〇キロも離れたトルコのイスタンブールを中継しなければならない。イスタンブールには夜行便に乗って早朝に到着、タジキスタン行きも夜行便のため一二時間の待ち時間があったので、イスタンブールにあるハンセン病療養所を再訪、私の尊敬するサラヤン先生はすでに他界されていた。前に述べたようにサラヤン先生は先進的な取り組みをされた方で、療養所も前回の訪問時と変わらず、看護師たちが忙しそうに働いていた。さらに市内まで足を伸ばして一五世紀中頃から一九世紀中頃までオスマン帝国の君主が居住したトプカピ宮殿を見学した。

翌日の早朝四時にタジキスタンのドゥシャンベ空港に到着すると、国立皮膚科センター所長であるコシモフ博士が出迎えてくれた。彼とは昨年六月にロシアのアストラハンで出会って以来、約一年ぶりの再会である。

訪問初日、WHOのタジキスタン代表のパヴェル・ウルス博士から、保健状況について説明を受けた。最も頭の痛い問題はアフガニスタンから流入する麻薬だという。タジキスタンは麻薬密輸の中継地となっており、貧困を背景に麻薬の運び屋になる人の中で中毒者が増えているという。

タジキスタン保健省ではラフマノフ大臣次席と会談。ラフマノフ氏は一九九四年にJICA(国際協力機構)の研修で訪日したことのある親日家だ。今回の訪問のいちばんの目的は、一〇〇〇キロにわたる国境線のあるアフガニスタンからタジキスタンに流れてくるハンセン病患者の実情を知るために、国境地帯を視察することだったが、残念なことに政府から安全が確保できないとのことで、許可がおりず、訪問はかなわなかった。

当初の目的地だったホログは、ドゥシャンベから空路で四五分。海抜二〇〇〇メートルの高地で、パンジ川を国境にアフガニスタンと接し、二万八〇〇〇人が暮らす貧しい地方である。タミール高原に位置し、ア

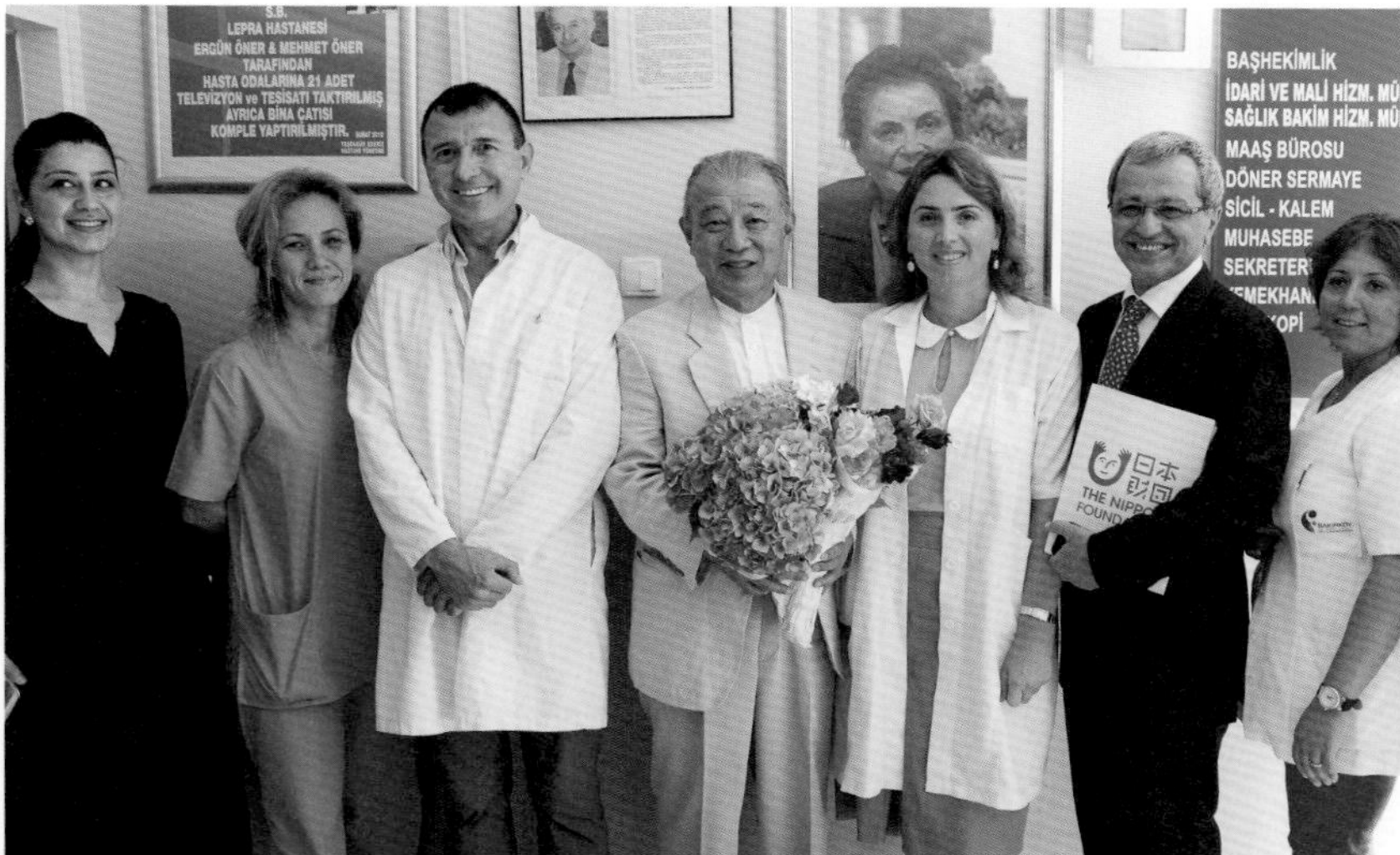
S.B.
LEPRA HASTANESI
ERGÜN ÖNER & MEHMET ÖNER
TARAFINDAN
HASTA ODALARINA 21 ADET
TELEVİZYON ve TESİSATI TAKTIRILMIŞ
AYRICA BİNA ÇATISI
KOMPLE YAPTIRILMIŞTIR.
BAŞHEKİMLİK
İDARİ VE MALİ HİZM. MÜD.
SAĞLIK BAKIM HİZM. MÜD.
MAAŞ BÜROSU
DÖNER SERMAYE
SİCİL - KALEM
MUHASEBE
日本財団
THE NIPPON
サラヤン先生の写真の前で療養所のスタッフたちと(トルコ、2013年7月)

レキサンダー大王の東方遠征時の兵士と現地の女性との間に誕生した子どもの末裔が暮らしているという。青い目で黒髪の女性が多いとのことで、この女性たちに会うことは、私の長い間の夢でもあった。

保健省の幹部は、ホログへの飛行機は不定期便でいつ飛ぶかが不明などと、あれこれ理由をつけてホログ行きを阻止しようとする。仕方がないので、それならば保健大臣と会談の折に大臣から大統領にヘリコプターを用意するよう要請してもらうと言うと、保健大臣との面談は「ドタキャン」されてしまった。ホログにはハンセン病の施設もある。また、アフガニスタンの情報は首都カブールからのものが多く、タジク人が多く住む地域からの情報は皆無に等しいので、是非とも訪問したかった。

アフガニスタン保健省とタジキスタン保健省との間では定期的に協議の場が持たれ、タジキスタン側の国境地域の病院では、一〇〇〇人以上のアフガン人が治療を受けている。ラフマノフ氏は「隣の家で悲しみがあったら自分の家で結婚式は挙げない」というロシアの諺を紹介しながら、「アフガニスタンは多くのタジク人が暮らす兄弟の国。国境地帯でアフガニスタンから来る患者のために、ハンセン病の治療ができるよう拠点を整備したい」と将来の計画を話してくれた。実現には是非とも協力したい。いつの日にか、アフガニスタンのハンセン病の実状もこの目で確認したいものである。

タジキスタンでは、私の古い友人が命を落としている。一九九八年に外務省から国連タジキスタン監視団に政務官として派遣され、武装集団の攻撃にあって逝去された国際政治の研究者、秋野豊氏である。ドゥシャンベにある国連開発計画事務所の敷地内にその記念碑があると聞き、車を回してもらった。頑丈な白い柵で囲まれた敷地内、建物の壁に、「平和の殉職者」との言葉とともに一緒に亡くなられた五人の名前が刻まれていた。強い日差しの中で石碑に添えられた生花は、毎日欠かさずに捧げられているものだという。そっと手を合わせ、冥福を祈った。

翌日は、首都ドゥシャンベから車で約一時間半のヒサール地区にある、タジキスタン唯一のホナカ・ハンセン病療養所を訪ねた。一九二八年まで療養所はドゥシャンベ市内にあったが、より自然環境が豊かな場所にと、郊外に移設され、その後さらに現在のヒサールに移動。ヒサールの市街地から少し離れた療養所は、五〇ヘクタールの広大な敷地の中にあり、すぐ近くには天山山脈を源として豊かな水量を湛えるコファルニガン川が流れている。ここでは一五人のハンセン病回復者が暮らしていた。二六人のスタッフが入居者のケアに当たっているが、潰瘍ができた足には包帯も巻かれぬまま直《じか》に皮靴を履いており、適切な看護が行き届いているとは言い難い状況だった。

　ソ連時代、ハンセン病患者の間に子どもが生まれると、子どもの寄宿費、養育費などは全て政府が負担して、寄宿舎に入れて家庭内感染を防ぐという方法をとっていた。パミール地区出身で一四歳で入所したサルドールさんとニゾラモさんの夫妻は、現在は六六歳。五人の子どもがいて、皆社会で働いている。ロシア語で時事ニュースを読むのを欠かさないというニゾラモさんは、「世界中で戦争が繰り返されていると思うと、私たちがこうして平和で暮らせることはとてもありが

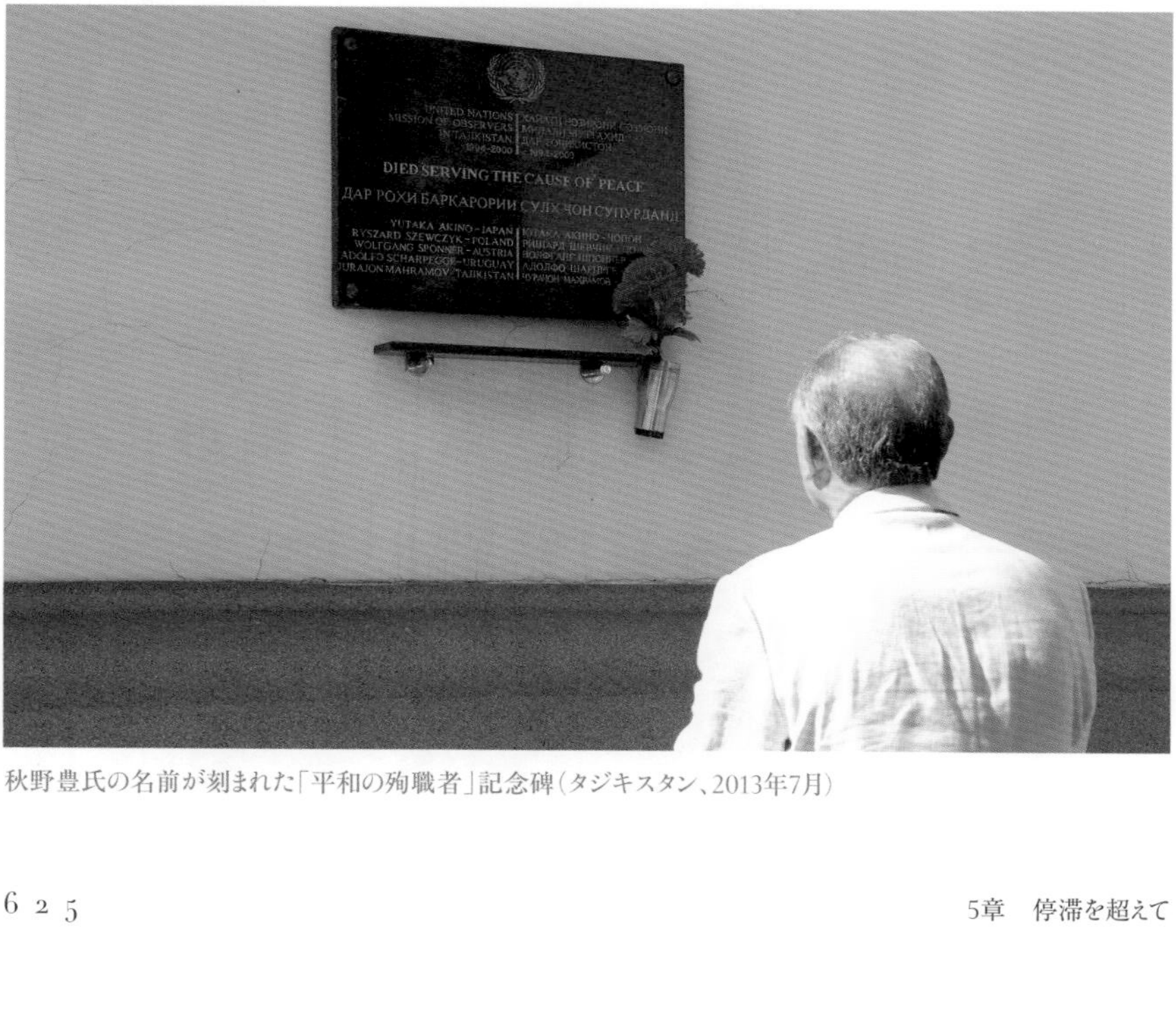
DIED SERVING THE CAUSE OF PEACE
ДАР РОХИ БАРКАРОРИИ СУЛХ ЧОН СУПУРДАНД
YUTAKA AKINO - JAPAN
RYSZARD SZEWCZYK - POLAND
WOLFGANG SPONNER - AUSTRIA

秋野豊氏の名前が刻まれた「平和の殉職者」記念碑（タジキスタン、2013年7月）

広大なホナカ療養所（タジキスタン、2013年7月）

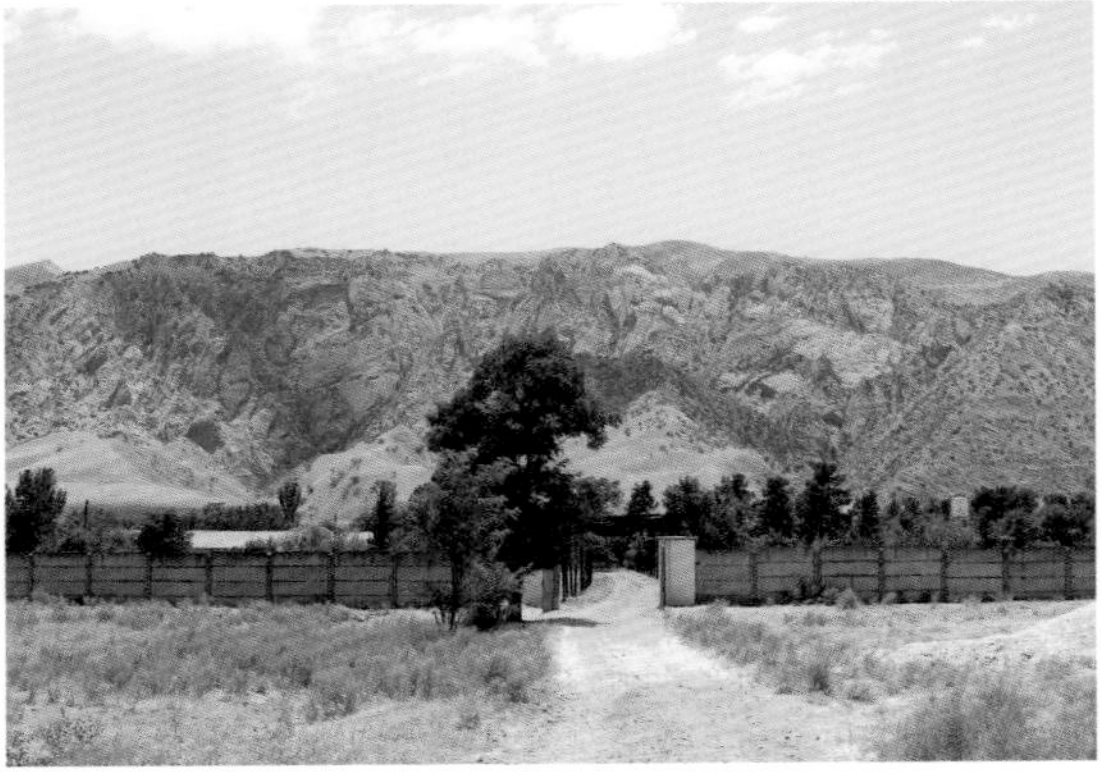

ホナカ療養所の対岸にいた牛の群れ（タジキスタン、2013年7月）

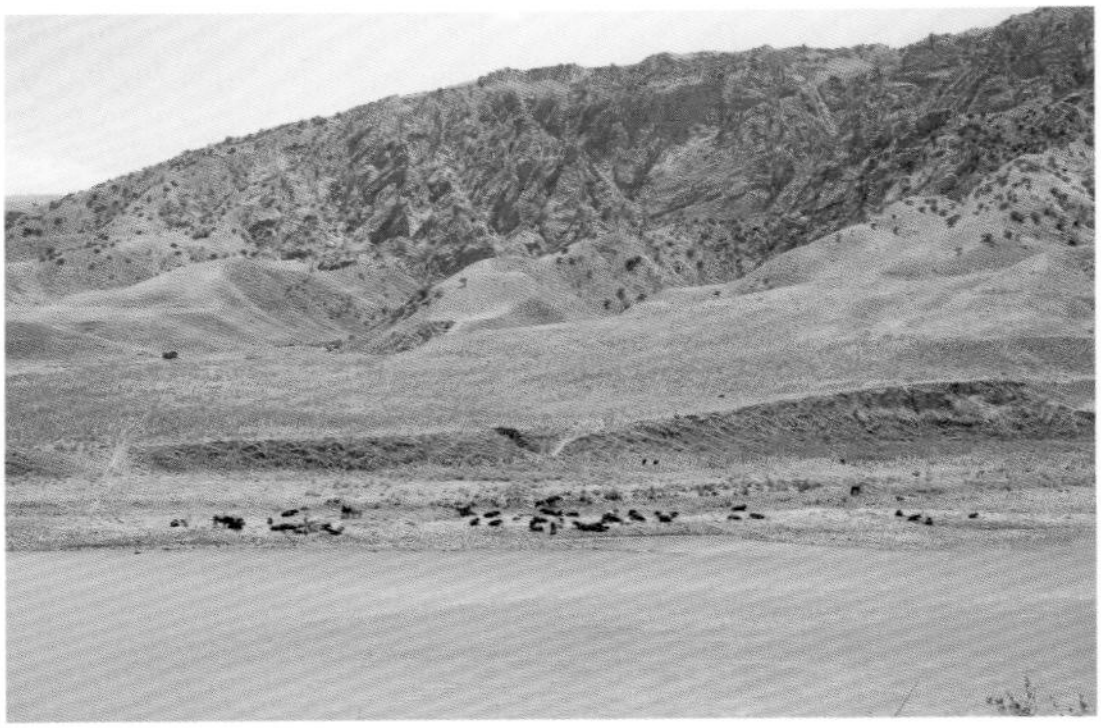

サルドールさんとニゾラモさん夫妻と（タジキスタン、2013年7月）

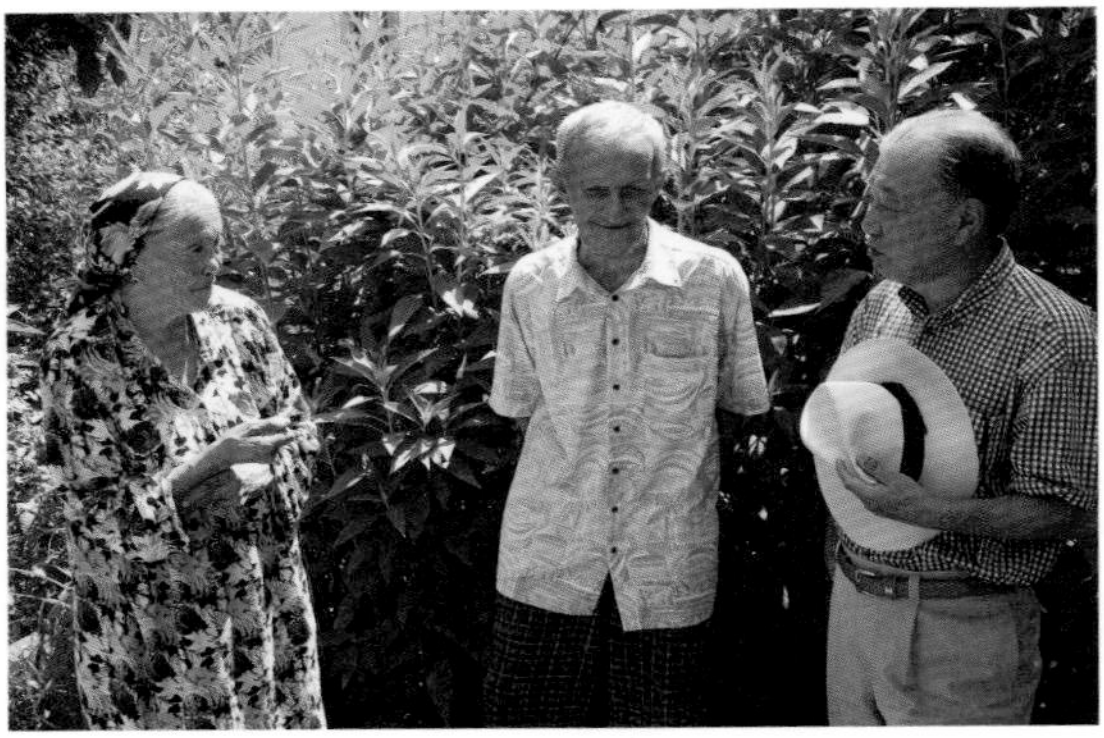

たい」と澄んだ目で語り、テレビで知った東日本大震災に心を痛めたという。古い入所者の一人は、かつてハンセン病にかかった三人の日本兵と一緒に暮らしていたことがあるという。その日本兵は、一九五五年頃に日本に送り返されたそうだ。

タジキスタンでは、一九九一年にロシアのアストラハンの医者が中心となり、全土でハンセン病の患者の調査を行った。その後、アストラハンで研修を受けたタジキスタンの医者を中心に、二〇〇一年に再調査を行ったときには、全土で新規患者は一人だけだった。

現在タジキスタンに暮らす回復者数は四九人。ただし、タジキスタン全土でハンセン病の診断ができる皮膚科医の数はたった六人である。「あらためて新規患者がいるかどうか調査を行う必要がある」と、コシモフ博士は不安そうな表情だった。

滞在最終日は、ドゥシャンベの国立皮膚科センターで一〇〇人の皮膚科、眼科医を集めての会合が設けられ、

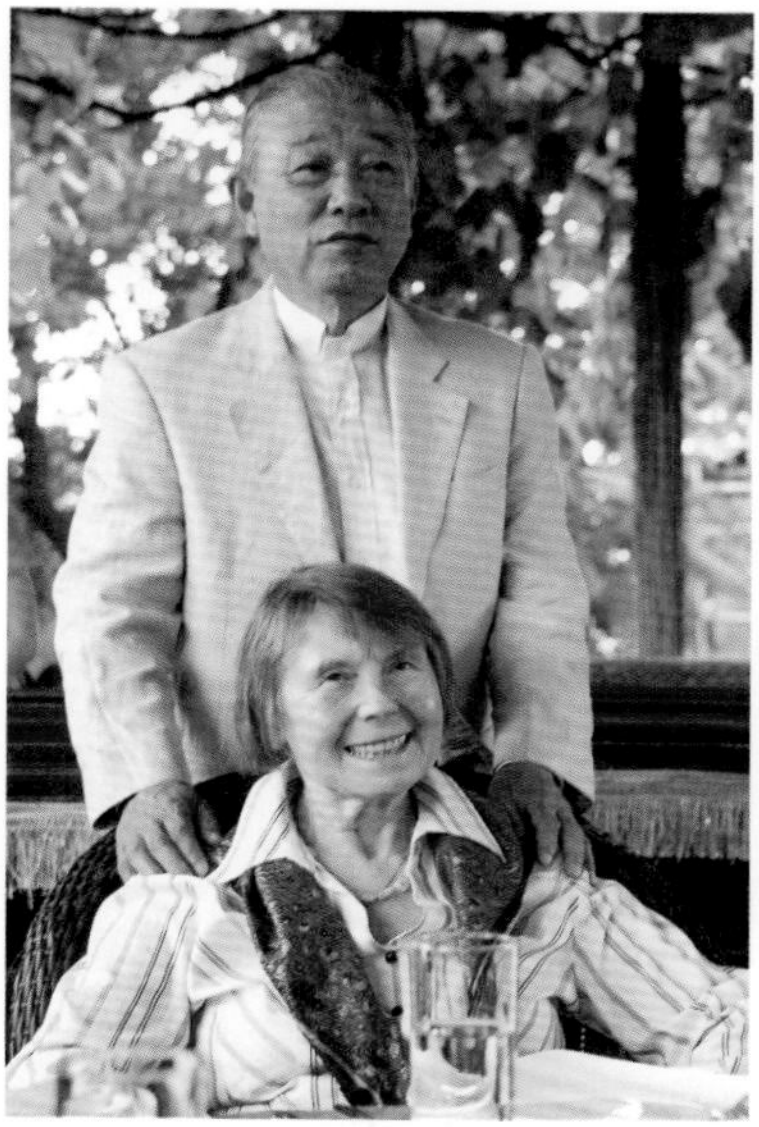

ドイツ人医師、ロマナ氏の誕生日(タジキスタン、2013年7月)

私も世界のハンセン病の現状と差別問題について講演した。翌日はロマナ博士の七七歳の誕生日にあたるということで、コシモフ博士から送られた民族衣装を纏うロマナ氏を囲み、出席者全員で誕生日を祝って合唱するという微笑ましい一幕もあった。

あるNGOの調査では、二〇一二年一二月の一カ月間にアフガニスタンの五県だけで三八人ものハンセン病新規患者が診断されたという。混迷が続くアフガニスタンでは、薬も届かず苦しんでいる患者がいる。紛争による治安悪化のために我々の救援の手が差し伸べられないのは残念である。

制圧活動の停滞を打破するために「バンコク宣言」を採択——タイ王国［七月］

［ルート］成田→タイ・バンコク（飛行時間六時間三〇分）——三泊——バンコク→成田（飛行時間六時間一〇分）

七月二四日、日本財団とWHOの共催で開催した「国際ハンセン病サミット」に出席するため、バンコクを訪れた。一九九一年のWHO総会で、「有病率一万人に一人未満」という制圧の数値目標を設けたことが、各国政府の動機づけにつながり、当時八八カ国あった未制圧国は、現在一カ国を残すまでになった。しかし、状況は決して楽観できるものではない。私自身、世界各地を回る中、保健省や関係者のハンセン病に対する関心が低下していることを実感していた。それは数字にも表れており、ここ数年の新規患者数は世界的に横ばい傾向、国によっては増加しているところもある。また、都市スラムや少数民族居住地、アクセスの悪い山奥や離島など、特定の地域に患者が集中しているのも看過できない。私と同じ問題意識を抱いている、長くWHOの一員だったハンセン病対策の権威、ノーディーン博士の助言により、世界ハンセン病プログラムの本部があるWHO南東アジア地域事務局長のサムリー・ピランバンチャン博士と協力して、今回の会議を開催した。タイのプラディット保健大臣も開催地としての協力を名乗り出て、毎年の新規患者が一〇〇〇人を超える一七カ国（インド、インドネシア、ミャンマー、ネパール、スリランカ、中国、フィリピン、バングラデシュ、アンゴラ、コンゴ民主共和国、マダガスカル、モザンビーク、ナイジェリア、タンザニア共和国、ブラジル、南スーダン、スーダン）の保健省から、大臣、副大臣を含む専門家が参加し、ハンセン病対策の今後について、議論が交わされた。

会議では、二〇二〇年までに全新規患者における可視障害（第二級障害）の割合を、人口一〇〇万人あたり一人未満までにする、高蔓延地域での患者の早期発見、ハンセン病対策活動への患者・回復者の積極的な参画、などの事項をまとめた「バンコク宣言」が採択された。

会議開催までにWHOと各国保健省の事務局レベルで草案を練り続けてきたが、いざ机上に乗ると様々な意見が出され、ディスカッションの時間は予定を大幅に超えた。しかし徹底的な議論の甲斐があり、全員が納得できる宣言文をつくり上げることができた。このバンコク宣言の実現のためには、早急に具体的な計画づくりが必要である。まずは日本財団が今後の五年間で、総額二〇〇〇万ドル（約二〇億円）をバンコク特別基金として資金供与する意思があることを発表した。

以下、参考までにそのとき採択されたバンコク宣言の要旨を紹介する。

［ハンセン病のない世界に向けてのバンコク宣言］（抄）

❖ハンセン病分野において、過去二五年間にわたり世界中で様々な取り組みが行われ、治療薬の普及や患者数の著しい減少など、顕著な成果をあげてきたことを再確認し、それに寄与してきた方々に感謝する。

❖ハンセン病制圧へ向けてのこれまでの取り組みは、成功事例として他のNTD（Neglected Tropical Diseases：顧みられない熱帯病）の制圧に役立たせることができる。

✣一方で、様々な国で新規登録患者数が報告され続けており、一部高い蔓延率を示す地域も継続して存在するなど、ハンセン病の制圧がここへきて停滞していると言える状態が続いている。

✣また、ハンセン病の患者数減少により、政府の関心とプライオリティが下がっており、効率的にハンセン病制圧に取り組むための人材や資金などのリソースが減ってきてしまっていることも懸念すべきポイントである。

✣このサミットに集まった一七カ国は、ハンセン病問題のない世界(leprosy-free world)をめざし、WHOやその他のパートナーと協力して以下のことに取り組む。
▼特にハンセン病患者の多い地域(High endemic areas)に焦点を当て、早期診断と治療完結(途中で治療をやめてしまう人がでないようにする)を徹底することにより、州・県レベルでのハンセン病制圧を目指す。
▼二〇二〇年までに、目に見える障害を伴う新規患者数が一〇〇万人に一人未満となることを目指す。
▼早期発見・治療により、障害の発生を防ぐ。また、すでに障害を引き起こしている人についてはその悪化を防ぐ。
▼WHOガイドラインに基づき、ハンセン病患者・回復者のケアや社会経済自立プログラムなどに、当事者が計画段階から参加できるようにする。
▼国連のハンセン病回復者とその家族に対する差別撤廃決議に基づき、回復者のエンパワメントを推進する。
▼WHOのサポートを受けながら、これらのゴールに着実に到達できるよう、グローバルレベルでモニタリングしていく。
✣最後に、ハンセン病問題のない世界を目指し、政治的コミットメントをいっそう強化することを再確認する。

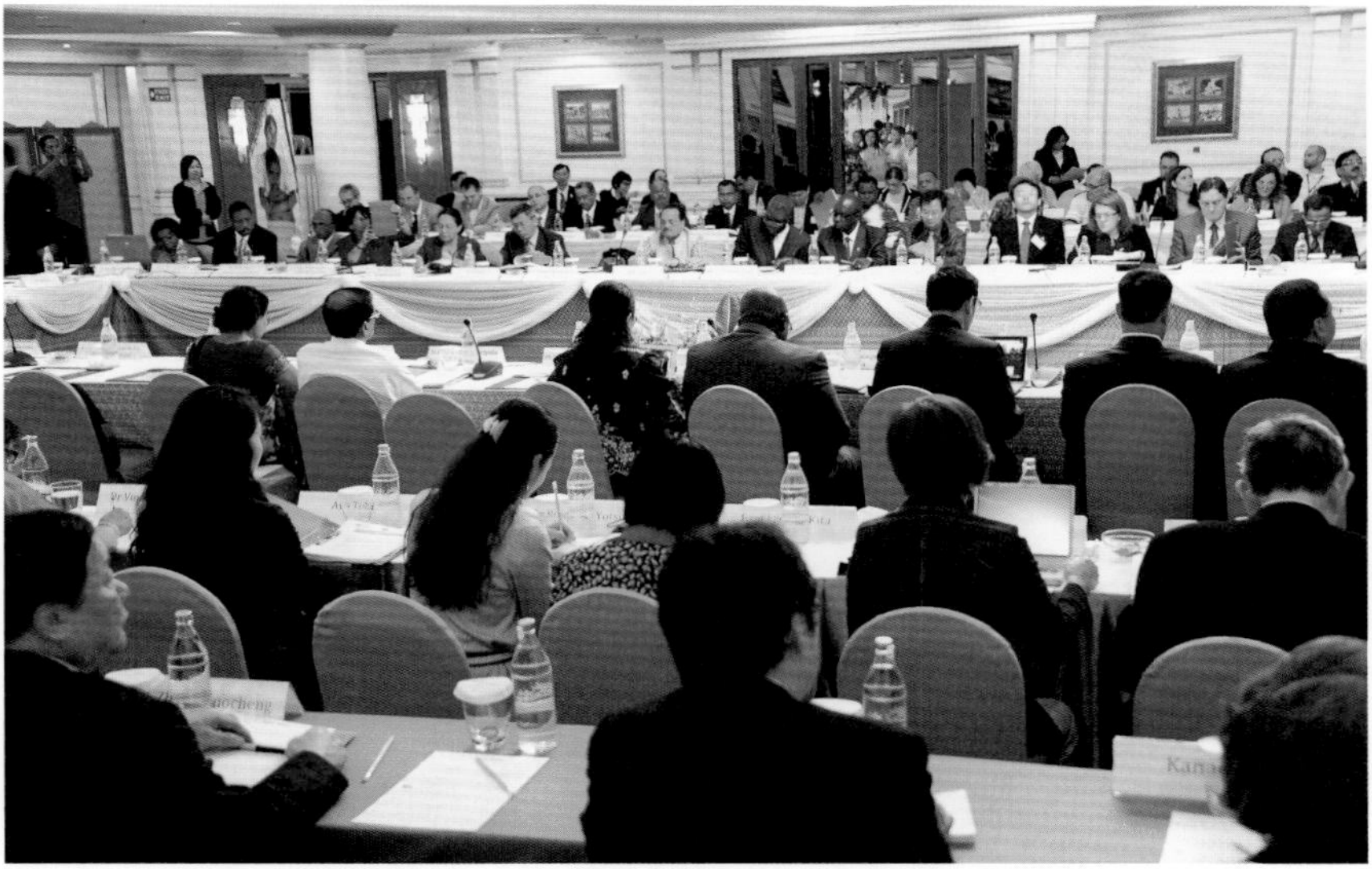

「国際ハンセン病サミット」に集まった各国の代表（タイ、2013年7月）

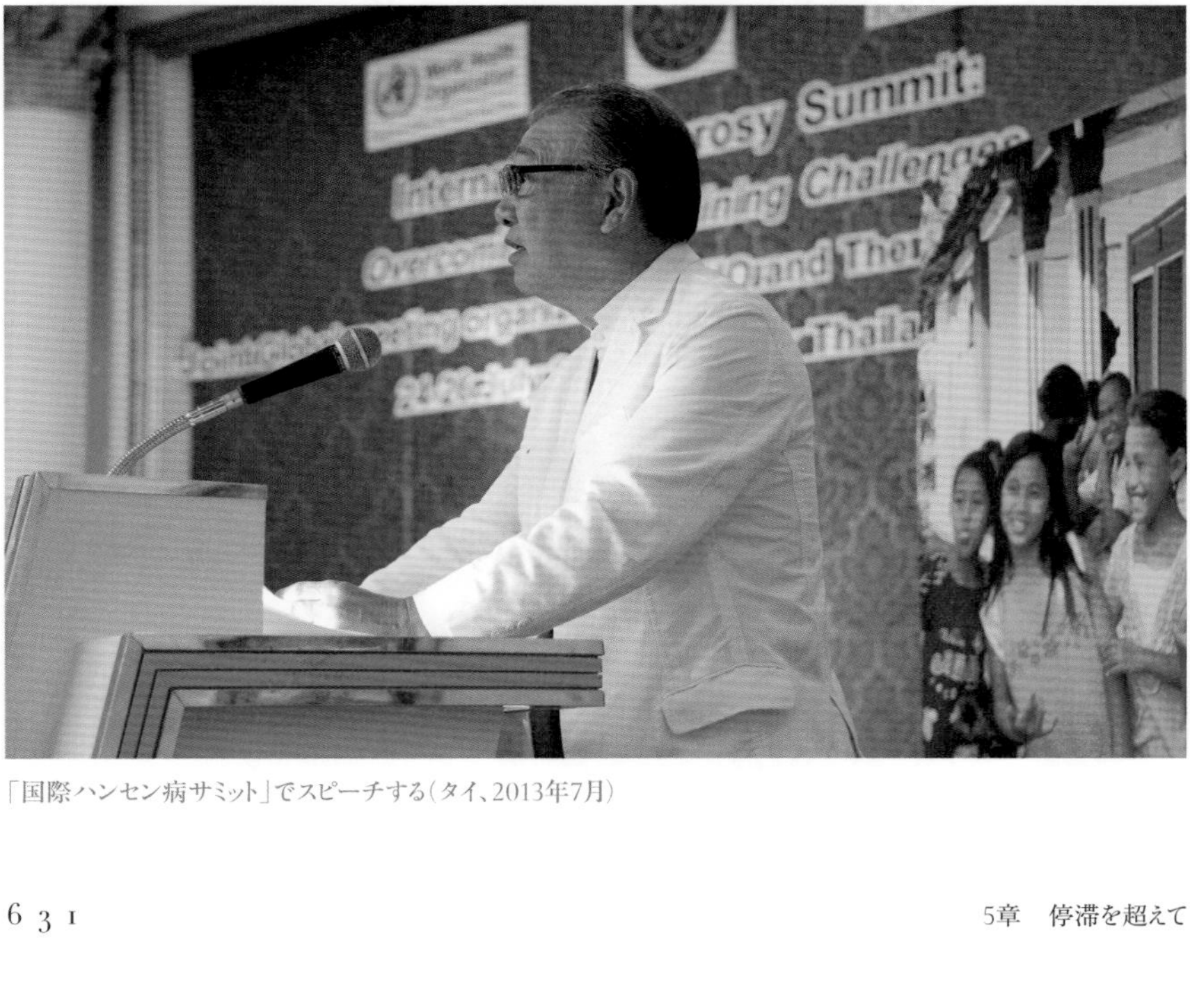

「国際ハンセン病サミット」でスピーチする（タイ、2013年7月）

「バンコク宣言」のフォローアップとハンセン病国会議員連盟――インド（デリー）［八月］

［ルート］成田→タイ・バンコク（飛行時間六時間四〇分・トランジット二時間）**→チェンマイ**（飛行時間一時間）**―二泊**（和平活動）**―チェンマイ→バンコク**（飛行時間五〇分・トランジット四時間）**→インド・デリー**（飛行時間四時間三〇分）**―二泊―デリー→成田**（飛行時間八時間二〇分）

八月は、タイのチェンマイでミャンマー少数民族武装勢力幹部と停戦和平に向けての話し合いの後、インドを訪れた。

初日は、朝いちばんでWHO南東アジア地域事務局（SEARO）において、世界のハンセン病制圧活動の責任者であるサムリー事務局長と会談。特に患者数の多いインド、ブラジル、インドネシアの三カ国に重点を置き、「バンコク宣言」のフォローアップに力を入れていくことを再確認した。

「国際ハンセン病サミット」で残念だったことは、世界最大の患者数を抱えるインドの政府代表が姿を見せなかったことである。そこで今回の訪問でインド政府保健省の事務レベルトップのケシャブ・デシラジュ保健次官、アンシュ・プラカーシュ次官次席、国家地方保健計画担当のアヌラダ・グプタ局長、ハンセン病局長のC・M・アグラワール博士、局長代理のA・K・プリ博士、および保健省内の関係者、WHO側からは世界ハンセン病プログラムのチームリーダーであるスマナ・バルア博士、コンサルタントのランガナサ・ラオ博士、WHO南東アジア地域事務局のハンセン病プログラム担当アドバイザーであるジーザズ・パウロ・ルイ博士、そしてWHOインド事務所のナタ・メナブデ代表、ハンセン病回復者組織ナショナル・フォーラムのナルサッパ会長に集まってもらい、「国際ハンセン病サミット」の報告を行い、インドのこれからのハンセン病対策活動の強化を要請した。

インドでは二〇一〇年から、有病率が一万人に一人以上である二〇九の県を特定し、重点的に新規患者を発見

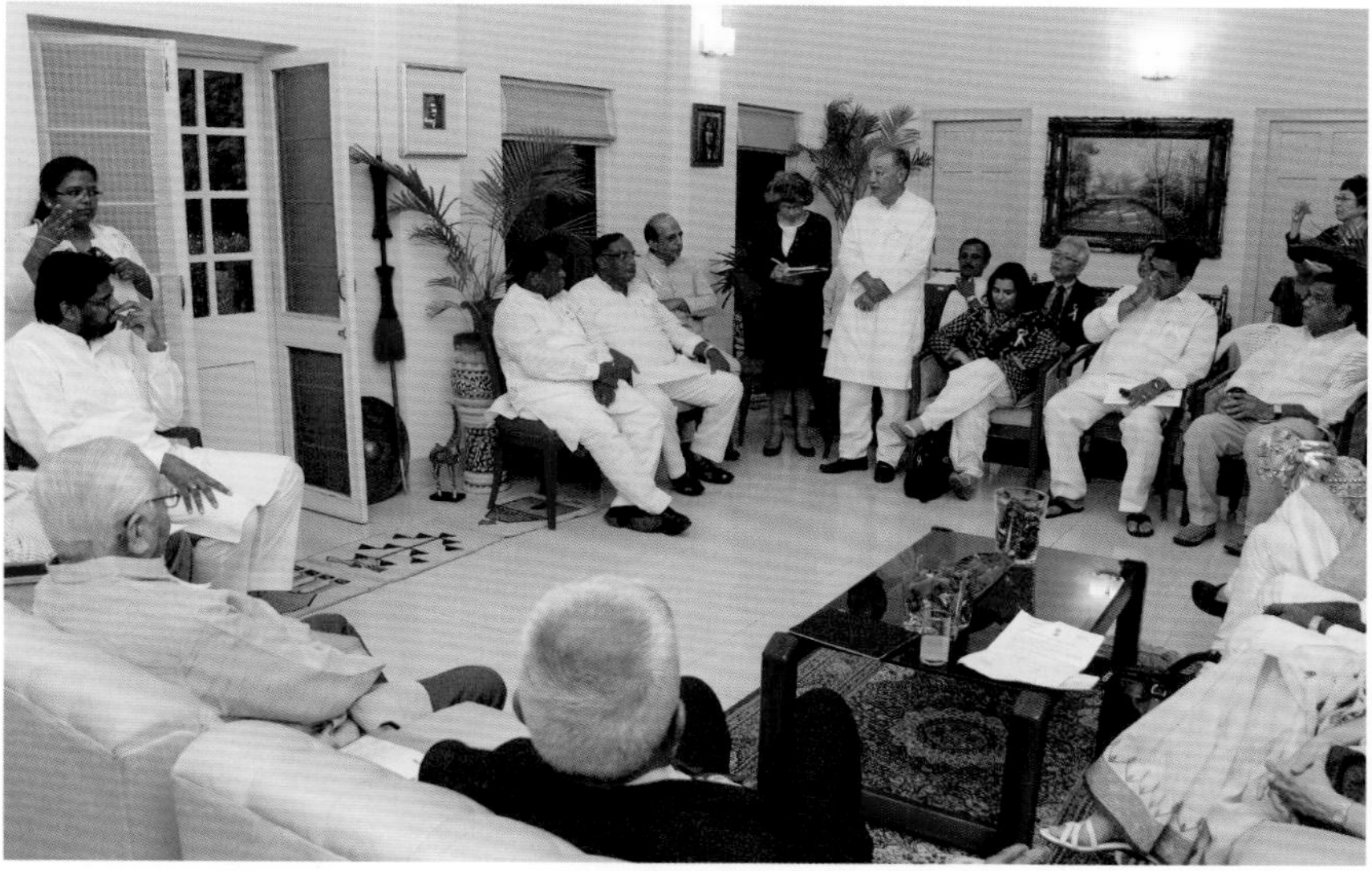

インド国会議員の集まりで挨拶(インド、デリー、2013年8月)

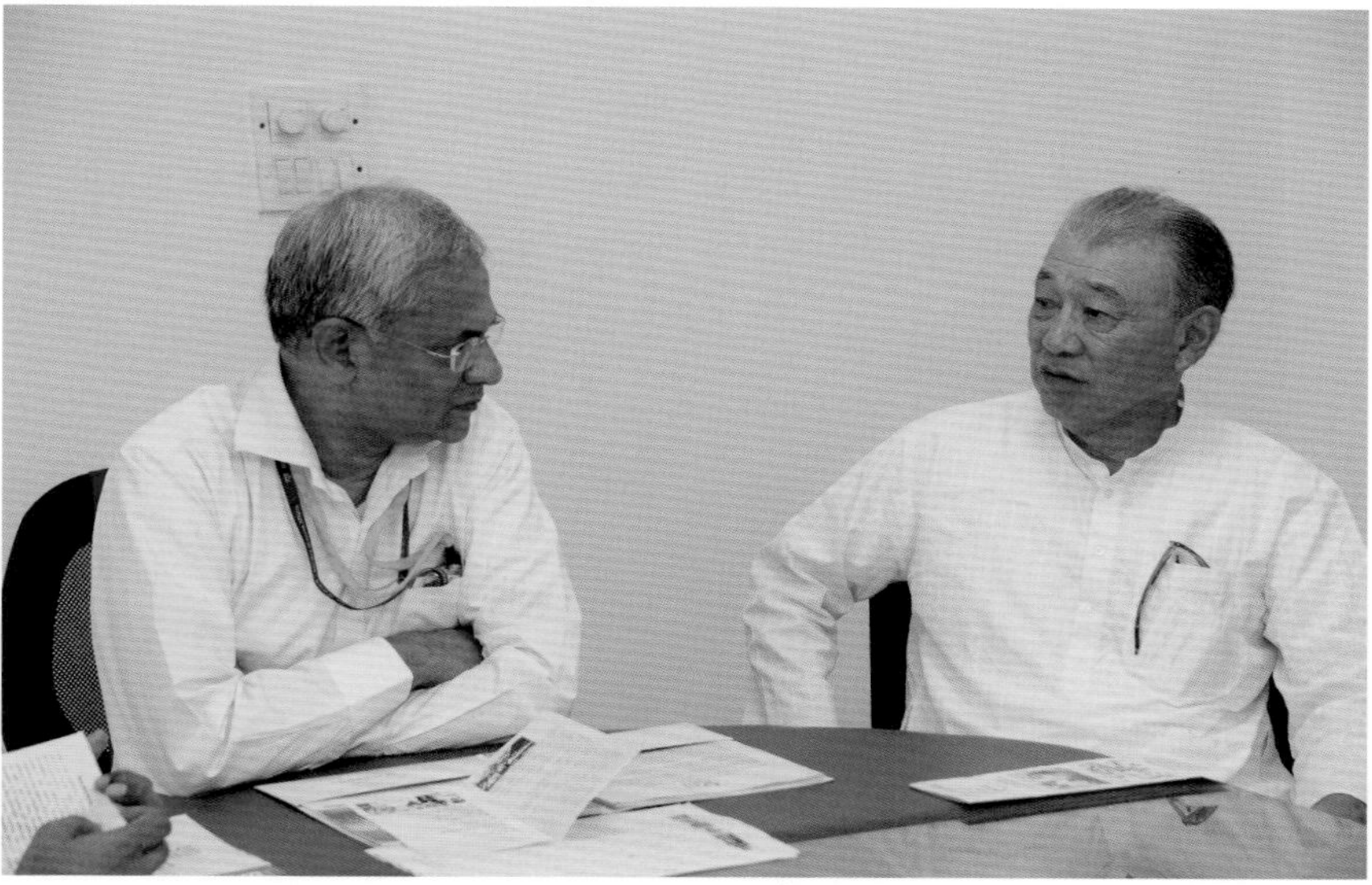

バラクリシュナン国家人権委員長との会談(インド、デリー、2013年8月)

する活動を行っている。二〇一二年から二〇一三年の一年間で報告された一三万人のうち二万人がヘルスワーカーやボランティアの家庭訪問で発見され、結果的に患者数は前年より五％上昇した。患者数が増えることは危惧すべきサインではあるが、それは積極的な患者発見活動の成果でもあり、治療が終われば患者数が減少するので、一時的な増加はむしろ歓迎すべきことだと、私は強調した。

我々は毎年一月に、ハンセン病患者や回復者、およびその家族に対する差別の撤廃を訴えるために「グローバル・アピール」を発表しているが、来年は各国の国家人権委員会からの賛同をもらうことになり、その準備の一環として、インド国家人権委員会バラクリシュナン委員長を訪ねた。国家人権委員会はハンセン病の問題について深い関心を示しており、二〇一二年一〇月にインドで「ハンセン病と人権国際シンポジウム」アジア大会を開催した際にも出席してくれた。また同年には国家人権委員会主催で各州の人権委員会代表を集めたハンセン病をテーマにしたワークショップも開催された。夏期と冬期の年二回、法律や人権を専攻する学生によるインターンシップにおいてハンセン病をテーマとしたセッションを行ったり、デリー圏内の中学校でS-ILF(Sasakawa-India Leprosy Foundation：ササカワ・インド・ハンセン病財団)による差別撤廃の啓発授業を行うなど、偏見や差別への取り組みもわずかではあるが、前進し始めている。

午後には再びWHOインド事務所にメナブデ代表を訪ね、インドのハンセン病の現況と対策について話し合った。夕方には、デリー中心地にあるディネシュ・トリベディ国会議員の自宅で、ハンセン病問題啓発のための国会議員連盟の集まりがあった。鉄道大臣と保健家族福祉副大臣の経験のあるトリベディ議員が発起人となり、合同発起人のマドゥ・ヤスキ議員をはじめ五二人の国会議員が連盟に参加している。国会会期中にもかかわらず一六人の議員が集まり、ナショナル・フォーラム代表のナルサッパ氏も同席した。議員連盟では、ハンセン病問題を優先課題として取り組むよう国会等で積極的に取り上げていくこと、一般社会に向けた医療面と社会面両方の啓発活動の展開、そして低所得者層に向けた政策立案、各国会議員が持つ地域開発基金をコロニーの環境改善のために役立てることなどを目標とすることが決定され、ハンセン病患者と回復者の生活向上と差別撤廃に向けて大きな支援者を得ることになった。しかし、残念なことにこの活動は、その後ほとんど進展せず、何とかハンセン病に理解を示す国会議員の会を再強化したいと尽力しているところである。

翌朝は、ナショナル・フォーラムのナルサッパ会長とヴェヌゴパール理事と会談し、彼らの活動について報告を受けた。続いてS-ILFの理事会に出席。S-ILFの資金提供で、現在ではインドの一六州において約一五〇の小規模ビジネスが立ち上がっている。近年は第二世代であるハンセン病回復者の子どもたちの教育支援にも力を入れている。教育支援プログラムは、女性を対象とした看護師養成奨学金と、男女両方を対象とした職業訓練プログラムの二種類である。看護師養成は、インドステート銀行とサー・ドラブジ・タタ基金からの寄付で、二〇一一年から三五人が、国の認定を受けた看護師養成コース四年間を受講した。インドの女性にとって看護師は伝統的に人気のある職業であるため、この奨学金は希望者が多い。応募条件に合っても、資金が限られているため断らざるを得ないケースが多いのは残念である。職業訓練プログラムは、一〇年生までの教育を修了した人を対象に、様々な店の販売員やファストフードの配達など、人手が不足しているサービス業に就職しやすくするための基礎的なトレーニングを行うもので、二〇一二年からこれまでに六六人の若者たちが職に就いた。国立職業開発協会から新たに三五〇人分のトレーニング費用が寄付されることが決定し、各州で希望者を募る予定である。

会費とオーナーシップ——エチオピア連邦民主共和国［九月］

［**ルート**］成田→ドイツ・フランクフルト（飛行時間一二時間・トランジット二時間）→ベルギー・ブリュッセル（飛行時間一時間）—二泊—ブリュッセル→フランクフルト（飛行時間一時間・トランジット三時間三〇分）→エチオピア・アディスアベバ（飛行時間六時間五〇分）—四泊

九月は、一二日間でベルギー、エチオピア、インドを巡る過密なスケジュールの旅に出た。成田からフランクフルトを経由してまずブリュッセルに立ち寄り、アストリッド王女にご臨席いただいた第一八回「国際ハンセン病学会」の開会式で、スピーチを行った。三年に一度行われる本学会は、世界中のハンセン病に関わる活動を行う人々が一堂に会して、世界中で共に活動した面々との再会を楽しむことができた。

その後、フランクフルトを経由してエチオピアに向かった。首都のアディスアベバでは、アフリカ地域を対象とした「ハンセン病と人権国際シンポジウム」を開催。このシンポジウムは、二〇一〇年に国連総会でのハンセン病回復者およびその家族に対する差別をなくすための決議を受け、その実行を各国に促すため、日本財団が世界五地域での開催を計画したもので、今回は、アメリカ大陸を対象とした二〇一二年二月のブラジルと、アジア地域を対象とした同年一〇月のインドに続いて第三回目となる。

一八日のシンポジウムには、エチオピアをはじめ、マリ、タンザニア、アンゴラ、コンゴ民主共和国、ニジェール、ガーナ、南アフリカのアフリカ八カ国を含む世界一三カ国からハンセン病回復者や人権専門家、NGOや国際機関の代表など約二〇〇人が集まった。開会式には、エチオピアのハイレマリアム・デサレン首相も出席し、国連で決議された「原則とガイドライン」を政府として推進していくことを表明した。

ハイレマリアム首相は昨年八月、前首相のメレス氏の逝去後に、副首相兼外相から新首相に就任した。メレス前首相とはこれまで何度もお会いして、長年の友好関係を築いてきたが、ハイレマリアム首相とも今年の六月に横浜で行われた「TICAD V（第五回アフリカ開発会議）」でお会いしたばかりだった。現在、アフリカ連合（AU）の議長も務め、今回のシンポジウムの決議をアフリカ連合でも取り上げたいと言ってくれた。また、ケセテビルハン・アドゥマス保健大臣も、患者の早期発見と治療、社会的リハビリテーションや差別をなくすための闘いを進めていくことを表明した。

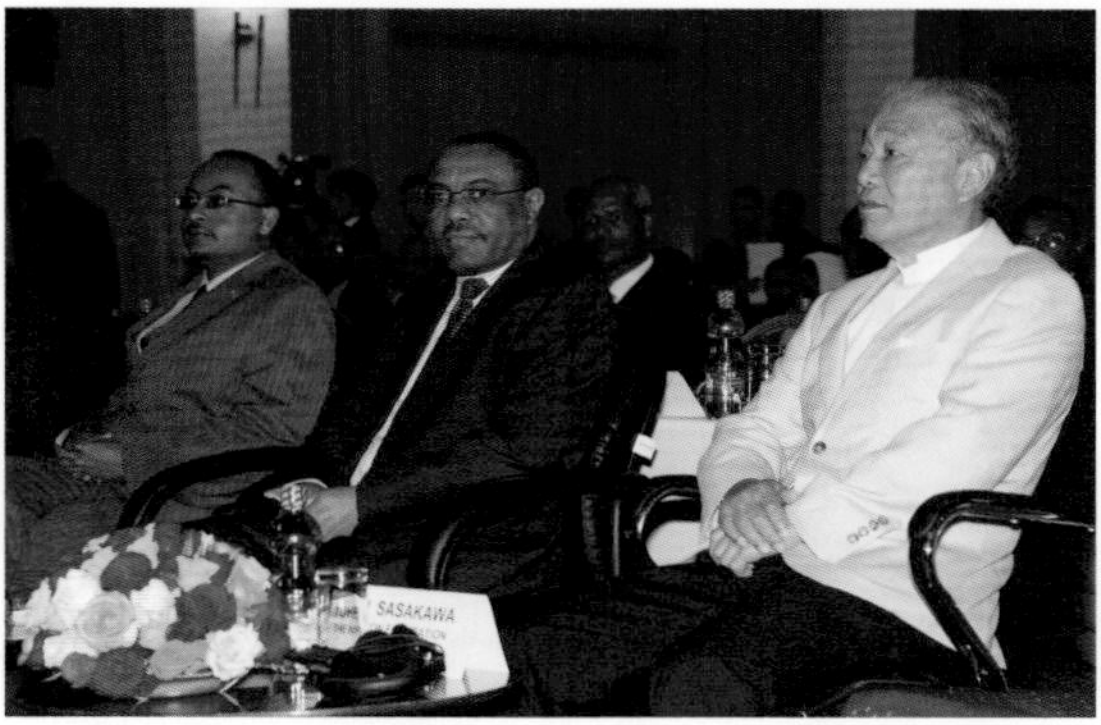

「ハンセン病と人権国際シンポジウム」に出席したデサレン首相(中央)とアドゥマス保健大臣(左)(エチオピア、アディスアベバ、2013年9月)

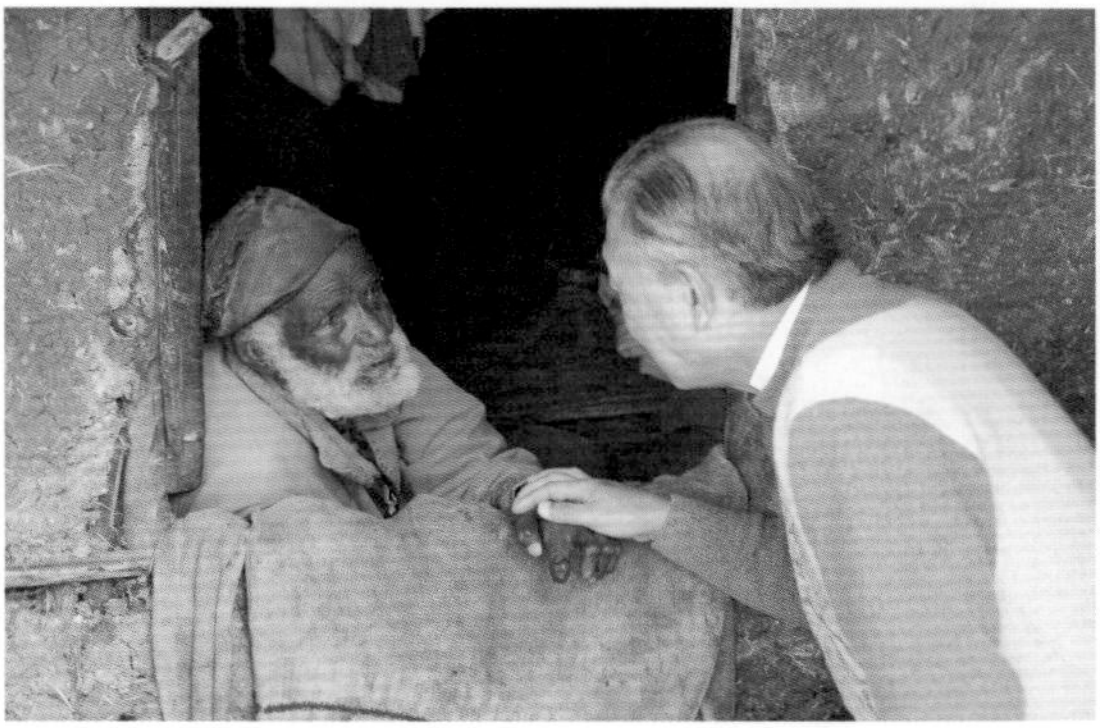

窓越しに顔を出した、孤独な回復者を激励(エチオピア、アディスアベバ、2013年9月)

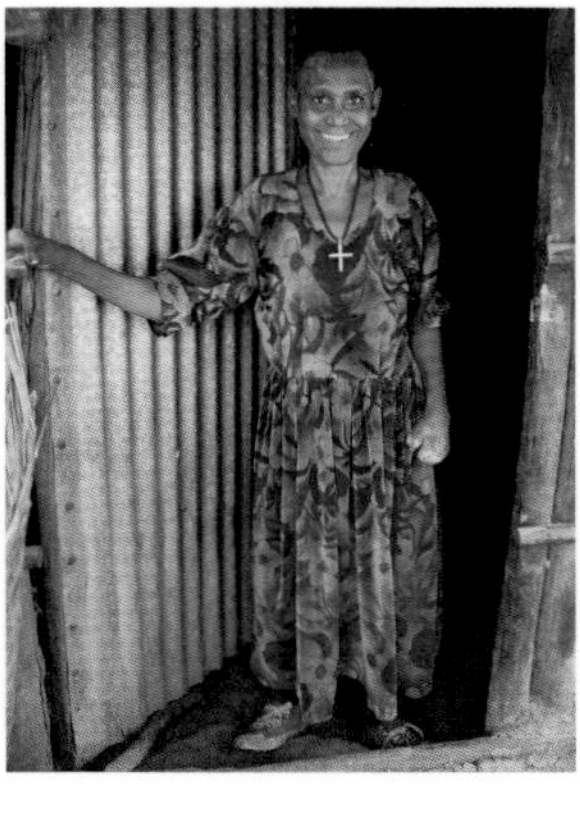

信仰心が厚く、明るく生きる回復者(エチオピア、バヒルダール、2013年9月)

私はスピーチで、二八歳の女性回復者、シンクネッシュさんの体験を以下のように紹介した。「彼女は一二歳でハンセン病を発症し、故郷の西部からアディスアベバの病院に行って治療を受け、一年間の治療で完全に回復した。しかし、家族は彼女と縁を切り、家に迎え入れず、彼女の持ち物を燃やした。彼女は、就職もできず、物乞いで生活するしかなくなった。幸い、彼女はエチオピアの回復者組織ENAPAL(Ethiopian National Association of Persons affected by Leprosy)のプロジェクトに参加し、刺繍の仕事を始め、教育も受けることができた。しかし、いまも差別を恐れ、家族と再会することができないままだ。彼女のような境遇をこれ以上生み出さないために、国連の『原則とガイドライン』を踏まえ、各国政府がNGO、市民社会、メディアとともに具体的な行動計画を作成して、社会の認識を変えていかなければならない」。

シンポジウムでは、国際法曹協会のティム・ヒューズ副専務理事が、インドやネパール、シンガポールなどの各国に残るハンセン病に関連する差別的な法律や制度の撤廃、改正を呼びかけた。また、各国の国内人権委員会が加盟する国際調整委員会の前委員長であるヨルダンのモウサ・ブライザット氏からは、国内人権委員会が、政府の取り組みの監視と教育・啓発活動を通し、ハンセン病の人権問題に取り組むことが提案された。そしてENAPALのレウルセゲッド・ベルハネ理事長は、誤解と差別に対する闘いの継続を力強く訴えた。シンポジウムは首相の参加もあって、四〇近くのメディアから取材を受け、エチオピアのテレビや新聞でトップニュースとして扱われた。

シンポジウム翌日は、アディスアベバから飛行機で一時間ほど移動、アムハラ州のENAPALのバヒルダール支部の活動を視察した。回復者とその家族二〇世帯ほどが住むコロニーを訪れると、多くの子どもたちが出迎えてくれた。子どもたちの明るい表情とは裏腹に、生活環境は決してよくはない。夫は障害を持ち、妻は出産したばかりで仕事ができず無収入の家庭や、家もなく物乞いで生活している人もいる。しかし、そんな中、エチオピアの伝統料理のインジェラをのせる敷物を編んだり、鍋や傘などの修理屋や糸紡ぎなどで懸命に働いている人

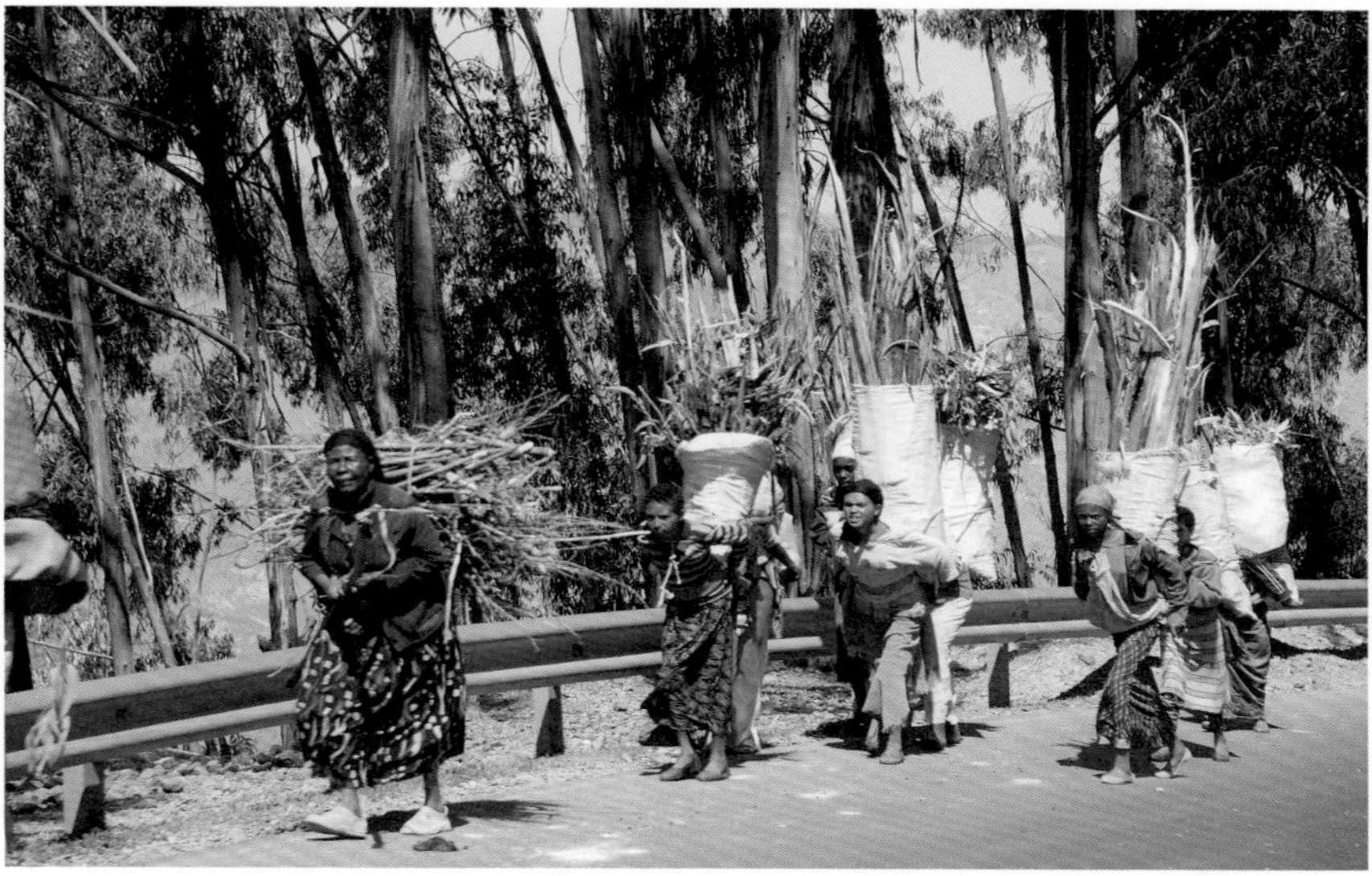

家庭で使用する燃料を山から集めて帰る女性たち（エチオピア、バヒルダール、2013年9月）

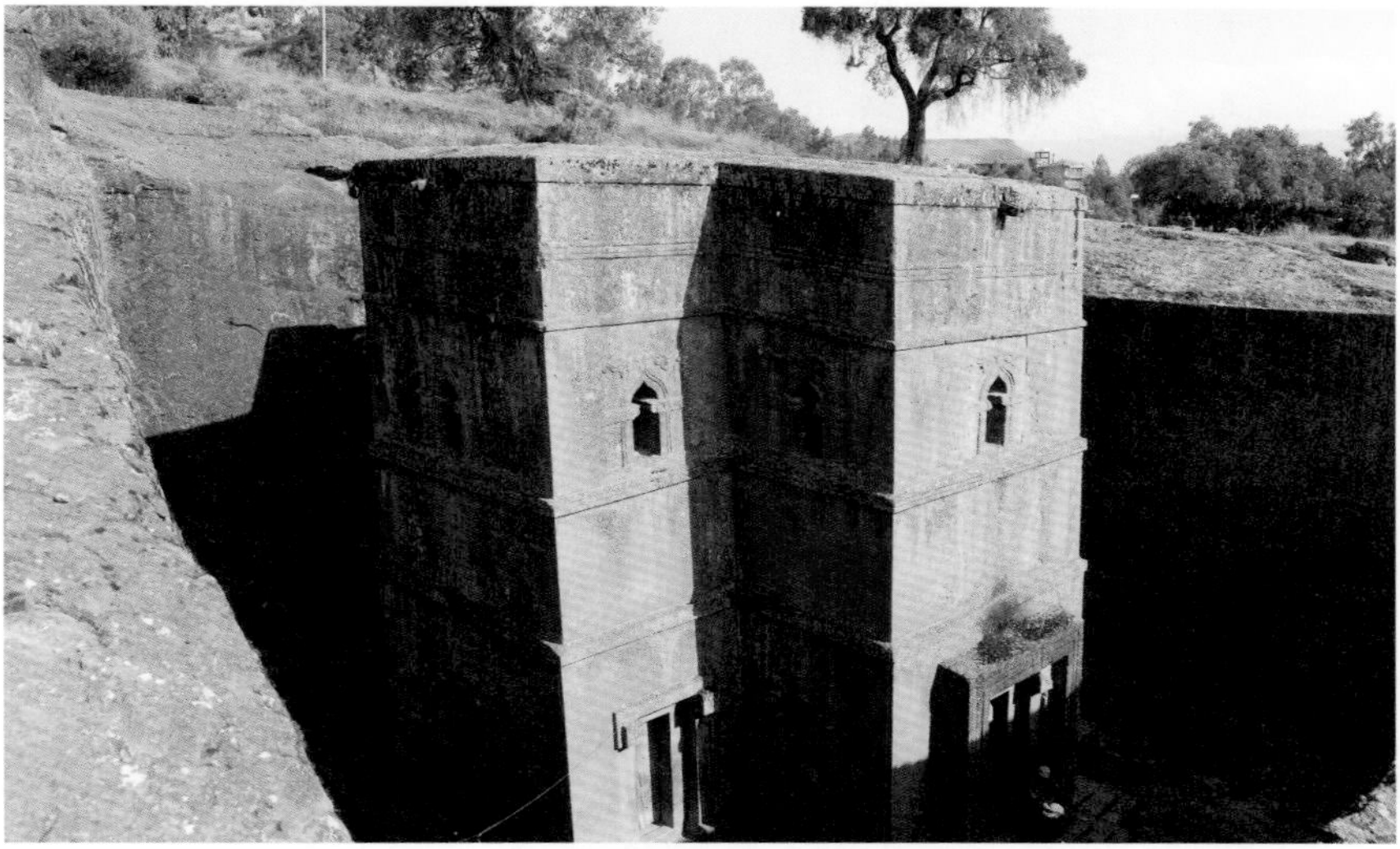

岩盤を掘って作られた世界遺産のラリベラ教会を訪れた。上から見ると十字架状になっている（エチオピア、ラリベラ、2013年9月）

と出会えたのは、多少の救いだった。

次に、貧困層への住宅問題解決などに取り組む国連ハビタットの支援を受けて建築された新しい居住地を訪れた。先ほどのコロニーとはうって変わって、しっかりとした造りの家で、テレビやソファーのある生活をしている家庭もあった。四年ほど前に始まったこのプロジェクトでは、コロニーの中でも特に苦しい生活をしている人々がここにに引越し、現在では三九世帯が暮らしていた。住人は、銀行口座に貯金をして、その資金で家畜を飼ったり、物をつくって売るなど、小規模なビジネスを始めている。

このような国連ハビタットの住宅支援と生活向上支援を組み合わせたプロジェクトは、バヒルダールを含めエチオピアの七カ所で展開されていた。案内してくれたENAPALの事務局長であるテスファイェ・タデセ氏と、バヒルダール支部代表であるビバビリ・マンバード氏の話では、この支部では約八〇人の回復者が毎月二ブル（約一〇円）の会費を納めて会員として活動に参加している。会員には、様々なトレーニングやビジネス支援の機会が提供されるが、会費を納めて活動に参加している会員は全国で一五〇〇〇人にのぼる。その会費の半額は全国六三の支部に、残りの半額が本部の活動費になっている。高額ではないが、一人ひとりがオーナーシップを持ち、持続的な組織運営を支える仕組みである。世界各国で回復者組織を見てきたが、ここは特に組織づくりがしっかりしていると感じた。

宿泊は同じアムハラ州のラリベラだった。事前にダニが大量にいると聞かされ、同行者が皆、びくびくしていたので、私は、いちばん多くダニに刺された者に賞を提供すると申し出た。若い女性も数人いたのに、どういうわけか最年長の私が二〇カ所刺されてトップだった。同行の小沢直君は一カ所も刺されなかったが、東京に帰ってから酷く刺され病院通いとなり、口の悪い連中は、エチオピアのダニも日本に来たかったに違いないと話題にしたものだった。

国会議員と回復者の涙——インド（ウエスト・ベンガル州）［九月］

［ルート］エチオピア・アディスアベバ→アラブ首長国連邦・ドバイ（飛行時間四時間・トランジット一六時間［空港内ホテルで休憩］）**→インド・ウエスト・ベンガル州コルカタ**（飛行時間四時間四五分）**——三泊——コルカタ→タイ・バンコク**（飛行時間二時間四〇分・トランジット一時間）**→成田**（飛行時間六時間）

エチオピアからはインドに向かったが、アフリカ大陸からインドへの移動には黄熱病のワクチン接種を証明するイエローカードが必要であり、それがないと航空券は発行できない、とエチオピアの空港で指摘された。そんな情報は聞いたこともなく、同行の富永夏子の粘り強い交渉は三時間にもおよび、その結果、とりあえず中継地のドバイまで移動することができた。あらためて二時間交渉したが埒《らち》が開かず、富永のアイデアでドバイにいったん入国し、再度出国するかたちで、何とかインドまでの搭乗券を手にすることができた。後日、航空券を手配した旅行代理店に確認すると、アフリカ大陸からインドへの移動にはイエローカードが必要であることを把握していなかったとのこと。ともかくインド東部のウエスト・ベンガル州のコルカタに到着した。恐る恐るの入国ではあったが、入国管理官からは何の指摘もなかった。富永の粘り強い交渉とアイデアがなければ、コルカタでの活動は不可能になっていたところだ。ウエスト・ベンガル州は、北はブータン、西はネパール、東はバングラデシュと国境を接している。主要な公用語は北インドでおなじみのヒンディー語ではなく、ベンガル語だ。北東部の州とインド亜大陸中央部をつなぐ位置にあるため、昔から人の往来の多い土地である。

私の到着にあわせて、ハンセン病回復者組織ナショナル・フォーラムのナルサッパ会長、理事のヴェヌゴパール氏とランバライ氏がそれぞれ別の州から駆けつけてくれた。

翌日は、コルカタから北西に二三〇キロ離れたバルダワン県アサンソール市にある二つのコロニーを訪れた。

同行者は、ウエスト・ベンガル州から州政府保健省ハンセン病担当官のプラディプ・クマール・マンダル氏、デリーからはインド連邦政府保健省ハンセン病担当局長補佐のA・K・プリ氏、WHOインド事務所ハンセン病担当官のスラブ・ジェイン博士、S-ILF(Sasakawa-India Leprosy Foundation：ササカワ・インド・ハンセン病財団)事務局長のヴィニータ・シャンカー氏らである。インド中央政府保健省の担当官が私の地方訪問に同行するのは、過去一〇年間では初めてだ。ウエスト・ベンガル州選出の国会議員であり、インド・ハンセン病国会議員連盟発起人であるディネシュ・トリベディ氏も途中から合流した。彼は過去に連邦政府鉄道大臣、保健副大臣を歴任し、議員にも影響力が強く、二〇一二年一〇月に発足したハンセン病国会議員連盟を牽引している。

ホテルから六台の車両を連ね、四時間かけてアサンソール市に辿り着いた。最初の目的地は、ラフマット・ナガル・ハンセン病コロニー。ウエスト・ベンガル州議会議員であり州政府の農業大臣でもあるマライ・ガタック氏と、アサンソール市長のタパス・バナジー氏が出迎えてくれた。

土壁の家々が狭い敷地内に並び、いまにも左右から崩れてきそうな軒の間を頭をかがめて通った。六五世帯、約一八〇人の人々が暮らすこのコロニーでは、ご多分にもれず多くの回復者が物乞いで生計を立てている。第二世代は日雇い労働やゴミ収集等の仕事に就き、わずかな収入を得て、障害の重い親たちを支えていた。トリベディ議員は、ハンセン病コロニーを訪れるのは今回が初めてだったが、「政府の対応は遅れていると言わざるを得ない。二一世紀の社会において人が人を差別することがあってはならない」と、住人とメディアに向けて心強いメッセージを発した。議員連盟が発足した二〇一二年一〇月当時は、ハンセン病についてそれほど深い認識を持っていなかった彼が、この一年間で勉強を積み、ハンセン病回復者の苦しみに近づいてくれたことを思い、その熱意に感謝するしかなかった。ある家の前に、民族衣装サリーを纏い、細い木の枝を杖代わりについた高齢の女性がいた。目が見えず、自力で歩くこともできない彼女は、トリベディ議員にやさしく肩を抱かれ、言葉をつまらせて涙ぐんでいた。

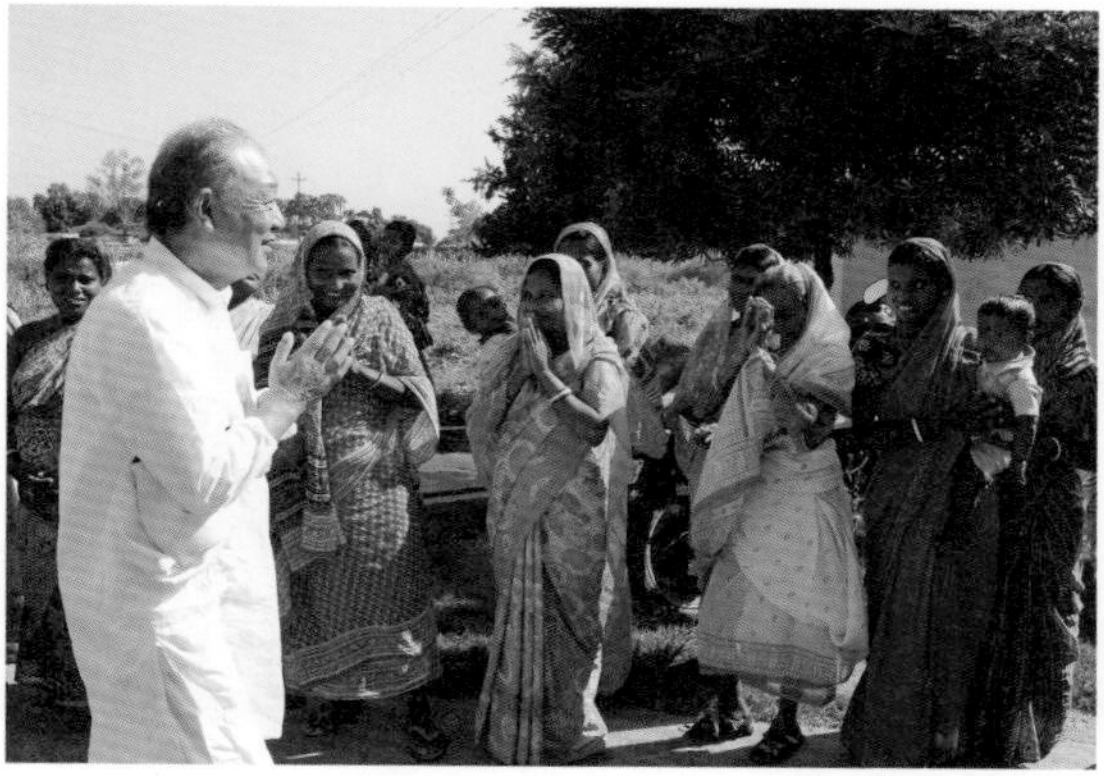

カンカー・ダンガ・ハンセン病コロニーで女性たちと挨拶を交わす（インド、ウエスト・ベンガル州、2013年9月）

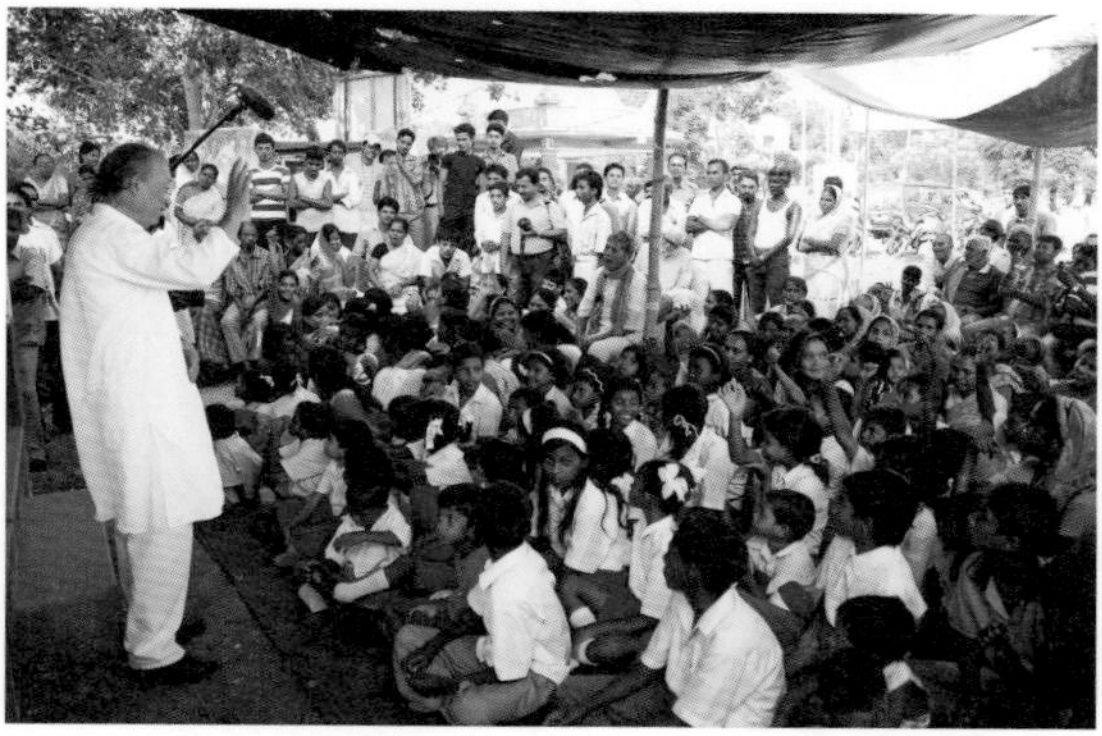

カンカー・ダンガ・ハンセン病コロニーの集会に集まった村人たち（インド、ウエスト・ベンガル州、2013年9月）

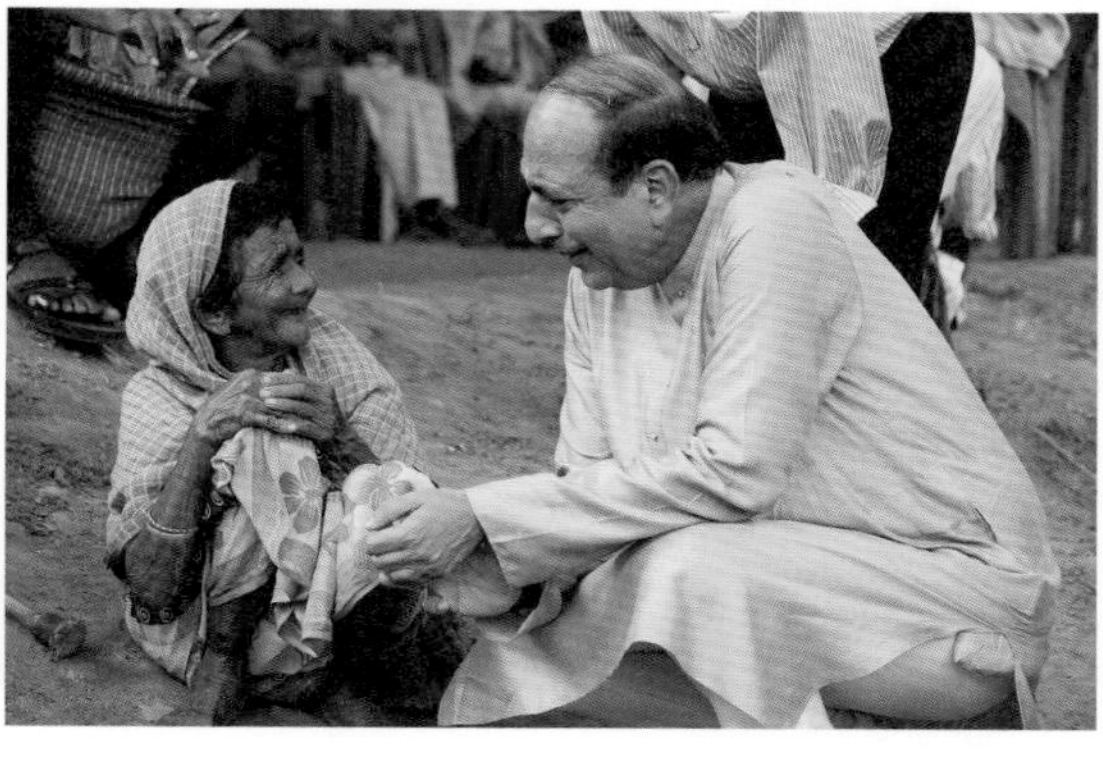

トリヴェディ議員と回復者の女性（インド、ウエスト・ベンガル州、2013年9月）

私は諸外国でコロニーを訪れる際、必ずメディアに同行してもらっている。それは私がハンセン病回復者と握手をし、肩を組んでいる姿を写真や映像で流すことで、治療すればハンセン病はうつらないこと、迷信でいわれるような恐い病気ではないことを一人でも多くの人々に理解してもらうためである。このコロニーでは、国会議員と州議員、市長が同行したこともあり、二〇社近いメディアが我々を取り囲んだ。

続いて、車で二〇分ほどのカンカー・ダンガ・ハンセン病コロニーを訪れた。清潔な白い制服を着た子どもたちが、楽器演奏で出迎えてくれた。子どもたちは皆、近隣の公立学校に通っている。ここでは、九〇世帯、二五四人が生活していた。家屋のうち六〇軒は、政府の低所得者層向け政策で提供されたコンクリート建ての立派な家だった。電気、水の設備も整っており、先ほどのコロニーと比較すると住人の表情も明るく感じられた。

次の日はまず九時半に、ウエスト・ベンガル州人権委員会のアソック・クマール・ガングリー会長と会談。同席したナショナル・フォーラムのナルサッパ会長と、ウエスト・ベンガル州回復者組織の代表パンダ氏ほか四人からの陳情に耳を傾けているうちに、私の次の予定時間が迫る。話の途中で申し訳ないと断って席を立つと、ガングリー会長は「私はもう少し彼らの話が聞きたい」と言って、私の退室後も一時間近く、回復者たちの生活をどう保障すべきか、ハンセン病による後遺症の治療を受けられる場所をどう確保していくかなどが協議されたそうだ。

ガングリー会長とパンダ氏をホテルに残し、私はナルサッパ会長とインド屈指の名門大学、ジャダプール大学に向かった。日本財団は、姉妹財団である東京財団と連携し、日本を含む世界四四カ国、六九の大学の修士、博士課程の学生を対象にしたササカワ・ヤングリーダー奨学基金という奨学金プログラムを運営し、国際理解、社会課題解決に貢献する次世代のリーダーの育成を行ってきた。ジャダプール大学もその一つであり、二〇〇三年に設置された基金の一〇周年を祝う式典が催された。一〇年前の基金贈呈式に出席した際にハンセン病の話をしたことが関係者の記憶に強く残っていたようで、今回も「ぜひ学生にハンセン病の話をして欲しい」との依頼があった。しかし、私が話すよりも、回復者が話す方が説得力があるので、ナルサッパ会長に、差別される側から当事者のリーダーへと変化を遂げ、どのように活動を展開してきたかについて語ってもらった。数百人の学生たちは初めて聞く話に真剣に耳を傾けてくれた。

大学が用意してくれた豪華な昼食もそこそこに、車に飛び乗ってウエスト・ベンガル州保健省へ。コルカタ市内の凄まじい渋滞を抜けて、何とか約束の午後二時少し前に到着した。

ウエスト・ベンガル州は全国で四番目に患者が多い州である。憂慮すべきなのが、新規患者の障害発生率の高さだ。目に見える障害発生率の高さはハンセン病対策の遅れを示す一つの指標となる。特に州都のあるコルカタ県の障害発生率は、インド全国平均の約三%に対して一〇%という数字だ。にもかかわらず、コルカタ県を含む半数以上の県でハンセン病対策を担う担当官が空席である。背景には、州政府のハンセン病対策に対する優先順位の低下がある。保健省では、チャンドリマ・バタチャリヤ保健副大臣、ウエスト・ベンガル州保健省保健サービス局長のB・サタパティ氏、国家地方保健計画局長のサンガミトラ・ゴーシュ氏との会談で、まず対策を担う人員の空席を一日も早く解決することを強くお願いした。

続いて行われた関係者連携会議には、州政府の保健省高官らに加え、県のハンセン病担当官、ウエスト・ベンガル州のNGOなど総勢約三五人が参加。七月にバンコクで行われた「国際ハンセン病サミット」でのハンセン病対策加速に向けた決意宣言を確認した。連携会議後は、トリベディ議員も同席しての記者会見。約三〇人の記者が集まり、予定時間を大幅に超える会見となった。

最後は、ウエスト・ベンガル州ハンセン病回復者組織のメンバーとの会合で、私の訪問に合わせて州各地から二一人のメンバーが集まってくれた。ウエスト・ベンガル州では、他州と比較し中心的役割を担うリーダーの高齢化が目立ち、あまり活動的とはいえなかったが、今回の会合には若者の姿もあり、コロニーの生活改善、年金の増額、教育などの課題解決の動きが加速することが期待できた。

ウッタルプラデシュ州の迅速な対応――インド（ウッタルプラデシュ州）［一〇月］

［**ルート**］**成田→ミャンマー・ヤンゴン**（飛行時間七時間）**―四泊**（障害者芸術祭開会式出席）**―ヤンゴン→タイ・バンコク**（飛行時間一時間二〇分・トランジット五時間三〇分）**→インド・デリー**（飛行時間四時間三〇分）**―一泊―デリー→ウッタルプラデシュ州ラクナウ**（飛行時間一時間一五分）**―二泊―ラクナウ→デリー**（飛行時間一時間）**―一泊―デリー→成田**（飛行時間八時間二〇分）

九月に続いて一〇月は、ミャンマーで日本財団が共催する「障害者芸術祭」へ出席。また政府要人と少数民族武装勢力の状勢分析とその対策についての意見交換をした後、再びインドの地を踏み、北部のウッタルプラデシュ州を訪れた。デリーの東に位置するウッタルプラデシュ州は、北部がネパールと国境を接している。インドで最も人口が多く、約二億人が暮らす。ハンセン病の新規患者数は国内最多で、年間二万四〇〇〇人以上である。

州都ラクナウの空港に到着直後、州社会福祉省の障害担当副委員長であるシャレンドラ・クマール・ソンカール氏と会談。ソンカール氏には視覚障害がある。インドにはIAS（Indian Administrative Service）という行政官資格があり、これは日本の上級職試験の一〇〇倍も難関であるとされる。退職しても名刺にはIASと書かれ、尊敬される立場にある。ソンカール氏はウッタルプラデシュ州で視覚障害者として初めてIAS試験に合格した方である。同行した回復者の州リーダーによる陳情に耳を傾け、ウッタルプラデシュ州の障害者を対象とした年金、経済的自立のための融資制度といった各施策が、障害をもつ回復者にも適用されるよう確約してくれた。またウッタルプラデシュ州にある七五の各県に配置されている障害者問題協議会に、ハンセン病回復者もメンバーとして加えることを約束してくれた。

午後は、インド政府保健省から実務トップであるプラヴィール・クマール保健次官、シャシャンク・ヴィクラ

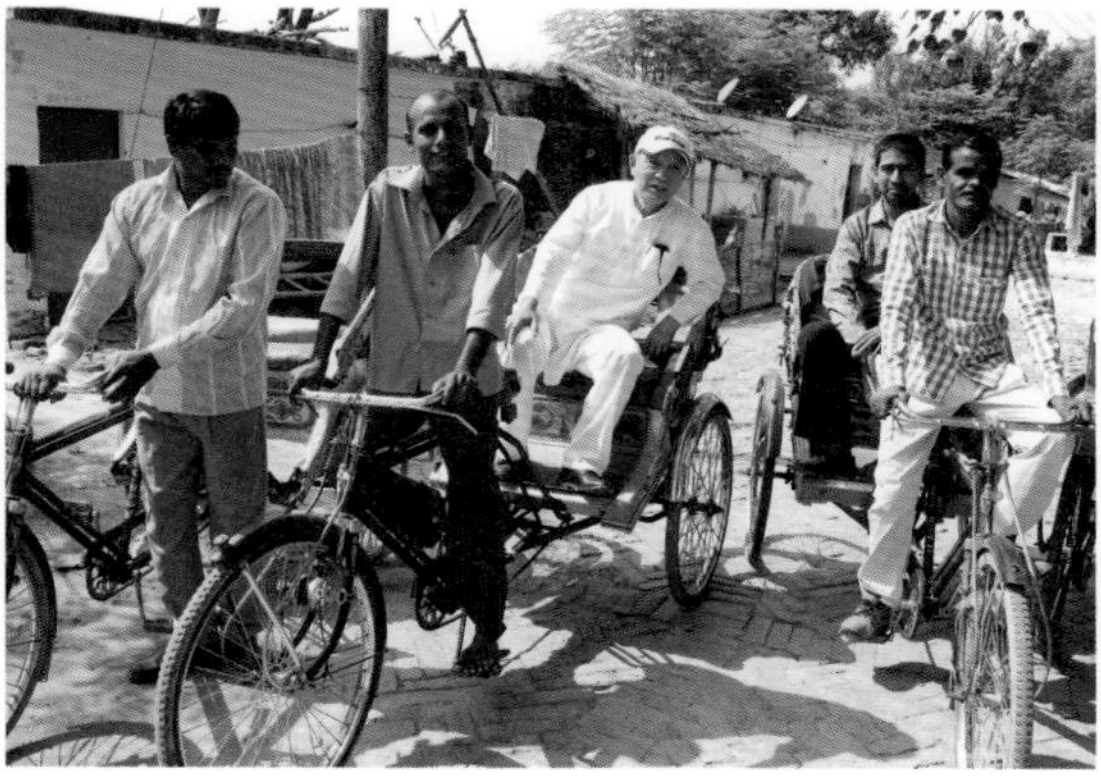

S-ILFプロジェクトの少額融資でリキシャを購入して商売を始めた回復者と筆者（インド、ウッタルプラデシュ州、2013年10月）

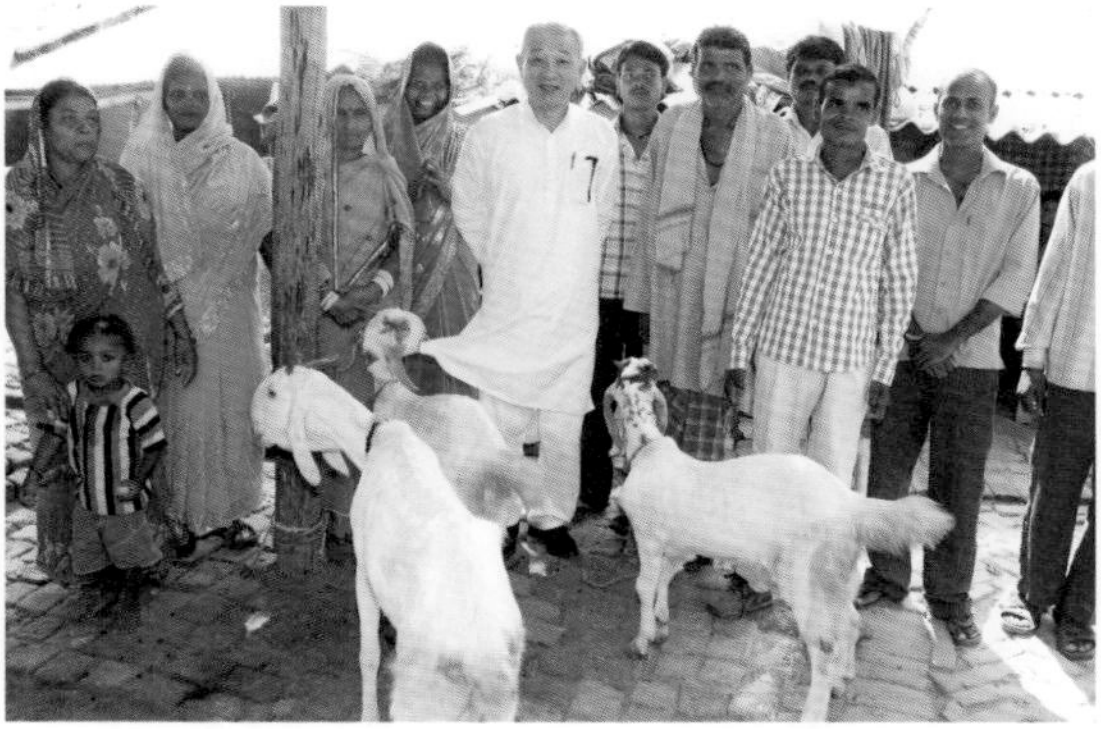

S-ILFプロジェクトの少額融資で山羊を飼うグループ（インド、ウッタルプラデシュ州、2013年10月）

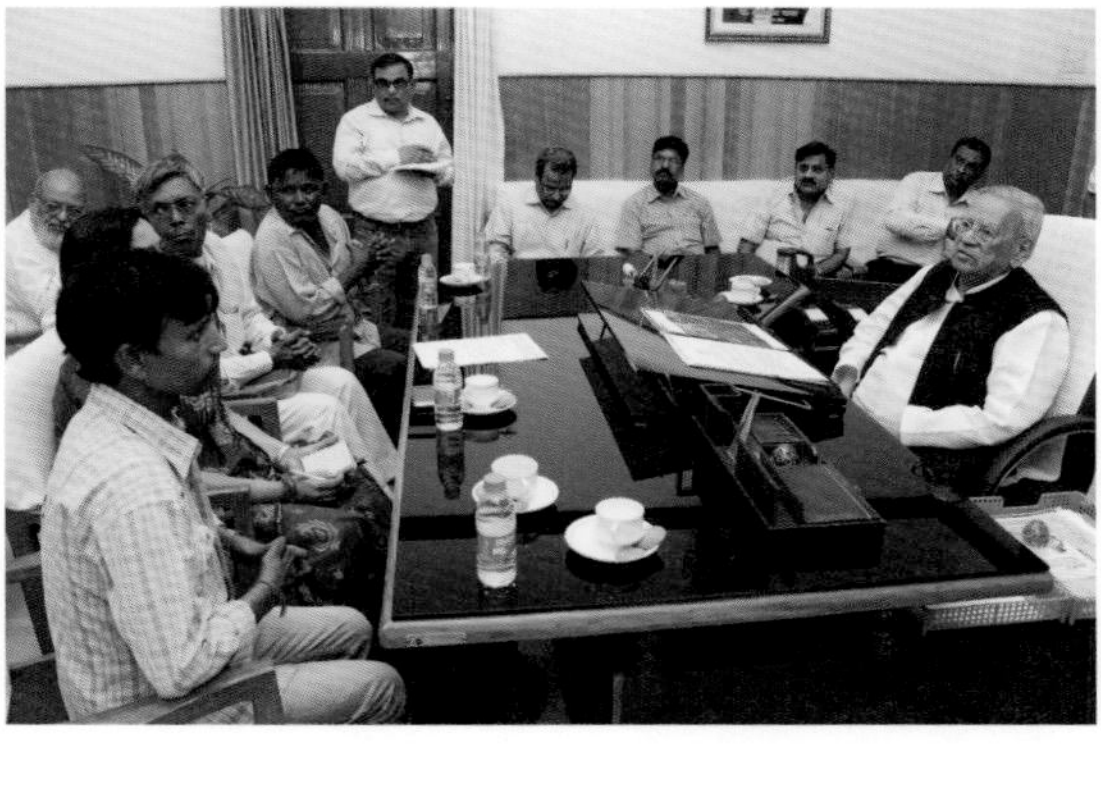

アハメット・ハッサン保健大臣（右）に直接陳情する回復者リーダーたち（インド、ウッタルプラデシュ州、2013年10月）

ム保健省特別次官も出席して、ハンセン病対策を加速するための関係者連携会議が行われた。連邦政府制のインドでは、新しい患者を早期に診断し速やかに治療できるシステムを維持するには、州政府のコミットメントが不可欠なのだ。参加者は他に州ハンセン病担当官、ウッタルプラデシュ州七五県のうち有病率一以上である三七の県ハンセン病担当官、NGO代表者、ハンセン病回復者たちで、一〇社以上の地元メディアも参加した。

翌日は、州都ラクナウの南、約八〇キロのライベラリ県にあるジェイ・ドゥルガ・ハンセン病コロニーを訪ねた。一九七一年に設立されたこのコロニーでは、四〇人の回復者と三一人の子どもが暮らしている。コロニーの家屋のうち二五軒は、県の都市開発機構によって建てられたコンクリートの建物で、トイレや機械式汲み上げ井戸など、インフラ整備も比較的整っている。このコロニーでは、S-ILF(Sasakawa-India Leprosy Foundation:ササカワ・インド・ハンセン病財団)の支援を受け、サイクルリキシャ(自転車による人力車)の操業、山羊の飼育など、合計一三人のメンバーがビジネスを行っていた。サイクルリキシャでは一日平均二〇〇ルピー(約三三〇円)の収入を得ている。

S-ILFではインド全土一六州で約一五〇のプロジェクトが動いている。識字能力が低く、物乞いしかしたことのない回復者に小規模とはいえビジネスに携わってもらうには困難を伴う。根気強く指導者を派遣して教えていく以外に方法はない。彼らの自立なくして、回復者の物乞いをゼロにする私の夢は実現しないのである。一日も早くすべてのコロニーで小規模ビジネスを実現したいものだ。

このコロニーでの集会には、州内一二のコロニーから代表者が参加し、それぞれのコロニーが直面している問題について話し合われた。ウッタルプラデシュ州には、「ハンセン病回復者福祉協会」という名のハンセン病回復者による州組織があり、二〇一二年一二月に、生活状況の改善を求める要望書を州首相に宛てて提出している。要望事項は、月額二〇〇〇ルピーのハンセン病年金の設置、州政府が提供する低所得者向け住居のハンセン病コロニーへの適用、インフラ設備の充実、第二世代への高等教育の機会提供、コロニーにおける医療器具の無償提供の五つ。返答がなかったため、今年九月に再度要望書をメディアを通じて公開書簡として提出し、州政府の関係各省庁へもコピーを提出した。どうしたら自分たちの声が受け入れられるか、よく考えられた行動である。夕方、ラクナウに戻り、州リーダーたちとともにウッタルプラデシュ州政府社会福祉省局長のアニル・クマール・サガル氏と会談。要望書のコピーをサガル局長に手渡し、ハンセン病特別年金の設置への協力を要請し、「できる限り協力する」とのコメントを得た。

翌朝は、社会福祉省のスニル・クマール次官と会談した。次官に就任して二カ月だが、ハンセン病の回復者から陳情を受けたのは初めてだという。陳情事項の一つである第二世代の子どもたちの高等教育については、州政府による年収三万ルピー以下の低所得者層のための奨学金制度に申請するよう助言があった。ハンセン病特別年金の設置について、「県ごとに対象者の詳細のデータを出して欲しい。それを基に州政府が確認調査を行う。ほかの州のハンセン病年金についても情報が欲しい」とした上で、「前向きな検討」を約束してくれた。この日は、B・L・ジョシ州知事とアハメット・ハッサン保健大臣を表敬訪問して、回復者が直面する問題解決への協力を依頼した。

驚いたことに、帰国後一週間も経たないうちに進展があった。社会福祉次官から発信された公文書が、ハンセン病回復者の州の副リーダー、ムラリ氏からメールで送られてきたのだ。各県の福祉担当官宛に発信された公文書には、州のハンセン病回復者組織から提出された子どものリストが添付され、「確認調査を行った上で、低所得者層向け高等教育支援金を支給するように」と書かれていた。これまで様々な州を回って同様の依頼をしてきたが、これほど迅速な対応は初めてだった。ありがたいニュースだった。

ブラジル最古のハンセン病患者隔離施設——ブラジル連邦共和国［一二月］

［**ルート**］羽田→**フランス・パリ**（飛行時間一二時間五〇分・トランジット四時間）→**ブラジル・サンパウロ**（飛行時間一一時間五〇分・トランジット三時間）→**ブラジリア**（飛行時間一時間四五分）—**二泊**—**ブラジリア**→**ベレン**（飛行時間二時間三〇分）—**二泊**

二〇一三年の年末は、パリを経由してブラジルとコロンビアを訪れた。ブラジルでは、翌二〇一四年のワールドカップ、二〇一六年のオリンピック開催への機運が盛り上がっていた。

今回の旅は、日本から三三時間かかる首都ブラジリアから始まった。保健省を訪れ、旧知の間柄であるアレシャンドレ・パディーリャ保健大臣、ジャルバス・バルボサ副保健大臣と協議を行った。連邦保健省も対策強化の重要性はよく承知しており、具体的な取り組み事例を紹介してくれた。昨年、学校での患者発見キャンペーンでは寄生虫の検査と組み合わせ、二三〇万人の子どもたちの検査を行ったという。子どもたちが病気に関する知識を学べば、その家族にも伝わることになり、家庭内での公衆衛生の意識向上につながる。また、次年度の計画として、医師向けのハンセン病のトレーニングを強化すると報告があった。世界的には、ハンセン病の患者は毎年数百万から数億人が罹患するマラリアやＨＩＶ／エイズ、結核などに比べると、圧倒的に数が少ない。医師にとってハンセン病患者を診る機会は極めて少なく、医学校でのカリキュラムから抜け落ちる傾向にある。したがって、医師にハンセン病の兆候や診断方法を教えることは、早期発見、早期治療による障害の防止、さらには差別の解消にもつながる重要な活動なのである。保健大臣からは、ＷＨＯのモニタリングチームを派遣してほしいとの要請があった。広大な面積を有するブラジルで、アマゾンの奥地に暮らすハンセン病患者を見つけ出すのは至難の業だが、長年世界のハンセン病対策に取り組んできたＷＨＯと日本財団は、専門的知識も人脈も豊富である。

私は前向きに取り組むとの意向を伝え、関係者との調整を開始した。

ブラジリアでは、医療面の協議に加え、偏見と差別をなくすための取り組みにも二つの大きな進展があった。一つは、大統領府人権問題特別庁のマリア・ド・ロザリオ・ヌネス長官との会談。この機関は様々な人権問題を扱っており、かつてハンセン病隔離施設で暮らすことを余儀なくされた回復者の補償法に基づいた年金の支給も行っている。会談を実現させたのは、ブラジルの当事者組織MORHAN(Movimento de Reintegração das Pessoas Atingidas pela Hanseníase)である。前述の補償を実現させた団体でもあり、現在は隔離政策によって両親と離ればなれになった第二世代への補償の実現を目標としている。その甲斐あって、ジルマ大統領はこの八月、補償案の検討に合意した。ヌネス長官との会談には、ブラジリアまでバスで六時間かけてやってきた、ゴイアニアという元コロニーがある地域に住む回復者や第二世代、第三世代の四〇人が同席した。少しずつお金を出し合い、バスをチャーターして来たという。彼らを迎えた長官の人柄にも感心した。会議室に入ると、長官はまずゴイアニアから来た一人一人に挨拶をしたいと言って、全員と握手や抱擁をして回った。また「隔離政策は国の過ちで、責任を取らなければならない」と明言し、多くの回復者や家族の声をまとめあげたMORHANの活動を高く評価し、第二世代への補償問題を行動計画に組み込むと宣言した。また、翌二〇一四年一月の「世界ハンセン病の日」に、各国の人権委員会の賛同を得て発表するハンセン病の患者や回復者、およびその家族たちに対する差別の撤廃を訴える「グローバル・アピール2014」に長官自らサインし、このアピールを人権庁のアジェンダに加えるとした。私は世界各国の指導者と会い続けているが、ここまで明確に約束する人は稀である。ブラジルのハンセン病と人権問題の改善に手応えを感じた。

二つ目の前進は、ハンセン病問題に取り組む国会議員連盟の会合が開かれたことである。ハンセン病患者・回復者の生活向上や尊厳回復に超党派で取り組む議員連盟は、私の知る限りではほかに日本とインドに存在し、ブラジルのものは二〇一三年八月に発足した最も新しいグループである。この一二月の時点で一八〇人の議員が賛同しており、上院八一議席、下院五一三議席の三分の一の議員が加わっていることになる。しかもまだまだ増える見込みだという。議員連盟のリーダーは前大統領ルラ政権時の人権庁長官であったニルマリオ・ミランダ議員であり、ハンセン病問題と、それを支援する議員連盟について多くの人に知ってもらう機会を設けるべきだと、今回の会合を実現させた。国会議事堂の会議室には、会期最終日であるにもかかわらず、七〇人の議員と多くのメディアが参加し、問題への関心の高さがうかがえた。私は挨拶の中で、「議員の皆さんが自分の選挙区で、有権者に広くこの問題の存在を広めてほしい」と訴えた。

その後、ブラジリアから北部パラー州の州都ベレンへ飛んだ。この州だけで面積は日本の約三倍もある。アマゾン川の河口に位置する人口約一八〇万人のブラジル北部第一の都市である。一九二九年に最初のアマゾン地域への日本人移住者が到着した場所で、いまも多くの日系人が暮らしている。赤道直下の典型的な熱帯雨林気候で、市街はマンゴー並木が続く。ベレン到着の翌朝九時にパラー州庁舎を訪れ、ジェテーネ州知事と会談した。地方分権の進んだブラジルでは、州知事が大きな決定権を持つ。ジェテーネ知事は記者会見の席で、州の平均所得が全国平均の半分であること、アマゾンの奥地などの公衆衛生の向上が喫緊の課題であり、ハンセン病のコントロールが難しく、まだ実態を把握しきれていないこと、特に、北部は人口移動が激しく、隣接する州との境に患者が多いと見られていると語り、必ず対策結果を具体的な数字で示すことを約束し、さらには社会的差別はあってはならないと、詰めかけたメディアの前で訴えた。

パラー州でも、いくつかの現場で活動した。まず訪れたのは、ベレン郊外のマリトゥバにある、ドクター・マルセロ・カンジア・ハンセン病診療所および療養所。一カ月あたり何と五五〇〇人の患者が治療に来るそうで、施設は整っており、義足をつくる工房も完備していた。療養所では、元気で陽気な老人たちが真夏のクリスマスランチを楽しんでいた。ただし問題点として、治療薬MDT供給の難しさがある。ハンセン病の治療薬MDTは、治療が終了するまで半年から一年の投薬を継続しなければならない。発見された患者が治療に通い続けられるよ

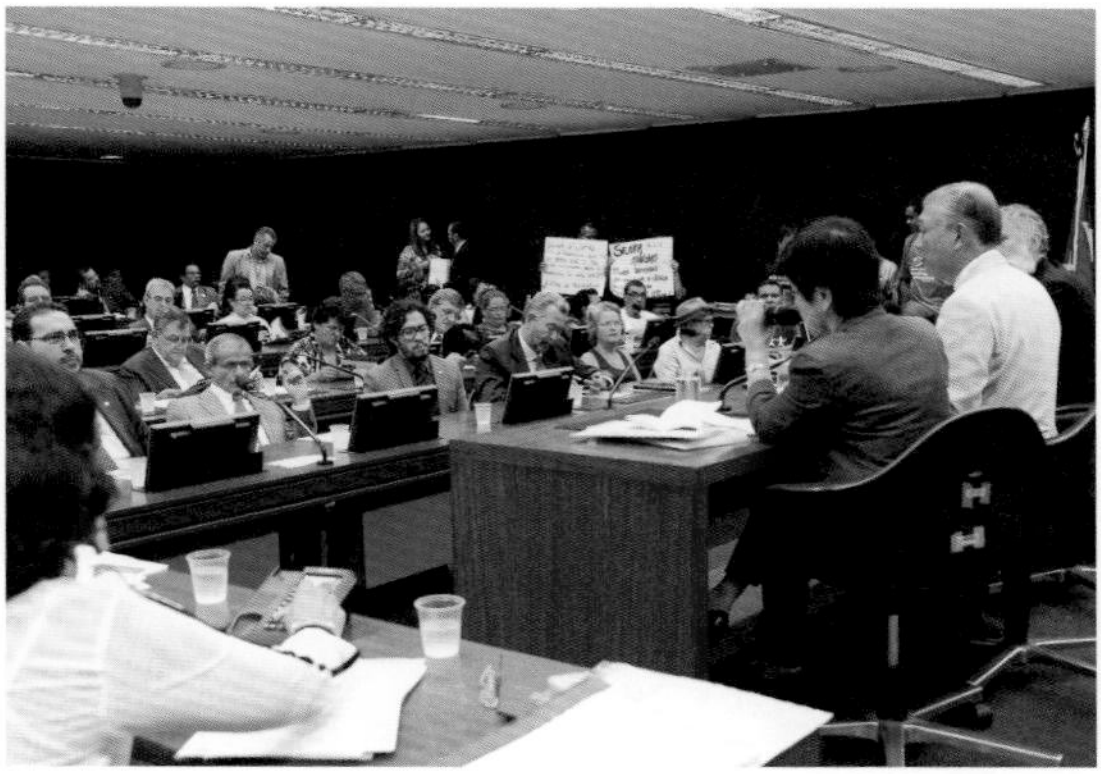

ハンセン病国会議員会合でスピーチ（ブラジル、2013年12月）

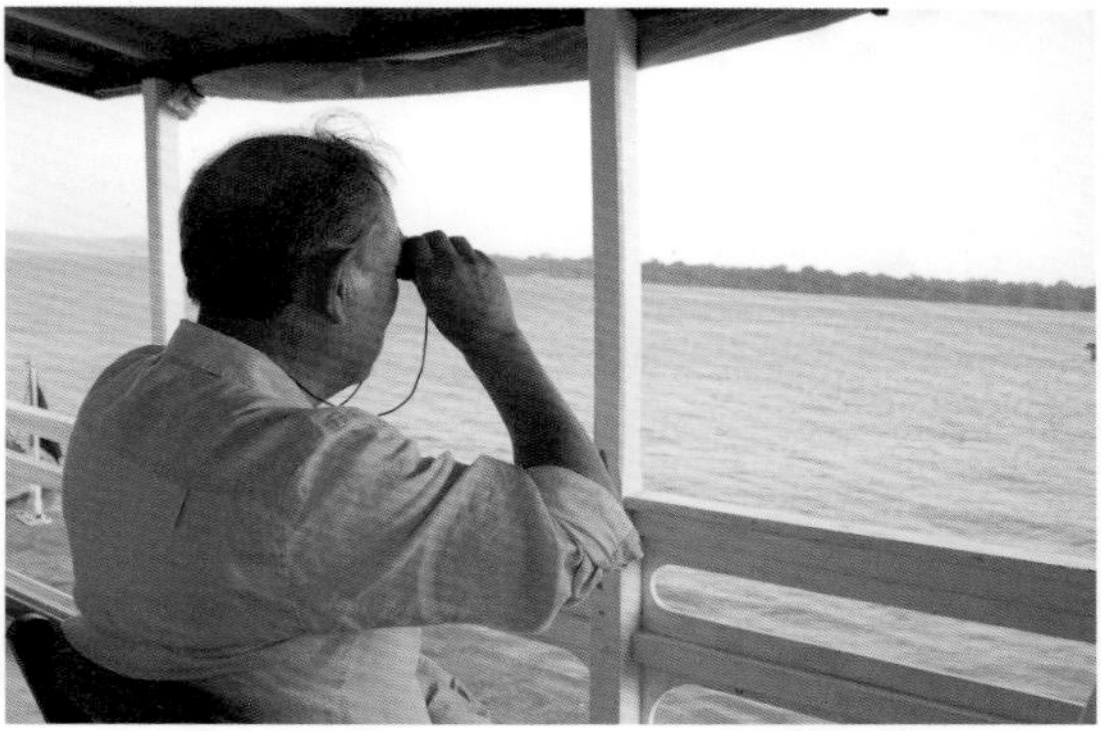

アマゾン川を横断して奥地に入る（ブラジル、パラー州、2013年12月）

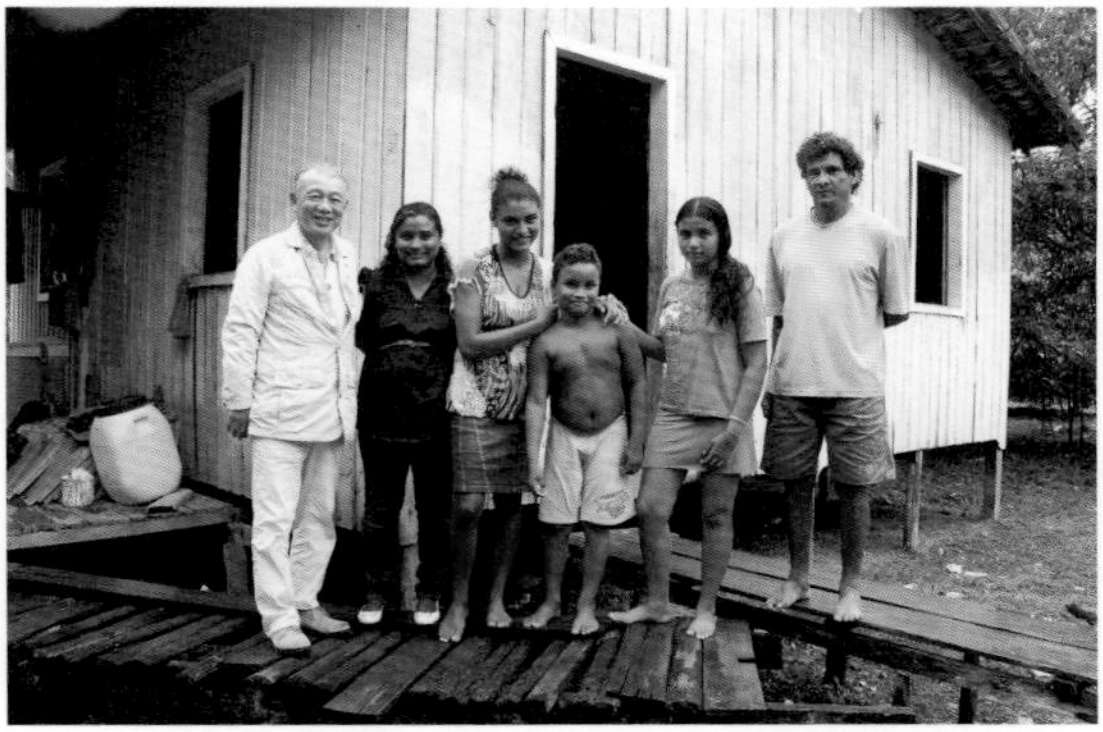

アマゾン川に面したポツンと一軒家に住む回復者のホセさん家族（ブラジル、パラー州、2013年12月）

うにするには、思い切った施策の必要性を強く感じた。この懸念は、ベレン市の船着き場から船を二隻乗り継いで訪れたアマゾン川の中州に住むハンセン病患者・回復者家族を訪ねた際により強くなった。三人の子どもを持つホセさんとマリアさんの夫婦と子どもたちである。ホセさんは手足に障害が出てから治療を始めたとのことで、発見がもう少し早ければと悔やまれる。マリアさんは、体にできた斑紋が癌ではないかと疑ったそうだが、ハンセン病だと診断され治療を開始、現在は完治している。子どもたちもそれぞれ治療中、あるいは治療予定だった。同行した州保健局の担当者は、病院の遠さや手間を理由に途中で治療を断念する患者もいると、もどかしそうに話してくれた。

サン・アントニオ・ド・プラタという小さな街は、一九二四年に開設したブラジル最古のハンセン病患者隔離施設が存在していた場所で、人口三〇〇〇人の街にある療養施設には、一一人の回復者が住み、施設周辺には第二世代、第三世代、第四世代が二〇〇人ほど暮らしていた。回復者の最高齢は九七歳の元気な男性。回復者たちは、歌と踊りで明るく私を迎えてくれたが、彼らがかつてハンセン病と診断されてこの場所に送られ、ここに閉じ込められて生きてきたことを想うと何と慰めたらいいのか言葉が出ない。

療養施設を出ると、回復者の子ども、孫、曾孫たち三、四〇人が待つ小さな集会所に案内された。第二世代の女性は、親と別れて生きてきたことが心の傷として残っており、現在もプラタ出身であるために差別を受けることを、切々と訴えた。私は、「ブラジリアへ、いま皆さんの声が届き始めている。この問題は、被害を受けた皆さん自身が声を上げてほしい。皆さんの活動は、同じように苦しんでいる世界中の人たちに勇気と希望を与えることになる。回復者への補償は日本に次いで二番目、第二世代への補償が実現すれば世界で初となる。皆さんの闘いは世界の先陣を切っている。希望を持ち続けて、皆さん自身が問題解決をその手で勝ち取らなければならない」と励ました。

同じ過ちを二度と繰り返さないために——コロンビア共和国［一二月］

［**ルート**］ブラジル・ベレン→サンパウロ（飛行時間六時間・トランジット二時間）→コロンビア・ボゴタ（飛行時間六時間二〇分）—三泊—ボゴタ→フランス・パリ（飛行時間一〇時間四〇分・トランジット二時間三〇分）→成田（飛行時間一一時間四五分）

ブラジルを後にして足掛け三日間、コロンビア共和国で活動した。かつてコロンビアでもハンセン病患者が強制隔離されていた。その地域が一九六三年に一つの自治体として独立し、過去の記憶を失わせることなく発展の道を模索している。その地域の名前はアグア・デ・ディオスである。ハンセン病が不治の病だった時代、特に一九世紀後半から二〇世紀初頭にかけて、隔離を目的とした病院や療養所などの施設が世界各地につくられたが、ハンセン病が治る病になったため、これらの施設が閉鎖されるなどして、貴重な歴史的建造物が失われようとしている。アグア・デ・ディオスも回復者やその家族が、様々な方法で歴史保存に取り組んできた。そこで暮らす人々の高齢化も進み、口述記録の保存も時間との闘いになってきている。ハンセン病の歴史から学べることは多い。二〇一二年には笹川保健財団により、日本の国立ハンセン病資料館で、同じ意識を共有するフィリピン、マレーシア、ブラジル、台湾の当事者が集まる国際ワークショップも開催された。

コロンビアの首都ボゴタは高度二六〇〇メートル、酸素濃度は東京の四分の三程度である。到着の翌朝、ホテルのロビーに一人の男性が私を迎えにきてくれた。ハイメ・モリーナ・ギャルソン氏、六七歳の回復者である。二〇一〇年、インドのプーネで開催されたハンセン病の国際会議で出会って以来である。アグア・デ・ディオスでコルソハンセン（Corsohansen）というハンセン病回復者の尊厳回復、啓発活動、収入向上活動などに取り組むNGOを運営している。さっそく車に乗り込んで、アグア・デ・ディオスに向けて出発した。ボゴタでは街を行き交う人々の横で、警官が目を光らせており、鉄格子で守られた商店が並んでいるのを見ると、治安の悪さを実感する。海抜四〇〇メートルのアグア・デ・ディオスに向けて、霧深い道を下り続ける。霧が晴れると一面に牧草地が広がっていた。コロンビア国土の半分は密林、三分の一が牧草地、残りは農地が占め、人が住む村落・市街地は全体の一％以下である。ボゴタから約二時間半、「アグア・デ・ディオス」の看板が見えた。そこから一五分ほどでかつてハンセン病患者が隔離されていた「施設の街」の中心部に辿り着いた。

コロンビアに現存するハンセン病療養所は二カ所。一つはコントラタシオン、もう一つがここアグア・デ・ディオスである。

一八六四年、各県にハンセン病療養所を設置する法令が出され、アグア・デ・ディオスもその一つだった。一八七〇年頃、最初の患者約四〇人が送り込まれたが、当時は荒地で人の住める環境ではなく、患者たちは自力で小屋を建て、生活を始めた。最初の病院であるサン・ラファエロ病院が建てられたのは一八八〇年頃、入植から一〇年以上が経っていた。アグア・デ・ディオスに入るには首都ボゴタから流れる急流の川を渡らなければならない。一八七二年、この川に、現在コロンビアの国家遺産になっている「嘆きの橋」がつくられた。名前の由来は、ハンセン病患者が橋を渡る前に家族に最後の別れを告げたことによる。この橋ができるまでは、七、八人をまとめて籠に乗せ、両岸に吊るされたロープで荷物のように運んでいたそうだ。

橋の老朽化にともない、昨年新しい橋が数十メートル先に完成した。足下を流れる水はボゴタからの生活排水で真っ黒である。「コロンビアでいちばん汚い川ですよ」とハイメ氏が苦笑する。一九六一年、ハンセン病隔離法が廃止されるまでに、六〇〇〇人以上の患者がアグア・デ・ディオスにやって来た。中にはベネズエラなど、ほかの国から来た人もいる。ひとたびアグア・デ・ディオスに来ると、身分証明書は剥奪され、ここでしか通用しない身分証が支給された。療養所域内通貨も存在していた。域内通貨には、ハンセン病患者が触れたお金をほかの人に触らせないことと、住民の自由な移動を制限する目的があった。アグア・デ・ディオスが隔離療養所であった時代は、高さ四メートルの鉄条網で囲われ、脱走防止のための見張り番が国から派遣されていた。

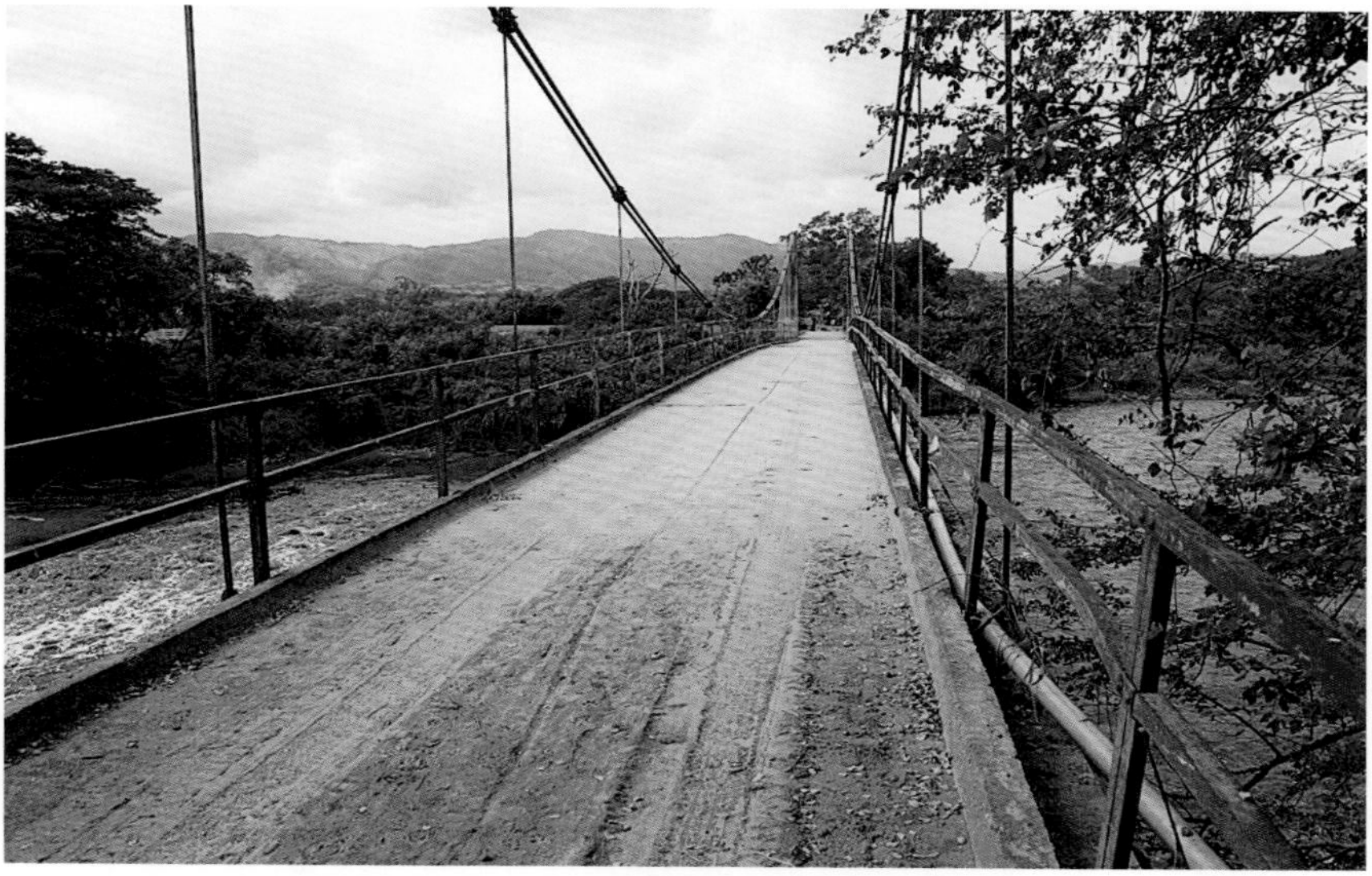

この橋を渡ったら二度と戻ることができなかった「嘆きの橋」(コロンビア、2013年12月)

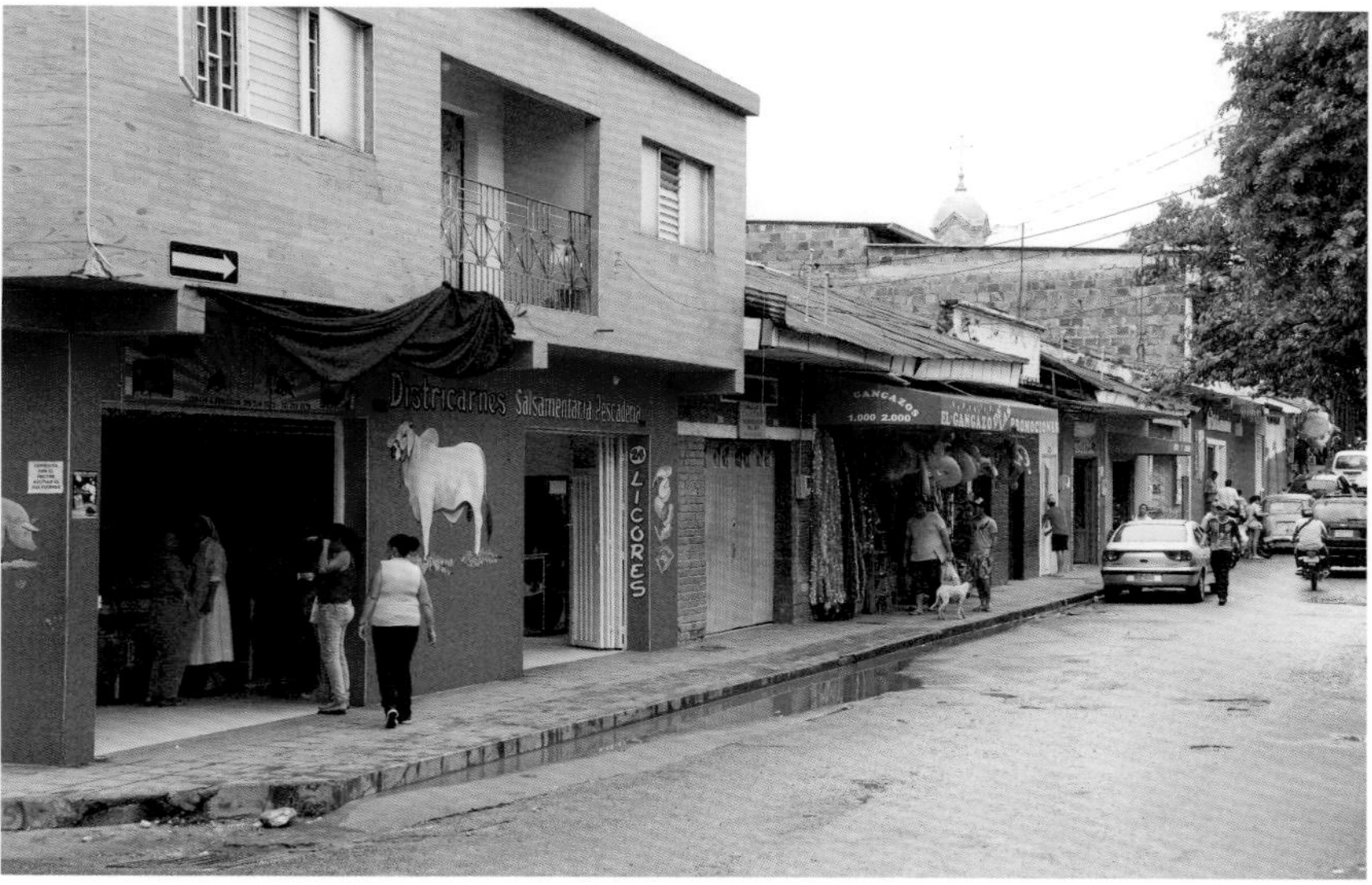

回復者が長年にわたって作りあげたアグア・デ・ディオスの街(コロンビア、2013年12月)

アグア・デ・ディオスの現在の人口は約一三〇〇〇人。うち、八五%がハンセン病回復者とその家族である。ここには、ハンセン病関係の資料館が四カ所ある。一つ目は、ハイメ氏が運営するコルソハンセンの事務所に併設された資料館。隔離時代の写真や当時の資料が展示されていたほか、当時一〇歳のエマさんという女の子の古く黄ばんだ身分証があった。彼女はいまも元気で、少女時代の面影を残す笑顔で私を出迎えてくれた。娘のアナさんはコルソハンセンのスタッフとして働いている。

二つ目の資料館は、作曲家ルイス・カルボの遺品を集めたもの。彼は三四歳でハンセン病を発症し、ここに移り住み、作曲活動を行った。「楽譜の労働者」と称される、コロンビアでは有名な音楽家である。

三つ目は、イタリア人のルイス・バリエラ神父記念館で、世界にも例を見ない修道院の中の資料館である。回復者のシスター(現在は七人)にお会いしたのは初めてで、純白の修道服に身を包み、その立ち居振る舞いはことのほか神々しく見えた。バリエラ神父は一八九四年、一九歳でアグア・デ・ディオスにやって来て、ハンセン病の子どもたちの教育に尽力した。記念館には彼が子どもの患者たちと共用した金管楽器や、施設をつくるために「コロンビア国民一人につき一セント」の寄付を求めた手紙などが残されていた。

四つ目は、国立療養所が運営する資料館で、コロンビアのハンセン病の歴史を人類学的視点から見学者に伝えることを目的とし、病気の正しい知識の普及に取り組んでいる。倉庫には大量の医療カルテが保管され、最古のものは一九〇三年の日付だった。カルテには逃亡記録も記され、逃亡には労働、罰金、収監の刑が課せられた。かつての刑務所も残されていたが、取り壊すべきだという意見があり、資料館のスタッフが貴重な歴史的施設を残すために尽力中とのことだった。未整理の資料も多く、劣化が進んでおり、貴重な記録が消滅する危機にある。

四つのどの資料館も、アグア・デ・ディオスの歴史を保存し、後世に伝えてゆくという関係者の熱意を表す一方で、資金不足がうかがわれた。

市内の療養所の入所者は皆高齢で、老人ホームのようだった。サン・ビセンテ女性療養所では、入所者が手工

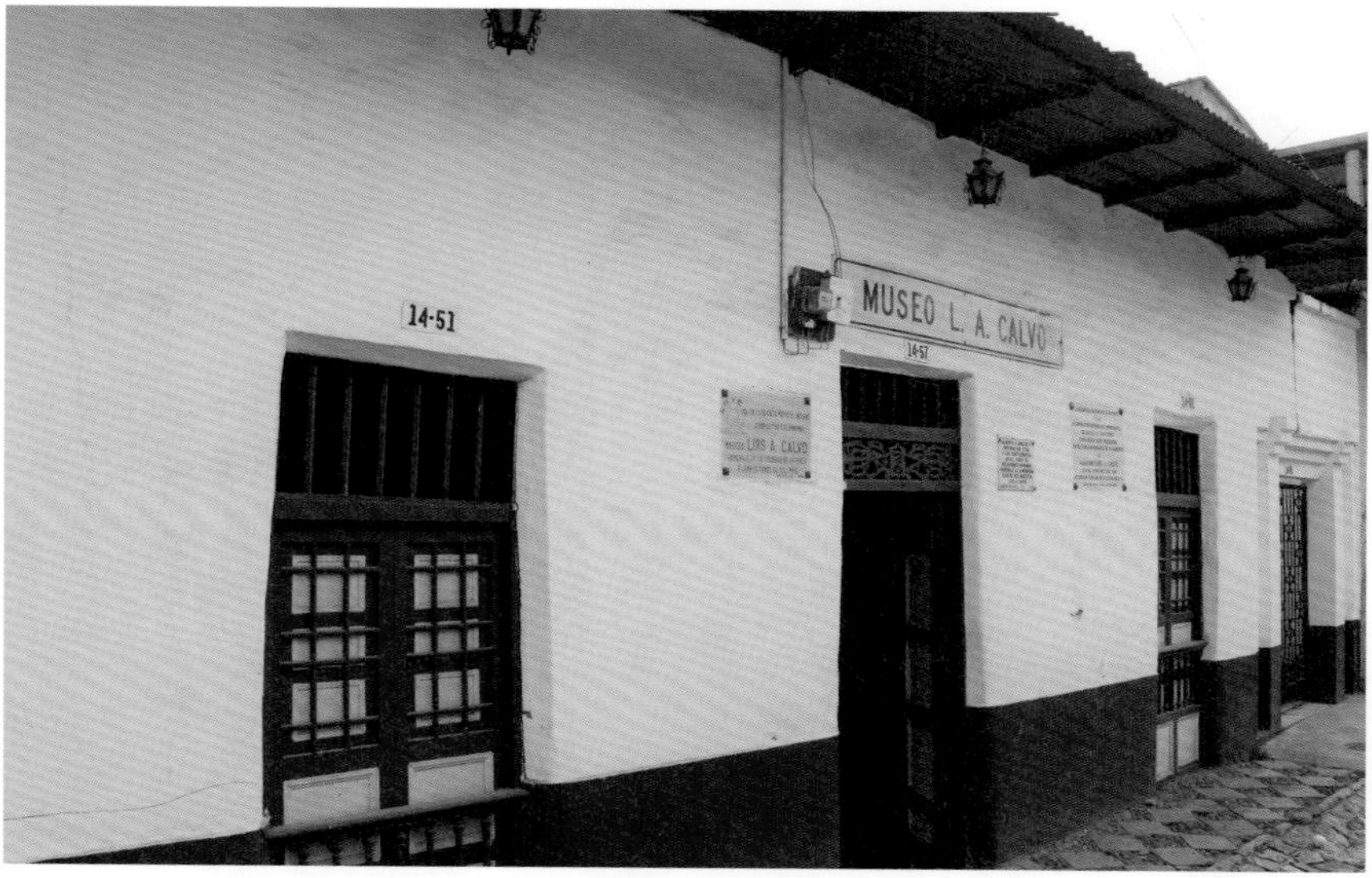

作曲家ルイス・カルボの資料館（コロンビア、2013年12月）

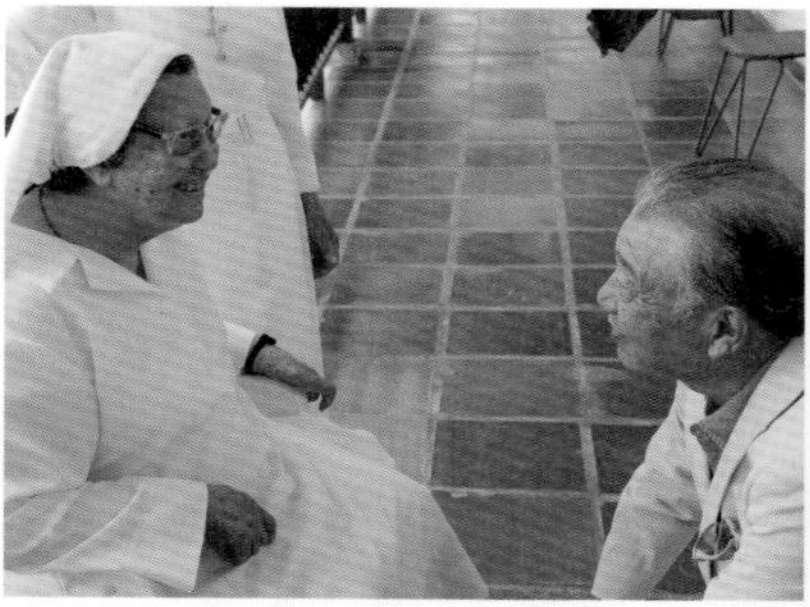

世界でも珍しい回復者のシスターとお会いすることができた（コロンビア、2013年12月）

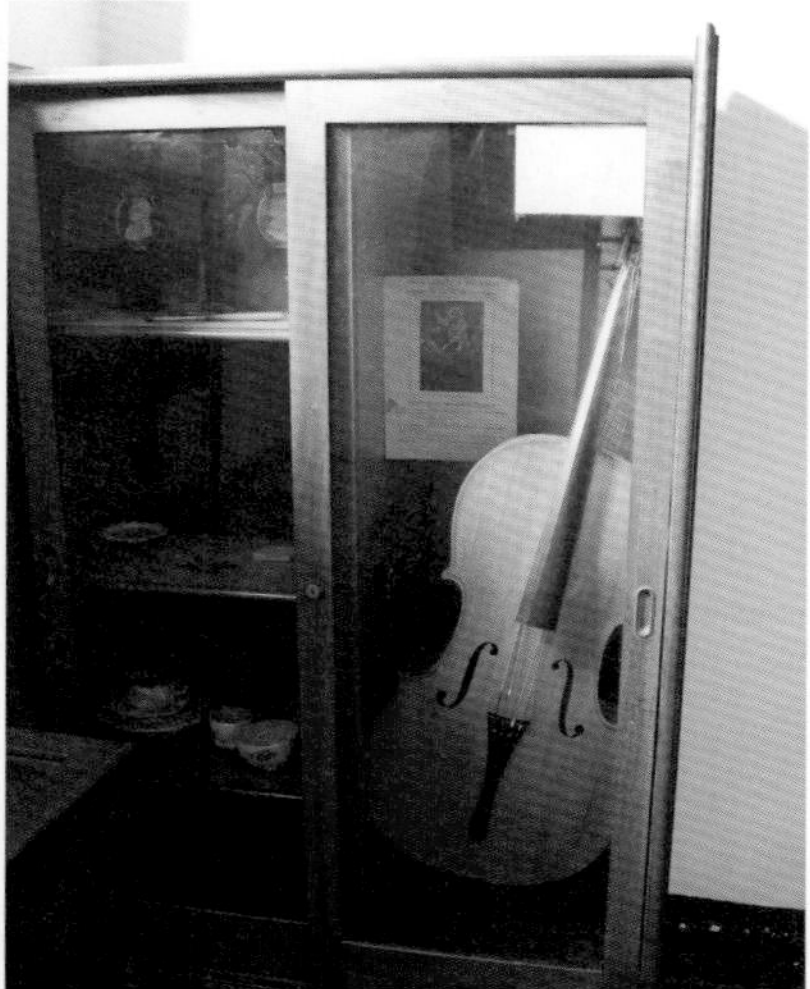

資料館の中に展示されていたカルボ氏が使っていた楽器（コロンビア、2013年12月）

芸品を作ったりテレビを見たり、訪問してきた家族と会話を楽しんだりしながら過ごしており、ボヤカ男性療養所では、入所者が集会所でチェスなどのテーブルゲームに興じていた。自分で作ったという詩を情感たっぷりに読み上げてくれた人、手づくりの可愛らしいキリンの置物をプレゼントしてくれた人、自分で手入れしているという盆栽のような植物を披露してくれた人など、趣味の世界で充実した日々を過していた。世界のハンセン病患者や回復者やその子孫には、素晴らしい才能を持った人が多くいるが、ルイス・カルボや北条民雄のように世に知られている例は稀で、作者不明だったり、倉庫のような場所に眠ったままで日の目を見ない作品も多い。ロシアのハンセン病病院にも、回復者が描いた素晴らしい絵があった。

両親が回復者だったというホルヘ・ベタンクール市長には、「ハンセン病の歴史は人類の汚点だが、アグア・デ・ディオスが絶望の街から希望の街に変わったことはコロンビアの誇れる歴史であり、ぜひ世界中に伝えてほしい。関係資料は貴重な財産である」ことを伝えた。実際にはいまもなお、アグア・デ・ディオス出身と

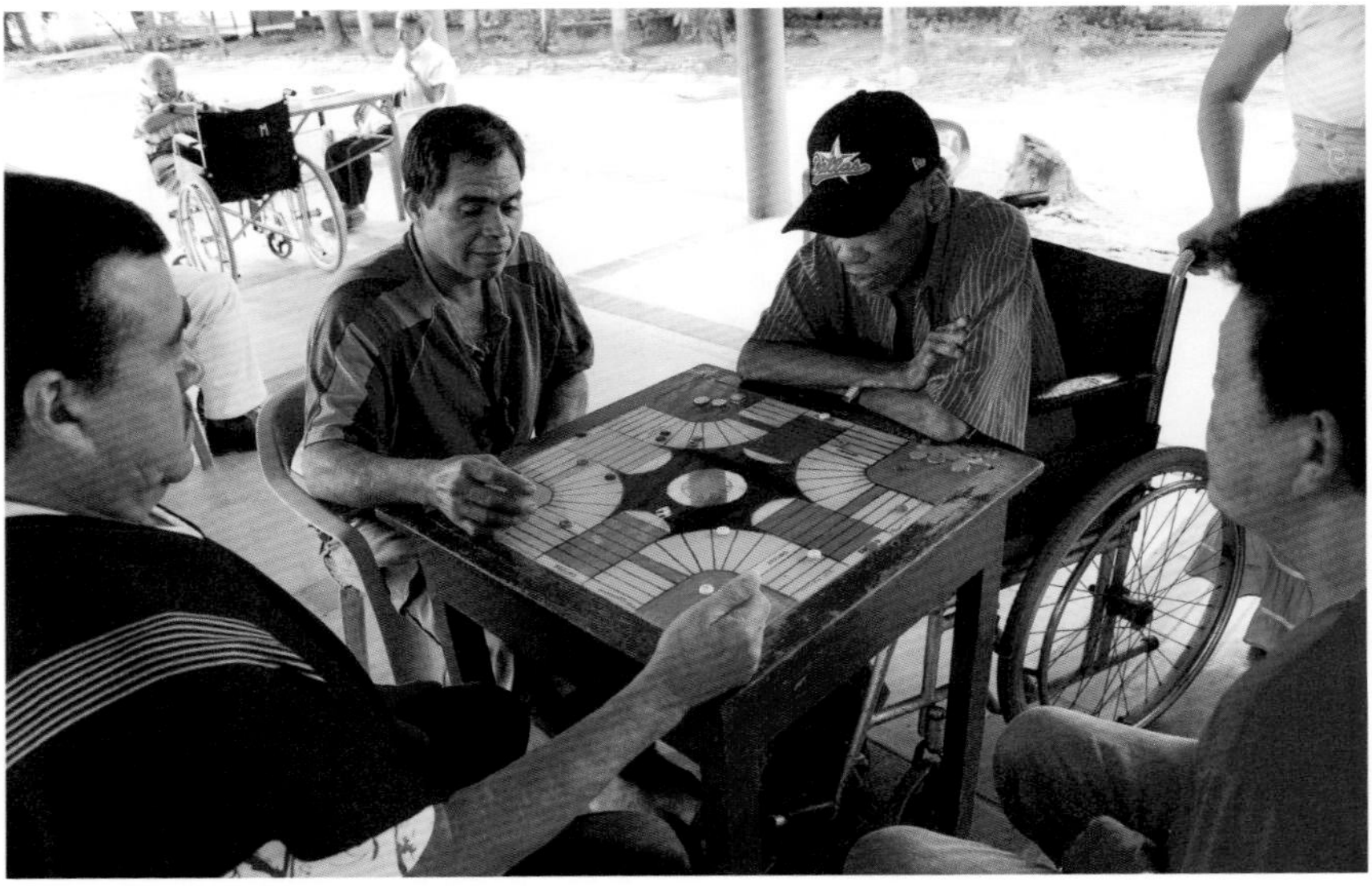

楽しそうにゲームに興じる回復者の皆さん（コロンビア、2013年12月）

いうだけで差別されたり、経済発展もほかの街より遅れており、厳しい現実もある。歴史を残し、それを街の発展にどのようにつなげていけるか、希望の街としてのアグア・デ・ディオスが今後どう存在していくのか、全てはこの街の住民の肩にかかっている。

二〇一四年

✣一月　インドネシア
◆一月　ミャンマー〔停戦和平交渉・政府高官との会談〕
◆二月　ミャンマー〔停戦和平交渉・政府高官との会談〕
◆二月　タイ〔ミャンマー停戦和平交渉・少数民族武装勢力幹部との交渉〕
✣三月　インド
✣三月　ネパール
✣四月　韓国
◆五月　タイ〔ミャンマー停戦和平交渉・少数民族武装勢力幹部との交渉〕
◆五月　スリランカ〔和平交渉、ラジャパクサ大統領と会談〕
◆五月　ラトビア〔ラトビア大学SYLFFフォーラム〕
✣五月　スイス
✣五月　ルーマニア
✣六月　ヨルダンハシェミット王国
◆六月　パレスチナ〔アッバス大統領と会談〕
◆六月　イスラエル〔ペレス大統領と会談〕
✣六月　ミャンマー〔停戦和平交渉・政府高官との会談〕
◆七月　ウガンダ〔「SG2000」関連＝故ノーマン・ボーログ博士を偲ぶ国際会議〕
◆七月　タイ〔ミャンマー停戦和平交渉・少数民族武装勢力幹部との交渉〕
◆九月　タイ〔ミャンマー停戦和平交渉・少数民族武装勢力幹部との交渉〕
◆一〇月　ミャンマー〔二回〕〔停戦和平交渉・政府高官との会談〕
◆一〇月　タイ〔ミャンマー停戦和平交渉・少数民族武装勢力幹部との交渉〕
✣一〇月　モロッコ
✣一〇月　スペイン
✣一一月　ポルトガル
✣一一月　インド
◆一一月　ミャンマー〔停戦和平交渉・政府高官との会談〕
◆一一月　タイ〔二回〕〔ミャンマー停戦和平交渉・少数民族武装勢力幹部との交渉〕
◆一二月　ミャンマー〔二回〕〔停戦和平交渉・政府高官との会談〕

✣は、本書に活動記録を収録
●「SYLFF〔Sasakawa Young Leaders Fellowship Fund〕」＝ササカワ・ヤングリーダー奨学金制度●「SG2000〔ササカワ・グローバル2000〕」＝アフリカ貧農支援のための農業プロジェクト

家族から棄てられた孤独――インドネシア共和国［一月］

［**ルート**］成田→インドネシア・ジャカルタ（飛行時間八時間）―一泊―ジャカルタ→ジャヤプラ（飛行時間六時間四五分）―二泊― ジャヤプラ→ビアク（飛行時間一時間）―一泊 ―ビアク→ジャカルタ（飛行時間五時間五〇分）―二泊― ジャカルタ→成田（飛行時間七時間）

二〇一四年の年初に、一四回目、三年半ぶりにインドネシアを訪問した。

ジャカルタ到着の翌日、早朝三時にホテルを出発し、パプア州の州都ジャヤプラへ、飛行機で六時間以上かけて移動した。ここは民族構成もほかの地域と異なり、住民の多くがイスラム教ではなくキリスト教を信仰している。「パプア」というと日本人が思い起こすパプアニューギニアは、同じニューギニア島の東半分の国で、インドネシアのパプア州は同島の西側になる。

ジャヤプラ到着後、多くのハンセン病患者、回復者が暮らしているハマディ村を訪ねた。住民による歓迎のダンスがあり、一人の老人が日本語の歌を披露してくれた。返礼として、同行者の日本モーターボート選手会の上瀧和則会長（モーターボート選手一六〇〇人が定期的にハンセン病活動に寄付している）と一緒に、「皆、仲よく暮らしましょう」というメッセージを込め、「どんぐりころころ」を披露した。この場所は一家に一人は患者か回復者がいる。早期診断が進んではいるようだが、子どもの発症が多く、障害のある回復者は「恥ずかしい」ということで屋外に出たがらず、歓迎の広場にも現れなかった。差別が強いということである。

次の日の午前中は、パプア州のクレメン・ティナル副知事と会談。私が「ハンセン病にかかると恥ずかしいと思って病院に行かない人が少なくない。この病気の正しい知識を伝えていただきたい」と要請すると、副知事は、「人口三〇〇万人にも満たないパプア州に毎年一三〇〇人以上の新たな患者が確認されていることを知り、衝撃を受けた」と告白、「真摯な対策を進め、知事に報告し、州内二九の県にしっかりと情報を伝達する」ことを約束してくれたが、蔓延州なのに副知事が事情を知らないことに驚くとともに、これまでの経験から彼が積極的に活動するとは思えなかった。その気にさせるまで何度も訪れなくてはならないとの思いを強くした。

午後、ジャヤプラ市内のハマディ保健所を訪れたところ、入口でインドネシアの国鳥である極楽鳥の羽根をつけた立派な帽子とペニスサックの「コテカ」を少女からプレゼントされ、苦笑した。保健所を訪れるハンセン病患者は週に一五〜二〇人ほど。ここでも若者や子どもが多く、中には四歳の女の子が治療を受けており、私が世界中で出会った患者では最年少だった。この病院で活動している唯一のハンセン病専門看護師のヴェラ・ヨクさんは、患者の中には、治療の途中で薬を取りに来なくなる人も多く、彼女が個別訪問して対応しなくてはならないこと、特に山岳地はハンセン病に対する偏見が強く差別を恐れて病院に来ないこと、このままでは僻地に住む隠れた患者の発見は難しく希望が持てないことなど、活動の困難さと人材不足について、率直に話してくれた。面積三〇万平方キロ、人口約二八〇万人の島を、ヴェラ・ヨクさん一人で対処しなくてはならないという深刻な状況に愕然とする。

保健所の後に、母親からの感染でハンセン病を発症し、恥ずかしくて学校に行かなくなってしまったという男の子を訪ねた。私が横に座って励まそうとしても、うつむいたままだった。胸が痛む。こういう子どもを一人でも減らしたい。私はその後、何度も西パプア州への訪問をインドネシア政府に要請したが、独立運動が激しく治安も悪化したとの理由で、いまもなお実現していない。

翌日は飛行機で一時間移動し、ビアク島を訪れた。この小さな島は太平洋戦争の激戦地でもあり、一万人以上の日本兵が戦死したところである。人口は約一五万人、ハンセン病の新規患者数は年間約一五〇人である。まず患者二人が入院しているビアク総合病院、次に七〇人ほどが通院しているコタ保健所を訪ねた。その後、集落の外れの家財道具も何もない小屋で独りひっそりと暮らしている元漁師のアビア・ルンビアックさんを訪ねた。彼

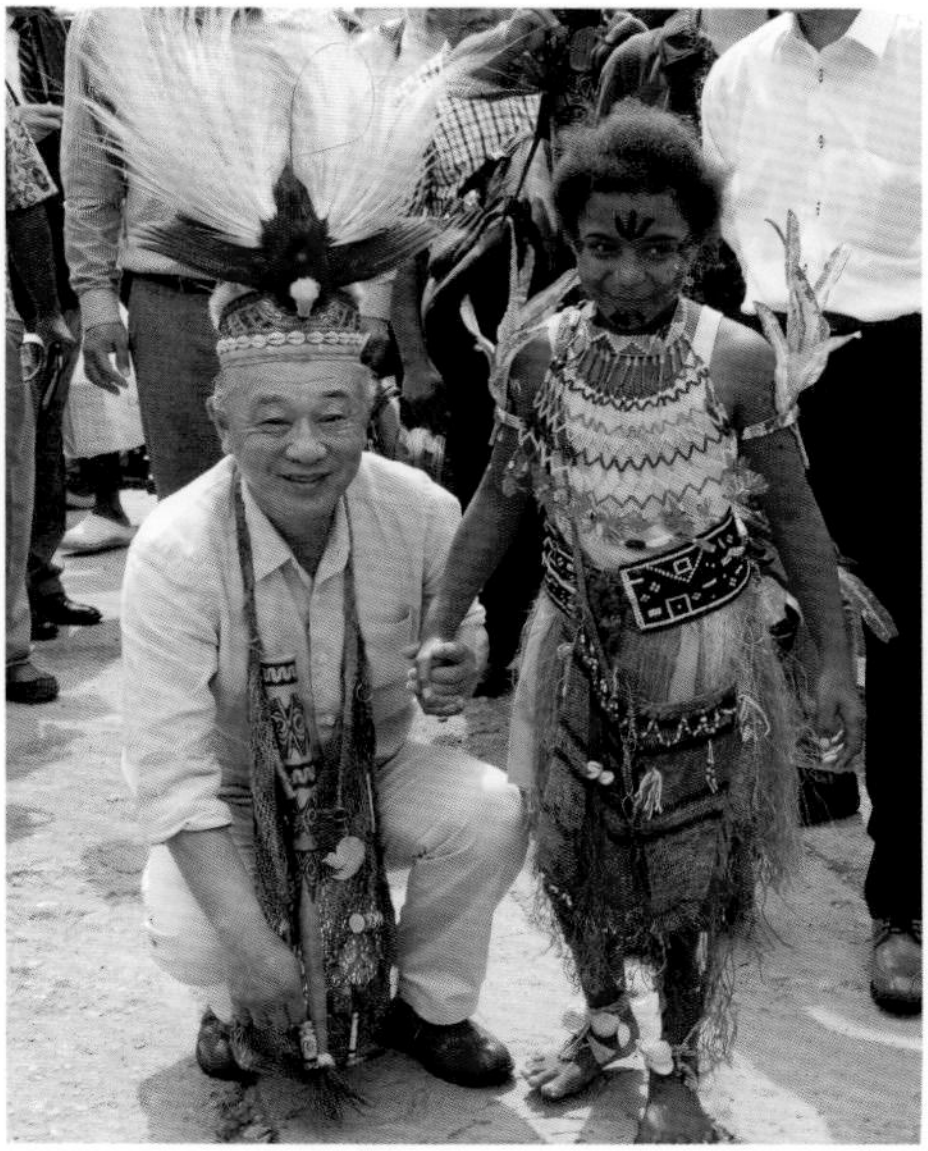

ジャヤプラのヘルスセンターで「コテカ」と極楽鳥の帽子をプレゼントされる（インドネシア、パプア州、2014年1月）

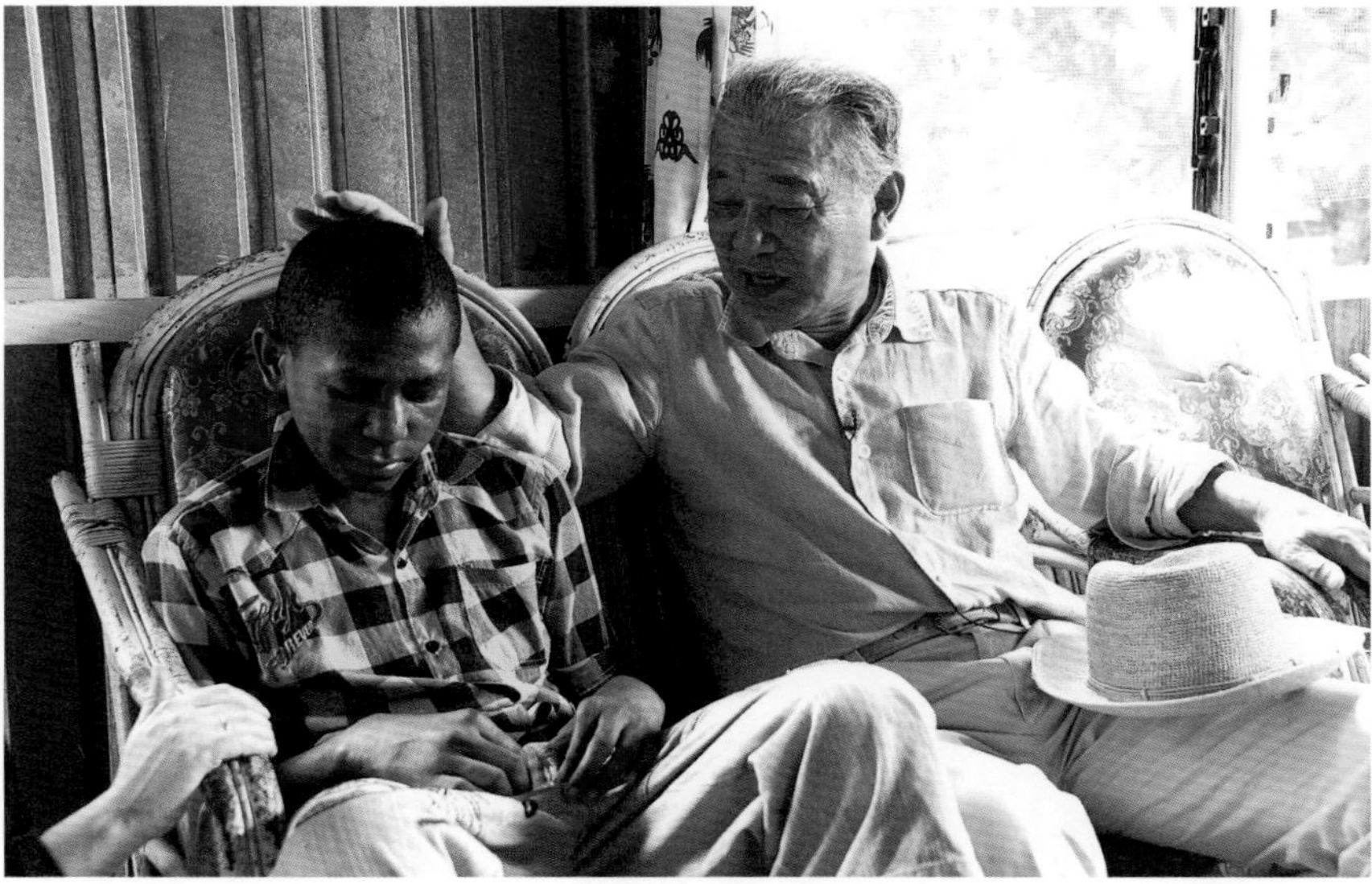

ハンセン病になり、学校へ行かなくなってしまった男の子（インドネシア、パプア州、2014年1月）

は、一五歳で発症し、治癒はしたものの、足の神経に感覚がなくなり、五年前に怪我をして足が不自由になった。現在は兄が食事を差し入れしてくれる以外は、訪ねる人も村人との会話もなく、一人で小屋の中でひっそり暮らしている。兄から食事が届かない日は、空腹のまま眠るという。話を聞いた私は、その日の夜に再び弁当を持ってルンビアックさんを訪ねた。蚊が飛び交い、足元の暗い道を歩いていき、一緒に食事をしたが、「誰かと食事をしたのは久しぶりだ」と重い口を開き、「自分も外を歩きたい。また海に行きたい」と独り言のようにつぶやいた。しかしその表情は全てをあきらめたように虚ろだった。インドネシアには、このように一人ひっそりと暮らしているハンセン病回復者が少なくない。訪問の一週間前にも、東ジャワで、家族から追いやられ森の中でネズミや蛇を捕まえて五年もの間生き延びていた患者が発見されたことが、現地の新聞で報道されていた。後日、嬉しいニュースが届いた。ルンビアックさんは、足の手術を受け、不自由ながら漁を再開して、家族とともに暮らせるようになったとのことである。

一月二七日は、ジャカルタでハンセン病患者や回復者、およびその家族に対する差別撤廃を訴える「グローバル・アピール2014」の式典を開催。九回目になる今年は、三九カ国の国家人権機関からの署名を得て、インドネシア人権委員会と共催で式典を行った。国家人権機関（あるいは国内人権委員会）は、裁判所とは別に人権侵害からの救済と人権保障を推進する政府から独立した国家機関で、日本には存在していないが、世界の多くの国で重要な役割を果たしている。式典には、アグン・ラクソノ国民福祉担当調整大臣、ナフシア・ムボイ保健大臣、ディアント・バフリアディ人権委員会副委員長のほか、海外からもインド、ヨルダン、タイ、フィリピンから人権委員会の代表が駆けつけ、回復者組織ペルマータ（PerMaTa：Perhimpunan Mandiri Kusta：ハンセン病独立協会）のメンバーも多数参加した。ユドヨノ大統領の名代ラクソノ大臣からは、「ハンセン病はいまだに多くの人に怖れられ、不治の病、遺伝病、天罰といった間違った考えや迷信が残っている。間違いを正し、差別がなくなるよう、そして早期の発見と治療が徹底されるよう、人権委員会や保健省と連携して取り組んでいきたい」とのメッセージがあった。

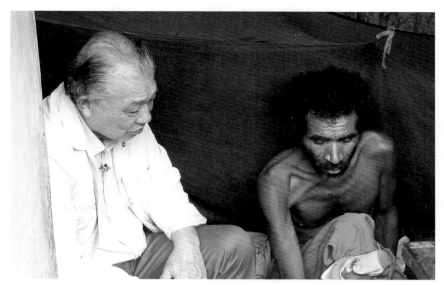

長い間、たった一人で生活する回復者のルンビアックさん(インドネシア、パプア州、2014年1月)

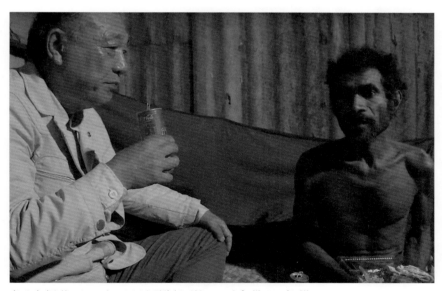

夜、お弁当を持ってルンビアックさんを再訪(インドネシア、パプア州、2014年1月)

私は、「各国の人権委員会が回復者の人権を守り、彼らが直面する様々な人権侵害を調査し政府に進言すること、国内関係者や市民社会と協力して継続的な啓発活動と一般向けのキャンペーンを行うこと」などを要請した。

ダライ・ラマ法王とともにコロニーを訪問——インド（デリー）［三月］

［ルート］成田→インド・デリー（飛行時間一〇時間一五分）—三泊

三月はデリーでの活動で、一九八四年の初訪問から数えると、今回は記念すべき五〇回目のインド訪問になる。多いときは年間七回通ったこともあり、まさに私にとっては第二の故郷である。到着の前日は、ヒンドゥー教のホーリー祭にあたり、春の訪れを祝い豊作を祈る無礼講の大騒ぎだったとのこと。その名残りだろう、道行く人々の衣服や道路の端々に赤や黄色の染みが目立った。

まず、S-ILF（Sasakawa-India Leprosy Foundation：ササカワ・インド・ハンセン病財団）の理事会に出席した。現在S-ILFは、ヴィニータ・シャンカー事務局長の指導のもと、一四人の少数精鋭のスタッフで広大な全インドを対象にハンセン病回復者や家族の自立支援を行っている。経済的自立支援事業は、現在インド国内一七州で一五四事業を展開中だ。成功の裏には、プロジェクト成立前のトレーニングと進捗が難しいケースへの特別対策、そしてS-ILFスタッフによるプロジェクト成立後のフォローがあることを忘れてはならない。また、プロジェクトの受給者側からも指導者が生まれてきており、今後のさらなる展開が楽しみである。しかしそれ以上に評価できるのは、失敗事例について記録を公にし、そこから次への教訓を得ようとする姿勢である。このようなノウハウが蓄積されるのはS-ILFの強みである。近年はハンセン病回復者の子どもたちを対象とした教育事業にも力を入れており、職業訓練機会の提供や看護師養成のための奨学金事業も広がりをみせてきた。

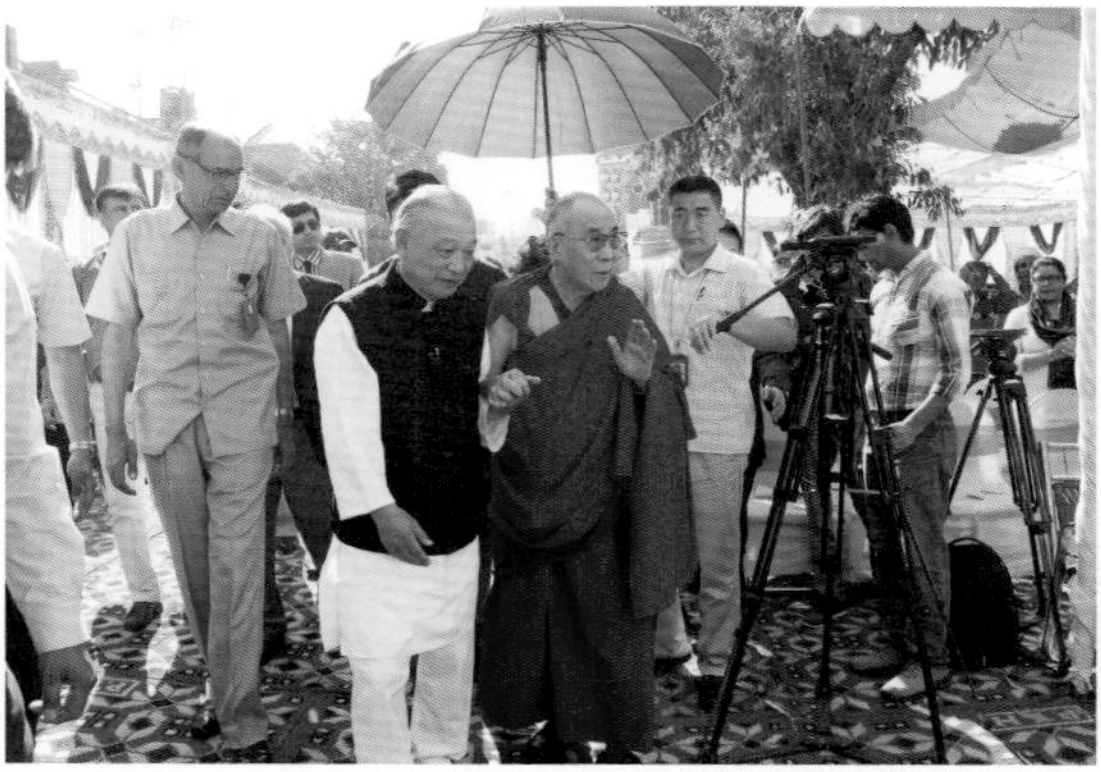

ダライ・ラマ法王と手を取り合って会場へ（インド、デリー、2014年3月）

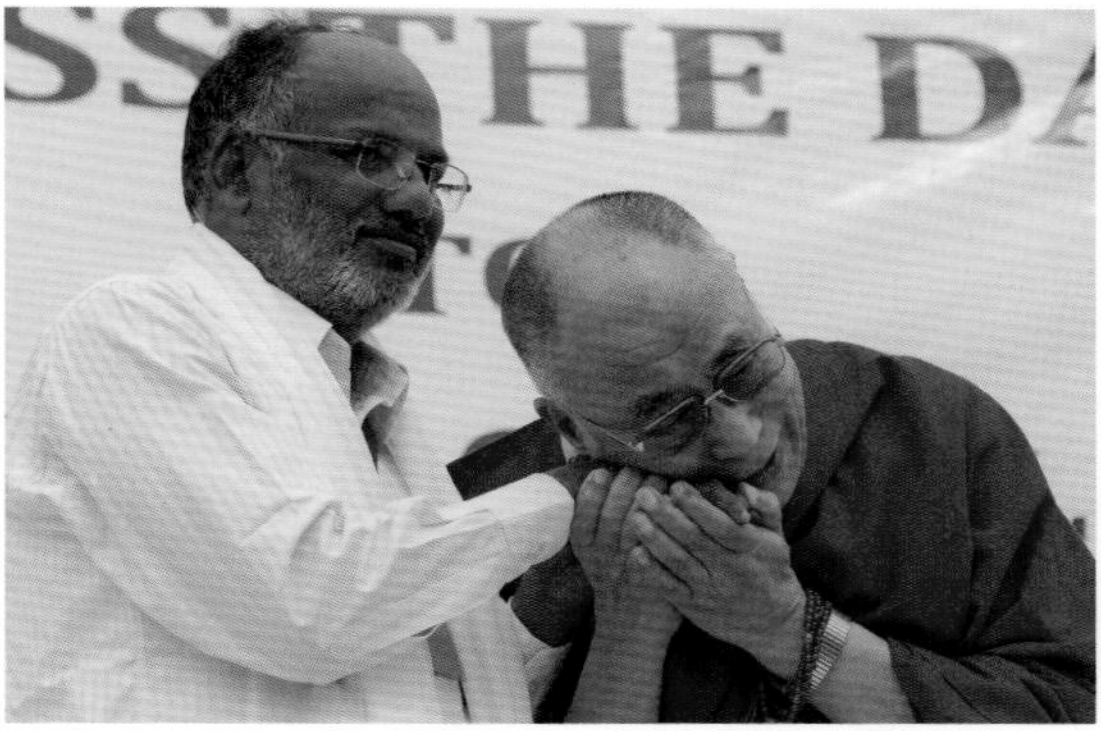

インドの回復者の指導者であるAPAL会長のナルサッパ氏と、彼の手をほおに当てるダライ・ラマ法王（インド、デリー、2014年3月）

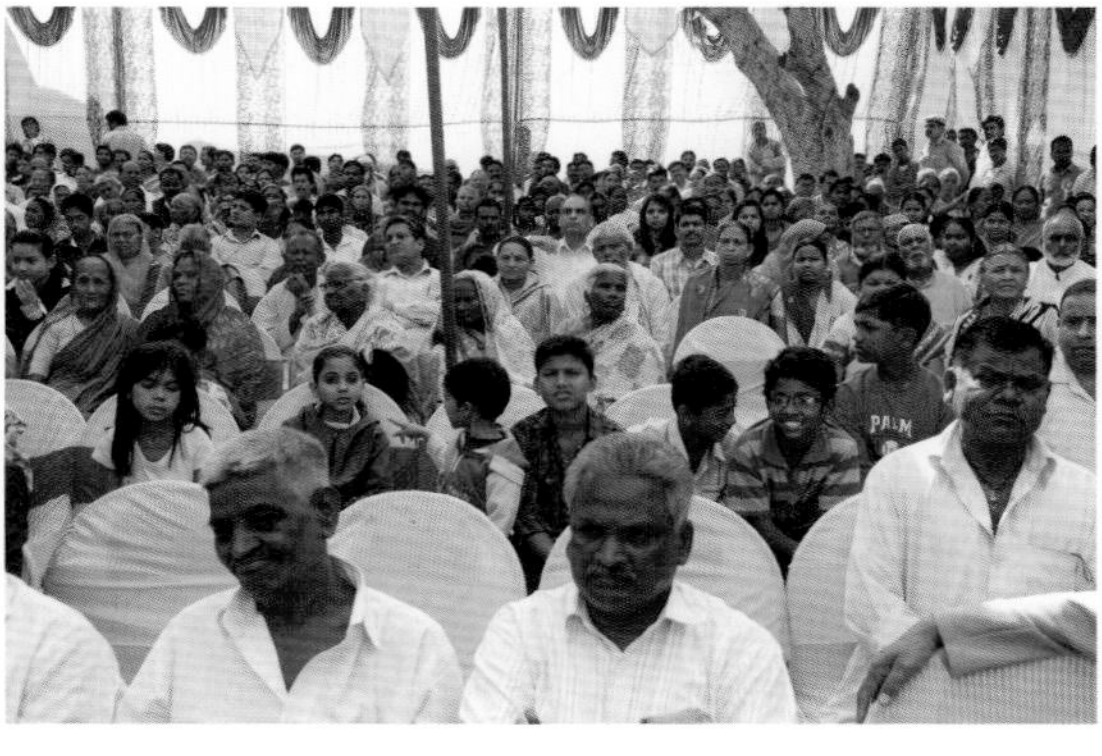

ダライ・ラマ法王の話に耳を傾ける回復者たち（インド、デリー、2014年3月）

S-ILFの理事会終了後は、障害当事者団体DPI（Disabled Peoples' International：障害者インターナショナル）の代表、ジャヴェッド・アビディ氏と会談。障害者運動にハンセン病回復者をどう巻き込んでいくかについて意見を交わした。インドには、アビディ氏をはじめ、障害者の権利を主張し、政府と交渉を重ねて社会参画を実現した有力な当事者の活動家が多数存在する。彼らの闘い方や経験からハンセン病回復者たちが学ぶことは多い。アビディ氏は、多忙なスケジュールを縫って翌日のハンセン病回復者州リーダー会議にも顔を出してくれた。

翌二〇日は、世界的な精神的指導者、ダライ・ラマ法王を迎え、ともにデリーのハンセン病コロニーを訪ねた。ことのきっかけは、二〇一二年の八月に遡る。インド北部のダラムサラの事務所に法王を訪ね、インドにおけるハンセン病の差別との闘いについて説明し、ぜひ一度ハンセン病コロニーに法王を案内したいとお願いしたところ、「ぜひ一緒に行きましょう」と約束されたのだ。日程調整に時間を要したが、デリーで一時間半なら時間を割けるとのことで、今回の訪問が実現した。

デリーの中心部から北に車で一時間ほどのタヒルプール地区には、二七のハンセン病コロニーが集まっており、約四〇〇〇人のハンセン病回復者と、その家族を含めた計約一万人が暮らしている。今回は、カストゥルバグラム・コロニーに特設ステージを設け、法王を迎えた。普段は人影の少ないコロニーを、大勢の群衆が埋め尽くしていた。大部分はタヒルプール地区のコロニー住人たちだが、中にはインド国内二〇州から参集したAPAL（Association of People affected by Leprosy：インド・ハンセン病回復者協会、旧称ナショナル・フォーラム）の州リーダーたちの顔も見える。国内外からメディアも多数駆けつけた。午前九時半に到着した法王は、ステージには向かわず、集まったハンセン病回復者たちのもとに真っ先に歩み寄られ、しばらくの間、手を握ったり、ハグをされたのち、ステージで子どもたちの歌と花束の歓迎を受け、子どもたちの顔に手を当てた後にゆっくりと挨拶された。隣に座ったAPALのナルサッパ会長の後遺症が残る手を握り、頬を寄せた。「ハンセン病は感染力が弱い、病気が完治した後は感染源になることはない、差別は不当である」ことを何万回言葉で言うよりも、法王の共感に満ちた振る舞いが説得力を持つ。

ハンセン病回復者からの差別の窮状を訴える声に耳を傾けた後、法王は、「人類は全て平等だ。カーストにしろ、宗教的なものにせよ、社会的背景によるものにせよ、いかなる理由があっても差別は罪である」と話された。そして回復者たちを激励し、コロニーに一〇〇万ルピー（約一七〇万円）の寄付をし、今後五年間にわたって支援を継続することを約束してくださった。法王が回復者の手を握り祝福される姿は、メディアを通して世界中に発信された。法王のインターネット動画配信サービスは、七〇〇〇万人以上が見たという。ハンセン病の問題に関心がなかった人々が、この問題に共感を寄せるきっかけになった。法王の力は偉大であり、誠にありがたい訪問だった。

広大なインドでは、同じ組織に属していても各州のハンセン病回復者リーダーたちが顔を合わせる機会はそう多くない。式典後、私はインドの東西南北各州から参集してくれたハンセン病回復者の州リーダーたちと昼食をともにし、現場からの意見と報告を受けた。夕方は、インド政府保健省にロヴ・ヴェルマ保健次官を訪ねた。この二月に就任したばかりだったが、保健省としてハンセン病の撲滅に向けた協力を約束してくれた。

治療のために国境を越える人々——ネパール連邦民主共和国［三月］

［ルート］ インド・デリー→ネパール・カトマンズ（飛行時間一時間五〇分）—四泊—カトマンズ→デリー（飛行時間一時間二〇分・トランジット三時間）—→成田（飛行時間七時間二〇分）

インドを後に、ネパールに向かった。制圧達成を祝う式典に招かれて以来、四年ぶりである。カトマンズの空港では、WHOネパール事務所代表のリン・アン博士らが出迎えてくれた。空港から直接ネパール政府保健省へ向かい、この二月の新内閣組閣で就任したカグラジ・アディカリ保健人口大臣、プラヴィーン・ミシュラ保健次官関係者と会談した。続いてのネパール共産党統一毛沢東主義派（マオイスト）のプスパカマル・ダハール議長（元首相）との再会では、「制圧に向けた支援について、ネパール人民を代表して深く感謝したい。医療、社会の両面でいっそう対策が進むよう尽力する」と、静かにゆっくりと噛み締めるように話してくれた。

翌朝は朝いちばんの飛行機で、中西部開発区域のバンケ郡のネパールガンジへと飛んだ。同郡サイガン村にあるハンセン病回復者コミュニティは、バンケ郡の中でもカースト（ネパールやミャンマーの一部でもカーストが存在する）の低い貧困層が多く暮らしている人口約六〇〇〇人の村にあり、五〇人以上のハンセン病回復者とその家族が暮らしていた。自助グループが組織され、政府からの少額融資を受けてビジネスを立ち上げている。小さなコンクリート建ての集会所に自助グループのメンバーとコミュニティ保健ボランティアが集まってくれた。ネパールではFCHV（Female Community Health Volunteers）と呼ばれる女性のコミュニティ保健ボランティアが、母子保健や感染症の発見活動など、政府の医療サービスの末端で重要な役割を担っており、彼女たちの活動なくしては、ネパールの末端医療は機能しないほどである。

その後、悪路を車で約二時間走り、隣のバルディヤ郡へ移動。タラタル村のハンセン病回復者のコミュニティを訪れた。中西部開発区域では、NGOのINF（International Nepal Fellowship：国際ネパール・フェローシップ）が長年ハンセン病への支援を続けている。INFが中心となって、厳しい差別で故郷を追われた回復者たちがネパール全土からここに集められたのが三五年前のこと。現在も八〇人の回復者や家族が暮らしていた。一見、普通の生活を営んでいるように見えるが、望郷の念を胸の奥に隠しているのではと思うと、いつものことながら、切ない思いにさせられる。

夕方、ホテルで偶然ネパール・ジャーナリスト協会前会長のダルメンドラ・ジャー氏に出会った。ジャー氏は二〇〇九年にタライ地区を訪れた際に同行してくれ、訪問先で地元のメディア向けにハンセン病に関する啓発集会を開いてくれるなど、ネパールでの制圧活動をともに推し進めてきた戦友である。ゆっくり思い出話でもと思

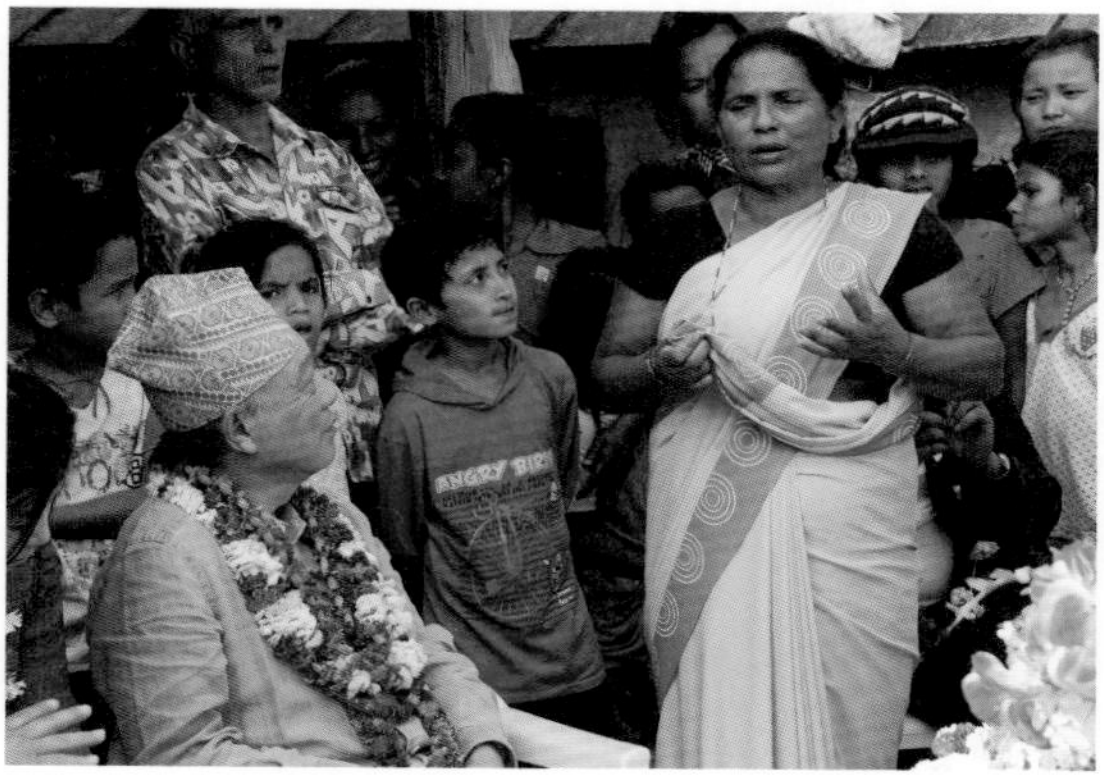

コミュニティ保健ボランティアの女性リーダーのダンギさんから現状説明を聞く（ネパール、2014年3月）

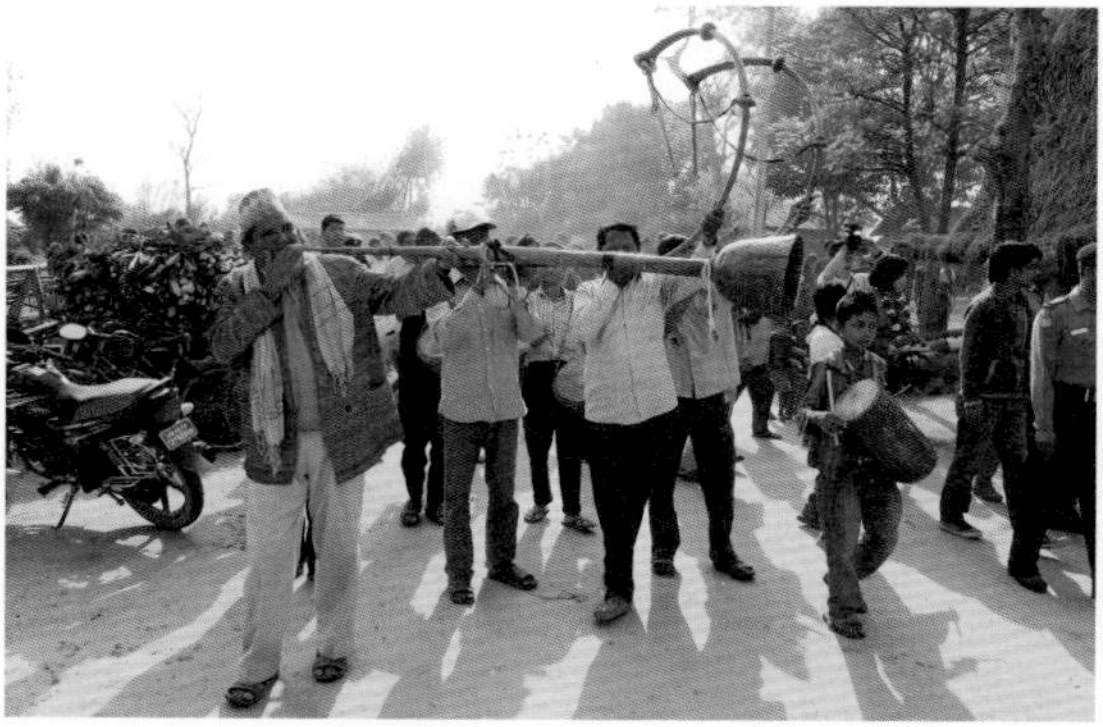

ガンジ保健所では、音楽隊が出迎えてくれた（ネパール、2014年3月）

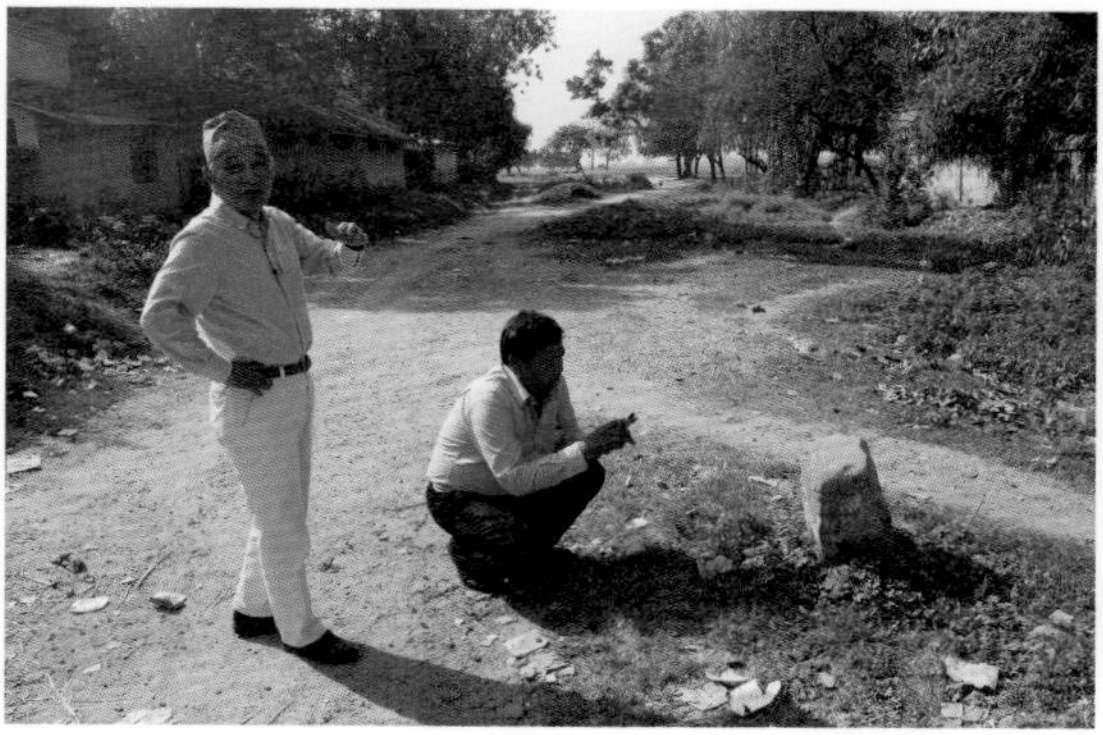

なんと右の方に写っている石が、インドとネパールの国境線の印（現ネパール山岳会の会長サンタ氏と）（ネパール、2014年3月）

ったが、先約があるとのことで、いつものように颯爽とした足取りでホテルから出て行ってしまった。

翌朝は、一九六〇年にGLRA（German Leprosy and Relief Association：ドイツ・ハンセン病協会）の支援で設立されたクリニックを訪れた。ここは、中西部開発区域におけるハンセン病の診療施設であり、バンケ郡やバルディヤ郡から患者が集まって来る。医師一人、看護師六人をはじめとした総勢一四人のスタッフで、ハンセン病の診断や治療のほか、合併症の治療なども行っていた。入院患者数は八人。病床が少ないため最大二週間までしか入院できない。本来、ハンセン病の治療のためには入院は必要ないが、インドからの越境患者や外科処置や長期入院が必要なケースでは、患者は約一二〇キロ離れた隣のスルケット郡にある主要診療施設に送られる。

カトマンズに戻るため空港に向かう途中、インドとの国境まで足を延ばした。国境といっても草の生えた地面にところどころ目印の石が置かれているだけだった。教えてもらわなければ、気づかずに通りすぎてしまうような国境である。ネパール、インドのどちら側

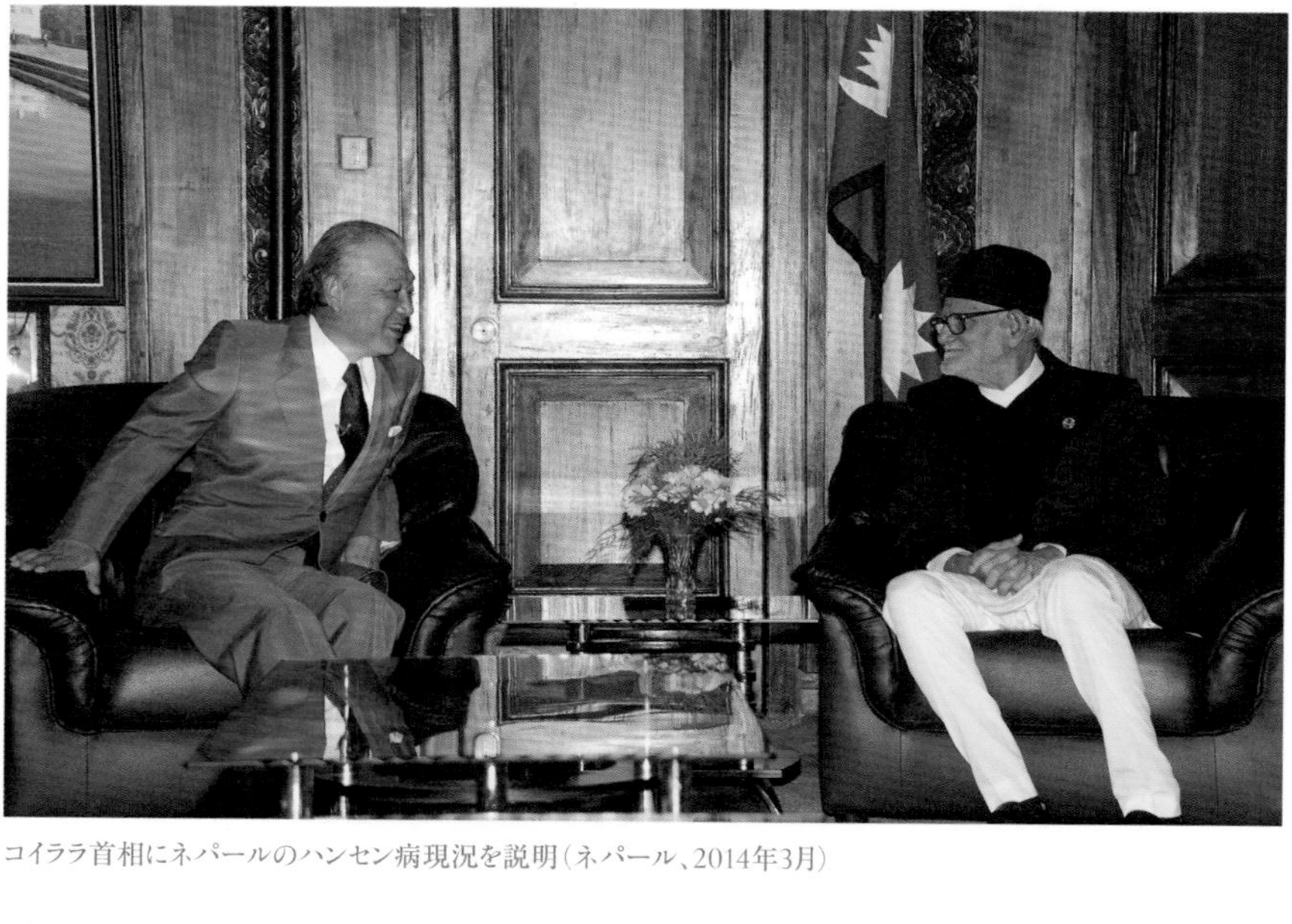

コイララ首相にネパールのハンセン病現況を説明（ネパール、2014年3月）

を見ても、のどかな田園が広がる。国境を接するインド側はウッタルプラデシュ州で、とりわけ患者数が多いバーライック県だ。ハンセン病の治療のために、ネパールの病院にやって来る患者も少なくないのである。

翌日はコカナのハンセン病療養所を訪ねた。一八五七年に国王によって設立された国立療養所で、現在約一〇〇人のハンセン病回復者とその家族たちが暮らしている。当初はバグマティ川というヒンドゥー教の聖なる川の両岸に、男女別に療養所が建てられていたが、その後、右岸に統合された。居住棟は四棟建設されたが、現在残っているのは一棟のみ。建設後八〇年を経過し老朽化したため、笹川保健財団の支援で周辺に新たな居住棟を建設し、移住が進められた。同行したネパール政府保健省のバンダリ・ハンセン病対策局長は、老朽化が進む建物を案内しながら、「ここはハンセン病の歴史を保存するための資料館として残したい」という夢を語ってくれた。

カトマンズへの帰り道に、そのバンダリ局長が勤務する保健省ハンセン病対策局に立ち寄った。ここは、一九七九年に日本財団の支援でハンセン病患者や回復者のためのトレーニングセンターとして建てられたが、修復工事を施し、現在はハンセン病対策局として活用されている。

夕方、保健省、WHO関係者、ハンセン病回復者、NGOによる連携会議が行われ、ネパール全土からハンセン病回復者組織のメンバーも集まってくれた。喜ばしいことに、そのハンセン病回復者のリーダーの三割以上が女性だった。隣国インドではハンセン病回復者リーダーの大半が高齢の男性で、まだ女性のリーダーは数えるほどしかいないことと比較すると、非常に先進的である。当事者組織の一つIDEA(International Association for Integration, Dignity and Economic Advancement)ネパールの代表を務めるパルヴァティ・オリ氏も、英語が堪能で将来の活躍が期待できる若手女性リーダーの一人である。世界各国で回復者の組織化を進めている私にとって、若いリーダーは貴重な存在であり、それぞれの国における若手リーダーの育成は、私の使命の一つになりつつある。

ネパールでは、IDEAネパール、カトマンズを中心に活動するREADネパール(Rehabilitation Empowerment and Development Nepal)、ハンセン病回復者福祉協会、草の根の自助グループなど、地域ごとにいくつかの当事者組織が立ち上がっているが、横断的なハンセン病回復者のネットワークを立ち上げる動きが生まれているのは、当然ながら歓迎すべきことである。フィリピンでも同様の動きがあり、二〇一二年にはCLAP(Coalition of Leprosy Associations of the Philippines：フィリピン全国回復者・支援者ネットワーク)が立ち上がった。

最終日の朝は、大統領官邸でラム・バラン・ヤダヴ大統領と会談した。政治活動に携わる前はネパール南部のタライ地区の病院で二〇年以上医師を務め、保健大臣を二期務めた大統領は、ハンセン病の問題に高い関心を寄せていた。二月に就任したばかりのスシル・コイララ首相には、ハンセン病制圧達成後も、政府、国会議員、メディアが連携して対策を続けていく必要性があることを訴えた。

ネパール滞在中には現地の新聞で、ハンセン病の患者のいる貧しい家族が村八分になって、村のトイレに一週間閉じ込められていたという記事を読んだ。僻地や深い山々に点在する村々では、情報もなく、古い因習の中での生活を余儀なくされている人々がまだ多数存在するのだ。

私の制圧活動の原点で——大韓民国［四月］

［ルート］羽田→韓国・ソウル（飛行時間三時間）—一泊—ソウル→羽田（飛行時間二時間）

韓国には、日本の植民地時代の一九一六年につくられた「ハンセン病隔離の島」がある。韓国南部、全羅南道沖の小島、小鹿島《しょうろく》の「小鹿島慈恵病院」である。二〇〇二年、全療協会長で国家損害賠償訴訟原告団代表の曽我野一美さん、多摩全生園のハンセン病資料館建設に尽力された平沢保治さん、佐川修さん、亡父、笹川良一の韓国人養女、金美玉さん（韓国を代表するオペラ歌手になっていた）らと訪れた。かつて入所者の強制労働により施設を拡張、一九四〇年には最大六〇〇〇人を超えるハンセン病患者が収容されていた。戦後、韓国政府が隔離政策を引き継いだが、一九六〇年には隔離政策を法律上放棄した。

二〇一四年四月、韓国のソウル郊外、安養にある「韓国ハンセン病研究院」を訪れた。この研究院は、一九七四年に、韓国大使を一九七二年まで務めた金山政英大使が、父、笹川良一を訪ね、韓国のハンセン病をめぐる窮状を訴えて、皇太子妃美智子殿下も心配されていらっしゃるとの話に、父が建設を即断したものである。同研究院には病院も付属されていた。一九七六年の九月、父、笹川良一に同行して竣工式に参加した私は、変形した容姿の患者を抱きしめ、傷口を素手で触る父の姿に深い衝撃を受けた。ここは、私をハンセン病の制圧と差別撤廃活動へと導いてくれた思い出の地でもある。竣工式典には当時二四歳だった清楚な朴槿恵《パククネ》（前大統領）さんも出席した。当時の彼女は、ハンセン病回復者が営む養鶏場の卵が社会の差別によって売れないことに心を痛め、大統領である父親を説得して軍の食糧として購入させることに尽力し、回復者から感謝されていた。来日の折、昼食をともにしたことがあったが、大統領時代の彼女からは想像できないほどシャイでしとやかな女性だった。

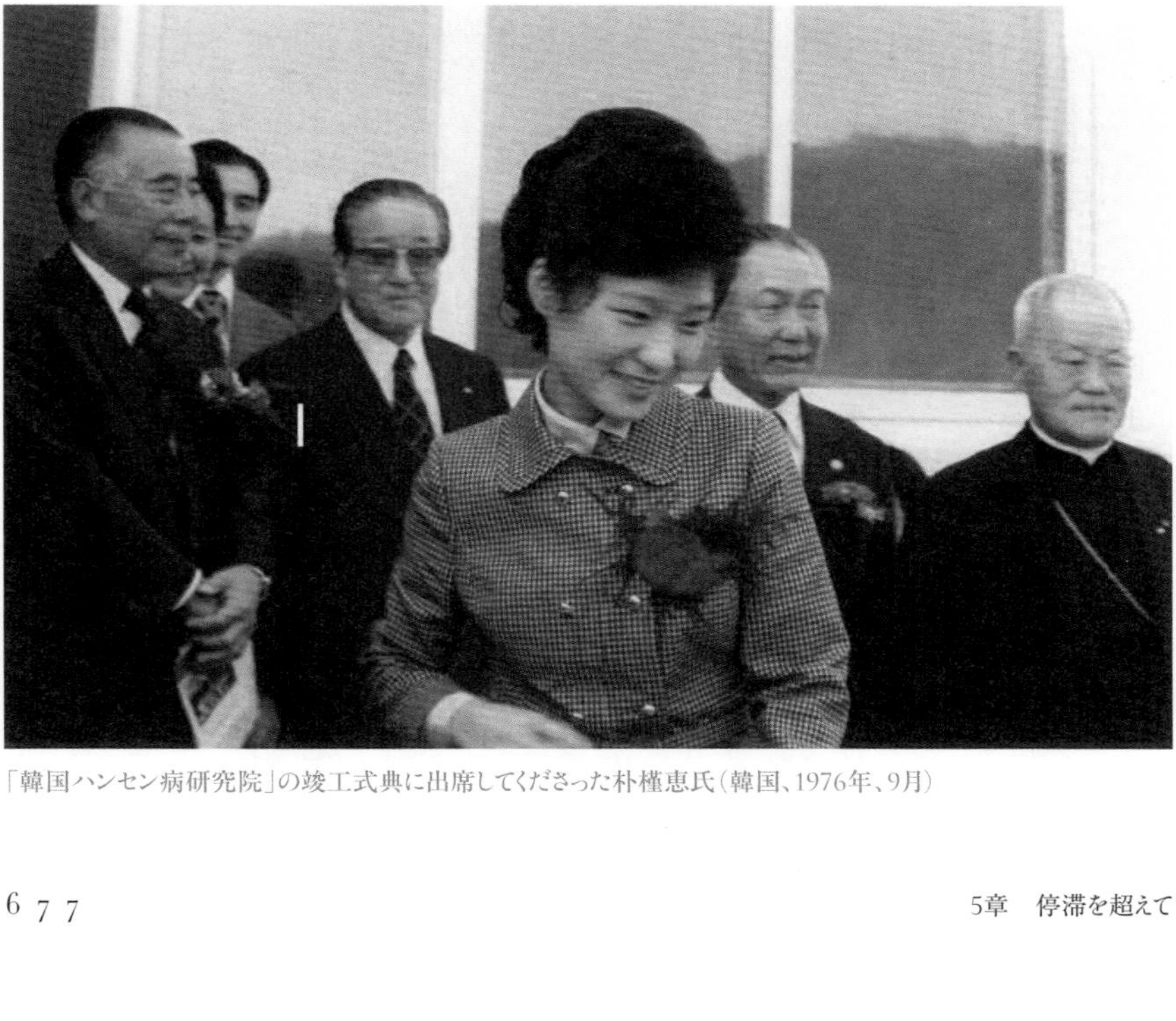

「韓国ハンセン病研究院」の竣工式典に出席してくださった朴槿恵氏（韓国、1976年、9月）

一二年振りに訪れた「韓国ハンセン病研究院」は、桜が満開だった。竣工時、父が記念に植樹した木はすでになかったが、二〇〇二年に私が小鹿島訪問のときに立ち寄った際に植樹した木は、立派に育っていた。韓国のハンセン病病院はここのほか全国に七カ所あり、二〇一二年の登録患者数は二六五人とのことだった。研究院には「定着村」の聖ラザロ村が隣接している。

「定着村」は、一九六〇年代から回復者の社会復帰のための方策としてつくられた。偏見や差別によって社会復帰が困難であった回復者が集団で入植し、農業や牧畜で生計を立てていくためのもので、現在では九〇の定着村があり、住民の数は二〇人程度から一〇〇〇人くらいまでと規模は様々だが、全回復者の約三割に当たる約一万二〇〇〇人とその家族約一万三〇〇〇人がともに暮らしている。養豚、養鶏などの畜産によって生計を立てているところが多く、鶏卵の生産量は韓国全土の約三割が定着村で生産されているといわれている。

韓国でのハンセン病対策の大きな功労者が、今回、私の訪韓のためにフィリピンからわざわざ帰国、同行してくれたハン（韓相泰）先生である。ハン先生はWHO西太平洋地域事務局長を務め、この地域のハンセン病制圧活動に尽力された。私のミクロネシア共和国訪問時には、大統領、ハン先生、私の三人が、報道陣の前で啓蒙活動として一緒にハンセン病の治療薬であるMDTを飲んだという思い出もあるが、そのハン先生が保健省課長時代に定着村構想を発案し実行されたことは、今回、夕食をともにするまで知らなかった。この定着村構想と養豚、養鶏の仕組みは見事に成功している。もしこのモデルが世界に普及していたら、いまも貧困にあえぐ各国の回復者の生活は相当違ったものになっていただろう。

研究院ではゼブラフィッシュにらい菌を移植する研究をしていた。通常、アルマジロかヌードマウスが実験用動物であり、これは世界でも珍しい試みである。

病院では十数名の男女の患者を激励したが、一人のインドネシアの患者が入院していた。「近年、外国人労働者の発病もあり注意が必要だ」とは、担当医師の説明だった。

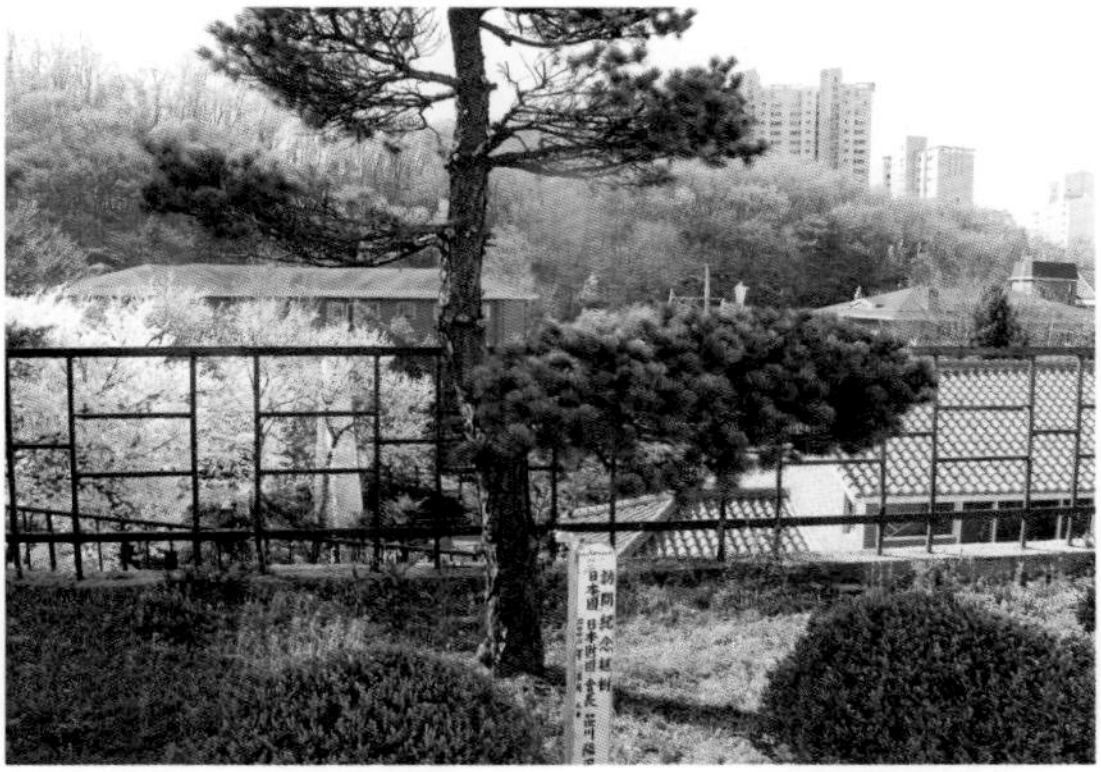

2002年に植樹し、大きく育った松の木（韓国、2014年4月）

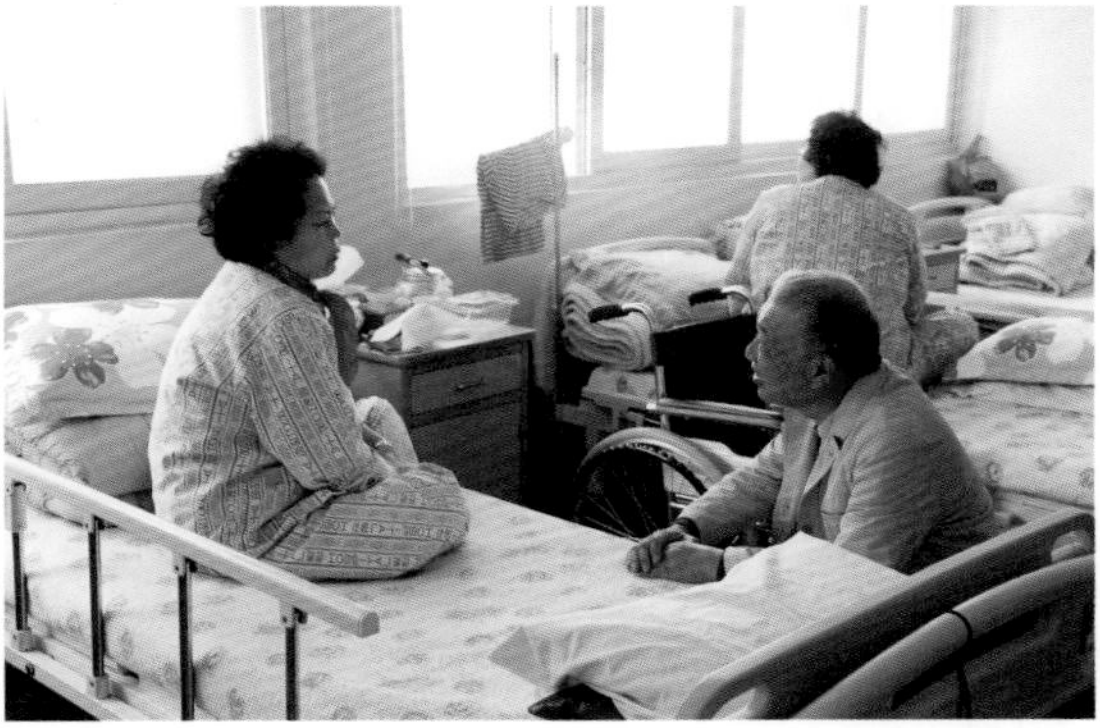

私のハンセン病活動の原点となった、韓国のハンセン病病院（韓国、2014年4月）

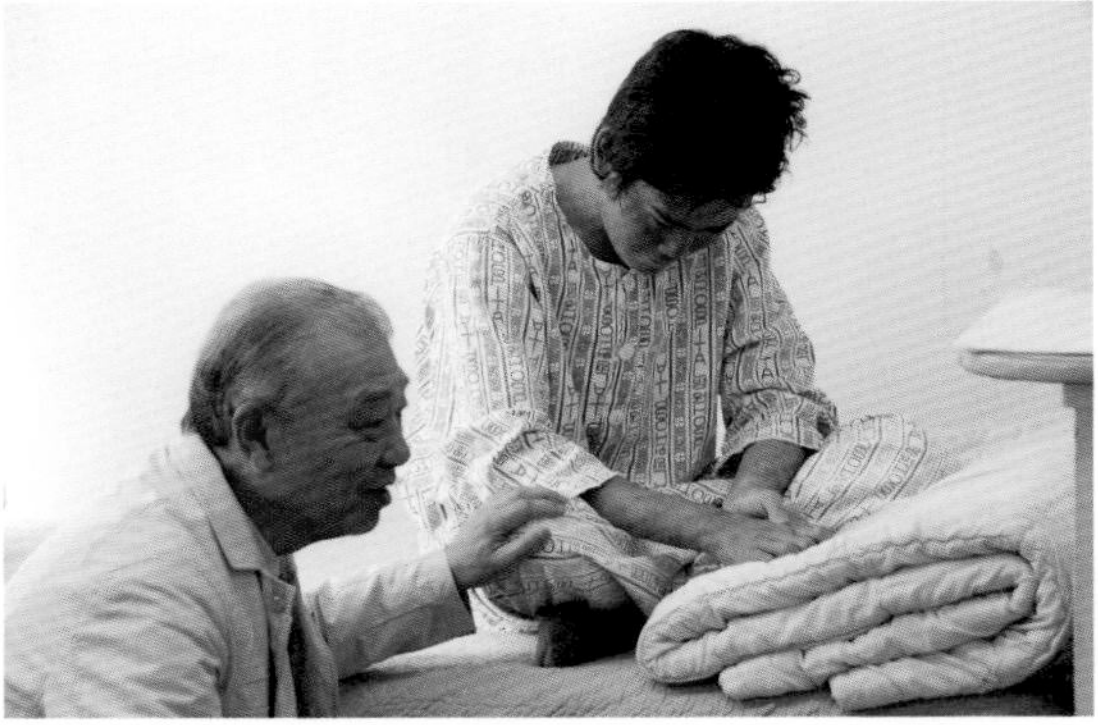

失望のあまり俯く患者を激励する（韓国、2014年4月）

のどかな田園風景だったかつての面影はなく、研究院の隣接地には何棟もの高層マンションが林立しており、時の流れを感じさせる訪問でもあった。

ジュネーブで世界と対話する——スイス連邦［五月］

［ルート］成田→オランダ・アムステルダム（飛行時間一一時間三〇分・トランジット三時間四五分）→ラトビア・リガ（飛行時間二時間）—一泊—リガ→アムステルダム（飛行時間二時間二五分・トランジット三時間）→スイス・ジュネーブ（飛行時間一時間二五分）—四泊

ラトビアでラトビア大学でのSYLFF（Sasakawa Young Leaders Fellowship Fund：ササカワ・ヤングリーダー奨学基金）一〇周年記念式典に出席した後、ジュネーブへ。

毎年五月のジュネーブでは、WHO総会のために世界各国から集まった保健行政のトップと直接意見を交換する。初日はアンゴラのホセ・ヴァン＝デュネム保健大臣と会談した。大臣は、二〇〇三年に私が同国を訪れた際に、副大臣として現場に同行してくれた。当時は三〇年近く続いた内戦直後で、ハンセン病の新規患者数も二〇〇〇人を超えていたが、その後、保健省などの努力により新規患者数も四〇〇人にまで減少している。大臣からは「薬の提供だけでなく、難しい時期に国を訪問し、遠隔地にも足を運んでくれたことを私たちは決して忘れない。笹川さんのサポートに報いられるようにしたい」と、一〇年以上も前のことを懐かしむように語り、差別をなくすために他省庁と協力して取り組んでいくと話された。

フィリピンのエンリケ・オナ保健大臣とは四年連続の会談だった。昨年一一月にフィリピンを襲った台風ハイエンによって、回復者が多く住むクリオン島にも甚大な被害があった。日本財団は、被災した家屋の修繕などを

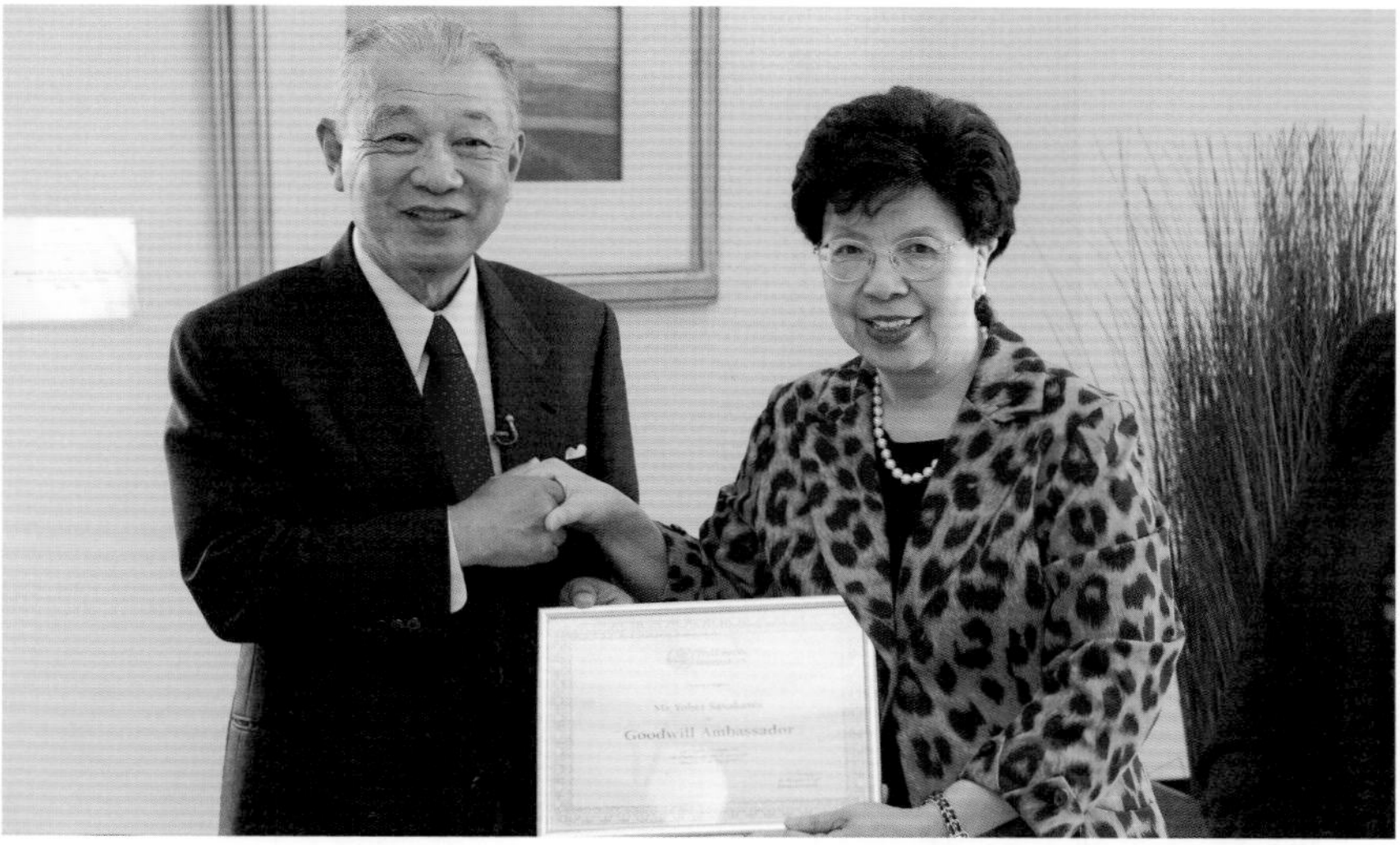

2年ごとに更新されるハンセン病大使任期延長の承認式でマーガレット・チャンWHO事務総長と(ジュネーブ、2014年5月)

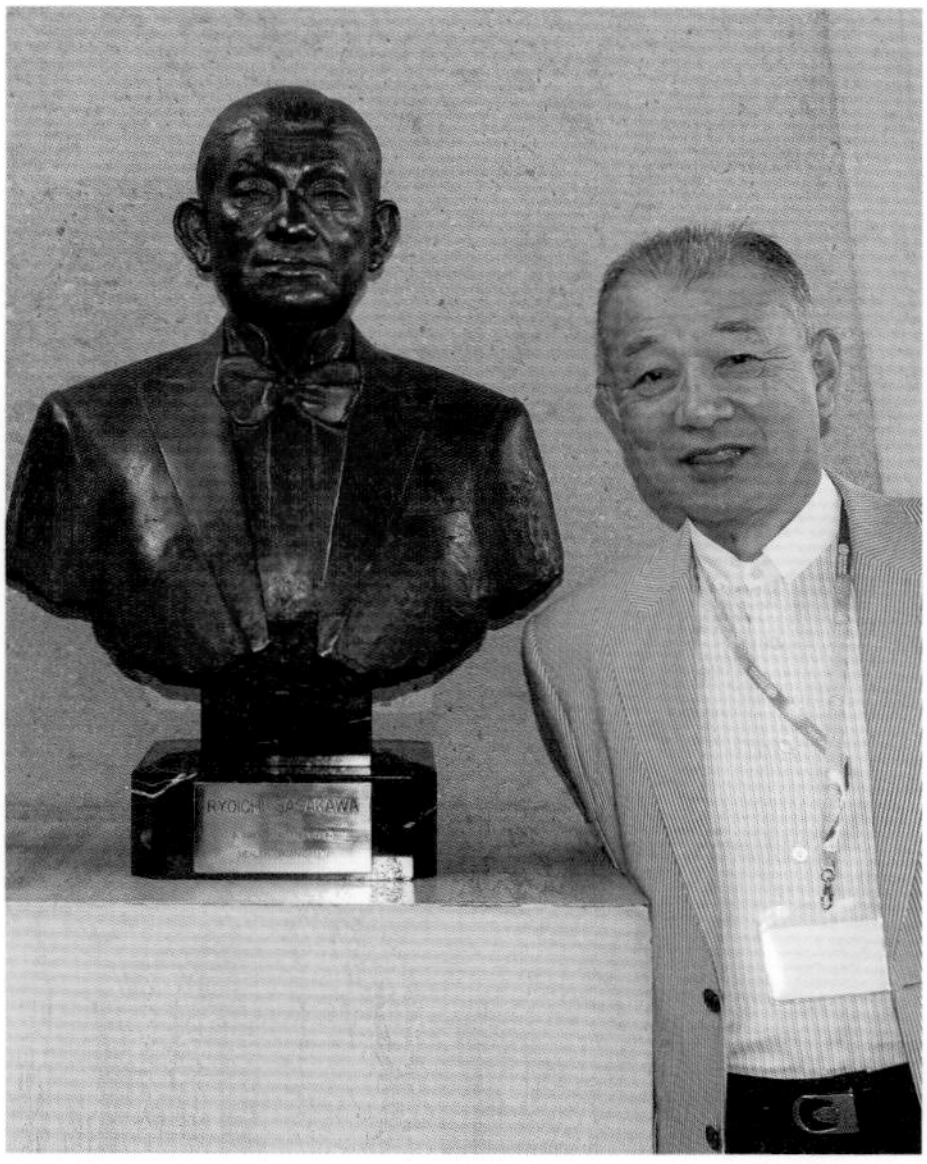

WHO本部に設置されている父良一の胸像(ジュネーブ、2014年5月)

行うため日本の学生ボランティアをクリオン島に派遣した。大臣から、ちょうど保健省のスタッフがクリオン島を視察したという話があり、日本からの支援への謝意を示された。

翌日は、旧知のブラジルのジャルバス・バルボサ副保健大臣と意見交換を行った。ブラジルは制圧を達成できていない唯一の国だが、副大臣からは「二〇一三年の最新の統計では、全ての指標において改善がみられた」との報告があった。

タンザニアのセイフ・セレマン・ラシディ保健大臣によると、二〇〇四年には五〇〇〇人だった新規患者が現在では二〇〇〇人まで減っており、さらなる対策推進を試みているとのことだった。

ミャンマー、ザンジバル、コンゴ民主共和国、モザンビークの保健大臣、モロッコ、中国、スリランカなどの保健省高官とも連続して会談した。WHO事務局は私のために一室を用意し、各国大臣とのアポイントメントも取ってくれるようになって、次々に私の部屋を訪れてくれるので、実に効率よく会談が進む。

また、WHOのアメリカ地域、西太平洋地域、南東アジア地域、東地中海地域、アフリカ地域の各地域の責任者である地域事務局長らとも会談した。WHOの地域事務局長は国際選挙で選ばれ、それぞれの所管地域各国の公衆衛生政策に大きな影響力をもっており、彼らの理解と指導力がハンセン病対策の推進には欠くことができない。ジュネーブでのWHO総会や、地域事務局の所在国を訪れた際には必ず会い、ハンセン病対策の意見交換を行っている。特に今回は、世界のハンセン病患者の半数以上を抱えるインドと三番目に多いインドネシアなど、蔓延国の多い南東アジア地域の地域事務局長に新しく就任したプーナム・シン氏と就任後初めて意見交換した。

WHO総会での「笹川健康賞」の授賞式も毎年の恒例である。地域医療に貢献したNGOを対象に賞金が提供されるWHOで最も古い権威のある賞となっている。この賞のユニークな点は、賞金を活動に使わなければならないことである。今年はハンセン病対策に五〇年以上にわたって従事してきたドミニカ共和国の「フベルト・ボガエルト・ディアス博士記念ハンセン病コントロール財団／ドミニカ皮膚科研究所」が受賞した。受賞団体代表を招いた昼食会には、WHOのマーガレット・チャン事務総長も駆けつけ、祝辞を述べた。また、私のWHOハンセン病制圧大使としての任期をさらに二年間更新する署名式も行われた。チャン事務総長に、活動報告の代わりに、二〇〇一年の大使就任以来会談した延べ三二〇人の各国大統領や首相、保健大臣や州知事などとのリストを手渡すと、「WHOの中で最もよく働く大使だ」と驚いた様子だった。

ティキレスティ療養所での「求婚」——ルーマニア［五月］

［ルート］スイス・ジュネーブ↓ドイツ・ミュンヘン（飛行時間一時間一五分・トランジット一時間）**↓ルーマニア・ブカレスト**（飛行時間二時間）**—四泊—ブカレスト↓フランス・パリ**（飛行時間三時間三〇分・トランジット二時間）**↓成田**（飛行時間一二時間）

ジュネーブからミュンヘンを経由してルーマニアに入った。ルーマニアでは、近年ハンセン病の新規患者は出ていないが、東部のティキレスティにはこの国唯一の療養所が残されている。かつては「東のパリ」とも呼ばれたように建築物などにフランス文化の影響の色濃い首都ブカレストから、車で東に五時間走るとドナウ・デルタに至る。ドナウ川が黒海に流れ込むこの一帯は、ユネスコの自然世界遺産に指定された美しい湿地帯である。そこからさらに三〇分ほど、アカシアとライラックの森に囲まれた人里離れた場所にティキレスティ療養所がある。

今回、訪問を調整する際に、在日ルーマニア人の方にルーマニア語でメールを送ってもらったところ、先方は「まさか日本からルーマニアの片田舎まで視察に来るはずがない」と思い、迷惑メールだと思って返事をしなかったという。ブカレストの街頭でも人々にルーマニアのハンセン病について質問したが、誰も知らなかった。それくらい社会から「忘れ去られてきた場所」なのかもしれない。

ティキレスティ療養所は、第一次世界大戦後の一九二八年に、かつての施設が再建されたが、当時の患者数は約一八〇人だった。患者用の家屋が四七軒あり、映画館もあるほど賑やかだったが、現在は四八歳から八六歳の回復者一六人ほどがひっそりと暮らしている。二〇〇五年には、使用されなくなった居住棟を改築して老人介護施設を設立し、ハンセン病に対する偏見をなくすため、一般者を入居対象とする施設とした。

療養所では、ラスヴァン・ヴァシリュウ院長が出迎えてくれ、居住棟や教会などの施設を案内してくれた。天気のよい日で、居住棟の前では回復者が日光浴をしたり雑談をしたり、ゆったりと過ごしていた。

美しいドレスを着て、赤いバラを耳にかざしたマリアさんは、一九七〇年代に一五歳でハンセン病と診断され、以来ここで暮らしている。表情は明るかったが、「子どもが一二歳のときに未亡人になり、辛い人生だった。息子は結婚して隣の村に住んでいるのよ。ここは退屈だからどこかに連れて行ってほしい。金持ちの旦那を探しているの。だから周りの人に気に入られるように、いつもきれいな服を着ているの」と悪戯っぽい笑顔で話してくれた。冗談で私に「今日夢がかなった。もう待ちません。一緒にどこかに行きましょう!」と言い、二人で手を取り合って踊った。

ドムニカさんは、両親ともにハンセン病を発病し、父親は一四歳、母親は一二歳からこの療養所に住み始めた。二人はここで出会って結婚し、ドムニカさんが誕生した。彼女も三歳の頃にハンセン病と診断され、治療を始めたが、手に少し障害が残った。街の学校に通った後、ドナウデルタのトルチェという街で三〇年間働き、いまもその街で息子と暮らしている。両親は他界したが、「私の心がここにつながっている」と、年の半分くらいはここで過ごしているそうだ。部屋のあちこちに両親の写真が飾ってあった。

最後に、療養所内の墓地を訪れた。一九二八年の設立以来、一〇〇人以上がここで眠っている。マリアさんの旦那さん、ドムニカさんの両親……それぞれのかけがえのない物語がこの地に埋葬されていた。

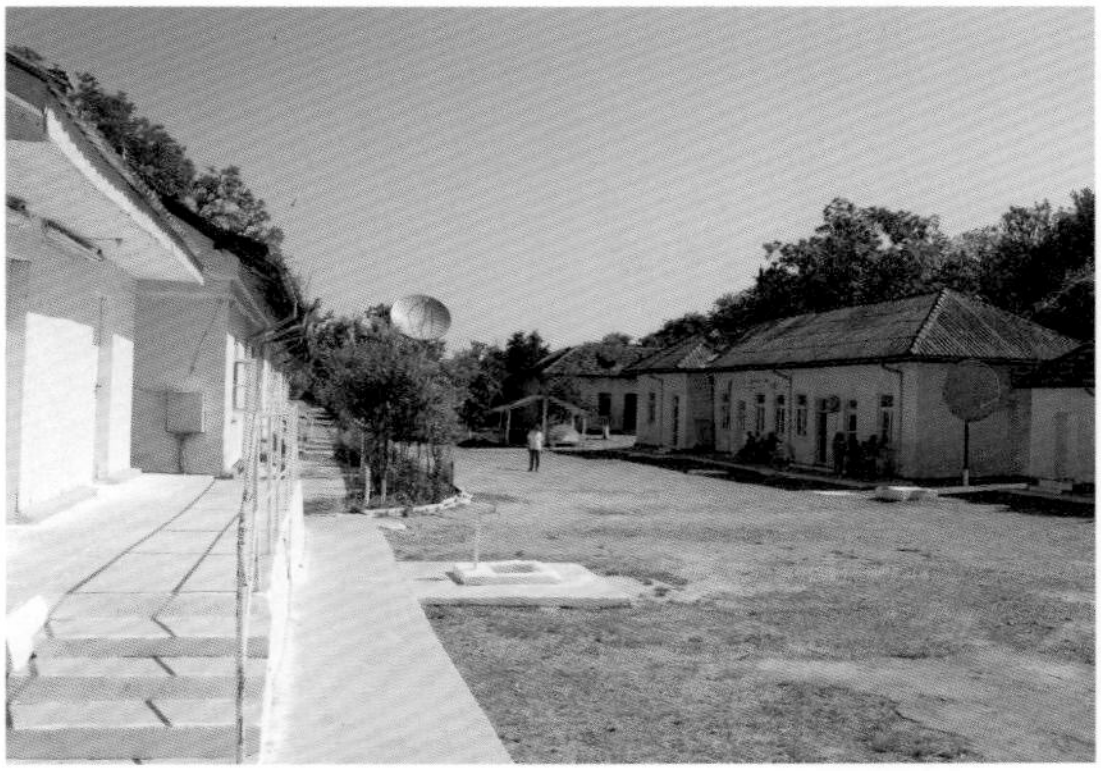

かつては映画館もあった療養所の居住棟の一画（ルーマニア、2014年5月）

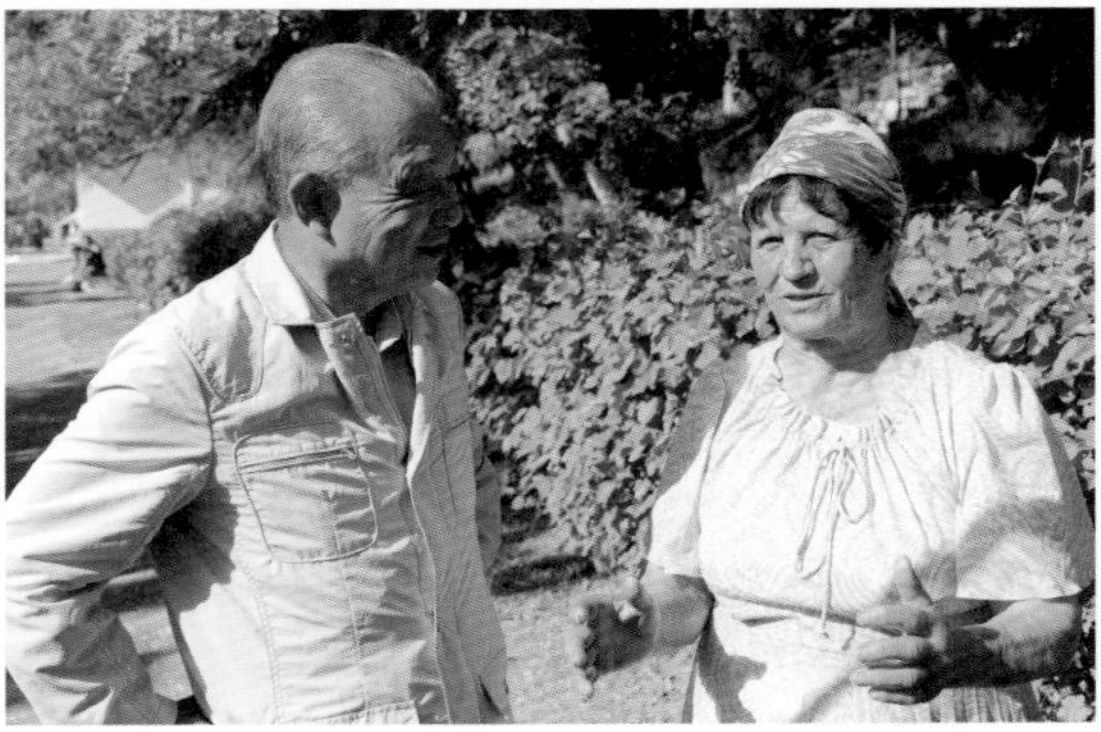

バラを挿して「私こんなにオシャレしているの、どこかいいところに連れて行って」とせがまれる（ルーマニア、2014年5月）

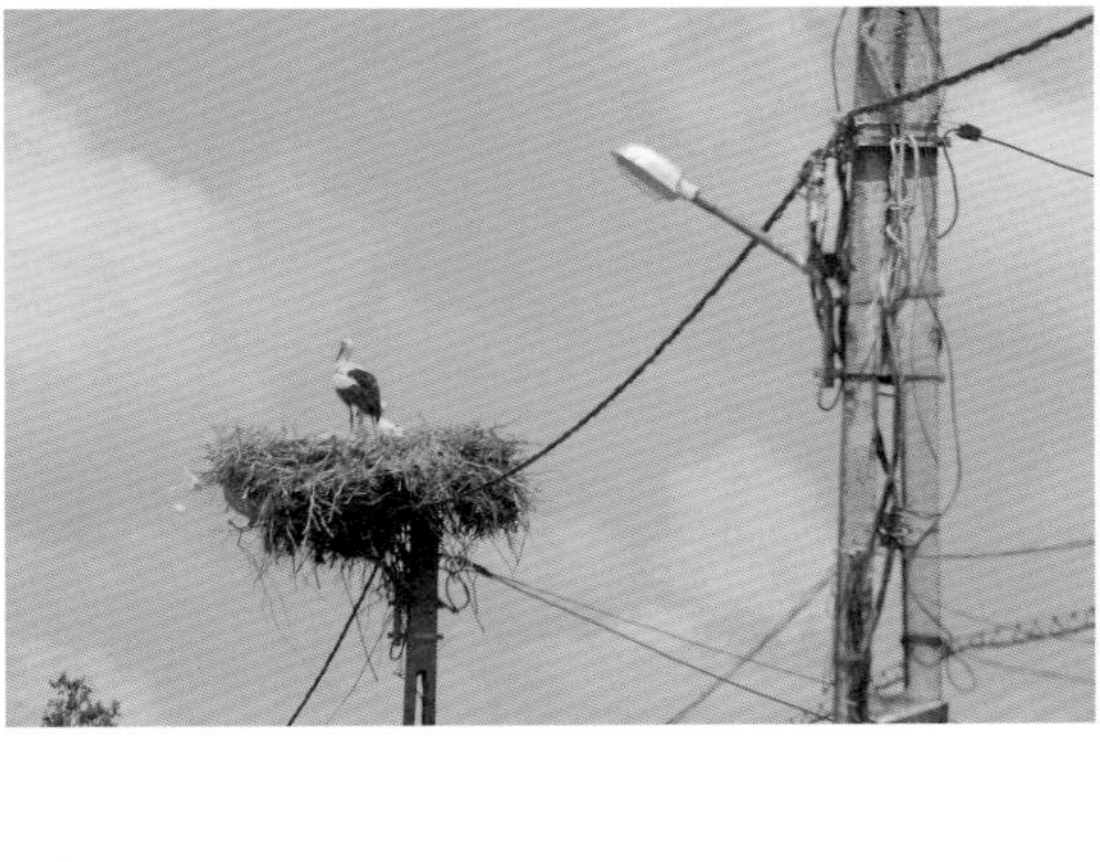

療養所近くの電柱に巣を作るコウノトリ（ルーマニア、2014年5月）

WANAフォーラム——ヨルダン・ハシェミット王国［六月］

六月は第六回「WANA（西アジア・北アフリカ）フォーラム」参加のためにヨルダンを訪問した。

「WANAフォーラム」は、西アジア・北アフリカ地域の経済・環境・エネルギー・教育・社会問題などを、各国の政治指導者、国際機関代表者、学者、研究者、市民社会代表者など幅広い分野を代表する文化的指導者が国を越えて対話を行う場で、チェコのハヴェル大統領と私が、ともに一九九七年から一七年間にわたってプラハで行ってきた国際知的対話のプラットフォーム「フォーラム2000」のアラブ版である。「フォーラム2000」を通じて友人となったヨルダン王国のハッサン・ビン・タラール王子と協力して、アラブ諸国、トルコ、イラン、イラクや南アジアに至る国々の文化的指導者を招聘して国際会議をヨルダンの首都アンマンで六回開催した。ハッサン王子は、「ローマクラブ」理事長、「人権問題に関する独立委員会事務局」理事長などの要職にあり、中東を代表する賢人として名高い人である。

WANAフォーラムは二〇〇九年に第一回を行い、この二〇一四年六月一一日の第六回会議が最終回となった。各回のテーマは以下の通りだった。

第一回▼人間の安全保障
第二回▼国境をまたがる課題とその解決に向けて
第三回▼変化しつつあるWANA地域
第四回▼アイデンティティの課題
第五回▼住み慣れた環境を追われた人々
第六回▼司法へのアクセス向上

毎回二〇カ国ほどの国々からの参加があり、アラブの春（二〇一〇年から二〇一二年にかけてアラブ世界において発生した大規模反政府デモ）もあったので、会議では様々な共通課題を取り上げ、盛会となった。この会議の意義は、それまで存在しなかったアラブ諸国の文化的リーダーの国境を超えたネットワークができたことにある。

我々はWANA地域が直面する経済、環境、エネルギー、市民社会などの諸問題について、日本や東南アジアの例を紹介することにも力を注いだ。過去の会議には我々が招待したインドネシア、マレーシア、フィリピンなどの指導者や、日本からは日本政府代表を務めた有馬龍夫大使、西村六善大使、米倉誠一郎一橋大学教授、恒川恵市政策研究大学院大学副学長、菊池努青山学院大学教授が、発言のため参加して下さった。

以下、第六回会議における私のスピーチを紹介する。

本日は、第六回「WANAフォーラム」でご挨拶をさせていただけることを大変光栄に思います。はじめに、このフォーラムのホストであるハッサン王子、アハマド・マンゴー博士、そしてエリカ・ハーパー博士をはじめとするワーキンググループのメンバーの皆様のご尽力に心より敬意を表します。また、それぞれの国や地域の重要な課題に対し、日々研究を進めてくださっているワーキング・グループの皆様にあらためて感謝申し上げます。私は王子と長年にわたり親交を深める中で、WANA地域の平和で安定的な発展に対する王子の熱い想いを幾度となくうかがい、その確かなビジョン、情熱、揺らぐことのない志に大変感銘を受けてきました。

WANA地域に目を向けてみますと、ここが社会的、経済的、政治的、そして自然環境の側面から見ても、世界の中でも極めて重要な地域の一つであるということを痛感します。

しかし、長年の紛争やそれに続く混乱は、人間の安全保障を脅かし、政情不安を煽り、WANA地域に困難な課題をもたらしています。このフォーラムが、WANA地域の成長を妨げ、人々の生活を困難にしている様々な問題にＷＡＮＡ地域の関係者が取り組むための対話の場を築いてきた経緯は評価すべきことであり、それはまさに、ハッサン王子の先見性によるものであると思います。

今年のフォーラムのテーマは「リーガル・エンパワメント」です。世界中の何十億人もの人々が法の保護の外に追いやられているとされており、ＷＡＮＡ地域も例外ではありません。法の支配からの排除は、経済発展や人材育成に弊害をもたらし、さらには、インクルーシブな社会の構築への道を閉ざしてしまうでしょう。

私がこれまで行ってきた人道支援活動においても、このような暗い現実に何度も直面してまいりました。社会や法の保護から置き去りにされた人々。貧困にあえぎ、基本的な権利があることを意識していない人々。そのような人々の中でも、ここでは特にハンセン病患者・回復者についてお話したいと思います。

ハンセン病は人類の歴史の中で、誤解され、偏見の対象となってきた病気です。治療をしないまま放置しておくと、顔や手足などに目に見える変形が生じることもあるため、人々に恐怖の念を抱かせました。また、神の罰や祟りであるとも思われてきました。そして、多くの国々では、ハンセン病患者が家族から引き離されて孤島や遠隔地に隔離されてきました。

何世紀にもわたって、ハンセン病患者・回復者は法の保護の外で生きることを余儀なくされ、公共サービスにアクセスすることもなく、彼ら自身の人権を意識することもなく、そして、貧困から脱却することもありませんでした。

最近になってようやく、ハンセン病患者・回復者を取り巻く状況が改善されるようになりました。その背景には、国際機関、政府、ＮＧＯ、そして、ハンセン病回復者自身など、様々な関係者の協力がありました。

こうした関係者との取り組みの中でも「リーガル・エンパワメント」がもたらした成果は顕著なものでした。多くの国々でハンセン病に対する差別法が撤廃されました。さらに、世界中の様々な国々において、ハンセン病回復者が自らのための組織を設立し、法の下に平等な権利を持つ市民であると認識されるための活動をしています。

彼らの努力により、ハンセン病患者・回復者が公共施設や社会的リソースを利用できるようになるなど具体的な成果へとつながりました。そして、最も重要なのは、ハンセン病患者・回復者が自ら声を上げ、社会に発信できるようになったことです。

しかし、真の意味でのインクルーシブな社会を実現していくためには、多くの人々の意識を変える努力を同時に進めていかなければなりません。私は、公正を欠いた行為が長年の慣習と伝統に根深く結びついている社会を多く見てまいりました。それはあまりにも根深いため、意識の高い人ですら、そのような現実に気づいていないのです。本日のフォーラムでは、ぜひ、こうした視点も検討の対象に含めていただければと思います。

WANA地域において、様々な分野のリーダー的立場にある皆様が、個人や自国の利益に捉われず、この地域全体のよりよい未来を追求するために、忌憚なく議論することができる、このような機会は大変意義深いものです。「WANAフォーラム」が、今後WANA地域の発展と人々の明るい未来に貢献することを期待しています。

私が日本を出発する直前の六月八日、フランシスコ・ローマ法王の仲介で、イスラエルのペレス大統領とパレスチナ暫定自治政府のアッバス大統領がバチカンで中東平和を訴える合同祈願に参加したとの報道があった。アメリカのケリー国務長官の一一回にわたる仲介工作が失敗に終わったところでもあり、法王の仲介は和平交渉の停滞を打開するきっかけになるのではとの推測もあった。その様子を知りたいと、WANA開会式での挨拶終了後、エルサレムの大統領官邸を目指してアンマンを出発した。

ヨルダンとイスラエルの国境は、世界で最も検問が厳しいところである。在ヨルダン日本大使館と在イスラエル日本大使館の見事な連携プレーなくしてこの会談は不可能だった。大統領官邸の警備も厳重で、ペースメーカーを埋め込んでいる私は、埋め込み場所を確認するために肌を露出せざるを得なかった。

ペレス大統領とはプラハの「フォーラム2000」以来、たびたび面談の機会を得ている。彼はイスラエルの首相を務めた後、第九代の大統領に就任し、その七年間の任期をこの七月に終える。国民からも尊敬され、再任を望む声が強かったが、本人は、法律で決定したルールを簡単に変更することは良くないと固辞した。イスラエルの大統領は議会から選出される象徴的な存在ではあるが、ペレス大統領の存在は別格だった。今後もパレスチナとの和解に発言権があることに変わりはない。ただ、七月から大統領に就任するリブリン大統領、およびネタニヤフ首相、リーベルマン外務大臣と、三人揃って右派であり、ガザ地区への締め付けを強化していることが、今後の和平交渉の見通しを暗いものにしている。

当年九一歳のペレス大統領は、バチカンから帰国したばかりにもかかわらず元気そのものだった。アッバス大統領（日本での呼称は議長であるが、正式には大統領）の印象について質問したところ、「公平無私の人物であり、私は彼のことを信頼している」と発言した上で、「自分とアッバス議長は、平和的な解決のための合意書に署名している。イスラエル・パレスチナ間の問題解決には、平和的な手段以外ありえない。バチカンでは、ローマ法王が退席した後も、自分たちは残って話をした。イスラエルとパレスチナは文化的な背景が異なるのは当然である。こうした違いを踏まえて対話を継続することが重要である。異なる意見を尊重して初めて平和的な社会を実現することができる。和平プロセスについても、両国の指導者がこれをサポートして、正しい判断を下すと信じている」と語られた。

また「現在、パレスチナは、二五歳以上の人口が六〇％を占めており、今後、急速な人口拡大が見込まれる。たとえば、人口が五倍になって経済が成長しなければ、貧困層は四倍になる。この問題を解決するためには、政府や国際機関の援助だけでは不十分であり、ハイテク分野を中心とした起業支援が重要だろう。この点で、日本企業の貢献に期待している。テロは、蚊のようなものである。いつも血を吸おうとまとわりついてくるが、銃で蚊をすべて打ち落とすことなどできない。蚊が増えないような環境を整備する方がよほど効果的である。こうした観点からも、若い世代をターゲットにした起業支援は重要である」と、日本からの支援の重要性についての指

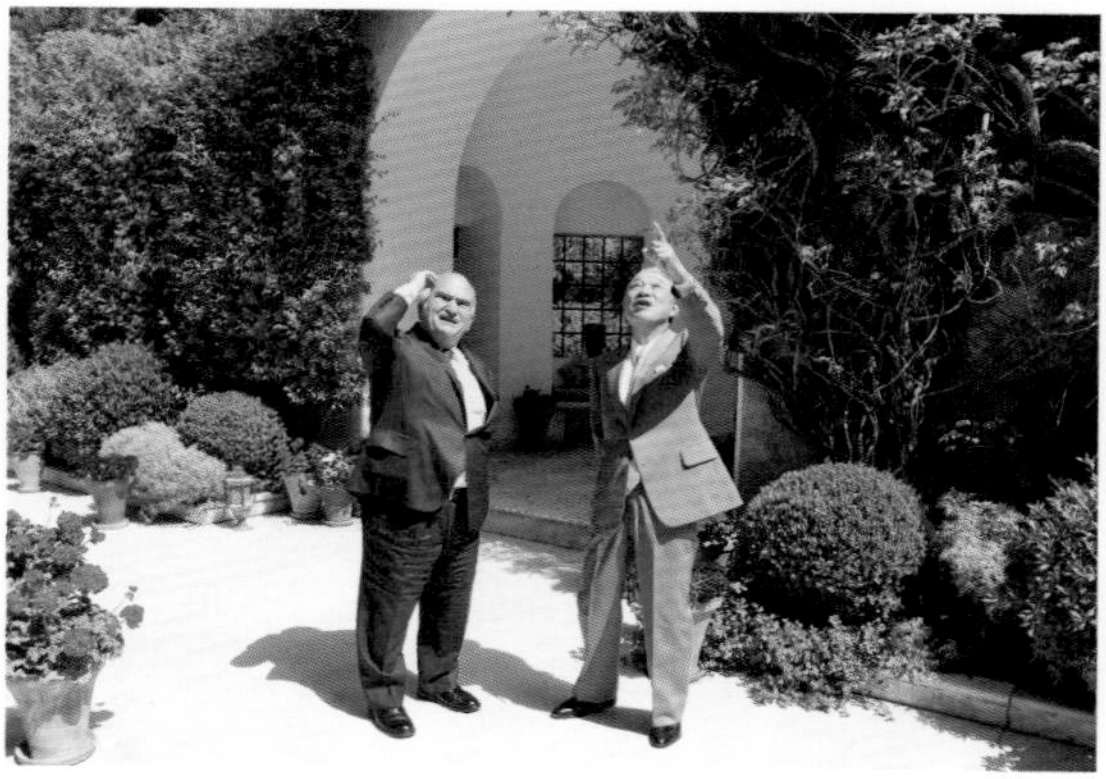

ハッサン王子の自宅前で（ヨルダン、2018年3月）

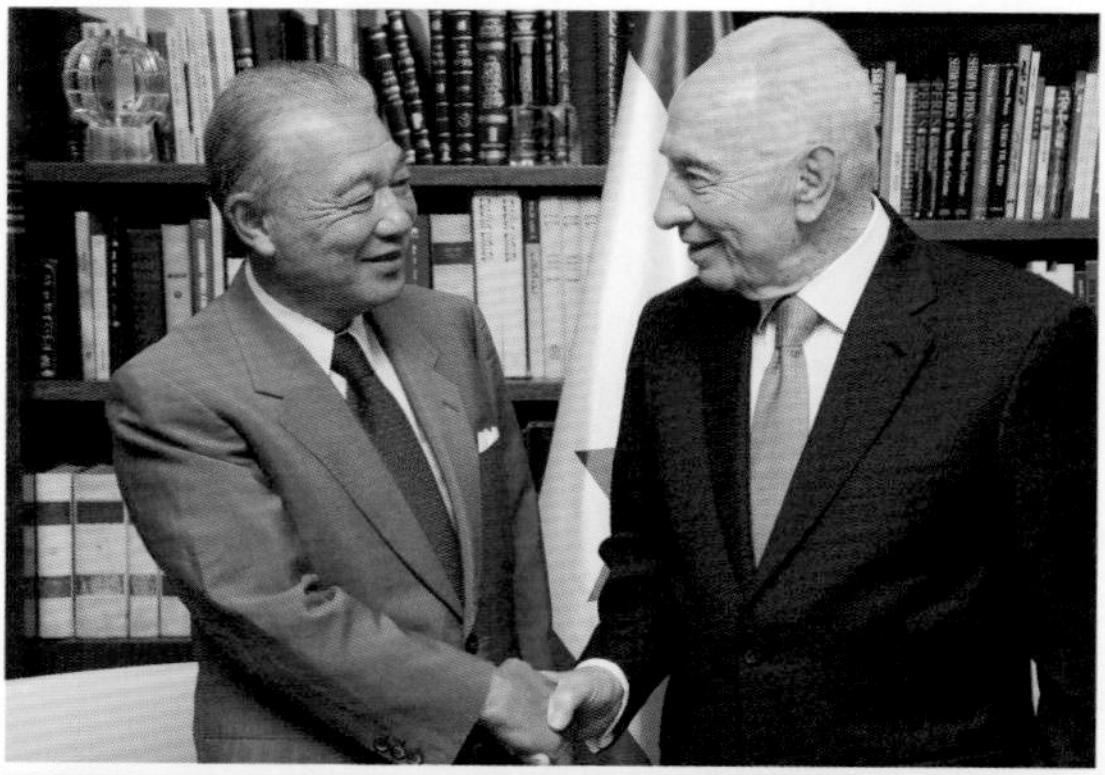

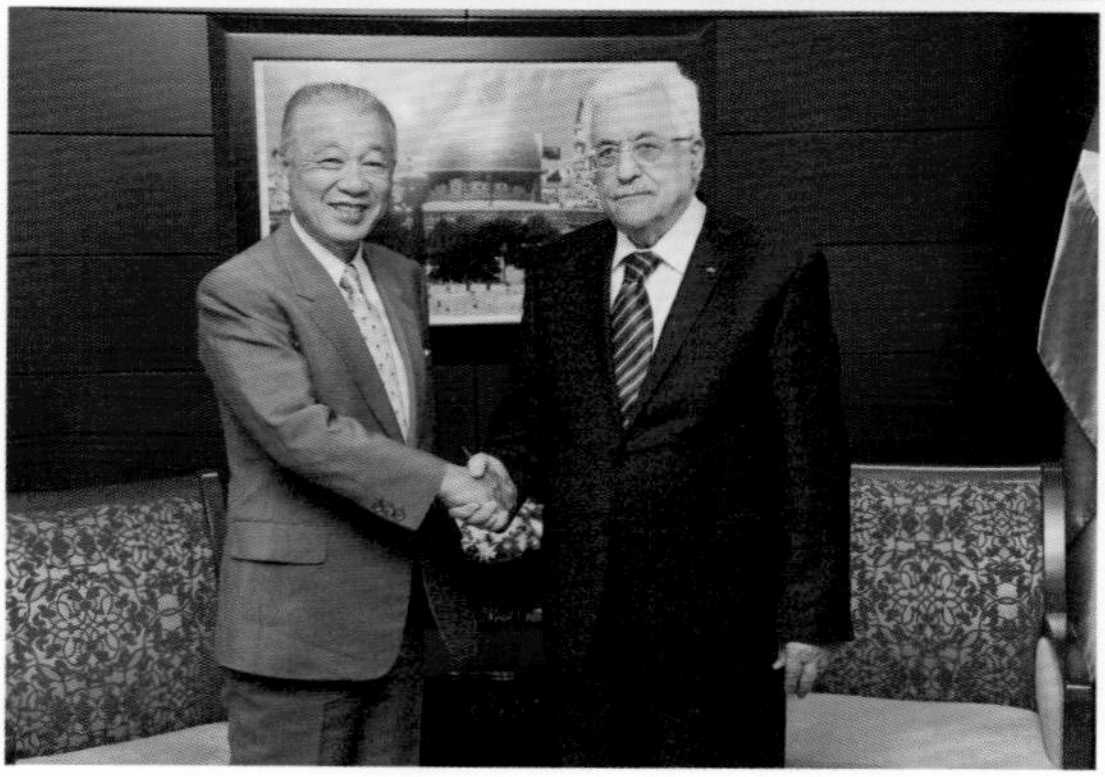

2014年6月にはイスラエルのペレス大統領（上）、パレスチナのアッバス大統領（下）とも、この地域の平和と安定について語り合った。

摘があり、私も同意した。

エルサレムでのペレス大統領との会談後、一旦アンマンのホテルに戻り、翌日、あらためてアッバス大統領と会談するために、ヨルダン川西岸のパレスチナ暫定自治区ラマッラーの大統領府を訪れた。アッバス大統領は、二〇〇四年に、アラファト大統領死去に伴いPLO（パレスチナ解放機構）議長に選出され、翌年、大統領選挙に当選して名実ともにパレスチナの代表者となった。バチカンから帰国直後の超多忙の中、ヨルダンのハッサン王子が直接電話で交渉してくださったおかげで、会談が実現した。

アッバス大統領は、東日本大震災の被災地や広島への訪問したときの体験など、日本に対しての思いを語り、「ペレス大統領は、いい奴（good guy）であり、ピースメーカーである。我々は親しい友人であり、先日のバチカンでは、共同礼拝の後、和平対話についてもペレス大統領と話をしたが、我々の間には何の相違もないことがわかった」と、ペレス大統領への信頼関係を強調し、和平交渉再開の見通しについて、「いつでも何の前提条件もなしに交渉を再開する用意があるし、その準備はできている」と明言した。

マヤンジャウンの教会で――ミャンマー連邦共和国［六月］

［**ルート**］羽田→**タイ・バンコク**（飛行時間六時間三〇分・トランジット三時間）→**ミャンマー・ヤンゴン**（飛行時間一時間二五分）―**四泊**―**ヤンゴン**→**成田**（六時間三〇分）

笹川保健財団は、一九七四年の設立当初から継続してミャンマー（ビルマ）のハンセン病対策活動を支援してきた。一九六三年のミャンマーには約六〇万人のハンセン病患者がいたと推定され、有病率（人口一万人あたりの患者数）では二五〇人になる。ミャンマー政府は、一九六九年から積極的なハンセン病対策活動を開始し、笹川保健財団

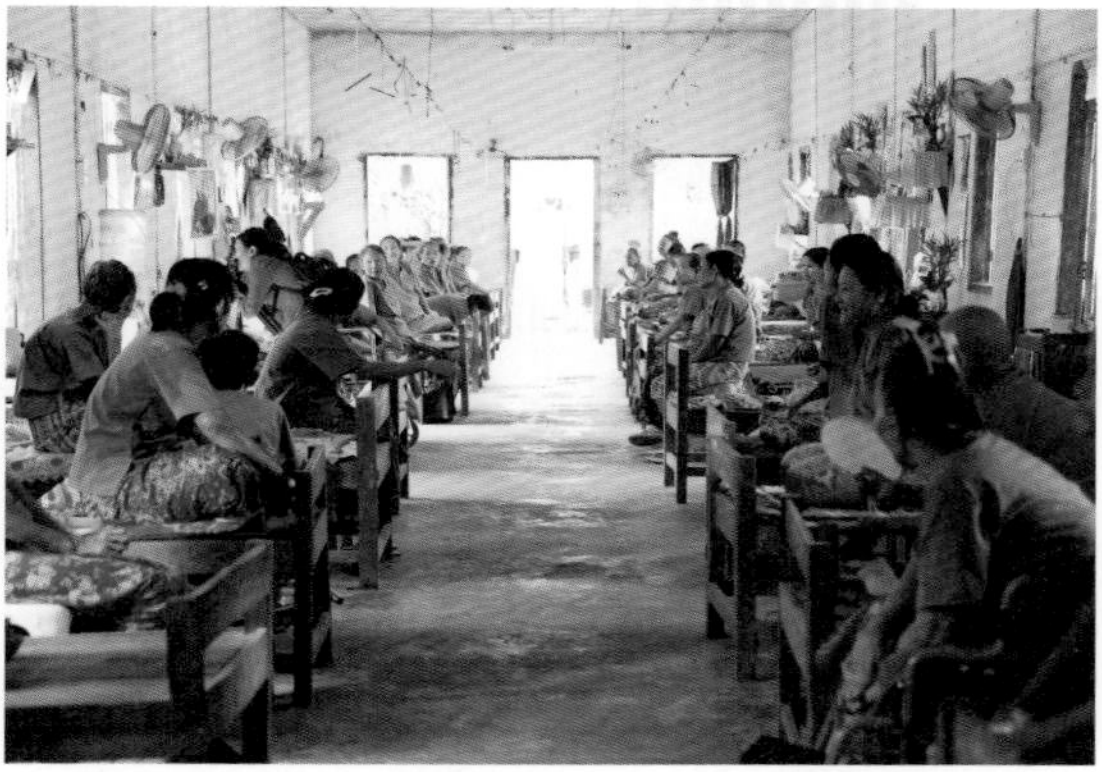

マヤンジャウン村の病院（ミャンマー、2014年6月）

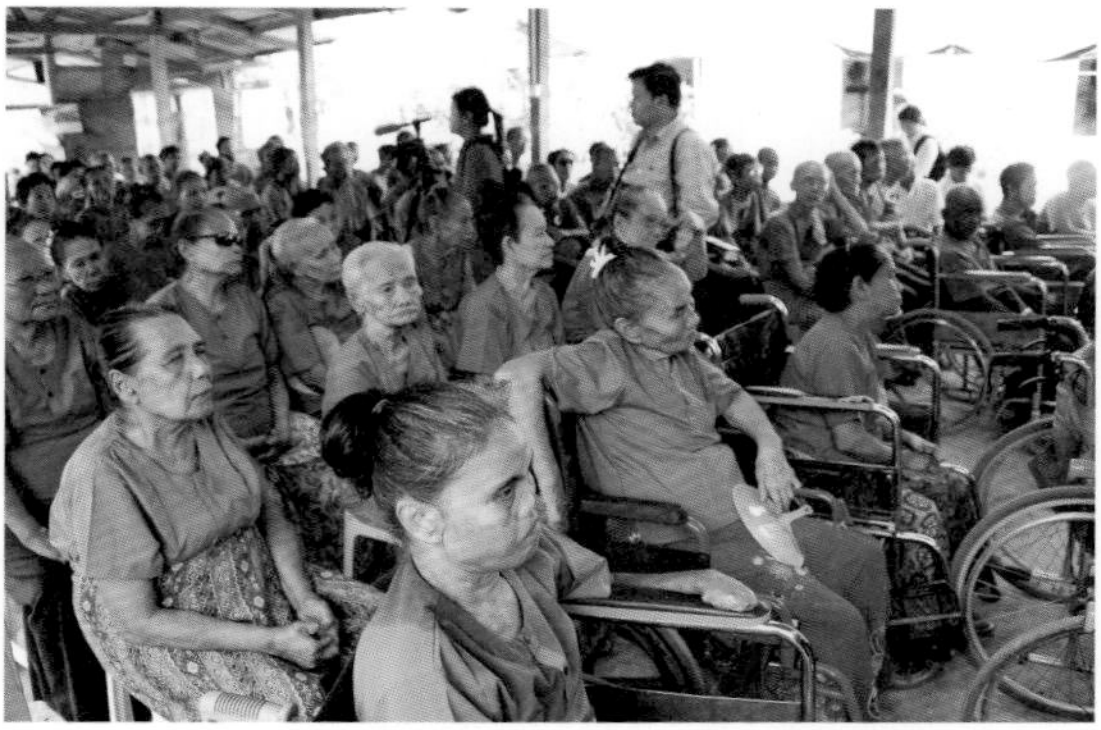

私の話に聞き入る人々（ミャンマー、2014年6月）

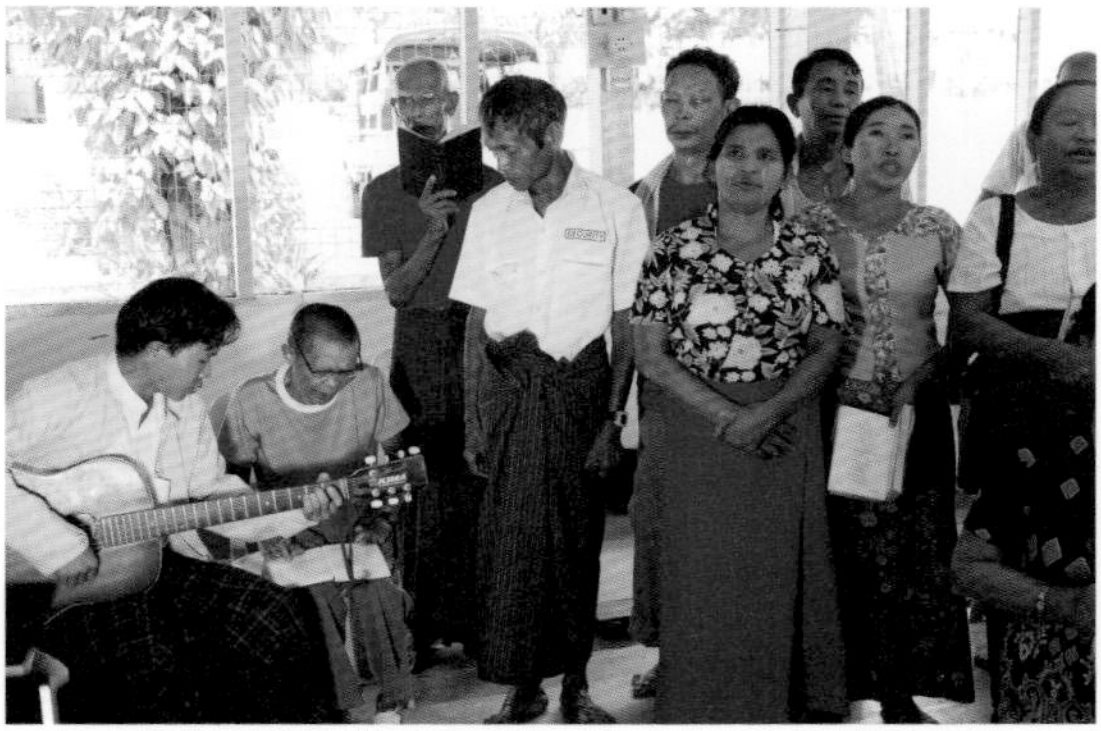

教会で歓迎の歌を歌ってくれた回復者たち（ミャンマー、2014年6月）

が、その最初の三〇年間は患者の診断と治療薬MDTによる治療の推進を中心とした医療面での活動を支援した。以降、アジア各国で開催されたアジアにおけるハンセン病制圧やハンセン病の化学療法にかかわる会議やワークショップにミャンマーの専門家を招待し、保健省のハンセン病担当官や技術者研修の支援を行い、保健省を通じて薬品機材の供与も継続してきた。現場でハンセン病対策活動を行う保健師や看護師が、担当地域できめ細かい活動を行えるために救急車、オートバイや自転車（一万台）、モーターボートなど多くの供与も行ってきた。ミャンマーが制圧を達成した二〇〇三年度からは、定着村に住むハンセン病患者や回復者の子どもたちの初等・中等教育および、回復者組織の強化も支援している。

二〇一四年の六月、私はミャンマー最大の都市ヤンゴン郊外のハンセン病回復者の住むマヤンジャウン村を訪れた。この村には一九五三年に政府が患者隔離のための国立ハンセン病療養所を建設したが、一九八九年に、隔離は社会復帰の問題を生む原因となるとして、療養所は廃止され、患者や回復者を村に定住させた。一〇年前にこの村の代表者が、私の訪問に合わせてヤンゴンのホテルまで会いに来てくれたことがある。そのときから、いつか村を訪れたいと考えていたので、ようやくその願いがかなったわけである。今回の訪問では、地元のテレビ局、新聞社、通信社など一〇社のメディアに同行してもらった。

ミャンマーは制圧を達成しているが、回復者の数は約三〇万人ともされており、そのうち四～六万人に障害が残っている。しかも毎年三〇〇〇人の新規患者が発見されている。今回のマヤンジャウン村訪問に同行してくれた保健省のハンセン病担当ミンミントゥン医師によれば、この新規患者に対する適切な診断と治療を施すことと、新規患者数をゼロにすることが当面の大きな目標だという。また、ほかの国と同様にミャンマーでも差別から逃れるためにコミュニティをつくりひっそりと生活している回復者が多い。マヤンジャウン村もその一つだ。

マヤンジャウン村は人口約一六〇〇人、約一二〇人がハンセン病の回復者で、そのうちの約六〇人は村の入り口にあるミッタ・ナーシングホームで暮らしている。このホームは、一人では生活できない人々のために、一九八九年に社会福祉省が建設した。到着時には、集会所に多くの回復者が集まっていた。高齢者がほとんどで、車椅子も多い。私がメディアを連れて来たことに抵抗を感じる人もいるかもしれないので、最初にメディア同行の意味を伝え、了承してもらった。多くの記者にとっては初めてのハンセン病関連施設の訪問であり、早々に集会所に集まっている人々へのインタビューなどを始めていた。翌日の紙面やネットニュースには、写真入りでマヤンジャウン村に住む回復者やその家族の姿や、「ハンセン病は治る病気である」などのメッセージが掲載された。

集会所での会合の後に、ホームに住む回復者を激励した。ホームは、男女に別れた平屋の建物の中に病院のようにベッドが並び、そのほかには食堂と台所があるだけのシンプルな建物だった。ほとんどが高齢者だが、若い男性が数名いたことが気になった。手足や顔に後遺症が残っており、なぜもう少し早く治療ができなかったのかを尋ねると、口をそろえて「生活のために働かなくてはならなかったので病院に行かなかった」とのこと。本当かもしれないが、差別を恐れて病院に

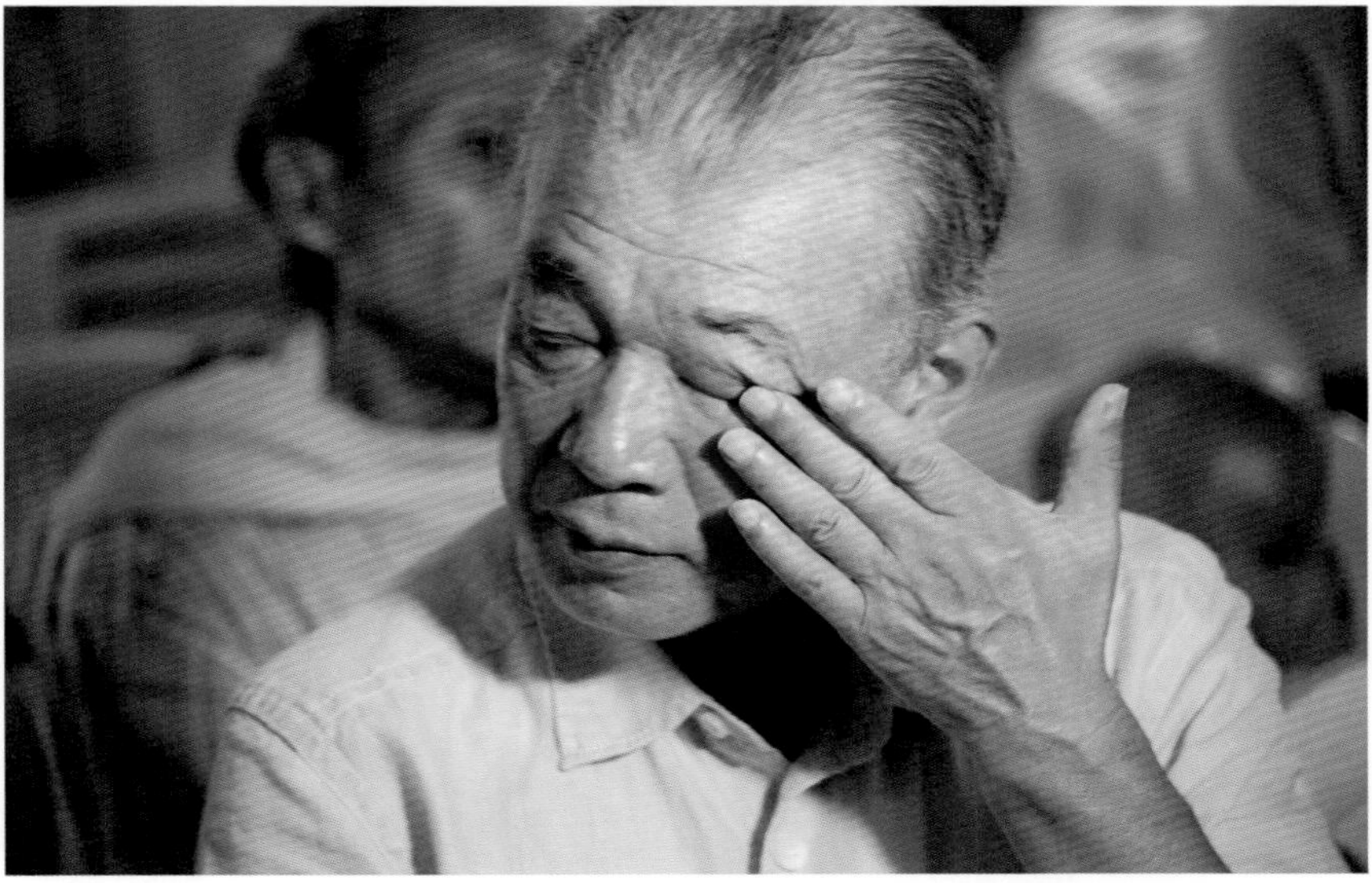

歓迎の歌に思わず涙ぐむ(ミャンマー、2014年6月)

行かなかったのではないかという疑念も残った。
　次に村の中心にあるキリスト教の教会に案内された。村の中は、悪路が続くが、ミンミントゥン医師によると、かつてこの道はなるべく住民が往来しないようにあえて悪路にしたとのことだった。当日は日曜日で、教会では礼拝が行われており、その中に回復者やその家族や子どもたちの姿もあった。両足の不自由な女性は「ハンセン病にかかり、家族から捨てられた。しかし、生きていること、食べ物や生活に困っていないことは、全て神様のおかげ」と訥々《とつとつ》と語り、皆で聖歌を披露してくれた。懸命に心をこめて歌うその歌声を聞いているうちに、思わず涙がこぼれてしまった。

［追記］
　二〇一八年一二月一二日には、笹川保健財団の支援のもと、首都ネピドーで「ミャンマー・ハンセン病会議」を開催した。アウン・サン・スー・チー国家最高顧問は、オープニングスピーチで、「皆さんのように外に出て声を上げることがとても重要」だと、会場の回復者を激励された。

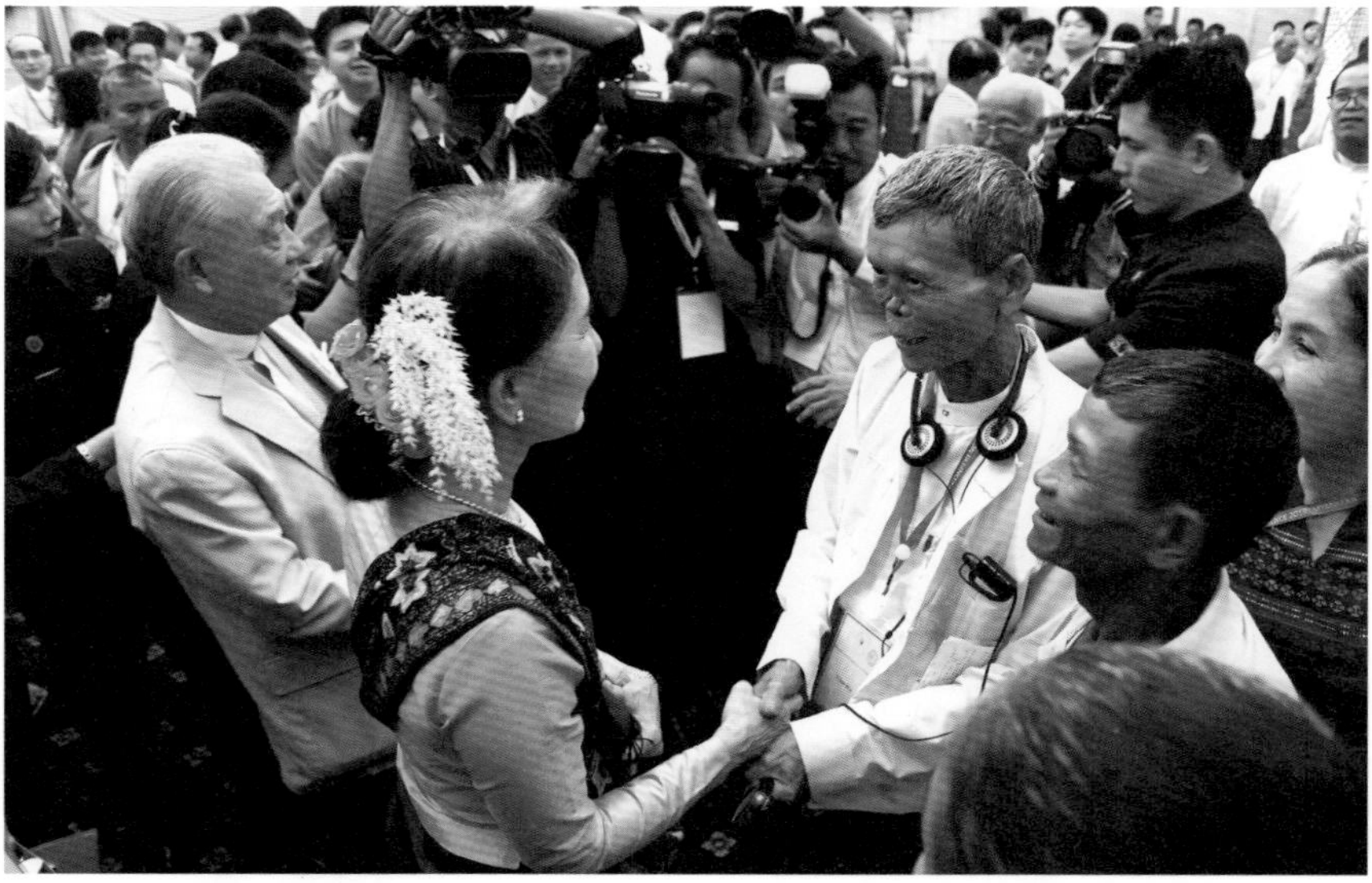

スー・チー国家最高顧問に初めて回復者の手を握っていただいた（ミャンマー、2018年12月）

「ハンセン病」という言葉のない村——モロッコ王国［一〇月］

［ルート］成田→フランス・パリ（飛行時間一二時間四五分・トランジット二時間四〇分）→モロッコ・ラバト（飛行時間一時間五〇分）—五泊—ラバトから（途中村に寄りつつ）タンジェへ車移動

一〇月はまず、パリを経由してアフリカ北西部に位置する立憲君主制国家、モロッコを訪れた。モロッコといえば、多くの人は、映画「カサブランカ」の舞台を思い起こすかもしれない。地中海世界とアラブ世界の一員であり、地中海連合とアラブ連盟とアラブ・マグレブ連合に加盟している。人口は約三三〇〇万人である。今回の訪問目的の一つ目は、中東地域を対象とした「ハンセン病と人権国際シンポジウム」の開催、二つ目はモロッコのハンセン病の実情の調査だった。シンポジウムは、二〇一〇年の「ハンセン病患者や回復者およびその家族に対する差別の撤廃に関する国連決議」の採択を受け、その実行を各国に促すため、日本財団が世界五地域で開催しているもので、今回で四回目となる。並行して具体的な行動計画を策定するワーキンググループが活動しており、最終的な行動指針は二〇一五年にジュネーブの国連欧州本部で開催されるシンポジウムにおいて発表が予定されている。

中東地域では、医療面から人権の回復や歴史保存などに問題がシフトしている国が多い。かつて療養所を有した国でもその多くが役割の終末期に入り、高齢の回復者がどのように余生を送るか、建物や病院をどのように保存していくのかが課題となっている。首都ラバトで開催されたシンポジウムでは、モロッコ国内やエジプトのほか、アメリカ、エチオピア、ブラジルなどからも回復者や専門家が登壇し、活発な議論が交わされた。

登壇者の一人、カサブランカから来た三十代後半の女性回復者のナイマさんは、大勢の聴衆の前で話をするのは初めてだそうで、緊張した面持ちでマイクを握り、自身の経験を語り始めた。九歳で発症し、その翌年両親を相次いで亡くし、入院後面倒を見てくれていた姉が結婚して一人になった彼女は当時住居施設のあった療養所に住み、家政婦として生計を立てながら縫製の研修を受けた。ほどなくして結婚、一男一女に恵まれ、現在はハンセン病回復者が少額融資を受けて小物制作を行うNGOを立ち上げ、メンバー八〇人をまとめている。手に後遺症が残っているが、「神様がいるから大丈夫。初めて自分のことをこのような場で話せたことが嬉しい」と語るその顔からは、当初の不安げな表情は消え、観衆から惜しみない拍手が送られた。

シンポジウムの翌日、ナイマさんが入院していたカサブランカの国立ハンセン病病院を尋ねた。一九五二年に設立され、ピーク時は二〇〇人以上の患者がいたが、現在の入院患者は常時八から一六人で、通院患者は月三〇人程度。三人の医師（うちハンセン病専門医は一人）が、西サハラ地方で年間数名発見される新規患者の治療と、後遺症のケアを行っている。ハンセン病患者の減少に伴い、皮膚科一般の診療も受け付けている。病院の始まりは、モロッコにおけるハンセン病治療のパイオニアであるフランス人のロリー医師が、かつて軍の施設だった建物を病院としたことによる。フランスの統治下だった一九五〇年代まで、患者は三カ月間の入院が義務づけられていたが、これは確実に治療を完了させるための処置であり、入院中は絵画などの文化活動や教育の機会が提供されていた。家族に見放されたり、自活する財力がなく、二〇年以上入院している人もいた。

療養所は緑の木々に覆われた静かな環境の中に白を基調とした建物が並んでおり、迎えてくれた女性院長のアスマ医師が設立以来の患者のカルテが保存されている建物に案内してくれた。黄ばんだカルテが引き出しに一つひとつ丁寧に保管されていた。ここで起きたことを後世に残してゆくためにも、是非とも大切に維持してもらいたいものである。

男性病棟には幅広い年代の人が入院しており、一九四〇年生まれの男性は、一六歳で発症、二五歳で足を切断したが、膝の切断面に潰瘍が残っていた。その痛々しい傷跡とは裏腹に、当人は明るい表情で握手に応えてくれ

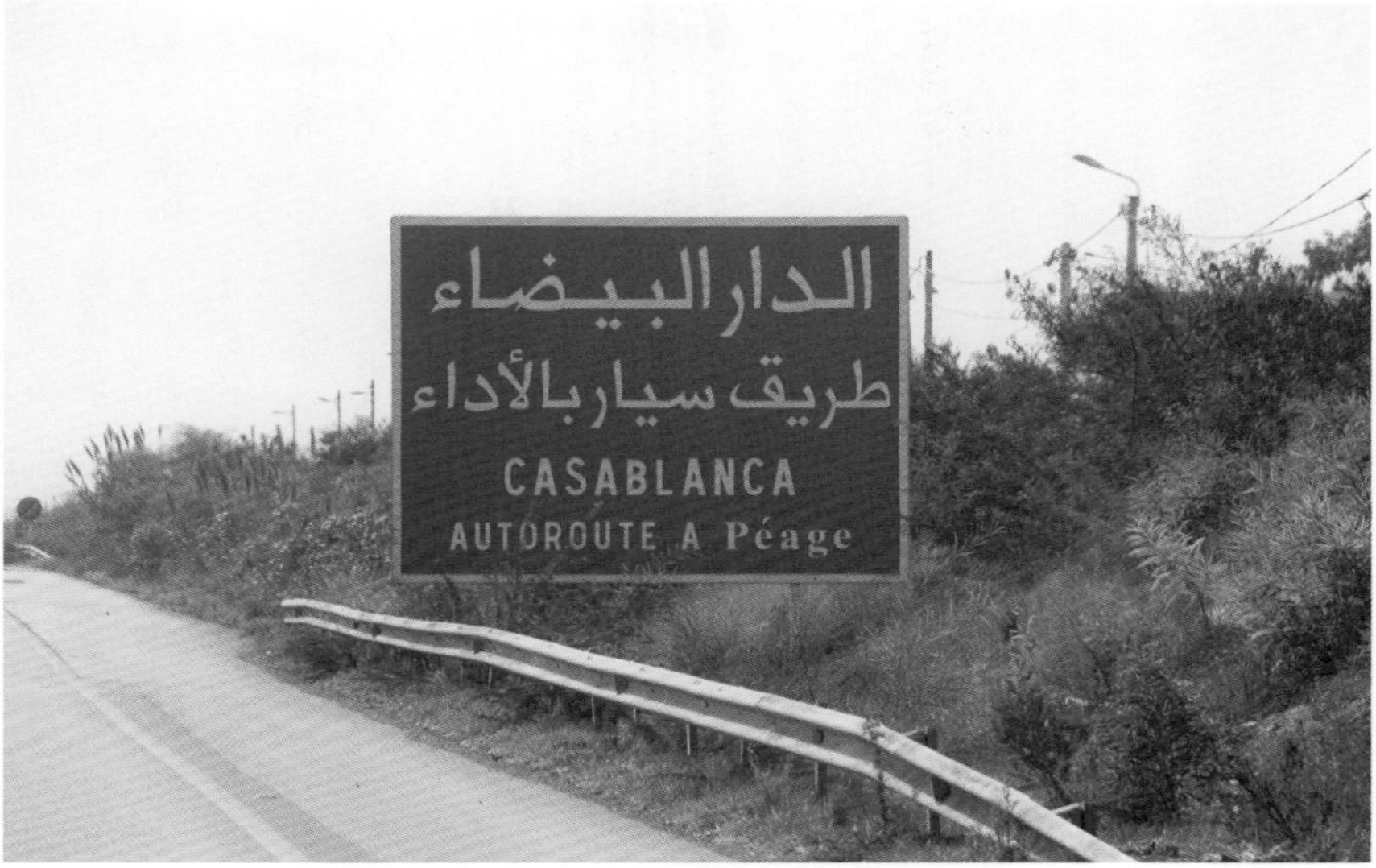

名画「カサブランカ」とは縁遠い我々の行くハンセン病病院（モロッコ、2014年10月）

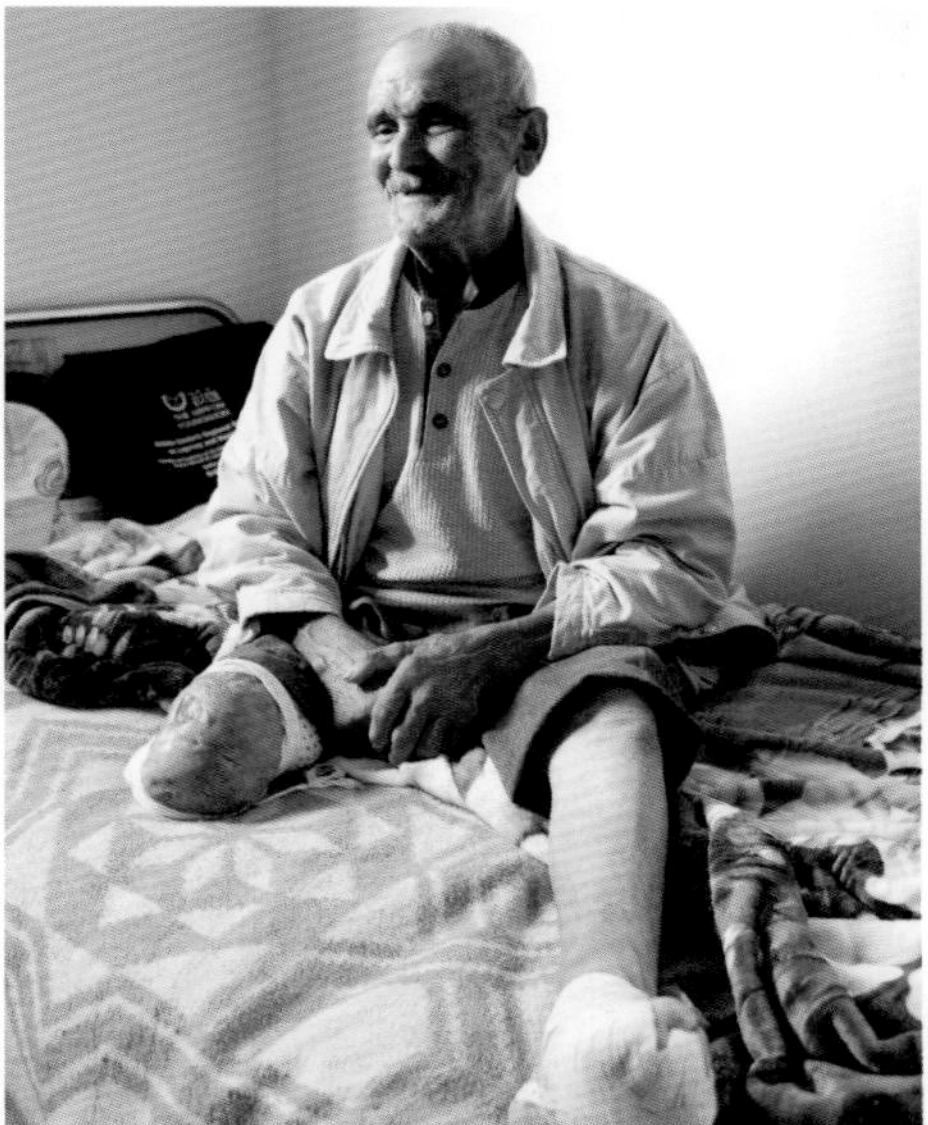
カサブランカ病院にて（モロッコ、2014年10月）

た。女性病棟で出会った二六歳の患者は、村でただ一人感染し手も変形してしまったため、病気を隠すようになった。しかし、結婚して子どもも二人生まれ、いまは幸せだとのことだった。

アスマ医師は、まだ四〇歳前後で、以前は皮膚科医として働いていたが、三年前にこの病院で働くことになったそうで、ハンセン病の患者への対応は単なる皮膚科の治療とは異なり、貧困層の多い患者には財政支援、そして何より心のケアが大切であり、やりがいのある仕事だと、大きな身振りで自信たっぷりに説明してくれた。かつてあるブラジルの患者は「医者はハンセン病に関心があるだけで、私という人間には興味を持ってくれない」と嘆いていたが、アスマ医師に治療を受けるここの患者は幸せなのかもしれない。

翌日、車で地中海を右に見ながら北へ向い、ハンセン病回復者が住む小さな村と病院を訪ねた。モロッコと言えば砂漠の印象が強いが、地中海に面する北部は温暖で、四〇〇〇メートル級のアトラス山脈には十分な降雨、積雪もある。訪れたのはシャウエン州の海抜七〇〇メートルの山岳地帯。山道を上がると、小さな保健所に辿り着いた。迎えてくれたのは、ハンセン病専門看護師のラマダニさん。シャウエンを含むモロッコ北部地域のハンセン病対策活動に三五年間関わっており、四輪駆動車のない時代は、自腹で患者発見や回復者のケアのために驢馬を使って通っていたという。現在この保健所は、四八集落、三万一〇〇〇人を管轄し、三〇キロ離れた標高一二〇〇メートルの高地から診療にやってくる人もいる。母子保健やワクチン接種、外来診療も行っている。ハンセン病患者は、八〇年代の一斉調査では人口の四~五%の割合で発見され、ホットスポットの一つとされていたが、ラマダニさんたちの苦労が功を奏し、過去一〇年間に新規患者数は大幅に減少した。

ラマダニさんの案内で、ボウハル村のセウニ族の長老で回復者のディブさんの家を訪ねた。村の人口は二三二人。皆が親戚同士だそうで、オリーブ、ブドウ、イチジクなどの農作物や、山羊、鶏、羊などの家畜を育て、自給自足の生活をしている。ディブさんが自分で建てたという家の壁は石造りで、屋根の部分に藁と土を使った、白を基調とした田舎にしてはちょっとお洒落な家だった。三世代家族九人が出迎えてくれ、モロッコ伝統の甘い

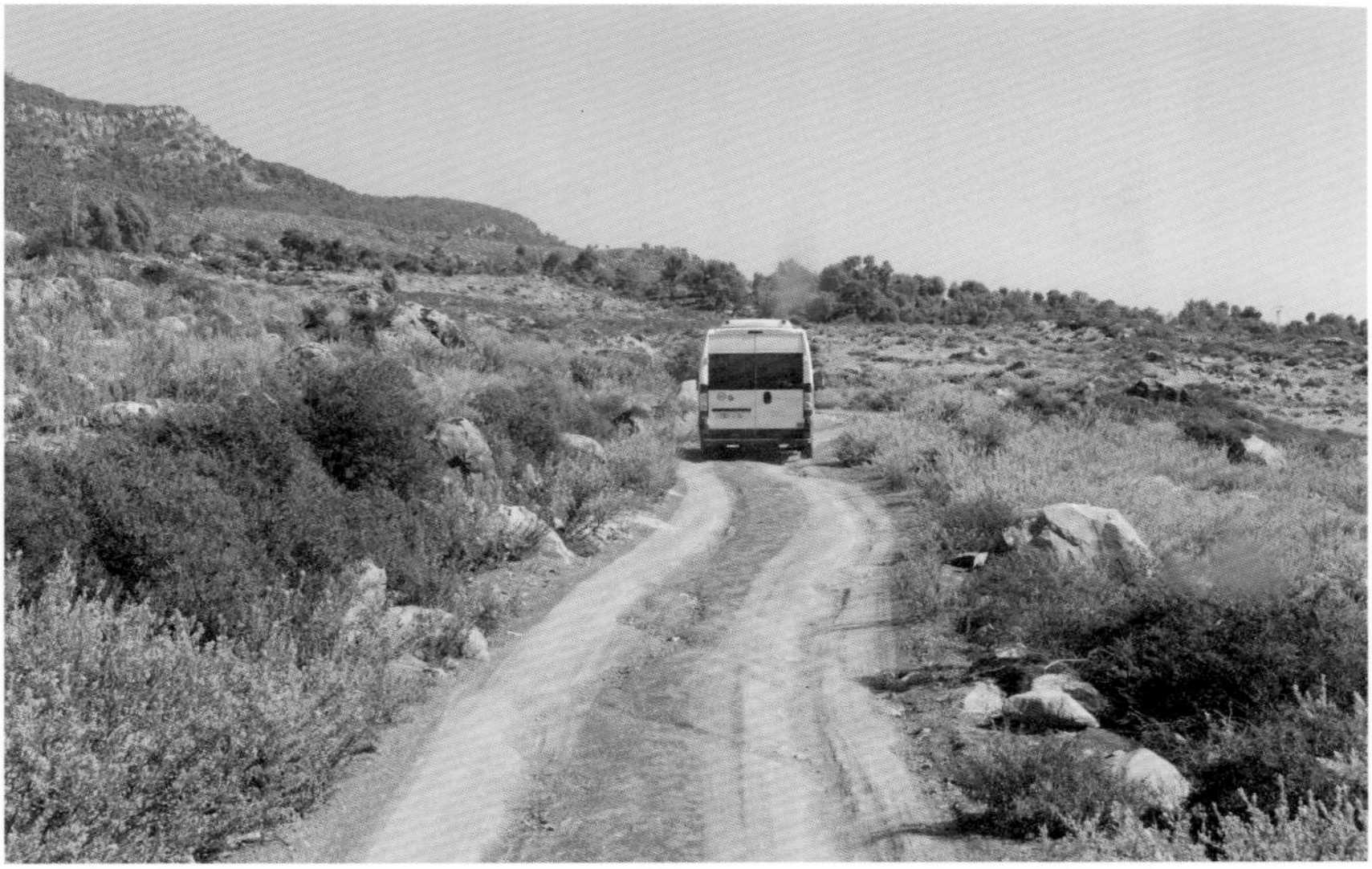

こんな山奥にもハンセン病患者がいる（モロッコ、2014年10月）

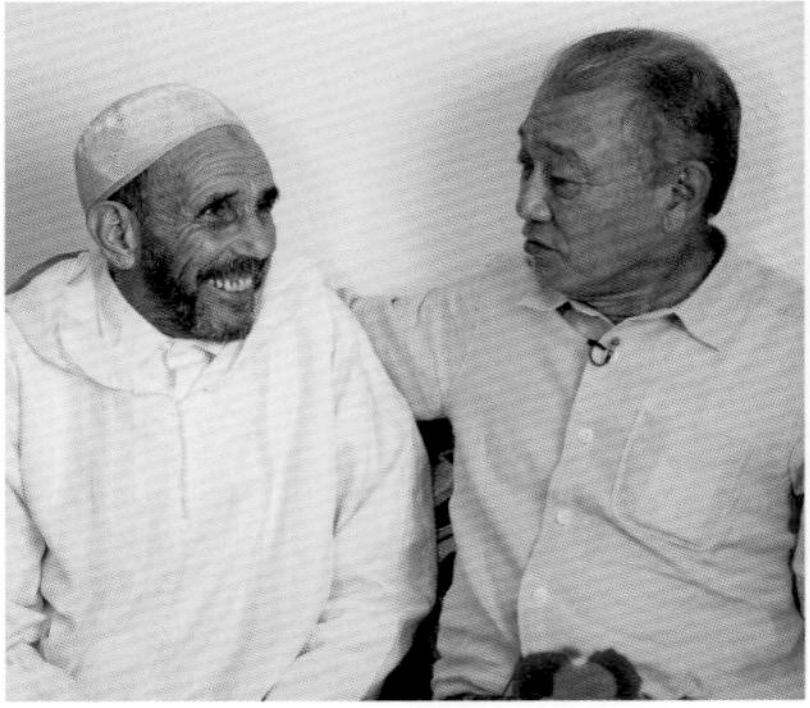

セウニ族の長老、ディフさんと（モロッコ、2014年10月）

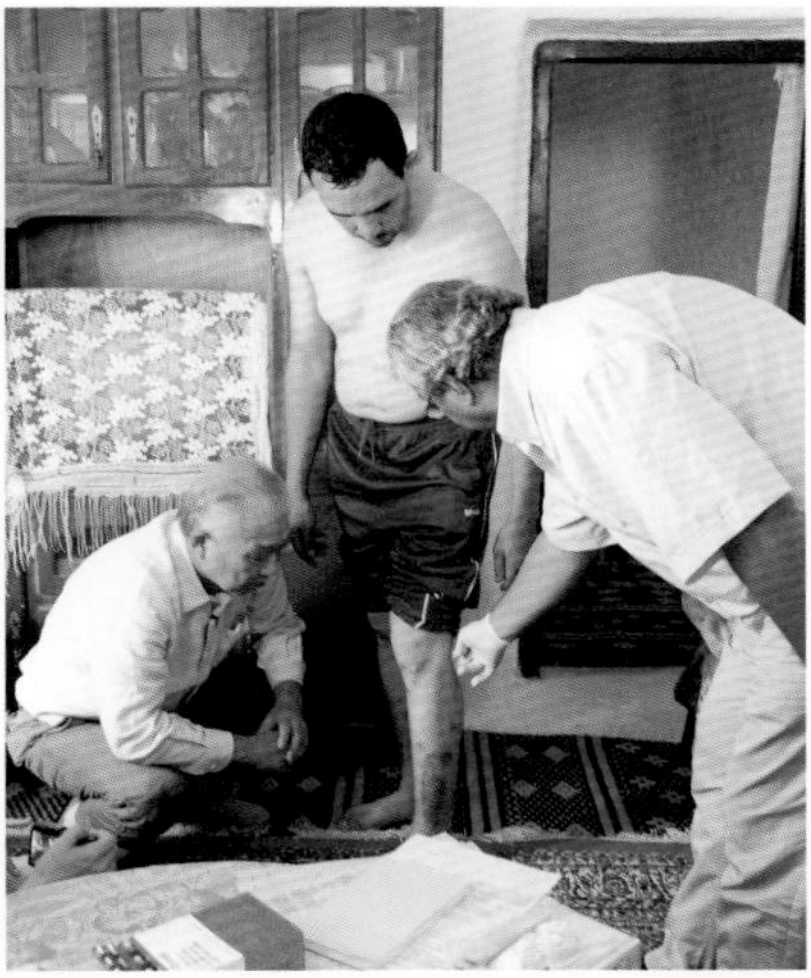

かつてはロバにまたがり診察に行ったラマダニ看護師（右）（モロッコ、2014年10月）

ミントティーを振る舞ってくれた。ディブさんは二〇一一年にハンセン病を発症したが、ラマダニさんに早期に病気を発見してもらい、障害もなく完治。彼を救い主だと心から慕っている。八〇キロも離れたラマダニさんが勤める病院にわざわざ会いに行くこともあるという。この村には「ハンセン病」という言葉はなく、単に「皮膚の病気」と呼ばれており、感染力の弱さも体験的に周知され、症状が出れば医者に診てもらって治し、以前と同じ生活に戻ればよい、と当然のように考えている。ハンセン病は正しい知識を持っていれば恐れる病気ではなく、差別は生まれようがないということを、モロッコの小さな村の住民たちが身をもって証明していた。

再び車に揺られ、さらに北を目指した。向かうのは、テトゥアンというジブラルタル海峡まで四〇キロの場所にある街。二つの大陸の文化が混じりあう独特の街で、世界遺産に登録されている旧市街のメディーナは、低層の白い家々が迷路のように入り組んで立ち並び、様々な職人たちが住んでいる。一九五六年にモロッコが独立するまで、テトゥアンを含むモロッコ北端部は

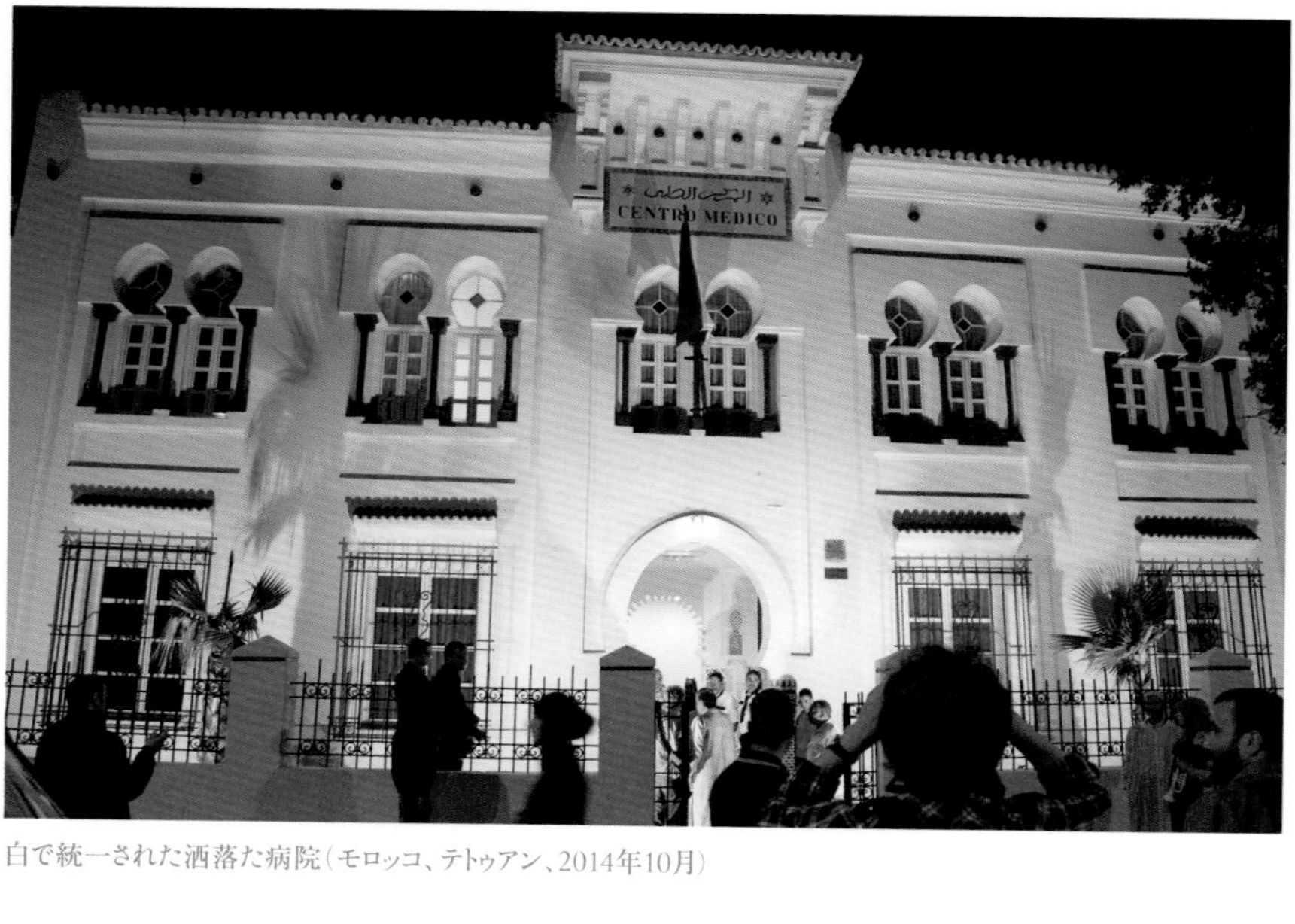

白で統一された洒落た病院（モロッコ、テトゥアン、2014年10月）

スペイン領（南部の大部分はフランス領）だったため、住民の多くはアラビア語とスペイン語を話す。

訪れた病院は、モロッコ北部地域のハンセン病の中心施設である。入院設備はなく外来のみで、ハンセン病の疑いのある人を診断し、自宅を訪れて家族の感染を確認している。外壁、内壁ともに白で統一され、洒落た形の窓が並ぶ病院には、私の訪問に合せて七、八人の患者が集まってくれていた。中にハンセン病と診断されたばかりの三〇歳の若い女性がいた。港町タンジェから車で一時間かけてやってきたという。七カ月前に症状が現れ、複数の医者に診てもらったが誰も診断できず、この病院に辿り着いた。伯父の息子もハンセン病を発症していたそうで、病院のレスニン皮膚科医は、これから家族全員を調査するという。イスラムの女性は人前で肌を見せることに抵抗があるため、初期症状が気づかれにくい。そのような中、ラマダニさんたちは、地方当局と連携しながら積極的に患者を探し、治療と感染防止にあたっているのである。

モロッコ訪問では、タンジェの医療センターの顕微鏡で、生きている「らい菌」を見ることができた。人類を何千年も苦しめてきた「魔物」の正体は、ちっぽけなボウフラのような姿だった。

ハンセン病の歴史を次世代に伝えるために――スペイン王国［一一月］

［ルート］（タンジェからフェリーでスペインへ上陸）**スペイン・マラガ→バレンシア**（飛行時間一時間三〇分）**―二泊**

モロッコの港町タンジェ港からフェリーでジブラルタル海峡を渡り、スペインを目指した。フェリーの乗客は少なく、トラック、乗用車は満杯だった。おそらく、二度とこの海峡を渡ることはあるまいと思い、海風に当たるためにデッキに出ると、幸運なことに短時間ではあったがモロッコとスペインの両国を一望することができた。二時間の航海で、スペインのアルヘシラス港に到着した。実はこの前日に過激派組織「イラク・シリア・イスラム国（ＩＳＩＳ）」がジブラルタル海峡でテロを呼びかけ、警戒レベルが最高度に引き上げられたとの情報が在モロッコ日本大使館から入った。空路での移動を検討したが旅程への影響が大きすぎる。私の旅にはいつも多少の危険はつきものである。予定通り、海路での移動を選択せざるをえなかった。

アルヘシラス港からマラガ空港まで車で一時間半、さらに空路で一時間半、ようやくバレンシアに到着。陸海空の移動を終え、その日はそのままホテルにチェックインした。

翌朝、スペイン東部、地中海に面したバレンシアから南へ車で二時間弱ほどのところにあるフォンティーイエス・ハンセン病療養所に向う。谷間に建設された療養所の敷地は広大で、七〇万平方メートル。風通しもよく空気も心なしか清浄だった。オレンジ色の屋根と白い壁が鮮やかな古城のような療養施設を中心に、かつての面影を残す古い建物が点在していた。ここは一九〇九年、ハンセン病患者の救済のため、イエズス会の神父と敬虔なカトリック信者である弁護士によって設立された。一九二〇年代には、周囲の村人が農作

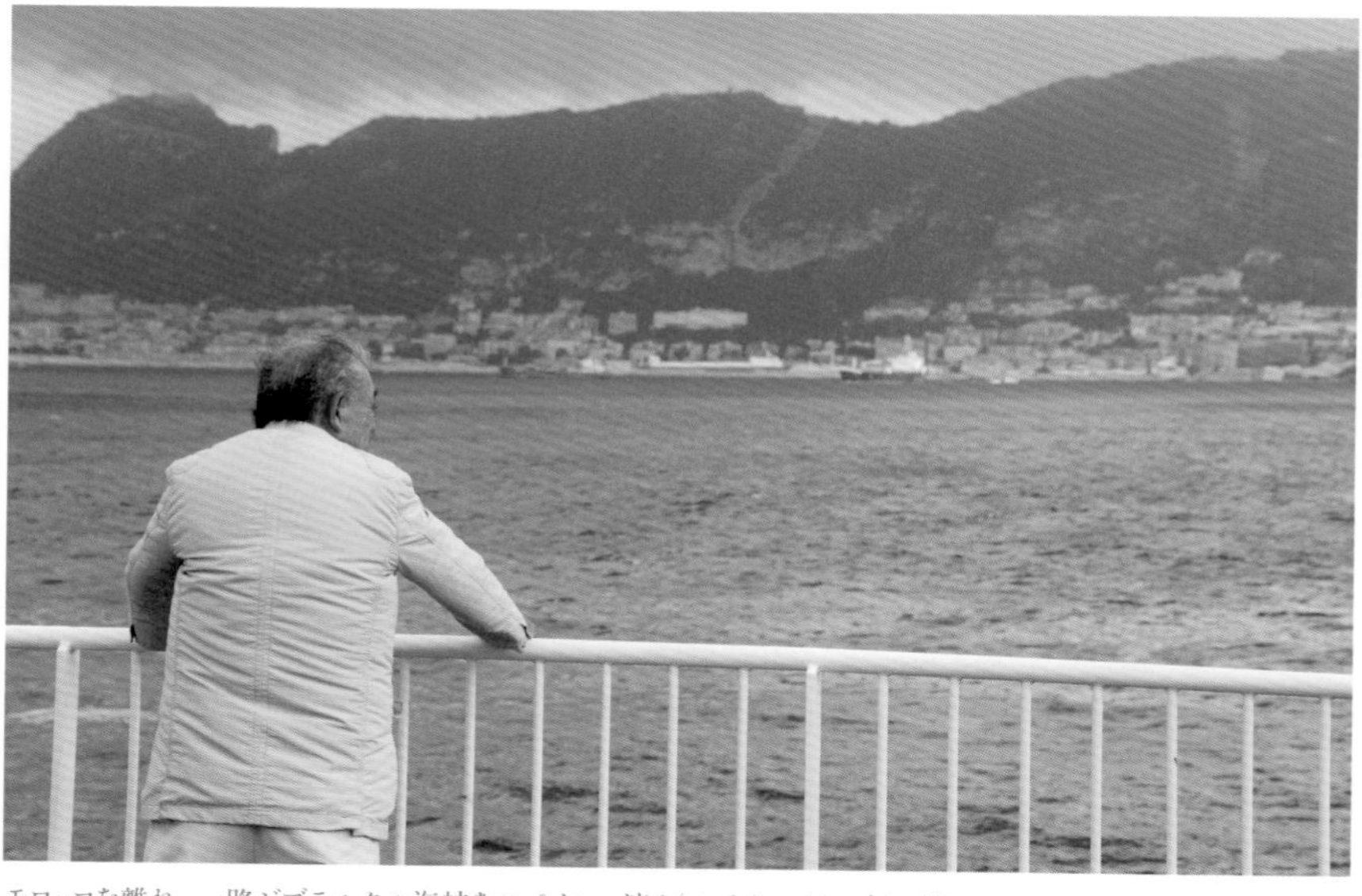

モロッコを離れ、一路ジブラルタル海峡をスペインへ渡る（スペイン、2014年11月）

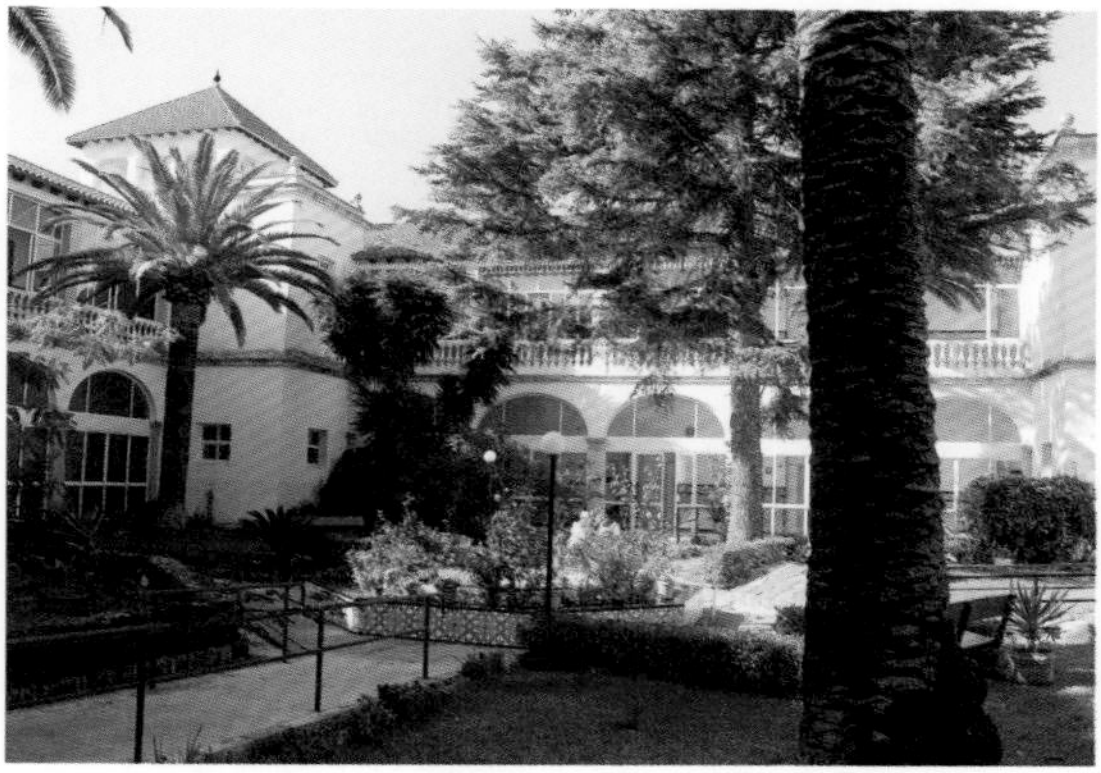

瀟洒な佇まいのフォンティーイェス・ハンセン病療養所の中庭（スペイン、2014年11月）

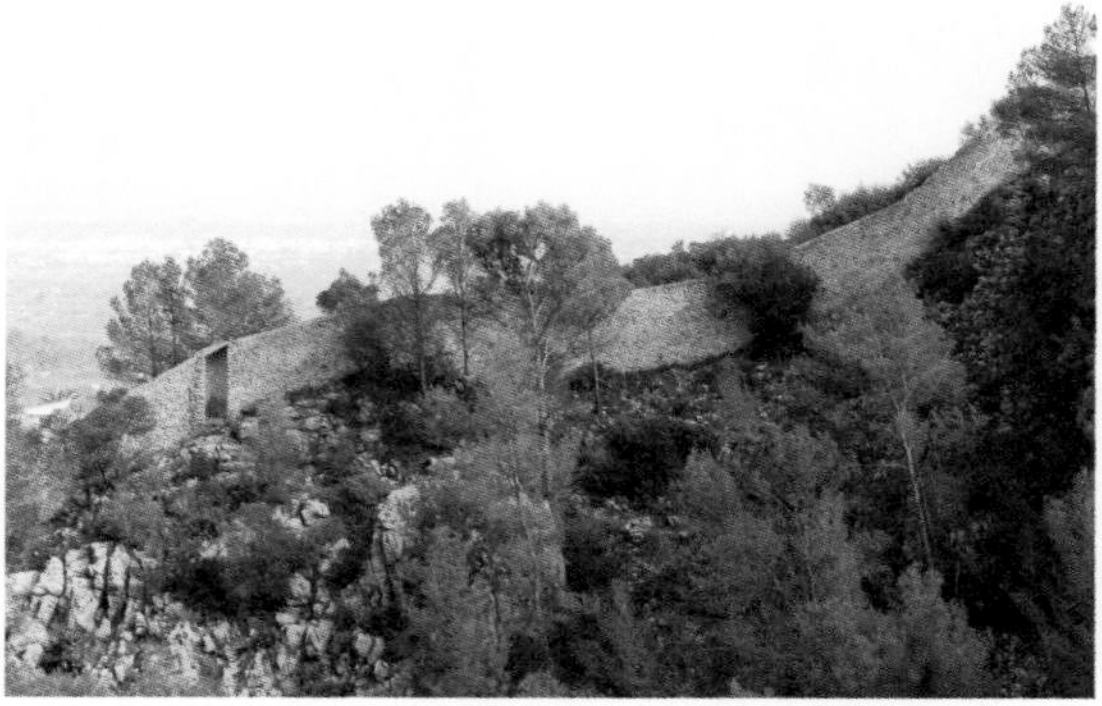

広大な敷地は長い隔離の壁で囲まれていた（スペイン、2014年11月）

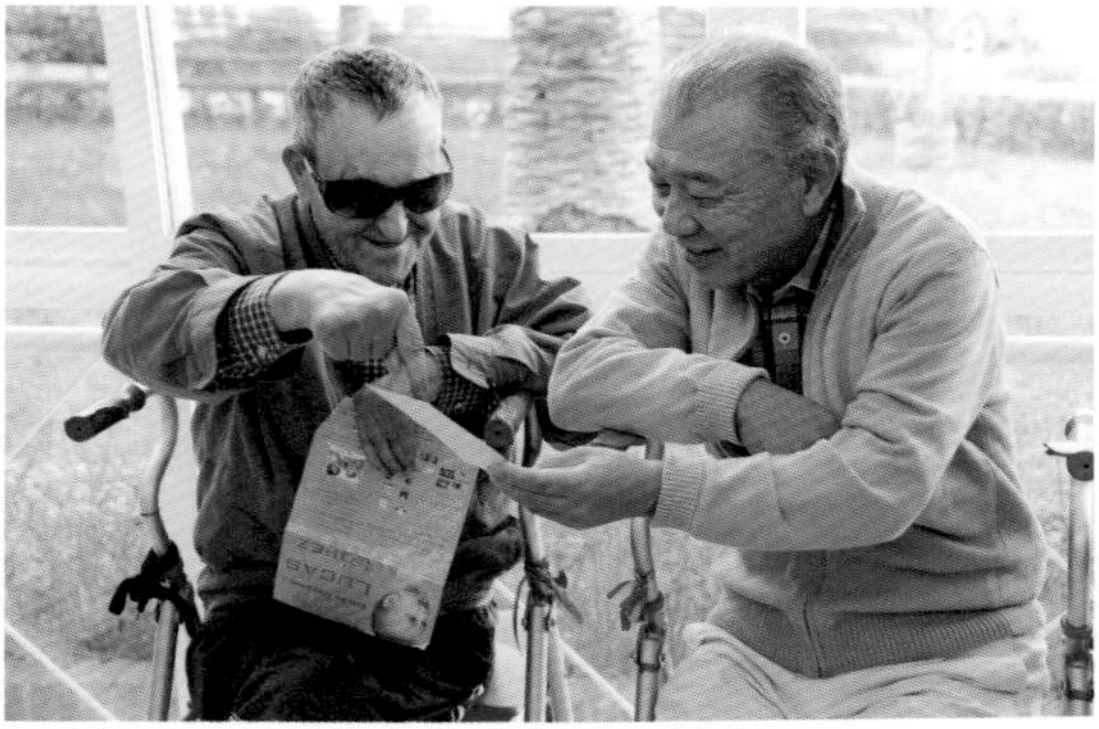

回復者は昔の写真を見ながら明るく話してくれた（スペイン、2014年11月）

物への影響を恐れ、四方を覆う全長三キロの壁が建設されたが、すぐに誤解は解け、療養所が村人たちの主な就職先となる。入院患者が最も多かったのは一九四〇年代で、四三八人が暮らし、教会や劇場、パン屋に大工、美容院に庭師など生活の全てが所内にそろっていた。現在は使われなくなった建物も多く、住んでいる回復者は三五人に減っていた。設立当初から続くハンセン病研究所としての機能は残り、医療関係者の研修も多く受け入れている。スペインで見つかる毎年一五～五五人の新規患者(南アメリカや北アフリカからの移民が多い)の診断・治療も行い、一般の病院や老人ホームの役割も兼ねている。さらに、一九八九年からは海外への支援活動を始め、インドやブラジルでも活動を展開中である。

療養所内の小聖堂で四〇人ほどの回復者やその家族、職員とともにミサを受けた後、日当たりのよい廊下で入所者と言葉を交わした。スペイン南部の港町アルメリア出身のヒネス・ガルシア・ムラさん(六八歳)は体格もよく、若い頃は船乗りで、療養所には八年前から住んでいる。サッカーを見るのが楽しみだそうで、「贔屓のチームはバルセロナだ」と声に力を込めて話してくれた。また、ある七六歳の女性は一六歳で発症し、フォンティーイェスに入所、ここで結婚し、子どもも孫もたくさんいるという。「病気になったときは家族と別れるのが悲しくてたくさん泣いたけれど、いまはとても幸せ、いつでも外に出て戻ってこられるしね」と笑顔を見せた。中庭では、女性たちが車椅子を寄せ合って井戸端会議に興じていた。ピンクの車いすに乗った八〇歳のマルムエラさんは、「三〇歳のときに発症してここに来た。七人の子宝に恵まれたが、自分が三九歳のときに娘を亡くし、とても悲しかった。いまは天国にいる旦那を想いながら、友だちとのお喋りを楽しみに暮らしているのよ」と穏やかな口調で話してくれた。

その後、ガンリント所長の案内で研修施設や教会などを見学。世界各国のハンセン病に関する資料を収集している図書館には、いまも多くのハンセン病研究者が国内外から訪れるそうで、その昔ドイツで開かれたハンセン病の学会参加者のセピア色の集合写真の中には、日本の光田健輔博士が写っていた。国際事業担当のエドゥアルド氏は、イタリア、ギリシア、ルーマニア、ポルトガルなどでもハンセン病の歴史遺産の状況を調査し、連携の可能性を探っていた。

フォンティーイェスは、高齢回復者の終の棲家、ハンセン病の歴史を保存し次世代に伝えるためのセンター、豊富な経験と知識をもとに進められるスペイン国外の蔓延国への支援など、多面的な活動を行っており、早い時代から単に患者を社会から隔離するのではなく、患者の人間性に配慮した活動を進め、尊厳を持って生きられる場をつくりあげてきた誠に尊敬に値する施設だった。

ガラス越しのキス――ポルトガル共和国［一一月］

［ルート］スペイン・バレンシア→ポルトガル・リスボン（飛行時間一時間四〇分）―二泊―リスボン→フランス・パリ（飛行時間二時間三〇分・トランジット一時間一五分）→羽田（飛行時間一二時間）

スペインを訪問した後、バレンシアから飛行機で二二〇キロほど離れたポルトガルの首都リスボンに向かい、そこから北に車で二時間走り、世界遺産で有名なコインブラ大学の街に辿り着いた。日本財団がコインブラ大学の修士博士課程の優秀な学生に奨学金を供与するようになって三〇年になる。大学図書館にコウモリが棲んでいると聞いて驚いた。歴史的な建造物である図書館の古書につく虫をコウモリが捕食してくれるそうである。昼間だったのでコウモリは見られなかったが。ところでコウモリの糞はどうしているのだろうか。

このコインブラからさらに車で西へ一時間ほど海に向かったところが、ロヴィスコ・パイス・ハンセン病療養所で、二〇〇三年にも一度訪ねている。ここは一九四七年に、ポルトガルで初めての、そして唯一のハンセン病専門病院兼療養所として設立された。二〇〇万平方メートルの広大な敷地を持ち、自給自足の環境が整い、病院や住居や教会のほか、生活に必要な施設がそろっている。入所者数のピークは一九五九年から六〇年頃までで、およそ一〇〇〇人。ポルトガルでは、一九八〇年頃まで患者は強制隔離が義務づけられていた。ここはハンセン病研究センターとしての側面も強く、医学的研究が進んだ施設として知られ、国内初の形成外科手術も行われた。一九九六年に最後の患者が完治し、現在は国内最大のリハビリテーションセンターとして、活用されている。

一〇年前に訪れた際のスナップ写真を手に、高齢の回復者が暮らす病室を回った。一〇年前には四〇人いた回復者は、現在、男性七人、女性五人の合計一二人で、最年少は七五歳、最年長は九三歳である。前回訪れた際には、ヨーロッパで最後に発見された新規患者の男性に出会った。小柄で、畑仕事を生き甲斐としていた。作業中だったが、鍬を片手ににこやかに挨拶してくれた。再会を約束して太陽電池で動く腕時計をプレゼントしたところ、珍しそうに時計を太陽にかざしていた姿が思い出される。今回、再会を果たしたいと思ったが、残念なことに数年前に七〇歳で亡くなっていた。

ちょうどティータイムだったため、女性三人、男性三人が食堂で介助を受けながらお茶を飲んでいたが、認知症が進み会話は難しかった。ただ、私の持っていた写真に一〇年前の自分を見つけた一人の回復者が、嬉しそうにうなずいてくれた。車椅子に座ったまま廊下でずっと外を眺めている男性、見慣れぬ訪問者を見て不思議そうな顔をする男性。後遺症の残る手に刻まれた深い皺は、ここが確かにかつてハンセン病療養所だったこと、そしてそれがもうすぐその役目を終えようとしていることを物語っていた。

ここには珍しい施設が二つある。一つは、V字型の古い教会。教会は普通、司祭が立つ祭壇があって、その手前に会衆が座る椅子が並ぶが、この教会は、Vの字の二辺が交わる部分に祭壇を設け、その前に四~五列のベンチが並び、両辺にあたる部分どちらからでも祭壇が見えるようになっている。これは、男女が交わらないまま同時にミサに参加する工夫で、片方は男性用、一方は女性用、祭壇近くのベンチは療養所職員用に割り当てられていた。日本と同様、子どもができないように男女の患者を分ける習慣があったことがわかる。それでも産まれた

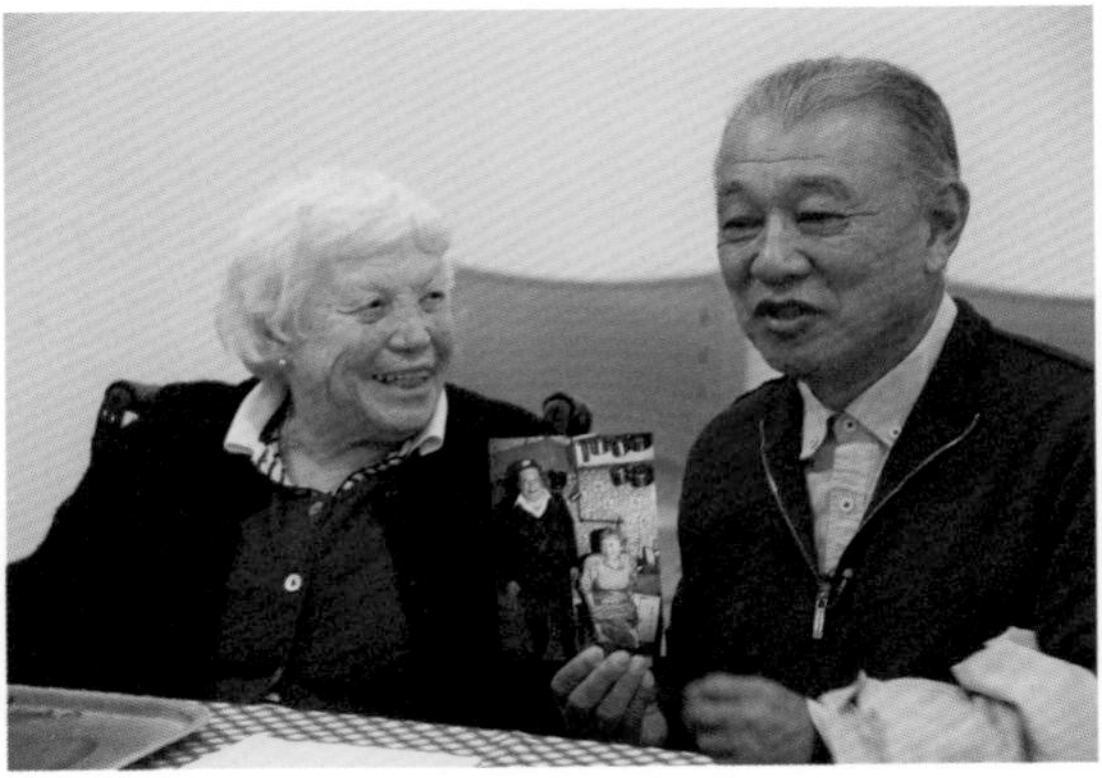

10年前に訪れた時の写真を見せて思い出を語る（ポルトガル、2014年11月）

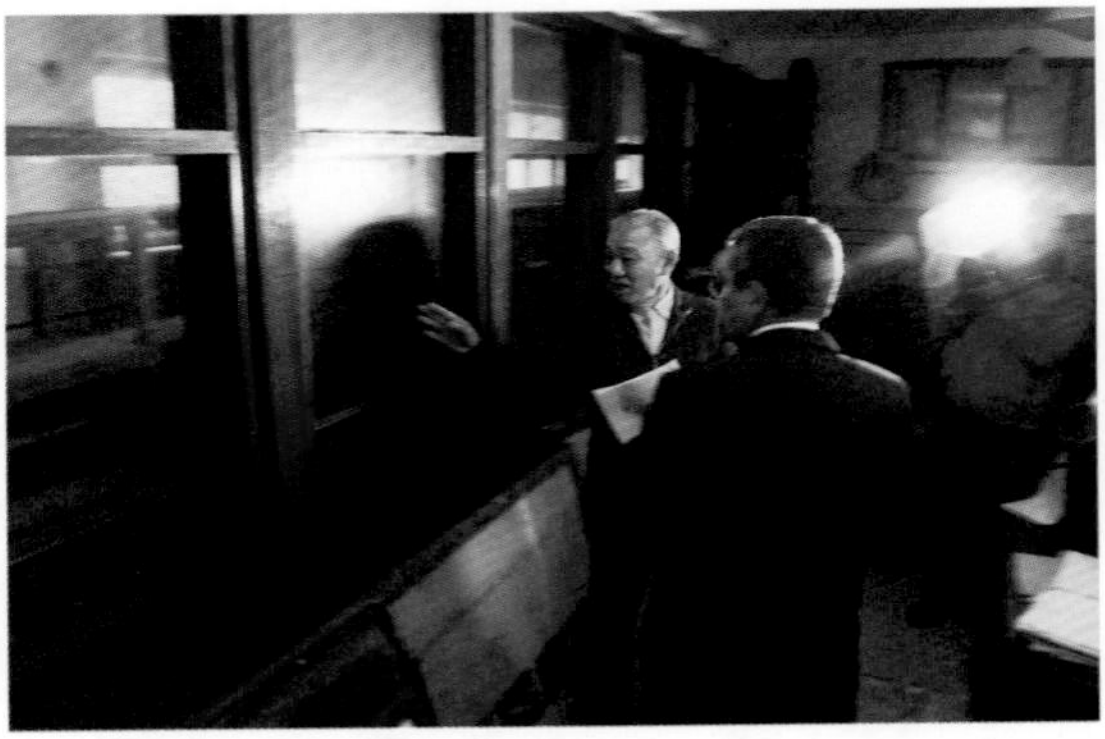

ガラス越しに親子が会っていた面会室（ガラスの向こう側が子どもの部屋）（ポルトガル、2014年11月）

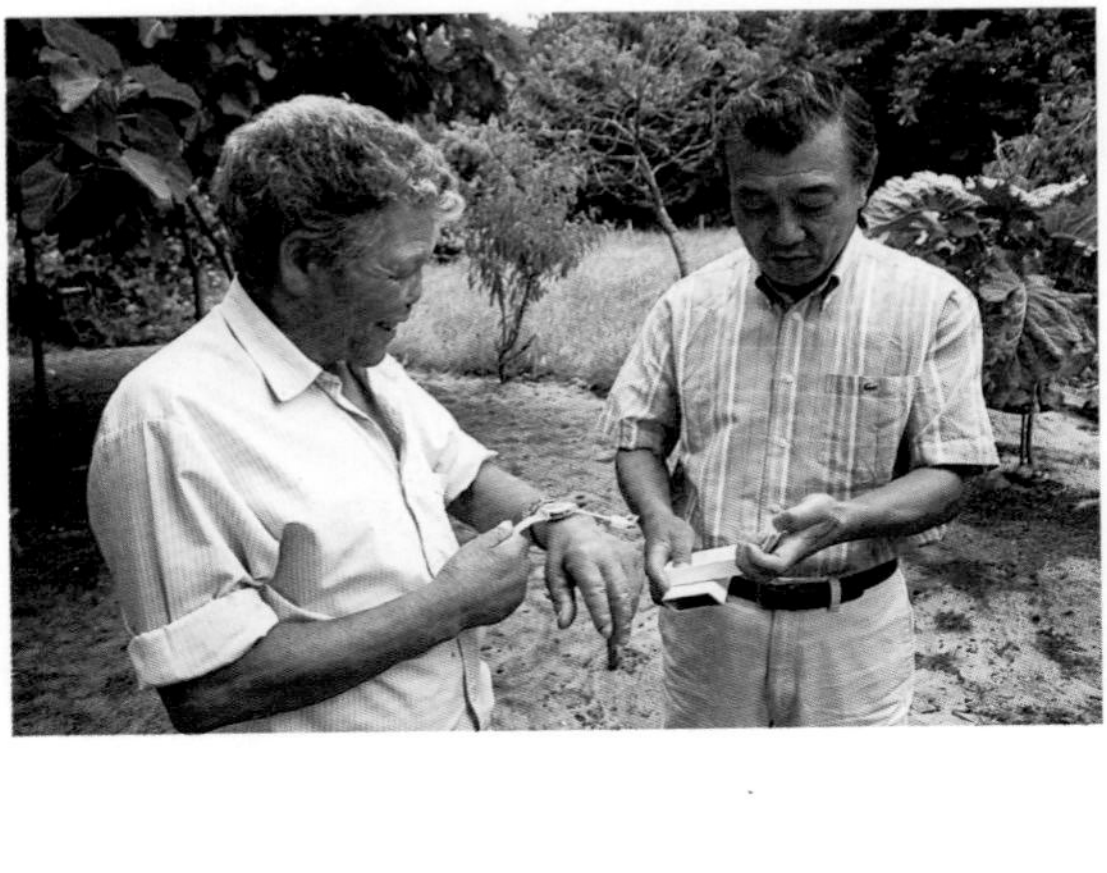

10年前に訪れた時にヨーロッパ最後の患者にソーラー時計をプレゼント。再会は残念ながら果たせなかった（ポルトガル、2003年6月）

子どもはどうなっていたのか。その答えは、古く朽ち果てたコンクリート造りの平屋の建物にあった。五〇畳ほどの広さで、電気は通っておらず薄暗い。天井は高く、木枠にはまったガラスによって三つの部分に区切られていた。ガラスには、直径三センチほどの穴が無数に空いている。この場所はかつて入所していた患者とその幼い子どもが対面する場所で、子どもはこの近くで自立するまで教会関係者に育てられ、ときどきここで親とガラス越しに対面したのだという。子どもたちは蚕棚のようなベッドで暮らし、ある程度成長すると下男や下女として外に出されていた。

「ハンセン病患者から産まれた子どもは、親に育てさせてはならない」。これはかつて世界のいたるところでの常識だった。かつてポルトガルの植民地だったブラジルやマレーシアなどでも、産まれて数日で両親と生き別れにされた子どもたちが行方不明になり、現在ブラジルなどでは懸命に肉親探しが行われている。ポルトガル本国でも同じ悲劇があったのだ。ちょうど今年の六月に現地の雑誌に、証言を交えた次のような特集記事があった。「ガラスで仕切られた壁のこちらとあちらに、木製のベンチが並べられ、人々が座っている。ドアが開き、よそ行きの格好をした子どもたちが入ってくる。子どもたちは、ガラスの向こうに自分の親を見つけて指差す。子どもたちを連れてきた大人が子どもを抱きあげ、ガラスに近づける。ガラス越しに親子が手を重ね、キスをする。親がガラスに空いた穴に向かって、ご飯は食べてる？　よい子にしてる？　元気なの？　と必死に話しかける。子どもは全ての質問に『うん』と答える。面会時間が終わると、子どもたちはまた大人に連れられていく。住む場所は二マイルしか離れていないのに、とても遠く離れているようだった」。

「ダライ・ラマ笹川奨学金」設立——インド（ウッタルプラデシュ州、デリー）［一一月］

［**ルート**］成田→インド・デリー（飛行時間一〇時間三〇分・トランジット八時間）→ウッタルプラデシュ州ラクナウ（飛行時

一一月には、昨秋に続いてインド中部のウッタルプラデシュ州と首都デリーで活動した。一八日朝、デリー経由でウッタルプラデシュ州の州都ラクナウに飛行機で移動。空港では、APAL(Association of People affected by Leprosy:インド・ハンセン病回復者協会)のナルサッパ会長とアドバイザーのウダイ・タカール氏、州回復者組織のダヤル・プラサッド代表とムラリ・シンハ副代表が出迎えてくれた。州政府保健省の事務方トップのアーヴィンド・クマール保健次官は「人口二億人に対して二万人の患者数は多いとは言えず、州の公衆衛生において注目されているわけではない。全県にハンセン病の担当官が配置されているわけではなく兼任もいる」と、率直ではあったが、遠く日本から訪れた者に対して冷たい語り口だった。私は、同州がインドで最も多い患者数を抱えていることを指摘し、ハンセン病担当官を増やし全ての県に配置することを強く要望した。

その後、アキレシュ・ヤダヴ州首相とも会談した。日本財団の姉妹団体、笹川平和財団が行っている日印国会議員交流で一〇年前に来日したこともあるヤダヴ州首相には、保健次官も同席していたので、あらめて全ての県にハンセン病担当官を配置することを要請した。また、貧しいビハール州で月一八〇〇ルピー(約三六〇〇円)のハンセン病回復者年金が実現したことを伝え、この州でも現行の三〇〇ルピーからの年金の増額を要請した。ナルサッパ会長や若いリーダー、ムラリ氏を紹介し、彼らからこの州の現状を説明してもらい、年金の増額が早急に実現されるよう、要望を直接伝えてもらった。後日、陳情が実現して一八〇〇ルピーに増額された。

さらに車で三時間のファイザーバードへ移動。翌一九日の朝は、セイント・セヴァ・クシュタ・アシュラムを訪ねた。このコロニーでは五〇人の回復者とその家族、計六六人が暮らしている。住まいは藁葺きやトタンを乗せただけの雨漏りがするような小屋ばかり。若い世代の数名がリキシャ(自転車タクシー)や装飾品販売などで稼いでいるが、住民の大半は、近くの川辺で物乞いをしている。私は彼らに同行して川まで歩き、定位置に座って道を行く人々に向かって物乞いを始めた彼らを見て、「インドからハンセン病回復者の物乞いをなくす」私の夢は、まだまだ遠くにあることをあらためて知らされた。このコロニーは三年前、S-ILF(Sasakawa-India Leprosy Foundation：ササカワ・インド・ハンセン病財団)の自立支援プロジェクトにも申請したが、土地の所有権を争う裁判が大詰めだったため、事業立ち上げを断念した。裁判が終了したので、あらためて挑戦したいとのことで、薪の販売や機織りなどへの支援要請が出されので、実現できるよう努力する旨を伝えた。

再び三時間かけてラクナウに戻り、ラム・ナイク州知事と会談。石油大臣も務めたナイク知事は、ハンセン病問題に関心を持っておられ、二〇〇七年に政府陳情委員会が出した提言報告書の実現に尽力してくれた。また、五月の選挙で与党となったインド人民党(BJP)ではモディ首相の先輩格にあたり、「首相にもハンセン病の問題を説明し、議会に提出した陳情委員会の報告書について関係機関と会議を開催する約束を取りつけた。次回の予算が決まるときには何らかの決定をしたい」と、我々への支援を約束してくれた。

夜、空路でデリーに移動し、翌二〇日には、コロニーに住む若者の大学進学を支援する「ダライ・ラマ笹川奨学金」設立の記者会見を行った。これは、ダライ・ラマ法王が今年三月にデリーのコロニーを訪問した時に寄付されたものに、日本財団の支援も加えて共同で設立した新しい奨学金である。経済的事情から大学に通うことをあきらめた回復者の子弟たちに、学費や生活費を支給し、彼らが医学や工学、法律などの専門教育を受け、社会から尊敬される人物になり、さらにはハンセン病の問題に直接携わる指導者が育つことを期待している。

翌二一日には、ダライ・ラマ法王と会談し、奨学金が無事にスタートしたことを報告した。法王からは、「私たちは彼らに希望と誇りを与えていかなければなりません」と激励された。ダライ・ラマ法王からの寄付にはちょっとしたエピソードがある。あるとき法王に「私の夢はインドからハンセン病の回復者の物乞いをゼロにすることです」と伝えると、法王は「それは無理だね」とおっしゃったので、私が「無理かどうかは行動してみなければわかりません」と応じると、「それはそうだ。それなら私もあなたの活動を応援するために印税の一部を寄付す

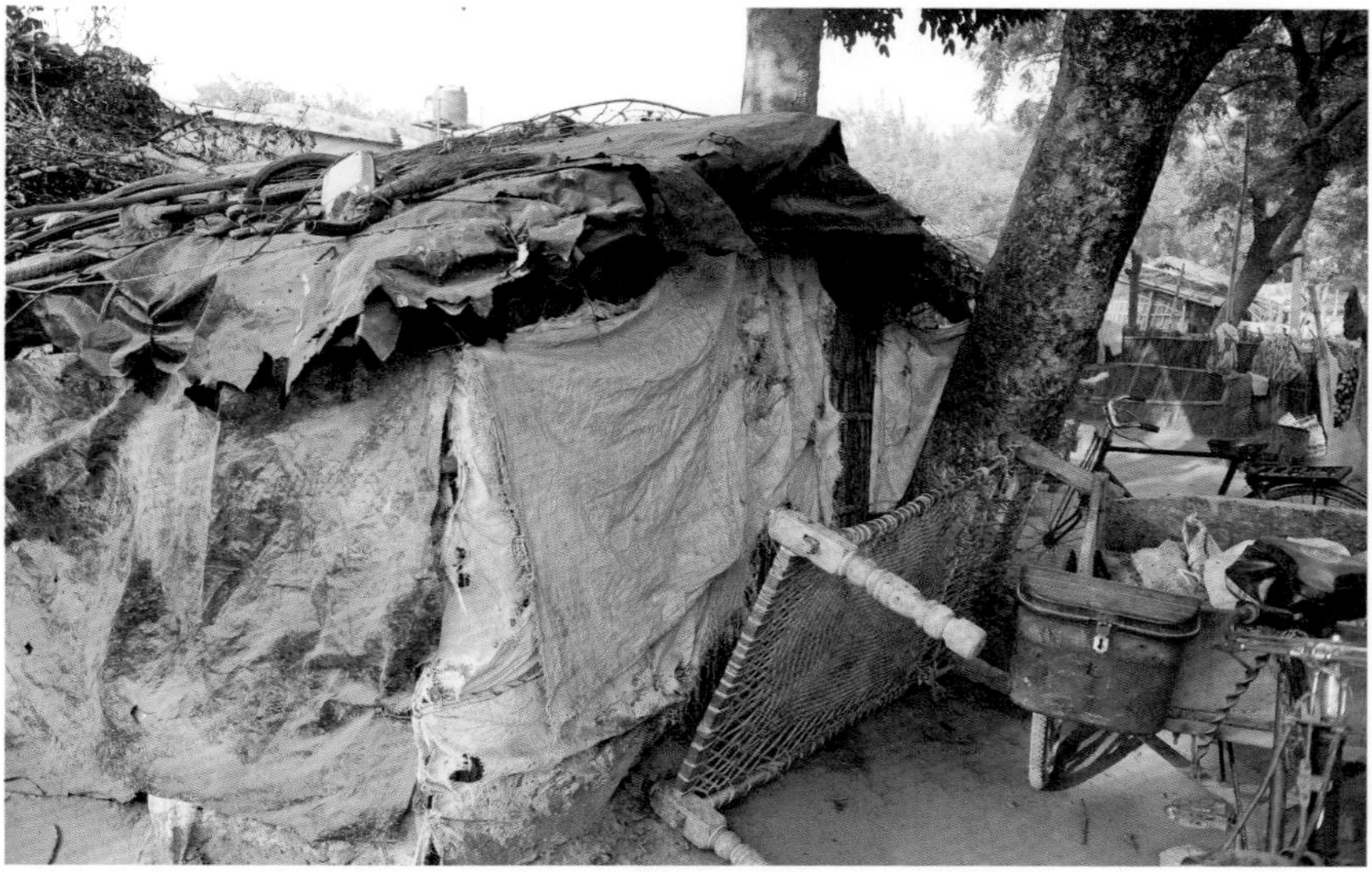

とても住宅とは言えないファイザーバードの回復者の住まい（インド、ウッタルプラデシュ州、2014年11月）

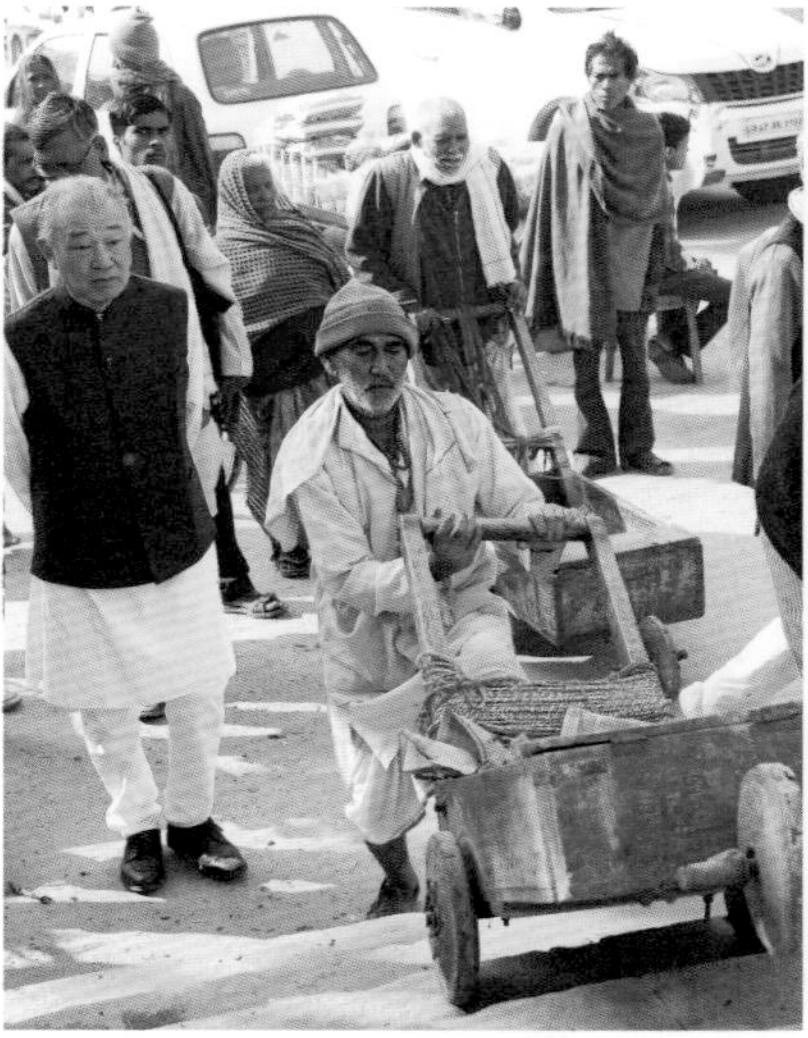

物乞いに出かける人々とともに（インド、ウッタルプラデシュ州、2014年11月）

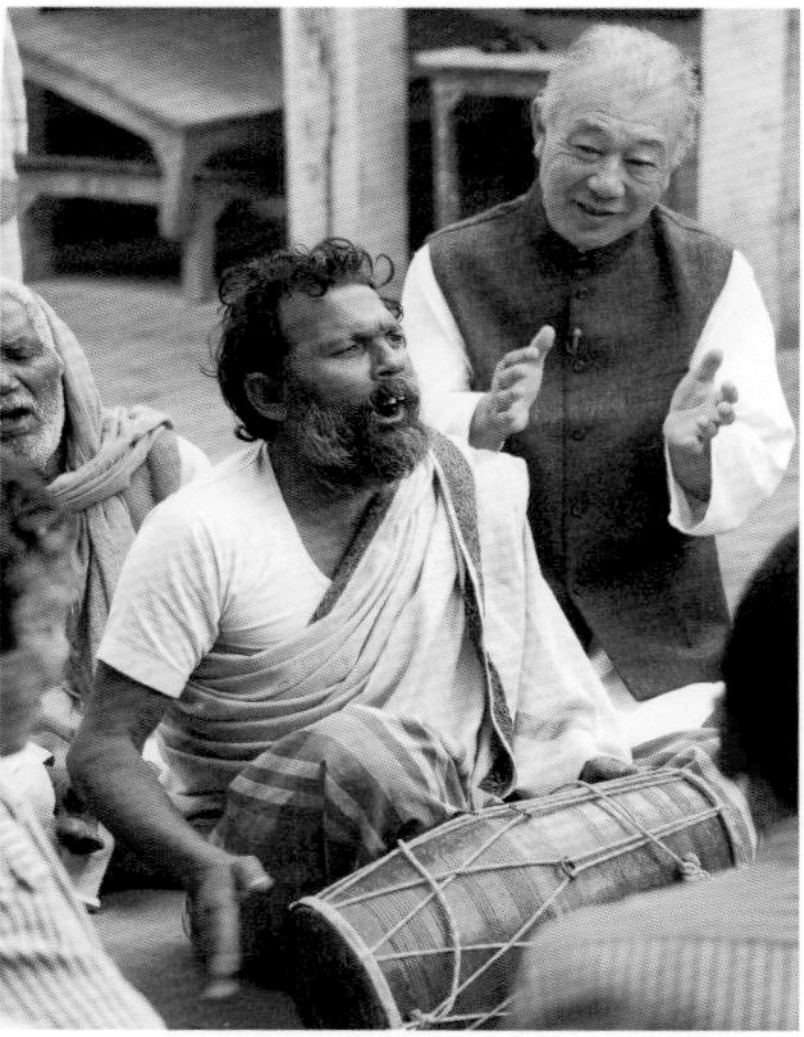

回復者の歌に思わず手拍子を打つ（インド、ウッタルプラデシュ州、2014年11月）

る」とおっしゃられたのである。世界でも「僧侶」から逆に「御布施」をいただくというのは珍しいことではないだろうか。

二一日には、インド保健省の「ハンセン病対策五カ年戦略（2012–2017）」についての中間報告会議が、WHOとの共催で行われた。インドはこの数年間、保健省の努力にもかかわらず、患者数がほぼ横ばい状態で、各県での制圧も進んでおらず、一一五県が有病率が一万人あたり一人以上という状況である。この状況を打破するために、担当者に現場へ足を運ぶことを要請した。また、各州政府で優先度を高めてもらうため、州の公衆衛生政策トップである保健次官を東京に集め、「インド・ハンセン病サミット」を開催したい旨を提案した。この後、中央政府のロヴ・ヴェルマ保健次官と個別に会談し、これを再度提案、各州全県にハンセン病の担当官を配置することも要請した。

滞在の最終日は、ナレンドラ・モディ首相と会談。モディ首相とは今年九月に首相来日の際に、東京でハンセン病の問題について話し合ったが、そのときに交わした回復者団体の代表を紹介するという約束を覚えておられ、APALのナルサッパ会長を紹介した。二人が手を握り合ったこの日は、歴史的な一日でもあった。残念ながら非公式の面談であったために、撮影はかなわなかった。首相とハンセン病の回復者が握手する写真を公表できれば、大きなインパクトを与えることができたのに、正直なところ少し残念ではあった。

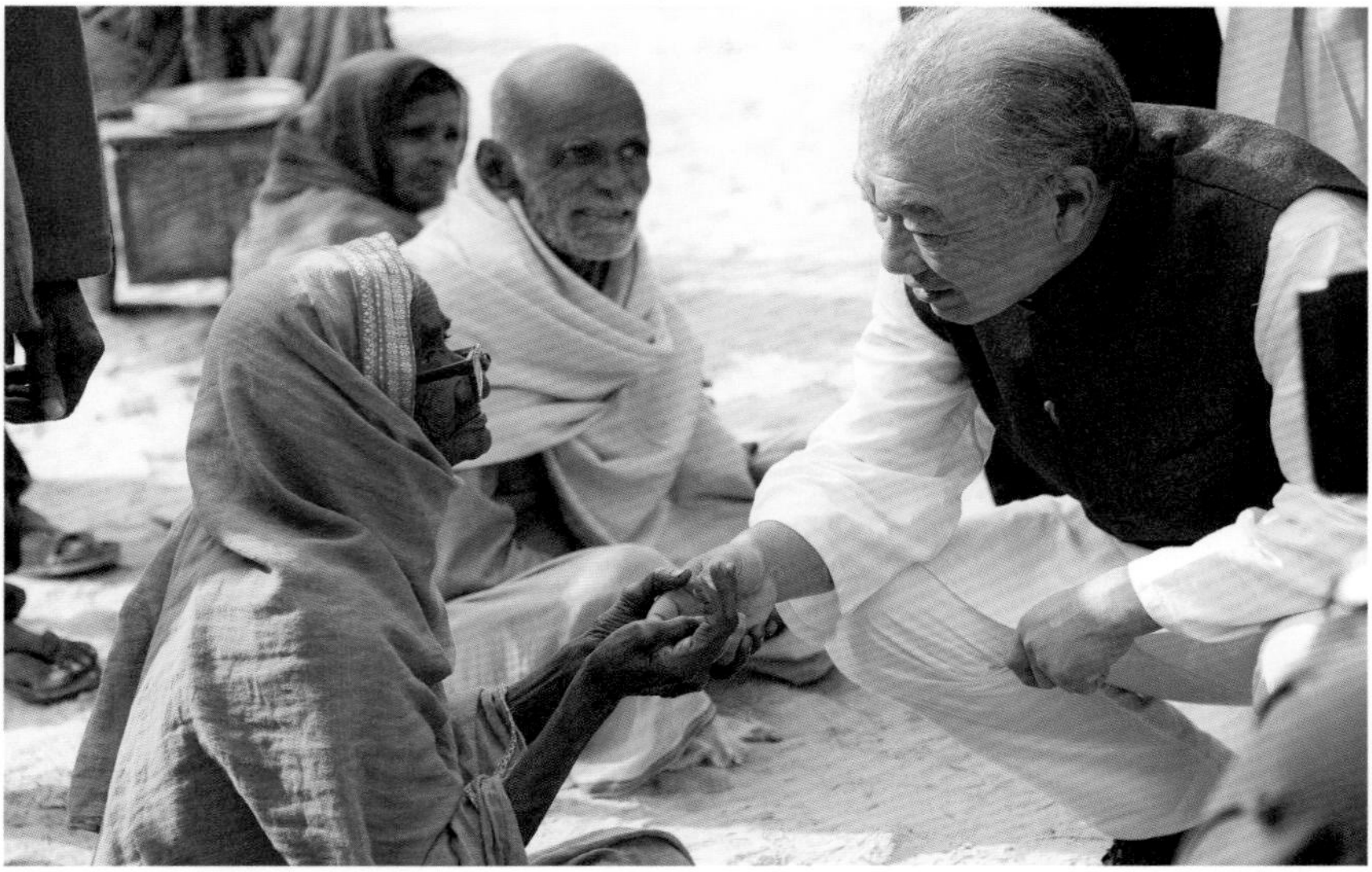

女性の物乞いに喜捨をする（インド、ウッタルプラデシュ州、2014年11月）

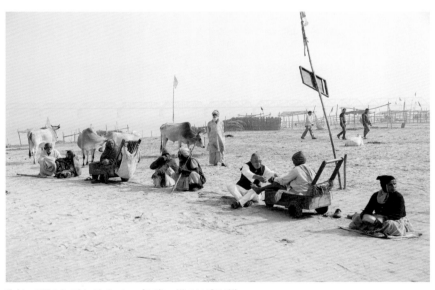

物乞いの列の中で（インド、ウッタルプラデシュ州、2014年11月）

二〇一五年

✤一月　日本
◆一月　タイ〔ミャンマー停戦和平交渉・少数民族武装勢力幹部との交渉〕
◆二月　スイス〔マーガレット・チャン事務総長と会談〕
◆二月　ミャンマー〔停戦和平交渉・政府高官との会談〕
✤三月　インド
✤四月　エチオピア
✤四月　コンゴ民主共和国
✤四月　コンゴ共和国
◆五月　スウェーデン〔WMU訪問〕
✤五月　スイス
◆五月　ミャンマー〔停戦和平交渉・政府高官との会談〕
✤六月　アメリカ
✤六月　スイス
◆七月　タイ〔ミャンマー停戦和平交渉・少数民族武装勢力幹部との交渉〕
◆七月　ミャンマー〔停戦和平交渉・政府高官との会談〕
◆七月　スリランカ〔シリセーナ大統領と会談〕
✤八月　ブラジル
◆九月　タイ〔ミャンマー停戦和平交渉・少数民族武装勢力幹部との交渉〕
◆九月　ミャンマー〔二回〕〔停戦和平交渉・政府高官との会談〕
✤九月　インド
◆九月　イギリス〔日英グローバルセミナー〕
✤一〇月キリバス
✤一〇月フィジー
◆一〇月ミャンマー〔停戦和平交渉・政府高官との会談〕
◆一一月ミャンマー〔二回〕〔停戦和平交渉・政府高官との会談〕
◆一一月フランス〔ユネスコ国際障害者デー国際シンポジウム〕

✤は、本書に活動記録を収録
●「WMU〔World Maritime University〕」＝世界海事大学

天皇皇后両陛下と回復者——日本［一月］

二〇一五年一月一三日、初めて日本で開催されることになったハンセン病患者や回復者およびその家族に対する差別撤廃を訴える「グローバル・アピール」に先立ち、私は世界のハンセン病の現状と「グローバル・アピール」の意義について、天皇皇后両陛下（現、上皇上皇妃両陛下）に御所でご説明する機会に恵まれた。両陛下は世界のハンセン病の現状について深いご関心をお持ちで、ハンセン病の薬のことや、ブラジルがいまなお制圧に成功していない理由についてなど、専門的かつ多岐にわたるご質問をされた。その結果、当初一五分だった予定時間を大幅に超える七〇分間にわたってお話しさせていただくことができた。

「グローバル・アピール2015」の翌日の一月二八日には、来日したAPAL（Association of People affected by Leprosy：インド・ハンセン病回復者協会）のナルサッパ会長、ヴェヌゴパール APAL副会長、クリスティ・レーン・イバルダローサ（フィリピン、クリオン島看護師）、ホセ・ラミレス（米国）と夫人、パウルス・マネク（インドネシア）、レゲセ・デスタ・シスル（エチオピア）そして日本の全国ハンセン病療養所入所者協議会の森和男会長とともに、御所で天皇皇后両陛下に謁見した。両陛下は緊張した面持ちの回復者一人ひとりと、両手で彼らの手を包み込むようにしてお話しされた。御所でのご懇談は予定の一五分を超えて四〇分間におよび、最後に陛下から「いまなお病気はもちろんのこと、差別に苦しんでおられる方々の指導者として活躍していただき、皆さんの生活がよりよくなることを願っている」とのお言葉をいただいた。

ナルサッパ会長は謁見後の記者会見で「家族からも、そして社会の人々からも手を握ってもらえない私ですが、今日はこのように両陛下が親しく握手をして下さいました。その瞬間に、私は自分がハンセン病を患い、いろいろな苦労をしてきたことを忘れました。苦しみがすっと消えました。ほんとうに忘れられない経験を、今日はいたしました。今日の御所での両陛下への謁見、これをメディアの皆様方から世界中に発信していただき、スティグマが如何なるものかを正しく伝えていただく機会にもなったのではないかと思います」とその想いを語った。

以下は、両陛下と回復者の出会いについて、「皇室（平成二七年秋号に掲載）のインタビューに答えた記事と写真である。

「両陛下が各国のハンセン病回復者の手を取られた日」

私が会長を務めている日本財団では社会福祉、教育、文化などの分野で事業を展開しています。とくにハンセン病については昭和三〇年代半ばより、ハンセン病支援を実施する財団法人藤楓協会を通じて国内のハンセン病療養所の図書館や集会所の建設、車両の購入資金などに協力してきました。また海外においては、私の父である笹川良一が私財によりインド、フィリピン、台湾、韓国などにおいてハンセン病施設の建設などの支援を実施していました。

昭和四九年には海外のハンセン病対策事業の専門機関として笹川記念保健協力財団（現：笹川保健財団）を設立。以来、笹川保健財団と連携し、世界保健機関（WHO）を主要パートナーとすると同時にさまざまな非政府組織（NGO）とも協力し、国際会議の開催、ハンセン病対策従事者の育成、現地技術協力、ハンセン病の研究、教材の開発・供与、広報啓蒙活動、薬品・機材援助等を中心に取り組みを拡大してきました。

平成七年（1995）から一一年の五年間はハンセン病の制圧を推し進めるため、有効な治療法として認められた経口治療薬、MDTをWHOを通して世界中に無料で供給しました。平成一二年（2000）以降は、日本財団の意志を引き継いだ製薬会社のノバルティス社が無償配布していますが、治療薬MDTの無償配布によりハンセン病患者の数は激減しました。WHOは「ハンセン病の罹患率が人口一万人当たり一人未満となれば、公衆衛生上の問題としては制圧されたと見なす」と定義していますが、現在、ハンセン病が制圧されていない国はブラジルのみとなっています。

毎年、日本財団では「世界ハンセン病の日」（一月の最終日曜日）に合わせ、ハンセン病と差別の問題について世界に訴える「グローバル・アピール」を発表しています。第一回は平成一八年（2006）にインドのデリーで行われました。第一〇回となる本年は一月二七日に初めて日本で行われることになったことから、同月一三日、世界のハンセン病の現状と「グローバル・アピール」の意義について両陛下に御所でのご説明の機会に恵まれました。

両陛下は世界のハンセン病の現状について深いご関心をお持ちで、ハンセン病の薬のことや、ブラジルが今なお制圧に成功しない理由についてなど、専門的かつ多岐にわたるご質問がありました。その結果、当初一五分のところを七〇分間にわたってお話しさせていただくことになりました。

そして「グローバル・アピール」翌日の二八日には、日本、インド、アメリカなど各国の回復者の代表八人に御所でご引見くださいました。両陛下二手に分かれて四人ずつにお会いになり、次に場所を交代されて回復者全員にお声をかけてくださいました。しかも驚いたことに、緊張した面持ちの回復者一人ひとりに対して、本当に肩を寄せ合うようにして両手で回復者の手を取って話されました。両陛下は国内の療養所でも椅子に座った回復者の傍で跪き、手を取り合ってお話しされますが、各国からの回復者にも分け隔てなく、同じように接してくださったのです。私は彼らの故国での辛い立場を思うと同時に、両陛下の尊いお姿に感動して涙を禁じ得ませんでした。というのも彼らは親や家族からも見捨てられ、手を握られたことがないのです。

御所でのご懇談は予定の一五分を大幅に超えて四〇分におよび、最後に陛下から「今なお病気はもちろんのこと、差別に苦しんでおられる方々の指導者として活躍していただき、みなさんの生活がよりよくなることを願っています」とのお言葉をいただきました。

その後の記者会見で回復者は「親や家族からも手を握ってもらったことがないのに、両陛下というやんごとなき方に手を握り締めていただいた。その瞬間に苦しみがすっと消えた」、「夢を見ているようだ」、「心から話を聞いてくださった」などと涙を流しながら御所での経験を振り返っていました。私はハンセン病関連の活動などでこれまで一二五カ国にのべ四六〇回も行きましたが、過酷な日々を送ってきた人たちに対し、他の国で高貴な方が両陛下のように心からの愛を示されるのを見たことがありません。ところが両陛下はお住いの御所に回復者を招いてくださったのです。親しくお話しされている両陛下からはまことの優しさが伝わってきて、常に世界の人々の安寧を祈られている無私そのもののお姿だと思いました。

実は私とハンセン病の出会いは皇后陛下のお導きによるものです。昭和四〇年、当時、韓国大使を務めていた金山政英氏が父を訪ねてきて、韓国のハンセン病の病院建設に協力をお願いできないかと話されました。父は即座にお申し出を受け入れ、私はその病院の完成式典に父とともに出席しました。父は絶望した表情の患者の肩を抱き、膿の出ている足をさすりながら、一人ひとりを励ましておりました。そんな父の姿に感動したのが、今に至る私のハンセン病との闘いの第一歩なのですが、この金山大使との出会いをご説明時に申し上げると、皇后陛下は「それはよかったわ」とおっしゃいました。

どういうことかと言えば、当時、皇太子妃殿下であった皇后陛下に韓国で活動するシスターから、韓国のハンセン病患者の置かれた痛ましい現状についてお手紙が届いたそうです。皇后陛下はそれを金山大使にご相談され、皇后陛下の意を汲んだ金山大使が父を訪ねてこられた、ということなのです。

実は金山大使が父を訪ねてきた時は私も同席しており、大使が「（韓国の現状について）妃殿下も心配されておりますので」と付言されたことをはっきり記憶しておりましたが、ご説明時には皇后陛下のお名前はお伏せし、金山大使の名前を出すにとどめました。そうしたところ皇后陛下から当時のいきさつをお話くださったのです。私は皇后陛下のお話をお聞きするうち、自分の長いハンセン病との闘いが皇后陛下のお言葉に端を発していること

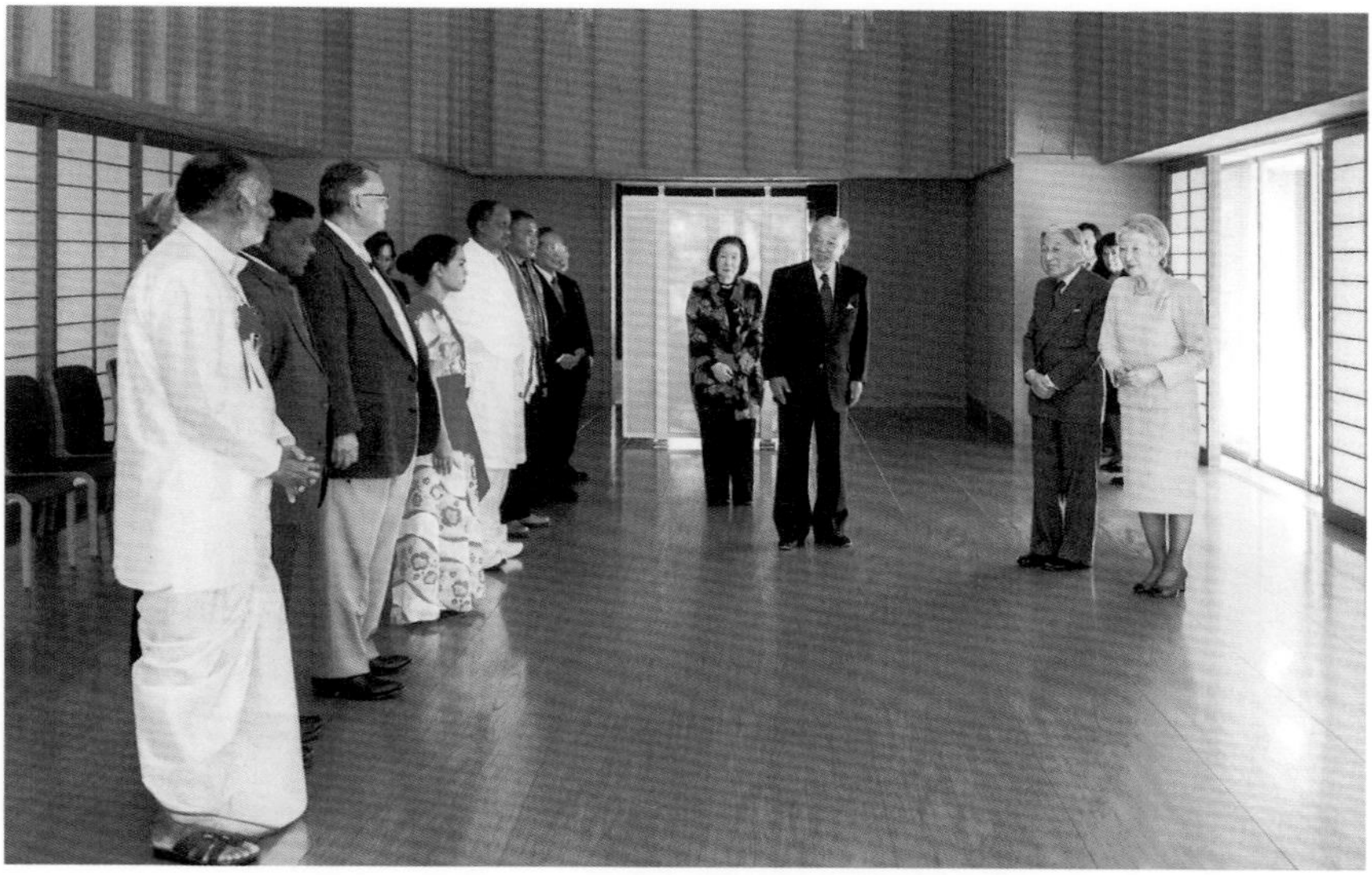

2015年1月28日、各国からのハンセン病回復者らと懇談された両陛下。中央奥に筆者（皇居・御所）

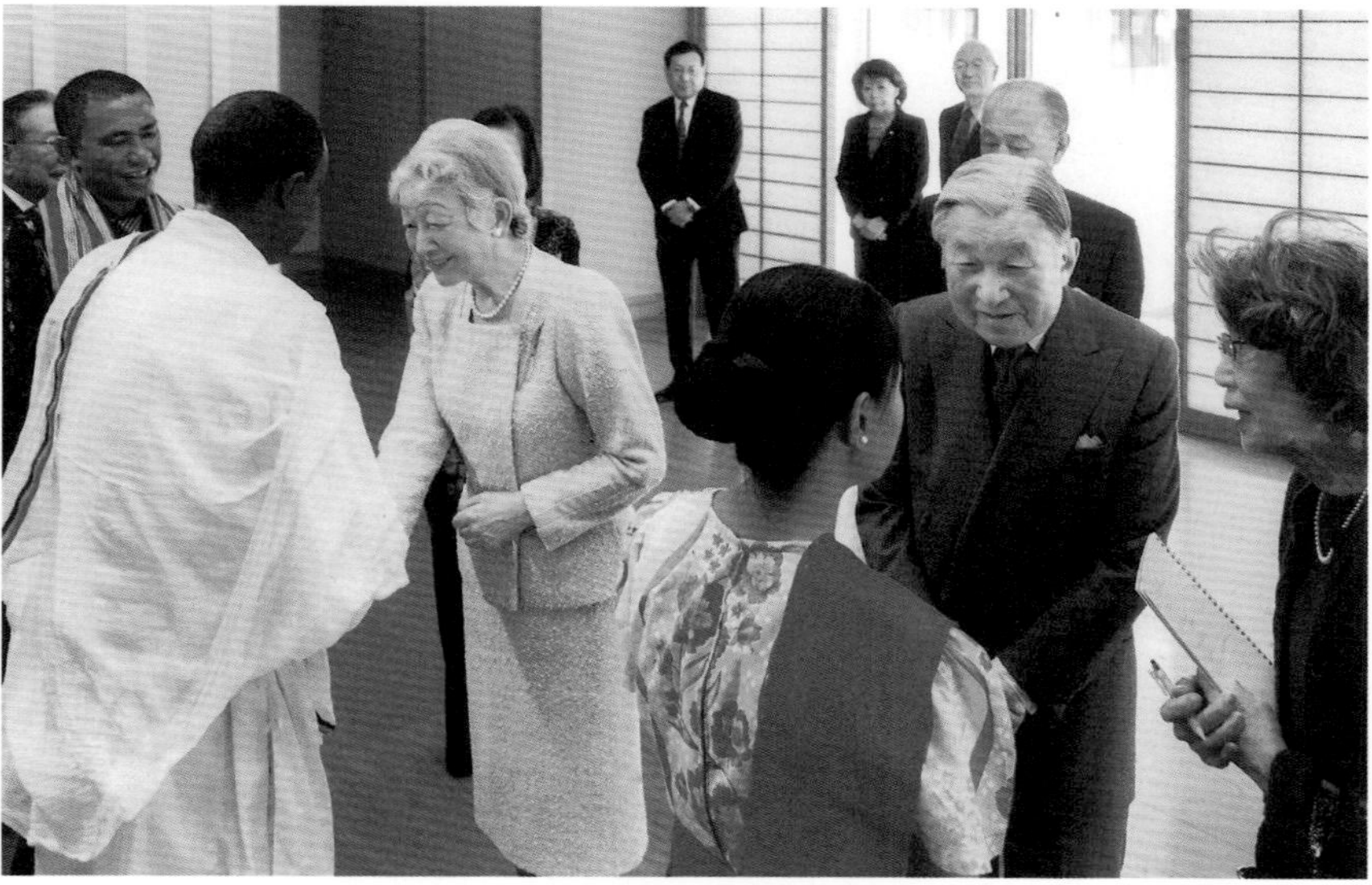

天皇・皇后両陛下は回復者一人ひとりと手を取って親しく言葉を交わされた

に気づき、大変な感動を覚えました。

日本の皇室は光明皇后の頃よりハンセン病に心を砕いてこられました。両陛下にお目にかかり、また両陛下の回復者へのお優しいまなざしを間近に拝見し、そういう皇室を戴く日本から世界に向けて差別撤廃を訴えていくことの意義を再確認しました。と同時に、かつて患者に対して過酷な差別があったという「負の歴史」を、風化させないための活動を広めていくことの重要性を改めて強く感じております。

「ハンセン病患者をなくすことは国を変えることである」――インド（デリー）［三月］

［ルート］成田→インド・デリー（飛行時間一〇時間）―三泊―デリー→成田（飛行時間七時間二〇分）

東京での「グローバル・アピール2015」は成功裡に終了。二月には国連人権理事会諮問委員との昼食会やWHOのマーガレット・チャン事務総長との面談などのためにジュネーブを訪問。三月には、インドの首都デリーで中央政府保健省主催の会議に出席した。中央政府保健省の国家ハンセン病プログラムでは、五年ごとに具体的な達成目標を盛り込んだ活動計画、「ハンセン病対策五カ年戦略（2012–2017）」を策定し、昨年は外部専門家による現行計画の中間評価が行われた。これまで、蔓延県に集中した特別プログラムの実行、子どもの患者を見つけるための戸別訪問、有償ボランティアのアシャー（ASHA：Accredited Social Health Activists）に対するハンセン病の知識普及などの策を講じている。プログラム実行の鍵となるのが、各州の保健局のハンセン病担当官であり、中央政府の計画と各州の状況を照らし合わせ、効果的な戦略を練って実行する役割を担う。全州のハンセン病担当官が集まる会議と、引き続いて行われた「ハンセン病対策関係者会議」は充実したものとなった。

「州ハンセン病担当官会議」の会場であるホテルの一室に入ると、すでに一〇〇人ほどの関係者が集まっていた。

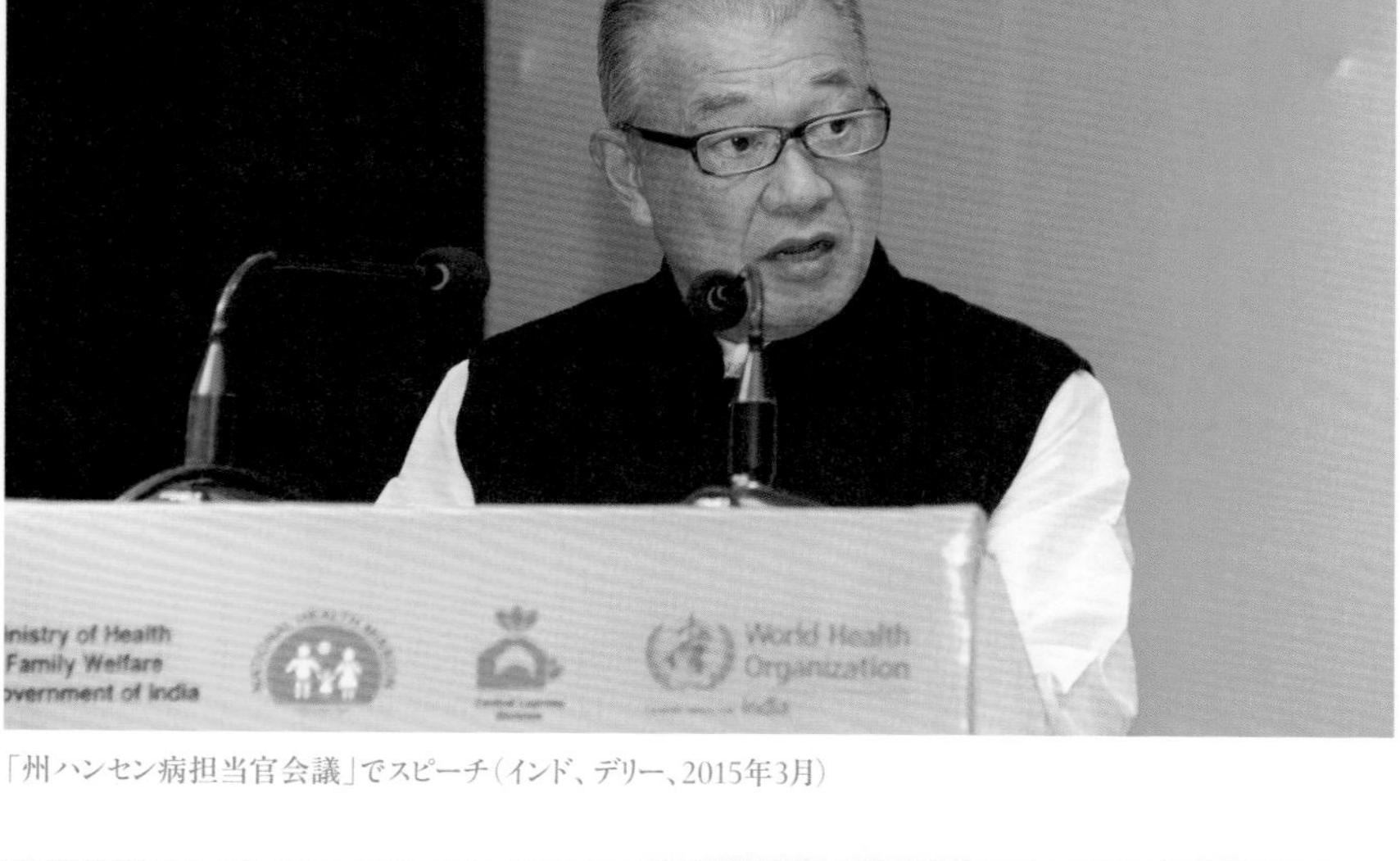

「州ハンセン病担当官会議」でスピーチ(インド、デリー、2015年3月)

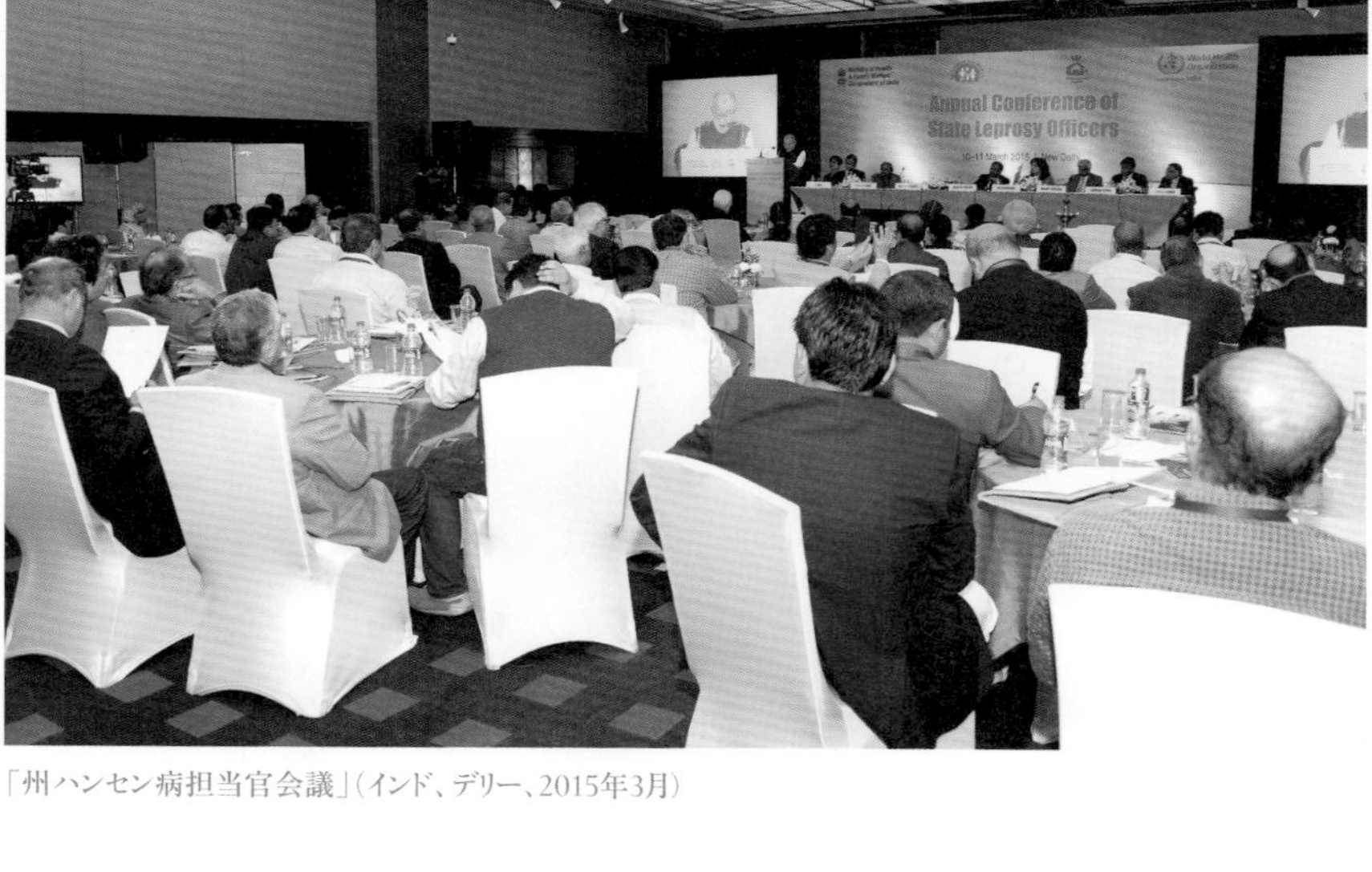

「州ハンセン病担当官会議」(インド、デリー、2015年3月)

冒頭、中央政府保健省のアグラワル・ハンセン病担当局長が、問題意識の共有とさらなる努力の必要性を強く訴えた。WHOインド事務所のナタ・メナブデ所長は、どの場所で患者が多いのか、障害率や子どもの患者が多いのか、マッピングを行って把握し、ニーズに即した対策が必要であることを指摘し、同時に人権の重要性を強調、差別の撤廃なくしては制圧が達成されたとは言えないと述べた。私は、特に子どもたちが障害を負う前に治療することの重要性と、患者の発見に回復者の力を積極的に活用することを力説した。その後、各州のハンセン病担当官がプレゼンテーションを行い、回復者の全国組織APAL(Association of People affected by Leprosy:インド・ハンセン病回復者協会)のナルサッパ会長は、インド全土に広がるネットワークを通じての患者発見やカウンセリングへの協力を申し出た。

翌日の「ハンセン病対策関係者会議」では、前日の会議に出席した保健省、州ハンセン病担当官、WHO、回復者などに加えて、障害者NGO、メディア専門家など、幅広い関係者が集まり、病気と差別をなくすための方法を討議する初の試みが行われた。

シャルマ・インド保健省次官は、患者が多く発見される「スポット」と呼ばれる地域に集中した対策を行い、あらゆるツールと方法を駆使して、持続的にプログラムを推進していきたいと、真剣なまなざしで話された。私は、マハトマ・ガンジーの言葉「ハンセン病の患者をなくすことはその人の生活を変えるだけでなく、村を変え、国を変えることだ」を引用し、あらためてハンセン病と人権問題との密接な関連を訴えた。

自立のためのマイクロファイナンス——エチオピア連邦民主共和国[四月]

[ルート] 成田→フランス・パリ(飛行時間一二時間三五分・トランジット五時間三〇分)→エチオピア・アディスアベバ(飛行時間七時間)——二泊

四月は、エチオピア、そしてコンゴ民主共和国とコンゴ共和国の二つのコンゴを巡る旅に出た。まず成田からパリ経由でエチオピアの首都、アディスアベバに入った。高地アディスアベバは涼しかった。WHOで、ムペレ代表とハンセン病担当官から説明を受けたが、新規患者数がここ一〇年間四〇〇〇人前後を推移しており、子どもの患者が一三%もいることは、活動が停滞している証拠である。

エチオピア保健省は、二〇一三年にタイのバンコクで開催された「国際ハンセン病サミット」に参加し、その折に日本財団のイニシアチブで設定された「ハンセン病制圧バンコク特別基金」によるハンセン病制圧強化活動を実施する予定だった。今後三年間の重点プランは、各家庭を訪問する一般ヘルスワーカーのトレーニングにより、新規患者の発見を促進することである。現在、ヘルスワーカーの知識が不十分で、診断も十分にできていない状況であるという。アドマス保健大臣は、保健省で行った集中的なハンセン病の高蔓延地域の患者分布状況調査で問題地域が判明したことを受け、これらの地域での制圧活動を強化、五〇〇〇人の看護師にハンセン病についての研修を行い、彼らも制圧活動に参加させると明言した。

回復者の全国組織ENAPAL（Ethiopian National Association of Persons affected by Leprosy）の事務所に足を運ぶと、私とメレス前首相とビルケ会長（当時）のかつての会談の記念写真が飾ってあった。一〇年も前のことだが、エチオピアの回復者にとって初めてハンセン病の状況について直接首相に説明する機会を得た歴史的なシーンであると、事務局長のテスファイエ氏は誇らし気に話してくれた。

翌日は、ENAPALが笹川保健財団からの支援金をマイクロファイナンス（少額融資）としてどのように運用しているかを確認するために、テスファ・ヒューイット村とアディス・ヒューイット村を訪れた。朝六時にアディスアベバを出発し、四時間かけてテスファ・ヒューイット村に到着。ここでは、マイクロファイナンスで野菜畑を拓き二人の子どもを大学に行かせることができたというミコネンさんの家と畑を見学した。広い農地で玉ねぎ

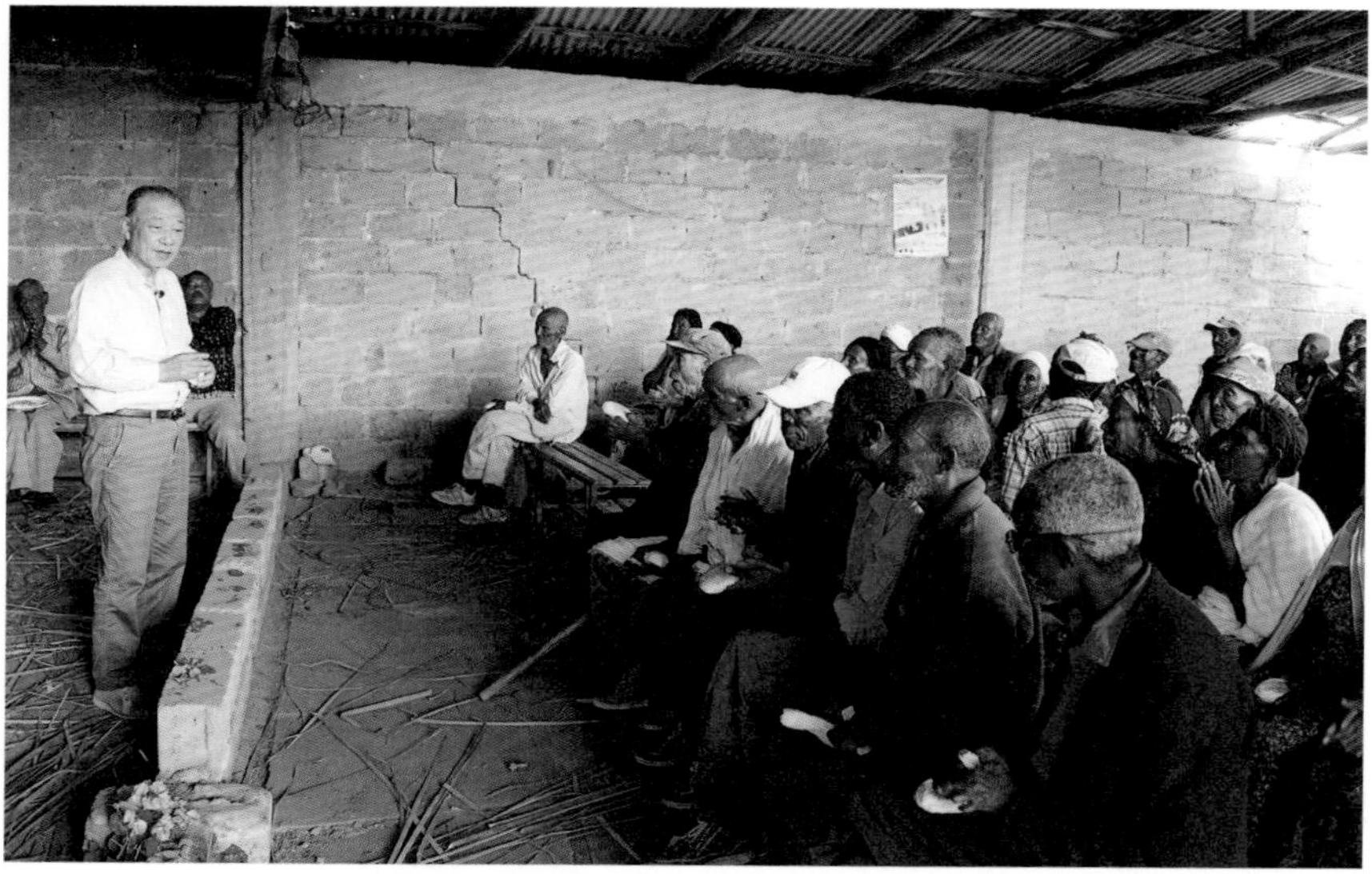

アディス・ヒューイット村の電気のない部屋で回復者を激励する（エチオピア、2015年4月）

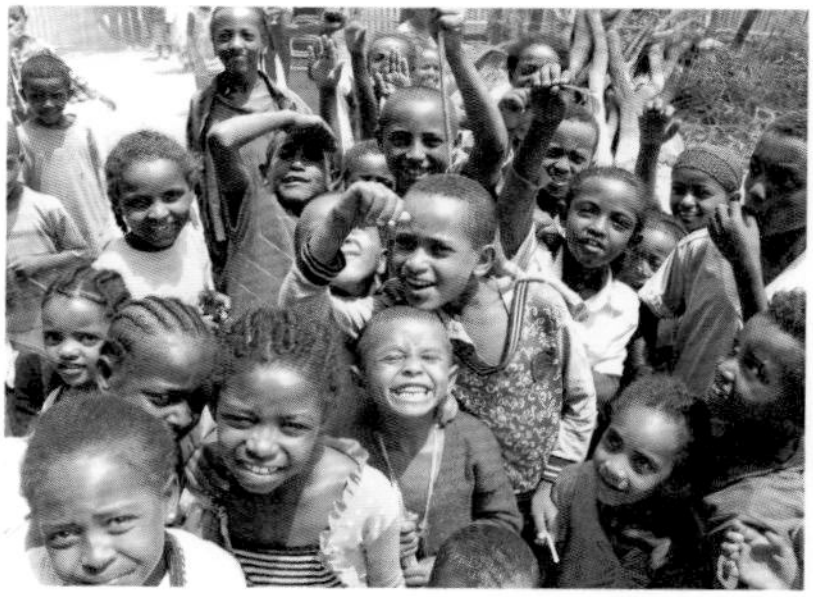

村の子どもたちにもハンセン病の啓蒙活動（エチオピア、2015年4月）

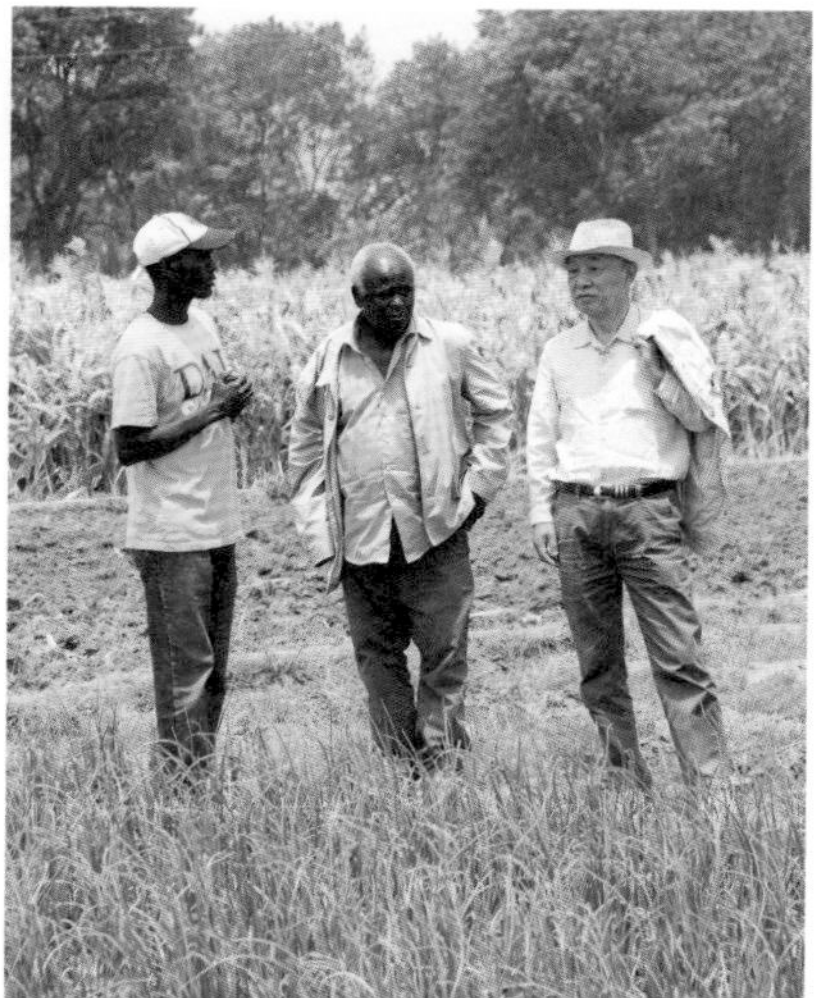

アディス・ヒューイット村のミコネンさんの畑の前で（エチオピア、2015年4月）

が順調に育っており、年三回の収穫で約三〇万円の収入が得られるとのこと。公務員の最低賃金が月約二〇〇〇円だから、十分な収入である。その一方で、マイクロファイナンスを利用しないで家に閉じこもりがちな男性は、「本当は外に出て働きたい。でもお金を借りても返せるかが心配だ」と言う。私は「成功した人から話を聞き、希望を持って仕事をして欲しい」と激励はしたが、村人からの根深い偏見と差別の中で働くには、優れたメンターやサポーターの存在と協力が必要であることを痛感した。

アディス・ヒューイット村は川沿いに位置していた。村人たちは笹川保健財団の資金援助で養鶏場を営み、その収入で日々の食事を何とか確保している。私の訪問に合わせて集会が開かれたが、その場で、川から水を引くためのポンプを動かす発電機が故障して交換が必要であること、昔は無料だった医療が有料になったので、再び無料にして欲しいなどの要望が上がった。私は、ENAPALと協力し問題解決に取り組むこと、そして一人ひとりが当事者意識を持つことが大切であると応えた。七〇キロ移動しないとヘルスポストがない、若者に仕事がない、中等教育が受けられないなど、様々な難題を抱えながら貧困の中で健気に生きている彼らを見ると、本当に心が痛み、何とかしなくてはという思いが高まる一方で、自分の力の限界を痛感した。

今回の訪問ではENAPALの本部と宿泊設備のある建物を笹川保健財団が支援することになったが、この施設を利用して、いずれアフリカ諸国のハンセン病回復者が団結する日が来ることを願っている。

再びピグミーの人々と——コンゴ民主共和国［四月］

［**ルート**］エチオピア・アディスアベバ→コンゴ民主共和国・キンシャサ（飛行時間四時間二〇分）—五泊—キンシャサ→コンゴ共和国（ブラザビルへはボートで移動、移動時間三〇分）ブラザビル→パリ（飛行時間八時間・トランジット七時間）→成田（飛行時間一一時間五〇分）

エチオピアに続いて、コンゴ民主共和国で活動した。コンゴ民主共和国はハンセン病制圧を達成したものの新規患者数はアフリカで二番目、世界では五番目に高い。広大な国土をもつこの国には依然として有病率の高いホットスポットと呼ばれる蔓延地域もある。

WHO現地事務所でコンゴ民主共和国におけるハンセン病状況の説明を受け、保健省のハンセン病担当官ムプトゥ医師からさらに詳しい報告を受けた。ムプトゥ医師はコンゴ民主共和国におけるハンセン病制圧の最前線で活動する責任者で、二〇〇五年に私が初めて同国を訪れて以来、毎回コンゴ民主共和国での活動をアシストしてくれている。ムプトゥ医師によると、コンゴでは二〇一三年の一年間で三七四四人の患者が登録され、特に有病率の高い患者が存在する州(一万人あたり五人以上)が八つあったという。しかも、最新データがない州もある。保健省としては、まずこの八州を制圧活動の強化対象地域として患者の発見活動を行う予定であり、今回私はその中の一つで狩猟採集民の住むエクアトール(赤道)州を訪ねることにした。

保健省も、タイのバンコクでの「国際ハンセン病サミット」に参加し、エチオピアと同様に日本財団が提供した「ハンセン病制圧バンコク特別基金」による制圧強化活動を実施することになっている。保健省は、新規患者の発見を年間で五〇%増加させるという目標を掲げている。各国政府は、制圧を国レベルで達成した後、地方レベルで同じ目標を達成することを第一目標とし、患者数を減らすことに最大の努力を払ってきた。私自身もこの目標設定を奨励してきたが、国レベルで制圧に成功すると、役人として新規患者の発見数が増えることを必ずしも歓迎しない。そのため新規患者発見にあまり力を入れないため、各国の統計データを見ると患者数は横ばい状態が続いており、私はこれを「制圧のトラウマ」と呼んでいる。患者をなくすためには感染源となる患者の早期発見が重要である。確かにその努力によって、一時的にその地域や国の患者数は大幅に増える。しかしそれは結果的に、患者数の減少へとつながるのであり、むしろ称賛されるべきことなのである。私は、コンゴ民主共和国保健省のこの目標設定を支持することを関係者に伝えた。ムプトゥ医師が長年ハンセン病と向き合ってきたから

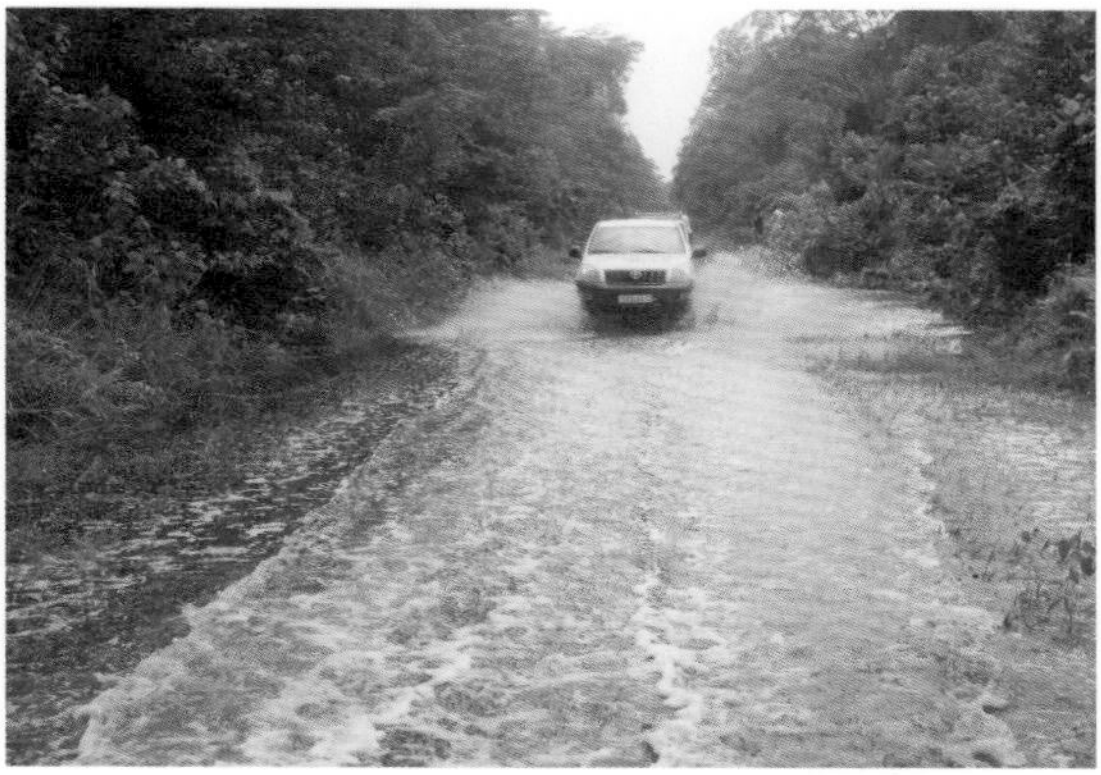

豪雨と雷が鳴り響く中、川になった道路をジャングルの奥地へと進む(コンゴ民主共和国、2015年4月)

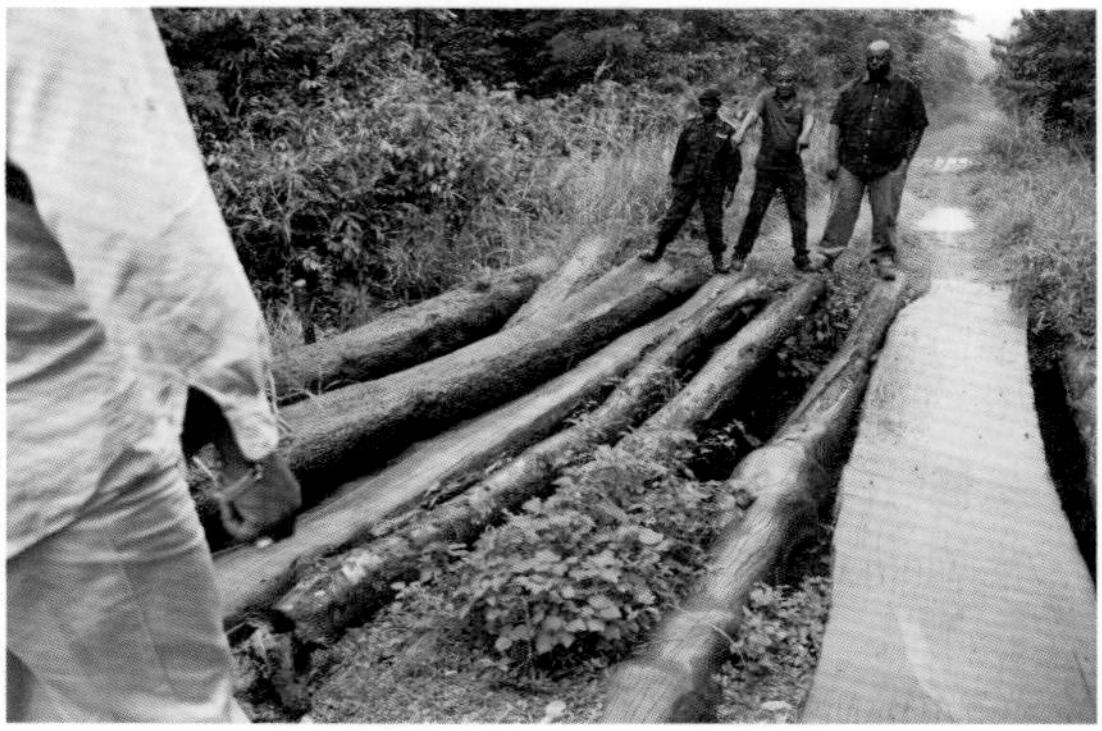

橋が豪雨で流されたため、丸太を集めて橋を造り通過する(コンゴ民主共和国、2015年4月)

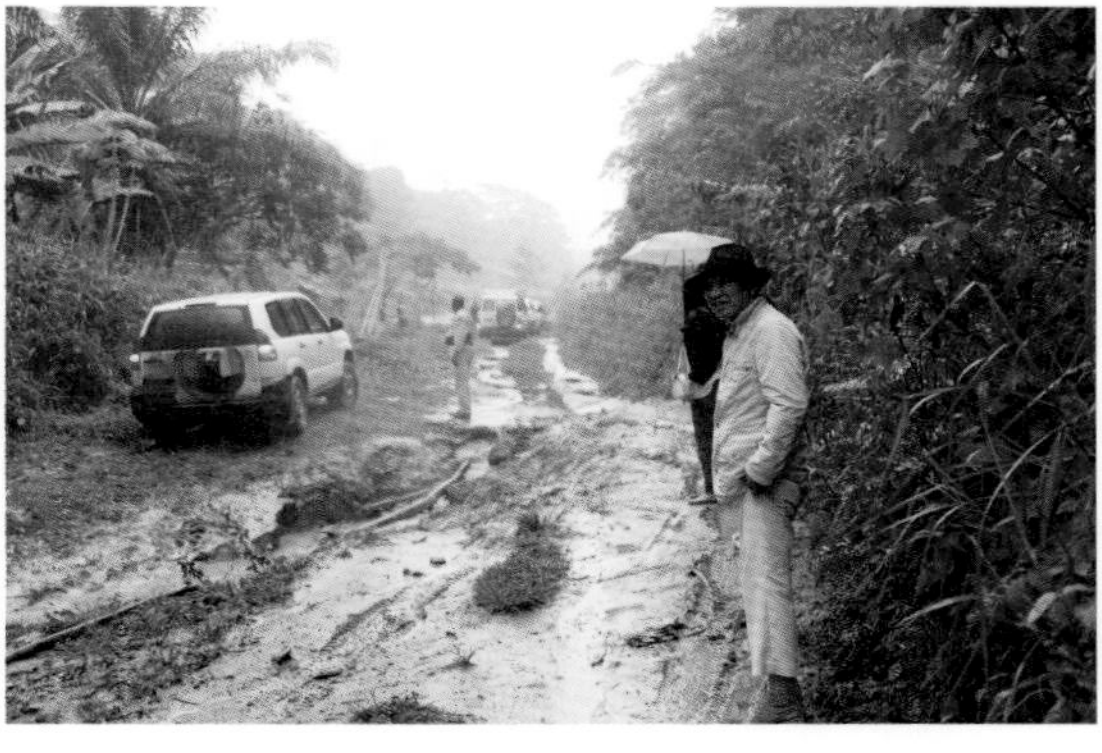

全員車から降りて、重量を軽くして急造の橋を渡る(コンゴ民主共和国、2015年4月)

こそ策定された有意義な戦略である。

カバンゲ保健大臣とともにミナコ国会下院議長を訪ね、「ハンセン病は治る病気である」、「薬は世界のどこでも無料で提供される」、「差別は不当である」という「三つのメッセージ」を下院の全ての議員に伝え、さらに各議員から各選挙区の住民に伝えるよう要請した。議長は、「保健大臣に簡単な説明文章をつくらせ、それを各議員から選挙民に伝えてもらう。六月から九月の国会休会中の宿題として各議員に指示をする」と即答してくれた。私はメディアに向けてこの国会議長との約束を報告した。

翌日、カバンゲ保健大臣、ムプトゥ医師、WHO担当官らとともにエクアトール州の州都ムバンダカへと出発した。ピグミーの人々の中にハンセン病患者がいるということで、彼らに会うことが目的である。ムバンダカまでは国連のチャーター機で向かう。それ以外の方法となると、ナイル川にも比す世界有数の大河コンゴ川を船で上るしかない。それも悪くはないが、片道二週間かかる。ムバンダカへ向う三一人乗りの双発プロペラ機は関係者でほぼ満席。約九〇分で赤道直下の目的地に到着。タラップを降りたところで、エクアトール州のムペトシ保健大臣ら、州の要人が出迎えてくれた。エクアトール州は人口約八〇〇万人のコンゴ民主共和国三番目の州である。空港からホテルまでの未舗装道路には小さな商店が並び、車が通るたびに砂埃が舞い上がるが、店を開いている女性たちは気にもとめない。建物はほとんど平屋で二階以上の建物はなかった。この日はムペトシ保健大臣、インペト(暫定)州知事と会談した後、地元メディアに、これまで何百回、何千回と繰り返してきた、ハンセン病の正しい知識を住民に届けて欲しいとのメッセージを伝えた。宿泊先は一五部屋ほどの宿泊所でとてもホテルと呼べるような建物ではなかった。翌日早朝の出発時には朝食なしだったが、よくあることである。

早朝六時出発の予定だったが、我々が朝食なしで準備を終えて出発を待っていると、地元の案内人が朝食を食べに行っているからしばらく待てとのことだった。場所が変われば常識も変わるもので、さして驚きもしない。全員がそろったところで四台のランドクルーザーで、ジャングルで暮らすハンセン病患者に会いに向かった。保

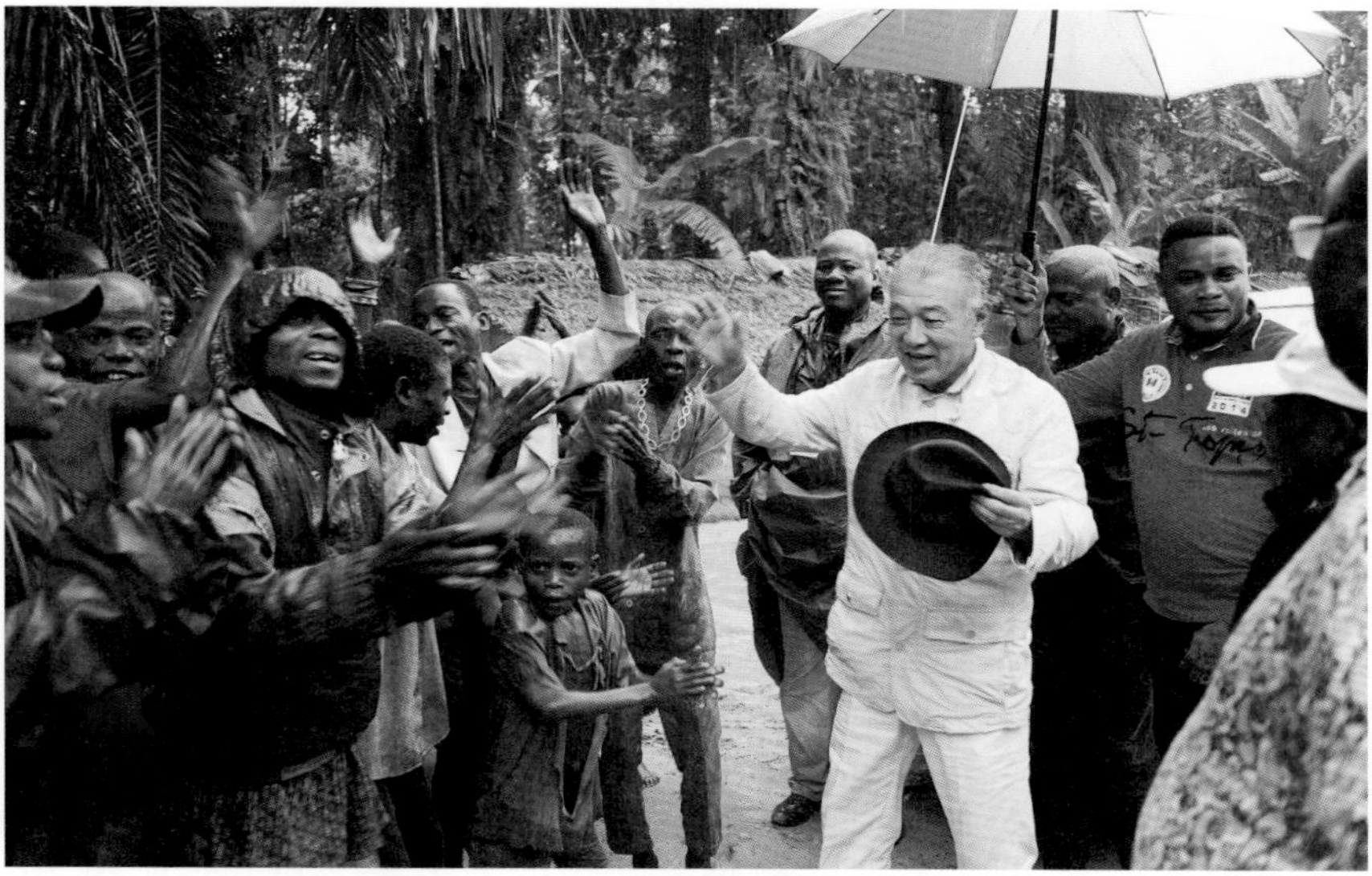

豪雨の中集まってくれたボインボ村の住民（コンゴ民主共和国、2015年4月）

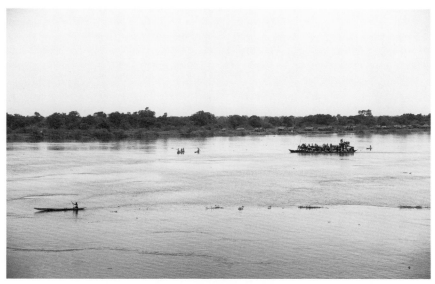

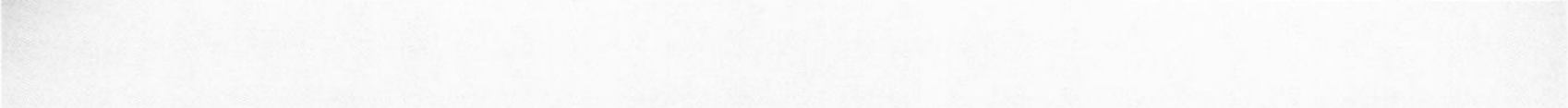

イギリス人の小説家ジョセフ・コンラッドの『闇の奥』の舞台となったコンゴ川（コンゴ民主共和国、2015年4月）

健大臣の説明では片道約二時間半の道程である。晴天の昨日とはうって変わって朝から雨模様だ。アフリカでの雨は喜ばしいしるしで、歓迎されているということらしい。ほどなく赤土の悪路一本道にたどり着く。コンゴ川沿いのジャングルのただ中である。雨が強くなり、道はどんどん悪くなる。雷も鳴り始めたが、四輪駆動車は速度を落とさず走り続ける。そのとき、銃声のような音が聞こえ、後続の車に雷が落ちた。幸い乗員に怪我はなかった。道筋にはコンゴ川に流れ込む多くの小さな流れがあり、木材を並べただけの簡単な架橋は一部が流され増水で危険な状況になりつつあった。橋の崩壊を人海戦術で補修しながら進む。目的地まで二時間半の予定が五時間を超え、最初の目的地であるインゲデ地区のボカトラ村にあるヘルスセンターに到着したときには、正午をすぎてしまった。

到着を待っていてくれたのは、俗にピグミーと呼ばれるバトゥワ族のハンセン病患者で、六五歳前後の男性のロケイエさんと、二〇歳前後の男性ウンジェチカさんだった。それぞれ四五キロと二一キロ先から、わざわざ私に会うために歩いて来てくれた。手足には後遺症はなく、元気そうだった。

次に同じバトゥワ族が住むボインボ村に立ち寄ると、雨の中で村人たちが歌とダンスで歓迎してくれたので、びしょ濡れになりながら、私もダンスに応じた。土地の人と交わり、同じものを食べ、話を聞き、一緒に踊るのは私のモットーであり楽しみでもある。女性の患者は腹部にハンセン病特有の斑紋があったが、まだ治療についての説明を受けていないと心配そうな表情だった。薬もあるし治るよと、声をかけたが現地語の通訳にハンセン病の知識はなく、果たして私の説明を理解できたかどうかは疑わしい。

最終目的地の村まであと一時間近くかかるが、すでに午後一時を回っていた上に、雨脚は強くなる一方で、ほとんど豪雨と言っていいほどである。帰路も同じく五時間以上を要し、丸太で仮設した橋が流されると途中で孤立する可能性もある。この時点で引き返さないと夜道の走行になり、危険である。私を待ってくれている人々がいると思うと後ろ髪を引かれる思いだったが、同行者の身の安全が第一である、引き返すべきだという保健大臣の忠告に従った。

帰り道、修復したはずの丸太の橋は流されていた。またもや人海戦術で修復しながらの帰路となったため、ホテル到着時にはすっかり暗くなっていた。この日は、ジャングルを往復一〇時間以上走ったが、最終目的地にはさらに多くの患者が私を待っていたはずで、悪天候で実態調査ができずに残念至極であった。隠れた蔓延地域でも新しい患者を発見し、早期治療で障害を防ぐことは何より重要である。ムプトゥ医師が言うように一時的な新規患者数の増加は、その成果でもある。是非ともジャングルの中のハンセン病患者を早期に発見し、治療につなげて欲しいものである。

この日は、朝食も昼食も抜きのままで、ようやく食事をと思ったら、宿舎には夕食の準備がなく、珍しく非常食用の「赤飯」にありついた。

翌日、ムバンダカからキンシャサへ戻り、二日ぶりに暖かいシャワーを浴びて、午後にはWHO主催の記者会見に出席。夕刻、キンシャサのホテルに思いがけない盟友が訪ねて来てくれた。ハンセン病の制圧達成に尽力した元保健大臣で、二〇〇七年と二〇〇八年の訪問時に、密林の危険地帯にまで一緒に足を運んでくれたカプト前保健大臣である。現在は下院の保健委員会の副委員長で、ミナコ下院議長に要請した各議員へのハンセン病に関するメッセージの伝達については、自分が責任をもつと約束してくれた。さらに、議員によるハンセン病情報デーをつくるという提案までしてくれた。コンゴ民主共和国にはハンセン病は恥の病気、魔女の病気といった迷信があるが、少しずつ「治療は無料」で「治療を受ければ家族と一緒に暮らせる」ことを多くの人が知るようになってきたという。持つべきものは友人だ。旅の最後に大きなプレゼントをもらった。

翌日はキンシャサからボートで三〇分、目と鼻の先にあるコンゴ共和国の首都ブラザビルに移動。WHOアフリカ地域事務所（AFRO）を訪れ、マシディソ・モエティ地域事務局長とアフリカでのハンセン病の状況について意見交換する時間を持ち、その日の夜にパリ経由で帰国の途についた。

各国保健大臣との会談——スイス連邦［五月］

［**ルート**］成田→デンマーク・コペンハーゲン（飛行時間一一時間二五分、コペンハーゲンから車でマルメへ移動）—一泊—マルメから車でコペンハーゲンに移動→スイス・ジュネーブ（飛行時間二時間）—三泊—ジュネーブ→コペンハーゲン（飛行時間二時間・トランジット二時間四五分）→成田（飛行時間一一時間五〇分）

五月、スウェーデンのマルメの世界海事大学訪問後、スイスのジュネーブで、恒例のＷＨＯ総会の場で行われる「笹川健康賞」の授与式でのスピーチ、および総会のために集まっている各国の保健大臣や政府高官とハンセン病問題を中心に協議を行った。

今年の「笹川健康賞」受賞者は、ポーランドの「尊厳ある出産財団（Childbirth with Dignity Foundation）」で、妊産婦に対し出産の意思決定を可能にするための病院情報、権利保護のための法的アドバイスの提供や、病院や職場での妊産婦の人権尊重について、啓発活動などを行っている団体だ。その活動の特徴は、妊産婦をとりまく環境を改善するにとどまらず、妊産婦自身による問題解決を可能にするために彼女たちにエンパワーメントを行っている点だ。

次に、各国保健大臣等と会談。今回はコンゴ民主共和国、マダガスカル、インドネシア、ミャンマー、ブラジル、モザンビーク、スーダン、南スーダン、中国、インド、タンザニアの、保健大臣あるいは政府高官と協議したほか、ＩＬＥＰ（International Federation of Anti-Leprosy Associations：国際ハンセン病団体連合）、ＷＨＯの南東アジア地域、アフリカ地域の地域事務局長と会談した。各国との面談では、来月に開催の第二九回「国連人権理事会」において日本政府が提出する予定のハンセン病差別撤廃決議案について支持を要請することも重要な目的だった。

コンゴ民主共和国のカバンゲ・ヌンビ保健大臣は、この四月に同国を訪問した際に視察に同行し協力してくれ

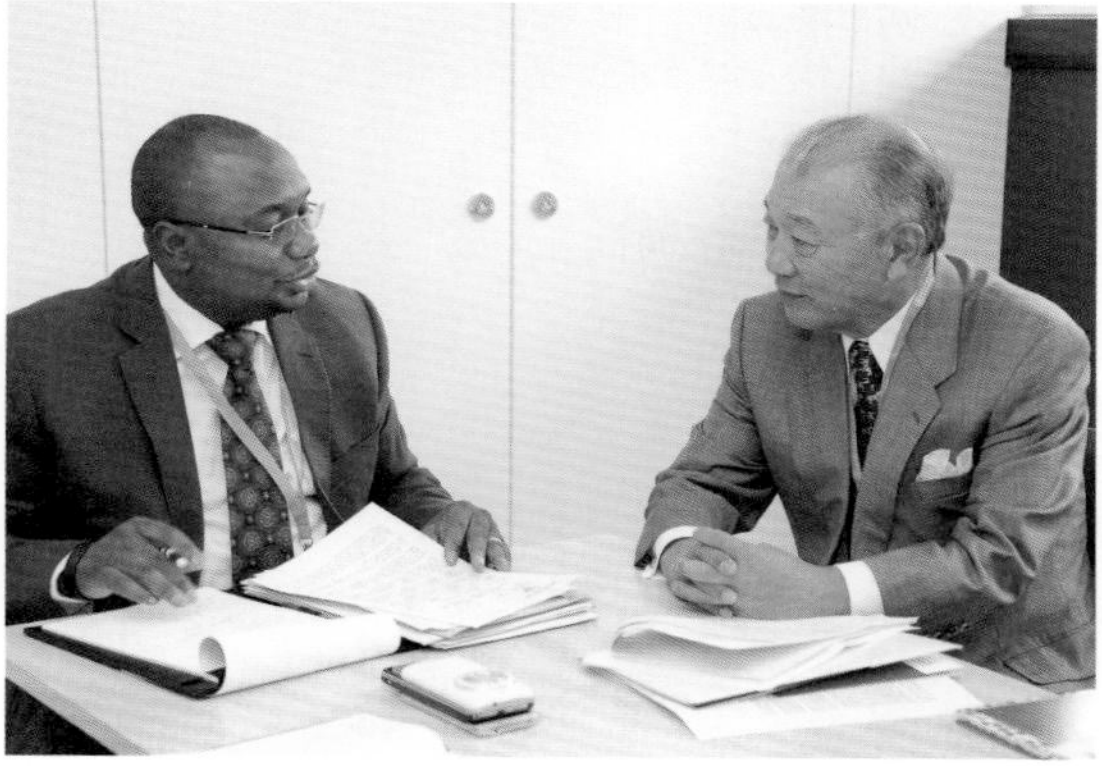

4月のコンゴ民主共和国訪問時に、ジャングルまで同行してくれたカバンゲ保健大臣と再会（ジュネーブ、2015年5月）

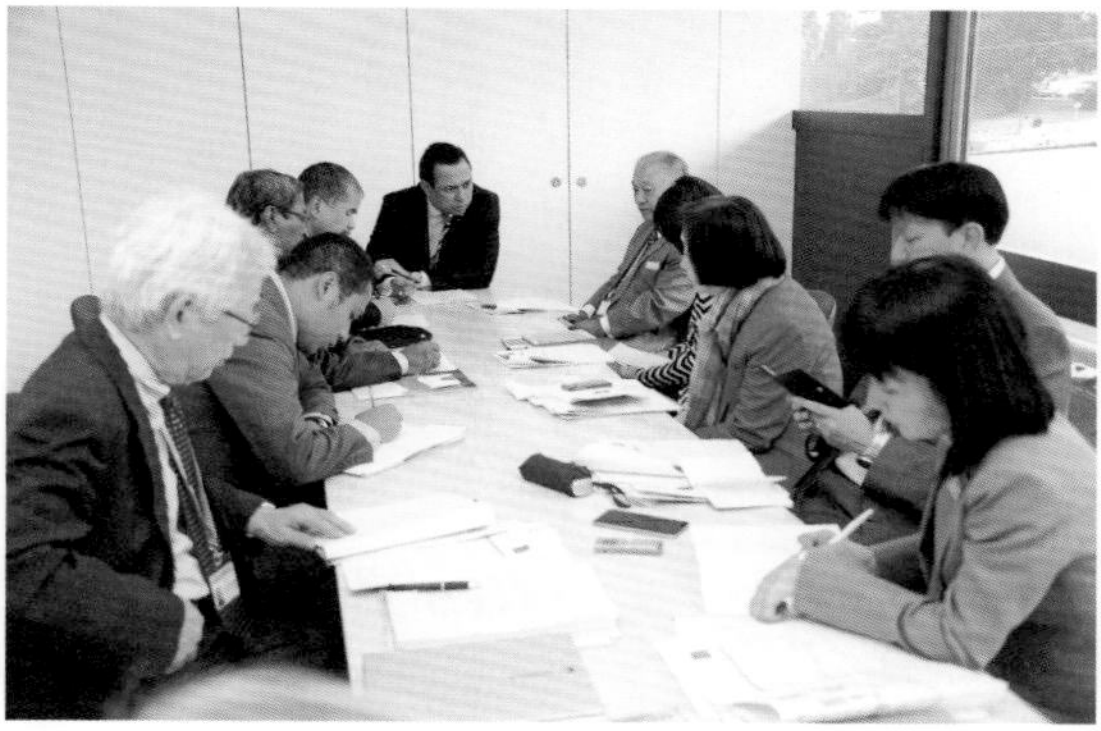

マダガスカルのマナリボ保健大臣から制圧後の対策について説明を聞く（ジュネーブ、2015年5月）

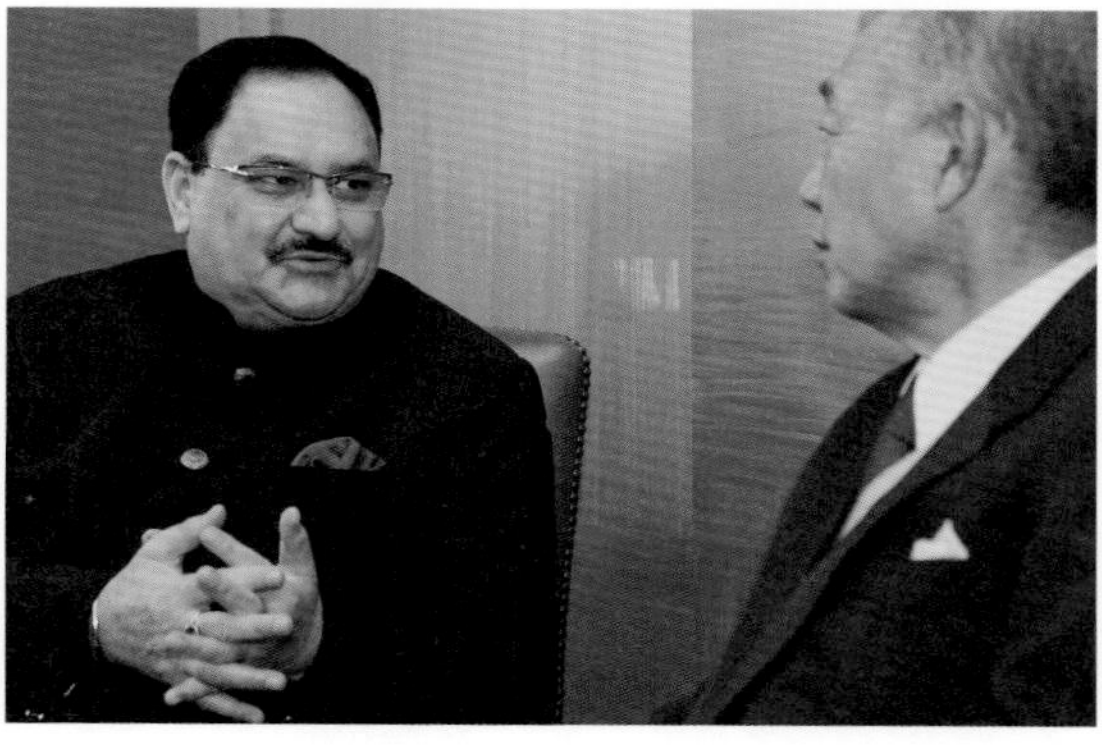

ナッダ保健大臣からインドのハンセン病対策についての説明を受ける（ジュネーブ、2015年5月）

た。大臣は「コンゴはこの一〇年に大幅に患者数が減少したが、第二級障害を伴う者が多く報告され、また患者の一割が子どもである。しかしハンセン病対策に予算を十分に充てられない現実があるため、患者数の削減に向けて更なる資金的支援をいただきたい」と語られ、私からは、財政的支援に関連しては、患者が多い国を対象とした資金援助を目的として日本財団が二〇一三年にWHOに設置した「バンコク宣言特別ファンド」にコンゴからも申請を受けており、現在審査中であることを伝えた。

マダガスカルは二〇〇七年にハンセン病の制圧を達成したが、その後の患者数は横ばい状況が続いている。マダガスカルのマナリボ保健大臣には、この横ばい状態の懸念を伝えた。

インドネシアはハンセン病問題への取り組みの最重要国の一つである。モエロエク保健大臣には、日本財団の提供による「バンコク宣言特別ファンド」の効果的な活用をお願いした。また、パプア州を訪れた際に、数年の潜伏期間があるとされているハンセン病を四歳で発症した事例を見て大変驚いたことなどを伝え、パプアをはじめ島嶼地域での活動への協力を要請した。大臣からは「バンコク宣言特別ファンド」への申請承認に対する感謝が述べられ、パプア、ジャワなど一四の州でハンセン病の有病率が未だに高い状態であり、訪問の際はぜひ自分に知らせてほしい、との返答があった。

二〇〇四年の制圧達成後、患者数が横ばいの状態であるミャンマーのタン・アウン保健大臣に、「バンコク宣言特別ファンド」を使っての患者数ゼロに向けた努力を要請すると、「承知した、さらに努力する、日本財団が助成している義肢装具士養成学校への支援も大変感謝している」と語られた。

ブラジルのジャルバス保健副大臣には、八月にWHOのマーガレット・チャン事務総長とともに訪問する予定なので、その時までには具体的な成果を上げて欲しい、と伝えた。

モザンビークのサイデ保健副大臣は、「ハンセン病撲滅に向けた支援には感謝している、制圧後も患者数が横ばいで、地域によっては有病率が高い現状を認識しており、薬が患者にきちんと行き渡るようにしたい」とのことであった。

インドのナッダ保健大臣には、「各州で取り組みが進んでいるのは承知しているが、患者を積極的に見つけ出すことによって早期治療を可能にし、ハンセン病患者数をさらに減らしていただきたい」と述べ、インド各州の保健大臣を招いた「東京サミット」を七月に予定しているが、このまま進めるべきか、それとも大臣が出席可能な時期に調整し直すのがよいかを相談した。大臣は、「モディ首相がハンセン病撲滅を公約の一つとして掲げている。ハンセン病患者を積極的に発見しピンポイントで薬を提供できるようにしていきたい。可能な限り最短でハンセン病撲滅を実現できるよう今後二カ月のうちにハンセン病対策を見直す予定である」と語り、「東京サミット」については九月以降なら都合がよい旨の返答があった。私は「東京サミット」の開催時期を調整するとその場で伝えたが、残念ながら、この「東京サミット」は大臣の都合などにより実現しなかった。

「ハンセン病と障害」イベントでの挨拶――アメリカ合衆国［六月］

［ルート］成田→アメリカ・ニューヨーク（飛行時間一三時間）―三泊―ニューヨーク→成田（飛行時間一三時間四五分）

六月一五日にニューヨークの国連本部で行われた「国連障害者権利条約締約国会議」のサイドイベント「ハンセン病と障害（Voices of People Affected by Leprosy）」はDPI（Disabled Peoples' International：障害者インターナショナル）の世界議長のジャレッド・アビディ氏が計画した催しで、それまで障害者のコミュニティに属してこなかったハンセン病の患者や回復者に、活動する機会を与えてくれたものだ。会議には、国連事務総長の代理としてレニ・モンテイエル国連経済社会局事務次長補が出席のもと、日本政府を代表して、国際連合日本政府代表部の岡村善文大使が挨拶し、ハンセン病回復者として、P・K・ゴパール氏とホセ・ラミレス氏が体験談を語った。以下は私の挨拶である。

本日は、ハンセン病と障害というテーマで初めてイベントを開催することができることを嬉しく思います。障害当事者とハンセン病当事者がどのように連携し、お互いの声をそれぞれのコミュニティに届けていけるか、ここにいる皆様とともに考えていきたいと思います。

私がDPIのグローバル・チェアのアビディさんと出会ったのは三年前、私たちがハンセン病の人権に関するシンポジウムをインドで開催した際に、アビディさんが参加してくださったことがきっかけでした。

ハンセン病は人類の歴史の中で最も過酷な差別を伴う病気として知られています。いまは治療法も確立されており、確実に治る病気となりました。アビディさんは、「原因は何であれ障害を負った者同士、ともに何かできるのではないか」と、DPIとしてハンセン病回復者と障害当事者との連携を強化することを提案してくれました。

アビディさんの提案は非常に心強いもので、状況は違えど、DPIが目指すものとハンセン病の問題について取り組む私たちの目指すものは非常に近いということを再認識しました。

ハンセン病コミュニティも障害コミュニティも、誰も疎外されることのないインクルーシブな世界を作っていくことを目標にしています。その目標に向かって私たちはそれぞれ各国政府の政策を変えたり、当事者の生活改善のために活動し、成果を上げてきました。

それぞれの人権面での活動では、障害者は二〇〇六年に国連権利条約の締結に成功し、ハンセン病については二〇一〇年に差別撤廃の決議が国連で採択されました。

しかし、世界中の当事者の人々の生活を見ると、真にインクルーシブな社会の実現にはまだ遠いと感じるのは私だけではないと思います。

昨年、DPIと日本財団は、障害セクターの活動とハンセン病回復者たちとの連携を強化する新事業を新たに立

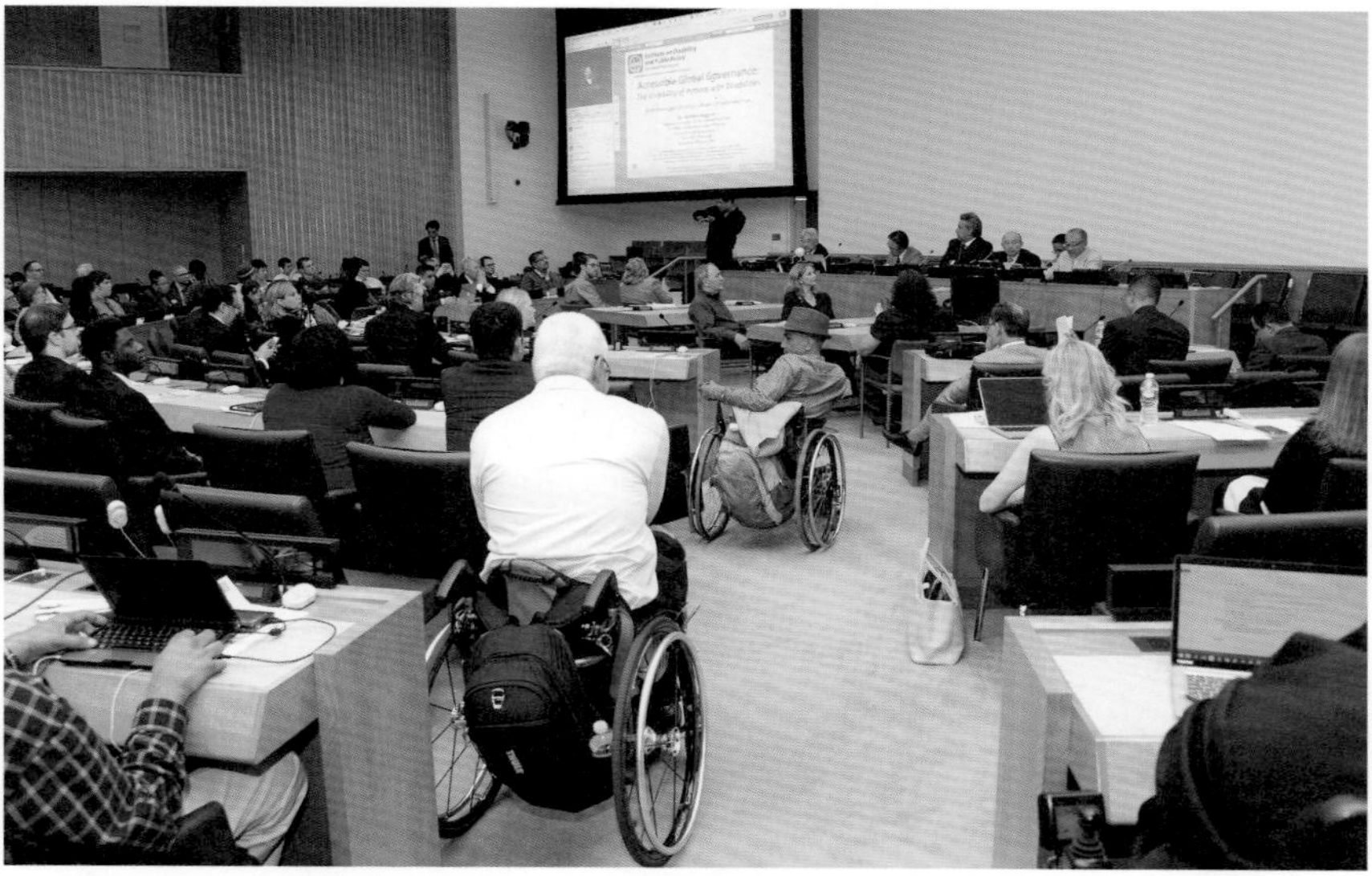

国連で開催された「国連障害者権利条約締約国会議」に参加（アメリカ、2015年6月）

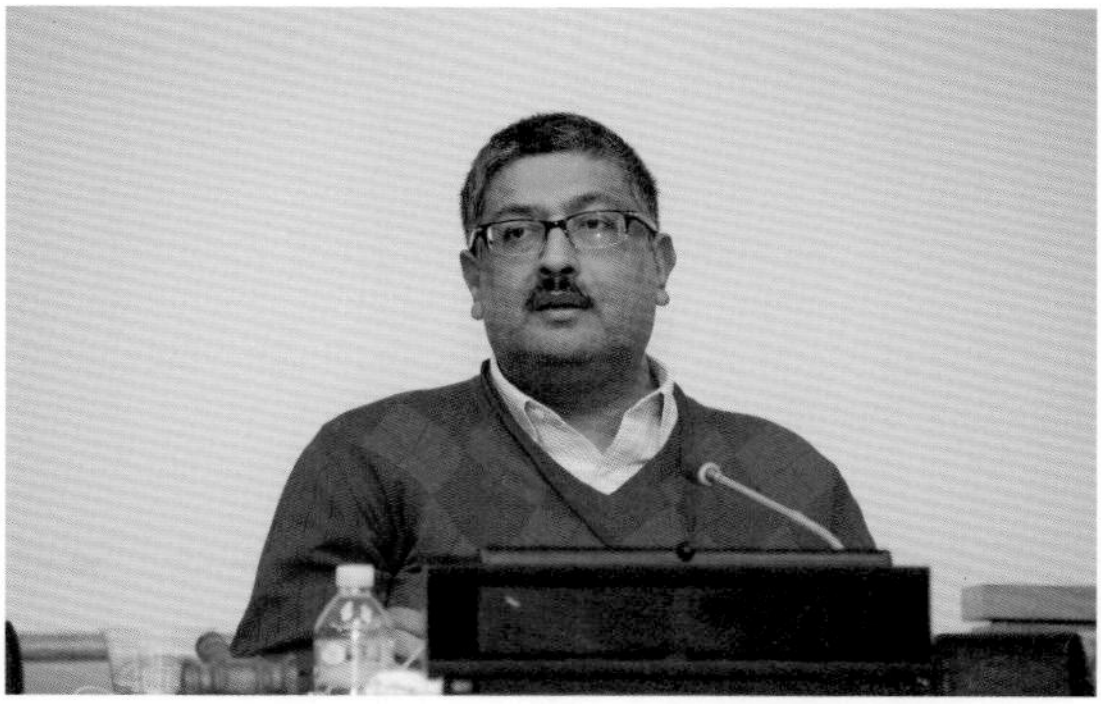

ハンセン病回復者を障害者グループの中にと熱心に協力してくれたDPI（障害者インターナショナル）会長アビディ氏（アメリカ、2015年6月）

ち上げました。たとえばインドでは、アビディさんとインドのハンセン病当事者団体ナショナル・フォーラム（現在APAL：インド・ハンセン病回復者協会）の創設者であるP・K・ゴパールさんのイニシアティブのもと、互いの活動が協働する可能性を探り始めています。

インドの例のように、これまで別々に活動していた障害当事者とハンセン病当事者が連携していくことを見据えて動き始めた国もあれば、エチオピアのように、DPI加盟団体である障害者団体とハンセン病の回復者団体の連携がすでに進んでいる国もあります。

一方、そもそも当事者たちの組織がない国もあります。ハンセン病当事者の声が社会に届くようにするには、当事者団体の設立が必要です。この点については私のさらなる努力が不可欠であると自戒しています。障害を負う理由を限定せず、障害当事者がハンセン病当事者と連携できるなら、互いの人権への主張をより大きくすることができます。

このイベントが障害当事者とハンセン病当事者の協力関係構築のきっかけになると確信します。

「ハンセン病と人権国際シンポジウム」最終回――スイス連邦［六月］

［**ルート**］成田→フランス・パリ（飛行時間一二時間）→スイス・ジュネーブ（飛行時間一時間）―二泊―ジュネーブ→パリ（飛行時間一時間・トランジット二時間）→羽田（飛行時間一二時間）

二〇一二年から五回にわたって日本財団が主催してきた「ハンセン病と人権国際シンポジウム」の最終回、仕上げの会議をジュネーブ国際開発研究大学院で二〇一五年六月に開催した。これは二〇一〇年に国連総会で採択された「ハンセン病の患者・回復者とその家族に対する差別撤廃」決議とそれに付随する「原則とガイドライン」の実践をはかるために各国政府や国際機関、NGOなどが何をするべきかを世界の五大陸地域で関係者を集めて検討する国際会議である。第一回は二〇一二年にブラジル、第二回を同年一〇月にインド、第三回を二〇一三年にエチオピアで、そして第四回を二〇一四年にモロッコで開催した。この連続会議の究極の目的は、この「原則とガイドライン」を実践するための行動計画とそのメカニズムを打ち立てることにあり、この第五回目の最終回では、フォローアップ計画が発表された。今回のシンポジウムには世界各地からハンセン病回復者、人権専門家、弁護士、医療従事者、国連関係者などが参加し、潘基文《パンギムン》国連事務総長、マーガレット・チャンWHO事務総長のビデオメッセージも紹介された。

参加者の中にはインドネシア、モロッコ、コロンビア、インド、中国、ブラジル、ガーナ、アメリカ合衆国などからの回復者組織のリーダーたちに加え、国際法曹協会、国際人権機関連合会、国連人権理事会諮問委員会、ILEP(International Federation of Anti-Leprosy Associations：国際ハンセン病団体連合)、国際看護士協会、世界医師会などの代表者たちもいた。二〇一二年の第一回会議の後に組織された人権専門家などによる国際作業部会を代表して、ミネソタ大学人権研究センターのバーバラ・フレイ教授が挨拶にたち、その議論の成果を報告した。部会の主な提案は、国をはじめとするさまざまなステークホルダーがどのように「原則とガイドライン」を実践しているかをモニターするメカニズムを形成することであり、それに加えて国別行動計画を作成するためのモデルを提示することだった。部会からは特に、国連人権理事会諮問委員会が、今後のフォローアップメカニズムの策定のための研究を進める新たな決議を採択することを提案した。そして、この提案は日本政府によって二〇一七年に人権理事会に上程され、全会一致で決議された。

シンポジウムと平行して六月一七日から二四日まで、ジュネーブの国連内の会場でハンセン病と人権に関する日本財団の富永夏子の写真展も開催された。

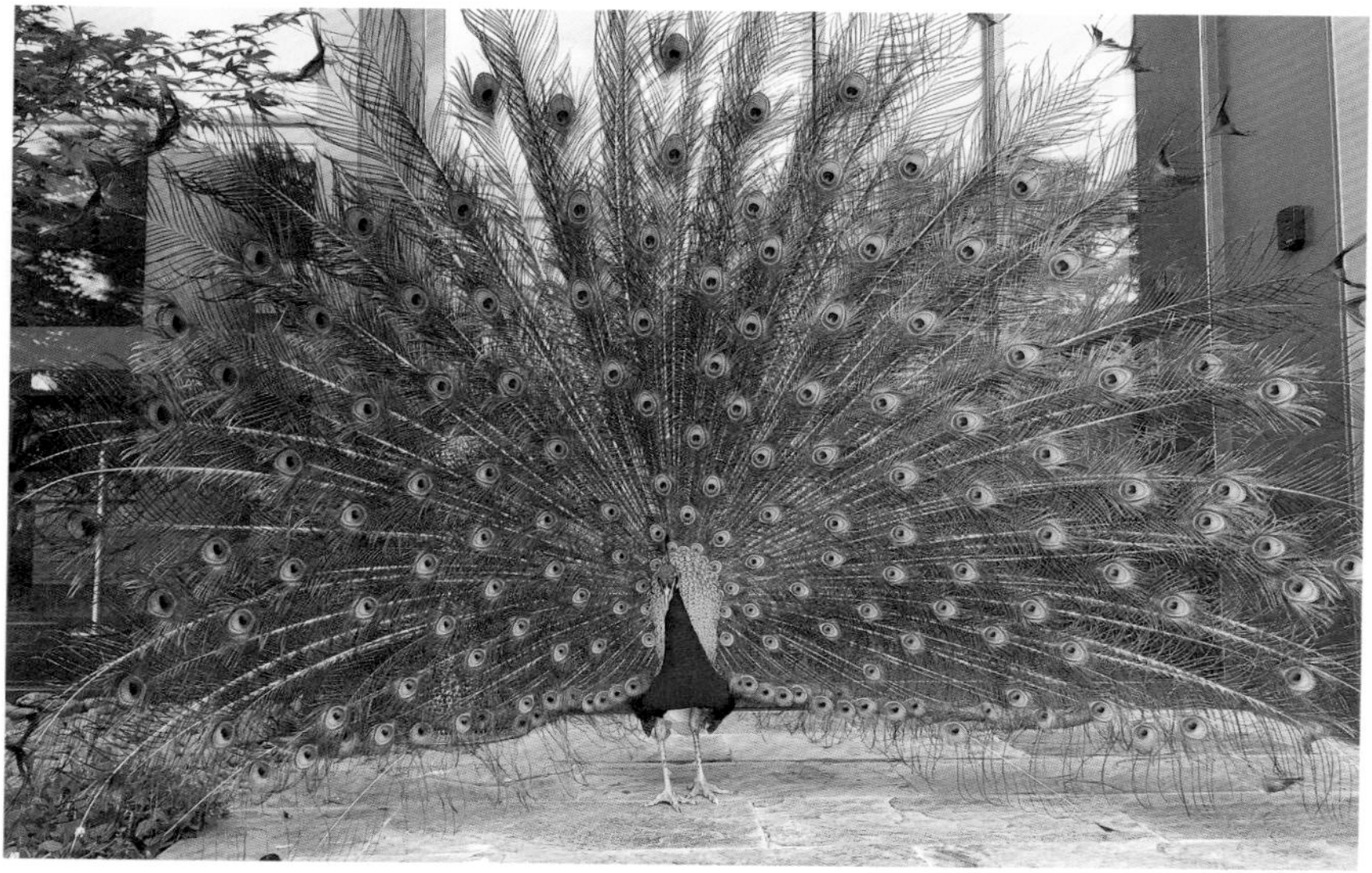

国連欧州本部の名物である孔雀のパフォーマンス(ジュネーブ、2015年6月)

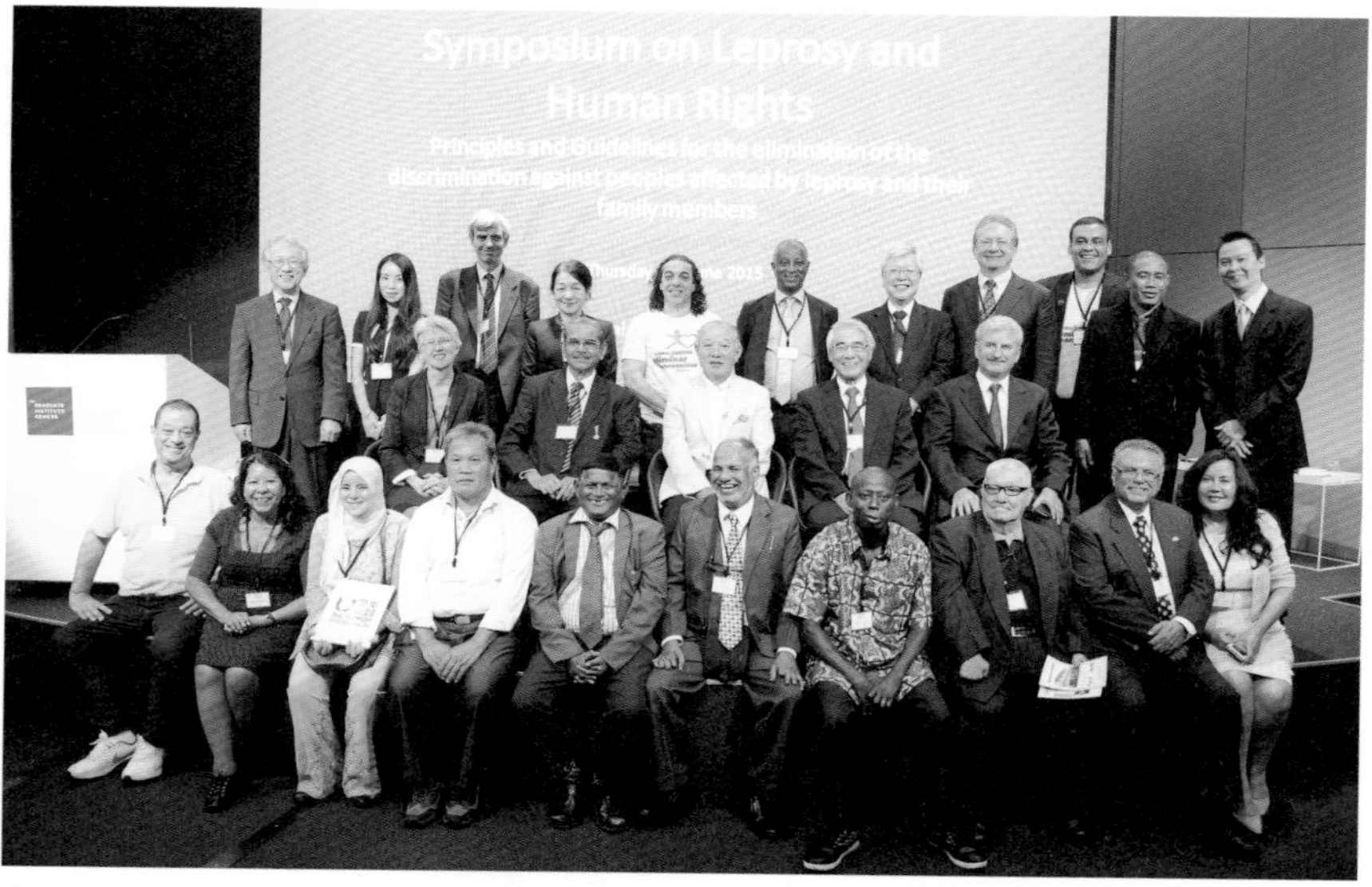
Symposium on Leprosy and Human Rights
Principles and Guidelines for the elimination of the discrimination against peoples affected by leprosy and their family members

「ハンセン病と人権国際人権シンポジウム」に集まった各国からの参加者(ジュネーブ、2015年6月)

「サイレントエリア」での診察――ブラジル連邦共和国［八月］

［ルート］ 羽田→フランス・パリ（飛行時間一二時間三〇分・トランジット七時間）→ブラジル・ブラジリア（飛行時間一一時間）―三泊―ブラジリア→マットグロッソ州クイアバ（飛行時間一時間三〇分）―四泊―クイアバ→ブラジリア（飛行時間一時間三〇分・トランジット二時間）→ペルナンブーコ州レシフェ（飛行時間二時間三〇分）―二泊― レシフェ→サンパウロ（飛行時間三時間三〇分・トランジット二時間）→パリ（飛行時間一一時間二〇分・トランジット六時間）→成田（飛行時間一一時間五〇分）

二〇一五年八月、ブラジルを一年半振りに訪れた。世界で唯一、人口一万人あたりの患者数を一人未満とする制圧目標を達成していないブラジルは、私にとって最重点活動地域だが、理由はわからないが、どうもブラジル政府は私が訪れることを敬遠しているふしがあった。私の活動をサポートしてくれるハンセン病当事者組織のMORHAN（Movimento de Reintegração das Pessoas Atingidas pela Hanseníase）の活動が役人にとっては煙たい存在のようである。

今回は、東京からパリ経由、機内二泊して到着した首都ブラジリアで、ノバルティス財団主催のハンセン病会議に参加した。会議の合間に保健省、人権庁、議員などの要人を精力的に訪ね、協力と支援を惜しまないことを繰り返し伝えた。

会議後のアルトゥール・キオロ保健大臣との会談では、理由は不明だが、当事者組織のMORHANや取材陣も同席を拒否され、険悪な雰囲気で会議は始まった。痩せ形の大臣が顔を引きつらせて唐突に、ブラジルは今年度中に制圧達成を正式に発表すると発言したので、私は、それは本当か、WHOのマーガレット・チャン事務総長に伝えてもよいか、と念を押したところ、「間違いない」と、再度強調した。本来ならビッグニュースのはずだが、あまりにも憮然とした表情だったので確認したわけだが、これまでの要人との会談でこのような失礼な対応はなかった。後でわかったことは、大臣との面談前の会議で、私がワールドカップやオリンピックを開催するブラジルは、人材も資金も潤沢なのに、何故世界で唯一のハンセン病未制圧国なのか、と話したのを、保健省の役人が大臣にご注進したことが原因だったようだ。それでも大臣の発言が真実ならば、世界のハンセン病制圧達成という夢が実現するのである。大臣はその後、私の訪問予定の各州の要人に電話し、キャンセルを強要したらしい。しかし、まもなくわかったことだが、実は今年中の制圧発言は全くの「嘘」で、直接の理由はわからないが、私の帰国後すぐに大臣は辞任した。

首都での会議と要人会談を終え、翌日からマットグロッソ州を訪問した。大臣の強要にもかかわらず、マットグロッソ州知事は、日曜日にもかかわらず夫妻でホテルまで訪ねて来てくれた。ここは中西部に位置するブラジル三番目の面積を持つ広大な州で、ボリビアと国境を接している。ユネスコの世界遺産に登録されている大湿原パンタナールを訪れるために、州都クイアバには大勢の観光客が立ち寄るが、沿岸部に比べて経済発展が遅れ、交通機関やインフラの未整備から、十分な医療サービスが提供されていない。ブラジルで最も多くのハンセン病新規患者が発見されるのはこの州である。そんな蔓延地域のマットグロッソ州には、何年間も新規患者が発見されていない「サイレントエリア」と呼ばれる地域がある。私は、このサイレントエリアで患者の早期発見と治療に取り組む医師や看護師の活動を視察することができた。

クイアバ市から車で二〇分ほどのスクリ村は、二年間新規患者がゼロとのデータがあるが、周辺地域に患者が存在しており、未確認の患者がいるのは間違いない。州保健局ハンセン病対策プログラム・コーディネータであり、ヘルスポストの看護師であるフラガ・メロ・シセロ氏が、データに疑問を持ち、積極的に活動を行っていた。

まずは、シセロ氏が診療所でハンセン病の疑いのある住民一〇人ほどを診察しているところを見学した。診察は、しびれやこむら返りなどの症状はないか、家族にハンセン病患者はいなかったか等の問診と、神経の腫れの確認、温水・冷水を皮膚に当てたり、針を足などに軽く当てる知覚神経の検査だ。私が診療所にいる間に四人が

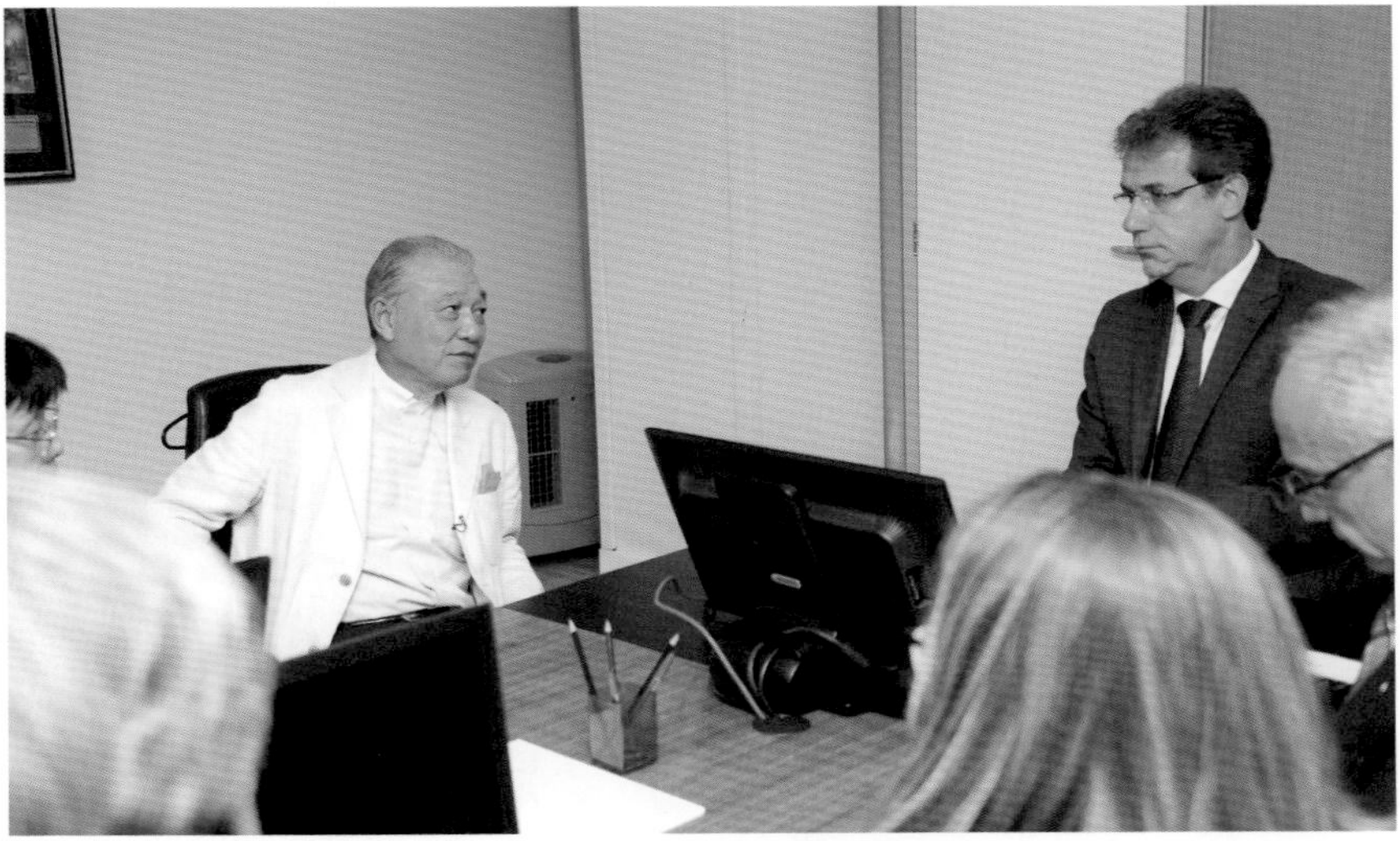

険悪な雰囲気で始まったキオロ保健大臣(右)との会談。大臣はその年の12月の制圧宣言を再三確約されたが全くの嘘であった(ブラジル、2015年8月)

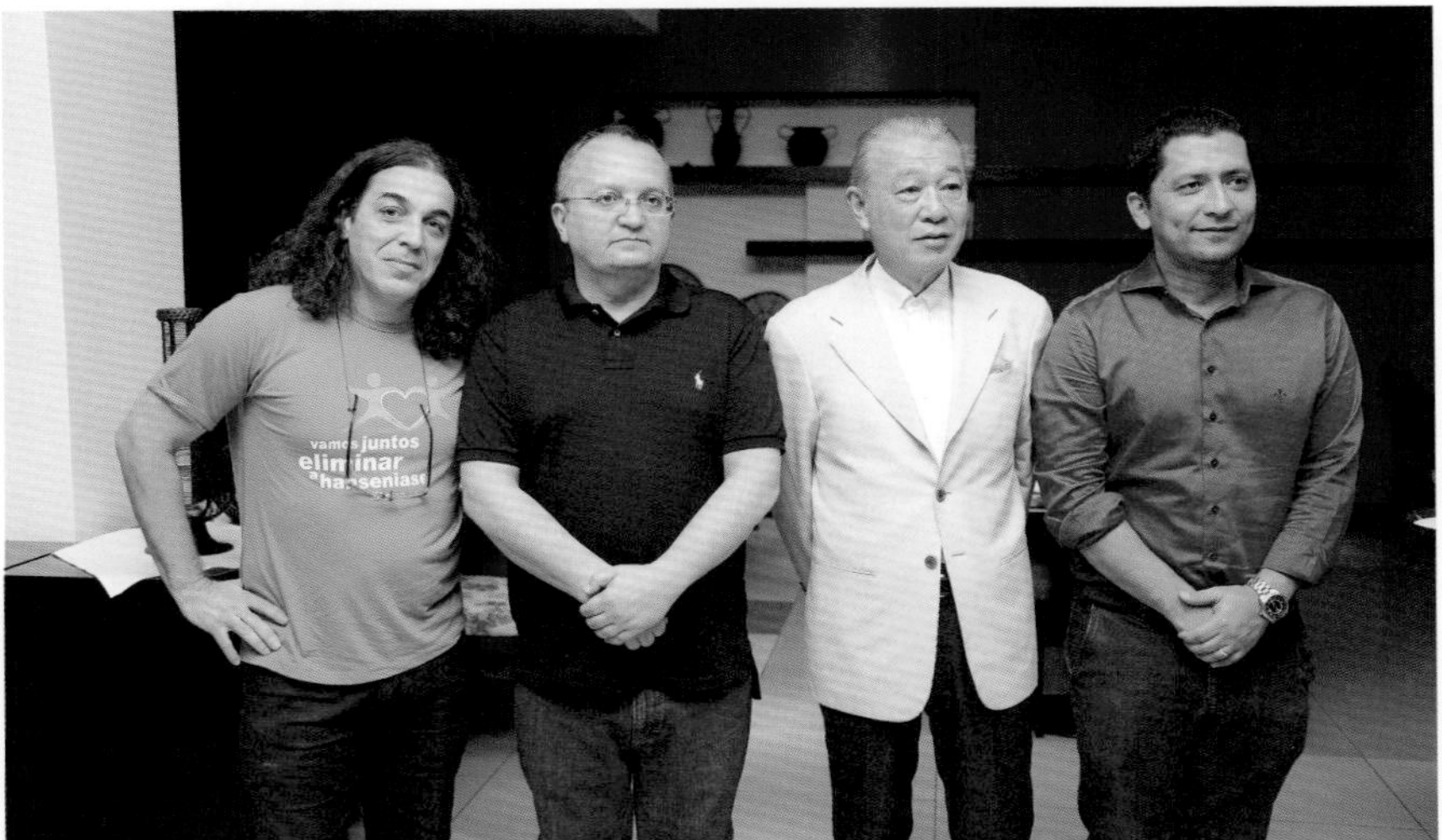

キオロ保健大臣が面会を拒絶するように強要したにもかかわらず、日曜日に夫妻でホテルまで来てくれた州知事(中央左)と。左端は我々の同志、MORHANのアルトゥール氏、右端はペレス医師(ブラジル、2015年8月)

診察を受けて、そのうち一人がハンセン病の可能性が濃厚、別の一人がほぼ確定であると診断された。ハンセン病と診断された二一歳の男性には、薬を一二カ月服用すれば必ず完治すること、普段通りの生活を続けてもよいこと、家族や近所の人たちも診察を受ける必要があることなどが、丁寧に説明された。また治療薬には、一〇〇人に一人に呼吸がしにくい、唇の色が紫色になるなどの副作用があるが、それでも確実に治療を続けるように説明していた。副作用については、あらかじめ伝えておかないと服用を中断する患者もいるからだ。

シセロ氏に同行して患者のいる二軒の家庭を訪れ、その家族を診断する場面にも立ち会った。一軒目にはハンセン病と診断された七三歳の男性患者が暮らしていた。ロンドニア州に住んでいたが治療できなかったため、治療が可能な弟家族が住むマットグロッソ州に移ってきた。この日は、患者の妹、弟、姪の三人を診察。妹と姪がハンセン病であると診断され、妹も姪も驚きのあまり大粒の涙を流し泣き崩れたが、シセロ氏の丁寧な説明に少し安心したようであった。二軒目は、一五日前にハンセン病であると診断された一七歳の少年が住む家。一緒に生活している家族（父、兄二人、母）を診察すると、母以外の三人がハンセン病であることが判明した。

私が滞在した半日の間に、六人もの新規患者が発見されたことになる。本腰を入れて早期発見に努めれば、この地域からは大勢の患者が発見されるだろう。シセロ氏によると、サイレントエリアを生み出すのは、医療スタッフの頻繁な人事交代と医師不足だ。シセロ氏は、「ここはサイレントエリアなどではなく、叫びのエリア、クライングエリアなのだ」と言う。私の車の運転手はハンセン病の治療中で、まもなく六カ月の治療薬MDT服用も終り、後遺症もなく元気だと話しかけて来た。「病気は隠したら駄目だ」と言い、軽快なハンドルさばきで悪路を運転してくれた。

クイアバに滞在している間には、ペドロ・タケス州知事とレオナルド・アルバカキ州議員と会談した。特に知事は選挙のときにハンセン病問題の解決を公約に掲げるほど熱心に対策に取り組んでおり、あと三年の任期中に何としてでも解決したいと話していた。私は、知事や政治家が本気で取り組むのであれば、協力の準備はあることを伝えたが、残念ながらその後連絡はない。

シセロ氏同様に新規患者発見に熱心に取り組む元市保健局長のウェルレィ・シルバ・ペレス医師とも、具体的な対策について話し合った。ペレス医師によれば、「発見活動を強化すると最初の三年で患者は倍増する。しかしその後は患者数は必ず減る」という。いまや患者が多いことは恥ではない。それを放置することが恥なのだ。これを面子を重んじる指導者たちにわかりやすく説明するのは至難であり、どうしても間接的な表現で説得せざるを得ないのは、歯がゆいことである。

マットグロッソ州では、国際回復者組織IDEA(International Association for Integration, Dignity and Economic Advancement)の集会にも参加した。IDEAはパロウィア地区のカトリック教会で回復者の生活向上の活動を行っており、回復者一五人以外にも三〇人ほどの一般住民が参加して、収入安定のための手芸活動や住民の健康を促す保健活動を行っていた。近隣には多くの回復者がいるが、障害があるため人目を気にして外に出たがらない。そこでメンバーが、家を訪問して活動に加わるよう促している。組織の紹介をしてくれたのは、リーダーのアルジーラさんだ。彼女は一四歳でハンセン病を発症し、ある日親からサンパウロに出稼ぎに行くように言われた。娘の病気を隠すためだった。コロニーで結婚して二人の子どもに恵まれたが、その二人の子どもとは引き離され、結局彼女の両親が育てることになったという。手足に重い障害が残るアルジーラさんは、同じような境遇の回復者が尊厳を取り戻し、安定した生活が送れるように、困難な状況ではあってもさらに活動を強化したいと力強く話してくれた。

最後の訪問地は、ブラジル北東部のレシフェだった。いったんマットグロッソ州クイアバからブラジリアに戻り、プルナンブーコへ。保健局では、ハンセン病を含むNTD(Neglected Tropical Diseases:顧みられない熱帯病)を対象とした新規患者発見と治療のためのプログラム「SANAR計画」について説明を受けた。当然のことながら活動は州保健局がイニシアティブを取っているが、様々な機関と協力しており、たとえば教育機関と連携した子ど

たまたま遊びにきていた患者の姪っ子が看護師のシセロ氏にハンセン病と診断され、驚きのあまり泣き出した(ブラジル、2015年8月)

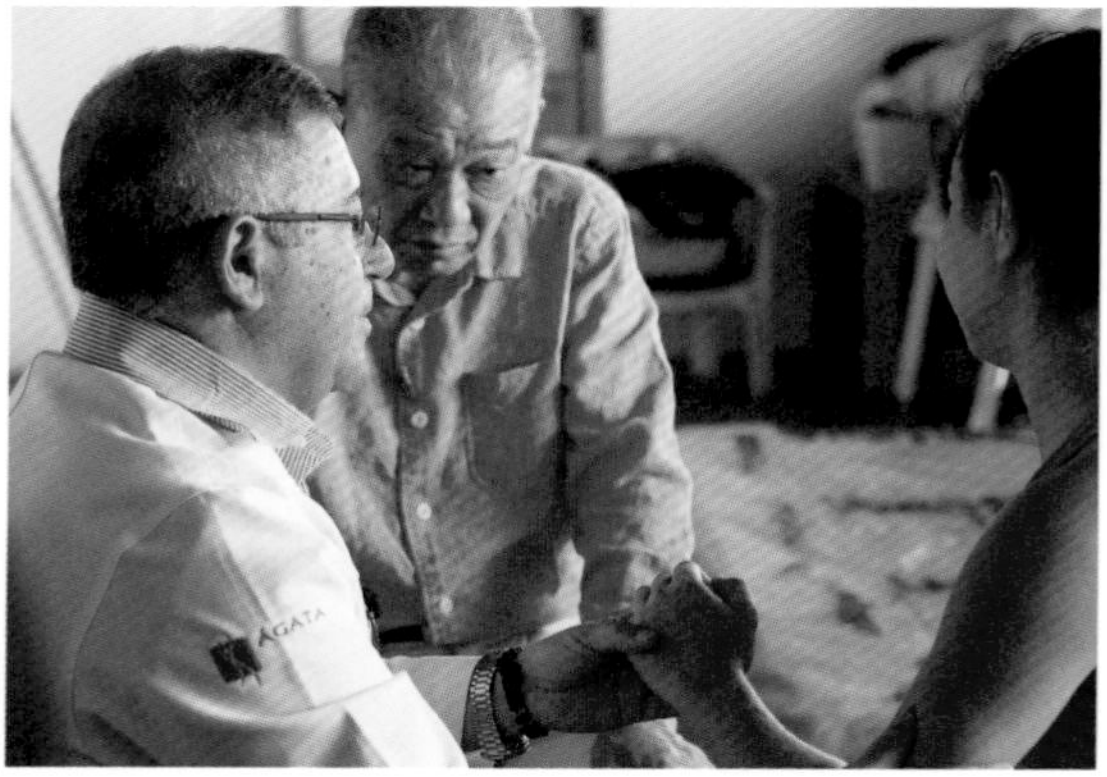

未整理の貴重な過去の記録が保存されているジュラル・ミルエイラ・ハンセン病専門病院(ブラジル、2015年8月)

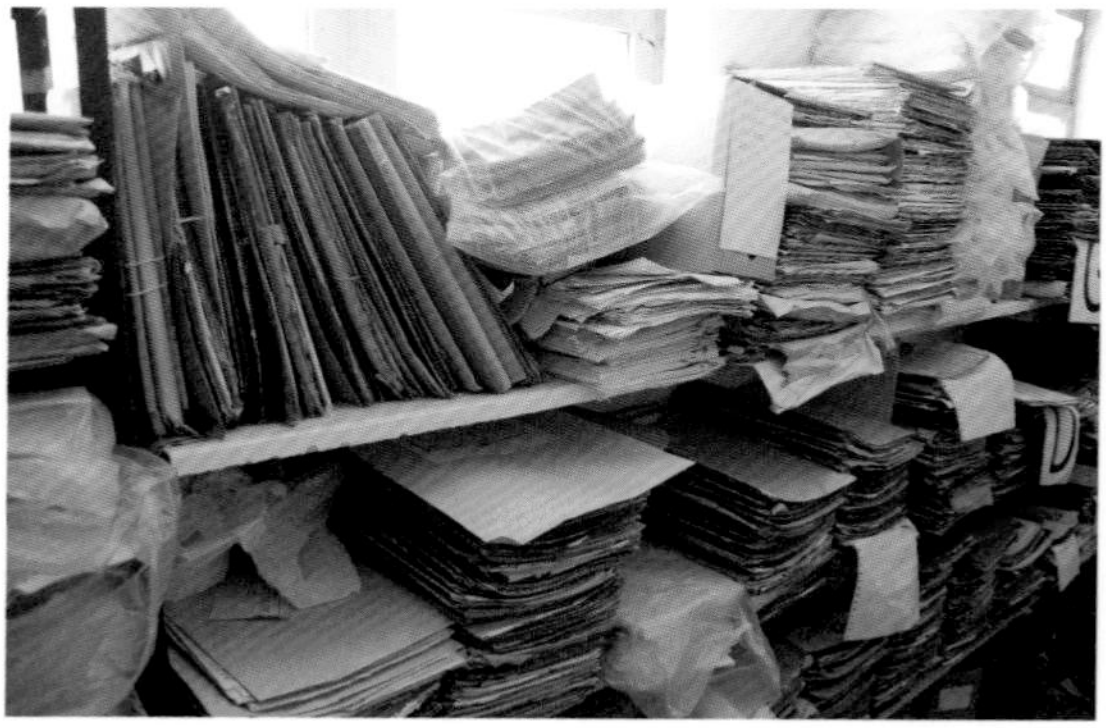

多くのワニが生息する広大なパンタナール湿原の奥にも隠れた患者が存在すると推察される(ブラジル、2015年8月)

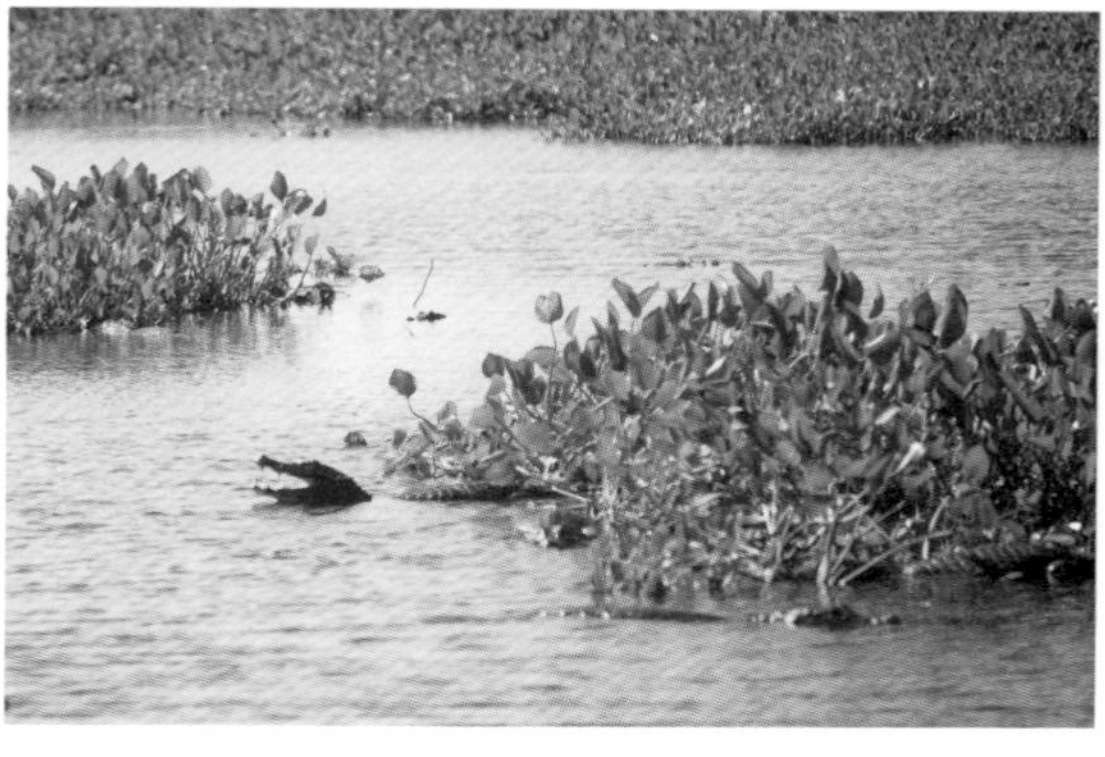

もの疾病の早期発見活動などがある。ハンセン病については、子どもたちに皮膚の斑紋など初期症状の絵を見せ、自分や家族に同じような症状がないか確認させている。二〇一三年は二四万人の児童を対象に活動を行い、二万一〇七人が検査を受け、五七人の感染者が発見された。また刑務所で六五〇人の受刑者を対象にハンセン病検査を実施し、五五人の感染を確認している。

続いて、レシフェ郊外のジェラル・ミルエイラ・ハンセン病専門病院を訪れた。一九四一年に設立され、家族や社会から排除された患者や回復者が、敷地内で畑をつくり養鶏や養豚を始めた。教会などの宗教施設や劇場もつくられ、約一万ヘクタールの敷地は小さな町のようだった。音楽や文学などを通して、自分たちの存在をアピールする人たちもいた。それらの記録は看護師が大切に保存している。看護師はまた、当時の歴史が消えてしまうことを危惧し、回復者からの体験談の聞き取りも行っており、できれば出版したいと話していた。いちばん多い時期には約五〇〇人のハンセン病患者が入院していたが、現在ではベッド数も六一床まで減少していた。外来患者は一カ月で約二〇〇人と、他国の病院に比べても一病院としてはかなり多い患者数である。

看護師が、カルテ保管室、外来病棟、リハビリ室、入院病棟、回復者の住居、劇場などを案内してくれた。四三年間一人で住んでいるという男性は、「二七歳で入ってからずっとここで暮らしている。私の人生の全てはここにある」と悲しそうで、その隣で一人暮らしをする女性は、地球の裏側から来た客人のためにと、心のこもった声で精一杯歌ってくれた。

その後、ブラジルのハンセン病当事者組織MORHANが開催した回復者とその家族のための集会にも参加した。ブラジルでは一九六二年に強制隔離が法律で禁止されるまで、患者は社会や家族から引き離され、施設の中での生活を強いられた。少年期に入所した患者は学校に通うことができず、結婚も施設の中の相手に限られ、生まれた子どもは外の施設に送られたり、養子に出されたりした。MORHANは、当時のブラジル政府の非人道的な政策に対して補償を求め、彼らの生活改善を中央政府に対して求める活動を強力に推進している。

三〇年間村八分にされて——インド(オディシャ州、ウッタルカンド州、ビハール州)[九月]

九月は、ミャンマーでの少数民族武装勢力、政府高官と停戦和平についての意見交換を行った後、インド東部のオディシャ州のバランギルを訪れた。APAL(Association of People affected by Leprosy：インド・ハンセン病回復者協会)の州リーダーであるウメシュ・ナヤク氏が迎えてくれた。翌日ホテルを出るとき、カラリパリ・コロニーの住民たちが道端で物乞いをしている光景を目にした。そのうちの一人の老女は「一日に三〇から五〇ルピー(約六〇円～一〇〇円)を稼ぐ」と教えてくれた。オディシャ州のハンセン病患者・回復者に対する特別年金の月額が三〇〇ルピー(約六〇〇円)であることを考えると、彼女は二〇日間の物乞いでその二倍から三倍を稼ぐ。特別年金の値上げが必要であることは明白である。ビハール州の特別年金の月額は一八〇〇ルピーである。この額は、老女が物乞いをしなくて済む額なのである。私はウメシュ氏とコロニーを歩いた。照りつける太陽の下、一五分ほど歩くと、入り口で女性たちが井戸から水汲みをしていた。まわりに老若男女が集まり、挨拶してくれる。彼らの家は原始的なつくりで、レンガの壁に屋根代わりに黒い覆いをかけて石を重しにしている。窓は小さく、家の中の温度は五〇度を越えるだろう。真昼なのに家の中は真っ暗だ。

二週間前の大雨で屋根が崩れた家に住む女性に声をかけた。彼女はそのとき家の中にいたそうで、その記憶がトラウマになっているようだった。また、近くにいた若い夫婦の夫はコロニー出身ではないが、妻がハンセン病回復者なので、外では仕事が見つからないという。このような差別が現実だが、彼らが結婚したということは、偏見の壁が一つ取り払われたことでもある。私は、近くのヒンドゥー教寺院で物乞いをする人たちに会いにいった。まだ朝の九時だというのにすでに暑い。道路の物乞いに適した側は他の物乞いたちに奪われ、コロニーの人たちは反対側にいる。物乞いの世界にも差別があるのだろうか。コロニーのリーダーであるクリシュナさんは、「物乞いを楽しんでいる人などいない。私たちは生きるためにこうせざるを得ない」と頭を垂れた。

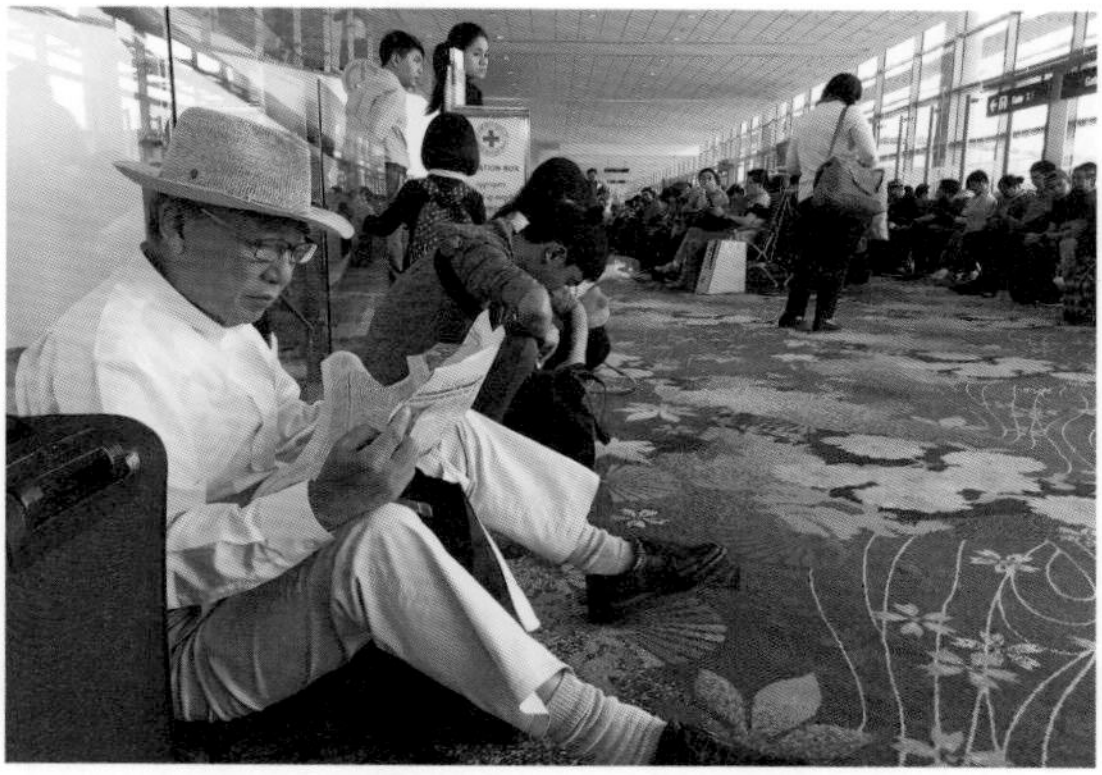

ミャンマーからデリーへの移動中、空港での待機時間（2015年9月）

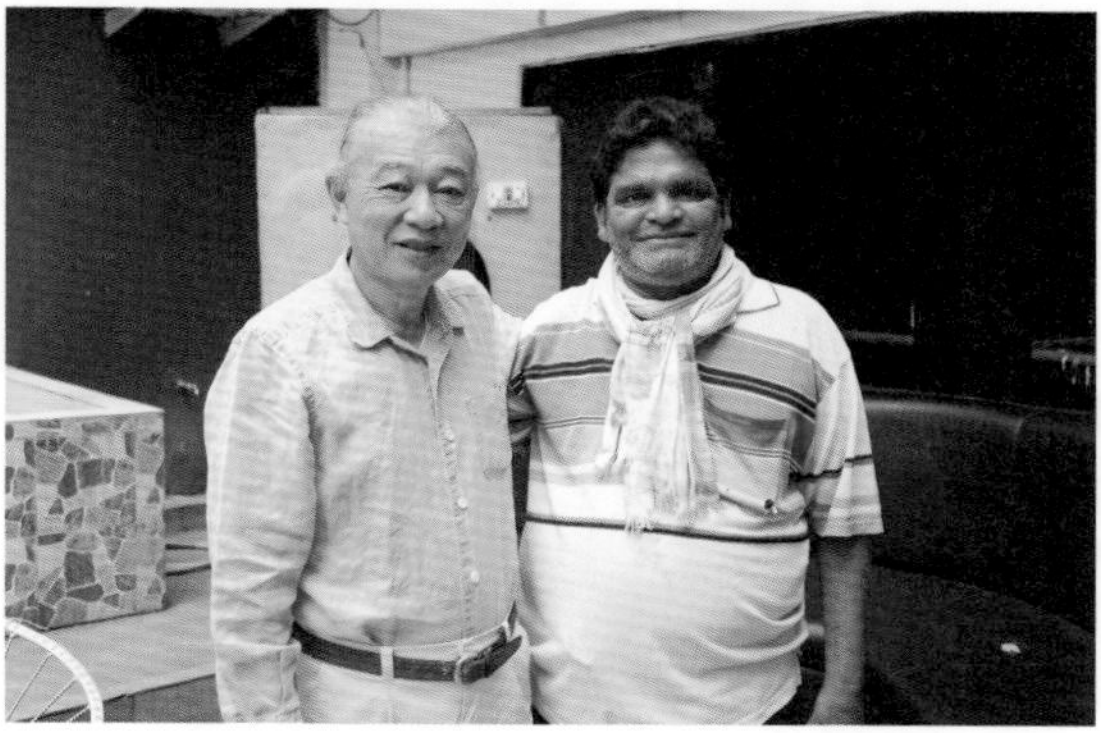

州リーダーとして懸命に活動する陽気なウメシュさん（インド、オディシャ州、2015年9月）

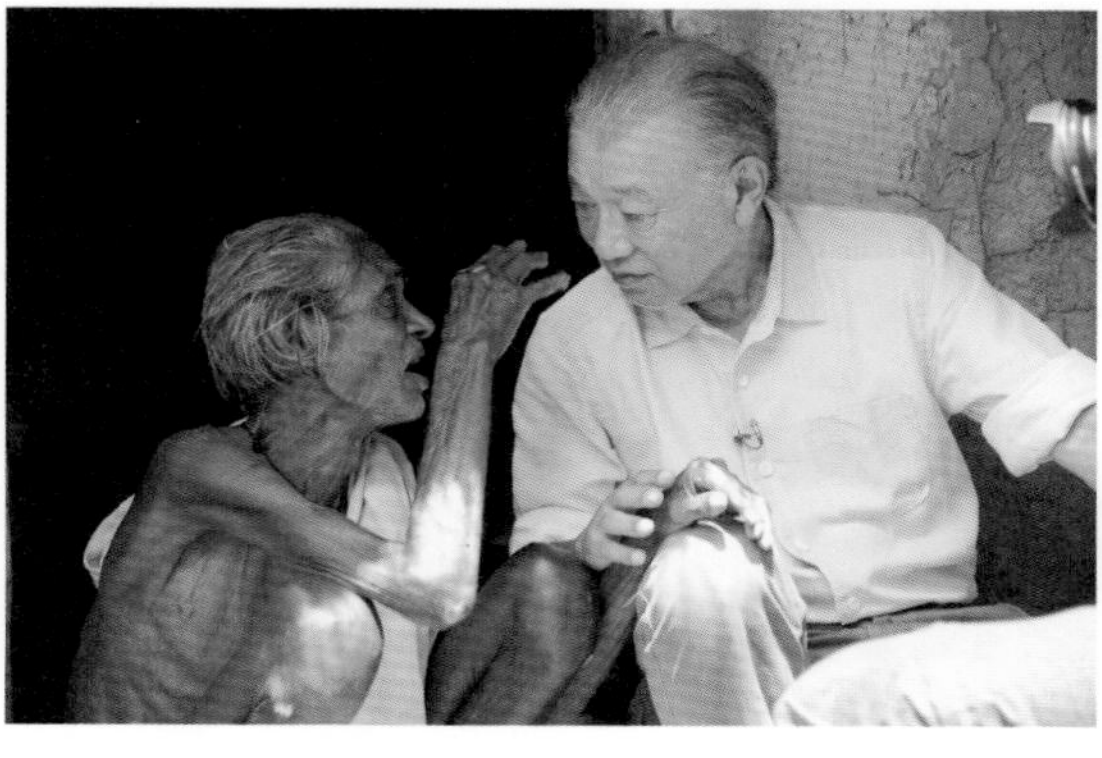

村八分になった老人は村に住む妻と離れてたった一人で生活していた（インド、オディシャ州、2015年9月）

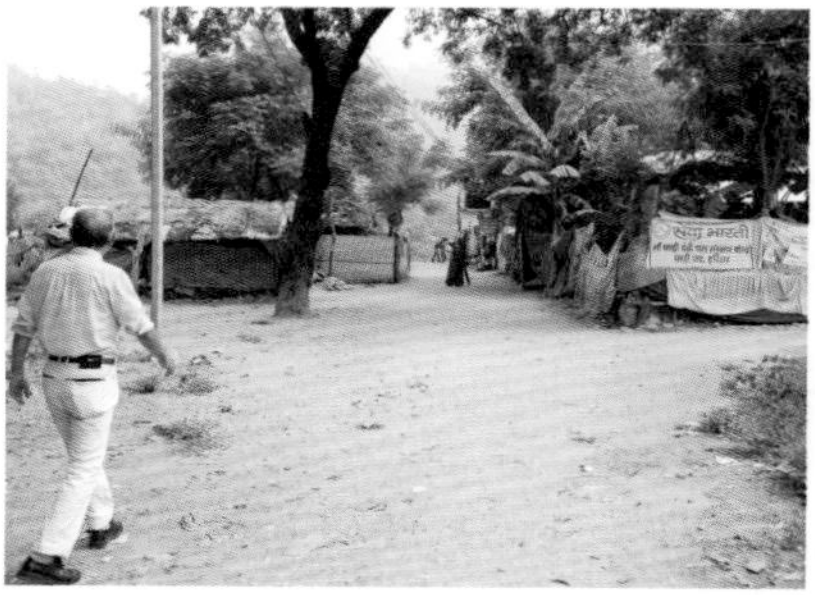

インドに850あるといわれるコロニーの一つウッタルカンド州のガンガマタ・クシュット・アシュラムを訪ねる(インド、ウッタルカンド州、2015年9月)

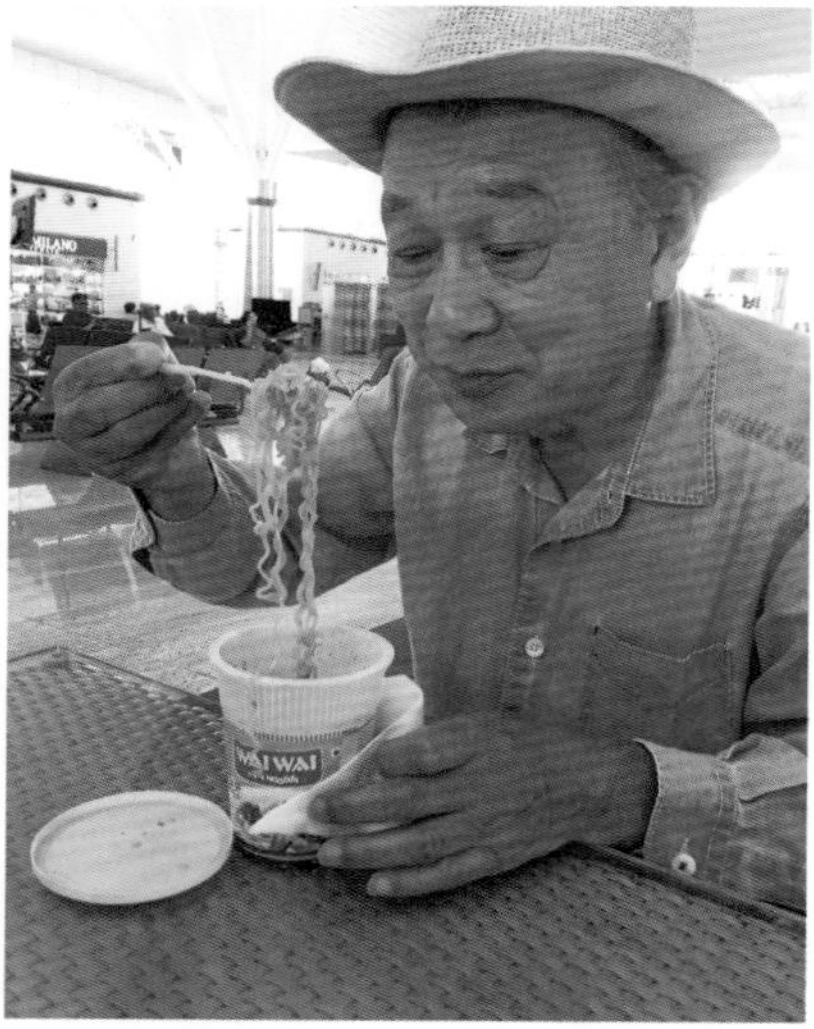

地方の空港での昼食は、インスタントラーメンで済ませる(インド、オディシャ州、2015年9月)

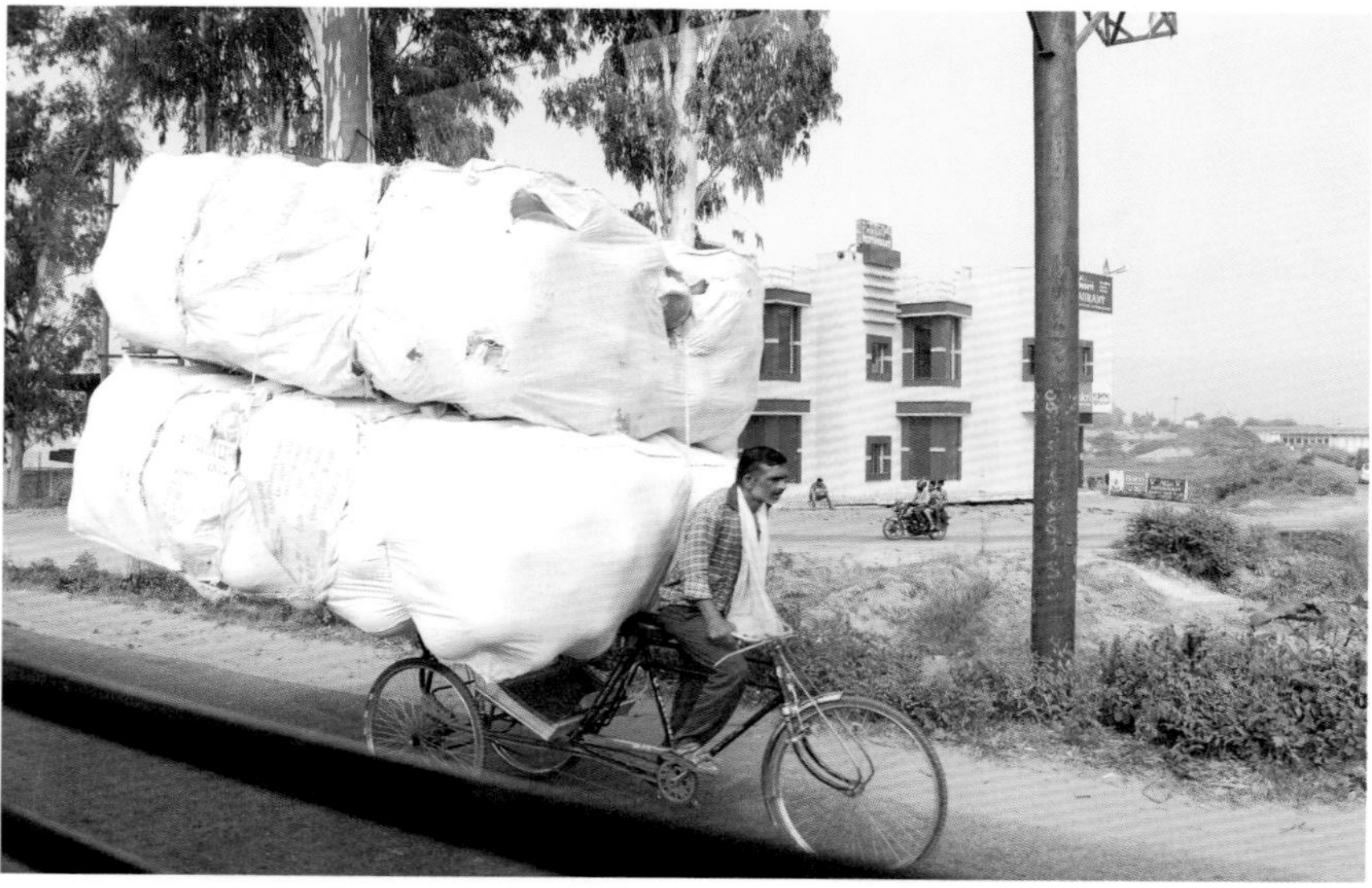

働くインドの労働者(インド、ウッタルカンド州、2015年9月)

オディシャ訪問の最終地は、車でバランギルから九〇分ほどの村の外れで、ハンセン病になり村八分にされた男性が住む家だった。村長に挨拶をし、男性の家にウメシュ氏と一緒に向かった。村人たちは我々の突然の訪問に驚いた様子だったが、何人かは後をついて男性の家まできた。家は泥の壁と藁の屋根の簡素なつくり。暗い家の中から、ひどく痩せた体を細い杖で支えながら白髪の男性が現れた。彼は、自分で建てたこの家にもう三〇年も住んでいるという。妻はいまも村に住んでいるが、他の村人の迷惑にならないようにここに一人で住んでいるとのこと。妻は時々水と野菜を運んで来るそうだが、彼に触れることはない。二人の息子も、孫もめったに会いに来ない。村を去って三〇年の間、誰も彼の手を握った人はいない。村の人々は彼が神の罰を受けたと信じている。ネパールでは村から除け者にされた家族が村はずれの公衆便所で生活していた。インドネシアでは家族に捨てられ山の中で蛇や鼠を食べて生きていた人が発見された。同じインドネシアのビアク島では、長年小屋で生活し、兄が食事を運んでくれるだけで、兄が来ない日は空腹をかかえて眠る孤独な老人に会った。私が知らないだけで、世界にはこのような人がたくさんいるのだろう。私はもっと活動を強化しなくてはならないと、新たな闘志が沸いてきた。

いったんデリーに戻り、四時間かけてウッタルカンド州のハリドワーに移動した。ウッタルカンド州は二〇〇〇年にウッタルプラデシュ州から分離されてできた州だ。ガンジスの源であり、多くの巡礼者たちが訪れる。ガンガマタ・クシュット・アシュラムはガンジス川の堤にあり、家々は波型のトタン屋根で壁はプラスチックシートでできた簡素なものだ。到着時にウッタルカンド州のコロニーリーダーのケシャヴ・チョウドリーさんに迎えられた。オレンジ色のローブをまとったカリスマ的な人物だ。

この州ではハンセン病患者と回復者は月額一〇〇〇ルピー（約二〇〇〇円）の年金を得ている。したがって、コロニーの住民の生活もオディシャ州に比べるとより安定している。四八歳のサントシュ・グプタさんは、コルカタ出身で、マザー・テレサを知っているという。彼には四人の子どもがおり、孫も八人いるが、みな学校に通っているそうだ。一〇歳のビム君は名前の書き方を習っているところだそうで、話していると、一八歳の兄のヴィカシュ君が学校から帰ってきた。ハンサムな若者で、いままでコロニーで差別を受けたことなどないという。彼は、技術専門大学に行く夢を語ってくれた。このコロニーには国中のいろいろな場所から人が集まってきて居住しているが、土地が限られているということだ。

旅の最後にビハール州まで足を伸ばした。州都のパトナではプレムナガル・コロニーを訪ねた。橋脚工事現場の隣にあり、建築資材がところ狭しと置かれていて空気が埃っぽい。コロニーは六〇年前からあるが、二年前に元の場所から橋脚建設のために強制的に移動させられたのだそうだ。コロニーの長老で七五歳のサウダガルさんによると、新しい場所は沼地であり、埋め立てのために土が使われ、住居のために残る土地はわずかしかないという。五〇歳のシタルさんは、ハンセン病回復者たちの自立支援を行うS-ILF(Sasakawa-India Leprosy Foundation：ササカワ・インド・ハンセン病財団)からの少額融資でビジネスを始め、マッシュポテト入りの揚げパンの商売で、コロニーの入り口の外に販売

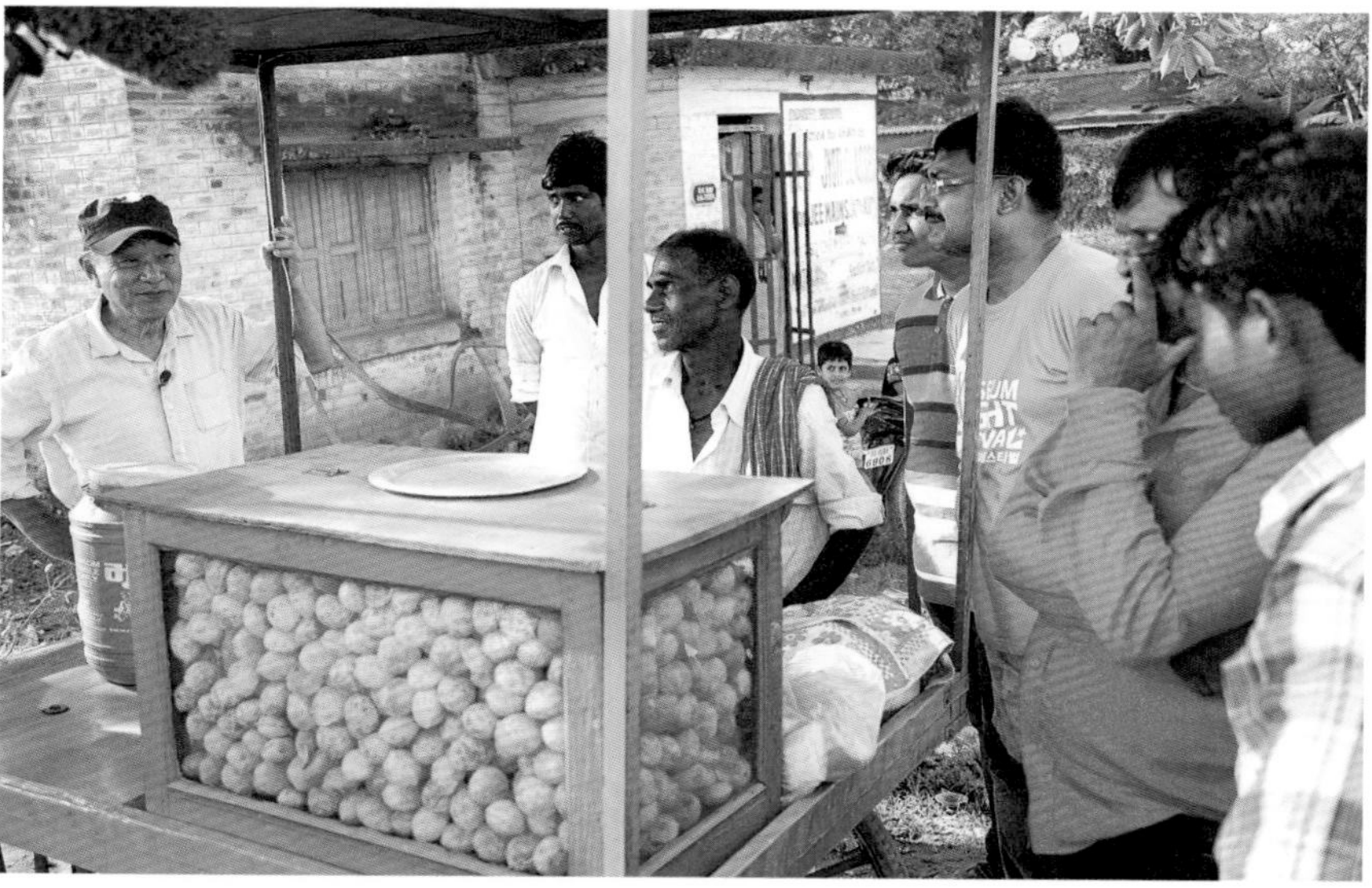

シタルさん(肩に赤いタオル)の商売は大繁盛!(インド、ビハール州、2015年9月)

用の荷車を置いていた。しばらく遠くから見ていると大人や子どもの客が次々に訪れて来た。シタルさんによればS-ILFのおかげで商売はうまくいっているそうだ。コロニーの家族全員には自立する能力がある。ないのは働く機会であり、子どもが教育を受けられる環境である。S-ILFに託された役割は大きい。さらに拡大するための努力を続けなくてはならない。

小さな島の少年少女の患者たち——キリバス共和国［一〇月］

［ルート］成田→ミャンマー・ヤンゴン（飛行時間七時間）—**四泊**—**ヤンゴン→シンガポール**（飛行時間三時間・トランジット六時間）→**オーストラリア・ブリスベン**（飛行時間七時間五〇分・トランジット四時間三〇分）→**フィジー・ナンディ**（飛行時間三時間三〇分・トランジット一泊）→**キリバス・タラワ**（飛行時間三時間）—**三泊**

一〇月、ミャンマーで政府、国軍、少数民族武装勢力と停戦和平について、それぞれ個別に意見交換を行い、太平洋のほぼ真ん中に位置するキリバス共和国に向かった。キリバスは太平洋に浮かぶ、世界最大のサンゴ礁を擁する国で、マーシャル諸島の南、ナウルとソロモン諸島の東、ツバルとクック諸島の北に点在する三三の島々からなる。島を全て足しても日本の対馬ほどの面積にもかかわらず、世界第三位を誇る広大な排他的経済水域を有している。東西の端から端まで行くのに海路で一週間かかるという。地球温暖化による海水面の上昇が深刻な問題になっており、島を車で移動中に、運転手が「ここが島で最も標高の高い場所で、二・四メートルです」と言って小さな坂の上で車を停めてくれた。二〇五五年までに最大三〇センチ近く海水面が上昇すると予測され、世界銀行によると首都タラワ周辺の島の五～八割が浸水する可能性があり、政府はフィジーの土地購入を決定し、万一にそなえての国民移動計画を立案しているという。

キリバスには、ミャンマーからシンガポール、オーストラリア、フィジーを経由し丸三日かけて辿り着いた。首都タラワのボンリキ空港には、一週間に二便しかない飛行機を見物するために多くの人が集まっていた。飛行場から宿舎までマイクロバスで移動したが、道路はその一本しかない。何しろ道の両側は海で、その幅は狭いところでは五メートルほどしかなかった。

「マニエバ」という人が集う場所という意味の、この国特有の深い屋根の集会場で、WHOと保健省のハンセン病担当者エレイ氏から説明を受けた。キリバスの人口約一〇万人に対して毎年一〇〇～二〇〇人のハンセン病の新規患者が発見され、この一〇月の時点では一二一人が治療中だという。人口一万人あたりの有病率は一〇人以上だ。ただし総人口が一〇〇万人以下なので、キリバスはWHOの未制圧国リストには入っていない。患者はやはり貧困層に多く、南タラワに集中するが、そのほかの地域に患者が少ないわけではなく、発見できていないだけらしい。たった三人のハンセン病担当者で遠く離れた島々も管轄しており、特に人口の多い南タラワとアウター・アイランズと呼ばれるメインの島の周りにある島のフォローアップが大きな課題となっている。私は彼らと、隠れた患者を探すこと、目の前の患者に希望と勇気を与えることなど、患者の未来をよりよいものにするためのケアについて話し合った。

翌日午前中に予定されていた外務大臣との会談は、すっぽかされた。私にとって珍しいことだった。しかし、キリバスに来たら怒るな、というのがここでの処世術だという。どこの国にも独自の風習があり、習慣が異なる。郷に入れば郷に従うというのは私の流儀でもある。次の約束がある空港そばのボンリキ地区のナワーワ病院でも三〇分以上、屋外で立ったまま待たされた。午前一〇時をすぎたばかりだがすでに炎天下。湿度も高くじわじわと汗が流れてくる。ようやく、屋根の下で活動するニュージーランドのハンセン病支援団体によるスキン・チェックの現場に入ると、三人の患者が私の訪問を待っていた。母親が連れて来たカノンガオちゃんは、一一歳の女の子で、顔にも手にもほとんど症状が出ていなかった。一六歳の男の子のベベルティくんは顔全体と鼻に、薬の副作用が出ていたが、薬を根気強く飲めば必ず治ると励ますと、はにかんだ笑顔を見せてくれた。保健省のエレイ氏によると、子どもの患者が多いのは太平洋地域の特徴で、患者の二〇～四〇%が子どもだという。病気の発見方法、年齢、場所などをデータベース化しており、家族の中に一人でも症状が出たら家族全員を調べることになっている。

次に、空港の目の前にあるボンリキ村を訪れた。集落には高床式の小屋と、マニエバがあった。子どもが昼寝をし、男性がハンモックにゆられているというのどかな雰囲気だ。ある小屋では二六歳のタターケさんが父親と同居していた。離婚経験者だというので、理由を聞くと、ハンセン病になる前のことだという。病気が原因ではないので、少しほっとした。村には親戚一同が住み、足に後遺症があるものの、ときどき友人たちが連れ出してくれることが楽しみだという。「治療薬は常に持っている」とポケットから治療薬MDTを出して見せてくれた。

タターケさんに別れを告げ、NGOの支援で商売をしている男性に会いに行った。道路沿いの木の下にト

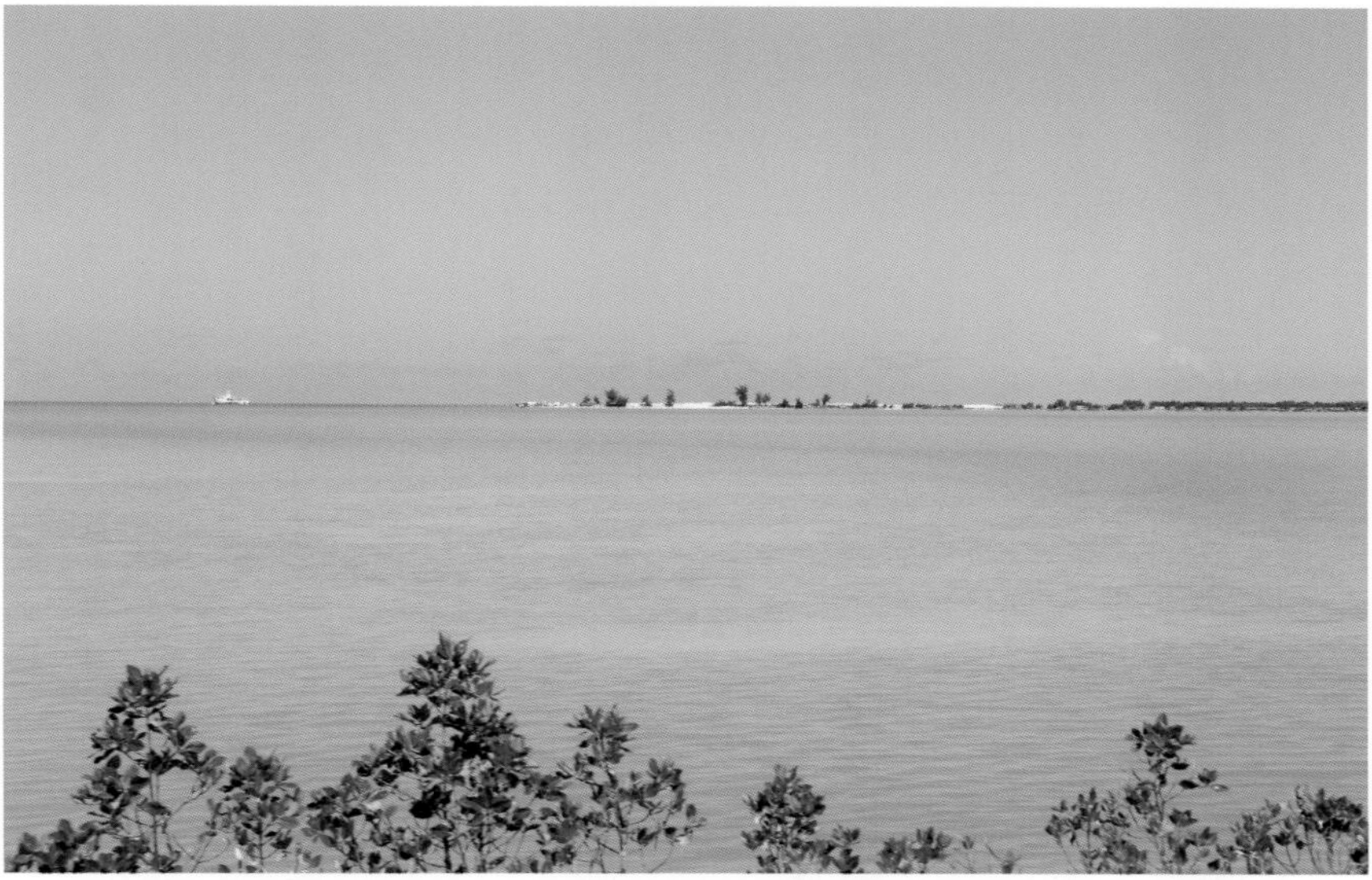

気候変動で海の中に沈むと心配されている最高海抜2.4メートルのキリバスの本島（キリバス、2015年10月）

タン屋根の店を構える六二歳の回復者のミカエレさんは、手に少し障害が残っているが、ニュージーランドのハンセン病支援団体の支援で、電気コンプレーッサー・ポンプを購入し、タイヤの空気入れと車の洗浄を行い、一日一二時間の労働で最低でも二〇オーストラリアドル（約一六〇〇円）、多いときで三〇ドルを稼いでいる。国の平均が一二ドル五〇セントであり、仕事によって自信を持って生活できるようになったと、忙しそうな仕事の手を止めて、海を見ながら誇らし気に話してくれた。支援団体のフィールド部長のウェイン氏によると、現在、三九人に果樹を育てたり、魚を取って乾燥させたりするノウハウや、帳簿のつけ方などのトレーニングを行っているそうだ。

午後は、テオラエレケ村で、ニュージーランドの団体が新規患者を発見するために検診を行っている現場を見学した。村の中心のマニエバには一〇〇人ほどの村人が集まり、奥にはブルーシートで区切られた四つの検診コーナーがあった。ここでは、かつてフィリピンで「絶望の島」と呼ばれたクリオン島のハンセン病医師として知られるクナナン先生が診療されており、意外な場所での再会を喜び合った。この日は一人の新規患者が発見された。その女の子は顔に症状が出ており、センターにしばらく留まって治療をすることになる。この団体の活動は「スキン・キャンプ」と呼ばれている。スティグマを助長する可能性があるので、あえて「ハンセン病の検診」と呼ばずに「スキン・ケア」としているのだ。

ホテルへ戻る前に、第二次世界大戦時に日米の激しい戦闘があったベシオ地区を訪れた。旧日本軍の砲台と、司令部が置かれていた厚さ一メートルほどの鉄筋コンクリートの要塞が残っていた。砲台から眺めた海は、ここで日本兵四五〇〇人が玉砕したとは思えないほど静かで美しかった。

三日目は、北タラワのアバオコロ島を目指した。舟着き場は遠浅のラグーン（内海）で、満潮時しか舟が入れないが、その舟がなかなか来ない。待つのも仕事である。やっとのことで到着した六人乗りの小さなボートに乗り込む。屋根のないボートは日差しが刺すように暑いが、海はエメラルド色に美しく輝いている。ガイドが神器を海に投げ入れ、一言「マウリ」と言った。北タラワは精霊信仰が強く、海の中にいる先祖に、航行の安全を祈願するのだ。

小一時間で島の浅瀬に着いたが、ボートはこれ以上進めない。膝上まで浸かりながら歩いて上陸。上陸後トラックの荷台に飛び乗り、道なき道を五分ほど進むと、島で唯一のクリニックに到着した。入り口には煙草の害についてのポスターと、びっしり埋まった一週間のタイムスケジュールが貼ってある。表を見ただけで、病院スタッフが熱心に活動しているのを知ることができた。病院の倉庫には治療薬のＭＤＴも収納され、患者も何人か来ていた。

近くの小屋にいた六歳の男の子、カウビナくんは、手足と背中に初期症状の白い斑紋があった。学校でいじめられたり嫌なことを言われたりすることもないそうだ。エレイ氏によると、昔は差別があったが、最近は重い症状が出ることも少なく、病気に対して理解が進んでいるとのことだった。同行したＷＨＯ西太平洋地域事務局のコーディネーター錦織信幸医師が、母親と病院に来たばかりの一六歳の女の子テキタナさんを診断すると、感覚のないところが二カ所あり、ハンセン病の疑いがあった。彼女の曾祖母は遠く離れたフィジーのハンセン病隔離の島、マコガイ島へ収容されたことがあり、ハンセン病は早期発見すれば治ることを知っていたそうで、すぐに娘さんを連れてきたのだという。

午後はアノテ・トン大統領との会談。近年、大統領は気候変動に伴う海面上昇によるキリバスの消滅を危惧し、世界に向けて気候変動問題を訴えている。大統領は日本にも数度訪れたことのある知日家で、ニュージーランド留学時代に極真空手の黒帯を取得し、愛読書は『宮本武蔵』だそうだ。大統領には、人材・予算不足の中、たった三人のハンセン病の担当者がとてもよくやっていることを報告した。ハンセン病は公衆衛生上の問題としては数こそ多くはないが、国民の健康管理とともにこの問題にも引き続き取り組んでほしいことを要請した。大統領は「ハンセン病は私が若いころは恐れられた病気だったが、最近は、多くの病気の一つにすぎず、完治すること

太平洋戦争で日本軍が使用した砲台跡（キリバス、2015年10月）

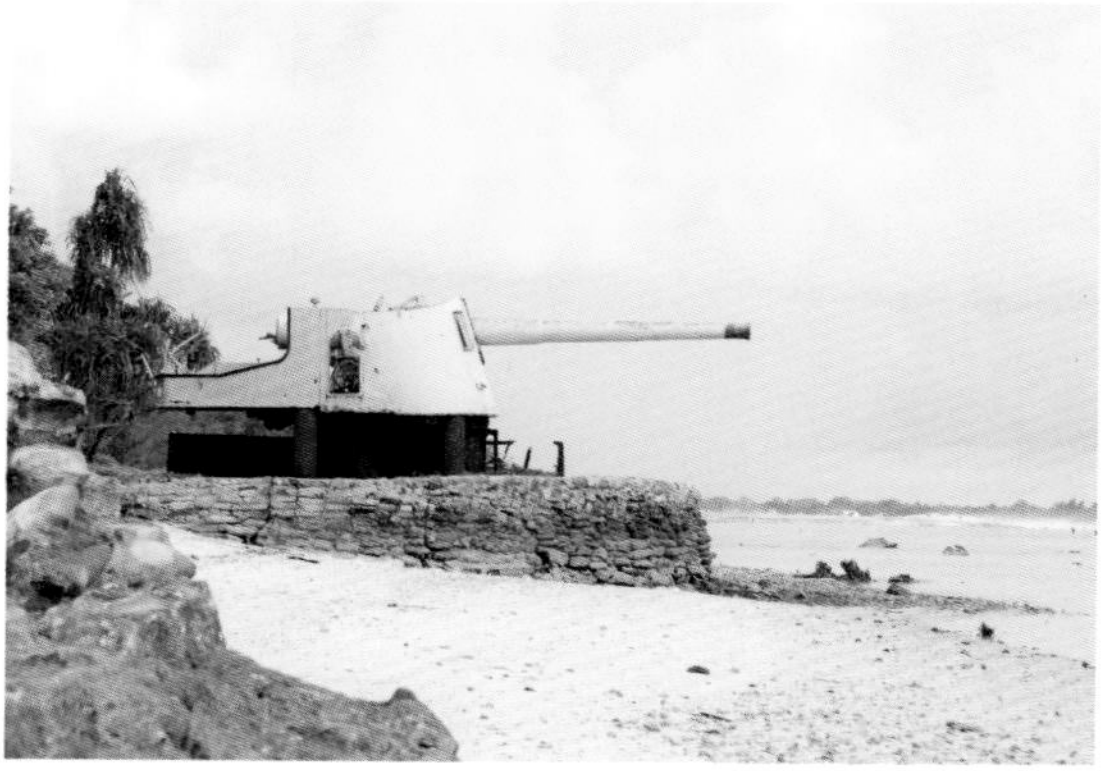

キリバス独特の家に住む少年の患者を訪ねて。右はエレイ氏（キリバス、2015年10月）

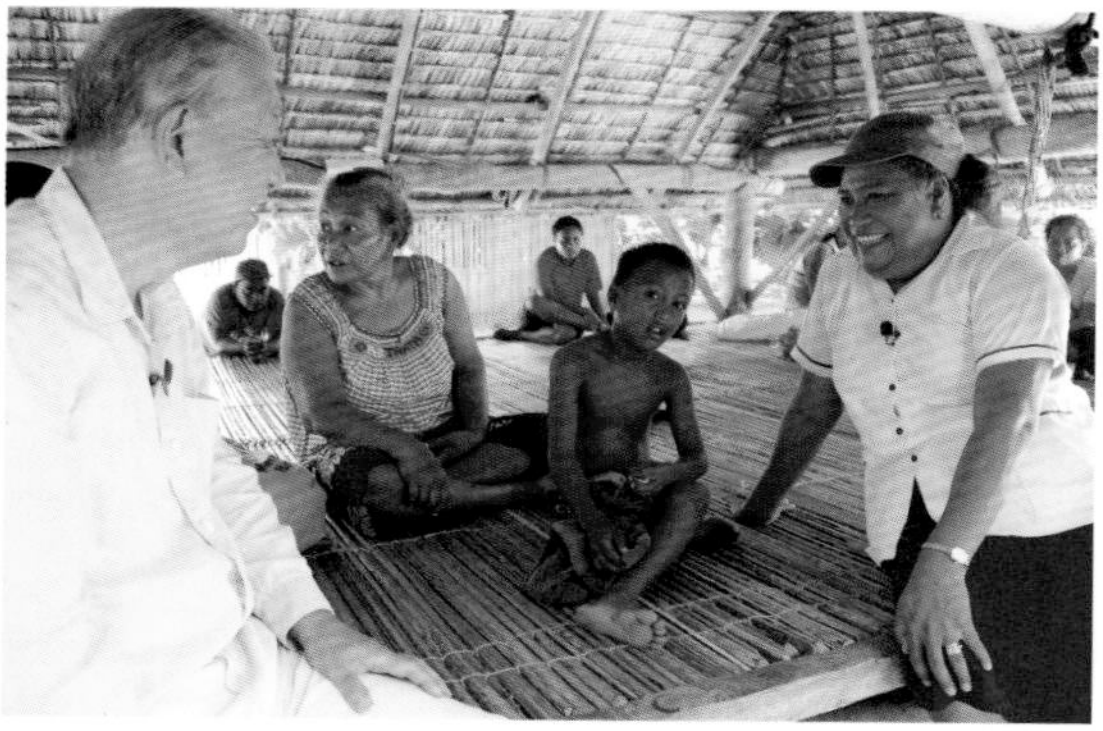

トン大統領とハンセン病と気候変動を語り合う（キリバス、2015年10月）

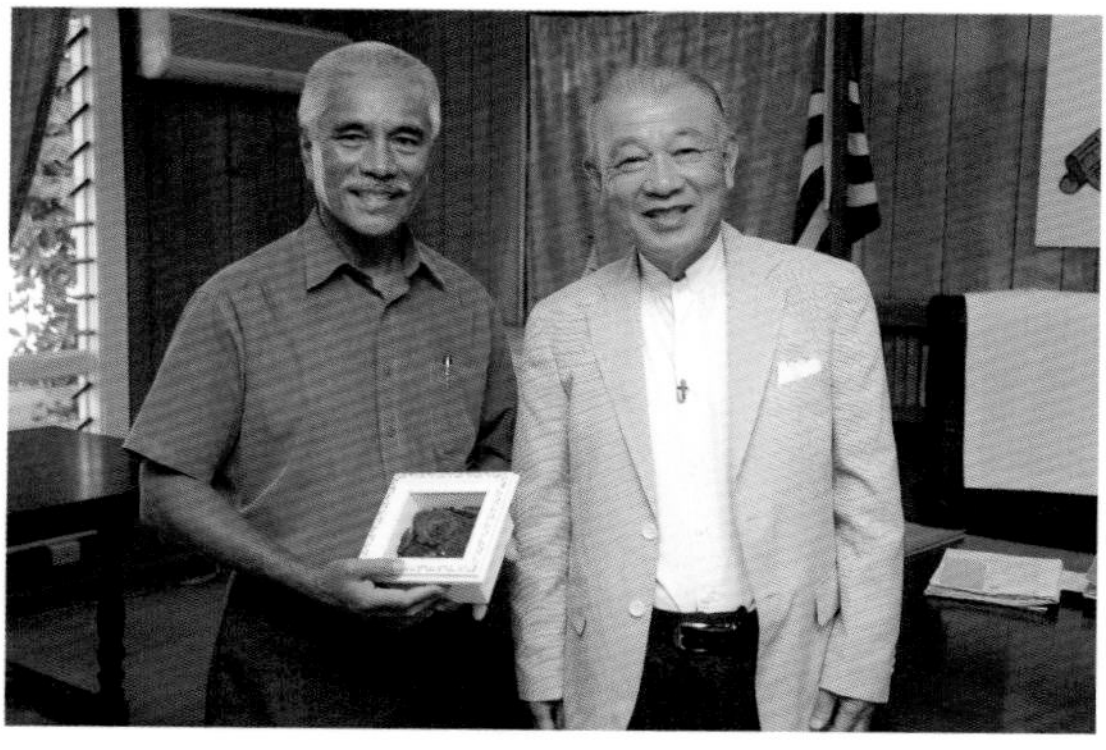

が認知されてきた」と、我々の活動に謝意を示された。その夜、大統領は官邸の庭で歓迎の宴を開いてくれ、最高のもてなしである豚の丸焼きが振舞われた。

キリバスでは、早期発見が徹底されており、障害を伴わないケースが多いためか、ほかの蔓延国に比べ偏見や差別が少ないように感じた。人的資源が慢性的に不足しているが、それなりの成果を上げている。しかし錦織医師によると、人口の少ない離島には医者がいないところも多く、治療が遅れるケースも多い。制圧に向けては、コストの効率化のために結核やNTD（Neglected Tropical Diseases：顧みられない熱帯病）などの感染症との総合的な取り組みが必要だという。離島の状況は私の視察した首都のある本島と大いに異なり、保健医療体制はなきに等しく、本島へ行くにも、ハワイ島に近い島からは、いったんハワイに出て、さらにフィジー経由で空路を使う方が、舟で直接向うより圧倒的に早いとのことである。

マコガイ島の「想い出」――フィジー共和国［二〇一〇月］

［ルート］キリバス・タラワ→フィジー・ナンディ（飛行時間三時間）―二泊―ナンディ→スバ（陸路で三時間三〇分）→ナンディ（飛行時間三〇分・トランジット三時間三〇分）→ニュージーランド・オークランド（飛行時間三時間・トランジット八時間）→成田（飛行時間一一時間）

キリバスでの活動を終え、南太平洋の西に位置するフィジー共和国を訪れた。今回が三度目になる。フィジーは三三〇以上の島々で構成される島嶼国家で、西にバヌアツ、東にトンガ、北にツバルがあり、総面積は一万八〇〇〇平方キロほどで、四国よりやや大きい。南太平洋の民族や文化が交差する島々として「南太平洋の十字路」と呼ばれ、南太平洋諸国の中心的な役割を果たしている。主な産業は観光、砂糖、衣料品などである。ここにもかつて「隔離の島」と呼ばれたマコガイ島がある。

フィジー第三の都市ナンディに到着し、すぐに車で三時間半ほど移動して首都のスバに到着。スバはフィジーの立法および行政首都で南太平洋最大の都市だが、島の東側に比べて天気が悪く、リゾート施設が少ないため観光客はほとんど目にしない。

WHOのスバ事務所では、代表の劉運国医師らスタッフが総出で歓迎してくれた。私から「フィジーではハンセン病はほぼ撲滅されているが、南太平洋にはまだ新規患者が多く発生している島嶼国がある。南太平洋の中心としてフィジーにはこれらの国々の状況をモニターする役割を期待したい」と伝えると、劉代表は「ハンセン病は南太平洋諸国ではいまも重要問題であり、南太平洋における健康プログラムをさらに強化していきたい」と応じた。ウサマテ保健大臣は、「フィジーでは新規患者はほとんどいないが、積極的に患者を見つけだすアウトリーチ・プログラムや早期発見プログラムも強化している」と話した。会談後に行われた記者会見では、私から「フィジーを取り巻く島嶼国にはまだ未発見の患者が多いので、フィジーの知見をこれらの国のために役立てて欲しい」と訴えた。

翌日は、タマブア村にあるトゥウォメー病院を訪問。緑の屋根と黄色い壁が鮮やかな病院で、ハンセン病の回復者が障害のある手足の治療を受けていた。近代的な治療薬の開発により、一九六九年頃からこのトゥウォメー病院がハンセン病患者を扱うことになった。以前はマコガイ島がその役割を担っており、隔離の島としても有名だった。治療のために入院していたハリエタ・トヌさんは、鮮やかなハイビスカス柄の青いドレスと笑顔が素敵な白髪の八一歳の女性で、マコガイ島に送られることになり、家族から離れることになったと、当時の記憶を噛み締めるように語ってくれた。黄緑のドレスが印象的な七五歳のナニセ・モアラさんは、二五歳で診断を受け、病気がわかったときはとても驚いたが、家族は理解して現実を受け入れてくれたそうだ。六六歳のペニーさんが昔のマコガイ島を描いた絵を見せてくれた。手に後遺症が残っていたが、見事な絵だった。誰もが島に行くとき

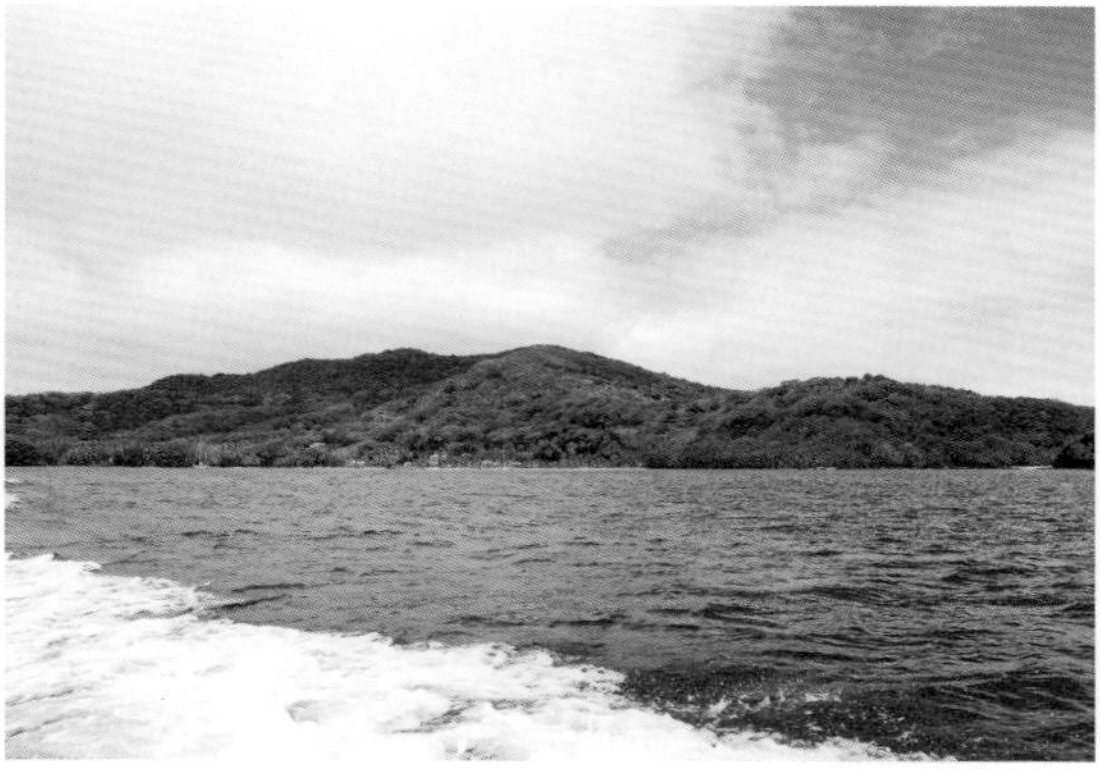

1911年から1968年までハンセン病患者を隔離していたマコガイ島（フィジー、2015年10月）

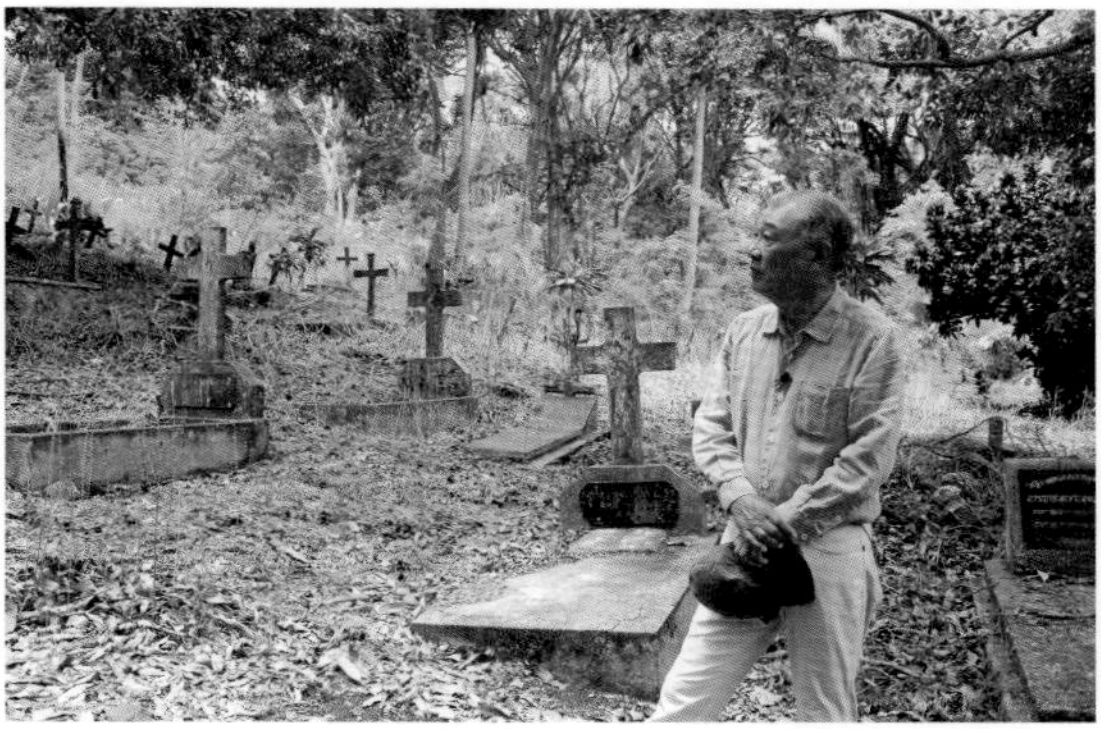

患者とシスターが共に眠る墓地（フィジー、2015年10月）

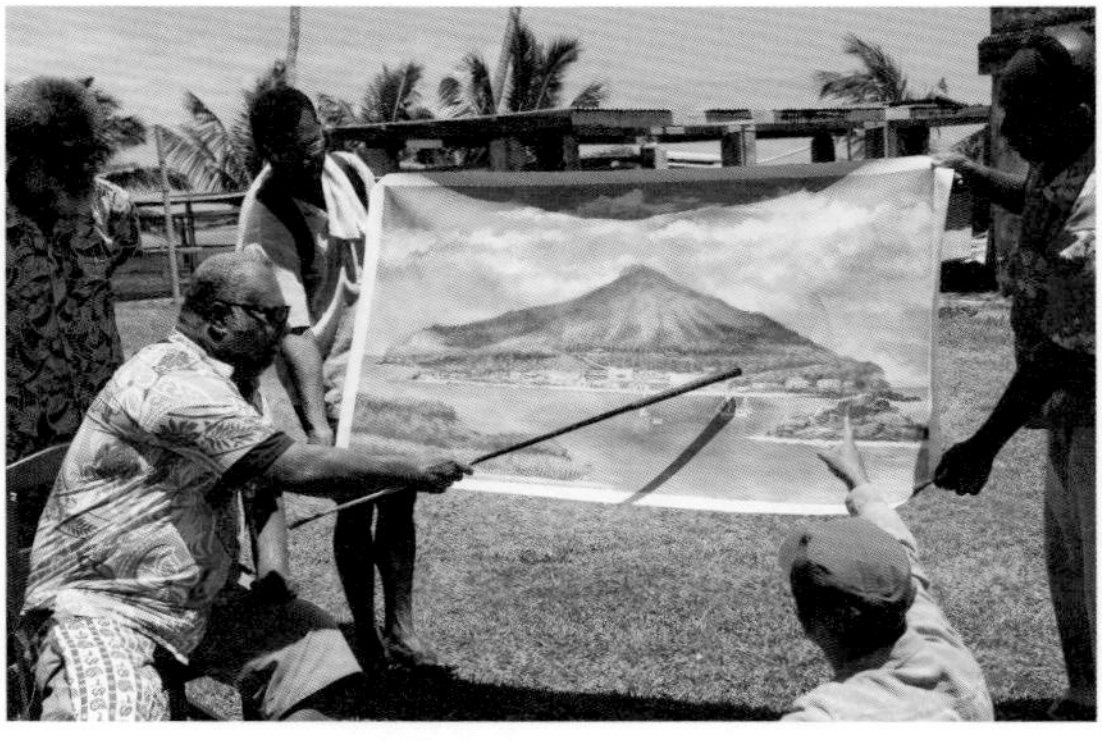

自ら描いた絵でマコガイ島の思い出を語る回復者のペニーさん（フィジー、2015年10月）

はとても辛く、島でも多くの苦労をしたのであろうに、島のことを悪く言う人はいなかった。

そのかつての隔離の島、マコガイ島へ行くことにした。スバから一〇人乗りの小型モーターボートで出発。日没までにはマコガイ島には到着できないということで、スバの舟着場から約一時間半のレルビア島で一泊してから、マコガイ島に行くことにした。このレルビア島、歩いても一周二〇分くらいの小さな島である。小さなコテージ風の小屋での波の音を聞きながらの夕食で、ゆったりと流れる時間を楽しませてもらった。翌朝、レルビア島から、小型モーターボートでマコガイ島を目指した。幸い天候に恵まれ波は静かで、南国特有の強い日差しが照りつけた。

最初にフィジー本島からハンセン病患者のマコガイ島への移送が行われたのは、一九一一年で、その後五八年間運営された。カトリックの宣教師数名が移住し、患者たちの生活全般と治療についてきめ細やかなサービスが実施された。その後、評判が高まり、近隣諸国から患者が移住し、最大七四二人にまで増加する。五八年間に来島した患者総数は四五〇〇人。うち二五〇〇人は治療後に故郷に戻り、五〇〇人が本国(または近隣島)に戻ったが、約一五〇〇人はマコガイ島で一生を終えた。島には患者と患者のために尽くしたシスターたちが一緒に眠る墓地が残っていた。ほとんどの隔離施設では患者と医療従事者は別々に埋葬されているが、この島は患者と分けへだてなく墓標が並んでおり、日本の民間施設である御殿場市の神山復生病院と同じであった。

マコガイ島に隔離された経験を持つペニーさんが、島を案内するため同行してくれたが、足が悪いため杖をつきながら、涙で声を詰まらせながらこの島の想い出を語ってくれた。「島に来たのは一九六四年。今日と同じようにとても天気がよかった。患者は銃殺されるという噂もあり、生きては帰れないと思っていた。しかし実際の印象は全く違った。同じくらいの年の子どももいたし、当時看護師を務めていたシスターも、肉親のように愛情を持って接してくれた。ハンセン病になると学校に行けないと聞かされていたが、ここではきちんと勉強もできた。特にシスターのシエナさんには絵を描くことを教えてもらい、いまの仕事にすることができた」。ペニーさ

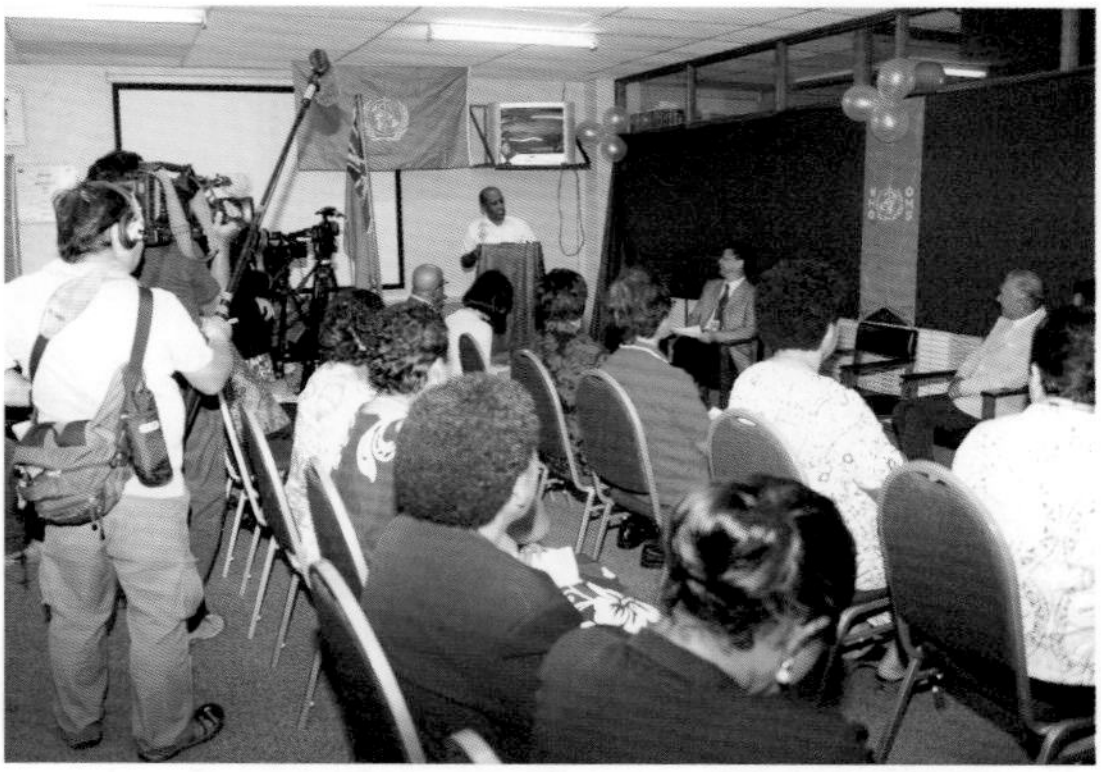

フィジーにおけるハンセン病についての記者会見(フィジー、2015年10月)

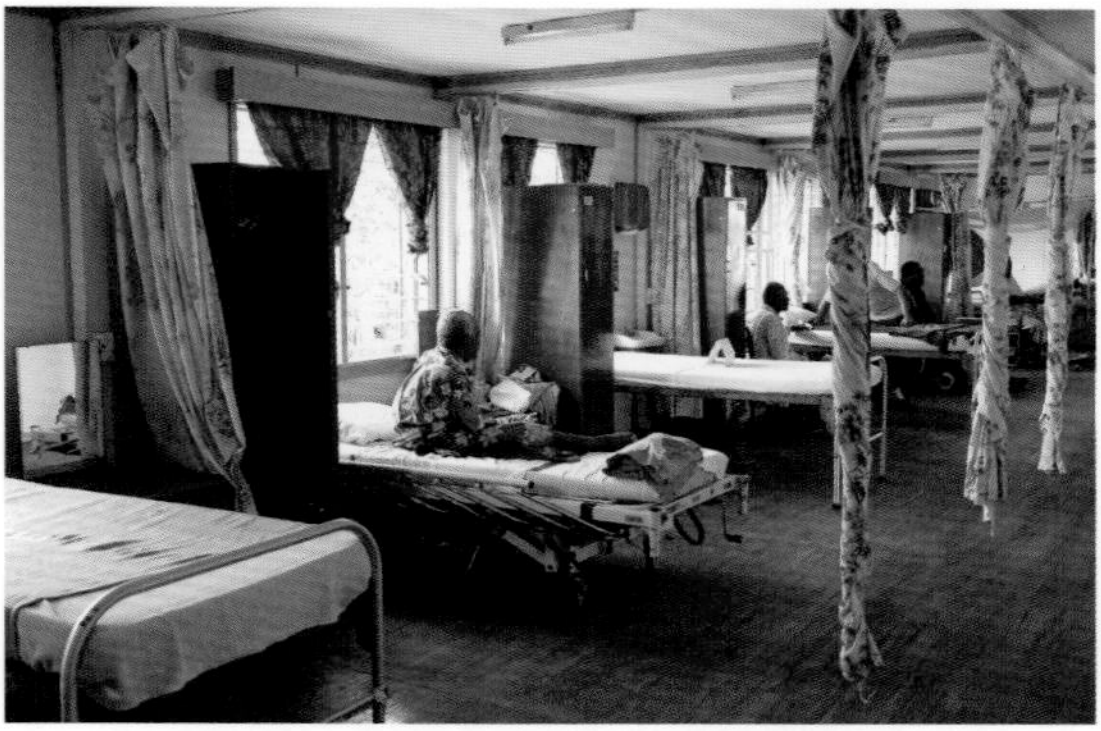

南洋らしい涼しげな病棟(トゥウォメー病院)(フィジー、2015年10月)

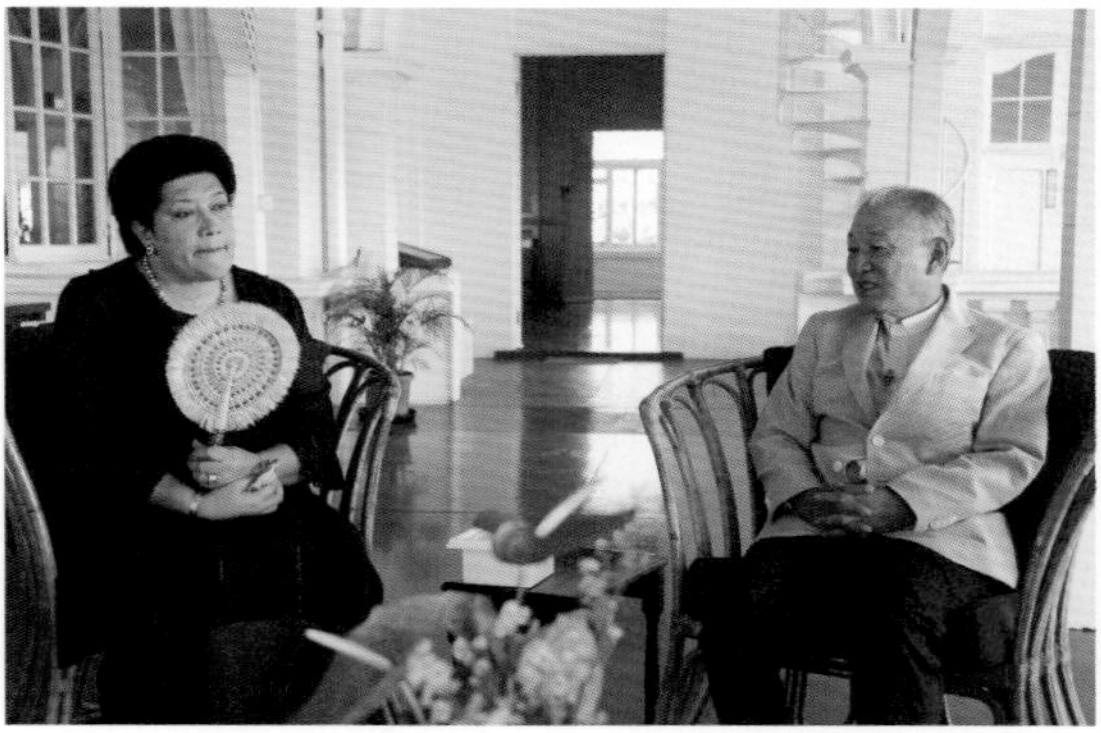

友人だったカミセセ・マラ元大統領の令嬢で現大統領夫人のコイラ・ナイラティカウ氏と思い出を語る(フィジー、2015年10月)

んはマコガイ島を出るとき、両親の元を離れたときと同じくらい淋しかったという。それだけシスターたちに愛情を注いでもらったのだろう。ペニーさんは、前日病院で見せてくれた島の絵を、あらためて大きく広げて見せてくれた。赤い色の屋根の教会、キリバス人が住んでいた居住区、山の中腹の墓地、映画館、病院など、ペニーさんの記憶が鮮やかにそこに蘇っていた。

足の悪いペニーさんに代わって、二歳のときから島に住んでいる六二歳のフリモニ・コラティさんが、島内を案内してくれた。当時の隔離病棟（男女別）、映画館、刑務所などが残っていた。治安もよく、刑務所に入るのは、酒気帯びで女性を追いかけた男性などの軽犯罪のみだったそうだ。マコガイ島は隔離施設といっても、シスターやアイルランド人医師の愛情あふれるケアで、患者たちに幸せな記憶を残すことができたのである。

かつて名大統領と呼ばれたカミセセ・マラ大統領とは、よくゴルフをともにした。一・八メートルを超える長身で、英国流の紳士だった。東京の小金井カントリーでゴルフをした際、ドライバー禁止のホールがあり、「なぜか?」と問われたので、ボールの落下点付近に共産党員が住んでおり、ボールが落下すると即座にクレームに来るからだと説明すると、大統領は悪戯っぽく笑って、「それなら赤いボールでやろう」と応えたことが、懐かしい思い出だ。コイラ・ナイラティカウ現大統領夫人はカミセセ・マラの娘さんで、今回の訪問で旧交を温めることができた。

6章

未来を拓く希望と勇気【2016▶2020】

二〇一〇年の国連決議（「ハンセン病患者・回復者およびその家族に対する差別撤廃のための決議」）では、日本政府は大きな役割を果たした。また二〇一五年の一月に、天皇皇后両陛下（現、上皇上皇妃両陛下）に回復者たちが謁見したニュースは、世界の回復者と患者たちに大きな勇気と希望をもたらすことになった。

日本でもハンセン病は、「業病」などと呼ばれ、患者たちは長い間差別され続けてきた。血の病（遺伝病）とみなされることも多く、患者の家族や親族たちも差別の対象となり、発病した患者の中には、家族から見放され、浮浪生活を強いられた者もいる。そのような中で、すでに奈良時代には光明皇后が、「施薬院」や「悲田院」などの療養施設を設置しハンセン病患者の救済に取り組んでいたといわれる。天皇皇后両陛下も、ハンセン病については深い関心を示され、国内の一五のハンセン病療養所のすべてを訪問されて、回復者たちと交流されてきた。一九七五年に訪れた国立療養所沖縄愛楽園では、天皇陛下が御自作の琉歌を在園者に贈られた。在園者たちは沖縄民謡の節に乗せてこの琉歌を歌うようになったが、やがて「この歌のための特別な曲があれば」という声があがり、これをお知りになった天皇陛下が皇后様に作曲を勧めたという。こうして陛下作詞、皇后様作曲となる初の歌曲「歌声の響」が誕生、二〇一五年の一一月には両陛下が傘寿を迎えられたことを機に、CDブックとして発表されている。

二〇一六年には、バチカンと日本財団の共催で「ハンセン病と差別を考える国際シンポジウム」が開催された。「ハンセン病患者の新たな発生はたとえ一人であっても多すぎると考えるべきである」の一文ではじまる結論とともに、「leper」などの差別的な言葉の使用をやめること、「leprosy」を比喩として使用することも避けるべきこと、さらに「全ての宗教指導者」は、「重要かつ緊急の課題として、教義、書物、演説においてハンセン病は治る病気であり、ハンセン病患者・回復者やその家族を差別する理由など一切ないことを人々に広く知らしめ、ハンセン病患者・回復者に対する差別撤廃に尽力すべきこと」などが勧告された。

多くの人々の精神的な支柱となる、天皇陛下、ローマ教皇、ダライ・ラマ法王のような存在による、患者・回復者の置かれている現状や差別撤廃への理解は、ハンセン病制圧に向けた活動に大きな光を投げかけることになった。

二〇一六年

✣一月 日本
◆一月 ミャンマー〔停戦和平交渉・政府高官との会談〕
◆一月 台湾〔要人面談〕
◆二月 イギリス〔ジミー・カーター元大統領、およびチャタムハウスでの国際会議〕
◆二月 パラオ〔海上保安の支援協力署名式〕
◆二月 タイ〔ミャンマー停戦和平交渉・少数民族武装勢力幹部との交渉〕
◆二月 中国〔中国障害者連合会〕
✣三月 インドネシア
◆三月 ミャンマー〔停戦和平交渉・政府高官との会談〕
◆四月 アメリカ〔ワシントンDC・メンタルヘルス会議調印式、ハワード大学SYLFF事業〕
◆五月 イラン〔女性問題に関する国際シンポジウム〕
◆五月 インド〔S-ILF、APAL理事会〕
◆五月 台湾〔蔡英文総統就任祝賀式典〕
◆五月 スイス〔WHO総会および笹川健康賞授与式〕
◆六月 タイ〔ミャンマー停戦和平交渉・少数民族武装勢力幹部との交渉〕
◆六月 ミャンマー〔停戦和平交渉・政府高官との会談〕
◆六月 ブルガリア〔ソフィア大学名誉学位授与〕
✣六月 バチカン
◆六月 モナコ〔海底地図に関する国際会議〕
✣七月 カメルーン
◆七月 ミャンマー〔停戦和平交渉・政府高官との会談〕
◆八月 アメリカ〔フロリダ州・世界盲人連合・国際視覚障害者教育協議会総会〕
◆八月 ケニア〔第六回アフリカ開発会議〔TICAD〕〕
◆八月 ミャンマー〔停戦和平交渉・政府高官との会談〕
◆一〇月 ミャンマー〔停戦和平交渉・政府高官との会談〕
✣一〇月 エクアドル
◆一〇月 ペルー〔フジモリ元大統領見舞〕
◆一〇月 スイス〔列国議会同盟執行委員会〕
◆一一月 インド〔S-ILF一〇周年式典〕
◆一一月 〔北京大学SYLFF二〇周年〕
✣一二月 インドネシア

✣は、本書に活動記録を収録
●「SYLFF〔Sasakawa Young Leaders Fellowship Fund〕」=ササカワ・ヤングリーダー奨学金制度●「S-ILF」=ササカワ・インド・ハンセン病財団●「APAL〔Association of People affected by Leprosy〕」=インド・ハンセン回復者協会

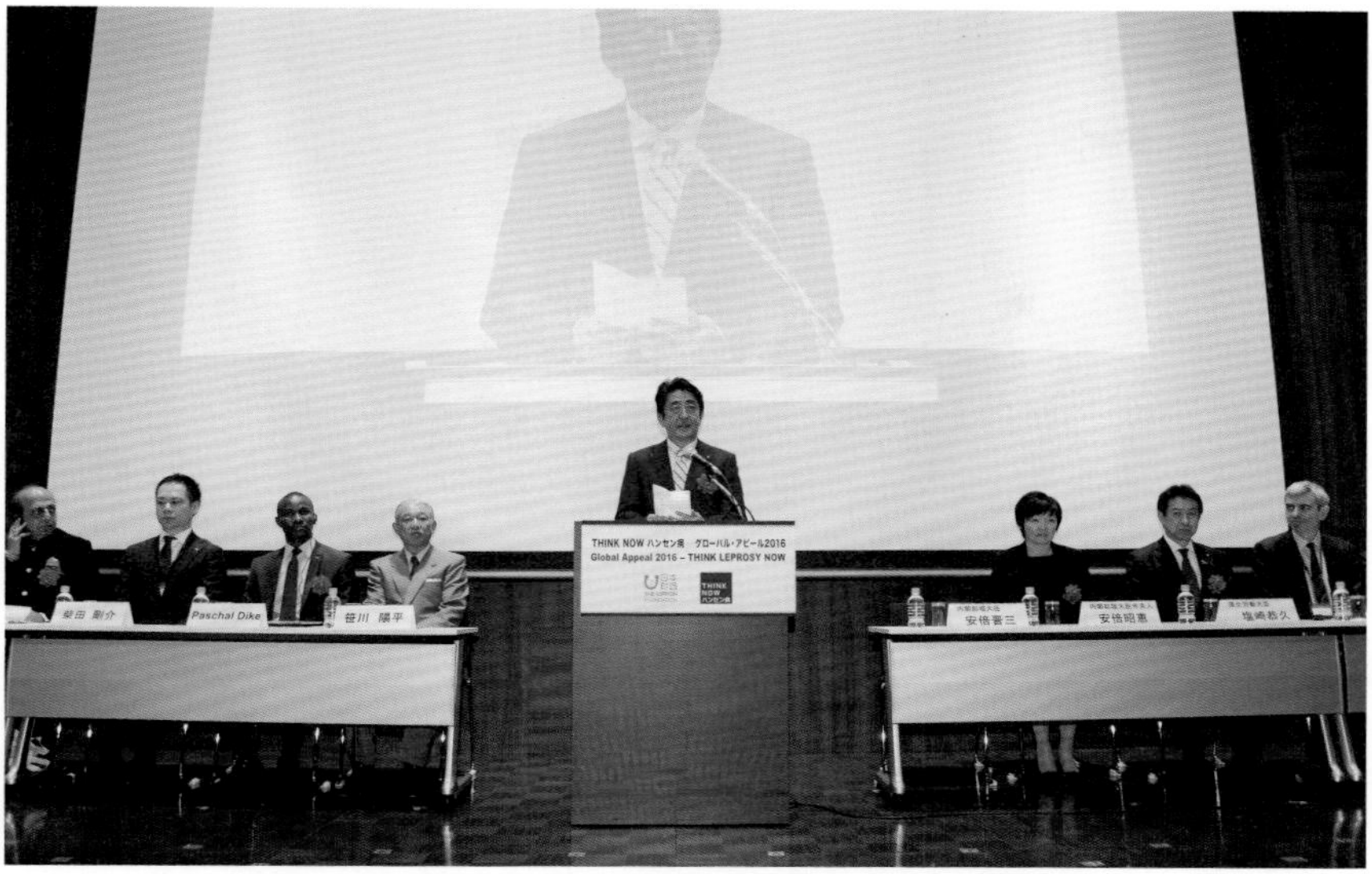

国際青年会議所との「グローバル・アピール」における安倍首相の挨拶（東京、2016年1月）

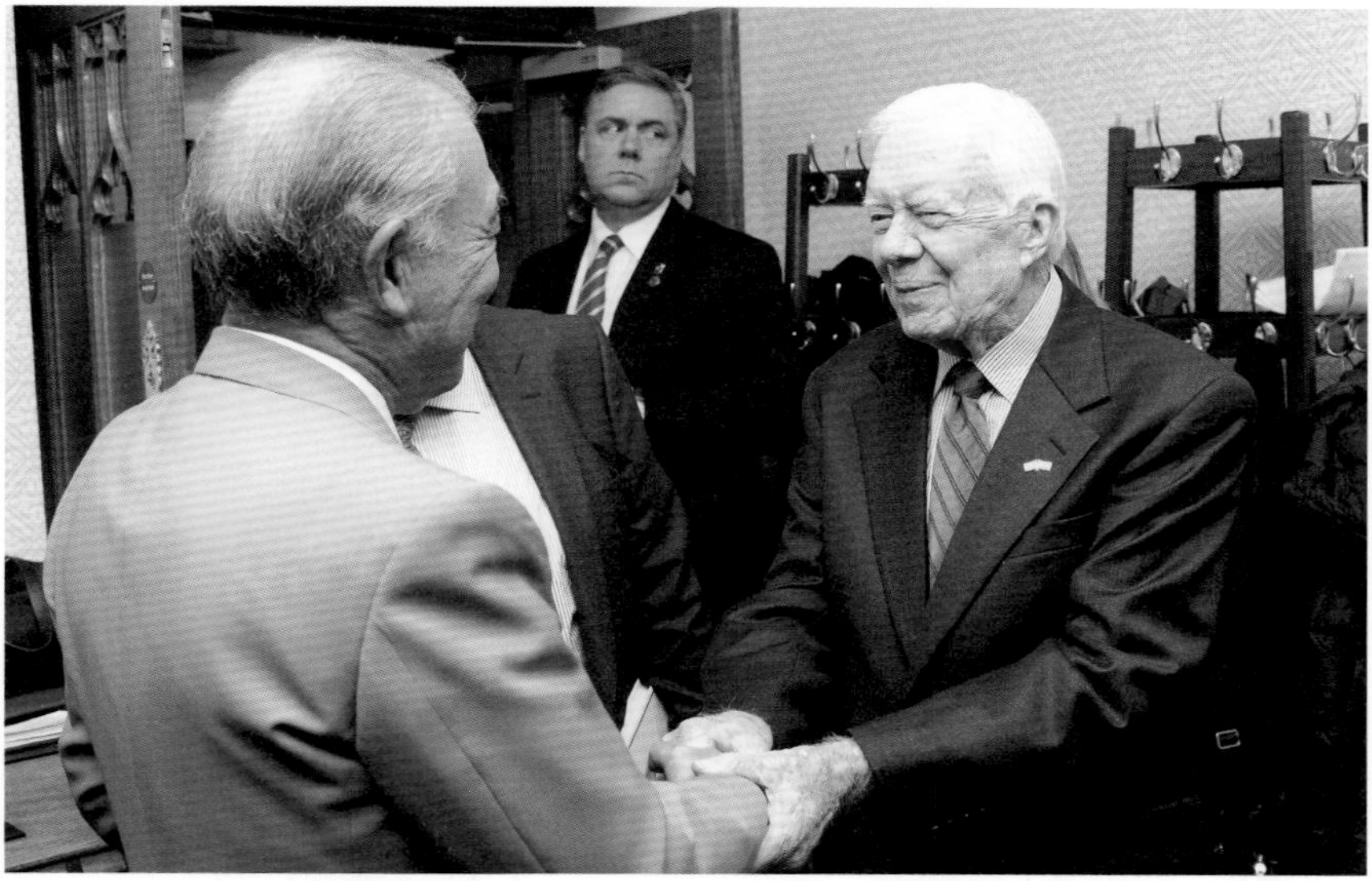

カーター元米大統領と久しぶりの対面で思い出を語る（イギリス、2016年2月）

「グローバル・アピール2016」——日本［一月］

二〇一六年は、一月に東京でハンセン病患者・回復者およびその家族に対する差別撤廃を訴える第一一回目の「グローバル・アピール」を発表した。今回は、日本を含む世界一三〇カ国で四〇歳以下のメンバーが活動する国際青年会議所（JCI）の賛同を得て、安倍晋三内閣総理大臣、安倍昭恵総理夫人、塩崎恭久厚生労働大臣などを来賓に迎えて式典が開催され、世界一三カ国から約三〇〇人のハンセン病回復者や支援者が出席した。式典に続いて行われた国際シンポジウム「ハンセン病から差別を考える」では、ハンセン病の問題を中心に、より広く健康と差別の問題についてHIV／エイズ、アルビニズム（先天性白皮症）、知的障害、盲聾の専門家等を招いたパネル・ディスカッションを実施したほか、作家の高山文彦氏と宗教学者の山折哲雄氏による対談を通して、歴史的・宗教的観点からハンセン病の差別問題を捉え直した。

「パッチをみつけよう！」ダンス——インドネシア共和国［三月］

［ルート］羽田→**インドネシア・ジャカルタ**（飛行時間七時間三〇分）—**一泊**—**ジャカルタ→スラバヤ**（飛行時間一時間三〇分）—**二泊**—**スラバヤ→シンガポール**（飛行時間二時間・トランジット二時間三〇分）→**成田**（飛行時間六時間三〇分）

三月は、インドネシアで活動した。インドネシアは国レベルではWHOが設定した人口一万人あたり患者数一人未満という制圧目標を二〇〇〇年に達成しているが、州レベルでは全三四州のうち一二州が未制圧で、特に今回訪れた東ジャワ州は新規患者数が多く、その数は国全体の四〇％を占める。WHOインドネシアのハンセン病担当官アナンダ氏からの説明によると、東ジャワ州の過去一〇年間の新規患者発見数は横ばい状態が続き、患者の

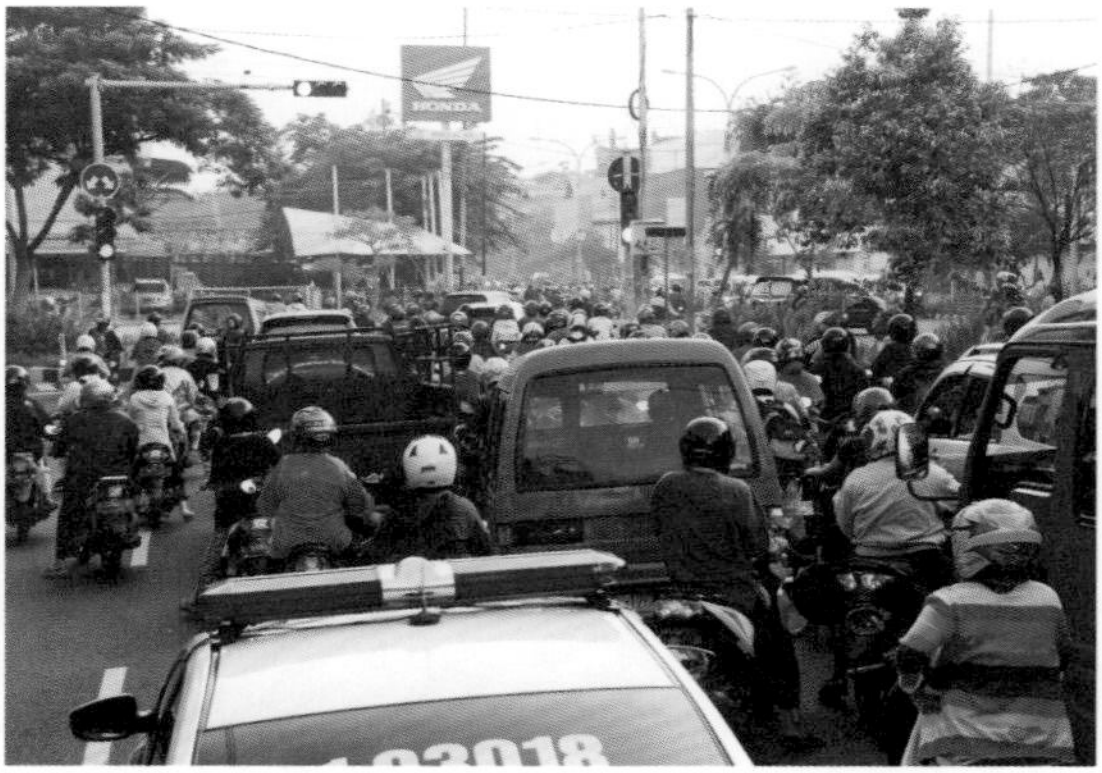

ジャカルタ名物の交通渋滞（インドネシア、2016年3月）

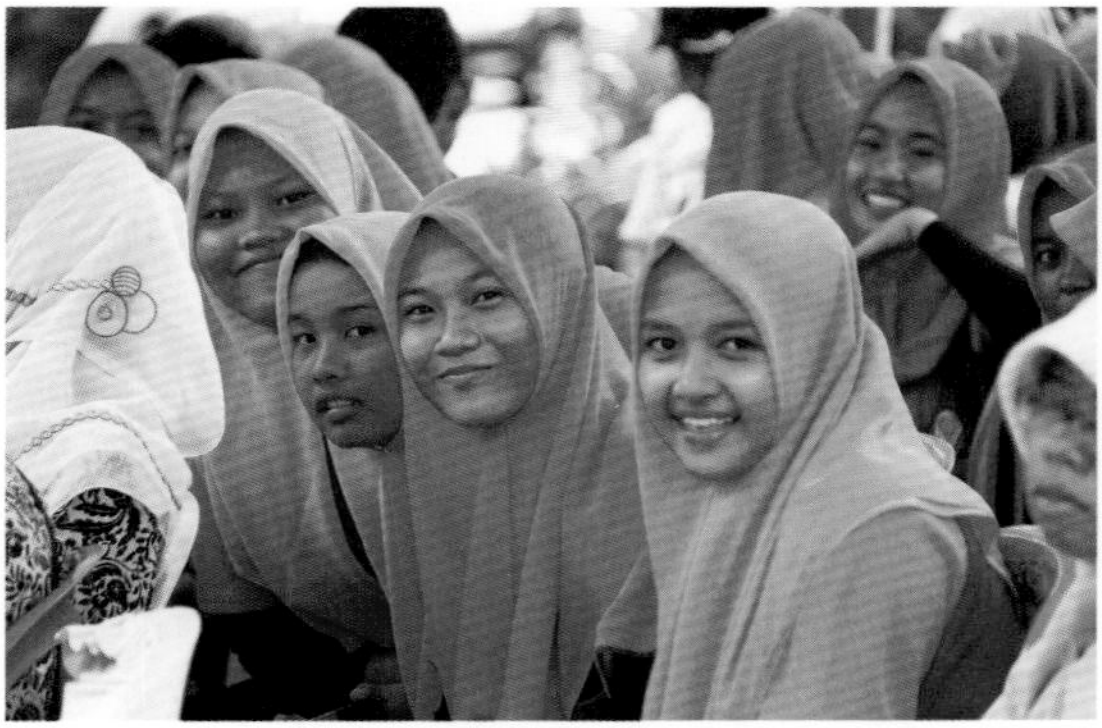

ハンセン病キャンペーンに参加した女子学生たち（インドネシア、2016年3月）

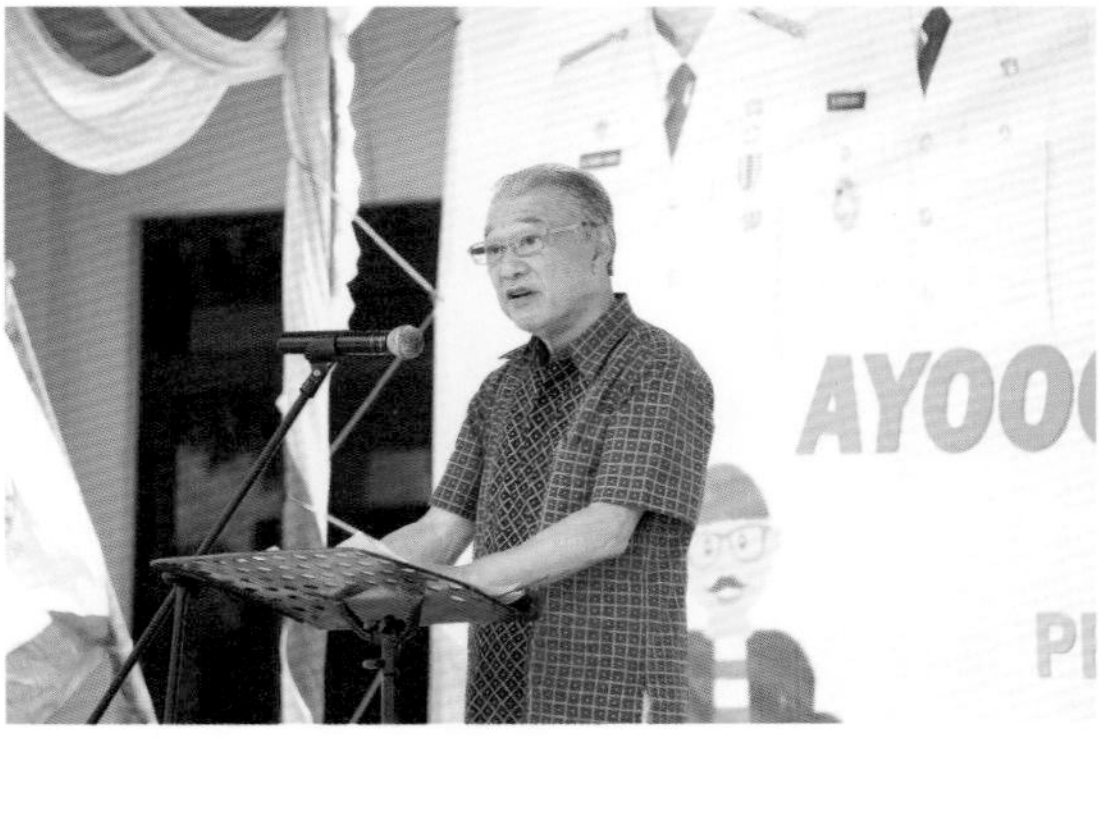

インドネシアの民族衣装バティックで挨拶（インドネシア、2016年3月）

早期発見が大幅に遅れており、その対策のために病気、感染、障害、偏見、差別をゼロにする「ゼロ・ストラテジー」を実行し始めたところだという。絵に描いた餅に終らなければよいが、過去のインドネシアのハンセン病対策からみて、とても行動が伴うとは思えない。ささやかな希望は持ちたいと思う。

ＷＨＯのハンセン病制圧計画の責任者であるエルウィン・クールマン氏がインドのデリーから駆けつけ、「新規診断患者数が一時的に増えても、患者発見活動を促進することが大切で、早期診断を実現して感染の広がりを押さえ、障害が残る率を下げることを目標としている」と説明。私は「計画の成功には、メディアの啓蒙活動への協力が不可欠であること、医師のハンセン病に関しての知識不足の解消と、家族の一人がハンセン病になったら同居家族を診察することの重要性」などについて話した。

ＷＨＯでの意見交換を終えて、インドネシア第二の都市、東ジャワ州の州都スラバヤに移動。ハンセン病回復者九三人とその家族が暮らすサンバーグラガー村を訪ねた。社会福祉省のサポートによって建設された小さなホールには、高齢者から小さな子どもまで約一〇〇人が集まってくれた。私は「ハンセン病は治る病気だ。子どもたちの身体にハンセン病の徴候であるパッチ（皮膚が白色になった箇所）を見つけたらすぐに医者に診てもらってください」と伝え、同行したメディアにも協力を要請した。

併設するサンバーグラガー病院では、広場で職員が歌とダンスで迎えてくれた。これは初期症状の「パッチを見つけよう！」という歌に踊りをつけたもので、家族同士でパッチを探し合う啓発キャンペーンのためにつくられた。なかなかよくできており、私も踊ってみた。この病院に二週間前に入院したという五〇歳のスギノさんは、右手、右足に潰瘍がある。金がかかると思い、五年間病気を放置していたそうだ。治療が遅れたために後遺症が残り、妻子から見放されてしまったとのことだった。中庭で足を洗い合っていた三〇歳のショーレンさんと三六歳のハディリさんは兄弟で、弟は左足が義足だった。この兄弟もスギノさんも発症後すぐに病院に来ていれば、その後の人生は大きく変わっていたはずだ。いまだにこのような悲劇が起こるたびに自分の非力さと努力不足を

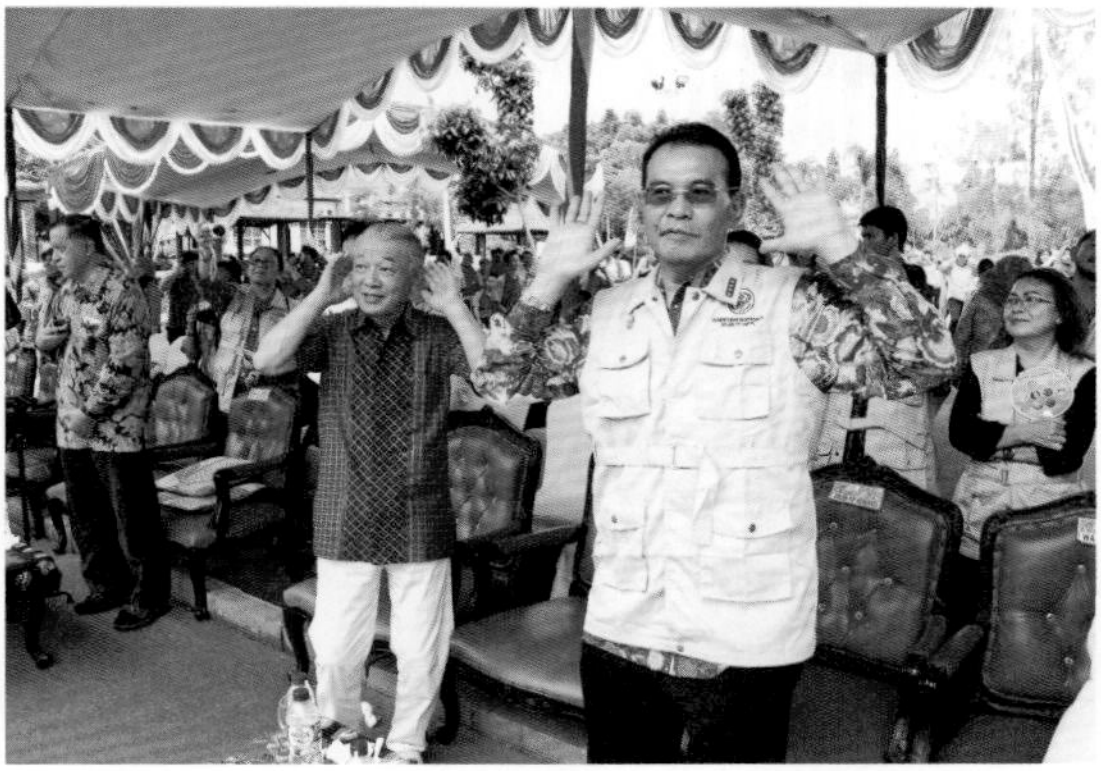

「パッチを見つけよう!」の歌に合わせて筆者も踊ってみる(インドネシア、2016年3月)

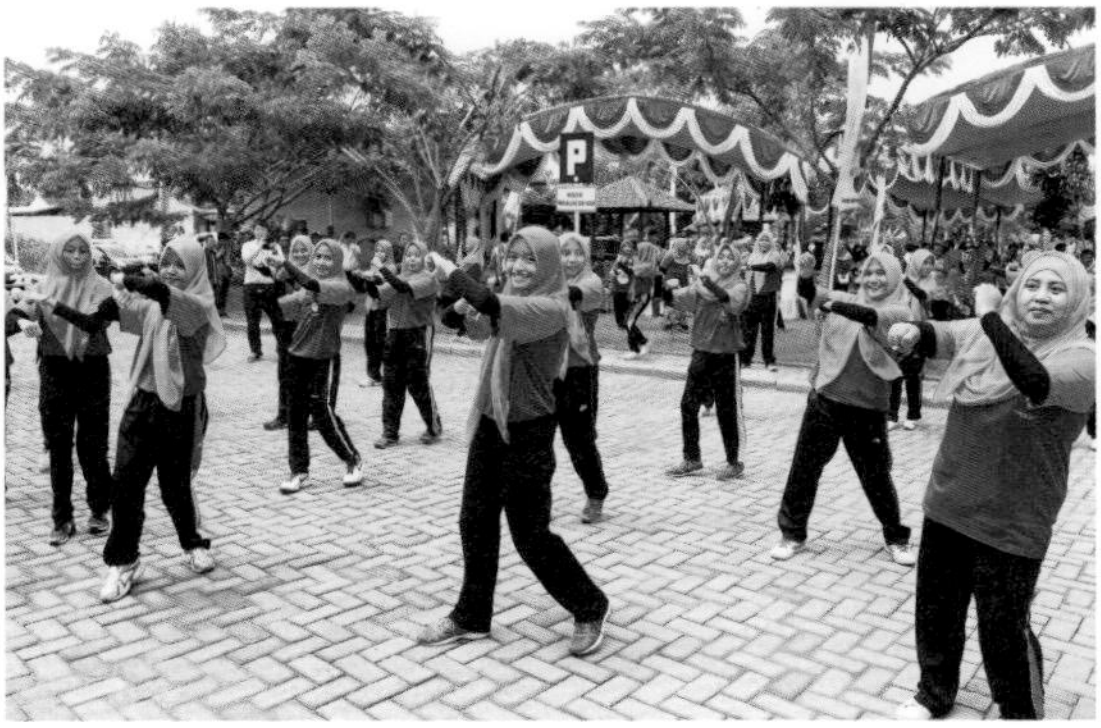

「パッチを見つけよう!」の歌に合わせて踊る職員たち(インドネシア、2016年3月)

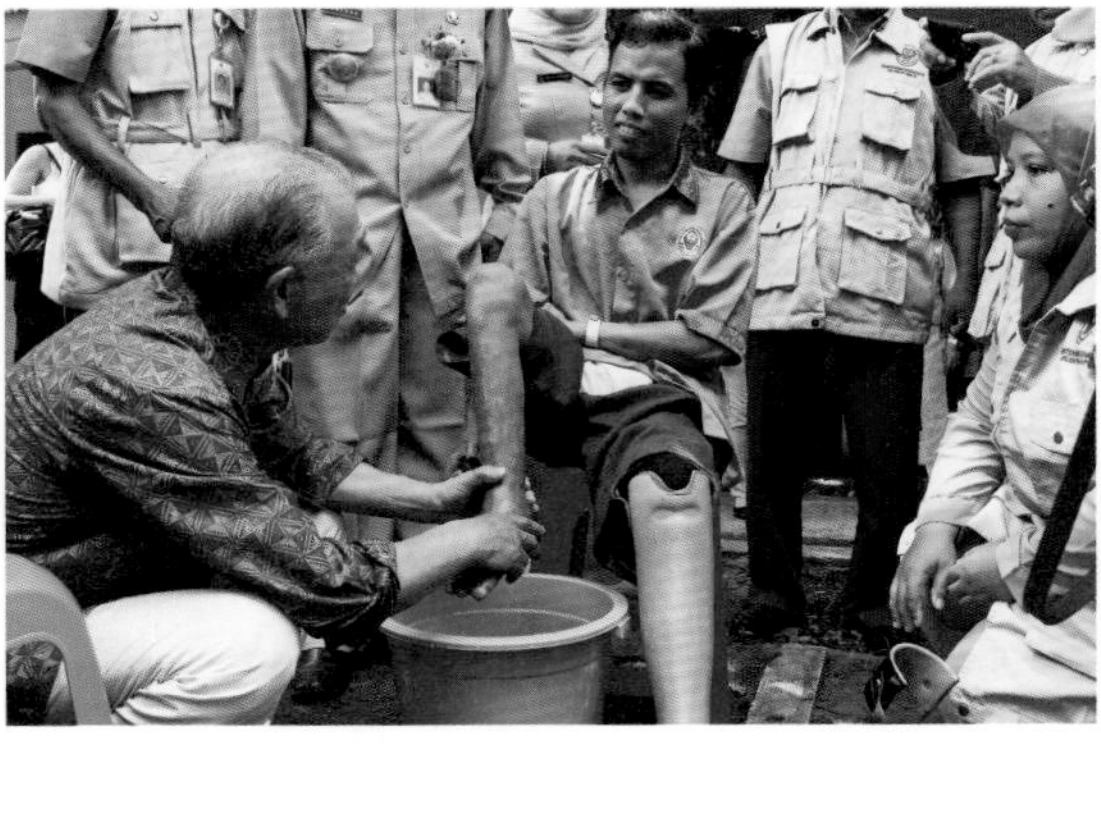

回復者兄弟の足を洗う(インドネシア、2016年3月)

「世界ハンセン病の日」のイベントで、会場に入れない参加者たち（インドネシア、2016年3月）

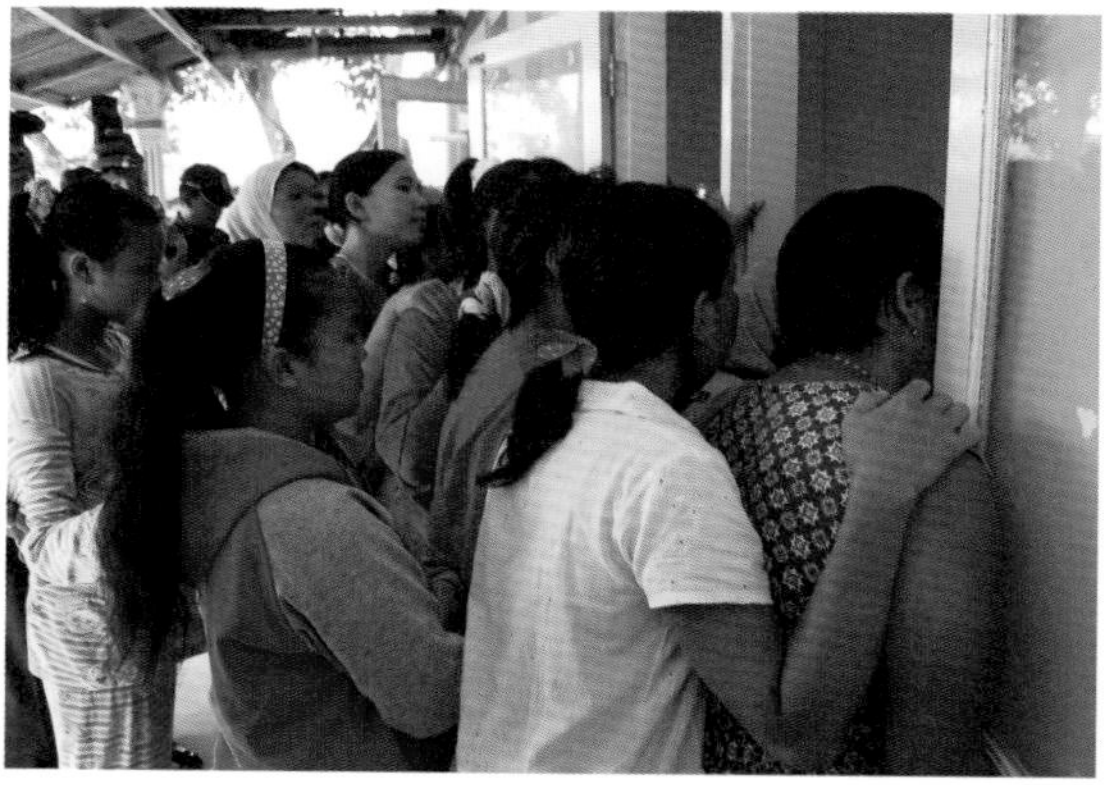

イスラム教の女性を見舞う（サンバーグラガー病院）（インドネシア、2016年3月）

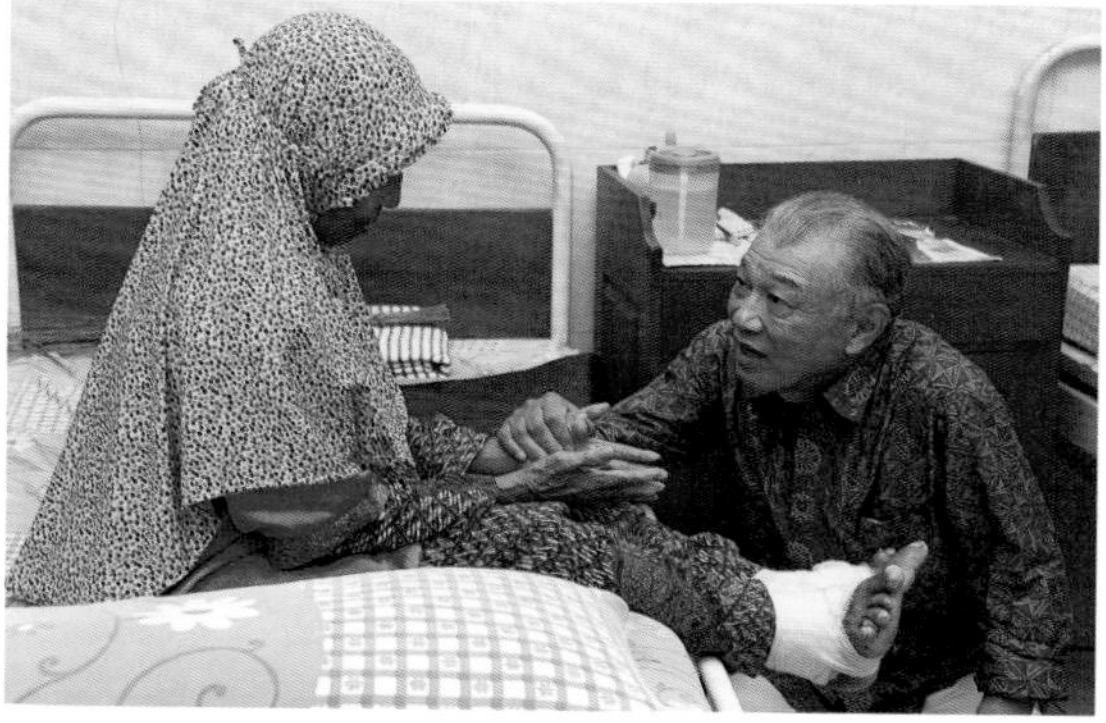

「メンタルヘルス会議」（アメリカ、2016年4月）

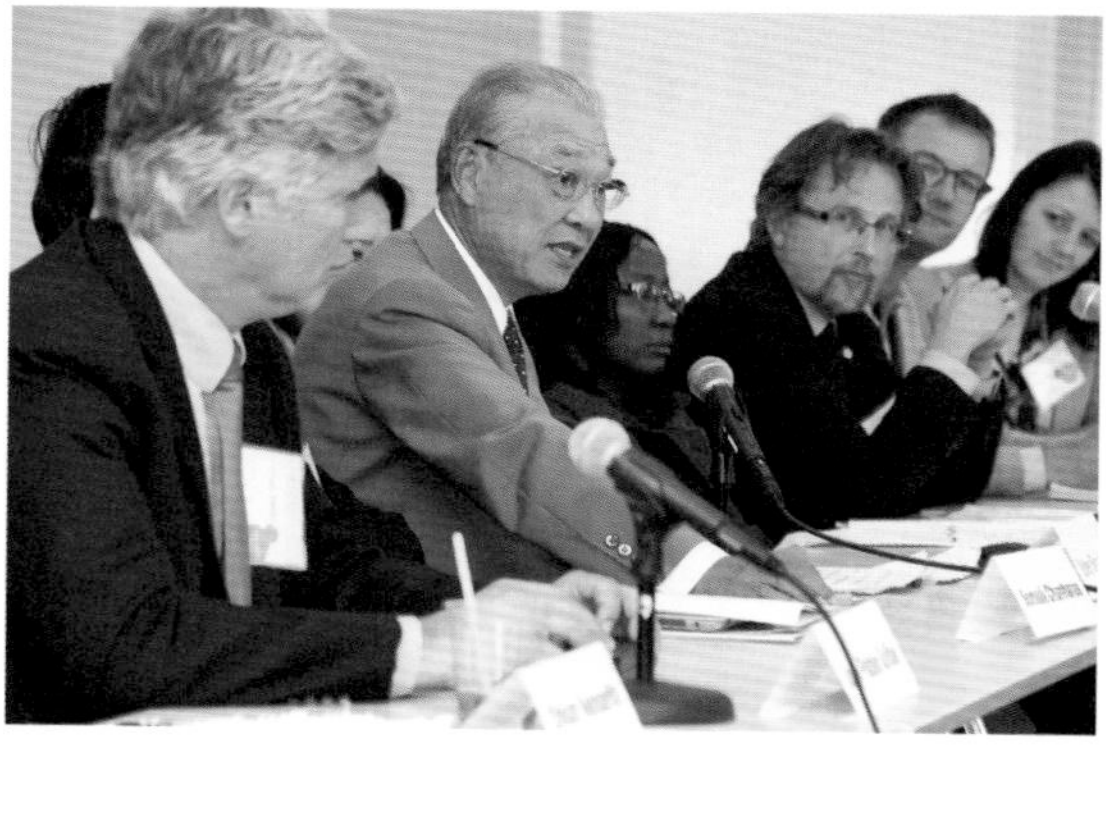

痛感する。私は二人の兄弟の足を素手で洗わせてもらった。

翌日は早朝五時に宿泊所を出発、マイクロバスでマドゥラ島へ向かった。一時間ほどで、インドネシア最長のスラマドゥ大橋を通過、対岸に靄がかかったマドゥラ島が見えてきた。人口は約三六〇万人で、マドゥラ族が多く生活している。橋を渡ってさらに一時間ほど走り、インドネシアの伝統的なつくりの大きな赤い屋根のサンパン市市庁舎に到着した。アバディ保健局長は、「ここでは、ハンセン病に対して強い偏見と差別が残っているが、市の住民の三〇％が貧困生活を送っており、就学期間が平均四年間しかなく小学生レベルの教育しか受けられていない。字が読めなかったり言葉がわからなかったりするため、ハンセン病の啓蒙活動は困難を極めている」と同地の問題点を説明してくれた。

この一月に「世界ハンセン病の日」のイベントが行われた市民広場には野外に赤と白の布で飾られたテントが張られ、小中学生たちを中心に八〇〇人ほどの市民が集まっていた。スブ保健次官は挨拶で、「世界ハンセンの病の日」の啓発キャンペーンについて、熱弁を奮った。その後、保健省のスタッフ、集まった大勢の子どもたち、私も含めた来賓も一緒になって「パッチを見つけよう！」ダンスで盛り上がり、暑い日差しの中で汗びっしょりになった。この活動は、東ジャワを皮切りに、南スラウェシ、中部スラウェシで実施し、さらにインドネシア全土に拡げていく予定だという。私の歓迎のためのセレモニーに終わらないことを祈るばかりである。

四月、ワシントンDCのギャロデット大学を訪問した。この大学は世界一の聴覚障害者の大学で、日本財団では二〇〇三年から世界の優秀な聴覚障害のある若者に奨学金支援し、その数は累計二一三人になる。その後、世界銀行主催のジョージワシントン大学での「メンタルヘルス会議」に出席。夕食は笹川平和財団米国のブレア会長（元太平洋軍司令官、海軍大将）とともにした。

［**ルート**］成田→アメリカ・ワシントンDC（飛行時間一二時間四〇分）―三泊―ワシントン→成田（飛行時間一四時間）

五月、イラン（イラン国際女性会議）とインド（S-ILF理事会等）を続けて訪問。

［ルート］成田↓アラブ首長国連邦ドバイ（飛行時間一一時間一五分・トランジット三時間三〇分）↓イラン・テヘラン（飛行時間二時間）―三泊（女性の地位向上のための会議に安倍昭恵首相夫人とともに出席、エフカテール副大統領と会談）―テヘラン↓ドバイ（飛行時間二時間・トランジット二時間）↓インド・デリー（飛行時間三時間二五分）―三泊―デリー↓成田（飛行時間七時間四五分）

五月は、さらにジュネーブでWHO総会での笹川健康賞授与式に出席し、各国の保健大臣と会談した。

［ルート］羽田↓ドイツ・フランクフルト（飛行時間一二時間一〇分・トランジット三時間）↓スイス・ジュネーブ（飛行時間一時間）―二泊―ジュネーブ↓フランクフルト↓羽田（飛行時間一一時間）

バチカンでのハンセン病国際シンポジウム――バチカン市国［六月］

［ルート］羽田↓タイ・バンコク（飛行時間六時間三〇分・トランジット三時間）↓チェンマイ（飛行時間一時間二〇分）―一泊（ミャンマー停戦和平活動）―チェンマイ↓バンコク（飛行時間一時間一〇分・トランジット二時間三〇分）↓ドイツ・フランクフルト（飛行時間一二時間・トランジット四時間）↓ブルガリア・ソフィア（飛行時間二時間）―二泊（ソフィア大学から名誉学位授与）―ソフィア↓イタリア・ローマ（飛行時間二時間）―六泊（バチカン会議）―ローマ↓モナコ・ニース（飛行時間一時間）―三泊（海洋フォーラム出席）― ニース↓フランクフルト（飛行時間一時間三〇分・トランジット二時間二〇分）↓羽田（飛行時間一一時間）

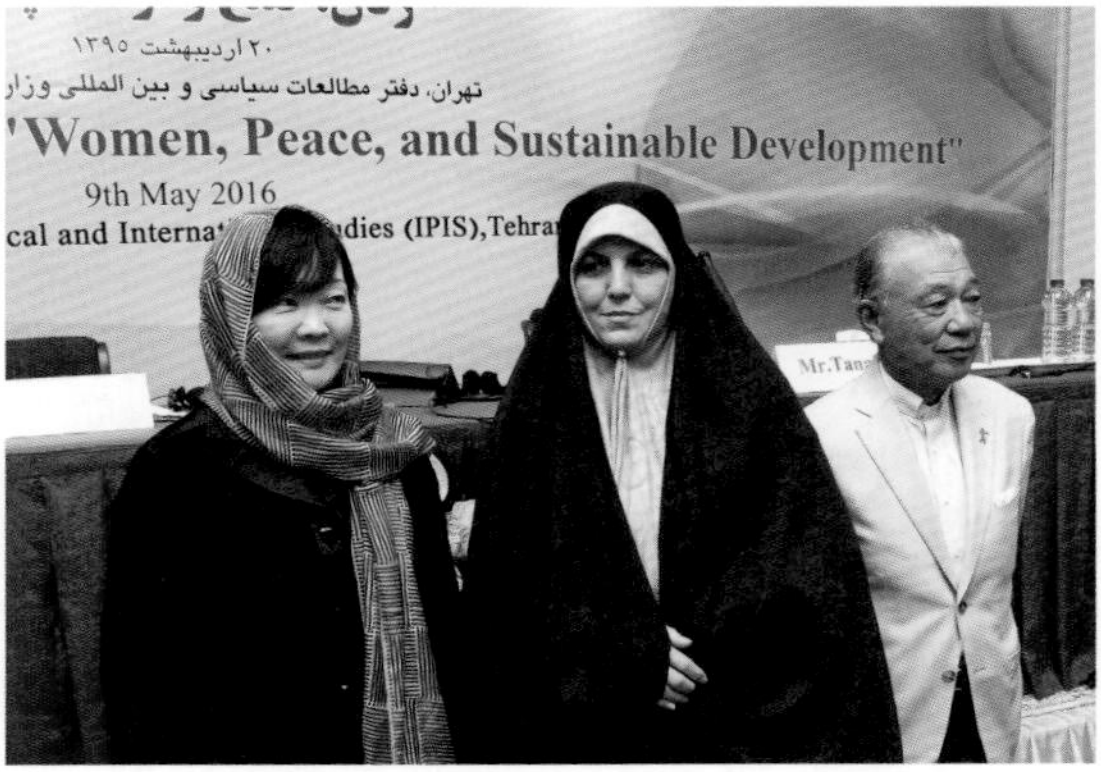

「イラン国際女性会議」に出席、エクテカール副大統領と。左は安倍昭恵夫人（イラン、2016年5月）

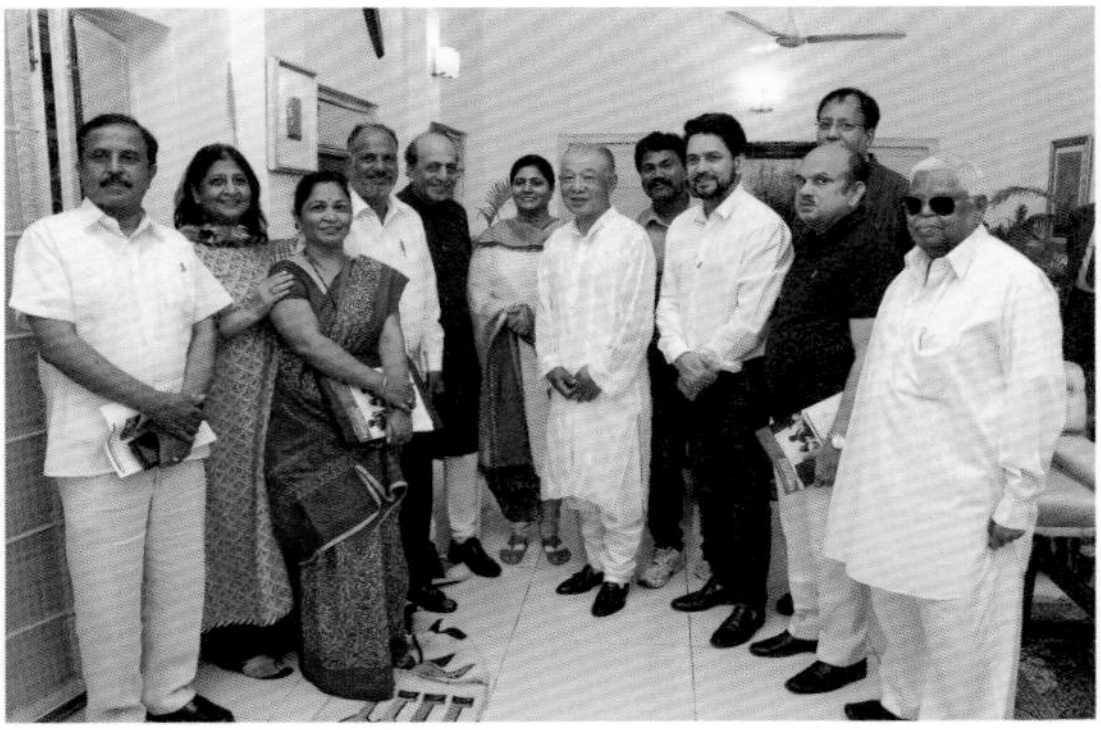

ハンセン病議員連盟のメンバーとAPALメンバーとの会合（インド、デリー、2016年5月）

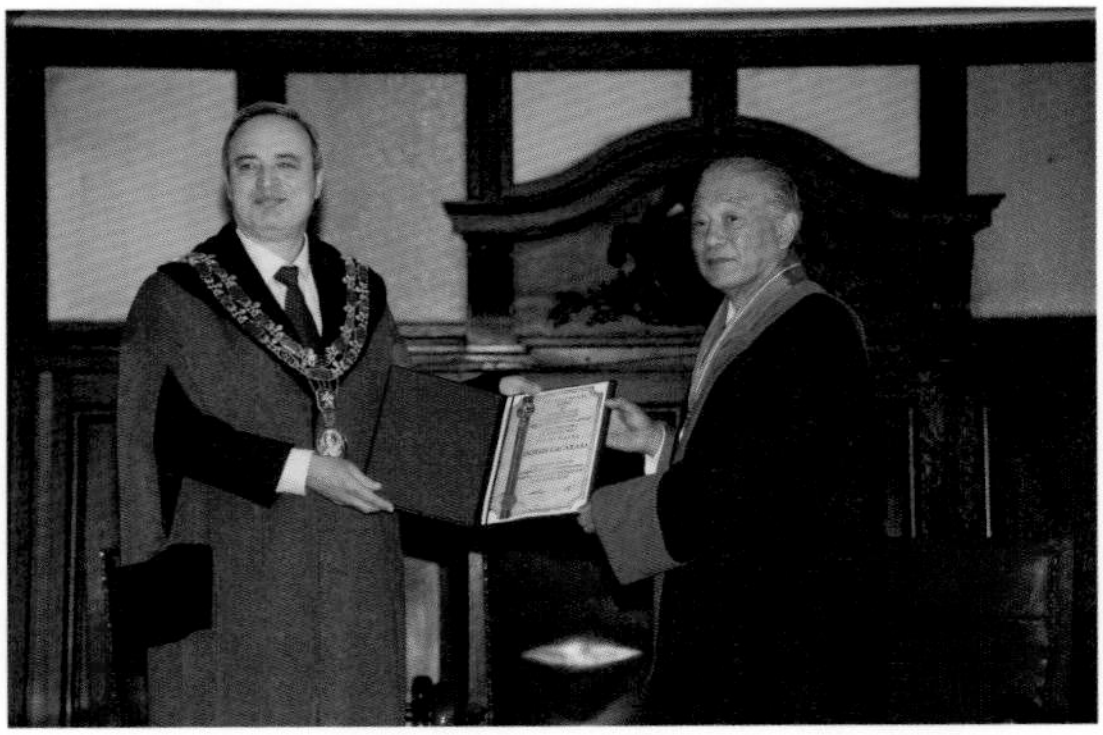

ソフィア大学、ハビリ学長から名誉学位を授与される（ブルガリア、2016年6月）

二〇一三年、フランシスコ教皇が、教皇庁の出世主義を「ハンセン病（レプロシー leprosy）のように悪しきこと」、「小児性愛はハンセン病のようなもの」という差別的な比喩を使った。そこで私は、一般の人々のハンセン病に対する誤解を助長する恐れがあるため、このような表現を再び用いないように請願する書簡を送った。その返信の文面から、どうやら教皇は私の抗議書簡を読んでいないと直感し、作戦を練り直し、日本財団とバチカンの共催による国際会議を提案したところ、快諾を得た。ハンセン病についての社会の誤解を解き、患者、回復者、その家族に対する差別をなくすことを目的とした社会啓発のためのシンポジウムが実現することになった。

国際シンポジウムは二〇一六年六月九日、一〇日の二日間にわたって、カトリックの総本山であるバチカン市国で開催された。「ハンセン病患者・回復者の尊厳の尊重と総合的なケアに向けて」と題したこのシンポジウムは、ローマ教皇庁保健従事者評議会、善きサマリア人財団と日本財団の共催によるものである。世界中の回復者と宗教指導者が一堂に会し、宗教とハンセン病とのかかわりについて議論を交わすのは初めてのことだ。この成功の裏には、日本財団の田南立也の涙ぐましい活躍があったことを記しておきたい。

会議前日のサンピエトロ広場でのミサ終了後、教皇が挨拶に回られた折、私はイタリア語で書いた「ハンセン病を悪い喩えに使わないでください」というメモを教皇に見せて直訴した。教皇は、通訳の短い説明を聞き、ニヤリと微笑んでメモをポケットに入れた。

シンポジウムには四五カ国から、ハンセン病回復者をはじめ、宗教指導者、国連人権理事会諮問委員、医療関係者、NGO関係者ら約二五〇人が参加。ローマ・カトリック教会、ユダヤ教、イスラム教、ヒンドゥー教、仏教のそれぞれの代表からは、ハンセン病の宗教的解釈と救済の事例が紹介された。中でもイスラム指導者の「慈悲を持って病人に接することがイスラムの教えであり、家族のつながりを切ってはならない、病人を癒さなければならないことはコーランに書いてある」とのスピーチは印象深く、あらためて宗教の果たす役割の大きさを感じた。

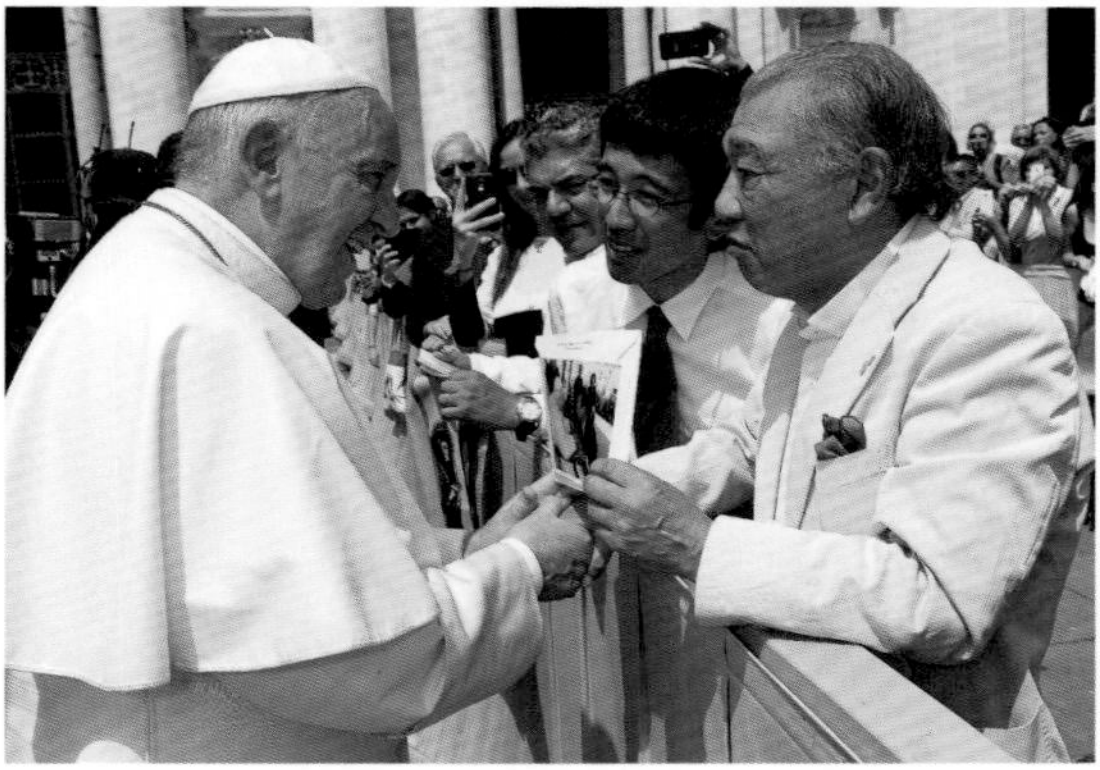

「ハンセン病を悪い例えに使わないでください」とローマ教皇に直訴(バチカン、2016年6月)

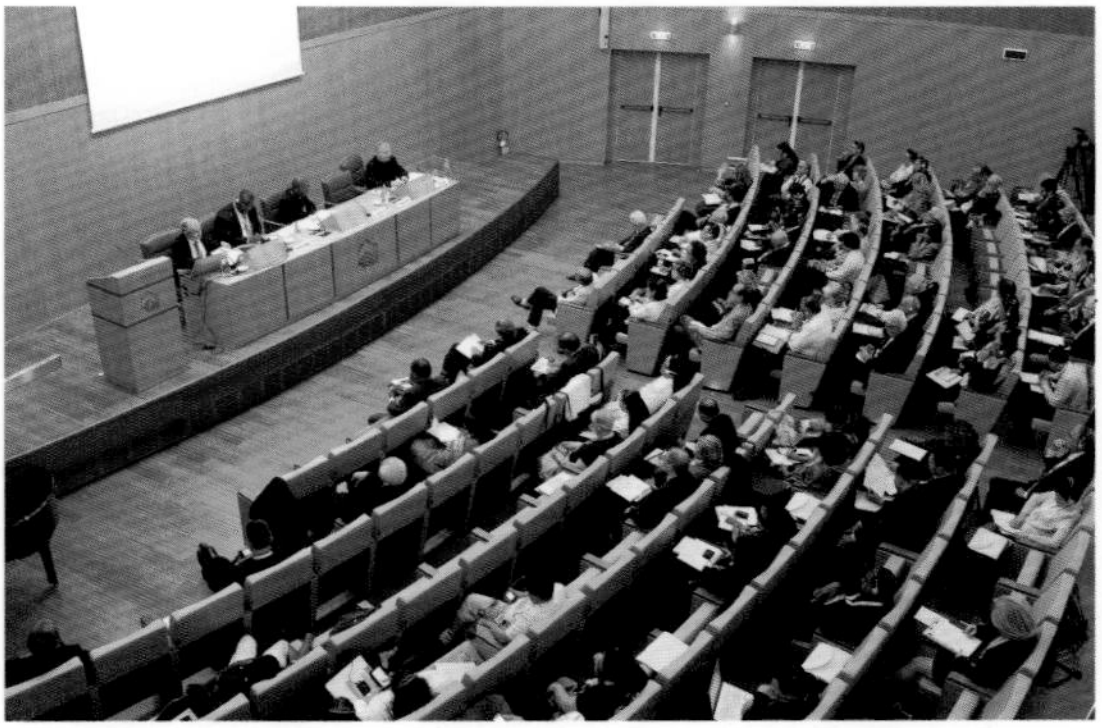

バチカンでのシンポジウムの全景(バチカン、2016年6月)

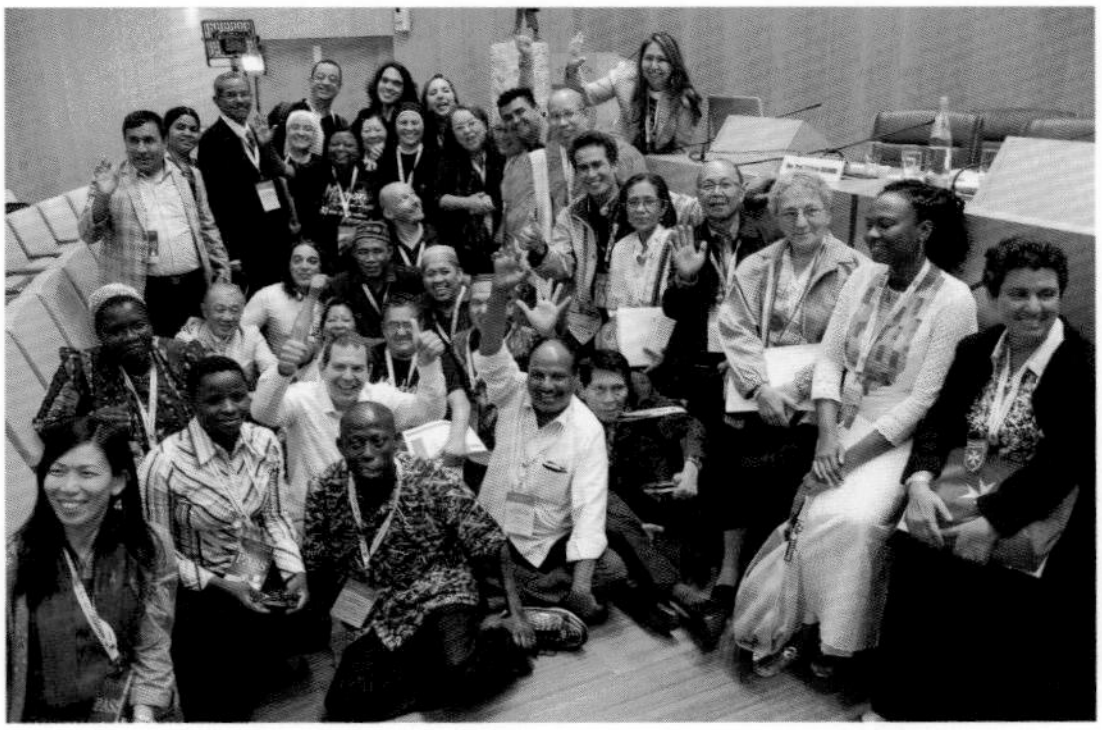

会議の成功を喜ぶ各国の回復者代表者たち(バチカン、2016年6月)

また、日本、インド、ブラジル、ガーナ、中国、韓国、フィリピン、コロンビアから回復者が登壇し、自身のライフヒストリーと差別解消への取り組みが語られた。岡山県にある国立療養所、長島愛生園の石田雅男氏は、戦後から現在までの日本におけるハンセン病の歴史を振り返り、「現在、日本のハンセン病資料館の記憶遺産への登録を目指している。残酷で悲惨な歴史を繰り返さないためにも、これは自分たちの使命だと思っている」と語った。

二日目の最後には、議論や発言を元にまとめられた「結論と提言」が発表された。「ハンセン病患者の新たな発生はたとえ一人であっても多すぎると考えるべきである」の一文ではじまる結論とともに、「leper」などの差別的な言葉の使用をやめ「leprosy」を悪い比喩として使用することも避けるべきこと、さらに「全ての宗教指導者」は、「重要かつ緊急の課題として、教義、書物、演説においてハンセン病は治る病気であり、ハンセン病患者・回復者やその家族を差別する理由など一切ないことを人々に広く知らしめ、ハンセン病患者・回復者に対する差別撤廃に尽力すべきこと」などが勧告された。

翌一一日は、回復者と国連人権理事会諮問委員とのセッションが行われた。これは、各国におけるハンセン病差別の状況を共有し、「原則とガイドライン」がどの程度普及しているかを国連人権理事会諮問委員が確認する場であり、回復者の声が直接人権専門家に届く有意義なセッションとなった。また後半は各国の回復者からそれぞれの課題や取り組みが紹介され、コロンビアの発表者の「政府の対策は進んでいない。差別解消のためには自分たちが中心になって行動を起こさなければならない」との言葉が、多くの回復者を奮起させたようだった。

一二日の日曜日は、サン・ピエトロ寺院広場で「いつくしみの特別聖年」の教皇行事として開催された「病者と障害者のための聖年」特別ミサに参加した。世界中からおよそ七万人の障害者、医療関係者、福祉関係者、キリスト教信者、一般参加者が集まり、フランシスコ教皇の話に熱心に耳を傾けていた。

ミサではフランシスコ教皇から「ローマで、ハンセン病を患った人々のための国際会議が開かれた。感謝の念をもって開催者と参加者を歓迎し、この病気との闘いにおいて、実り多き成果があるよう切望する」とのメッセージがあり、会場から大きな拍手が湧きおこった。中でも、カトリック信者の多い南米やフィリピンの回復者の感動はひときわ大きいようだった。全世界で約一二億人の信者を有するローマ・カトリックの総本山であるバチカンからのハンセン病の差別撤廃のメッセージは、大きな影響力をおよぼしたはずである。

その後、シンポジウムで議長を務めたバチカンのムペンダワト氏が、インタビューで次のように語った。「私たちは、今回初めてハンセン病の悲惨を知ったのです。教皇はこの二日間ずっと、シンポジウムが成功するよう祈っておられました。……私たちはハンセン病について、あまりにも無知でした。回復者の皆さんの話を聞いて、驚きました。患者が亡くなると何年間も教会の敷地内に遺体を留め置かれ、それから外に出されたなんて……。もっときちんとした対応ができたのではないでしょうか。本当に私たちは無知でした」。

二三 人のコミュニティでの差別――カメルーン共和国［七月］

［ルート］羽田→**フランス・パリ**（飛行時間一二時間三〇分・トランジット九時間）→**カメルーン・ヤウンデ**（飛行時間六時間三〇分）―**七泊**―**ヤウンデ**→**パリ**（飛行時間六時間三〇分・トランジット七時間）→**成田**（飛行時間一一時間三〇分）

七月には、アフリカ大陸中西部のカメルーンで活動した。カメルーンは、アフリカの中でも最も多様な民族で構成されている国の一つであり、およそ二五〇の部族が暮らしている。一九九八年末に、国レベルでハンセン病の制圧を達成したことになっているが、国全体の七〇％の行政単位でハンセン病の報告がない、つまりデータがない状態であり、実数は不明である。また、ハンセン病による後遺症や悪化防止に対応する施設がなく、バカ族（俗にピグミーと呼ばれる人々）などの狩猟民族や、国内難民に対する医療サービスは劣悪のようである。

七月三日、パリ経由で首都ヤウンデに到着。最初に訪れた保健省では重厚な木の壁に覆われた廊下を通り、アンドレ・ママ・フォーダ保健大臣の部屋に入るまでの一〇メートルの間に、重厚な木製の扉が三つもあった。挨拶を終え、ハンセン病担当官のンジ医師の事務所に向かった。かつてハンセン病患者の入院施設だった建物の片隅を事務所として使っていた。別の部屋には蚊帳が人々に配布されぬまま山積みで死蔵されていた。マラリア対策の援助物資だった。途上国ではこのようなことは珍しくない。現地に送付すればそれでよいというわけにはいかないのが、途上国援助の原則である。援助する側も現地を視察して確認する必要がある。例外的なことではあるが、モザンビークで、ハンセン病治療薬MDTが一時期届いていないことを発見したことがある。すぐに現地のWHO事務所に報告して薬の手配を急ぐように指示をした。「現場には問題と答えがある」が私の現場主義である。

翌日の早朝、東部地区の州都ベルトゥアに向けて出発した。この日はイスラム教のラマダン（断食）明けとあって、街中は鮮やかな色に着飾ったイスラム教徒の人々が多く、お祝いムードだった。道路脇には、土壁でつくられた家が続き、突然の雨に子どもたちが大きなバナナの葉を傘代わりに使っていた。車窓の景色は楽しい。だが、アフリカで最も心配なのは地方への移動である。車輌が少ないにもかかわらず交通事故が多いのだ。過載とスピードの出しすぎで横転しているトラックに何度も遭遇した。

ヤウンデから車で約六時間で東部州の州都ベルトゥアに到着。この州はカメルーンの一〇州で最も広いが、人口はいちばん少ない。また中央アフリカと国境を接しているため、人口一〇〇万人中二〇万人が難民で、食糧問題や健康問題が深刻である。知事が晩餐会の準備をして出迎えてくれた。食事中に、知事が三島由紀夫の『金閣寺』の愛読者で、京都に興味を持っていることがわかり、初対面ながら親しみが湧き、記念に一本のボールペンをいただいた。

翌朝、森の中に住む狩猟民族のバカ族の村へと向かった。ベルトゥアから車で約一時間半、まずアボンバン保健局でこの県のハンセン病の状況について説明を受け、さらに保健局から二時間近く車で走ってメンゾー村に到

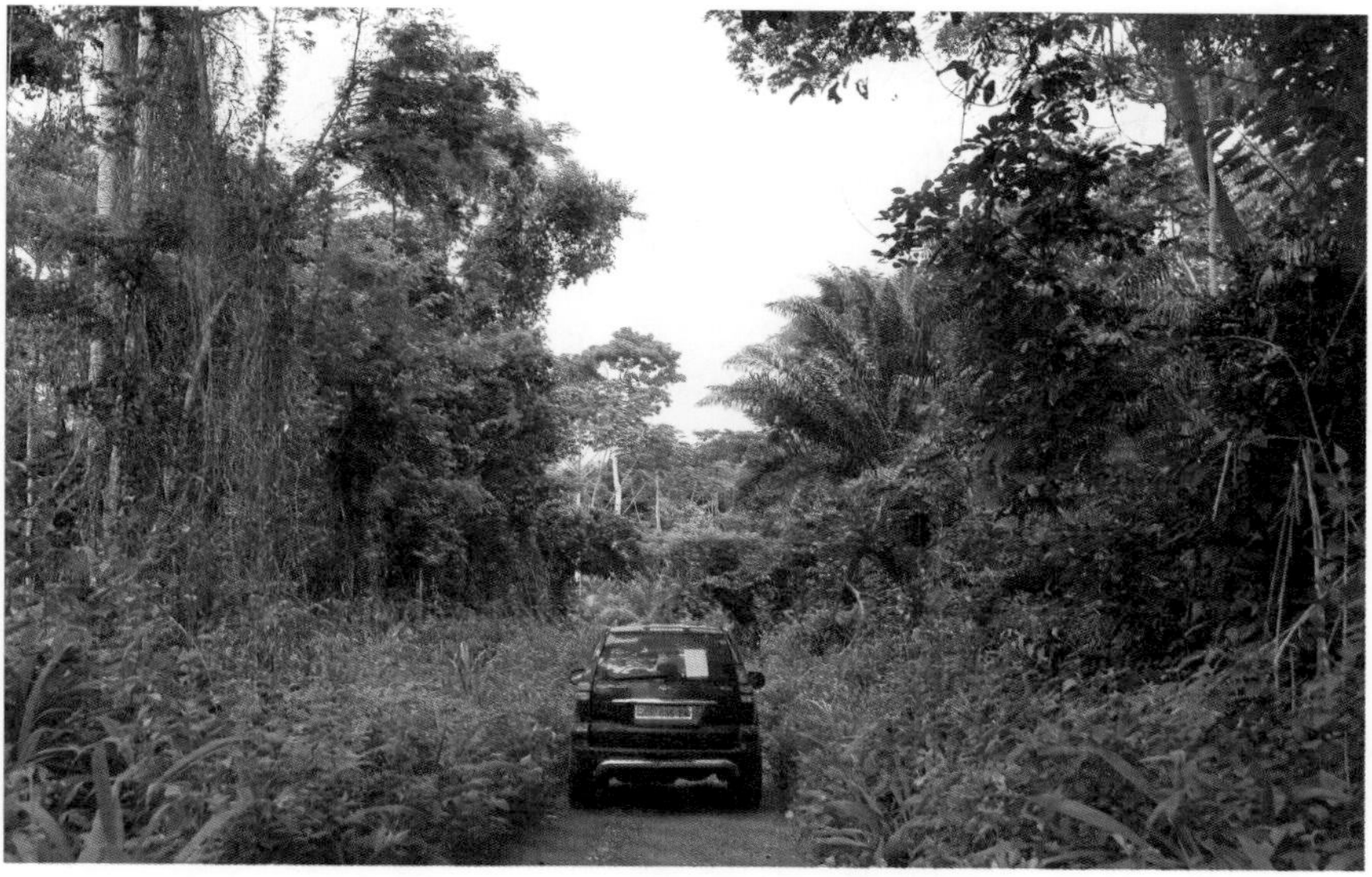

ジャングルの奥地へ進む(カメルーン、2016年7月)

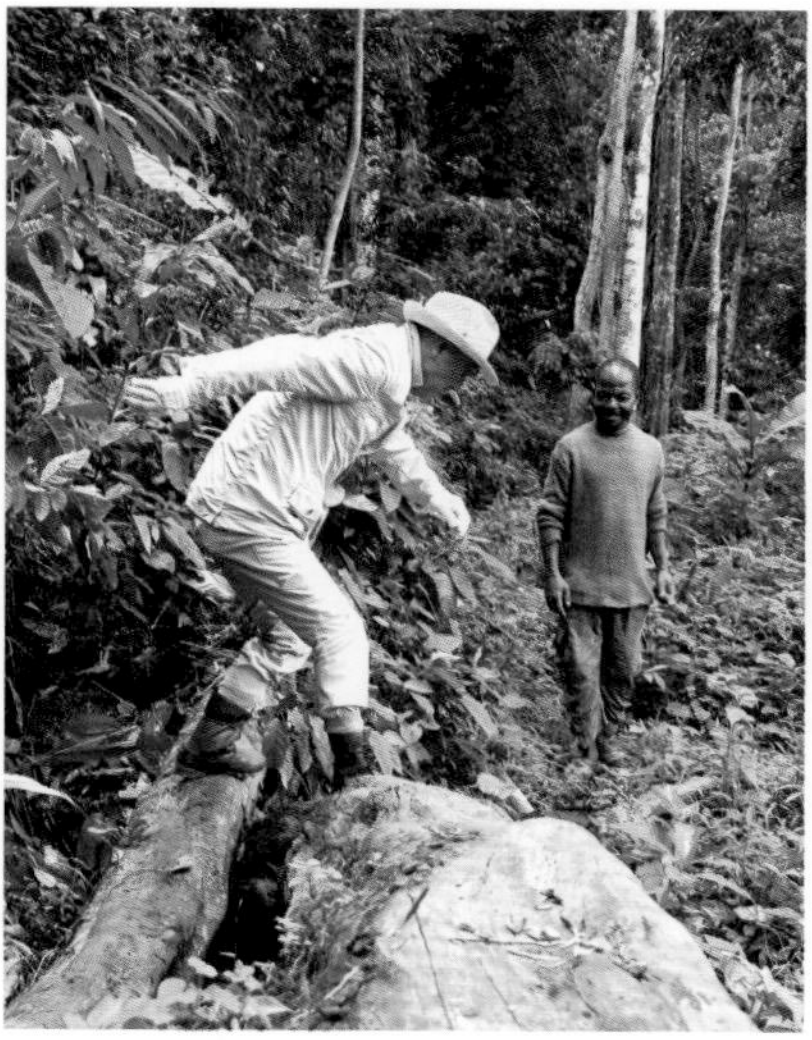

案内人に従ってジャングルの倒木を超える(カメルーン、2016年7月)

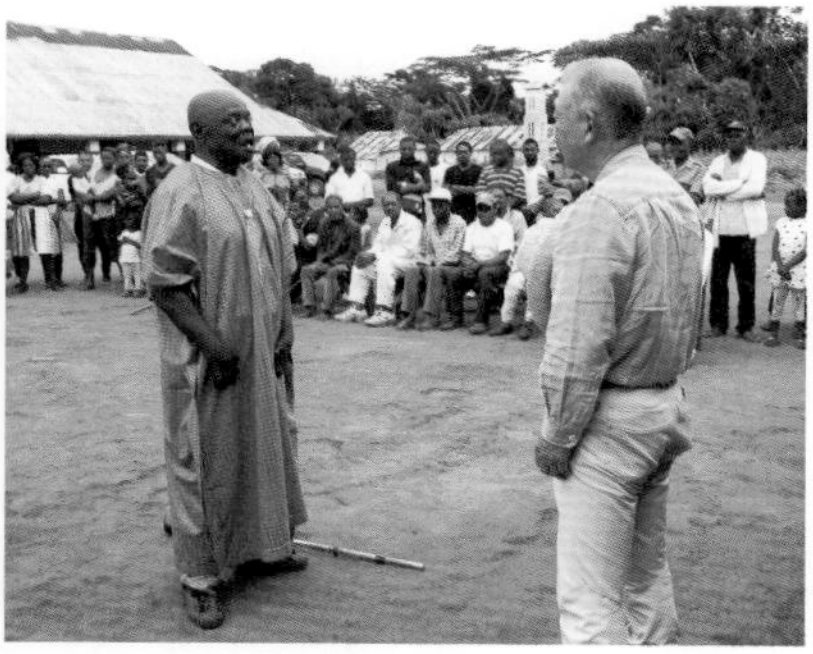

盲目の老人が素晴らしいテノールで歓迎してくれた(カメルーン、2016年7月)

着した。バカ族と近くに住む農耕民のバントゥ族も加えた一〇〇人ほどが広場に集まり、太鼓と踊りの歓迎で、女性たちは奇声を発しながらの手拍子で盛り上げてくれた。私もいつもの通り彼らの輪に加わり汗だくになって踊った。バカ族のリーダー、エレンさんがハンセン病患者を三人紹介してくれた。一人目は杖を突いた白髪の痩せた老人、二人目は背中にハンセン病の初期症状と見られる斑紋のある幼児、三人目は手に潰瘍のある中年の女性で、足が細く、鼻のあたりに後遺症が残っていた。彼女に「何か嫌なことをされたことはあるか」と質問すると「毎日何かと意地悪されて、自殺を考えている。手がないじゃないか、お前は森へ帰れと言われ、家族からも除け者にされる」と大粒の涙をこぼしながら訴えた。私は彼女の腕をとって、集まった村人に対して、ハンセン病は治る病気であり、同じ人間であり仲間である彼女に意地悪をしてはいけないと諭した。「差別をしないと誓ってくれる人は手を挙げてください」と聞くと、ほとんどの人が手を挙げてくれた。私が去った後までこの約束が守られることを願うばかりである。差別行為は私のような外部の人間がちょっと説明したからといって、すぐになくなるものではない。しかし、やり続けなければ問題解決にはつながらないのである。

次に、ジャングルの中の道なき泥の中を三〇分ほど走ってコワンブ村の施設に向かった。村人はまた踊りで歓迎してくれた。村長によると、ここは一九三六年に近隣に住むバカ族のハンセン病患者を治療・入院させるためにできた療養所で、一九七〇年代には六〇〇人を超す患者がいた。昔、病院はアボンバン市内にあったが、ハンセン病を怖れる周辺住民の反対で、このような深い森の中に移設したという。また、バカ族を森の外に定住させる国家政策で、ここまでの道路がつくられたとのことで、道沿いには定住・半定住化したバカ族が貧弱な小屋に住み着いていた。

村に四人いるという回復者の一人、鮮やかな青い服を着た盲目の老人が歌で歓迎してくれた。事前に準備したのか即興なのかはわからないが、「SASAKAWA」という言葉が頻繁に聞こえ、太くて低い音声が森の中に響きわたる。私は老人を抱きしめ「素晴らしい歌声です。長い間の悲しみや苦しみを乗り越えて生活されていること

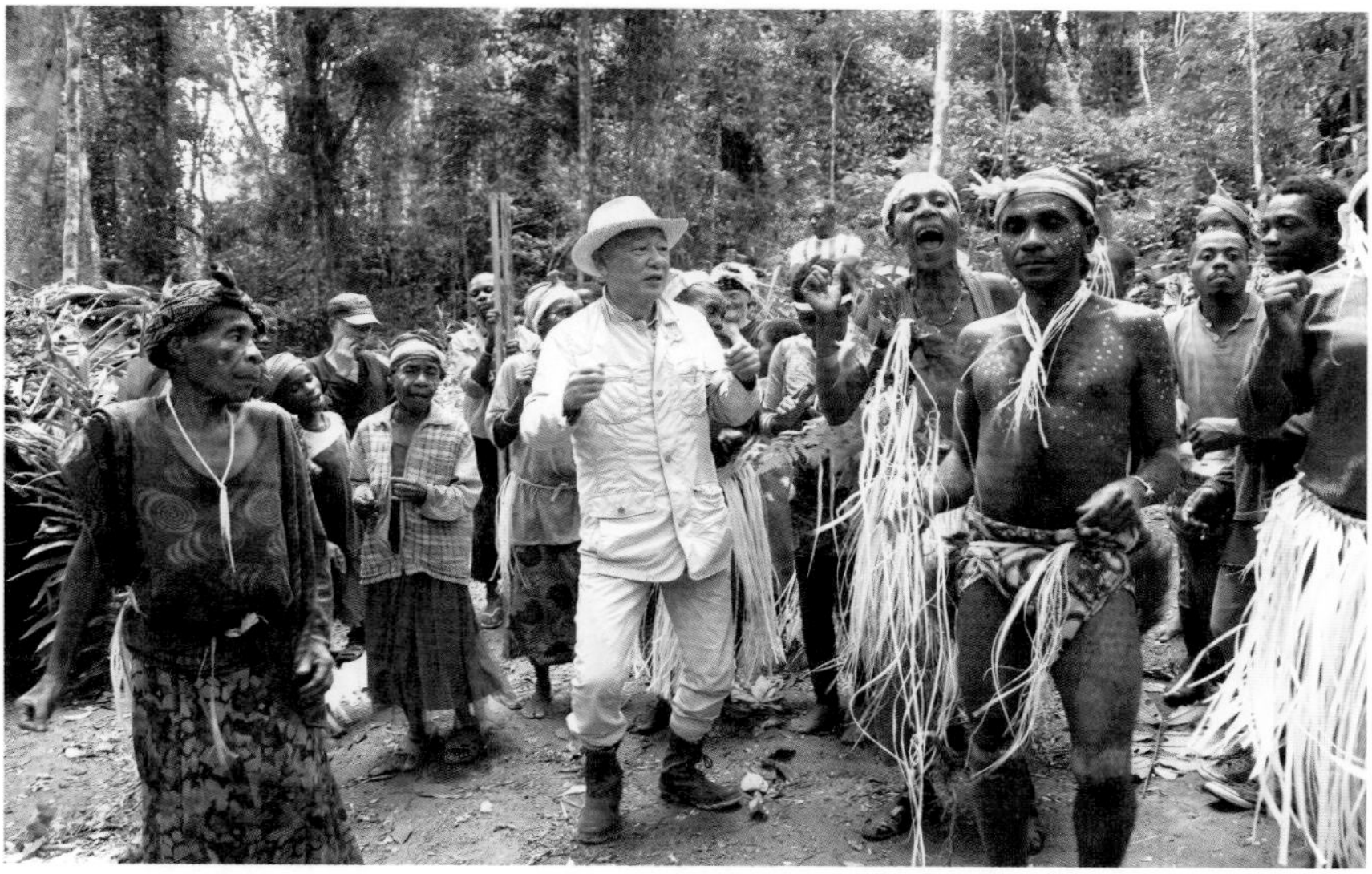

ジャングルの中での歓迎式（カメルーン、2016年7月）

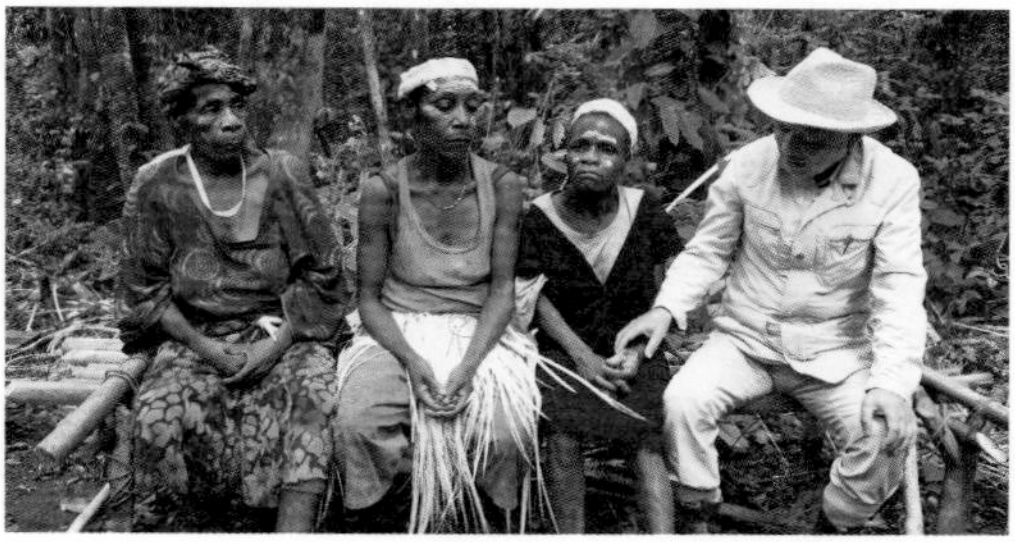

いつも意地悪されてるから喋りたくないという回復者（カメルーン、2016年7月）

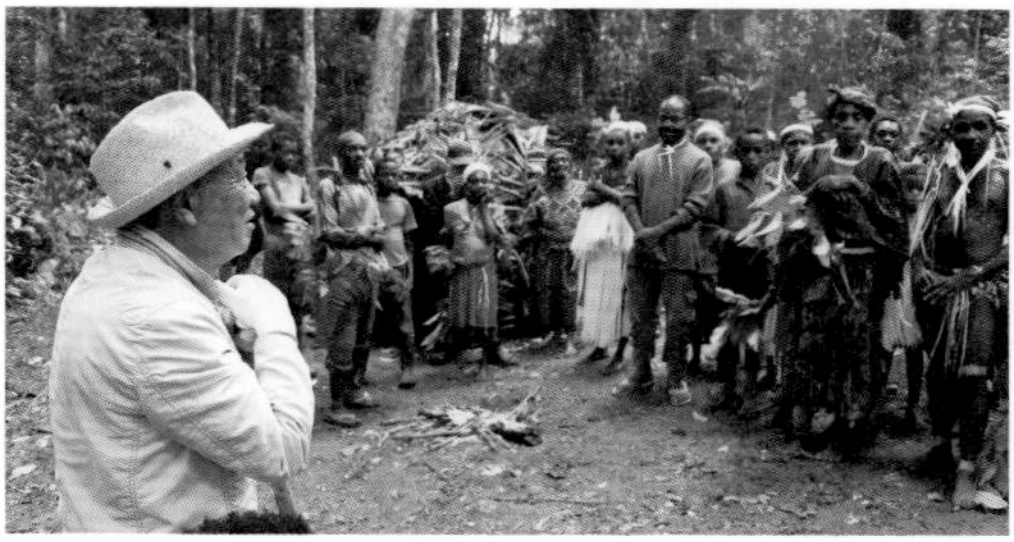

「ハンセン病は神の呪いや罰でありませんよ」（カメルーン、2016年7月）

に敬意を表します」というと、視力を失った目を大きく開いて私の手を強く握り返してくれた。

その後、荒れ果てた建物に住む中年男性のジャスティンさんに話を聞いた。子どものころに発症し、家族と暮らしていたジャングルを追い出され、たった一人の生活になったという。治療薬で回復したので、ジャングルに戻りたいと考えているが、たぶん受け入れてくれないだろうと、悲しげな表情で俯いてしまった。

最終日には、ジャングルの奥深くで生活する集落を探し訪ねた。探検隊のようにブーツと手袋を身に着け長い杖を持ってジャングルの中の道なき道を進む。あちらこちらから聞きなれない鳥の声が聞こえてくる。倒木や湿地帯で歩みが遅くなると案内人を見失うほど、ジャングルは深かった。奇妙な声が聞こえ、狭い広場に出た。まるで子どもの頃に映画で見たワイズミュラーのターザン映画のような場所である。木と葉で作ったドーム形をした小さな小屋が五軒あり、二家族二三人が生活していた。リーダーの話しでは、捕った獲物は全員で分け、争いなどはないとのことだったが、その中にハンセン病の回復者が三人、アルビニズム（先天性白皮症）の人が二人いて、彼らは家族の輪の中に入れず、遠巻きに立っていた。私は小声で、三人の回復者に「いじめられたことはないか」と聞いてみた。すると三人は「嫌というほど経験しているので、もうしゃべりたくない」と黙ってしまった。ほかの家族に「三人はどうしてこの病気にかかったと思うか」と聞くと、一人の男性が「神様の罰か、悪魔の祟りだ」と大きな声ではっきりと答えた。このような奥深いジャングルの中で、しかも二三人という小さい集団の中にも、厳しい差別があることにショックを受け、人間の業《ごう》についてあらためて考えさせられた。私は、「ハンセン病は神罰でも祟りでもなく、ただの病気であり、早く治療すれば後遺症は残らない、皆仲よく生活して欲しい。約束してくれる人は手を挙げて」と言うと、全員が手を挙げたが、やはり怪しいものである。二三人のグループの中で、五人が日々差別を受けながら、深いジャングルを移動し、狩猟民として生きているのである。

小さな島でも、大森林地帯でも、二一世紀のいまでも地球上の人間の住むすべての場所で、ハンセン病への偏見と差別がある。私の前で差別しないと誓った人も、すぐに行動にうつせるはずもないのである。二三人は、狩

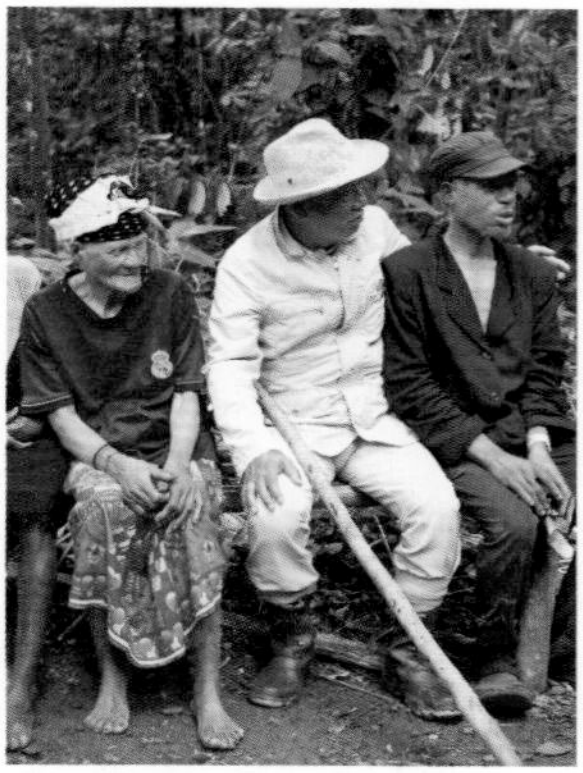

アルビニズムの2人と。2家族23人の中に、ハンセン病の人が3人とアルビニズムの人が2人いた（カメルーン、2016年7月）

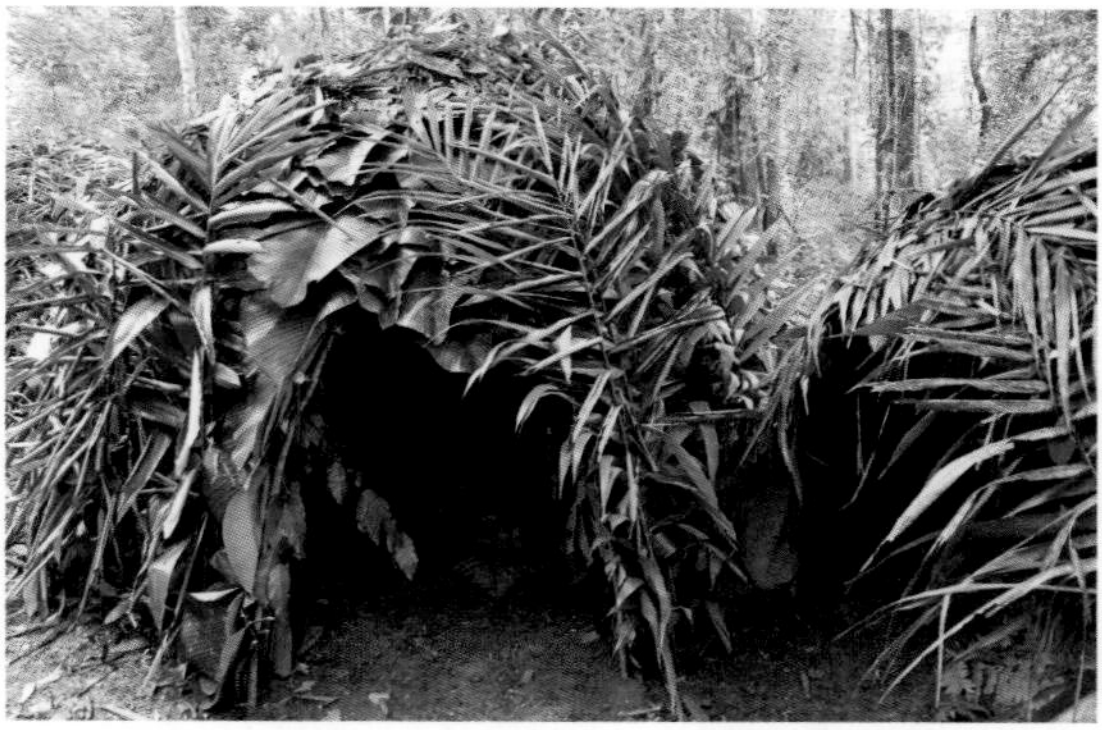

ジャングルの中にあるピグミーの人々の住居（カメルーン、2016年7月）

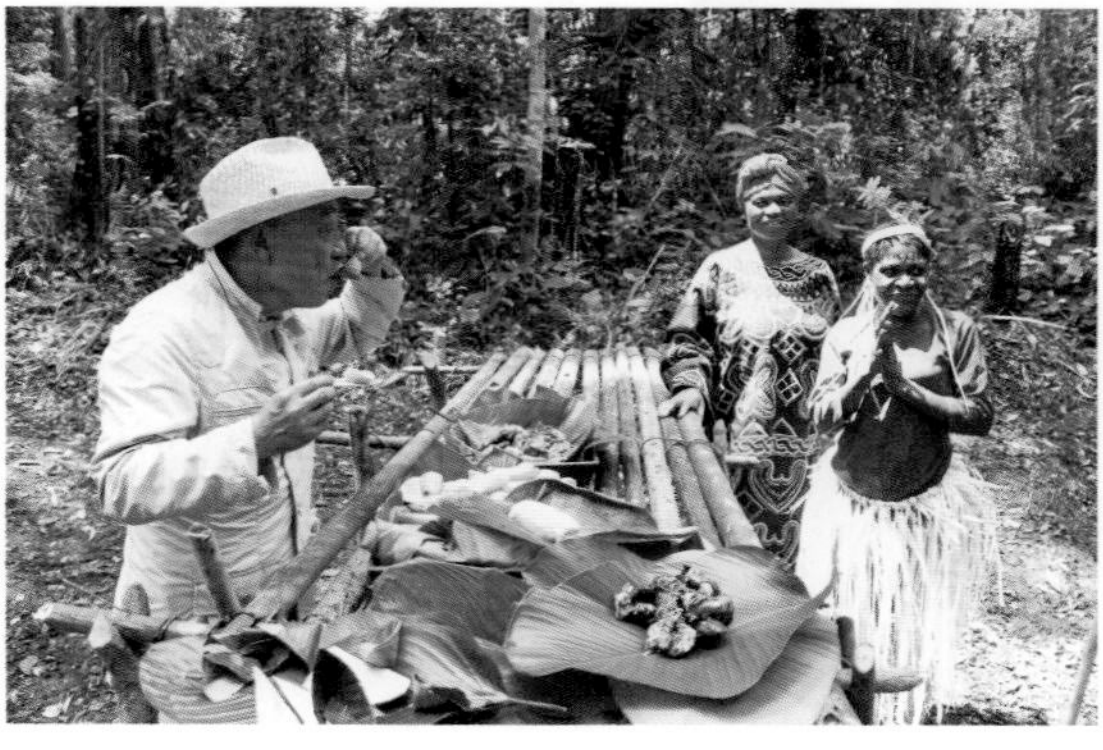

森の住人の食事をいただく（カメルーン、2016年7月）

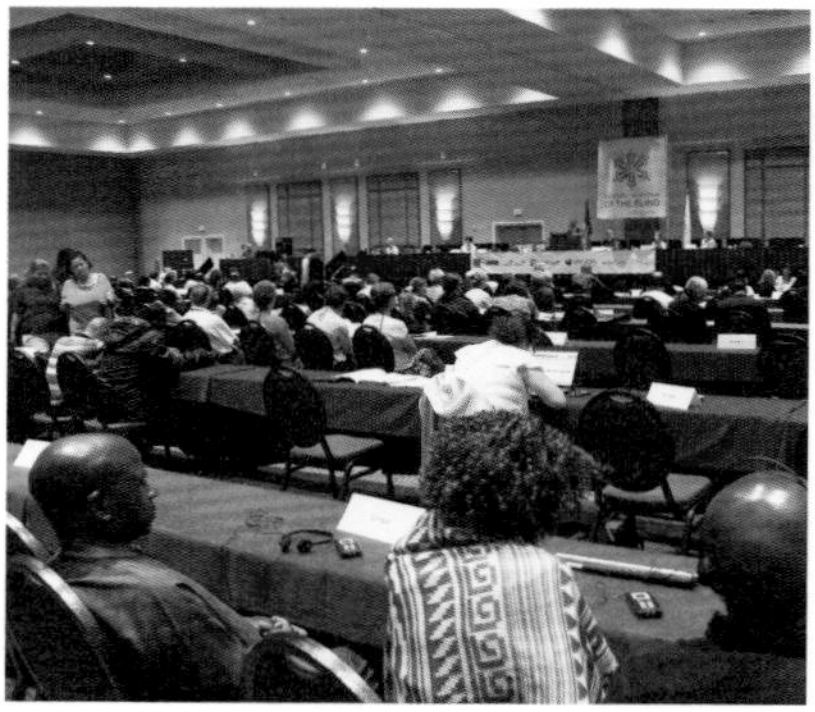

「世界聴覚者会議」(アメリカ、オーランド、2016年8月)

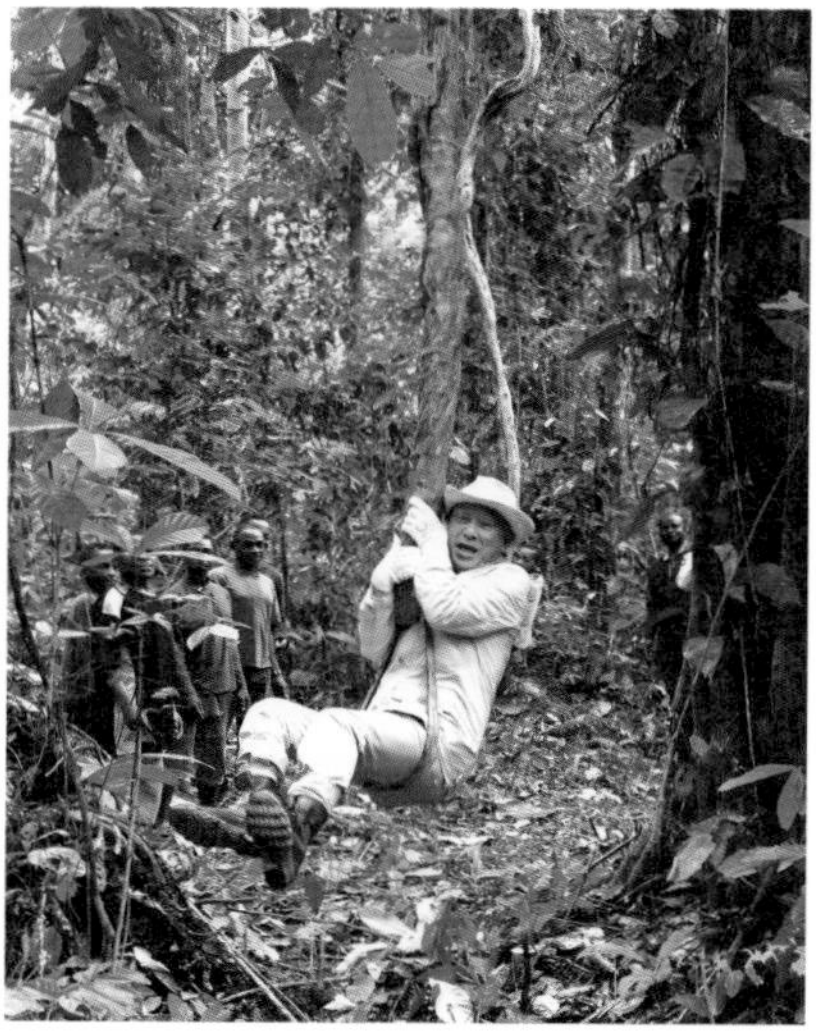

ジャングルの中の天然のブランコ遊び(カメルーン、2016年7月)

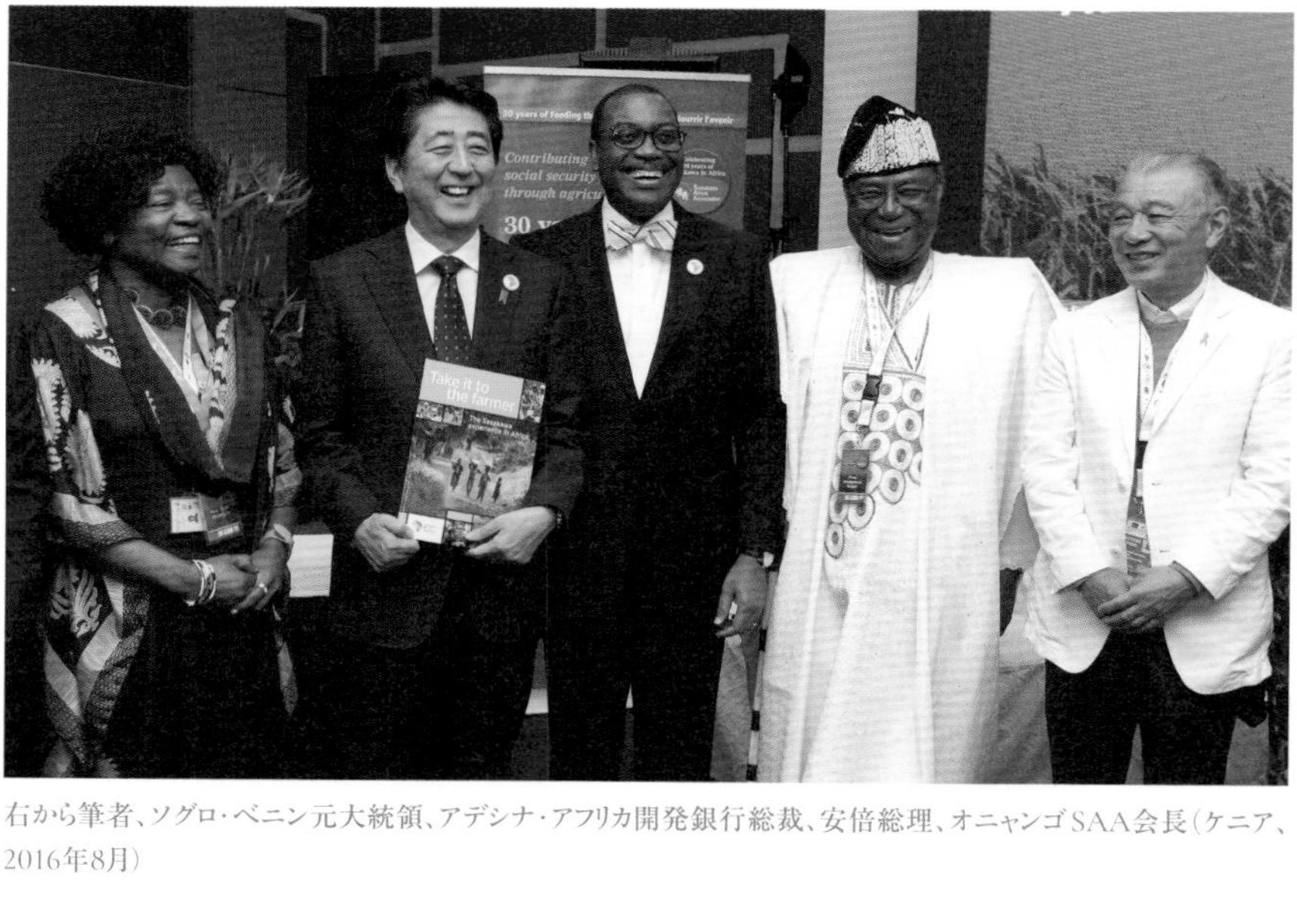

右から筆者、ソグロ・ベニン元大統領、アデシナ・アフリカ開発銀行総裁、安倍総理、オニャンゴSAA会長(ケニア、2016年8月)

猟民としてジャングルの中を獲物を探して移動する。大人と子どもたち、その後からアルビニズムの二人と三人の回復者が歩いて行く。おそらく食事も残り物なのだろう。膨大な情報が錯綜する近代化された大都市、情報から隔絶されたジャングルの中、どちらにも共通するのが、人間が人間を差別するということである。

アルビニズムの問題はハンセン病と同じく、アフリカにおいて特に深刻である。白い肌に呪術的な力が備わっているとされ、指や腕を切り落とし、その骨をお守りにするとご利益があると信じられ、ときには命を奪われることもある。特にタンザニアでは深刻な問題となっている。私はアフリカでこの問題を知り、その後、アルビニズム支援の活動もスタートさせた。

八月は「世界聴覚者会議」に出席するため、アメリカのフロリダ州オーランドを訪れた。会場となる広い会議場のあるホテルは、世界各国から集まってきた出席者で溢れ返っていた。

会議終了後、ロンドン経由でケニアのナイロビに入った。日本政府が主催するアフリカ開発会議は三年に一度、横浜で開かれていたが、今回初めてアフリカで開催されることになったのだ。日本財団の姉妹財団であるササカワ・アフリカ財団（SAA）は、毎回NGO代表として本会議で短いスピーチの機会があるが、今回の開催地がアフリカでもあり、同財団はアフリカの一五カ国で事業を実施してきたこともあって、大きなサイドイベントを行った。安倍晋三首相、アフリカ開発銀行のアキンウミ・アデシナ総裁のスピーチもあり、好評なサイドイベントであった。

その後ミャンマーに入り、ミャンマー政府、国軍と停戦和平に向けた意見交換を行った。

［**ルート**］成田→**アメリカ・シカゴ**（飛行時間一一時間三〇分・トランジット三時間三〇分）→**オーランド**（飛行時間二時間三〇分）―三泊―**オーランド**→**マイアミ**（飛行時間一時間・トランジット三時間）→**イギリス・ロンドン**（飛行時間八時間四〇分・トラ

ンジット二時間）→ケニア・ナイロビ（飛行時間八時間三〇分）—四泊—ナイロビ→アラブ首長国連邦ドバイ（飛行時間五時間・トランジット四時間）→タイ・バンコク（飛行時間六時間三〇分・トランジット二時間二〇分）→ミャンマー・ヤンゴン（飛行時間一時間）—二泊—ヤンゴン→成田（六時間三〇分）

首都の中心から一〇分の隔離施設——エクアドル共和国［一〇月］

［ルート］成田→アメリカ・ヒューストン（飛行時間一三時間三〇分・トランジット六時間）→エクアドル・キト（飛行時間五時間）—三泊—キト→ペルー・リマ（飛行時間二時間二〇分）—一泊—リマ→ヒューストン（飛行時間六時間四〇分・トランジット四時間）→成田（飛行時間一三時間三〇分）

日本で猛暑をやりすごし、秋風が立ち始めた一〇月、エクアドルを訪れた。南アメリカ西部に位置するエクアドルには、本土から西に一〇〇〇キロほどのところにダーウィンの進化論で有名なガラパゴス諸島がある。かつて日本財団は豊富な魚類を狙う密漁監視のための監視艇を寄付したことがあり、その折には訪れたこともある。森の中に響くゾウガメの鳴き声はいまでも憶えている。

目的は、人間居住に関わる課題解決を話し合う第三回「国連人間居住会議（ハビタット3）」に出席するためだった。日本財団は、障害者も健常者も差別なくともに生活ができるインクルーシブなコミュニティをつくる活動をその目的の一つにしている。この会議では、障害者の視点を盛り込んだ課題の解決方法を提案した。

例によって、今回も会議出席後に一〇〇年近い歴史を持つハンセン病の施設、ゴンザロ・ゴンザレス病院を訪れた。首都キトにあるゴンザロ・ゴンザレス病院は、地図上は宿泊ホテルから車でわずか一〇分。世界中にあるハンセン病施設は、隔離を目的にするために郊外につくられることが多いので、少し意外に思いながら車で出発した。確かに病院まではものの一〇分で到着したが、街自体が小さいので、中心地から坂道をいくつか越えると、あっというまに市街の外に出てしまうのだ。ゴンザロ・ゴンザレス病院はそんな街外れにあった。病院の入り口には頑丈な鉄格子の門があり、周囲は塀で囲まれている。やはりこの地でも、ハンセン病施設は隔離を目的としてつくられたことがわかる。病院のディレクターの説明では、近年はハンセン病の患者数が減り、麻薬中毒患者やアルコール中毒患者の入院施設も併設しているという。同病院のハンセン病専門病院としての歴史は、一九二九年まで遡る。一九二〇年代までは日本と同様に、警察が患者を強制的に隔離する政策があり、多くの人々が病院に連行された。

二〇〇九年に政府が二三戸の住宅を病院敷地内に建設し、現在は回復者二〇人がその住宅で暮らしている。平均年齢は六五歳、最高齢は八四歳とのことだ。ハンセン病患者のための入院施設は八〇床あるが、いまではほとんど使用されていない。病院の敷地内には昔のままのバロック様式の建物が残り、劇場の跡地もあった。

回復者のリーダー的存在であるヨランダ・トロさんの自宅を見せてもらった。二五年間ここに住み、縫い物や籠づくりが好きだという。清潔な部屋のあちこちに作品が飾られていた。トロさんはペルー南部の出身で、父親もハンセン病だった。三〇歳で入所して早期に治療を始めたため、後遺症はほとんどない。しかし、入所前に離婚し、以降、家族とは一切連絡は取っていないという。

彼らが一番心配していることは、病院側との意見の相違で、病院側としては回復者数の減少により一般病院として再建したいのだが、入所者たちは住む場所を失うという不安を持っていた。強制的に隔離された経験を持つ彼らが、今度は強制的に追い出されるのではないかと不安になるのは当然である。

最後に「自分たちのことを忘れないで欲しい」と、入所者の一人から古い雑誌を手渡された。全国のハンセン病患者向けの雑誌で、第一号は一九六一年の発行だ。病気や恋愛についての情報、詩や逝去者への追悼文、日々の暮らしの様子などが掲載されていた。発行はゴンザロ・ゴンザレス病院で、寄稿者は患者と彼らをサポートす

こじんまりとした療養所（エクアドル、2016年10月）

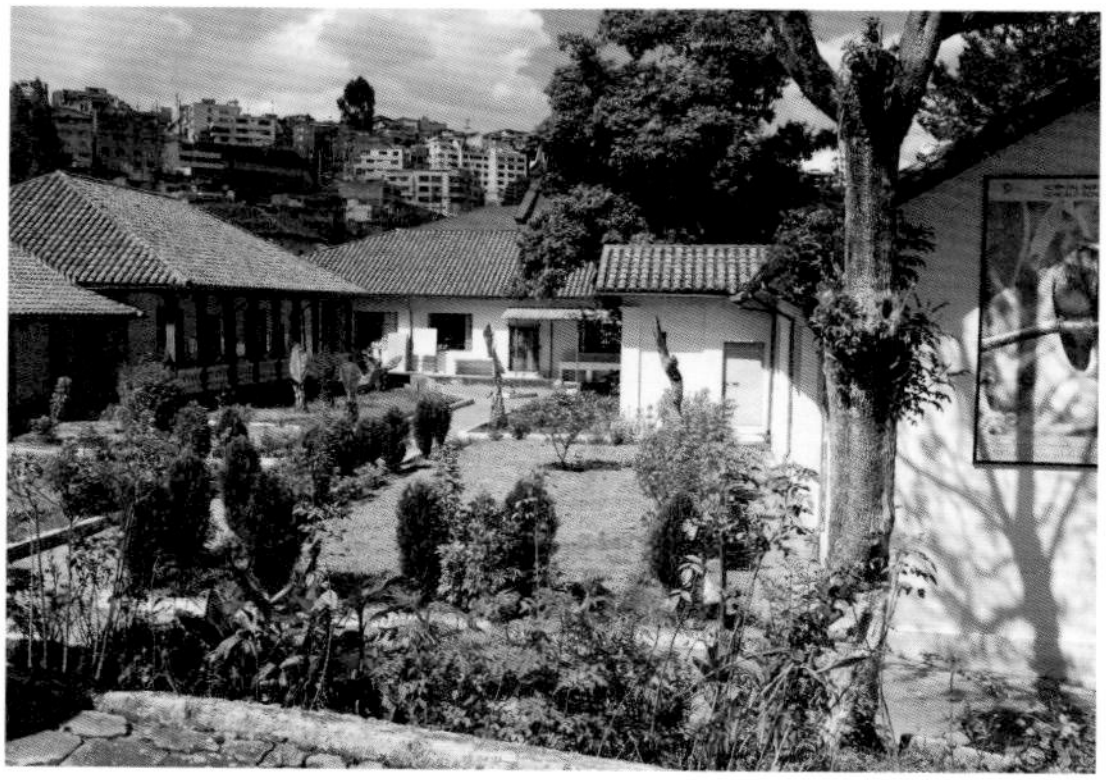

首都キトの郊外で静かに生活する回復者たち（エクアドル、2016年10月）

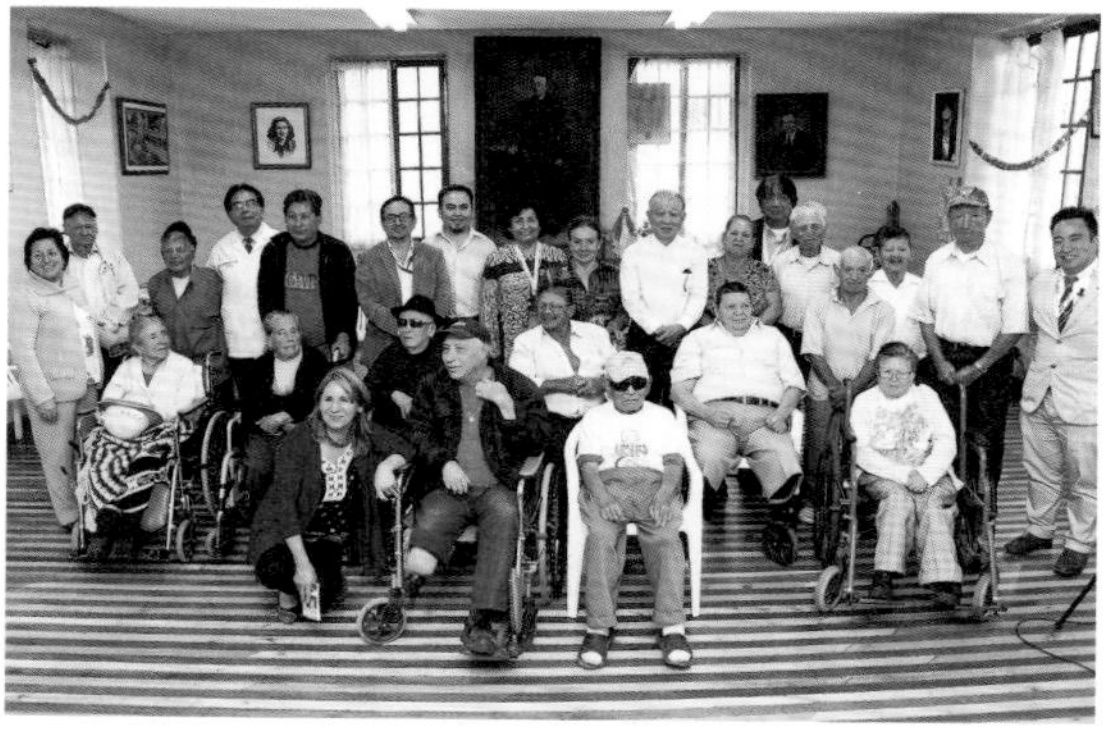

病院が発行していた雑誌（エクアドル、2016年10月）

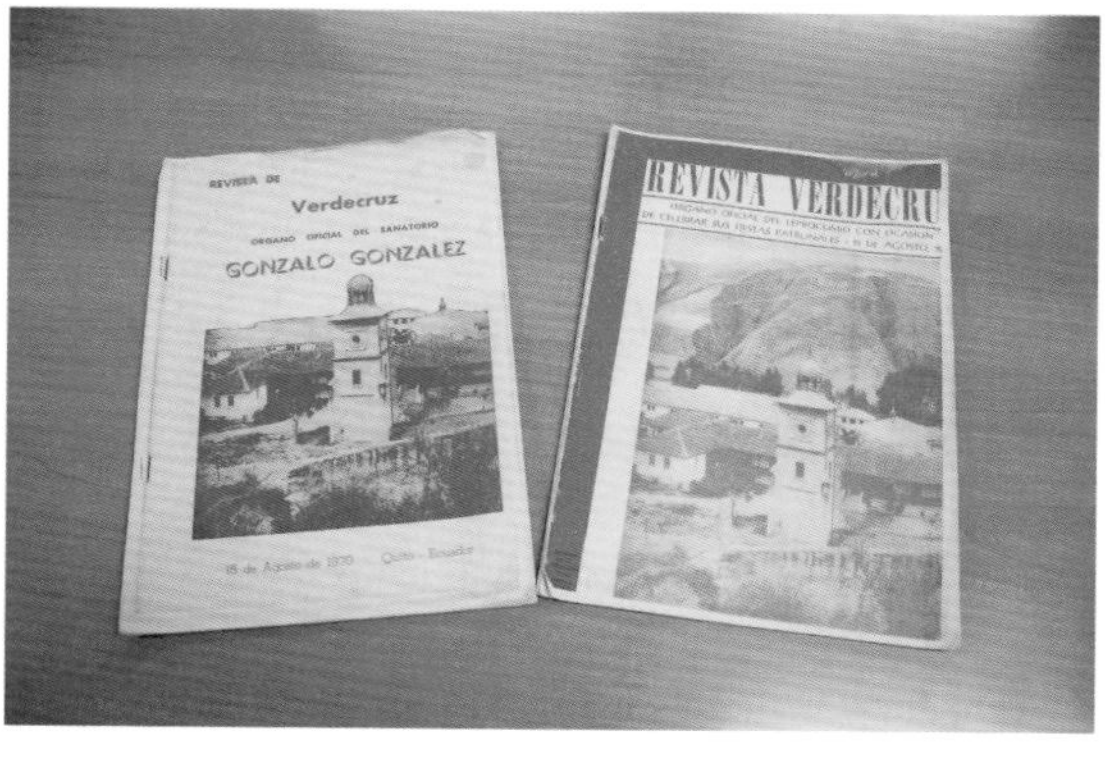

る婦人協会だった。日本でも療養所で多くの同人誌が発行されていたが、ここでも五〇年以上も前に、入所者の心の支えとして、このような雑誌が発行されていたのである。

一〇月にはまた、WHOのマーガレット・チャン事務総長との面談のためジュネーブを訪れた。

［ルート］羽田→フランス・パリ（飛行時間一二時間三〇分・トランジット二時間二〇分）**→スイス・ジュネーブ**（飛行時間一時間）**—二泊—→パリ**（飛行時間一時間・トランジット二時間二〇分）**→羽田**（飛行時間一二時間）

一一月は、インドのデリーでS-ILF（Sasakawa-India Leprosy Foundation：ササカワ・インド・ハンセン病財団）理事会と設立一〇周年レセプションに出席した。

［ルート］成田→インド・デリー（飛行時間一〇時間）**—二泊—デリー→成田**（飛行時間七時間三〇分）

全州での制圧に向けて——インドネシア共和国［一二月］

［ルート］成田→インドネシア・ジャカルタ（飛行時間八時間）**—一泊—ジャカルタ→パダン**（飛行時間一時間五〇分）**—一泊—パダン→ジャカルタ**（飛行時間二時間）**—三泊—ジャカルタ→スラカルタ・ソロ**（飛行時間一時間二〇分）**—日帰り—スラカルタ・ソロ→ジャカルタ**（飛行時間一時間一五分）**→成田**（飛行時間七時間）

二〇一六年最後の現場はインドネシアだった。一二月、ジャカルタ、西スマトラ州の州都パダン市、ジャワ島のスバン県、古都スラカルタ市（ソロ）を訪れた。ジャカルタのWHO事務所には、インドネシア代表のジハネ・タウィラ氏をはじめ、保健省の担当官も集まってくれた。ハンセン病担当官のリタ氏に政府の今年度のハンセン病対策予算について質問すると、地方行政に任されており、正確なハンセン病の予算は不明との何とも頼りない返答。何度訪ねてもインドネシア保健省のハンセン病対策への取り組みに進展が見られない。大いに失望、落胆したが、ここであきらめては、これまでの努力が水泡に帰してしまう。私は、ハンセン病予算の決定権を持つ各州知事を個別訪問して直訴することに作戦を変更した。

WHOを後に、飛行機で二時間、ジャワ島の西隣の西スマトラ州のパダン市に入った。スマトラ島は日本よりも面積が大きく、この一二月七日に大きな地震があったばかりだったが、パダンでは大きな混乱はないようだった。インドネシアには様々な民族が暮らす。この地域に住むのはパダン(ミナンカバウ人)という民族だ。辛い郷土料理が有名で、世界でもあまり類を見ない「母系社会」である。結婚するときに男性が女性側の家に入り、母親側の姓を受け継ぎ、財産は娘が相続する。

インドネシアは総じて朝が早い。翌日は朝八時から、パダン市で西スマトラ州のハンセン病啓発会合が行われた。会議の中心となるナスルール・アビッド西スマトラ州副知事や保健局長らは男性だが、参加者には女性の姿が多い。これも母系社会が関係しているのかもしれない。

州の保健局は、どれほどの効果があるかはともかく、バイク・タクシーの運転手や、モスク(イスラム教の礼拝堂)や婦人会でキャンペーン活動を展開していた。早期発見活動や精神的なダメージから回復するためのアドバイスなどを行う、「インプット」という回復者団体についての紹介もあった。

会議場を後に、州で最も新規患者数が多いパダン・パリアマン県のエナム・リンクン保健所を訪れると、回復者や医療従事者ら約一〇〇人が私を待っており、私は、「インドネシアで全国的なネットワークをつくりつつある回復者組織のペルマータ(PerMaTa : Perhimpunan Mandiri Kusta : ハンセン病独立協会)やインプットとともに、差別解消や尊厳を主張して連帯してほしい」と、激励した。

この日、保健所では回復者たちによるセルフケア活動が行われていた。これは私が訪れる多くの保健所で見ら

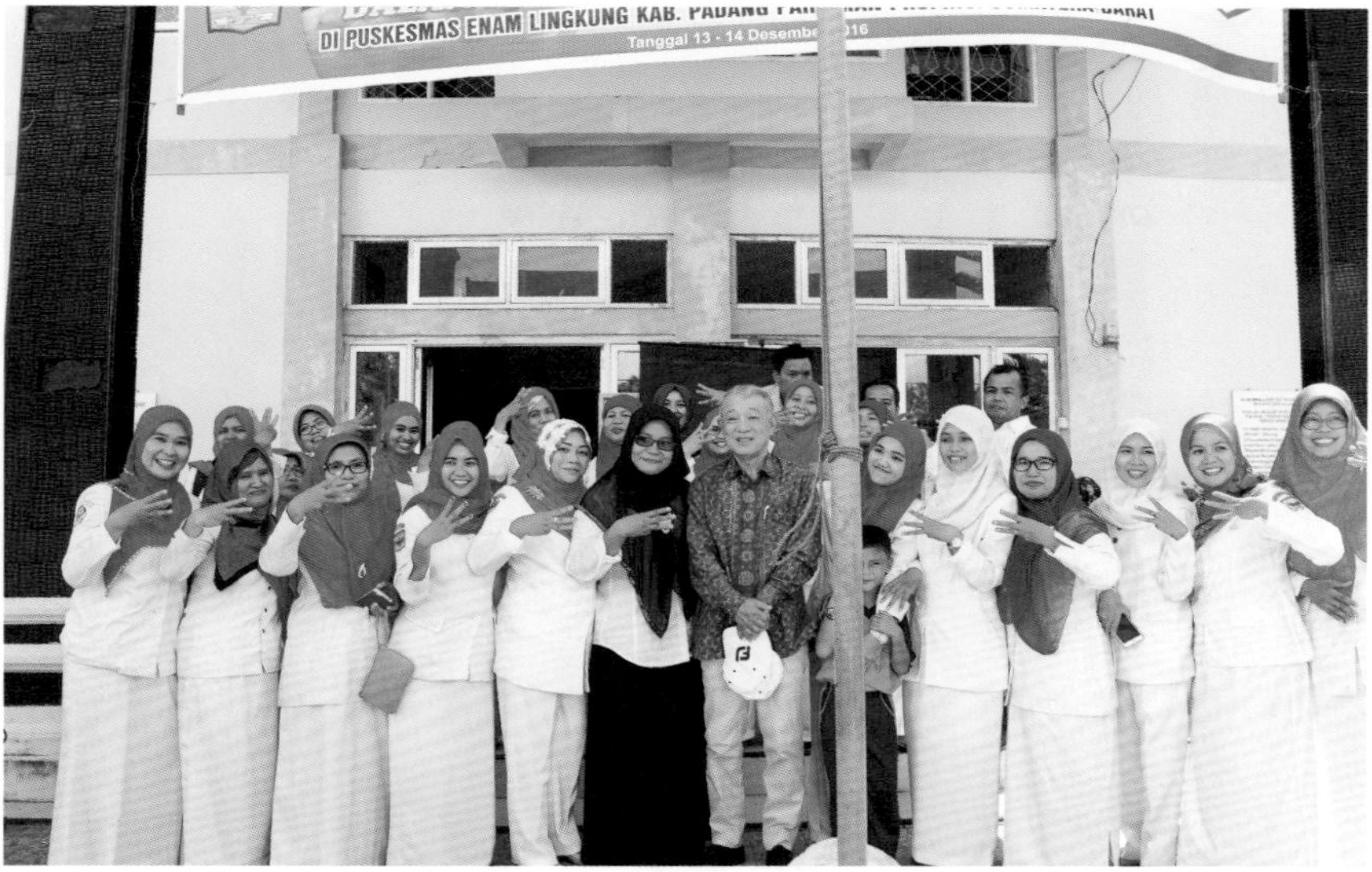

医療従事者たちと（インドネシア、パダン、2016年12月）

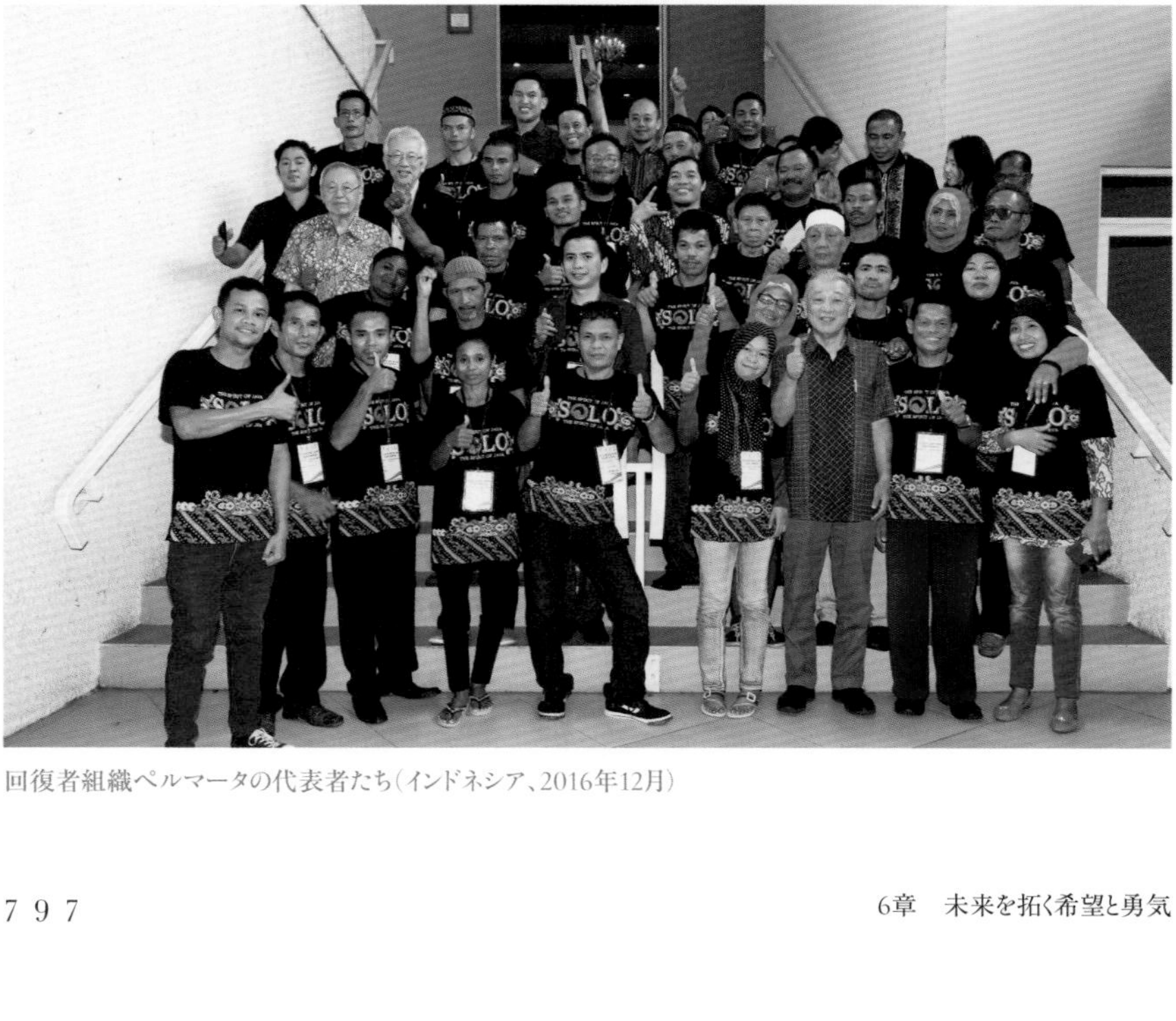

回復者組織ペルマータの代表者たち（インドネシア、2016年12月）

れる光景だが、単なる「やらせ」であって日常的に行われているわけではないことは、よく承知している。

翌日はジャカルタに戻り、WHO主催の戦略報告会に出席した。その目的は、二〇二〇年までの五年間で、インドネシア全州のハンセン病とイチゴ腫を同時に制圧することだった。会議の開催はもちろん大切だが、人口三億人を擁する多島国家インドネシアの中央政府のハンセン病対策は、残念ながら地方政府にはほとんど形式的にしか伝わっておらず、その現状は実際に現場を訪ねてみないとわからないのである。

モエロ・エク保健大臣は、「制圧未達成の一二州に対し、コミュニティを巻き込み、家族を対象としたアプローチを行っている」と言う。私は「回復者組織のペルマータと連携して活動を推進してもらいたい。二〇二〇年までに州県レベルでの制圧を支援するため、何度でもこの地に戻ってくる」と、決意を伝えた。

ジャカルタ滞在中には、インドネシアで最も大きいイスラム教の宗教団体の一つ、ムハマディアの事務所を訪れ、副会長のマークス医師と会談した。インドネシアは、国民の約八八%がイスラム教を信仰する世界最大のイスラム教国である。ムハマディアは同国最大の私立学校ネットワークを持ち、幼稚園から大学まで含めた校数は一万以上、信者は約三〇〇〇万人いる。私が、同教団の信者に対しハンセン病の正しい知識を広めるよう要請すると、マークス医師は協力を快諾してくれた。この団体との協力関係の強化で、停滞ぎみのインドネシアの制圧活動の中にささやかな「光」が見えるかもしれない。

翌日はジャカルタを朝六時に出発し、車で四時間かけて西ジャワ州のスバン県に移動した。大渋滞の高速道路はクラクションが鳴り響き頻繁に急ブレーキが掛かる。同行者には車酔いで気分が悪くなる者もいたが、私にとっては絶好の読書の時間でもある。インドネシアの渋滞に、私はすっかり慣れてしまった。

読書をしていると、あっという間に人口一〇万人のスバン県に到着。アフマドラ保健局長は、スバン県は西ジャワ州でも特に患者の多い県で、医療従事者不足と予防対策の資金不足で、患者発見活動は十分ではないと率直に認められた。私は激励の意味を込めて「世界の現場には、医者も、人材も、予算もないところが沢山あるが、そういう場所でも患者が激減している事例がある。もちろん予算は必要だが、情熱を持って努力をすれば、制圧はできる」と訴えるのが精一杯だった。

最終日も朝六時にホテルを出発し、再びジャカルタから飛行機でジャワ島中部のソロに向かった。たまたま私の訪問と同じ時期に回復者組織ペルマータの研修が行われていたので、帰国前に立ち寄ることにしたのである。三つの州の二七支部のリーダーたちが集まり、啓発、経済自立、教育などの活動について意見交換や報告を行っているところだった。ペルマータには若いリーダーが多く、全国に三〇〇〇人の会員がいる。私は「一本の糸は弱いが一〇本の糸になれば強くなるように、結集は大きな力になる」と激励した。

二〇一七年

◆一月 アメリカ〔ワシントンDC・トランプ大統領就任式典〕
✣一月 インド
◆二月 タイ〔ミャンマー停戦和平交渉〕
◆二月 ミャンマー〔停戦和平交渉・政府高官との会談〕
◆三月 イラン〔日本イラン国際シンポジウム〕
◆三月 ミャンマー〔停戦和平交渉・政府高官との会談〕
✣三月 インド
✣四月 スイス
✣四月 アメリカ
✣五月 ポーランド〔ヤゲロニア大学SYLFF二五周年〕
◆五月 スイス〔WHO総会〕
✣五月 スペイン
◆五月 ミャンマー〔ミャンマー停戦和平交渉・政府高官との会談〕
◆六月 スイス〔国連人権理事会〕
◆六月 アメリカ〔ニューヨーク・World Ocean's day〕
◆七月 インド〔S-ILF理事会〕
◆七月 ベトナム〔日本ベトナム関係協議〕
✣七月 インドネシア
◆七月 タイ〔ミャンマー停戦和平交渉・少数民族武装勢力幹部との交渉〕
◆八月 スウェーデン〔スカンジナビア・ニッポン ササカワ財団理事会〕
◆八月 イギリス・スコットランド〔海洋開発に関する調印式〕
◆八月 タイ〔ミャンマー少数民族武装勢力と会談〕
◆九月 イギリス〔日英グローバルセミナー、グレイトブリテン・ササカワ財団理事会〕
◆九月 チュニジア〔チュニジア国民対話カルテットとアラブの春について意見交換〕
◆九月 タイ〔ミャンマー停戦和平交渉・少数民族武装勢力幹部との交渉〕
◆一〇月 中国〔図書一〇〇冊事業記念式典〕
◆一〇月 フランス〔笹川日仏財団理事会〕
◆一〇月 ジョージア〔世界海事大学ササカワ奨学生とアラル海の環境問題について意見交換〕
✣一〇月 アゼルバイジャン
✣一一月 インドネシア
◆一一月 ミャンマー〔停戦和平交渉・政府高官との会談〕
◆一二月 インド〔政府のハンセン病会議および障害者インターナショナル訪問〕
◆一二月 ミャンマー〔停戦和平交渉・政府高官との会談〕

✣は、本書に活動記録を収録
●「SYLFF〔Sasakawa Young Leaders Fellowship Fund〕」＝ササカワ・ヤングリーダー奨学金制度●「S-ILF」＝ササカワ・インド・ハンセン病財団

「グローバル・アピール」と「ミタニン」の活躍――インド（デリー、チャティスガール州）〔一月〜二月〕

〔ルート〕 成田→インド・デリー（飛行時間一〇時間二〇分）―三泊―デリー→チャティスガール州ライプール（飛行時間三時間一五分）―三泊―ライプール→デリー（飛行時間二時間・トランジット八時間三〇分）→成田（飛行時間七時間二〇分）

二〇一七年の活動は、インドからのスタートだった。

まず一月三〇日にデリーでハンセン病患者・回復者およびその家族に対する差別撤廃を訴える「グローバル・アピール2017」を発表した。今年は、世界一七一カ国の議会が加盟する列国議会同盟（IPU：Inter-Parliamentary Union）との共同宣言として発信した。IPUは各国の超党派の議員が参加し、一八八九年六月にパリで設立された権威と伝統のある団体である。式典の挨拶でIPUのチョウドリー会長（バングラデシュ国会議員）は、自国のバングラデシュで一〇〇年続いた差別法の廃止に尽力した経験をもとに、「笹川氏はモーターバイクの前輪は病気の制圧、後輪は偏見や差別の撤廃と説明したが、それを動かすにはエンジンが必要だ。議会はそのエンジンとなるのだ。ハンセン病の差別法を作ったのも撤廃するのも、ハンセン病対策のための予算を配分するのも議員。議会は差別法廃止だけではなく、立法、政策起案、予算獲得、政策の実施の権限がある。ハンセン病のない世界、差別のない世の中をつくることが議員の役割である。それこそがIPUの精神だ」と熱弁をふるった。

モディ首相はビデオメッセージで、「ガンジーの夢は、ハンセン病を撲滅することだった。夢の達成まで最後の一マイルにまで迫っているが、そのためには皆さんの経済的、政治的努力が必要だ」と呼び掛けた。

私は「ハンセン病制圧までの最後の一マイルを、各国政府、国際機関、そして何よりも患者、回復者の皆様とともに進んでいきたい」と訴えた。会場にはAPAL（Association of People affected by Leprosy：インド・ハンセン病回復者協会）のナルサッパ会長をはじめ、回復者、アジア諸国およびインドの国会議員、支援団体、報道関係者など三〇〇人ほどが出席した。

　式典の後は、空路でチャティスガール州へ向かった。同州では三四カ所のコロニーに二五〇〇人の回復者が暮らしている。早速チャンドラカー州保健大臣と会談。その場に同席したAPALの同州リーダーのボイ氏を紹介した。ボイ氏は回復者の特別補助金の必要性を大臣に直接訴えた。彼の熱のこもった訴えに、大臣は「省庁を超えた調整委員会をつくり、ハンセン病の問題を多角的にとらえる」ことを約束してくれた。

　マハサムンド県の中央医療局で、保健担当官、医療従事者から、この地域の状況説明を受けた後、最近二人がハンセン病と診断されたというカッティ村を訪れた。診断された患者の一人は幹線道路沿いに住む三〇歳の女性、もう一人は鮮やかなエメラルド色の家に住む、痩せた中年男性だった。二人を発見したのは「ミタニン」という地域ボランティアである。通常インドではアシャー（ASHA：Accredited Social Health Activists）と呼ばれているが、ここでは「ミタニン」と呼ぶらしい。ハンセン病を一人見つけるごとに政府から二五〇ルピー（約五〇〇円）が支払われ、患者が完治するとさらに

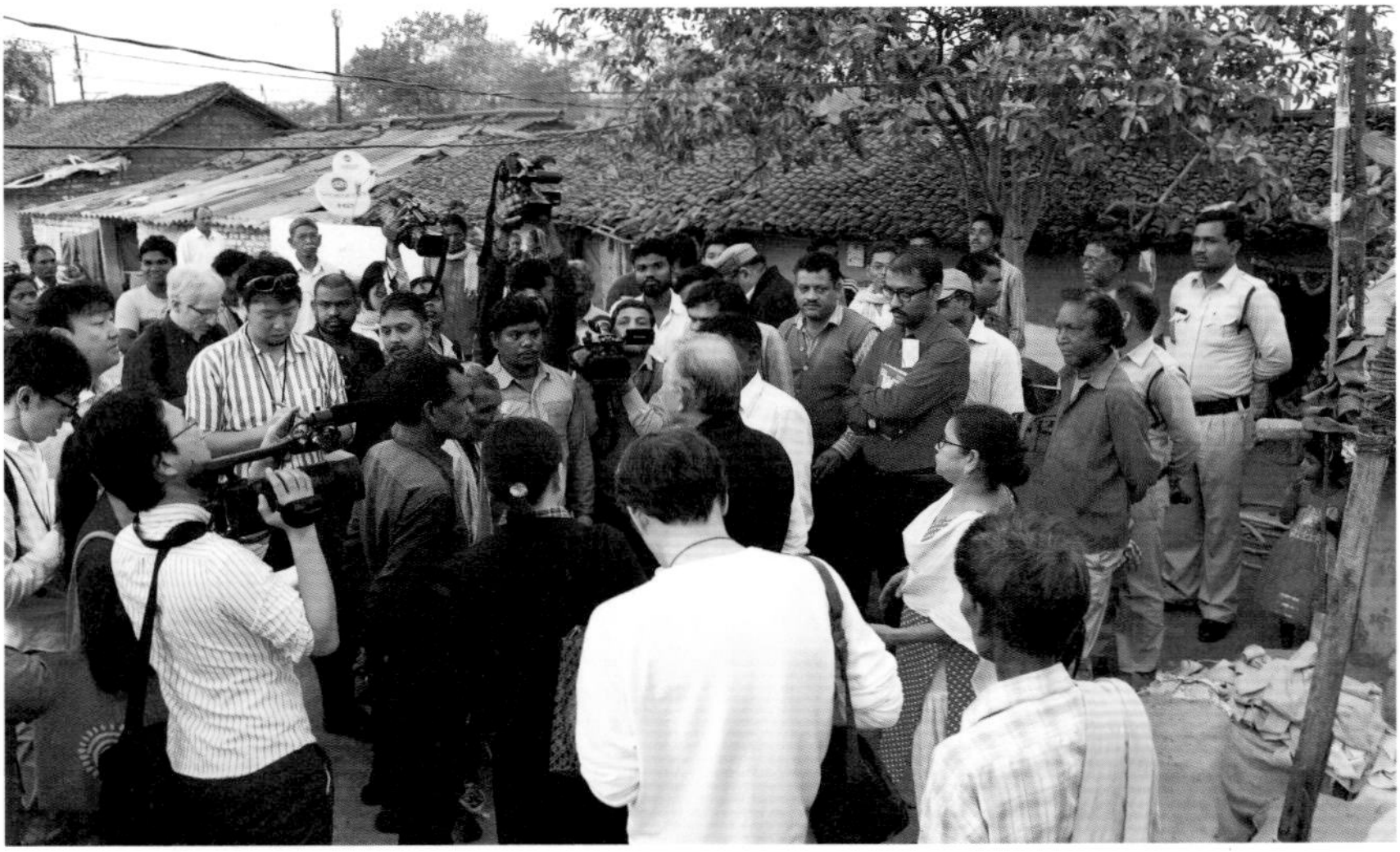

初めてハンセン病コロニーを訪れた記者団に現状を説明（インドラ・ダラム・ダムハンセン病コロニー）（インド、チャティスガール州、2017年1月）

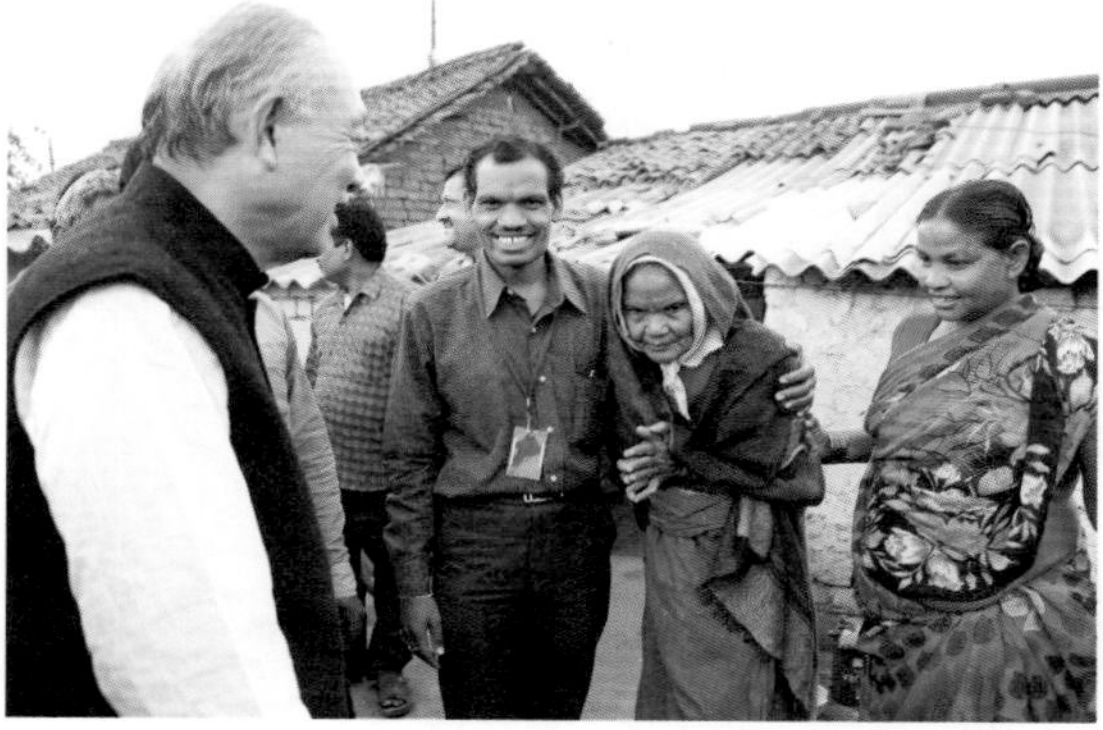

州リーダーのボイさん夫妻とお母さん（インド、チャティスガール州、2017年1月）

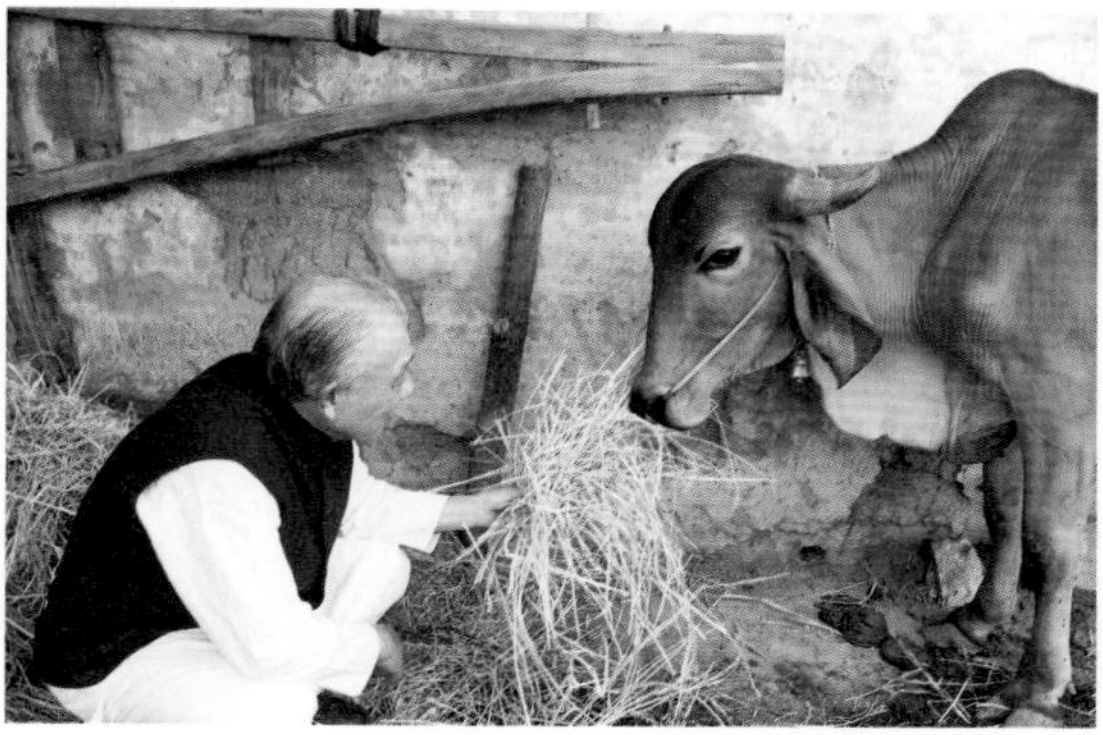

コロニーにいる牛に餌のプレゼント（インド、チャティスガール州、2017年1月）

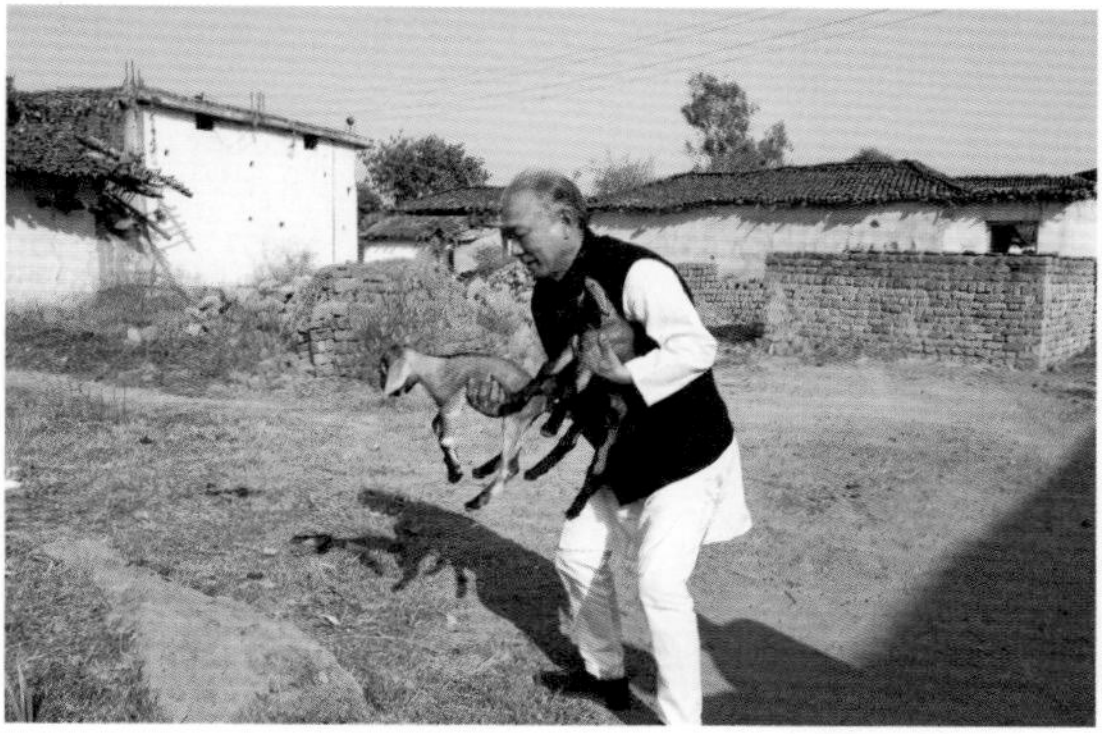

コロニーで子山羊と戯れる（インド、チャティスガール州、2017年1月）

手当てが出るそうだ。

午後、新規患者率が最も高いピトラ郡のメムラ村でも二人の患者がいるとの情報が入り、車で二時間かけて会いに行った。主に稲作で生計を立てている人口一九五五人の静かな村だった。患者は八〇歳と五〇歳で、いずれも男性である。二人とも腕にハンセン病の症状と見られる斑紋があった。

村にはミタニンが二人がいて、一人のミタニンはこれまで村全体三七〇軒の約半分にあたる一七五軒を回って、四人の患者を見つけたという。なぜ人口二〇〇〇人足らずの村で、八〇歳の老人の病気がこれまで見つからなかったのだろうか。普通八〇歳ならば症状がもっと進んでいるはずなのに、初期症状である。ハンセン病のいまだ解明されていない不思議な事例である。

夕刻には、州都ライプール市内のインドラ・ダラム・ダムハンセン病コロニーを訪問。幹線道路と鉄道が近いためか、騒音が激しく、レンガ造りの壁にいまにも落ちてきそうな瓦の屋根をのせた家が連なり、蚊やハエが飛び交う不衛生な都市型コロニーの典型である。このコロニーで暮らす州リーダーのボイ氏によると、五〇世帯一七〇人が生活しており、八〇人の回復者全てが物乞いで生計を立てている。政府からの立退き要求もあり、ボイ氏を中心に行政への陳情を繰り返している。コロニーの子どもたちは、学校でもいじめなどの差別を受けていたが、ボイ氏が学校の校長になってから差別がなくなったそうだ。ボイ氏は以前会ったときは、声が小さく頼りない印象だったが、今回の保健大臣や社会福祉大臣との会談では声も大きく、堂々と問題点を主張していた。州リーダーとしての自覚と責任感が身についてきたのだろう。頼もしいことである。ボイ氏は、自分のコロニーでも多くの住人の前で力強い演説をした。

活動の最終日には、五一社のメディアが出席した記者会見を行った。私は、ミタニンの成果を紹介し、メディアの協力で正しい知識を普及させることの大切さを話したところ。各種メディア一〇〇件以上で報道された。

マリーゴールドと不安と熱意——インド（デリー、オディシャ州）［三月］

［ルート］成田→インド・デリー（飛行時間一〇時間）—三泊—デリー→オディシャ州ブバネシュワール（飛行時間二時間一五分）—二泊—ブバネシュワール→デリー（飛行時間二時間）—一泊—デリー→成田（飛行時間七時間三〇分）

一月から二月に続き、三月もインドに入り、オディシャ州とデリーを訪れた。インド東部のオディシャ州は、かつては貧困地域だったが、近年、鉄鉱石や石炭などの鉱物資源が採掘され、大手企業が進出して、急速に産業が発展している。しかし、ハンセン病の問題は依然として残っており、二〇一六年の新規患者は一〇一七四人で、人口一万人あたりの有病率は一・三五人である。

デリーから空路でオディシャ州の州都ブバネシュワールに入ると、空港の前では、APAL（Association of People affected by Leprosy：インド・ハンセン病回復者協会）の州リーダーであるウメシュ氏たちが太鼓やタンバリンを叩いて出迎え、マリーゴールドの花輪をいくつも首にかけてくれた。彼らの生活が楽ではないことを考えると、このようなプレゼントは嬉しくもある一方で、いつも申し訳ない気持ちにさせられる。ウメシュ氏と共に空港から直接、B・K・ミシュラ人権委員会委員長のもとに向かった。同席したウメシュ氏が、住居環境の改善についての要求を提出すると、委員長はハンセン病の現状学習のためにオディシャ州立大学法学部の女学生一五人を同席させるなど、ハンセン病問題に対する真摯な姿勢が感じられた。場所を移して行われた医療従事者との会合では、オディシャ州の活動が報告された。政府主導のLCDC（Leprosy Case Detection Campaign：ハンセン病患者発見キャンペーン）を昨年九月から一〇月にかけて行った結果、何と四四九八人もの患者が発見されたが、アシャー（ASHA：Accredited Social Health Activists）と呼ばれるボランティアによる蔓延地域の家を一軒一軒回る活動などが成功しているとのことだった。

メヘルダ州保健省事務次官によれば、州は新規患者の発見だけではなく、障害のある患者に対して再生手術やリハビリテーションを行って社会復帰を促す取り組みも進めているとのことで、さすがに「ハンセン病の撲滅」を悲願としたガンジーの国だけあって、インド各州の取り組みは他国に比べて積極的であり、毎回の訪問は楽しみでさえある。

翌日は、州都のブバネシュワールから車で三時間ほどのデンカナル地域を訪れた。地域保健センターでは、アシャーたちが、私の到着を待っていた。彼女たちによってハンセン病が確認された一〇人も、村から保健センターまで足を運んでくれていた。中には一一歳の少年もいたが、早期治療のおかげで障害はない。

ブバネシュワール近郊のラムクリシュナパリー・ハンセン病コロニーでは、住民三〇〇人のうち九〇人が障害者証明書を持っており、ほとんどの人の職業欄に「物乞い」と書かれていたのには驚いた。普通なら無職と書くところに、堂々と「物乞い」と記入されている。私の夢はコロニーの物乞いをゼロにすることなのだが、ある物乞いから「我々がいないと金持ちが施しができず、天国に行けなくなる。我々は必要なんだ」と言われ、返答に窮したことがある。真偽のほどは定かではないが、かつてニューデリーの物乞いには労働組合さえあったという。

コロニーのリーダーは「住民には土地の所有権がなく、いつ追い出されるか気が気ではない。また政府からの支援金が不十分で家族を養うことができない」と悲しそうに語っていた。私は、「州リーダーのウメシュ氏とともに首相や知事に直接皆さんの願いを伝える。私も最大限の努力をする」とエールを送った。

オディシャ滞在中には、州首相をはじめ、主席事務次官、保健家族福祉大臣、社会保障障害問題担当次官、障害者問題委員会委員長など多くの政府要人との会談が分刻みで行われ、私からは「民間組織だけの努力では限界があるので、ぜひ行政の力を貸して欲しい」と要請し、後は、ウメシュ氏やAPALのメンバーから直接要望を伝えるよう促した。いつもは大声で話すウメシュ氏だが、緊張のせいか小さな声で額に汗を浮かべながら、コロニー住民の土地の名義取得や特別支援金サポートについて説明し、それらをまとめた資料を要人に手渡した。ほ

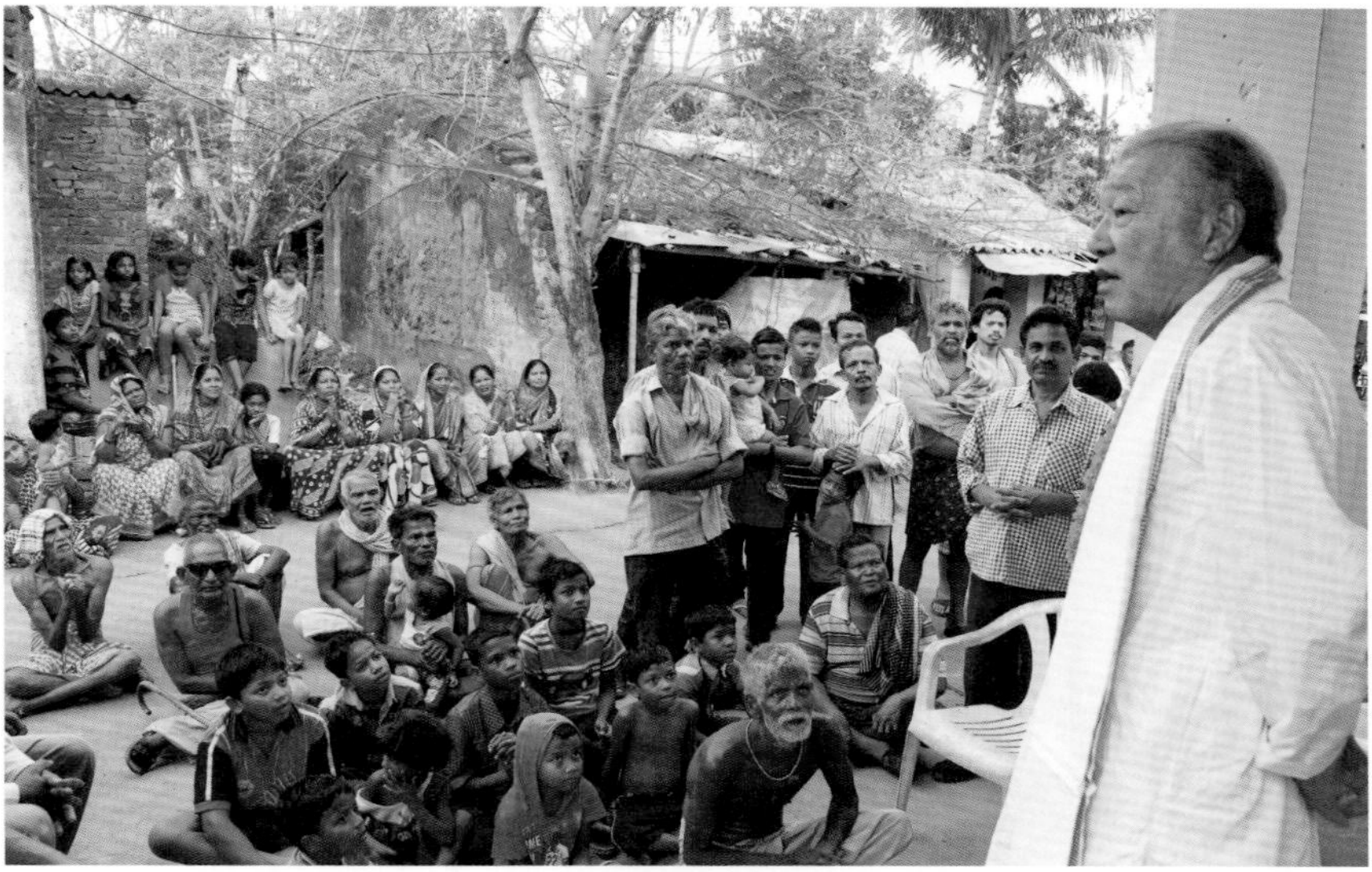

ラムクリシュナパリー・ハンセン病コロニーでの住民との対話集会（インド、オディシャ州、2017年3月）

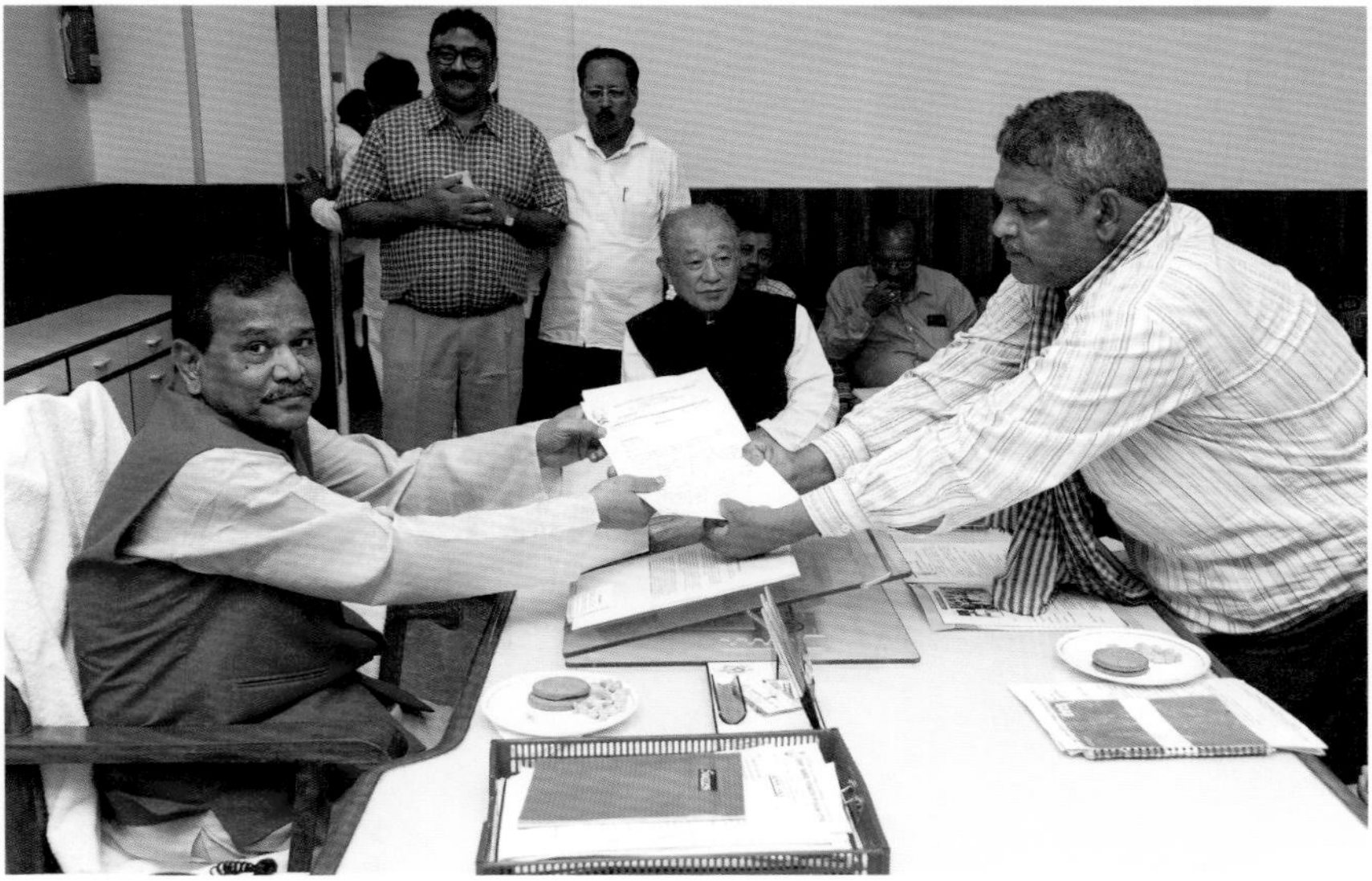

オディシャ州のウメシュ回復者代表（右）からクマール保健大臣に陳情書を提出（インド、オディシャ州、2017年3月）

とんどの要人からは積極的に検討するとの返答があり、会談終了後は「昨日は会談で渡す資料などを作成していて、寝られませんでした。試験が無事に終わった気分です」とほっとした様子で、今度は快活なウメシュ氏らしく大声で語ってくれた。記者会見も行い、翌日には確認できたものだけで二〇以上の記事が様々な媒体に掲載された。

オディシャ州での活動の後は、デリーに移動し、WHOのインド代表、中央政府の保健省主席次官、保健省副大臣らにオディシャ州の状況を伝え、「地方ではハンセン病担当者のポストが空席のところがある。草の根レベルの活動を絶やさないためにも人材を確保して欲しい」と要望を伝えた。中央政府は二月の予算会議でハンセン病対策予算の増額を決定し、副大臣からは、LCDCの三年間の継続が確定したことが伝えられた。

後日、ウメシュ氏より、日曜日に州首相の招待で昼食をともにして、ハンセン病と回復者の現状について詳しく説明ができたと、喜びのメールが入った。州首相と回復者が一緒に食事をしたことは驚きである。ウメシュ氏の人柄とリーダーシップが、州首相にも理解されたのだろう。

NTD［顧みられない熱帯病］サミット——スイス連邦［四月］

四月一九日、WHO本部で、マーガレット・チャン事務総長の主導により、「NTD(Neglected Tropical Diseases：顧みられない熱帯病）世界パートナーズ会議」が開かれた。このNTDと呼ばれる様々な病気によって、世界中で一〇億人の、特に貧困層の人々が深刻な影響を受けている。病気と日夜闘う患者にとっては、「顧みられない」という言葉は心を痛める響きがあるので、私はこの呼称には違和感がある。

しかし、対策は進みつつある。この世界パートナーズ会議では、二〇三〇年に向けた目標の「誰も置き去りにしない」というスローガンのもと、コフィー・アナン前国連事務総長、ビル・ゲイツ氏をはじめ、英国、ベルギーなどの政府、あるいは製薬会社がこの病気群との闘いのために大きな額の資金や薬の拠出を約束した。ビル・

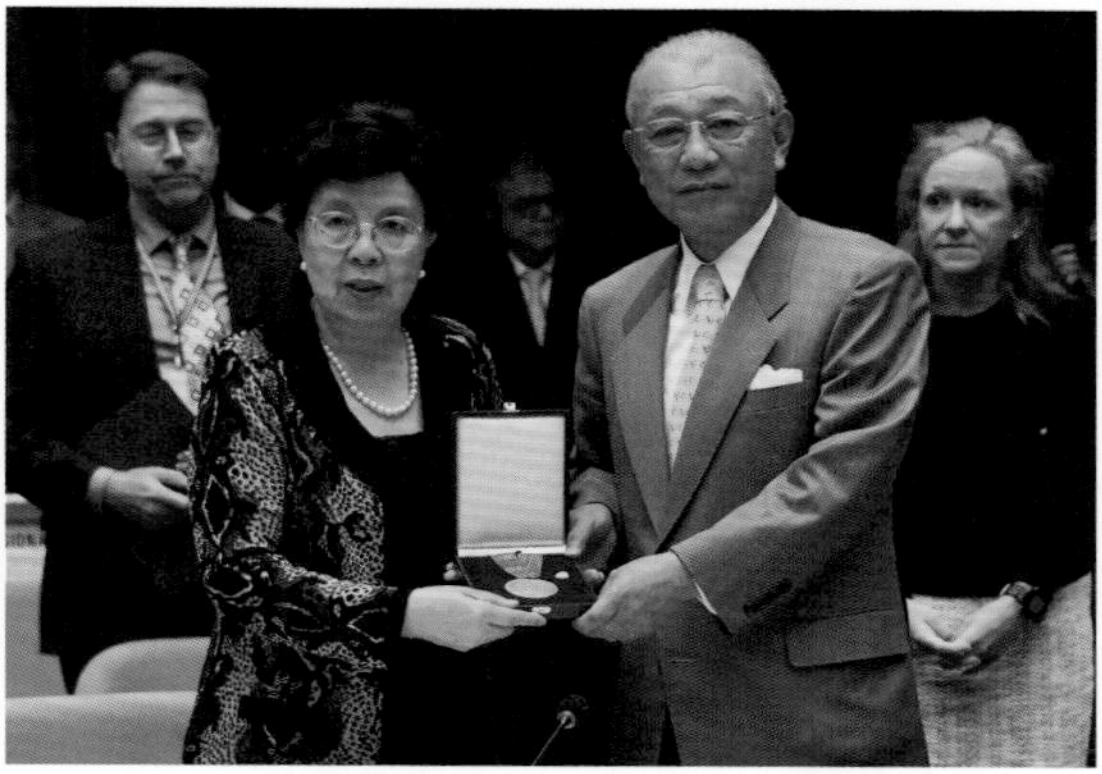

ゴールドメダルをマーガレット・チャンWHO事務総長から授与される（ジュネーブ、2017年4月）

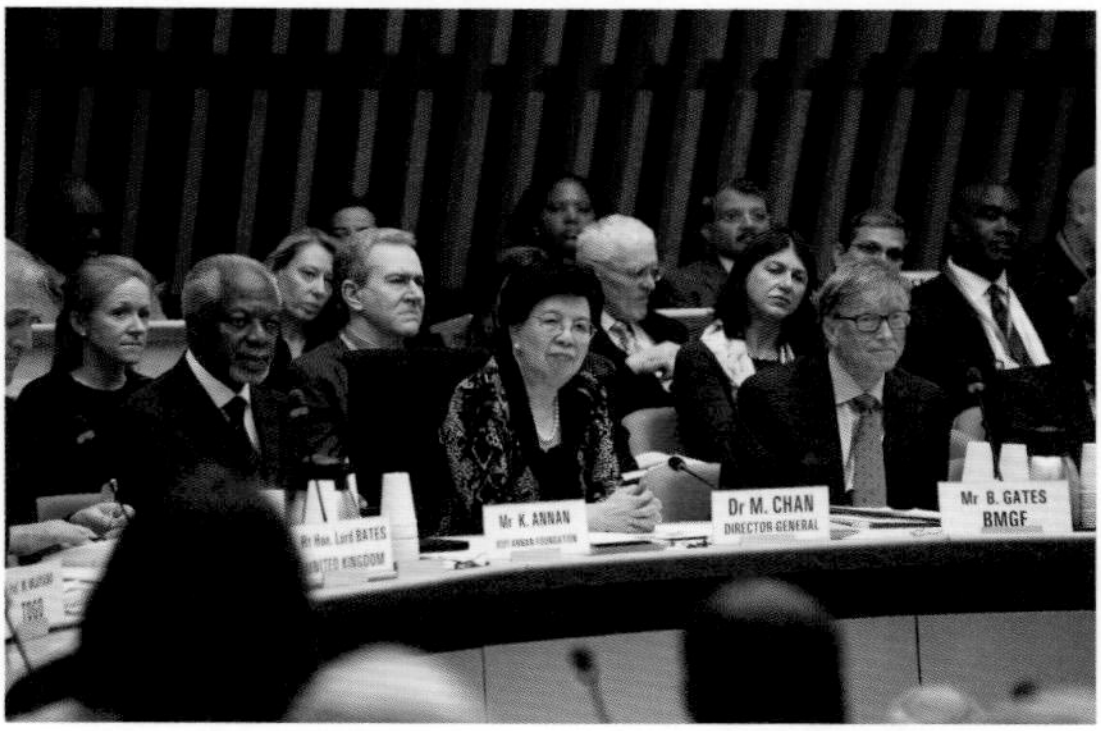

左からコフィー・アナン前国連事務総長、チャンWHO事務総長、ビル・ゲイツ氏（ジュネーブ、2017年4月）

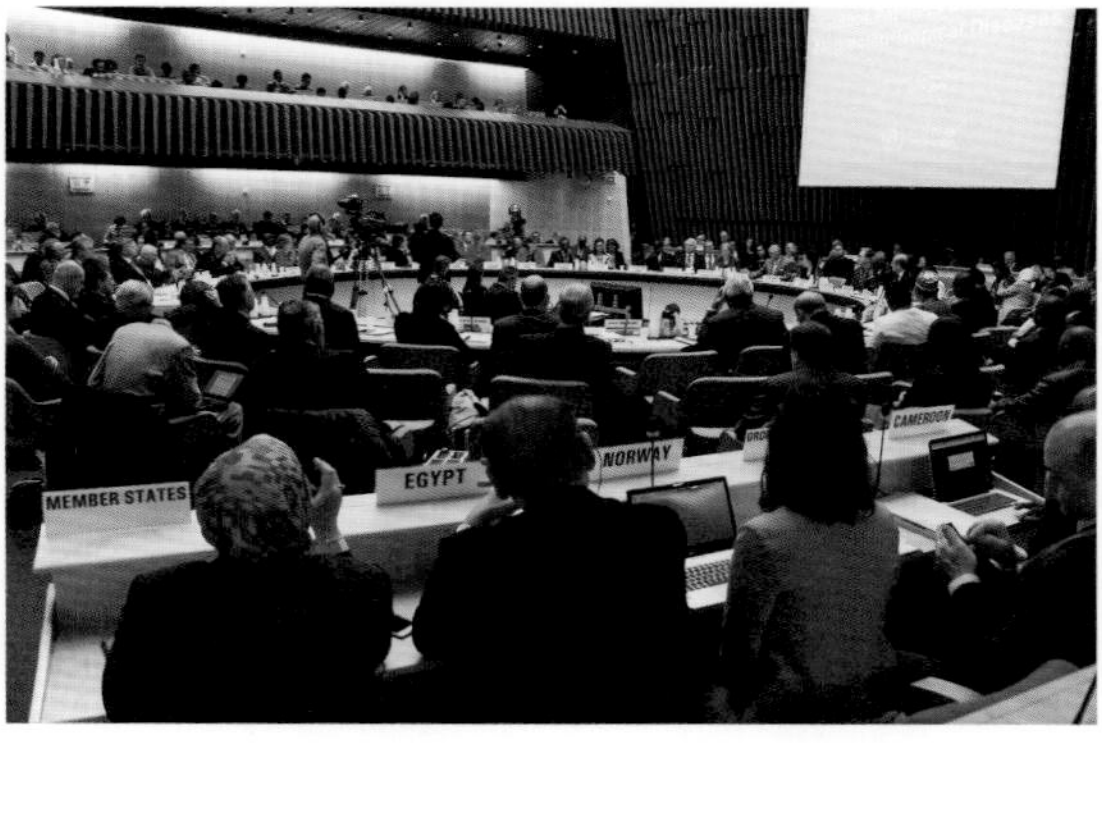

「NTD（顧みられない熱帯病）世界パートナーズ会議」（ジュネーブ、2017年4月）

ゲイツ氏は、貧困の連鎖切断の重要性、NTDサベイランスの強化、マッピングの重要性等に言及し、今後四年間で三億三五〇〇万ドルの拠出を約束した。立派な支援枠組みができたが、問題はどのように活動するかである。

私は、この会議で発言の機会を与えられ、ハンセン病との四〇年間の闘いの経験を以下のように述べた。「NTDの活動はハンセン病と同じく、医療面のアプローチとスティグマと差別という社会面のアプローチの必要性を包含する。具体的な活動の重要なポイントは、当該国の政治リーダーのコミットメントを確保すること、多くの人に病気について周知させ、治療を受けさせるために、メディアの協力を得ること、そして、持続可能な協働イニシアティブを形成すること、すなわち、製薬会社や患者、回復者を含む様々な組織が連携して継続的な活動を行うことこそが問題解決への道である」。

加えて私は、回復者がより積極的に社会啓発、患者発見、リハビリテーションなどの活動の主役として参加していける道をNTDでも広げていくことが重要だと考えている。なぜならその病気のことをもっともよく知っているのは当事者たちなのだから。その点で今回の会議では、NTDの回復者たちが数人しか出席していなかったのが残念であった。

これまでの私たちのハンセン病制圧活動をもとに、NTDの制圧のためにできる限りの情報と経験の共有を図りたいと思う。最後に忘れてならないのは、会議参加者が言った「we care for people(我々はまず人々のためを考えている)」という言葉と「see the faces behind the numbers(数ではなくその人々の顔を思い浮かべよ)」という言葉である。我々は病気だけでなく、病気に苦しむ人々と直接に向き合うことが大切なのだ。この会議の席上で、私はマーガレット・チャンWHO事務総長からハンセン病問題への取組の功績に対して、「WHOゴールドメダル」が授与された。大変な名誉あることで、会場のスタンディング・オベーションによる激励をいただき、さらなる努力を続けることを心に誓った。

大学と国際機関を駆け巡る——アメリカ合衆国、ポーランド共和国、スイス連邦、スペイン王国［四月〜五月］

四月二五日、アメリカ合衆国、ミネソタ州ミネアポリスのミネソタ大学で開催された「健康、スティグマと人権」シンポジウムに参加した。このシンポジウムは同大学の人権研究センター所長であるバーバラ・フレイ教授が提案・実施してくださった。フレイ教授は国連で採択された「原則とガイドライン」の実践を進めるための研究グループである国際作業部会の主要メンバーである。同シンポジウムでは、専門研究者からハンセン病、結核、エボラ出血熱など、疾病と人権の関係についての幅広い発表があり、ハンセン病については私、横田洋三中央大学教授、田南立也日本財団常務理事、回復者のホセ・ラミレス氏が登壇した。同時に私は、ミネソタ大学のカレン・ハンソン総長から名誉博士号を授与され、式典には、ミネソタ出身で本大学の卒業生でもあるウォルター・モンデール元副大統領も臨席された。

続いて五月には、ポーランドのヤゲロニア大学で、ササカワ・ヤングリーダー奨学金制度二五周年記念式典に出席した。この大学の創立は一三六四年で、コペルニクスによる研究資料が保存されており、当時の地球儀にアメリカ大陸がなかったのが印象的だった。アメリカ大陸発見は一四九二年であり、ヤゲロニア大学創立の一二八年後のことである。

五月はまた、停戦和平交渉のためにミャンマーを訪問し、その後、ジュネーブのＷＨＯの総会で笹川健康賞の授与式に出席（この年の受賞者はモンゴルの医師でウィルス性肝炎の研究と治療に生涯をささげたアースラン・リンチン氏）、さらに各国保健大臣と会談後、スペインのバルセロナへ移動した。

スペインのバルセロナでは、加盟一三〇カ国以上からなる国際看護師協会（International Council of Nurses）の四年

ミネソタ大学ハリソン総長より名誉博士号のガウンをいただく（アメリカ、ミネソタ、2017年4月）

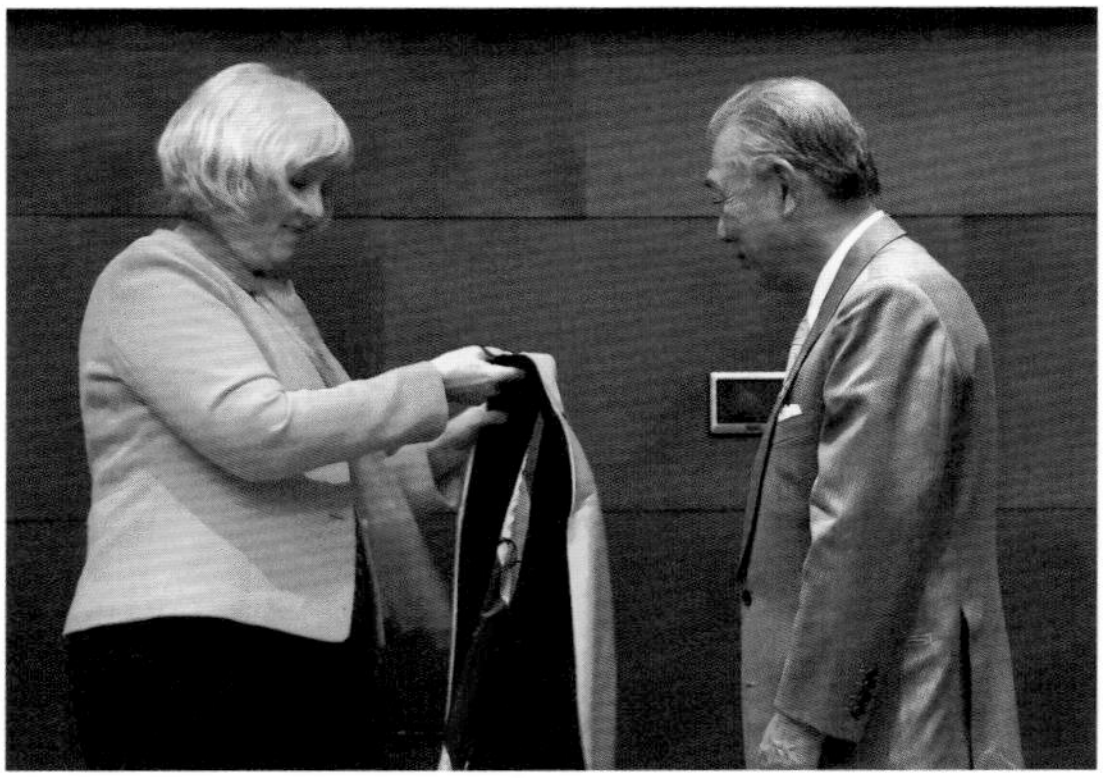

ヤゲロニア大学でのSYLF25周年式典（Aula Collegium Maius）（ポーランド、2017年5月）

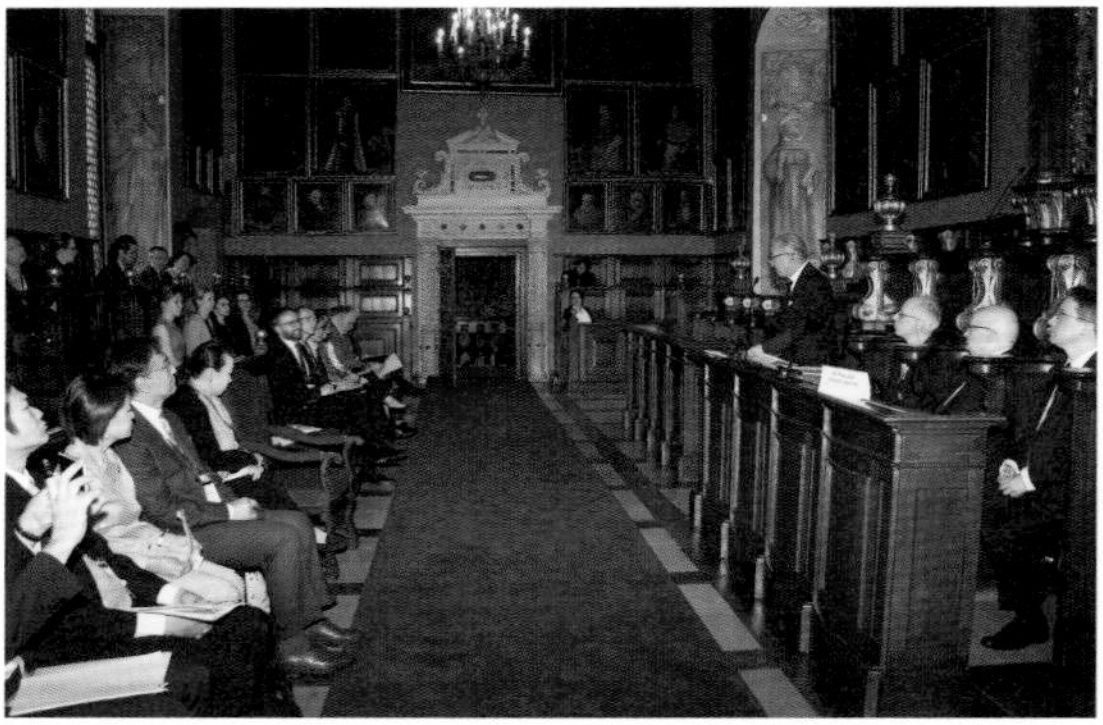

4年に一度の総会で国際看護師協会の保健人権大賞を授与される。右はシャミアン会長、左はパク副会長（スペイン、2017年5月）

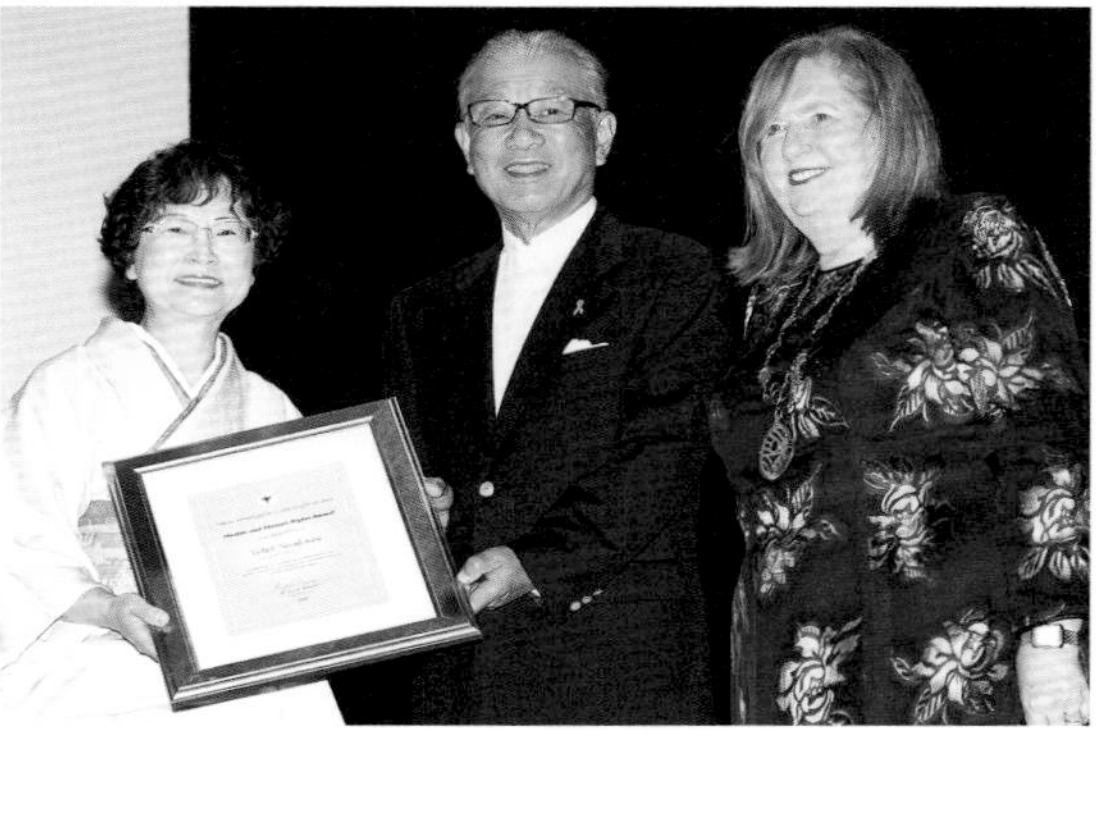

に一度の総会で、保健人権大賞（Health and Human Rights Award）を授与された。保健人権大賞は二〇〇〇年に創設され、保健と人権の分野で人道的貢献を果たした個人を表彰する賞で、今回の受賞は、四〇年以上にわたり、世界のハンセン病制圧や患者・回復者、その家族が直面する差別と人権侵害をなくすために、WHOや各国政府、国際機関、非営利機関と連携して活動してきたことが評価されたものだった。「使命感を持って取り組んでおられるすべての看護職の方たちとともにこの栄誉を分かち合いたい。私の活動は道半ば。本日の受賞はさらなる挑戦を後押し下さったものと受け止めている」と返礼の挨拶を述べた。元国連難民高等弁務官の緒方貞子氏、元国連アフリカ・エイズ担当特命大使のステファン・ルイス氏、元アイルランド大統領のメアリー・ロビンソン氏の三人に続く、四人目の受賞だった。

七月は、インドのデリーで、障害者インターナショナル（DPI）のアビディ会長と面談、S-ILF（Sasakawa-India Leprosy Foundation：ササカワ・インド・ハンセン病財団）理事会に出席後、ナッダ保健大臣と面談した。七月はまた、ベトナムのハノイで梅田邦男日本国大使、ベトナム国防省対外局長と、日本とベトナムの関係について意見交換を行った。

トモトウ、ソロフォ、そしてナカムラ――インドネシア共和国［七月］

［ルート］羽田→**インドネシア・ジャカルタ**（飛行時間七時間四〇分・トランジット二時間二〇分）→**マナド**（飛行時間三時間二五分）―三泊―**マナド**→**テルナテ**（飛行時間五〇分）―一泊―**テルナテ**→**モロタイ島**（飛行時間一時間）―一泊―**モロタイ島**（飛行時間一時間）―一泊―**テルナテ**→**ジャカルタ**（飛行時間三時間三〇分・トランジット一二時間）→羽田（飛行時間七時間二五分）

インド、ベトナムに続く、七月の三度目の海外出張はインドネシアだった。ジャカルタから飛行機で三時間かけて、インドネシア北東部のスラウェシ島を訪れた。日本の約半分の大きさの島の北側にある北スラウェシ州の州都マナドは、フィリピンのミンダナオ島のすぐ南に位置する。植民地支配していたオランダ人との混血住民も多く、イスラム教徒が大部分を占めるインドネシアでは珍しくキリスト教徒が多い。ダイビングを目的としたリゾート客が多いところで、近海でシーラカンスが捕獲されたことがあり、街角にはシーラカンスのパネルが掲示されていた。

二日目の朝は、富士山を小さくしたようなカラバト山の麓にあるオリー・ドンドカムベイ州知事の自邸を訪れた。敷地は一万坪を超え、大きな池や、田畑もあった。知事によると、近くの病院でハンセン病の治療を行っており、患者への差別は少ないという。ただ、ハンセン病の啓蒙活動のためのパンフレットが必要だというので、笹川保健財団が作ったハンセン病の発見や治療の方法などを記したインドネシア語の「ハンセン病アトラス」を、早急に送付することを約束したが、以前にも送ったはずである。倉庫で眠ったままになっているのかもしれない。

その後、トモトウ（現地ミナハサ語で「The Most Human of Human」の意）という回復者団体のメンバーおよそ二〇人と交流した。代表のフェルナンディス氏によると、トモトウでは回復者が経験を活かし、患者を訪問してアドバイスをしたり、患者や回復者の生活環境改善について行政府との話合いを進めていた。各地で活動を始めたこのような回復者団体を統合して大きな組織にすることが、インドネシアにおける私の今後の活動目標の一つであり、実現すれば中央政府や地方政府にも大きな影響力を発揮するようになるはずだ。すでにインドでは成功しつつある試みである。決して圧力団体ではなく、回復者の自立を基本的な目標とする組織であって欲しいものである。

三日目は、南国の海沿いに森の中を五時間ほど走り、ボラゴン・モンドウ県庁を訪れ、二カ月前に就任したばかりのヤスティ県知事と会談した。その後、彼女も同行して、新たな患者を見つけるための定期検診を行う村を訪れた。五〇軒ほどの小さな家が集まる集落の中央にトタン屋根の小さな病院があり、一〇〇人ほどの村人が集

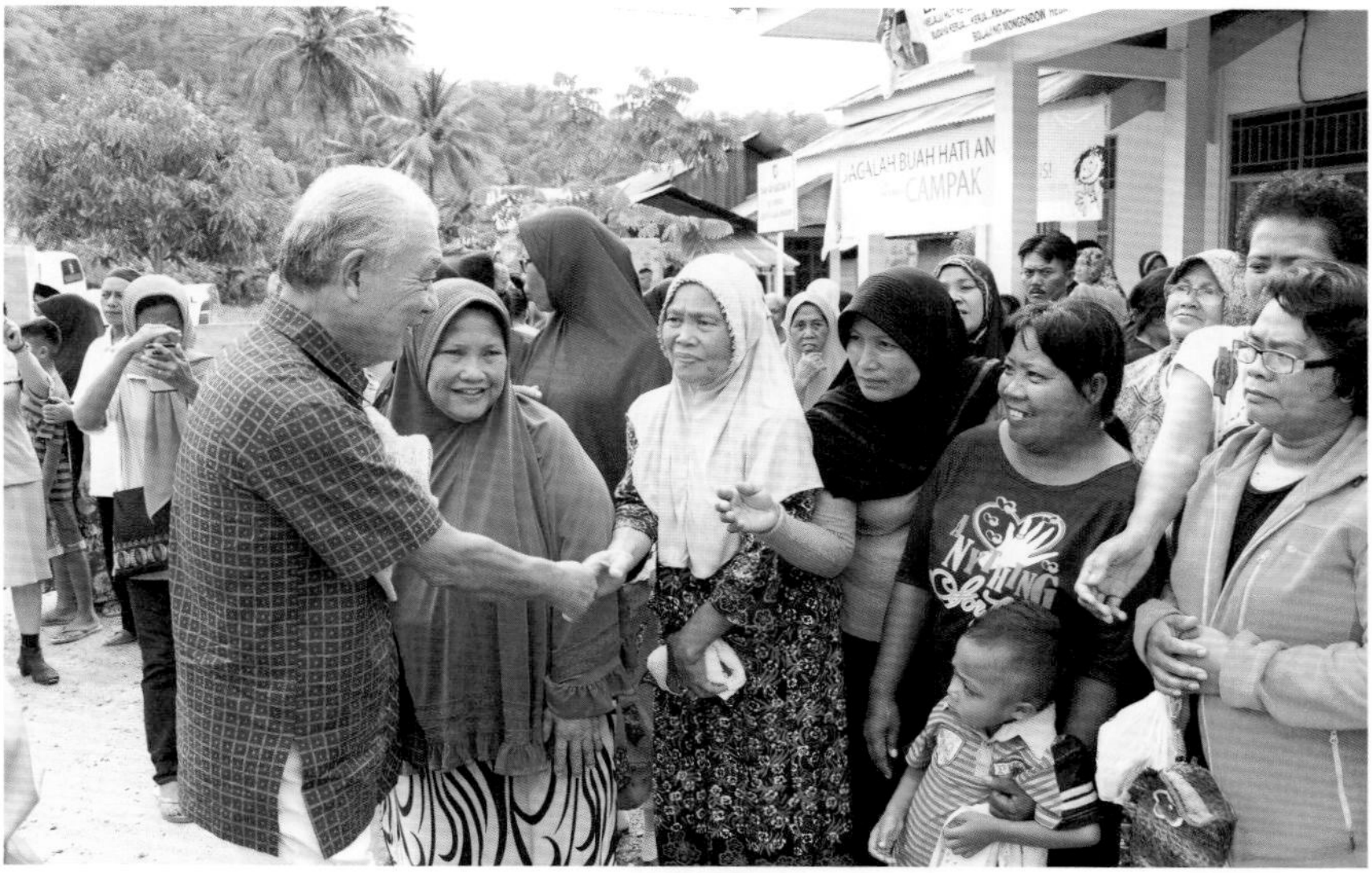

保健所にハンセン病の検診に来ていた人々（インドネシア、2017年7月）

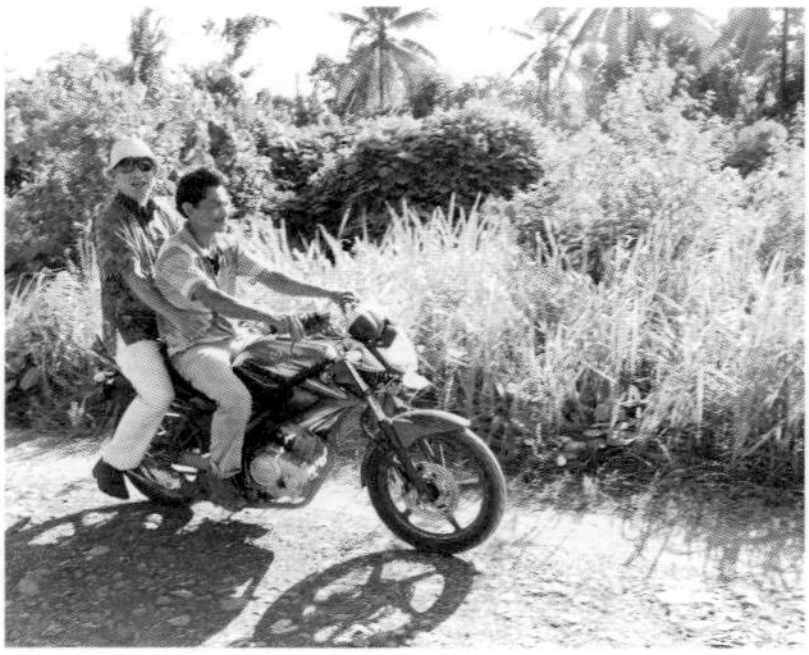

見知らぬ人のバイクに飛び乗って、ナカムラ村を目指す（インドネシア、2017年7月）

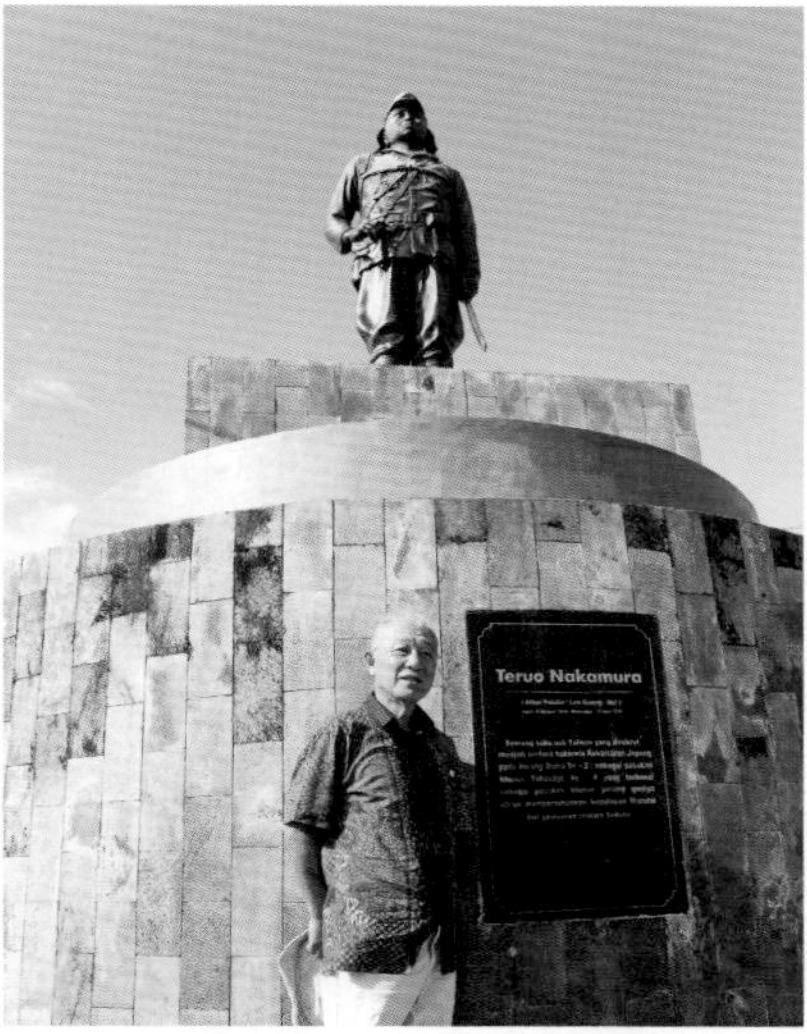

地元の人が建てた、巨大な中村輝夫氏の銅像（インドネシア、2017年7月）

まっていた。ヒジャブ（イスラム教徒の女性が頭や体を覆う布）を被った女性や子どもたちが検診を受けに来ていた。この日は五六人が検診を受け、新規患者が六人も発見された。非常に高い確率であり、本当に定期的に検診が行われているのか大いに疑問が残る。ハンセン病と診断されると周囲から厳しい差別を受けるため、病院に行くことを躊躇するという声も聞いた。同行した知事には、ハンセン病に対するこうした社会のスティグマをなくしていくよう、あらためてお願いした。

ここで出会ったある若い回復者は、幸い障害が残らず治癒していた。溌剌とした笑顔の青年に、ポートレート撮影の許可をお願いすると、「もちろんです。写真を撮られるのは自分が存在していてもいい、と許されているようで嬉しい」と語った。ハンセン病を発症した青年のこれまでの苛酷な体験が想像され、胸が詰まった。

四日目は、マナド空港から、北マルク州のテルナテ市に向かった。一時間ほどで小さな島が見えて来た。海岸線から山頂まで急勾配の斜面が続く円錐形のテルナテ島だ。北マルク州最大の町、テルナテ市はこの島

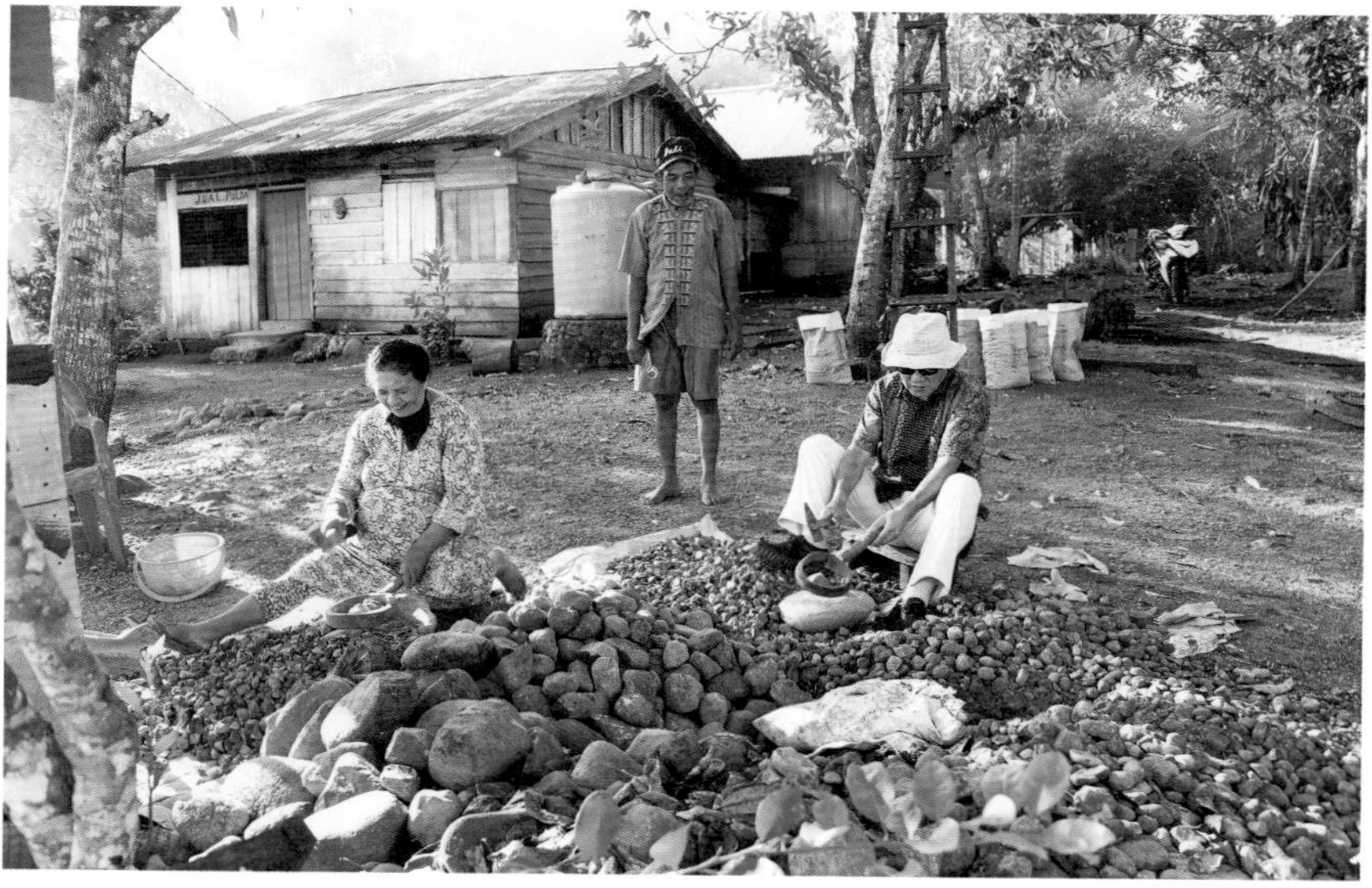

内職の石割りを手伝いながら、中村さんの思い出を尋ねる（インドネシア、2017年7月）

にある。街を歩く女学生たちはそろって頭に白いヒジャブを被っており、随所にイスラム教のモスク（イスラム教の礼拝堂）がある。宿泊したホテルからは、対岸に急勾配の山々が連なる雄大な景色を見ることができた。インドネシアの紙幣にも描かれている有名な景勝地、ティドレ島だ。

翌日の朝、テルナテ市内で回復者が共同で暮らし、互いの面倒を見合うセルフケアグループ、ソロフォ（Sorofo）を訪ねた。二〇一〇年に活動を始め、現在は二四人の回復者が共に生活している。このグループの特徴は、自分たちで農業や商店を営み、生活に必要な資金の一部を稼いでいることだ。障害の残る男性の足を見せてもらったが、非常に清潔だった。歩けない人がいないのは、セルフケアがきちんとできている証拠である。男性のメンバーから、彼らが作った造花をプレゼントされた。私が「男性から花を貰ったのは初めてだが悪い気はしない」と言うと、会場から大きな笑い声が上がった。

今回の最後の訪問地であるモロタイ島は、沖縄の真南に位置し、パラオ諸島にも近い。沖縄本島の一・五倍の大きさの島に、およそ五万人が暮らしている。県庁舎では、村のリーダーや保健当局の職員、ボランティアなどおよそ一〇〇人が参加して、ハンセン病の早期発見のための研修が行われていた。私は、別の場所で個別に面会する予定だった回復者に急遽この研修に参加してもらい、私自身が回復者の手や顔に触れる姿を皆の前で見せ、ハンセン病が怖い病気ではないということを強調した。

モロタイ島は、太平洋戦争における日本とアメリカの激戦地の一つであり、私にはどうしても訪ねたい場所があった。終戦後三〇年以上もこの地の森の洞窟に潜伏し、一九七四年に発見された旧日本兵の中村輝夫氏が隠れていたジャングルである。四〇度近い気温の中、デコボコ道を一時間以上かけて、車とバイクを乗り継いで目的地を目指したが、日没が迫ってきたために断念。中村氏の名前に由来する「ナカムラ」という村が近くにあるというので訪ねた。道路用の石割りをしていた村人が、突然現れた異邦人の私に驚いたが、「日本人」であることを伝えると急に笑顔になった。ちなみに中村氏は日本統治時代の台湾少数民族出身の日本兵で、発見された後は、すでに日本ではなくなった故郷の台湾に戻った。中村氏は現地では英雄としていまも受け入れられおり、島には現地の人が建立したと思われる軍服姿の中村氏の立派な銅像や壁画もあった。

八月は、スウェーデンで、スカンジナビア・ニッポン ササカワ財団理事会に出席した。

九月は、イギリスのスコットランド政府と日本財団の協力による日本の海洋技術者養成プロジェクトの覚書締結。その後、タイのメソートでミャンマー少数民族武装勢力幹部と会議。タイよりいったん帰国後、イギリスのチャタムハウスでの会議とグレイトブリテン・ササカワ財団の理事会に出席、その後チュニジアでチュニジア国民カルテットとアラブの春について意見交換を行った。

一〇年ぶりにウンバキ療養所を訪ねて——アゼルバイジャン共和国［一〇月］

［**ルート**］成田→フランス・パリ（飛行時間一二時間三〇分）—七泊（笹川日仏財団理事会）—パリ→オーストリア・ウィーン（飛行時間二時間・トランジット二時間）→ジョージア・トビリシ（飛行時間三時間二五分）—二泊（世界海事大学同窓会、ゲオルギ・グヘブリシヴィリ首相面会）—トビリシ→アゼルバイジャン・バクー（飛行時間一時間一五分）—二泊—バクー→アラブ首長国連邦ドバイ（飛行時間二時間五〇分・トランジット八時間）→成田（飛行時間一〇時間）

一〇月には、パリで笹川日仏財団の理事会に出席、ジョージア（グルジア）では世界海事大学日本財団奨学生とアラル海の環境問題について意見交換、マルグヴェラシヴィリ大統領およびリシヴィリ首相と会談。その後、一〇年ぶりにアゼルバイジャンを訪れた。アゼルバイジャンは、近年カスピ海で新たな油田が発見されたことで好景気に沸いたが、現地の人たちによると原油価格下落の煽りで、一時期の勢いは失われつつあるという。ただ、首都バクーの幹線道路沿いに立ち並ぶ高層ビル群は、一〇年前には存在していなかった。カスピ海の水辺に広がる高層ビル群と周辺の乾いた岩山が奇妙なコントラストをなしていた。国が発展する中、一〇年前に訪れたウンバキ療養所の回復者たちはどうしているのだろうか。当時の療養所には三〇人ほどが入所していて、中庭で大きなケーキをご馳走になった。私は当時の写真を携え、香取照幸日本大使と療養所へと向かった。

砂埃をあげながら疾走する車の外に広がる地平線を眺めながら、一〇年前に感じたことを思い出していた。世界中のハンセン病施設の多くが社会からの「排除」を目的としてつくられたため、人里離れたところに位置している。ここも例外ではない。ウンバキ療養所は、一九二六年に首都バクー(当時はソビエト連邦)に開設され、その後数回場所を変えて一九五七年にこの砂漠の中に移されたのだ。

二時間ほど走ると、見覚えのある鉄の門が見えてきた。療養所の入り口である。前回は塗装が剥げて何色かわからなかったが、新しく青色に塗り直されていた。門の中では一〇年前と同じ顔が出迎えてくれた。療養所のアリエヴ院長である。さっそく一〇年前の写真を見せて、人々の消息を尋ねると、院長は、多くの方が亡くなったことを教えてくれた。前回の訪問時、三〇人だった入居者はいまでは一五人、ほとんどが八〇歳以上の高齢になっていた。

まず、サヤラさんの部屋を訪ねた。木造の部屋の壁は青く塗られ、ふかふかの絨毯にベッドが二つ、暖房が入っていて暖かかった。一〇年前の写真の中のサヤラさんは白衣だったので、私は看護師だと思っていたが、あらためて話を聞くとハンセン病になって一九六九年に入所し、治癒後は施設内で暮らしながら介護などの仕事をしていたのだ。一〇年ぶりに写真を一緒に撮ろうとリクエストすると「インターネットに写真が出ると親戚に迷惑がかかるので、やめてほしい」と断られた。やはり偏見や差別が根強いのである。しかし、サヤラさんからは「日本から来訪者が来ると聞いて、あなたが来ると思っていました。一〇年ぶりに会えて懐かしい」と、逆に励まさ

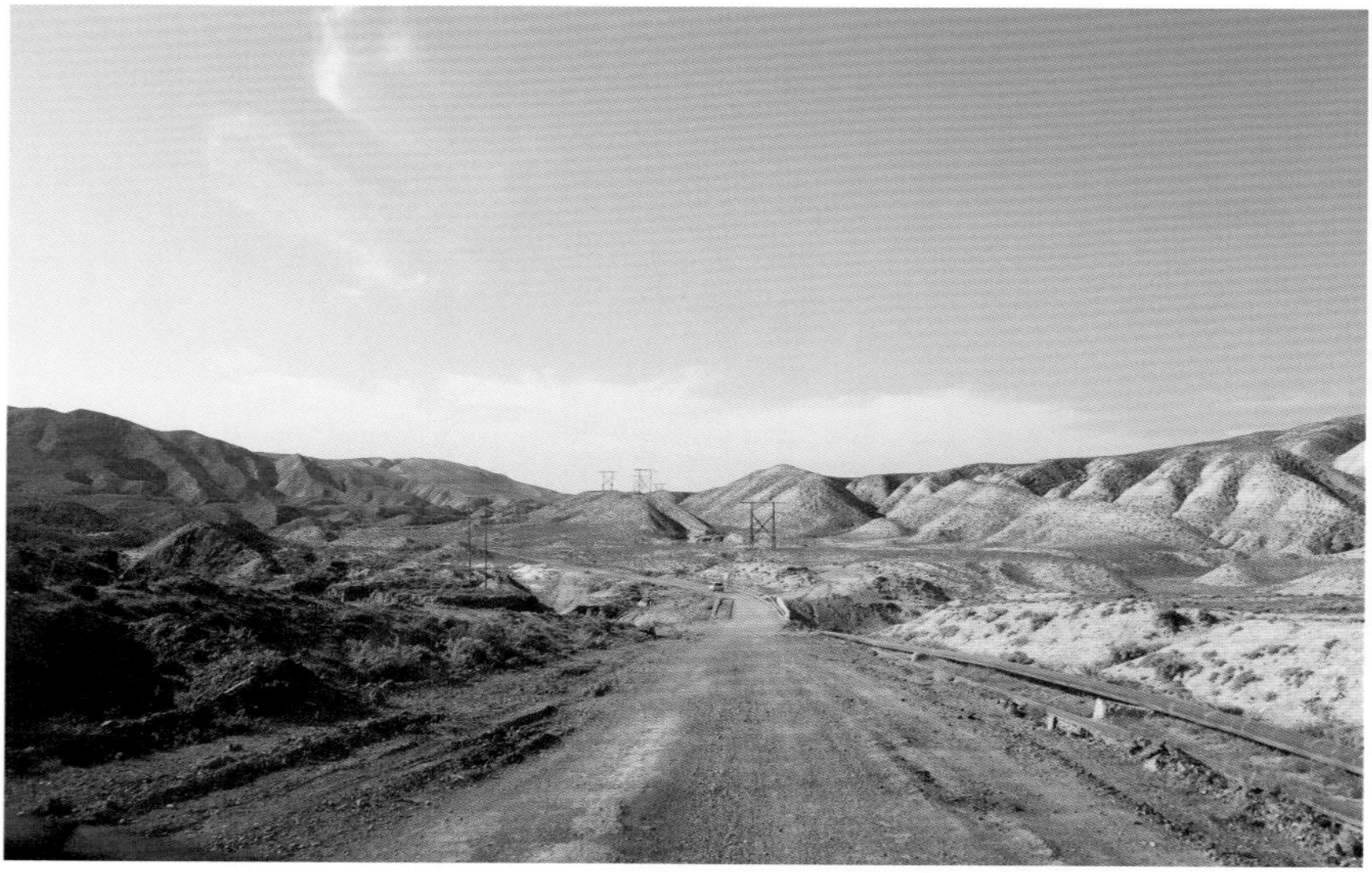

この緑なき土漠の先に、ウンバキ・ハンセン病療養所がある(アゼルバイジャン、2017年10月)

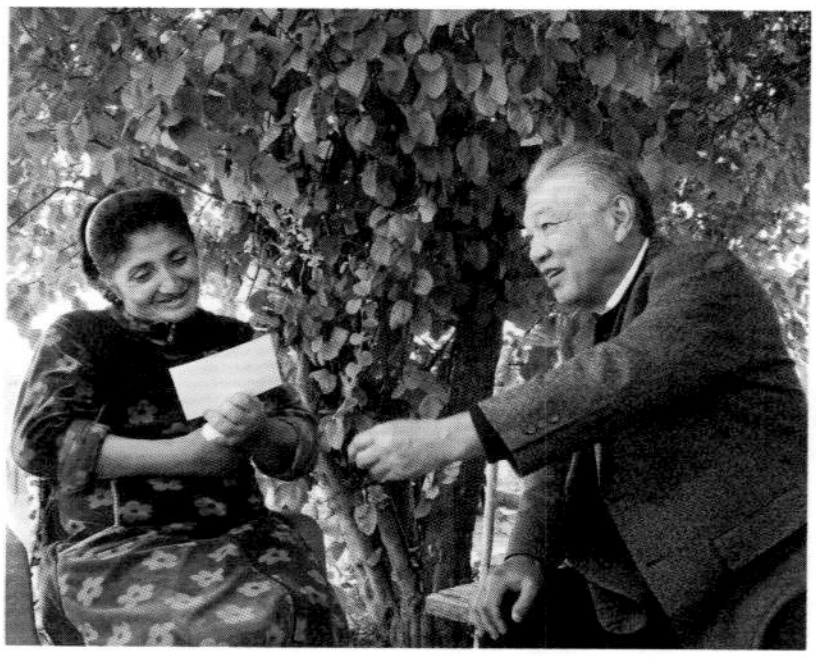

10年前の写真を懐かしそうに見る療養所の女性(アゼルバイジャン、2017年10月)

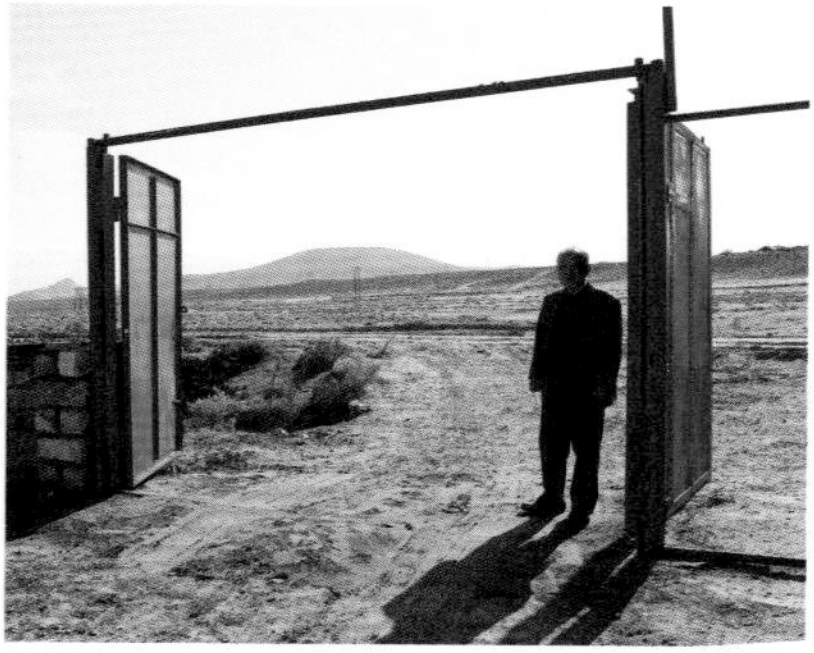

ウンバキ・ハンセン病療養所の入り口の前で(アゼルバイジャン、2017年10月)

れてしまった。

　庭でくつろいでいたセードバーニュさんは、一〇年前の写真を懐かしそうに眺めながら話を聞かせてくれた。出身はイランに近いランカランという地域で、一四歳で入所して以来ずっとここに住んでいる。家族とは連絡をとり続けているそうだが、家族の元に戻らない理由は、想像できるだけに聞くことはできなかった。死別した妻の笑顔を写真の中に見つけ、涙ぐむ男性や、「娘に孫が生まれて顔を見せに来てくれた」と嬉しそうに話す女性にも会うことができた。かつてはアルメニア、ジョージア、タジキスタンの患者もいたが、九〇年以降に帰国したとのことだった。

　施設内を見学しているとアリエヴ院長が、生い茂る木々を指差しながら「周りは砂漠だが、入所者たちが土を集めて果実を植えたので、ここは緑豊かなオアシスになった」という。しかし、家族や社会から「隔離」された人々が肩を寄せ合うように暮らす療養所は、「オアシス」と呼ぶには、あまりにも寂しい場所だった。

ラジオ番組で聴視者の質問に答える――インドネシア共和国［一一月］

［**ルート**］羽田→**インドネシア・ジャカルタ**（飛行時間八時間）―一泊―**ジャカルタ**→**マカッサル**（飛行時間二時間三〇分・トランジット五〇分）→**ゴロンタロ**（飛行時間一時間三〇分）―二泊―**ゴロンタロ**→**マナド**（飛行時間五〇分・トランジット五〇分）→**ジャカルタ**（飛行時間三時間二〇分）―一泊―**ジャカルタ**→羽田（飛行時間七時間）

一一月は、ジャカルタと北東部のゴロンタロ州で活動した。二〇一七年はインドネシアを六回訪れて、この多くの島々からなる国の現場を見てまわろうと計画していたが、受入れ側の都合もあって、結局七月と今回の二度の活動に止まってしまった。

ジャカルタを経由し、日本から二日がかりでスラウェシ島のゴロンタロ州に到着。活動初日は、朝から地元のラジオ局でのトークショーに出演。スタジオには、司会者の他に、州保健局のアリフ医師、回復者組織ペルマータ(PerMaTa：Perhimpunan Mandiri Kusta：ハンセン病独立協会)のアル副代表、そして私が入った。番組がスタートし、アリフ医師がゴロンタロ州におけるハンセン病の現状を説明。私からは、世界のハンセン病事情を紹介し、「ハンセン病は怖くはありません。もし皮膚に白い斑紋を見つけたら、すぐに病院に行ってください。薬も無料で、障害も残らずに治ります。聴視者の皆さん、家族で体のチェックをしてください」と訴えた。アル副代表は、六歳のときに発病したが恥ずかしくて病院に行かなかったため、手に障害が残ってしまった自らの経験を語り、早く病院に行くことの大切さを訴えた。当事者自身の話は、説得力がある。この番組の特徴は、リスナーからの質問を直接受けることで、「患者と一緒に食事をすると感染するか」、「私は回復者で妊娠中だが出産する子どもに病気は遺伝するか」、「白い斑紋は全てハンセン病か」といった率直な質問があり、一つひとつ丁寧に答えた。これまで、外国のテレビやラジオのトークショーには何度も出演したが、地域住民の疑問に直接答える番組は初めてだった。このアイデアは笹川保健財団の南里隆宏常務理事の発案で、今後の啓蒙活動はテレビとラジオ出演に重点を置くことにした。今回はその第一回で、予想を超える多くの視聴者の質問に答えることができた。

午後は、ハンセン病患者を診察している病院を訪ねた。一九四二年に旧日本軍が武器庫として建設した後、ハンセン病専門病院として使用されていたが、現在は一般診療も行う地域の総合病院となり、年間一万七〇〇〇人の患者が訪れている。病院の裏には回復者が住む黄色い壁の古い建物があった。迎えてくれた回復者一人ひとりを抱きしめて、挨拶を交わした。同行した地元メディアに、「これまで数千人の人と握手し抱擁を交わしたが、ハンセン病にはかからなかった」と伝え、ハンセン病が怖くない病気であることを説明した。道の向かい側には田畑が広がり、草を食んでいる牛の傍には、藁葺き屋根の小屋が並んでいた。小屋はレンガ火鉢をつくる工場として使われており、彼らは火鉢の販売で現金収入を得ていた。

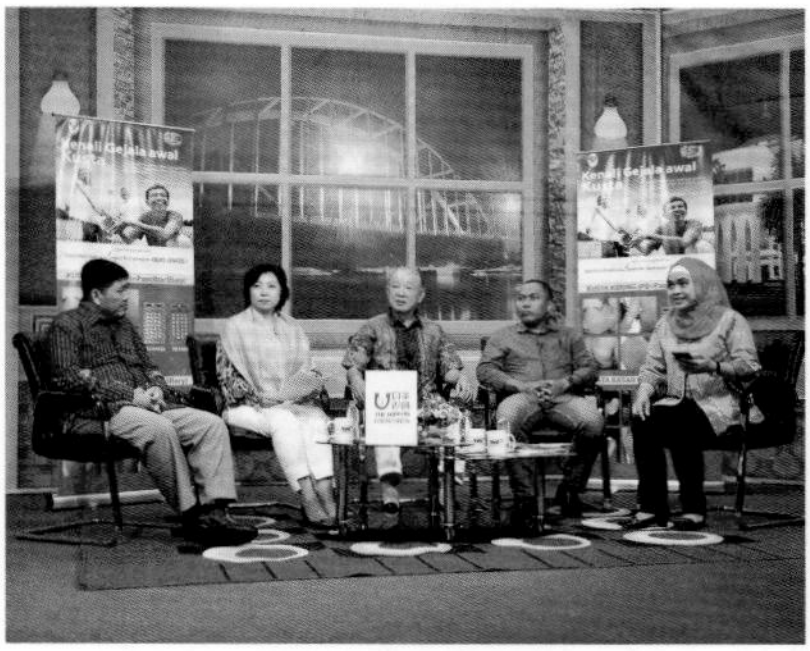

テレビの生放送に出演して、視聴者の質問に答える（インドネシア、2017年11月）

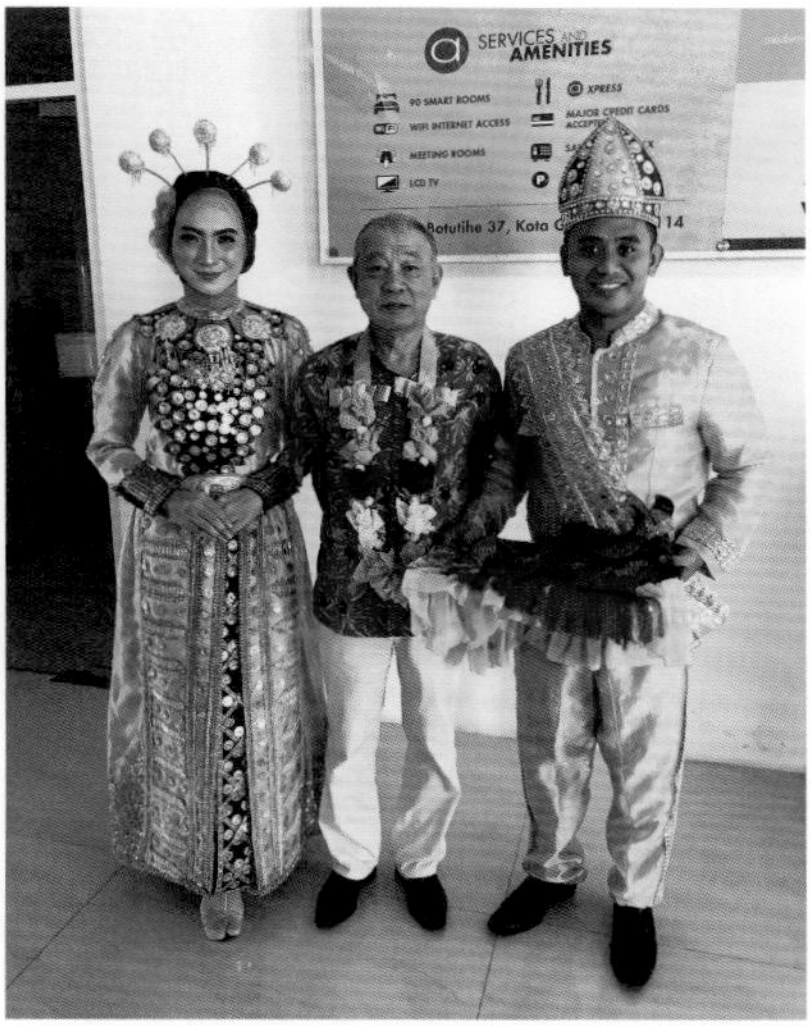

マカッサルのゴロンタロで正装の男女と（インドネシア、2017年11月）

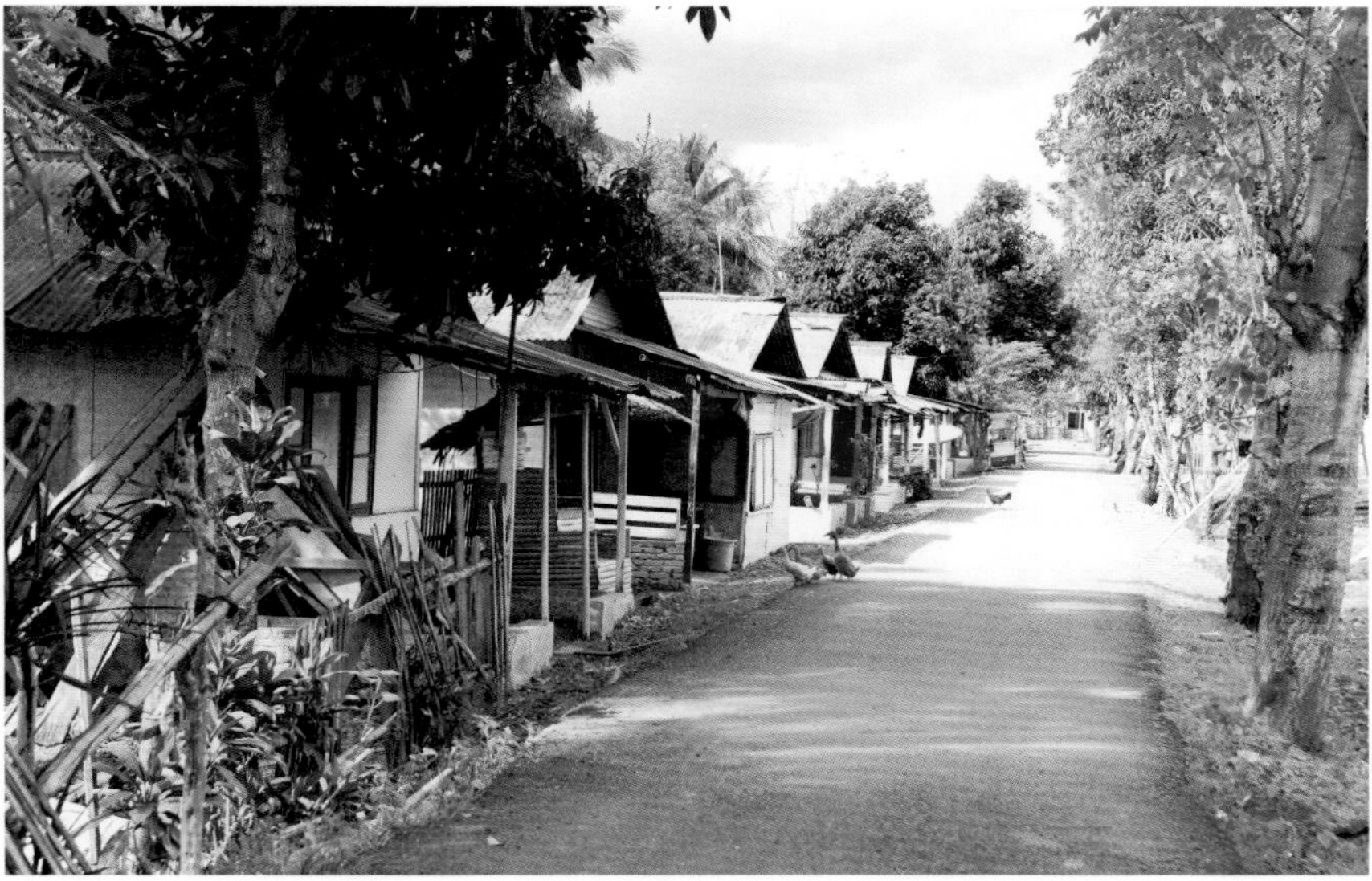

回復者のコロニー（ゴロンタロ）（インドネシア、2017年11月）

夜はTVRIというテレビの生放送に、地元保健局の担当者、回復者組織のアル副代表と私で出演。午前中のラジオ番組と同様で視聴者の質問に答える形式だった。ハンセン病について保健局の担当者が説明し、続いて私は病気だけでなく差別の問題も同時に解決しなければいけないことを伝えた。視聴者からは「ハンセン病になったらどうすればいいのか」、「ハンセン病患者が妊娠しても生まれてくる子どもに問題はないか」などの質問が寄せられ、ハンセン病は遺伝病ではなく、簡単にはうつらないことを強調した。

翌日、リンボト小学校で試験的に行われているハンセン病の啓発活動を視察した。幹線道路沿いの小さな学校の校庭で、二〇〇人ほどの児童が集まっていて、私は、「両親からハンセン病は怖い病気と言われているかもしれないが、薬で治ること、単なる病気で神の罪ではないことなど、学校で教えてくれたと両親に話してほしい」とお願いすると、大きな声で「約束する」と答えてくれた。次に、学校から車で一〇分ほどのところにある火事で廃墟のようになったモスクに住む回復者一家を訪れた。夫と死別した母と三人の子どもが

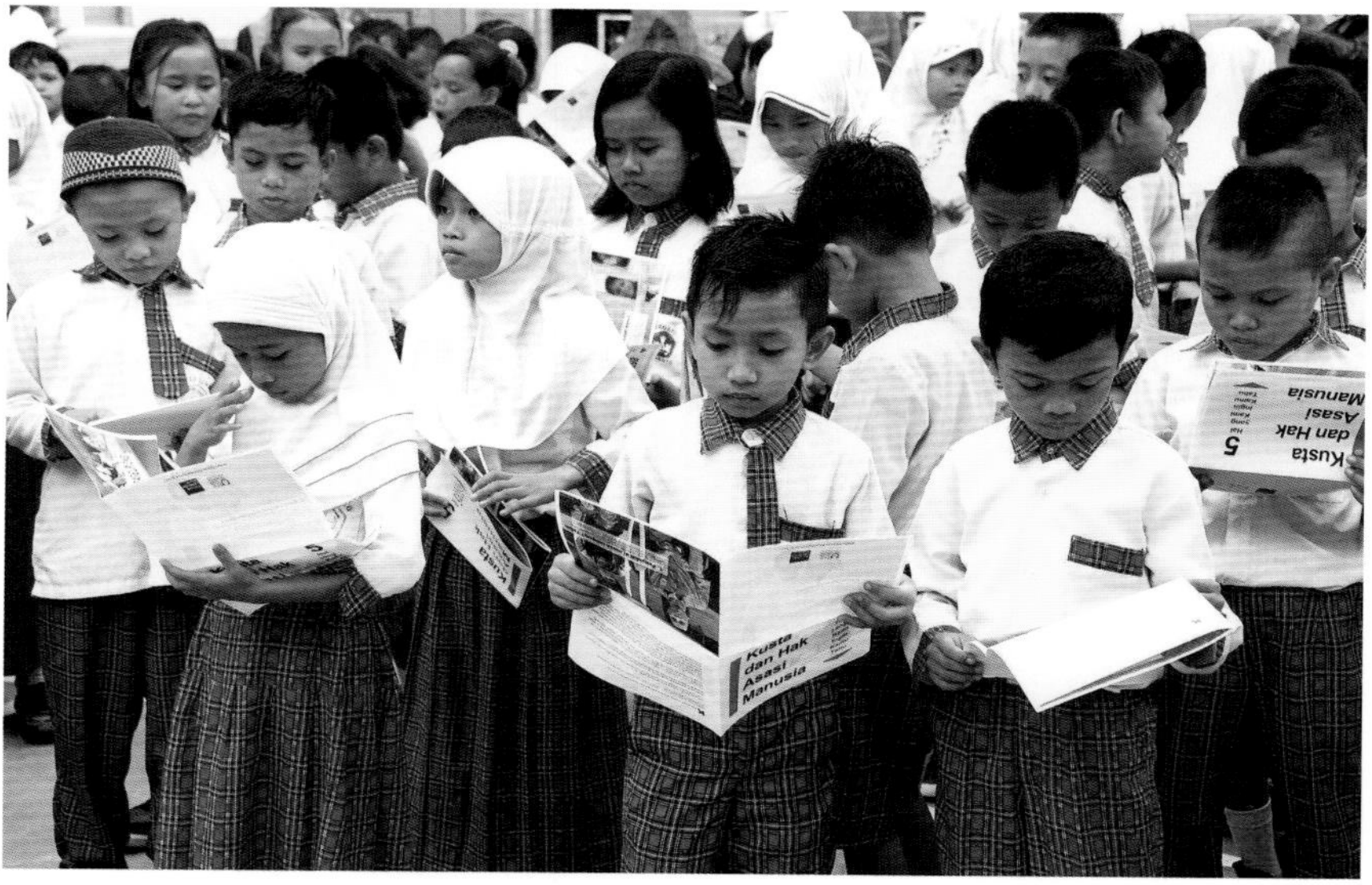

リンボト小学校では、ハンセン病についての啓発活動を行なっていた（インドネシア、2017年11月）

一週間前に別の州から引っ越して来たばかりだった。母親は病院に行くのが遅れたために、左手に障害が出ていた。もう一人、入り組んだ住宅街の奥に住む高齢の女性は、一度薬を飲んだが副作用が苦しくて途中でやめてしまったため、再発したという。「大工になるのが夢だ」という女性の孫に、「おばあさんがちゃんと薬を飲むように見ていて欲しい」とお願いした。

三日目は、ジャカルタに戻りアニス州知事と会談した。アメリカで教育を受けた気鋭の政治学者から政治家に転身し、次の大統領の有力候補といわれている。ペルマータのパウルス代表とアル副代表にも同席してもらい、直接彼らの話を知事に聞いてもらった。予想を超える数のテレビや新聞社がこの会談を報道してくれたことも大きな収穫だった。

続いてジュスフ・カラ副大統領と会談した。二〇〇五年にマラッカ・シンガポール海峡の安全確保とハンセン病対策への協力を要請したとき以来である。副大統領は、海運会社のオーナーであり、日本財団のマラッカ・シンガポール海峡における安全運行のための活動をよく知っておられ、ハンセン病蔓延地域のマカッサル出身でもある。私が、「インドネシアのハンセン病撲滅のため、できるだけ多く訪れたい」ことを告げると、副大統領は、「私の故郷もハンセン病が蔓延し、昔は多くの施設があった。あなたの活動に心から感謝する」とねぎらってくれた。

最後に、日本財団が一〇年にわたり支援している、義手や義足をつくる義肢装具士養成学校を訪れた。日本財団の主要事業である障害者支援の一つであり、国際的にも高く評価されている高品質の義手義足を製作できる技士を養成している学校である。ここでは毎年一五~二〇人の義肢装具士を養成している。来年夏には支援を終え、インドネシア政府に運営を引き継ぐ予定である。卒業生は東南アジアをはじめ海外でも活躍している。私の訪問を、卒業生までもが集まって歓迎してくれた。義肢装具士養成学校はこれまで、カンボジア、タイ、スリランカ、フィリピン、ミャンマーで設立してきた。

一二月には、インドのデリーを訪れ、「National Leprosy Conference 2017」に出席。また翌年のハンセン病患者・回復者およびその家屋に対する差別撤廃を訴える「グローバル・アピール」の声明を、共同で発出するDPI(Disabled Peoples' International：障害者インターナショナル)の事務所を訪れ、アビディ会長と意見交換をした。

二〇一八年

◆一月　タイ〔ミャンマー停戦和平交渉・少数民族武装勢力幹部との交渉〕
◆一月　ミャンマー〔停戦和平交渉・政府高官との会談〕
✣一月　インド
◆二月　ミャンマー〔二回〕〔停戦和平交渉・政府高官との会談〕
◆二月　タイ〔ミャンマー停戦和平交渉・少数民族武装勢力幹部との交渉〕
✣三月　インドネシア
◆三月　シンガポール〔障害者芸術祭〕
◆三月　ヨルダン〔ハッサン王子、国際平和会議〕
◆四月　カンボジア〔ラジオ英語教科書引き渡し式典〕
◆四月　パラオ〔パラオ議会、パラオ名誉国民授与〕
✣四月　インド
◆四月　中国〔要人面談〕
◆四月　アメリカ〔Deep Starとの調印式〕
◆五月　スウェーデン〔世界海事大学笹川海洋研究所開所式〕
◆五月　中国〔要人面談〕
◆五月　韓国〔要人面談〕
◆五月　スイス〔笹川健康賞授与式、各国保健大臣面談〕
◆五月　ミャンマー〔停戦和平交渉・政府高官との会談〕
◆六月　スイス〔世界人権宣言七〇周年記念コンサート〕
◆六月　中国〔北京大学SYLFF二五周年〕
◆七月　中国〔蘭州大学、吉林大学、南京大学、復旦大学SYLFF二五周年〕
◆七月　ミャンマー〔第三回パンロン会議〕
◆七月　エチオピア〔笹川アフリカ財団〕
✣七月　コモロ
✣七月　モザンビーク
◆九月　タイ〔ミャンマー停戦和平交渉・少数民族武装勢力幹部との交渉〕
✣一〇月　インドネシア
◆一〇月　ミャンマー〔二回〕〔停戦和平交渉・政府高官との会談〕
◆一一月　中国〔延安大学SYLFF二五周年〕
◆一一月　タイ〔ミャンマー停戦和平交渉・少数民族武装勢力幹部との交渉〕
◆一一月　ミャンマー〔停戦和平交渉・政府高官との会談およびハンセン病全国会議〕
◆一二月　ミャンマー〔停戦和平交渉・政府高官との会談〕
◆一二月　タイ〔ミャンマー停戦和平交渉・少数民族武装勢力幹部との交渉〕

✣は、本書に活動記録を収録
●「SYLFF〔Sasakawa Young Leaders Fellowship Fund〕」＝ササカワ・ヤングリーダー奨学金制度

「患者数増加」の勇断——インド（デリー、ジャルカンド州）［一月］

［ルート］成田→インド・デリー（飛行時間一〇時間二〇分）**—四泊—デリー→ジャルカンド州ランチ**（飛行時間一時間四〇分）**—三泊—ランチ→デリー**（一時間五〇分・トランジット五時間）**→上海**（飛行時間五時間三〇分）**—一泊**（要人お見舞い）**—上海→羽田**（飛行時間四時間）

二〇一八年年頭は九日間、インドで活動した。主な目的はハンセン病患者・回復者およびその家族に対する差別撤廃を訴える「グローバル・アピール2018」を首都デリーで発表することと、ジャルカンド州で、州政府に生活困窮のハンセン病回復者への年金増額の陳情を行い、同時に差別撤廃の啓蒙活動を行うことだった。

今年の「グローバル・アピール」は、世界九一カ国の障害者団体が加盟するDPI（Disabled Peoples' Internationa：障害者インターナショナル）との共同宣言として発信した。会場にはAPAL（Association of People affected by Leprosy：インド・ハンセン病回復者協会）のナルサッパ会長をはじめ、デリー近郊のコロニーの回復者、アジア諸国およびインドの障害者当事者団体、支援団体、報道関係者など三〇〇人ほどが集まった。私は挨拶で、「日本財団とDPIは、全ての人の権利が尊重されるインクルーシブな社会の実現という共通のゴールに向けてともに活動する」ことを宣言。DPIのアビディ会長は、「ハンセン病の患者、回復者は、最も社会から放置され、疎外され、汚名を着せられ、差別を受けてきた。このチャレンジを前進させていきたい」と決意表明した。

この時、手話通訳が、ハンセン病という手話を「五本指を曲げる」のを見た同行の富永夏子が少し差別的ではと、アビディ氏に伝えたところ、手話通訳を呼んで、自分の言うことを手話にしてみて、と伝え、「私の母はハンセン病だった」と言い、手話通訳が指を曲げる仕草をしたのを確認したアビディ氏が、これは何とかしないと、とすぐに反応してくれた。率直でリーダーシップのあるナイスガイだったが、そのあとすぐに逝去されたのが残念でならない。貴重な同志の一人を失ってしまった。

夕方には、ラーム・ナート・コーヴィンド大統領に、ハンセン病問題について説明する機会を得た。大統領府には携帯電話などの電子機器は持ち込むことができず、厳重な身体検査の末、ようやく中に入ることを許された。石造りの高い天井の廊下を通った後、豪華な部屋にたどり着く。ほどなくして大統領が現れた。最下層のカーストから現在の地位まで上り詰めた苦労人だ。限られた時間の中で、インドにおけるハンセン病の問題と、「グローバル・アピール」について説明し、APALのナルサッパ会長を紹介した。

翌日は、ジャルカンド州へ飛び、州都のランチ空港から直接、チャンドラバァンシ州保健大臣との会談に向かった。APALのヴェヌゴパール副代表、APALのジャルカンド州リーダーのジャイヌディーン氏も同席した。ジャイヌディーン氏からは、大臣にコロニーの生活改善のための要望書を提出した。同氏は私の訪問に間に合わせるために昨年一一月から、ジャルカンド州にある五六カ所全てのコロニーを調査し、詳細なデータを集めてくれた。大臣は、がっしりとした体格に白髪交じりの短髪にひげを蓄えており、その場で調整委員会を設立し、回復者も委員に入れることを決断。午後から予定されている関係者会議への出席も約束してくれた。

州保健大臣は約束通り、多忙の中、午後の関係者会議に出席してくれた。中央政府のハンセン病担当官であるアニル・クマール医師がハンセン病の対策について、「一時的に患者が増えても、隠れた患者を見つけて障害に至らないようにすることが重要である」と述べた。私は、集まったメディアと保健大臣に「インドの患者をゼロにするための活動は、世界でも高く評価されている。一時的に患者が増えても早期発見することが重要だ、という勇断を下したのは世界でクマール医師だけである。患者の一時的な増加はそれだけ活動が成果を上げていることの証拠であり、しばらくの間は患者が増えることを喜んで欲しい」と訴えた。発見の遅れは障害が残る可能性が高くなるので、患者の早期発見は最重要である。しかし新規患者の増加は、患者を減らすという制圧目標と矛盾する。したがって、世界各国の患者数はここ一〇年ほど横ばいの状態が続いている。私はこれを「エリミネーション・トラウマ（制圧による心的障害）」と呼んでいる。アニル・クマール医師の決断はトラウマに対し真っ向から挑戦するものだった。

その後、州庁舎でダス州首相と会談した。立派なひげを蓄えた州首相は、昨年日本を訪問したばかりで、観光客誘致に積極的だった。ここでもジャイヌディーン氏が存在感を発揮した。彼は、「州の全てのコロニーを調査した結果をお見せする。特に重度の障害がある人に補助をいただきたい」と堂々と訴えた。州首相は「ほかの州の枠組みを参考に特別年金の仕組みを作っていきたい」と応えてくれた。

ジャルカンド州二日目は、北部のランガール県を目指した。州都ランチから一時間半ほどで、幹線道路と線路に挟まれ、クラクションや汽笛の音が鳴り響く騒音に満ちたランガール・コロニーに到着。屋根はトタンや布、水溜りにはボウフラがわいていた。訪れたときには、四歳の男の子が金槌を使って電気製品を部品と鉄くずに仕分ける危険な作業をしていた。鋭利な金属やガラスもあり、とても子どもの仕事ではない。遊び盛りの子どもものすることではないと思ったが、声をかけても目も合わせず、黙々と作業をしていた。広場に集まっていたのは、女性を中心とする五〇人ほどの人々。私は「皆さんのお子さんが教育を受けて将来、ちゃんとした社会人になるために支援したい」と告げ、回復者の自立を支援するS-ILF（Sasakawa-India Leprosy Foundation：ササカワ・インド・ハンセン病財団）で就労支援と奨学金を担当しているラケシュ・ジャー氏を紹介した。

三日目はランチから北東に車で三時間ほどのボカラ県のニルマル・グラム・コロニーを訪れた。村の入り口では制服を着た女子学生の太鼓と笛のマーチング隊に囲まれ、一〇〇メートルほど行進しながら広場の中へと導かれた。広場には三〇〇人ほどが集まり、村人総出の歌やダンスで歓迎してくれた。このコロニーではS-ILFの就労支援が行われており、雰囲気は明るく、女性たちは生計を立てるために自助グループを組織していた。メンバーからお金を集め、その資金を使って貸出しを行い、ビジネスをする仕組みだ。この日は、二〇人からなるグループが四組集まっていた。各グループがジュエリー、キャンドル、石鹸づくりなどの小規模ビジネスを計画し

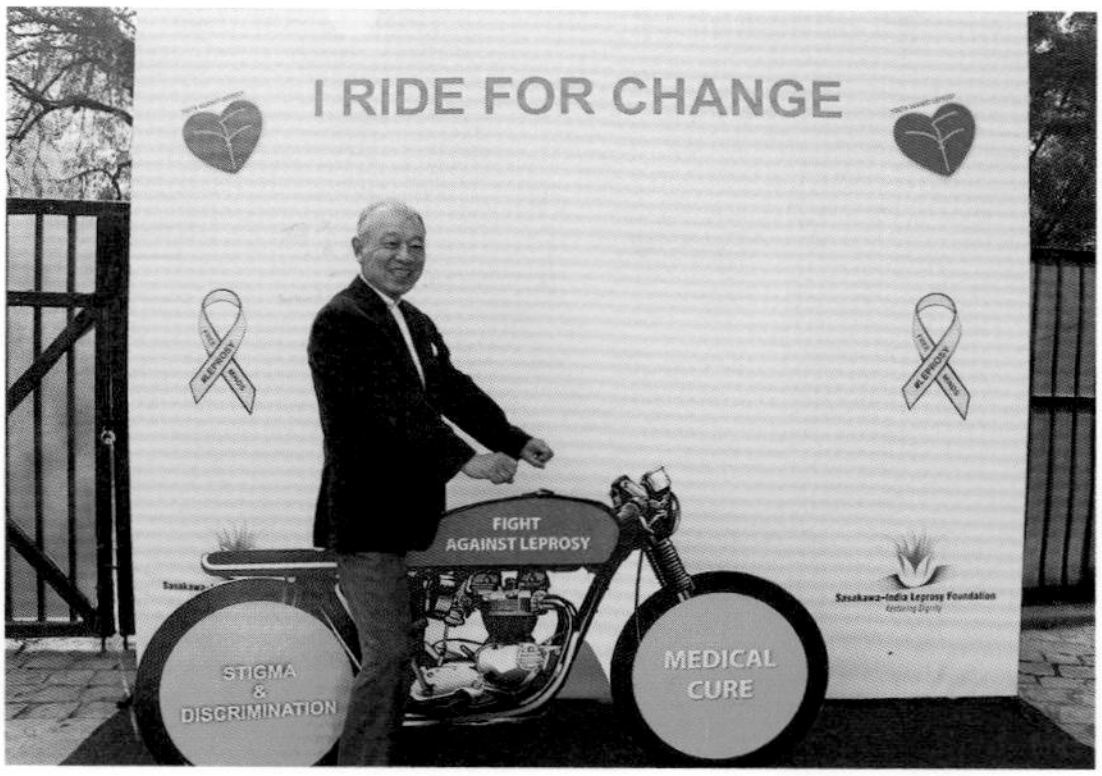

チェ・ゲバラの「モーターサイクルダイアリー」からヒントを得て考えた、「前輪は病気を治すこと、後輪は差別の撤廃」のオートバイにまたがる（インド、デリー、2018年1月）

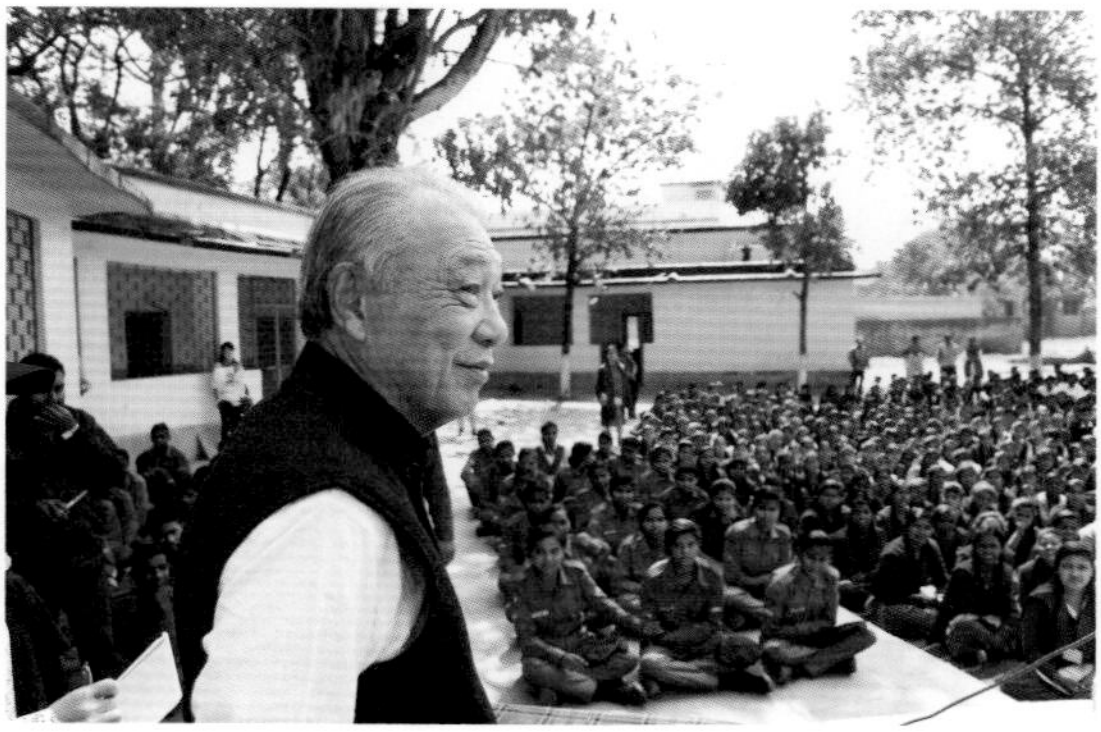

子どもたちにハンセン病の正しい知識を説明する（ガンジー・メモリアル高校）（インド、2018年1月）

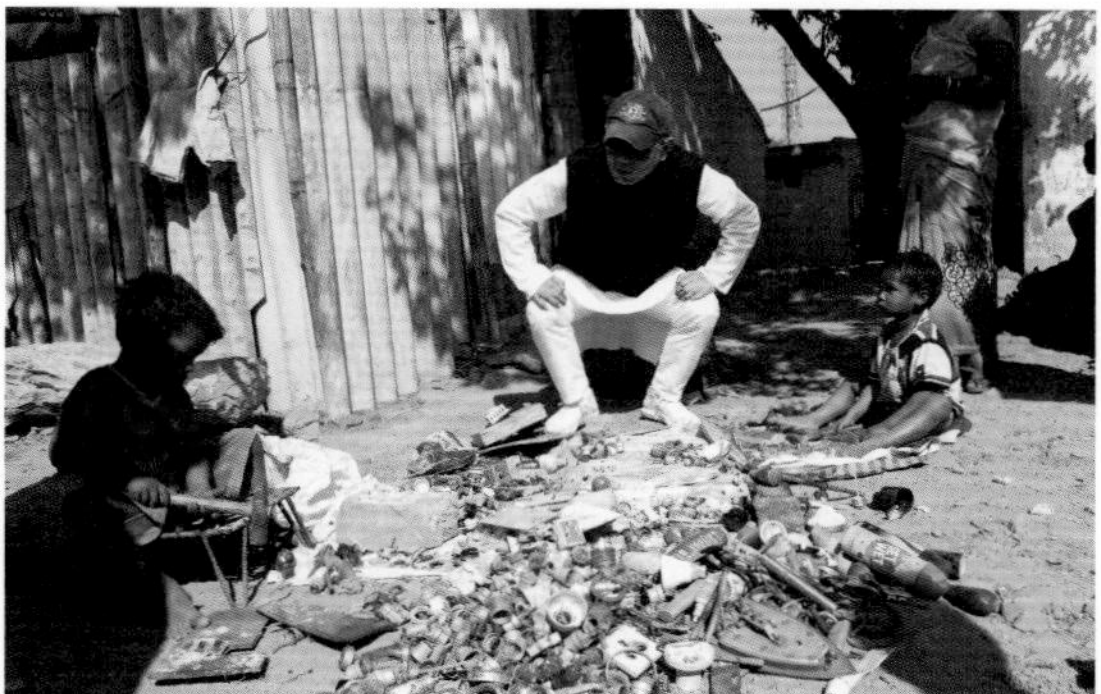

危険な作業をするランガール・コロニーの幼い子どもたち（インド、ジャルカンド州、2018年1月）

ていた。

私は村人に、「州保健大臣、州首相も生活環境をよりよいものにすると約束した」と激励。同行したS-ILFのダース会長とジャー氏が村人と、現在の課題や希望するビジネスについて熱心に聞き取りを行っていた。

アクセスの難しい場所にいる患者を発見するために――インドネシア共和国〔三月〕

〔ルート〕羽田→インドネシア・ジャカルタ（飛行時間八時間）**―一泊―ジャカルタ→マカッサル**（飛行時間二時間三〇分）**―三泊―マカッサル→パル**（飛行時間一時間二〇分）**―三泊―パル→ジャカルタ**（飛行時間二時間三〇分・トランジット八時間）**→シンガポール**（飛行時間一時間四五分）**―二泊**（障害者芸術祭）**―シンガポール→アラブ首長国連邦ドバイ**（飛行時間七時間四〇分・トランジット三時間三〇分）**→ヨルダン・アンマン**（飛行時間三時間四〇分）**―三泊**（サミット出席、ハッサン王子と会談）**―アンマン→カタール・ドーハ**（飛行時間三時間・トランジット二時間三〇分）**→成田**（飛行時間一〇時間二〇分）

三月のインドネシア訪問では、首都ジャカルタと南スラウェシ州、中部スラウェシ州で活動した。

初日は、WHOインドネシアのパラニエタラン代表と保健省アヌン疾病対策局長と情報交換し、ハンセン病の政策の優先順位が下がらないよう、各地域の指導者を何度も訪問し啓発活動を行っていることを説明した。夕方の便で、ジャカルタから三時間かけて、インドネシア中東部の南スラウェシ州の州都マカッサルに向かった。スラウェシ島の南側にある同市は、交易中継港として大いに栄えた東インドネシア地域の中心的な都市でもある。

翌日は早朝から活動を開始。車で一時間ほどで、カンジロ保健センターに到着。緑色の建物の前に人々が集り、歌とダンスで歓迎してくれた。回復者組織ペルマータ（PerMaTa：Perhimpunan Mandiri Kusta：ハンセン病独立協会）のメンバーの女性が挨拶の中で「ハンセン病で辛い思いをしたが、ペルマータのおかげで社会復帰することができた。

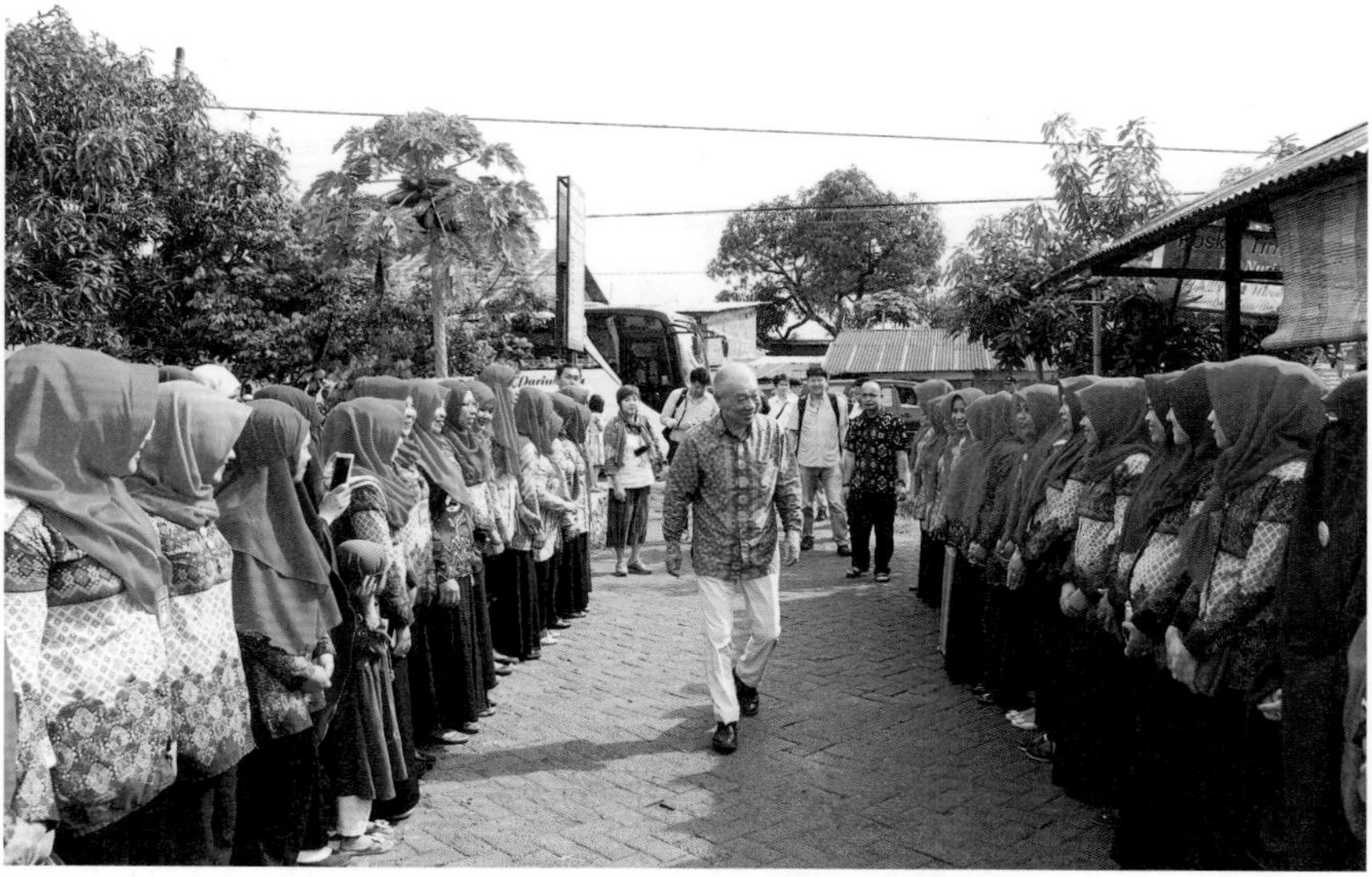

カンジロ保健センターで大勢の娘たちの歓迎を受ける（インドネシア、2018年3月）

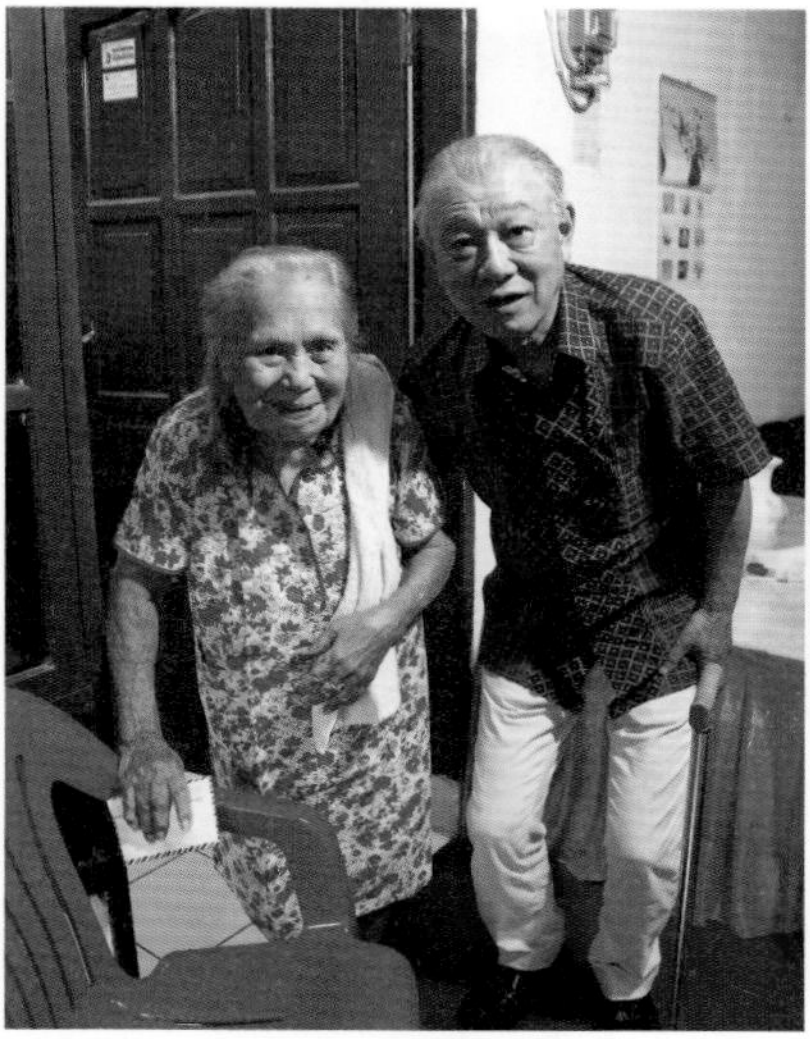

旧日本軍のお墓を守り続けてくれる87歳になるマリア・ラトゥラニさん（インドネシア、2018年3月）

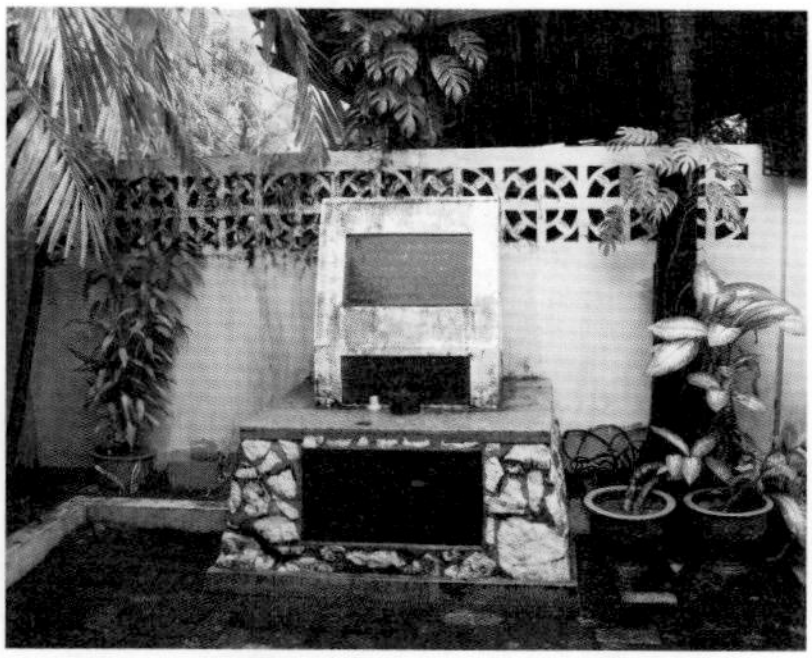

自宅の庭の中に安置されている旧日本軍のお墓（インドネシア、2018年3月）

亡くなった母にいまの姿を見せたい」と自信に満ちた表情で語る姿が、聴衆の涙を誘った。私は「患者が村八分にならないよう、村の中でクスタ（インドネシア語でハンセン病のこと）は薬を飲めば簡単に治ることを話題としてほしい」と伝えた。

足にハンセン病の初期症状である白い斑紋がある若い女性が、表情を曇らせていたので、「早く見つかってよかったね。薬を飲めば風邪よりも簡単に治る。障害も出ないよ」と伝えると、彼女の表情が少し和らいだ。

三日目はまず、地元のラジオ番組に出演し、リスナーに「ラジオが終わったらお互いに自分の体に白い斑紋ができていないか探してください」と呼びかけた後、ペルマータのアルカドリ副代表が自身の経験を語り、「私の妻も回復者ですが、二人の子どもは健康そのもの。遺伝などは迷信にすぎない」ことを訴えた。

午後は、ハンセン病患者や回復者とその家族が住むジョンガヤ地区を訪れた。アルカドリ副代表の自宅がある場所だ。雨が降る中、ペルマータのメンバーが集まり、女性リーダーのユリさんが活動を紹介してくれた。金銭的な理由で治療を中断してしまった患者をクリニックに連れて行ったり、回復者によるトレーニングや啓発活動を行っているそうだ。回復者団体が地方行政の不足を補うかたちで、ハンセン病制圧活動に積極的に協力しているのは、新しい動きであり、彼らの活動をバックアップする責任を痛感した。

四日目は、ゴア県庁舎で、副県知事、県議会議員たちと会談。議員の一人が患者を減らし差別をなくすため、県議会と地方議会が一体になって活動していることを説明してくれた。その後、空路で中部スラウェシ州の州都パルに向かった。

五日目は、シギ県庁舎で、イルワン県知事をはじめ議員が集まる中、「州の議員、村の指導者たちが日常会話の中で、ハンセン病は治る病気であり神様の罰ではないことを話題にしてもらえれば、病気はなくなる」ことを伝えると、知事は「関係者との連携の大切さを感じた。保健局と協力をして、ハンセン病になっても恥ずかしくないという情報を各村に伝える」と応じてくれた。

その後、県知事同行のもと、ビルマル保健センターへ。保健局長から、「患者は少なくなっているが、早期発見が大切だ。ただ一九の保健所のうち五カ所がアクセスが難しく、子どもの患者も多くなっている」との報告を受けた。収穫時や炭鉱労働の忙しい時期などに村人が移動するので、発見が難しいという課題もある。私は「スマートフォンの時代なのにハンセン病の知識が広まっていないのは、私の努力不足だ。一人でも多くの人生が明るくなるよう、努力しよう」と激励した。

夕方、国営テレビ放送TVRIのトークショーに出演。番組は、視聴者の質問を受ける形で進んでいった。一緒に出演した地元の回復者メルティ氏は、「白い斑紋が肘と足にできて歩けなくなった。家族は受け入れてくれたが、村八分にされた」と、自らの経験を語った。

四月はまた、カンボジア（英語教科書引き渡し式典）とパラオ（パラオ議会、パラオ名誉国民授与）を訪問した。

写真を通じてハンセン病に対する理解を――インド（デリー）［四月］

四月、一泊二日でデリーを訪れた。到着日の一九日午前中、インド保健家族福祉省でのハンセン病担当官のアニル・クマール氏との会談では、インド政府が二年前から実施しているLCDC（Leprosy Case Detection Campaign：ハンセン病患者発見キャンペーン）で多くの患者が発見されていることに敬意を表した。午後はハンセン病回復者の自立支援を行うS-ILF（Sasakawa-India Leprosy Foundation：ササカワ・インド・ハンセン病財団）理事との打ち合わせの後、子どもの権利活動家として二〇一四年にノーベル平和賞を受賞したカイラシュ・サティヤルティ氏と会談した。

夕刻から、今回の主な目的である富永夏子の写真展「OUR LIVES」のオープニングセレモニーに出席。富永は私とともに世界中をまわり、ハンセン病の患者・回復者、その家族の写真を撮り続けている日本財団職員の

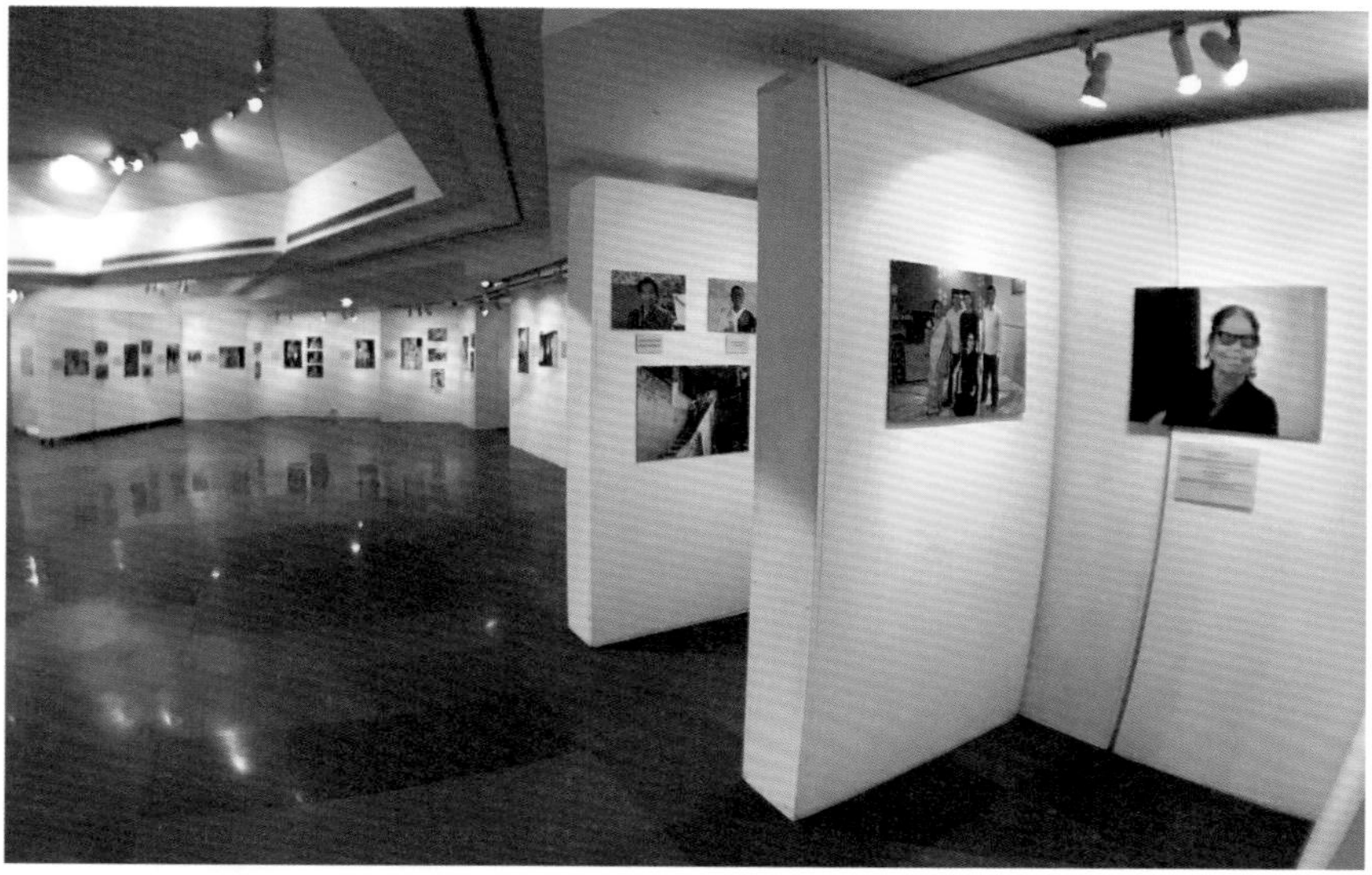

写真展会場の様子(インド、デリー、2018年4月)

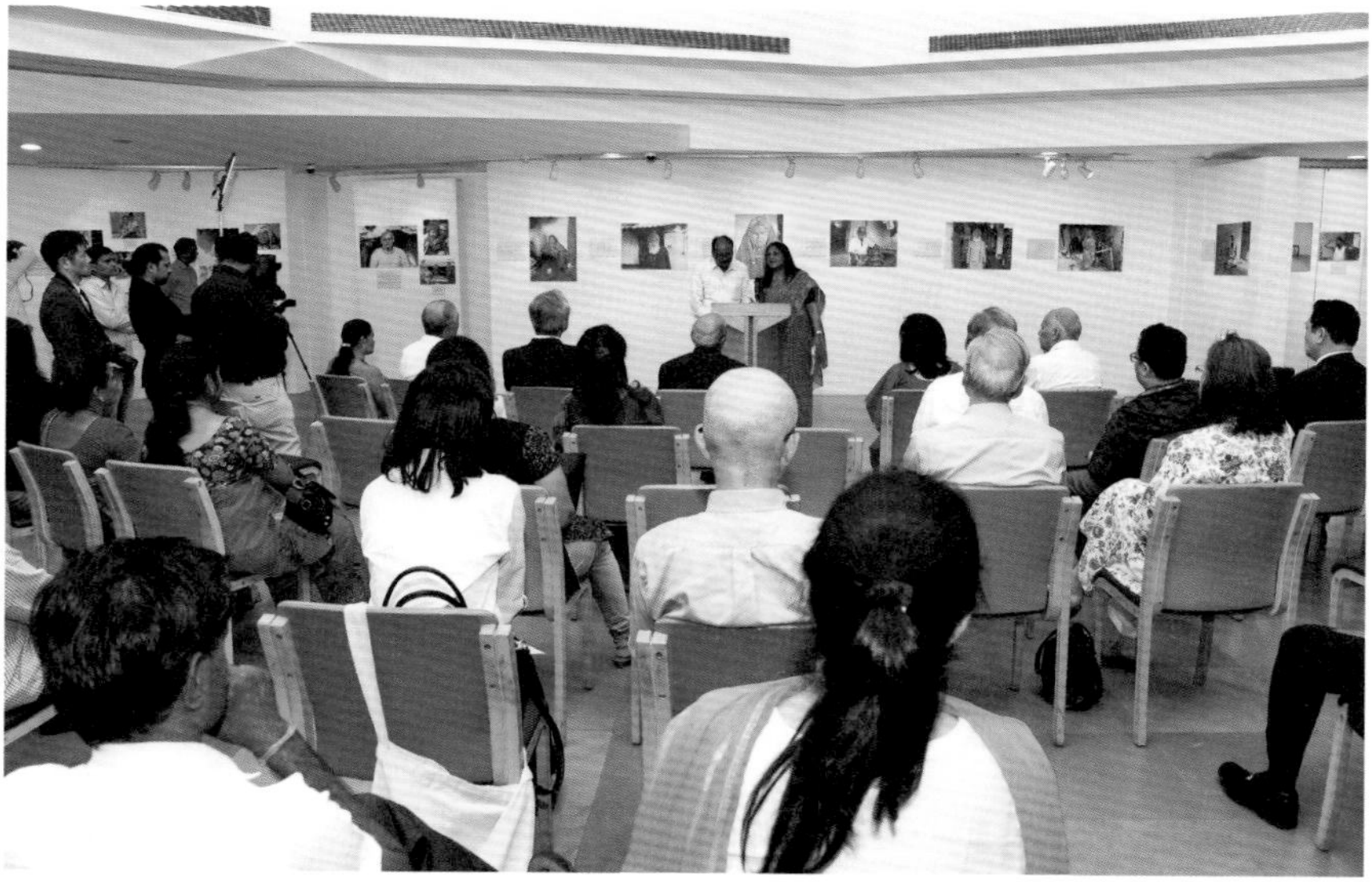

写真展の開所式で挨拶するAPALのナルサッパ会長(インド、デリー、2018年4月)

写真家である。写真展は、デリー中心地にある格式のあるインディア・インターナショナル・センターで四月二〇日から五月一日まで開催された。オープニングセレモニーには政府、WHO、NGOなどの関係者、メディア、回復者のほか、在インド日本大使館の全面的な協力もあって日系企業からの参加も多かった。私は今回の集まりをきっかけに、日系企業にもインドの国民的課題であるハンセン病の実態と日本財団の取り組みを知ってもらい、将来的には彼らの協力も得ることを期待している。

オープニングでは、写真のモデルの一人であるマディヤ・プラデシュ州のアニータさんが苛酷な経験を語ってくれた。

写真展は多くのメディアに取り上げられ、幅広い人々にハンセン病の問題を伝えることができた。世界中のハンセン病患者、回復者の写真を数十年にわたって撮影した写真家は彼女一人である。これから数十年後、ハンセン病が地球上から消滅した暁には、彼女の写真は世界の貴重な財産として残ることになるはずである。

四月から五月にかけて渡米、アメリカ・ヒューストンでDeepStar（海洋技術開発のコンソーシアム）との調印式を行い、大リーグ、アストロズ対ヤンキース戦で始球式を行った。

五月はまた、スウェーデン・マルメ（世界海事大学笹川海洋研究所開所式）とジュネーブ（笹川健康賞授与式、各国保健大臣面談）を訪れた。

六月は、再びジュネーブで日本財団・国連人権理事会共催の「世界人権宣言七〇周年記念コンサート」で挨拶、さらに中国でSYLFF（Sasakawa Young Leaders Fellowship Fund：ササカワ・ヤングリーダー奨学基金）二五周年（五大学）式典に参加した。

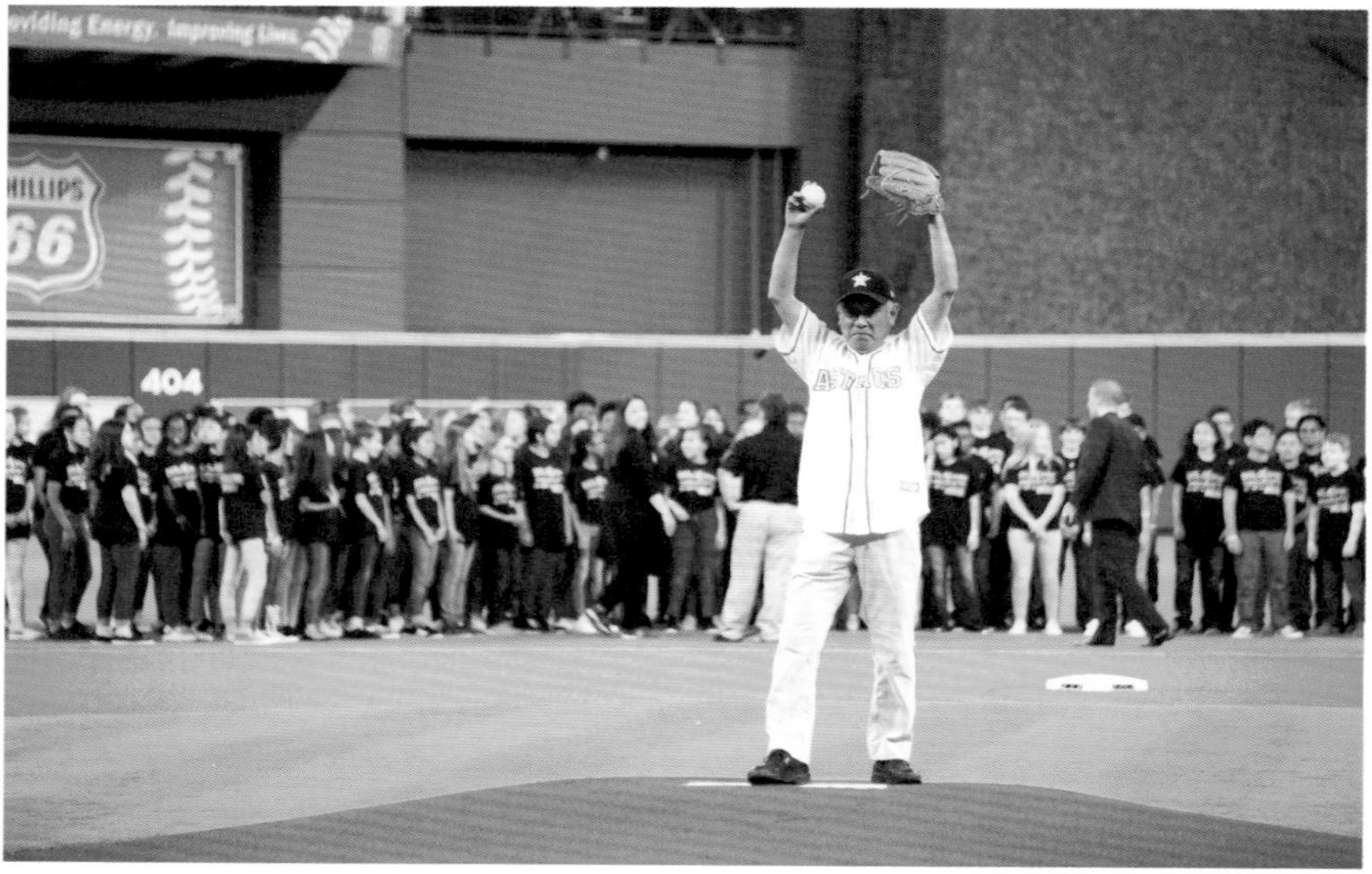

アストロズVSヤンキースの試合で最高年齢79歳での始球式（アメリカ、20018年5月）

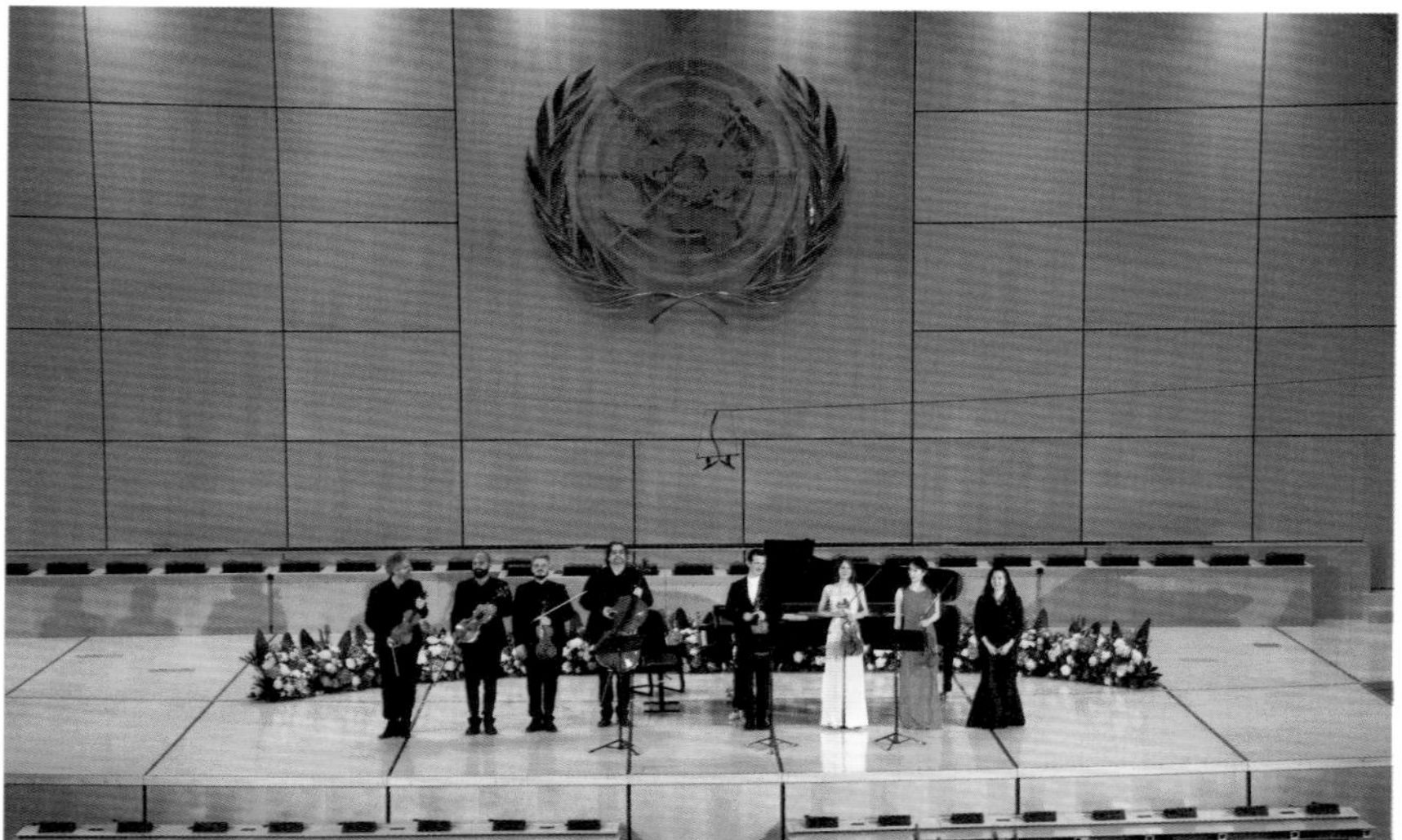

7挺のストラディバリウスによる日本財団主催の「世界人権宣言70周年記念コンサート」（ジュネーブ、20018年6月）

子どもの患者を減らすために――コモロ連合［七月］

［**ルート**］羽田→アラブ首長国連邦ドバイ（飛行時間一〇時間四五分・トランジット四時間）→エチオピア・アディスアベバ（飛行時間四時間）―一泊―アディスアベバ→コモロ連合（飛行時間三時間五〇分）―四泊

七月は、ミャンマーで第三回「パンロン会議」（ミャンマー政府と少数民族武装勢力との和平会議）に出席し、いったん帰国した後、アフリカ東海岸のインド洋に浮かぶコモロ連合で活動した。羽田からドバイを経由し、エチオピアでの一泊二日の活動後、コモロに向かった。コモロ連合は、マダガスカルの北に位置し、首都モロニのあるグランドコモロ島、アンジュアン島、モヘリ島の三島からなる島嶼国である。主な産業は、バニラなどの香料生産と、農業と漁業だが、一九七五年にフランスから独立した後、頻繁にクーデターが発生し、政情が不安定であることから経済発展が進まず、生活水準も低い。

コモロ連合のハンセン病患者数は、人口一万人あたり一人未満という制圧基準を超えている。通常、WHOの未制圧国のリストは、人口一〇〇万人以上の国を対象として作成されるが、コモロ連合のように人口が少ない国（約八〇万人）にも、未制圧国は存在するのである。また新規患者の四〇％が子どもという割合は、世界平均を大きく超えている。コモロ連合の三島のうち、特にアンジュアン島に患者が多い。同島がほかの島と比べると貧しく、人口密度が高く、栄養不足も原因の一つと考えられている。WHOアフリカ地域事務局（AFRO）のハンセン病担当官アレックス博士によると、コモロ連合は、一九八一年にWHOから治療薬MDTの導入を推奨されたが、二〇〇一年まで導入していない。私は、WHOのハンセン病制圧大使として、コモロ連合の現状を把握し、状況改善の対策を立てるために同国を訪れることにした。

空から見たグランドコモロ島は、コバルトブルーの海に囲まれ、一見平和な暮らしが営まれているように見えた。空港から市内に向かう道では、ヒジャブ（イスラム教の女性が身につける布）を被った女性や白い帽子と服をまとった男性が行き交う姿を目にし、ここがイスラム教国であることを実感した。ファトマ保健大臣とは、この五月にジュネーブのWHO総会で会ったばかりだ。私が「コモロ連合では子どもの症例が多いことが心配だ」と伝えると、大臣は政府としても大きな懸念を感じていると言う。二〇三〇年までの制圧を目標とする計画を策定中であり、翌日からの現場視察にも同行することを約束してくれた。

翌朝、ファトマ保健大臣やWHOのアブドライエ代表らとともに、子どもの患者が多いアンジュアン島へ向かった。三〇人乗りの小さな飛行機で上空へ。生きた化石、シーラカンスが生息しているという海はおだやかだった。三〇分ほどでアンジュアン島に到着した。空港から直接、州知事との面談に向かう。アンジュアン島には予想以上に高い山が多く、その斜面に張りつくように家々が密集しており、海沿いの市場には水揚げされたばかりの魚や色とりどりの布を売る店が軒を連ねる。空港から車で二〇分ほどで、大きなイスラム式の白い建物が丘の上に見えてきた。この島でいちばん立派だという州知事庁舎である。州知事との面談はそこで行われた。アブドゥ州知事は医者でもあり、ハンセン病についても問題点を的確に理解しておられたのに、この悲惨な状況はなぜなのだろうかと疑問を感じた。

何はともあれ翌日、現場に向かった。島の中心に向かって丘を登ると、黄色と緑の鮮やかな壁のホンボ病院がある。病院には、皮膚病の無料診断をすることをラジオ放送で知った住民が集まっていた。ハンセン病の診断をすると言うと差別を恐れて治療に来ない住民がいるため、皮膚病の診断という伝え方をしているのだ。聞いていた通り、集まった人の中には若いハンセン病患者が多く、子どもの割合が高い。とても恒常的にキャンペーンが行われているとは思えず、長年の経験から私の訪問に合わせて特別に行われたものであるように思えた。

病院を後にして、深い緑の森を越え、島の反対側にあるマハレ村の保健所を訪れた。村は、木の葉や竹などでつくった簡素で伝統的な家が多く、ゴミが打ち捨てられた道路脇の水溜りにはボウフラがわいており、衛生状態

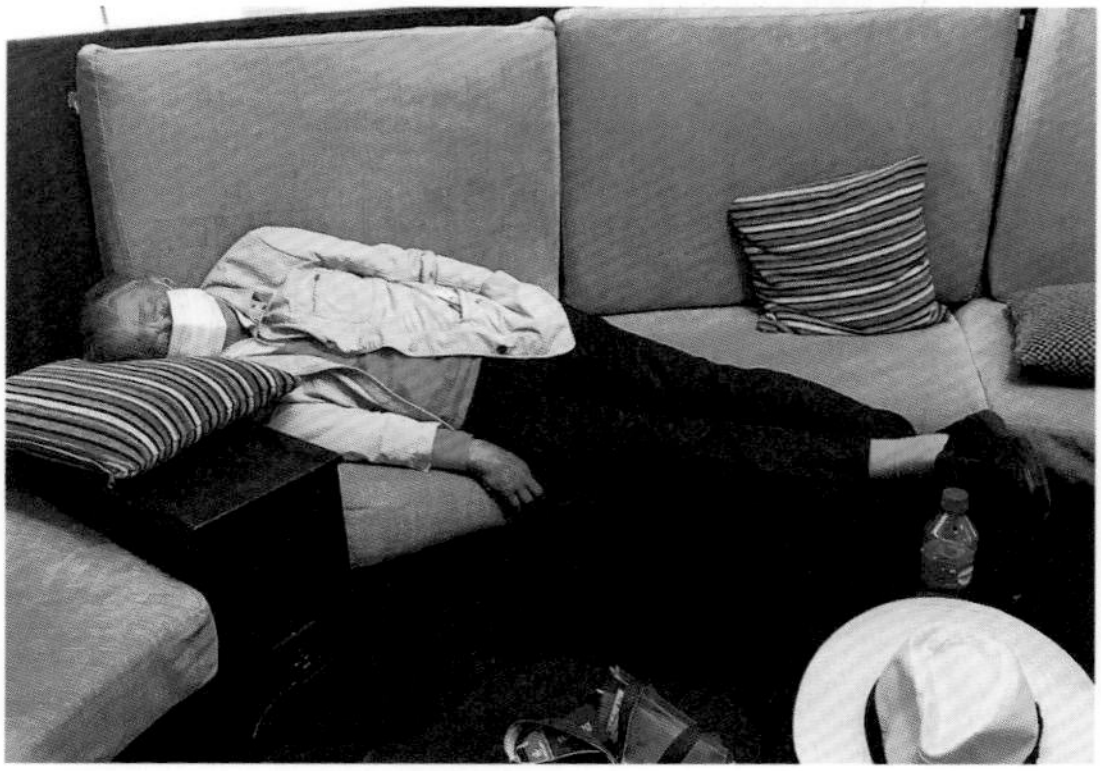

いつでもどこでも寝られる特技をもつ筆者（空港待合室）

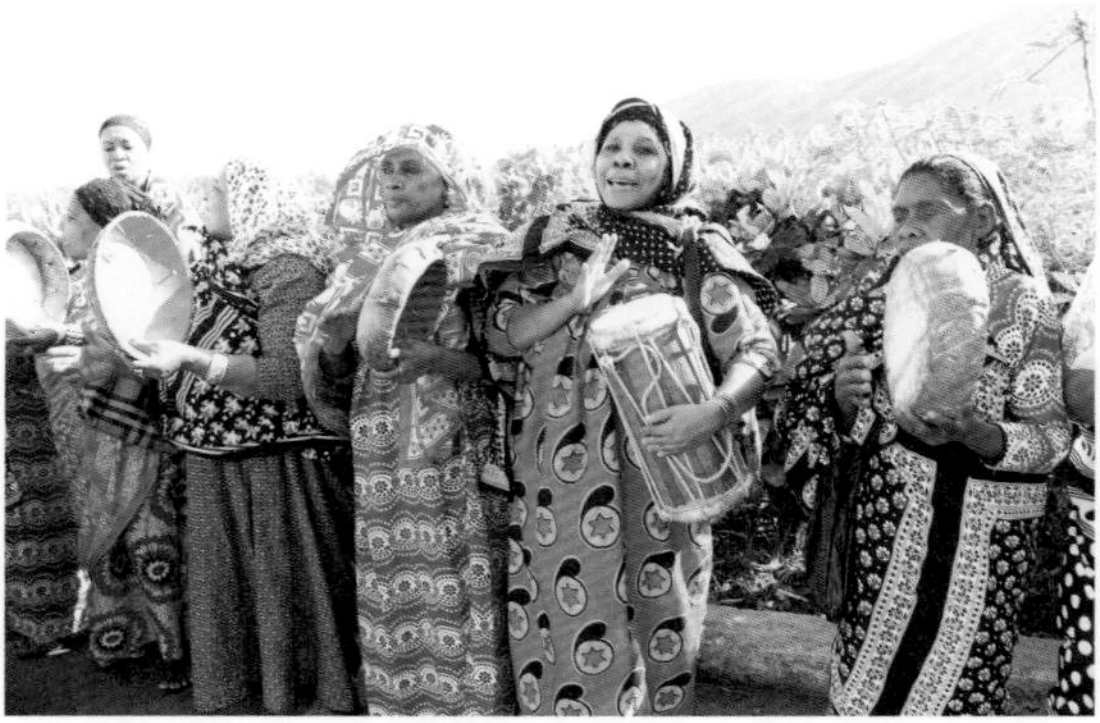

出迎えの歓迎風景（コモロ連合、2018年7月）

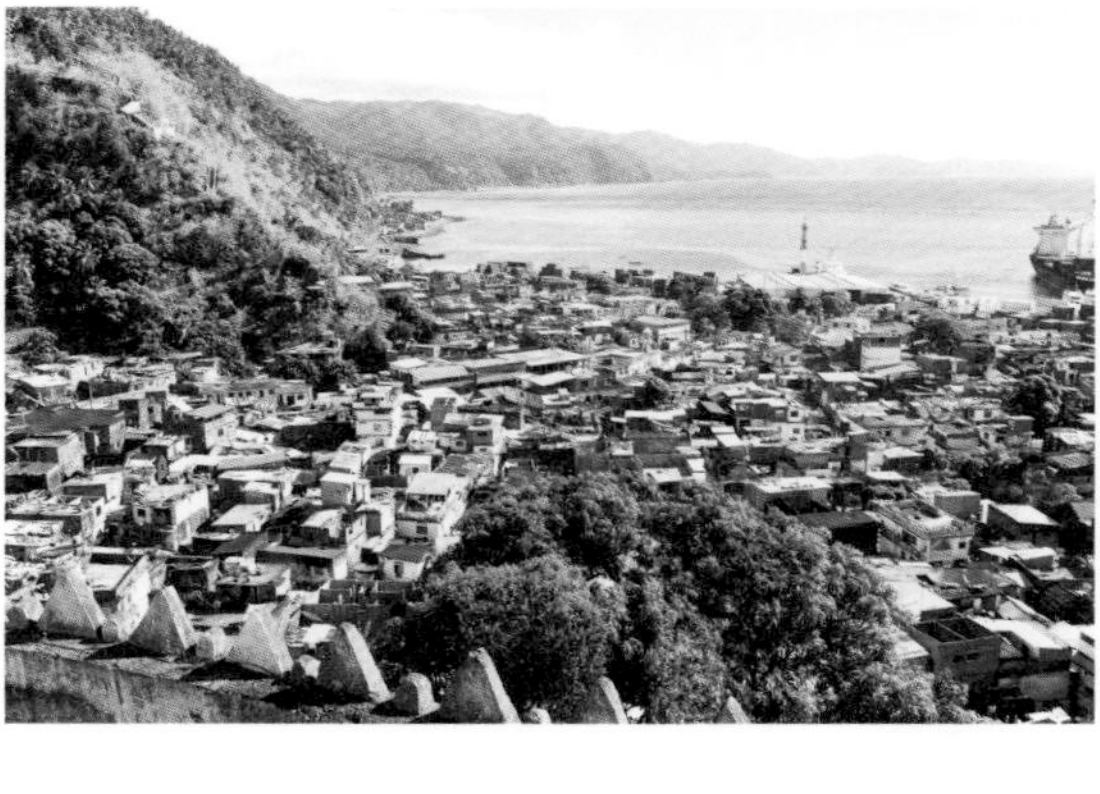

小さな島に密集する家屋（コモロ連合、2018年7月）

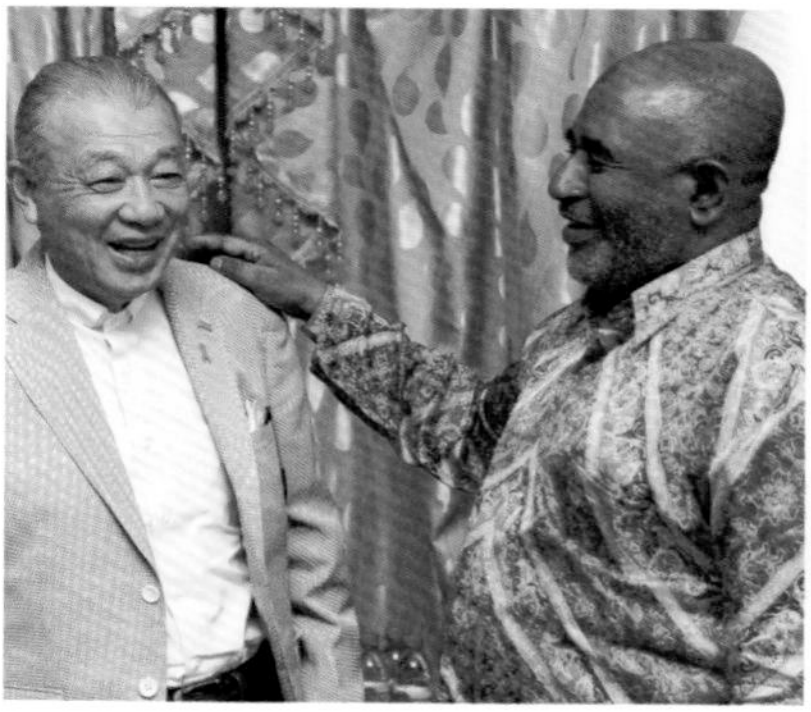

アザリ大統領に励まされる筆者（コモロ連合、2018年7月）

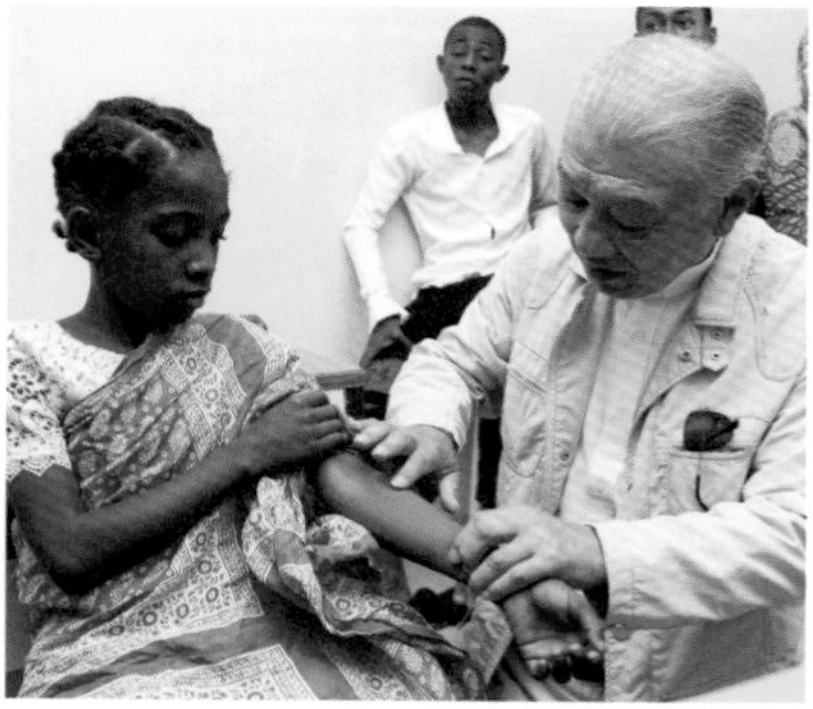

子どもの発症状況を見る（コモロ連合、2018年7月）

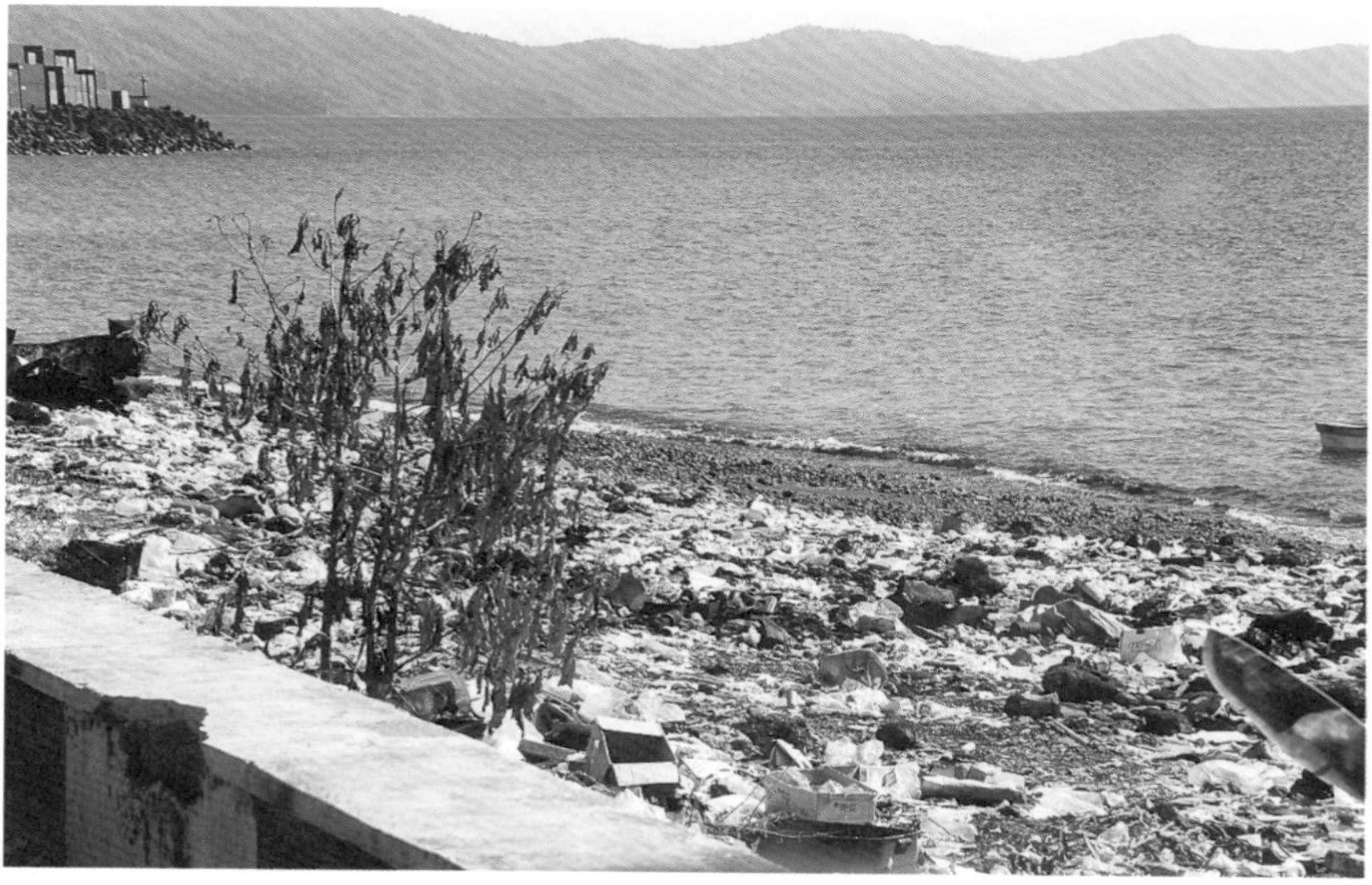

アンジュアン島ではあちこちにゴミが散乱していた（コモロ連合、2018年7月）

は極めて悪い。小さな保健所には、別の村から診察に訪れた大学生や一〇歳くらいの少年、後遺症でできた足裏の傷が進行した男性らが診察に来ていた。人口約三六万人に対し、毎年四〇〇人近くのハンセン病患者が見つかるアンジュアン島の厳しい状況を肌で感じた。有病率では一万人あたり一一人という数字になる。これだけWHOを中心にハンセン病活動が浸透しているのに、この悲惨な状況は何と言ったらいいのだろうか。ハンセン病制圧活動で世界を駆け巡って来た私にとって、まさに衝撃的な現実だった。

現場を見た後、島のメディアを集めて記者会見を行った。会見ではアンジュアン島の保健長官が、子どもの有病率が多い理由として「栄養失調の比率が高く免疫力が弱まることが原因と考えられる」と説明。私からは「病気を発症したら、早い段階で医師の指示に従って薬を飲めば、障害は残らず、完治する。早期発見、早期治療が重要で、そのためには、メディアに携わる人々の理解が必要である」ことを訴えた。

アンジュアン島での二日間の視察を終え、グランドコモロ島に戻り、外務大臣や国際機関の代表らにハンセン病の深刻な状況を報告。最後に、アザリ大統領に、「アンジュアン島で子どもの発症例が多いことは心配だが、WHOと日本財団でどのような役割が果たせるか考慮したい」と伝えると、大統領は「政府としてもしっかり取り組む。二〇三〇年までに制圧する目標を繰り上げ、二〇二五年までに達成したい」と発言されたが、財政、人材不足の状況を考えると、単なるリップサービスとしか思えない。我々の支援と協力が必要であることは間違いない。私は日本から遠く離れたこの島のハンセン病を制圧するための活動を本格的に開始することを決意した。

患者発見活動へのてこ入れ——モザンビーク共和国[七月]

[ルート] コモロ連合→ケニア・ナイロビ(飛行時間五時間三〇分・トランジット五時間)→南アフリカ・ヨハネスブルグ(飛行時間四時間一五分・トランジット三時間)→**モザンビーク・マプト**(飛行時間一時間)—**四泊**—マプト→ヨハネスブルグ(飛

行時間一時間・トランジット五時間）→アラブ首長国連邦ドバイ（飛行時間八時間・トランジット二時間四〇分）→成田（飛行時間一〇時間）

コモロからケニアのナイロビと南アフリカのヨハネスブルグを経由するという逆戻りのような経路で、久し振りにモザンビーク共和国を訪ねた。今回は、制圧達成後に患者が増えている地域を訪れて現状を把握し、マラリアや結核などに比べ優先順位が下がりがちなハンセン病の対策を強化するように政府や保健機関に要請することが主な目的である。首都マプトに到着した翌日、会談したアブドラ保健大臣が患者数の増加を懸念していたことに対して、私は「いま患者が増えるのは恥ずべきことではない。患者発見活動が活発になっていることの表れだ」と激励し、さらなる患者発見活動の強化を促した。

翌日は、かつての蔓延地域であり、私が最も苦労し、毎年のように活動した東北部のナンプーラ州へと向かった。首都マプトから飛行機で二時間半ほどの距離である。ボルジェス州知事に「ハンセン病は治る病気で、早期発見、早期治療で障害は残らないことを、全ての州、とりわけ学校の先生などにも伝え欲しい」と要請、その後、車で約一時間走り、患者の多いナマイタ村に入った。村の入り口には色鮮やかな民族衣装をまとった村人二〇〇人ほどが集まって、アフリカらしく太鼓を鳴らし歌とダンスで出迎えてくれた。広場の中央にステージがあり、コンサート会場のような雰囲気である。私はナマイタ村のハンセン病回復者代表から紹介され、ステージに上がった。「日本という遠い国から来ました。皆さんの村からハンセン病をなくすために。ハンセン病は神様の罰や呪いなどというのは間違いです。薬を飲めば治ります」と挨拶すると、お祭り気分で盛り上がっていた村人が真剣な表情になり、静まり返った。私は服を脱ぎ、裸の上半身を指差して、「帰って家族に体を見てもらい、白い斑紋があったらハンセン病の可能性がある。しっかり調べると約束して欲しい」と言うと、大きな拍手が起きた。

その後、ナンプーラ市内に戻り、イスラム教徒向けのラジオ局から再度、ハンセン病は治るので恐れる必要は

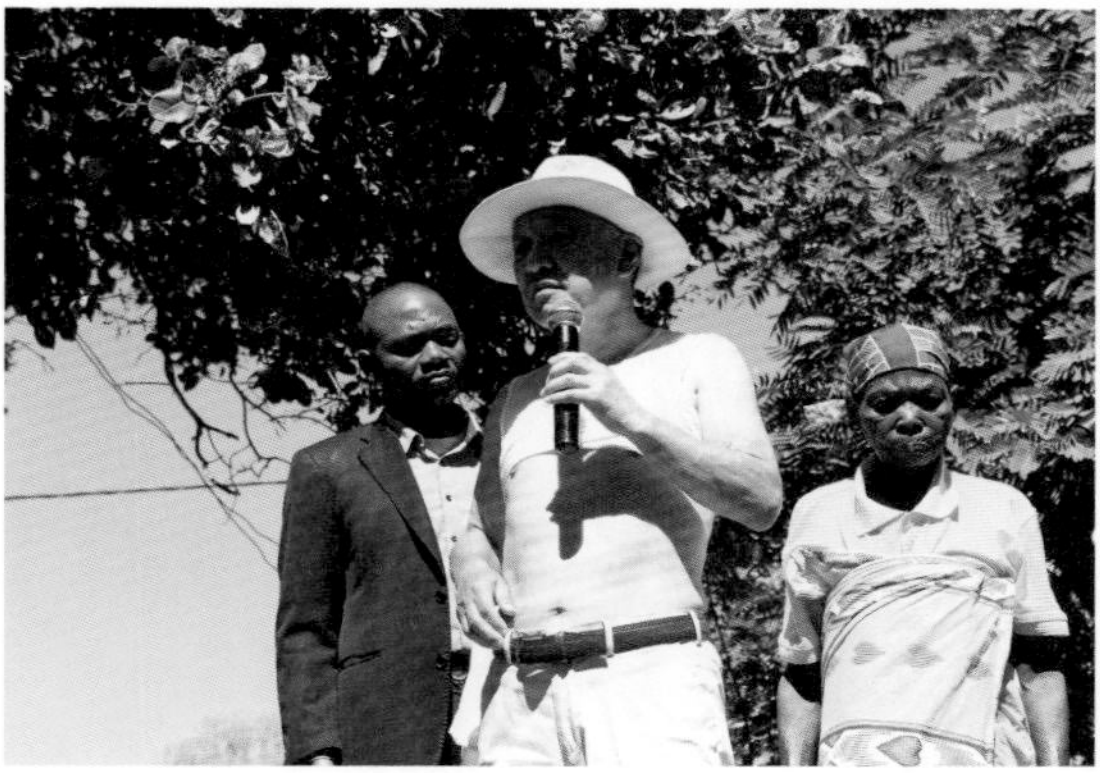

上半身裸になってハンセン病の説明をする（モザンビーク、2018年7月）

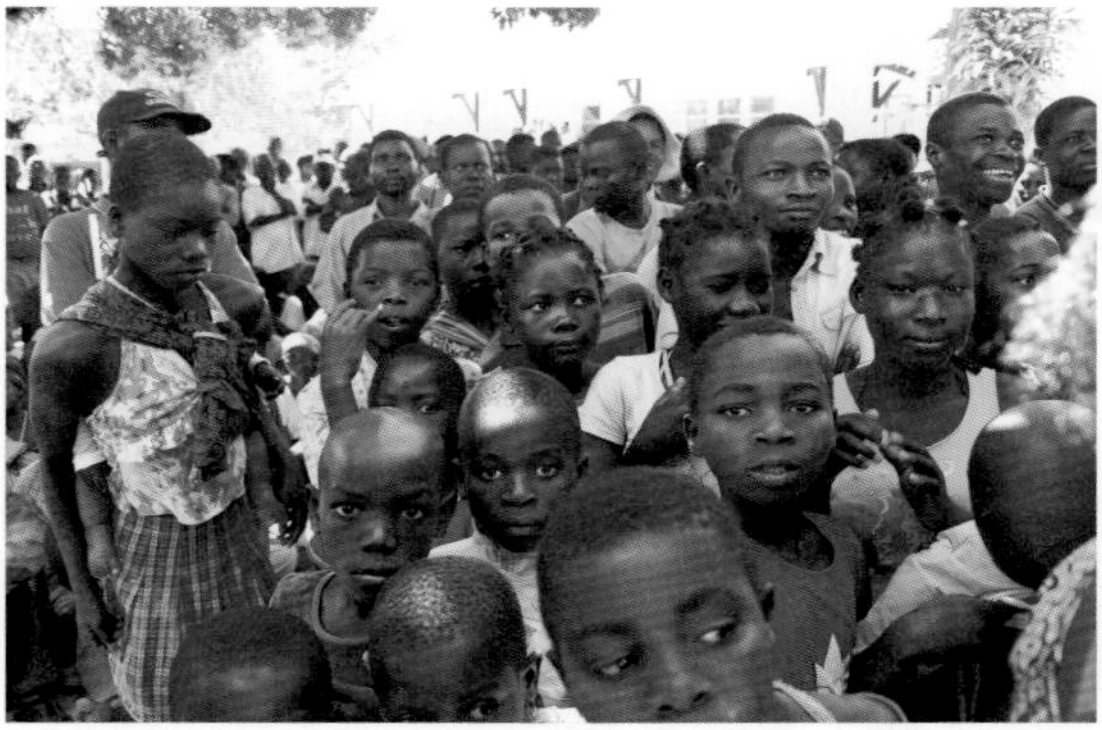

真剣に話を聞く村人たち（モザンビーク、2018年7月）

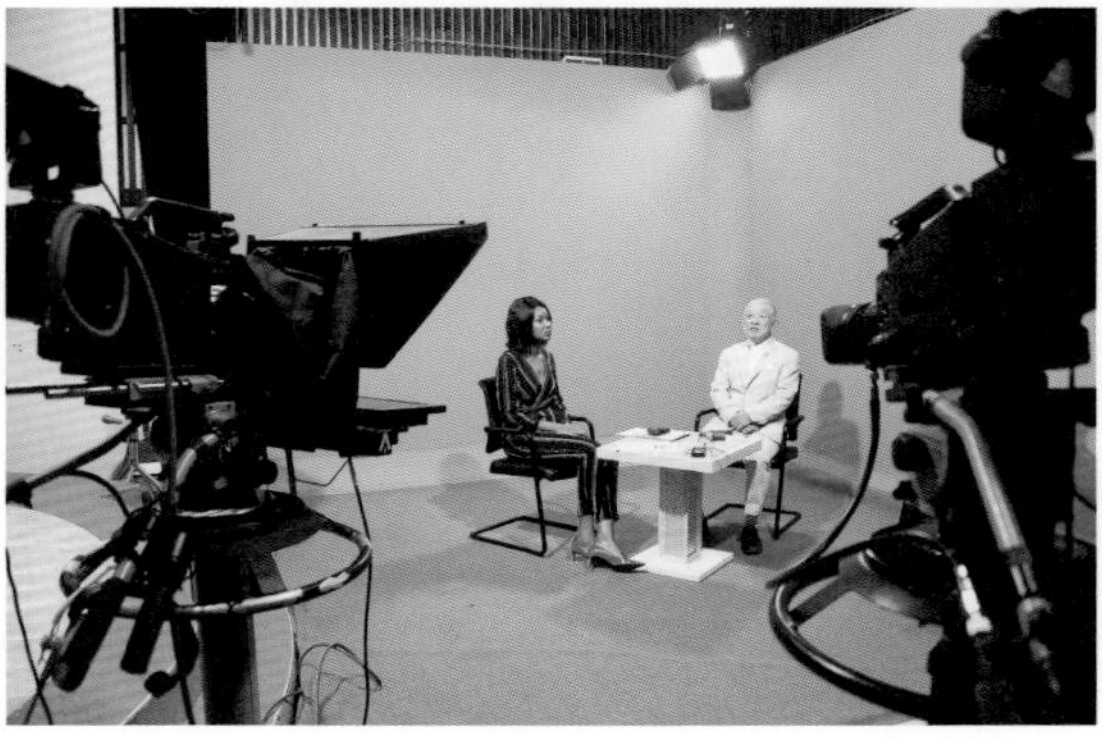

テレビを通じて啓発活動（モザンビーク、2018年7月）

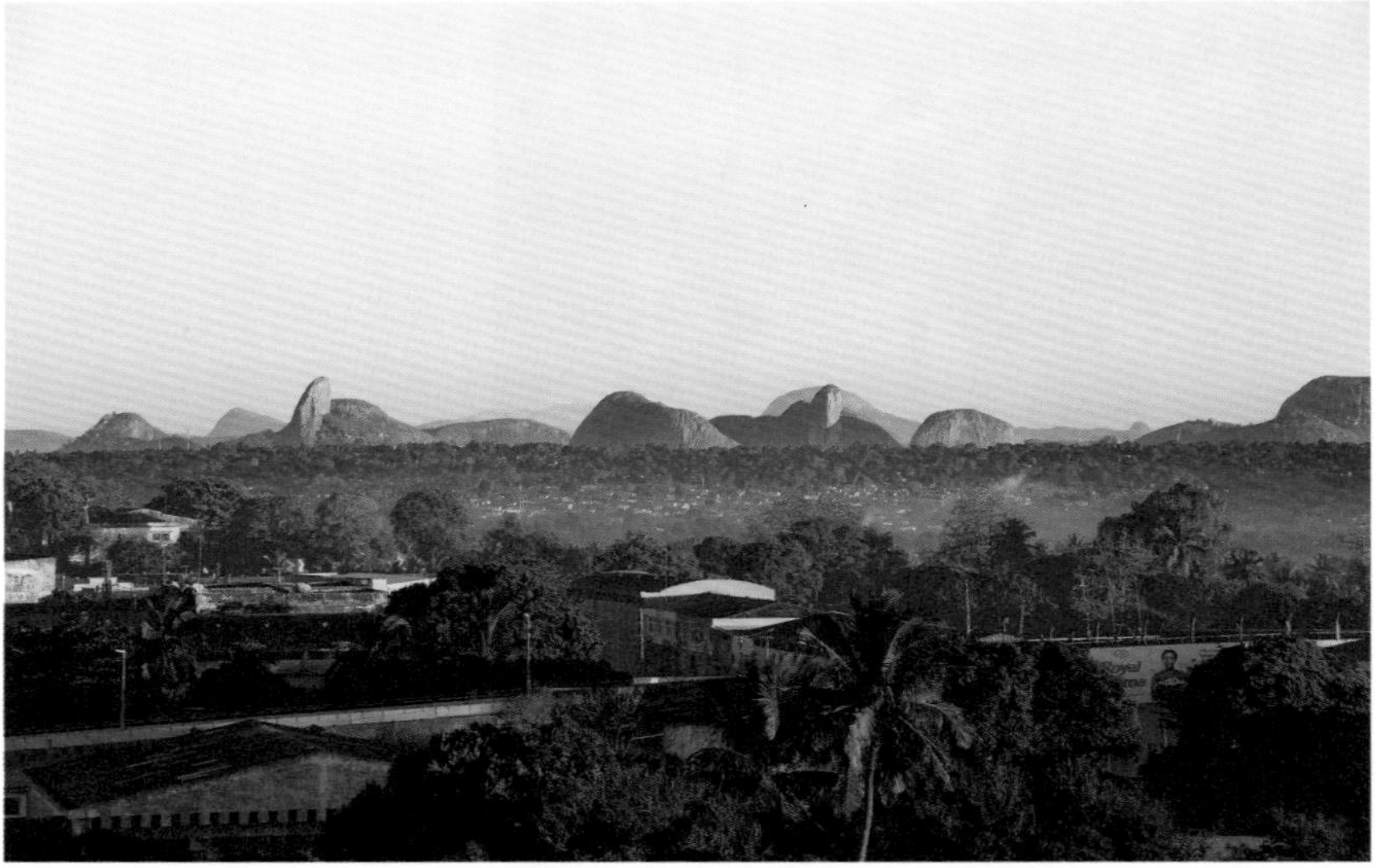

暮れなずむモザンビークの山々（モザンビーク、2018年7月）

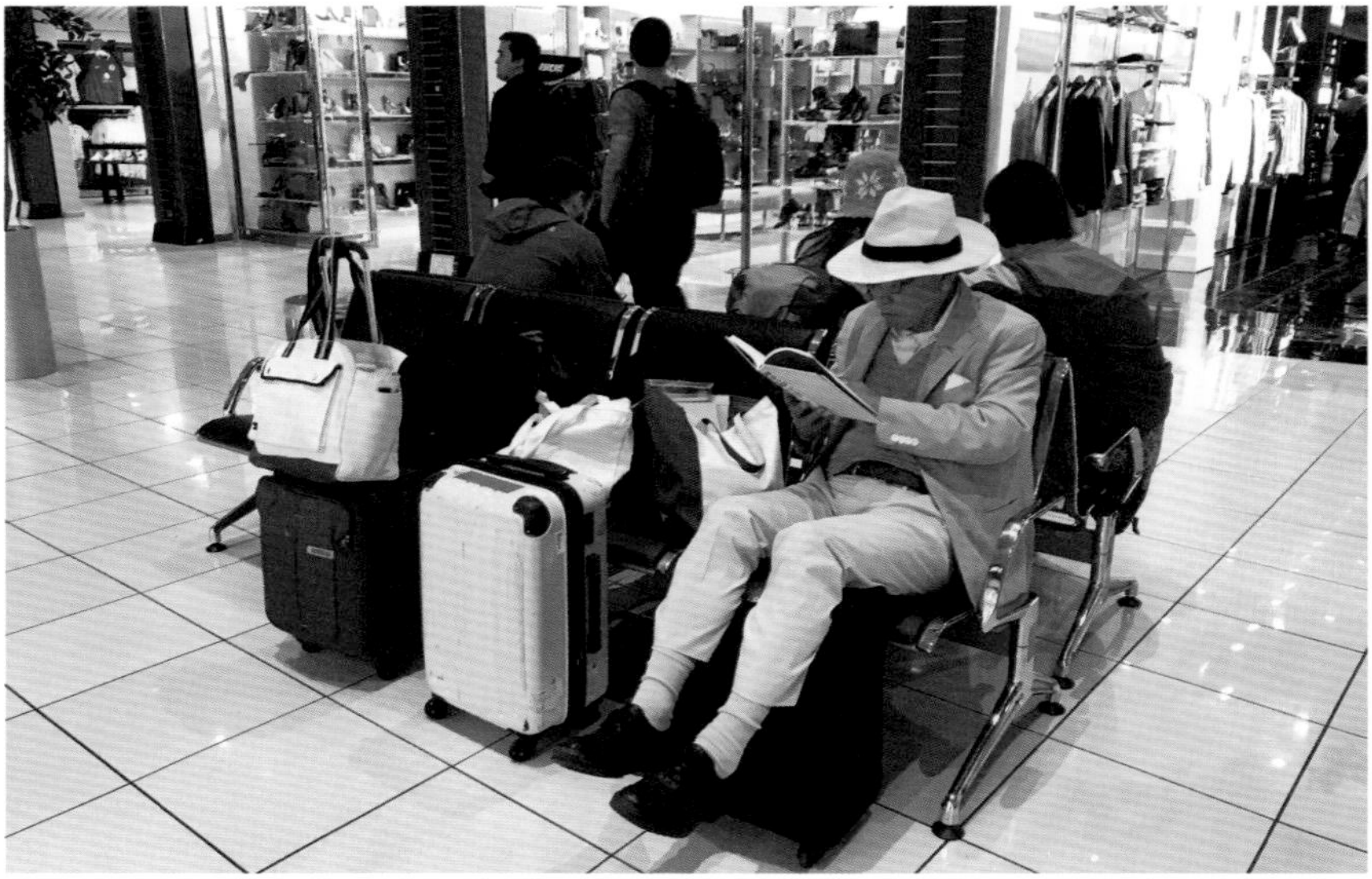

空港での私の唯一の仕事は同行者が買い物に行く間、カバンの見張り役をすること（モザンビーク、2018年7月）

なく、家族で肌を調べ斑紋があったら病院に行くことをリスナーに伝えた。翌日は首都のマプトで、政府や国民に対してハンセン病の正しい知識を普及するために、全国放送のモザンビーク・テレビに出演した。

モザンビークからはヨハネスブルグ経由でタンザニアに向かったが荷物（段ボールとスーツケース）が六つも届かなかった。翌日には届いたものの、スーツケースの中は荒らされていた。ちなみに我々は大量の資料を持ち歩くため、段ボールの荷物が多くなる。税関では開封してチェックされる。もちろん問題はないのだが、手間と時間がもったいないので、段ボールをスーツケースで目立たないようにして税関通路を通るという「裏技」を使っている。

省庁の垣根を越えて――インドネシア共和国［一〇月］

［ルート］羽田→インドネシア・ジャカルタ（飛行時間七時間四〇分）**―三泊―ジャカルタ→アンボン**（飛行時間三時間四〇分）**―二泊―アンボン→ジャカルタ**（飛行時間三時間二五分・トランジット三時間三〇分）**→羽田**（飛行時間七時間二五分）

一〇月一日から六日まで、インドネシアの首都ジャカルタとマルク州アンボン市で活動したが、訪問直前の九月二八日に同国中部のスラウェシ島で地震と津波が発生した。スラウェシ島はこの三月にも訪れ、豊かな自然に囲まれた美しい街並が印象的だったが、報道を通じて大きな被害を受けた姿を見て、しばし言葉を失った。緊急事態の中、ハンセン病制圧活動を重視し訪問を受入れてくれたインドネシア政府にあらためて感謝したい。

一〇月二日早朝、回復者組織ペルマータ（PerMaTa：Perhimpunan Mandiri Kusta：ハンセン病独立協会）の代表パウルス氏と副代表のアルカドリ氏が、ホテルまで会いに来てくれた。今回の旅にも同行する心強いパートナーだ。現在、ペルマータはインドネシア国内に四つの支部をもち、今回訪れるマルク州アンボン市で五つ目の支部を開設する予定である。再会の喜びを分かち合った後、国民福祉担当調整省でのハンセン病啓発会議に出席するためホテルを出発した。ホテルから国民福祉担当調整省までの距離は一〇キロにも満たないが、渋滞が名物のジャカルタでは、車でたっぷり一時間以上かかった。

調整省はインドネシア独自の行政機構で、複数の省を統括し、宗教省、保健省、社会省、文化・初中等教育省、研究開発・高等教育省、村落移民省などを管轄して関係省庁の連携が円滑になるよう、その名の通り「調整」している。ハンセン病については、この国民福祉担当調整省が主導権をもっており、今回初めての啓発会議を開催してくれた。

シギット国民福祉担当調整省次官は、五年間にわたってハンセン病のクリニックで勤務した経験もあり、ハンセン病への造詣が深い。シギット次官からは、「クスタ（ハンセン病）の問題は、差別やスティグマ（社会的烙印）の問題でもある。保健省だけでなく様々な省庁が協力して解決に当たる必要があり、調整省の責任者として関係省庁の担当者を集めた啓発会議を企画した」と説明があった。私は長年ハンセン病制圧活動に従事し各国の取り組みを見てきたが、中央政府の高官レベルで関係省庁が協力して啓発会議を開催した例はあまりなく、これは先進的な取り組みである。

啓発会議には、国民福祉担当調整省とその管轄にある宗教省、保健省、社会省、文化・初中等教育省、村落移民省、そして別の調整省の管轄下にある内務省、通信情報省、労働省からの担当官が詰めかけていた。冒頭、保健省からインドネシアにおけるハンセン病の現状が説明された。患者を少しでも多く見つけ治療することの必要性は理解しているものの、担当者が、患者数増加は職責を問われるとして忌避するケースもある。患者側にもハンセン病と診断されることへの恐怖や発症を恥とする誤解が根強く、活動が思う様に進展しないという現場の本音が共有された。シギット次官は「新規患者の発見は恥ではなく名誉である」と発言、私は次官に賛意を示し、このような省庁横断型で取り組むことの重要性をあらためて伝え、次回の会議にも必ず参加することを約束した。

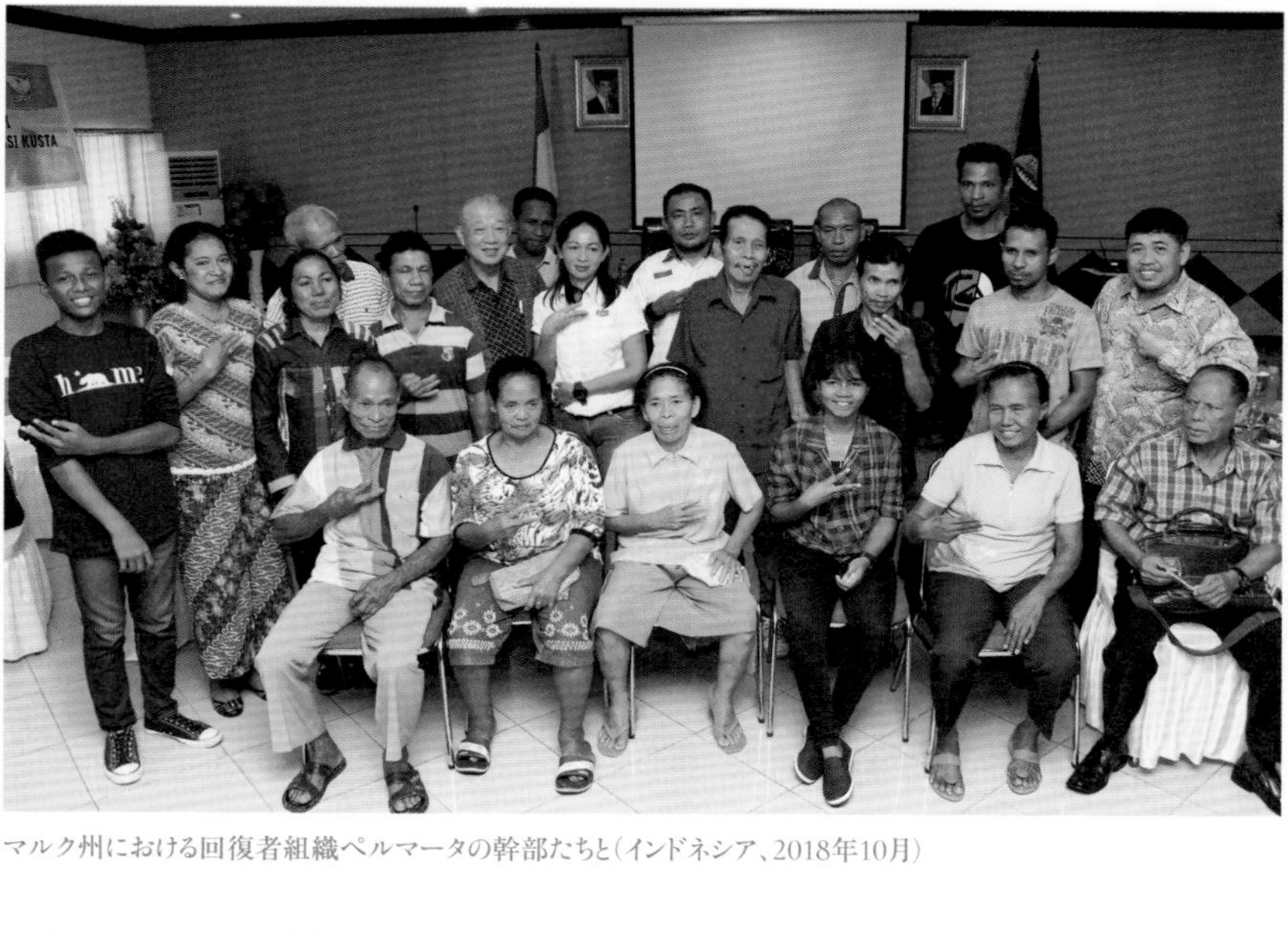

マルク州における回復者組織ペルマータの幹部たちと（インドネシア、2018年10月）

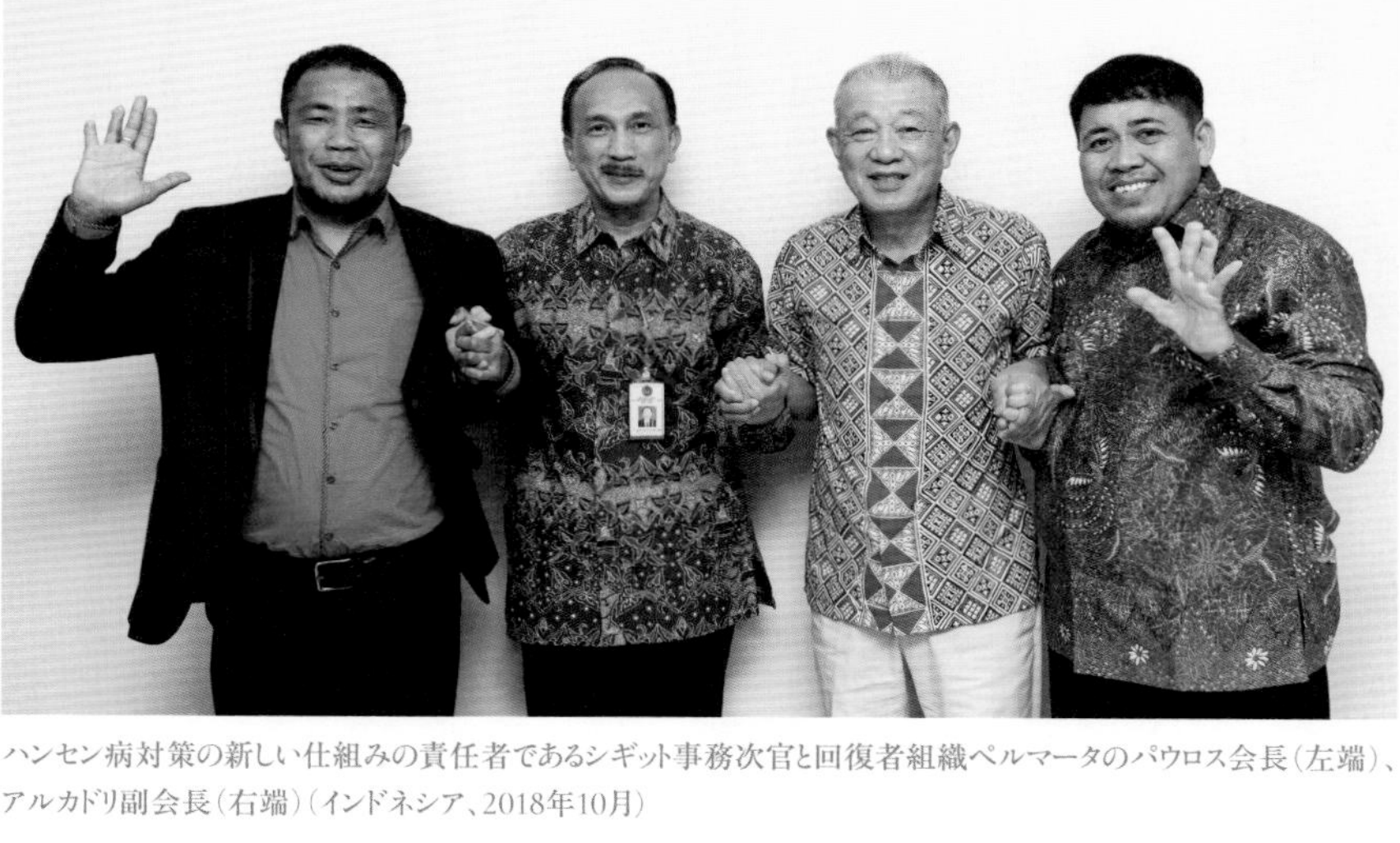

ハンセン病対策の新しい仕組みの責任者であるシギット事務次官と回復者組織ペルマータのパウロス会長（左端）、アルカドリ副会長（右端）（インドネシア、2018年10月）

夕刻には、「ジャカルタ・ポスト」の取材を受けた。記者のアリ・ヘルマワン氏は若くして編集幹事に抜擢された人物で、母親が回復者だということもあり、ハンセン病の正しい知識を広く社会に伝えることに意欲的だった。私は、省庁を横断してハンセン病対策を進めようとしているシギット次官の取り組みを紹介し、「ハンセン病は治る病気である」、「薬は世界のどこでも無料で提供される」、「差別は不当である」という「三つのメッセージ」を広く伝え、患者が自ら病院へ通うようになれば、患者をゼロにすることも可能であると伝えた。

翌日は、五時半にホテルを出発し、空路でジャカルタの東、約二五〇〇キロに位置するマルク州アンボン市に移動した。アンボン市はインドネシア東部最大の都市で、人口三七万人を擁する。一九九九年にはキリスト教徒とイスラム教徒による「マルク宗教抗争」で多数の死者が発生し、現在でも対立が完全に収束したわけではないが、私の印象では表面上治安はそれほど悪くはない。しかしこの町の有病率（人口一万人あたりの患者数）は二〇一七年の統計で二・四九人であり、対策の遅れが目立つ。

一〇月四日の早朝、マルク州知事主催の会議に参加するため知事庁舎に入ったが、知事の姿はなかった。しばらくすると州職員の様子が慌しくなり、サイード・アサガフ州知事が現われた。州職員が会議より知事への気遣いに追われている様子に、当地のハンセン病対策に一抹の不安を感じた。会議には保健局をはじめとする関係部局に加え、なぜか軍、警察の担当者も含む三〇人ほどが参加したが、各人のテーブルには一枚の書類もなく、今日は何の会議なのか、何故自分たちが参加しているのかという基本的な情報さえ共有されておらず、全く形式的なものだったが、このようなことは世界中で何度も経験している。私に対しての形式的なデモンストレーションであることは、経験上すぐに理解できる。しかし、私は真剣で本格的な会議が実現するまで、何度でも訪れるつもりだ。アフリカのモザンビークのように三年続けて訪れ、制圧に成功したという例もあるからだ。

午後は、インドネシア国営テレビに、ペルマータ代表のパウルス氏、マルク州疫病対策部長のリタ氏とともに出演した。私が話している時にイスラム教のお祈りの時間が始まり、生放送ながら三分の中断があり、この国でのイスラム教の存在の大きさを実感させられた。番組では、家族で互いに皮膚をチェックして早期発見、早期治療につとめることの重要さ、ハンセン病は神罰でも呪いでも遺伝でも、強い伝染力を持つ病気でもなく、薬を飲めば完治する、というメッセージを伝えた。

翌日は、インドネシアの公共ラジオ放送の朝の番組への出演から始まった。リスナーからの質問・相談を受け付けたが、今回は全部で六つの質問があった。中には「インドネシアのクスタ制圧にどのように日本が貢献していくのか」といった国際感覚に溢れた質問もあった。最近、私は制圧活動の一環として、テレビ、ラジオへの出演を重視している。

その後はアンボン市長の参加のもとに啓発会議が開催される予定だったが、市長は四〇分待っても会議の場に現れず、遅れる理由の説明もないままに、出席者はただ所在なく待つしかなかった。結局、市長不参加のまま、何の成果もない形式的な会議が始まった。多少腹も立ったが、その一方で何としてもこの地の患者数を減らしてみせると、新たな情熱が湧き出した。

二〇一九年

◆一月 ミャンマー［停戦和平交渉・政府高官との会談］
◆一月 タイ［二回］［ミャンマー停戦和平交渉・少数民族武装勢力幹部との交渉］
◆一月 インドネシア［義肢装具士養成学校引き渡し式典］
✣一月 インド
◆二月 タイ［ミャンマー停戦和平交渉・少数民族武装勢力幹部との交渉］
◆二月 バングラデシュ［ハシナ首相と会談］
◆二月 ミャンマー［停戦和平交渉・政府高官との会談］
✣二月 インド
◆二月 アメリカ［ニューヨーク・グテーレス国連事務総長と面談］
◆三月 中国［要人面談］
◆三月 ミャンマー［停戦和平交渉・政府高官との会談］
✣四月 マーシャル
✣四月 モロカイ島［ハワイ］
◆四月 タイ［ミャンマー停戦和平交渉・少数民族武装勢力幹部との交渉］
◆五月 インド［インパール平和資料館建設地訪問］
◆五月 イギリス［日英グローバルセミナー、チャタムハウス］
◆六月 中国［新疆大学、内蒙古大学SYLFF二五周年式典］
◆六月 インド［インパール平和資料館完成式］
◆六月 タイ［ミャンマー停戦和平交渉・少数民族武装勢力幹部との交渉］
✣六月 ブラジル
◆七月 ミャンマー［停戦和平交渉・政府高官との会談］
✣九月 フィリピン
◆九月 アメリカ［ニューヨーク・プリンストン・日本財団ネレウス海洋科学者会議］
◆九月 中国［重慶大学、雲南大学SYLFF二五周年式典］
◆九月 タイ［ミャンマー停戦和平交渉・少数民族武装勢力幹部との交渉］
◆九月 ミャンマー［停戦和平交渉・政府高官との会談］
◆一〇月 イギリス［Seabed2030＝海洋地形図作成シンポジウム］
◆一〇月 ノルウェー［海洋国際会議］
◆一一月 タイ［二回］［ミャンマー停戦和平交渉・少数民族武装勢力幹部との交渉］
◆一一月 ミャンマー［二回］［停戦和平交渉・政府高官との会談］
✣一二月 バングラデシュ
◆一二月 ミャンマー［停戦和平交渉・政府高官との会談］

✣は、本書に活動記録を収録
●「SYLFF［Sasakawa Young Leaders Fellowship Fund］」＝ササカワ・ヤングリーダー奨学金制度

二〇一九年はまず一月上旬に、これまでの一〇年間に日本財団が一一七四万七千ドルの支援を行ってきたインドネシアのジャカルタ義肢装具士養成学校の、インドネシア政府への引き渡し式典を行った。

ガンジーと私の夢——インド（デリー、ダードラー・ナガル・ハヴェーリー連邦直轄領、アンドラ・プラデシュ州）［一月］

［ルート］成田→インド・デリー（飛行時間一〇時間二〇分）—四泊—デリー→マハラシュトラ州ムンバイ（飛行時間一時間）—四泊—ムンバイ→アンドラ・プラデシュ州ヴィジャヤワダ（飛行時間二時間）→デリー（飛行時間二時間・トランジット九時間）→成田（飛行時間七時間二〇分）

一月下旬、インドのデリー、ダードラー・ナガル・ハヴェーリー連邦直轄領とアンドラ・プラデシュ州を訪れた。

一月三〇日にはデリーで、「グローバル・アピール2019」を発表。今年は世界のビジネス機構である国際商業会議所（世界で四五〇〇万社が加盟）からの賛同を得て、ビジネス界を中心に社会に対してハンセン病患者、回復者、その家族に対する差別の撤廃と雇用の促進を訴えた。式典には回復者の子どもたちの歌や踊りもあり、にぎやかな雰囲気となった。賛同団体の国際商業会議所に加え、インド産業連盟（The Confederation of Indian Industry：ＣＩＩ）の代表も出席し、ハンセン病回復者や家族の雇用促進について積極的に取り組む姿勢を見せてくれた。

翌日は、ダードラ・ナガル・ハヴェーリー連邦直轄領に移動した。マハラシュトラ州とグジャラート州の間に位置する小さな政府直轄領である。かつてのポルトガル領で、インド人にもあまり知られていない地域だ。保健局によると、ここでは早期患者発見キャンペーンや家族への予防薬の配布が功を奏し、昨年は目に見える障害を持つ患者の数がゼロだったという。同行した中央保健・家族福祉省のアニル・クマール氏によると、この直轄領はインドでは珍しくハンセン病のコロニーがなく、差別もないという。それでも、有病率（人口一万人あたりの患者数）

が六・七人という数字は、インド平均の一〇倍も高い。その理由は次の日にわかった。

翌日は、直轄領で患者発見の活動を続ける八〇人の女性ヘルスワーカー、アシャー（ASHA：Accredited Social Health Activists）との会合に出席した。彼女たちが患者を発見することで、患者数は一時的に増える。つまり患者の数が多いのは彼女たちの活動の成果である。早期発見により障害が出る前に治療ができるので、患者数が多いからといって悲観する必要はないのだ。

その後、空路で東海岸のアンドラ・プラデシュ州のヴィジャヤワダに向かった。ここではAPAL（Association of People affected by Leprosy：インド・ハンセン病回復者協会）とS-ILF（Sasakawa-India Leprosy Foundation：ササカワ・インド・ハンセン病財団）が、回復者に対する支援活動も行っている。ナラ・チャンドラバブ・ナイドゥ州首相とも会談したが、その目的はただ一つ、回復者への特別支援金の引き上げの要請である。支援金について陳情をしたところ、即座に月一五〇〇ルピーから四〇〇〇ルピー（約六〇〇〇円）に増額すると約束してくれた。回復者の年金増額は、インドでの活動の主要目的の一つである。正直なところ回復者の代表だけでは相手にされないケースが多い。日本人の私が静かな圧力をかけることで、同席する回復者の発言に耳を傾けてくれるようになる。また、行政より正確な回復者の実態資料の提出により信頼度を高めることで、すでに多くの州において年金増額は成功している。これは私の夢である「物乞い」をゼロにするためにも、重要な活動なのである。

翌日はS-ILFが支援活動を行うブンニ・ナガール・ハンセン病コロニーを訪れた。住民一四〇人のうち回復者は四二人。二〇〇九年に州政府によって土地と住居が提供され、ほとんどの回復者が障害者年金を受給しているため物乞いはいない。我々が調査したインド全国七五〇のコロニーの中でも、特に恵まれた環境にあった。S-ILFの自立支援プロジェクトの責任者であるラケシュ・ジャー氏が、受益者を紹介してくれた。一人は水牛を飼いミルクを販売しており、もう一人は雑貨を売って生計を立てていた。ほかにも山羊の飼育や、野菜を販売する受益者もいた。

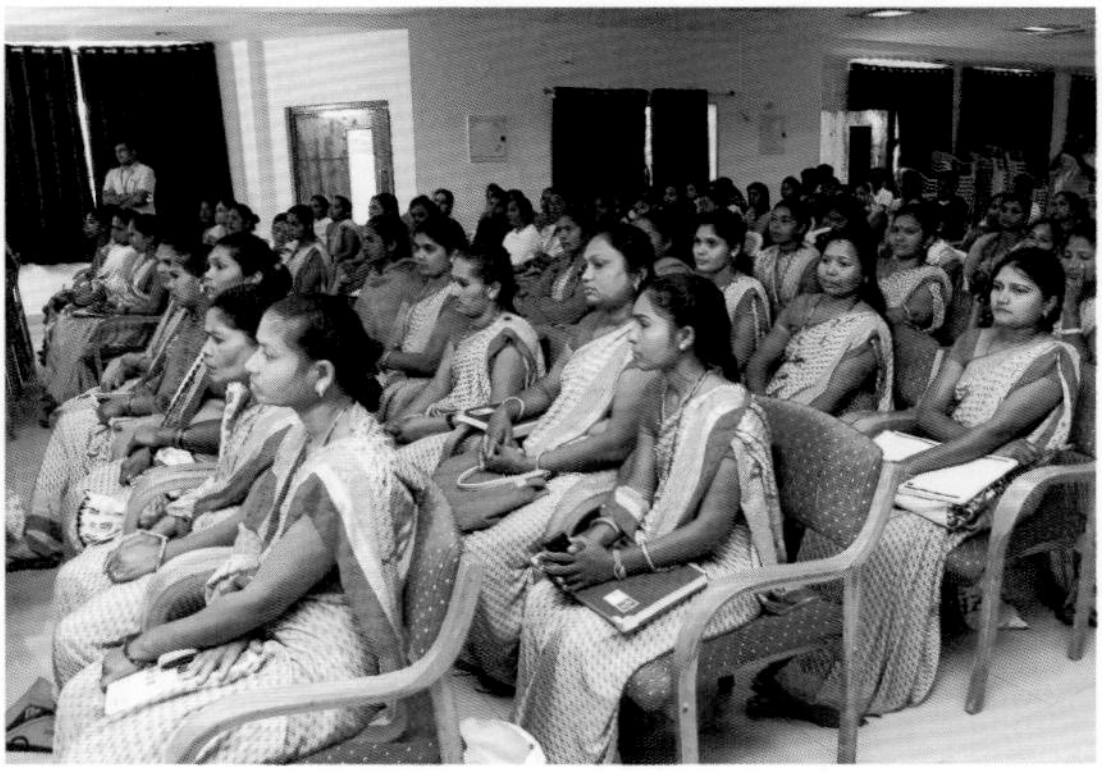

アシャーたちとの会合(インド、ダードラ・ナガル・ハヴェリー連邦直轄領、2019年1月)

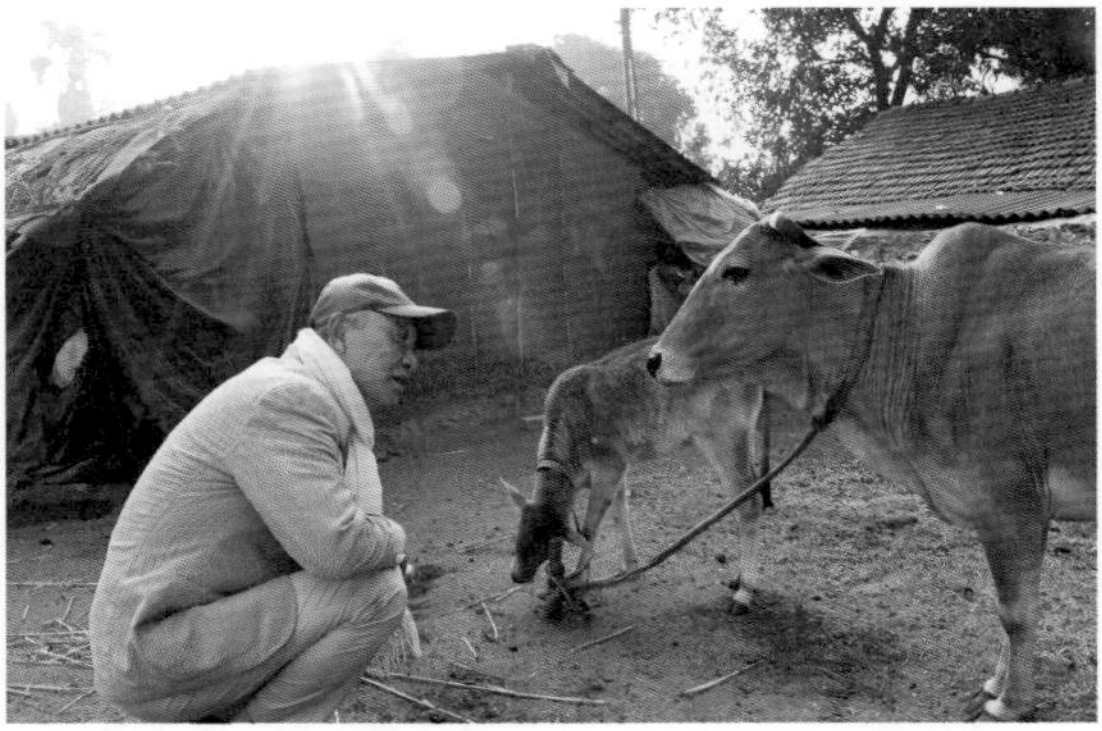

S-ILFプロジェクトの現場を見る(インド、アンドラ・プラデシュ州、2019年1月)

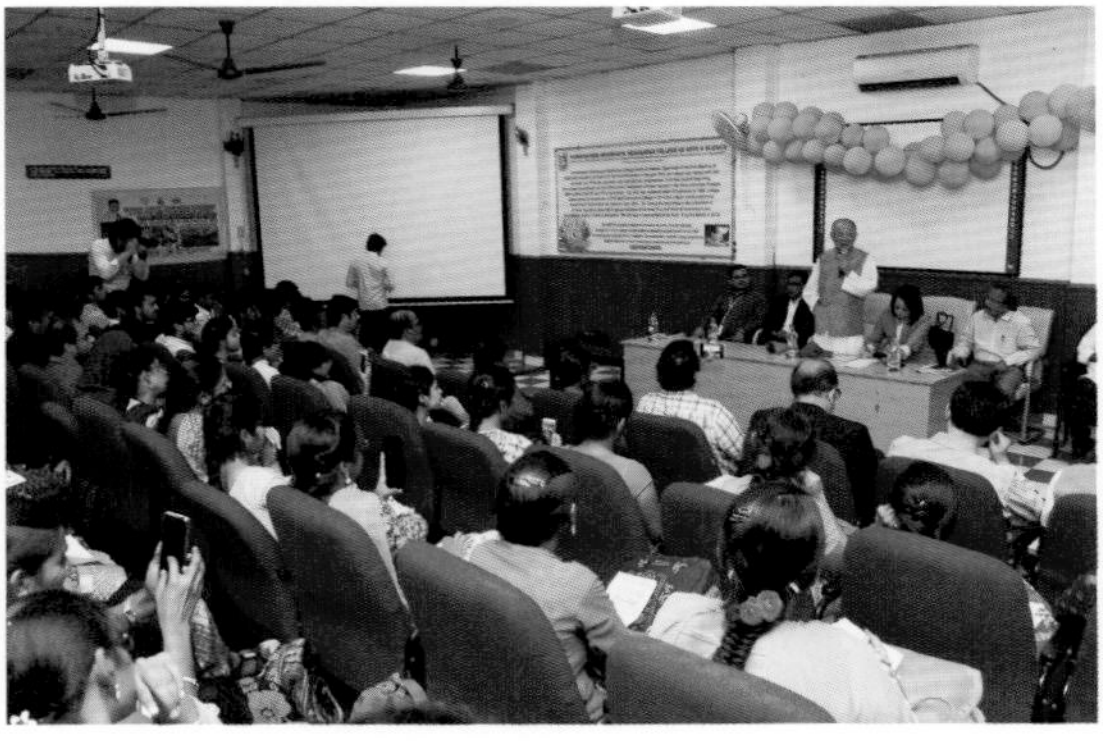

モディ首相が愛用するオレンジ・ベストを着て、教育アカデミーでハンセン病について講演する機会を得た(インド、アンドラ・プラデシュ州、2019年1月)

二〇一九年は、マハトマ・ガンジー生誕一五〇周年である。実はインド滞在中に、インド文化省から私が二〇一八年の「ガンジー平和賞」に選ばれたという知らせが入った。これまで取り組んできたハンセン病制圧活動が評価されたのだという。私個人ではなく、ともに活動をしてきた同志とともに受賞したのだと考えている。

ガンジーはハンセン病患者の境遇を変えるため、国づくりのマニフェストにハンセン病の解決を取り上げた。ガンジーの夢である「ハンセン病とその差別のないインド」は、ガンジーが生きている間には実現することはなかった。ガンジー平和賞の受賞の知らせを受け、この夢の実現への思いがますます強くなった。

二月は、タイ・チェンマイでミャンマー少数民族武装勢力と停戦和平協議の後、バングラデシュでシェイク・ハシナ首相とハンセン病問題とロヒンギャ難民問題について意見交換。その後七〇万人ともいわれるコックス・バザール難民キャンプを訪ねて、実状視察を行い、ミャンマーに戻り、要人に状況を報告した。その後、日本財団では難民キャンプとその周辺住民に五〇校の学校と職業訓練学校を建設することにした。

ガンジー平和賞を受賞——インド（デリー）［二月］

二月二六日、デリーのインド大統領官邸で開かれたインド政府主催の「ガンジー平和賞授賞式」で、ラム・ナート・コーヴィンド大統領から同平和賞の盾、ナレンドラ・モディ首相から記念のショールと一〇〇〇万インドルピー（日本円で約二〇〇〇万円）の小切手を授与された。受賞理由は、私の世界的なハンセン病制圧活動などが評価された。同賞を日本人が受賞することは初めてということで、私にとってこの上ない喜びと名誉であった。この年はまた、ガンジー生誕一五〇周年という記念すべき年だった。授賞にあたり、コーヴィンド大統領は「ハンセン病の病気と病気にまつわる差別とスティグマをなくすための私たちの闘いに大きな力を与えてくれている」と私

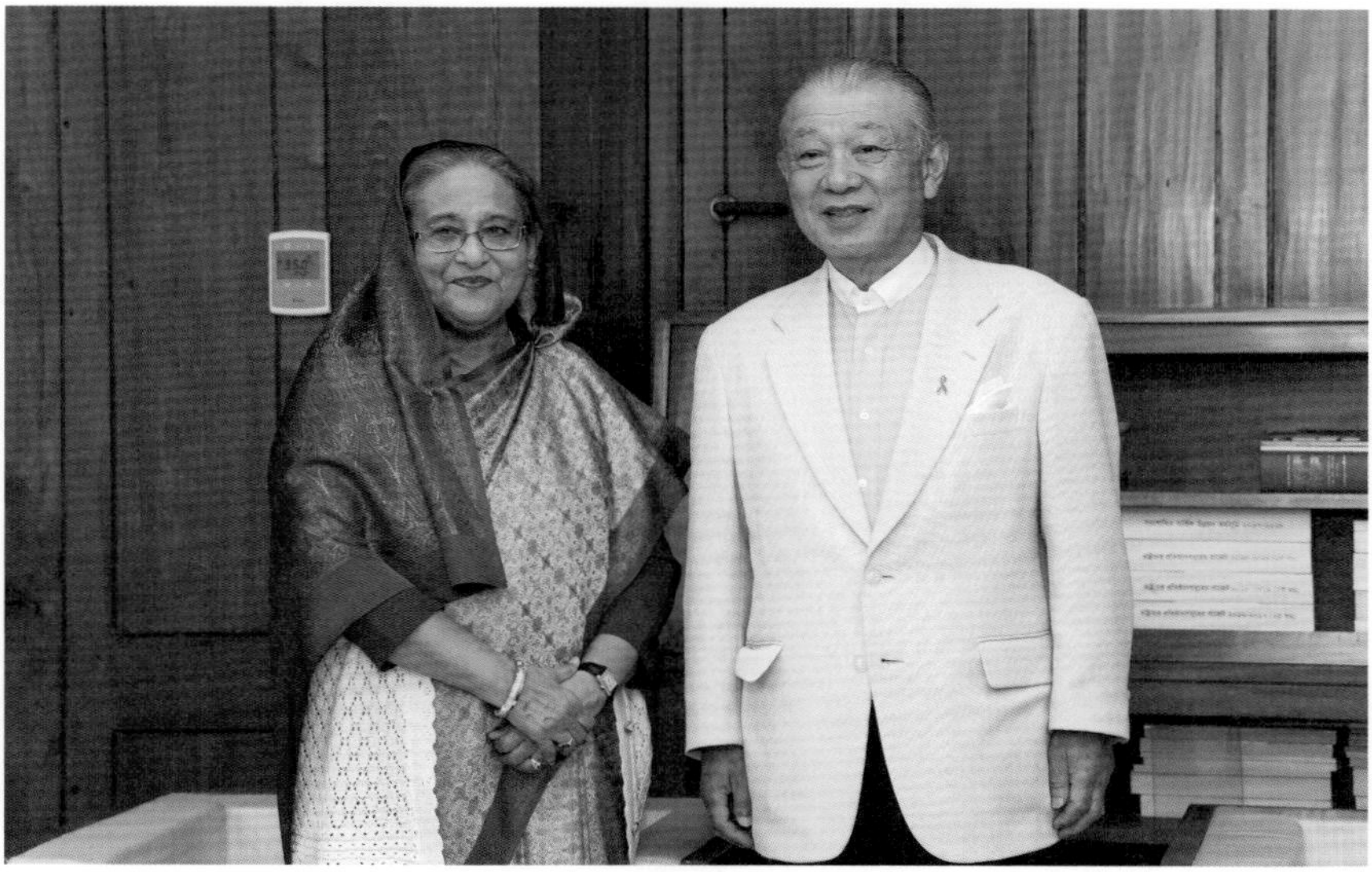

ハシナ首相とハンセン病を語る(バングラデシュ、2019年2月)

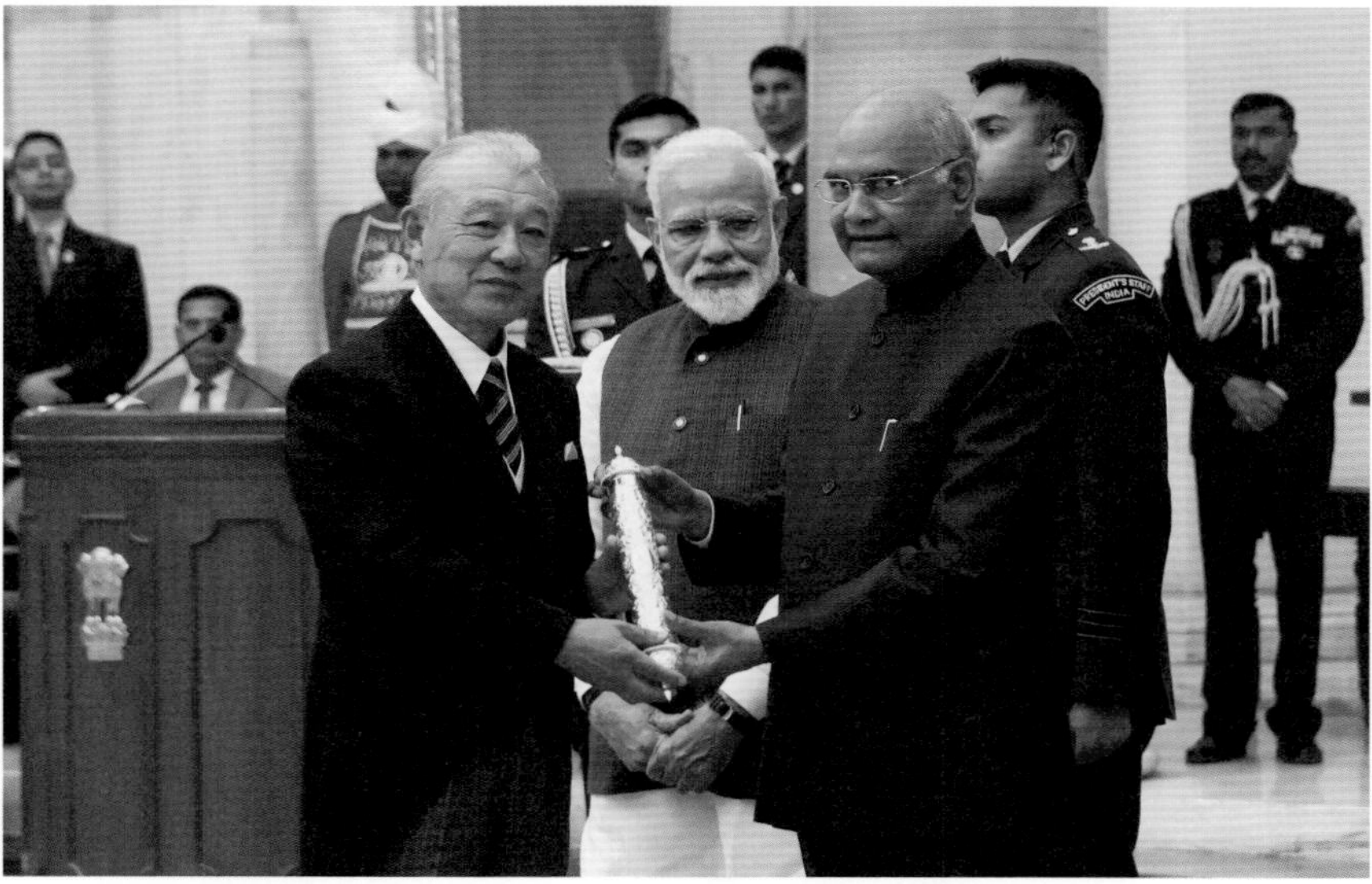

ガンジー平和賞授賞式にて。モディ首相(中央)とコーヴィント大統領(右)(インド、2019年2月)

の活動を評価してくださった。また、モディ首相は自らのツイッターで、「笹川氏は、何百万人もの人を動かすことができる稀有な人だ。多様な人道活動の先頭に立つ人であり、ハンセン病の制圧活動に見られるように、人々に対する思いやりの気持ちを持っている」と発信してくださった。授賞式のスピーチで私は「この賞は、ともにハンセン病の問題と闘ってきた多くの仲間と一緒に受賞したものだと認識しており、ガンジーからのエールだと思っている。ハンセン病の病気とスティグマ、差別のない世界は見果てぬ夢ではありません」と述べた。ガンジーが果たせなかった夢を我々が果たす決意を伝えたのである。なお、賞金はAPAL(Association of People affected by Leprosy：インド・ハンセン病回復者協会)とS-ILF(Sasakawa-India Leprosy Foundation：ササカワ・インド・ハンセン病財団)のそれぞれに分けて寄付し、ハンセン病にかかわる活動に使っていただくことにした。

ガンジー平和賞は、インド政府がガンジー生誕一二五年を記念して一九九五年に創設したもので、審査員はモディ首相、最高裁判所長官、下院議院議長、下院議院最大野党の代表などが務める。これまでに受賞した外国人や外国の団体は、南アフリカのマンデラ元大統領や同国のツツ元大主教、またチェコ共和国のハヴェル元大統領やグラミン銀行などで、国際的に最も権威のある平和賞の一つとされている。

ガンジー平和賞授賞式に出席した後は、ニューヨークにある国連本部の国連海事・海洋法課で海洋の人材養成プログラムについて協議した。

現場には問題と答えがある——マーシャル諸島共和国［四月］

［**ルート**］羽田→**ハワイ・ホノルル**(飛行時間七時間二〇分・トランジット一泊)→**マーシャル諸島マジュロ**(飛行時間五時間—一泊

四月はマーシャル諸島とハワイのモロカイ島を訪ねた。マーシャルは日本から南東に約四五〇〇キロ離れた太平洋に浮かぶ人口五万人ほどの島嶼国である。二九の環礁と五つの島から構成され、別名「真珠の首飾り」とも呼ばれている。まさに穏やかな南国というのが最初の印象だった。

マーシャル諸島共和国の首都マジュロにハワイ経由で到着した私には、真っ先に向かいたい場所があった。太平洋戦争戦没者の碑だ。日本は一九一四年からマーシャル諸島を委任統治していたが、第二次世界大戦中のギルバート・マーシャル諸島の戦いにより、約一万九〇〇〇人の日本兵がこの地で没した。海岸沿いの公園の中に、日本の方角を向いて慰霊碑が建っていた。両脇には日本国旗とマーシャル国旗がたなびいている。祖国のために戦陣に散った英霊に哀悼の意を捧げた。

その夜、ヒルダ・ハイネ大統領主催の夕食会には、外務大臣、保健福祉大臣、財務銀行郵政大臣、公共公益事業インフラ大臣など多くの閣僚も出席した。夕食会といっても会場は小さなホテルであり、サンダル履きの閣僚もいる気軽なものだった。私はハンセン病は差別やスティグマも伴うため、保健省だけでなく医療、教育、福祉など様々な省庁が協力して解決に当たらなければならないと考えているので、このように各省庁の大臣が一堂に会する場を設けられたのは有難かった。私はこの「臨時閣僚会議」のような場で「全ての国民がハンセン病の正しい知識を持ち皮膚のチェックを行えば、この国のハンセン病をゼロにすることができる。そのためにはこの国のリーダーである皆さんの協力が不可欠だ」と強調した。

翌朝、ハイネ大統領から「ハンセン病をゼロにするために、政府としても必要な活動をしていく。笹川さんの協力をお願いする」と要請され、私は当然のことながら協力を快諾した。

現場には問題と答えがある。それが私の信念だ。大統領との会談が終わって、最近見つかった患者が、滞在中のホテルの付近に住んでいるという知らせが入った。さっそく現場に向かう。患者の家は、込み入った住宅街の一角にあった。道は、島嶼国独特の鳴き砂がむき出しである。一人の女性が家の前の椅子に座っていた。モニカ・トーマスさんだ。左足にごく初期の症状が出ていた。私は同行していた看護師のメリダさんに、このような初期症状をどのように見つけたのかを尋ねてみた。現在マーシャル諸島では、ハンセン病と結核を対象とした全島スクリーニング活動を、保健福祉省、WHO、アメリカ疾病予防管理センター（CDC）が協力して実施、チームが各家庭を回って検診を行い、すでに人口の八〇％をカバーし、続々と新規患者が見つかっているとのことだった。モニカさんに薬をしっかり服用すれば問題なく治ることを伝えると、少し安心したようにうなずいてくれた。

この国の活動を詳しく知るために、ハンセン病クリニックのある保健省に向かった。中では一人の若い男性が、職員から薬を渡されていた。彼は、自らハンセン病ではないかと疑いクリニックを訪れたのだ。事情を聞くと、彼の母親もハンセン病にかかったことがあり、症状が似ていたので気づいたらしい。彼もすでに治療は終わっているが、薬による軽い副作用が出ているのでプレドニンという薬の処方を受けていた。私が、母親以外の家族にハンセン病患者がいないか尋ねると、スクリーニングのおかげで二人見つかったと教えてくれた。どうやらスクリーニングで多くの新規患者が見つかっているのは、間違いないようだ。

ところでこの国におけるハンセン病に対する偏見や差別の実情はどうだろうか。先のモニカさんは治療を受けるために娘さんの家に一時的に引っ越してきて一緒に住み、クリニックにいた若い男性は、隠すことなく自ら進んでハンセン病の診察を受けに来た。カラニ・カネコ保健福祉大臣によると、「マーシャル諸島では昔から家族を重視すること、互いに助け合って生きていくことが文化として息づいている。だから他国と比較して偏見や差別が少ないのかもしれない」と教えてくれた。彼からは全島スクリーニングの状況についても詳しい説明を受け、多くの患者が見つかっている一方、予算や人員の面での課題があることもわかった。私からは、政府が掲げるマーシャル諸島をハンセン病ゼロの国にするという計画に、日本財団、笹川保健財団、WHOが全面的に協力することを伝えた。

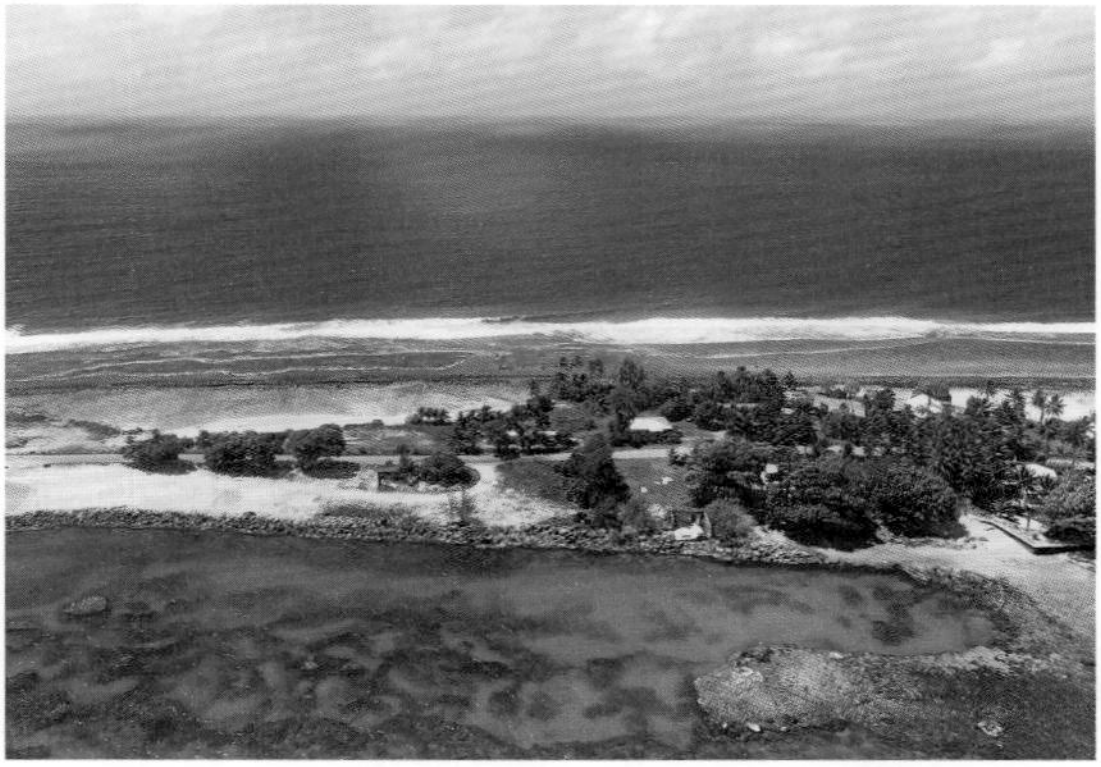

美しいマーシャル諸島の海岸（マーシャル諸島、2019年4月）

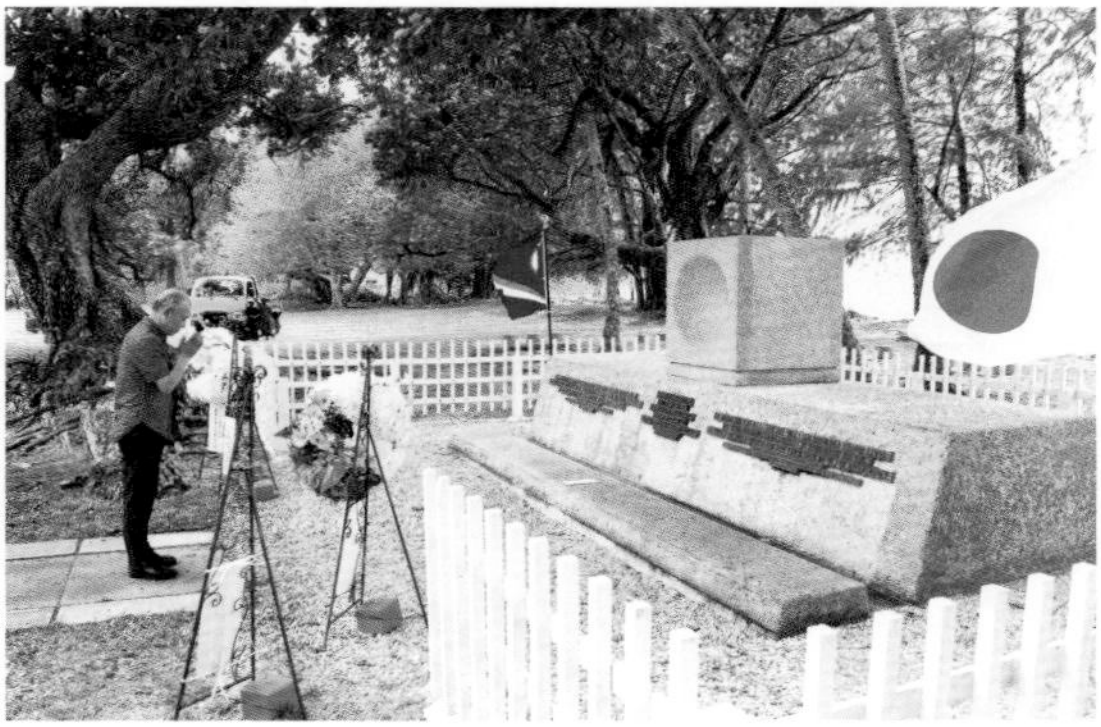

祖国のために戦陣に散った英霊に哀悼の意を捧げた（マーシャル諸島、2019年4月）

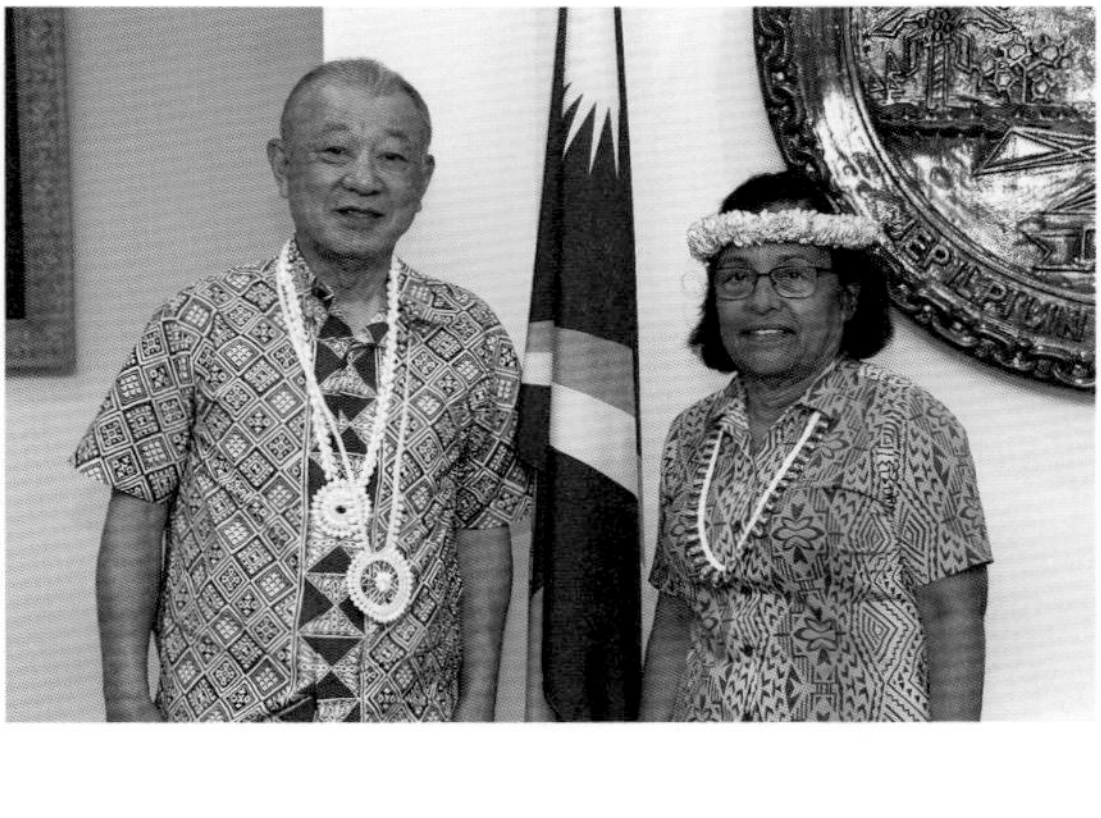

ハイネ大統領とハンセン病について会談（マーシャル諸島、2019年4月）

記者会見ではカネコ保健福祉大臣と、マーシャル諸島共和国ほどハンセン病をゼロにする可能性を秘めた国はなく、全島のスクリーニングに加え、一人ひとりが各家族で皮膚のチェックをすることで、ハンセン病患者ゼロという夢が実現する日が近いかもしれない。そのための啓発に、メディアも是非協力して欲しいと訴えた。

ダミアン神父と日系人患者——ハワイ[四月]

[ルート]マーシャル諸島マジュロ→アメリカ・ハワイ・ホノルル（飛行時間四時間四五分）**—一泊—ホノルル→モロカイ・ホオレフア**（飛行時間三〇分）**—日帰り—ホオレフア→ホノルル**（飛行時間三〇分）**—一泊—ホノルル→羽田**（飛行時間八時間三〇分）

ハワイ諸島モロカイ島のカラウパパ療養所の歴史は、一八六六年に一二人のハンセン病患者がカラウパパに隔離されたときにまで遡る。以降一九六九年に隔離法が廃止されるまでの一〇三年間で、約八〇〇〇人に上る患者がこの地に送り込まれた。当初、患者たちは、ほとんど支援のない中、自らの力で教会を組織し、食糧を確保するなど、生活環境を整えていった。そして一八七三年、ベルギーからダミアン神父がやって来る。患者たちのケアに全身全霊を捧げた神父は、ハンセン病患者救済の聖人として知られ、その生涯は、映画化もされている。

マーシャル諸島での活動を終えた後、私はカラウパパ療養所を訪ねた。これまでカラウパパ療養所は何度も訪問の機会がありながら、なかなか実現しなかった。その理由は、私がハンセン病蔓延国での活動を優先してきたからである。ハワイ州都のホノルルからカラウパパのあるモロカイ島まで飛行機で約三〇分と近いが、モロカイ空港から目的地のカラウパパ療養所までの移動が難しい。カラウパパ療養所はモロカイ島の北側にあるカラウパパ半島に位置しているが、この半島は三方を海に囲まれ、残りの一方は六〇〇メートルの断崖絶壁になっている。

断崖にカラウパパ半島へ続く小道があったが、土砂崩れのため使えない。つまり陸路では到達できないのだ。急遽セスナ機を手配した。飛行時間はたったの四分である。

カラウパパでは、カラウパパ国立歴史公園のカオフラニさんが出迎えてくれた。ハンセン病の歴史を風化させないようにというカラウパパ療養所居住者の願いから、一九八〇年にカラウパパ半島自体が国立歴史公園に指定されている。そこには美しい森が広がり、静寂に包まれていた。彼女によれば、ここに物資を運んでくる船は、いまでも年に一回で、物資不足になることもあるという。

療養所では現在一〇人の回復者が静かに生活している。回復者は皆、高齢で、引続き敷地内の自宅で過ごす人もいれば、療養所内にあるケアホームに入る人もいる。私はケアホームで生活する回復者と会ったが、その中に一人の日系人がいた。八八歳のハシモトさんだ。富山県出身の両親がハワイに移住し、ハシモトさんは一一歳でハンセン病を発症、ここカラウパパ療養所に送られた。以来七七年をこの療養所で過ごしてい

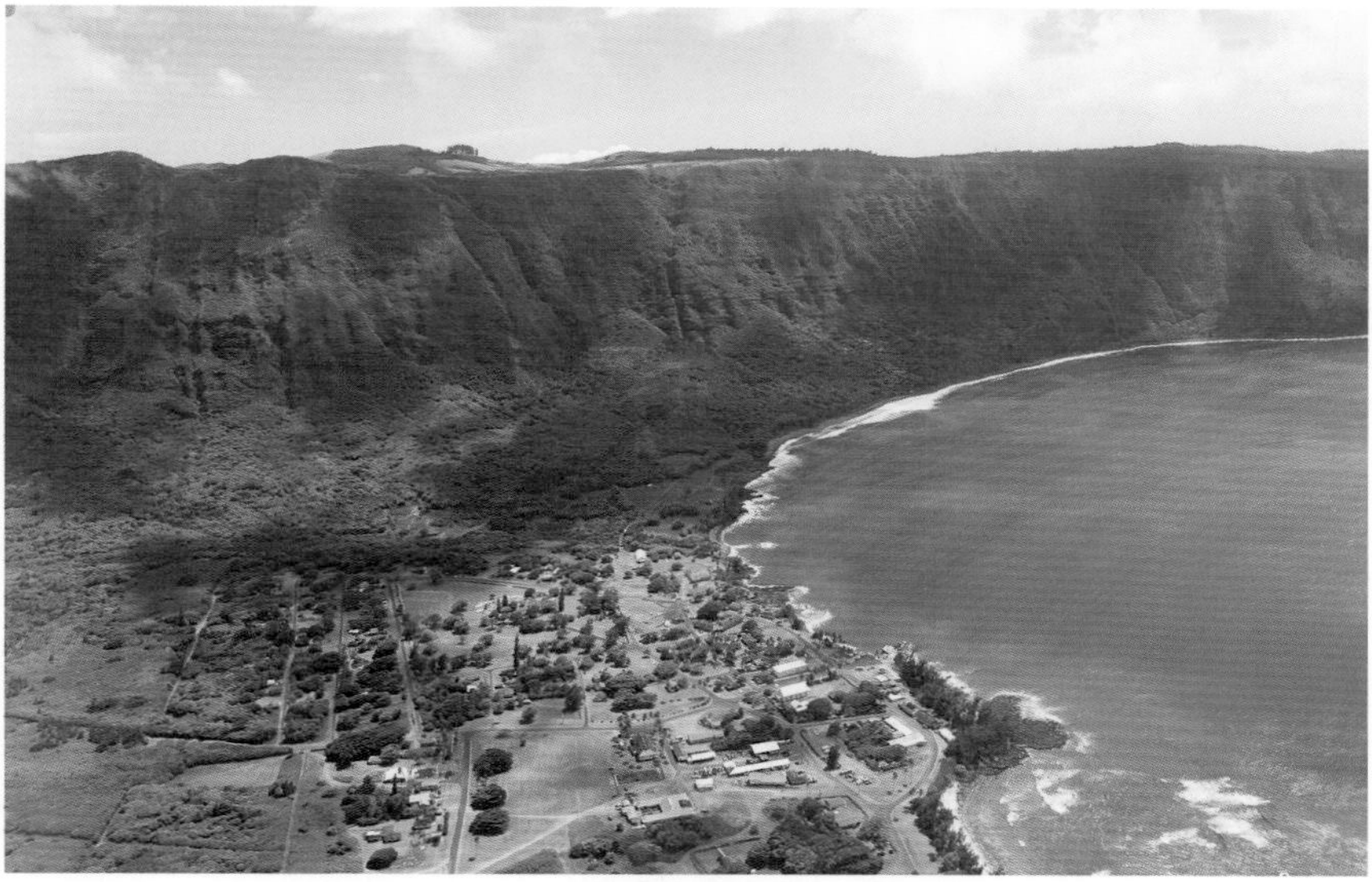

断崖に囲まれたカラウパパ療養所の全景（ハワイ、2019年4月）

る。一九〇〇年代半ば以降二二万人近くの日本人がハワイに移住した経緯もあり、ハシモトさんを含め多くの日系人もハンセン病を発症すると、強制的にこのカラウパパ療養所に送られたのである。

ケアホームからほど近い墓地を訪ねると、漢字が刻まれた墓石も多くあった。仏教寺院の跡地も残され、日系人が描いた絵画なども資料庫に残されていた。カラウパパ療養所は日本と浅からぬ縁があり、日本とカラウパパ療養所の関係について詳しく説明してくれたのは、「カラウパパ家族の会」の理事を務めるバレリー氏だ。氏によれば、一九九六年にカラウパパ療養所の未来を考えるワークショップが開催された際、日本から回復者を招いて意見交換をしたこともあり、いまでも国立療養所多磨全生園をはじめ多くの日本の療養所とも交流があるとのこと。こうした活動や交流を経て、二〇〇三年にはカラウパパ家族の会が発足した。

カラウパパ家族の会は現在、「カラウパパ・メモリアル法」を成立させ、ここに送られた八〇〇〇人全員の名前を刻んだ記念碑の建設を手がけている。これは「療養所に送られた患者の生きた証を残したい」という先人たちの願いを実現する事業である。記念碑は、聖フィロメナ教会の近くに設置される予定だ。聖フィロメナ教会は、ダミアン神父がこの地に到着してから亡くなるまで活動をしていた教会である。ベルギー出身のダミアン神父は、一八七三年から、それまで誰にも顧みられることのなかったモロカイ島のハンセン病患者たちのケアを続け、自らもハンセン病を発症し、一八八九年に没した。二〇〇九年にはバチカンで聖人の列に加えられている。

聖フィロメナ教会は一八七二年に建設され、後にダミアン神父が増築し一八八八年に現在の石造りの教会となった。一九三〇年代初頭までは教会の裏側にダミアン神父が生活した二階建ての家があったそうだが、いまはその面影もない。隣接するダミアン神父の墓地を詣で、聖フィロメナ教会に入った。教会では、あることに気づいた。会衆席の床のところどころにに二センチ角の穴があいているのだ。聞くと、ダミアン神父は、教会でハンセン病患者にもミサを受けて欲しかったが、患者には気管切開をした者も多く、痰が床に垂れるので教会に入ることをためらっていた。そこで神父は床に穴を開け、そこに南国特有の長い葉っぱを円錐状に巻いた管を挿し、患

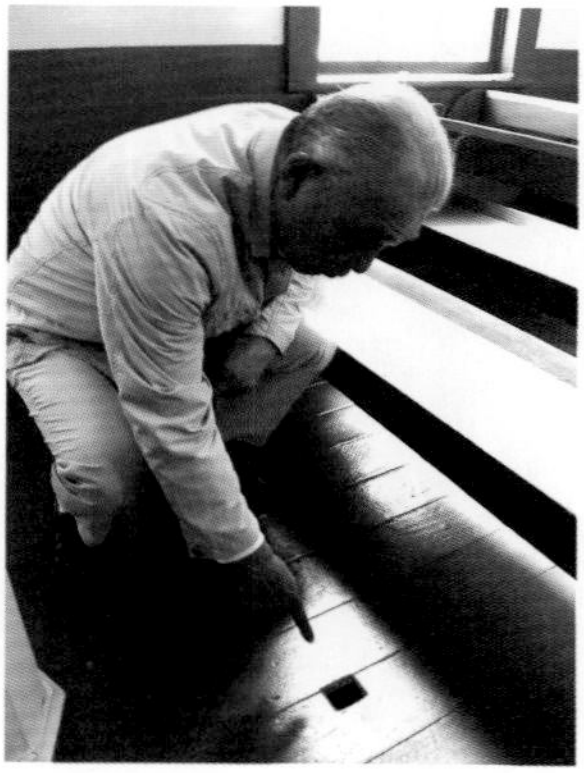

ダミアン神父の心使いを示す教会内の患者のための痰を吐く穴（ハワイ、2019年4月）

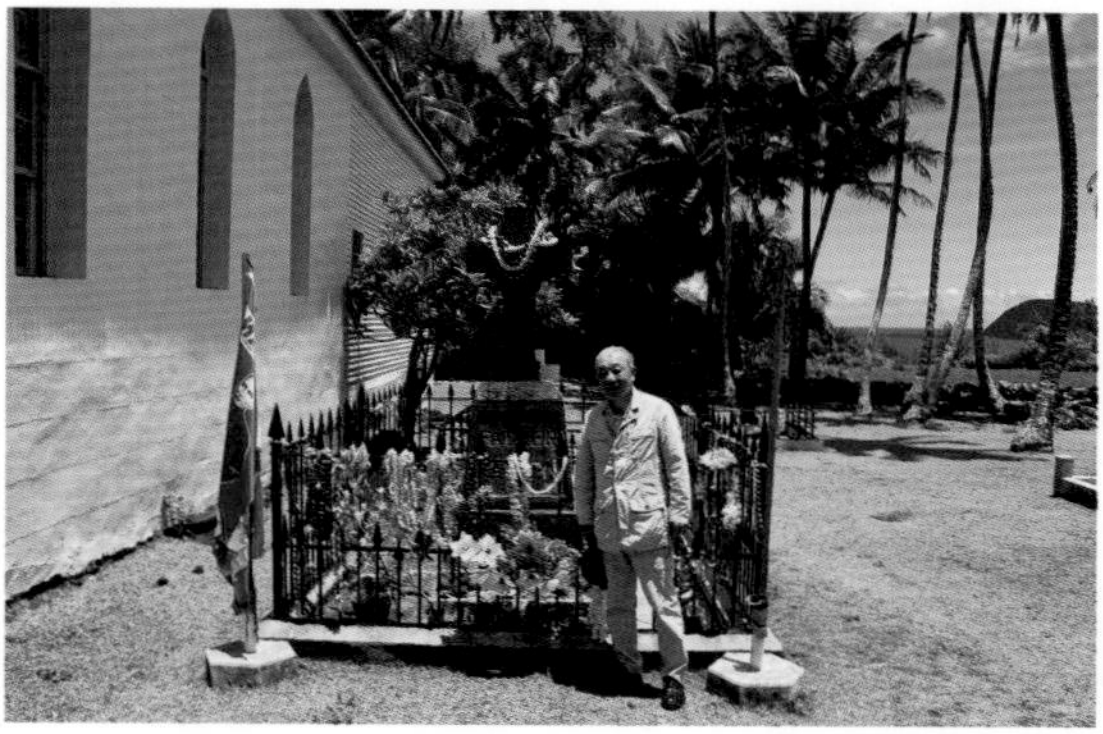

聖ダミアン神父のお墓。隣は教会（ハワイ、2019年4月）

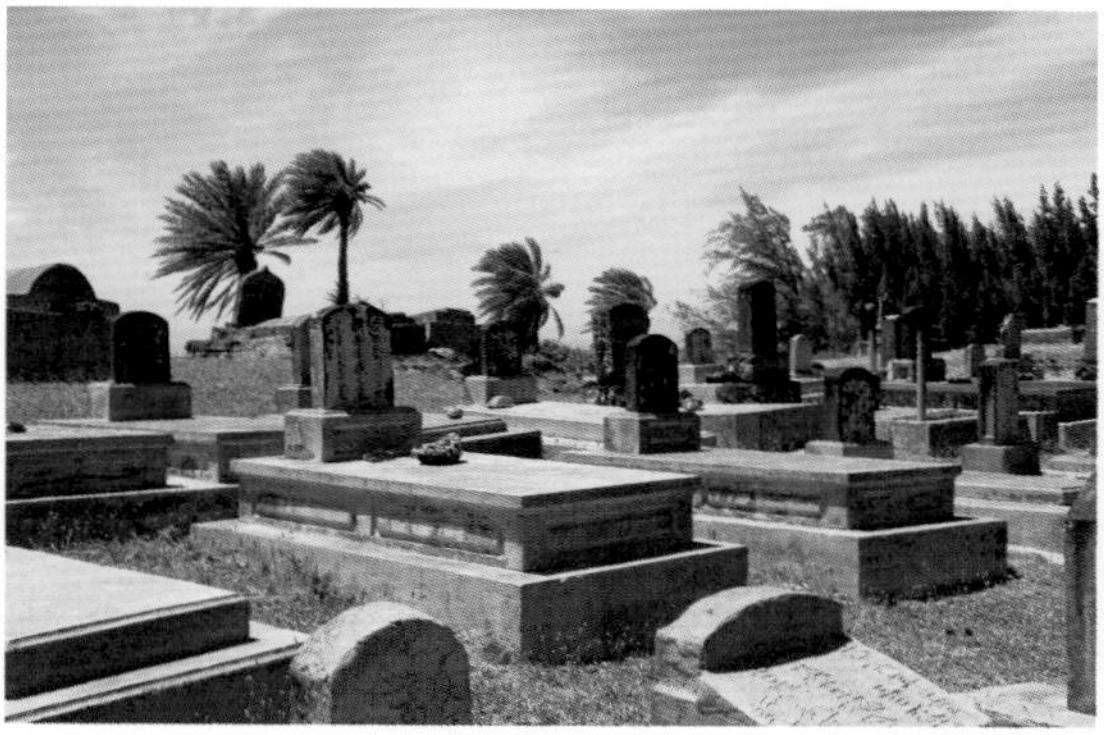

多くの日本人が眠る墓地（ハワイ、2019年4月）

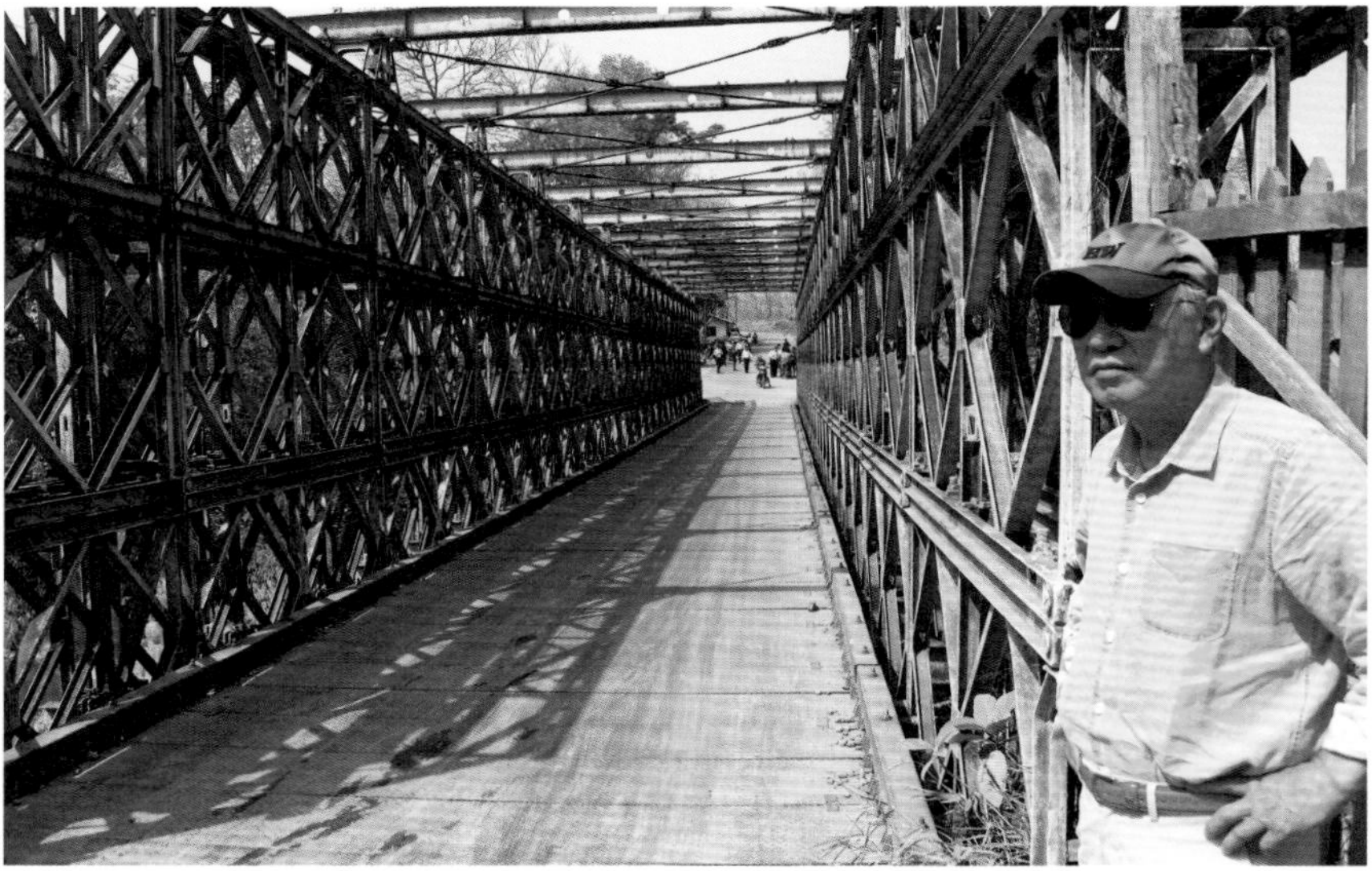

旧日本軍が渡河作戦のために建設した国境の橋。向こう側がミャンマー(インド、インパール、2019年5月)

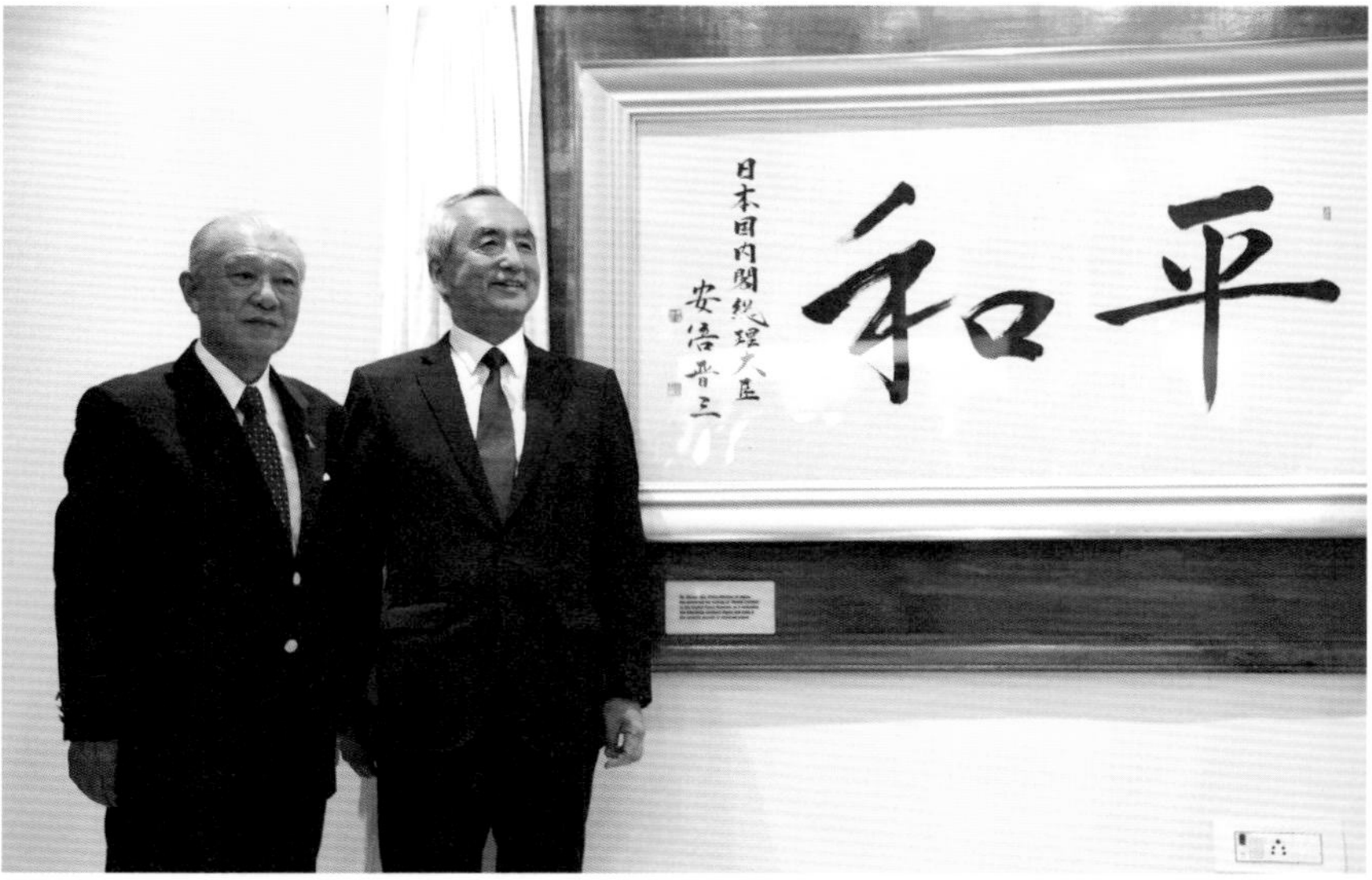

資料館正面に飾られた安倍晋三首相の揮毫の前で平松賢司駐インド大使と(インド、インパール、2019年6月)

者がミサ中も痰を吐けるようにしたのである。ダミアン神父のハンセン病患者に対する心づかいの一端をあらわすエピソードである。

最後に、カオフラニさんにカラウパパ療養所の将来計画を尋ねると、「回復者がいなくなったら国立公園管理局の管理下で、子どもたちがハンセン病の歴史を学べる公園として解放していく」とのことだった。長い間外界から隔離され悲しみの中ひっそりとたたずんでいた療養所にも、いずれ元気な子どもたちの声が響き渡るときが来るに違いない。

五月は、インド(インパール平和資料館建設)およびイギリス・ロンドン(チャタム・ハウスで日英グローバルセミナーに参加)を訪れた。

六月は、中国でササカワ・ヤングリーダー奨学金校二五周年式典、インドでインパール平和資料館開所式に参加した。

SNSで拡散する大統領の決意——ブラジル連邦共和国[八月]

[ルート] 羽田→**ドイツ・フランクフルト**(飛行時間一一時間四〇分・トランジット二時間三〇分)→**ブラジル・サンパウロ**(飛行時間一一時間五〇分・トランジット二時間三〇分)→**ブラジリア**(飛行時間一時間四五分)—**一泊**—**ブラジリア**→**ベレン**(飛行時間二時間三〇分)→**マラバ**(飛行時間一時間)—**二泊**—**マラバ**→**ベレン**(飛行時間一時間・トランジット三時間)→**サンルイス**(飛行時間一時間一〇分)—**二泊**—**サンルイス**→**ブラジリア**(飛行時間二時間三〇分)—**四泊**—**ブラジリア**→**リオデジャネイロ**(一時間四五分・トランジット七時間)→**フランクフルト**(一一時間二〇分・トランジット三時間四〇分)→羽田(飛行時間一一時間)

二〇一五年八月のブラジル訪問での、時の保健大臣アルトゥール・キオロ氏による「今年中に制圧を正式に発表する」という「嘘」の発言以来、ブラジルでのハンセン病対策活動は、政治的不安定もあって低迷していた。やっと訪問が実現したのが、この六月。四年ぶりの訪問となった。今回は往復ともフランクフルトを経由しての旅だった。

ブラジルは依然、制圧を達成していない唯一の国であり、毎年約二万五〇〇〇人の患者が発見されている。患者は、経済的に貧しく医療へのアクセスが厳しい中西部や北東部に集中している。政府は回復者に対する強制隔離の過ちを認めているが、州や自治体レベルではハンセン病に対する差別的な制度や条例がいまだに存在しており、医療従事者や教育関係者による患者や家族に対する偏見や差別も報告されている。

首都ブラジリアでは、ルイス・エンリケ・マンデッタ保健大臣と面談した。大臣は患者が多いマットグロッソ州の出身で、整形外科医としてハンセン病患者と回復者の治療を行った経験があり、彼の就任によりハンセン病対策の部署が強化された。熱意を持つ大臣がトップに立つことで、保健省全体の士気が上がり、制圧に向けた動きが加速されることが期待される。

ブラジル北部のパラ州はブラジルで二番目に広大な州であり、アマゾン熱帯雨林を有するこの州は、洪水になると交通手段が閉ざされる。地理的要因や経済格差もあってか、新規患者数が年間二六七八人と多く、ブラジルでは五番目の蔓延州である。私がこの地を訪れるのは二度目である。州都ベレンでは、ブラジルハンセン病協会会長のクラウティオ氏の案内で、マルセロ・カンディア病院を慰問した。一九三〇年代に設立されたが、現在はリハビリ施設や回復者用の特別な履物をつくる施設を備えた州最大のセンターとなっている。ほかの自治体の診察所では対応できない重度の障害を持つ患者や回復者や、深刻な「らい反応」(ハンセン病の治療中や治療後に、体内で死んだらい菌に免疫システムが反応するアレルギー反応の一種)のある患者が来院している。

その後、パラ州のバラバロ知事には、パラ州での制圧に向けた努力と、子どもの障害をなくすために家庭でのスキン・チェックを習慣にすることを要請した。

次の訪問地、パラ州のマラバは、ベレンから五〇〇キロほど南にある。マラバもベレン同様にハンセン病患者が多い地域だが、設備が整った医療施設がないため、重度の障害がある患者は何時間もかけてベレンのセンターに通わなくてはならない。マラバではミランダ市長のイニシアティブのもと、患者が治療を中断しないように、来院患者に対して食料を支援する条例が最近策定された。私はこの条例成立の記念式典に招待された。市長、市会議員、医療・保健従事者、メディア関係者などが約一〇〇人集まり、私は「ハンセン病はかかりにくい病気だが、栄養状態が悪い人に多いことは事実である。この条例は愛情に満ちたものだ」と賛辞を伝えた。式典の後にテレビ・ラジオ番組を収録。次の目的地であるマラニョン州のサンルイスに移動した。

ブラジル北東部のマラニョン州の新規患者数は、年間三四三六人。ブラジルで三番目の蔓延州である。その要因の一つが、長期間、社会保障政策がほとんど実施されなかったことである。

サンルイスに到着したその夜、フラビオ州知事から夕食会に招待された。知事は代議士時代にハンセン病の集落を訪問し、患者や家族と交流した経験がある。そのとき、自分が知事になったらこの問題を必ず解決すると誓ったそうだ。実際、マラニョン州では現知事の就任により、州の重要課題としてハンセン病が取り上げられ、患者の発見活動や障害の予防が積極的に推進された。私は知事の熱意を聞き、「マラニョン州がハンセン病制圧に成功すればブラジルのモデルになる。知事や保健局長が本気で取り組むことで患者数を九割減らすことができる」と伝えた。

翌日は、マラニョン州の蔓延地区で働く二八〇人の医療保健従事者や社会福祉関係者が一堂に会したハンセン病会議が開催された。会議では保健局長、公共政策局長、公共弁務局主任がそれぞれの立場からハンセン病の状況と取り組みを説明した。私は参加者に対して「皆さんが力を出してくれればマラニョン州からハンセン病をなくせる」と激励した。その後、診療所の視察やテレビ・ラジオ番組の収録を終え、再びブラジリアに戻った。

ブラジリアでは、ジャイル・メシアス・ボルソナーロ大統領との会談が実現した。大統領は陸軍軍人、リオデジャネイロ市議会議員、連邦下院議員という経歴を経て、二〇一九年一月に大統領に就任した。保健大臣、女性家族人権大臣、外務大臣らの閣僚とともに颯爽と私の前に現れた。過去のブラジルのハンセン病に対する取り組み、特に前政権の失敗を指摘すると、大統領は「ハンセン病の制圧はブラジルにとって大きな課題である。患者が多い事実を隠すべきではない」と発言、スーツからスマートフォンを取り出し、一緒にSNS（ソーシャル・ネットワーキング・サービス）で国民に呼びかけようと、担当者に準備を指示した。まず私が話し、次に大統領が直接国民に向けてハンセン病制圧について語りかけた。反応は早く、七三万回も再生され、一万九〇〇〇のコメントが寄せられた。

二〇二〇年三月には、大統領の指導のもとで、ハンセン病の全国大会が開催されることになった。私の人生の夢である世界のハンセン病制圧に向けて大きく前進したことを実感し、ブラジルの大統領主導による全国大会の実現に胸が弾む思いがした。

［追記］

私は、大統領の出席も予定されていたこのブラジルでのハンセン病の全国大会の準備を進めていた。ところが二〇二〇年三月一〇日、ブラジル政府の副報道官が新型コロナウイルスの感染者であることが判明。出発直前に、会議は中止になってしまった。今回は特に蔓延州であるマットグロッソ、トカンティンス、マラニョン、パラ、ペルナンブコ、ピアウイの各州知事との個別会談も予定されており、残念この上もない。社会活動に熱心な大統領夫人にも協力していただき、数年後にはブラジルでのハンセン病の制圧宣言、そして世界での制圧宣言ができると期待していた。しかし、ブラジルのコロナの状況は悪化の一途をたどり、私の期待は無残な結果となっている。すべての計画はご破算であり、第一歩からの再スタートがいつになるのか、まだ目処が立っていない。コロ

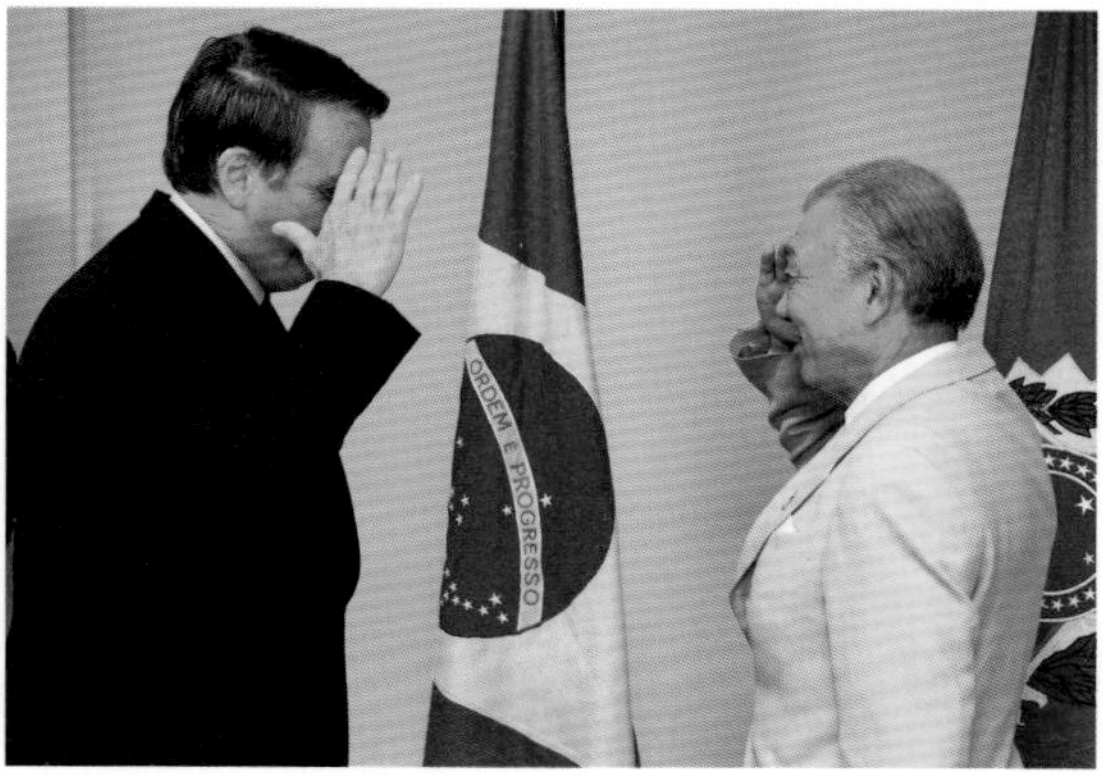

元軍人のボルソナーロ大統領に敬礼で挨拶（ブラジル、2019年7月）

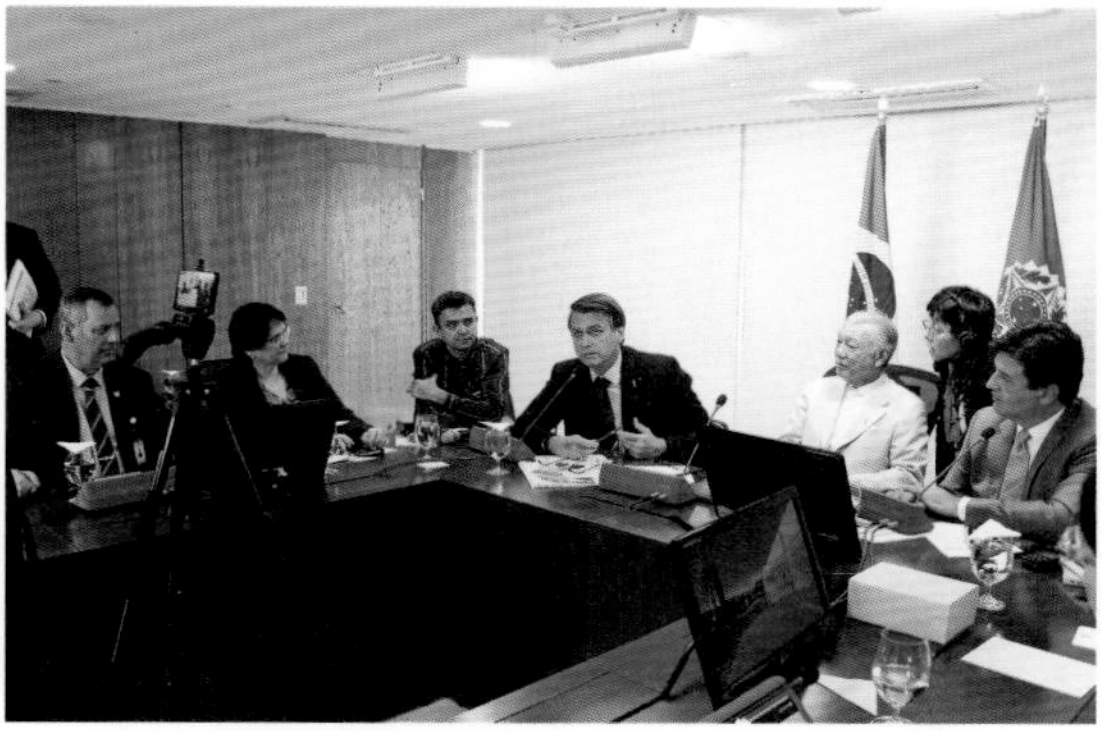

ボルソナーロ大統領（中央）とSNSで国民に呼びかける（ブラジル、2019年7月）

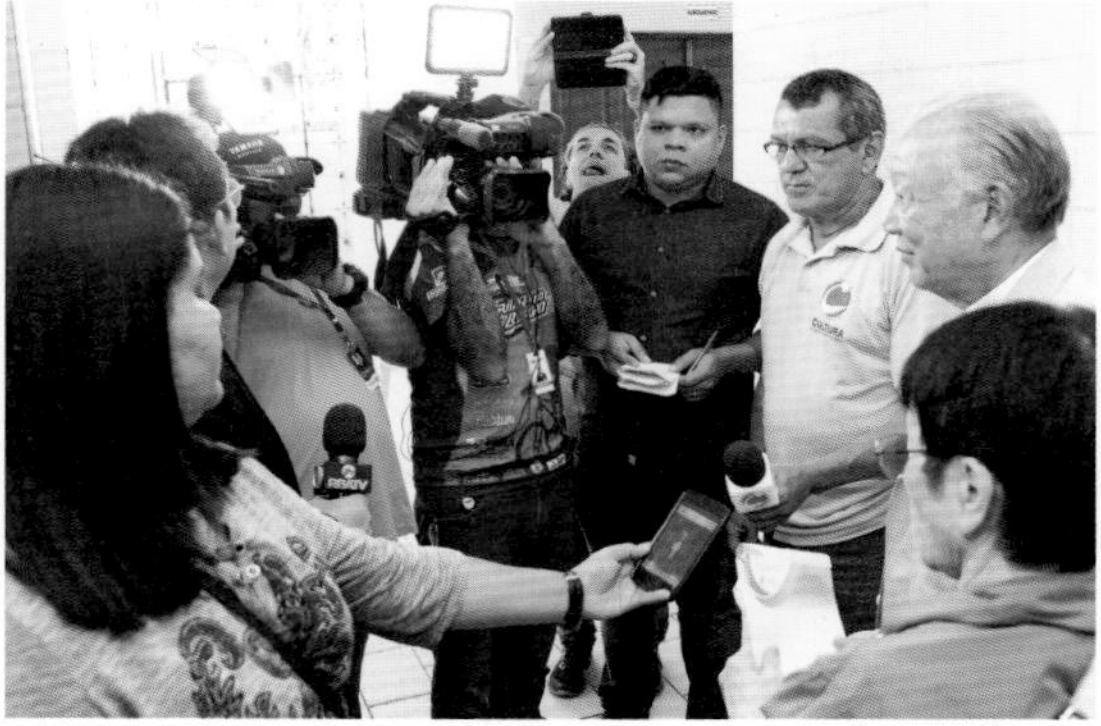

囲み取材を受ける（ブラジル、パラ州ベレン、2019年7月）

ナの終息なくして私の活動は不可能である。それにしても、残念、残念、残念の一言である。

「ネグレクト」されてはいけない病気――フィリピン共和国［九月］

［**ルート**］羽田→フィリピン・マニラ（飛行時間四時間四五分）―三泊―マニラ→羽田（飛行時間四時間二〇分）

九月は、日本財団と笹川保健財団で共同開催した「ハンセン病回復者組織世界会議」、および三年に一度開催される第二〇回「国際ハンセン病学会」への出席、それに名門アテネオ・デ・マニラ大学名誉博士号の授与式に出席するためにフィリピンのマニラを訪れた。

ハンセン病回復者組織は、世界各地で生まれつつある。その「世界会議」は、九月七日から四日間にわたって開催され、二三カ国から回復者組織の代表が集まり、参加者は八〇人を超えた。これほど大規模な回復者会議は初めてのことだった。私はいつものように代表者たちを激励し、回復者たちが国レベルではもちろんのこと、国際的にも団結することの大きな意義を伝えた。

「回復者組織世界会議」の夕食会では、嬉しいサプライズが待っていた。回復者の一人であるアルバート・ロペス氏が私の肖像画を描いてプレゼントしてくれ、さらに、彼が作詞作曲したハンセン病の歌が披露された。多彩な才能を持つ彼のように、回復者には社会を変える力もある。会場にいる回復者たちに「あなたたちがスティグマや差別を治療する医者なのです。ともに団結して闘いましょう」とあらためて激励した。

翌日はフィリピンの名門、アテネオ・デ・マニラ大学で、私のハンセン病制圧と差別撤廃活動への貢献が評価され、名誉博士号が授与された。アテネオ・デ・マニラ大学は、二〇〇七年、ハンセン病患者・回復者およびその家族に対する差別撤廃を訴える「グローバル・アピール」に協力してくれた縁があり、そのときに一一歳の回復者の少女が「差別は決して正当化されない」と力強く声を上げたことを鮮明に覚えている。大学が制作した私の紹介ビデオの中では、フィリピンのハンセン病専門のクナナン医師とWHO西太平洋地域事務局の葛西健事務局長から応援と感謝の言葉をいただいた。このようなビデオが、ハンセン病に馴染みのない多くの出席者にとって、この病気を理解するきっかけとなることを期待したい。

滞在最終日は、世界中のハンセン病関係者が一堂に会する第二〇回「国際ハンセン病学会」に出席した。私は、基調講演で、次のようなスピーチを行った。

この学会は、医師や医療従事者のみならず、NGOやハンセン病回復者という多様なステークホルダーが参加する大変ユニークな学会です。世界には数多くの医学学会がある中で、その病気を経験した当事者が積極的に参加できる学会は、おそらく国際ハンセン病学会だけでしょう。国際ハンセン病学会の皆様のたゆまぬご活動に心より敬意を表します。

いまから四〇年前、私は父、笹川良一に伴って、初めてハンセン病の療養所を訪れ、ハンセン病患者たちに出会いました。それまで、私は普通の健康な生活をしていたので、彼らのように病気と想像を絶する差別の苦しみの中で生きている人がいることを知りませんでした。

彼らは家族から捨てられてしまった人たちでした。

彼らは社会から隔離されてしまった人たちでした。

彼らは自由も奪われてしまった人たちでした。

全てハンセン病が原因でした。

父は、重い障害のあるハンセン病患者の手を握り、言葉をかけ、抱きしめ、そして号泣しました。それは私が生まれて初めて見た父の涙でもありました。彼らに真摯に向かい合う父の姿を見て、胸に熱い想いがこみ上げてきました。そのとき、私は人生を捧げて父の活動を引き継いでいかなければならないと決意したのです。以来、世界各地で私のハンセン病とそれにまつわるスティグマ（社会的烙印）と差別をなくすための闘いの活動がはじまりました。私の闘いにおける武器は、溢れる情熱、そしてどんな困難にも耐える忍耐力、そして成果が出るまで頑張り通す継続力。私の訪ねる世界の辺境の地には問題と解決策があります。私は、アフリカのジャングル、不毛の砂漠、アマゾンの奥地など世界中の僻地を訪ね、数え切れないほど多くのハンセン病患者、回復者に会ってきました。いま、私は八〇歳ですが、この四〇年間に世界中の一二〇の国と地域で活動しました。

「一人でも多くの人に治療薬のMDTを届けたい」

私は、多くの現場を訪れ、患者に会う中でこのような想いにいたりました。この想いから、日本財団は、一九九四年にベトナムのハノイで第一回「国際ハンセン病会議」をWHOと共催しました。その会議の場で、私は日本財団として五〇〇〇万ドルを拠出して、治療薬MDTを全世界で五年間無償配布することを正式に発表しました。その結果、五年間で三三二万人の患者が治療されました。二〇〇〇年以降は、ノバルティス財団が協力してくださり、いまもMDTの無償配布が続けられています。この場をお借りして、ノバルティス財団に心より感謝申し上げます。

私は、明るい未来が訪れると自信を持っていました。しかし、当初思い描いていたのとは全く違った状況でした。薬は無料なはずなのに、患者は治療をしていませんでした。さらに、隠れた患者も数多くいました。

私は、病気さえ治れば全てが解決すると単純に思っていました。しかし、それは間違いでした。ハンセン病は治せても、長い人類の歴史の中で社会に感染してしまった偏見や差別といった病気を治せる薬はなかったのです。ハンセン病患者、回復者は家族から引き離されていました。

彼らは学校に通えなくなってしまいました。彼らは仕事を失ってしまいました。

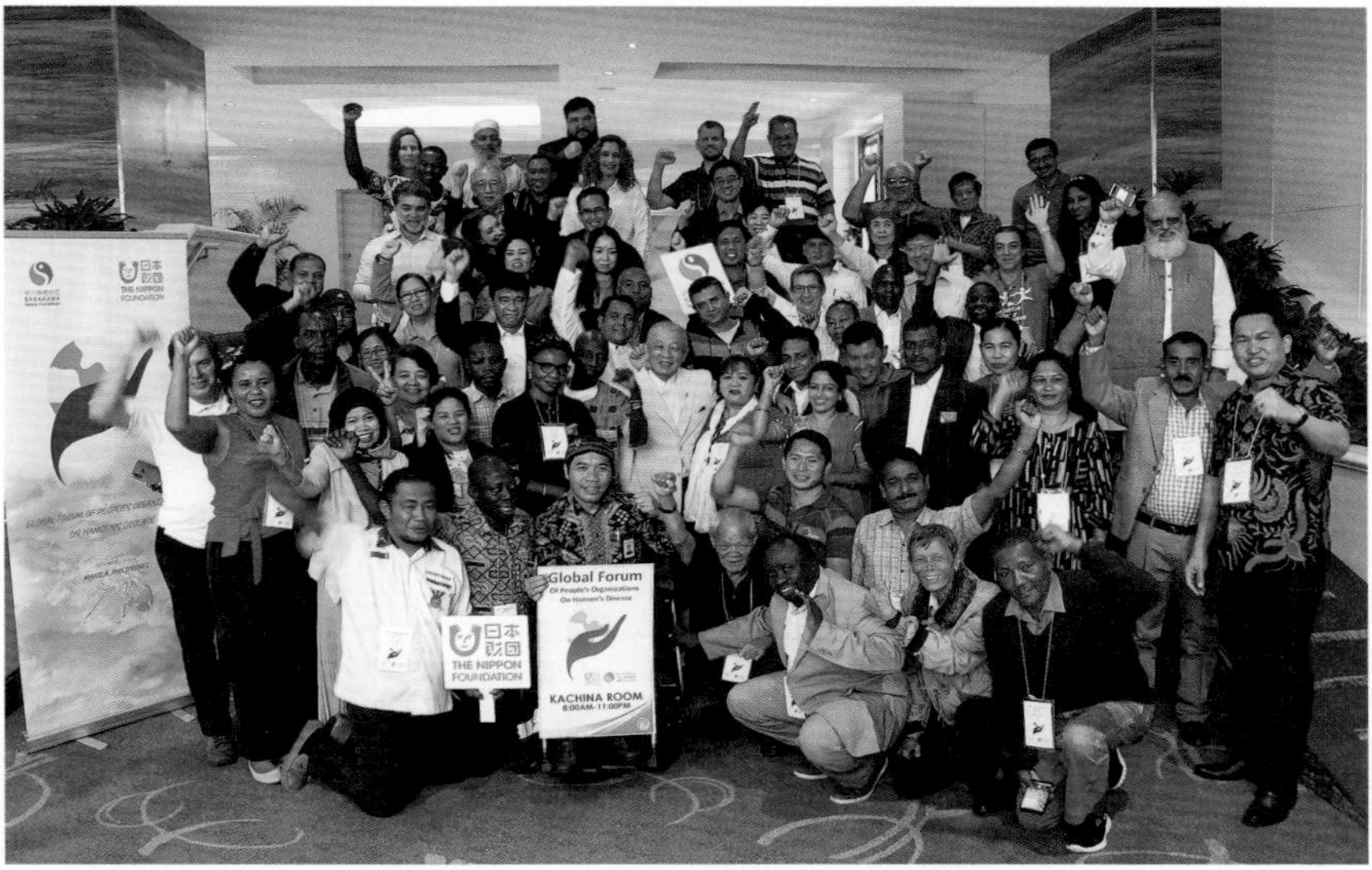

世界的な回復者の団結が確認された集まりだった（フィリピン、2019年9月）

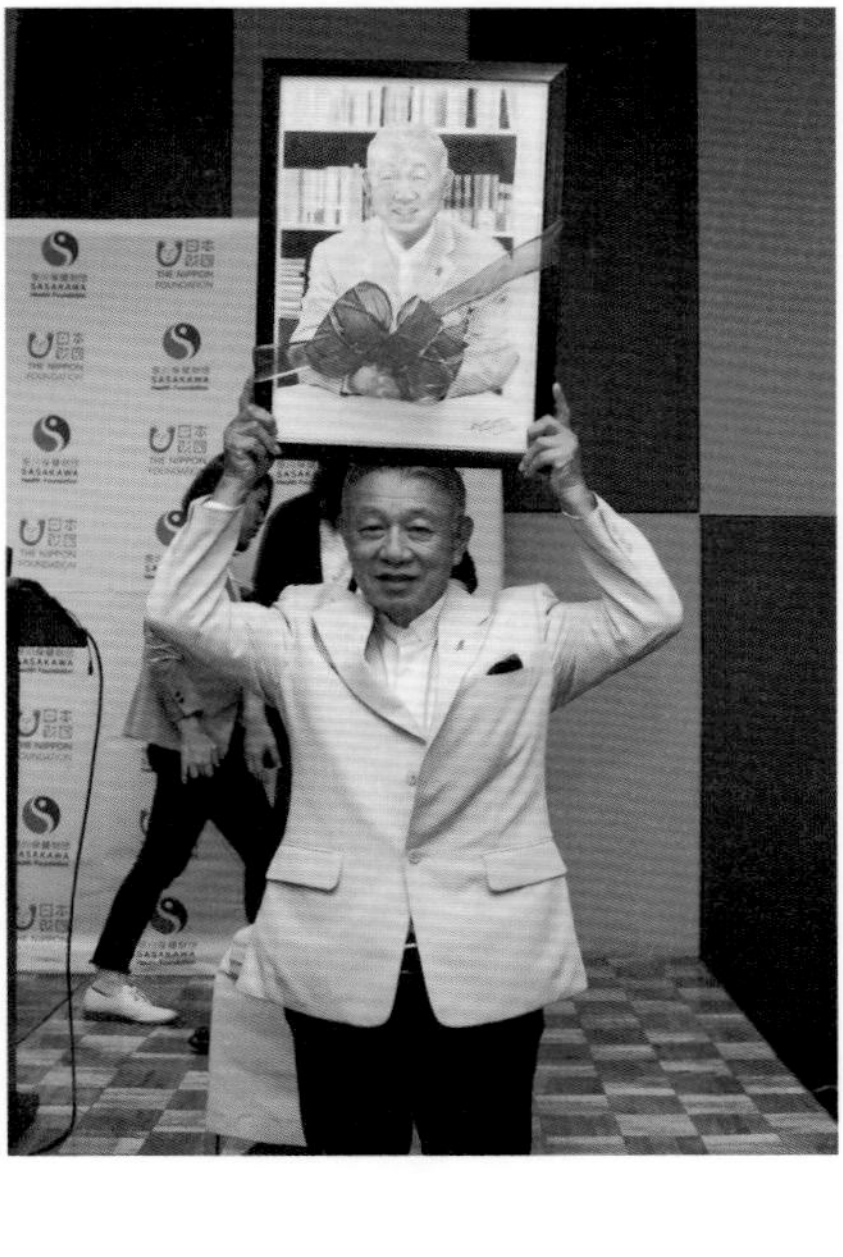

ロペス氏が描いた似顔絵をいただく（フィリピン、2019年9月）

ハンセン病というだけで、彼らは差別に苦しんでいました。差別を恐れ治療を受けず、症状が進んでしまっている人も多くいました。私は、ハンセン病は、単純な医療の問題ではなく、明らかに人権問題であるということを認識しました。

私は、グローバルな課題が議論され、加盟国によってアクションが提案される国連に、この問題を訴えることを決意しました。二〇〇三年、私は初めて、ジュネーブの国連人権高等弁務官事務所を訪れ、ハンセン病を人権問題として扱ってほしいと説明しに行ったのです。しかし、私が落胆し、驚いたことに、ハンセン病はこれまで一度も人権問題として認識されたことがなかったのです。その後何度も足を運ぶうちに、国連人権理事会の職員に向けた説明会の機会を得ることができました。

しかし、初めての説明会にはたったの五人しか出席しませんでした。当時のハンセン病問題への関心の低さを物語る結果となりました。次いで、ジュネーブでの人権セッション会期中に日本財団は毎年のように関係者説明会を開催しました。多くの人の関心を集めるため、軽食を配るという方法で私たちの発表を聞いてもらおうと試みました。しかし、彼らは無料の軽食を手に取ると、足早に立ち去ってしまいました。定員五〇人ほどの会議室にやって来るのはたったの一〇人ほどという、寂しい会議が続きました。

しかし、私は決してあきらめませんでした。私たちは、七年もの間、試行錯誤を繰り返しながら、懸命に取り組んできました。その間、多くの影響力のある方々が私の協力者となり、ついに、二〇一〇年一二月、国連総会で、一九三カ国の参加国全ての賛同のもと、ハンセン病差別撤廃決議が「原則とガイドライン」とともに採択されました。この出来事は、私たちの活動を大きく後押ししてくれました。

私はどの国を訪れるときも必ず、その国の指導者に面会することにしています。ハンセン病の問題を解決するためには、トップの理解と協力が欠かせないのです。彼らの協力が得られなければ、ハンセン病制圧と差別撤廃に取り組むための予算を確保することができないからです。

今年七月にブラジルを訪れた際、ボルソナーロ大統領に会い、ハンセン病制圧と差別撤廃の現状について説明しました。大統領に、「ブラジルは世界で二番目にハンセン病患者が多い。ハンセン病に対してさらなる努力をお願いしたい」と訴えました。すると大統領は「では、いますぐ一緒に国民に呼びかけよう」と、自分のスマートフォンを取り出し、SNSでライブ配信を始めました。その配信の中で大統領は、ハンセン病対策はブラジル政府が取り組むべき課題であり、私と一緒に取り組んでいくつもりだと強く主張されました。私は、「ブラジルのハンセン病をゼロにしよう」と、早期発見の重要性を強調しました。この一三分あまりの動画は再生回数が七〇万回を突破し、数え切れないほどのコメントが寄せられました。このように国の指導者が私たちの活動に協力してくださることには絶大な効果があるのです。

私は、あらゆる病気の中で回復者自身がこれほど活躍している病気はほかにないと考えています。私は二〇〇六年、インドの回復者組織の立上げを支援しました。これまで、世界中のハンセン病回復者の皆さんとともに闘ってきました。世界各地にハンセン病回復者が中心となって活動している組織が数多くあります。彼らのたゆみない努力のおかげで、私たちの活動の歴史の新たな章を開くことができると信じています。

回復者組織の重要な役割は、三つあります。一つ目は、各国に残る差別法の撤廃など、回復者たちを苦しめているあらゆる社会的制約の解消です。二つ目は、回復者の生活レベルの向上です。三つ目は、ハンセン病は治る病気である、薬は無料である、差別は不当だ、と社会に訴える啓発活動です。本日、ご参加の回復者組織の皆さんたちは、こうした三つの重要なミッションの遂行に尽力されています。

日本財団と笹川保健財団は、昨年から、アジア、アフリカ、ラテンアメリカで、各地域の課題や解決策を議論するために回復者組織が集まる地域会合を連続で開催してきました。

そして、この土曜日から本日まで、その総決算である「ハンセン病回復者組織世界会議」を開催しました。世界二三カ国から六〇人以上の回復者が参加し、これまでにない大規模な会合となりました。また、実務的なトレーニングも充実させ、参加者にも実りのあるものになったのではないかと思います。後ほど、CLAP(Coalition of Leprosy Advocates of the Philippines：フィリピン全国回復者・支援者ネットワーク)のジェニファー氏が、参加者を代表して、このフォーラムの成果について発表する予定です。皆様には、ぜひ回復者の声に耳を傾けていただきたいと思います。そして本日はこの会場に、二三カ国の回復者組織の代表者がいらしています。どうぞご起立ください。彼らに大きな拍手をお願いいたします。

これまで、ハンセン病の「制圧」(elimination)に向かって、多くの関係者が努力を続けてきました。私の活動において、ハンセン病の「制圧」は重要なマイルストーンだと考えています。このような中、「Global Partnership For Zero Leprosy」という様々な関係者が参画する新たなネットワークが立ち上がったことを心より歓迎いたします。このコラボレーションは、「ゼロ・レプロシー」(ハンセン病のない世界)の実現に向けた取り組みを大きく前進させるでしょう。

私は、ハンセン病がNTD(Neglected Tropical Diseases：顧みられない熱帯病)の一つとして扱われていることに反対の立場であることを表明いたします。ハンセン病は、患者や回復者自身にとって、そして、患者のために尽力している人にとって、一日たりとも顧みられない病気ではありません。このNTDという医学用語は、患者を見下している言葉であり、日々ハンセン病問題に取り組まれている方々にとっても失礼にあたると考えています。

ハンセン病は現在進行形の問題です。

本日ご参加の医療従事者の皆様には、ハンセン病の感染経路の究明や予防ワクチンの開発、そして、障害のある方の義手義足の開発に、引き続きご尽力をいただきたく、お願いを申し上げます。グローバリゼーションと人の移動に伴い、以前はほとんど新規患者がいなかった国においても、新規患者が発見されています。どの国も例外ではありません。

しかし、最近は世界中でハンセン病の医療専門家が急激に減少しています。

最後になりますが、特にハンセン病専門医の皆様には、ぜひハンセン病の診察と治療の知識と技術を持つ後継の育成にご尽力いただくことをお願いしたいと思います。

さあ、皆様。

「ゼロ・レプロシー」という人類の歴史的な課題に向かって、一致団結しましょう！

ありがとうございました。

九月は、アメリカ・プリンストン（日本財団ネレウス海洋科学者会議）、および中国（重慶大学、雲南大学SYLFF二五周年）を訪れた。

一〇月は、イギリス・ロンドン（Seabed2030＝海洋地形図作成シンポジウム）とノルウェー（Our Ocean国際会議）を、一一月には、ミャンマー（ミャンマー停戦和平交渉・政府高官との会談）を訪問した。

「バングラデシュ全国ハンセン病会議」——バングラデシュ人民共和国［一二月］

［ルート］羽田→シンガポール（飛行時間七時間四〇分・トランジット二時間）**→バングラデシュ・ダッカ**（飛行時間四時間）**—二泊—ダッカ→タイ・バンコク**（飛行時間二時間三〇分・トランジット二時間二〇分）**→成田**（飛行時間五時間五〇分）

一二月一一日、バングラデシュの首都ダッカで「バングラデシュ全国ハンセン病会議」が開催された。これには若干のエピソードがある。私はミャンマー国民和解担当日本政府代表として少数民族武装勢力とミャンマー政府、国軍との隠れた調停役に徹して活動しているが、ミャンマーのラカイン州で、突然「ロヒンギャ問題」が発生し、七〇万人以上のロヒンギャ難民が国境を超えてバングラデシュのコックス・バザールに殺到、難民キャンプに収容されている。この問題をめぐるハシナ首相との会談の中で、バングラデシュでのハンセン病対策の全国会議の必要性を説明したところ、即座に了解され、全国ハンセン病会議への出席とスピーチも快諾された。

私は、この会議の基調報告で、この会議が開催される経緯と意義について、以下のように述べた。

この会議は、今年二月にシェイク・ハシナ首相と面談した際に、ご賛同いただいたことを受け、実現に至りました。このように国の指導者からの力強いコミットメントは大変心強く、嬉しく思います。

私はハンセン病を世界からなくすことをライフワークとして四〇年以上にわたり、世界中を飛び回わり、ハンセン病についての正しい知識を社会に広める活動をしております。

いまやハンセン病は薬で治る病気となり、その薬も無料で配布されております。そして早期発見、早期治療により障害も防ぐことができます。

特に、子どもたちが、ハンセン病により苦難な人生を歩んでいく悲劇をなくすために、子どもの段階で早期発見・早期治療に力を入れていくことが、何よりも重要です。

しかし、いまや簡単に治るのにもかかわらず、ハンセン病は恥ずかしい病気であるとの誤解から、患者自身がハンセン病と診断されることを恐れてなかなかクリニックや病院に診察に行かないケースも多くあります。

初期段階では皮膚に斑紋が出る以外ほとんど自覚症状がないということが、患者の診断を遅れさせてしまう要因の一つでもあります。

そのため、私は世界中で、テレビやラジオに出演して、家庭においてハンセン病の症状である白い斑紋が身体にないかスキン・チェックをするよう啓発活動を行っています。

また、私たちは、社会が感染してしまったハンセン病に対する偏見や差別とも闘わなければなりません。

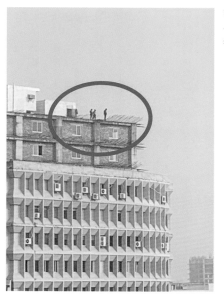

ビルの屋上で警備兵が銃を構えて警戒する中で「全国ハンセン病会議」が開催された（バングラデシュ、2019年12月）

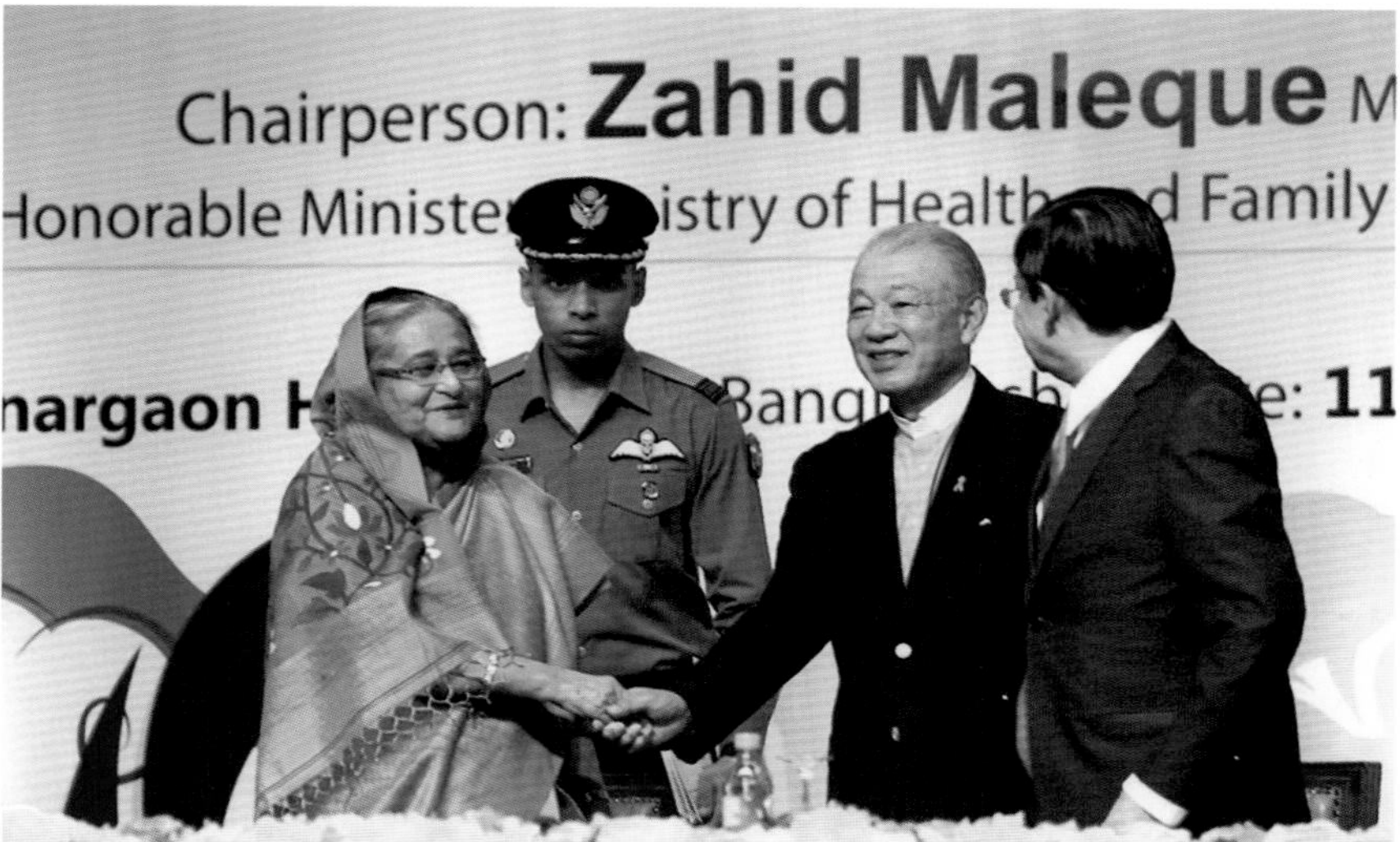

ハシナ首相の出席にお礼を申し上げる（バングラデシュ、2019年12月）

ハンセン病を理由に、家族から引き離されてしまった人、学校に通えなくなってしまった人、仕事を失ってしまった人。彼らは完治した後も、「回復者」というレッテルをはられ、差別を受け続けています。

私は、世界各地でこうした差別に苦しむ人々に数多く接してきました。ハンセン病は、単純な医療の問題だけではなく、人権問題でもあるということは明らかです。

ですから、私は、国連にこのハンセン病の人権問題を訴えることを決意し、二〇〇三年に初めてジュネーブの国連人権高等弁務官事務所を訪れ、ハンセン病を人権問題として扱ってほしいと説明しに行きました。しかし、驚いたことに、ハンセン病はこれまで一度も人権問題として認識されたことがなかったのです。私は落胆しました。最初に訪れた折には、国連人権高等弁務官事務所の職員に向けた説明会の機会を得ることができましたが、初めての説明会にはたったの五人しか出席しませんでした。当時のハンセン病問題への関心の低さを物語る結果でありました。

しかし、私は決してあきらめませんでした。七年もの間、ジュネーブの国連人権理事会の総会に足を運び説得した結果、ついに、二〇一〇年一二月、国連総会で、ハンセン病の差別撤廃決議が全会一致で採択されました。

このようなハンセン病の病気とスティグマ、差別のない社会に向けた取組の中で、世界中のハンセン病の回復者の皆様が、私たちの強力なパートナーとなりました。

ここバングラデシュでも、回復者の皆様が、次世代の子どもたちに彼らが味わってきた苦労を経験させないように、このハンセン病をなくすための活動をしよう、という強い想いを持って、全国から集まっていただいたことに心から感謝を申し上げたいと思います。明日、バングラデシュでは初めてとなる回復者自身による全国規模の会議に参加するのを楽しみにしております。

バングラデシュ政府の力強いハンセン病対策プログラムにより、ハンセン病の患者数は減少傾向にあります。しかしながら、いまだに多くの新規患者が国内で発見されているのもまた事実です。皆様にはさらなる活動を期待しております。

本会議での活発な議論を通じて、バングラデシュにおいて二〇三〇年までに「ゼロ・レプロシー」を達成するための具体的な動きを加速させるように、お互いに協力していこうではありませんか。私たち日本財団、笹川保健財団も協力をおしみません。

本会議の成功と、本会議の成果が世界のほかの国でもモデルとなるようになることを願っております。

ありがとうございます。

二〇二〇年

✣一月　インド
◆二月　ミャンマー〔二回〕〔少数民族武装勢力と会談、ミャンマー国軍司令官と会談〕
◆二月　タイ〔ミャンマー少数民族武装勢力との会談〕
◆三月　台湾〔蔡英文総統と会談〕
◆一〇月　ミャンマー〔二回〕〔総選挙監視団日本政府代表〕
◆一一月　ミャンマー〔停戦和平交渉・政府高官との会談〕

✣は、本書に活動記録を収録

マハトマ・ガンジーの故郷で――インド(デリー、グジャラート州)[一月]

[ルート] 成田→インド・デリー(飛行時間一〇時間二五分)**―三泊―デリー→アーメダーバード**(飛行時間一時間三五分)**―四泊―アーメダーバード→デリー**(飛行時間一時間四〇分・トランジット八時間[日本大使面談])**→成田**(飛行時間七時間二〇分)

二〇二〇年は一月二七日に、東京で国際パラリンピック委員会とともに、安倍晋三首相の出席のもとで「グローバル・アピール2020」を発表し、翌日、インドに向かった。六〇回目のインド訪問である。

デリーでは、ハンセン病回復者の自立支援を行うS-ILF(Sasakawa-India Leprosy Foundation:ササカワ・インド・ハンセン病財団)が主催する二つのハンセン病啓発イベントに出席した。一つは一月三〇日の「ハンセン病の日」に合わせて企画されたイベント「Anti-Leprosy Day 2020」で、もう一つは私の著書の英訳本『No Matter Where the Journey Takes Me』の出版記念イベントである。

ハンセン病の日のイベントでは、インド産業連盟(The Confederation of Indian Industry:CII)がS-ILFと協力して、ハンセン病回復者や家族の雇用促進についてインド全国の加盟企業に働きかけることが発表された。これは前年に国際商業会議所とともにデリーでハンセン病患者や回復者に対する差別撤廃を訴える「グローバル・アピール2019」の式典を開催した際にインド産業連盟が提案した取り組みであり、一年かけて具体的な前進を遂げたことに大きな喜びを感じた。また英訳本の出版記念イベントにはジャイシャンカー外務大臣が出席してくださり、インド政府としてハンセン病とその差別がない社会の実現に向けて真剣に取り組むことを約束していただいた。

デリー滞在中にはハーシュバダン保健・家族福祉大臣やゲーロット社会正義・エンパワメント大臣と会談し、インド政府のさらなる努力を要請するとともに、病気の問題だけではなく差別やスティグマをなくし、回復者が尊厳を持って生活を営めるよう、省庁を超えた調整委員会の設置を依頼した。強いリーダーシップでインドの発

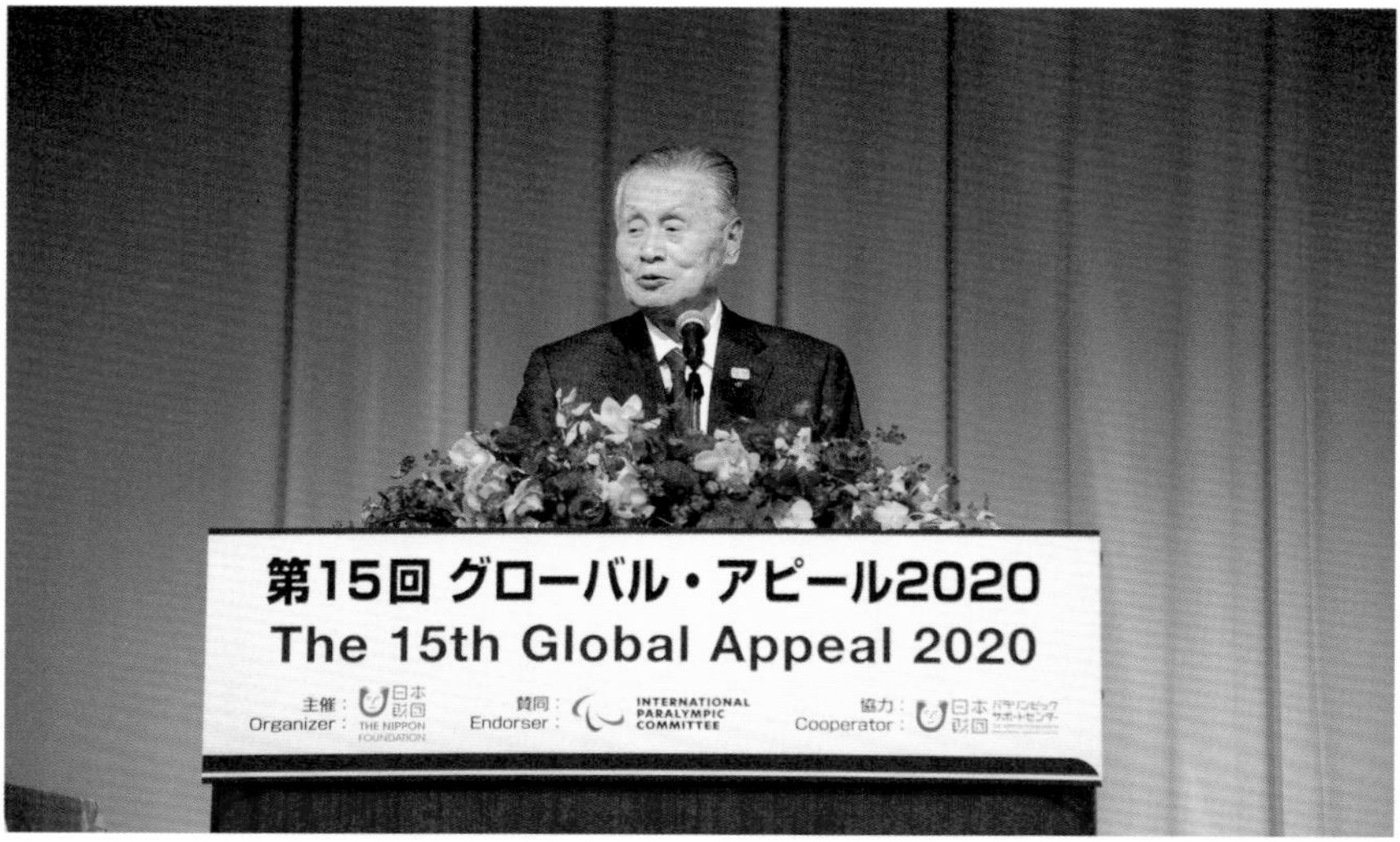

第15回目の「グローバル・アピール」は、国際パラリンピック委員会加盟161カ国と共に宣言を発表。オリンピック・パラリンピック組織委員会会長、森喜朗元首相（日本、東京、2020年1月）

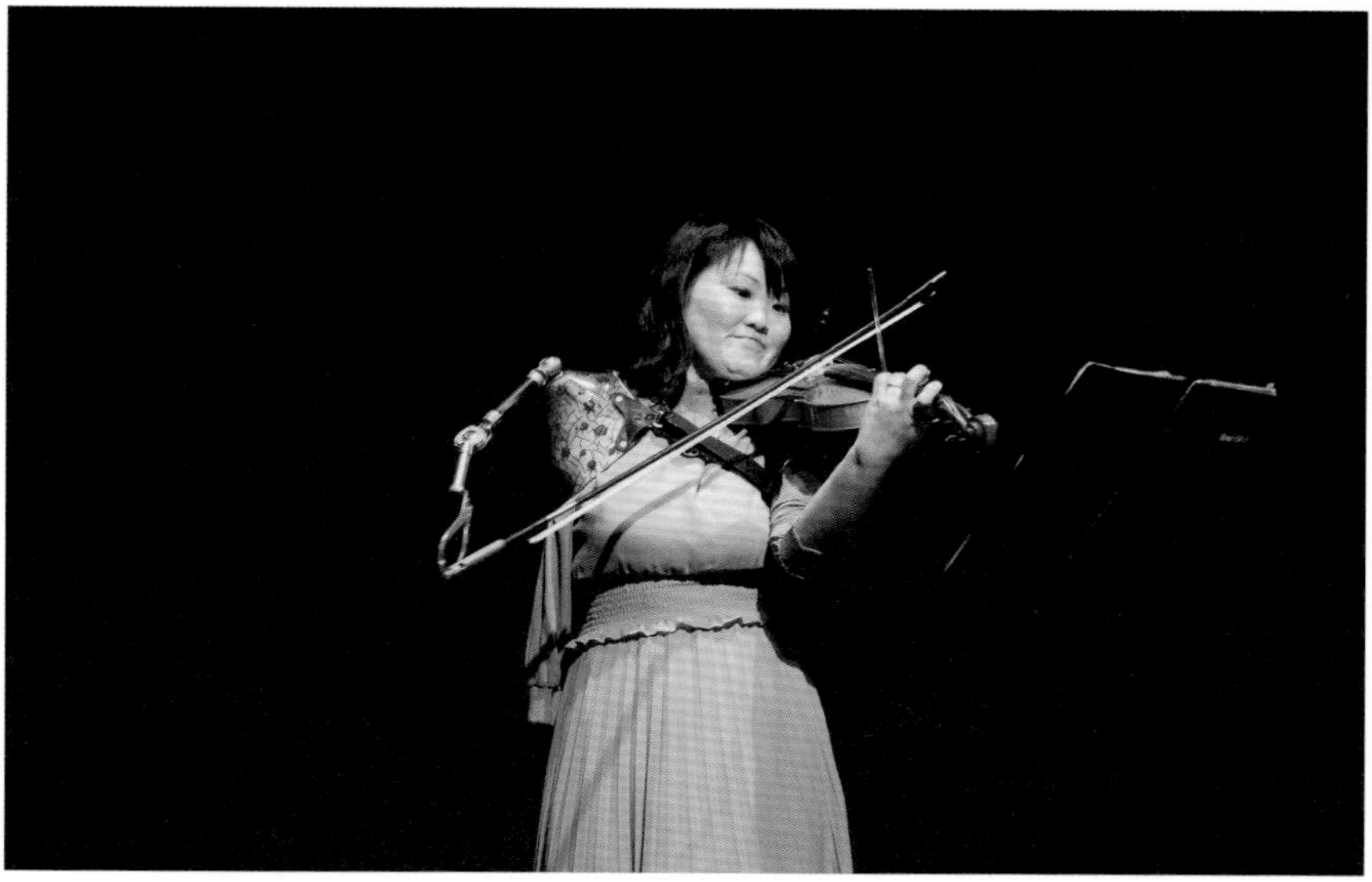

肩胛骨を使って弾く力強いヴァイオリン演奏を披露したパラリンピアンの伊藤真波さん（日本、東京、2020年1月）

展を牽引しているモディ首相は、二〇三〇年までにハンセン病とその差別がないインド社会を実現すると誓っており、そのため関係省庁がこの問題に積極的に取り組む姿勢を持っていることは、非常に心強い。

デリーから飛行機で約二時間、アラビア海に面したグジャラート州最大の都市アーメダバードに移動した。マハトマ・ガンジーやモディ首相の出身地であるこの州は、多くの著名な政治家や実業家を輩出している。インド国内の工業生産の約四割をこの州が占めており、ほかの地方都市に比べてインフラが格段に整っている印象だった。

二〇一九年四月から一二月までのグジャラート州の登録患者数は三四一〇人。二〇〇四年に州として制圧を達成したときには、一二地区が蔓延地として残ったが、患者発見、啓発、遠隔地での特別活動、治療薬のリファンピシン単回投与など複数の活動を組み合わせたプログラムを実施した結果、これまでに八地区で制圧が達成され、二〇二二年までに全ての地区での制圧を目指している。

グジャラート州には一四のハンセン病コロニーがあり、日本財団が一〇年以上支援を続けているAPAL(Association of People affected by Leprosy：インド・ハンセン病回復者協会)の働きかけにより、一年前からコロニーが連携して生活向上のための啓発活動を行うようになった。しかしこの州では障害を持つ回復者に対する特別支援金がなく、高齢の回復者の多くが物乞い以外に生きていく術がないという厳しい状況を強いられている。

アーメダバード市内から車で約一時間、郊外にある診療所を訪れた。そこでは第一線で活躍する女性の保健ワーカー、アシャー(ASHA：Accredited Social Health Activists)と交流した。オレンジ色の美しいサリーに身を包み、柔和な顔の奥に地域の人々を助けたいという強い意志を感じさせる女性たちである。彼女たちに、「ハンセン病は、患者も周囲も隠したがる病気であるため、皆さんの活動はかけがえのないものだ。誇りをもって取り組んで欲しい」と感謝と激励の言葉を述べた。

翌日はアーメダバード市内にあるガンジー・ハンセン病コロニーを訪れた。一九六〇年代に他地域から移住した回復者が形成したコロニーで、現在は六五人の回復者とその家族が暮らしている。工業地域に隣接しているため、外に働きに出る若者も多いそうだ。毎週日曜日は若者が情報交換や勉強会を行っており、自分たちの環境を少しでもよくしたいという意気込みがあり、その日は周辺のコロニーからも多くの人が私に会うために集まってくれ、三〇〇人以上の回復者やその家族で集会所がいっぱいになった。

子どもたちは、長旅の疲れを一気に吹き飛ばしてくれる美しい歓迎の踊りを披露してくれた。子どもを見守る親たちの嬉しそうな表情が印象的だった。「一本の糸は弱いが、一〇本、一〇〇本になれば強くなる。APALと協力し合って、ともに政府に働きかけ、インド国民として尊厳をもって生きる権利を勝ち取りましょう」とエールを送った。

最終日は、州社会正義省のナインヴェイル障害者委員会副委員長、ラヴィ州保健省次官、ムキム官房長官などハンセン病対策にとって重要な役割を果たす州政府高官たちと会談した。私は、コロニーから乞食をなくすためには政府の力が不可欠であることを伝え、APALのヴェヌゴパール副会長や州代表のカウクントラ氏から、直接要求を伝えるよう促した。階級意識が強いインドでは回復者が政府高官に直接話ができる機会は限られているため、彼らは緊張した面持ちで、特別支援金や土地所有などの喫緊の課題を訴えた。

二〇一八年、それまでのハンセン病制圧活動が評価され、私はインド政府から「ガンジー平和賞」を戴いた。「ハンセン病とその差別のないインド」はガンジーの夢であり、残念ながら彼の生きている間に実現することはなかった。今回、ガンジーの故郷を訪れ、私がこの夢を引き継ぎ実現しなければならないという想いはますます強くなった。それまでは何度でもこの国を訪れ、関係者とともに闘う決意である。

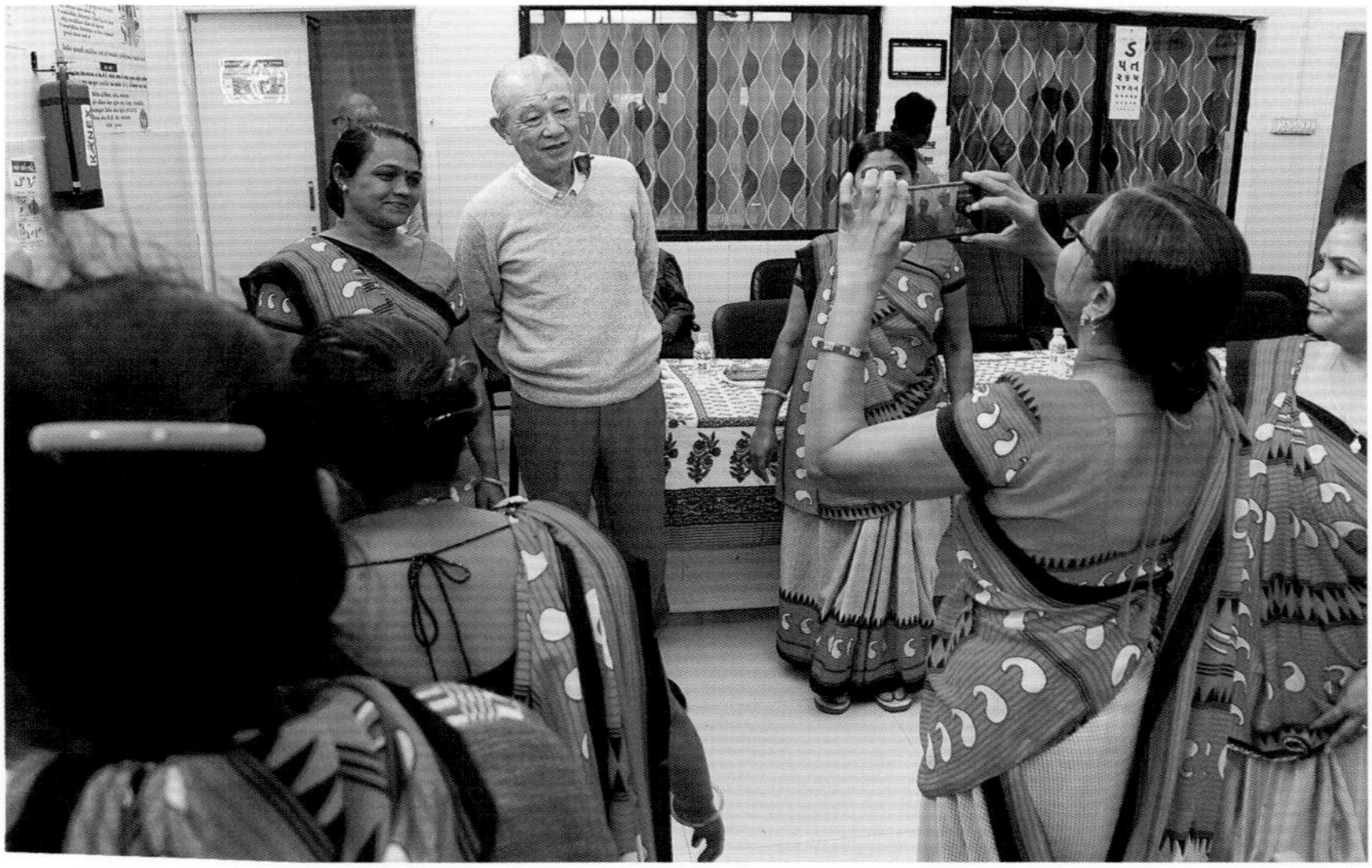

患者を探しに家を回るアシャーたちと（アーメダバード郊外診療所）（インド、グジャラート州、2020年1月）

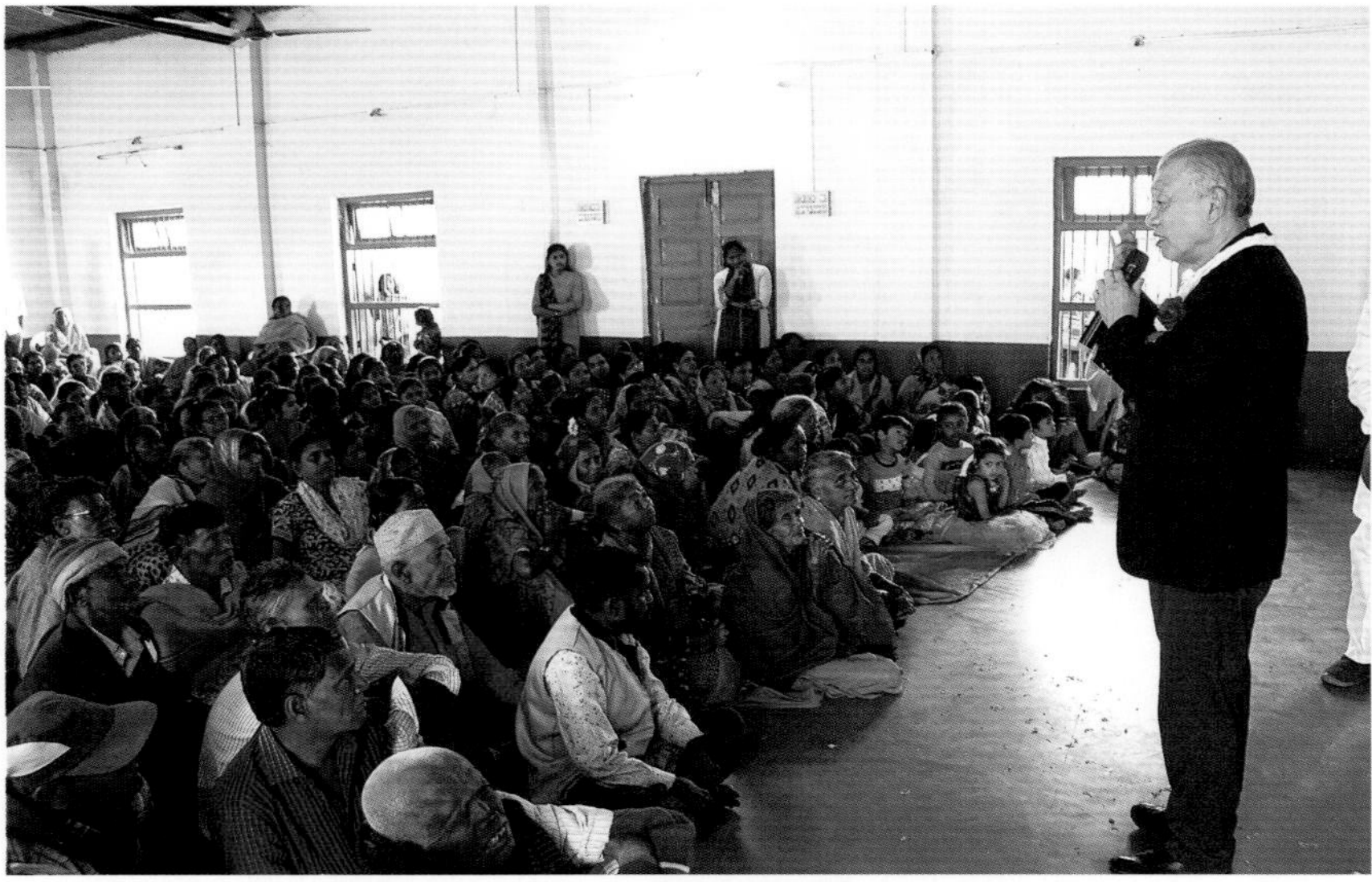

「皆さん勇気を持って生きてください」と回復者とその家族を激励する（インド、グジャラート州、2020年1月）

二〇〇六年から二〇二二年までの「グローバル・アピール」概要

【第1回】

2006年

インド／デリー

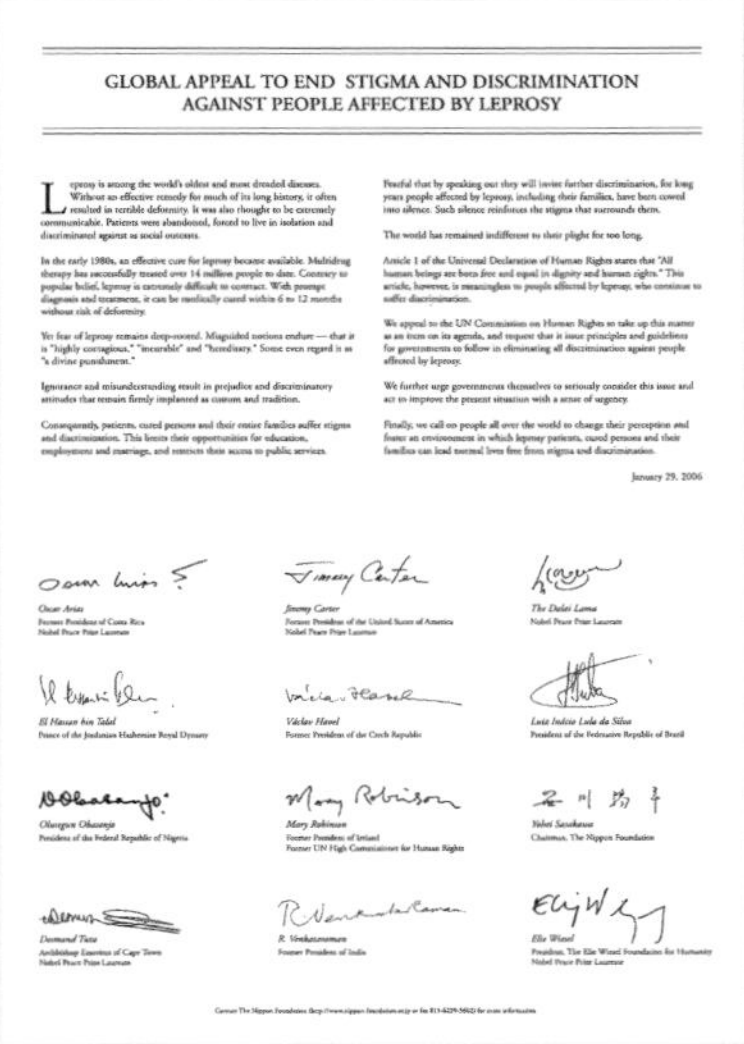

GLOBAL APPEAL TO END STIGMA AND DISCRIMINATION AGAINST PEOPLE AFFECTED BY LEPROSY

Leprosy is among the world's oldest and most dreaded diseases. Without an effective remedy for much of its long history, it often resulted in terrible deformity. It was also thought to be extremely communicable. Patients were abandoned, forced to live in isolation and discriminated against as social outcasts.

In the early 1980s, an effective cure for leprosy became available. Multidrug therapy has successfully treated over 14 million people to date. Contrary to popular belief, leprosy is extremely difficult to contract. With prompt diagnosis and treatment, it can be medically cured within 6 to 12 months without risk of deformity.

Yet fear of leprosy remains deep-rooted. Misguided notions endure — that it is "highly contagious," "incurable" and "hereditary." Some even regard it as "a divine punishment."

Ignorance and misunderstanding result in prejudice and discriminatory attitudes that remain firmly implanted as custom and tradition.

Consequently, patients, cured persons and their entire families suffer stigma and discrimination. This limits their opportunities for education, employment and marriage, and restricts their access to public services.

Fearful that by speaking out they will invite further discrimination, for long years people affected by leprosy, including their families, have been cowed into silence. Such silence reinforces the stigma that surrounds them.

The world has remained indifferent to their plight for too long.

Article 1 of the Universal Declaration of Human Rights states that "All human beings are born free and equal in dignity and human rights." This article, however, is meaningless to people affected by leprosy, who continue to suffer discrimination.

We appeal to the UN Commission on Human Rights to take up this matter as an item on its agenda, and request that it issue principles and guidelines for governments to follow in eliminating all discrimination against people affected by leprosy.

We further urge governments themselves to seriously consider this issue and act to improve the present situation with a sense of urgency.

Finally, we call on people all over the world to change their perception and foster an environment in which leprosy patients, cured persons and their families can lead normal lives free from stigma and discrimination.

January 29, 2006

Oscar Arias
Former President of Costa Rica
Nobel Peace Prize Laureate

Jimmy Carter
Former President of the United States of America
Nobel Peace Prize Laureate

The Dalai Lama
Nobel Peace Prize Laureate

El Hassan bin Talal
Prince of the Jordanian Hashemite Royal Dynasty

Václav Havel
Former President of the Czech Republic

Luiz Inácio Lula da Silva
President of the Federative Republic of Brazil

Olusegun Obasanjo
President of the Federal Republic of Nigeria

Mary Robinson
Former President of Ireland
Former UN High Commissioner for Human Rights

Yohei Sasakawa
Chairman, The Nippon Foundation

Desmond Tutu
Archbishop Emeritus of Cape Town
Nobel Peace Prize Laureate

R. Venkataraman
Former President of India

Elie Wiesel
President, The Elie Wiesel Foundation for Humanity
Nobel Peace Prize Laureate

Contact The Nippon Foundation (http://www.nippon-foundation.or.jp or fax 813-6229-5602) for more information.

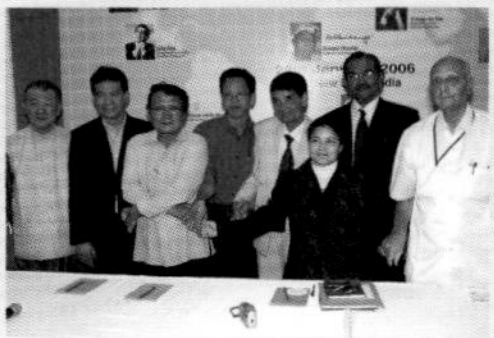

【共同宣言者】

オスカー・アリアス（コスタリカ共和国元大統領、ノーベル平和賞受賞者）、ジミー・カーター（アメリカ合衆国元大統領、ノーベル平和賞受賞者）、ダライ・ラマ一四世（ノーベル平和賞受賞者）、ハッサン・ビン・タラル（ヨルダン・ハシェミット王国王子）、ヴァーツラフ・ハヴェル（チェコ共和国元大統領）、ルイス・イナシオ・ルラ・ダ・シルヴァ（ブラジル連邦共和国元大統領）、オルセグン・オバサンジョ（ナイジェリア連邦共和国元大統領）、メアリー・ロビンソン（アイルランド元大統領、元国連人権高等弁務官）、笹川陽平（日本財団会長）、デズモンド・ツツ（ノーベル平和賞受賞者）、R・ヴェンカタラーマン（インド元大統領）、エリー・ウィーゼル（ノーベル平和賞受賞者）

【第2回】

2007年

フィリピン／マニラ

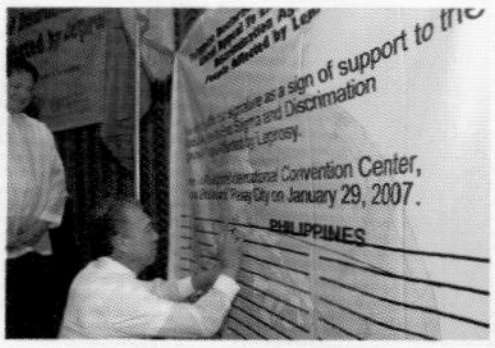

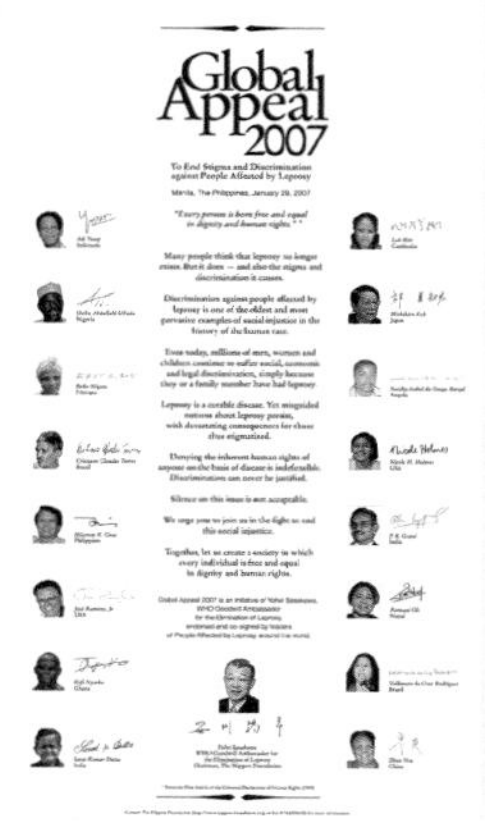

【共同宣言者】
世界各国のハンセン病回復者代表
一六人（一一カ国）

【第3回】

2008年

イギリス／ロンドン

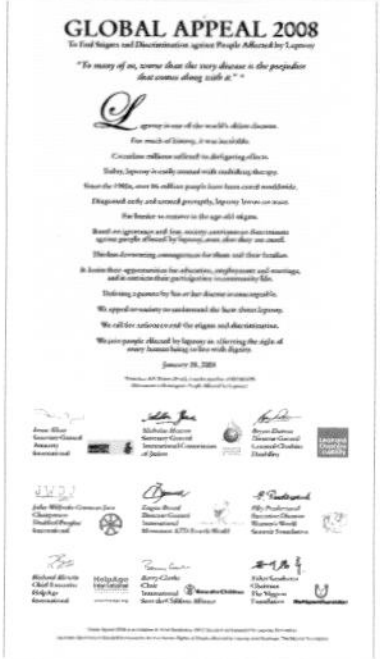

【共同宣言者】
アムネスティー・インターナショナルや国際セーブ・ザ・チルドレンなど、人権問題に関心を持ち世界的に活動する九つのNGO（六カ国）

【第4回】

2009年

イギリス／ロンドン

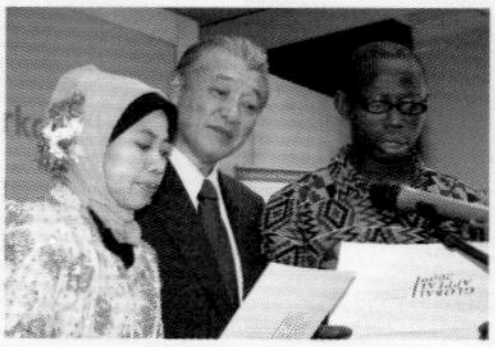

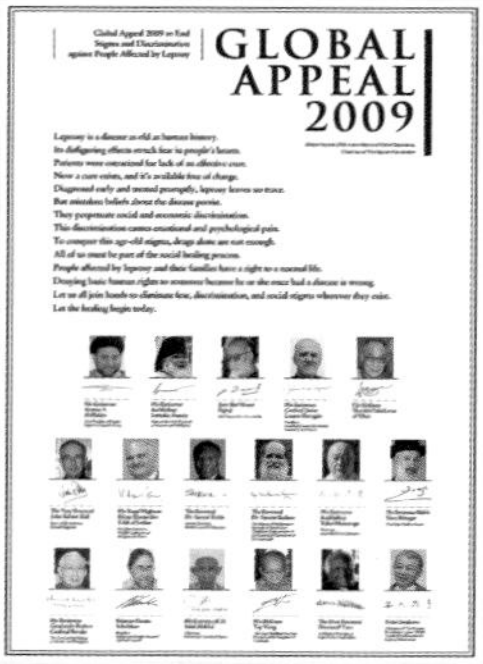

【共同宣言者】
キリスト教、イスラム教、仏教、ユダヤ教、ヒンドゥー教などの宗教指導者
一七人（一六カ国）

【第5回】

2010年

インド／ムンバイ

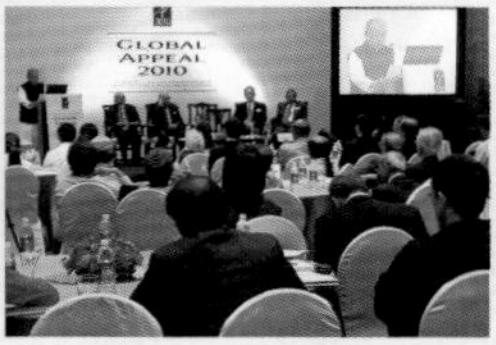

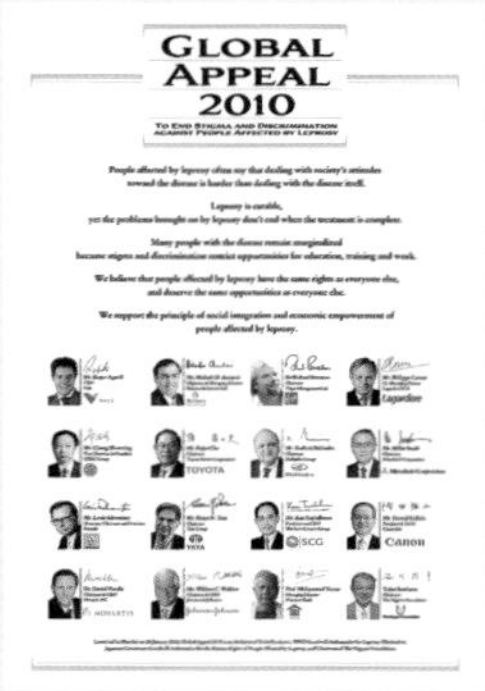

【共同宣言者】インドのタタ、マヒンドラ、日本のトヨタ、キャノンなど世界の大企業のリーダー一五人（一〇カ国）

【第6回】

2011年

中国／北京

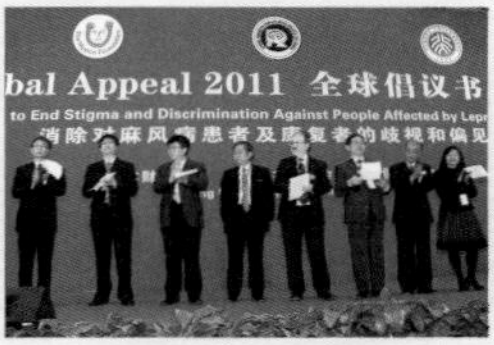

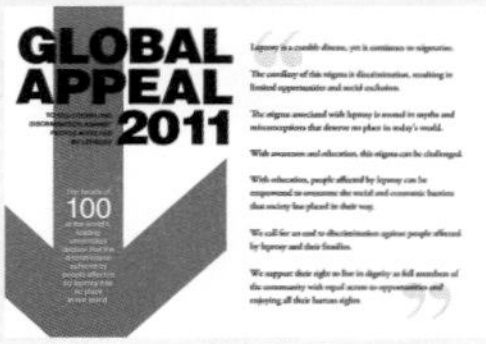

【共同宣言者】世界六四カ国、一一〇大学の学長

【第7回】

2012年

ブラジル／サンパウロ

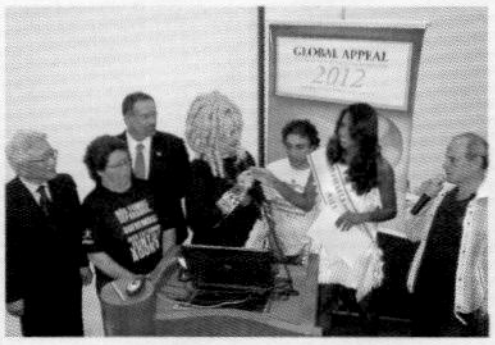

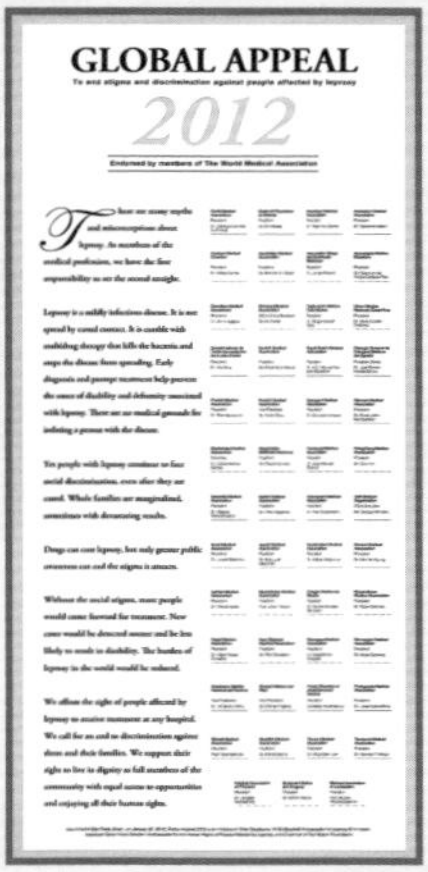

【共同宣言者】世界医師会および五〇カ国の医師会

【第8回】

2013年

イギリス／ロンドン

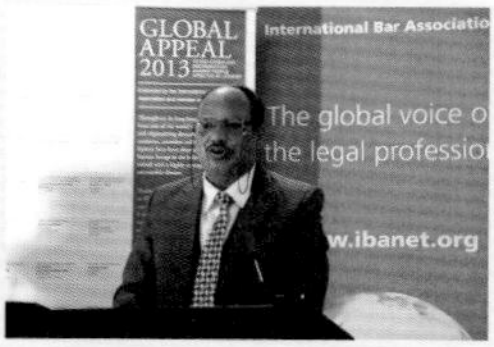

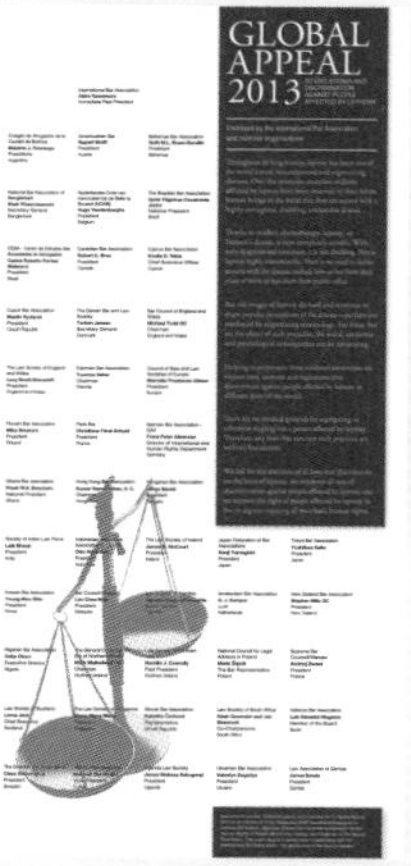

【共同宣言者】
国際法曹協会および四〇カ国、四六の法曹協会

【第9回】

2014年

インドネシア／ジャカルタ

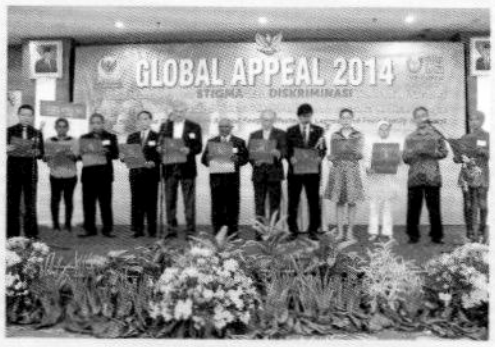

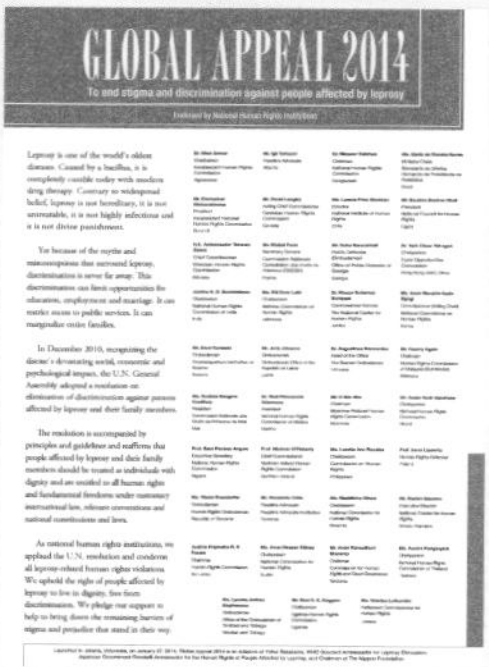

【共同宣言者】
三七カ国、二地域から三九の国内人権機関

【第10回】

2015年

日本／東京

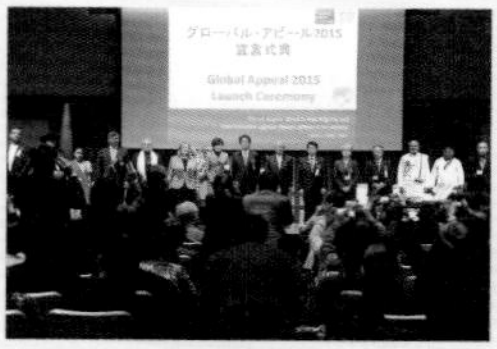

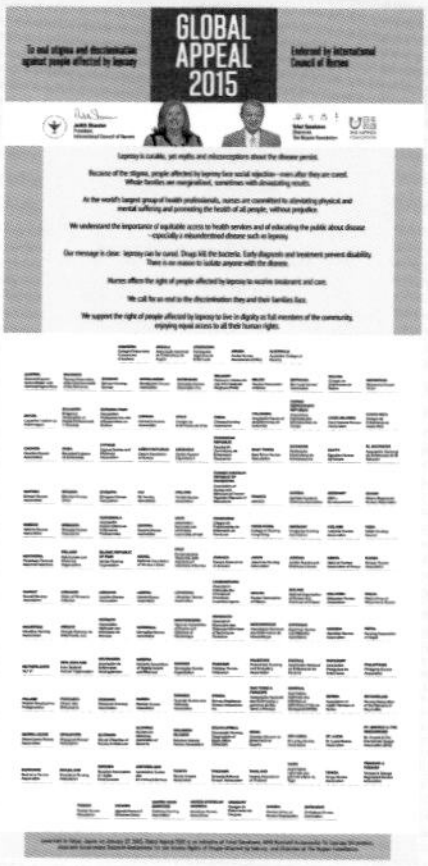

【共同宣言者】
国際看護師協会および一三二カ国の看護協会

【第11回】

2016年

日本／東京

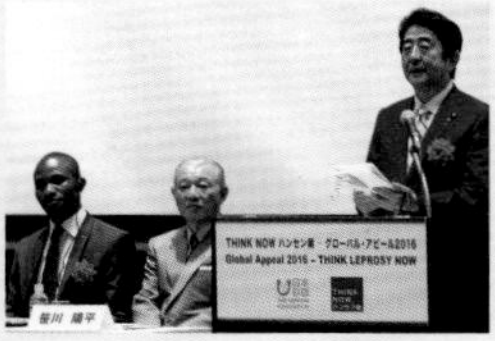

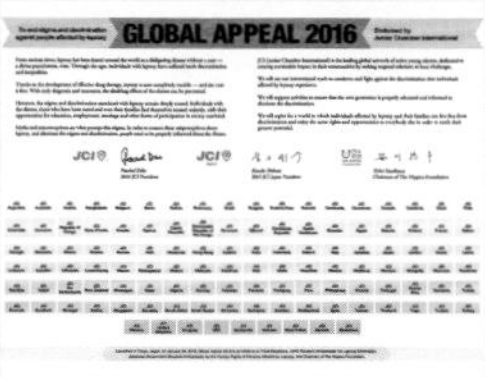

【共同宣言者】
国際青年会議所および
一三〇カ国の青年会議所

【第12回】

2017年

インド／ニューデリー

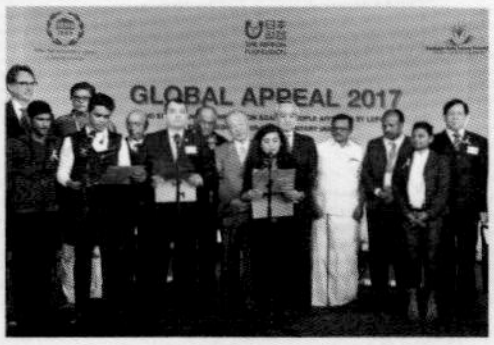

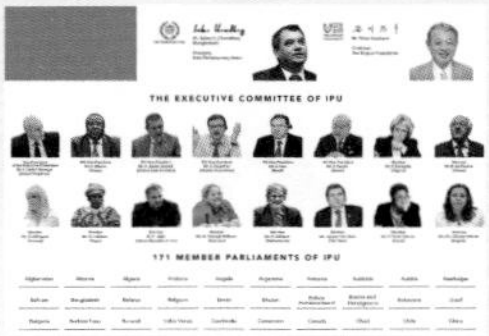

【共同宣言者】
一七一カ国の列国議会同盟（IPU）
加盟議会

【第13回】

2018年

インド／ニューデリー

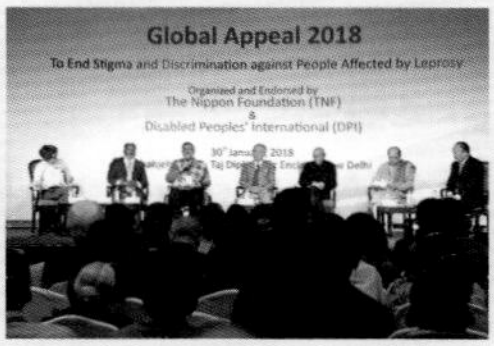

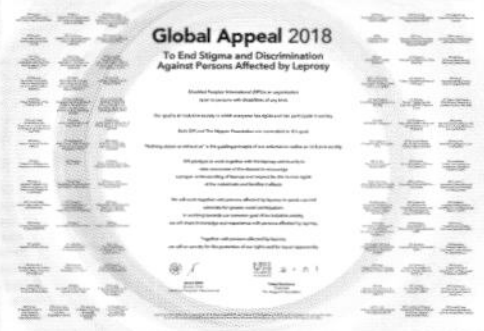

【共同宣言者】
障害者インターナショナル（DPI）

【第16回】

2021年

オンライン

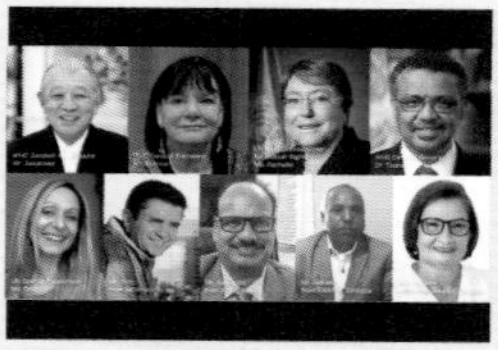

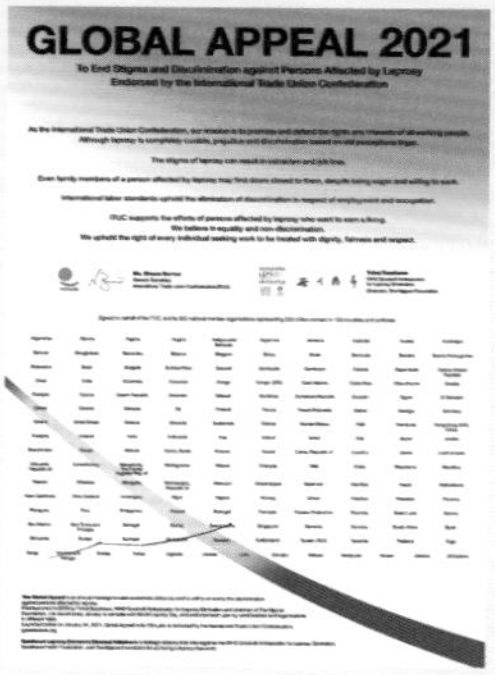

GLOBAL APPEAL 2021

To End Stigma and Discrimination against Persons Affected by Leprosy
Endorsed by the International Trade Union Confederation

【共同宣言者】
国際労働組合総連合
（参加一六三カ国、三三二の労働組合、
本部・ベルギーのブリュッセル）

【第15回】

2020年

日本／東京

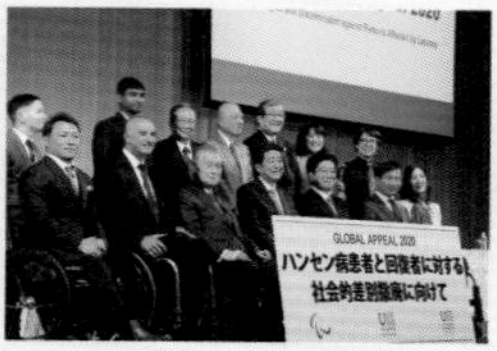

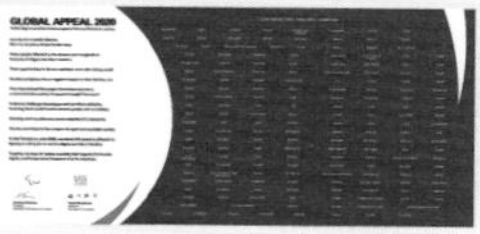

GLOBAL APPEAL 2020

【共同宣言者】
国際パラリンピック委員会

【第14回】

2019年

インド／ニューデリー

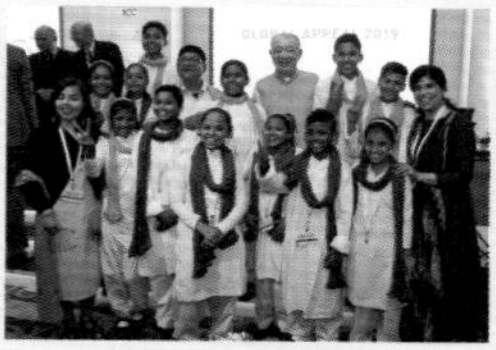

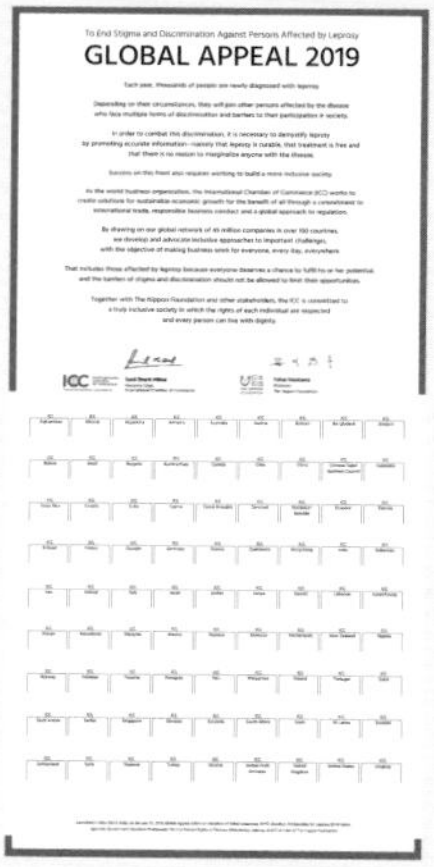

To End Stigma and Discrimination Against Persons Affected by Leprosy

GLOBAL APPEAL 2019

【共同宣言者】
国際商業会議所（ICC）

【資料】一九八〇年以降の笹川陽平と各国の主な要人との会談記録

*DRコンゴ＝コンゴ民主共和国
*役職名は当時のもの（元職と前職は「元」に統一）
*日本の首相、大臣は一部省略

日付	国・地域	役職（当時）	氏名
●一九八〇年			
四月二日	日本	元首相	田中角栄
八月五日	韓国	大統領	Chun Doo-hwan（全斗煥）
●一九八一年			
六月	アメリカ	元国務長官	Henry Alfred Kissinger
	日本	首相	鈴木善幸
●一九八二年			
四月三日	イギリス	元首相	Sir Edward Richard George Heath
五月九日	イギリス	元首相	Sir Edward Richard George Heath
一一月二日	コスタリカ	元大統領	Rodrigo Alberto Carazo Odio
一一月二〇日	アメリカ	ノーベル化学賞・同平和賞受賞者	Linus Carl Pauling
●一九八三年			
二月二二日	アメリカ	ノーベル化学賞・同平和賞受賞者	Linus Carl Pauling
五月九日	バチカン	教皇	Ioannes Paulus PP.II
五月一八日	アメリカ	ダグラス・マッカーサー夫人	Jean Marie Faircloth MacArthur
五月二四日	アメリカ	大統領	Ronald Wilson Reagan
七月三日	イギリス	元首相	James Harold Wilson
七月二二日	アメリカ	元大統領	James Earl "Jimmy" Carter, Jr.
●一九八四年			
二月一七日	イギリス	上院議員・元社民党党首	David Anthony Llewellyn Owen
二月二〇日	インド	ノーベル平和賞受賞者	Mother Teresa
五月二五日	アメリカ	元大統領	James Earl "Jimmy" Carter, Jr.
六月一九日	イギリス	首相	Margaret Hilda Thatcher
六月二〇日	スウェーデン	首相	Sven Olof Joachim Palme
九月三日	アメリカ	農業学者・ノーベル平和賞受賞者	Norman Ernest Borlaug
一二月一〇日	ペルー	国連事務総長	Javier Pérez de Cuéllar
一二月二〇日	イギリス	元首相	James Harold Wilson
●一九八五年			
四月一三日	日本	首相	中曽根康弘
四月一三日	中国	鄧小平子息	Deng Pufang（鄧樸方）
一〇月三〇日	中国	国家中央軍事委員会主席	Deng Xiaoping（鄧 小平）
●一九八六年			
一月	アメリカ	元大統領	James Earl "Jimmy" Carter, Jr.
一月	ガーナ	国家元首	Jerry Rawlings

一月	ザンビア	大統領	Kenneth Kaunda
一月	タンザニア	大統領	Ali Hassan Mwinyi
一月	タンザニア	元大統領	Julius Kambarage Nyerere
一月	トーゴ	大統領	Etienne Gnassingbé Eyadéma
三月	フィリピン	大統領	Corazón Aquino
三月	フィリピン	元大統領	Fidel Valdez Ramos
●一九八七年			
四月二四日	アメリカ	女優	Dame Elizabeth Rosemond Taylor
八月七日	スリランカ	大統領	Junius Richard Jayewardene
九月二六日	中国	副主席	Wang Chen（王 震）
九月二六日	中国	鄧小平令嬢	Xiao Rong（蕭 榕）
一一月一七日	フランス	大統領	François Maurice Adrien Marie Mitterrand
●一九八八年			
三月一六日	ケニア	UNEP事務局長	Mostafa Tolba
四月一四日	アメリカ	女優	Dame Elizabeth Rosemond Taylor
一〇月一三日	アメリカ	大統領	Ronald Wilson Reagan
一一月四日	ガーナ	国家元首	Jerry Rawlings
●一九八九年			
一月三日	タイ	皇太子	Maha Vajiralongkorn
一月一〇日	フィジー	元大統領	Kamisese Mara
二月二二日	サモア	国家元首	Malietoa Tanumafili II
二月二二日	ソロモン諸島	総督	George Lepping
二月二二日	トンガ	総理大臣	Taufa'ahau Tupou IV
二月二二日	ナウル	大統領	Hammer DeRoburt
二月二二日	ヴァヌアツ	大統領	Frederick Karlomuana Timakata
二月二二日	フィジー	大統領	Penaia Ganilau
九月三〇日	アイスランド	大統領	Vigdís Finnbogadóttir
一〇月四日	フィンランド	大統領	Mauno Koivisto
一一月一八日	ソビエト連邦	政治局員	Vladimir Anatolyevich Yakovlev
●一九九〇年			
二月一三日	ソビエト連邦	政治局員	Vladimir Anatolyevich Yakovlev
二月一三日	ソビエト連邦	最高会議連邦会議議長	Yevgeny Primakov
六月一一日	中国	国家中央軍事委員会主席	Jiāng Zémín（江 沢民）
六月一一日	中国	国家主席	Yáng Shàngkūn（楊 尚昆）
七月一日	日本	元首相	中曽根康弘
七月四日	ガーナ	国家元首	Jerry Rawlings
七月四日	日本	首相	海部俊樹
七月一一日	ガーナ	国家元首夫人	Mrs. Rawlings
七月三〇日	日本	元首相	竹下登
七月三〇日	日本	外務大臣	安倍晋太郎
七月三〇日	日本	元首相	中曽根康弘
七月三〇日	日本	官房長官	小渕恵三
八月六日	モンゴル	第一副首相	Dashiin Byambasüren
九月一八日	ソビエト連邦	大統領	Mikhail Sergeevich Gorbachev
一〇月九日	ソビエト連邦	共産党政治局員兼書記	Gennadii Ivanovich Yanayev
一一月一四日	トーゴ	大統領	Etienne Gnassingbé Eyadéma
一一月一五日	アイスランド	大統領	Vigdís Finnbogadóttir
一一月一五日	ブルガリア	大統領	Zhelyu Mitev Zhelev
一一月一五日	ベナン	首相	Nicéphore Soglo

一二月六日	中国	外務大臣	Huang Hua（黄華）
一二月七日	中国	鄧小平令嬢	Xiao Rong（蕭榕）
一二月七日	中国	楊尚昆国家主席国家主席令嬢	楊季
一二月七日	日本	元首相	福田赳夫
一二月一九日	ソビエト連邦	ヤクート自治共和国大統領	Leonid Nikolayev
一二月二四日	ソビエト連邦	大統領夫人	Raisa Gorbacheva
●一九九一年			
一月一三日	日本	首相	海部俊樹
二月一三日	ニカラグア	大統領	Violeta Barrios de Chamorro
二月二八日	白ロシア	首相	Vyacheslav Kebich
八月二九日	イスラエル	元大統領	Yitzhak Navon
一一月一五日	日本	元首相	竹下登
●一九九二年			
一月二七日	ロシア	元ソ連大統領	Mikhail Sergeevich Gorbachev
三月二〇日	北朝鮮	国家主席	Kim Il-sung（金日成）
四月	ロシア	元ソ連大統領	Mikhail Sergeevich Gorbachev
四月一四日	アメリカ	元大統領	James Earl “Jimmy” Carter, Jr.
一〇月一五日	イギリス	首相	Margaret Hilda Thatcher
一一月一七日	日本	首相	宮沢喜一
一一月一七日	中国	中央軍事委員会副主席	Liu Huaqing（劉華清）
●一九九三年			
一月二〇日	アメリカ	大統領	William Jefferson “Bill” Clinton
四月一五日	アメリカ	元大統領	James Earl “Jimmy” Carter, Jr.
六月一日	ペルー	大統領	Alberto Ken'ya Fujimori
八月	中国	中央軍事委員会副主席	Liu Huaqing（劉華清）
一一月二五日	モンゴル	首相	Puntsagiin Jasral
●一九九四年			
二月二一日	ベナン	大統領	Nicéphore Soglo
三月一五日	エクアドル	大統領	Sixto Duran-Ballen
三月二一日	ヤクート（サハ）	大統領	Mikhail Yefimovich Nikolayev
六月五日	ペルー	大統領	Alberto Ken'ya Fujimori
七月四日	ベトナム	副大統領	Nguyễn Minh Triết
七月四・五日	ベトナム	首相	Võ Văn Kiệt
七月八日	アメリカ	元大統領	James Earl “Jimmy” Carter, Jr.
九月一一日	エジプト	国連事務総長	Boutros Boutros-Ghali
九月一六日	コスタリカ	元大統領	Óscar Rafael de Jesús Arias Sánchez
一二月二〇日	中国	中央軍事委員会副主席	Liu Huaqing（劉華清）
一二月二一日	中国	共産党書記	Hu Jintao（胡錦濤）
●一九九五年			
四月一一日	韓国	大統領	Kim Tae-jung（金大中）
九月 四・五・七日	ジブチ	大統領	Hassan Gouled Aptidon
九月一四日	アメリカ	元大統領	James Earl “Jimmy” Carter, Jr.
九月二一日	トンガ	国王	Tāufaʻāhau Tupou IV
一〇月二五日	コスタリカ	元大統領	Óscar Rafael de Jesús Arias Sánchez
一二月二一日	ブルガリア	大統領	Zhelyu Mitev Zhelev
一二月二一日	ブルキナファソ	大統領	Blaise Compaoré

●一九九六年			
二月八・九日	ペルー	大統領	Alberto Ken'ya Fujimori
三月一六日	ミクロネシア	大統領	Bailey Olter
四月二二日	アイスランド	大統領	Vigdís Finnbogadóttir
四月二六日	ロシア	元ソ連大統領	Mikhail Sergeevich Gorbachev
四月二七日	ロシア	元ソ連大統領代行	Gennadii Ivanovich Yanayev
四月三〇日	カザフスタン	大統領	Nursultan Nazarbayev
五月二日	キルギス	大統領	Askar Akayevich Akayev
五月三日	ウズベキスタン	大統領	Islom Abdug'aniyevich Karimov
五月二三日	アメリカ	元大統領	James Earl "Jimmy" Carter, Jr.
九月二二日	アメリカ	元大統領	James Earl "Jimmy" Carter, Jr.
九月二七日	ハイチ	元大統領夫人	Mildred Trouillot-Aristide
一〇月一一日	インド	首相	Haradanahalli Doddegowda Deve Gowda
一〇月一八日	スロバキア	大統領	Michal Kováč
一〇月一八日	チェコ	大統領	Václav Havel
一〇月二二日	ベルギー	国王	Albert II
一一月六日	ボリビア	大統領	Gonzalo Sánchez de Lozada y Sánchez Bustamante
一一月一三日	ペルー	大統領	Alberto Ken'ya Fujimori
●一九九七年			
五月七日	ロシア	共産党議長	Gennady Zyuganov
五月七日	ロシア	ヤブロク党党首	Grigorii Alekseevich Yavlinskii
五月八日	ロシア	元ソ連大統領	Mikhail Sergeevich Gorbachev
五月九日	ロシア	元ソ連大統領代行	Gennadii Ivanovich Yanayev
六月三〇日	ロシア	安全保障会議議長	Aleksandr Ivanovich Lebed
七月二日	ロシア	自民党総裁	Vladimir Volfovich Zhirinovskii
七月三・四日	ペルー	大統領	Alberto Ken'ya Fujimori
七月二八日	ポルトガル	元大統領	Mário Soares
八月二五日	エチオピア	首相	Meles Zenawi Asres
八月二六日	アメリカ	農業学者・ノーベル平和賞受賞者	Norman Ernest Borlaug
八月二六日	アメリカ	元大統領	James Earl "Jimmy" Carter, Jr.
八月三〇日	エチオピア	首相	Abiy Ahmed Ali
九月三日	チェコ	大統領	Václav Havel
一〇月一二日	中国	国務院総理	Li Peng（李鵬）
一〇月一三日	中国	国務院副総理	Zhu Rongji（朱鎔基）
一〇月	コスタリカ	元大統領・ノーベル賞受賞者	Oscar Arias Sánchez
一〇月	ヨルダン	王子・WANAフォーラム議長	Prince Hassan bin Talal
一〇月		法王	14th Dalai Lama
一〇月	南アフリカ	元大統領・ノーベル賞受賞者	Frederik Willem de Klerk
一〇月	オーストラリア	元元老院議員	Gareth Evans
一一月一四日	中国	国務院総理	Li Peng（李鵬）
一二月七日	スウェーデン	首相	Hans Göran Persson
一二月一・二日	ガーナ	大統領	Jerry Rawlings
●一九九八年			
二月一〇日	スロバキア	大統領	Michal Kováč
三月一三日	アメリカ	元大統領	James Earl "Jimmy" Carter, Jr.
四月一六日	中国	国務院総理	Zhu Rongji（朱鎔基）
四月二〇日	韓国	首相	Kim Chong-p'il（金鍾泌）

四月二二・二三日	中国	国家副主席	Hu Jintao（胡錦濤）
五月一四日	アメリカ	大統領夫人	Hillary Diane Rodham Clinton
五月一四日	キューバ	国家評議会議長	Fidel Alejandro Castro Ruz
五月一四日	コートジボワール	大統領	Henri Konan Bédié
六月二日	ヨルダン	王子	Hassan bin Talal
六月二九日	ペルー	大統領	Alberto Ken'ya Fujimori
九月三日	パラオ	大統領	Kuniwo Nakamura
九月二二日	中国	国防部長	Chi Haotian（遅浩田）
一〇月一〇日	スロバキア	大統領	Michal Kováč
一〇月一三日	チェコ	大統領	Václav Havel
一〇月一三日	アメリカ	大統領夫人	Hillary Diane Rodham Clinton
一〇月一八日	ブルキナファソ	大統領	Blaise Compaoré
一〇月一九日	エチオピア	首相	Meles Zenawi Asres
一〇月二三日	タンザニア	首相	Frederick Sumaye
一一月一日	ペルー	大統領	Alberto Ken'ya Fujimori
●一九九九年			
一月三一・二月二日	韓国	元大統領	Chun Doo-hwan（全斗煥）
二月二六日	カンボジア	首相	Samdech Hun Sen
三月二三日	マレーシア	首相	Mahathir bin Mohamad
四月三〇日	アメリカ	大統領	William Jefferson "Bill" Clinton
四月三〇日	アメリカ	大統領夫人	Hillary Diane Rodham Clinton
五月四日	台湾	総統	Lee Teng-hui（李登輝）
五月五日	台湾	元台北市長	Chen Shui-bian（陳水扁）
五月一八・二〇日	ペルー	大統領	Alberto Ken'ya Fujimori
一〇月一〇日	チェコ	大統領	Václav Havel
一〇月一〇日	アメリカ	作家・ノーベル賞受賞者	Elie Wiesel
一〇月一〇日	南アフリカ	ノーベル平和賞受賞者、元大統領	Frederik Willem de Klerk
一〇月一〇日	アメリカ	ソロス財団創始者	George Soros
一〇月一二日	南アフリカ	元大統領	Frederik Willem de Klerk
一〇月一七日	アメリカ	元大統領	James Earl "Jimmy" Carter, Jr.
一〇月一五日	マリ	大統領	Alpha Oumar Konaré
一一月五日	韓国	元大統領	Chun Doo-hwan（全斗煥）
一一月五日	韓国	大統領	Kim Tae-jung（金大中）
一二月一日	ミャンマー	国家元首	Than Shwe
●二〇〇〇年			
三月二五日	ナイジェリア	大統領	Olusegun Obasanjo
五月二〇日	台湾	総統	Chen Shui-bian（陳水扁）
六月七日	ウガンダ	大統領	Yoweri Kaguta Museveni
六月九日	ラオス	首相	Sisavath Keobounphanh
六月一二日	ガーナ	大統領	Jerry Rawlings
七月一〇日	インドネシア	大統領	Abdurrahman Wahid
九月一日	ガーナ	大統領	Jerry Rawlings
九月一一日	ルーマニア	大統領	Emil Constantinescu
九月二五日	中国	国家副主席	Hu Jintao（胡錦濤）

一〇月一五—一八日	チェコ	大統領	Václav Havel
一〇月一五—一八日		法王	14th Dalai Lama
一〇月一六日	イスラエル	外務大臣	Shimon Perez
一〇月二七日	中国	国家主席	Jiāng Zémín（江沢民）
一一月二一日	ラオス	首相	Sisavath Keobounphanh
●二〇〇一年			
一月	インド	保健省長官	Prasada Rao
一月	インド	西ベンガル州保健大臣	Prof. Pahdhya De
一月	インドネシア	WHO南東アジア地域事務局長	Uton Muchtar Rafei
一月	ガーナ	元大統領	Jerry Rawlings
二月八日	パプアニューギニア	元首相	Michael Somare
二月一〇日	パラオ	元大統領	Kuniwo Nakamura
二月一〇日	フィジー	元大統領	Kamisese Mara
二月一六日	モンゴル	首相	Nambaryn Enkhbajar
二月一七日	ペルー	元大統領	Alberto Ken'ya Fujimori
五月一六日	マダガスカル	保健大臣	Henriete Ratsimbazafimahefa Rahantalalao
五月二一・二二日	ユーゴスラビア	大統領	Vojislav Koštunica
五月	インド	元大統領	Ramaswamy Venkataraman
五月	インド	保健大臣	C.P. Thakur
五月	ガーナ	大統領	John Agyekum Kufuor
五月	ガーナ	保健大臣	Kwaku Afriyie
五月	ノルウェー	WHO事務総長	Gro Harlem Brundtland
五月	ブラジル	保健大臣	José Serra
五月	ミャンマー	保健大臣	Kat Sein
五月	モザンビーク	保健大臣	Francisco Songane
六月三日	ガーナ	大統領	John Agyekum Kufuor
六月四日	ガーナ	元大統領	Jerry Rawlings
六月六・七日	アメリカ	元大統領	James Earl "Jimmy" Carter, Jr.
六月	アメリカ	農業学者・ノーベル平和賞受賞者	Norman Ernest Borlaug
六月七日	ウガンダ	大統領	Yoweri Kaguta Museveni
八月六日	マレーシア	首相	Mahathir bin Mohamad
八月三一日	パラオ	元大統領	Kuniwo Nakamura
九月一四日	インド	元大統領	Ramaswamy Venkataraman
九月	インド	WHO南東アジア地域事務局長	Uton Muchtar Rafei
九月	インド	保健大臣	C.P. Thakur
九月	インド	マハーラーシュトラ州保健・家族福祉省大臣	Shri. Digvijay Khanvilkar
一〇月五日	チェコ	大統領	Václav Havel
一〇月一五日	アメリカ	大統領	William Jefferson "Bill" Clinton
一〇月	イラク	イスラム学者	Sheikh Mohammed Mohammed Ali
一〇月	東チモール	外務大臣	José Ramos-Horta

一〇月	ソマリア	スーパー・モデル	Waris Dirie
●二〇〇二年			
一月三〇日	ブラジル	大統領	Fernando Henrique Cardoso
二月一三日	ルーマニア	大統領	Ion Iliescu
五月一三日	ラトビア	大統領	Vaira Vīķe-Freiberga
五月一三日	ラトビア	首相	Andris Bērziņš
五月一六日	ノルウェー	WHO事務総長	Gro Harlem Brundtland
五月	ミャンマー	保健大臣	Kat Sein
五月	インド	保健大臣	C.P. Thakur
五月	モザンビーク	保健大臣	Francisco Songane
五月	ガーナ	保健大臣	Kwaku Afriyie
六月四日	韓国	元大統領	Chun Doo-hwan（全斗煥）
六月	インド	保健大臣	C.P. Thakur
六月	インド	保健省長官	S.P. Agarwal
六月	インド	ビハール州保健大臣	Shakuni Choudhary
六月	インド	チャッティスガル州保健省長官	Alok Shukla
六月	インド	ジャールカンド州保健省長官	B. K. Chauhan
六月	インド	マディヤ・プラデーシュ州保健省長官	Alka Siohi
六月	インド	西ベンガル州首席福祉省長官	Ashim Kumar Barman
六月	インド	WHO南東アジア地域事務局長	Uton Muchtar Rafei
九月一六日	モザンビーク	首相	Pascoal Mocumbi
九月	モザンビーク	保健大臣	Francisco Songane
一〇月一六日	バチカン	教皇	Ioannes Paulus PP. II
一〇月一八日	チェコ	大統領	Václav Havel
一〇月一九日	香港	元総督	Christopher Francis Patten
一〇月一九日	アメリカ	コロンビア大学教授・経済学者	Jeffrey Sachs
一〇月一九日	南アフリカ	元大統領	Frederik Willem de Klerk
一一月一〇日	パプアニューギニア	首相	Michael Somare
一一月一二日	パプアニューギニア	総督	Sir Silas Atopare
一一月一九日	フィリピン	元大統領	Corazón Aquino
一二月	バングラデシュ	外務大臣	Zillur Rahman
一二月	バングラデシュ	保健大臣	Khandaker Mosharraf Hossain
●二〇〇三年			
二月一四日	アメリカ	元大統領	James Earl "Jimmy" Carter, Jr.
二月一七日	ニカラグア	大統領	Enrique José Bolaños Geyer
二月	ミャンマー	保健大臣	Kyaw Myint
二月	ミャンマー	第一書記	Khin Nyunt
二月	ミャンマー	WHO感染症局長	David Heymann
二月	インドネシア	WHO南東アジア地域事務局長	Uton Muchtar Rafei
二月	ネパール	保健大臣	Prof. Upendra Devkta
三月一七日	パラオ	大統領	Thomas Esang Remengesau, Jr.
五月一日	ミャンマー	国家平和開発評議会議長国家元首	Than Shwe
五月一五日	パプアニューギニア	首相	Michael Somare

六月三日	スウェーデン	首相	Hans Göran Persson
七月二日	ガイアナ	人権副高等弁務官	Bertrand Ramcharan
七月	インド	オディシャ州 知事	M.M. Rajendran
七月	韓国	WHO事務総長	Lee Jong-wook（李 鍾郁）
九月四・五日	アメリカ	元大統領	James Earl "Jimmy" Carter, Jr.
九月一五日	マダガスカル	大統領	Marc Ravalomanana
九月一五日	マダガスカル	首相	Jacques Hugues Sylla
九月二八日	ギニア	首相	Lamine Sidimé
九月二八日	ナイジェリア	大統領	Olusegun Obasanjo
九月二八日	ブルキナファソ	大統領	Blaise Compaoré
九月二八日	マダガスカル	大統領	Marc Ravalomanana
九月二八日	マリ	大統領	Amadou Toumani Touré
九月二八日	モザンビーク	大統領	Joaquim Alberto Chissano
九月三〇日	エチオピア	首相	Meles Zenawi Asres
九月三〇日	セネガル	大統領	Abdoulaye Wade
九月	アンゴラ	WHOアフリカ地域事務局長	Luis Gomes Sambo
一〇月二日	モンゴル	大統領	Nambaryn Enkhbajar
一〇月六日	マラウイ	大統領	Elson Bakili Muluzi
一〇月一八日	チェコ	元大統領	Václav Havel
一〇月一八日	ヨルダン	王子	Hassan bin Talal
一〇月一八日	南アフリカ	元大統領	Frederik Willem de Klerk
一一月一三日	インド	保健大臣	Sushma Swaraj
一一月	インド	マハラシュートラ州首相	Sushilkumar Shinde
一一月	インド	マハラシュートラ州知事	Mohammed Fazal
一一月	インド	マハラシュートラ州保健・家族福祉省大臣	Digvijay Khanvilkar
一二月四日	カンボジア	首相	Samdech Hun Sen
一二月五日	カンボジア	国王	Norodom Sihanouk
一二月	カンボジア	保健大臣	Mam Bunheng
一二月	コロンビア	保健次官	Mam Bunheng
●二〇〇四年			
一月二八日	インド	大統領	Abdul Kalam
一月二九日	インド	チャッティスガール州首相	Raman Singh
一月二九日	インド	チャッティスガール州保健大臣	Krishnamurthy Bandhi
二月二六日	ネパール	首相	Surya Bahadur Thapa
二月二六日	ネパール	保健大臣	Bhekh Bahadur Thapa
三月八日	中国	国防部長	Cao Gangchuan（曹 剛川）
三月二六日	マルタ	大統領	Guido de Marco
四月二三日	韓国	WHO事務総長	Lee Jong-wook（李 鍾郁）
五月一八日	ヨルダン	首相	Faisal al-Fayiz
六月七日	ブータン	首相	Jigme Singye Wangchuck
六月	ブータン	保健大臣	Jigmi Singay
六月	タイ	WHO南東アジア地域事務局長	Samlee Pliangbangchang
七月五日	ブラジル	大統領	Luis Inacio "Lula" da Silva
七月二九日	ガイアナ	人権副高等弁務官	Bertrand Ramcharan
七月二九日	インド	国連人権促進保護小委員会委員長	Soli Sorabjee
八月二六日	インド	ビハール州首相	Rabri Devi

八月二六日	インド	鉄道省大臣	Laloo Prasad
九月六日	ロシア	ロシア正教・総主教	Patriarch Alexy II of Moscow
九月	インド	保健省長官	J.V.R. Prasada Rao
一一月一〇日	カナダ	国連人権高等弁務官	Louise Arbour
一二月	インド	アンドラ・プラデシュ州知事	Sushil Kumar Shinde
一二月	インド	マデヤプラデシュ州首相	Babulal Gaur
一二月	インド	マデヤプラデシュ州知事	Balram Jakhad
一二月	インド	マディヤプラデシュ州保健大臣	Gaurishankar Shejwar
一二月一三日	東チモール	大統領	Kay Rala Xanana Gusmão
●二〇〇五年			
一月二七日	インド	元大統領	Ramaswamy Venkataraman
一月二七日	インド	デリー首都圏保健省長官	S. P. Aggarwal
一月三一日	南アフリカ	保健大臣	Tshabalala Hsimang
二月六日	マダガスカル	首相	Jacques Hugues Sylla
二月一五日	パプアニューギニア	首相	Michael Somare
二月	マダガスカル	保健大臣	Jean-Louis Robinson
三月二一日	インド	首相	Manmohan Singh
三月二一日	インド	保健大臣	Anbumani Ramadoss
三月二四日	カンボジア	首相	Samdech Hun Sen
四月二一日	モザンビーク	保健大臣	Ivo Garrido
四月二四日	タンザニア	保健大臣	Anna Abdallah
四月二六日	タンザニア	大統領	Benjamin Mkapa
四月	アンゴラ	WHOアフリカ地域事務局長	Luis Gomes Sambo
五月一三日	インド	西ベンガル州首相	Buddhadeb Bhattacharjee
五月一三日	インド	西ベンガル州保健大臣	Surya Kanta Misra
五月一五日	インド	タミールナドゥ州保健大臣	Thiru N. Thalavai Sundaram
五月	マダガスカル	大統領	Marc Ravalomanana
五月	マダガスカル	首相	Jacques Hugues Sylla
八月六日	DRコンゴ	保健大臣	Emile Bongeli Yeikelo Ya Ato
八月八日	DRコンゴ	副大統領	Zahidi Ngoma
九月六日	東チモール	大統領	Kay Rala Xanana Gusmão
九月六日	東チモール	保健大臣	Rui Maria de Araujo
九月二〇日	インド	西ベンガル州知事	Gopal Krishna Gandhi
九月二〇日	インド	西ベンガル州保健大臣	Surya Kanta Misra
九月二二日	インド	ビハール州知事	Sardar Buta Singh
一〇月五日	ペルー	元大統領	Alberto Ken'ya Fujimori
一〇月九・一〇日	チェコ	元大統領	Václav Havel
一〇月一〇日	カナダ	元首相	Kim Campbell
一〇月二八日	ベナン	元大統領	Nicéphore Soglo
一〇月	チェコ	元第一副首相	Karel Schwarzenberg
一二月一日	インドネシア	副大統領	Jusuf Kalla
一二月一日	インドネシア	保健大臣	Siti Fadillah Supari
一二月	インド	社会正義雇用大臣	Meira Kumar
一二月	インド	国務大臣	Oscar Fernandes
日付不明	マレーシア	元副首相兼財務相	Anwar Ibrahim
●二〇〇六年			
一月二九日	インド	元大統領	Ramaswamy Venkataraman
一月	インド	元最高裁判所長官	Y.V. Chandrachud

二月二七日	エチオピア	首相	Meles Zenawi Asres
三月八日	パラオ	元大統領	Kuniwo Nakamura
四月二六日	インド	保健大臣	Anbumani Ramadoss
五月五日	フィリピン	元大統領	Corazón Aquino
五月二二日	パプアニューギニア	首相	Michael Somare
五月二五日	マダガスカル	保健大臣	Jean-Louis Robinson
五月二五日	タンザニア	保健大臣	Mrs. Anna Abdallah
五月二六日	ネパール	保健大臣	G. Pokhrel
五月二六日	ミャンマー	保健大臣	Kyaw Myint
五月二六日	タイ	WHO南東アジア地域事務局長	Samlee Plianbangchang
五月二六日	アルゼンチン	WHOアメリカ地域事務局長	Mirta Roses
五月二六日	アンゴラ	WHOアフリカ地域事務局長	Luis Gomes Sambo
五月	ヨルダン	王子・WANAフォーラム議長	Prince Hassan bin Talal
六月一二日	ブラジル	保健大臣	Jose Agenor Alvares da Silva
六月一二日	ブラジル	特別人権事務局長	Rogerio Sotille
六月	ブラジル	副大統領	Tiao Viana
七月一七日	インド	デリー首都圏首相	Sheila Dikshit
八月一日	レソト	保健・家族福祉省 大臣	Motloheloa Phooko
八月三日	アンゴラ	保健大臣	Sebastiao Veloso
八月三日	アンゴラ	WHOアフリカ地域事務局長	Luis Gomes Sambo
八月八日	モザンビーク	大統領	Armando Emilio Guebuza
八月八日	モザンビーク	保健大臣	Ivo Garrido
九月一四日	インド	チャッティスガール州保健大臣	Krishnamurthy Bandhi
九月一四日	インド	チャッティスガル州首相	Raman Singh
九月一五日	インド	大統領	Abdul Kalam
九月	インド	オディシャ州保健大臣	Duryodhan Majhi
九月	インド	オディシャ州女性子ども雇用大臣	Pramila Mallik
一〇月四日	インド	副大統領	Bhairon Singh Shekhawat
一〇月四日	インド	デリー首都圏首相	Sheila Dikshit
一〇月九日	アイルランド	元大統領	Mary Robinson
一〇月九日	チェコ	元大統領	Václav Havel
一〇月九日	ラトビア	大統領	Vaira Vike-Freiberga
一〇月九・一〇日		法王	14th Dalai Lama
一〇月三一日	マリ	大統領	Amadou Toumani Touré
一〇月八日	アメリカ	作家・ノーベル賞受賞者	Elie Wiesel
一〇月八日	チェコ	プラハ市長	Pavel Bém
一〇月八日	カナダ	元首相	Kim Campbell
一〇月八日		法王	14th Dalai Lama
一〇月八日	アメリカ	カーネギー財団総帥	Vartan Gregorian
一〇月八日	アイルランド	元大統領	Mary Robinson
一〇月八日	エジプト	元国連事務総長	Boutrus Boutrus-Ghali
一〇月八日	ジョージア	国会議長	Nino Burjanadze
一一月二三日	ラオス	首相	Bouasone Bouphavanh
一一月二七日	ネパール	国王	Gyanendra King of Nepal
一一月二九日	ネパール	首相	Girija Prasad Koirala
一一月二九日	ネパール	元首相	Sher Bahadur Deuba

一一月	ネパール	保健人口大臣	Amik Sherchan
●二〇〇七年			
一月二三日	モザンビーク	大統領	Armando Emilio Guebuza
一月三一日	スリランカ	大統領	H.E. Mahinda Rajapaksa
一月	タンザニア	ザンジバル大統領	Amani Abeid Karume
一月	タンザニア	元保健大臣	Anna Margareth Abdallah
一月	DRコンゴ	保健大臣	Vector Makwenge Kaput
二月一二日	東チモール	副大統領	Rui Maria de Araujo
二月一三日	インドネシア	保健大臣	Siti Fadilah Supari
二月一三日	インドネシア	国家人権委員会委員長	Abdul Hakim Garuda Nusantara
二月一三日	インドネシア	社会福祉調整大臣	Aburizal Bakrie
二月二八日	モンゴル	大統領	Nambaryn Enkhbajar
三月七・一三・一四日	マレーシア	副首相	Najib Razak
四月一二日	インド	副大統領	Bhairon Singh Shekhawat
五月三日	マダガスカル	大統領	Marc Ravalomanana
五月四日	マダガスカル	保健大臣	Jean-Louis Robinson
五月七日	モザンビーク	元大統領	Joaquim Alberto Chissano
五月七日	モザンビーク	首相	Luisa Dias Diogo
五月七日	モザンビーク	保健大臣	Paulo Ivo Garrido
五月一七日	ブラジル	保健大臣	J. Gomes Temporao
五月一七日	ネパール	保健大臣	G. Pokhrel
五月一七日	タンザニア	保健大臣	David Mwakyusa
五月一八日	アンゴラ	保健大臣	Anastacio Ruben Sikato
八月二一・二三日	モンゴル	大統領	Nambaryn Enkhbajar
九月一九日	ベトナム	国家主席	H.E. Nguyen Minh Triet
九月	カナダ	国連人権高等弁務官	Louise Arbour
九月	デンマーク	元WHO事務総長	Halfdan Mahler
一〇月一〇日	インド	大統領	Abdul Kalam
一〇月一四日	ネパール	保健大臣	G. Pokhrel
一〇月一九日	ジョージア	首相	Zurab Noghaideli
一一月七日	DRコンゴ	保健大臣	Makwenge Kaput
一一月八日	DRコンゴ	首相	Antoine Gizenga
一一月八日	DRコンゴ	国会議長	Vital Kamerhe
一一月一三日	タンザニア（ザンジバル）	大統領	Abeid Karume
一一月二〇日		法王	14th Dalai Lama
●二〇〇八年			
二月四日	ネパール	国王	Gyanendra King of Nepal
二月四日	ネパール	保健大臣	G. M. Pokhrel
二月二六日	イスラエル	首相	Ehud Olmert
四月九日	マーシャル諸島	大統領	Litokwa Tomeing
五月二一日	マダガスカル	保健大臣	R.R. Jean Lous
五月二一日	モザンビーク	保健大臣	P.I. Garrido
五月二一日	ブラジル	保健大臣	J. Gomes Temporao
五月二一日	ネパール	保健大臣	G. M. Pokhrel
五月二一日	DRコンゴ	保健大臣	Makwenge Kaput
五月二一日	インドネシア	保健大臣	S.F. Supari

五月二二日	フィリピン	保健大臣	Francisco T. Doque
五月二二日	ルーマニア	国連人権理事会議長	Doru Costea
五月二二日	中国	WHO事務総長	Margaret Chan（陳馮富珍）
五月二七日	エチオピア	首相	Meles Zenawi Asres
五月二八日	モザンビーク	元大統領	Joaquim Alberto Chissano
五月二九日	ニジェール	首相	Seyni Oumarou
五月三〇日	マダガスカル	大統領	Marc Ravalomanana
五月三〇日	マリ	大統領	Amadou Toumani Touré
五月三〇日	モザンビーク	大統領	Armando Emilio Guebuza
六月三日	スウェーデン	国王	Carl XVI Gustaf
六月七日	スイス	元大統領	Ruth Dreifuss
六月一九日	ギニア	保健大臣	Dr Sangare Hadja Maimouna Bah
六月一九日	ギニア	外務次官	Mohamed II Cisse
六月二〇日	ギニア	首相	Ahmed Tidiane Souare
六月二〇日	ギニア	国会議長	Elhadj Aboubacar Sompare
八月八日	ニジェール	保健大臣	Issa Lamine
八月八日	ニジェール	人口・社会改革大臣	Zila Manane
八月九日	ニジェール	首相	Seyni Oumarou
八月一三日	DRコンゴ	保健大臣	Makwenge Kaput
八月一三日	DRコンゴ	国務大臣	Nzanga Mobutu
一〇月一二日	チェコ	元大統領	Václav Havel
一〇月一三日	イラク	シーア派国家連合リーダー	Ammar Al-Hakim
一〇月一三日	イギリス	英国学士院学長	Adam Roberts
一〇月一五日	フィンランド	元大統領	Martti Oiva Kalevi Ahtisaari
一〇月一七日	モザンビーク	元大統領	Joaquim Alberto Chissano
一一月一三日	コスタリカ	大統領	Óscar Rafael de Jesús Arias Sánchez
一一月一六日	ペルー	元大統領	Alberto Ken'ya Fujimori
一一月一八日	ブラジル	大統領	Luiz Inácio "Lula" da Silva
一一月一八日	ブラジル	保健大臣	J. Gomes Temporao
一二月二日	ネパール	首相	Pushpa Kamal Dahal
一二月二日	ネパール	保健大臣	G. M. Pokhrel

●二〇〇九年

四月二〇日	フィンランド	元大統領	Martti Oiva Kalevi Ahtisaari
四月二一日	イスラエル	大統領	Shimon Peres
四月二四日	ネパール	保健大臣	Giri Raj Mani Pokhrel
四月二六日	ネパール	元国王	Gyanendra King of Nepal
五月二一日	フィリピン	保健大臣	Francisco T. Doque
五月二一日	ザンビア	保健大臣	Simbao Kapembwa
五月二一日	中国	WHO事務総長	Margaret Chan（陳馮富珍）
五月二一日	タイ	WHO南東アジア地域事務局長	Samlee Plianbangchang
五月二一日	アルゼンチン	WHOアメリカ地域事務局長	Mirta Roses
五月二一日	ミャンマー	保健大臣	Dr Kyaw Myint
五月二一日	モザンビーク	保健大臣	Pl. Garrido
五月二二日	南アフリカ	国連人権高等弁務官	Navanethem Pillay
六月八日	中国	国防部長	Liang Guanglie（梁 光烈）
六月一五日	タイ	ASEAN事務局長・タイ元外務大臣	Surin Pitsuwan
七月一日	ザンビア	大統領	Rupiah Bwezani Banda

七月一日	ザンビア	保健大臣	Kapembwa Simbao
七月二日	ザンビア	元大統領	Kenneth Kaunda
七月六日	マレーシア	首相	Najib Razak
七月一七日	モンゴル	首相	Sanjaagiin Bayar
九月二日	カンボジア	首相	Samdech Hun Sen
九月二二日	台湾	民進党主席	Cài Yīngwén（蔡英文）
九月二二日	台湾	総統	Ma Ying-jeou（馬英九）
九月三〇日	アメリカ	元大統領	James Earl "Jimmy" Carter, Jr.
一〇月一一日	チェコ	元大統領	Václav Havel
一〇月一二日	チェコ	首相	Jan Fischer
一〇月二九日	フィリピン	元大統領	Fidel Valdez Ramos
一一月七日	ミャンマー	首相	Thein Sein
●二〇一〇年			
一月一九日	ネパール	首相	Madhav Kumar
一月一九日	ネパール	大統領	Ram Baran Yadav
一月一九日	ネパール	保健大臣	Uma Kanta Chaudhary
一月二〇日	ネパール	元国王	Gyanendra King of Nepal
三月九日	ガーナ	元大統領	Jerry Rawlings
三月一一日	モザンビーク	元大統領	Joaquim Alberto Chissano
三月一一日	モザンビーク	首相	Aires Bonifácio Ali
三月一一日	モザンビーク	保健大臣	Paulo Ivo Garrido
三月一六日	東チモール	大統領	José Ramos-Horta
三月二九日	パプアニューギニア	首相	Michael Somare
四月一九日	マレーシア	首相	Najib Razak
五月三日	スリランカ	保健大臣	Maithripala Sirisena
五月七日	スリランカ	大統領	H.E. Mahinda Rajapaksa
五月一一日	インド	ビハール州保健大臣	Nand Kishore Yadav
五月一九日	ポーランド	元大統領	Lech Wałęsa
五月一九日	東チモール	大統領	José Ramos-Horta
七月一三日	アメリカ	元大統領	James Earl "Jimmy" Carter, Jr.
七月一三日	エチオピア	大統領	GIRMA Wolde-Giorgis Rucha
七月一四日	エチオピア	保健大臣	Tewodros Adhanom
七月一九日	チャド	首相	Emmanuel Nadingar
七月一九日	チャド	保健大臣	Toupta Boguena
八月二七日	日本	元首相	森喜朗
八月三〇日	インドネシア	保健大臣	Endang Rahayu Sedyaningsih
八月三一日	インドネシア	南スマトラ州知事	Alex Noerdin
一〇月一〇日	チェコ	元大統領	Václav Havel
一〇月	フィリピン	大統領	Benigno Aquino III
一一月一一日	パラオ	元大統領	Kuniwo Nakamura
一一月一一日	パラオ	大統領	Johnson Toribiong
一一月一一日	ミクロネシア	大統領	Emanuel "Manny" Mori
一一月一六日	モンゴル	大統領	Tsakhiagiin Elbegdorj
一一月二三日	マレーシア	国王	Mizan Zainal Abidin
一二月一六日	エジプト	WHO東地中海地域事務局長	Dr Hussein A. Gezairy
●二〇一一年			
三月七日	セルビア	大統領	Boris Tadic
四月二六日	フィリピン	大統領	Benigno Aquino III
五月九日	ヨルダン	王子・WANAフォーラム議長	Prince Hassan bin Talal

五月九日	タイ	ASEAN事務総長	Surin Pitsuwan
五月一三日	マラウイ	保健大臣	David Mphande
五月一八日	ミャンマー	保健大臣	Pe Thet Khin
五月一八日	フィリピン	保健大臣	Enrique T. Ona
五月一八日	ネパール	保健大臣	S.B. Basnet
五月一九日	マラウイ	保健大臣	David Mphande
五月一九日	タイ	WHO南東アジア地域事務局長	Samlee Plianbangchang
五月二〇日	アンゴラ	WHOアフリカ地域事務局長	Luis Gomes Sambo
七月一七日	中央アフリカ	公衆衛生・人口・エイズ担当大臣	Jean Michel Mandaba
七月一七日	中央アフリカ	社会問題大臣	Marguerite Petro Koni Zeze
七月一七日	中央アフリカ	初等中等教育大臣	Gisele Annie Nam
七月一九日	中央アフリカ	大統領	Faustin-Archange Touadéra
七月一九日	中央アフリカ	国会議長	Leroy Celestin Gaombalet
七月一九・二〇日	中央アフリカ	首相	Faustin Archange Touadera
七月二〇日	中央アフリカ	国務（教育）大臣	Silbiro Sako
七月二〇日	中央アフリカ	初等中等教育大臣	ナン
七月二〇日	中央アフリカ	職業技術教育大臣	サール
九月二二日	インド	チャティスガール州保健大臣	Amar Agrawal
九月二三日	インド	チャティスガール州人権委員長	Y.K.S. Thakur
九月二六日	インド	アンドラ・プラデシュ州知事	E.S.L. Narasimhan
九月二七日	インド	アンドラ・プラデシュ州社会福祉大臣	Pithani Satyanarayana
九月二七日	インド	アンドラ・プラデシュ州人権委員長	Kakumanu Peda Peri Reddy
九月二九日	インド	法務大臣	Salman Khurshid
九月	インド	元保健大臣	Sunitha Laxma Reddy
一〇月九日	アメリカ	ノーベル経済学賞受賞者	Joseph Stiglitz
一〇月九日	フランス	哲学者	André Glucksmann
一〇月九日	ロシア	経済学者・政治家	Grigory Yavlinsky
一〇月九日	ガーナ	元大統領	John Agyekum Kufuor
一〇月九・一〇日	チェコ	元大統領	Václav Havel
一一月二日	ナイジェリア	元大統領	Olusegun Obasanjo
一一月二日	マリ	大統領	Amadou Toumani Touré
一一月二日	ベナン	元大統領	Nicéphore Soglo
一一月三日	マリ	元首相	Modibo Sidibé
一一月五日	ブルキナファソ	保健大臣	Adama Traore
一一月二八日	ブラジル	保健大臣	Alexandre Padilha
一二月一四日	ミャンマー	大統領	Thein Sein
一二月一三日	ミャンマー	国境辺境大臣	Thein Htay
一二月一三日	ミャンマー	社会福祉大臣	U. Aung. Kyi
一二月一三日	ミャンマー	連邦団結発展党党首	U. Htay. Oo
一二月一五日	ミャンマー	外務大臣	Wunna Maung Lwin
一二月一五日	ミャンマー	元保健大臣	Kyaw Myint
一二月一九日	ミャンマー	国民民主連盟党首	Aung San Suu Kyi
一二月	ミャンマー	教育大臣	Mya Aye

●二〇一二年

一月一九日	東チモール	大統領	José Ramos-Horta
一月二七日	ペルー	元大統領	Alberto Ken'ya Fujimori
二月二二日	モザンビーク	首相	Aires Bonifácio Ali
四月一二日	バングラデシュ	保健大臣	Prof. A.F. Ruhal Haque
四月二三日	ミャンマー	大統領	Thein Sein
五月二二日	ブラジル	副保健大臣	Jarbas Barbosa
五月二二日	フィリピン	保健大臣	Enrique T, Ona
五月二二日	韓国	WHO西太平洋地域事務局長	Shin Young-soo
五月二二日	ミャンマー	保健大臣	Pe Thet Khin
五月二四日	中国	WHO事務総長	Margaret Chan（陳馮富珍）
五月二四日	タイ	WHO南東アジア地域事務局長	Samlee Plianbangchang
六月一四日	ベナン	元大統領	Nicéphore Soglo
六月二一日	アンティグア	首相	Winston Baldwin Spencer
六月二一日	インドネシア	大統領	Susilo Bambang Yudhoyono
六月二一日	オーストラリア	首相	Julia Eileen Gillard
六月二一日	グレナダ	首相	Tillman Joseph Thomas
七月二六日	ミャンマー	大統領	Thein Sein
七月二八日	ミャンマー	国民民主連盟党首	Aung San Suu Kyi
八月二七日		法王	14th Dalai Lama
八月三〇日	インド	国家人権委員会委員長	K.G. Balakrishnan
八月三〇日	インド	マディヤ・プラデーシュ州知事	Shivraj Singh Chauhan
八月	インド	社会正義大臣	Mukul Wasnik
八月	インド	デリー首長	Sheila Dikshit
八月	タイ	WHO南東アジア地域事務局長	Samlee Plianbangchang
八月	インド	陳情委員会委員長	Bhagat Singh Koshiyari
八月	ハンガリー	WHOヨーロッパ地域事務局長	Zsuzsanna Jakab
九月一七日	ミャンマー	国民民主連盟党首	Aung San Suu Kyi
九月	タイ	WHO南東アジア地域事務局長	Samlee Plianbangchang
九月	インド	法務大臣	Salman Khurshid
一〇月四日	インド	社会正義大臣	Mukul Wasnik
一〇月二一日	ナイジェリア	元大統領	Olusegun Obasanjo
一〇月二一日	ベナン	元大統領	Nicéphore Soglo
一〇月二一日	モーリシャス	元大統領	Karl Offmann
一一月二八日	東チモール	元大統領	José Ramos-Horta

●二〇一三年

一月三日	ミャンマー	大統領	Thein Sein
三月一日	ベナン	大統領	Thomas Yayi Boni
五月二一日	フィリピン	保健大臣	Enrique T, Ona
五月二一日	スリランカ	保健大臣	Maithripala Sirisena
五月二一日	アンゴラ	WHOアフリカ地域事務局長	Luis Gomes Sambo
五月二二日	ミャンマー	保健大臣	Pe Thet Khin
五月二二日	インドネシア	保健大臣	Nafsiah Mboi
五月二二日	南アフリカ	国連人権高等弁務官	Navanethem Pillay
五月二三日	エチオピア	保健大臣	Kesetebirhan Admasu Birhane
五月二三日	タンザニア	保健大臣	Hussein Ali Hassan Mwinyi
五月二三日	中国	WHO事務総長	Margaret Chan（陳馮富珍）

五月二三日	韓国	WHO西太平洋地域事務局長	Shin Young-soo
五月二三日	ドミニカ	WHOアメリカ地域事務局長	Carissa F. Etienne
五月二六日	ミャンマー	大統領	Thein Sein
五月二六日	日本	首相	安倍晋三
五月	タイ	WHO南東アジア地域事務局長	Samlee Plianbangchang
六月二日	ウガンダ	大統領	Yoweri Kaguta Museveni
六月二日	エチオピア	首相	Hailemariam Desalegn Boshe
六月二日	ガーナ	大統領	John Dramani Mahama
六月二日	ベナン	大統領	Thomas Yayi Boni
六月二日	モザンビーク	大統領	Armando Emilio Guebuza
六月二日	ナイジェリア	副大統領	Namadi Sambo
六月一一日	パレスチナ自治政府	首相	Rami Hamdallah
七月四日	ウズベキスタン	保健大臣	Alimov Anvar Valiyevich
七月二四日	タイ	WHO南東アジア地域事務局長	Samlee Plianbangchang
七月二六日	DRコンゴ	保健大臣	Dr Shodu Lomami Kalema
七月二六日	マダガスカル	保健大臣	Johanita Ndahimananjara
七月二六日	モザンビーク	保健大臣	Alexandre Manguele
七月二六日	タンザニア	保健大臣	Hussein Ali Hassan Mwinyi
七月二六日	バングラデシュ	保健・家族福祉大臣	Dr A.F.M. Ruhal Haque
七月二六日	ミャンマー	保健大臣	Professor Dr Pe Thet Kin
七月二六日	ネパール	保健大臣	Mr Vidyadhar Mallik
七月二六日	スリランカ	保健大臣	Mr P.G Maithripala Y. Sirisena

八月	インド	首席福祉省長官	Keshav Desiraju
八月	インド	州社会正義大臣	Porika Balram Naik
八月	インド	元石油大臣	Ram Naik
八月	インド	元鉄道大臣	Dinesh Trivedi
八月	インド	国家人権委員会委員長	Justice K.G. Balakrishnan
九月一六日	ベルギー	王女	Princess Astrid of Belgium
九月一八日	エチオピア	首相	Hailemariam Desalegn Boshe
九月一八日	エチオピア	保健大臣	Dr Kesetebirhan Admasu Birhane
九月二三日	インド	元鉄道大臣	Dinesh Trivedi
九月二三日	インド	西ベンガル州農業大臣	Malay Ghatak
九月二四日	インド	西ベンガル州保健・家族福祉省大臣	Chandrima Bhattacharya
九月二四日	インド	西ベンガル州高等人権弁務官	Justice Asok Kumar Ganguly
一〇月八日	セルビア	大統領	Tomislav Nikolić
一〇月二三日	インド	ウッタル・プラデ.シュ州知事	B. L. Joshi
一〇月二三日	インド	ウッタル・プラデシュ州保健大臣	Ahmed Hassan
一一月二五日	ミャンマー	国民民主連盟党首	Aung San Suu Kyi
一二月二・三日	パラオ	大統領	Thomas Esang Remengesau, Jr.
一二月一五・一六日	ミャンマー	大統領	Thein Sein
一二月一八日	ブラジル	保健大臣	Alexandre Padilha
一二月一八日	ブラジル	人権省大臣	Maria do Rosário Nunes
一二月二〇日	ブラジル	パラー州知事	Simão Robson Oliveira Jatene

一二月二〇日	ブラジル	パラー州保健大臣	Helio Franco
●二〇一四年			
一月二七日	インドネシア	保健大臣	Nafsiah Mboi
一月二七日	インドネシア	国民福祉調整大臣	Agung Laksono
一月二七日	ヨルダン	国家人権センター委員長	Mousa Burayzat
一月二七日	インド	国家人権委員会委員長	Justice K.G. Balakrishnan
二月一三日	マーシャル諸島	大統領	Christopher Jorebon Loeak
三月一二日	ソマリア	大統領	Xasan Sheekh Maxamuud
三月二〇日		法王	14th Dalai Lama
三月二三日	ネパール	人口保健大臣	Khagaraj Adhikari
三月二三日	ネパール	元首相	Pushpa Kamal Dahal
三月二五日	ネパール	首相	Girija Prasad Koirala
三月二五日	ネパール	大統領	Ram Baran Yadav
四月一六日	モンゴル	大統領	Tsakhiagiin Elbegdorj
五月三日	スリランカ	大統領	H.E. Mahinda Rajapaksa
五月一三日	イスラエル	首相	Benjamin Netanyahu
五月二〇日	ミャンマー	保健大臣	Pe Thet Khin
五月二〇日	DRコンゴ	保健大臣	Felix Kabange Numbi
五月二〇日	モザンビーク	保健大臣	Alexandre Manguele
五月二〇日	アンゴラ	WHOアフリカ地域事務局長	Luis Gomes Sambo
五月二〇日	インド	WHO南東アジア地域事務局長	Poonam Khetrapal Singh
五月二〇日	アンゴラ	保健大臣	Jose Van-Dunem
五月二〇日	フィリピン	保健大臣	Enrique T. Ona
五月二一日	韓国	WHO西太平洋地域事務局長	Shin Yong-Soo
五月二一日	タンザニア	保健大臣	Seif Seleman Rashidi
五月二二日	スリランカ	保健大臣	Maijhareepala Sirisena
五月二二日	中国	WHO事務総長	Margaret Chan（陳馮富珍）
五月二二日	ドミニカ	WHOアメリカ地域事務局長	Carissa F. Etienne
五月二二日	イラク	WHO東地中海地域事務局長	Ala Alwan
六月一一日	イスラエル	大統領	Shimon Peres
六月一二日	パレスチナ自治政府	大統領	Mahmoud Abbas
七月一〇日	ウガンダ	副大統領	Edward Ssekandi
九月二日	インド	首相	Narendra Modi
一〇月二・三日	イギリス	元首相	Sir John Major
一〇月七日	ミャンマー	大統領	Thein Sein
一〇月二四日	ジョージア	大統領	Giorgi Margvelashvili
一一月一二日	ミャンマー	大統領	Thein Sein
一一月二一日		法王	14th Dalai Lama
一一月二四日	インド	首相	Narendra Modi
一二月一六・一七日	パラオ	大統領	Thomas Esang Remengesau, Jr.
●二〇一五年			
一月二八日	日本	天皇皇后両陛下	
一月二九日	東チモール	元大統領	José Ramos-Horta
二月三日	ミャンマー	大統領	Thein Sein
三月一七日	ミクロネシア	大統領	Emanuel "Manny" Mori
三月一八日	キリバス	大統領	Anote Tong

四月三日	エチオピア	保健大臣	Kesetebirhan Admasu
四月八日	DRコンゴ	副大統領	Hon. Victor Makwenge Kaput
五月七日	パプアニューギニア	元首相	Michael Somare
五月二〇日	マダガスカル	保健大臣	Mamy Lalatiana Andriamanarivo
五月二〇日	韓国	WHO西太平洋地域事務局長	Shin Young-soo
五月二〇日	インドネシア	保健大臣	Nila F Moeloek
五月二〇日	DRコンゴ	保健大臣	Felix Kabange Numbi
五月二一日	ミャンマー	保健大臣	Than Aung
五月二一日	モザンビーク	保健大臣	Nazira Abdula
五月二一日	インド	保健大臣	J.P. Nadda
五月二一日	ボツワナ	WHOアフリカ地域事務局長	Matshidio Moeti
五月二五日	キリバス	大統領	Anote Tong
五月二五日	マレーシア	首相	Najib Razak
五月二五日	モンゴル	大統領	Tsakhiagiin Elbegdorj
五月	モザンビーク	副大統領	Mouzinho Saide
五月	インド	WHO南東アジア地域事務局長	Poonam Khetrapal Singh
五月	インドネシア	保健大臣	Jl. H.R. Rasuna Said
六月四日	フィリピン	大統領	Benigno Simeon Cojuangco Aquino III
六月二〇日	東チモール	元大統領	José Ramos-Horta
七月三日	カンボジア	首相	Samdech Hun Sen
七月三日	タイ	首相	Prayuth Chan-ocha
七月三日	ベトナム	首相	Nguyễn Tấn Dũng
七月三日	ラオス	首相	Thongsing Thammavong
七月三・四日	ミャンマー	大統領	Thein Sein
七月七日	ミャンマー	大統領	Thein Sein
七月九日	スリランカ	大統領	Maithripala Yapa Sirisena
八月六日	ブラジル	保健大臣	Arthur Chioro
九月八日	ミャンマー	大統領	Thein Sein
八月	ブラジル	国際ハンセン病学会会長	Marcos Virmond
九月二一日	ミャンマー	大統領	Thein Sein
九月二三日	ミャンマー	国民民主連盟党首	Aung San Suu Kyi
一〇月二一日	キリバス	大統領	Anote Tong
一〇月二三日	フィジー	最高裁判所長官	The Honorable Anthony Gates
一〇月二三日	フィジー	保健大臣	H.E. Jone Usamate
一〇月二三日	フィジー	大統領夫人	Adi Koila Mara Nailatikau
一一月七日	アイルランド	元大統領	Mary Robinson
一一月一九日	ミャンマー	大統領	Thein Sein

◎二〇一六年

一月二日	ミャンマー	大統領	Thein Sein
一月一七日	台湾	元総統	Ma Ying-jeou（馬英九）
一月一七日	台湾	総統	Cài Yingwén（蔡英文）
二月三日	アメリカ	元大統領	James Earl "Jimmy" Carter, Jr.
二月二六日	パラオ	大統領	Thomas Esang Remengesau, Jr.
二月二六日	マーシャル諸島	大統領	Hilda Heine
二月二六日	ミクロネシア	大統領	Peter Martin Christian
三月二九日	スロヴェニア	元大統領	Danilo Türk

五月一二日	インド	WHO南東アジア地域事務局長	Poonam Khetrapal Singh
五月一二日	インド	WHOインド代表	Henk Bekedam
五月一九日	台湾	元総統	Lee Teng-hui（李 登輝）
五月二〇日	台湾	総統	Cai Yingwén（蔡 英文）
五月二五日	DRコンゴ	保健大臣	Felix Kabange Numbi
五月二五日	エチオピア	保健大臣	Kesetebirhan Admasu
五月二六日	モザンビーク	保健大臣	Nazira Karimo Vali Abdula
五月二六	ミャンマー	保健大臣	Myint Htwe
六月六日	ブルガリア	ソフィア大学学長	Anastas Gerdjikov, Habil
六月八日	バチカン	教皇	Pope Franciscus
六月一一日	ナイジェリア	国連人権理事会元議長	Obiora Chinedu Okafor
六月一一日	ブラジル	国際ハンセン病学会会長	Marcos Virmond
六月一五日	モナコ	大公	Albert II de Monaco
七月五日	カメルーン	保健大臣	Andre Mama Omgba Fouda
七月五日	カメルーン	WHOアフリカ地域事務局長	Matshidiso Rebecca Moeti
七月五日	カメルーン	WHOカメルーン代表	Jean Baptiste Roungou
七月六日	カメルーン	カメルーン東部州知事	Muongo Gregorie
七月一九日	キリバス	大統領	Anote Tong
七月一九日	パラオ	大統領	Thomas Esang Remengesau, Jr.
八月二六・二七日	ベナン	元大統領	Nicéphore Soglo
八月二七日	マリ	大統領	Ibrahim Boubacar Keïta
八月三一日	ミャンマー	国家最高顧問	Aung San Suu Kyi
一〇月一八日	ペルー	元大統領	Alberto Ken'ya Fujimori
一〇月二六日	インド	インド下院議長	Sumitra Mahajan
一〇月二六日	バングラデシュ	列国議員連盟会長	Saber Hossain
一一月二日	ミャンマー	国家最高顧問	Aung San Suu Kyi
一一月七日	カザフスタン	大統領	Nursultan Nazarbayev
一一月一一日	インド	首相	Narendra Modi
一一月二〇日	インド	元鉄道大臣	Dinesh Trivedi
一一月二〇日	インド	DPI会長	Javed Abidi
一一月二一日	インド	インド下院議長	Sumitra Mahajan
一一月二一日	インド	WHOインド代表	Henk Bekedam
一二月一五日	インドネシア	保健大臣	Nila Farid Moeloek
一二月一五日	インドネシア	WHOインドネシア代表	Jihane Tawilah
●二〇一七年			
一月二九日	インド	社会正義・エンパワーメント省大臣	Thawar Chand Gehlot
一月三〇日	バングラデシュ	列国議員同盟会長	Saber Chowdhury
二月一日	インド	チャティスガル州社会福祉・スポーツ省大臣	Sonmoni Borah
二月一日	インド	チャティスガル州保健大臣	Ajay Chandrakar
二月三日	インド	チャッティスガル州社会福祉大臣	Smt. Ramshila Sahu
二月一七日	ミャンマー	大統領	Thein Sein
二月	インド	社会正義・エンパワーメント省大臣	Shri Thaawarchand Gehlot
二月	インド	保健家族福祉省ハンセン病担当大臣	Anil Kumar

三月一八日	インド	オディシャ州社会福祉大臣	Pramod Kumar Meherda
三月一八日	インド	オディシャ州人権委員会 委員長	B.K. Misra
三月二〇日	インド	オディシャ州障害者委員長	Minato Behera
三月二〇日	インド	オディシャ州大臣	Shri Naveen Patnaik
三月二〇日	インド	オディシャ州知事	S. C. Jamir
三月二一日	インド	保健・家族福祉省ハンセン病担当大臣	Anil Kumar
三月二一日	インド	WHOインド代表	Henk Bekedam
三月	インド	WHOインド代表	Saurabh Jain
四月一九日	中国	WHO事務総長	Margaret Chan（陳馮富珍）
四月二〇日	ガーナ	元国連事務総長	Kofi Atta Annan
四月二〇日	アメリカ	元副大統領・駐日大使	Walter Mondale
四月二五日	アメリカ	ミネソタ大学学長	Karen Hanson
五月二五日	ミャンマー	保健大臣	Myint Htwe
五月二五日	インド	WHO南東アジア地域事務局長	Poonam Khetrapal Singh
五月二五日	韓国	WHO西太平洋地域事務局長	Shin Young-soo
五月二五日	メキシコ	WHOアメリカ地域事務局長	Francisco Becerra
五月二六日	ネパール	WHOネパール代表	Jos Vandelaer
五月二六日	エチオピア	WHO次期事務総長	Tedros Adhanom Ghebreyesus
五月二六日	中国	WHO事務総長	Margaret Chan（陳馮富珍）
五月二六日	モンゴル	保健大臣	A.Tsogtsetseg
六月七日	キリバス	大統領	Anote Tong
六月七日	パラオ	大統領	Thomas Esang Remengesau, Jr.
六月七日	フィジー	首相	Josaia Voreqe Bainimarama
六月八日	フィジー	大統領	Jioji Konrote
七月三日	インド	DPI代表	Javed Abidi
七月四日	インド	インド保健・家族福祉大臣	Jagat Prakash Nadda
七月二四日	インドネシア	北スラウェシ州知事	Olly Dondokambey
九月一五日	パラオ	大統領	Thomas Esang Remengesau, Jr.
九月二一日	チュニジア	チュニジア全国法律家協会会長	Mohamed Fadhel Mahfoudh
九月二一日	チュニジア	チュニジア人権擁護連盟会長	Ben Moussa
九月二一・二五日	チュニジア	チュジニア労働総同盟会長	Hassine Abassi
九月二二日	チュニジア	WHOチュニジア代表	Yves Souteyrand
九月二四日	チュニジア	文化大臣	Mohamed Zine Elabidine
九月二五日	チュニジア	大統領	Beji Caid Essebsi
九月二五日	チュニジア	社会福祉大臣	Mohamed Trabelsi
九月	チュニジア	元外務大臣	Habib Ben Yahia
一〇月一三日	ジョージア	大統領	Giorgi Margvelashvili
一〇月一三日	ジョージア	首相	Giorgi Kvirikashvili
一一月一五日	インドネシア	ジャカルタ州知事	Anies Baswadan
一一月一五日	インドネシア	副大統領	Jusuf Kalla
一二月六日	インド	国際商工会議所会頭	Sunil Bharti Mittal
一二月七日日	インド	保健・家族福祉大臣	Jagat Prakash Nadda
一二月一四―一六日	ミャンマー	大統領	Htin Kyaw
●二〇一八年			
一月二九日	インド	文化大臣	Mahesh Sharma

一月三〇日	インド	大統領	Ram Nath Kovind
二月一日	インド	ジャールカンド州保健大臣	Ramchandra Chandravanshi
二月一日	インド	ジャールカンド州社会福祉大臣	Louis Marandi
二月一日	インド	ジャールカンド州首相	Raghubar Das
二月八・九日	アイスランド	元大統領	Ólafur Ragnar Grímsson
三月一四日	スリランカ	大統領	Maithripala Yapa Sirisena
三月二一日	インドネシア	中部スラウェシ州知事	Longki Djanggola
三月二三日	シンガポール	大統領	Halimah Yacob
三月二五日	アイルランド	元大統領	Mary Robinson
四月一三日	パラオ	大統領	Thomas Esang Remengesau, Jr.
四月二五日	スウェーデン	国王	Carl XVI Gustaf
四月	インド	ノーベル平和賞受賞者	Kailash Satyarthi
五月一五日	韓国	元首相	Kim Chong-p'il（金鍾泌）
五月一六日	フィジー	首相	Josaia Voreqe Bainimarama
五月一八日	キリバス	大統領	Taneti Mamau
五月一八日	ソロモン諸島	首相	Hon. Rick Houenipwela
五月一八日	ツバル	首相	Enele Sosene Sopoaga
五月一八日	ナウル	大統領	Baron Waqa
五月一八日	パラオ	大統領	Thomas Esang Remengesau, Jr.
五月一八日	マーシャル諸島	大統領	Hilda Heine
五月二二日	キリバス	保健大臣	Tauanei Marea
五月二二日	パラオ	保健大臣	Emais Roberts
五月二二日	ミャンマー	保健大臣	Myint Htwe
五月二二日	モンゴル	保健大臣	Tsogtsetseg Ayush
五月二二日	インド	保健・家族福祉大臣	Shri Jagat Prakash Nadda
五月二三日	マーシャル諸島	保健大臣	Kalami Kaneko
五月二三日	ネパール	保健大臣	Padma Kumari Aryal
五月二三日	コモロ連合	保健大臣	Rashid Mohamed Mbarak Fatma
五月二三日	バヌアツ	保健大臣	Norris Jack Kalmet
五月二三日	トンガ	保健大臣	Saia Ma'u Piukala
五月二三日	エチオピア	保健大臣	Tedros Adhanom
五月二四日	ナイジェリア	保健大臣	Osagie Ehanire
五月二四日	インド	WHO南東アジア地域事務局長	Poonam Khetrapal Singh
六月七日	台湾	総統	Cai Yingwén（蔡英文）
六月一六日	ヨルダン	国連人権高等弁務官	Zeid Raad Al Hussein
六月一六日	ポルトガル	国連人権理事会・ハンセン病特別報告者	Alice Cruz
六月	ミャンマー	国家最高顧問府大臣	Kyaw Tint Swe
七月一一日	ミャンマー	国家最高顧問	Aung San Suu Kyi
七月二二日	コモロ連合	保健大臣	Rashid Mohamed Mbarak Fatma
七月二一・二三日	コモロ連合	大統領	Azali Assoumani
七月二七日	モザンビーク	元大統領	Joaquim Alberto Chissano
七月三〇日	マルタ	首相	Joseph Muscat
七月	コモロ連合	外務大臣	Mohamed El - Amine Souef
七月	モザンビーク	WHOモザンビーク代表	Khady Cabral
七月	モザンビーク	保健大臣	Nazila Vali Abdula
七月	モザンビーク	ナンプーラ州知事	Victor Borges
八月二九日	コモロ連合	大統領	Azali Assoumani

八月三〇—九月一日	タンザニア	元大統領	Benjamin Mkapa
八月三〇—九月一日	ナイジェリア	元大統領	Olusegun Obasanjo
八月三〇—九月一日	ベナン	元大統領	Nicéphore Soglo
八月三〇—九月一日	南アフリカ	元大統領	Thabo Mvuyelwa Mbeki
八月三〇—九月一日	モザンビーク	元大統領	Joaquim Alberto Chissano
八月三一日	ブルキナファソ	大統領	Roch Marc Christian Kaboré
一〇月二日	インドネシア	国民福祉担当調整省 保健分野担当次官	Sigit Priohutomo
一〇月四日	インドネシア	マルク州知事	Ir H Said Assagaff
一〇月八・九日	ミャンマー	国家最高顧問	Aung San Suu Kyi
一一月一九日	ブルキナファソ	大統領	Roch Marc Christian Kaboré
一一月二六日	東チモール	元大統領	José Ramos-Horta
一二月三日	ヨルダン	王子	Ali bin al-Hussein
一二月一二日	ミャンマー	元大統領	Thein Sein
一二月一二日	ミャンマー	国家最高顧問	Aung San Suu Kyi
一二月	ミャンマー	保健大臣	Myint Htwe
一二月	ミャンマー	国家顧問府大臣	Kyaw Tint Swe
一二月	ミャンマー	社会福祉大臣	Win Myat Aye

●二〇一九年

一月一八日	パラオ	大統領	Thomas Esang Remengesau, Jr.
一月二九日	インド	インドコーストガード長官	Rajendra Singh
一月三〇日	インド	法務大臣	Ravi Shankar Prasad
一月	インド	保健社会福祉大臣	Jagat Prakash Nadda
一月	インド	社会正義大臣	Thawar Chand Gehlot
二月二日	インド	アンドラ・プラデシュ州首相	Nara Chandrababu Naidu
二月一〇日	バングラデシュ	WHO代表	Bardan Jung Rana
二月一〇日	バングラデシュ	首相	Sheik Hasina Wazed
二月一〇日	バングラデシュ	保健大臣	Zahid Maleque
二月一一日	バングラデシュ	国会議長	Shirin Sharmin Chaudhury
二月二六日	インド	首相	Narendra Modi
二月二六日	インド	大統領	Ram Nath Kovind
二月二八日	ポルトガル	国連事務総長	António Manuel de Oliveira Guterres
三月二五日	ミャンマー	国家最高顧問	Aung San Suu Kyi
三月二六日		国連事務総長ミャンマー問題担当特使	Christine Schreiner Bergner
四月二三日	マーシャル諸島	大統領	Hilda Heine
四月二三・二四日	マーシャル諸島	保健・社会サービス大臣	Kalani Kaneko
四月二四日	マーシャル諸島	外務貿易大臣	John Silk
四月	マーシャル諸島	財務大臣	Brenson Wase
四月	マーシャル諸島	運輸・通信・情報技術大臣	Jack Ading
四月	マーシャル諸島	公共公益事業インフラ大臣	Tony Muller

四月	マーシャル諸島	教育・スポーツ・職業訓練大臣	Wilbur Heine
六月一八日	フィンランド	元大統領	Tarja Kaarina Halonen
七月一日	ブラジル	保健大臣	Luiz Henrique Mandetta
七月一日	ブラジル	市民大臣	Osmar Terra
七月一日	ブラジル	ブラジルカトリック教会事務総長	Dom Joel Portela
七月二・三日	ブラジル	パラ州知事	Helder Barbalho
七月四・五日	ブラジル	マラニョン州知事	Flavio Dino
七月八日	ブラジル	女性・家庭・人権大臣	Damares Alves
七月八日	ブラジル	大統領	Jair Messias Bolsonaro
七月九日	ブラジル	人権マイノリティ委員会会長	Helder Salomão
七月九日	ブラジル	社会保障・家族委員会委員長	Antonio Brito
七月一〇日	コロンビア	WHOブラジル代表	Socorro Gross Galiano
七月二九日	パラオ	大統領	Thomas Esang Remengesau, Jr.
八月二九日	ガーナ	大統領	Nana Addo Dankwa Akufo-Addo
八月二九日	コモロ連合	大統領	Azali Assoumani
八月二九日	シオラレオネ	大統領	Julius Maada Bio
八月二九日	ブルキナファソ	大統領	Roch Marc Christian Kaboré
八月二九日	マリ	大統領	Ibrahim Boubacar Keïta
八月二九日	モザンビーク	元大統領	Joaquim Alberto Chissano
八月三〇日	ウガンダ	大統領	Yoweri Kaguta Museveni
八月三〇日	エチオピア	首相	Abiy Ahmed
九月九日	フィリピン	保健大臣	Francisco T. Duque
九月一一日	オランダ	ILEP会長	Jan van Berkel
一〇月二四日	ノルウェー	首相	Erna Solberg
一〇月二四日	ノルウェー	皇太子	Haakon Magnus
一〇月二四日	パラオ	大統領	Thomas Esang Remengesau, Jr.
一〇月二九日	アイルランド	元首相	Enda Kenny
一一月五日	日本	天皇陛下	
一一月八日	日本	天皇陛下	
一一月一二日	パラオ	大統領	Thomas Esang Remengesau, Jr.
一一月一四日	ミクロネシア	大統領	David W. Panuelo
一二月一一日	バングラデシュ	首相	Sheik Hasina Wazed
●二〇二〇年			
三月一二日	台湾	総統	Cài Yīngwén（蔡英文）
一一月一〇日	ミャンマー	国軍最高司令官	Min Aung Hlaing
一一月一〇日	ミャンマー	国家最高顧問	Aung San Suu Kyi
一一月一〇日	ミャンマー	国家顧問府大臣	Kyaw Tint Swe
一二月三日	ミャンマー	国家最高顧問	Aung San Suu Kyi
一二月三日	ミャンマー	国家顧問府大臣	Myint Thu

主要訪問国インデックス

本書に記述のある国のみページ数を記載

最後の一マイルへ

一九八〇年代以降、世界のハンセン病患者数は、治療薬MDTの開発とその無償配布によって劇的に減少した。MDT導入前には一二二カ国（一九八五年）だったハンセン病蔓延国（人口一万人あたりの登録患者数＝有病率一人以上）は、現在ブラジル一国を残すのみとなった。そのブラジルでの制圧も、時間の問題だったが、新型コロナウイルス問題で先行き不透明となったことは、誠に残念である。

再び有病率が上昇している制圧達成国や、有病率（人口一万人あたりの患者数）の高いホットスポットと呼ばれる一部の山岳地帯や僻地のような地域もあり、今後も粘り強い活動を続けることによって、制圧はもちろん、患者数を限りなくゼロに近づける努力を継続したい。むしろ制圧目標の達成による安堵感から、活動が停滞することの方が問題である。制圧は一つのマイルストーンであり、あくまでも撲滅が最終目標なのである。また大きな課題としては、子どもの患者、治療の遅れによる障害を持った患者の発生を減らすことが上げられる。それには、早期の診断と治療が不可欠である。いずれにしても、四〇年前の状況を考えると、ハンセン病制圧は、まさに最後の一マイルに差し掛かっている。

しかし、それはあくまでも医療面での話である。ハンセン病をほかの病気と大きく隔てているのは、厳しい偏見にもとづく差別である。ハンセン病は有史以来、スティグマ（社会的烙印）の対象となり、その患者は忌避され差別され続けてきた。その状況は、現在にいたるまで大きく変わったとは言いがたい。

法律や制度も差別に拍車をかけてきた。国家や自治体が患者を差別する法令を制定し、宗教も患者を救済する一方で、「穢れた病」や「業病」と呼んでハンセン病を特別視してきた。家族でさえ、例外ではない。ハンセン病患者が出た家族が差別されることもあり、またその家族が我が子、我が兄弟を遺棄することさえあったのである。多くの国では、ハンセン病と診断された患者たちが、自分や自分の先祖が犯した罪のせいであると悔やみ、自身を責め続けてきた。セルフ・スティグマ（self-stigma：自己スティグマ）の問題もある。差別の状況は、本文でも紹介したようにたった二家族二三人のピグミーの集団でも、先進国でも同じである。アメリカの回復者活動家であり私の友人でもあるホセ・ラミレス氏は、カービルのハンセン病療養所に収容される際には救急車ではなく、霊柩車で運ばれた。そして何とか療養所から大学に通うことができたのだが、キング牧師を中心に公民権運動が盛り上がり、人権が大きなテーマになっていた一九六〇年代に、ほかの学生から「大学を出て行かなければライフルで撃ち殺す」という脅迫を受けた経験がある。

確かに現在では、かつてよりハンセン病についての知識が普及し、ハンセン病が治る病気であり、差別が不当であることは多くの人に知られるようになった。しかし数千年にわたって差別とともに捏造され続けたハンセン病の間違ったイメージは、いまも強固に社会の中に根を下ろしている。頭でハンセン病差別が不当であることを理解しても、目の前にいる人が患者や回復者であることを知った途端に態度が変わることも少なくない。

そしてその差別のために、自身や周囲がハンセン病の症状に気づいても名乗り出ることができないことが、早期の発見と治療を阻み、医療面でのハンセン病制圧活動の最後の一マイルの大きな障壁にもなっている。

私は、機会ある毎に世界各地で、「ハンセン病は治る病気である」、「薬は世界のどこでも無料で提供される」、「差別は不当である」の三つのメッセージを伝えてきた。マスメディアや政府に対してはもちろんのこと、僻地に暮らす人々、文字の読めない人びとに対しても、歌や芝居など様々な手法を駆使してメッセージを届けようと努力してきた。

国際社会に対しては、国連の人権機関への働きかけを通じ、日本政府の協力のもとで、差別撤廃のための「原則とガイドライン」を含む「ハンセン病の患者、回復者、その家族に対する差別の撤廃」決議を実現した（二〇一〇年）。とりわけ「原則とガイドライン」の周知、実行のために、各国政府や現場、そしてマスコミへの働きかけを継続して推進している。ハンセン病患者や回復者がおかれている現実を広く伝えるためには、二〇〇六年から世界的に影響力のある人物や団体の協力を得て毎年「グローバル・アピール」を発信してきた。その結果、WHOにおいても、近年、医療面に留まらず差別が大きなテーマとして取り組まれるようになった。

患者・回復者、そしてその家族の社会復帰もまた、大きな課題であり続けている。それを阻んでいるのは、やはり偏見と差別である。回復者自身が立ち上がり、相互に協力し合いながら、差別と闘い、社会復帰の道を模索し、すでに大きな成果をあげ始めた国もある。回復者支援の主役となるのは、誰よりも実状を把握し理解している回復者自身であるが、現実にはまだまだ彼らは非力であり、多くの助力を必要としている。

ハンセン病の歴史は、悲劇と絶望の歴史であるとともに、患者たちの勇気と希望の歴史でもある。いま、その歴史が、消え去り、忘れ去られようとしている。人々の思いを語り継いでいくことも、我々に託された重要な使命である。

「百里を行く者は九十里を半ばとす」と言われる。最後の一マイルに差し掛かったとはいえ、ハンセン病の「撲滅」に向けた医療面における取り組みも、努力と緊張を緩めるわけにはいかない。しかし差別やスティグマをゼロにするハンセン病の本質的問題を解決するための取り組みは、実はまだ最初の一マイルに足を踏み出したところである。

本書でも触れたように、二〇二〇年春、世界が新型コロナウイルス感染症に席巻され、最後の未制圧国ブラジルの制圧達成に向けた大きな転回点となるはずだった活動が中止となり、さらに海外渡航が大幅に制限される中、現場でのハンセン病制圧活動は、休止せざるを得ない状況になった。東京で予定していた二〇二一年の「グローバル・アピール」もオンラインでの開催となった。私は「ハンセン病回復者の組織化」をテーマとしたウェブセミナーで、世界の回復者に向けて次のようなメッセージを発信した。

私は、世界がコロナ禍に苦しむ今だからこそ、「世界ハンセン病の日」に際し、皆さんが直接声を挙げることが大変重要であると思っています。世界はゼロ・レプロシーの実現に向けて動き出しましたが、私が百回説明するよりも経験者である皆さんの一回の説明の方がはるかに社会に対して説得力があります。ですから、皆さんこそが、中心的な役割を果たしてほしいのです。……多くの国で、新規患者発見活動、診断・治療、リハビリテーションなど、ハンセン病に関わるさまざまな取り組みが縮小・中止を余儀なくされる中、現場レベルでは、医療サービスへのアクセスが困難となったり、さらなる偏見や差別に直面するケースが多くの地域で存在します。しかし、コロナ禍にあっても、ハンセン病問題は決して置き去りにされるべきではありませんし、私自身も一日も早く世界の各地域で活動を再開したいと強く望んでいます。

新型コロナウイルスをめぐっては、私の勤める日本財団は、軽症者のための収容施設の建設や医療関係者への様々な支援活動を推進している。そのコロナにおいても発症者やその家族たち、さらには医療従事者への差別が問題になってきた。病気や障害によって人の尊厳が傷つけられることは、あってはならないことである。また、ハンセン病制圧において、差別が病気を終焉させる上でも大きな障壁となっているように、新型コロナウイルス制圧のためにも差別は足枷でしかない。人類がハンセン病との長い闘いの中でようやく獲得した教訓は、いまこそ活かされなければならないと思う。

本書は日本各地の療養所の機関誌に発表した原稿を中心に大幅に加筆修正したものである。再三同じ言葉や説明があり、煩わしいと感じられる方もいらっしゃると思われるが、それぞれが独立した記録であるためのものであり、ご寛容いただければ幸いである。また私が元来筆無精であるため、訪問したすべての国や活動が記載されておらず、単に年月と国名だけを記したものであることも、お詫びしておかなければならない。

本書を上梓するにあたり、多くの方々の協力を得た。星野妙子秘書は、四五年にわたり私の秘書として入念な記録をとり、資料を整理してくれた。田南立也は、私と一心同体となって世界各地での活動に同行し、特に国連のハンセン病差別撤廃決議に向けて国連人権理事会への執念にも似た粘り強い活動を行ってくれた。富永夏子は、カメラ担当として世界各地でハンセン病の実態を記録してくれた。その貴重な写真群は五〇年後の将来、人々を驚かせることになるだろう。彼女はまた、過密なスケジュールを円滑に進めるための万事ゆきとどいた配慮を行ってくれた。日本財団のハンセン病担当チーム、そして笹川保健財団の諸氏の協力なくしては、私の活動はありえなかった。ほかにも多くの方々からかけがえのない協力をいただいた。この場を借りて謹んで感謝を申し上げたい。編集出版にあたっての、工作舎の米澤敬氏の尽力にも感謝したい。

最後に海外での述べ四〇年間、五四五回の海外活動に、一言の不平もなく送り出し、四人の息子を育てた妻、和代に心からの感謝の誠を捧げる。

令和三年皐月

笹川陽平

本書は、以下の機関誌に発表した原稿を大幅に加筆・編集し、再構成したものである。

松丘保養園機関誌『甲田の裾』
東北新生園機関誌『新生』
栗生楽泉園機関誌『高原』
多磨全生園機関誌『多磨』
駿河療養所機関誌『駿河』
長島愛生園機関誌『愛生』
邑久光明園機関誌『楓』
大島青松園機関誌『青松』
菊池恵楓園機関誌『菊池野』
星塚敬愛園機関誌『姶良野』

参考文献

笹川陽平『世界のハンセン病がなくなる日』(明石書店、2004)
笹川陽平『人間として生きてほしいから』(海竜社、2008)
笹川陽平『不可能を可能に 世界のハンセン病との闘い』(明石書店、2010)
笹川陽平『残心』(幻冬社、2014)
笹川陽平『愛する祖国へ』(産経新聞出版、2016)
ハンセン病フォーラム編『ハンセン病【日本と世界】』(工作舎、2016)
高山文彦『宿命の戦記』(小学館、2017)

笹川陽平の褒賞と著作

褒賞

二〇一九年一二月　フジサンケイグループ正論大賞
二〇一九年一一月　ユルゲン・パルム賞（国際スポーツ・フォア・オール協議会）
二〇一九年一一月　文化功労者（日本国）
二〇一九年五月　旭日大綬章（日本国）
二〇一九年一月　ガンジー平和賞（＊二〇一八年受賞者として）
二〇一八年四月　パラオ名誉国民
二〇一八年四月　ロイヤル・モニサラポン勲章大十字章（カンボジア）
二〇一七年六月　Ocean's 8 オーシャンズエイト賞（ユネスコ政府間海洋学委員会）
二〇一七年五月　保健人権大賞（国際看護師協会）
二〇一七年五月　Plus ratio quam vis Medal　知は力より強しメダル（ヤゲロニア大学）
二〇一七年四月　WHO・ヘルス・フォー・オール金賞（世界保健機関）
二〇一六年六月　ブルガリア科学アカデミー名誉メダル
二〇一五年七月　国際海事賞（国際海事機関）（＊二〇一四年受賞者として）
二〇一四年一〇月　法の支配賞（国際法曹協会）
二〇一三年二月　功労金賞（セルビア共和国）

二〇一三年一月　ベトナム社会主義共和国友好勲章
二〇一一年一一月　カンボジア友好勲章大十字章
二〇一一年七月　中央アフリカ共和国功労勲章コマンドール章
二〇一〇年一一月　Commander of the Order of the Defender of the Realm（Panglima Mangku Negara）Tan Sri（マレーシア）
二〇一〇年九月　ノルウェー王国功労勲章コマンドー章
二〇一〇年七月　ミレニアム・ゴールド・メダル（エチオピア）
二〇一〇年七月　北極星勲章　コマンドール第一等級章　（スウェーデン）
二〇一〇年五月　Order of Timor-Leste（東チモール民主共和国）
二〇一〇年四月　The Grand Cross of the Order of the Falcon with Star（アイスランド共和国）
二〇一〇年四月　ダネブロー騎士勲章（デンマーク）
二〇一〇年四月　ノーマン・ボーローグ・メダル（ワールド・フード・プライズ基金）
二〇一〇年二月　ホワイトローズ・コマンダー章（フィンランド）
二〇一〇年一月　ロシア正教会・総主教勲位
二〇一〇年一月　ロシア自然科学アカデミー名誉会員
二〇〇九年五月　社会のための科学賞（ハンガリー科学アカデミー）
二〇〇七年四月　国際ガンジー賞（＊二〇〇六年受賞者として）
二〇〇七年二月　北極星勲章（モンゴル）
二〇〇七年一月　フィリピン沿岸警備隊名誉賞
二〇〇六年一〇月　コマンドゥール賞（マリ共和国）
二〇〇四年一〇月　読売国際協力賞
二〇〇三年一二月　コマンドゥール賞（カンボジア）

二〇〇三年一二月　文化功労賞（カンボジア）
二〇〇三年九月　Officier de l'Order National（マダガスカル共和国）
二〇〇三年六月　世界海事大学・特別賞（スウェーデン）
二〇〇一年一〇月　ハベル大統領記念栄誉賞（チェコ共和国）
二〇〇一年九月　ミレニアムガンジー賞（インド）
二〇〇〇年九月　グランド・オフィサー賞（ルーマニア政府）
二〇〇〇年七月　アジア太平洋環境ジャーナリスト・グリーンペン賞（フィジー）
二〇〇〇年五月　メネルブ名誉勲章賞（フランス）
一九九八年六月　ヨルダン・ハシェミット王国賞（ヨルダン）
一九九八年五月　WHO・ヘルス・フォー・オール金賞（世界保健機関）
一九九七年一二月　中国衛生賞（中国）
一九九六年一〇月　フランチェスカ・スカリーナ勲章（ベラルーシ共和国）
一九九六年一〇月　Medal for Merits-Third Degree（ウクライナ共和国）
一九九六年六月　Order of Friendship（ロシア連邦）
一九九六年二月　金インカ賞（ペルー共和国）
一九九六年二月　コメンダドール賞（ペルー共和国）
一九九五年八月　ラ・グランド・エトワール大勲章（ジブチ共和国）
一九八九年一月　グラン・オフィシェ・ロードル・デュ・モノー賞（トーゴ共和国）

名誉学位

二〇一九年九月　アテネオ・デ・マニラ大学名誉博士号

二〇一八年一〇月　モンゴル工業技術大学名誉博士号

二〇一八年七月　吉林大学顧問教授号

二〇一七年四月　ミネソタ大学名誉法学博士号

二〇一六年六月　ソフィア大学名誉博士号

二〇一三年一月　ヨーク大学名誉博士号

二〇一二年一〇月　マラヤ大学名誉博士号

二〇一二年七月　アワサ大学名誉博士号

二〇〇九年三月　中国・雲南大学 名誉教授

二〇〇八年一一月　平和大学 名誉博士（コスタリカ）

二〇〇八年一〇月　中国・大連外国語学院 名誉教授

二〇〇七年九月　カンボジア大学 名誉博士

二〇〇七年九月　中国・貴州大学 栄誉博士

二〇〇七年五月　ロチェスター工科大学 名誉博士

二〇〇六年一〇月　中国・大連海事大学 名誉教授

二〇〇五年九月　インド・ジャタプール大学 名誉博士

二〇〇五年七月　国際海事大学連合 名誉会長

二〇〇四年一一月　中国・上海海事大学 名誉教授

二〇〇四年一〇月　世界海事大学 名誉博士

二〇〇四年九月　中国・黒龍大学 名誉教授

二〇〇四年九月　中国哈爾浜医科大学 名誉教授

二〇〇三年一一月　中国医科大学 名誉教授

二〇〇三年一〇月　モンゴル国・経済アカデミー名誉博士
二〇〇〇年九月　中国・延辺大学名誉教授
二〇〇〇年九月　ルーマニア・ブカレスト大学名誉博士
二〇〇〇年九月　ガーナ・ケープコースト大学名誉博士

著作

二〇一六年三月　『愛する祖国へ』（産経新聞出版）
二〇一五年八月　『紳士の「品格」2　雑学のすすめ』（PHP研究所）
二〇一四年五月　『残心　世界のハンセン病を制圧する』（幻冬舎）
二〇一二年三月　『紳士の「品格」わが懺悔録』（PHP研究所）
二〇一〇年一二月　『隣人・中国人に言っておきたいこと』（PHP研究所）
二〇一〇年五月　『それでもタバコを吸いますか？』（幻冬舎）松沢成文・神奈川県知事と共著
二〇一〇年一月　『不可能を可能に　世界のハンセン病との闘い』（明石書店）
二〇〇九年八月　『若者よ、世界に翔け！』（PHP研究所）
二〇〇八年一一月　『人間として生きてほしいから　私が見た「世界の現場」』（海竜社）
二〇〇四年一一月　『世界のハンセン病がなくなる日』（明石書店）
二〇〇四年七月　『この国、あの国　考えてほしい日本のかたち』（産経新聞社）
二〇〇三年八月　『二千年の歴史を鑑として』（日本僑報社）
一九九八年四月　『外務省の知らない世界の〝素顔〟』（産経新聞社）
一九九六年九月　『知恵ある者は知恵で躓く』（クレスト社）

著者プロフィール

笹川陽平［Yohei Sasakawa］

一九三九年一月八日、東京生まれ。明治大学政治経済学部卒。現在、日本財団会長、WHOハンセン病制圧大使、日本政府ハンセン病人権啓発大使、ミャンマー国民和解担当日本政府代表ほか。五〇年近くにわたるハンセン病との闘いにおいては、世界的な制圧を目前に公衆衛生上だけでなく、人権問題にも目を向け、差別撤廃のための活動に力を注ぐ。読売国際協力賞（2004）、国際ガンジー賞（2007）、国際法曹協会「法の支配賞」（2014）、WHOヘルス・フォー・オール金賞（2017）、国際看護師協会「保健人権大賞」（2017）、ガンジー平和賞（インド政府より、2019）、旭日大綬章（2019）、文化功労者（2019）など多数受賞。著書『世界のハンセン病がなくなる日　病気と差別への戦い』（明石書店）、『人間として生きてほしいから』（海竜社）、『若者よ、世界に翔け！』（PHP研究所）、『不可能を可能に　世界のハンセン病との闘い』（明石書店）、『残心 世界のハンセン病を制圧する』（幻冬舎）など。笹川陽平ブログにて日々の活動を発信。

日本財団公式ウェブサイト　https://www.nippon-foundation.or.jp/

ハンセン病制圧活動サイト　https://leprosy.jp/

笹川陽平オフィシャルブログ　http://blog.canpan.info/sasakawa/

地球を駆ける――世界のハンセン病の現場から

発行――二〇二一年七月一〇日
著者――笹川陽平
写真――富永夏子
編集――米澤 敬
エディトリアル・デザイン――宮城安総＋小倉佐知子
印刷・製本――シナノ印刷株式会社
発行者――岡田澄江
発行――工作舎 editorial corporation for human becoming
〒169-0072 東京都新宿区大久保2-4-12 新宿ラムダックスビル12F
phone：03-5155-8940 fax：03-5155-8941
www.kousakusha.co.jp saturn@kousakusha.co.jp
ISBN978-4-87502-530-6

ハンセン病【日本と世界】

◆ハンセン病フォーラム＝編

加賀乙彦、杉良太郎ら日本や世界で支援活動を行う人々や、元患者たち総勢41名がハンセン病について多角的に語り、綴る。ハンセン病の全体像を捉え直す画期的な書。オールカラー。

●A5判変型●376頁●定価　本体2500円＋税

有機農業で世界を変える

◆藤田和芳

「世界を変える社会起業家100人」にも選ばれた「大地を守る会」会長が、「100万人のキャンドルナイト」や「フードマイレージキャンペーン」など、社会的企業として歩んできた35年を綴る。

●四六判上製●232頁●定価　本体1800円＋税

貢献する心

◆谷川多佳子＋上田紀行ほか

他者を思いやり、助けることに喜びを見出す生物、ヒト。「貢献心」という野生動物にはない特性をめぐって、文化人類学、生物学、SF、宗教、哲学など多彩なジャンルの6名が語り合う。

●四六判変型上製●196頁●定価　本体1400円＋税

社会実装の手引き

◆JST-RISTEX「研究開発成果実装支援プログラム」＝編

弱者支援や環境問題など、生活に深く関わる問題の解決には、研究開発に加え、それを普及させる「社会実装」が不可欠。豊富な実例をもとに「社会実装」を知るための1冊。

●四六判●248頁●定価　本体1200円＋税

家族をこえる子育て

◆渥美雅子＝編著

妊娠したけれど育てられない。再婚相手が子どもを虐待…。子どもの可能性を伸ばし成長を見守ってゆく社会のために、30年前から取り組んできた家族問題研究会の成果。

●四六判上製●224頁●定価　本体1400円＋税

寛容とは何か

◆福島清紀

様々な対立によって引き裂かれた世界のなかで、「寛容」は共存の原理たりうるのか。ヴォルテール、ロック、ライプニッツ等の寛容思想の系譜を辿りながら、現代に問いを投げかける。

●A5判上製●392頁●定価　本体3200円＋税

周期表

10	11	12	13	14	15	16	17	18
								2 He 4.002602
			5 B [10.806, 10.821]	6 C [12.0096, 12.0116]	7 N [14.00643, 14.00728]	8 O [15.99903, 15.99977]	9 F 18.998403162	10 Ne 20.1797
			13 Al 26.9815384	14 Si [28.084, 28.086]	15 P 30.973761998	16 S [32.059, 32.076]	17 Cl [35.446, 35.457]	18 Ar [39.792, 39.963]
28 Ni .6934	29 Cu 63.546	30 Zn 65.38	31 Ga 69.723	32 Ge 72.630	33 As 74.921595	34 Se 78.971	35 Br [79.901, 79.907]	36 Kr 83.798
46 Pd 06.42	47 Ag 107.8682	48 Cd 112.414	49 In 114.818	50 Sn 118.710	51 Sb 121.760	52 Te 127.60	53 I 126.90447	54 Xe 131.293
78 Pt 5.084	79 Au 196.966570	80 Hg 200.592	81 Tl [204.382, 204.385]	82 Pb [206.14, 207.94]	83 Bi 208.98040	84 Po [210]	85 At [210]	86 Rn [222]
110 Ds 281]	111 Rg [280]	112 Cn [285]	113 Nh [278]	114 Fl [289]	115 Mc [289]	116 Lv [293]	117 Ts [293]	118 Og [294]

65 Tb 925354	66 Dy 162.500	67 Ho 164.930329	68 Er 167.259	69 Tm 168.934219	70 Yb 173.045	71 Lu 174.9668
97 Bk 247]	98 Cf [252]	99 Es [252]	100 Fm [257]	101 Md [258]	102 No [259]	103 Lr [262]

範囲で示された原子量については**物18**の記述を参照のこと.
は，その元素の放射性同位体の質量数の一例を［　］内に示す.